YEARBOOK OF TRADITIONAL CHINESE MEDICINE OF CHINA

2014

中国中医药年鉴

（行政卷）

周谷城题

国家中医药管理局　主办
中国中医药出版社　承办
《中国中医药年鉴》(行政卷)编委会　编

中国中医药出版社
·北京·

图书在版编目（CIP）数据

中国中医药年鉴. 2014 卷. 行政卷/《中国中医药年鉴》编委会编写.
—北京：中国中医药出版社，2014. 12
ISBN 978-7-5132-2121-4

Ⅰ. ①中… Ⅱ. ①中… Ⅲ. ①中国医药学-2014-年鉴
Ⅳ. ①R2-54

中国版本图书馆 CIP 数据核字（2014）第 267720 号

责任编辑：芮立新 高 欣

中国中医药出版社出版
北京市朝阳区北三环东路 28 号易亨大厦 16 层
邮政编码 100013
传真 010 64405750
北京天宇万达印刷有限公司印刷
各地新华书店经销
*
开本 880×1230 1/16 印张 51.25 彩页 3 字数 2119 千字
2014 年 12 月第 1 版 2014 年 12 月第 1 次印刷
书 号 ISBN 978-7-5132-2121-4
*
定价 298.00 元
网址 www.cptcm.com

如有印装质量问题请与本社出版部调换

社长热线 010 64405720
购书热线 010 64065415 010 64065413
微信服务号 zyyzgcbs
书店网址 csln.net/qksd/
官方微博 http://e.weibo.com/cptcm
淘宝天猫网址 http://zgzyycbs.tmall.com

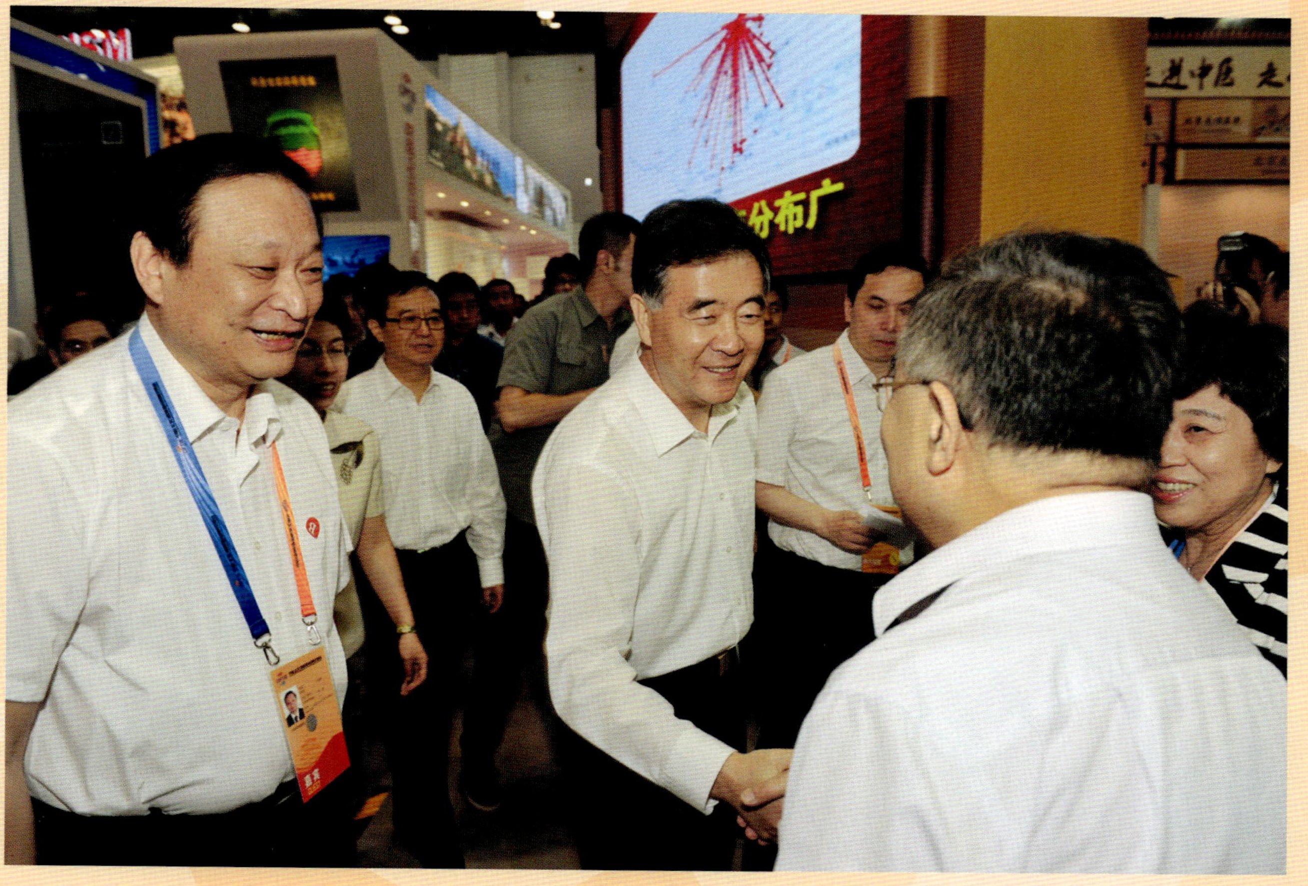

2013年5月30日，中共中央政治局委员、国务院副总理汪洋参观第二届中国（北京）国际服务贸易交易会时，来到中医药服务贸易展区，先后参观了中国中医科学院和同仁堂展位，国家卫生和计划生育委员会副主任、国家中医药管理局局长王国强陪同

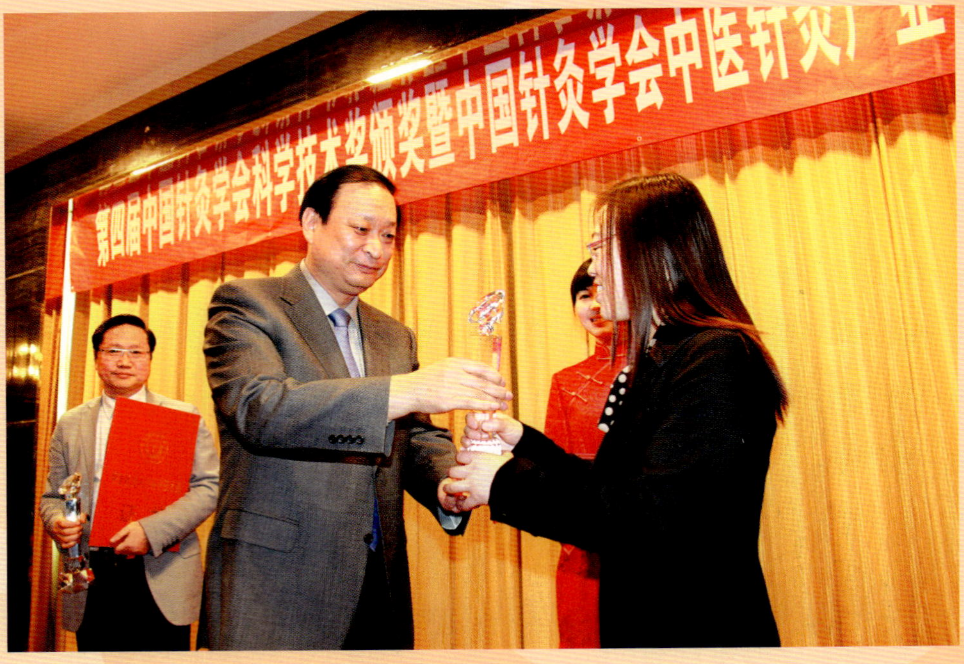

2013年1月27日，第四届中国针灸学会科学技术奖揭晓。卫生部副部长、国家中医药管理局局长王国强为一等奖获得者颁奖

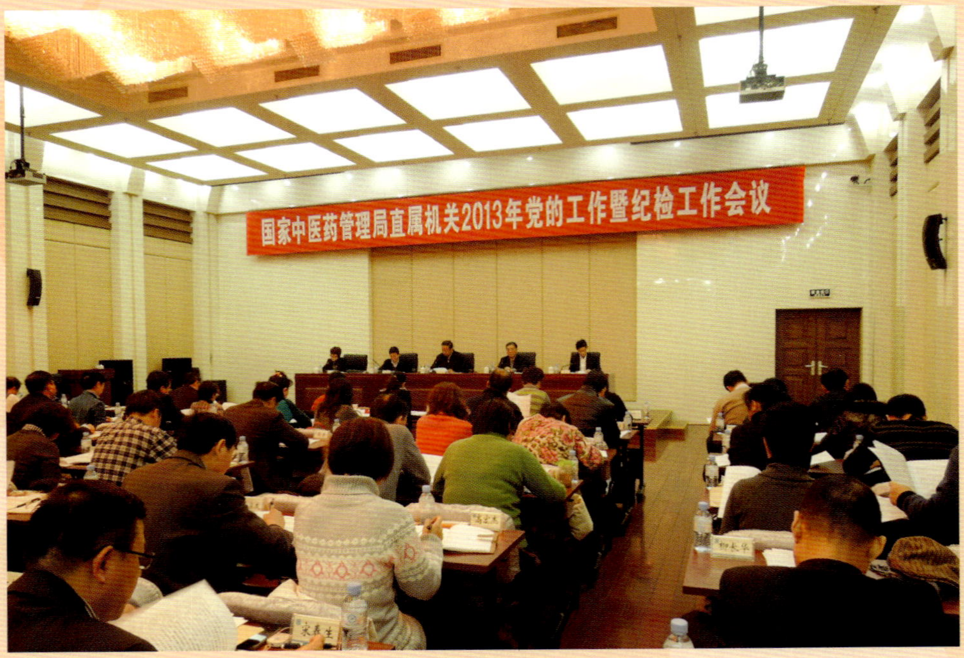

2013年2月28日，国家中医药管理局直属机关2013年党的工作暨纪检工作会议在北京召开

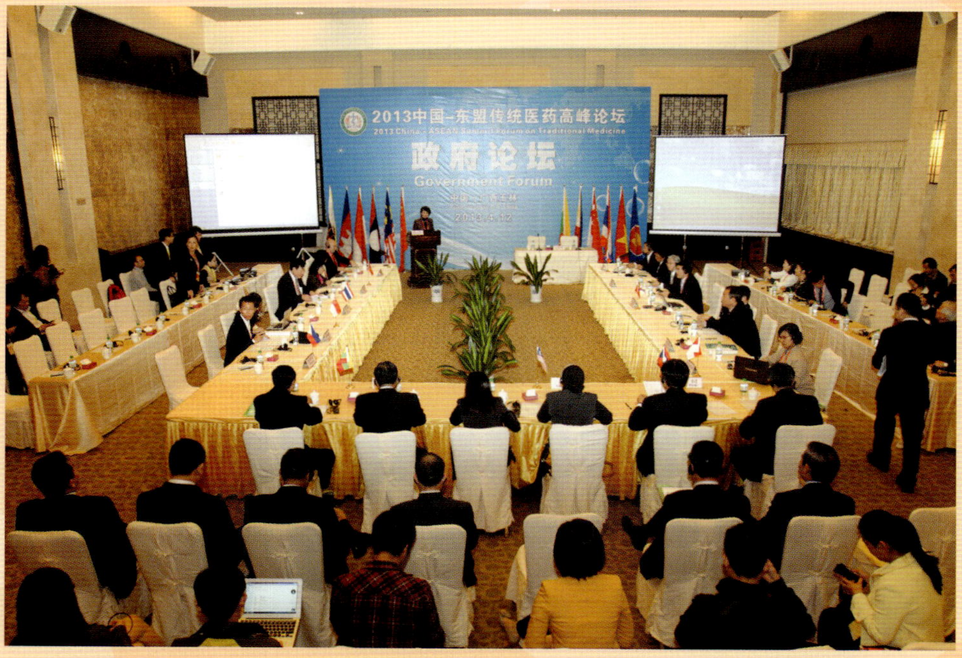

2013年4月12日，2013中国-东盟传统医药高峰论坛政府论坛在广西玉林举行

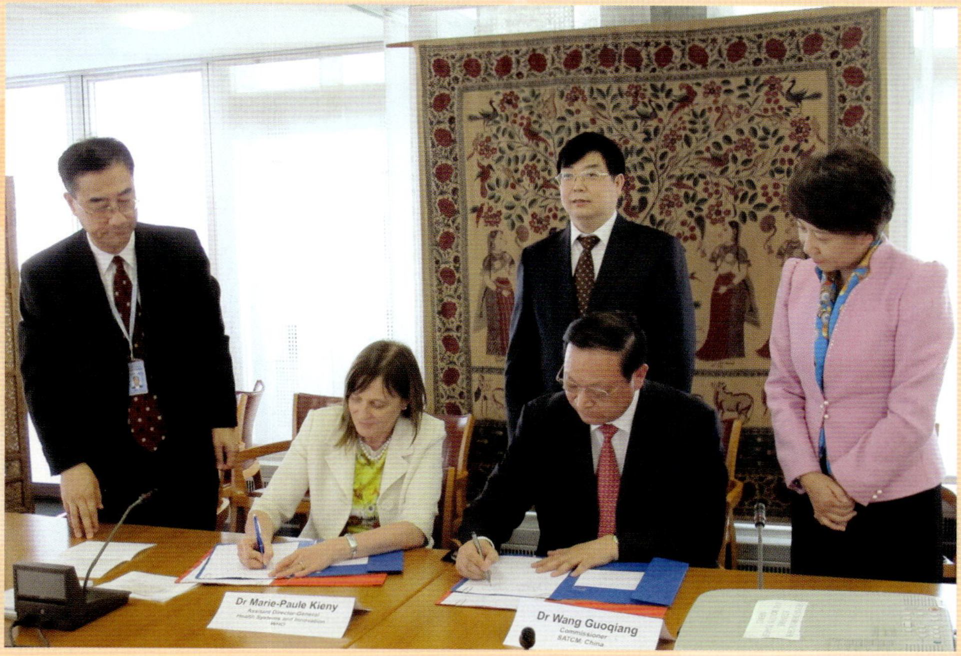

2013年4月16日，国家卫生和计划生育委员会副主任、国家中医药管理局局长王国强与世界卫生组织助理总干事玛丽-保乐·基恩女士签署中医药领域项目合作协议

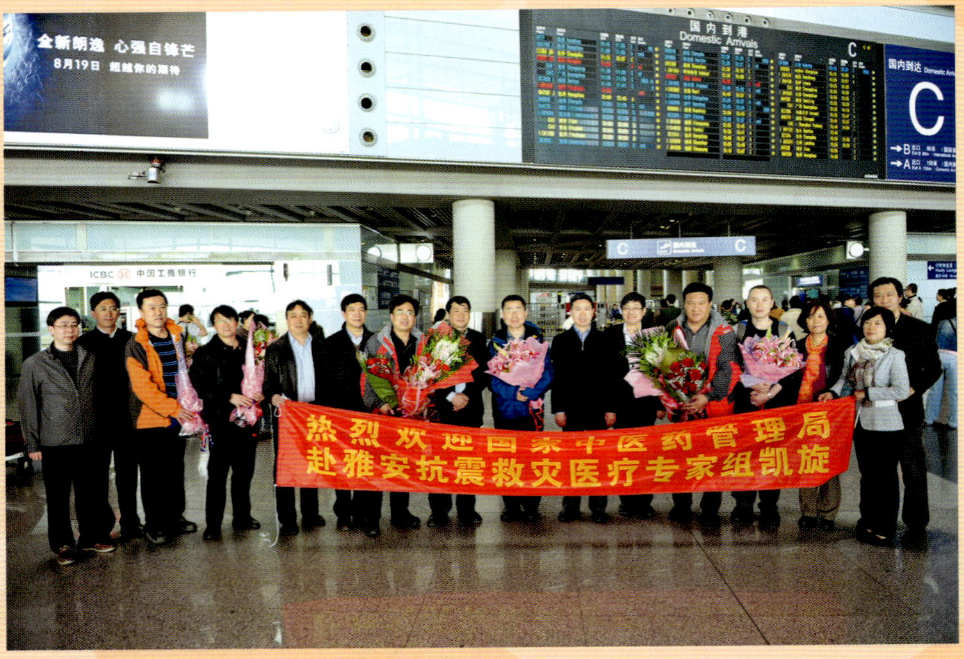
热烈欢迎国家中医药管理局
赴雅安抗震救灾医疗专家组凯旋
国内到港
Domestic Arrivals

2013年4月，国家中医药管理局党组成员、中国中医科学院党委书记王志勇迎接国家中医药管理局赴四川雅安地震医疗专家组凯旋

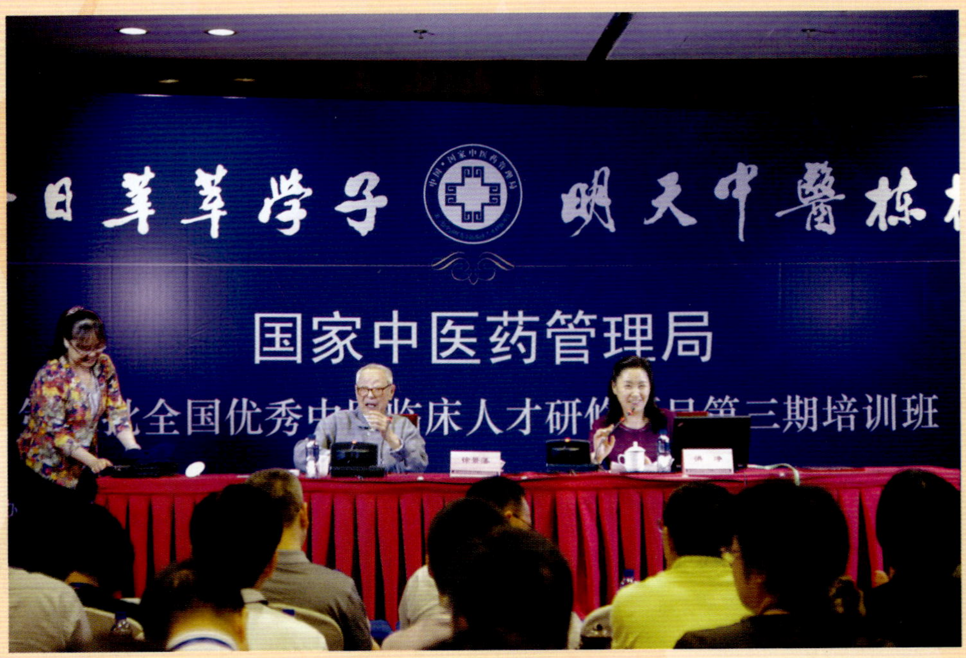
国家中医药管理局

2013年5月20日，国家中医药管理局第三批全国优秀中医临床人才研修学员第三期培训班在江苏南京举办

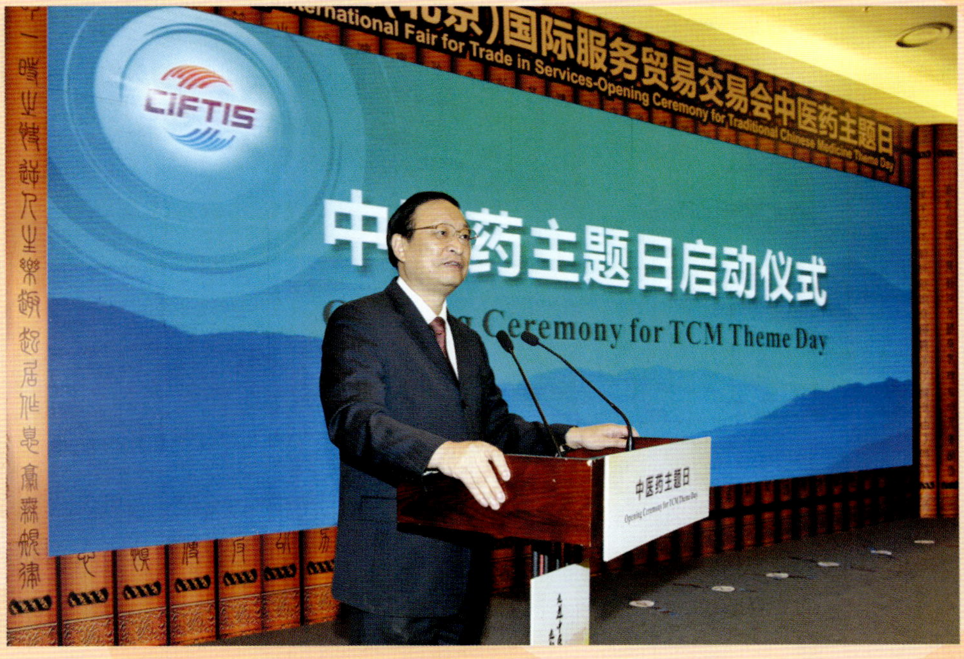

2013年5月29日，第二届中国（北京）国际服务贸易交易会中医药主题日启动仪式在北京举行

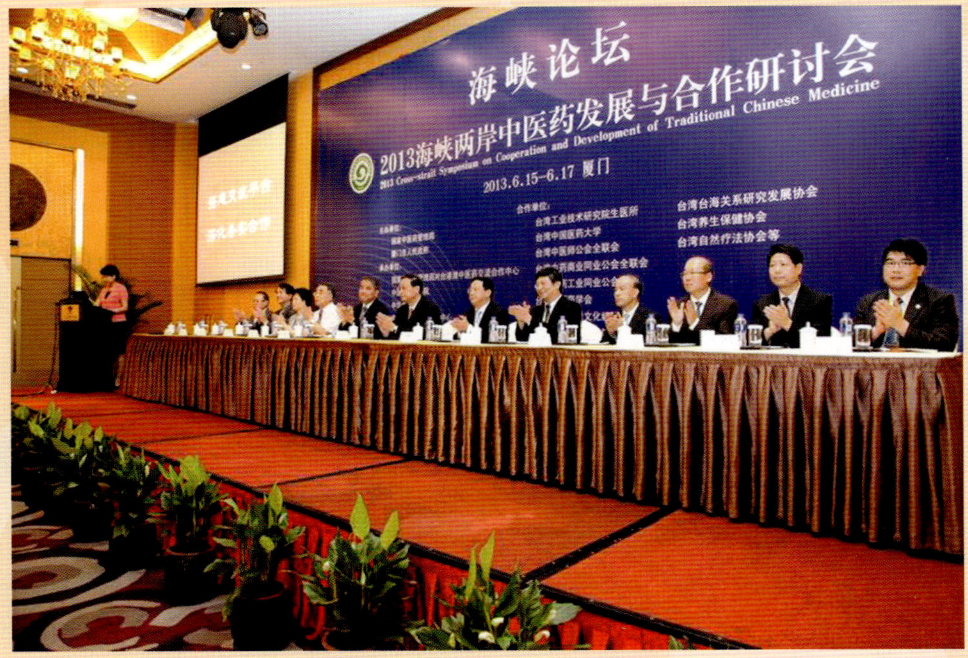

2013年6月16～17日，国家中医药管理局和厦门市人民政府在厦门共同举办“海峡论坛”2013海峡两岸中医药发展与合作研讨会

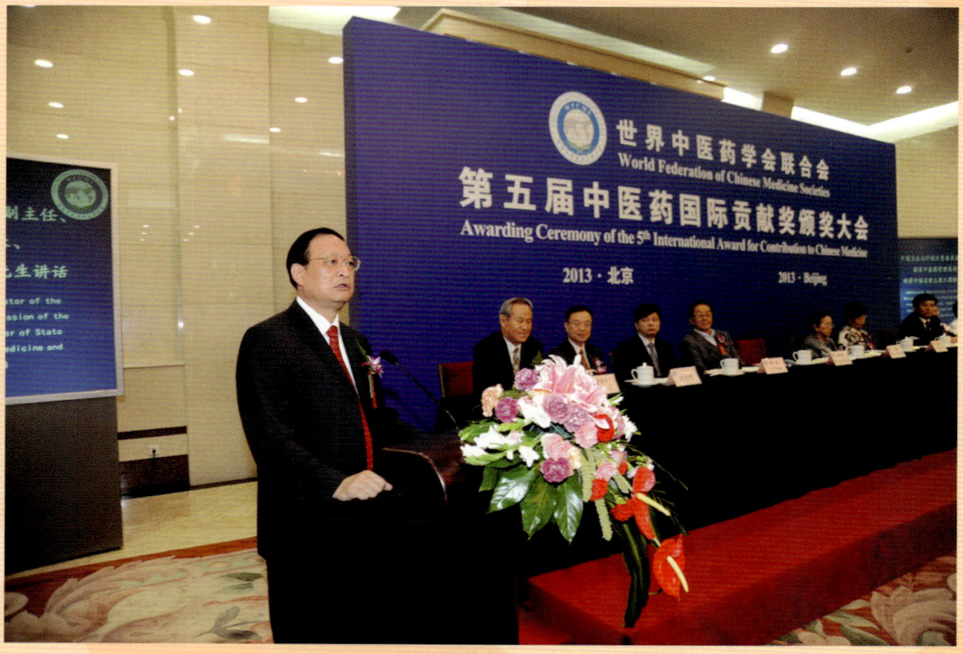

2013年6月29日，世界中医药学会联合会第五届中医药国际贡献奖颁奖大会在北京举办

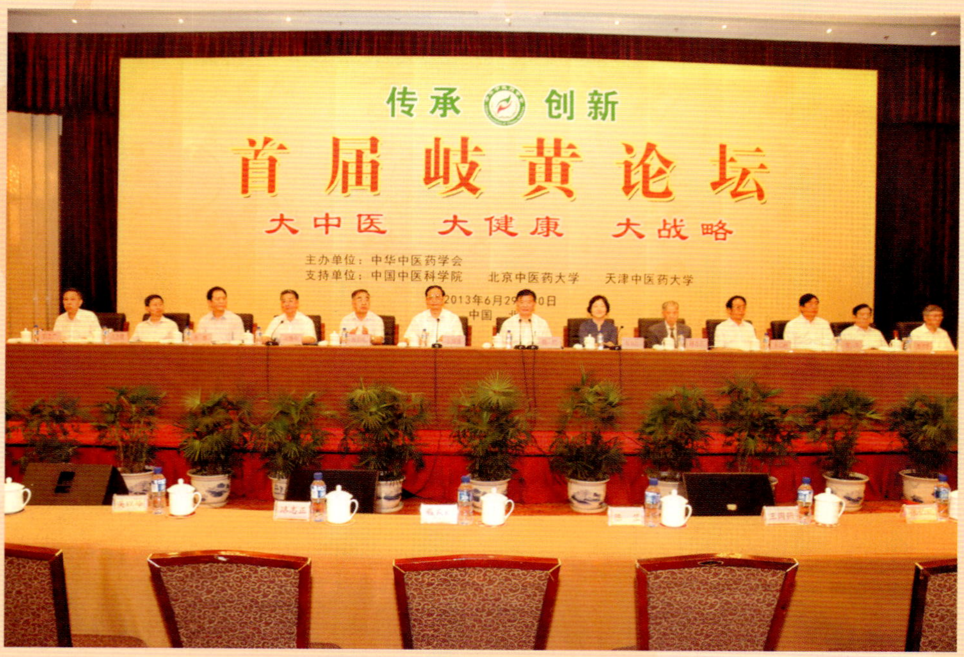

2013年6月30日，由中华中医药学会主办的首届岐黄论坛在北京召开

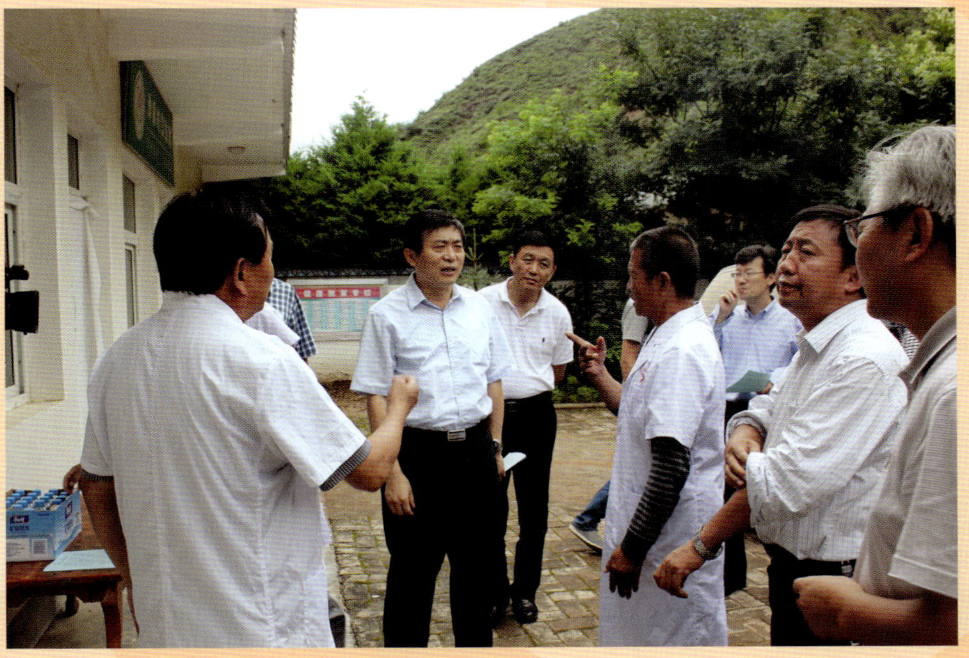

2013年7月26日，国家中医药管理局副局长于文明在陕西延安志丹县沙渠村卫生室考察

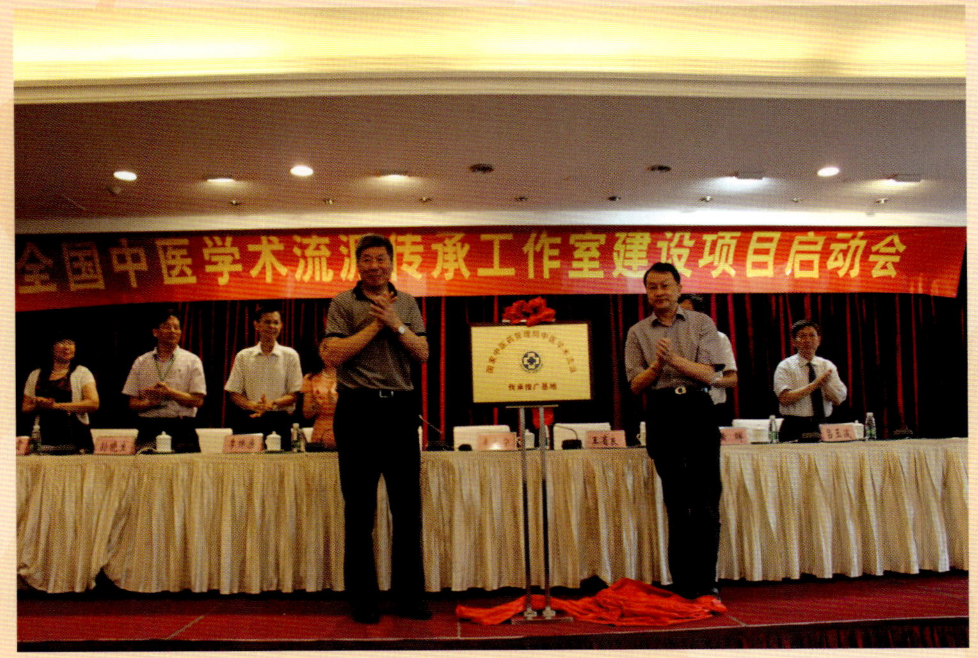

2013年7月30日，全国中医学术流派传承工作室建设项目启动会在北京举办。国家中医药管理副局长李大宁出席并颁发牌匾

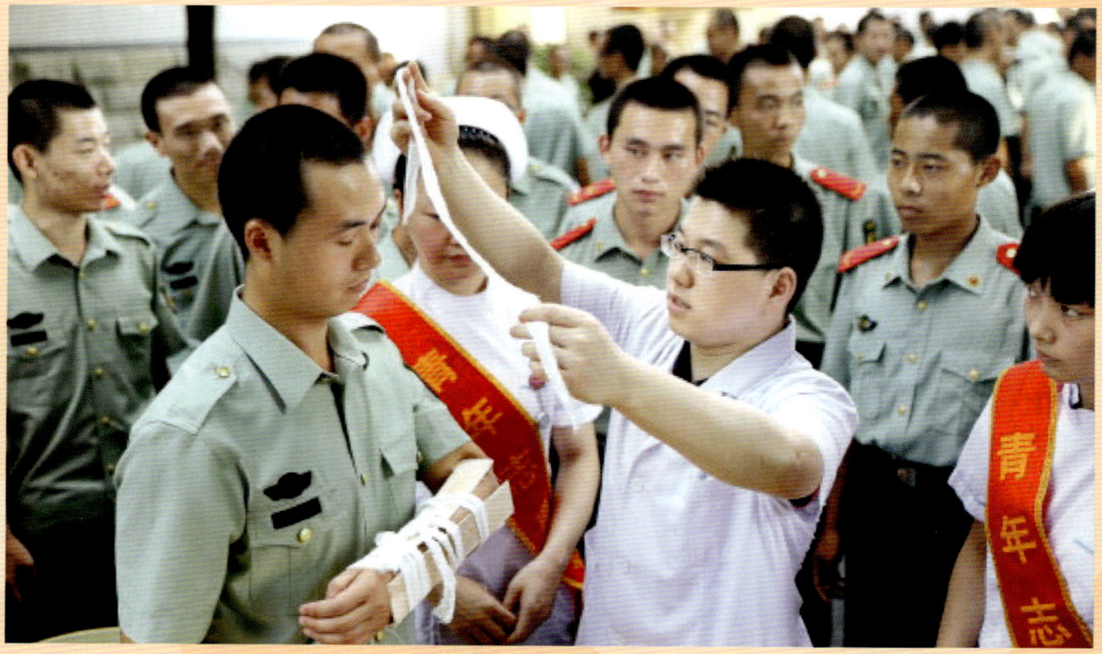

2013年7月30日，建军节前夕，湖北省襄阳市科协与襄阳市中医院等单位联手，将满载着中医药科普展品的科普大篷车开进武警黄金教导大队，举办科普专题讲座及义诊。图为医务人员示范小夹板固定技术

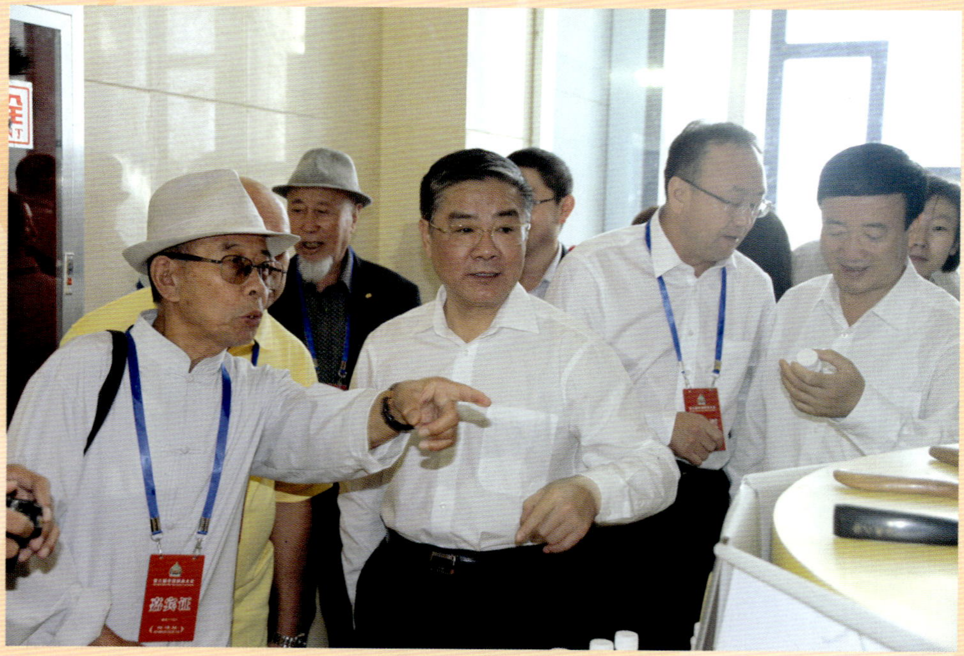

2013年9月12~13日，中国民族医药学会回医分会成立期间，国家中医药管理局副局长马建中出席并参观回医药展

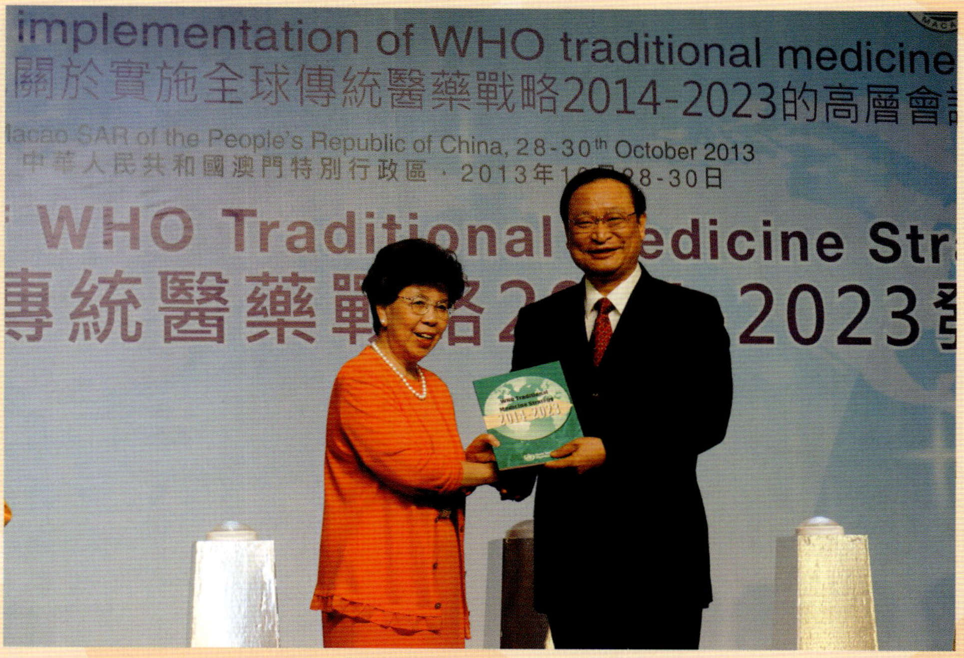

2013年10月28~30日，世界卫生组织在澳门召开关于全球传统医药战略2014~2023高层会议。世界卫生组织总干事陈冯富珍，国家卫生和计划生育委员会副主任、国家中医药管理局局长王国强等出席了发布仪式

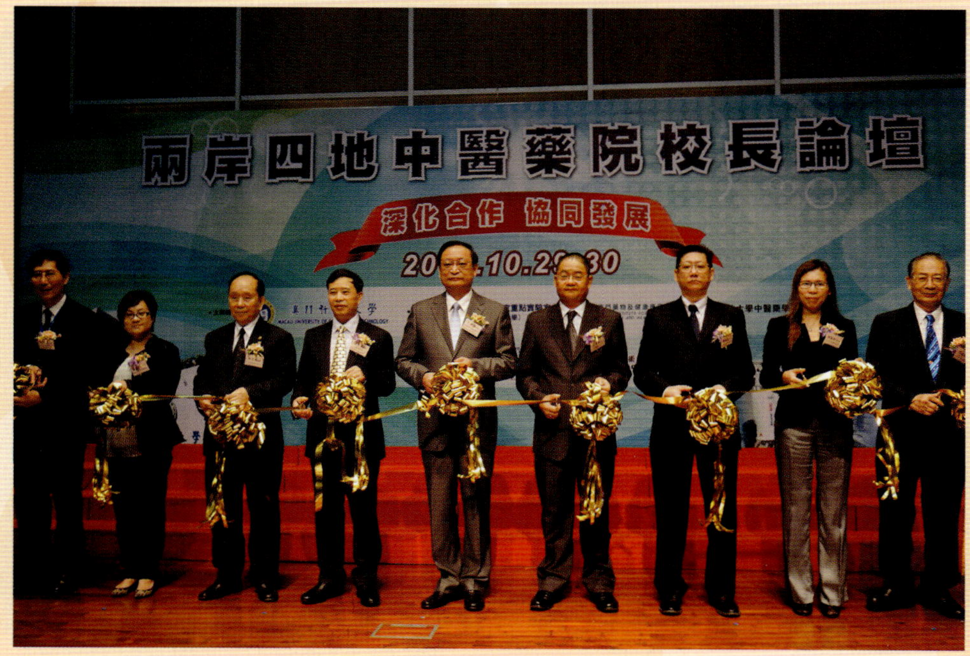

2013年10月29～30日，由澳门科技大学主办的首届两岸四地中医药院校长论坛在澳门举行

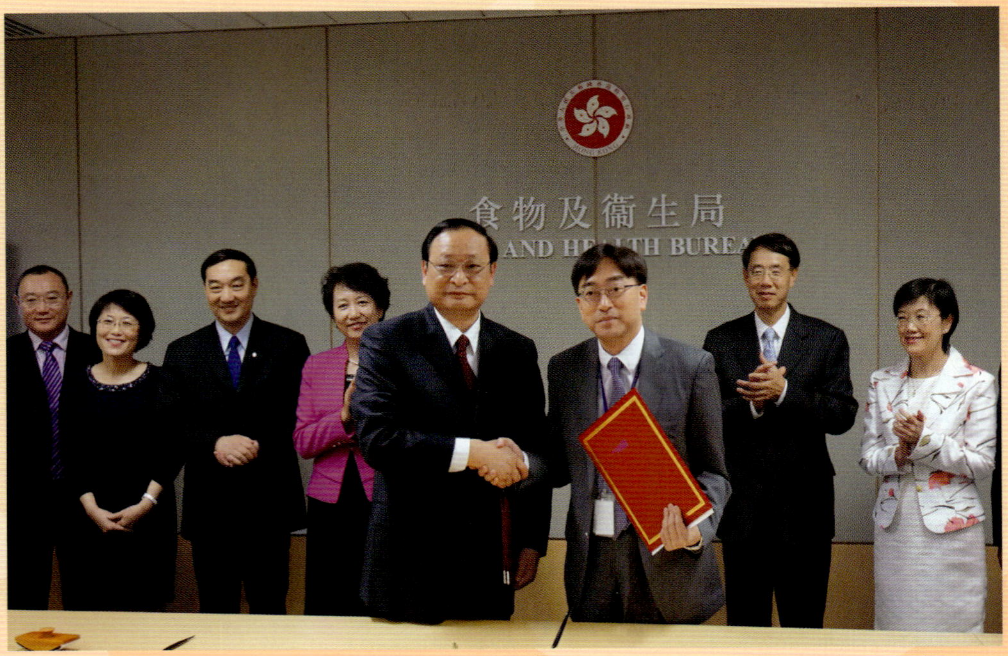

2013年10月29日，国家卫生和计划生育委员会副主任、国家中医药管理局局长王国强与香港特区政府食物及卫生局局长高永文共同在香港签署新一轮关于中医药领域的合作协议

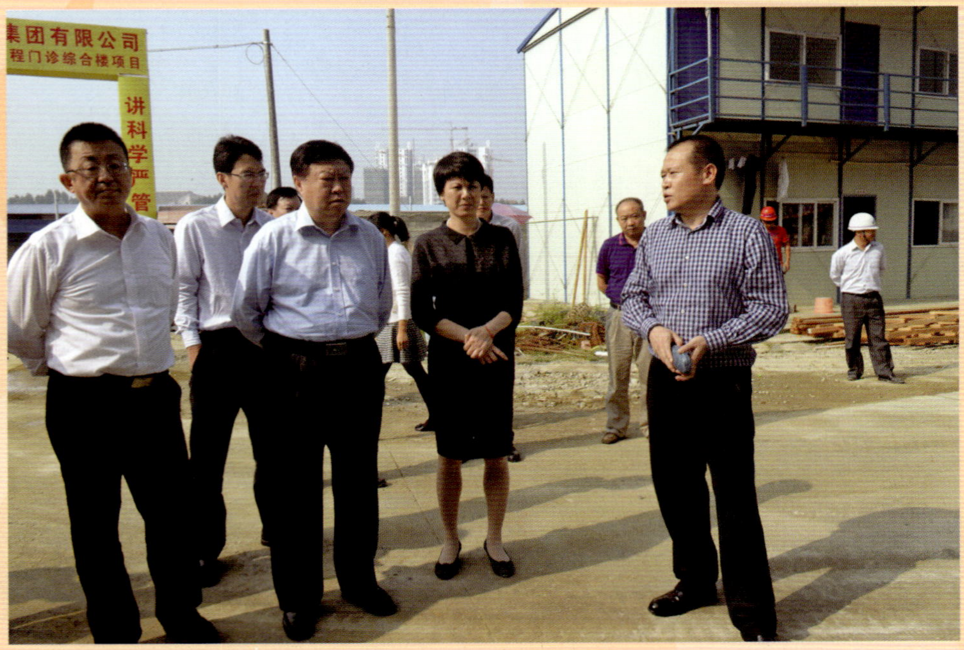

2013年11月1日，国家中医药管理局副局长吴刚到广西柳州市中医院调研中医药工作

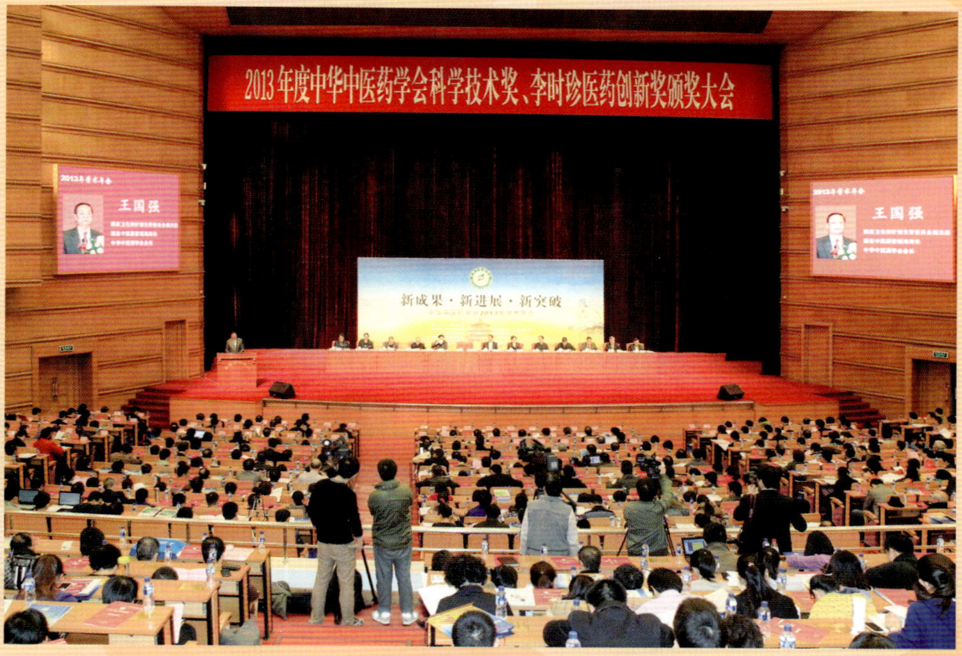

2013年11月16日，2013年度中华中医药学会科学技术奖、李时珍医药创新奖颁奖大会在北京召开

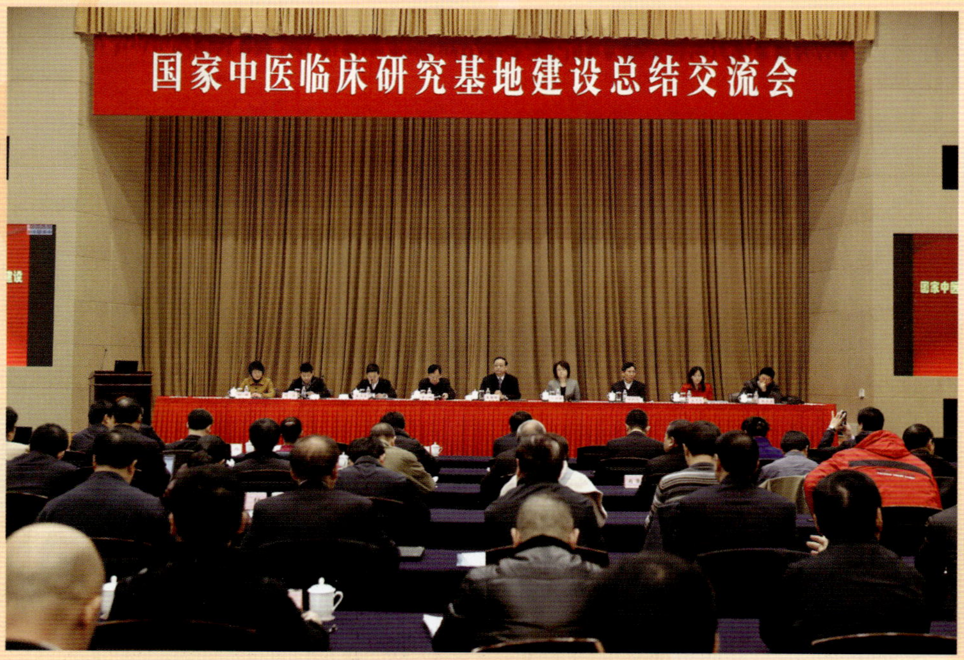

2013年11月29日，由国家中医药管理局主办，上海市卫生和计划生育委员会、上海市中医药发展办公室承办的国家中医临床研究基地建设总结交流会在上海召开

2014 卷《中国中医药年鉴（行政卷）》编委会

陈金玉　辽宁省卫生和计划生育委员会副主任、辽宁省中医药管理局局长

邱德亮　吉林省卫生和计划生育委员会副主任、吉林省中医药管理局局长

王学军　黑龙江省卫生和计划生育委员会副主任、黑龙江省中医药管理局局长

郑　锦　上海市卫生和计划生育委员会副主任、上海市中医药发展办公室主任

陈亦江　江苏省卫生和计划生育委员会副主任、江苏省中医药局局长

徐伟伟　浙江省中医药管理局局长

董明培　安徽省中医药管理局局长

阮诗玮　福建省卫生和计划生育委员会副主任

程关华　江西省卫生和计划生育委员会副主任

武继彪　山东省中医药管理局局长

张重刚　河南省卫生和计划生育委员会副主任、河南省中医管理局局长

姚　云　湖北省卫生和计划生育委员会副主任

邵湘宁　湖南省卫生和计划生育委员会副主任、湖南省中医药管理局局长

徐庆锋　广东省卫生和计划生育委员会党组成员、广东省中医药局局长

尤剑鹏　广西壮族自治区卫生和计划生育委员会副主任

王　勇　广西壮族自治区卫生和计划生育委员会副主任、广西中医药管理局局长

吴　明　海南省卫生和计划生育委员会副主任

方明金　重庆市卫生和计划生育委员会副主任

杨殿兴　四川省中医药管理局党组书记、局长

杨　洪　贵州省卫生和计划生育委员会副主任、贵州省中医药管理局局长

郑　进　云南省卫生和计划生育委员会副主任、云南省中医管理局局长

王寿碧　西藏自治区卫生厅副厅长

黄立勋　陕西省卫生和计划生育委员会副主任

甘培尚　甘肃省卫生和计划生育委员会党组成员、甘肃省中医管理局局长

王晓勤　青海省卫生和计划生育委员会副主任

田丰年　宁夏回族自治区卫生和计划生育委员会副主任、宁夏中医药（回医药）管理局局长

帕尔哈提·克力木　新疆维吾尔自治区卫生和计划生育委员会副主任、新疆维吾尔自治区中医民族医药管理局局长

何　红　新疆生产建设兵团卫生局副局长

2014 卷《中国中医药年鉴（行政卷）》特约编辑

肖国栋　国家中医药管理局办公室干部
陶　赟　国家中医药管理局人事教育司干部
李天伟　国家中医药管理局规划财务司干部
任　艳　国家中医药管理局政策法规与监督司干部
薛静怡　国家中医药管理局医政司干部
王　庆　国家中医药管理局科技司干部
徐　晶　国家中医药管理局国际合作司干部
刘　灿　国家中医药管理局直属机关团委书记
黄　铮　国家中医药管理局机关服务中心干部
唐　彦　总后卫生部医疗管理局助理
杨　睿　中国中医科学院办公室主任
孙　浩　中国中医药报社国际部副主任
罗会斌　中国中医药出版社办公室主任
庄乾竹　中华中医药学会办公室主任
刘　穗　中国中医药科技开发交流中心综合办公室主任
万楚楚　国家中医药管理局传统医药国际交流中心综合人事处干部
张　博　国家中医药管理局对台港澳中医药交流合作中心干部
高　靖　国家中医药管理局中医师资格认证中心综合处处长
高　彬　北京市中医管理局办公室主任
马　杰　天津市卫生和计划生育委员会中医处干部
王艳波　河北省中医药管理局干部
赵红娟　山西省卫生和计划生育委员会中医药管理局调研员
岳红娟　内蒙古蒙中医药管理局干部
张宏邈　辽宁省中医药管理局主任科员
任丛飞　吉林省中医药管理局副主任科员
许　磊　黑龙江省中医管理局科教处干部
戴宝冬　上海市中医药发展办公室副调研员
张小凡　江苏省中医药局副主任科员
施　翔　浙江省卫生和计划生育委员会主任科员
王继学　安徽省中医药管理局主任科员
陈　实　福建省卫生和计划生育委员会中医药管理处干部
郑林华　江西省中医药管理局中医处主任科员
刘　超　山东省中医药管理局副主任科员
黄怡博　河南省中医管理局综合处干部
芦　妤　湖北省中医药管理局主任科员
熊士敏　湖南省中医药管理局调研员
肖纹绮　广东省中医药局调研员
刘　畅　广西壮族自治区卫生和计划生育委员会中医药管理局主任科员
邢伯茹　海南省卫生和计划生育委员会中医处主任科员
田　波　重庆市卫生和计划生育委员会中医综合处主任科员
邵志宁　四川省中医药管理局办公室主任
周　茜　贵州省中医药管理局调研员
张旭芳　云南省卫生和计划生育委员会、云南省中医管理局主任科员
德　吉　西藏自治区藏医药管理局副局长
余　晴　陕西省中医管理局副主任科员
崔庆荣　甘肃省中医管理局主任科员
华旦诺尔桑　青海省中藏医药管理局主任科员
王孟妍　宁夏中医药（回医药）管理局副主任科员
李卫玲　新疆维吾尔自治区中医民族医药管理局办公室副主任科员
李　鹏　新疆生产建设兵团卫生局主任科员
张　悦　沈阳市中医管理局副主任科员
何勇健　长春市卫生局副主任科员
刘世斌　哈尔滨市卫生和计划生育委员会中医处处长
陈　霞　南京市卫生局中医处主任科员
王玲华　杭州市卫生和计划生育委员会中医处干部
郭通道　济南市中医管理局副局长
罗时珍　武汉市卫生和计划生育委员会中医处处长
肖　枫　广州市卫生局中医处干部
肖泽国　成都中医药学会副会长

刘智敏　西安市中医药管理局副调研员

王金玉　大连市卫生和计划生育委员会副主任科员

王　涌　宁波市卫生局医政与中医处副处长

陈学勤　厦门市卫生和计划生育委员会科教中医处主任科员

范存亮　青岛市卫生和计划生育委员会中医药处主任科员

武肇玲　深圳市卫生和计划生育委员会中医处主任科员

编写说明

《中国中医药年鉴》是由国家中医药管理局主办，综合反映中国中医药工作各方面情况、进展、成就的史料性工具书。《中国中医药年鉴》前身为《中医年鉴》，1989年更名为《中国中医药年鉴》，自1983年起已连续出版31卷。2002年《中国中医药年鉴》分为行政和学术两卷出版。本卷《中国中医药年鉴（行政卷）》（以下简称《年鉴》）为2014卷（总32卷），收编内容截至2013年底。

2014卷《年鉴》共21个部分：①综述篇；②文献篇；③会议篇；④专题工作篇；⑤业务工作篇；⑥直属单位篇；⑦中药篇；⑧地方篇；⑨军队篇；⑩医疗机构篇；⑪科研机构篇；⑫院校篇；⑬社会团体篇；⑭大事记篇；⑮数据篇；⑯荣誉篇；⑰管理干部篇；⑱机构名录篇；⑲港澳台地区篇；⑳国外篇；㉑附录篇。

文献篇下设5个专栏：①2013年领导讲话及批示；②2014年全国中医药工作会议报告；③专论；④重要文件。

会议篇以会议召开时间排序。

专题工作篇下设10个专栏：①党的群众路线教育实践活动；②中医药参与医药卫生体制改革；③中医药“治未病”；④基层中医药服务能力提升工程；⑤中医药服务贸易；⑥国家中医临床研究基地建设工作；⑦中医药参与重大突发事件和重大传染病防治；⑧中医药资源普查；⑨中医药标准化；⑩中医药调研督导。

业务工作篇下设14个专栏：①政策法规与监督；②医政工作；③人事与教育工作；④科技工作；⑤国际交流与合作；⑥内地与港澳台地区交流与合作；⑦文化建设；⑧新闻宣传与期刊出版管理工作；⑨规划财务工作；⑩党建工作与群众工作；⑪反腐倡廉工作与行风建设；⑫信息化工作；⑬信访、安全保卫、建议与提案办理；⑭其他工作。

医疗机构篇、科研机构篇为方便读者查阅，两章均以表格形式收录。

社会团体篇下设3个专栏：①全国性社会团体；②总部设在中国的中医药国际组织；③地方性社会团体。

数据篇下设6个专栏：①中医资源；②中医医疗机构运营与服务；③中医教育；④中医药科研；⑤中医财政拨款；⑥中医药期刊。

管理干部篇只收录2013年新任及职务有变化人员的简历，内容未变化者只收载职务、姓名等内容。

附录篇包括2个专栏：①2013年国家中医药管理局部分工作文件；②2013年国家中医药管理局部分联合印发文件。

医疗机构篇、科研机构篇统计数据由北京中医药大学管理学院提供。科研机构包括中央级、省级、地市级中医、中西医、民族医科研机构；医疗机构只收录中央级、省级中医、中西医、民族医医疗机构。

数据篇数据系由国家中医药管理局发布的《中医药数据统计摘编》（不包括香港、澳门特别行政区及台湾地区数据）。

《中国中医药年鉴》编辑部

2014年10月

目　录

综　述　篇

文　献　篇

一、2013 年领导讲话及批示

（一）中共中央、全国人大、国务院领导讲话及批示

（二）国家卫生和计划生育委员会、国家中医药管理局领导讲话

（三）其他重要讲话

二、2014年全国中医药工作会议报告

三、专论

四、重要文件

（一）联合印发文件

（二）国家中医药管理局印发文件

会 议 篇

专题工作篇

一、党的群众路线教育实践活动

二、中医药参与医药卫生体制改革

三、中医药“治未病”

四、基层中医药服务能力提升工程

五、中医药服务贸易

六、国家中医临床研究基地建设工作

七、中医药参与重大突发事件和重大传染病防治

八、中药资源普查

九、中医药标准化

十、中医药调研督导

业务工作篇

一、政策法规与监督

二、医政工作

三、人事与教育工作

四、科技工作

五、国际交流与合作

六、内地与港澳台交流与合作

七、文化建设

八、新闻宣传与期刊出版管理工作

九、规划财务工作

十、党建工作与群众工作

十一、反腐倡廉工作与行风建设

十二、信息化工作

十三、信访、安全保卫、建议与提案办理

十四、其他工作

直属单位篇

中 药 篇

地 方 篇

军　队　篇

医疗机构篇

科研机构篇

院　校　篇

社会团体篇

一、全国性社会团体

二、总部设在中国的中医药国际组织

三、地方性社会团体

大事记篇

数据篇

一、中医资源

二、中医医疗机构运营与服务

三、中医教育

四、中医药科研

1. 科学研究与技术开发机构

2. 科学技术信息和文献机构

3. R&D活动单位

4. 县属研究与开发机构

五、中医财政拨款

六、中医药期刊

荣 誉 篇

管理干部篇

机构名录篇

港澳台地区篇

国　外　篇

附　录　篇

一、2013年国家中医药管理局部分工作文件

二、2013年国家中医药管理局部分联合印发文件

综述篇

【2013年中医药工作综述】 2013年，全国中医药系统在党中央、国务院以及国家卫生计生委正确领导和地方各级党委、政府关心支持下，全面贯彻落实党的十八大和十八届二中、三中全会精神，深入开展党的群众路线教育实践活动，紧紧抓住推动和实现中医药事业科学发展这个主题，牢牢把握在深化医改中全面贯彻落实《国务院关于扶持和促进中医药事业发展若干意见》这条主线，改革创新，狠抓落实，推动中医药事业发展和各项工作取得了新的进展。

一、以中期评估为抓手，推动中医药事业"十二五"规划的全面落实

组织《中医药事业发展"十二五"规划》（以下简称《规划》）中期评估，这是国家中医药管理局成立以来首次开展五年规划（计划）中期评估。从重点任务看，《规划》确定的11项重点任务已全面实施，56个重点专项中52个有效推进、比例达93%，已完成11个、占20%。从主要任务指标看，11项指标除1项缺乏统计数据外，1项已提前完成，8项达到目标要求70%以上，其中4项达到目标要求90%以上。总体看，《规划》实施进展顺利，牢牢把握和遵循了《规划》确定的指导思想和基本原则，扎实推进了各项目标任务的落实，特别是在一些关键环节、薄弱领域加大了推动力度，中医药事业保持了健康、平稳、持续发展态势，为全面完成"十二五"规划奠定了坚实基础。

各地也加强了地方规划（计划）的实施力度，如上海开展中医药事业发展三年行动计划中期评估，江苏加强规划落实的绩效考核，辽宁分解任务、细化规划措施，都有力地推动了规划（计划）落实。

二、以公立中医医院改革为重点，推动深化医改中医药工作取得新进展

探索县级公立中医医院综合改革试点新机制。国家中医药管理局协调国家有关部委联合印发《关于在县级公立医院综合改革试点工作中充分发挥中医药特色优势的通知》，各地认真落实、积极探索，建立健全中医药服务补偿机制，江苏、安徽、湖南等地调整中医医疗服务价格，绝大多数省份保留了中药饮片加成，浙江、重庆等地加强支付方式改革探索，陕西、甘肃等地落实政府投入倾斜政策，有力地促进了中医药服务的提供和利用。第一批238个县级中医医院同步开展县级公立医院综合改革试点，深化城市公立中医医院改革试点，推广实施中医优势病种临床路径。

推动中医药参与公共卫生服务取得新进展。中医药健康管理服务首次纳入国家基本公共卫生服务项目，按照覆盖目标人群30%的目标，对65岁以上老年人和0~36个月儿童开展中医药健康管理服务。

推进国家基本药物中药品种的规范使用。2013年发布的《国家基本药物目录》（2012版），中成药品种达203种、占总数的39%，比2009年版增加近1倍，藏、蒙、维等民族药首次列入目录。青海基层医疗卫生机构基本药物目录增补了130种中藏药，占增补的65%。国家中医药管理局加强中成药合理应用的指导和规范，组织编写了2012年版《国家基本药物临床应用指南》（中成药部分）。

三、全面实施中医药服务百姓健康推进行动，推动中医药更加惠及百姓

开展由基层中医药服务能力提升工程、中医"治未病"健康工程和"中医中药中国行——进乡村·进社区·进家庭"活动组成的"中医药服务百姓健康推进行动"，作为中医药行业党的群众路线教育实践活动的重要载体，推动中医药更加深入基层、惠及百姓。

全力推进中医药服务能力提升工程实施。各地将提升工程列为政府工作目标，印发实施意见和方案，层层签订责任书，21个省（区、市）以政府名义召开启动会议。中央财政安排专项资金27.6亿元支持县级中医医院基础设施建设，投入6.3亿元支持县级中医医院和基层医疗卫生机构中医药服务能力建设以及部分尚未设置县级中医医院的民族地区综合医院中医药服务能力建设。与农工民主党中央启动实施中医同行计划。18个省（区、市）将中医药一技之长人员纳入乡村医生管理。北京、广东探索"面向基层、横向拓展、纵向延伸、团队帮扶、城乡互动"的服务百姓健康网络建设，推动优质中医药资源向基层流动。天津、湖北、四川等地通过"国医堂"等形式的中医药综合服务区建设，使基层医疗卫生机构实现了"两升两降"，即服务量、收入上升，药占比、次均费用下降，中医药已成为基层医疗卫生服务的特色和亮点。

大力实施"治未病"健康工程。在试点基础上拓展服务覆盖面，二级以上中医医院都建有"治未病"科室，在基层医疗卫生机构，以及在妇幼保健机构、疾病预防控制机构、疗养院等探索开展"治未病"服务的途径和模式，加强区域中医预防保健服务体系建设，国家中医药管理局出台了《区域中医预防保健服务工作指南》，中央财政投入2.93亿元支持175个地区开展中医预防保健及康复服务能力建设。规范服务技术，形成了部分常见病、多发病高危人群和偏颇体质人群干预调摄方案，加强了对膏方和冬病夏治穴位贴敷技术应用管理。加强"治未病"科技创新体系建设，国家中医药管理局发布了《中医预防保健（治未病）服务科技创新纲要（2013~2020年）》。各地加大推进力度，上海探索了中医预防保健与公共卫生融合的新模式，甘肃创建了首个国家中医药养生保健旅游创新区，河北制定了中医药健康养生园区规划，江苏、河南开展了中医药与养老结合的"医养结合"试点。

深入开展"中医中药中国行——进乡村·进社区·进家庭"活动。开展中医药文化科普巡讲，福建、江西、湖北等地组织中医药文化科普及义诊，吉林、山东、新疆等地制作播出中医药养生保健知识类节目，推动了中医药文化传播与知识普及。

联合国际健康与环境组织、世界旅游城市联合会等举办“中华民族医药文化展”。加强中医药文化人才队伍建设，组建和培训科普巡讲专家队伍。加强中医药文化宣传教育基地建设，已建立基地18家、建设单位5家，云南建成省中医药民族医药博物馆，青海藏医药博物馆已成为宣传藏医药的重要窗口。

四、以提高中医临床疗效为目标，推动中医医院持续改进

全面启动中医医院持续改进活动。中医医院（包括中西医结合、民族医医院）评审稳步推进，评审公布384家三级中医医院，二级中医医院评审全面展开。开展了“以病人为中心，发挥中医药特色优势提高中医临床疗效”为主题的持续改进活动，巩固评审成效，强化内涵建设。改进中医医院服务模式，加强中医综合诊疗。国家中医药管理局出台加强中医护理工作意见，全面部署中医护理工作。推进中医诊疗设备开发应用，开展中医诊疗设备生产示范基地建设。

重大疾病防治和应急处理能力不断增强。各级重点专科建设全面推进，205个项目纳入国家临床重点专科（中医专业）建设，明确了国家中医药管理局“十二五”重点专科建设要求。继续开展优势病种中医诊疗方案梳理验证和疗效总结，新发布58个中医临床路径和中医诊疗方案，总数达311个。做好人感染H7N9禽流感防治工作，及时制订发布中医诊疗方案，中医药积极参与救治并发挥重要作用。中医药治疗艾滋病项目规模进一步扩大，建立了临床诊疗协作机制。

中西医结合与民族医药工作稳步推进。第三批重点中西医结合医院和第二批重点民族医医院建设项目进展顺利，一批中医基础较好的综合医院和行业所属医院调整结构功能，转为中西医结合医院。扩大民族医执业医师资格考试范围，哈萨克医纳入国家医师资格考试。宁夏回族自治区人民政府召开专门会议，全面部署回医药工作。加强中西医结合人才培养，中央财政首次安排专项资金2800余万元，为中西部地区培养2600名中西医结合人员。综合医院中医药工作取得新进展，国家中医药管理局会同国家卫生计生委、总后卫生部召开经验交流会，总结经验，明确下一步工作重点。

五、以国家中医临床研究基地建设为切入点，推动中医药继承创新体系建设

国家中医临床研究基地建设取得新进展。阶段评估显示，一是创新建立了符合中医药规律的临床科研模式，真正实现了从临床中来到临床中去，较好地解决了科研与临床脱节问题。二是初步确证了中医药临床疗效的相对优势，14个重点疾病的临床研究结果与国际标准治疗方案比较，确证了中医或中西医结合治疗的优势。三是具备了承担大型临床研究的能力，构建了国际上首个传统医药科研伦理标准和平台，13个基地的临床实验室通过了ISO15189认证，建立了研究过程四级监察和研究结果第三方评价机制，为中医药协同创新搭建了平台。四是带动了医院服务能力和效率提升，16个基地的床位数和出院人数2012年比2009年分别增长39.38%、55.80%，平均住院日减少1.75天。

中药资源普查试点工作扎实推进。共享前期普查试点经验，积极争取资金扩大范围，31个省（区、市）都开展了普查试点，探索建立了中药资源动态监测信息服务体系，为实施全国中药资源普查打好基础。支持11个省（区）开展种子种苗繁育基地建设，启动5个中药材种苗繁育基地和2个中药种质资源库建设。落实《国家知识产权战略纲要》，启动中医药传统知识调查和研究工作。

六、以实施中医药传承创新人才工程为重点，推动中医药人才队伍建设

师承教育工作稳步推进。国家中医药管理局联合人力资源社会保障部、国家卫生计生委开展第二届“国医大师”评选，启动中医药传承博士后工作，开展中医学术流派传承工作室和传承推广基地建设，老中医药专家学术经验继承、名老中医药专家传承工作室建设和优秀中医临床人才研修项目进展顺利。北京、河南、贵州等地开展了省（市）级名中医评选。

院校教育改革不断深入。加强中医药院校教育教学改革研究，协调教育部开展改革试点。启动全国中医药院校教育质量监测中心建设，修订完善了“十二五”中医药重点学科建设规划。支持农村订单定向中医类学生免费培养，招收中医学本科生1000名。

毕业后教育、继续教育和职业教育得到加强。推进中医住院医师规范化培训和中医类别全科医生培养，对2300名基层中医药人员开展中医类别全科医生转岗培训。加强基层骨干培养，中央安排专项资金，培养3000名县级中医（民族医）临床技术骨干，对6000名乡村医生开展中医药（民族医药）知识与技能培训。发展中医药职业教育，举办全国中药传统技能和中医护理技能大赛。

七、以服务贸易为突破口，推动中医药海外发展

高层引领，中医药在外交格局中的地位作用不断提升。习近平主席在会见世界卫生组织总干事时指出，要“促进中西医结合及中医药在海外发展”；在上海合作组织成员国元首理事会第十三次会议上提出，“传统医学是各方合作的新领域，中方愿意同各成员国合作建设中医医疗机构，充分利用传统医学资源为成员国人民健康服务”；还先后见证了中国与吉尔吉斯斯坦、乌克兰在中医药领域合作谅解备忘录的签署。这充分体现了中医药在我国外交战略中的地位作用不断提升。

中医药服务贸易取得新进展。国家中医药管理局联合商务部启动中医药服务贸易重点项目、骨干企业（机构）和重点区域建设，第二届中国国际服务贸易交易会上中医药专题活动备受瞩目，参展地区从北京扩展到上海、甘肃、广西、内蒙古等地，交易额达2.1亿元人民币，较上届大幅增长，得到中央领导充分肯定。上海出台第一个地方中医药服务贸易发展规划，成立中医药国际服务贸易促进中心，探索立足国内面向海外的服务模式。黑龙江、内蒙古、广西、海南、云南等地利用区位优势，积极推进中医药服务贸易。

多边合作、双边合作和两岸四地联系更加紧密务实。国家中医药管理局与世界卫生组织首次签署中医药方面项目协作协议，对推动中医药广泛走向世界具有重要意义。中医药标准国际化进程加快，与国际标准化组织等合作更加紧密。与法国、澳大利亚、新加坡、韩国等签署中医药合作协议、备忘录和会谈纪要。深化两岸四地合作，内容更加丰富，机制更加完善，层次不断提升。

八、以为民务实清廉为主要内容，推动了党的群众路线教育实践活动扎实开展

根据中央统一部署，围绕保持党的先进性和纯洁性，落实“照镜子、正衣冠、洗洗澡、治治病”的总要求，剖析“四风”方面存在的问题，突出为民务实清廉主题，结合行业特点，抓好各个环节，教育实践活动取得实实在在成效。一是强化学习教育，坚定理想信念，践行群众路线更加自觉坚定，宗旨意识进一步巩固，政治定力明显增强。二是创新特色活动载体，实施全国“中医药服务百姓健康推进行动”，在国家中医药管理局机关开展“学习型、服务型、创新型、和谐型、节约型机关”创建活动，把教育实践活动推向深入。三是聚焦“四风”问题，找准穴位，抓住要害，辨证分型，对症下药，标本兼治，作风建设进一步加强，规章制度不断健全完善，为民务实清廉形象进一步树立。四是运用“三观互动”的理念和方法，着力推动解决影响和制约中医药事业发展的关键问题，着力转化为服务百姓的行动措施，让人民群众切身感受到了教育实践活动带来的新变化，使教育实践活动真正成为一项群众满意的工程。

统筹做好其他中医药工作。一是推动中医药法制建设取得积极进展，中医药法被列为十二届全国人大常委会立法规划第一类项目和2013年国务院立法工作计划一档项目。地方法制建设进一步加强，山西修订出台发展中医药条例。中医药标准化工作扎实推进，内蒙古、西藏等地加强民族医药标准建设。二是加强中医药新闻宣传工作，打造宣传平台，做好信息公开，正确引导舆论，积极回应社会关切。三是中医药信息化建设取得进展，国家中医药管理局与国家卫生计生委联合印发《关于加快推进人口健康信息化建设的指导意见》，中医药服务信息化建设列入6项重点工程。中医药管理和服务信息系统、中药资源监管系统纳入国家发展改革委确定的全民健康保障信息化工程。四是加强中医药监督工作，严格中医医疗广告监管，严厉查处虚假违法中医医疗广告，开展打击非法行医专项行动，进一步整顿中医医疗预防保健服务秩序，探索建立中医药监督工作机制。

（局　文）

文献篇

一、2013年领导讲话及批示

（一）中共中央、全国人大、国务院领导讲话及批示

中共中央总书记、国家主席习近平在全国宣传思想工作会议上关于中华文化的论述

（2013年8月20日）

宣传阐释中国特色，要讲清楚每个国家和民族的历史传统、文化积淀、基本国情不同，其发展道路必然有着自己的特色；

讲清楚中华文化积淀着中华民族最深沉的精神追求，是中华民族生生不息、发展壮大的丰厚滋养；

讲清楚中华优秀传统文化是中华民族的突出优势，是我们最深厚的文化软实力；

讲清楚中国特色社会主义植根于中华文化沃土、反映中国人民意愿、适应中国和时代发展进步要求，有着深厚历史渊源和广泛现实基础。

中华民族创造了源远流长的中华文化，中华民族也一定能够创造出中华文化新的辉煌。

独特的文化传统，独特的历史命运，独特的基本国情，注定了我们必然要走适合自己特点的发展道路。

对我国传统文化，对国外的东西，要坚持古为今用、洋为中用，去粗取精、去伪存真，经过科学的扬弃后使之为我所用。

中共中央总书记、国家主席习近平在中共中央政治局就提高国家文化软实力研究进行第十二次集体学习时关于国家文化软实力的论述

（2013年12月30日）

提高国家文化软实力，要努力展示中华文化独特魅力。在5000多年文明发展进程中，中华民族创造了博大精深的灿烂文化，要使中华民族最基本的文化基因与当代文化相适应、与现代社会相协调，以人们喜闻乐见、具有广泛参与性的方式推广开来，把跨越时空、超越国度、富有永恒魅力、具有当代价值的文化精神弘扬起来，把继承传统优秀文化又弘扬时代精神、立足本国又面向世界的当代中国文化创新成果传播出去。要系统梳理传统文化资源，让收藏在禁宫里的文物、陈列在广阔大地上的遗产、书写在古籍里的文字都活起来。要以理服人，以文服人，以德服人，提高对外文化交流水平，完善人文交流机制，创新人文交流方式，综合运用大众传播、群体传播、人际传播等多种方式展示中华文化魅力。

提高国家文化软实力，要努力提高国际话语权。要加强国际传播能力建设，精心构建对外话语体系，发挥好新兴媒体作用，增强对外话语的创造力、感召力、公信力，讲好中国故事，传播好中国声音，阐释好中国特色。对中国人民和中华民族的优秀文化和光荣历史，要加大正面宣传力度，通过学校教育、理论研究、历史研究、影视作品、文学作品等多种方式，加强爱国主义、集体主义、社会主义教育，引导我国人民树立和坚持正确的历史观、民族观、国家观、文化观，增强做中国人的骨气和底气。

中共中央政治局常委、国务院副总理李克强对2013年全国中医药工作会议的重要批示

（2013年1月10日）

2012年，全国中医药系统广大干部职工扎实工作，不断推进继承创新，突出中医药在防病、诊病、治病中的优势，为维护和增进群众健康、推动医改辛勤努力，取得积极成效。谨向大家表示诚挚问候。希望你们全面贯彻落实党的十八大精神，继续支持和发扬光大祖国传统医学，加强人才培养，提升中医药服务能力，更好地发挥中医药在医改和医疗卫生事业中的作用，为构筑健康中国作出应有贡献。

全国人大常委会副委员长陈竺在首届岐黄论坛上讲话

（2013年6月30日）

众所周知，中医药是中华民族的瑰宝。几千年来，中医药不仅为中华民族的繁衍昌盛作出了巨大贡献，也对世界文明进步产生了积极影响，时至今日仍在为维护人民健康发挥着重要作用。中医药不仅是国家重要的卫生资源，也是优秀的文化资源、有潜力的经济资源和具有原创优势的科技资源。大力发展中医药事业，有利于深化医改、维护人民健康、改善民生，有利于加快转变经济发展方式、推动经济发展，有利于弘扬中华文化、增强国家软实力。

近年来，在中央高度重视下，中医药事业得到了长足发展，初步形成了中医药医疗、保健、教育、科研、产业、文化、对外交流与合作全面发展的新格局，为深化医改、提高人民健康水平和服务经济社会发展作出了贡献。面对经济全球化、文化多元化的当今世界，以及我国经济社会的快速发展，如何加快推进中医药继承与创新，充分发挥中医药特色与优势，使之更顺应医学发展的新趋势、人民群众对健康的新期待、经济社会进步的新要求，值得我们深思。

一、必须坚持中西医并重方针

中西医并重是我国的基本卫生工作方针，也是我国医药卫生事业的显著特征和优势。坚持中西医并重方针，就是要始终把中医药与西医药摆在同等重要的位置，使中医与西医发挥各自优势，相互取长补短，共同为维护和增进人民健康发挥积极作用。虽然近些年来国家扶持中医药发展的力度不断加大，但中医、西医发展依然不平衡，中医药发展相对于卫生事业发展依然比较滞后，一条腿长、一条腿短的局面继续存在。必须毫不动摇、不折不扣地坚持中西医在思想认识上、法律地位上、学术发展上和实践应用上的平等地位，不断创新体制、机制，完善政策措施，增加资金投入，增强发展能力，促进中西医协调发展。

二、发挥中医药在深化医改中的作用

中医药具有临床疗效确切、预防保健作用独特、治疗方式灵活、费用比较低廉的特色和优势。实践已经充分证明，将中医药纳于深化医改全局，发挥中医药简、便、验、廉的优势，不仅有效减轻了群众看病就医的负担，放大了医改的惠民效果，而且丰富和完善了中国特色基本医疗卫生制度，有利于实现深化改革的总体目标。当前，医改已进入攻坚时期，必须按照中央统一部署，抓住关键问题，充分利用好中医药这一独具特色的卫生资源，不断提高中医药的服务能力与水平，切实提高改革成效。与此同时，千百年来，中医药在养生保健、妇幼保健、妇科儿科疾病治疗等方面形成了特色，可以为提高出生人口素质作出更大的贡献。

三、加快传承创新促中医药学术进步

随着经济社会的深刻变化、科学技术的日新月异、现代医学的快速发展，中医药学术的传承创新发展面临新的机遇和挑战。加快推进学术进步、提高疗效，如何保持特色、突出优势，是当前乃至未来中医药发展的重中之重。只有好的疗效，才能有条件和能力与西医药并重；只有凸显特色优势，才能与西医药优势互补，共同担负起提高人民健康水平的历史重任。必须始终坚持以临床实践为核心，紧紧围绕中医药学术发展的瓶颈性问题，正确认识和处理好继承与创新的关系；在始终遵循中医药原创思维的前提下，充分运用现代科学的新理论、新技术和多学科交叉渗透的思路和方法，特别是注重多中心随机对照

研究方法的应用，建立一批中西医学汇聚的转化医学中心，通过协同创新的体制、机制，发挥中央和地方的两个积极性，加快中医药学理论与技术的创新；充分利用医改强基层、保基本的优势和卫生计生部门机构改革的机遇，以省为单位甚至以大区为单位进行前瞻性的大规模队列研究，从而积累必要的科学数据；充分发挥中医药在生命观、健康观、医学模式等方面的特色优势，不断拓展在常见病、多发病、慢性病和疑难病以及预防保健等方面的优势领域，提高中医药的防病治病与养生保健能力。

四、加快中医药立法使中医药发展有法可依

目前，越来越多的国家对传统医药实行了立法管理，制定颁布了有关传统医药方面的法律、法规。我国作为传统医药大国，作为中医药的发源地，中医药还缺乏国家层面的法律保障。令人欣喜的是，中医药法草案已于2011年底报送国务院法制办，并列入了2013年全国人大常委会立法计划一档。我们要共同努力，加快推进中医药立法进程，争取中医药法早日出台，促进中医药依法持续健康发展。

中医药正面临前所未有的发展机遇，衷心希望广大中医药工作者以党的十八大精神为指引，坚定信心，凝心聚力，把中医药这一国之瑰宝传承好、创新好、发展好，让中医药在全面建成小康社会和实现中华民族伟大复兴的征程中作出新的更大贡献！

全国人大常委会副委员长陈竺 在“弘扬大医精神　抵制不正之风”高峰论坛上的视频讲话节选

（2013年9月23日）

在医改进入攻坚阶段，急需广大医务人员积极参与，共同推进之际，在医生形象不断受损与各种负面事件不断发生，医患关系亟待改善的今天，寻找大医精神，重塑执业精神和行业荣誉无比重要。

古人云：“一日三省吾身”。作为医务工作者，我们更应该自省，我们应该对每一个求医者一视同仁，对同行，包括中医和西医，抱以尊重和谦虚，取长补短而不是存有门户之见。

我一直认为中国的医学伦理精神有3个主要的来源，即祖国传统医学的大医精诚、西方医学的人文关怀以及产生于革命战争年代的救死扶伤的革命人道主义精神。唐代医圣孙思邈在《大医精诚》中谈到，医者一定要精与诚，所谓精就要求有精湛的医术，所谓诚即要求有高尚的品德修养，我们不仅需要重温孙思邈的大医精诚，学习弘扬白求恩精神，更需从我们身边的平凡而伟大的医护人员先进典型中，寻找对大医精神的诠释与践行。

近来，多起医药购销领域的商业贿赂案件严重损害了医疗行业和医务人员的形象，究其原因主要是以药补医机制的负面作用所致。只有彻底破除以药补医机制，才能使医务人员将全部精力放在医疗工作本身，才能有利于群众健康和社会稳定，才能真正维护医德医风。

（二）国家卫生和计划生育委员会、国家中医药管理局领导讲话

卫生部党组书记、副部长张茅 在2013年全国卫生工作会议上的讲话节选

（2013年1月8日）

坚持预防为主、以农村为重点、中西医并重。要适应群众对中医药服务不断增长的需求，大力扶持和促进中医药和民族医药发展，充分发挥其临床疗效确切、预防保健作用独特、治疗方式灵活、费用比较低廉的特色和优势，让祖国传统医学瑰宝不断造福百姓健康。

卫生部党组书记、副部长张茅在2013年全国中医药工作会议上的讲话

（2013年1月10日）

2013年全国中医药工作会议，是在全国深入学习贯彻落实党的十八大精神、深化医改关键时期召开的一次十分重要的会议。李克强副总理对这次会议很重视，专门作出批示，既是对会议的指导，也是对全国中医药工作者的巨大鼓舞。我事先阅读了国强同志的报告，这个报告很好，我都赞成。在此，我代表卫生部，向受到表彰的先进集体和先进个人表示热烈的祝贺！向在一线辛勤努力、无私奉献的中医药工作者表示感谢和敬意！

长期以来，党中央、国务院始终高度重视中医药事业的发展。我到卫生部工作将近四年，切身感受到中医药工作取得的长足进步，发生的深刻变化。以人为本的发展理念更加坚定，全面协调的发展思路更加清晰，注重发挥特色优势的发展方式更加突出，发展氛围和发展环境更加有利，发展成效也更加明显。中医药服务体系更加完善，继承与创新取得积极进展，学术水平和临床疗效不断提高，越来越多群众相信中医药、使用中医药，基层中医药服务能力得到加强，可及性和覆盖面明显提升，惠及了更多民众。可以说，中医药事业发展进入了新的历史阶段，为实现人人享有基本医疗卫生服务、提高人民健康水平正在发挥越来越重要的作用。

党的十八大作出我国已经进入全面建成小康社会决定性阶段的基本判断，明确2020年全面建成小康社会的目标和任务，确定了卫生改革发展的总布局和总思路。十八大提出健康是促进人全面发展的必然要求，顺应了广大群众对健康身心和幸福生活的美好向往，显示了健康在经济社会发展全局中的重要作用。十八大强调坚持为人民健康服务的方向，重申预防为主、以农村为重点、中西医并重的工作方针和保基本、强基层、建机制的基本原则，明确重点推进医疗保障、医疗服务、公共卫生、药品供应、监管体制综合改革，提出了完善国民健康政策，为群众提供安全、有效、方便、价廉的公共卫生和基本医疗服务的要求。

我们要更加清楚地认识到，我国将长期处于社会主义初级阶段的基本国情没有变，卫生资源总量不足、优质资源短缺、分布不均衡、结构不合理、发展模式不可持续问题依然突出，居民日益增长的多层次多样化医疗卫生服务需求远未得到满足。当前，深化医改已进入攻坚时期，还面临着许多困难和问题，更多的体制、机制和结构性问题需要破解，更多的改革政策需要完善。我们要充分认识肩负的历史使命，把实现人民群众健康新期待作为我们的神圣职责，把提高人民健康水平作为检验工作的最终标准，把健全基本医疗卫生制度、为群众提供更高水平的医疗卫生服务作为各项卫生工作的根本出发点和落脚点。

长期以来，中医药和西医药互相补充、协调发展，共同担负着维护和增进人民健康的任务，这是我国医药卫生事业的重要特征和显著优势。扶持和促进中医药和民族医药事业发展，对于深化医改、提高人民群众健康水平、弘扬中华文化、促进经济发展和社会和谐，都具有十分重要的意义。在刚刚结束的全国卫生工作会上，我们系统回顾了过去一年来卫生改革取得的成绩，提出以党的十八大精神为指导，统筹协调推进医药卫生体制改革，明确了下一步卫生改革的目标任务。根据中央要求以及全国卫生工作会议精神，我在这里强调以下几个方面。

第一，全面贯彻落实党的十八大精神，开创中医药工作新局面。党的十八大明确了我们党在新形势下举什么旗、走什么路、以什么样的精神状态、实现什么目标的重大问题，特别是把提高人民健康水平作为深入落实科学发展观、全面建成小康社会、建设社会主义现代化强国的一项重要任务，指明了医药卫生工作的目标方向。全国中医药系统要把学习宣传贯彻十八大精神作为当前和今后一个时期的首要政治任务，不断加深对中国特色卫生改革发展道路的丰富内涵、理论基础、制度安排的理解和把握，实践好、发展好、完善好这条符合国情、独具特色的卫生改革发展之路。要结合工作实际，全面理解、准确把握十八大对中医药工作的新要求，认真贯彻落实李克强副总理对本次会议的批示精神和陈竺部长在全国卫生工作会议报告中提出的要求，充分发挥中医药特色和优势，开创中医药工作的新局面，更好地为提高人民群众健康水平服务。

第二，在深化医改中进一步发挥好中医药作用。中央确定的坚持中西医并重的方针，要毫不动摇地坚持下去，要花更大的力气、采取更多的措施，利用好中医药资源，发挥好中医药作用。近年来，中央出台了一系列文件，提出很多发挥中医药作用的政策措施，要切实贯彻落实到位。实践证明，在医改中发挥中医药作用，有利于促进医改目标的实现，有利于促进基本医疗卫生制度的构建。各地就发展中医药也创造了许多丰富经验。各级卫生行政部门在制定医疗服务、公共

卫生、基本药物和公立医院改革等政策时，要认真总结发挥中医药作用的好经验和好做法，转化为政策措施；在确定医改工作任务时，要时刻想到利用好中医药资源，发挥好中医药作用。

第三，要加强监管和制度建设。实现中医药科学发展，制度建设是关键。一是进一步加强中医药改革发展重大问题的理论研究和实践探索，认识和把握好中医药发展的自身特点和发展规律，建立有利于中医药特色优势发挥的政策体系。二是加快推进中医药法制化进程，建立符合中医药发展规律的法律、法规体系，加强中医药标准建设，逐步建立中医药标准体系，将中医药特色优势通过法制和标准的形式固定下来。三是继续完善财政补助、服务价格、医保报销等政策激励，并通过制度化建设稳固下来，更好地促进中医药服务提供和利用。四是各级中医药行政管理部门要切实维护人民健康权益，创新监管模式，充实监管力量，加强对中医医疗服务安全质量和服务行为监管，保证人民群众获得安全有效、方便价廉的中医药服务。

第四，要推进中医药创新和应用。中医药是我国潜在的重要创新资源，要将资源优势转化为创新优势，实现中医药创新发展，一是整合国内优势资源，以市场为导向，打造产、学、研、用相结合的中医药技术创新体系。要进一步提高科学研究水平，找准中医药科技创新的切入点和突破口，在继承基础上自主创新，努力在基础研究、临床研究、中药研究等方面取得实质进展。二是加强科技创新成果的转化应用，尽快将学术发展成果，转化为有疗效、可应用的技术、产品、方法，并应用到实践中去。三是充分发挥中医药“简、便、验、廉”特色与优势，提高中医预防和医疗保健服务覆盖面和质量。深入开展“中医中药中国行——进乡村·进社区·进家庭”活动，繁荣发展中医药文化。

第五，加强中医药人才队伍建设，切实转变工作作风。要扎实推进基层中医药服务能力提升工程、“治未病”健康工程和中医药传承与创新人才工程。一是完善人才培养机制，加强领军人才的培养和选拔，造就一批中医药学科带头人；高度重视基层中医药人员的培养，破解基层中医药人才发展瓶颈，真正提高基层中医药服务能力和水平；完善中医药传承制度，努力将国医大师等名老中医的学术思想、经验、技能等继承下来。二是健全中医药人才使用激励机制，为他们营造良好的工作、学习和生活环境，让他们以更加饱满的热情、奋发昂扬的精神，投身到中医药改革发展中去。三是增强中医药队伍的使命感和责任感，始终保持奋发向上的精神状态；大力弘扬大医精诚、医者仁心的职业精神，不断提高职业道德素养，提高专业技能，增强服务本领，为人民群众看好病、服好务。四是各级中医药部门领导干部要身体力行，认真贯彻中央提出的关于改进工作作风、密切联系群众的八项规定，牢固树立艰苦奋斗、执政为民思想，坚决治理文山会海、迎来送往、铺张浪费等群众反映强烈的问题，树立清廉朴素的良好形象。要用更多时间和精力深入基层，倾听群众呼声，虚心向群众学习，切实改进工作作风。

同志们，在全面建成小康社会伟大进程中，中医药工作大有作为，大有可为，我们肩上的责任重大，使命光荣。各级卫生行政管理部门要高度重视，加强领导，大力支持中医药工作，落实好中西医并重的方针。我们要深入贯彻落实党的十八大精神，真抓实干，开拓进取，不断推动中医药事业科学发展，开创卫生改革发展新局面，提供更高水平的医疗卫生服务，为提高人民健康水平而不懈努力！

国家卫生和计划生育委员会主任李斌
在国家中医药管理局调研指导工作时的讲话

（2013年4月26日　根据录音整理）

今天到中医药管理局来，主要是看望大家，并调研了解中医药工作情况。在卫生计生委组建的一个多月里，中医药局的同志们在卫生计生委党组的带领下，积极主动，尽职尽责，特别是在防控人感染禽流感和抗震救灾这两个应急工作中，都发挥了积极的作用。在此，我代表委党组向国家中医药管理局，向在座的各位，并通过你们向全体干部和直属单位的广大医务人员和同志们，表示衷心的感谢。

刚才，国强同志做了一个全面的汇报，这之前我们也都做了多次交谈，对情况有些了解。借这个机会谈点感受。

中医药是我国各族人民在几千年生产生活实践和与疾病作斗争中逐步形成并不断丰富发展的医学科学，为中华民族的繁衍昌盛作出了重要贡献，对整个人类健康和世界文明也产生了积极影响。中医药与西医药优势相互补充，相互促进，共同维护和增进人民健康，已经成为我国医药卫生事业中的一个重要特征和显著优势。党中央、国务院高度重视中医药工作，我们党的几代领导人都对中医药事业的发展作出过重要指示、批示。1986年成立了国家中医药管理局，统筹管理全国中医药工作。2009年国务院颁布了《国务院关于扶持和促进中医药事业发展的若干意见》。习近平总书记、李克强总理、刘延东副总理都对中医药的工作十分关心，多次作出批示，对中医药工作的开展提出了明确要求。近年来，全国中医药系统在国家中医药管理局党组的带领下，以科学发展观为指导，紧紧围绕中央关于深化医改的决策部署，深入贯彻落实《若干意见》，推动中医药各项工作都取得了有目共睹的新成就，中医药事业在经济社会发展格局中的地位作用日益突出。刚才国强同志讲得很全面，我都赞成。我感觉中医药在提高人民健康水平方面，有以下几个方面的特点和成绩。

一是坚持以人为本，服务全局的发展理念更加坚定。国家中医药管理局党组始终把中医药工作放到中国特色社会主义建设总体布局中去思考、谋划和推动，始终把中医药工作服务、服从于卫生改革发展的全局，把维护人民群众身体健康、满足人民群众对中医药服务的需求作为工作的出发点和落脚点，充分体现了围绕大局、服务全局的坚定意识。

二是全面协调可持续的发展思路更加清晰。中医药工作始终坚持以科学发展观为指导，坚持与中医药工作实际紧密结合，能够准确地研判和把握中医药事业发展的形势任务、机遇挑战，发展理念清晰，目标任务明确，特别是你们提出“整体思维、系统运行、三观互动、六位一体、统筹协调、科学发展”的中医药工作机制，既注重了宏观的顶层设计，也重视中观层面的推动落实，还强调了微观层面的做好服务。这也是做好中医药工作的重要前提。

三是重视发挥特色优势、创新务实的发展方式更加突出。能够勇于改革创新，抓住健康转型和医学模式的转变，及时推动中医药发展方式的转变，这也符合我国深化医改的方向。加强部门之间的协调沟通，推动建立和完善中医药工作的体制、机制和政策。特别是加强与地方党委、政府联系，争取地方党委、政府对中医药工作的支持，推动中医药工作在基层的落实。同时中医药局党组班子能够勤于调查研究，体现了求真务实、密切联系群众的良好作风。我前不久陪同刘延东副总理到云南和贵州去考察调研，看了基层的医疗服务机构，看了社区服务中心和乡镇卫生院，民族医药和中医药在基层很受欢迎。乡镇卫生院中药房面积不小，还包括饮片、汤药煎煮等一些基本服务，很受群众欢迎。

四是中医药发展成效更加明显。过去对中医药发展也有一些不同的声音，通过近几年的发展，无论是人民群众对中医药服务的信赖和需求，还是各级中医药机构的服务量，中医药系统内部的团结和谐，中医药事业发展的外部环境，都发生了很大的变化。这离不开党和国家的重视，离不开各有关部门的支持，更有赖于全国中医药系统的不懈努力。

事实证明，我国的中医药工作者队伍是一支甘于奉献、服务人民的队伍，也是一支有较强战斗力的队伍。借此机会，我向全国中医药工作者表示感谢和敬意。

今年是贯彻落实十八大的开局之年，也是全面实施“十二五”规划的关键之年，中医药管理部门要认真贯彻落实党的十八大精神，按照国务院的部署，努力承担起继承创新中医药的历史责任，推动中医药事业全面协调可持续发展。我讲几点建议供你们参考。

第一，要落实好中西医并重的方针。中西医并重的方针是党和国家一项重要的卫生工作方针，必须毫不动摇、不折不扣地坚持。中西医并重就是要坚持中医药与西医药在思想认识上、法律地位上、学术发展上和实践应用上的同等地位，促进中西医协调发展，更好地维护和增进人民健康。刚才国强同志也讲到了目前中医药发展中存在的一些问题，还明显存在着一条腿长、一条腿短的不平衡局面。当前，要落实好中西医并重的方针，就要在中医药创新体制、机制，完善法律、法规上进一步下工夫，为中医药发展提供良好的制度环境；同时在政策措施上、资金投入上、项目安排上继续给予倾斜，给中医药“强筋壮骨”。国家卫生计生委要全力支持中医药局的工作，把推动中医药事业发展摆在更加重要的议事日程，切实促进中西医的协调发展。

第二，要更好地发挥中医药在深化医改中的作用。几年来的医改实践证明，在医改中发挥中医药特色优势，减轻了群众看病的负担，也放大了医改的惠民效果，丰富了中国特色基本医疗卫生制度。当前，医改已进入攻坚期，要按照国务院医改“十二五”规划总体部署，把深化医改作为卫生计生工作的一项中心任务，抓住关键问题，完善政策措施，增强改革效果。这都需要利用好中医药这一独具特色的卫生资源。要认真总结中医药在医改中发挥的独特作用，以及各部门、各地区发挥中医药作用的好经验和好做法，将其转化为政策措施，同时要推动公立中医医院深化改革。

第三，要加快推进学术发展，保持和发扬中医药特色优势。中医药作为我国原创的医学科学，不但具有实践的现实性，也有很深奥的理论性。但也要清醒地看到，在科学技术特别是现代医学十分发达的今天，如何加快推进学术进步、提高疗效，保持特色、突出优势，仍是中医药创新发展的重要任务。一方面，要深刻分析中医药学术进步存在的制约因素，找准中医药传承创新的切入点和突破口，在坚持中医药原创思维的基础上，也要充分利用现代科学技术和手段，不断促进中医药的理论创新和实践发展，提高防病治病能力。另一方面，要清醒认识中医药在生命观、健康观、医学模式等方面所具有的特色优势，努力保持并不断发扬光大。要分析和把握新形势下影响城乡居民健康的主要因素和健康问题，充分发挥中医药在公共卫生服务、突发公共事件以及提高出生人口素质等方面的优势和作用，不断推动中医药学术进步，不断培育新特色，形成新优势，更好地为提高人民群众健康水平服务。

中医药在人感染H7N9禽流感疫情防控和抗震救灾医疗防疫等方面都发挥了很好的作用。下一步工作中，要继续充分发挥中医药的特色优势，全力做好灾区伤员的医疗救治和康复工作，尽最大努力降低伤员的死亡率和残疾率。要严格落实卫生防疫措施，确保大灾过后无大疫。要坚持科学规划，指导地方有序开展中医药系统灾后恢复重建工作。要继续在人感染H7N9禽流感联防联控机制中发挥作用，做好群众的健康教育工作。

第四，要切实转变中医药局职能，建立有利于中医药事业科学发展的委局工作机制。根据十八届二中全会精神和十二届全国人大一次会议通过的《国务院机构改革和职能转变方案》，中医药局机构没有调整。这次机构改革的核心是转变职能。希望中医药局按照中央的部署和要求，认真梳理现有职能，减少微观事务的具体管理，做到该取消的取消，该下放的下放，该整合的整合，该加强的加强，不断提高中医药管理科学化水平。国强同志也提到，要建立委局之间良好的工作机制，落实好国务院12号文件的要求。委内各司局在研究涉及中医药的工作时，既要考虑卫生工作的共性规律，更要照顾中医药的特殊性，遵循中医药的规律。通过我们现有的专家报告等形式加强交流，委里同志要更多地了解中医药工作进展情况等。司局层面要建立一种更加紧密的沟通协调机制，做到相互支持、互相配合、相互融入。

第五，要加强中医药队伍建设，树立良好的行业作风。加强中医药从业人员队伍建设是中医药事业发展的重要基础。中医药系统要加强团结，倡导相互尊重、相互学习、海纳百川的精神，形成团结和谐的发展氛围。要加强学习，解放思想，更新观念，始终保持奋发向上的精神状态。要坚持科学严谨的学风，倡导埋头苦干、潜心研究，力戒浮躁。要全面提高中医药从业人员的业务能力水平，加强中医药人才培养，使中医药人才队伍的知识结构、层次结构更加适应事业发展的要求。要提高职业道德素养，大力弘扬大医精诚的优良传统作风，牢固树立以人为本的理念，为人民群众提供更好的中医药服务。要严厉打击假冒伪劣和违法违规行为，严厉打击违法虚假医疗广告，正本清源，保障中医药真正优秀的资源发挥好作用。要认真贯彻落实中央八项规定，切实改进作风，密切联系群众。领导干部要经常深入基层调查研究，倾听群众和基层的呼声，为群众解决具体困难。要进一步加强党建和反腐倡廉工作，努力建设清正廉洁的中医药干部队伍。

我国经济发展水平有了很大的提升，但中国13亿人口这个最大的基本国情始终没有变，人均医疗费用处于较低水平，今后一段时间也不可能很高。这是国情决定的，不能把国家社会财富资源都用在吃药看病上，若想保持适中的医疗费用水平，我想中医药可以发挥更重要的作用。这里不是单纯只讲中医药看病便宜，很大的一个作用是“治未病”。尽量让人们少得病、得小病，或者得小病能很快治好，不致演化成重病、危病。这些方面恰恰中医药具有优势，围绕这些目标，围绕这个大局，中医药局的工作既任务艰巨又前途光明。有什么事业能够比守护13亿人健康更光荣更伟大的？建立既符合规律又保护人民健康的具有中国特色的医疗体制，是我们这一代人义不容辞的责任，对此，我们一定要增强使命感和责任感，中医药要作出应有的贡献。

当前我国中医药工作既面临挑战，也面临难得的机遇。希望中医药局深入贯彻落实党的十八大精神，解放思想、求真务实、扎实工作，为推动中医药事业科学发展，为进一步提高人民健康水平作出新的更大的贡献。

国家卫生和计划生育委员会主任李斌在中国特色社会主义和中国梦宣传教育系列报告会上作题为《以全民健康促进全面小康　为实现中国梦而不懈努力》的专题报告时关于中医药的论述

（2013年9月27日）

中医药是中华民族智慧的结晶，是优秀传统文化的瑰宝。中医讲究“未病先防，已病防变”，也就是我们常说的“治未病”。近年来，国家开展“治未病”健康工程，制定了12项中医养生保健技术规范，加强研究具有中医特色优势的健康状态干预技术方法，打造出一套更完整的“治未病”体系和方法。

我国一直坚持中西医并重方针，将中医药融入卫生计生工作全局中，大力推进中医药事业发展。目前，76%的社区卫生服务中心、52%的社区卫生服务站、66%的乡镇卫生院、58%的村卫生室能够提供中医药服务。下一步将推进和强化中医药发展国家战略，以提高中医药防病、治病能力和学术水平为核心，着力建立和完善中医药发展的保障机制，积极推动中医药服务市场和中药监管。继续健全中医医疗服务体系和中医预防保健服务网络，培养一批高质量中医药人才，使中医药为我国经济社会发展和人民健康作出新的贡献。

卫生部副部长、国家中医药管理局局长王国强在三级中医医院评审工作总结暨持续改进工作部署会议上的讲话节选

（2013年1月7日）

下面，我讲几点意见，供大家参考。

一、正确认识评审工作在中医医院建设发展中的地位和作用

近年来，为贯彻落实《中共中央、国务院关于深化医药卫生体制改革的指导意见》和《国务院关于扶持和促进中医药事业发展的若干意见》精神，为人民群众提供更加优质、满意的中医药服务，国家中医药管理局在认真研究、分析当前中医医院建设中存在的主要矛盾、突出问题的基础上，把中医医院如何更好地发挥中医药特色优势作为一项重要工作来抓，并立足现状、统筹考虑、分步实施、逐步推进，制定了“五步走”的工作战略，即制定出台规范性文件、开展中医医院管理年活动、开展中医医院评审、开展持续改进活动和建立巡查监测机制。这五步环环相扣，目的就是要扭转中医医院特色优势淡化的趋势，坚定中医医院以中医为主的发展方向。中医医院评审就是整个链条中极其重要和有力的一环，与医院管理年等工作一脉相承，也是一个新的起点。

作为一项基本工作制度，医院评审在加强管理、促进发展等方面发挥了重要作用，已经成为政府实施有效监管的强效手段。新医改方案中明确要求探索建立医院评审评价制度，目的在于将医院评审评价工作系统化和常态化，这对中医医院管理也提出了新的要求和目标。如何建立符合实际的新的中医医院评审体系，使中医医院发挥中医药特色优势工作常态化、机制化、可持续，我们高度重视，进行了认真思考、深入研讨和精心设计，明确了中医医院评审的五大目标和重点，即突出特色、提高疗效、促进发展、深化改革和加强管理。突出特色，就是要通过医院评审引导中医医院树立以中医为主的发展方向，使中医医院“姓中”。提高疗效，就是要求中医医院的诊疗活动要在中医理论思维指导下，着眼于提高中医临床疗效，用中医的手段解决临床问题。同时，也要处理好发挥中医药特色优势与应用现代诊疗技术和设备之间的关系。促进发展，就是要加强中医医院基础设施建设，为发挥特色优势奠定必要的物质基础。深化改革，就是要求中医医院围绕医改重点工作和要求，创新体制、机制，以改革促发展，更好地服务百姓。加强管理，就是要强化管理意识，持续改进医疗质量和服务，向管理要效益，促进医院良性发展。这5个方面的导向和目标，切中要害、针对性强，很好地回答了当前如何解决中医医院存在的主要问题，如何发挥好中医药特色优势、提高中医临床疗效，如何建设好中医医院的问题，有力地推动了工作，也符合中医医院发展的需要，更符合人民群众对中医药服务的新期待、新需求。

因此，各级中医药管理部门和中医医院要统一思想，凝聚共识，从服务民生、更好地提供中医药服务的角度，从中医药事业和中医医院生存、长远发展的角度，充分认识中医医院评审工作的意义和作用，正确把握评审工作的重点和要求，在评审中推动医院获得长足发展。

二、认真总结中医医院评审工作的规律性经验

总体来说，三级中医医院评审工作目标明确、措施得当、组织严密、进展平稳、效果显著，为我们做好其他工作提供了宝贵经验。

一是中医医院评审工作必须坚持统筹协调，服务大局。中医医院评审是中医医院管理的重要工作之一，是促进中医药事业发展的重要手段，必须紧紧围绕卫生和中医药事业发展的大局，围绕中医药“六位一体”统筹协调发展，围绕深化医药卫生体制改革的大局。

二是中医医院评审工作必须坚持尊重实际，体现特点。中医医院评审必须基于中医医院发展现状，促进中医医院进一步发挥特色优势，要充分体现不同类别中医医院的自身特点，具有较强的针对性和可操作性。同时，立足实际，创新组织形式和检查方式，开展各省循环检查，提高检查水平，同时加强交流学习。

三是中医医院评审工作必须坚持解放思想，开拓创新。创新是推动事业发展的力量源泉。中医医院

管理和建设也要在继承的基础上不断创新，要打破固有模式和思维定式，用开放的眼光、包容的心态、用发展的要求来学习、接纳新事物、新想法、新经验、新创造。因此，在新一轮三级中医医院评审中，充分发挥省地县、公立和民营等各种资源优势，进一步健全中医药服务体系，把对中医医院发展的新要求、新成果、新经验纳入评审指标体系，推动中医医院创新服务模式和服务手段，提高中医临床疗效和服务水平。

四是中医医院评审必须坚持整体部署，逐步推进。做好顶层设计，通盘考虑、总体把握是确保工作取得实效的前提。一方面，我们把评审放在发挥中医药特色优势的总体工作部署中认真对待；另一方面，在组织评审时，充分体现总体部署、分步实施的原则，及时总结，稳步推进。

五是中医医院评审必须坚持依靠大家，形成合力。评审任务重、涉及面广，时间紧，必须汇聚管理部门、专家和医院职工等各方面的力量，形成合力，才能保证工作有序顺利进行。国家中医药管理局、省级中医药管理部门、医院和专家之间加强沟通协调，共同推进工作。省级中医药管理部门认真组织开展评审，许多厅局领导亲自带队。专家积极支持、认真负责工作，广大中医药工作者全员参与，进一步加强了交流，锻炼了队伍，凝聚了力量。

六是中医医院评审必须坚持严格把关，加强监督。加强监督管理，严格评审的质量控制是确保评审成功的重要因素。我局和各省级中医药管理部门对评审资格严格进行审核，防止盲目争上等级；对实地评审材料进行认真审核，对存在问题的进行复核，以保证评审结论真实可信。我局还采取多种方式，强调评审纪律，防止评审中可能出现的走过场、弄虚作假、脱离实际等问题，提升评审质量和水平。

这些规律性经验对于我们做好下一步的评审工作以及其他工作，将有很好的帮助和启示，希望大家认真借鉴，同时认真总结推广本地区的好经验、好做法，推动工作开展。

三、持续推动中医医院发挥中医药特色优势，提高中医临床疗效，努力开展好持续改进活动

中医医院的建设和发展是一项长期而艰巨的任务，中医医院发挥中医药特色优势更需要持之以恒地坚持推进、不断发展。下面，我就继续做好这项工作讲3点要求。

（一）要充分认识持续改进活动的目的和意义

从管理年到评审，我们用了4年多的时间，采取强有力的措施着力推动中医药特色优势发挥，取得了明显成效。但是，我们也深知，中医医院发挥中医药特色优势任重道远，目前只是在一些表面的、容易整改的工作方面有所改变，但在内涵建设，特别是在如何以中医思维理念防治疾病上，我们还有较大差距。所以，我们不能对评审中取得的成绩估计过高，要清醒地认识存在的问题，持续保持评审时的好势头，否则，前期的努力将付之东流，中医医院发挥特色优势的局面将难以保持，人民将丧失对中医药的信心。为此，国家中医药管理局将组织实施持续改进活动，进一步巩固成果，发挥特色，提高疗效，解决中医医院不按中医思维模式诊疗疾病的主要问题，同时提高中医医院的整体能力和水平，也为下一个周期的中医医院评审奠定良好的基础。

持续改进活动是在中医医院管理年活动和评审工作基础上，针对存在的问题和有关重点工作开展的专项活动，是评审工作的延续，与评审工作一脉相承。这也再次充分表明了国家中医药管理局要求中医医院发挥中医药特色优势的鲜明态度和坚强决心，就是“不见成效不收兵，不达目的不罢休”。持续改进活动也是在深化医药卫生体制改革的新形势下推进中医医院发挥特色优势的一项重要举措。经过几年的推进，医改五项重点任务取得了阶段性成果。人民群众看病就医的公平性、可及性、便利性得到改善，看病难、看病贵问题有所缓解，医药卫生体制改革促进经济社会发展的作用越来越重要。在深化医药卫生体制改革中充分发挥中医药的优势和作用，对于探索建立群众支付得起、政府承受得了、中西医相互补充的中国特色医药卫生体制，提高人民群众健康水平具有十分重要的意义。这对中医医院发挥中医药特色优势提出了新的更高的要求。中医医院只有充分发挥中医药特色优势，才能在改革过程中得到发展，才能在医疗服务体系中找到找准自己的定位。对此，大家一定要高度重视。

（二）要采取多种措施在切实发挥中医药特色优势、提高中医临床疗效上下工夫

实践证明，中医药能够历经几千年而不断发展，主要就是因为其具有被临床实践证明了的确切疗效。疗效是中医药生存和发展的根本，是将其特色转化为优势的显著体现。今后，我们要在发挥中医药特色优势上下工夫，在提高中医临床疗效上做文章。一是要不断提高中医临床诊疗水平，提高用中医思维认识疾病、诊治疾病的能力。各中医医院要推广应用好国家中医药管理局制订的中医诊疗方案和临床路径，用其指导和规范中医临床行为。要对每个科室中医治疗有优势的病种进行认真梳理和总结，积累一定数量的病例资料，用数据和事实来证明中医的疗效，并为进一步提高疗效奠定基础。二是要发挥好中医综合治疗的优势。中医在长期的历史发展过程中形成了丰富多样的治疗手段，当前又包容吸纳了许多现代技术，这为临床提供了多种可供选择的方法，也形成了中医治病的“组合拳”。中医医院要强化中药饮片应用的重要性，也要宣传多种方法综合应用的理念；要重视针灸、推拿等传统中医技术的广泛应用，也要重视中医诊疗设备等现代科技成果的有效应用；要继承延续好已经形成的好的服务模式，也要学习借鉴，创新服务模式和诊疗模式。三是要为中

医临床疗效提高创造良好的条件。中医临床疗效提高需要优秀的中医人才做支撑，需要较强的综合服务能力做保障，需要完善的政策措施做基础。中医医院要继续培养中医功底深厚的“名医”，继续打造具有影响力的“名科”，继续加强基础设施建设、完善综合服务功能，继续争取和探索有利于中医医院发展的政策措施。

（三）要认真组织实施好持续改进活动

能否组织实施好持续改进活动是推动中医医院发挥特色优势“更上一层楼”的关键，大家要高度重视，做好相关工作。一是要克服松懈情绪，做好动员部署。各级中医药管理部门和中医医院要保持良好的势头，用对待评审的工作干劲对待持续改进活动，要克服松懈情绪和厌战心理，把持续改进活动作为医院的常态化工作抓好、抓实。要切实做好动员部署工作，每个省份都要召开三级中医医院评审总结会和持续改进工作部署会，每家三级中医医院在挂牌时都要召开全院总结会和部署会，做好总结动员。二是要找准工作重点，落实改进措施。各中医医院要按照持续改进工作要求，结合评审中发现的问题，深入分析研究自身存在问题和薄弱环节，制定切实可行的改进措施，并形成制度予以贯彻落实。要明确工作重点，切忌“眉毛胡子一把抓”，集中力量解决几个主要问题。三是要加强组织领导，确保取得实效。各级中医药管理部门要切实履行职责，加强指导督查，加强检查评估，加强人员培训，及时了解情况，帮助基层解决困难和问题。国家中医药管理局也将加大指导和考核力度，加强和大家的沟通交流，完善政策措施。为保证活动实施效果，我们规定，持续改进活动检查评估分数按照35%比例计入下一周期中医医院评审得分，希望大家按照要求切实做好各项工作。

贯彻落实党的十八大精神　全力推进中医药事业科学发展

——卫生部副部长、国家中医药管理局局长王国强在2013年全国中医药工作会议上的报告

（2013年1月10日）

这次会议的主要任务是：认真学习贯彻落实党的十八大、中央经济工作会议和全国卫生工作会议精神，高举中国特色社会主义伟大旗帜，以邓小平理论、“三个代表”重要思想、科学发展观为指导，总结2012年中医药工作，分析当前面临的形势，部署2013年主要任务，解放思想、改革创新，凝聚共识、振奋精神，改进作风、真抓实干，全面推进中医药事业的科学发展。

下面我就2012年工作总结、中医药系统贯彻落实十八大精神以及2013年的主要工作任务和切实改进工作作风4个方面讲几点意见，供大家讨论。

一、2012年中医药工作总结

2012年，中医药系统在党中央、国务院的正确领导下，在卫生部的重视指导下，改革创新，真抓实干，各项工作都取得了显著进展。

（一）着力推动《国务院关于扶持和促进中医药事业发展的若干意见》（以下简称《若干意见》）贯彻落实取得新成效

一是发布和实施《中医药事业发展“十二五”规划》（以下简称《规划》）。《规划》注重与贯彻落实《若干意见》、深化医改紧密结合，在国务院中医药工作部际协调机制成员单位支持下，确定了各项工作的重点任务和项目，而且这些任务和项目正在扎实推进。同时，发布了中医药文化、信息化、标准化建设等相关专项规划。上海、吉林、浙江、福建等9个省市出台了地方中医药事业发展规划。二是积极协调在国务院医改规划以及卫生事业发展规划中体现中医药内容。国务院医改“十二五”规划提出，要以城乡基层为重点加强中医医疗服务能力建设，并提出了一批可实现、可量化、可考核的具体指标。卫生事业发展“十二五”规划强调，积极发展中医药事业，坚持中西医并重，充分发挥中医药特色优势。各地也积极争取将中医药纳入本地相关规划，黑龙江、湖北等地的“十二五”卫生事业发展规划都将中医药作为重点内容列入。三是积极争取支持，加大资金投入。去年，中央财政投入约33.46亿元，支持领域进一步扩大，重点向基层和能力建设倾斜。各地财政也进一步加大了投入。四是各地继续加大《若干意见》贯彻落实力度，辽宁、四川以省政府名义出台了扶持促进中医药发展的文件，河南、广西以省（区）政府的名义召开了中医药和民族医药发展大会，特别是广东在2006年率先提出建设中医药强省战略并取得了明显成绩之后，去年又召开了高规格的中医药强省推进大会，总结经验，提出了新的目标任务，继续为全国作出表率。五是建

立和完善上下联动机制，支持地方中医药发展。我局出台了支持和促进贵州、新疆中医药和民族医药事业发展的意见，与宁夏、江苏签订了促进中医药和民族医药事业发展的协议。六是着力推动中医药发展综合改革试验区建设。又新增河北石家庄为我局中医药发展综合改革试验市，北京东城、上海浦东、甘肃等试验地区积极探索中医药改革发展的新路径、新举措、新经验、新机制，取得了阶段性成果，发挥了很好的示范作用。

（二）着力推动中医药在医改中发挥作用取得新进展

一是积极参与公立医院改革试点，完善中医药补偿机制。国务院办公厅《关于县级公立医院综合改革试点的意见》明确提出，医保支付政策进一步向基层倾斜，鼓励使用中医药服务。《全国医疗服务价格项目规范（2012 年版）》将中医医疗服务价格项目由原来的 124 项扩大到 337 项，具有中医技术劳务特点的“中医辨证论治”等项目被纳入其中。二是加强基本药物目录中中药配备使用的指导，规范基层医务人员科学合理地使用中成药。三是探索中医药参与基本公共卫生服务的途径和模式。中医药健康管理作为单独的一类被列入国家基本公共卫生服务项目，这是史无前例的，“中医药应用”作为重要指标列入国家基本公共卫生服务项目考核范围。四是各地积极探索，争取政策支持，积累了一些好的经验和做法。如陕西以县级中医医院为试点，探索建立全额预算管理为主的补偿机制；云南昆明在医保中提高中医药的报销比例，鼓励中医药的提供与利用；山东青岛将体质辨识与调养指导纳入公共卫生服务项目，规定每服务一人由市财政补贴服务机构 5 元；江苏积极探索创新中医诊疗一体化服务模式，甘肃在中医医院推广建立中医综合治疗室，发挥中医药综合治疗优势，来提高临床疗效。

（三）着力推动基层中医药服务能力建设迈出新步伐

一是在国务院医改办大力支持下，我局与卫生部、人社部、国家食品药品监管局和总后卫生部共同启动实施了基层中医药服务能力提升工程，出台了政策文件、确定了目标任务、提出了实施路径。北京、四川、甘肃等地已召开启动工作大会，其他地方也正在抓紧推进。二是实施了一批提升基层中医药服务能力项目。中央安排专项资金 18.71 亿多元，支持 111 所县级中医（民族医）医院基础设施建设；争取到公共卫生专项资金 14.75 亿元，大部分用于支持基层中医药服务能力建设。中医医疗服务量明显提高，近几年，中医类医院总诊疗人次和出院人数年增长分别达到了 10% 和 15% 以上。三是各地积极探索基层中医药工作新机制。安徽、湖南推行农村中医药工作县乡村一体化管理，四川将基层中医药工作的一些指标纳入政府年度工作目标，有力地推动了基层中医药工作。

充分发挥中医药在应急救治中的作用，召开了新中国成立以来首次全国中医药应急工作会议，总结了经验，明确了目标任务，有力地推动了中医药应急救治工作形成机制。甘肃加强中医药应急体系建设，组建中医药应急队伍。认真组织开展中医（民族医、中西医结合）三级医院评审，中医医院功能定位更加明确，科室建设与管理得到加强，中医药特色优势发挥进一步强化。继续开展优质护理服务。中西医结合与民族医药工作扎实推进，确定了 12 所重点民族医和 18 所重点中西医结合医院建设单位。继续实施中医“治未病”健康工程，扩大试点范围，群众对中医预防保健的认知程度和服务需求不断提高。

（四）着力推动中医药继承创新取得新进步

一是认真贯彻落实全国科技创新大会精神，探索构建中医药科技创新体系，完善中医药科技管理机制，提高中医药科技创新能力。二是加快推进国家中医临床研究基地的建设并取得新进展。基地建设配套经费和科研编制基本落实，机制逐步完善，围绕重点病种和拓展病种的临床科研能力持续提升。三是稳步推进全国中药资源普查试点工作，这项工作已在 22 个省（区、市）655 个县展开，受到了各地的高度重视。四是积极推动中医药科技成果转化与推广，在上海、宁夏等地建立了科技成果转化与推广基地。

（五）着力推动中医药人才培养机制有了新突破

一是完成了以与临床医学专业学位衔接为特点的第四批继承工作，创新了师承教育与院校教育相结合的高层次中医药人才培养模式。二是继续开展全国优秀中医临床人才研修项目和名老中医药专家传承工作室建设取得新成效。启动了中医学术流派传承工作室建设。地方人才培养力度进一步加大，河北、山西、陕西等地召开中医药传承拜师大会，江西、天津等地实施了中医人才培养计划。三是积极推动中医药院校教育教学改革。与河南省人民政府签署共建河南中医学院协议，与江苏省人民政府共同启动局省共建南京中医药大学一期项目。继续加强重点学科建设。支持农村订单定向中医类学生免费培养工作。四是加强中医药毕业后教育和继续教育，推进中医住院医师、全科医生规范化培训。五是加强中医药职业教育，成功举办 2012 年全国职业院校技能大赛。

（六）着力推动中医药文化建设有了新发展

一是中医药文化科普宣传进一步规范。联合新闻出版总署向群众推荐了首批优秀中医药文化科普读物，深入推进“中医中药中国行——进乡村·进社区·进家庭”活动，组织开展中医药文化科普巡讲活动，直接受益群众近 100 万人。山西、山东、湖北、陕西、甘肃等地举办各种形式的中医药文化节，进一步扩大了中医药的群众基础。二是丰富中医药文化传播方式。与中央电视台联合摄制大型纪录片《中医》，与《北京商报》合作创办《中华医药周刊》，中国中医科学院与多家电视台合作，不断提升宣传普及中医药知识的质量和水平。三是推动中医药文化国际传播。召开了以“促进人类自然和谐健康发展”为主题的中医药文化发展高级别国际会议，产生了积极而广泛的影响。

（七）着力推动中医药法制化、标准化、信息化建设迈上新台阶

一是加强协调、积极参与，配合国务院法制办推进了中医药立法的进程。二是加快推进中医药标准化工作。召开了新中国成立以来首次全国中医药标准化工作会议，明确了中医药标准化在中医药事业发展中基础性、战略性、全局性的地位和引领作用，提出了新时期中医药标准化工作总体思路、目标任务，成立了管理协调、专家技术、国际咨询等3个中医药标准化委员会。加快中医药标准制修订，组织中华中医药学会制定发布了195项标准。三是中医药信息化建设得到加强。进一步完善中医药信息统计，在《全国卫生资源与医疗服务调查制度》中增加了中医药统计指标。四是强化中医药监督工作。通过媒体介绍虚假违法中医医疗广告的特征和危害，提高了人民群众识别虚假违法中医医疗广告的意识，社会反应良好。

（八）着力推动中医药对外交流与合作开拓了新领域

一是去年我局联合商务部等十四部委出台《关于促进中医药服务贸易发展的若干意见》，进一步拓宽了中医药国际发展领域。在首届服务贸易“京交会”上成功举办中医药专题活动，受到中央领导的关注和重视。内蒙、海南等地利用区位优势积极发展中医药服务贸易。二是加强多边合作。与世界卫生组织和国际标准化组织的合作更加深入，在国际传统医学疾病分类、中医药国际标准制定等方面都取得了积极进展。三是巩固和发展双边合作，进一步推动与外国政府间的务实合作，与越南等6个国家和地区签署了有关中医药合作的协议、备忘录和会谈纪要。四是深化两岸四地联系，合作机制更加完善，合作层次不断提升，与香港开展的中医针灸控烟合作取得了较好效果。

2012年，我局扎实开展“为民服务创先争优”和“三好一满意”活动，努力把受人民群众喜爱、欢迎的中医药工作干得让人民群众更加满意。弘扬“大医精诚”的中医药核心价值理念，强化为民服务和让群众受益。推出并表彰了一批先进集体和先进个人，健全立足岗位创先争优的长效机制。不断加大治理医药购销领域商业贿赂工作力度，着力规范临床诊疗行为，不断促进医患关系和谐。

2012年各项工作取得的成绩，是近5年特别是在贯彻落实《若干意见》和深化医改的基础上所取得的。回顾这5年，最显著的特点就是我们认真贯彻落实科学发展观，提出了中医药医疗、保健、科研、教育、产业、文化“六位一体”全面协调发展的新思路，形成了“整体思维、系统运行、三观互动、六位一体、统筹协调、科学发展”的中医药工作新机制，中医医疗服务迈上了新台阶，预防保健服务迈出了新步伐，继承创新取得了新进展，文化建设开创了新局面，产业发展取得了新进步，对外交流与合作有了新突破，初步形成了中医药科学发展的新格局。中医药改革发展丰富了中国特色基本医疗卫生制度，放大了医改的惠民效果，缓解了群众看病就医的困难，彰显了传统中医药文化的软实力，提升了中医药在经济社会发展中的地位和作用。

同志们，中医药各项工作取得的成绩，是党中央、国务院正确领导和地方各级党委、政府关心扶持的结果，是各有关部门和社会各界大力支持的结果，是各级卫生、中医药管理部门和广大中医药工作者团结协作、扎实苦干的结果。在此，我代表国家中医药管理局，向各级党委和政府以及各有关部门、解放军、社会各界以及新闻媒体，向各级卫生、中医药管理部门和广大中医药工作者，表示衷心的感谢并致以崇高的敬意！

在肯定成绩的同时，也必须清醒地看到，工作中还面临许多困难和问题。主要是：中医药发展不平衡、不协调的问题依然突出；制约中医药科学发展的体制、机制障碍还没有根本消除，转变中医药的发展方式的任务艰巨；继承不够、创新不足、特色优势不突出、基层服务能力不强，中医药管理部门领导科学发展的能力和水平还有待进一步提高。必须高度重视，不断增强忧患意识、使命意识、宗旨意识，不回避矛盾、不掩盖问题、不屈服困难，深入研判，采取措施，认真解决。

二、贯彻落实党的十八大精神，为建设中国特色社会主义作出贡献

十八大报告勾画了在新的历史条件下全面建成小康社会、加快推进社会主义现代化、夺取有中国特色社会主义新胜利的宏伟蓝图，是我们党团结带领全国各族人民沿着中国特色社会主义道路继续前进、为全面建成小康社会而奋斗的政治宣言和行动纲领，对于在新的历史征程上继往开来、与时俱进，具有深远历史意义和重大现实意义。

当前，要把学习贯彻十八大精神作为当前和今后一个时期的首要政治任务。要紧紧抓住坚持和发展中国特色社会主义这条主线，把其作为学习贯彻十八大精神的聚焦点、着力点和落脚点。要把中医药工作放到坚持和发展中国特色社会主义全局、放到坚持和发展中国特色医药卫生事业大局中去谋划、贯彻和落实，以科学发展观统揽中医药工作，为坚持和发展中国特色社会主义、全面建成小康社会作出贡献。

（一）充分认识和把握中医药在建设中国特色社会主义中的地位和作用，为全面建成小康社会作贡献

十八大报告要求建设中国特色社会主义，要全面落实经济建设、政治建设、文化建设、社会建设、生态文明建设“五位一体”总体布局，提出了2020年全面建成小康社会的宏伟目标。我们要按照“两点论”的辩证思维，既要看到“五位一体”的总布局为中医药事业发展创造了更多有利的机会、条件和环境，又要看到新形势、新要求给中医药事业发展带来的新任务和新挑战；既要认识到，作为独特的卫生资源，重要的经济、科技、文化和生态资源，中医药应该也能够为全面建成小康社会作出贡献；又要充分认识到，必须以改革创新的精神，着力解决好影响和制约中医药事业科学发展的关键矛盾和体制、机制问题。

将中医药融入经济建设大局，积极为加快转变经济发展方式、推动经济发展作贡献。十八大报告提出经济持续健康发展，加快转变经济发展方式，“实施创新驱动发展战略”“推动战略性新兴产业发展”，必将为中医药发展带来良好的机遇、创造更大的空间、提供更好的物质基础和财政保障，创新驱动发展带动相关领域科技进步也为中医药创新发展创造了条件和可能。同时，中医药作为我国最具原始创新潜力的资源，有助于我国实施创新驱动发展战略，形成新的经济增长点。中医药是发展潜力巨大的重要战略性新兴产业，有助于推进经济结构调整，提升经济发展水平。中医药相关健康产业具有涉及领域广、吸纳就业人数多、拉动消费作用大的特点。此外，随着中医药不断走向世界，国际需求日益增长，有助于提高开放型经济和服务贸易水平。

将中医药融入文化建设大局，积极为扎实推进社会主义文化强国建设作贡献。十八大报告提出建设社会主义文化强国，强调“全面提高公民道德素质”“建设优秀传统文化传承体系，弘扬中华优秀传统文化”“增强文化整体实力和竞争力”，必将为中医药事业发展营造更加良好的社会氛围和群众基础，提升中医药文化的软实力，增强中医药文化的影响力。同时，中医药是中华民族优秀传统文化，正如习近平总书记所指出的，中医药学凝聚着深邃的哲学智慧和中华民族几千年的健康养生理念及其实践经验，是中国古代科学的瑰宝，也是打开中华文明宝库的钥匙。中医药以人为本，崇尚和谐，注重人文关怀和心理疏导，倡导大医精诚的职业道德，深刻体现了中华民族的认知方式和价值取向，是我国文化软实力的重要体现。繁荣发展中医药文化，有助于构建中国特色医药卫生职业精神，促进职业道德的提升；有助于建立中国特色健康文化，培育积极向上、理性平和的社会心态，全面提高公民道德素质；有助于建设优秀传统文化传承体系，弘扬中华优秀传统文化；有助于增强中华文化国际影响力和竞争力，使中华文化得以传承、发扬和发展。

将中医药融入社会建设大局，积极为改善民生和加强社会建设作贡献。十八大报告提出要“提高人民健康水平”“促进人民身心健康”“提高医疗卫生队伍服务能力”实现“人人享有基本医疗卫生服务”的小康社会奋斗目标。这不仅对中医药发展提出了新的更高要求，也为中医药特色优势发挥创造了有利条件。同时，中医药作为我国重要的医药卫生资源，具有临床疗效确切、预防保健作用独特、治疗方式灵活、费用比较低廉的特色和优势，十分符合基本医疗卫生服务的要求。发展中医药事业，推进中医药继承创新，发挥中医药特色优势，有助于提高医疗卫生服务可及性，维护和增进人民健康水平，控制医药费用过快上涨，建立政府承受得了、群众负担得起、财政可持续保障、中西医并重的中国特色医疗保障制度和医疗卫生发展模式，实现人人享有基本医疗卫生服务。

将中医药融入生态文明建设大局，积极为大力推进生态文明建设作贡献。十八大报告提出“建设生态文明，是关系人民福祉、关乎民族未来的长远大计”“坚持节约资源和保护环境的基本国策”。中医药源于自然，资源消耗低，环境污染少，是典型的绿色产业、生态产业、节约型产业。加强中药资源保护和合理利用，有助于保护生物多样性，保护自然生态环境；推动中药材规范化、规模化种植，有助于生态修复、治理水土流失；发展中药产业，有助于推进绿色发展、低碳发展；发展中医非药物疗法，有助于减少药物带来的负面影响，节约资源，为人民创造良好生产生活环境。

（二）推动中医药事业科学发展，为提高人民群众健康水平作贡献

十八大报告提出要“坚持为人民健康服务的方向，坚持预防为主、以农村为重点、中西医并重”，再次重申要：“扶持中医药和民族医药事业发展”。这不仅为我们勾画了中国特色社会主义卫生发展道路的宏伟蓝图，也从根本上确立了中医药在中国特色社会主义卫生发展道路中的地位和作用，为新形势下中医药事业的科学发展指明了方向，明确了目标，提出了新的更高要求。

近年来，我们把科学发展观的科学内涵、精神实质、基本要求、根本方法同中医药发展的理论与实践紧密结合，进一步明确了发展思路、目标任务和工作方法，推动中医药事业发展取得了显著成就，开创了新局面。我们必须认真贯彻十八大精神，坚定不移地把科学发展观贯彻到中医药事业发展的全过程，落实到中医药工作的各个方面。

必须更加自觉地把服务经济社会发展以及提高人民健康水平作为推动中医药事业科学发展的第一要义。中医药工作要服从、服务于经济建设这个中心，服从、服务于卫生改革发展全局，服从、服务于人民群众对中医药服务的需求。必须加快中医药事业的科学发展，只有科学发展，才能有条件和有能力实现与西医药并重，才能保证在中国特色卫生发展道路中的地位和作用不受到动摇。只有科学发展，才能履行好中医医疗公共卫生服务的职责，不断满足人民群众日益增长的多层次、多样化中医医疗保健服务需求。要坚持发展不动摇，一心一意谋发展，着力把握中医药发展规律、创新发展理念、转变发展方式、破解发展难题、提高发展质量。要努力争取将中医药纳入国家发展战略，加快形成符合中医药科学发展要求的发展方式和体制、机制。要积极借鉴和吸取现代科技、现代医药的新理念、新经验、新成果，不断丰富和发展中医药理论和实践，在保持民族性、继承传统性、体现

时代性、富有创造性中永葆中医药生机和活力。

必须更加自觉地把以人为本作为推动中医药事业科学发展的核心立场。健康是促进人的全面发展的必然要求，与人民群众的利益和家庭幸福息息相关。必须始终把实现好、维护好、发展好人民群众的健康权益作为中医药事业的奋斗目标，始终把维护和增进人民群众健康水平作为中医药工作的检验标准，大力弘扬“大医精诚”“仁心仁术”的医德医风，充分尊重和实现人民群众对中医药服务的知情权、选择权、参与权和获得权，努力形成以人为本的服务模式，不断提升服务能力和水平，不断提高服务可及性，保证人人享有包括中医药服务在内的基本医疗卫生服务，努力实现中医药发展的成果由人民共享。

必须更加自觉地把全面协调可持续作为推动中医药事业科学发展的基本要求。全面协调可持续是实现中医药科学发展的基本要求。只有推进全面协调可持续发展，才能化解制约中医药事业发展的各种不利因素，调动有利于中医药事业发展的各种积极因素，促进中医药各方面相互协调，实现中医药科学发展。要积极推进中医药医疗、保健、科研、教育、产业、文化“六位一体”相互协调，相互促进，相得益彰。要大力推进继承与创新，保持和发挥中医药特色与优势，使中医药形成更广泛、更深厚的群众基础，获得更广阔的发展空间。要加强中药资源保护，实现好有限资源的可持续利用。要加强中医药传统知识和技能的保护与发掘，防止传统知识和技能的流失与消亡。

必须更加自觉地把统筹兼顾作为推动中医药事业科学发展的根本方法。实践证明，统筹兼顾是实现科学发展的根本方法。要坚持一切从实际出发，正确认识和统筹兼顾中医药事业发展中的一些重大关系。要进一步统筹好中医药发展与卫生事业发展的关系；进一步统筹好中医药、民族医药、中西医结合共同发展的关系；进一步统筹好城乡、区域中医药发展的关系；进一步统筹好国内中医药发展和中医药走向世界的关系。不但要总揽中医药发展的全局问题，还要解决影响和制约中医药发展的关键问题，既保证做到整体统筹兼顾，又能够实现重点有所突破。

必须更加自觉地把解放思想、实事求是、与时俱进、改革创新作为推动中医药事业科学发展的精神实质。解放思想始终是推动中医药事业发展的强大思想武器，改革创新始终是推动中医药事业发展的强大动力。当前，中医药事业发展面临着许多新形势、新期盼、新要求，我们必须进一步解放思想，改革创新。要围绕深化改革成效，改进和创新发展理念。要运用中医整体观、系统论、辨证论治、“治未病”的精髓，加强中医药改革发展的宏观思考和顶层设计，注重改革的系统性、整体性、协调性和前瞻性，要坚持全局与局部相配套，治本与治标相结合，整体推进和重点推进相结合。鼓励大胆探索，勇于开拓，允许摸着石头过河，多做少说，务求实效。要围绕提高发展质量，改进和创新发展方式。要从注重中医医院发展，转变为既重视医院发展，又注重门诊部、诊所等中医药服务的多种组织形态共同发展；从注重中医医院的规模扩张，转变为既保持适度规模发展的同时，又更加注重特色优势建设和服务功能完善；从注重公立中医药机构发展，转变为既注重政府投入，又注重多元投资机制发展中医药事业。要围绕满足服务需求，改进和创新诊疗模式。要改进和创新中医医院办院模式，努力探索体现疾病发生发展规律的综合诊疗方法，要从单一的疾病治疗模式，转变为既重视疾病治疗，又重视预防保健、养生康复并融合一体的综合防治模式。要注重中医药理论实践与现代诊疗技术的结合，注重中医重点专科和学科建设，注重建立体现中医精髓的综合诊疗和一体化服务模式，注重院内中药制剂研发和应用，不断培育新的特色，不断形成新的优势，着力提高诊疗能力水平和临床疗效。要围绕完善发展环境，改进和创新体制、机制。科学合理的管理体制和工作机制是中医药工作有效运行的保障。坚持和完善在科学发展观指导下形成的“整体思维、系统运行，三观互动、六位一体，统筹协调、科学发展”的中医药工作系统及其运行机制；不断完善和运用科学的思维方式、思想方法和工作机制；不断完善和运用好中医药工作部门协调机制和上下联动机制，着力推进管理制度和管理方法创新，努力构建有利于中医药特色优势发挥的体制、机制。

三、2013 年主要任务

今年，是全面贯彻落实十八大精神的开局之年，是全面实施“十二五”规划的关键之年，中医药工作总体思路是：深入贯彻落实党的十八大精神，全面贯彻落实《若干意见》和“十二五”规划，积极参与深化医改，组织实施好基层中医药服务能力提升工程，推进中医药继承与创新，加强人才培养和队伍建设，繁荣发展中医药文化，推进中医药法制化、标准化、信息化建设，切实改进作风，努力开创中医药工作新局面。

关于今年工作，我局已拟订《2013 年中医药工作要点》（征求意见稿）提交会议讨论，根据大家意见修改后印发。下面我强调几项重点工作。

（一）全力推进国务院《若干意见》贯彻落实，全面实施中医药事业发展“十二五”规划

《若干意见》是指导中医药发展的纲领性文件，《规划》进一步科学化、精细化了中医药事业发展的目标任务，必须更加深入、更加全面地贯彻落实。一要明确职责，抓好《规划》落实。在中央层面，做到任务明确到部门，责任落实到人，继续争取相关部门安排专项资金。在各地落实中，要明确专门的机构或部门，制订相应工作方案、计划、项目，特别要发挥省级中医药工作协调机制成员单位的作用，加强《规划》落实的统筹协调。二要结合实际，做好《规划》衔接。已经颁

布地方规划的省份，要将国家层面规划有关内容纳入年度工作中安排落实；还在制定规划的省份，要以国家层面规划为依据，做好项目论证和安排，保证国家层面规划提出的主要任务、重点项目，能在地方规划中得到体现。三要督促检查，加强指导。要完善评估机制，制定绩效考评办法，开展对《规划》贯彻落实的督导检查。四要加强探索，完善政策。要进一步把《若干意见》确定的大政方针、目标任务细化实化，并转化为行之有效的政策措施和实施办法。

（二）全力推动中医药在深化医改中发挥作用，大力实施基层中医药服务能力提升工程

基层中医药服务能力提升工程是促进中医药在深化医改中发挥作用的重要抓手，要把其作为医改工作中的一项重点任务加以推进。一是加快推进基层中医药服务能力提升工程实施。还没有启动的省份，要加紧协调，完善方案，尽快启动实施。已经启动的，要按照目标任务加快推进，切实抓好落实。二是做好项目安排，争取资金保障。要做好项目安排及测算，积极争取财政投入。各地也要加强与有关部门协调，争取配套资金支持。三是巩固完善基本药物和基层运行新机制。要继续加强与相关部门协调，做好基本药物目录中药品种调整工作，各地要做好本地基本用药目录的增补工作，满足群众基本用药需求。要总结各地在基层中医药服务运行机制上的探索经验，逐步推行县、乡、村中医药人员一体化管理和柔性流动政策。落实鼓励使用中医药服务的医保支付政策。四是加强对公立医院特别是县级公立医院综合改革试点地区的联系与指导，推动中医医院与综合医院改革同研究、同实施、同监督检查。要就中医医院补偿机制以及支付方式改革等重点、难点问题组织开展专题研究，加强探索，完善政策。加强医院内涵建设，开展“以病人为中心，以发挥中医药特色优势提高中医临床疗效”为主题的持续改进活动。五是推动中医药在公共卫生发挥作用。一方面，要落实好已列入国家基本公共卫生服务项目中的中医药健康管理项目，制定技术规范，加强考核评估。另一方面，要推动更多中医药项目纳入基本公共卫生服务项目，支持各地探索将中医药纳入重大公共卫生服务项目。继续推进“治未病”健康工程，强化技术指导和规范管理。进一步完善中医药参与重大疾病防治与突发公共事件应急工作的机制，推进中医医疗机构应急能力以及中医药防治新发突发传染病应急体系建设。

加强民族医药和中西医结合工作。开展重点中西医结合医院和重点民族医医院项目建设中期评估。加强民族医重点专科（专病）建设，制订民族医优势病种诊疗方案和临床路径。制定民族医纳入国家医师资格考试的标准和程序，推动符合条件的民族医纳入国家医师资格考试体系。继续开展全国综合医院中医药工作示范单位创建活动。

（三）全力推进中医药继承创新，努力实现创新驱动发展

创新驱动发展，是提高中医药综合能力和竞争力的战略支撑，要切实组织实施好中医药科技创新发展相关规划。一是推动中医药科技体制改革，构建中医药科技创新体系。做好国家中医药科技创新体系规划布局，以中医药服务需求为导向，促进产、学、研、用结合，培育以企业为创新主体的产、学、研技术联盟，促进中医药创新资源高效配置和综合集成。二是完善中医药科技评估和成果转化机制。制定中医药科技绩效评价标准，建设中医药科技成果信息平台，推进成果转化基地建设，开展中医药转化医学研究。推进国家、省中医药特色技术和方药筛选评价中心建设，搞好抢救、普查、筛选、推广的工作。三是加快国家中医临床研究基地建设，抓好重点病种研究、信息共享系统、良性运行机制、临床科研规范和相关科研平台建设。四是推进中药资源普查试点工作。建设国家中药资源中心，加强中药资源动态监测和信息服务体系建设，探索中药材种子种苗和道地药材生产基地认证制度。

（四）全力推进中医药人才培养工程，不断提高中医药人才队伍素质

人才培养和提高队伍素质始终是中医药工作必须高度重视、常抓不懈的重要任务，要切实组织实施好中医药传承与创新人才工程。一是创新师承教育模式。抓好全国老中医药专家学术经验继承、优秀中医临床人才研修项目，加强名老中医药专家传承工作室和中医学术流派传承工作室建设。开展第二届“国医大师”评选表彰。二是推进中医药院校教育教学改革。继续开展教育教学改革试点，落实中医药高等院校省部局共建协议。做好农村订单定向中医类学生免费培养工作。三是继续开展中医住院医师、中医类别全科医生规范化培训试点工作，推进中医药职业教育和中医药行业特有工种职业技能鉴定工作。

（五）全力推进中医药文化建设，探索构建中医药传统文化传承体系

中医药文化是中医药事业发展的根基和灵魂，要切实组织实施好《中医药文化建设“十二五”规划》。一是探索构建中医药核心价值体系。挖掘、整理和研究中医药文化内涵、核心理念，凝练中医药核心价值理念和职业精神。二是推进中医药文化宣传普及。深入开展“中医中药中国行——进乡村·进社区·进家庭”活动，创新活动形式和内容，推进中医药深入基层、惠及百姓。三是推进中医药传统文化传承体系建设。加强中医药非物质文化遗产保护，加快中医药文化宣传教育基地和人才队伍建设。四是加强舆论引导。组织编写发布中国中医药事业发展白皮书。要完善新闻宣传制度，宣传中医药工作中的好做法、好经验、好典型，要自觉接受社会和媒体的监督，不断改进和完善工作，为中医药事业发展营造良好的舆论环境。

（六）全力推进中医药法制化、标准化、信息化建设，为中医药发展提供支撑

中医药法制化、标准化、信息化是中医药事业发展重要的基础性

建设，要协调相关部门大力推进，取得实效。一是加快推进《中医药法》立法进程，力争尽快提交全国人大审议。二是全面贯彻落实《关于加强中医药标准化工作的指导意见》，实施《中医药标准化中长期发展规划纲要（2011～2020年）》，扎实推进中医药标准体系和支撑体系建设，加快中医药标准制修订步伐，不断提升标准制修订质量，加强标准推广应用和宣贯。三是组织实施好《中医药信息化建设"十二五"规划》，建设中医药综合管理信息平台。四是以规范中医医疗预防保健服务市场为目标，加强制度建设，完善工作机制，强化中医药监督能力建设，针对群众反映的突出问题，深入开展打击非法行医、整治虚假违法广告的活动，维护中医医疗预防保健服务秩序。

（七）全力推进中医药走向世界，积极发展中医药服务贸易

中医药走向世界是提升中医药国际影响力和贡献率的必然趋势，要组织落实好《中医药对外交流与合作中长期规划纲要（2011～2020）》。一是深化多边合作，密切与世界卫生组织的联系，推动签署战略合作协议；继续加强与欧盟、东盟、上合组织等组织的交流合作；利用多边平台，扎实推进中医药国际标准工作。二是拓展双边合作，重点加强与大国、周边以及发展中国家的交流与合作，建立高层次稳定合作平台。三是研究落实促进中医药服务贸易发展的政策措施，积极参与中外贸易谈判和贸易政策评议，开展服务贸易标准体系制定、人才培养、示范机构建设。四是指导和推动地方、学术团体等开展中医药国际合作，促进中医药文化国际传播。五是继续加强两岸四地联系，完善合作机制，拓宽合作领域，提升合作水平。

四、改进工作作风，提高中医药工作的科学化水平

当前，中医药事业发展进入了新的历史阶段，形势的发展、事业的开拓、人民的期待，都要求我们以更加振奋的精神、更加优良的作风全面提高中医药工作的科学化水平。

作风正则人心齐，人心齐则事业兴。作风建设，关系党和人民事业的成败。十八大刚刚结束不久，新一届中央政治局就作出了改进工作作风、密切联系群众的八项规定，从制度上为改进工作作风、密切党同人民群众的血肉联系提供了保障。中医药系统改进作风，就要在坚定信念、振奋精神上下工夫，坚守中医药人的信念追求，牢固树立中医药的核心价值理念；就要在坚持以人为本、执政为民上下工夫，始终把提高人民群众的健康水平作为中医药改革发展的根本目的，多办顺民意、解民忧、惠民生的实事好事；就要在真抓实干、务求实效上下工夫，定下来的事情抓紧实施，部署了的工作一抓到底，确保各项工作落到实处，见到成效；就要在立足实际、实事求是上下工夫，坚持从实际出发，加强调查研究，善于观察、勤于思考，努力发现和把握规律。

这里，我着重就加强调查研究谈点意见。调查研究是做好领导工作的一项基本功，调查研究能力是领导干部整体素质和能力的一个重要组成部分。党的实事求是的思想路线，党的从群众中来、到群众中去的根本工作路线，都要求始终坚持和不断加强调查研究。

中医药部门始终坚持和不断加强调查研究，一要改进作风，经常深入实际，开展多层次、多方位、多渠道的调查研究，总结推广基层在实践中创造的好经验、好做法，帮助基层特别是帮助艰苦、贫困、边远、民族等地区基层解决制约发展的各种困难和问题，分类指导，使各项政策和工作部署更加符合客观实际，更能体现群众意愿。二要深入研究中医药事业发展面临的重大理论和实践问题，要开展好综合调研督导，注重调研效果；要开展一些针对性的专题调研，解剖典型，发现新情况，反映新问题，提出新思路。三要改进和完善调查研究方法，多与基层同志和群众交流沟通，听取意见，努力掌握第一手材料，重视基础数据的收集、甄别和分析，充分发挥和依靠专家的作用，传统手段与现代技术相结合，提高调研效率和科学性。四要重视调研成果运用，调查研究的根本目的是解决问题，要及时将调查反映上来的问题进行系统梳理、深入研究、探索规律、提出解决办法。五要建立顺畅的上下连通渠道，使基层的实情能够反映上来，中央层面的工作思路、部署、决策能够落实下去。

卫生部副部长、国家中医药管理局局长王国强在2013年全国中医药工作会议上的总结讲话节选

（2013年1月11日）

下面，我就大家关心的问题作几点说明。

关于中医药参与医改的问题。医改既是中医药发挥特色、彰显优势的难得机遇，也是推动中医药改革发展的重大契机，我们必须紧紧抓住。随着医改进入深水区，中医药如何更好地融入医改的各项重点任务，仍然需要抓紧推进。关于推

动在县级医院综合改革中，中医医院与综合医院改革同部署、同实施的问题，我局正抓紧起草相关文件，并积极协调国务院医改办、卫生部，争取联合发文。各地也要积极争取，与综合医院同步启动改革，在资金投入、补偿机制、信息化建设等方面同步推进。关于基本药物制度中中药饮片的加成率问题，经过我们的积极努力，保留了中药饮片的加成，主要考虑到中药饮片与成药相比，损耗多、易霉变、调剂的成本高、占用空间大，不宜像中成药、化药等实行零利率。一些地方在财政补偿不到位的情况下取消了中药饮片加成，不仅造成了医院的亏损，也极大地影响了中医药服务的提供。在没有建立合理的补偿机制前，我们不主张取消中药饮片加成率。关于推动中医药在公共卫生中发挥作用的问题，目前，基本公共卫生服务项目已将中医药作为单独一类列入，今年财政将投入资金支持，但可操作、可评估的项目还太少。大家还要加强研究，积极探索，争取更多的项目纳入。

关于基层中医药服务能力提升工程实施问题。基层中医药服务能力提升工程是促进中医药在深化医改中发挥作用的重要抓手，要把其作为今年工作的重中之重，全力推动。在我局协调有关部门做好项目安排，争取财政投入的同时，各地也要进一步加大协调力度，做好实施方案，尽快启动实施。特别要抓住一些关键问题，如在基层中医药人才培养和队伍建设、适宜技术推广等方面要持续抓、全力抓，力争有所突破，取得较大进展。

关于中医药人才培养和队伍建设问题。人才培养和提高队伍素质始终是中医药事业发展的核心问题。近年来，我们积极推动中医药人才建设纳入了《医药卫生中长期人才发展规划》，设立了中医药传承与创新人才工程，在师承教育模式、院校教育改革、基层人才培养等方面进行了探索，取得了一定的成效，但人才特别是基层人才数量不足、水平不高等仍然是中医药发展的瓶颈，确实需要加强研究探索，花大力气解决。切实组织实施好中医药传承与创新人才工程，突出抓好基层人才培养和队伍建设，要逐步扩大乡村医生大专学历教育面，积极推动中医类别执业医师向全科医生转岗培训，落实将农村具有一技之长和实际本领的中医药人员纳入乡村医生管理的政策，逐步推行县、乡、村中医药人员一体化管理和柔性流动政策。

最后，我就做好今年的中医药工作再讲几点意见。

第一，坚持“两点论”的思想方法，提高认识问题、分析问题和解决问题的能力。近期，习近平总书记在谈到如何做好今年的经济工作时特别强调，要坚持“两点论”，一分为二的看问题。当前，中医药发展面临着许多新形势、新要求、新期待，面对复杂而又艰巨的改革发展任务，要做好中医药工作，就必须形成科学的思维方式，掌握正确的思想方法，要按照习近平总书记的要求，学会并善于运用“两点论”的思维方法，一分为二的看问题，不断提高我们认识问题、分析问题和解决问题的能力。

就中医药发展的环境而言，我们既要看到在党中央、国务院的高度重视和有关部门的大力支持下，中医药的发展政策越来越好，支持力度越来越大；又要看到中医药学术发展缓慢问题已经引起社会的高度关注，如果不能在学术上有新的突破，在临床疗效上有新的提高，原有优势就会逐渐丧失，服务领域就会出现萎缩，发展的意义就会受到质疑。既要认识到现代科技迅猛发展，为中医药继承创新创造了有利的条件，为阐明中医药科学内涵以及关键问题的解决提供了新的途径和新的方法；也要认识到，现代科技特别是现代医药的快速发展也给中医药发展带来了严峻的挑战，如果我们不能坚持中医药的原创思维，科学合理地运用现代科技的一些思路方法、技术手段去研究中医药，可能导致中医药学术发展的偏离，丧失自己的特色。既要看到随着医学模式的转变和医学目的的调整，现代医学越来越认同中医整体观、系统论、辨证论治、“治未病”的理念，国际社会对中医药的认识程度和需求也越来越大，许多国家主动与我国加强中医药合作，为中医药提供了更多的发展空间和机会；又要看到一些发达国家利用其科技、资金等优势，加强在中医药领域的研究开发，争夺中医药领域的话语权，对我国中医药发展形成倒逼态势。

就中医药发展的需求而言，既要做到在基本医疗卫生服务中充分彰显中医药的优势，发挥中医药的作用，为人民群众提供安全、有效、方便、价廉的医疗卫生服务，又要适应健康转型和医学模式的转变、生活水平提高和老龄化社会的要求，充分发挥中医“治未病”优势，满足人民群众的新需求和新期待，拓宽服务领域，满足人们多层次、多样化的医疗预防保健需求，提高中医药对人民健康的贡献率。

就中医药发展的方式而言，既要注重中医药事业的外延增长，扩大中医药资源规模数量，改善中医医疗机构的基础设施和医疗设备配置，提升综合能力，“做大做强”，又要注重内涵发展，坚持发挥中医药特色优势，推动中医药学术进步，提高服务能力和水平，提高服务效率，改善服务质量，“做精做细”。既要整体推进，做到中医药医疗、保健、科研、教育、产业、文化“六位一体”全面协调发展，又要突出重点，针对中医药事业发展的重点、难点问题，力争有所突破。

就中医药工作的机制而言，既要加强宏观规划，做好顶层设计，推动中医药纳入国家发展战略，提出中医药发展策略，完善政策，制订规划；又要充分调动地方的积极性、主动性和创造性，建立上下联动机制，支持各地围绕当前影响和制约中医药事业科学发展的突出问题，大胆探索、改革创新，推动中医药事业整体发展。我们还要利用好中医药工作部门协调机制，加强沟通，争取相关部门的配合和支持。

第二，提振精、气、神，保持奋发有为的精神状态。习近平总书记在中央经济工作会议上要求，全党同志特别是各级领导干部要拿出精、气、神来，保持奋发有为的精神状态。中医历来重视人的精、气、神。《素问·上古天真论》中说："恬淡虚无，真气从之，精神内守，病安从来。"《灵枢·本藏》亦云："亦人之血气精神者，所以养生而周于性命者也。"中医认为，精、气、神是人体生命活动的根本，是维护健康、激发活力的重要力量和功能。在新的历史时期，精、气、神是具有时代内涵、呼应人民期盼、推动社会发展的精神力量，是推动党和人民事业实现科学发展的精神动力。它既是一种蓬勃朝气、一种昂扬锐气、一种浩然正气，又是一种信仰、一种追求、一种坚守和力量。

人的成长和生存需要精、气、神，成就事业更需要精、气、神。精、气、神是一个行业加快发展、一个群体奋发向上的动力源泉。什么是我们中医药人的精、气、神呢？我认为，是中医药人在中医药文化熏陶下形成的对工作的内在主动性和积极性，是一股干事创业的气势，是一种敢于拼搏的勇气，是一种对事业孜孜追求、无私奉献，对工作锲而不舍、百折不挠的精神。大家常讲，"有什么样的精神状态，就有什么样的工作成效"。精、气、神是我们中医药事业发展的灵魂和力量。有了精气神，我们就会有理想、有追求、有胆识、有魄力、有风采、有希望，就富有生机与活力；一旦精、气、神懈怠，就会信心丧失，萎靡不振，干事无劲，不求进取，无所作为。当前，中医药改革发展的目标任务已经明确，要完成这些目标任务，并取得实效，这就需要我们广大中医药人在充满火热的干事创业激情上发扬精、气、神，提振精、气、神，激发新活力；需要我们坚守中医药人的信仰，展示我们中医药人的风采，发挥我们中医药人的主观能动性，保持奋发有为的精神状态，为党和人民尽好责、服好务，不辜负党的嘱托和人民的期待。

第三，切实改进作风，抓落实求实效。近期，中央政治局出台了改进工作作风、密切联系群众的八项规定，充分体现了以习近平同志为总书记的新一届中央领导集体以身作则、率先垂范的崇高风范，是党的群众路线的生动反映，表明了中央改进作风、联系群众的决心，体现了"实干兴邦"的态度和魄力，为全党树立了榜样、发出了号召，赢得了人民群众的信任和拥护。

中医药工作与人民群众的健康密切相关，中医药系统在密切联系广大人民群众方面具有天然的优势，在落实八项规定的行动中理应走在前列。近年来，我们坚持把加强作风建设作为党组的一项重要工作，采取了一系列举措，相继出台了《关于局领导参加重要活动安排的规定》《进一步改进机关作风精简会议文件和公务接待的意见》等规定，对改进作风发挥了良好的指导和规范作用，取得了初步成效。近期，又按照中央要求，结合实际，出台了落实八项规定的实施办法。实施办法在改进调查研究、会风文风、厉行节约等方面作了详细规定。这些规定能否落到实处，一方面，需要领导班子带头、领导干部带头，从约束自己开始，拿出行动，身体力行，时时对照，处处践行，做好表率。同时，也离不开各地的配合和支持。这里，我拜托大家，要严格按照有关规定，配合我们抓好落实，切实改变工作作风。同时也希望大家对我们的作风进行监督，多提意见建议。大家要真正把心思用到改进工作作风、提升工作效率和水平上来，以转变作风的实际成效推动中医药事业的发展。

这里，我还要强调一下抓好工作落实的问题。"实干兴邦，空谈误国"。近年来，我们狠抓落实，务求实效，有力地推动了中医药事业发展，但还要看到一些地方抓落实的作风不扎实，求实效的风气不浓厚，不重视抓落实、不善于抓落实、不致力于抓落实的现象依然存在。如：预算的执行问题还很不尽如人意，去年预算的平均执行率只有58.32%，甚至有的地方执行率还不到5%，必须引起我们高度重视。同志们，发展是硬道理，落实是真功夫。我们的落实情况如何，不仅关系到工作是否能真正取得成效，同时关系到相关部门如何看待我们的工作能力，是否愿意继续对中医药工作给予支持，关系到已经开创的中医药发展的好环境是否还能保持的问题。我们一定要切实改进工作作风，不断增强抓落实的能力，努力提高抓落实的效果。这里，我希望大家一定要按照部署抓好落实，把每一个项目做好、抓实、抓出成效。

关于会议精神的落实，我再提几点要求：

一要做好汇报沟通。这次会议十分重要，希望同志们回去后，尽快向党委、政府以及卫生厅（局）党组汇报会议的精神，争取重视和支持。同时，与省级中医药领导协调小组成员单位进行沟通，争取他们的协助与配合。

二要认真传达贯彻。要尽早召开本地区中医药工作会议，及时传达学习全国中医药工作会议的精神，结合本地实际部署好今年工作。

三是要狠抓工作落实。各地要根据会议和文件要求，抓住重点工作任务和本地区薄弱环节，逐条逐项提出具体落实意见，制订切实可行的工作方案，抓紧春节前的这段时间，早部署、早起步、早落实。

卫生部副部长、国家中医药管理局局长王国强在2013年中医医政工作会议上的讲话节选

（2013年2月25日）

刚才马建中副局长对2012年中医医政工作进行了全面总结，对2013年工作进行了部署。我完全赞同，大家要做好贯彻落实。下面，我讲3点意见，供大家参考。

一、肯定成绩，坚定信心

2012年，在各级中医药管理部门、各级各类中医医院和基层医疗卫生机构以及广大干部职工的共同努力下，中医医政工作打了不少硬仗，取得了许多实实在在的成效，亮点频出。一是中医药医改工作实现新突破。第一次在国家基本公共卫生服务项目中设立独立的中医药服务包，公立中医医院改革政策进一步明确，即将公布的第二版国家基本药物目录中成药品种数增加了一倍多。二是基层中医药工作进入新阶段。五部门联合实施了基层中医药服务能力提升工程，对基层中医药工作推动作用明显。三是中医医院发挥中医药特色优势开创新局面。通过中医医院评审等工作，中医医院中药饮片处方占比从10%提高到30%，非药物治疗人次占门诊人次比例超过了10%，中医药人员比例明显上升，中医综合治疗室和中医诊疗设备广泛配备应用，用中医思维指导临床诊疗活动的理念逐步回归，中医临床疗效进一步提高，中医药文化氛围日显浓厚。四是中医“治未病”健康工程取得新进展。中医预防保健服务体系、技术体系、评价体系以及人才体系建设初见成效，人民群众对中医预防保健的认知程度明显提高，服务需求日益高涨。五是中医药应急体系初步建立。中医药及时参与应急工作的机制、中医药防治传染病网络、中医药专家队伍以及各类疾病防治方案基本形成。

这些成绩的取得，与各级党委、政府和相关部门重视和支持分不开，更与广大中医医政工作者开拓进取、扎实工作分不开。在这里，请允许我代表卫生部和国家中医药管理局，向全体与会代表并通过你们向各级中医药管理部门、各级各类中医医院以及基层医疗卫生机构的广大医务工作者和医政管理人员表示亲切的问候并致以崇高的敬意！希望大家不仅要看到中医医政工作在满足人民群众中医药需求方面所取得的成绩，也要看到广大人民群众对中医药的热切期盼，进一步坚定信心，以为人民群众身心健康负责的精神，把各项中医医政工作抓好、抓细、抓实、抓出成效。

二、统筹兼顾，突出重点

中医医政工作作为中医药事业发展的核心工作之一，直接关系人民群众使用中医药，职能范围广，业务头绪多，工作任务重，需要我们学会“弹钢琴”，突出重点，统筹兼顾，才能提高工作效率和工作显示度。2013年要着力做好以下4项工作。

第一，着力推进基层中医药服务能力提升工程启动实施。提升工程是经国务院医改领导小组同意，国家五部门认真落实科学发展观、贯彻实施《国务院关于扶持和促进中医药事业发展的若干意见》的一项重大举措，是一项服务人民身心健康的民生工程，已经纳入“十二五”深化医药卫生体制改革规划，也作为国家中医药管理局2013年工作的重中之重。北京、四川、甘肃、广东、陕西、上海等已经启动实施省份的实践证明，实施提升工程有利于积极争取各级党委、政府对中医药事业的大力支持，凝聚各相关部门扶持促进中医药事业发展的广泛共识，营造形成全社会共同支持中医药事业发展的良好氛围。尚未启动实施的省份，要加快协调相关部门，特别是发展改革、财政和人保等部门，从基层群众真正获得优质高效的中医药服务出发，围绕解决影响和制约本地区基层中医药服务能力提升的主要困难和突出问题，尽快制定出台实施意见或实施方案，尽早协调召开启动工作会议。要以提升工程为抓手，推动基层各项好的中医药政策措施“落地有声”，形成基层中医药工作良好的政策环境。要加大项目支撑和督导检查力度，使提升工程“看得见”“摸得着”。我局也将加大监测工作力度，对各地进展进行动态跟踪分析；加大督导检查力度，建立上下联动、推广经验和督导约谈的机制。

第二，着力推进公立中医医院改革。公立医院改革已经进入深水区和攻坚期。中医医院怎么改，一直是社会持续热议、行业普遍关心的问题。经过长时间协调，我局即将与国家发展改革委、财政部、人力资源社会保障部、卫生部联合印发《关于在县级公立医院综合改革试点工作中充分发挥中医药特色优势的通知》。希望各省级中医药管理部门充分认识同步推进公立中医医院改革的重要性和紧迫性，迎难而上，把推进改革作为促进解决影响制约中医医院建设发展的主要困难和问题的重要机遇，抓紧协调相关部门，在制定公立医院改革相关政策时，充分考虑和体现中医药和中医医院的特点，逐步建立保障和鼓励中医药特色优势发挥的体制、

机制，走出一条公立中医医院改革的基本路子。一是通过鼓励使用中药饮片、调整中医医疗技术服务价格和增加政府投入等途径改革中医药服务补偿机制。二是在总额预付、单病种付费等支付制度改革中研究鼓励使用中医药服务的政策措施，争取实现“同区域、同级别(医院)、同病种、同费用”，引导医院发挥中医药“简、便、验、廉”的特色和优势。三是要结合实施新版医疗服务价格项目规范，鼓励更多技术成熟稳定的中医医疗服务项目进入临床使用，同时将既往根据物耗成本确定项目价格改为根据人力消耗、技术含量、风险程度等确定项目价格，切实提高中医医疗服务价格，充分体现中医和中医药人员技术劳务价值，进一步理顺中医医疗服务价格形成机制。四是要因地制宜的制定扶持促进政策，有条件的地区可以对中医药门诊人次、中医药住院床日、中药饮片处方和针灸、推拿等中医非药物疗法进行补助，探索多种形式的中医医院投入倾斜政策；可以探索开展中医医疗联合体和县、乡、村一体化管理试点，通过优质中医药资源下沉和纵向流动来解决中医医疗资源配置不均衡和基层服务能力不强的问题。

第三，着力推进中医医院持续改进活动。从医院管理年到医院评审，我们用了4年多的时间，采取强有力的措施，着力推动中医药特色优势发挥，取得了明显成效。但也要看到中医医院发挥中医药特色优势还任重道远，目前只是在一些基础性的、支撑性的、容易整改的工作方面有所改变，在内涵建设上特别是以中医思维理念防治疾病上仍有较大差距。持续改进活动是在中医医院管理年活动和评审工作基础上，针对存在的问题和有关重点工作开展的专项活动，再次充分表明了我局要求中医医院发挥中医药特色优势的鲜明态度和坚强决心。省级中医药管理部门和各级中医医院，一是要克服松懈情绪，做好动员部署。保证重视程度不降低，工作力度不减弱，切实做好动员部署工作，把持续改进活动作为医院的常态化工作抓好、抓实。二是要找准工作重点，落实改进措施。要结合评审中发现的问题，深入分析研究各中医医院存在的主要问题和薄弱环节，以提高中医临床疗效为目标，制定重点突出、切实可行的改进措施并形成制度予以全面改进。要制定工作时间表，集中力量解决几个主要问题。三是要加强组织领导，确保取得实效。要切实履行职责，加强指导督查，加强检查评估，加强人员培训，及时了解情况，帮助基层解决困难和问题。我局也将加大指导和考核力度，加强和大家的沟通交流，完善政策措施。持续改进活动开展情况将作为下一周期中医医院评审工作的重要参考，检查评估分数按照35%比例计入下一周期中医医院评审得分。今年，各地还要切实做好二级中医医院评审工作。二级中医医院数量多、基础差、发展不平衡的现象特别突出，情况复杂，大家要高度重视，不能掉以轻心，充分利用评审工作推动二级中医医院的建设与发展。

第四，着力推进中医预防保健工作。做好基本公共卫生服务项目新增中医药健康管理项目实施工作，覆盖目标人群至少达到30%；继续开展试点，探索将更多的中医药服务项目纳入基本公共卫生服务。要按照由点到面、由地方到全国的原则，逐步探索将中医药防治在校学生和老年人等易感和聚集人群呼吸道及肠道传染病列入重大公共卫生项目。继续深入开展中医“治未病”健康工程，扩大试点范围，丰富试点内容，探索中医“治未病”健康服务模式，逐步构建形成中医药预防保健服务体系、技术体系、人才体系和评价体系。要探索将中医医疗服务与预防保健服务更好地结合起来。

三、狠抓落实，转变作风

第一，提高能力，狠抓落实。当前，一方面，深化医改全面推进，各项改革政策措施加紧出台，要求我们“跟得上”；另一方面，人民群众对中医药服务需求日益增长和多元化。这些都对中医医政工作提出了新的更高的要求。我们要加强学习，不断增强理论思维、战略思维、辩证思维能力，不断提高调查研究、统筹协调、应急处置和执行能力。要把抓落实作为中医医政工作的基本方法，敢于抓落实、善于抓落实，确保各项工作落到实处，见到成效。我们在调研中发现，一些经过艰苦协调、来之不易的政策措施在部分地区没有得到实施；一些基层反复反映的困难和问题，其实已经有了明确的解决政策；个别地方制定的政策措施，甚至与国家相关文件要求不相符。各级中医药管理部门和中医医院要时刻注意收集中医药和医改工作信息，及时了解和跟踪工作动态，理解和吃透文件精神和政策要领，关注国家中医药管理局网站、中医药报等媒体宣传，协调相关部门尽快使各项政策措施“落地”。医政司今后也要加强对各项政策措施的系统整理和发布，多种形式开展宣传和培训。对重大政策问题执行有误的地区，要通过督导约谈予以纠正。此外，重“要”轻“管”是导致预算执行缓慢，项目预期目标不能及时完成的重要原因严重影响了中央财政对中医药工作的再投入。各级中医药管理部门要加强项目的全过程管理，建立动态监测和绩效考核机制，通过督导检查加大预算执行力度和加快建设计划完成进度。我局将建立奖惩机制，将项目预算执行情况和建设任务完成情况作为下一年度项目安排的重要依据。

第二，深入基层，转变作风。我们调查研究不少，但跑面多，抓点少；调查多，研究少；与干部座谈多，与一线工作者联系少。要切实转变工作作风，提振我们中医药人的精、气、神，全力做好今年各项任务。一要经常深入基层，开展多层次、多方位、多渠道的调查研究，总结推广基层在实践中创造的好经验、好做法，帮助基层特别是帮助艰苦、贫困、边远、民族等地区基层解决制约发展的各种困难和问题，分类指导，使各项政策和工作部署更加符合客观实际，更能体现群众意愿。二要经常研究问题。要开展一些针对性强的专题调研，注重调研效果，解剖典型，发现新情况、反映新问题、提出新思路。三要改进和完善调查研究方法，多与基层同志和群众交流沟通，听取意见，努力掌握第一手材料，重视基础数据的收集、甄别和分析，充分发挥和依靠专家作用，传统手段与现代技术相结合，提高调研效率和科学性。四要重视调研成果运用，调查研究的根本目的是解决问题，要及时将调查反映上来的问题进行系统梳理，深入研究、探索规律、提出解决办法。五要建立顺畅的上下连通渠道，使基层的实情能够反映上来，中央层面的工作思路、部署、决策能够落实下去。

卫生部副部长，国家中医药管理局党组书记、局长王国强在国家中医药管理局直属机关2013年党的工作暨纪检工作会议上的讲话节选

（2013年2月28日）

下面，我讲几点意见，供大家参考。

一、深入学习贯彻党的十八大精神，推动中医药工作更好地在全面建成小康社会中发挥作用

党的十八大是在我国进入全面建成小康社会决定性阶段召开的一次十分重要的大会。要深刻领会十八大的重大部署，不断深化对在中国特色社会主义道路上实现中华民族伟大复兴、全面建成小康社会、坚持科学发展、改革开放、保障和改善民生、全面提高党的建设科学化水平的认识。要把学习贯彻十八大精神作为当前和今后一个时期的首要政治任务，在工作中紧紧抓住坚持和发展中国特色社会主义这条主线，把中医药工作放到坚持和发展中国特色社会主义全局、放到坚持和发展中国特色医药卫生事业大局中去谋划，以科学发展观统揽中医药工作，为坚持和发展中国特色社会主义、全面建成小康社会作贡献。

今年全国中医药工作会议主报告提出，中医药工作贯彻落实十八大精神，为全面建成小康社会作贡献，必须做到“四个融入”，得到了大家的共识：一是中医药工作要融入经济建设大局，为加快转变经济发展方式、推动经济发展作贡献。二是中医药工作要融入文化建设大局，为推进社会主义文化强国建设作贡献。三是中医药工作要融入社会建设大局，为改善民生和社会建设作贡献。四是中医药工作要融入生态文明建设大局，为推进生态文明建设作贡献。同时强调中医药工作必须做到“五个更加自觉”：一是必须更加自觉地把服务经济社会发展以及提高人民健康水平作为推动中医药事业科学发展的第一要义。二是必须更加自觉地把以人为本作为推动中医药事业科学发展的核心立场。三是必须更加自觉地把全面协调可持续作为推动中医药事业科学发展的基本要求。四是必须更加自觉地把统筹兼顾作为推动中医药事业科学发展的根本方法。五是必须更加自觉地把解放思想、实事求是、与时俱进、改革创新作为推动中医药事业科学发展的精神实质。特别是当前中医药改革发展进入了关键时期，要进一步以科学发展观为指导，不断创新工作理念、工作思路、工作机制。要围绕深化改革成效，改进和创新发展理念。加强中医药改革发展的宏观思考和顶层设计，注重改革的系统性、整体性、协调性和前瞻性。要围绕提高发展质量，改进和创新发展方式。既重视医院发展，又注重门诊部、诊所等中医药服务的多种组织形态共同发展；在保持适度规模发展的同时，更加注重特色优势建设和服务功能完善；既注重政府投入，又注重多元投资机制。要围绕满足服务需求，改进和创新诊疗模式。建设既重视疾病治疗，又重视预防保健、养生康复并融合一体的综合防治模式。注重中医重点专科和学科建设，注重综合诊疗和一体化服务模式，注重院内中药制剂研发和应用。要围绕完善发展环境，改进和创新体制、机制。坚持和完善在科学发展观指导下形成的“整体思维、系统运行，三观互动、六位一体，统筹协调、科学发展”的中医药工作系统及其运行机制。

以上是党组学习党的十八大精神的一些体会，也凝聚了全国中医药系统的智慧。希望大家认真学习、深入思考，进一步理清思路、更新观念，改革创新、真抓实干，使中医药在五位一体总布局、全面建成小康社会、提高人民健康水平中有所作为。

二、做严明党的纪律的模范，为全国中医药系统作表率

党的十八大在部署党的建设工作时，特别强调要“加强党的纪律，自觉维护党的集中统一”。在十八届中央纪委二次全会上，习近平总书记深刻阐述了以严明党的纪律为重点加强纪律建设的重要性，并提出了明确要求。十八届中央纪委二次全会把“坚决维护党章的权威性和严肃性，严明党的纪律”作为今年纪检监察工作和党风廉政建设的第一项任务。严明党的纪律，从根本上讲，就是要维护党章的权威性和严肃性，坚决遵守党章。党章是党

的总章程，是全党必须共同遵守的根本行为规范，是党的最高纪律。我们党历来高度重视严明党的纪律，毛泽东同志曾指出："加强纪律性，革命无不胜"。邓小平同志也深刻指出："我们这么大一个国家，怎样才能团结起来、组织起来呢？一靠理想，二靠纪律。"事实证明，严明的纪律是我们党的一个政治优势，是党的力量所在，是实现经济社会发展、民族团结进步、国家长治久安的根本保证。

中央国家机关是党代表人民执掌政权的重要阵地，直接参与党和国家重要方针政策的制定。中央国家机关具有共产党员集中、执政骨干集中、权力责任集中的特点，对各方面具有很强的带动效应和示范作用，发挥着全局性、关键性、导向性的重要作用，能否遵守和执行党的纪律，关系到凝聚党心、民心这个执政根本，直接关乎党的执政能力、执政效果和执政地位。我们局作为领导和管理国家中医药事务的中央国家机关，各级党组织和党员特别是党员干部，要坚持高标准、严要求，做遵守党章的模范，为全国中医药系统做表率。

第一，要做严明党的政治纪律的模范，为全国中医药系统作表率。政治纪律是党最重要、最根本、最关键的纪律，严明党的纪律首先要严明党的政治纪律。局机关和直属单位做严明党的政治纪律的模范，就是要高举中国特色社会主义旗帜，坚定中国特色社会主义的道路自信、理论自信、制度自信，自觉为建设中国特色社会主义而努力奋斗；就是要在指导思想和路线方针政策以及关系全局的重大原则问题上，从思想上、政治上、行动上自觉同以习近平同志为总书记的党中央保持高度一致；就是要坚决维护中央权威，牢固树立大局观念和全局意识，正确处理保证中央政令通畅和立足实际创造性开展工作的关系，做任何工作都要以贯彻中央精神为前提，确保中央决策部署落到实处。要坚决防止和克服部门保护主义、本位主义，决不允许"上有政策，下有对策"，决不允许有令不行、有禁不止，决不允许在贯彻执行中央决策部署上打折扣、做选择、搞变通；要坚决反对自由主义，正确处理发扬党内民主与服从组织纪律的关系，决不允许散布违背党的理论和路线方针政策的意见，决不允许公开发表违背中央决定的言论，决不允许泄露党和国家秘密，决不允许参与各种非法组织和非法活动，决不允许制造、传播政治谣言及丑化党和国家形象的言论。要增强政治敏锐性和政治鉴别力，高度警惕境内外敌对势力造谣惑众，高度重视本部门、本系统、本行业的敏感问题，善于见微知著，发现违反政治纪律的苗头性问题要及时提醒和纠正，对违反政治纪律的行为要坚决制止。要通过严明政治纪律，使局机关和直属单位全体党员干部牢固树立政治纪律"高压线"意识，对大是大非问题有坚定立场，对背离党性的言行有鲜明态度，在任何情况下都做到政治信仰不变、政治立场不移、政治方向不偏，永远心向党、永远跟党走。

第二，要做严明党的组织纪律的模范，为全国中医药系统作表率。党的组织纪律是维护党在组织上团结统一的准则。民主集中制是我们党的根本组织制度和领导制度，也是组织纪律要维护的核心内容。局机关和直属单位党员干部要做遵守党的组织纪律的模范，最重要的是严格遵守民主集中制，自觉做到"四个服从"，即党员个人服从组织，少数服从多数，下级服从上级，全党服从中央。要加强集体领导，坚持集体领导和个人分工负责相结合，主要负责同志既要敢于负责、敢抓工作，又要谦虚谨慎、发扬民主，虚心听取各方面意见；班子成员要明确职责分工，相互支持、相互配合、相互补台，自觉维护班子团结，切实防止只要集中不要民主的独断专行，切实防止只要民主不要集中的软弱涣散。凡属重大问题都要按照集体领导、民主集中、个别酝酿、会议决定的原则办，特别是重大事项决策、重要干部任免、重大项目安排、大额资金使用，必须经过集体讨论决定。要强化程序观念和组织意识。任何部门、任何下级组织和党员，都必须服从中央领导，对中央决定不得各行其是、各自为政。每个党员都必须服从党组织的决定，如果有不同意见可以保留，或者向上一级党组织反映，但在上级或本级党组织改变决定之前，必须无条件执行。作为党员，脑子里要时刻有组织、有领导、有制度、有秩序，真正做到不该讲的话不讲、不该做的事不做，该履行的职责必须履行、该承担的责任必须承担，该报告的必须报告、该打招呼的必须打招呼。要严格党的组织生活。教育党员按时参加党的组织生活，自觉接受党组织的教育、管理和监督，不允许有不受党纪约束的特殊党员。要自觉按照党的组织原则和党内政治生活准则办事，特别要严格落实民主生活会和组织生活会制度，正确地开展批评和自我批评，开展积极的思想斗争，敢于坚持真理、修正错误，反对当面不讲、背后乱讲。要教育党员摆正个人与组织的关系，按照党的利益高于一切的原则处理个人问题，自觉服从党组织的安排，决不允许跟党组织讨价还价。我们一定要通过严明组织纪律，使局机关和直属单位各级党组织永葆肌体健康，不断增强战斗力和活力，成为坚强的战斗堡垒。

第三，要做严明党的廉政纪律的模范，为全国中医药系统作表率。廉政建设各项规定是党的纪律的重要内容，是党员干部秉公用权、廉洁从政的基本规范，是干部清正、政府清廉、政治清明的重要保证。要增强廉洁从政意识。坚持不懈抓好反腐倡廉教育，引导党员干部树立正确的世界观、人生观、价值观，牢记行使权力必须为人民服务、对人民负责并自觉接受人民监督，过好权力关、地位关、利益关，努力把反腐倡廉这门政治必修课考好，考出好成绩。要严格执行廉洁从政规定。认真落实廉洁从政若干准则和中央政治局"八项规定"。我局已经印发《贯彻落实〈十八届中央政治局关于改进工作作风、密切联系群众的八项规定〉实施办法》，提出了 8 个方面 28 项具体要求，局机关和直属单位各级党组织要认真贯彻落实，各级领导干部要严于律己、作出表率，自觉对照廉洁从政规定，经常“对对表、对对标”，及时发现问题、改正错误。要按照党风廉政建设要求，抓好班子，带好队伍。要深入开展廉政风险防控工作，加强监督检查，约束权力运行，以有效的制度促进廉洁从政。要严肃查处为政不廉的问题。坚持有案必查、有腐必惩，做到有群众举报的及时处理，实名举报的优先处理，有具体线索的认真核实，违犯党纪国法的严肃查处。特别是对滥用职权、贪污贿赂、腐化堕落案件要一查到底。要养成良好的修养和作风。党员干部特别是领导干部要自重、自省、自警，时常打扫自己思想上的灰尘，保持艰苦奋斗的政治本色，纯洁生活圈、交往圈，守住做人、处事、用权、交友的底线。我们一定要通过不懈的努力，让局机关和直属单位充满清风正气，树立为民务实清廉的良好形象。

同时，局机关和直属单位各级党组织和党员在党的财经纪律、群众纪律、外事纪律、保密纪律等方面，也要做表率，当模范。

三、紧紧抓住服务中心、建设队伍两大核心任务，加强局直属机关党的建设

今年是全面贯彻落实党的十八大精神的开局之年，是实施中医药事业发展“十二五”规划承前启后的关键之年，局机关和直属单位党的工作要按照党的十八大对党的建设的部署，紧紧抓住服务中心、建设队伍两大核心任务，着力建设学习型、服务型、创新型党组织，继续深入开展学习型组织、服务型机关（单位）、和谐团队“三项建设”，不断提高局机关和直属单位党的建设科学化水平，为推动中医药事业科学发展提供坚强保证。

对今年的党建工作已经作出具体部署，不再重复。这里，我就做好今年党建工作提4点要求。

一要加强理论武装和思想教育，坚定党员干部理想信念。要抓好思想理论建设这个根本、党性教育这个核心、道德建设这个基础，以建设学习型党组织为目标，继续把学习贯彻落实党的十八大精神引向深入，把十八大精神落实到指导推动工作上，体现到做好本职工作的具体岗位上。

二要提振精、气、神，保持奋发有为的精神状态。习近平总书记在中央经济工作会议上要求全党同志特别是各级领导干部，要拿出精、气、神来，保持奋发有为的精神状态。中医药人的精、气、神就是中医药人在中医药文化熏陶下形成的，对工作的内在主动性和积极性，是一股干事创业的气势，是一种敢于拼搏的勇气，是一种对事业孜孜追求、无私奉献，对工作锲而不舍、百折不挠的精神。当前，中医药改革发展的目标任务已经明确，要完成这些目标任务并取得实效，需要广大中医药人在充满火热的干事创业激情上发扬精、气、神，提振精、气、神，激发新活力；需要坚守中医药人的信仰，展示中医药人的风采，发挥中医药人的主观能动性，保持奋发有为的精神状态，忠于职守、克难勇进，用中医药的理论与实践强国惠民，让中医药的文化与知识走向世界，努力把受人民群众欢迎的中医药工作干得让人民群众更加满意，不辜负党的嘱托和人民的期待。

三要大力加强基层党组织建设。要努力推进组织设置、工作机制、党员教育管理创新，积极探索基层党组织发挥作用的有效途径和方式，加强组织体系、骨干队伍、活动载体、工作制度、场所阵地建设，不断增强党员队伍的生机活力，全面提高基层党组织建设的科学化水平。

四要注重创新，开展活动，锻造队伍。要按照守信念、讲奉献、有本领、重品行的要求，建设一支素质高、党性好、作风正、懂业务、能力强，爱岗敬业，胜任党建工作需要的党务干部队伍。要注重创新，锻造队伍，以学习型、服务型、创新型党组织建设为龙头，进一步推动学习型组织、服务型机关（单位）、和谐团队“三项建设”。要继续坚持“三会一课”制度等党内基本工作制度，开展好“五个日常五个一”等基层组织活动。要鼓励基层党建工作创新，不断增强基层党组织的活力和凝聚力，不断提高基层党组织党建工作的科学化水平。

国家卫生和计划生育委员会副主任、国家中医药管理局局长王国强在全国中药资源普查试点工作经验交流会上的讲话节选

（2013年4月11日）

这次会议的主要任务是，总结交流前期中药资源普查试点工作经验，研究解决试点工作中的问题，深入开展中药资源普查试点工作。下面，我讲3点意见，供大家参考。

一、充分认识开展中药资源普查的重要意义，认真总结试点工作经验

中药资源是中药产业和中医药事业发展的物质基础，是国家重要的战略性资源。随着人民群众对中医药服务需求的快速增长和中医药在世界范围内的发展，中药资源可持续利用面临巨大压力。近年来，中药材质量、价格等问题屡屡成为社会关注的焦点，中央对此高度重

视。当前，由于种种原因，中药资源家底不清、信息不对称，使得资源保护措施和产业政策的制定依据不足。开展全国中药资源普查，合理制定中药资源发展战略和规划，加强中药资源保护基础设施建设，建立动态的资源监测和信息服务网络，促进中药资源可持续发展，是保障中药产业做大做强和服务中医药事业科学发展的重要基础性工作，对于保障国家基本药物制度顺利实施、推动区域经济发展和产业结构调整、培育战略性新兴产业，对于更好地落实党的十八大提出的大力推进生态文明建设的要求，保护生物多样性，都具有重要意义。

《国务院关于扶持和促进中医药事业发展的若干意见》明确指出，要"加强对中药资源的保护、研究开发和合理利用。开展全国中药资源普查，加强中药资源监测和信息网络建设。保护药用野生动植物资源，加快种质资源库建设。结合农业结构调整，建设道地药材良种繁育体系和中药材种植规范化、规模化生产基地"。2009年2月，国务院中医药工作部际联席会议明确了由国家中医药管理局牵头，相关部门配合，组织开展第四次全国中药资源普查工作。2011年8月，在财政部的大力支持下，国家中医药管理局通过中医药部门公共卫生专项和公益性行业科研专项，分批在22个省（区、市）共655个县组织开展了中药资源普查试点工作。在各试点省份的认真组织实施下，试点工作取得了重要的阶段性成果。一是基本建立了国家、省和县三级普查工作组织管理体系；二是凝聚、培养、锻炼了一支从事中药资源工作的专业队伍；三是探索创新了市场经济下开展普查工作的组织模式；四是中药资源调查和动态监测服务体系构建进展顺利；五是中药资源保护基础设施建设得到大力加强。各地也探索总结出了很多很好的经验，如吉林省提出的动态监测站建站模式，四川省的组织模式和普查数据平台建设与管理，安徽省的普查组织管理规范，云南省普查内业整理经验，湖南省对普查成果的绩效考核，新疆对普查人员队伍培养经验，海南对重点特色中药资源如黎药、芳香南药、海洋药组织专项队伍调查，等等，都具有重要借鉴意义，为正式启动第四次全国中药资源普查奠定了坚实的基础。

二、进一步明确中药资源普查试点工作的目标和任务

开展中药资源普查试点工作，应与解决药材产业发展中的关键问题相结合、与资源基础条件建设相结合、与建立长效机制相结合，推动建立中药资源管理机制，促进中药资源可持续发展。

普查试点工作的主要任务是：

第一，开展中药资源状况调查。这是普查试点工作的出发点。试点工作启动之前，我局经过两年多的深入调研和论证，组织编制了《全国中药资源普查实施方案》，形成了全国中药资源普查技术规范，统一了普查技术方法和工作内容，研究开发了全国中药资源普查数据库平台，以实现普查过程中国家、省和县三级普查数据的统一汇总。试点工作要求各试点省份按照实施方案确定的重点品种，按照重点品种深度调查与一般品种普查相结合的原则，对试点地区的中药资源开展野外调查、标本制作、数据处理、成果总结等系列工作，客观、真实反映试点地区中药资源状况，为科学制定国家和区域中药资源保护利用政策和发展规划提供基础资料。

第二，开展与中药资源相关传统知识调查。中医药传统知识是我国珍贵的原创知识产权资源，是中医药自主创新的重要源泉。中药资源相关传统知识是指在基层、民间持续传承应用的地方性、民族性的药物应用的知识与经验。开展与中药资源相关民间医药知识调查也是历来普查工作的重要内容。今年，我局将通过行业科研专项安排项目，在全国范围内开展中医药传统知识和民间医药情况调查，发现、收集、整理、确认一批正在传承应用、有重要价值的医药知识、技术和经验，建立保护名录，为进一步保护和推广应用奠定基础。

第三，开展中药材种子种苗繁育基地和种质资源库建设。中药材种子种苗繁育基地、种质资源库是保护、保存中药种质资源、为中药材生产提供优良种源和生物多样性保护的重要平台。在中药资源普查中，有大量获得的中药材种子种苗需要保护、保存。结合这次普查试点工作，我局已支持有基础的省份开始建设5个中药材种子种苗繁育基地和2个种质资源库。同时，还制定印发了中药材种子种苗繁育基地建设标准，鼓励地方政府、相关企业、大专院校、科研院所等根据建设标准在中药材的道地产区或主产区建设中药材种子种苗繁育基地，逐步建成国家名贵道地、大宗常用，以及稀缺濒危药材种子种苗规模化、规范化的繁育基地，保证品质优良和有效供给。

第四，开展国家基本药物中药原料资源动态监测和信息服务体系建设。这项工作是要建成由中心平台、监测站和监测点组成的国家基本药物中药资源动态监测和信息服务体系，通过对区域内中药资源相关信息的收集和监测，分析中药资源动态变化趋势，提供中药材主要产区的产量、流通量、质量和价格等信息，开展与中药资源相关的检测检验等技术服务，逐步形成区域性、综合性服务平台，逐步解决产业发展信息不对称的问题，服务中药产业和地方经济发展。同时，在国家一次性的公益性投入后，引入市场机制以保障该体系的长效运行。

同时，我局正在积极筹建国家中药资源中心，构建国家级中药资源科研平台，以加强与各省科研单位、高校以及中药资源动态监测和信息服务站建站单位的沟通协作，形成稳定的科研组织架构和共建共享的合作与成果分享机制，促进科研成果的转化应用。

三、几点要求

（一）加强组织领导，扎实推进工作

目前，三批试点省份均已成立了普查试点工作领导小组及其办公室，正按照“统一领导，分工协作，分级负责，共同参与”的原则有序开展工作。要进一步做好统筹规划，加强沟通协调，积极争取支持，充分调动各方积极性。要创新工作思路，建立工作机制，整合各方资源，提供充分后勤保障，切实推进试点工作顺利开展。

（二）依靠创新驱动，加强技术指导

普查试点工作是一项运用多学科技术联合实施的系统工程，不仅要在组织管理、工作机制、经费使用等方面积累经验，更要在普查实用技术方法创新、引进、验证上下工夫。要充分发挥国家和省级专家委员会的技术指导作用，通过科研和实践为普查工作提供技术支撑，建立严格的数据质量控制体系，确保普查信息数据质量。要大力加强专业技术培训，提高调查人员的工作能力和水平。

（三）加强督导管理，确保任务落实

国家和各省（市、区）普查试点领导小组办公室要加强制度建设，建立定期督导机制，抓好普查试点工作的过程管理，深入了解和掌握各地普查试点工作的实施情况、经费管理和执行情况，及时发现问题，帮助解决困难。要加强经费管理，严格按照国家财政管理的有关规定和项目财务管理要求，专款专用，规范使用经费，提高资金使用效益。要高度重视科技保密，做好普查过程中产生的重要数据、重要成果的保密工作和知识产权申请，我局将制定相关保密规范要求，请大家务必遵照执行。

（四）注重经验总结，促进成果转化

普查试点工作要围绕边普查、边总结、边应用，突出成果产出与转化，促进在国家层面建设、整合、共享中药资源数据库、标本库、种质资源库等专业基础平台，推动国家中药资源中心的建设，为国家中药产业发展布局、中药国际贸易政策、生物多样性保护措施等提出政策建议；同时要为地方政府发展中药产业、合理布局药材生产、招商引资等提供决策依据；还要考虑为社会和企业等提供服务。要通过试点工作培养和锻炼队伍，构建服务平台，建立一支专业化的可长期承担中药资源调查任务及相关工作的技术服务队伍。要在试点工作中研究探索专业服务的工作机制，促进产、学、研、用结合发展，为国家和地方经济社会发展提供优质服务。

国家卫生和计划生育委员会副主任、国家中医药管理局局长王国强在 2013 中国-东盟传统医药高峰论坛暨第五届中国（玉林）中医药博览会开幕式上的讲话节选

（2013 年 4 月 12 日）

2013 中国-东盟传统医药高峰论坛暨第五届中国（玉林）中医药博览会今天在广西玉林隆重开幕了。首先，请允许我代表中国国家卫生和计划生育委员会和国家中医药管理局，向大会的召开表示热烈的祝贺，向来自东盟和其他国家以及中国香港、澳门、台湾地区和中国内地的各位嘉宾表示诚挚的问候。

今年是中国-东盟建立战略伙伴关系 10 周年，经过共同努力，中国-东盟关系正处在一个全面发展的良好时期。中国与所有东盟国家确立了合作伙伴关系。双方建成了发展中国家间最大的自贸区，贸易额从 2002 年的 548 亿美元跃升至 2012 年的 4001 亿美元，年均增长 20% 以上。中国已成为东盟最大的贸易伙伴，东盟成为中国第三大贸易伙伴。

传统医药在东盟国家有悠久的应用历史，是东盟各国卫生保健重要组成部分，也是中国与东盟经济、社会合作的重点领域。2012 年 7 月，《中华人民共和国政府和东南亚国家联盟成员国政府关于卫生合作的谅解备忘录》正式签署，明确提出在传统医学领域优先开展交流与合作。2009 年起，中国与东盟国家还构建了高水平交流平台——中国-东盟传统医药高峰论坛，并通过了《南宁宣言》，成为指导中国与东盟国家开展传统医学合作的纲领性文件。中国与东盟各国在传统医学医疗、预防、保健、教育、科研以及产业等领域开展了务实合作，取得一系列丰硕成果。本届中国-东盟传统医药高峰论坛及其系列活动被外交部纳入中国-东盟建立战略伙伴关系 10 周年系列纪念活动，充分体现了传统医药交流在构建中国-东盟战略伙伴关系中的重要地位，也体现了中国-东盟传统医药高峰论坛在搭建高层平台、促进传统医药交流方面获得的认可。

当前，人类健康影响因素日益复杂，既面临传染性、非传染性疾病威胁，又受人口结构、社会、自然环境、生活方式等因素制约，需要我们用整体的、系统的、动态的医学发展观指导我们的医疗卫生实践，传统医学所蕴含的人文关怀内涵、整体思维特点、个体化干预优势等日益显示出巨大生命力，应该进一步在中国与东盟合作特别是卫生合作领域发扬光大，在此，我提出几点建议：

第一，加强中国-东盟传统医学

合作平台建设。2011年11月，温家宝总理在第十四次中国-东盟（10+1）领导人会议上，倡议设立中国-东盟传统医学交流合作中心。该项目正在稳步推进落实当中。中心建成之后，将发挥中国-东盟民族民间交流与合作的纽带作用，实现中国-东盟传统医药的“互利、互助、互鉴”。在共同开展传统知识挖掘、整理，传统技术保护开发，传统人才培养教育，传统医药产品研发、推广以及振兴传统医学产业、满足民众需求等方面开展合作，实现资源互助、共同发展。

第二，大力发展中国-东盟中医药服务贸易。根据《中国-东盟全面经济合作框架协议》，2011年至2015年，为全面建成自贸区阶段，双方将更广泛深入地开放服务贸易市场。2012年，中国商务部、国家中医药管理局等十四部门出台了《关于促进中医药服务贸易发展的若干意见》，明确了国家发展中医药服务贸易的指导原则和促进政策。中国与东盟国家具有亲缘的地理、民族和文化关系，形成了相近的用药习惯，中医药在东盟有较好的群众基础及市场潜力。与东盟积极开展中医药服务贸易是互惠互利的双赢举措，将成为中国-东盟传统医药领域合作的新亮点。

第三，深入开展传统医学人才交流与培训。传统医学的发展离不开人才支撑，中国与东盟在传统医学人员方面的交流是开展合作、促进传统医学在各国进步的重要环节。建成后的中国-东盟传统医学交流合作中心将发挥人才培养基地的作用，通过举办培训班等形式开展传统医学教育。同时我们也鼓励中国中医药高等院校、中医药学术团体及其他相关机构，采取各种形式和途径与东盟国家的知名大学合作，共同培养更多高水平的、符合当地需求的传统医学临床人才。

今天，来自中国和东盟传统医药领域的专家、学者、官员和各界人士相聚在有“南方药都”之称的广西玉林市。玉林不仅有旖旎的南国山水风光，还是全国第三大中药材集散地，是南方中药材交易中心，拥有丰富的中草药资源和较为完整的中药材产业体系。从2009年开始，玉林已经连续举办四届中国（玉林）中医药博览会，影响日益广泛，此次药博会与2013中国-东盟传统医药高峰论坛同时举办，一定能为中国-东盟传统医药交流注入新的活力、开辟新的空间。

我相信，在前两届论坛和前四届药博会成功召开的基础上，通过各方的积极参与和高效协作，本届论坛和药博会必将为中国-东盟的传统医药学的发展拓展新思路、开创新局面，为中国及东盟各国人民带来健康和幸福！

国家卫生和计划生育委员会副主任、国家中医药管理局局长王国强在全国中医护理工作会议上的讲话节选

（2013年6月7日）

下面我再强调几点。

一、充分认识新形势下加强中医护理工作的重要意义

中医护理是中医药事业的重要组成部分，与中医学同步产生和发展，在长期的临床实践过程中，逐步由中医历史上的“医护不分”发展成为一门独立的学科，并与中医其他学科一道共同构成了中医学的学术体系，对促进中华民族的繁衍昌盛和维护人民健康作出了重要贡献。随着现代护理学的传入与发展，中医护理积极借鉴、吸收和融合现代护理的理论和技术，在中医护理临床、教育、科研等方面获得了长足发展，正发挥着越来越重要的作用。当前，社会经济生活和中医药事业的快速发展为中医护理的发展创造了良好的外部环境，同时也提出了新挑战。

第一，加强中医护理工作是中医药事业科学协调发展的需要。中医药的科学发展，是以人为本，统筹兼顾，医疗、保健、科研、教育、产业、文化“六位一体”全面协调的发展，要满足不同区域、不同群体、不同层次的多样化中医药服务需求。中医护理工作也要服从和服务于这一新格局，处理好医疗和护理的关系，逐步缩小差距；处理好医疗和预防保健的关系，充分发挥中医护理在预防保健中的独特作用；处理好服务医院和基层医疗机构的关系，拓宽中医护理的领域；处理好服务群众和自我发展的关系，树立中医药优秀职业道德。只有充分调动中医护理人员积极性，发挥好中医护理的支持、协同、桥梁和“润滑剂”作用，才能更有利于中医药事业的全面发展。

第二，加强中医护理工作是实现医改目标的需要。医改是党中央、国务院对卫生事业改革发展作出的重大战略决策部署，是全面建设小康社会的重要行动计划。从改革的近期目标来看，要让群众得到“看得见、摸得着”的实惠，提高人民群众对医疗卫生服务的满意程度。护理工作与患者接触最直接、最连续、最密切、最广泛，服务质量直接影响着患者看病就医过程中的体验和感受。加强中医护理工作，提供群众满意的服务，使患

者在生活护理、术后护理、康复护理等各个环节都能享受到实实在在的中医特色服务，以及在中医个体化护理过程中感受到医护人员的主动、全面、耐心、细致的热情服务，对于构建和谐医患关系、提高人民群众的满意度、实现医药卫生体制改革总体目标具有重要意义。

第三，加强中医护理工作是中医医院充分发挥中医药特色优势的需要。中医医院发挥中医药特色优势是中医医院的立院之本、发展之魂。近年来，国家中医药管理局采取多种措施，持续、有力推动，中医医院发挥中医药特色优势取得了明显成效，中医重点专科建设不断加强，中医临床疗效逐步清晰和显现，符合中医医院特点的服务模式逐渐形成，中医综合治疗方案不断丰富和完善，中医药文化影响力日渐扩大。这都对中医护理工作提出了更高更新的要求，同时，也为中医护理发挥特色优势奠定了良好的基础。实践证明，中医医疗和护理工作相互配合、相互影响、互相促进。中医护理工作能否坚持以中医理论为指导，辨证施护，积极应用中医技术和方法，关系到医疗措施能否落实，中医药特色优势能否充分发挥，反之亦然。

在新形势新任务面前，我们也要清醒地看到，当前，中医护理工作还不能很好地适应中医药事业和中医医院建设发展的需要，还不能很好地满足人民群众对中医护理工作的新期待、新要求。刚才建中同志在讲话中谈到存在的问题，我认为分析得非常到位，也是实事求是的。各级管理部门对中医护理的认识还需进一步加深，中医护理特色优势发挥不够，医护配合不到位进而影响疗效和病程，中医护理技术应用还不够，护理人员的素质和能力还有待提高，医护人员职业发展方向不明晰，学科体系建设还比较薄弱，还存在着许多政策上、体制上的障碍，这些问题客观存在，必须引起高度重视，下决心认真地研究解决。

二、系统总结中医护理工作的经验体会和优势作用

（一）系统总结中医护理工作的经验体会

一是充分发掘中医传统疗法经验是做好中医护理工作的重要基础。千百年来，在中医药文化背景下，中医护理逐步形成了辨证施护、医护一体等特色护理理论，在实践中构建了内服外用、丰富多样的护理技术体系，有效积累了临证范围广、各具特色的专科护理经验，相继涌现出以“将护”“侍疾”“养护”为职责的各种护理队伍。根据现代中医药健康服务需求，对中医传统护理经验加以发掘整理，不断充实到中医护理工作之中，是推动中医护理工作不断进步的重要源泉。

二是正确处理好中西医护理以及医护间的关系是做好中医护理工作的重要前提。中医护理理念先进、技术灵活、内容丰富，与现代护理充分融合、互相补充，可以有效提高护理的服务品质和效果。同时，中医注重医护一体，在医院统一领导下，明确护理和医疗部门职责任务和工作定位，相互配合，整体推进，协调发展，是中医护理工作得到顺利开展的前提。例如，很多中医护理技术遵照医嘱加以实施，既是医疗手段，又是护理服务，是提高中医临床疗效的关键因素。

三是找准抓紧中医护理工作的切入点是做好中医护理工作的重要途径。满足中医临床需要，提高疗效水平是中医护理工作的出发点和落脚点。因此，在中医药理论指导下，系统梳理和总结中医护理临床经验，以中医优势病种为抓手，以症状护理和中医护理技术应用等为主要内容，研究制定规范的中医护理方案并加以推广和实施，能够有力推动中医护理的发展，提高中医护理的能力和水平。这是当前发挥中医护理优势的重要切入点，也是中医护理工作取得成效的重要途径。

四是建立健全工作机制是做好中医护理工作的重要保障。把中医护理工作纳入《中国护理事业发展规划纲要》，制定完善中医护理标准和规范，在中医医院管理年、中医医院评审等工作中对中医护理工作进行考评和监督，建立健全中医医院护理管理体系和考评体系，同时大力开展中医护理重点专科建设工作，加强中医护理队伍建设，这些工作机制的建立健全为推动中医护理工作的全面发展提供了重要保障。

（二）正确认识中医护理的特色优势

一是中医护理以人为本、注重整体的理论特点在现代医学模式下具有突出的优势。随着现代医学模式的转变，西医护理正从“以疾病为中心”向“以病人为中心”和“以人的健康为中心”的方向转变，呈现出“整体护理”的新趋势，其实质是为护理对象提供全方位、全过程的护理，使护理涵盖人的生理、心理、社会、精神、环境等多方面的健康需求。中医护理自古以来就在祖国医学整体观、辩证观的理论指导下，把人作为一个以脏腑、经络、气血为内在联系的有机整体，强调人体与自然界、社会的关系，进行辨证施护，针对病人的证型及存在或潜在的健康问题，提出因时、因地、因人而异的护理措施以及健康指导，这种整体观指导下的中医护理模式对于当今整体护理工作的发展具有突出的理论优势和借鉴意义。

二是中医护理辨证施护、个性化强的服务特点在现代健康服务中具有显著的优势。随着经济社会发展水平的不断提高，人们对健康服务的需求也呈现出明显的个体化趋势。中医护理的精髓之一是辨证施护，即针对不同个体、不同病情、不同环境，应用“扶正祛邪”“标本缓急”“同病异护”“异病同护”“因人、因时、因地制宜”及“治未病”等护理原则制定护理措施并予以实施。辨证是决定护理措施的前提和依据，施护是护理疾病的手段和方法，注重人、病、证三者之间的关系，强调人体的特殊性与差异性。与传统西医护理方案的模式化、流程化特点相比，这种辨证施护、个性化强的中医护理特点更能提供高质量的护理服务，取得最佳的护

理效果，在当今多元化的健康服务中优势十分显著。

三是中医护理灵活多样、简便有效的技术特点在临床护理中具有明显的优势。近几十年来，中医按摩、刮痧、拔罐、熏洗、药熨等一批简、便、廉、验的中医药技术广泛应用于中医临床护理。实践证明，这些中医护理技术操作简便，易于掌握，应用灵活，适用范围广，疗效确切，同时护理成本低，费用低廉，在多种常见病、多发病以及疑难疾病的康复护理和危重病人的术后护理方面，对于提高中医临床疗效都发挥了显著的作用，并受到了广大患者的欢迎和认可，已经成为中医临床中不可或缺的重要治疗和服务手段。

四是中医在"治未病"和养生康复领域的丰富经验在社区护理工作中具有广泛的应用优势。当前，社区护理正在成为医疗卫生服务的重要领域。中医护理在"治未病"和康复领域积累的丰富经验，在社区护理工作中有着广泛的应用空间。将中医外治技术应用于患者的家庭护理，可以有效提高患者康复效果和生活质量；中医情志护理原则与方法可以推动患者身心的协调发展；太极拳、气功、自我按摩等养生保健方法的应用，可以提高护理对象的健康素质和防病能力；把"药食同源""四气五味"等中医食疗理法用于中医饮食护理，可以提供切实可行的药膳方案；博大精深的中医养生文化还可以丰富中医护理健康教育内容。实践表明，中医在"治未病"和养生康复领域的丰富经验运用到社区护理的各个工作领域，是发挥中医护理优势、为广大人民群众提供中医药服务的重要途径。

三、全力以赴做好中医护理工作

当前，中医药事业正处于前所未有的战略机遇期，我们要认真抓住这个难得的发展机遇，从保持发挥中医药特色优势入手，切实做好中医护理工作。在此我着重强调4个方面的要求：

（一）进一步提高认识，理清中医护理工作思路

十八大提出要建设中国特色社会主义，全面落实经济建设、政治建设、文化建设、社会建设、生态文明建设"五位一体"总体布局，提出了2020年全面建成小康社会的宏伟目标，中医药工作要自觉融入其中，提高中医的贡献率。中医护理工作也要以科学发展观为指导，紧紧围绕保障和改善民生以及深化医药卫生体制改革的总体目标，保持和发扬中医护理特色优势，坚持以人为本、立足临床，深化改革，强化管理，突出重点，协调发展，发挥中医护理在维护和增进人民群众健康中的重要作用。

各级中医药管理部门和中医医疗机构要充分认识当前中医护理工作面临的形势和主要任务，充分认识加强中医护理工作的重要性和紧迫性，进一步理清思路，明确目标，加强组织领导。要将中医护理工作放在社会经济发展的大局中统筹考虑，把中医护理工作与卫生和中医药事业发展相结合，统一规划、统一部署、统筹安排、同步实施。要紧紧围绕发挥中医药特色优势，满足人民群众的中医药服务需求这一核心，结合各地的实际情况，制定中医护理发展的具体规划和措施，明确当前一个时期的主要任务和目标。要认真抓好落实，细化各项工作任务，科学统筹、创新方法，分步实施、务求实效。要注重抓示范建设，发挥示范带头作用，积极探索，总结经验，逐步推广，带动本地区中医护理工作分步骤达到规划的各项目标，确保目标和任务落到实处。

（二）进一步发挥特色，提升临床中医护理水平

各中医医疗机构和护理工作者要牢固树立中医护理服务的理念，增强责任感和使命感，以中医的整体观念为指导，以病人为中心，坚持"辨证施护"的中医临床护理原则，开展具有中医特色的临床护理工作。一是要加强中医专科护理和特色护理，充分利用中医药技术方法提高护理质量和水平。要鼓励科室和护理人员积极应用中医护理技术，针对不同病种、不同症状、不同环节采取有针对性的中医护理措施，力争使每个科室都能形成中医特色护理经验，明确中医护理效果，提高临床疗效。二是要把实施"优质护理服务示范工程"与中医护理工作紧密结合，持续推进。中医护理和现代护理在临床工作中互相补充，有机融合，二者不能是"两张皮"。各中医医疗机构要不断深化"以患者为中心"的服务理念，把实施"优质护理服务示范工程"作为加强中医护理的有力抓手，全面打造具有中医特色的优质护理服务。三是要加强中医医疗机构护理人员队伍建设，增强中医护理服务能力。各中医医疗机构要注重护理人员中医基本理论、基本知识和基本技能的培训和考核，重视中医护理骨干的培养，重视分层级采取不同途径和方式加强继续教育，为临床中医护理水平的提高奠定良好的人员基础。

（三）进一步继承创新，丰富中医护理内涵

中医护理来源于历史悠久的中医学和中医临床实践，蕴含着丰富的理论思维和技术方法，要认真做好继承工作，充分发挥中医护理的特色优势，系统梳理和研究中医护理的发展脉络、理论内涵、临床经验，开展中医护理技术和临床实践评价研究，提高中医护理效果。在做好继承的同时，要充分吸收借鉴现代的先进护理理念、技术和方法，促进中西医护理技术的有机结合和中医护理的可持续发展，促进中医护理学术创新。要重视和有计划地组织开展中医护理科研工作，鼓励护理人员和其他中医药人员积极开展中医护理科研并加强指导和培训，提高中医护理科研水平。要加强中医护理学科建设，进一步明确中医护理的内涵，使其作为一门独立的学科，形成自己鲜明的特色。要促进中医护理临床、科研和教育部门之间的沟通协调，统筹兼顾，形成合力，促进中医护理临床、教学、科研全面发展。

（四）进一步加强管理，完善中医护理政策和保障措施

各级中医医院要高度重视中医护理工作，为中医护理的发展创造

良好的发展环境。要加强科学管理，逐步建立垂直管理体系，加强对护士队伍的统一管理，采取有效措施充实和稳定临床一线护士队伍。要充分发挥中医护理管理部门在护士人力资源调配、质量管理、绩效考核方面的职能，完善医院人事和收入分配制度，完成护士的岗位设置管理工作，建立科学的绩效考核机制，护士的收入分配、职称晋升、奖励评优等向临床一线和中医护理倾斜，做到多劳多得、优绩优酬、同工同酬，努力创造良好的职业发展条件，稳定临床一线护士队伍。

各省级中医药管理部门要深入调查研究，认真总结分析，加强与有关部门的沟通协调，积极研究制定和完善发展中医护理的相关政策措施，如积极探索建立中医护理技术、中医辨证施护等中医护理服务价格形成机制，推动制定和提高中医护理服务项目收费标准，并将中医护理服务纳入医疗保险报销范畴；健全中医护理专业技术职务任职资格评审系列制度，细化中医护理专业技术职务考评标准，促进中医护理队伍结构的进一步优化；积极探索以中医护理技术操作为主要工作内容的中医护理人员培养模式，明确职业发展方向，打通出口；加大中医护理工作的经费投入，在专科建设、人才培养、科学研究等方面出台扶持性政策等。同时，要加大管理监督力度，建立健全评价体系，多措并举，促进中医护理发展。

国家卫生和计划生育委员会副主任、国家中医药管理局局长王国强在2013年度中医药医改工作厅局长培训班上的讲话节选

(2013年6月8日)

下面，我谈3点意见，供同志们参考。

一、肯定成绩，坚定做好中医药医改工作的信心

2009年深化医改启动以来，各地紧紧围绕《国务院关于扶持和促进中医药事业发展的若干意见》这一中医药事业发展纲领性文件和深化医改重要配套文件的贯彻落实，积极探索，大胆创新，勇于实践，取得了积极进展。

第一，基层中医药服务能力提升得到前所未有的重视。为进一步提高基层中医药服务可及性和可得性，根据“保基本、强基层、建机制”的医改基本原则和国务院“十二五”医改规划，经国务院医改领导小组同意，去年，国家5部门启动实施了基层中医药服务能力提升工程，在总结以往工作经验、找出薄弱环节的基础上，进一步理清思路、统筹规划，强化政策落实，加大投入力度，切实加强中医药条件、特色优势和人才队伍建设。目前，各地进展顺利，已有26个省（区、市）印发了实施意见和方案，其中，部分省份由政府办公厅转发，大部分由发改委、财政等部门联合发文；三分之二的省份以政府名义召开了启动工作会议，将提升工程列为政府工作目标，层层签订了责任状。目前，中医类医院有3308所，75.6%的社区卫生服务中心、66.5%的乡镇卫生院、51.6%的社区卫生服务站、57.5%的村卫生室能够提供中医药服务；很多社区卫生服务中心和乡镇卫生院打造形成了中医药文化氛围浓郁的综合服务区，以病人为中心提供中医药综合服务，成为基层卫生工作的特色和亮点。

第二，公立中医医院改革试点得到同步推进。公立医院改革试点特别是县级公立医院综合改革试点启动后，我局和原卫生部就要求将中医医院纳入改革试点总体部署，同步考虑，统筹安排，体现特色；落实对中医院（民族医院）“在投入政策上予以倾斜”的政策，研究制定有利于发挥中医药特色优势的具体补助办法；巩固完善中医医疗服务体系，加强现有公立中医医院的建设。在新版医疗服务价格项目规范中，将中医医疗服务价格项目由原来的124项增加到了337项，将“中医辨证论治”等体现中医药技术劳务特点的项目列为收费项目。各地也积极开展探索，北京建立中医药特色服务年度绩效考核制度，考核合格的中医医院人员基本工资、国家规定范围内津贴由财政全额拨款；陕西对县级中医医院实行全额预算管理；甘肃将中医医院和综合医院中医科的床位补助标准提高到同级综合医院的1.5倍；浙江宁波和嘉兴对中医药门诊人次和中医药住院床日进行财政补助。

第三，中医药内容纳入基本公共卫生服务项目。从2013年开始，将中医药健康管理项目单独打包纳入国家基本公共卫生服务项目，由财政出钱，免费为65岁以上老年人每年做一次中医体质辨识和中医健康指导，对0~3岁儿童每年进行2次中医调养指导。这为下一步将更多效果明显、特色突出、路径清晰的中医药预防保健服务项目纳入国家基本公共卫生服务项目起好了步，开好了头。各地也积极开展了探索，北京启动“冬病夏治三伏贴社区行动”，对药物、价格等实行“八统一”后纳入医疗保险报销范围。广东南海运用中医药技术和方法开展“沃土、松土、培种、护苗”工程，有力地促进了优生优育。

第四，国家基本药物政策充分

体现了中西药并重原则。先后两版国家基本药物目录，都将中药作为重要内容，一是明确颁布国家药品标准的中药饮片为国家基本药物，中药饮片继续执行原有定价、采购、配送、使用和基本医疗保险给付等政策；二是中成药品种数明显增加，2012年版与2009年版相比，中成药品种数由102个品种增加到203种，占化药、生物药和中成药总品种数的39%，增幅为99%，明显高于化药和生物药品。所有的省（区、市）也都将中成药作为省级增补目录的重要内容，增补的中成药品种数占全国省级增补药品总品种数的42%，北京等8个省份增补药品中中成药占比过半。为指导合理使用中成药，我局编写了国家基本药物基层版中成药临床应用指南、《中成药临床应用指导原则》和《中药注射剂临床应用指南》，制作了国家基本药物临床应用指南（中成药）视频资料，并广泛开展宣传和培训。在基本药物政策引导下，基层医疗卫生机构中药饮片使用率明显提高，为缓解基层群众看病就医问题、减轻医药费用负担起到了积极作用。

第五，鼓励提供和使用中医药服务的医保政策进一步落实。各地积极落实原卫生部等5部门提高新农合中医药报销比例的要求，据监测，参合县中，65.5%的县提高了中医医院报销比例，72.4%的县将中西医分开核算后提高了中医药服务报销比例，42.4%的县降低了中医医院报销起付线。甘肃等地提高了城镇职工和居民基本医保中医药报销比例；重庆等地降低了各类参保人员在中医院住院治疗的起付标准，参保人在三级和二级中医医院住院和门诊大病治疗起付标准降低一个档次。

深化医改以来，中医药行业用实际行动积极参与各项改革，充分发挥中医药特色优势，缓解了群众看病就医问题，放大了医改惠民效果，丰富了中国特色基本医疗卫生制度。2012年，占全国卫生机构4%左右的中医类医疗卫生机构、占全国卫生技术人员7.1%的中医药人员，提供了全国门诊总量15.1%和出院总量11.4%的诊疗服务；中医医院次均门诊费用较综合医院低14.4%、低24元，人均住院费用较综合医院低27.1%、低1492元。

这些成绩，都是在医改的大背景下取得的，与国务院医改办、国家卫生计生委、国家发展改革委、财政部、人力资源社会保障部等相关部门的大力支持和帮助分不开，与全国各级卫生、中医药行政管理部门和广大中医药工作者不懈努力和辛勤劳动分不开。在这里我代表国家卫生计生委和国家中医药管理局向你们表示衷心的感谢，希望各相关部门在今后的工作中继续关心、支持和帮助中医药部门做好中医药医改工作；希望全国各级卫生、中医药行政管理部门和广大中医药工作者继续以改革创新的精神和真抓实干的作风，开拓进取，不断推进中医药医改工作。

我们也要清醒地看到困难和问题。一是各地落实医改中有关中医药的政策进展不平衡，如一些地区在财政补偿不到位的情况下取消了中药饮片差率，极大地影响了中医药服务的提供；一些地区还没有落实医保鼓励中医药服务的政策。二是管理体制、补偿政策、价格政策等制约中医药特色优势发挥的体制性及机制性问题还未得到根本解决，中医药简、便、验、廉的特色优势成为中医医院发展的“劣势”，严重影响了中医医院按照中医药规律建设与发展，偏离了以中医为主的办院方向，有的甚至办成了第二人民医院。三是中医药机构基础设施建设仍有较大缺口，部分县级中医医院设施设备陈旧，难以满足90%以上病人不出县的要求；基层医疗卫生机构普遍存在中医科室条件差、中医诊疗设备配备严重不足的问题，中医药服务能力建设还很薄弱。这些问题都需要通过进一步深化改革和加强落实来加以解决。

我国医改已经进入了新阶段，面临着新的形势和任务，中医药医改工作同样如此。大家一定要看到成绩，中医药在深化医改中不仅能“有所作为”，而且能“大有可为”。我们要认识到，无论从我国长期处于社会主义初级阶段这一基本国情出发，还是从中医药在历史上和当今对人民群众医疗保健服务的贡献出发，建设中国特色的基本医疗卫生制度，必须坚持中西医并重，必须发挥中医药特色优势和作用；不要认为中医药工作对于医改全局“可有可无”，因而“妄自菲薄”，从而自我“边缘化”。一定要看到机遇，医改工作是一个系统工程，涉及医疗保障、医疗服务、公共卫生、药品供应、监管体制综合改革等多个方面，这些都与中医药息息相关，深化医改的不断推进，为中医药事业发展提供了更加广阔的舞台，大家一定要抓住这一难得的历史机遇，争取在制约和影响中医药事业发展的关键问题上有所作为、有所突破。一定要看到需求，广大人民群众对中医药十分信赖和喜爱，对中医药事业发展热切期盼，近年一项专门调查结果显示，90%的民众关注中医药，88%的民众用过中医药，53%的民众看病首选中医药。我们要从为人民群众健康负责的角度出发，通过医改，进一步提高中医药服务可及性，提高中医临床服务能力和“治未病”能力，使中医药事业发展成果更好地惠及更多的老百姓。我们一定要坚定信心，提振精、气、神，以高度的责任感和使命感，认真探索研究并协调落实既符合医改要求又能遵循中医药发展规律的具体改革措施，全面推进中医药医改工作。

二、突出重点，统筹推进中医药医改工作

卫计生发〔2013〕21号文件的贯彻落实，虽然着眼点和出发点在公立医院改革，但内容涉及中医药事业发展的方方面面，事关中医药事业发展的全局。我局办公室日前专门下发了《关于抓紧做好卫计生发〔2013〕21号文件贯彻落实工作的通知》，希望大家抓紧做好贯彻落实工作，用好用足卫计生发21号文件。下面，我就做好相关工作谈4

点意见。

第一，统筹推进公立中医医院改革试点工作。公立医院改革已经进入深水区和攻坚期。中医医院怎么改，一直是社会持续热议、行业普遍关心的问题。应当说，公立中医医院改革的任务比公立医院更加艰巨，不仅要完成改革的“规定动作”，还要突出中医药特色，探索符合中医药发展规律的体制、机制，让干中医的人“不吃亏”。各省级中医药管理部门要主动协调省级医改、发展改革、财政、人力资源社会保障、卫生部门，从省级层面制度设计上将中医药服务补偿机制和中医医院建设与发展问题作为公立医院改革的重要内容专门研究、统一规划、共同部署；要主动协调和指导辖区内的各市（地）、县（市、区）制订和落实好公立医院改革方案。

一要通过鼓励使用中药饮片等途径改革中医药服务补偿机制。各地在改革药品加成政策时，一定要充分考虑中药饮片特殊的价格形成机制和管理成本，区别对待中药饮片，在补偿不足、不到位的情况下不能盲目取消中药饮片加成。个别已经取消中药饮片加成政策的地区，要研究制定科学合理的中药饮片专项补偿政策，避免出现中药饮片使用量越大越亏损的现象。

二要在总额预付、单病种付费等支付制度改革中研究鼓励使用中医药服务的政策措施，争取实现“同区域、同级别（医院）、同病种、同费用”，引导医院发挥中医药简、便、验、廉的特色和优势。

三要结合实施新版医疗服务价格项目规范，鼓励更多技术成熟稳定的中医医疗服务项目纳入收费项目，将既往根据物耗成本确定项目价格改为根据人力消耗、技术含量、风险程度等确定项目价格，切实提高中医医疗服务价格，充分体现中医和中医药人员技术劳务价值，进一步理顺中医医疗服务价格形成机制。

四要因地制宜协调相关部门落实中医医院投入倾斜政策，可以对中医药门诊人次、中医药住院床日、中药饮片处方和针灸、推拿等中医非药物疗法进行补助；可以对中医医院实行全额预算管理；可以探索开展中医医疗联合体和县乡一体化管理试点，通过优质中医药资源下沉和纵向流动来解决中医医疗资源配置不均衡和基层服务能力不强的问题。

五要练好“内功”，强筋壮骨，在中医医院管理年、医院等级评审和持续改进等工作的基础上，持续强化中医医院中医药特色优势建设，进一步提高中医临床疗效，提升中医医院综合服务能力和中医药特色优势服务能力。

第二，全力做好提升工程实施工作。提升工程已经被列入即将印发的国务院办公厅2013年深化医改主要工作安排。从已经启动实施省份的实践证明，实施提升工程有利于积极争取各级党委、政府对中医药事业的大力支持，凝聚各相关部门扶持促进中医药事业发展的广泛共识，营造形成全社会共同支持中医药事业发展的良好氛围。尚未启动实施的省份，要加快协调相关部门，特别是发展改革、财政和人保等部门，尽快制定出台实施意见和方案，推动基层各项好的中医药政策措施真正转化为人民群众“看得见”“摸得着”的具体行动。已经启动实施的省份，要充分发挥政府主导和多部门协同合力机制作用，共同研究解决影响和制约基层中医药服务能力提升的主要困难和突出问题，切实加大政策扶持和项目资金投入力度；加强督促检查，以基层群众是否真正获得优质高效的中医药服务为衡量标准，狠抓落实，确保提升工程取得实效；及时总结并推广工作中的亮点和经验，不断完善各项政策措施。我局将加大监测工作力度，对各地进展进行动态跟踪分析；加大督导检查力度，建立上下联动、推广经验和督导约谈的机制。

第三，在公共卫生服务均等化中进一步发挥中医药作用。一是做好基本公共卫生服务项目新增中医药健康管理项目实施工作，65岁以上老年人和0~3岁儿童覆盖率至少达到30%。二是大力开展中医药健康教育，提高全民的中医健康素养，指导城乡居民运用中医药技术和方法进行养生保健。三是继续开展试点，扩大试点范围，丰富服务内容，探索项目路径，积累可行性和有效性数据，力争将更多的中医药“治未病”服务项目纳入基本公共卫生服务。四是要按照由点到面、由地方到全国的原则，逐步探索将中医药防治在校学生和老年人等易感和聚集人群呼吸道和肠道传染病列入重大公共卫生项目。

第四，做好中医药一技之长人员纳入乡村医生管理工作。在民间有一些方法独特、疗效显著、深受老百姓欢迎的中医药一技之长人员，他们很多人都是当年的赤脚医生。《执业医师法》和《乡村医生从业管理条例》实施后，他们由于种种原因没有取得合法的行医资格，处于十分尴尬的境地，所掌握的医术专长也面临失传的危险。为了解决这一问题，同时弥补农村卫生技术人员特别是中医药人员不足的问题，经过原卫生部和我局在吉林、贵州等7个省54个县（市）两批试点探索，以及我局与国家卫生计生委的反复研究，日前，国家卫生计生委和我局联合印发了《关于做好中医药一技之长人员纳入乡村医生管理工作的通知》，要求通过临床考核、农民评议和中等中医学专业水平考试等程序，将中医药一技之长人员纳入乡村医生管理。这个文件非常重要，也非常来之不易。各地一定要高度重视这项工作，按照《乡村医生从业管理条例》第十二条的规定，根据本地区实际情况，结合提升工程实施工作，尽快制订具体工作方案，并切实加强领导，抓好落实。在临床考核和中等中医学专业水平考试时，要充分考虑他们的技术专长，遵循“会什么”就“考什么”，然后再允许“用什么”的原则，允许其提供经考核合格并在《乡村医生执业证书》上注明的临床技术专长和诊疗方法。在今后的执业活动中，各地也要注重加强对这类人员的培训，帮助他们掌握更多的医学知识，更好地保证医疗安全和提高临床疗效。

三、加强学习，提高中医药医改工作能力

医改是庞大的系统工程，中医药医改工作也是如此，必须要加强中医药部门学习和研究、组织和协调、执行和督导的能力，才能切实担负起统筹推进中医药医改工作的重任。

第一，要强化学习和研究能力。一要学习大医改政策。这是推进中医药医改工作的前提和基础，各级中医药管理部门的领导和同志们务必要吃透大医改政策，使自己首先成为大医改的专家，才能研究怎么开展中医药工作。二要加强政策研究。围绕医改全局，研究中医药改革发展的特殊性问题和重大、长远、战略性问题，提出改革思路和相关政策措施。三要总结经验，学习经验。医改经验来源于基层、来源于实践。要善于总结和学习其他部门和地方已经形成的经验、做法，深化对中医药医改工作规律的认识，积极向决策部门提出意见和建议。

第二，强化组织和协调能力。一要把中医药医改工作作为当前中医药工作的重中之重，切实加强组织领导，一把手亲自负责。二要积极向各级党委、政府和相关部门及时报告中医药医改工作进展情况，主动反映影响和制约中医药作用发挥的体制性、机制性以及工作性问题，积极争取把提升工程等重点工作纳入政府责任目标。三要主动协调省级医改、发展改革、财政、卫生部门，从省级层面制度设计上将中医药作为深化医改的重要内容统一规划、共同部署。四要建立省级中医药医改联系人制度。由于各省级中医药管理部门人手非常少，要求成立专门的医改办不太现实，为此我局近期下发通知，要求各省从分管中医医政工作的业务骨干中确定一名中医药医改工作联系人，负责与我局联络，上传下达中医药医改政策措施，同时协调本地区中医药医改工作。各地要加强对医改联系人的培训，多压担子，多给历练，帮助他们更好地开展工作。

第三，强化执行和督导能力。如果执行力不够，地方落实不好，国家政策再好，也只能是空中楼阁，中医药医改工作难以顺利推进。我们在调研中发现，一些经过艰苦协调、来之不易的政策措施在部分地区没有得到实施；一些基层反复反映的困难和问题，其实已经有了明确的解决政策；个别地方制定的政策措施，甚至与国家相关文件要求不相符。因此，要切实提高各级中医药管理部门和中医医院的执行力，把抓落实作为基本方法，多措并举，确保各项政策措施和工作要求真正“落地”，见到成效。我局将对重大政策问题执行有偏差的地区，通过督导、约谈等方式督促予以整改；适时开展中医药医改评估工作，指导地方全面推进中医药医改工作。

国家卫生和计划生育委员会副主任，国家中医药管理局党组书记、局长、局党的群众路线教育实践活动领导小组组长王国强在国家中医药管理局党的群众路线教育实践活动动员大会上的讲话

（2013年7月4日）

党中央决定从今年下半年开始，围绕保持党的先进性和纯洁性，在全党深入开展以为民务实清廉为主要内容的党的群众路线教育实践活动。这是贯彻落实十八大精神，坚持党要管党、从严治党的重大决策，是顺应群众期盼，加强学习型、服务型、创新型马克思主义执政党建设的重大部署，是推进中国特色社会主义伟大事业的重大举措。5月9日，中央下发了《中共中央关于在全党深入开展党的群众路线教育实践活动的意见》，对在全党开展教育实践活动进行了具体部署。6月18日，中央召开了党的群众路线教育实践活动工作会议，习近平总书记作了重要讲话，深刻论述了教育实践活动的重大意义、指导思想、目标任务，对加强组织领导提出了明确要求，为全党开展好教育实践活动指明了方向。

中央教育实践活动工作会议后，我局及时召开处级以上领导干部参加的党组扩大会议，学习传达贯彻习近平总书记、刘云山同志、赵乐际同志的讲话精神；召开党组会研究部署了在全局系统深入开展党的群众路线教育实践活动的工作，成立了领导小组及其办公室等机构；制订了教育实践活动实施方案，并已报中央督导组审定；先后召开了中医药行业人大代表、政协委员、各民主党派代表、院士、局机关干部、离退休老领导和老同志、直属单位、社会团体、中医药医疗机构、高等院校、科研院所、企业各界专家以及部分地方中医药管理部门同志参加的不同方面、不同层次的8个座谈会，向40余个省、市级的中医药管理部门发送了征求意见函，广泛听取对我局在“四风”方面的意见。今天，我们在这里召开专门会议，对教育实践活动进行全面动员部署。中央督导组组长张玉台同志将作重要讲话，对我局开展好教育实践活动提出指导意见和要求，

我们一定要抓好落实。

下面，我就贯彻落实中央决策部署，切实开展好我局教育实践活动，讲3点意见。

一、深刻领会习近平总书记重要讲话精神，充分认识开展党的群众路线教育实践活动的重大意义

习近平总书记指出，开展教育实践活动，是实现党的十八大确定的奋斗目标的必然要求，是保持党的先进性和纯洁性、巩固党的执政基础和执政地位的必然要求，是解决群众反映强烈的突出问题的必然要求。我们一定要深刻认识开展教育实践活动的重要性和紧迫性，自觉把思想和行动统一到中央的决策部署上来，积极投入教育实践活动中。

（一）开展教育实践活动是新时期加强和改进党的建设，实现党的十八大确定的奋斗目标的重大举措

党的十八大确定了“两个一百年”的奋斗目标，习近平总书记提出实现中华民族伟大复兴的中国梦。实现这样的奋斗目标、奋斗理想，关键取决于我们党，取决于我们党的力量。党的力量从哪里来，就是从植根群众、联系群众中来，从优良传统、优良作风中来。开展群众路线教育实践活动，就是要使全党同志牢记并恪守全心全意为人民服务的根本宗旨，充分发挥党密切联系群众的独特优势；就是要把为民务实清廉的价值追求深深植根于全党同志的思想和行动中，使党的执政基础和执政地位具有广泛、深厚、可靠的群众基础；就是要克服精神懈怠、能力不足、脱离群众、消极腐败的危险，集中力量解决形式主义、官僚主义、享乐主义和奢靡之风这“四风”问题，教育引导广大党员、干部牢固树立宗旨意识和马克思主义群众观点，贯彻党的群众路线，切实改进工作作风，始终赢得人民群众的信任和拥护，为实现党的十八大确定的目标任务而努力奋斗。

（二）开展教育实践活动是顺应人民群众新期盼，满足人民群众对中医药服务需求的重大举措

维护和增进人民群众健康是重大民生问题，中医药事业是服务百姓健康的伟大事业，是联系群众的重要窗口和服务行业，中医药人孜孜以求的目标和梦想就是要不断满足人民群众对中医药服务的需求，不断提高人民群众的健康水平，这既是中医人的中医梦，也是中国梦的重要内容。没有13亿人民的健康，就不会有全面的小康。满足人民群众对美好生活的新期盼，实现人民群众的“健康梦”，中医药必须发挥独特和不可替代的作用。而实现这一目标，关键取决于中医药行业广大党员、干部推动事业发展的能力水平和良好的作风。开展教育实践活动，就是要充分发挥中医药行业密切联系群众的独特优势，提振精、气、神，拧成一股劲，同心同德，攻坚克难，以作风建设的新成效汇聚起推动事业科学发展的强大力量，为提高人民群众的健康水平、实现中国梦作出应有的贡献。

（三）开展教育实践活动是推动解决中医药领域突出问题，促进事业科学发展的重大举措

近年来，在党中央、国务院正确领导下，中医药事业发展势头是好的，中医药行业的整体形象是好的，得到了人民群众的认可和肯定。但也必须清醒地看到，中医药资源总量不足，资源配置不合理，中医药服务能力和水平与人民群众的需求还有较大差距；中医药队伍素质、作风等方面还不完全适应新形势、新任务的要求，群众对中医药工作还有一些不满意的地方；中医药管理部门还存在缺位和作为不够的现象；少数党员、干部还存在群众意识淡漠，作风不正、不实、不廉的问题，这些都影响了事业的科学发展和行业的良好形象。开展教育实践活动，就是要以思想作风建设促进工作作风转变，推动解决制约事业发展、群众反映强烈的突出问题，促进中医药事业科学发展。

二、准确把握教育实践活动的目标任务、基本原则和方法步骤，扎实推进、不走过场

在开展教育实践活动中，要准确把握好以下几个方面的要求。

（一）全面落实各项目标任务

一是强化宗旨意识，促进思想进一步提高。要通过教育实践活动，使广大党员、干部进一步坚定理想信念，强化宗旨意识，增强群众观点；坚持以人为本、人民至上；坚持立党为公、执政为民；坚持从群众中来、到群众中去，一切为了群众、一切依靠群众，自觉把群众利益放在首位，把满足群众对中医药服务需求作为工作的出发点和落脚点。不断改进和做好中医药工作，不断增强推动中医药事业发展的能力和水平，保持和扩大中医药广泛、深厚的群众基础。

二是解决突出问题，促进作风进一步转变。要通过教育实践活动，结合我局工作实际，聚焦作风建设，以整风精神集中解决“四风”问题。要对准焦距，找准穴位，抓住要害，整体推进，协同解决，不“走神”，不“散光”。反对形式主义，要着重解决工作不实的问题，切实改进工作作风，解决好有政策但狠抓落实不够、有部署但督促检查不够的问题。要切实改进学风、文风、会风，大力精简会议文件，提高文件的可操作性，增强会议的实效性。要切实把心思用在干事业上，把工夫下到察实情、出实招、办实事、求实效上，力求在解决影响和制约中医药事业发展的难点、重点问题上有所突破，有所成效。反对官僚主义，要着重解决在人民群众利益上不维护、不作为的问题，坚决克服个别党员、干部工作中消极应付、推诿扯皮的现象。要进一步转变政府职能，发挥我局在中医药工作中的规划、政策、监督作用，加强顶层设计。要深入实际、深入基层、深入群众，虚心向群众学习，真心对群众负责，热心为群众服务，诚心接受群众监督。要加强与相关部门的沟通协调，研究制定中医药改革发展的新举措、新政策，促进中医药在医疗、保健、教育、科研、产业、文化“六位一体”的全面发展。反对享乐主义，要着重克服及时行乐思想和特权现象。着力解决个别党员、干部精神懈怠、不思进取的问题。要按照相关标准，梳理在公务接待、用车和住房方面的问题，及时清理和纠正。反对奢靡之风，要着重狠刹挥霍享乐和骄奢淫逸的不良风气。要坚决执行好、落实好我局关于贯彻落实中央关于改进工作作风、密切联系群众八项规定的实施办法，坚持艰苦朴素、勤俭节约，继续清查“小金库”“三公”经费情况，禁止用公款大吃大喝、高消费娱乐等现象。

三是结合行业特点，促进与人民群众联系进一步密切。要通过教育实践活动，进一步完善和落实党组在科学发展观指导下形成的“整体思维、系统运行、‘三观’互动、‘六位一体’、统筹协调、科学发展”的理念思路和机制方法。要大力推进中医“治未病”健康工程、基层中医药服务能力提升工程、中医药文化建设工程和“中医中药中国行——进乡村·进社区·进家庭”活动，进一步提高人民群众对中医药服务的覆盖面和可得性，让人民群众真正享受到中医药事业发展的好处。同时要认真查找影响和制约中医药事业发展、群众反映强烈的突出问题。坚持从群众最需要的地方做起，从群众不满意的地方改起。局机关各部门及各直属单位要紧紧围绕当前中医药发展基础条件差、人才匮乏、服务体系不健全、服务领域趋于萎缩、基层中医药服务能力不强、中医药服务的内容和层次还不能满足人民群众需求、中医药特色优势还没有得到充分发挥等突出问题，分析原因，找准重点，明确方向，研究提出切实可行的解决办法。要通过进一步加强中医药的继承创新，完善和健全中医药服务体系建设，推进中医药人才队伍建设等工作，不断提高中医临床疗效和中医药治疗疾病、预防保健的能力和水平。

四是注重真抓实干，促进为民务实清廉形象进一步树立。要通过教育实践活动，进一步运用好局机关开展的学习型、服务型、创新型党支部建设，创建学习型组织、服务型机关、和谐团队以及节约型单位建设等载体，紧扣为民务实清廉的主要内容，扎实推进教育实践活动。为民，就是要坚持一切为了人民健康，着力改善民生。要在中医医疗、保健、养生等领域，充分发挥中医药的特色和优势，真正发挥中医药服务百姓健康的作用。务实，就是在工作中求真务实、真抓实干，全面深入贯彻落实《国务院关于扶持和促进中医药事业发展的若干意见》和中医药事业发展“十二五”规划，促进中医药改革发展取得新成效，开创中医药工作新局面。清廉，就是自觉遵守党章，严格执行廉政准则，认真落实中央八项规定要求。要严格规范权力行使，坚持用制度管人、管事、管权，反对一切消极腐败现象。继续推进惩防体系建设，加强廉政风险防控工作，落实党风廉政建设责任制，整治行业不正之风。要更加注重预防为主，体现中医“未病先防、已病防变、愈后防复发”的“治未病”理念，真正做到干部清正、机关清廉、政务清明。

（二）牢牢把握基本原则

一是坚持正面教育为主。就是要把学习教育、思想理论武装放在首位，在广大党员、干部中加强马克思主义群众观点和党的群众路线教育，引导党员、干部坚定理想信念，增强公仆意识，讲党性、重品行、作表率，坚持固本培元、扶正祛邪，模范践行社会主义核心价值观，坚守共产党人的精神追求。

二是坚持批评和自我批评。就是要开展积极健康的思想斗争。要坚决克服自我批评浅、互相批评少、评功摆好多、真心“挑刺”少的现象。要全面贯彻“照镜子、正衣冠、洗洗澡、治治病”的总要求，敢于揭短亮丑，真正红红脸、出出汗、排排毒，真正使批评和自我批评成为加强党的自身建设的锐利武器。

三是坚持领导带头。就是要坚持党组带头、领导带头。党组成员、局机关和各直属单位主要负责同志，都要切实做到带头学习研读文件、带头听取意见、带头谈心交心、带头开展批评与自我批评、带头进行整改。坚持从自己做起，从现在改起，推动形成上级带头、领导示范、上行下效的生动局面。

四是坚持分类指导。就是要从实际出发开展活动。各单位在落实中央总体要求的基础上，要坚持分类指导，要根据自身不同情况，提出不同的目标要求、办法措施，找准各自需要解决的突出问题，努力做到规定动作要扎实到位，自选动作要突出特色，力求在解决问题上取得实效。

五是坚持讲求实效。就是要开门搞活动。活动的每个环节都要组织群众有效参与，听取群众意见和建议，让群众评价，受群众监督。要适时组织群众对解决问题、改进作风情况进行民主评议，使活动真正成为群众支持、群众检验、群众满意的民心工程。

（三）紧紧抓住3个环节

在“学习教育、听取意见”环节，要把学习教育、思想理论武装摆在第一位，认真学习研读中央指定的学习文件和材料，不断提高思想认识和理论水平。要通过党组学习中心组带头学习，组织党员干部学习班专题学，举办各类先进典型演讲会向先进学。各级党组织要安排好集体学习，每个党员、干部要联系思想实际开展自学，使学习内容更加丰富多彩，使学习效果更加有效管用。要深入开展调查研究，围绕中医药改革发展、基层群众关心的突出问题，结合教育实践活动要求，局领导将带队，赴全国有关省份开展深入的调研活动，广泛倾听基层和群众的意见，对中医药工作进行“望、闻、问、切”。我们还要在已经开展的征求意见基础上，进一步扩大听取意见的范围，拓宽听取意见的渠道，设立意见建议箱、热线电话等，保证不同地方、不同方面、不同层次的意见都能反映上来。

在“查摆问题、开展批评”环节，要重点围绕为民务实清廉要求，对照党章、廉政准则、改进作风要求、群众期盼和先进典型这五面镜子，在宗旨意识、工作作风、廉洁自律上摆问题、找差距，通过群众提、自己找、上级点、互相帮，认真查摆在“四风”方面存在的问题，进行党性分析和自我剖析，开展好批评和自我批评。要通过辨证施治、预防在先、扶正祛邪，不断提高党员、干部自我净化、自我完善、自我革新、自我提高的能力。

要组织召开一次高质量的专题民主生活会。党组书记和党组成员要带头作表率，各级党组织要切实负起责任，主要负责同志要带头查摆问题，带头开展批评和自我批评。会前，要充分听取群众意见，党组织主要负责同志与班子成员以及班子成员之间要开展谈心交流，要交真心、讲真话，处以上领导干部都要对照为民务实清廉要求认真撰写对照检查材料。会上，既要进行深刻的自我批评，又要开展诚恳的相互批评。会后，要在规定范围通报民主生活会情况和班子成员的对照检查材料。

各级基层党组织要认真组织党员参加教育实践活动。每个党员都要参加所在党支部或党小组召开的专题组织生活会，针对存在的问题，提出改进措施和办法。要认真贯彻习近平总书记提出的要求，"打消自我批评怕丢面子、批评上级怕穿小鞋、批评同级怕伤和气、批评下级怕丢选票"等顾虑，开展积极健康的思想斗争。不马虎敷衍，不文过饰非，不发泄私愤，不搞无原则的纷争，真正达到"团结——批评——团结"的目的。

在"整改落实、建章立制"环节，要重点针对作风方面存在的问题，提出解决对策，进行集中治理，制订和落实整改方案，并着力形成制度成果。对于每个党员、干部来讲，要通过"照镜子、正衣冠、洗洗澡、治治病"，在找准病症的基础上，对症下药，该吃中药吃中药，该吃西药吃西药，或者中西医结合。问题严重的，该动手术的动手术，惩前毖后，治病救人。对于各级党组织来讲，要坚持边学边改、边查边改、边整边改，认真梳理群众意见，制定整改措施并切实抓好落实，同时要通过建章立制，建立长效机制并严格执行。

局机关各部门和各直属单位要针对存在的问题，制定整改任务书、时间表，落实具体责任人，并向群众公示；整改方案和结果，也要在一定范围公布，接受党员群众监督。集中教育实践活动告一段落后，要继续抓好整改措施的落实，不断巩固扩大教育实践活动成果。整改要注重从建章立制等制度建设上解决问题，使贯彻党的群众路线成为党员、干部长期自觉的行动。

三、加强领导，精心组织，确保教育实践活动取得实效

开展群众路线教育实践活动，任务和要求已经十分明确，关键是抓好贯彻落实。

（一）加强组织领导

党组成立国家中医药管理局教育实践活动领导小组，由王国强同志任组长，马建中同志任副组长，党组同志为成员。领导小组下设办公室，办公室下设综合组、材料组、宣传组、督导组。各直属单位也要抓紧成立相应的领导机构和工作机构，党组织主要负责同志为本单位教育实践活动第一责任人。

（二）制订实施方案

局机关在中央督导组指导下，在围绕"四风"广泛征求党内外干部群众意见和建议的基础上，制订了我局教育实践活动的实施方案。各单位也要根据中央要求，在局督导组的指导下尽快制订相应的实施方案，扎实开展活动。

（三）加强督导检查

要把督导检查贯穿教育实践活动全过程。要按照政治过硬、原则性强、认真负责的标准和要求，组建局督导组。局督导组对所督导单位的教育实践活动进行全程巡回指导。要做好督导培训，明确督导任务，确保督导质量。

（四）加强宣传引导

要充分运用报刊、互联网、宣传栏等有效载体，加强正面宣传和舆论引导，为教育实践活动营造良好舆论氛围。要编发教育实践活动简报，向中央有关方面汇报、向直属单位通报活动开展情况。要注重发挥典型的示范和警示作用，通过信息简讯、工作综述、典型宣传、专题采访、深度报道等形式，积极宣传各部门、各单位教育实践活动取得的进展和成效。

（五）注重载体创新

要充分发挥中医药系统密切联系群众的窗口部门和行业特点，实施"中医药服务百姓健康推进行动"，推动中医"治未病"健康工程、基层中医药服务能力提升工程以及"中医中药中国行——进乡村·进社区·进家庭"等活动载体，取得新进展新成就。

（六）坚持"五个贯穿始终"

要把活动总要求贯穿始终，把反对"四风"贯穿始终，把整风精神贯穿始终，把领导带头贯穿始终，把制度建设贯穿始终。确保教育实践活动不虚、不空、不偏。

（七）坚持统筹兼顾

要把组织开展教育实践活动与认真做好各项工作结合起来，切实做到两手抓、两不误、两促进，防止"两张皮"。既要认真落实中央统一部署，坚持教育实践活动的基本环节不能少、不变通，"规定动作"做到位，"自选动作"有特色；又要努力完成全年工作目标和任务，扎实做好各项业务工作，推动中医药事业科学发展。

此次群众路线教育实践活动，中央向第一批教育实践活动单位派出了督导组，以张玉台同志为组长的中央第23督导组负责指导我局教育实践活动，体现了中央对我局开展教育实践活动的高度重视和关心，我们感到精神振奋，备受鼓舞，更加坚定了开展好活动的信心和决心。我们要积极主动，全力配合好中央督导组的工作，虚心接受中央督导组的指导和帮助，多请示，多汇报，做到思想到位、意识到位、行动到位、落实到位，认认真真、一丝不苟、不折不扣将中央的要求落到实处。

国家卫生和计划生育委员会副主任、国家中医药管理局局长王国强在2013年全国中医药工作厅局长座谈会上的讲话节选

（2013年8月9日）

下面我讲4点意见。

一、关于会议的基本情况和主要收获

会议的特点。一是从会议的内容看，主题突出，紧紧围绕深入开展教育实践活动，研究与群众切身利益紧密相关的有关工作，以教育实践活动推动中医药工作。二是从会议的形式看，会风转变，会议内容非常丰富，时间短而紧凑，紧扣主题，更多的时间用于听取各地的心声、好做法、好经验；会议既有研讨，也有实地考察，注重理论联系实际。三是从会议的发言看，既有主旨发言，也有重点介绍，内容各有侧重，发言思路清晰，言简意赅，突出效果。

会议的收获。大家普遍感觉收获很大，有4点比较突出，这是会议形成的共识，我认为这也是本次会议最大的收获之一。一是中医药工作与群众密切相关，做好中医药工作就是践行党的群众路线。党的群众路线的核心是一切为了群众、一切依靠群众，中医药工作的出发点和落脚点就是把人民群众的健康利益放在第一位。大家一致认为，只有不断提高中医药服务的能力和水平，不断满足群众的中医药服务需求，实现好、维护好、发展好人民群众的健康权益，才是真正践行了群众路线。二是良好的作风，是做好中医药工作的前提和保障。开展教育实践活动，就是要以思想作风建设促进工作作风转变，推动解决制约中医药事业发展、群众反映强烈的突出问题。这关键取决于中医药行业广大党员干部推动事业发展的能力水平和良好的作风，只有切实改进工作作风，注重深入基层、深入实际、深入群众，不断增强抓落实的能力和效果，才能促进中医药事业科学发展。三是科学的方法，是推动中医药事业科学发展的关键。大家一致认为，中医药近年来之所以有较快的发展，地位和作用更加凸显，很重要的一点就在于大家坚持运用“三观互动”的科学理念和方法，准确把握每一项工作在“三观”中的定位和互动作用。四是改革创新，是中医药发展的根本动力。虽然各地交流的中医药工作领域和做法不同，取得的经验也不一样，但都是各地因地制宜、创新思路、改革探索的结果，这也充分体现了各地更加注重宏观把控，完善工作机制；更加注重协调沟通，争取政策；更加注重完善措施，工作落实；更加注重作风转变，服务基层。

这次会议讨论也非常热烈，大家反映了很多问题，提出了许多意见、建议，这些问题既有长期困扰和制约中医药事业发展的突出问题，也有近年来遇到的新情况、新困难。有些困难和问题，在国家和省级政策层面已经有了相应的思路和方法，关键在于如何落实，特别是结合当地实际，变成具体的政策措施。还有些问题，需要我们创新思维，理清思路，拿出措施。

下面，我就大家普遍关心的几个重大问题，做几点说明。一是关于基层人才问题。近年来，我们通过加强培训搞好“存量”，通过定向培养留住“增量”，解决了部分地区人才不足，能力不强的问题。也通过加大师承教育的力度，培养了一批基层中医药人才。下一步，我局将进一步整合基层中医药人员培训项目，提高培训的针对性、实用性；协调国家卫生计生委在临床类别全科医生规范化和岗位培训中增加必要的中医药内容；创新基层中医药师承教育模式；推进中医药院校教育教学改革，培养基层实用型人才。二是关于投入问题，通过近年来大家的共同努力，中央财政和地方财政对中医药发展的投入大幅增加，增速也很快，今年中央财政又投入了54亿元，从地方看，一些省份近3年的投入就超过了前30年的投入。但是也要看到，由于历史原因，中医药的投入还不能满足事业发展的需求，占卫生投入比重不大的问题还没有得到真正解决。下一步，我局将继续加强与财政部、国家发展改革委的协调，在进一步扩大现有项目盘子的基础上，争取开展县级中医医院临床专业科室服务能力建设等更多新增项目。三是关于补偿机制问题，五部委联合印发的《关于在县级公立医院综合改革试点工作中充分发挥中医药特色优势的通知》（卫计委发〔2013〕21号）已经明确了很多有利于中医药服务提供与利用的政策，各地积极探索，加强协调，也出台了不少政策措施。一方面，要把这些已经明确的政策用足、用好；另一方面，还要加强沟通协调、积极探索，在支付制度等方面，进一步完善和细化政策措施。

二、正确认识，科学把握中医药发展面临的新形势

当前，中医药事业发展又处在了一个十分重要的历史性新阶段，主要基于两点，一是“五位一体”总布局和“中国梦”的提出，为中医药事业全面快速发展带来了历史性新机遇。党的十八大提出了全面

落实经济建设、政治建设、文化建设、社会建设、生态文明建设的“五位一体”总布局，十八大之后，党中央又提出了实现中华民族伟大复兴的中国梦，明确了中国特色社会主义建设的战略布局和奋斗目标。中医药作为独特的卫生资源，是社会建设的重要方面，同时中医药也是潜力巨大的经济资源、具有原创优势的科技资源、优秀的文化资源和重要的生态资源，应当积极融入“五位一体”总布局中，为全面建成小康社会、实现中国梦发挥更重要的作用。中医梦要助推健康梦，健康梦是中国梦的根本保证，人人健康是民族复兴的意义所在。所以要把中医药工作放到国家的大局和总布局中，去思考、定位，便于更好地争取党委、政府的重视和支持。提出把中医药作为国家战略来重视，也是基于中医药能在“五位一体”中发挥作用。要思考中医梦、健康梦、中国梦之间的关系。二是加快转变政府职能，为中医药事业发展提出了新要求。党中央、国务院作出了加快转变政府职能、深化行政体制改革的重大决策，推进建设职能科学、结构优化、廉洁高效、人民满意的服务型政府。李克强总理在国务院机构职能转变动员会上强调，政府要转变职能、减少微观事务管理，加强和改善宏观管理，抓大事、议长远、谋全局，少管微观、多管宏观，更加重视经济社会发展战略和政策的研究制定。

在关键的历史节点、全新的发展起点，面对新形势、新情况、新要求，对我们也是一个全新的考验，考验我们是否能够牢牢抓住机遇，积极应对挑战，及时调整工作思路，明确工作重点，完善工作方法，转变工作作风。习近平总书记在中央政治局召开的对照检查中央八项规定落实情况、讨论研究深化改进作风举措的专门会议上强调，要“善于观大势、谋大事”，只有眼界非常宽阔，正确认识和积极顺应中国和世界发展大势，正确认识和妥善处理党和国家面临的大事，才能把握工作主动权，跟上时代前进步伐，推动事业顺利发展。对此，我们必须正确认识、深刻把握，积极顺应。当前中医药事业发展的“大势”，就是“五位一体”总布局和实现中国梦给我们带来的历史性新机遇，就是加快转变政府职能给我们提出的新要求，就是卫生、计生职能整合后事业发展面临的新情况，在这样“大势”下，我们必须拿出更多的时间、付出更大的精力、贡献更多的智慧，用改革创新精神，对中医药发展进行再思考、再认识、再凝练，进一步理清和谋划新时期中医药发展的“大事”，形成新思路，提出新举措，付出新行动，推动中医药事业得到新发展。

三、突出重点，统筹做好下半年中医药工作

在确保完成年初确定的工作任务的同时，我再强调几点。

（一）大力开展中医药服务百姓健康推进行动

按照中央对教育实践活动的要求，为使教育实践活动取得实效，“规定动作”做到位，“自选动作”有特色，我局决定开展“中医药服务百姓健康推进行动”，作为努力践行群众路线和服务人民群众的重要载体，推动教育实践活动取得实实在在的成效。做好百姓健康推进行动，重点要落实好下面3项重大工作。

第一，全力做好基层能力提升工程实施工作。提升工程已经被列入国务院办公厅2013年深化医改主要工作安排。各地实践证明，实施提升工程，有利于积极争取各级党委政府对中医药事业的大力支持，凝聚各相关部门扶持促进中医药事业发展的广泛共识，营造形成全社会共同支持中医药事业发展的良好氛围。一是要进一步提高认识，用“咬定青山不放松”的劲头抓落实、抓推进、抓成效，气不能泄、劲不能松。二是充分利用政府主导和多部门协同合力机制，继续协调有关部门出台细化和配套政策，把提升工程已经明确的各项好的政策措施转化为具体举措后抓好落实。三是督促各市（地）、各县（市、区）层层分解任务、层层落实责任，并注重发现、培育和推广本地区实施工作中的典型和经验。年底前要对2013年目标完成情况和重点项目执行情况组织一次省级检查评估。四是协助做好提升工程数据监测工作。配合中医医疗质量监测中心开展全国中医医疗服务监测，不仅要做好监测指标的人员培训，还要加强对数据质量的监管，确保数据实事求是。五是做好中医药一技之长人员纳入乡村医生管理工作。要贯彻落实好《关于做好中医药一技之长人员纳入乡村医生管理工作的通知》，通过临床考核、农民评议和中等中医学专业水平考试等程序，将中医药一技之长人员纳入乡村医生管理。各地一定要高度重视这项工作，根据《乡村医生从业管理条例》规定和《通知》要求，积极协调省（区、市）政府或政府办公厅同意或授权出台工作方案。目前尚未计划开展此项工作的省份，请在对本地区中医药一技之长人员调查摸底的基础上，结合需求情况，认真研究是否开展此项工作。

第二，积极推进中医“治未病”健康工程。一是做好基本公共卫生服务项目新增中医药健康管理项目实施工作，65岁以上老年人和0~3岁儿童覆盖率至少达到30%。各省级中医药管理部门要对辖区内中医药健康管理服务目标人群的数量、基层中医药服务能力等情况进行调查研究，并在此基础上科学地制订本地区实施方案，以现有公共卫生服务人员为重点，做好使用培训。二是大力开展中医药健康教育，提高全民的中医健康素养，指导城乡居民运用中医药技术和方法进行养生保健。我局将制定发布国家基本公共卫生服务健康教育中医药基本内容和中国公民中医药养生保健素养。三是依托中医药预防保健及康复与临床服务能力提高建设项目，大力推进区域中医预防保健服务能力建设工作。推进“治未病”服务网络和平台建设，加强二级以上中医医院“治未病”科室建设，开展基层医疗卫生机构“治未病”试点工作，推进“治未病”服务人才的培养，推进区域“治未病”服务体系的构建。

第三，深入开展“中医中药中国行——进乡村·进社区·进家庭”活动。一是要充分利用各种传播媒体，普及中医药知识，传播养生保健方法，在社区卫生服务中心（站）设立中医药文化科普知识宣传栏，在社区设立中医药文化主题公园，举办中医药文化科普知识宣传活动或讲座，以群众喜闻乐见的形式传播中医药文化。2013年年底前，国家中医药管理局将深入各地乡村，指导举办8～10场“中医药文化科普巡讲进乡村”活动，各省组织指导完成至少80场中医药文化科普知识进乡村活动。二是继续开展中医药文化科普专家培训工作，培养一支中医药文化科普宣传队伍；推动中医药文化宣传教育基地建设，搭建群众接受中医药文化科普知识的平台；组织编写出版一批面向基层、内容科学准确、语言通俗易懂的中医药文化科普知识读本。三是结合实际创新活动形式。围绕党的群众路线教育实践活动的主题，按照“中医中药中国行——进乡村·进社区·进家庭”活动的总体部署，结合本地区、本单位实际，开展形式多样的中医药文化科普宣传活动；加强与电视台以及广播电台等媒体的广泛合作，不断提高中医药文化科普知识的普及率；加大对虚假中医药广告打击力度。

（二）统筹推进公立中医医院改革试点工作

公立医院改革已经进入深水区和攻坚期。应当说，公立中医医院改革的任务比公立医院更加艰巨，不仅要完成改革的“规定动作”，还要突出中医药特色，探索符合中医药发展规律的体制、机制。各省级中医药管理部门要抓紧做好卫计生发21号文件的贯彻落实工作，用好用足这一文件。要主动协调省级医改、发展改革、财政、人力资源社会保障、卫生计生部门，从省级层面制度设计上将中医药服务补偿机制和中医医院建设与发展问题作为公立医院改革的重要内容专门研究、统一规划、共同部署。一是在改革药品加成政策时，一定要充分考虑中药饮片特殊的价格形成机制和管理成本，区别对待中药饮片，在补偿不足不到位的情况下不能盲目取消中药饮片加成。个别已经取消中药饮片加成政策的地区，要研究制定科学合理的中药饮片专项补偿政策，避免出现中药饮片使用量越大越亏损的现象。二是在总额预付、单病种付费等支付制度改革中研究鼓励使用中医药服务的政策措施，争取实现“同区域、同级别（医院）、同病种、同费用”，引导医院发挥中医药简、便、验、廉的特色和优势。三是结合实施新版医疗服务价格项目规范，鼓励更多技术成熟稳定的中医医疗服务项目纳入收费项目，将既往根据物耗成本确定项目价格改为根据人力消耗、技术含量、风险程度等确定项目价格，进一步理顺中医医疗服务价格形成机制，切实提高中医医疗服务价格，充分体现中医和中药人员技术劳务价值。四是因地制宜协调相关部门落实中医医院投入倾斜政策，可以对中医药门诊人次、中医药住院床日、中药饮片处方和针灸、推拿等中医非药物疗法进行补助；可以对中医医院实行全额预算管理；可以探索开展中医医疗联合体和县乡一体化管理试点，通过优质中医药资源下沉和纵向流动来解决中医医疗资源配置不均衡和基层服务能力不强的问题。五是以推广多专业一体化诊疗和中医综合治疗模式为抓手，不断提升中医药特色优势服务能力，要进一步探索和发展的中医药服务模式与相应的运行机制、支撑机制，不断创新中医服务模式，实现“科室围着病人转”，提供高效、便捷、综合的中医诊疗服务，进一步提高中医临床疗效。

（三）全力推进《中医药事业发展“十二五”规划》（以下简称《规划》的落实

按照发改委要求，我们对《规划》实施情况进行了中期评估，总体看，《规划》实施进展顺利，确定的各项任务指标、重点项目基本达到了预期进度要求，《规划》确定的11项任务指标均达到了目标要求的70%以上；确定的56个重点项目中52个得到了有效推进，实施比例达到93%，特别是在一些关键环节、薄弱领域加大了推动力度。但是，《规划》实施中还存在一些困难和问题：进展还不均衡，一些建设重点和项目需要加快、加大力度推进；还需加强部门协调，争取经费支持和政策保障；还要进一步加强督导检查，细化任务指标。下半年，我们将加大推进《规划》的落实力度。一是在中期评估的基础上，进一步梳理出哪些任务指标、项目需要加快推进，哪些任务指标需要调整修正，根据新形势、新情况、新要求，还需要新设立哪些项目等等。二是加强协调，加快推进《规划》确定的重点任务实施。对于尚未启动的建设重点和项目，要加强沟通协调，创造条件，尽快启动实施；对于进展缓慢的项目，要明确职责，责任落实到人，做出明确的时间表，确保按时完成。三要强化督促检查，加强指导。要完善评估机制，建立日常检查和定期评估的绩效考核机制，及时指导和推进《规划》的贯彻落实。

（四）着力推进新时期中医药发展战略规划、顶层设计

在党中央、国务院的高度重视下，在各有关部门的大力支持下，2009年国务院发布实施了《若干意见》，有力地促进了中医药事业的发展。但是我们也越来越看到，当前中医药发展面临着许多新形势、新情况，中医药发展承载的内涵、外延也远远超出了单纯医疗卫生属性的范畴，涉及中国特色社会主义建设的各个方面，需要我们从国家命运、民族前途、群众利益的战略高度，再一次对中医药事业发展进行顶层设计，统筹规划。一方面，我们要利用各种合理途径、各种有利因素，来推动中医药发展纳入国家战略。下半年，我们要筹备一次高规格的中医药发展战略座谈会，邀请更高层面领导和专家参加，来推动这项工作。另一方面，要加强中医药发展战略的研究，提出国家发展中医药的战略方针、战略目标、

战略任务、战略步骤以及战略措施，形成全面系统、面向未来的中医药发展的战略构想。

（五）着力推进中医药法立法进程

通过积极协调，中医药法已分别列入全国人大常委会和国务院2013年立法工作计划一档项目，有望在2013年内上报全国人大常委会审议，这是加快推进中医药法立法进程的难得机遇，我们必须牢牢抓住。一是配合全国人大教科文卫委员会、国务院法制办做好调研，进一步修改完善法律草案。二是配合国务院法制办组织开展专题研究，针对中医药立法中涉及的重点、难点问题开展进一步的深入研究，为法律草案通过国务院常务会议审议提供支撑。三是进一步加强沟通协调，推动中医药法草案能尽快提交国务院常务会议审议。

四、扎实开展好教育实践活动，切实转变作风

在全党深入开展以为民务实清廉为主要内容的党的群众路线教育实践活动，是党的十八大作出的一项重要部署。当前和今后一段时期，教育实践活动是我们一项重大政治任务，要确保教育实践活动取得实效、获得长效，真正使人民群众得到实惠。

群众路线教育实践活动开展以来，局党组高度重视，一是及时传达学习贯彻习近平总书记等中央领导重要讲话精神，成立了领导小组，制订了教育实践活动实施方案，明确了指导思想、目标任务、基本原则、步骤方法，并召开动员大会进行部署落实。二是认真开展学习教育，提高思想认识。在活动的第一环节，党组始终把学习教育作为开展活动的第一任务，围绕增强群众观点和宗旨意识，组织党员干部学习中央文件和中央领导同志重要讲话，提出讨论思考题，发动大家广泛深入研究，为查摆问题开展批评奠定基础。三是采取多种形式，广泛听取意见。先后召开了9场专题座谈会，听取了近150人次意见和建议；致函各省（市、区）40多家中医药管理部门，征求意见和建议；局领导带队专项调研，深入全国各地听取基层干部群众意见、建议；设置专门意见箱，开通电话和邮箱；开展问卷调查，突出中医药窗口单位和服务行业特点，在医疗单位听取服务对象所需所求，截至目前，共收到群众意见和建议117条。也希望各地帮助我们查找问题，提出建议，不要有所顾虑。四是扎实推进两个特色活动载体。结合中医药行业实际，我局开展了“五型机关建设”和“中医药服务百姓健康推进行动”两个特色活动。“中医药服务百姓健康推进行动”已在下半年工作中做了详细部署，我要特别强调“五型机关建设”活动，作为在教育实践活动中加强机关建设的重要载体，就是在局机关进一步开展学习型、服务型、创新型、和谐型、节约型机关创建活动，目的就是促进改进工作作风和密切联系群众，实现思想进一步提高，作风进一步转变，联系群众进一步密切，把机关真正建设成为民务实清廉的政府机关。各地也要联系实际，加强机关建设，切实转变工作作风，提高为民服务的能力和水平。

这次群众路线教育实践活动，中央决定把主要任务聚焦到作风建设上，集中解决“四风”问题，要求我们对准焦距，找准穴位，抓住要害，切实改变工作作风。我们要认真贯彻落实，以良好的作风来推进中医药事业发展。一要通过反对形式主义，突出解决好工作落实的问题。要加强对中医药事业的顶层设计，工作要注重分类指导、协调落实、检查评估。要改变单纯重视政策、标准制定，而抓部署、抓实施、抓落实不够的问题。要切实改变限于一般号召、一般布置、一般要求，而过程抓得不够、检查不够、监督不够的问题。要改变在抓工作中仍存在缺位、错位现象，抓微观多、抓宏观少的问题。要切实改变下基层只看现象、只看成绩，而忽视实质、忽视问题的现象。要改变会议繁多、目的不清、交叉重叠，给基层带来过重负担的问题。二要通过反对官僚主义，突出解决好工作效率的问题。要切实解决一些部门间协调配合不够，工作推诿扯皮的问题；要切实解决办事拖拉，执行不得力的问题，切实提高规划、计划的执行率，特别是要提高预算执行的效率。要充分尊重基层的首创精神，在深入基层、发现典型、培育先进、总结经验、推广运用方面进一步提高认识、下工夫。三要通过反对享乐主义，突出解决好创新进取的问题。要克服和解决好干部中存在的精神懈怠、不思进取、懒散庸政、安于现状、及时行乐的现象；要克服和解决好一些干部遇到难题绕着走、不愿做艰苦细致工作、缺乏坚韧不拔精神的现象。要克服和解决好一些干部创新意识不强、学习思考不够、能力水平不高的问题。要克服和解决好一些干部面对影响和制约中医药事业发展的重大关键问题，战略思维、整体思维、辩证思维、底线思维能力不强，研究不够的问题，要善于用中医的理念、思维方式、理论方法分析和解决问题，创新我们的管理方式，提高我们工作的能力、工作的效率、工作的质量。四要通过反对奢靡之风，突出解决好勤俭节约的问题。要加强资金项目管理，提高资金使用效能。要提高预算执行力度，增强预算执行的科学性。要增强节约意识，克服浪费现象。要加强监督管理，防止追求奢华和铺张。要减少不必要的应酬，把精力用在做好工作上。要坚决执行好、落实好我局关于贯彻落实中央关于改进工作作风、密切联系群众八项规定的实施意见，厉行勤俭节约，反对大手大脚，禁止铺张浪费，严格控制三公经费，严格控制行政成本，严厉禁止用公款大吃大喝、高消费娱乐等现象。

践行党的群众路线 扎实开展中医药服务百姓健康推进行动

——国家卫生和计划生育委员会副主任、国家中医药管理局局长王国强在全国“中医药服务百姓健康推进行动”工作（视频）会议上的讲话节选

（2013年9月9日）

下面，我就切实开展好这项活动讲3点意见。

一、深刻认识开展中医药服务百姓健康推进行动的重要意义

（一）开展中医药服务百姓健康推进行动是践行群众路线的必然要求

维护和增进人民群众健康是重大民生问题，全心全意为人民健康服务是中医药的本质属性，中医药在密切联系广大人民群众方面具有天然的优势，中医药作为联系群众的重要窗口和服务行业，与群众联系最紧密，为群众服务最直接，中医药服务是否可及、服务好不好、有没有疗效，直接影响群众对党和政府的评价与信任，也影响对我们中医药工作的评价和信任。党的群众路线的核心是一切为了群众、一切依靠群众，中医药工作的出发点和落脚点就是把人民群众的健康利益放在第一位。只有不断提高中医药服务的能力和水平，不断满足群众的中医药服务需求，实现好、维护好、发展好人民群众的健康权益，才是真正践行了群众路线。城乡基层是中医药服务的主阵地，实施以基层为主要着力点的“中医药服务百姓健康推进行动”，进一步树立以人为本的理念，尊重人民群众的主体地位，不断扩大服务覆盖面，把中医药发展成果转化为群众看得见、摸得着、享受得到的具体内容，把党的群众路线体现到中医药行业对每个群众具体的中医医疗保健服务上来，有利于更好地解决看病就医这一群众反映强烈的突出问题。服务是中医药的本质属性，也是中医药人的行业品格。在群众路线教育实践活动中开展“中医药服务百姓健康推进行动”，要让群众观点在我们头脑中深深扎根，真正从思想上解决好发展依靠谁、为了谁的问题，把为人民服务作为自觉行动，落实惠民、便民、利民措施，让中医药更好地惠及百姓健康。

（二）开展中医药服务百姓健康推进行动是深化医药卫生体制改革的必然要求

中医药是中国特色医药卫生事业的重要特征和显著优势，充分发挥中医药在维护人民群众健康中的作用，是深化医改的重要内容。深化医改以来，中央明确将“保基本、强基层、建机制”作为推进医改的主要着力点，特别强调要重视发挥中医药的作用，在医疗保障、医疗服务、公共卫生、药品供应、公立医院改革等改革中，都将中医药作为重要内容进行部署和要求。中医药行业用实际行动积极参与各项改革，充分发挥中医药特色优势，缓解了群众看病就医问题，在抑制医药卫生费用过快上涨、减轻人民群众就医负担方面有着明显的效果，丰富了中国特色基本医疗卫生制度。2012年，占全国卫生机构4%左右的中医类医疗卫生机构、占全国卫生技术人员7.1%的中医药技术人员，提供了全国门诊总量15.1%和出院总量11.4%的诊疗服务；中医医院次均门诊费用较综合医院低14.4%、低24元，人均住院费用较综合医院低27.1%、低1492元。此外，中医药在新发突发疾病防治、群众养生保健等方面也发挥了重要的作用。当前，正值深化医药卫生体制改革的关键时期，改革的重点是医疗服务相关体制和机制的调整和完善，以最小的成本取得最大的健康服务效益，更好地满足人民群众的健康需求。我们实施“中医药服务百姓健康推进行动”，就是将城乡基层作为推进中医药改革与发展的主要着力点，重心下移，进一步强化基层的责任和作用，在基层统筹协调和整体推进落实深化医改的中医药各项任务，充分发挥中医药在养生保健、重大疾病的预防、慢病的早期干预和健康管理方面的优势，促进医药卫生工作关口前移，使人们不得病、少得病、晚得病、不得大病、得了病能够及时治疗，这对于完善基层医疗卫生服务体系、不断缩小城乡居民公共卫生服务差距、巩固和完善基本医疗保障制度、更好地推行基本药物制度、推进县级公立医院综合改革都具有重要意义，也有利于开辟一条政府财政供得起、医保支付得起、群众负担得起，重预防、可持续、中西医并重的中国特色医药卫生发展道路。

（三）开展中医药服务百姓健康推进行动是实现中医药事业科学发展的必然要求

一项事业能否生存和发展，最根本的是要看是否有深厚的群众基础，是否符合人民群众的根本利益。人民群众的需求和支持，始终是中医药事业发展的根本源泉和动力。中医药深受广大人民群众的喜爱，有着广泛的社会基础。几千年来，我国人民群众受益于中医药的医疗保健服务，相信中医药、依赖中医药、使用中医药，特别是在中老年群体间、在农村和社区，中医药深受人民群众的欢迎，有着深厚的群众基础。当前，现代医学更加注重预防、自我保健和生态环境的改善，

更加注重综合和个体化的治疗，正在从以疾病为中心向以病人为中心发展。中医药学注重社会环境、心理因素对人体健康和疾病的影响，注重从整体判断健康状况和疾病的发生、发展，注重“以人为本”实施个体化辨证论治，注重以“治未病”理念为核心强调养生保健，这些都与转变了的医学模式相吻合，与调整了的医学目的相一致。特别是随着人民生活水平的提高、疾病谱的变化、老龄化社会的到来、百姓健康观念的转变，中医药在一些常见病、多发病、慢性病、老年病等方面的治疗方法，以及在“治未病”、预防保健方面的特色优势越来越凸现，尤其是在基层社区和乡镇卫生院、村卫生室，群众可以不出门或者是在家门口就能够享受到中医药特色的服务，深受群众的欢迎。同时，广大人民群众对中医药感情深厚、高度信赖、十分喜爱，中医药作为一种文化和习惯，已经深深地渗入老百姓的日常生活当中。据一项专门调查结果显示，90%的民众关注中医药，88%的民众用过中医药，53%的民众看病首选中医药或中西医结合。城乡基层中医药服务在中医药服务体系乃至中医药发展中具有基础性地位，是中医药生存和发展的根基。由于受各种因素的影响，城乡基层中医药服务阵地正在逐步萎缩，成为我们工作的薄弱环节，服务的覆盖面还不能满足群众的需要，基层中医药人才匮乏，中医药服务能力还不够强，不能满足群众的中医药服务需求。实施“中医药服务百姓健康推进行动”，就是要更好地提升基层中医药服务的可及性和能力水平，合理规划中医药服务体系的布局，重心下移，加大城乡基层特别是农村中医药服务网络的建设力度，加大城乡基层中医药人才的培养和培训力度，加大中医药适宜技术的推广力度，提高基层中医药服务的可及性、可得性，满足群众日益增长的多层次、多样化中医医疗保健服务需求，促进中医药事业的科学发展。

二、加快实施中医药服务百姓健康推进行动

（一）全力做好基层中医药服务能力提升工程

基层中医药服务能力提升工程已经列入国务院办公厅2013年深化医改主要工作安排，是中医药服务百姓健康推进行动的主要抓手，各地要抓紧推进，抓出成效。一是推进中医药适宜技术在基层医疗机构的广泛应用。国家中医药管理局将针对不同级别医疗卫生机构及中医、西医两类人员分别编写《基层中医药适宜技术手册》系列丛书，免费发放至92万个基层医疗卫生机构；在全国选择县级中医医院建设1000个左右县级中医药适宜技术推广基地，通过多种方式为基层医疗卫生机构提供中医药适宜技术培训。二是推进中医医院中医药人才下基层服务。中医医院要采取接受进修、巡回医疗、轮流下派、技术培训等多种形式，对基层医疗卫生机构开展中医药业务指导。三是推进中医药一技之长人员在农村基层发挥更大的作用。要贯彻落实好卫生计生委和国家中医药管理局联合下发的《关于做好中医药一技之长人员纳入乡村医生管理工作的通知》，尽快制订具体的方案和办法，将中医药一技之长人员纳入乡村医生管理。四是推进中医诊疗设备在更大范围的基层医疗卫生机构配备。今年，在中央和地方财政的支持下，要为中西部地区50000个村卫生室和社区卫生服务站配备中医诊疗设备，丰富基层医疗机构的中医药服务手段。五是推进基层医疗卫生机构广泛开展中医药服务。今年，将先期启动中西部地区1200个乡镇卫生院和社区卫生服务中心建设中医药综合服务区，进一步提升基层中医药临床疗效。六是推进中医医院实施更多的便民、惠民措施。各级各类中医医疗机构应广泛开展便民门诊服务，有条件的中医医院应积极开展双休日、节假日门诊及夜间门诊，充实门诊力量，延长门诊时间；社会需求大、门诊人数较多的中医医院，应积极开展并完善预约诊疗服务。各级中医药管理部门要积极组织本区域中医医疗机构，开展中医“义诊”活动，为基层百姓提供便捷的中医药服务。国家中医药管理局要协助有关单位建设好中医寻医信息服务网络，及时向社会提供权威、可信、专业、准确、科学的中医医疗咨询服务。

提升工程实施以来，各地涌现出一批如北京市基层流动中医医院、安徽县乡一体化管理模式、湖北省“三堂一室”创建活动、河北省石家庄市“百镇千村千人”工程等典型，形成了“点上有经验、面上齐推进”的良好局面。我们要巩固发展好这种局面，更要鼓励基层不断创造新典型、新经验。

（二）积极推进中医“治未病”健康工程

一是推进“治未病”服务网络和平台建设。国家中医药管理局将制定《基层医疗机构“治未病”服务工作指南》，选择500余所社区卫生服务中心为重点，加强推广应用；二级以上中医医院均要加强“治未病”科室建设。二是推进“治未病”服务技术的规范使用。国家中医药管理局将继续推动常见疾病高危人群中医预防保健服务技术指南的推广运用；开展适用于非医疗性中医养生保健服务机构使用的中医预防保健技术的整理工作，形成技术目录及操作规范；加强对膏方、穴位贴敷、冬令进补等中医药技术的规范使用和管理，推广“三伏贴”服务进基层，提高“三伏贴”服务质量。三是推进区域“治未病”服务体系的构建。国家中医药管理局选择100个地区开展中医预防保健服务能力建设，配备设施设备，加强技术指导与人员培训，提升区域中医预防保健服务的整体水平；完善中医预防保健服务机构准入标准，推动非医疗性中医养生保健服务机构管理试点。四是推动“治未病”在公共卫生服务中发挥作用。各地要落实国家基本公共卫生服务项目中医药健康管理工作任务，开展老年人中医体质辨识和儿童中医调养服务，到2013年底，为3600万65

岁及以上老年人进行一次中医体质辨识和给予针对性的养生保健指导，为2800万0～36个月儿童提供2次中医调养服务。

（三）深入开展“中医中药中国行——进乡村·进社区·进家庭”活动

一是中医药进乡村。2013年年底前，国家中医药管理局要深入各地乡村，指导或举办8～10场“中医药文化科普巡讲进乡村”活动，满足乡村农民群众对中医药健康知识的需求，推进乡村中医药文化建设工作的深入。2013年年底前，各省组织或指导完成至少80场中医药文化科普知识进乡村活动；争取到“十二五”末，乡村中医药文化知识普及率达80%以上。各级中医药管理部门要继续会同有关部门，充分利用各级广播网络、各种传播媒体以及农村集市等，举办中医药文化科普知识宣传活动或讲座，发放中医药文化科普宣传资料，培训乡村医生中医药文化科普知识的传播技能与方法，向乡村百姓普及中医药文化科普知识。二是中医药进社区。国家中医药管理局按照定期巡讲工作机制，每月在中央国家机关和中国科技馆各举办一场中医药科普知识巡讲活动，并组织编写《健康教育中医药基本内容》及《中国公民中医养生保健素养》等科普资料，供省级中医药管理部门宣传中医药文化科普知识使用。各级中医药管理部门继续会同相关部门，在社区卫生服务中心（站）设立中医药文化科普知识宣传栏，定期更新板报内容，向群众宣传普及中医药文化科普知识，设立社区中医药文化主题公园，开展群众性中华传统中医健身活动，以群众喜闻乐见的形式传播中医药文化，争取到“十二五”末，社区中医药文化知识普及率达到85%以上。三是中医药进家庭。国家中医药管理局继续开展中医药文化科普专家培训工作，培养一支中医药文化科普宣传队伍；推动中医药文化宣传教育基地建设，搭建群众接受中医药文化科普知识的平台；组织编写出版一批面向基层、内容科学准确、语言通俗易懂的中医药文化科普知识读本，协调有关部门，向手机用户发送中医药文化科普知识；在局门户网站、局直属单位网站开设专栏，宣传中医药文化知识。各级中医药管理部门要继续采取多种形式，将中医药文化科普读物送进家庭；有条件的地区可联合当地媒体，制作播出中医药养生保健与知识普及类节目，或向家庭配送中医药保健器具等，或向养老院、孤儿院等特殊“家庭”群体，开展形式多样的科普宣传活动，争取到“十二五”末，家庭中医药文化知识普及率达到80%以上。四是结合实际创新活动形式。各级中医药管理部门要围绕党的群众路线教育实践活动的主题，按照“中医中药中国行——进乡村·进社区·进家庭”活动的总体部署，结合本地区、本单位实际，开展形式多样的中医药文化科普宣传活动；加强与电视台、广播电台及网络等媒体的广泛合作，不断提高中医药文化科普知识的普及率；加大对虚假中医药广告的打击力度。

三、开展中医药服务百姓健康推进行动的工作要求

一要加强组织领导。国家中医药管理局中医药服务百姓健康推进行动由局医政司、科技司牵头负责。各级中医药管理部门要抓紧成立相应的领导机构和工作机构，制订工作方案，按照分工，进一步组织研究、细化有关内容，要明确职责，责任落实到人，明确时间表，扎实推进各项工作。

二要注重督促检查。各有关部门采取有效措施，切实做好百姓健康推进行动的督促检查工作，完善评估机制，建立日常检查和定期评估的绩效考核机制，及时指导和推进活动的贯彻落实。要定期将所承担任务的工作进度和进展情况报送牵头部门。

三要加大宣传力度。充分运用广播电视、报刊、互联网等多种媒体，加强正面宣传和舆论引导，注重发挥典型的示范作用，大力加强对百姓健康推进行动做法、经验等的宣传力度，及时总结推广好做法、好经验。

四要创新工作机制。各地要注重与同级政府相关部门的协调沟通，建立协调机制，争取更多的政策支持；要因地制宜，改革探索，创新思路，注重完善工作机制。

五要务求取得实效。开展百姓健康推进行动关键是要取得实效，必须坚持求真务实、真抓实干，扎实推进各项工作，最终用人民群众得实惠来检验百姓健康推进行动取得的成效。

国家卫生和计划生育委员会副主任、国家中医药管理局局长王国强在全国综合医院中医药工作经验交流会议上的讲话节选

（2013年11月15日）

下面，我讲3点意见，供大家参考。

一、认真总结近年来的工作经验

2007年全国综合医院中医药工作会议召开以来，各地认真贯彻落实会议精神，做了大量卓有成效的工作。

一是坚持以人为本，满足患者对中西医两种服务需求。越来越多的卫生计生部门和医院认识到：中

医药对某些疾病治疗有独特的优势，许多疾病中西医结合治疗更有效果，就诊的患者也希望同时接受中医药服务，从而把中医药工作作为完善医院服务功能、拓展服务领域、丰富服务手段、提升服务能力、提高临床疗效的重要内容，纳入本地区卫生规划和医院总体发展规划予以推进。甘肃省县以上综合医院都设置了中医科门诊和不低于总床位数5%的中医病床，鼓励中医参与住院病人的治疗和急危重症的抢救，不仅提高了临床疗效，而且使医患矛盾显著减少。广东省南海妇幼保健院运用中医药理念和方法开展“沃土、育种、护苗、松土”工程，改善了受孕妇女体质，减轻了妊娠反应；减少了儿童消化和呼吸系统疾病发病率，促进了儿童的生长发育。实践证明，只有以患者为中心，方便患者接受中西医两种服务，各类医院的中医药工作才能得到人民群众的认可和欢迎，才能真正可持续发展。

二是坚持协作互补，建立发挥中医药作用的工作机制。越来越多的医院通过实施中医药参与全院会诊、诊疗方案制订、疑难病例讨论、卫生应急和科研协作等制度，为中医临床科室与其他临床科室之间搭建沟通和协作平台，保障中医药发挥作用。广东省人民医院要求中医科为所有临床科室的病床服务，积极参与其他病区的治疗。山东省临沂市人民医院实施绩效考核制度，通过理顺中西医会诊的收入分配机制，鼓励中西医相互协作。江苏省江阴市人民医院在全院实施中西医结合治疗，在提升疗效的同时降低了医药费用，提高了患者满意度，2012年该院人均住院费用是周边同等级医院的三分之二左右。实践证明，中医与西医相互协作，能够发挥一加一大于二的效应，更好地服务于医院整体工作。

三是坚持强强结合，构筑中西医结合学术高地。许多医院特别是三级医院，在不断加强中医临床科室建设的基础上，紧密结合医院发展方向和优势领域，中西医强强联手，共同打造国内领先、国际一流的优势专科和学科。北京市依托三级综合医院建立了18个中西医结合研究所开展中西医结合学科建设。上海瑞金医院王振义院士和陈竺院士领导的学术团队将传统中药砷剂与西药结合起来治疗急性早幼粒细胞白血病，大大提高了患者生存率，使过去高致命的疾病变成了高度可治愈的疾病，得到了世界的公认。复旦大学附属肿瘤医院采取中西医结合治疗胰腺癌，使胰腺癌肝转移患者一年生存率从4.8%提升至21.9%，3年和5年生存率实现了零的突破，达到9.8%和7%。实践证明，现代医学发挥中西医结合独特的优势成为医学创新发展的重要源泉。

四是坚持相互学习，提高中西医人员的业务素质。不少医院通过中医临床科室和其他临床科室相互学习交流、举办学术讲座等方式，一方面加强了中医药人员对相关西医及现代科学技术的学习，了解相关医学领域的趋势和重点；另一方面，让西医人员了解中医药特点和专长，学习中成药合理应用相关知识，使用简单易学的中医适宜技术。中西医人员增进了解、建立互信，不仅在诊疗活动中整合了两个资源优势，使中医药及时介入、充分参与、发挥作用，而且提高了医生的诊疗水平和医院的服务能力。甘肃省在全省开展“西学中”活动，大大增进了西医人员对中医药的了解，使过去“制度要求中医会诊”转变为“主动邀请中医会诊”。实践证明，相互了解是开展工作的基础，相互信任是开展工作的关键，而相互学习是了解和互信的前提。

五是坚持以点带面，带动全国各类医院中医药工作整体发展。三部门联合开展全国综合医院中医药工作示范单位创建活动以来，在各级卫生计生部门、中医药管理部门积极推动和相互配合下，已有383个医院创建成为示范单位。很多地区开展了示范中医科建设，北京市建立了省级和国家级创建项目联动机制，国家中医药管理局和省级中医药管理部门在重点专科、学科、实验室等项目建设中也加大了对综合医院、妇幼保健机构、专科医院的支持力度。

在大家的共同努力下，综合医院中医药工作取得了显著成绩：科室设置和人员配备明显加强，2012年78.6%的二级及以上公立综合医院设有中医临床科室，拥有中医类别医师4.6万人。中医药服务能力明显提高，2012年综合医院中医临床科室门诊人次8827万，出院人数131万人，与2008年相比各增长了29.8%和68.1%。综合医院中西医协作越来越广泛，相互学习、密切配合、优势互补、服务百姓的特色越来越明显。军队综合医院中医药工作也不断取得新的成绩，始终走在了全社会的前列，为保障和提高军队战斗力发挥了重要作用。这些成绩的取得，凝聚了各级卫生计生部门、中医药管理部门、军队卫生部门和广大综合医院干部职工的心血，是大家不懈努力、团结协作和锐意进取的结果。在这里，我代表国家卫生计生委、国家中医药管理局对大家表示衷心的感谢，并致以崇高的敬意。

在肯定成绩总结经验的同时，我们也必须看到，工作中还存在很多困难和问题，认识不足仍然是制约中医药工作发展的主要因素。一些地区卫生计生部门认为这是中医药工作，中医药管理部门认为这是西医医院工作，从而造成工作缺乏主动性，管理、指导和支持均不到位，使这些医院的中医药工作找不着“组织”；一些院长认为中医药在医院的工作中“可有可无”，对发展中医药缺乏具体规划、工作措施和必要的支持。中医药基础条件薄弱的问题仍然存在，一些医院中医药科室规模在缩小，床位数在下降，设施设备陈旧简陋，难以满足工作需要。中医药队伍建设仍有待于加强，不少医院出现人员老化和断层，有的医院中医药人员数量甚至不增反减。对于这些问题，我们一定要从促进各类医院中医药工作健康发展和满足患者需求的高度，认真研究并提出解决的办法。

二、切实提高对做好各类医院中医药工作的认识

中医药是重要的卫生资源、潜

力巨大的经济资源、具有原创优势的科技资源、优势的文化资源和重要的生态资源。中国特色社会主义“五位一体”总布局和中国梦的提出，为中医药发展带来了历史性新机遇。党的十八大重申了坚持“中西医并重”原则和“扶持中医药和民族医药事业发展”要求，在医疗保障、医疗服务、公共卫生、药品供应、监管体制等医改重点领域中强调发挥中医药作用，为中医药发展奠定了坚实的政策基础。《国务院关于促进健康服务业发展的若干意见》将全面发展中医医疗保健服务列为主要任务之一，为中医药提供了更加广阔的发展空间。同时，群众对中医药的需求也越来越多层次、多元化，更多的人群希望能够得到中西医两种医学的医疗保健服务。

各类医院中医药工作不仅是各类医院服务功能的重要组成部分，也是中医药服务体系建设的重要内容。对于提高医院综合服务能力、满足群众医疗保健服务需求、构建中国特色医药卫生体制具有重要意义。

第一，加强各类医院中医药工作，是践行党的群众路线的重要体现，有利于更好地满足人民群众医疗保健服务需求。健康是人类生存和发展的基础，也是重要的民生领域。医药卫生行业践行党的群众路线就是要实现好、维护好、发展好人民群众的健康权益。随着社会经济的发展、医学模式的转变、医学目的的调整，民众对健康的要求越来越高，医疗保健需求日趋多层次、多元化，从单纯地寻求治疗疾病扩大到寻求预防、保健、养生、康复、养老等服务。中医药整体观、系统论、辨证论治、“治未病”等理念和方法，越来越得到社会的认可和群众的欢迎。人们不仅希望接受西医服务，也希望得到中医服务。加强各类医院中医药工作，有利于充分尊重和实现人民群众对中医药服务的选择权和获得权，更好地保障民众健康需求。

第二，加强各类医院中医药工作，是深化医改的重要内容，有利于探索建立中国特色医药卫生体制。中医药作为我国重要的医疗卫生资源，具有临床疗效确切、预防保健作用独特、治疗方式灵活多样、费用较为低廉等特点。与西医药优势互补，相互促进，共同维护和增进人民健康，已经成为中国特色医药卫生事业的重要特征和显著优势。实践证明，各类医院中医药服务在满足群众医疗保健需求、减缓医药费用上涨、减轻患者和医保负担等方面发挥了很好的作用。加强各类医院中医药工作，有利于降低人均诊疗费用，更好地体现医院公益性质，也有利于探索建立更加符合医改要求的医院服务和运行模式，对于建立中西医并重、优势互补以及政府承受得了、群众支付得起、财政可持续的中国特色医药卫生体制具有十分重要的意义。

第三，加强各类医院中医药工作，是各类医院提高综合服务能力的有效手段，有利于推动我国医学领域的创新发展。各类医院加强中医药工作、完善中医药服务功能，不仅进一步丰富了服务手段、拓展了服务领域，而且中西医相互配合、相互补充，提高了临床疗效，提升了患者满意度。同时，三级综合医院现代化设施设备先进、临床专业学科齐全、患者和病种数量多，拥有中西医两种医学相互学习、相互借鉴、相互交融的良好基础条件和更高的学术平台。结合医院优势学科和重点专科，围绕医学发展的前沿和临床诊疗的难点，开展中西医协作研究和科研攻关，可以有效地形成新的医学学科增长点。

三、统筹中西医优势，推动各类医院中医药工作取得新进展

当前和今后一个时期，我们要根据十八大和十八届三中全会关于全面深化改革的总体部署，围绕卫生和中医药中心工作，按照深化医改和促进健康服务业发展的总体要求，在继续加强现有工作的基础上进一步强化中西医协作，更好地服务百姓健康。

第一，继续贯彻落实已有的文件和工作部署。2008 年原卫生部、国家中医药管理局、总后勤部卫生部联合印发的《关于切实加强综合医院中医药工作的意见》明确提出“到2015 年，综合医院（含专科医院）均按照要求设置中医临床科室和中药房，中医药服务设施设备齐全、人员配备合理、服务能力有较大提高，医院各临床科室通过与中医临床科室建立协作机制等形式能够提供中医药服务，使人民群众在综合医院接受西医药服务的同时，能够享受到安全、有效、及时、方便的中医药服务。”现在距离这一目标还有较大差距，任务十分艰巨。各级卫生计生部门、中医药管理部门、各类医院要切实加强组织领导，加大已有文件和政策的贯彻落实力度，不断加强综合医院中医药条件建设和业务建设，抓好中医药人才队伍建设，在学科建设、专科建设、人才培养、科学研究、学术交流、职称晋升等方面进一步予以支持。下一步，三部门将共同开展专项督导，督促各地区、各有关部门、各有关医院落实各项中医药政策措施。

第二，开展中西医协作攻关。围绕各医院重点专科和优势学科领域，以临床疑难病、急危重症为主要对象，组织中西医临床协作攻关组开展临床科研协作，整合中西医各自优势，形成中西医结合诊疗方案。在组建协作攻关组时，鼓励“强强联合”，综合医院的重点专科不仅可以与本院的中医临床科室联合，也可以与中医院的重点专科联合。同时，还要充分利用医院相关科研支撑条件，紧密结合临床需求，力争在药物研发、基础研究等领域取得新突破，不断提高专科和学科发展水平。

第三，同步推进妇幼保健机构和传染病医院中医药工作。中医药在妇女儿童医疗保健、传染病和精神疾病防治等领域特色明显，效果独特。从2013 年开始，儿童中医调养服务已经被纳入国家基本公共卫生服务项目，很多地区也同时把产妇中医调理服务列为地方新增项目。国家卫生计生委即将印发实施《关于妇幼保健机构建设与管理试点的指导意见》，要求省级和地市级妇幼保健机构设置中医妇科和中医儿科，县级妇幼保健机构妇科和儿科能够提供中医药服务。各地和各妇幼保健机构应当重视中医药技术方法在妇女儿童常见病、多发病诊疗中的运用，发挥中医药在围产保健、儿童保健和妇女保健中的作用。各级传染病医院要建设好中医临床科室，注重培育中西医共同参加的专家队伍，制订实施中西医结合防治方案，建立中西医共同参与的应急机制。国家中医药管理局将继续依托传染病医院建设一批中医药防治传染病临床研究基地，研究中医药在传染病防治中的作用和途径。其他专科医院也要结合本专科特点和疾病防治需求开展中医药服务，发挥中医药作用。

第四，以更加包容的精神加强中西医相互学习。综合医院中医药工作能否可持续发展，关键在于中西医在相互包容、相互尊重的基础上相互学习。只有通过相互学习，才能认清自己之短、了解对方之长；只有敢于面对自己之短，认真学习对方之长，才能使两者的优势相加和互补。西医学习中医，要防止浮光掠影、浅尝辄止，要注重把握规律、掌握精髓、准确运用；中医学习西医，要防止妄自菲薄、故步自封，要注重了解进展、跟踪前沿、与时俱进。希望通过相互学习、临床实践、科学研究，在综合医院、妇幼保健机构、各类专科医院造就一批高水平的中西医结合领军人才，形成一批富有活力的中西医结合创新团队。

围绕三个方面　开好发展“药方”

——国家卫生和计划生育委员会副主任、国家中医药管理局局长王国强在第三届国际扶阳论坛暨第六届全国扶阳论坛上的讲话节选

（2013年11月21日）

紧紧围绕贯彻落实《国务院关于扶持和促进中医药事业发展的若干意见》，进一步完善相关政策。把握扶持促进中医药事业发展、在深化医改中充分发挥中医药作用的政策目标，按照《若干意见》及医改总体要求所确定的基本原则，进一步细化政策领域，实化相关政策。

在完善中医药服务提供与利用的鼓励政策方面，探索完善中医药服务价格形成机制，探索建立中医药服务财政补贴政策，探索在医保结算制度中有利于发挥中医药特色优势的支付方式和政策等。

在中医药服务管理政策方面，探索满足群众对中医药多样化、多层次需求的中医诊所、预防保健等服务机构设置和鼓励民营资本投入及多方参与的模式，完善中医类别医疗机构分类，设立传统中医师，健全中医人员专业技术职务评审制度，建立临床类别执业医师学习中医制度，完善中医诊疗设备、中药等中医药服务产品审批注册制度等。

在完善中医药发展筹资政策方面，探索建立稳定的财政投入政策，完善社会资本办中医的优惠政策，健全设立中医药发展基金的激励机制等。在完善中医药产业发展政策方面，探索建立促进中医药健康服务发展的优惠政策，完善中药资源保护与开发利用政策，完善鼓励发展道地药材和中药材规范化规模化种植的政策，建立中药优质优价和中成药与中药材价格联动机制等。

紧紧围绕中医药事业全面协调发展，进一步完善工作统筹机制。完善中医药工作跨部门协调机制，总结国务院中医药工作部际协调机制、中医药工作联席会议机制及各地政府中医药领导小组等做法和经验，建立健全工作规则。

完善规划统筹机制，建立中医药中长期发展规划编制制度，健全规划实施的组织协调机制。健全中医药管理体系，强化地方中医药管理部门职能，不断提升中医药管理水平和履职能力。

紧紧围绕完善政策机制，进一步加强顶层设计和基础研究。以构建中医药政策体系为目标，加强中医药发展战略研究。研究确定中医药政策体系的整体框架和中医药政策涉及的主要领域等主要理论问题和实践问题，并使这些问题成为中医药政策研究的逻辑起点，进而明确研究的重点领域与优先主题，确定研究的重大项目。

以为中医药政策研究奠定坚实基础为目标，深化相关理论和实践问题的研究，如中医药本质特征及其特色优势、中医药发展规律及如何坚持发展规律、中医药原创思维及主要科学问题、中医医疗预防保健服务的组织方式及其服务体系、中医药人员分类及其应当具备的基本知识与基本技能、中西医结合的内涵外延及主要途径与方法等。

国家卫生和计划生育委员会副主任、国家中医药管理局局长王国强在国家中医临床研究基地建设总结交流会上的讲话节选

（2013年11月29日）

下面，我谈几点意见：

一、国家中医临床研究基地建设取得了阶段性成果

2008年12月基地建设工作正式启动以来，在国家发改委、财政部、科技部、卫生计生委的大力支持下，国家中医药管理局和各地中医药主管部门密切配合，各建设单位积极探索、大胆实践，开拓出一条符合中医药自身特点、符合中医药行业需求、符合各地实际情况的基地建设道路。

一是国家和地方齐抓共管、共同建设，将基地建设纳入各级政府国民经济与社会发展规划的重点任务，使新时期举国体制推进中医药继承创新有了新抓手。

二是推进临床科研一体化，解决临床科研结合的问题，探索创新了中医临床科研机制，使符合中医自身规律的中医临床科研有了新模式。

三是在传承名老中医经验和民间技术的基础上，积极利用现代科学技术，着力解决临床关键问题，阐明了中医药的相对优势，使一批重点疾病研究有了新进展。

四是建立了国际上第一个传统医药科研伦理的标准规范和评估品牌，完善临床研究规范和共享平台，提升保障科研质量，使中医国际协作和竞争能力上了新台阶。

五是基地建设引领和带动了医院快速发展，医院服务能力和效益不断提高，中医特色和优势更加显现，为中医药临床科研和服务开创了新领域。

今天，各个基地从不同的角度，介绍了建设工作中的新探索、新经验和新亮点，令人鼓舞。

天津基地疾病研究取得创新中药等5项标志性成果，两个研究团队也都获评教育部创新团队，特别在国内外推广针灸技术取得很大成效。

吉林基地继承发扬国医大师任继学老先生的"伏邪致病"理论，重点病种研究取得实效，并获得了较高级别的循证医学证据。

山东基地将临床科研重心下沉，与社区紧密结合，探索了一条中医药防治重大慢病高血压的临床科研模式，使科研成果得到了推广应用。

四川基地重点病种研究获评省级科技进步特等奖，研发了新药芪明颗粒，成为首个治疗糖尿病视网膜病变的中药新药。

安徽基地将医学流派传承与基地病种研究紧密结合，全面提升了学科建设和整体实力。

广东基地发挥科技的引领和支撑作用，带动了医院的全面发展。

湖北基地全面提升医院信息化水平和伦理审查平台建设水平，率先通过了我局和世界中联组织的伦理平台评估。

江苏基地依靠科技创新实现了医疗规模的跨越发展，正在探索大型综合性中医医院向研究型医院转型之路。

浙江基地积极与瑞金医院等高水平团队联合攻关，在治疗重型再障方面取得新进展并在国际上产生了积极影响。

湖南基地建立了黄疸病中医文献中心和数据库，积极发挥肝病联盟作用，在中医药防治重肝研究方面取得进展。

河南基地从政策、组织、经费等方面建章立制，建立了临床科研发展的长效机制。

新疆基地在全区建立了艾滋病防治研究网络体系，树立了中医药的主体地位，慢阻肺研究也形成了区域中心。

上海基地积极探索基地建设机制和模式，结合医院发展规划，进一步细化了基地的功能、定位和发展方向。

辽宁基地创新临床科研管理模式和机制，整合优势资源，提升疾病研究能力，小儿肺炎临床疗效显著提高。

黑龙江基地积极开展高水平国际协作，联合美国耶鲁大学等共同发布了多囊卵巢综合征临床评价的哈尔滨共识，为中医妇科病国际研究奠定了基础。

西藏基地实现了医院规模的跨越发展，在藏医药科研规范和典型案例传承等方面填补了空白。

在基地建设过程中，各省级中医药管理部门积极协调争取党委、政府及相关部门的支持，认真组织指导基地的具体建设工作，把国家在基地建设方面的战略意图和要求落到了实处，创造了许多鲜活的经验。今天四川、上海、新疆3个省份的介绍，代表和反映了各省级中医药管理部门在基地建设中所付出的努力和发挥的重要作用。

另外，中国中医科学院西苑医院、广安门医院、望京医院、眼科医院和北京中医药大学东直门医院、东方医院等国家中医药管理局直属直管医院，以及上海中医药大学曙光医院等联盟单位，积极参与基地建设和协作，为全国基地建设整体水平的提升作出了贡献。

基地建设的实践和初步成效，充分证明了国家作出基地建设的决策是正确的，充分证明了我们建设

基地的思路与方向是正确的。这也是为基地建设付出心血的同志们共同努力的结果，在此，我再次向大家表示衷心的感谢和敬意！

同时，我们也应该深刻认识到，基地建设过程中还存在不少困难和问题。一是中医临床研究的疗效优势和理论特点还不明显。二是对基地建设的战略意义认识还不充分。三是基地建设的长效机制尚未建立。四是中医临床研究组织模式尚需完善。五是基地优势资源的开放协作有待加强，协同创新的机制尚未完全建立。六是高水平、专业化人才队伍的创新体系建设还很薄弱，相关平台建设整合和应用程度不高。七是相对稳定方向的疾病研究时间不长，一些关键技术有待突破。此外，各基地之间发展还不平衡，等等。这些问题需要我们认真研究解决。

二、进一步认识国家中医临床研究基地建设工作的战略意义

第一，加强基地建设是认真贯彻落实十八届三中全会精神的重要任务。十八届三中全会进一步明确了“加快建设创新型国家”的战略任务，并对全面深化改革作出了系统部署，提出继续“深化科技体制改革”和“深化医药卫生体制改革”的重点任务，提出了勇于推进理论和实践创新的要求，特别提出要“完善中医药事业发展政策和机制”。这是继党的十七大、十八大报告中提出“扶持中医药和民族医药事业发展”的要求后，再次将中医药事业放在党和国家事业发展全局的战略高度去部署安排，反映了中医药在社会主义经济建设、政治建设、文化建设、社会建设、生态文明建设“五位一体”总体布局中的地位和作用日益提升。国家中医临床研究基地作为中医药继承创新的重要阵地，是国家中医药发展战略的重要组成部分，是中医药全面深化改革的重点领域。加强基地建设，推动基地可持续发展，是中医药行业贯彻落实三中全会精神的具体体现。

第二，加强基地建设是落实党中央、国务院扶持促进中医药事业发展决策的重要举措。国家中医临床研究基地作为新中国成立以来在中医药方面投入最大的单体项目，充分体现了党中央、国务院对中医药事业发展的高度重视，极大地振奋和鼓舞了中医药行业依靠科技进步，推动中医药事业发展的信心和决心。基地建设由政府主导，部门协作支持，举全国之力，调动各方面积极性，邀请多位院士和专家参与指导，有利于解决临床科研结合不紧密的问题，探索社会主义市场经济条件下新型举国体制科研模式，走出一条符合中医药发展特点和规律的临床科研相结合的路子，提高中医药在健康维护和经济社会发展中的显示度和贡献率。

第三，加强基地建设是实施创新驱动战略的重要内容。中医药作为我国自主创新最具潜力的领域，是实施创新驱动发展战略的重要内容，基地建设工作是中医药科技创新的重要抓手。40多年前，中医药专家发现了青蒿素，对世界作出了重要贡献。近年来，越来越多的学科深入到中医药研究，中医临床疗效评价、中医理论和应用的突破、中药实用技术的进步，解决了很多实际问题。基地在重点病种研究方面所取得的成果，让我们更加增强了通过科技创新实现跨越发展的信心。进一步加强对基地可持续发展的建设，整合优势资源，建立高水平研究平台，促进产、学、研有机结合，有利于落实创新驱动发展战略，使社会各类创新力量有效协同，推动中医药创新能力和竞争实力整体提升。

第四，加强基地建设是探索符合自身规律科研模式的重要依托。近年来结合基地建设，中国中医科学院牵头集成多项研究成果，正在形成中医临床科研范式，探索中医从临床中来到临床中去的规律，实现在临床实际中提出问题、研究问题、解决问题和应用成果，一方面使中医有效的手段方法通过海量数据和高级别循证证据得到认可应用，另一方面通过数据挖掘和寻找规律，进一步提升中医药临床疗效，解决临床实际问题，为实现中医药科技大网络、大平台、大协作和大成果开辟道路。因此，进一步加强基地建设，积累数据，探索规律，探索建立符合中医特点的科研模式，对于促进生命医学不断进步具有重要现实意义。

第五，加强基地建设是支撑中医药事业整体发展的重要手段。中医药科技作为中医药事业的重要组成部分，和医疗、保健、教育、产业、文化等相辅相成、相互促进、相互支撑。基地建设以来，通过重点病种研究和相关平台建设，各建设单位临床服务能力不断提升、预防保健技术不断规范、优秀人才团队不断涌现、相关产业规模不断扩大、中医药文化建设不断丰富，已经成为科技支撑和引领全面发展的典范。通过基地建设，各单位临床服务和临床科研环境得到实质性改善，更新了发展理念，丰富了发展思维，增强了发展信心，优化了管理方式，能够更好地实践中医药事业“六位一体”全面发展战略。加强基地建设，已成为中医药事业全面发展的战略支点。

三、以基地建设为抓手，加强中医药协同创新

随着经济社会加快发展和深化医改加快推进，人民群众对中医药知识和服务的需求日益增长，对中医药科技创新提出了更多的需求和更高的要求。国家中医临床研究基地作为中医药事业改革发展的试验田和重要力量，必须抓住机遇，奋发有为，加强建设，加快发展。下一步重点要通过加强协同创新，出成果、见疗效、惠民生、促健康。

一要以基地为重点，不断加强政府对中医药事业发展的领导和支持。这是基地建设的一条成功经验，要继续坚持下去。要主动争取把基地建设等中医药重点工作纳入党和政府的中心工作中去，纳入国民经济和社会发展的重点规划中去，纳入医药卫生体制改革和科技体制改革的大局中去，争取更多的资源、更多的支持和更多的关注，为基地建设提供保障。

二要以基地为先导，不断坚持走自身发展道路。作为我国最具原创优势的资源，中医药从理论认识到临床实践，整体观、辨证论治都具有鲜明的特点，不能简单套用现成的方法和标准，要坚持探索遵循自身发展规律的自主创新道路，不断完善中医临床科研范式，并建立健全鼓励原始创新、集成创新、引进消化吸收再创新的体制、机制。

三要以基地为纽带，不断推动产、学、研的协同创新。加强产、学、研的深度结合，通过多个主体的协同作用和资源共享，以需求为导向，加强顶层设计和资源整合，打破壁垒，创建战略联合体，优化资源配置，推进制度创新；发挥学术团体优势，培育中介机构，逐步建立产、学、研协调创新机制，强化企业在技术创新中的主体地位。

四要以基地为核心，不断完善中医药继承创新体系。进一步明确中医药继承创新体系框架，整合科技规划和资源，完善政府对基础性、战略性、前沿性科学研究和共享技术研究的支持机制；建立成果导向制度，提升成果转化效果，促进高水平的多学科开放协作，切实研究建立良性科研组织运行机制，不断促进中医临床疗效和服务水平的提高，从根本上解决继承创新问题。

五要以基地为龙头，不断提升中医药临床科研能力。建立国际认可的临床科研支撑平台，加强符合中医药特点和中国传统的伦理平台建设，完善中医临床研究专题文献库和共享平台建设，不断提高重点疾病中医药诊疗水平的循证证据，加强培养一批中医药临床科研领军人才和创新团队，培育一批科技服务中心和开放共享的大平台。

六要以基地为典范，不断深化中医药服务特色优势。遵循中医药学自身的发展规律，加强临床服务模式和诊疗技术研究，加强民间医药和名老中医学术思想及临床经验的传承，加强对传统技术方法的梳理和规范，加强面向临床一线的有效药物和仪器设备研发，集中突破一批中医药防治有相对优势疾病的关键技术，进一步提高临床疗效。

七要以基地为窗口，不断增强国际协作竞争优势。发挥中医药在我国对外交流中“窗口和钥匙”的作用，利用自身的临床优势并借鉴现代科学的理论和方法，协作开展中医临床研究，使研究成果得到世界医学界的认可，不断巩固我国在中医药等传统医药发展中的主导地位，促进中医药更好地走向世界。

国家卫生和计划生育委员会副主任、国家中医药管理局局长王国强在中医药传统知识保护技术研究项目启动会上的讲话节选

（2013年12月26日）

下面，我讲3点意见，供大家参考。

一、充分认识开展中医药传统知识保护工作的重要意义

中医药传统知识是基于中华各民族传统的、世代相传并持续发展、具有现实或潜在防治疾病价值和商业价值的医药知识，同时包括了由该领域中智力活动所产生的革新和创造。中医药传统知识保护则是采取法律、行政、技术等措施和手段，在尊重和维护中医药传统知识的完整性和相关特征的原则下，推动和促进中医药传统知识的可持续发展和合理使用，防止其被不当占有和不公平使用，并保证在此基础上所产生的惠益分享。因此，做好中医药传统知识保护是一项关系国家、民族、社会和中医药事业发展的重要工作。其重要意义主要体现在以下几个方面：

（一）开展中医药传统知识保护是落实十八届三中全会精神的具体举措

《决定》分别在“深化医药卫生体制改革”和“深化科技体制改革”中提出了“完善中医药事业发展政策和机制”和“加强知识产权运用和保护”的要求。“完善中医药事业发展政策和机制”，虽然话不长、字不多，但内涵丰富、要求明确、意义深远，充分表明了党中央、国务院要通过改革，进一步深化扶持和促进中医药事业发展的政策措施。我们要抓住这一战略机遇，着力破解影响和制约中医药事业发展的一切体制、机制障碍，加快推进中医药事业发展。作为我国知识产权保护总体框架的一部分，传统知识保护工作也一直都具有其独特的保护定位和政策着力点。现行的知识产权制度主要目的是鼓励创新，在兼顾公众利益的前提下，着重发明人权益的保护，而传统知识的保护除了涉及民族文化血脉的维护，还涉及其传承与创新。目前而言，现行知识产权制度在如何对传统知识进行保护方面仍存在争议，对中医药、特别是中医药传统知识的保护方面仍有许多需要创新、完善的地方。因此，我们要不断探索研究，完善政策和机制，既要充分运用现行知识产权制度保护中医药的创新发明，还要研究建立适应中医药传统知识专门保护制度，在国际上争取和主张国家利益。

（二）中医药传统知识保护是维护国家利益的战略任务

中医药传统知识作为我国特有的、珍贵的原创知识产权资源，其所带来的医疗、商业、经济价值为许多国家带来了巨大的社会和经济效益，使其成为知识经济时代争夺

的重要资源。一些国家借助资金和技术上的优势开发中医药传统知识，无偿利用这些宝贵财富。现行知识产权制度鼓励人们利用现代科学技术研究开发中医药，并对产生的技术成果申请专利保护，但现行制度只能对基于传统知识利用而产生的新成果的下游部分进行保护，而传统知识作为创新的源头，无法得到有效保护。因此，中医药传统知识保护更注重源头的、“从头至尾”的整体保护，只有这样，才能从根本上阻断对中医药传统知识形形色色的“不当占有”。在国际上，传统知识保护工作已经成为各国关注的热点，发达国家和发展中国家的不同诉求使传统知识保护难以在短时间内达成共识。因此，迫切需要拥有传统知识资源的国家切实做好国内相关保护工作，并在国际上争取更多的话语权，保护传统知识健康，可持续传承发展，维护国家和民族利益。

（三）中医药传统知识保护是传承民族文化的内在需求

中医药传统知识是中华民族传统文化的重要组成部分，然而近代以来，外部社会和环境的压力、现代生活方式的影响以及传统生活方式的解体，改变了中医药传统知识的保存与传承的方式，加之外来文化的移植和渗透，使传统实践及与之相关的信仰逐渐丧失，社会缺乏对中医药传统知识的尊重和认识，文化生态的改变、社会认同感的下降，严重影响了中医药传统知识的传承发展。通过中医药传统知识保护，完整、真实地存续中医药传统技术、方法、理论等，是传承中医药文化，维护其完整性、系统性的必然要求，也是延续中华民族文化血脉的内在需求。

（四）中医药传统知识保护是创新中医药的重要基石

中医药传统知识是中医药自主创新的重要源泉，许多特色技术、方法、方药和器械在民间长期使用，对一些常见病、多发病和疑难杂症疗效独特，具有较大的挖掘潜力和开发价值，是中医药自主创新的独特领域。加强中医药传统知识保护工作，做好传统知识的挖掘整理和筛选利用，将中医药传统知识的资源优势转化为知识产权优势，有利于丰富中医药诊疗技术手段，创新发展中医药理论和方法，提高中医药临床疗效，更加突出特色优势，对中医药更好地为人民群众健康服务具有十分重要的意义。

二、明确中医药传统知识保护研究工作的目标和任务

早在2004年，我局就设立了专项开展对中医药传统知识保护研究，提出了中医药传统知识的概念、内涵和建立保护名录、专门保护制度的建议。2008年，在国家知识产权战略制定工作中，建立中医药传统知识保护名录和专门保护制度被写入《国家知识产权战略纲要》。2009年以来，我们又组织开展了一系列专题性研究，主要针对传统老字号、道地药材、民间民族医药和中医经典名方等方面。通过以往开展的这些研究，初步解决了为什么要保护中医药传统知识的认识问题，但是“保护什么”“如何保护”的问题还没有解决。这次我局系统组织、加强投入，设立了“中医药传统知识保护技术研究”项目，就是要通过广泛调查、建立档案、编制名录，建立中医药传统知识国家数据库，重点解决“保护什么”的问题，为下一步“如何保护”奠定基础。

一是开展中医药传统知识调查。本次调查工作将在31个省（区、市）范围内开展，重点围绕分布在基层、民间的中医药传统知识进行抢救性的调查、挖掘和整理，摸清家底，全面掌握中医药传统知识资源状况。采取“工作和项目结合、行政技术两线并行”的方式开展工作，组织工作由我局统一部署，由各省（区、市）中医药管理部门负责组织实施。技术层面由依托于中国中医科学院医史文献研究所的国家中医药传统知识保护研究中心负责编制实施方案、设计调查技术规范和入选标准等技术文件，并组织培训；由各省级中医药管理部门确定的技术依托单位根据各地实际情况，分别组建调查组，承担本省（区、市）调查工作的实施。我局确定的6个分中心，负责协调所在片区内各省份调查资料和数据信息的收集、汇总，做好与国家中心相关工作的衔接。

二是建立中医药传统知识保护名录和数据库。建立保护名录是一种国际承认的具有法律效力的、可用以主张知识产权权利的文件，也是在国内、国际解决“保护”和“维权”平衡的一项重要措施。名录的编制主要依据实地调查和文献记载，依靠行业内的专家、学者，按一定的技术规范来进行，有计划地分期、分批开展。建立传统知识保护数据库，也是国际上普遍采用的一种保护措施。应借鉴国际经验，立足于可持续发展和长远保护，建立权威性的、具有高质量、高性能和高效知识服务能力的结构化数据库。对有代表性的中医药传统知识建立档案，建成中医药传统知识保护名录和数据库，将实现对中医药传统知识的防御性保护，为中医药传统知识保护利用与惠益分享提供技术基础。

三是推动中医药传统知识保护专门制度的建立。通过前期研究工作对中医药传统知识保护专门制度形成了初步共识，就是根据中医药的特征和规律，以实现对其财产权利和精神权利的共同保护为目的，调整和规范因其权利归属、合理使用和惠益分享而产生的各种社会关系总和的综合性制度。中医药传统知识专门制度将以法律形式承认中医药传统知识是智力成果，尊重并体现中医药传统知识的价值，促进中医药传统知识的完整保存，保证持有人在合理利用中行使知情同意、充分参与、惠益分享等权利，制度化地解决“如何保护”这一问题。因此，要在加快中医药立法的进程中，适时研究制定《中医药传统知识保护条例》，作为中医药传统知识专门保护制度的核心，实施法律保护以制止对中医药的不当占有和滥用，与《非物质文化遗产法》等法律法规衔接，建立中医药传统知识的综合法律保护体系。

四是为中医药传统知识价值评估和转化利用打好基础。结合传承历史、使用情况、临床疗效、价值评价等方面的内容，对调查登记的中医药传统知识保护项目进行筛选，研究建立评估方法，探索建立符合实际、合理可行的中医药传统知识认可机制。在此基础上，积极地开展对中医药传统知识的推广利用，选择具有重要应用推广价值的保护项目，按照持有人自愿的原则，支持和帮助持有人运用市场机制实现转化，保护持有人的权益，逐步形成中医药传统知识价值评估、深度研发、转化推广的技术与应用平台。

三、对做好中医药传统知识保护研究工作的几点要求

做好中医药传统知识保护研究工作，要在深刻认识中医药传统知识历史、现实、未来重要价值基础上，切实理解保护中医药传统知识是增强国家文化软实力和竞争力的重要举措，是继承、保护、发展、弘扬中华民族传统文化的重要举措，是促进发挥中医药特色优势、为广大人民群众健康福祉服务的重要举措，一定要以高度的责任感和使命感，在高效、有序的组织保障下，扎实做好各项工作。

（一）进一步提高对中医药传统知识保护研究的认识

我国是一个传统知识资源丰富的大国，同时还是一个政治、经济正在迅速崛起的发展中国家，传统知识保护工作既急迫又必须，我希望参加保护研究工作的每一位同志都充分认识这项工作的重要性，满怀民族自豪感，对中华民族先贤所创造的珍贵财富充满敬意，带着传承民族传统文化的历史感、责任感去担当重任，带着责无旁贷的精神和热情去投入工作，认真负责，完成好任务。同时，中医药传统知识根在基层，做好研究工作必须真正把工作的重心和调查的重点放在基层。这也是践行党的群众路线的具体体现，希望各位在实际工作中一定要扎扎实实深入基层开展调查工作，努力发掘和发现有价值的民间医药瑰宝。中医药来自民间，很多理论、很多知识在民间，是从民间走向了殿堂、走向了课堂、走向了院所，但是我们对民间的中医药传统知识的挖掘、整理、筛选做得还远远不够，民间的这些宝藏随着时间的推移慢慢流失，我们再不重视、再不抢救，可能就无法挽回。因此，一定要提高思想认识，站在国家的高度，肩负着历史的责任，去完成各自的任务。

（二）要加强中医药传统知识保护研究的组织工作

此次系统开展中医药传统知识调查研究工作，是对《国家知识产权战略纲要》提出的战略任务的具体落实，也是对我局以往开展的相关工作的综合集成和全面应用。各省（区、市）中医药管理部门要将此项工作纳入中医药事业发展大局，安排专人负责，层层抓好落实。要主动协调各方力量，积极争取有利于中医药传统知识保护的政策、项目、经费等方面的支持。要支持国家中心和6个分中心的工作。特别是中心和分中心所在省份的中医药管理部门和各依托单位，要为中心和分中心的建设和开展工作提供必要的政策、制度、条件、人员等方面的保障。承担研究任务的单位要建立工作制度，创新工作思路，整合各方资源，切实保证工作顺利开展。

（三）要建立中医药传统知识保护研究工作的长效机制

此次中医药传统知识保护研究工作的组织实施充分体现了“三观互动”理念，体现了进一步深化科技体制改革的要求，做到了解放思想，转变观念，将分散性的课题式研究和专家兴趣性研究转变为具有顶层设计的、统筹规划的、长期长效的系统研究和国家任务，并坚持“一手抓任务落实，一手抓体系建设”，建立中医药传统知识保护研究的长效机制。要切实发挥国家中心和6个分中心在中医药传统知识调查、管理、研究、推广应用等方面的作用。各地也应结合实际，整合资源，建立长期、稳定的中医药传统知识保护研究平台、队伍和工作机制，与各中心协调配合，共同开展工作。

（四）要做好中医药传统知识保护研究的指导和宣传

为了进一步做好中医药传统知识保护研究工作，局科技司组织编制了《中医药传统知识保护研究纲要》，目前已形成讨论稿，近期将向大家征求意见。《纲要》将提出今后一段时期中医药传统知识保护研究的目标、指导思想、基本原则和重点任务和保障措施，是中医药传统知识保护研究的指导性文件，希望大家尤其是各省级中医药管理部门的同志要认真审阅，结合各自实际情况提出建设性意见。中医药传统知识保护作为一项富含文化传承内容的工作，在工作推进过程中要更加注重宣传。希望参与中医药传统知识相关工作的同志，能成为这项工作的宣传员，把我们的工作宣传出去、热情宣传出去、气势宣传出去。通过宣传营造有利于深入开展工作的良好氛围。

国家卫生和计划生育委员会副主任、国家中医药管理局局长王国强在全国中医药传承博士后进站启动会上的讲话节选

（2013年12月26日）

传承是中医药永恒的主题，是中医药创新的基础，是中医药发展的内在动力，在中医药事业发展中具有重要地位和作用。

随着经济全球化、科技进步和现代医学的快速发展，我国中医药发展环境发生了变化，面临许多新情况、新问题。中医药发展基础条件差，人才匮乏；老中医药专家学术思想和经验得不到有效传承，一些特色诊疗技术、方法濒临失传；中医药传承人才培养仅限于项目层面，传承机制尚未建立；中医药人才培养体系有待进一步完善和健全等等，这些都是影响和制约中医药传承发展和人才队伍建设的因素。当前和今后一个时期，我们将加快中医药传承工作发展。

一是以创新为导向，推动中医药传承发展。借鉴协同创新模式和机制，鼓励高等院校、科研院所、医疗机构、企业之间开展深度合作，推动建立中医药传承创新平台。

二是探索建立有效传承机制，促进中医药传承可持续发展。组织开展中医药传承相关战略研究，对中医药传承工作的内涵、特点和现状，中医药传承的重要性、必要性和可行性以及如何构建中医药传承制度框架等方面进行深入研究。

三是要推倒围墙，加强中医药领军人才培养。积极鼓励中医药机构打破人才壁垒，用走出去、引进来等方法，加强多向交流与合作，整合人力资源，推动建立中医药人才流动机制，促进中医药人才合理流动。在以往开展的全国老中医药专家学术经验继承、优秀中医临床人才研修项目等高层次中医药人才培养项目的基础上，加强中医药领军人才的培养，开展中医药传承博士后工作，探索中医药领军人才培养的新模式。

国家中医药管理局副局长吴刚在全国中医药管理部门办公室主任培训班上的讲话节选

（2013年4月19日）

下面，就继续做好新形势下的办公室工作讲两点意见。

一、新形势、新任务，对办公室工作提出了新要求

（一）办公室工作要更好地顺应行政管理体制改革，适应建设服务型政府的需要

原卫生部和原计划生育委员会3月17日召开干部会议，宣布组建国家卫生和计划生育委员会，中共中央政治局委员、国务院副总理刘延东出席会议并讲话，强调要贯彻党的十八届二中全会精神和十二届全国人大一次会议通过的决定，以转变职能为核心，扎实做好卫生计生机构改革各项工作。

组建国家卫生和计划生育委员会，是深化行政管理体制改革，建设服务型政府的重大举措。中央作出组建国家卫生和计划生育委员会的重大决定，既考虑了建设职能科学、结构优化、廉洁高效、人民满意的服务型政府要求，也考虑了卫生和计生事业发展的客观规律，有利于优化配置服务资源，坚持计划生育基本国策和坚持医改方向的大政方针。

当前，各有关单位一是组织传达学习刘延东副总理重要讲话精神，充分认识组建国家卫生和计划生育委员会的重大意义，把思想、认识和行动统一到中央的决策部署上来，把力量凝聚到事业发展上来，确保干部队伍思想稳定，确保各项工作平稳有序。二是抓紧研究制订“三定”方案，全力做好机构改革工作。三是抓好各项任务落实，保持工作的稳定性和连续性，提高工作效率和质量。四是抓紧抓好医改和公共卫生工作以及计划生育工作。五是加强工作衔接，要做好新老机构的衔接和过渡，确保此期间的各项工作有机构承担，事情有人管理，责任落实到人，各项工作无缝对接，不能形成管理上的真空。

3月21日，国家中医药管理局党组中心组（扩大）组织集体学习，学习传达了中共中央政治局委员、国务院副总理刘延东在国家卫生和计划生育委员会干部会议上的讲话精神和国家卫生和计划生育委员会

主任、党组书记李斌关于当前工作的几点要求。国家中医药管理局要求，中医药系统要迅速组织传达学习刘延东同志的重要讲话精神，认真落实李斌同志关于当前工作的要求。要充分认识国务院机构改革和职能转变的重大意义和组建国家卫生和计划生育委员会的必要性与重要性。以对党和国家事业高度负责的态度，切实增强责任感和使命感，把力量凝聚到中医药事业发展上来，确保思想不乱、队伍不散、工作不断，确保干部队伍思想稳定，确保中医药各项工作平稳有序。

中医药是卫生和计划生育事业的重要组成部分，我们要认真思考如何把中医药工作融入卫生与计划生育大局中去，使中医药能够全面服务于卫生和计划生育工作。在进一步发挥中医药在深化医改中作用的同时，积极思考中医药如何为计划生育工作作出贡献，特别是为提高新出生人口素质、增强妇幼健康作出贡献，抓住机遇，拓展中医药服务领域。

国家中医药管理局要求各司办、各直属单位要密切关注国家卫生和计划生育委员会确定的各项工作职能，按照中央关于卫生与计划生育深度融合的要求，把中医药工作全面纳入卫生和计划生育工作中，深化中医药体制改革，紧紧抓住本次机构改革和职能转变的机会，深入思考国家中医药管理局职能转变工作，进一步争取有关部门的大力支持，理清职责，理顺关系，使职能更加完善，更加适应中医药事业发展的需要。同时，要创新管理理念，改进工作方式，转变工作作风，顺势而为，不断提高工作效率和服务水平，全面推进中医药事业的快速发展。

深化行政管理体制改革，建设服务型政府，组建国家卫生和计划生育委员会，对中医药行政管理部门的行政能力都是一次重大考验。虽然我们还是部委管理的国家局这一体制没有变，但是面对管理机构的重大变革、卫生资源结构再次调整、广大医务人员思想观念不断变化的新形势，如何充分发挥中医药的积极作用，以及中医药如何为计划生育工作作出贡献，特别是要在提高新出生人口素质、增进妇幼健康方面，抓住机遇，有所作为，以及在努力拓展中医药服务领域等方面，还将遇到一些新问题、新情况。因此，我们必须进一步解放思想，转变观念，积极探索新形势下中医药管理工作的新思路、新模式和新举措，进一步提高服务能力和水平，更好地适应新形势的需要。

（二）办公室工作要更好地适应突发公共卫生事件的需要

今年2月以来，上海市、安徽、江苏、浙江等省先后发生人感染H7N9禽流感病例。接到疫情通报后，国家卫生和计划生育委员会高度重视，立即派出专家组赶赴当地指导协助全力开展临床救治和疫情应急处置工作、研究落实各项疫情处置措施，并在此基础上制订了人感染H7N9禽流感诊疗方案、医院感染预防与控制技术指南和疫情防控方案。

4月2日，《人感染H7N9禽流感诊疗方案（2013年第1版）》印发后，国家中医药管理局医政司迅速组织各级中医药管理部门召开人感染H7N9禽流感中医医疗救治视频培训会议，部署中医药防控工作，并就人感染H7N9禽流感中医诊疗方案进行了培训。根据国家卫计委的要求，国家中医药管理局分派4组中医药专家赶赴上海、江苏等地，现场查看感染患者，总结H7N9禽流感的中医病机与证候特点，对整体中医药预防方案作进一步调整。

国家中医药管理局正密切关注H7N9疫情发展，对中医药防控各项工作作了部署。下一步将组织专家参与医疗救治，研究出台中医药预防方案，充分发挥中医药在防治疫情中的作用。

目前，上海、安徽、江苏等省市卫生部门正按照卫计委要求，继续落实患者临床救治、密切接触者追踪和医学观察、疫情监测等应急处置措施，有的省市还根据地域特点发布了各地人感染H7N9禽流感中医药预防方案。有的省级中医药管理部门组织专家结合本省地域特点，分别制订了人感染H7N9禽流感中医药防治建议方案。

“板蓝根可预防H7N9禽流感”“按摩迎香穴可预防H7N9禽流感”等，近日，随着人们对H7N9禽流感的日益关注，“板蓝根”“迎香穴”迅速成为各类媒体的热词，并掀起一轮争议。两则消息源于《江苏省人感染H7N9禽流感中医药防治技术方案》、甘肃省卫生厅《人感染H7N9禽流感中医药防治预案》。只是原本全面严谨的方案和预案，被部分媒体独取一点、不及其余，在标题中“放大”了。各地卫生厅公布中医药防治方案时，并未仅以一方一药推荐群众长期大剂量服用，只要稍懂中医常识，都明白中医治病遵循辨证施治，用药讲究君、臣、佐、使，从不以一药挡众病。从各地卫生厅发布的中医药防治预案来看，多为提醒、帮助民众增强体质，通过包括按摩迎香穴等来提升抵抗力，以此预防，无可厚非。这些争议，站在中医药文化建设的角度看，反映出在当前强势的西医文化语境下，民众接受中医的文化语境尚待培育，对中医的认同度也有待再提高。

疫情当前，负有舆论引导、组织协调、应急处置等责任的办公室或综合部门，务必积极而又谨慎，考虑周全，做好服务；对工作的考虑要超前一步或几步，部署当前工作时就要考虑下一步可能会出现的情况，要准备好应对的措施和相关的建议以及文字材料，使得领导同志和相关部门能够及时、全面了解情况，做出正确的判断和决策。同时，在防控H7N9禽流感工作中，办公室或综合部门不仅要积极推动发挥中医药作用，还要担负起中医药文化科普的责任，引导民众消除类似对“板蓝根”“迎香穴”等片面理解的影响。

（三）办公室工作要更好地体现贯彻落实八项规定要求

为贯彻落实《十八届中央政治局关于改进工作作风、密切联系群众的八项规定》，结合中医药工作实际，我们及时印发了《国家中医药管理局贯彻落实〈八项规定〉实施办法》，共提出28项具体要求，涉及改进调研作风、精简会议活动、精简文件简报、规范出访活动、改进新闻报道、改进机关作风、厉行勤俭节约和加强督促检查等8个方面。

要使“八项规定”全面、深入、持久地落实下去，真正形成风尚、形成习惯、形成自觉，需要各级中医药管理部门办公室做更细致、更扎实、更具体的工作，还需要付出长期艰苦的努力。首先，贯彻落实要察实情，定严规。我们要结合实际，制定具体的落实办法，尽可能做到针对性强，可操作，可信、可行、管用，确保每项工作、每个环节、每个步骤都有章可循。其次，防止松懈要动真格，重常态。制定的规定也好，实施办法也好，约法几章也好，就要更具体，更好操作。并且要坚持把规定作为常态性的要求贯彻下去，加强考核监督，建立严格执行的长效机制，严防虎头蛇尾，紧一阵、松一阵，煮成夹生饭。第三，形成风尚要抓领导，做表率。“风成于上，俗化于下。”作为办公室主任，在牵头制定实施办法的时候要注意体现领导改进工作作风、密切联系群众的风尚。在具体执行落实环节，更要做明白人，做好协调工作，尽可能让领导明确规定、适应规定。希望办公室要争当贯彻落实八项规定的排头兵，真正把心思用到改进工作作风、提升工作效率和水平上来，以转变作风的实际成效推动中医药事业科学发展。

二、求创新、促发展，努力开创办公室工作新局面

今年是医改和中医药事业发展的关键年，改革与发展的任务十分繁重而艰巨。面对新形势、新任务、新要求，我们要深入贯彻落实科学发展观，以满足人民群众对中医药服务需求为出发点和落脚点，按照“整体思维、系统运行，三观互动、六位一体，统筹协调、科学发展”的要求，勤于思考，善于谋划，充分发挥办公室在推进中医药事业发展中的作用。为此，对大家提几点要求。

（一）要更加自觉地提高决策服务水平，努力当好参谋助手

坚持把紧扣中心工作、加强决策服务作为办公室工作的首要政治任务。在制办文件方面，要在把好程序关和质量关上下工夫，严格遵循公文种类、公文格式、行文规则、公文管理等方面的要求，做到严谨细致、精益求精。文字综合要在出思想、出精品上下工夫，注重把上级精神、领导意图和实际工作有机结合，多出新观点、新思路、新对策。在信息服务方面，要在重分量、讲质量上下工夫，加强综合分析，努力实现信息由主要依靠系统内收集向多渠道收集转变，由被动接受向主动捕捉转变，由简单传递向深加工和综合分析转变，使更多的信息引起领导关注、进入领导决策。在督促检查方面，要以落实党中央、国务院和卫生部以及各地党委、政府对中医药工作的指示为重点，创新形式，提高工作的全面性、主动性、针对性和时效性。对各级领导批示的重要事项，要加强过程控制和追踪问效，及时督查工作进展。

（二）要更加自觉地推动“三服务”发展，发挥中枢作用

着眼全局全面协调，主动加强与国家局的联系，汇报工作争取支持；充分发挥纽带作用，搞好领导之间、部门之间、上下级之间以及其他各个方面的联系和沟通。突出重点把握关键，既统筹兼顾又突出重点，以制度化、程序化建设为目标，牢固树立人人有规有矩、处处有板有眼、事事有条有序的理念，确保各项政务事务有轨运行、按程序操作。完善体系提高效率，中医药管理体系仍需下大力气加强建设，特别是市、县缺乏相应的管理机构和专职人员，不能适应事业发展和工作开展的需要。就省级中医药管理部门来说，内部设置不健全，功能发挥受到限制。目前，全国省局设有单独办公室的有5个，设有综合处的有8个，有近一半的省局没有独立的办公室或综合处，办公室与其他处室的职能划分还不是非常清晰。因此，我们要从中医药工作的实际出发，切实加强现有的管理体系和能力建设。

（三）要更加自觉地加强自身建设，建设高素质的办公室队伍

人才建设方面，各部门要切实加大对办公室人员的交流力度，把“交流出去”与“吸收进来”有机结合起来，逐步形成合理的人才梯队。要把那些有能力、热爱办公室工作的人员吸收充实到办公室队伍中来，把那些政治素质高、业务能力强、积极上进的工作能手和业务骨干作为后备人才进行培养，让真正“有为”的人“有位”，形成办公室积极向上的氛围。作风建设方面，对办公室干部同志要严格要求、严格教育、严格管理、严格监督，注重加强思想政治建设，保持干部队伍的纯洁性，维护中医药干部队伍的良好形象。能力建设方面，要做一名优秀办公室管理人员，必须不断学习。学习政治理论，以强化对办公室工作的认识，增强使命感和工作责任心；学习专业理论，更新知识，跟上时代发展的步伐；学习办公室工作业务，不断改进工作，提高工作质量；学习同行者的工作经验，以改进工作方式和方法，使办公室工作的质量和效率不断提高，更好地为单位的发展服务。

（四）要更加自觉地求创新、促发展，开创办公室工作的新局面

要紧紧围绕今年全国中医药工作会议确定的中心工作，突出重点，真抓实干，着重做好以下几方面工作。

一是强化科技支撑，着力提高信息化工作水平。信息化工作是深化医改的八项保障措施之一，中医药信息化建设较为滞后。各地要高度重视，着眼中医药发展大局和长远规划，加强与卫生行政部门的沟通协调，把中医药信息化建设纳入医药卫生信息化建设整体规划，实现业务协调、互联互通、资源共享。要做好顶层设计、制定建设规划、建设信息平台，统筹推进中医药信息化建设工作。各级中医药管理部门要加强工作保障，积极争取信息化建设资金。要把信息化培训纳入中医药干部教育培训体系，不断提高中医药干部信息化知识和技能水平。

二是加强新闻宣传，加快推动中医药文化建设。要切实加大中医药新闻宣传的工作力度，大力宣传党的中医药政策、中医药事业发展取得的成绩和给群众带来的实惠，营造有利于中医药事业发展的社会氛围和良好环境。各地要抓好中医药文化宣传教育基地建设，认真组织中医药文化科普专家巡讲活动，向人民群众提供科学、实用的中医药知识和技术服务，积极推进中医药文化建设，弘扬大医精诚、具有鲜明民族特色的中医药文化精髓和核心价值观。

三是优化渠道建设，充分发挥信访机制作用。深入贯彻落实党中央关于加强新时期信访工作的一系列决策部署，使信访工作成为政府维护人民群众权益的重要组成部分，成为了解和掌握中医药工作的渠道和路径。各地要贯彻落实八项规定《实施办法》，妥善处理群众来信来访提出的问题，对有明确政策规定、能够解决的问题，及时协调解决；对短期内不能解决的问题，做耐心细致解释，并在15个工作日内答复。积极排查化解矛盾纠纷，维护人民群众和广大中医药工作者的合法权益。加强对信访信息的分析和研判，把信访工作作为联系群众、集中民意、赢得支持的重要抓手，作为发现工作中存在的问题、完善政策措施、提高中医药工作质量的重要措施。

发挥优势　注重特色　全面推进中医药文化宣传教育基地建设工作

——国家中医药管理局副局长吴刚在全国中医药（民族医药）文化宣传教育基地工作座谈会上的讲话节选

（2013年8月15日）

现在，根据会议安排，我就中医药文化宣传教育基地建设工作谈几点意见，供大家参考。

一、中医药文化建设工作意义重大

（一）加强中医药文化建设工作是贯彻落实党的十八大精神的根本要求

党的十八大报告提出建设社会主义文化强国，强调“全面提高公民道德素质”“建设优秀传统文化传承体系，弘扬中华优秀传统文化”“增强文化整体实力和竞争力”。这必将为中医药事业发展营造更加良好的社会氛围和群众基础，有助于提升中医药文化的软实力，增强中医药文化的影响力。中医药以人为本，崇尚和谐，注重人文关怀和心理疏导，深刻体现了中华民族的认知方式和价值取向，是我国文化软实力的重要体现。繁荣发展中医药文化，有助于构建中国特色医药卫生职业精神，促进职业道德的提升；有助于建立中国特色健康文化，培育积极向上、理性平和的社会心态，全面提高公民道德素质；有助于建设优秀传统文化传承体系，弘扬中华优秀传统文化；有助于增强中华文化国际影响力和竞争力，使中华文化得以传承、发扬和发展。

（二）加强中医药文化建设是推动中医药事业全面发展的有力抓手

中医药文化是中医药事业的根基和灵魂，是中医药事业持续发展的内在动力，是中医药学术创新进步的不竭源泉，也是中医药行业凝聚力量、振奋精神、彰显形象的重要抓手。《国务院关于扶持和促进中医药事业发展的若干意见》中明确提出要繁荣发展中医药文化，扶持和促进中医药在医疗、保健、教育、科研、产业、文化以及对外交流与合作中发挥作用。大力发展中医药事业，不仅是深化医改、提高人民健康水平、增强自主创新能力、促进经济社会发展的内在要求，也是促进中医药事业科学发展、弘扬中华优秀传统文化的重要任务。将中医药文化建设工作与中医药基础建设、临床实践、人才培养、科技创新、产品研发等具体业务工作结合起来，让中医药文化融入中医诊疗体系和学术活动的全过程中，有利于弘扬“大医精诚”的中医药传统职业道德，使广大中医药工作者不断汲取中医药文化的营养；有利于构建和谐的医患关系，促进中医药事业又快又好发展。

（三）加强中医药文化建设是普及中医药文化科普知识的必然举措

当前，医学模式不断更新，人们更加重视人与自然、人与社会、人与环境的和谐，更加重视疾病的预防，更加重视自我的健康维护。中医药重视整体、注重平和、强调预防、关注个体、突出简便的特点及内涵，符合现代医学模式转变后人们对健康目标的追求。当前，广大人民群众对中医药文化、对中医“治未病”、对中医养生保健知识的需求日渐提升，因此，中医药文化建设工作肩负着向大众普及中医药科普知识，提供简便有效的养生保健方法的根本任务。加强中医药文化建设工作，是帮助广大人民群众进一步了解科学、准确、权威的中医药文化科普知识，建立中医药文化科普工作长效机制，让中医药惠及千家万户的必然举措。

二、中医药文化建设工作成绩斐然

为了推动中医药文化与科普知识更加深入基层、贴近民众，2011年，我局在“中医中药中国行”取得较大社会影响的基础上，开展了“中医中药中国行——进乡村·进社区·进家庭”活动。为使中医药事业发展实实在在的惠及广大人民群众，我局研究制定了《国家中医药管理局中医药文化发展中长期规划纲要（2011～2020）》，并在此基础上出台了《中医药文化建设“十二五”规划》，明确了“十二五”期间中医药文化建设工作的指导思想、基本原则和建设目标，提出从中医药文化传承与保护、机构文化建设、文化传播与普及、人才队伍建设、文化机构设施建设、文化产业发展、对外交流与合作以及民族医药文化保护与传承8个方面认真做好中医药文化建设工作。同时，我局研究制定了中医中药中国行“三进”活动的工作目标和任务要求，明确了中医药进乡村、进社区、进家庭工作内容和方式。印发了《“十二五”中医药文化宣传教育基地建设工作方案和全国中医药文化宣传教育基地标准》，明确了“十二五”末实现中医药文化宣传教育基地“门类齐全、布局合理、初成规模、特色突出、作用明显”的目标。

几年来，在各级中医药管理部门和广大中医药工作者的努力下，中医药文化建设工作得到较好的推进。一是组建了一支中医药文化科普专家巡讲队伍，开展了各类中医药巡讲活动。培养组建了143人的国家中医药文化科普专家巡讲队伍和1000余人的省级中医药文化科普巡讲队伍，深入农村、牧区、厂矿、学校、部队、机关、社区等基层单位，每年举办讲座2500余场，受益群众达180万。我局还与中国科技馆、中央国家机关党工委建立了定期巡讲的长效模式。二是建设了一批中医药文化科普宣传教育基地，积极打造传承、展示中医药文化，培养中医药人才的窗口和阵地。现已建成16个全国中医药文化宣传教育基地和5个建设单位，涵盖中医药、民族医药博物馆，中医药历史遗迹、古迹文物展览馆，中药老字号企业以及中医医院等，全年免费接待参观人次100万以上，让人们充分感受中医药文化的独特魅力。三是建立了中医药文化科普宣传工作的长效模式，宣传普及中医药知识。各地结合实际，设立中医药宣传周、宣传日，进行科普讲座、义诊咨询、健身演示、文艺演出、知识竞赛等内容丰富、形式多样、群众喜闻乐见的中医药科普宣传活动。四是组织开展了中医药文化科学研究，提升中医药文化内涵。启动了中医药文化核心价值观内涵研究，凝练具有中国特色、中医特点、行业特征并体现时代精神的中医药文化核心价值观，设立了12个中医药文化建设研究课题，为中医药文化建设工作的深入开展提供了有力的支撑。五是打造了一批中医药文化与科普宣传产品。协调并与原新闻出版总署向社会推荐了15本中医药文化与科普读物，引导并鼓励编辑出版了一批图书、音像、影视、动漫等形式多样的中医药文化科普作品，对增强人们的健康意识、引导正确的健康消费、传播中医药文化和知识起到了积极作用。六是积极开展中医药非物质文化遗产保护工作。2010年“中医针灸”列入“人类非物质文化遗产代表作名录”，2011年《黄帝内经》和《本草纲目》入选世界记忆名录，目前，已有3批共83个传统医药类项目列入非物质文化遗产国家名录。

今年6月以来，党中央在全党开展了以为民务实清廉为主要内容的党的群众路线教育实践活动。为了使人民群众受惠于中医药，我局将中医药文化建设和中医药“三进”作为我局中医药服务百姓健康推进行动的载体之一，进一步提高了中医药服务的覆盖面和可得性，让人民群众真正享受到中医药事业发展的好处。在局党的群众路线教育实践活动集体学习时，国家卫生计生委副主任、国家中医药管理局局长王国强同志做了题为“运用科学方法，聚焦‘四风’问题，推动教育实践活动深入开展”的党课授课，提到了中医药文化建设方面的不足：一是中医药文化资源保护、挖掘、利用制度机制不完善，中医药文献古籍的抢救、保护、整理研究需要加强，中医药文物、古迹的挖掘整理和保护利用水平待提高。二是面向社会、面向青少年、面向未来的中医药优秀传统文化普及教育机制有待建立和完善。三是中医药服务机构文化内涵建设和中医药科普宣传需要进一步引导和规范。

三、中医药科普宣传教育基地建设的成绩与问题

中医药文化宣传教育基地作为传承、展示中医药文化，培养中医药人才的窗口和阵地，较好地传播了中医药知识。

（一）布局初见成效，中医药文化展示平台作用日益凸显

目前，我局设立的16个全国中医药文化宣传教育基地、5个全国中医药文化宣传教育基地建设单位，以及270余个省级中医药文化宣传教育基地，每年为百万名中小学生、医护人员、社会人士提供中医药文化与科普服务。如北京地坛中医药文化养生主题公园通过中医药主题雕塑、养生长廊、中药植物园等，展示中医药养生文化的深刻内涵；“津门医粹”中医药文化博物馆通过中医药文献与中医药实物，宣传了津门名老中医以及津门中医药文化特色；常州市中医医院通过孟河医派博物馆、院史馆、中医药馆等，完整展现了孟河医派的起源与发展以及中医药科普知识。

（二）承担公益责任，中医药文化宣传教育活动惠及百姓

在中医药文化宣传教育基地建设中，各单位积极承担社会责任，充分发挥各自资源优势，广泛开展中医药文化科普知识宣传工作。北京御生堂中医药博物馆积极参与政府举办的“全国非物质文化遗产传统技艺大展”以及奥运会期间的“领略中医文化，体验中医养生”等活动；河南宛西制药股份有限公司中华医圣苑设立奖学金，鼓励中医药学子奋发有为；河北省保定市刘守真祠堂承担法国里昂中医药学校及国内外多所高等医学院校的教学任务等；广州白云山和记黄埔中药有限公司神农草堂与近 10 所高校及中小学校，共建了“中医药文化教育基地”“产学研教育基地”，向广大学子宣传普及中医药文化。

（三）拓展宣传渠道，中医药文化传播形式丰富多彩

随着工作的深入开展，各基地采用新颖独特的传播手段普及中医药文化科普知识，在形式上呈现出丰富多彩的特点。天津达仁堂京万红博物馆”制作出版了“乐家老铺药酒工坊”纪念邮册、“乐家老铺药酒工坊”宣传纪录片、“乐家老铺沽上药酒工坊”书籍，多方位展示传统药酒文化。上海中医药博物馆策划了“中草药进家庭”方案，指导社会居民在家中种养有保健功能的植物。山东东阿阿胶股份有限公司中医药博物馆与北京中医药大学博物馆、南京中医药大学标本馆、成都中医药大学博物馆等 12 家单位展开交流合作，开辟了各类形式的“馆外馆”，拓展中医药文化传播范围。

（四）重视人才培养，中医药文化科普工作队伍不断壮大

中医药文化的繁荣发展，离不开众多奋战在中医药文化宣传工作一线的科普工作者。各基地高度重视科普人才的培养，组织培养了一支力量强大的中医药文化科普队伍。青海藏医药文化博物馆在青海大学、青海师范大学、青海民族大学先后培训了 500 人次志愿者、介绍该院馆藏文物并宣传藏医药文化；广东中医药博物馆组建了 2 支大学生宣教科普队伍，每年定期组织人员参加宣教科普工作培训；广西药用植物园建立了由中国工程院院士组成的顾问组，并邀请了 28 位国内外知名专家任宣传组顾问。

（五）强化职业道德教育，弘扬中医药文化传统价值观

为树立、强化中医药行业职业道德，基地承担着向中医药工作者、中医药院校学生进行中医药职业道德、医德医风教育的职责。河南南阳医圣祠开展张仲景医德文化宣传教育活动；常州中医医院以孟河医派建设为抓手，凝练了“精诚守和”的院训，编印了《医德古训》《孟河医派医家轶事》读本；亳州市华佗纪念馆出版了《华佗神医传奇》《华佗研究》等书籍，宣传华佗悬壶济世、大医精诚的高尚医德。

（六）工作机制日趋成熟，各地中医药文化宣传教育基地建设工作成绩显著

各地卫生行政部门和中医药管理部门坚持“政府引导、社会参与、突出特色、强调公益”的工作原则，初步建立国家级、省级、基地三级管理平台，大力推动基地建设工作。初步统计，2010～2012 年各省中医药文化宣传教育基地配套经费近 3000 万。北京市建设的中英文版中医药数字博物馆，集中医药收藏、展示、科普、教育和研究于一体，通过互联网向国内外参观者传播介绍中医药文化科普知识，并于 2011 年获全球互联网领域的最高奖项——世界信息峰会大奖；天津市大力推进中医药机构文化建设，遴选一批具有中医药文化特色的试点单位，建设中医药文化建设示范基地；内蒙古自治区在《内蒙古蒙医药中医药条例》中增加了蒙中医药文化宣传普及内容，确定每年的 10 月 22 日开展蒙中医药文化科普宣传活动，同时应邀在联合国纽约总部作题为《中国蒙医药在城乡居民健康中发挥的作用和角色》的报告，宣传蒙中医药文化；吉林省在省级基地建设中，以国医大师等高层次人才为引领，加强中医药文化科普人才队伍建设，传承名医名师的中医学术道德和治学精神；江苏省积极组织实施中医药文化惠民工程实施方案，深入挖掘地区中医药资源和社会资源，提出“十二五”末实现基地建设在该省 13 个地市的全覆盖；北京市、广东省与旅游部门合作推出了一批中医药文化旅游基地；新疆以民族医院为基础，加强民族医药文化宣传教育基地建设，同时组织编写了《谱写新疆中医民族医药绚丽华章》《维吾尔医药风采录》等中医药民族医药科普宣传作品。

各地中医药文化宣传教育基地的布局更加合理，内涵建设更加丰富，活动形式更加多样，社会影响日益扩大。通过近几年的中医药文化宣传基地建设工作，群众对中医药文化的了解进一步加深，政府对中医药文化宣传机构的管理进一步规范，中医药人对弘扬中医药文化的决心进一步增强。

在全面总结基地取得成绩的同时，我们也应该看到基地建设中的问题：一是各地中医药文化科普宣传教育基地建设工作水平参差不齐，国家级基地尚未实现 31 个省（区、市）的全覆盖。二是现有的基地管理、宣传展示平台和手段还不能满足人民群众对中医药科普知识的需求。三是基地建设的经费投入严重不足，基础设施、基地内涵建设还需进一步加强。

四、抢抓机遇，持续推动基地建设

《中医药事业发展“十二五”规划》提出了到“十二五”末“中医药知识普及全国 80% 以上的行政村、85% 以上社区和 80% 以上的家庭”的目标。这既是对我们提出的客观要求，也是中医药文化繁荣发展的良好机遇。基地担负着宣传展示中医药文化、开展中医药科普宣传教育活动、研究拓展中医药传统文化宣传方式、培养中医药传统文化科普人才的重要任务。为更好地传承和发扬中医药文化，促进中医药事业的继承与发展，加强社会主义精神文明建设，我再强调几点：

（一）提高认识，做好规划

各单位要认真学习、深刻理解十八大精神，站在推动社会主义文化大发展、大繁荣的战略高度，把握中医药文化建设的发展态势，使中医药文化宣传教育基地建设工作更好地服务于社会主义文化发展与

繁荣。要认真总结近年来取得的成功经验，围绕基地建设的根本任务，进一步解放思想、改革创新，制定切实可行的基地建设规划，瞄准建设目标，扩大宣传覆盖面，提升基地内涵，满足人民群众对中医药文化科普知识的需求。

（二）加强管理，积极推动基地数据平台建设

中医药文化宣传教育基地及基地建设单位分布在不同的行业和地区，具有不同的地域特色、资源优势。加强国家局、省局、基地之间的联系沟通，资源整合、打造品牌显得尤为重要。在下阶段工作中，各基地要积极构建中医药文化宣传教育基地数据平台，加强国家局、省局、基地之间的联动，推动各基地之间的沟通交流和资源互补。要及时更新基地简介及宣传资料，不断丰富充实数据平台内容。我局将不定期对已建成的文化基地进行督查，对未履行承诺、出现问题的，将给予警告直至摘牌处理。请各基地及基地建设单位于每年 12 月 31 日前上报年度自查报告。

（三）专款专用，继续提升基地影响力及辐射力

在财政部的支持下，本年度我局在“中医药文化宣传教育基地建设人才培训项目”中，对每个国家级中医药文化宣传教育基地和建设单位给予基地建设经费补助。这体现了国家对中医药文化建设的高度重视，以及国家为不断满足广大人民群众对中医药文化科普需求、维护人民群众身体健康的决心。各基地要严格按照项目方案的工作目标要求，制作基地形象宣传片、中医药文化科普知识宣传手册；建立文化基地网站、开展中医药文化科普活动，积极宣传、展示当地中医药文化的内涵与特色；要加强中医药文化科普人才队伍建设，建立并完善中医药文化基地讲解员队伍，定期组织中医药文化科普专题培训，不断提高中医药文化科普人才的素质。各项目省（区、市）中医药管理局部门要加强对项目的组织领导，落实专人负责，确保严格按照国家财政专项资金管理的规定要求专款专用，提高资金使用效益。各项目单位年度项目执行情况将作为今后安排相关资金的重要因素加以考虑。

国家中医药管理局副局长吴刚在全国中医医院信息化示范工作座谈会上的讲话节选

（2013 年 9 月 26 日）

近年来，在各地中医药管理部门领导下，经过大家共同努力，中医药信息化建设得到全面推进和快速发展。国家中医药管理局先后出台了《中医药信息化建设“十二五”规划》，与原卫生部联合印发了《关于加强卫生信息化建设的指导意见》，近期我局将与国家卫生计生委再次联合印发《关于加快推进卫生计生信息化建设的指导意见》。信息化建设为提高中医药服务和管理水平发挥了重要作用，取得了一些成绩。第一，中医药远程教育得到不断完善，组织开展了多期信息化培训，特别是基层中医医院信息化人员，初步形成院校教育和继续教育相结合的信息化人才培养格局。第二，中医药信息标准体系和技术规范研究取得一定成效，制订和修订了《中医药信息标准体系表》《中医药信息数据元目录及值域代码》《中医医院信息化建设基本规范》《中医医院信息系统基本功能规范》和中医电子病历相关标准。第三，以临床应用和中医电子病历建设为重要内容的中医院信息系统建设取得重要进步。上海、天津、广东、福建、江苏、四川、湖北、新疆、湖南等省、区、市实现了区域或系统内中医医院系统共享以及跨区域业务协调；含有中医药内容的远程会诊系统初具规模，为边远地区居民享受优质中医医疗资源，解决看病就医问题发挥了积极作用；基层中医药管理信息系统的应用推广进一步提升了基层中医院的服务能力；北京、重庆、浙江、河南、云南等省、市积极开展中医“治未病”信息系统、名老中医传承教学辅助系统、中医药诊疗服务信息系统、中医临床路径系统等试点应用，为群众提供了更好的、更便捷的中医药服务。

但是，在中医药信息化建设方面我们仍然面临亟待解决的问题：亟须整合中医药已有信息系统，扩大区域卫生信息平台中医药基本信息覆盖面，提高联网水平，实现系统互联互通、信息共享、业务协同，提高中医药服务能力和水平，改善人民群众就医感受；亟须提升中医医院数据集成、信息资源综合利用水平，提高科学决策支持能力；亟须进一步加强制度、管理、人才和资金的保障，保障中医药信息化健康发展；亟须进一步完善中医药的信息标准和安全体系，支撑信息化建设顺利推进。

“十二五”时期是深化医药卫生体制改革的攻坚阶段，也是全面推进中医药事业发展的关键时期。当前，中医药工作面临改革与发展的很多机遇和挑战，需要信息技术提供更加有力的支撑和保障。大力推进信息技术的应用是促进中医药事业与卫生计生工作融合发展、提升服务水平、创新服务模式、健全工

作机制的重要手段，不仅关系着既定医改目标的有效实现，同时也深刻影响着中医药事业的科学发展。本次座谈会主要目的是认真总结全国中医医院信息化示范单位的经验，研究中医医院信息系统融入区域卫生信息平台和信息标准应用，讨论并提出中医药信息化建设“十二五”规划实施方案。下面，我讲几点意见，供大家参考。

一是深入分析当前国家信息化战略。党中央、国务院高度重视中医药工作，将中医药作为医药卫生改革的重要组成部分，制定了一系列发展中医药的政策和措施。去年，国家发改委发布《“十二五”国家政务信息化工程建设规划》，以转变经济发展方式和改善民生为重点，启动全民健康保障信息化工程，重点建设中西医协同的公共卫生管理信息系统，推动居民电子健康档案和中西医电子病历普及应用。今年8月，国务院在《关于促进信息消费扩大内需的若干意见》中明确提出推动远程医疗和居民健康卡建设，建立电子病历、居民电子健康档案并实现跨医院、跨区域的互认共享，规范互联网食品药品交易行为并推进食品药品网上阳光直购。国家发改委在《关于促进健康服务业发展若干意见》中，将构建社区卫生服务机构中西医协同医疗保健服务平台、发展中西医协同的远程医疗、支持民族医药健康信息系统建设等纳入主要任务。这些对于我们中医药事业发展是一次契机，作为从事中医药信息化工作的同志们，我们应当共同努力，抓住机遇，不断争取新的工作进展。我们要按照国家的总体部署和要求，从服务和保障人民群众健康为出发点，深入调研，积极采取各项有力措施，把信息化作为中医药事业可持续发展的技术支撑，强化基础设施建设，整合医院信息资源，搭建医院信息共享平台，用信息手段优化流程和提供优质服务，来缓解群众看病难、看病贵等问题。

二是做好中医药服务百姓健康推进行动的技术支撑。不久前，我们召开了全国“中医药服务百姓健康推进行动”视频会议，通过实施基层中医药服务能力提升工程、中医“治未病”健康工程和“中医中药中国行——进乡村·进社区·进家庭”活动等3项重点工作，来满足人民群众中医药服务需求。我们要充分利用现代信息技术手段支撑3个工程建设，进一步提高中医药服务的覆盖面和可及性：建立和完善以中医电子病历为核心的医院信息系统；促进省与县级中医医疗机构信息交换与业务协同；依托卫生信息平台，提供和有效共享中医电子病历信息、“治未病”信息等，实现跨区域、跨机构包括中医药基本健康信息的居民健康档案系统；推进远程医疗信息系统建设，实现覆盖基层中医医疗机构远程会诊、远程咨询、远程教育等；开展社区卫生服务中心、乡卫生院中医体质辨识信息系统建设，充分应用网络、新媒体技术，宣传中医药预防保健和养生知识。

三是突出信息化建设的3个转变。第一是由重视行业建设向重视卫生计生工作和中医药事业融合协同方面转变。我们要以全民健康保障信息化工程建设为契机，整合中医药信息资源，主动与卫生信息化部门协调沟通，做好与卫生信息化的业务协同、资源共享，真正做到同步设计、同步建设、同步运行和维护。第二是由关注业务管理向关注服务百姓健康方面转变。大部分信息化建设项目都是从提升医疗机构自身的管理水平出发的，下一步我们要更多地关注人民健康的需求，始终坚持服务百姓宗旨，围绕便民、利民、惠民，主动研制开发预约诊疗服务、医疗费用诊间结算等服务系统，让中医药信息化成果更好地惠及广大人民群众。第三是由强调院内信息共享向强调区域信息共享方面转变。要以卫生计生与中医药信息互联互通、资源共享为目标，与当地区域卫生信息平台有效连接，同时加强对已有信息共享系统的深度开发和应用，建立有效合作协同机制。

四是积极推广示范单位好的经验和做法。示范单位要不断巩固、创新和探索信息技术和手段，积极开展中医医院信息资源挖掘技术研究，加快普及成熟、适用的信息技术手段，创新中医医院管理和中医诊疗服务模式；带头运用和推广现有的中医药信息标准和规范，帮助和指导基层中医医疗机构信息化顶层设计、产品选择、建设实施和评估等，主动承担本地区中医药信息化培训任务。

五是探索中医药信息化运维模式。研究建立政府主导、社会资源投入的运营机制及社会化业务应用和托管服务的系统模式，充分调动各方面的积极性，努力营造百姓得实惠、政府部门得民心、医疗机构得应用、企业得利益的多方共赢局面。重点在区域卫生信息平台、基础设施、基础数据库、区域医疗服务协作系统以及直接服务公众的信息系统建设中，开展中医药功能模块开发与应用、信息数据增值服务等。通过中医药信息化“自我造血”功能，解决信息化发展所需的经费和人员问题，带动中医药信息化可持续发展。两周前我们在石家庄召开了中国卫生信息学会中医药信息化专业委员会成立大会，今年还将进行中国中医药信息化研究会的换届改选和研究会更名为“中国中医药信息学会”的相关工作，希望这一系列措施能够从组织管理上加强中医药信息化建设。

国家中医药管理局副局长于文明在整治虚假违法医药广告专项行动电视电话会议上的讲话

（2013年4月22日）

近年来，中医药事业发展呈现良好局面。随着我国国民经济的进一步发展，人民的生活水平不断改善，生活质量不断提高，中医药以其独特的优势，越来越受到人民群众的欢迎和喜爱。同时，利用中医药或者打着中医药的幌子，发布虚假违法中医医疗广告，谋取不当利益而损害人民群众利益的事件也时有发生，对中医药声誉造成了负面影响，给人民群众的健康和财产造成了损失。

国家中医药管理局按照党的十七大、十八大精神要求，以解决好人民最关心、最直接、最现实的利益问题为目标，坚持努力提高中医药服务能力和水平，规范中医医疗广告市场，严厉查处发布虚假违法中医医疗广告行为。自2008年起，国家中医药管理局正式建立了中医医疗广告监测机制，安排专职人员对全国部分报刊、网络等媒介上发布的中医医疗广告信息进行监测，定期发布监测信息和通报查处情况。几年来，通过监测共发现虚假违法中医医疗广告9914条次，虚假中医药网站700余家。在整治虚假违法广告部际联席会议成员单位的大力支持与合作下，在全国中医药系统和卫生监督部门的共同努力下，共对医疗机构进行警告、批评教育及罚款534家，撤销中医《医疗广告审查证明》82家，停业整顿324家，吊销医疗机构相关涉案诊疗科目143家，取缔13家，关闭虚假中医药网站670家。

通过对虚假违法中医医疗广告的多年监测，国家中医药管理局总结公布了虚假违法中医医疗广告的典型特征，经多家媒体转载报道，形成积极的舆论氛围。尤其是近两年，中央电视台就虚假违法中医医疗广告监测情况进行曝光，特别是对虚假违法中医医疗广告特征的深入报道，提高了群众对虚假违法中医医疗广告的防范意识和辨别能力，产生了良好的社会反响，一定程度上遏制了虚假违法中医医疗广告的发布和传播，有力促进了中医药事业的健康发展，切实保障了广大人民群众利益。

此外，国家中医药管理局积极配合国家工商行政管理总局等联席会议相关部门做好虚假违法广告整治工作，定期将虚假违法中医医疗广告监测情况通报工商、新闻出版、工业和信息等部门，充分发挥部际联席会议机制和作用，齐抓共管，形成了执法合力。

同志们，医疗卫生问题关系国计民生，医药类虚假违法广告的泛滥直接危害社会的安定和人们的身心健康。通过近几年的努力，虚假违法中医医疗广告整治已初见成效，但一些突出问题还未得到彻底解决，一些地区虚假违法中医医疗广告发布情况依然十分严峻。结合全国整治虚假违法医药广告专项行动，我就中医药系统整治虚假违法医药广告工作谈几点意见，希望各地中医药管理部门高度重视，认真研究，进一步采取措施、严格管理，切实抓好虚假违法中医医疗广告整治工作。

一是高度重视、积极配合有关部门，严厉打击发布虚假违法医药广告行为。

高度重视、充分认识这项工作的重要性、长期性和艰巨性，要切实从维护人民群众的根本利益出发，加大整治力度，严打各种欺骗行为，配合有关部门对辖区内中医医疗机构及其他机构或个人发布广告行为进行清理检查，对违反国家法律、法规和有关规定的行为进行严肃查处。

要进一步完善对中医医疗机构的广告审查管理制度，建立长效监管机制。探索研究将中医医疗广告的管理纳入中医医疗机构综合管理体系之中，促进提高中医医疗行业自律意识。

二是要创新管理，健全完善有关信息报送机制，加强监督管理。

今年，国家中医药管理局计划在局网站对各省（区、市）中医医疗广告审批情况进行在线链接，各地中医药管理部门要高度重视中医医疗广告的审查发布问题，对本辖区内的中医医疗机构进行严格管理，对其广告申请进行严格审查把关，要将审批情况及时报送有关部门并在网上公布，以利于群众查询和监督。对于中医医疗广告的审查管理和虚假违法广告查处工作要明确专人负责，对发布虚假违法中医医疗广告的医疗机构要依法进行查处，并将查处结果及时报送国家中医药管理局及有关方面。

三是加强沟通，密切合作，充分发挥部门联席会议机制作用。

广告联席会议制度建立以来，各相关部门就如何打击整治虚假违法广告形成了很好的协调联动机制，在报纸、杂志虚假违法中医医疗广告和互联网虚假中医药机构网站的查处工作中，起到了积极的作用。各地中医药管理部门要进一步加强沟通联络工作，积极配合宣传、工商、广电、新闻出版等职能部门，形成合力，齐抓共管，及时将违法、违规发布中医医疗广告的媒体报告联席会议制度有关部门，充分发挥各部门的职能优势，不断增强监管的实效，从根本上遏制虚假违法中医医疗广告的发布。

中医医疗广告事关中医药服务形象和人民群众切身利益，对发布虚假违法中医医疗广告的机构和虚假中医药网站、媒体进行全面监督和查处是一项长期的任务。希望各地中医药管理部门继续坚持防打结合，与有关部门协调配合，在实践中建立长效监督机制，切实维护广大人民群众健康权益，为人民群众创造安全、优质的医疗环境，为提高人民群众健康水平作出新的贡献。

国家中医药管理局副局长于文明在中医标准应用评价和中医药标准化培训项目2012年度总结暨2013年度启动会上的讲话节选

（2013年12月1日）

下面，我结合大家的发言，谈几点意见。

一、进一步提高中医药标准化是中医药事业发展的基础性、战略性、全局性工作的认识

标准化工作是学科发展到一定阶段的必然要求，是科学研究的综合集成，是新时期引领中医药事业发展和学术发展的重要基础，是中医药事业继往开来、顺应时代潮流、不断创新发展的重要途径。中医药标准化工作具有全局性的特点，与中医医疗、保健、教育、科研、产业、文化“六位一体”全面发展密切相关，需要协调配合，形成合力。中医药标准化工作将中医药重点专项、重点学科、重点实验室、临床基地建设以及科研工作、教育工作与标准化建设有机结合起来，是中医药全局性、基础性、战略性工作，具有一定超前性，要从战略的高度统筹规划标准化工作，积极推进构建中医药国际标准体系，进一步服务于国家发展大局，保持和发挥我国在国际传统医学领域的领先地位和作用。

二、客观对待中医药标准化工作取得的成绩、存在的困难和问题

贵阳会议以后，我局围绕中医药标准体系建设和中医药标准化支撑体系建设两大任务，加强宏观规划，先后制定发布了《中医药标准化中长期发展规划纲要（2011～2020年）》《国家中医药管理局关于加强中医药标准化工作的指导意见》《中医药标准制定管理办法（试行）》，将中医药标准化培训纳入中医药继续教育项目管理，使中医药标准项目享有科研课题待遇；加强了中医特色领域的标准立项工作，积极推进了全国中医药信息、民族医药等标准化技术委员会的筹建；加强了中医药标准化信息平台建设，组织编印了中医药标准化工作动态，开展了中医药标准网站筹建工作，并以中医标准应用评价和中医药标准化培训项目的实施为抓手，推进了中医药标准的推广应用和人才队伍建设。

中医药标准应用评价和实施推广是推动中医药标准化工作的重要抓手，财政部每年投入1850万元，开展中医各科常见病证诊疗指南的临床应用评价；投入2220万元，开展中医药标准实施推广培训。这是近年来中医药标准化工作中的重大项目，是推动中医药标准化建设，落实中医药标准研究推广基地（试点）建设任务，建立中医药标准研究制定、应用推广、评价反馈相结合的工作机制，加强中医药标准化人才队伍建设的重要举措。

在局规财司、人教司、医政司和科技司的支持下，在各省中医药管理部门的协助下，通过42家中医药标准研究推广基地的积极努力，我们圆满完成了2012年度中医诊疗指南应用评价和中医药标准培训任务。山西省中医院、辽宁中医药大学附院、长春中医药大学附院、上海中医药大学曙光医院、上海中医药大学龙华医院、浙江省中医院、安徽中医学院一附院、安徽中医学院针灸医院、山东中医药大学附院、河南中医学院一附院、湖北省中医院、广州中医药大学第一附院、广东省中医院、海南省中医院、重庆市中医院、贵阳中医学院一附院、云南省中医医院、宁夏回族自治区中医医院18家基地超额完成了中医诊疗指南的评价修订任务；中国中医科学院西苑医院、中国中医科学院广安门医院、北京中医药大学东直门医院、北京中医药大学东方医院、新疆生产建设兵团医院在无相应经费资助的情况下，也开展了指南的评价工作。中医药标准培训工作方面，42家基地基本完成了培训项目规定的任务，没有项目经费资助的中国中医科学院西苑医院和北京中医药大学东直门医院也开展了中医药标准化培训工作。通过开展中医诊疗指南评价项目，完成指南的适用性评价和临床病例观察，提出了指南修订建议，提高了临床医生对中医诊疗指南的认识，为中医各科常见病证诊疗指南的进一步修订完善提供了依据。通过开展中医药标准化培训项目，普及了中医药标准化基础知识，加大了现行针灸技术操作规范系列国家标准、中医各科常见病证诊疗指南等中医药标准的宣传贯彻力度，提高了中医药行业人员的标准化知识水平，在中医药行业内形成了学标准、懂标准、用标准，规范医疗保健，提高临床疗效的良好风气。

项目实施中也暴露出一些问题，如管理制度不够健全，缺乏有效的监管措施和奖惩制度；协调沟通机制欠完善，上下联动以及基地之间的协作有待进一步加强；少数基地对项目实施重视不够，存在个别基地项目管理人员不固定、未严格按照项目实施方案要求完成任务、数据上报不及时等现象。这需要在今后的工作中进一步加强项目管理，完善工作机制，健全相关制度，更好地完成今年的项目任务。

三、认真研判新形势对中医药标准化工作提出的新要求

在全行业的共同努力下，中医药标准化工作取得了积极进展，但也要清醒地看到，中医药标准化工作仍面临着新的挑战，我们必须增强责任感和使命感，研判中医药标准化工作面临的形势，利用好中医药事业发展带来的机遇，全面推进中医药标准化工作。

（一）建设创新型国家战略对中医药标准化工作提出了新要求

党的十八届三中全会明确提出了“加快建设创新型国家”的战略任务，国家卫生和计划生育委员会副主任、国家中医药管理局局长王国强同志在中华中医药学会2013年度学术年会上提出要“加快中医药行业协同创新步伐”，指出协同创新作为深化科技体制改革的重要举措，是满足人民群众不断增长的医疗保健需求的有效保障，是提升中医药自主创新能力的重要途径，是推动中医药产业快速发展的内在动力，是提高中医药国际竞争力的关键环节。标准作为行业整体技术水平的集中体现和创新成果的重要载体，可以促进创新，能够为确定创新方向、开展自主创新提供重要支撑。创新型国家建设和中医药行业协同创新的任务使命，都要求进一步加强中医药标准化工作，发挥其对中医药事业科学发展的支撑和引领作用。

（二）中医药服务贸易的发展对中医药标准化工作提出了新要求

《国务院关于扶持和促进中医药事业发展的若干意见》中提出要积极拓展中医药服务贸易。2012年4月，商务部、外交部、国家中医药管理局等14部门联合印发的《关于促进中医药服务贸易发展的若干意见》中，进一步明确了中医药服务贸易发展的目标和8项任务。我们必须注重发挥标准作为促进国际贸易和维护国家利益重要手段的作用，加强中医药标准化建设，建立健全中医药服务标准体系，尽快完善中药相关原材料种植、产品质量标准，制定统一的服务认证标准，促进发展并加强监管。

（三）中医药健康服务业发展对中医药标准化工作提出了新要求

2013年9月，国务院发布了《关于促进健康服务业发展的若干意见》，将“全面发展中医医疗保健服务”作为8项主要任务之一，在重点任务分工中明确要研究制定中医药健康服务发展规划和措施。随着健康转型、老龄化社会到来、疾病谱变化等，人民群众的健康意识不断增强，对健康服务有了更高层次更加多样的需求，中医药以其独特的优势和生命力，越来越受到追捧。然而，当前预防保健服务领域鱼龙混杂，假冒中医之名、服务不规范、夸大宣传、“大师”频出的现象层出不穷，严重损害了群众利益。标准化工作必须服务于中医药健康服务业发展的需要，要以维护和促进人民群众身心健康为目标，适应人民群众养生保健的需求，研究制定中医预防保健机构、人员和服务的标准规范，构建中医药健康服务标准体系，促进中医药健康服务发展，提高服务水平，加强监管，保证中医药服务安全有效。

（四）国际形势发展对中医药标准化工作提出了新要求

近年来，随着人们对健康观念的转变，中医药学在世界范围内受到前所未有的关注，中医药体现出的经济价值也逐渐成为新的竞争热点，日、韩等国率先意识到中医药标准化工作的重要性，积极联合标准化强国开展中医药标准制定工作，对此我国亟须发挥优势，依靠深厚的中医药文化底蕴和丰富的中药资源优势，依托ISO/TC249工作平台，将中医药国际标准化与国内标准化工作充分对接，推进中医药标准国际化工作，一方面把国内成熟度高的标准转化为国际标准，另一方面根据国际需求提出国内中医药标准化工作重点领域和应对措施，进一步推动中医药资源优势转化为产业和文化优势，促进中医药服务贸易的发展。

四、中医药标准化工作下一步工作思路

围绕《中医药标准化中长期发展规划纲要（2011～2020年）》和《关于加强中医药标准化工作的指导意见》，进一步落实贵阳会议精神，以健全中医药标准体系、强化中医药标准化支撑体系为主要任务，以提高中医药标准质量和中医药标准化水平为核心，以解决影响和制约中医药标准化发展的关键问题、进一步夯实中医药标准化工作基础为着力点，整合优势资源，系统转化医疗、教育、科研成果，全面推动中医药标准化工作取得新进展。

（一）加快推进中医药标准体系建设

一是严格执行各专业标准化技术委员会技术审查和局标准化专家技术委员会技术审核两级技术管理程序，进一步做好中医药标准项目的论证筛选。二是依托中医药标准应用评价项目实施的工作基础，加强现行有效中医药标准的复审修订。三是加快具有迫切需求的中医预防保健、服务贸易等领域标准的制定。四是加强中医药标准制修订关键技术的研究，推进中医药名词术语、诊疗指南、技术操作规范制定中关键技术点的规范。

（二）加强中医药标准化支撑体系建设

一是加强中医药标准化技术组织机构建设。加强局中医药标准化专家技术委员会建设，发布中医药标准化专家技术委员会章程。推进中医药信息、民族医药技术委员会的筹建，加强对中医药各专业标准化技术委员会的管理。二是加强中医药标准化研究机构建设。做好中医药标准化研究机构的顶层设计，明确研究机构的建设任务、组织运行方式、需具备的条件，遴选建设若干个中医药标准化技术研究中心。三是促进中医药标准化课程设置。积极推进在部分中医药高等院校中设置中医药标准化课程，普及中医药标准化知识，增强标准化意识。四是加快中医药标准化信息平台建设，建设中医药标准化资源共享的信息服务平台、中医药标准制修订网上工作平台和中医药标准化管理信息系统。

（三）加强中医药标准的推广应用

一是做好中医药标准研究推广基地（试点）建设单位的验收工作。通过系统总结、评价中医药标准研究推广基地（试点）建设单位经验，进一步明确基地的建设任务和功能定位，制订下一阶段基地建设方案。二是实施好中医标准应用评价和中医药标准化培训项目，加强项目管理，健全中医药标准推广、应用、评价、反馈的工作机制，培养一批既懂业务又懂标准的中医药复合型人才。

五、关于做好2013年度项目实施的要求

（一）加强顶层设计，制订切实可行的项目实施方案

中医药标准化工作办公室、各学会和专业委员会要认真总结2012年度两个项目实施的有益经验，对于存在的问题，要剖析原因，认真听取各项目承担单位的意见，让项目承担单位参与到方案制订的过程中来，从而使各地方、各基地建设单位真正领会理解项目实施的工作要求，将项目实施工作做好。会后，中医药标准化工作办公室、各学会和专业委员会要认真整理与会专家的意见，并进一步征求各项目承担单位的意见，更好地完善2013年度项目实施方案。

（二）提高认识，增强对项目的重视程度

各项目承担单位要深刻理解标准推广应用和人才培养在中医药标准化工作中的重要地位，提高对项目的重视程度，将中医药标准应用推广、评价反馈和支撑条件建设与医院自身发展紧密结合起来。各项目承担单位要根据国家中医药管理局的总体部署，总结2012年度实施情况，制订2013年度项目实施计划，解放思想，敢于创新，大胆实践，因地制宜，创造性地开展工作。

（三）加强领导，完善项目实施的管理体制

要进一步健全项目实施的组织管理制度，完善政府宏观统筹、地方具体指导、基地贯彻落实、学会积极参与的运行机制。国家中医药管理局要加强对项目的宏观指导及检查评估，建立定期通报制度，制定奖惩措施，将项目的执行情况作为中医药标准研究推广基地（试点）建设验收考核的重要指标。省级中医药管理部门要切实履行好管理和指导本地区项目实施的职责，协调经费按时到位。项目承担单位要按照国家中医药管理局的统一要求，制订年度工作计划，保质保量完成项目安排的任务。各学会及相关专业委员会要认真研究项目承担单位提出的指南修订意见，组织开展各科指南的复审和进一步修订工作。

（四）加强协调沟通，建立上下联动的工作机制

要进一步完善国家中医药管理局、各省中医药标准管理部门与基地建设单位之间的协调沟通机制。中医药标准化工作办公室在制定制度、措施时，要认真征求、听取、采纳项目承担单位的意见，尤其是一线工作人员的意见。项目承担单位要及时反映工作中遇到的新情况、新问题，将好的经验、好的做法提供给标准化工作办公室。各项目承担单位之间要建立合作协调机制，组建协作组，定期沟通交流，学习借鉴工作中的新方法、新思路。

国家中医药管理局副局长马建中在三级中医医院评审工作总结暨持续改进工作部署会议上的讲话节选

（2013年1月7日）

下面，我讲3个方面意见。

一、三级中医医院评审工作取得显著成效

（一）三级中医医院评审工作的基本情况

为确保三级中医医院评审工作取得实效，国家中医药管理局、地方各级政府、中医药管理部门和中医医院各司其职、认真部署、积极协调、主动工作，达到了预期目标。

一是国家中医药管理局加强顶层设计和统筹协调，明确三级中医医院评审的任务。我局认真总结3年来开展的“以病人为中心，以发挥中医药特色优势为主题”的中医医院管理年活动经验，借鉴卫生部对综合医院评审的思路和要求，在多次召开会议、广泛征求意见和开展试评的基础上，制定印发了《中医医院评审暂行办法》、三级中医医院评审标准、分等标准和评审核心指标、实施细则和专家手册等文件，为各地开展评审提供依据。为做好中医医院评审工作，使中医医院评审能够扎实、稳妥地开展，真正做到以评促改、以评促建，我局在对各省报送的专家名单认真审核的基础上，组建了国家级中医医院评审专家库，并先后多次召开视频会议，对中医医院评审工作进行部署，对各省评审专家骨干进行培训。在评审过程中，我局及时了解评审工作情况，对评审中有可能出现的问题

提前进行预判，加强指导督查。通过印发文件、召开视频会议、派人实地了解情况、加强对报送资料的审核等途径，指导各地有序、规范、稳定地开展评审工作。

二是各级政府和中医药管理部门加强组织指导，开展辖区内评审工作。各级党委、政府和中医药管理部门高度重视三级中医医院评审工作，许多地方把评审工作列入政府工作任务和卫生、中医药工作规划或计划，有的地市还成立了由政府领导任组长、政府各部门任成员的三级中医医院评审工作创建小组。在评审过程中，当地主要领导都表明支持态度，并对医院发展提出要求。各省级中医药管理部门加强组织领导，成立了评审工作领导小组，组建或指定了省级中医医院评审组织，建立了省级评审专家库，开展了辖区内专家和中医医院培训工作，为评审的实施做好准备工作。各省级中医药管理部门还加强对医院的实地指导，组织专家对医院进行试评，发现存在的问题并提出整改措施。从2012年6月份开始，各省级中医药管理部门结合本辖区实际，制订了三级中医医院评审工作方案，并按照方案分3批组织开展了正式评审工作，各省共派出117个专家组对30个省份285家中医医院进行了评审。

三是中医医院认真开展创建工作，把评审各项要求落到实处。中医医院高度重视评审工作，把评审工作作为医院的首要任务。医院“一把手”亲自抓，多次召开全院动员大会，进行部署。许多医院专门成立了“评审办公室”，制订了评审工作计划，明确了各部门任务分工和各岗位职责。医院领导和主要人员积极参加国家和省级培训班，充分了解评审要求。围绕评审标准和要求，医院认真组织开展自查自纠，对照标准逐条检查，及时发现问题，并针对存在的问题，制定和落实整改措施。在整改过程中，许多医院加强了基础设施建设，增配了诊疗设备，改善了就诊环境。同时，加强制度建设，开展了多层次、多岗位的人员培训和考核，特别是开展中医基本知识和基本技能培训以及核心制度培训。

（二）三级中医医院评审工作成效显著

据了解，对于此次三级中医医院评审工作，大家一致给予高度评价，认为评审工作考虑周全、组织严密、成效显著，进一步促进了中医医院中医药特色优势的发挥，提高了管理水平和服务能力，为下一步二级和一级中医医院评审奠定了良好基础。

一是适合中医医院特点的评审体系初步建立。中医医院的建设和管理有其自身特点，在评审标准制定中必须充分考虑其特殊性。我们结合中医医院的工作情况和实际，深入研究分析中医医院在现阶段的主要矛盾和问题，研究制定了有别于其他类别医院的评审标准，初步建立了中医医院的评审评价体系和长效机制。新的中医医院评审标准无论在内容上还是在结构上，都有较大调整，使发挥中医药特色优势成为评审重点，得到了行业内的广泛认可，达成了共识。

二是三级中医医院的功能定位和发展方向进一步明确。中医医院评审是中医药管理部门对中医医院规划级别的功能任务完成情况进行评价，以确定医院等级的过程。通过评审，进一步明确了三级中医医院的功能，是为多个地区提供高水平的中医医疗、保健、康复等服务，同时承担高等中医院校临床教学和科研任务的区域性中医医疗机构；明确了中医医院的发展目标，是以中医为主。大家进一步坚定了发展中医、建设中医特色鲜明的中医医院的信心和决心，明确了中医医院的建设和发展之路。

三是中医医院中医药特色优势发挥开创新局面。各中医医院制定落实发挥中医药特色优势的措施，努力挖掘本院的中医药特色，培育中医药文化，加强中医综合治疗，规范中医诊疗行为，“中医”氛围浓厚。在中医医院管理年活动检查评估和中医医院评审中，我们均对核心指标符合情况进行了分析，分析结果显示，中医医院的中医药特色优势发挥取得了明显进展。在2012年管理年活动中，2148所医院中关键性指标均符合要求的医院有555所，仅占25.84%。但在三级中医医院评审中，所有核心指标均符合要求的医院数占到了84.76%，远远超过了管理年。比如，中药饮片处方数占处方总数的比例绝大部分都超过了30%，非药物治疗人次占门诊人次的比例都超过了10%；各中医医院中医诊疗设备配备数明显增加，同时设置了中医综合治疗区和中医综合治疗室，广泛应用非药物疗法开展治疗；积极推广和应用中医诊疗方案和中医临床路径，用中医思维指导临床诊疗活动，应用中医手段解决临床问题；积极探索多专业一体化服务，创新诊疗和服务模式；按照要求使用中医病名和中医术语宣传中医药知识，中医药文化建设明显加强；三级中医医院普遍开展了“治未病”服务，服务数量和水平不断提高。

四是中医医院整体发展水平迈上新台阶。医院品质和医院服务是评审的重点，通过评审，促进了三级中医医院的建设、管理、服务和发展。中医医院基础设施条件得到进一步改善，保障能力得到进一步提高。医疗安全意识得到强化，更加重视医院内涵建设，切实加强基础质量管理，建立质量控制体系，建立健全各项制度，医疗质量不断提高。医疗服务进一步改善，群众满意程度有所上升。科室建设得到加强，特别是重点专科建设水平进一步提高，服务量和服务水平明显增强，带动了医院整体发展。医院区域性中医诊疗中心的功能得到强化。

五是中医医院发展的政策措施得到进一步完善。各级政府和中医药管理部门重视和支持中医医院的评审工作，积极为评审创造良好的条件和外部环境。有的地方政府和中医药管理部门增加了对中医医院的投入，有的为医院的改扩建划拨用地，有的进一步完善医保和新农合政策措施，有的增加了中医医院人员和床位编制。有的地方政府在医改政策的制定中，充分考虑中医医院的特点，制定出台有利于中医医院发展和中医药特色优势发挥的政策措施，如在取消药品加成时，考虑中药饮片的特殊性而予以保留。这都为中医医院的长足发展提供了政策保障，为国家层面政策的制定完善提供了借鉴。

三级中医医院评审结论也反映出了我们评审取得的成效。目前，经过对各省级中医药管理部门报送的公示后评审结论进行审定，2012年各地共评审明确了315家三级中医医院评审结论。其中，中医医院250家，中西医结合医院33家，民族医医院10家，中医专科医院22家。总体来看，三级甲等267家，三级乙等48家，无评审不合格中医医院。

二、正视中医医院评审工作中存在的问题

在总结成绩同时，我们也看到，中医医院建设和发展仍然存在一些问题和不足，亟须在今后的工作中予以改进。

一是各地发展不平衡。从全国三级中医医院评审结果看，东部地区和中、西部地区整体水平差别较大，东部省份三级中医医院从数量到规模均比中西部地区高。各级中医药管理部门和中医医院的工作力度也存在一定程度的区别，有个别省份中医药管理部门对中医医院评审的意义及要求理解不到位，部署不及时，有部分中医医院重视不够，准备不充分，重点把握不到位。

二是中医药特色优势发挥需要进一步加强。虽然中医医院发挥中医药特色优势工作在评审中得到进一步强化，但离百姓的期待和国家医改的要求还有一定距离，中医医院内涵建设仍需要进一步加强。中医医师自觉钻研中医、应用中医的劲头不足，对中医临床疗效的信心不够，中医临床优秀人才缺乏，不能为中医临床诊疗水平的提高奠定良好的人才基础。在中医治疗有优势的病种治疗方面，许多中医医院中医临床疗效不明显，中医诊疗方案的实施、分析评价和优化水平以及中医临床路径的应用管理有待提高。中医综合治疗的优势尚未充分发挥，大部分医院在中医综合治疗室建设、多专业一体化服务模式等方面还处于起步阶段，许多医院非药物治疗和中医技术应用不广泛。部分医院对“治未病”服务的理解还不到位，服务水平不高，流程不合理，手段单一。

三是综合服务能力和管理水平需要进一步提高。中医医院要提高竞争力，获得长足发展，必须加强管理，提高综合服务能力，否则将制约发展，也不利于中医药特色优势的发挥。在评审中暴露出了一些问题，值得大家重视。部分中医医院忽视医疗质量和医疗安全，质控体系不健全，监管不到位，重规模，轻管理，重外延，轻内涵。个别中医医院核心制度落实不到位，管理水平不高，甚至有的还存在医疗隐患和医疗风险。部分中医医院医院感染管理、病理科建设等方面存在不足。许多中医医院不重视护理工作，优质护理服务开展有待加强，护理模式需要转变。作为区域性中医医疗中心，有的三级中医医院综合服务能力不强，解决疑难病和复杂疾病的水平有待提高。

四是中医医院改革需要进一步深化。目前，我国正处在深化医药卫生体制改革的关键时期，医改对中医医院提出了新要求。但目前一些中医药管理部门和中医医院院长没有充分认识中医医院面临的新形势，对改革多持观望态度，缺乏公立中医医院改革的勇气和改革的探索实践，中医医院参与改革，发挥作用的典型经验较少，没有做好改革的思想准备、组织准备和技术准备。对于医改要求的基本药物制度实施、临床路径管理、对口支援、便民惠民措施等具体要求落实不够，中医药在医改中的作用尚未充分发挥。中医医院还需深化改革，创新体制，转换机制，积累经验，促进医院在改革中不断发展。

三、巩固成果，组织开展好持续改进活动

为巩固中医医院评审取得的成果，按照国家中医药管理局的统一部署，今后一个阶段，我们将开展“以病人为中心，以发挥中医药特色优势提高中医临床疗效”为主题的持续改进活动。下面，我就组织实施好这个活动讲两点意见：

（一）要正确把握活动的重点和任务

持续改进活动将用3年左右的时间，在全国各级各类中医医院中进行。活动的重点仍然是中医药特色优势的发挥和中医临床疗效的提高，围绕中医医院在这些方面存在的薄弱环节和主要问题。在活动中，有以下几个方面的重点工作，希望大家正确把握。

第一，着力提高中医医院医务人员的中医水平。人才是事业发展的重要支撑，中医医院医务人员中医水平的高低直接影响中医服务的质量和老百姓的满意程度。目前，大部分三级中医医院的人员结构基本符合国家要求，但仍有部分医院中医人才不足，人员结构不合理，缺乏临床骨干和带头人。这些医院要认真分析存在的问题，采取切实措施改善人员结构，培养优秀中医人才。在人员数量满足需求的基础上，医院要着力加强培训和考核，提高人员的素质和水平。一方面，要对中医药人员高标准、严要求，争取多出“名医”。要分层次开展中医医师的培训和继续教育，加强中医知识和技能的考核。要认真执行国家中医药局关于中医医院中医类别执业医师定期考核工作的相关要求，严格按照要求，对中医医师进行考核，特别是业务水平的测评要以中医为主，测评的结果要作为中医师再注册、职称晋升的重要依据。另一方面，要加强西学中工作。对于中医医院中的非中医药类别的人员，要加强中医基本知识和基本技能的培训，使其了解中医、热爱中医、应用中医、服务中医。

第二，着力加强临床科室建设和管理。科室是医院内部的重要组成单元，一个或几个“名科”能带动整个医院的发展。前一阶段，在总结各地科室建设经验的基础上，我们制定印发了近30个中医医院科室建设与管理指南。希望大家认真学习实施指南，并结合医院的实际情况，加强科室的建设和管理。要加强重点专科内涵建设，形成几个响当当的、在全国有影响力的专科，从而增强医院的核心竞争力。

第三，着力在诊疗活动中提高中医思维能力。中医医院的核心任务是满足人民群众的中医药服务需求。具体体现就是在临床诊疗活动中以中医思维为指导，用中医药手段和方法诊治疾病，这是持续改进活动的核心，也是中医医院是否“姓中”的最根本问题。中医医院要把中医诊疗方案和临床路径的推广应用工作作为规范中医诊疗行为的重要手段和措施，给予高度重视。要积极参加国家的培训，同时做好院内培训和解读，要增加中医临床路径管理的专业和病种，在临床中真正应用，提高中医临床路径管理病例的完成率。在中医医院中医药文化宣传中，也要注意体现中医思维和特色。要用中医病名和术语介绍中医药知识，要与科室的特色和医院的特色紧密结合。

第四，着力加强中医药方法的综合应用。中医药在长期的临床实践过程中，积累形成了许多独特的方法和技术。中医医院一方面要积极应用这些技术和方法，另一方面要重视中医药方法的综合应用，要加快中医综合治疗室和中医综合治疗区的建设，丰富其内涵。要广泛应用中医非药物疗法和中医诊疗设备，积极探索多专业一体化服务模式，创新服务模式和诊疗方式。要注重发挥护理人员的作用，提高护理人员操作中医技术的积极性，扩大应用范围。

第五，着力于将发挥中医药特色优势与深化医改紧密结合。中医医院要积极投身于医改，按照医改的要求做好相关工作。要体现医院公益性，积极开展对口支援活动，推广中医适宜技术；要积极开展各种便民、惠民措施，实施好优质护理服务；要在各地总体安排下，实施好基本药物制度等各项改革措施；要在医改中探索有利于发挥中医药特色优势的体制、机制。今年部分地区已经启动了公立中医医院改革，这部分地区要按照公立中医医院改革试点的总体思路，积极探索本地区公立中医医院改革的路子，特别是在医院基本建设、服务项目价格调整、医保支付方式改革、公立医院补偿机制改革、绩效考核等方面，摸索符合中医医院特点的，有利于发挥特色优势的政策措施，为全国相关政策的制定完善提供借鉴。

（二）要认真组织实施好各项工作

关于持续改进活动的开展，我局将正式印发活动方案和实施细则。持续改进活动将分4个阶段来逐步推开，在每个阶段，各省级中医药管理部门和中医医院都要按照相关要求，认真组织实施，确保各项工作取得实效。

一是要做好动员部署，统一思想，凝聚共识。各级中医药管理部门和中医医院要进一步提高对发挥中医药特色优势重要性的认识，把发挥好中医药特色优势作为公立中医医院改革的重要工作来抓，做好再动员、再部署，把活动的目的和意义向职工传达好、传达透彻，把大家的力量凝聚起来，克服懈怠情绪，保证重视程度不降低，工作力度不减弱，避免“应付检查”心理，而要把活动的各项要求化为自觉行为，使其常态化、正规化。

二是要做好自查自纠，发现问题，持续改进。各中医医院要认真总结本单位评审工作，对照活动各项要求，针对薄弱环节和重点工作，深入分析存在问题和原因，制订改进方案，完善制度和措施。此次活动重在解决中医医院在发挥中医药特色优势方面的深层次问题，将采用更加严格的检查方法。各中医医院自查自纠要认真细致，注重从深层次发现医院存在的问题，采取有力措施从源头上进行整改，注重实效，防止流于形式。

三是要做好指导督查，动态考核，推动工作。各级中医药管理部门要按照要求，切实加强组织领导，加强人员培训，在组织实施并完成中医医院评审工作基础上，分层次开展中医医院持续改进活动，分期分批进行指导和督查。国家中医药管理局也将适时对各省级中医药管理部门和中医医院活动工作情况进行动态考核，同时，通过组织培训、实地抽查、通报情况等方式加大指导力度。

四是要做好检查评估，加强交流，加大力度。从管理年到医院评审的实践已经证明，各省互相检查是一种很好的方式，有利于促进各省份和中医医院之间的交流和学习。各省级中医药管理部门要认真组织专家对本辖区中医医院持续改进活动情况进行检查评估。国家中医药局也将组成专家组适时进行抽查，并以各种形式通报各地活动开展情况，同时对未按要求贯彻落实的进行通报。中医医院持续改进活动开展情况将作为下一周期中医医院评审工作的重要参考，检查评估分数按照35%比例计入下一周期中医医院评审得分。通过检查评估，继续发挥“以评促建”“以评促改”的作用。

国家中医药管理局副局长马建中在2013年全国中医医政工作会议上的讲话节选

（2013年2月25日）

下面，我讲两方面内容供大家讨论。

一、2012年中医医政工作回顾

2012年，全体中医医政工作者坚持以科学发展观为指导，紧紧围绕中医药的中心工作，积极参与深化医药卫生体制改革，突出特色，真抓实干，各项中医医政工作都取得了显著成绩。

（一）积极深化医改，中医药优势进一步凸显

2012年，我局加大政策协调力度，积极推进中医药参与医改工作。

一是积极推进县级公立中医医院改革试点，完善中医药补偿机制。积极协调将有利于中医药发展的相关政策内容纳入国务院办公厅《关于县级公立医院综合改革试点的意见》，有302所县级中医医院进入了国家级县级医院综合改革试点范围。组织起草了《关于在县级公立中医医院综合改革试点工作中充分发挥中医药特色优势的通知》，明确中药饮片不实行零差率、探索实施中西医“同病种、同费用”的医保支付制度、提高中医医疗服务价格等重大政策问题，该文件即将与发改委、财政部、人保部、卫生部联合印发。深入开展“三好一满意”活动，推进各项便民、惠民措施，服务广大患者。与卫生部联合实施2012年万名医师支援农村卫生工程项目，在项目中保证一定比例的中医院接受支援，提高农村中医药服务水平。

二是探索中医药参与基本公共卫生服务的途径和模式。2013年起将中医药健康管理项目作为单独一类列入国家基本公共卫生服务项目，中央财政投入经费占基本公共卫生服务总经费的5%，填补了空白。此外，还明确要求基本公共卫生服务健康教育要有40%以上的中医药内容。

三是协调增加基本药物中成药品种，指导基层人员科学合理使用中成药。配合卫生部做好2012版《国家基本药物目录》的遴选调整工作，大幅度增加了中成药品种，民族药实现了零的突破；继续保持将中药饮片作为基本药物，在招标、定价、报销等方面执行原有政策，中药特殊性在基本药物制度中得到了充分体现。

医改过程中，各地认真落实各项中医药医改工作任务，努力探索遵循中医药自身发展规律、有利于发挥中医药特色优势、鼓励提供和使用中医药服务的改革措施，做了大量卓有成效的实践和探索，形成了许多亮点。如：北京加强区（县）级中医医院建设，探索与三级中医医院的合作整合；陕西以县级中医医院为试点，探索建立全额预算管理为主的补偿机制；江苏探索创新中医诊疗一体化服务模式，发挥特色优势，提高临床疗效。

（二）实施提升工程，基层中医药服务能力进一步提升

一是启动实施基层中医药服务能力提升工程。为贯彻落实好国务院“十二五”医改规划中提出的4项基层中医药服务指标要求，我局与卫生部、人社部、国家食药监局和总后卫生部共同启动实施了基层中医药服务能力提升工程，联合印发了《关于实施基层中医药服务能力提升工程的意见》及实施方案。目前推进工作进展顺利，北京、四川、甘肃、广东、陕西、上海等地已召开了提升工程启动大会，其他地方也正在抓紧推进。二是继续开展全国基层中医药工作先进单位创建活动。按照管理办法和实施细则，对87个农村地区、44个社区和7个地市进行了现场检查评估和命名。委托省级中医药管理部门开展了期满复核工作，对127个农村地区和18个社区进行了公示和重新命名。先进单位创建活动的开展有力地营造了全社会共同关心支持、政府及相关部门大力扶持中医药事业发展的良好氛围。

（三）加强医院管理，中医药特色优势进一步发挥

一是完善中医医院评审评价体系，组织开展中医医院评审工作。国家局制定了《中医医院评审暂行办法》、三级中医医院（含中西医结合医院、民族医医院和中医专科医院）评审标准等文件，为各地开展评审提供依据。按照评审办法，国家局和省级中医药管理部门做了大量的工作，有力地指导和推动了三级中医医院的有序平稳进行。通过三级中医医院评审，中医医院的功能定位和发展方向进一步明确，中医医院中医药特色优势发挥开创了新局面，中医医院整体发展水平迈上了新台阶，中医医院发展的政策措施得到进一步完善。评审工作对发挥中医药特色优势的推动作用尤其明显，中药饮片处方占比从10%提高到了30%；非药物治疗人次占门诊人次比例超过了10%；中医药人员比例明显上升；中医综合治疗室和中医诊疗设备广泛设置应用，用中医思维指导临床诊疗活动的理念逐步回归，中医药文化氛围日显浓厚。目前，各地共评审明确

了315家三级中医医院评审结论；其中，中医医院250家，中西医结合医院33家，民族医医院10家，专科医院22家；三级甲等267家，三级乙等48家，无评审不合格中医医院。

二是印发各类医院管理文件，加快推进中医医院制度建设。印发了肝病科等26个中医医院临床科室建设与管理指南，指导中医医院加强科室建设与管理。开展西学中工作，要求中医医院临床科室非中医类别医师系统学习中医药知识和技能，为进一步发挥中医药特色优势提供人才支撑和智力储备。

印发了《关于进一步加强中药饮片管理保证用药安全的通知》，进一步加强中医医院中药饮片管理。围绕饮片调剂规范统一、中成药合理应用、小包装中药饮片推广等中药管理的关键环节和问题开展临床药学专科协作。配合卫生部等有关部门，做好铬含量超标胶囊事件的有关处理工作。

开展了优势病种中医护理方案的梳理工作；开展了中医医院优质护理服务先进单位、先进病房和先进个人的遴选工作；会同卫生部继续组织实施优质护理服务示范工程，转变护理模式，提高护理水平。

组织编印了4批28个中医医院环境形象建设范例，为中医医院开展环境形象建设提供了参考范例。配合卫生部修订《电子病历基本架构与数据标准》，并组织起草了《中医住院病案首页数据集》。

（四）加强协作交流，中医临床疗效进一步提高

一是加强重点专科建设。评审确定了113个2012年国家临床重点专科（中医专业）项目、572个局“十二五”重点专科建设项目和283个局“十二五”重点专科培育项目，并组织开展项目建设工作。加强国家中医重点专科协作组管理，制订管理方案，充实组建了临床药学等4个新的协作组。继续遴选完善优势病种中医诊疗方案，2012年共发布100个中医优势病种的中医临床路径和诊疗方案，目前中医临床路径和诊疗方案总数达302个，这些诊疗方案整合优化了全国的经验和方法，为发挥中医药特色、提高中医临床疗效奠定了重要基础。二是加强中医医疗技术梳理、规范和管理。梳理了11个类别120项中医医疗技术，形成了中医医疗技术目录。开展了中医医疗技术的完善和提升协作。三是继续实施中医诊疗设备促进工程。公布了208个中医诊疗设备评估选型推荐品目，引导中医医院配备中医诊疗设备。确定了第二批76个中医诊疗设备提升、改造、开发项目。确定了23个中医诊疗设备生产示范基地建设单位并开展建设工作。四是推行中医综合治疗模式。通过这些措施，中医诊疗方案、中医医疗技术和中医诊疗设备应用更加广泛，中医综合治疗更加普遍，有力地促进了中医药特色优势的发挥和中医临床疗效进一步提高。

（五）完善工作机制，中医药应急体系初步建立

一是完善中医药应急和新发突发传染病防治工作机制。成立了国家中医药管理局中医药应急工作领导小组及中医药应急专家委员会，建立了保证中医药及时参与应急工作的机制。召开了新中国成立以来首次全国中医药应急工作会议，表彰了先进，总结了经验，明确了目标任务，有力地推动了中医药应急救治工作形成机制。二是继续开展传染病中医药防治工作。建立了232家中医药防治传染病临床基地，初步建立起覆盖全国的中医药防治传染病网络，改变了中医药参与传染病防治不力的现象。制修订了乙型流感、手足口病、新型冠状病毒中医药救治方案。目前，传染病和突发事件中医药救治方案已近30个，基本满足了中医药应急救治需要。

（六）加强体系建设，中医“治未病”服务能力进一步拓展

为更好地推进“治未病”健康工程，分类组建了中医“治未病”服务工作协作组，以协作组形式进一步推进“治未病”工作。

一是加强了中医预防保健服务提供平台建设。扩大了“治未病”服务试点范围，稳步推进试点工作。印发了《中医医院“治未病”科建设与管理指南》；在中医医院评审标准中，明确要求中医医院均成立“治未病”科。探索独立中医养生保健机构管理模式，以“中医药管理部门主导，工商部门参与，行业协会配合”为原则，在23个地区进行了试点。总的来说，“治未病”预防保健服务提供网络的建设思路已初步形成。二是加强了中医预防保健技术体系建设工作。制定了11个常见疾病高危人群中医预防保健服务技术指南，已试用于部分中医医院和社区卫生服务中心。启动了对膏方、贴敷等中医技术应用管理工作。三是加强中医预防保健队伍建设，研究制定中医预防保健服务人员准入标准，并开展了中医预防保健调理师认证试点工作。四是选择65个区探索开展区域中医预防保健服务体系建设，并制定了《区域中医预防保健服务工作指南》。五是召开了“治未病”预防保健服务试点单位第七次工作会议，全面总结了近五年“治未病”工作取得的成效并对今后“治未病”工作的开展提出了具体意见。

（七）抓好项目建设，中西医结合和民族医药特色进一步彰显

一是统筹开展三级中西医结合医院和民族医医院评审工作。二是安排专项资金用于支持6家省级民族医医院开展项目建设，提升省级民族医特色医疗服务能力。三是开展了民族医优势病种诊疗方案、临床路径制定和民族医医疗技术整理与规范工作。确定了69个“十二五”国家民族医重点专科，印发了第一批14个民族医优势病种临床路径和诊疗方案。对各民族医医疗技术进行系统的整理规范并形成目录。四是继续开展民族医医师资格考试开考论证工作，制定了民族医纳入国家医师资格考试的标准。

（八）统筹兼顾，稳步推进其他中医医政工作

一是顺利完成2012年全国中医类别医师资格考试工作，全国共有16万人报名参加考试，约4.5万人

通过考试取得中医类别医师资格。二是推动各地建立省级中医药特色技术与方药筛选评价中心，收集整理民间特色技术与方药。三是与卫生部、总后卫生部共同开展了综合医院中医药工作示范单位创建活动，82 家医院被命名为示范单位。四是联合中华慈善总会开展“慈善医疗济困行动”，向全国中医医院捐助捐赠大型医疗设备 685 台，总价值 2.5 亿元，减免金额总计 1.6 亿元。

二、提升能力，持续改进，全面推进 2013 年中医医政工作

今年是全面贯彻落实十八大精神的开局之年，也是实施“十二五”规划的关键之年，我们要认真贯彻落实 2013 年全国卫生工作会议和全国中医药工作会议精神，在深化医改中进一步发挥中医药作用，继续完善中医医疗和预防保健服务体系，提升基层中医药服务能力，全面推进中医医政各项工作。关于今年的工作，我局将于近期下发《2013 年中医医政工作要点》，我就重点工作再强调几点。

（一）加强政策协调，推动中医药在深化医改中发挥作用

加强部门间沟通协调，确保涉及中医药工作的重大政策问题有所突破和取得进展是推动中医药在医改中发挥更大作用的主要手段。一是积极推进公立中医医院改革。加强部门协调，在改革补偿机制中通过坚持鼓励使用中药饮片、调整中医医疗技术服务价格、在医保中鼓励使用中医药服务、落实和完善政府对中医医院投入倾斜政策等途径，进一步落实保障和鼓励发挥中医药特色优势的政策措施。加强调研督导，及时总结经验，适时启动第二批改革试点。继续开展中医临床路径试点工作。开展中医远程医疗业务指导试点，探索建立中医远程医疗运行发展的长效机制，提升中医远程医疗服务整体能力。二是做好基本公共卫生服务中医药健康管理项目实施工作。与卫生部、财政部联合印发《关于进一步做好 2013 年国家基本公共卫生服务项目工作的通知》，并加强中医药健康管理服务项目的绩效考核。与卫生部联合印发《关于做好中医药健康管理服务工作的指导意见》，制定服务规范和技术规范，并进行师资培训。三是巩固完善基本药物制度。配合卫生部等部门完善基本药物目录和相关管理办法，各地要做好本地基本药物目录的增补工作，满足群众基本用药需求。要加强医务人员中成药合理用药培训和考核，督导各地落实“县级医院取消药品加成政策（中药饮片除外）”政策要求，鼓励使用中药饮片。四是完善医保中医药政策，参与推进基层综合改革。督促和协调各地将符合条件的中药和中医诊疗项目按规定纳入基本医疗保险基金支付范围，提高新农合中医药报销比例。参与 20 种重大疾病医疗保障试点工作，做好中医药医疗救治工作，并以此为重点，加强县级中医医院基本功能建设，保障中医药特色优势发挥，提高医疗服务能力水平。

（二）推进提升工程实施，提高基层中医药服务能力

基层中医药服务能力提升工程是促进中医药在深化医改中发挥作用的重要抓手，要把其作为重中之重加以推进。一是加大基层中医药服务能力提升工程实施力度。将提升工程主要内容和目标纳入国务院医改领导小组办公室与各省（区、市）医改领导小组和卫生部与各省（区、市）卫生厅局签订的医改目标责任书中。没有启动的省份，要加紧协调，尽快制订实施方案，召开启动工作会议，层层签订目标责任书并组织实施，以此为抓手全面落实基层中医药各项目标任务；已经启动的，要按照目标任务加快推进，切实抓好落实。同时，要加强与有关部门协调，争取配套资金支持。我局将加大对各地实施工作的调研和督导力度，适时开展阶段性检查评估工作，年内各省（区、市）至少要开展一次省级检查评估。二是继续开展全国基层中医药工作先进单位创建活动。修订管理办法和检查评估方案，并做好 2013 年期满复核工作和市（地）级以上地区创建工作。

（三）强化医院内涵建设，持续保持和发挥中医药特色优势

利用中医医院评审这一强有力的手段促进中医药特色优势发挥、提高临床疗效是保持中医药事业可持续发展的有力措施。一是进一步完善中医医院评审制度并组织开展评审工作。开展二级中医医院评审工作，加强二级中医医院负责人和评审专家的培训，正确把握中医医院评审的要求和现场评审方法。组织中医医院开展以“以病人为中心，发挥中医药特色优势提高中医临床疗效”为主题的持续改进活动，推动中医医院进一步突出特色、提高疗效、促进发展、深化改革、加强管理。二是加强中医重点专科建设。做好优势病种中医诊疗方案的推广实施工作，认真做好资料收集整理和疗效评价，提高中医临床疗效。开展中医优势病种诊疗协作中心试点。做好 2013 年国家临床重点专科（中医专业）的遴选评估工作。三是加强药事、护理及文化工作。结合中医医院评审及持续改进活动等加强中医医疗机构药事管理，保障药品质量；继续推广使用小包装中药饮片和新型煎药机，探索提高中药饮片调剂速度的有效途径和手段。印发《关于加强中医护理工作的意见》，继续组织制订优势病种中医护理方案，召开全国中医护理工作会议；扩大优质护理服务覆盖面，加强护理服务内涵建设，转变护理模式，提高护理水平；推动中医医院实施护士岗位管理工作。制定《中医医院中医药核心价值读本编写指南》，印发《中医医院工作制度与人员岗位职责》，进一步规范中医医院人员行为。四是提高中医药综合服务能力。制定《中医诊疗设备生产示范基地建设要求》，推进中医诊疗设备生产示范基地建设。组织制订中医诊疗设备技术操作方案，指导医疗机构合理配备应用中医诊疗设备。制定印发中医医疗技术手册（普及版），推广应用中医医疗技术。完善中医医疗技术协作组组织，开展中医医疗技术临床验证和难点解决等工

作，探索加强中医医疗技术准入管理。印发《关于中医医院加强综合治疗提高中医临床疗效的通知》，规范中医综合治疗区（室）建设。

（四）加强服务体系建设，推进“治未病”健康工程

加快发展中医“治未病”服务，是顺应医学发展趋势、满足群众健康需求、拓展中医服务领域的需要。一是加强中医预防保健服务提供平台建设。加强中医医院“治未病”科室建设；在全国选择一定数量的社区卫生服务中心和社会独立中医养生保健机构，规范服务行为、提高服务能力、探索服务模式，打造一批具有引领、示范、带动作用的单位。二是加强中医预防保健技术体系建设。继续制定《常见疾病高危人群中医预防保健服务技术指南》并逐步推广应用；加强对膏方、穴位贴敷等中医技术的规范使用和管理。三是加强中医预防保健队伍建设。修订中医预防保健服务人员资格认证标准，发布考试大纲，编写培训教材，制定培训基地标准，遴选一批培训基地，继续开展中医预防保健调理师认证试点工作。四是完成“治未病”效果评价指标的制定，开展效果评价工作。五是在每个省选择1～2个市（地）开展区域中医预防保健服务体系建设试点，加强社会独立养生保健机构管理，推动区域中医预防保健服务体系建设。

（五）完善中医药应急工作机制，提高中医药应急救治能力

提高中医药在突发公共卫生事件中的救治能力是彰显中医药优势、扩大社会影响力的重要推手。一是贯彻落实全国中医药应急工作会议精神，进一步完善中医药应急和防治新发传染病工作机制。印发《关于加强突发公共事件中医药应急工作的意见》和《中医医院应对突发公共事件医疗救治应急预案》。制定《中医药应急临床基地建设标准》和《中医、中西医结合防治传染病临床基地建设标准》，并加强基地建设工作。二是做好新发突发传染病中医药防治工作；继续做好中医药治疗艾滋病试点项目，加强技术培训工作，修订、完善中医药治疗艾滋病诊疗方案。

（六）突出特色，做好中西医结合和民族医药工作

扶持和发展中西医结合和民族医药工作是促进中医药多元化发展的重要手段。一是开展二级中西医结合医院和民族医医院评审工作。二是做好第三批重点中西医结合医院和第二批重点民族医医院项目建设，开展项目建设中期评估工作。三是做好“十二五”民族医重点专科（专病）建设工作，继续制订民族医优势病种诊疗方案和临床路径。做好民族医医疗技术的整理和规范，制定民族医医疗技术目录和操作方案。开展基层民族医药服务与需求调查工作。

国家中医药管理局副局长马建中在全国中医护理工作会议上的讲话节选

（2013年6月7日）

一、我国中医护理工作的进展和成效

改革开放以来，中医药事业发展取得显著成就。中医护理工作在中医药事业的发展中发挥着不可替代的作用，广大中医护理工作者在协助诊疗、救治生命、促进康复、减轻痛苦以及增进医患和谐等方面担负了大量的工作，体现了中医护理的特色与优势。

国家中医药管理局高度重视中医护理工作，特别是近年来，采取了一系列有力措施，推动中医护理工作的开展。一是加强沟通协调，完善政策措施。加强与卫生计生委的沟通协调，在《中国护理事业发展规划纲要（2011～2015年）》中，明确提出了要“大力发展中医护理，提高中医护理水平”等要求，共同组织开展了“优质护理服务示范工程”，在转变护理服务模式中强调发挥中医药特色优势。二是制定标准规范，加强监督指导。及时总结各地中医医院护理工作经验，制定印发了《中医医院中医护理工作指南》，修订了《中医护理常规、技术操作规程》，在中医医院管理年活动中以及中医医院评审标准和实施细则中，都将中医护理工作相关指标作为重要内容，以指导中医医院充分发挥中医护理工作优势，提高中医护理工作水平。三是加强对临床护理工作的支持力度，把中医护理作为专科项目纳入国家中医临床重点专科建设中，由国家财政给予经费支持。在国家中医药管理局“十二五”重点专科建设中，遴选了56个中医护理重点专科建设项目，发挥了典型示范作用。成立了中医护理协作组，梳理并制订中医护理方案，目前，已正式印发13个病种中医护理方案，到2015年底，将印发100个中医护理方案，形成以病种为抓手、以特色为核心、临床适用性较强的中医护理技术指南。另外，我们还确定了全国中医医院优质护理服务先进单位、先进病房和先进个人，激励中医医院和护理工作者发展中医护理。

国家中医药管理局还组织起草了《关于加强中医护理工作的意见》

(以下简称《意见》),进一步明确中医护理发展的方向和目标。在此次会上征求大家意见。各级中医药管理部门和中医医院也都高度重视中医护理工作,积极采取措施,中医护理工作取得了显著进展。

(一)中医护理组织管理工作进一步加强

各级中医药管理部门和中医医疗机构按照我局中医护理工作的总体部署,加强领导,明确职责,完善措施,不断提高中医护理管理水平。各省中医局专人负责护理管理工作,江苏、四川等省还成立了中医护理工作指导协调小组,完善领导工作机制。有些省份还制订了中医护理工作计划,如广西编制了中医护理发展专项规划。各省、市结合本地实际,加强中医护理质量的管理,制定完善并落实中医护理技术标准和规范,建立健全护理质控体系,使中医护理管理工作步入了规范化、科学化、制度化轨道。如北京、天津、黑龙江、上海等地成立了中医护理质量控制中心,上海制定了《中医护理工作达标单位建设项目实施细则》,并对每个项目给予2万元的市级经费资助。

各级中医医院也加强护理工作的组织领导,大部分医院均建立了主管院长领导下的护理组织管理体系,逐步实行护理垂直管理,明确了护理管理部门职能和各层级护理管理人员的职责,落实护理管理部门的责、权、利。部分医院还设立了专职护理副院长,进一步增强了对中医护理工作的领导。如湖南已有十分之一的中医医院设立了专职护理副院长。各中医医院建立健全了护理质量管理体系,成立护理质量管理委员会,完善并落实各项护理规章制度,制定护理质量控制检查标准,加强护理质量的环节管理,提高护理管理的科学化、专业化和精细化水平。

(二)中医护理特色优势进一步突显

近年来,各地认真贯彻落实中医医院管理年和医院评审对中医护理发挥特色优势的要求,加强对中医医院的指导、监督和检查。江苏、湖南等省组织开展了全省中医护理技能大赛;黑龙江省建立了中医护理特色项目激励制度,设立中医特色护理优秀奖。各级中医医院按照《中医医院护理工作指南》等要求,积极开展中医特色护理服务,以中医整体观、辨证施护理念为指导,中医护理技术为支撑,将中医护理的传统技术与现代护理方法有机结合,不断拓展护理项目,丰富护理内容,为患者提供中医特色护理服务。各医院结合科室常见病、多发病,制定实施中医护理常规,为患者提供生活起居、情志、饮食、用药、健康教育等护理工作,积极开展辨证施护。如湖北省中医院运用天人相应理论,修订住院患者管理细则,调整住院患者的作息时间。各医院注重积极推广和应用中医护理技术,据监测,2012年全国中医类医院开展的中医护理技术项目数平均达到了10.43种,一周病房中医护理技术治疗人次占一周出院人次比例平均达到58.35%。各医院还认真总结护理专科建设经验,积极探索中医护理专科建设模式,在科室开展特色护理,应用中医护理技术和方法解决临床问题。如江苏省中医院、江苏省中西医结合医院和广东省中医院等医院适应社会需要,开设中医护理门诊;泰州市中医院成立中医辨证施护指导小组,开展专家联合查房;湖北省中医院设立辨证施膳健康教育门诊等。这些措施,进一步促进了中医护理特色优势的发展,显示出了中医特色护理服务的独特魅力,使中医护理在广大百姓中的知晓度、美誉度、认可度得到了进一步提升。

(三)优质护理服务示范工程进一步深化

各地把开展优质护理服务作为公立医院改革的一项重要惠民利民措施,强化组织领导,落实支持保障措施,充分调动护士积极性,取得了显著成效。据不完全统计,目前全国有1780家中医医院开展了优质护理服务,开展优质护理服务的病房数量达到病房总数50%以上者占57%,其中有些医院已经在全部病房推行优质护理服务。

各级中医药管理部门按照国家的统一部署,成立组织机构,出台实施方案,落实相关要求。四川、广东等省制订印发了优质护理服务工作方案、考核评价方案等文件,明确时间安排和任务要求,取得了明显成效,广东省三级中医医院中优质护理服务覆盖98%以上的病房。各级中医医院结合实际,将优质护理服务工作与医院总体工作一并推进,树立"以病人为中心"的理念,创新服务模式,落实责任制整体护理。如黑龙江开展了优质护理服务"金点子"活动;安徽省中医院率先推出优质护理服务项目"公示制";广东省中医院实施了优质护理ABC三级管理;浙江、海南试行了"中医护理模式病房"建设工程等。

通过实施优质护理服务示范工程,中医医院护士队伍数量明显增加,临床护理力量得到加强。截至2011年底,我国中医医疗机构有注册护士20.5万人。护理人员的责任心明显增强,加强了与患者的沟通,促进了医患和谐,服务满意度明显提高,优质护理服务得到了普遍好评和认同。

(四)中医护理人才培养和科研工作进一步加强

各省级中医药管理部门和中医医院高度重视中医护理人员继续教育工作,组织开展了丰富多样的中医护理培训。天津、上海、湖南、湖北、青海等省举办了护理管理干部培训班,提高中医护理管理能力和水平。各地加强了对中医护理人员中医基本理论、基本知识和基本技能的培训。如河北、安徽、广东、湖北、湖南、河南、江西、广西、海南等省通过培训,取得了良好效果。各地还针对不同层次人员开展培训,逐步建立起制度化、规范化、多层次、多渠道的护士在职教育体系。据监测,到2012年底,全国中医类医院系统接受中医知识技能培训的护理人员数占注册护士数的比例达到了77.21%。

各地积极鼓励护理人员开展中

医护理临床科研工作。如黑龙江、江苏、浙江等省都设置了护理科研项目，江苏省中医药局在每年科研专项资金中单列一个专题，用于资助中医护理研究，3年来资助了45项中医护理研究。南京市中医院制定了护理科研基金资助制度；山东中医药大学附属医院成立了护理科研小组，积极开展科研知识培训等。各中医医院以服务病人、提高疗效为出发点，在积极挖掘中医传统护理技术的基础上，创新技术方法和服务方式，提高中医护理效果。如陕西省2012年举办了以“小发明、小创新、小革新、小设计、小建议”为主题的护理“五小”创新活动。宁波市中医院自制药枕应用于临床失眠病人，自制复方茶叶垫用于临床压疮的预防等。

（五）中医护理文化软实力进一步彰显

各级中医医院积极开展了内容丰富、形式多样、别开生面的中医护理文化建设活动，发挥文化的导向、激励、凝聚和感召作用。北京市举办了中医护理高峰论坛；陕西省启动了“外树形象，内修品质”中医护士形象工程；广东省以“感恩文化”为切入点，举办了“叶欣杯”系列活动；许多省份还举办了中医护理人员歌唱、摄影、演讲等比赛，彰显了传统中医药文化的软实力，提高了中医护理服务对人民群众健康保障的社会贡献度。在工作中，也涌现出了一大批感人肺腑、可歌可泣的先进人物和先进事迹。如在我国抗击非典型肺炎的斗争中，广东省中医院护士长叶欣迎难而上、以身殉职，被授予“人民健康好卫士”称号。她们用自己的实际行动，践行着南丁格尔的誓言，用出色的业绩展现了中医护理人的风采。

经过大家的共同努力，中医护理管理体系不断完善，管理水平逐年提高，专科建设不断巩固，学科体系逐步建立，特色优势不断发挥，服务质量普遍提高，在促进社会经济快速发展，满足人民群众日益增长的多层次、个性化健康服务中，发挥了重要且不可替代的作用。

二、中医护理工作存在的主要问题

在充分肯定这些成绩的同时，我们也必须清醒地认识到，当前中医护理工作进展相对缓慢，还不能适应社会和中医药事业发展的要求，有不少困难和问题亟待解决：

一是对中医护理工作的认识还不到位。有些医院还存在“重医疗，轻护理”的思想观念，认为护理只是辅助性工作，创造效益低。有的管理部门和医院对中医护理独具的特色优势认识及中医护理工作的重要性认识不充分，没有“中医护理”的概念。

二是中医护理特色优势发挥仍不充分。中医护理服务领域萎缩、特色优势发挥不够仍然是目前中医护理面临的主要问题之一。许多医院发挥中医护理特色优势的手段单一，效果不明显，辨证施护停留于口号或概念，缺乏在中医理论指导下的具体中医护理措施；许多医院仅重视中医护理技术的应用，而在生活起居护理、饮食护理、情志护理、康复护理等其他方面体现中医特色不足；有的医院中医护理技术应用不够广泛，甚至个别医院还限制中医护理人员应用中医护理技术；有的医院医疗工作中中医药特色优势发挥不够，也直接影响了中医护理优势的发挥；还有许多医院在专科护理中未能采取有效的中医护理措施，未能形成良好的中医护理方案以指导临床护理工作。

三是中医护理工作保障措施和激励机制不完善。在许多中医医院，临床一线护士薪酬待遇低，薪酬分配不公正、未能体现护理工作价值，同工不同酬等问题还未得到重视和有效解决，甚至有的中医医院没有保障护士的医疗、养老保险等基本权益。护理服务定价机制不合理，收费偏低。尚未建立中医护理职称评定体系，许多中医医院护士职称晋升困难，职业发展方向不明确。有的地方护士执业环境较差，存在执业安全隐患。

四是中医护理人员队伍建设需要加强。中医护理工作仍然面临着人员数量紧缺、专业学历偏低、编制内外比例失衡、护理人员稳定性差等问题，且与综合医院的差距逐渐加大，影响了护理能力的提高和护理服务的开展，也制约了特色优势的发挥。如很多中医医院的床护比至今还未达到1:0.4的要求，临床护士常常超负荷工作，护理质量和护理安全难以保证。许多中医医院护理人员的中医水平偏低，缺乏中医功底深厚的高水平护理人员和临床骨干，难以适应临床中医护理需要。

此外，还存在中医护理经验总结不够，创新不足，教学、科研与临床脱节、协调发展不够，中医护理管理水平不高等问题。这都需要我们在今后的工作中集中合力，逐步予以解决。

三、扎实推进中医护理各项工作

（一）提高认识，加强组织领导

各级中医药管理部门和中医医院要充分认识当前加强中医护理工作的重要性、必要性和紧迫性，统一思想，深化认识，转变理念，加强领导。要结合深化医疗卫生体制改革，特别是公立医院改革各项要求，认真贯彻落实近期即将印发的《意见》精神，立足实际，制定工作规划或计划，围绕工作重点，抓住关键环节，严格任务分解，落实工作责任，统筹兼顾，扎实推进，务求取得实效。

（二）突出重点，发挥特色优势

当前一个时期，发挥好中医药特色优势是中医医院面临的重要任务之一，中医护理工作也要围绕这一核心，发挥特色优势，为提高中医临床疗效服务。一是认真推广实施中医护理方案。中医护理方案对中医临床护理工作发挥特色优势具有很强的指导性，各级中医医院要按照国家中医药管理局的要求，认真梳理、总结、提炼常见病、多发病和优势病种中医护理经验，并积极推广实施中医护理方案。二是在中医综合治疗工作中充分发挥护理人员作用。各中医医院在建设中医综合治疗区和中医综合治疗室时，要充实一定数量的护理专业技术人员。护理人员要积极应用中医技术和中医诊疗设备，配合医疗工作共同发挥中医综合治疗的优势。三是加强中医护理重点专科建设。目前，国家中医药管理局已经遴选了一批国家级中医护理重点专科，各省级中医药管理部门也要遴选、建设一批具有示范带动作用的省级专科。各重点专科要积极探索中医护理重点专科建设模式，丰富建设内涵，做好特色技术、经验方法的传承与推广工作，加强专科间的沟通协作，互相学习，共同提高。

（三）加强管理，改善护理服务

各中医医院要重视护理管理工作，提高科学管理水平和服务水平。要健全护理管理体制，精简护理行政层级，提高管理效率。要加强质量管理，健全完善中医护理质量考核评价体系，强化中医护理人员的质量意识、风险意识与服务意识，全面监控中医护理工作的要素质量、环节质量和终末质量。要加强护理队伍管理，充实和稳定护理队伍，各中医医院要增加临床护士数量，达到普通病房实际床护比不低于1∶0.4的要求，并要逐步达到1∶0.5～0.6。要完善人事和收入分配制度，对一线护士加大鼓励，加大待遇倾斜。要持续推进优质护理服务示范工程，按照相关要求，强化基础护理，创新服务模式，实施责任制整体护理，为患者提供全面、全程、整体、个性化的中医优质护理服务。要充分发挥中医护理在“治未病”、老年病和慢性病、康复保健等方面的特色优势，不断拓展延伸中医护理服务领域。

（四）统筹兼顾，全面协调发展

中医护理工作要以临床为核心，统筹兼顾，促进中医护理临床、教学、科研全面发展。中医院校护理教学要以临床为导向，科学合理设置课程体系，强化中医护理知识体系和实践技能的培养。要通过多种方式和途径，大力开展中医护理继续教育，加强对中医医院护理人员中医知识和技能的培训，加强对中医护理管理人员的培训。要鼓励开展中医护理临床科研，设立中医护理专项课题，加大科研经费投入，解决中医护理临床重点和难点问题。要加强医疗、教育和科研部门之间的沟通合作，搭建好平台，充分发挥各自优势，促进中医护理持续全面协调发展。

国家中医药管理局副局长王志勇
在国家中医临床研究基地建设总结交流会议上的总结讲话节选

（2013年11月29日）

下面，我就贯彻落实好王国强副主任的讲话精神，进一步推动国家中医临床研究基地建设，再强调3点：

一是认真学习、深刻领会，贯彻落实好王国强副主任讲话精神。

本次会议是在全党全国深入学习贯彻党的十八届三中全会精神之际，也是在基地完成第一阶段建设任务，即将进入下一建设阶段的重要时刻，专门为基地建设召开的一次重要会议。

会议全面回顾了几年来基地建设工作情况，部分省局、大学、专题组和各基地单位都做了很好的经验交流，国家发改委、财政部有关领导都出席了会议。王国强副主任全程参加了会议，特别是最后的重要讲话，为基地建设工作指明了新方向、布置了新任务、提出了新要求，对于进一步统一思想、提高认识、明确思路、加快推进基地建设具有非常重要的意义。

各省局、各单位回去以后，要尽快向各省基地建设领导小组和主管领导做专题汇报，介绍国家发改委和国家中医药管理局对基地建设的意见和要求，同时组织各有关单位传达学习本次会议和王国强副主任讲话精神，认真落实好会议提出的基本原则和重点任务，用本次会议精神推进国家中医临床研究基地下一阶段建设工作，统领今后一段时期内的中医药科技工作。

二是以“三观互动”的工作理念和方法推进基地建设工作。

王国强副主任和国家中医药管理局党组在深入学习科学发展观活动中，紧密结合中医药事业发展的实际，创造性提出了“整体思维、系统运行、三观互动、六位一体、统筹协调、科学发展”（简称“三观互动”）的工作理念和方法，近年来，指导中医药事业形成了“六位一体”全面发展的格局。因此这一工作理念和方法不仅是指导国家中医药管理局工作、推动中医药事业发展的认识论和方法论，也是指导国家中医临床研究基地建设的重要工作思路和方法。

建设国家中医临床研究基地的重要意义刚才王国强副主任在讲话中已经做了深刻阐述，如何在具体工作中，真正把这些要求落到实处，抓出成效，既需要进一步统一思想、提高认识，更需要理清思路、掌握方法。基地建设工作是一项探索性很强的创新性工作，没有现成的经验可以借鉴。而学习和应用“三观互动”的工作理念和方法，能够帮助我们破解发展难题，帮助我们更好理清思路，帮助我们提升工作能力和水平。

从宏观层面上讲，基地建设是对在社会主义市场经济条件下，发挥举国体制，集中优势力量解决制约中医药事业发展关键问题的有益探索，要求我们集全国之力、全局之力，在投入机制、政策保障机制上加强顶层设计和资源整合。各地、各基地要认真学习贯彻落实有关政策，积极争取相关部门支持，主动将基地建设工作纳入各地医疗卫生和社会经济发展的大局，营造良好的发展环境和氛围。

在中观层面上，基地建设是在深化医药卫生体制改革的新形势下，对充分发挥科技引领支撑作用，创新中医药临床科研机制和模式的有益探索，要求我们进一步解放思想，坚持中医药自身发展的规律，在实践中不断完善符合中医药特点的科研组织模式；要求我们进一步创新机制，探索建立基地良性运行和可持续发展机制。各地、各基地要结合实际情况，研究制定促进临床研究的激励机制，促进科研医疗紧密结合的运行机制，以及基地可持续发展的长效机制。

从微观层面上讲，基地建设是在现代科学技术方法和西医学标准规范得到普遍共识的情况下，对进一步发挥中医药优势特色，研究提升中医临床医疗服务水平的有益探索，要求我们进一步创新方法学和技术平台，围绕重点病种，坚持研究方向，不断研究解决临床实际问题，服务于临床医疗实践。各地、各基地要继续加强对重点病种研究的布局和支持，继续深化重点病种研究，争取早日拿出国内外都认可的标志性成果。

当然，从中医药和现代医学发展的历史看，要在人类认识疾病和防治疾病上取得重要突破，也往往都是经过多少年、多少代人的积累和孜孜不倦的追求。王国强副主任在讲话中也充分指出了在基地建设中存在的问题和面临的困难。因此，我们一定要保持清醒的头脑，要深刻认识基地建设的长期性和艰巨性，要尊重事业发展的规律，尊重科技创新的规律，基地建设工作和疾病防治研究，绝非一日之功，既不能急功近利，也不能好大喜功，必须做好长期建设的各方面准备，沿着本次会议提出的方向坚持不懈地努力开拓。

三是进一步加强领导、加大投入、完善机制、开放平台，推动基地建设进入新阶段。

在前一阶段的基地建设工作中，我们深入落实局党组的战略思路和顶层设计，探索落实了基地建设的组织框架、运行机制、督导制度、专家咨询等组织体系，积累了宝贵的工作经验。在国家和地方各方面的大力支持和投入下，取得了较好的成绩，但这仅仅是基地建设开了一个头，是万里长征的第一步。刚才王国强副主任也特别强调了这一点，目前的工作成效，距离国家给基地提出的真正建立起符合中医药发展规律的创新体制，在理论研究、重大疾病防治和健康维护等方面取得突破性进展等目标，尚有很大差距。

今后，国家中医药管理局将一如既往地将基地建设作为推动中医药事业发展的重要抓手，结合落实“十二五”规划重要内容和重点工作整体规划、稳步推进。同时，我们也将积极协调相关部门，对基地建设进行持续支持。大家知道，基地建设启动实施以来，得到了国家各相关部门的大力支持，科技部在国家科技计划中，在病证结合研究方面，对基地重点病种研究予以支持；国家卫生计生委在相关规划、专项中，也给基地建设予以指导和帮助。在这里特别要感谢财政部，从中医药慢病防治研究体系和中医药防治重大疾病能力提升等方面，通过行业专项和公共卫生重点专项给予了大力支持，基地作为项目主要承担单位，一方面夯实了研究基础，提高了能力；另一方面，在重大疾病防治工作上取得了成效，发挥了示范带动作用。

各地基地建设领导小组和各省级中医药管理部门要进一步加强组织领导，按照会议确定的基地建设方向和任务，制定相应的规划，在经费投入、政策机制等方面，为基地下一阶段建设工作提供坚强领导和有力保障。各基地要按照国家统一要求，结合本单位实际情况，研究制订下一阶段基地建设的实施方案。

各基地和有关方面在坚持重大疾病研究这一永恒主题的同时，特别要重视机制建设和平台建设。要从基地建设的内部激励机制、科研组织模式、辐射带动机制、协同创新机制以及市场拓展机制等方面进行深入地思考研讨、探索实践和不断优化。同时要进一步整合资源、促进开放、实现共享、加强协作，真正构建能够承载重大科研任务、培养优秀团队的中医药临床科研平台。通过平台建设和运行机制的创造性设计和突破，努力推进以重大疾病为核心的中医临床研究协同网络和共享大平台的建设，争取早日实现大联合、大协作，解决实践问题，支撑临床服务，涌现更多大成果。

同时，局直属直管医院作为国家中医临床研究基地建设的组成部分要在前一阶段工作基础上，进一步加强对基地建设的组织领导，按照国家中医临床研究基地建设的总体布局和相关要求，做好基地下一阶段建设的各项工作，特别是要发挥自身在科研基础、人才队伍等方面的优势，加强与国内外高水平研究团队和各基地的科研协作，积极探索基地建设的运行机制与组织模式，积极探索开放竞争的共享机制和协作方式。在这里，我也希望有较好基础但还不是基地的地方和单位，积极争取各方面的支持，从一开始就按照基地的标准认真开展研究和建设，为真正成为基地建设单位奠定坚实基础，与基地共同推动中医药继承创新工作。

（三）其他重要讲话

总后卫生部副部长方国恩在全国综合医院中医药工作经验交流会议上的讲话节选

（2013年11月15日）

借此机会，我讲3点意见。

一、正确认识军队医院中医药工作的积极进展

中医药是军队卫生工作的重要组成部分，军队医院是军队中医药工作的主体依托。2007年全国综合医院中医药工作会议以来，在军队各级卫生部门和医院的共同努力下，在全国中医药系统的支持配合下，军队医院中医药工作紧紧抓住创建研究型医院的重要机遇，凝心聚力，主动作为，成效明显。一是建设发展思路更加明晰。按照研究型医院建设总体要求，遵循中医药工作特点规律，统筹加强中医药学科、人才、技术和能力建设，着力推进中医药工作内涵品质化、方式集约化、路径融合化、管理科学化，逐步走出一条具有研究型医院特色的综合医院中医药工作发展路子。二是医疗服务保障扎实有效。军队中医药人员在救治心脑血管病、脾胃病、肝病、血液病、肿瘤等大量常见多发病和慢性疑难病患者的同时，研发推广浮针、脉象诊疗仪、体疗牵引床等多种特色疗法和器具，研制应用止泻、防暑、抗缺氧、抗疲劳和创伤康复等中药新药，研究组装中医诊疗保健箱配发全军营连，中医药诊疗服务得到深化拓展。三是学科技术建设全面跃升。建成一批国家和军队中医药重点学科（专科），以重点学科为龙头，重点专科（专病）为骨干，普通中医药科室为支撑的全军医院中医药学科建设格局基本形成。“十二五”以来，承担军队和省部级以上中医药科研课题数百项，获经费资助2亿余元，催生一批有代表性的中医、中西医结合诊疗新理论、新技术、新方法和新方案，获得1项国家科技进步一等奖，5项国家科技进步二等奖，12项军队、省部级和行业学会一等奖。四是人才队伍素质明显提高。全军医院中医药人才梯队不断优化，涌现出一批以军队中医药“国医名师”“技术能手”为代表的中医药优秀人才，拥有中医药高级专业技术职务人员数百名，博士、硕士研究生导师百余名。军队医院中医药学科带头人拜院士为师、中医师承研究生培养、中西医结合继续教育等中医药人才培养模式日臻完善，多层次中医药人才培养体系基本形成。

二、准确把握军队医院中医药工作的任务要求

围绕军队医院中医药工作发展面临的新形势、新任务、新要求，需着力做好以下重点工作：一要聚焦姓军为兵方向。着眼平时、战时、急时和特勤卫勤保障需要，借助基层中医药服务能力提升工程，借鉴国家、地方和外军的有益做法，有计划、有目标、有重点地普及应用中医药知识、疗法和技术，充分发挥中医药特色优势，为“能打仗、打胜仗”提供有力有效的中医药服务保障。二要探索创新发展机制。在研究型医院框架下，军队医院特别是承担研究型医院建设试点任务的医院，要积极探索特点规律、夯实条件基础、完善运行机制，加快中医药研究型学科、研究型人才、研究型平台建设步伐，形成发展创新学科、培育创新技术、激励创新人才的良好氛围，为全军提供模板和参照。三要坚持质量建设核心。切实把质量建设作为研究型医院的根本任务和中医药工作的永恒主题，在中医药临床水平、创新能力、学科优势、人才实力、监督管理等方面，加大工作力度，提高质量水平，“看别人看不了的病”“解决别人无法解决的难题”，形成持续发展的内在优势和核心竞争力。四要完善转化医学模式。按照科研寓于临床、临床植根科研的转化医学要求，突出转化效益，突出深度融合，突出协同创新，推进中医药临床与科研交融并举、相互促进，实现课题来源临床，评价依靠临床，转化应用临床。

三、着力推进综合医院中医药工作的军民融合发展

实践证明，坚持军民融合、相互支持、共同提高的模式和机制，是提高军队中医药发展水平和管理效益，实现互利共赢，促进共同发展的重要途径。军地各级卫生部门和医院应当把军民融合作为重要抓手和突出亮点，协同推进综合医院中医药工作的持续健康发展。一要丰富融合内涵，增强发展活力。在首都中医药工作军民融合式发展战略合作取得积极进展的基础上，不断拓展合作范围和领域，增加工作结合点，提高项目含金量，扩大专业覆盖面，既有多点多方合作，又有资源整合、流程再造；既有临床、科研、教学合作，又有产学研、科工贸一体化的深入探索，使综合医院中医药工作军民融合始终充满活力，富有成效。二要深化合作交流，优化模式机制。建立完善军地沟通协调、协作交流、激励约束、扶持保障等有效机制，促进军地相互借鉴、互通有无，广泛交流、深化合作，引领和带动军地中医药事业协同发展，共同进步。三要创造合作条件，放大共赢效应。切实加强组织领导，认真探索特点规律，跟踪总结经验做法，力争取得实质性成果和突破性进展，逐步建立起军民结合、寓军于民的综合医院中医药工作军民融合发展体系，促进中医药服务保障能力水平的整体跃升。

二、2014 年全国中医药工作会议报告

全面深化改革　完善政策机制　着力推进中医药事业科学发展

——国家卫生和计划生育委员会副主任、国家中医药管理局局长王国强在2014 年全国中医药工作会上的报告

（2014 年1 月16 日）

2014 年全国中医药工作会议的主要任务是：深入贯彻党的十八大，十八届二中、三中全会和中央经济工作会议精神，总结2013 年中医药工作，分析中医药改革发展面临的形势和任务，部署2014 年中医药重点工作，以改革的精神、创新的思维，牢固树立进取意识、机遇意识、责任意识，求真务实、奋发有为，全面推进中医药事业科学发展。

一、2013 年中医药工作主要进展

（一）以中期评估为抓手，推动了中医药事业“十二五”规划的全面落实

组织《中医药事业发展“十二五”规划》中期评估，这是我局成立以来首次开展五年规划（计划）中期评估。从重点任务看，《规划》确定的11 项重点任务已全面实施，56 个重点专项中52 个有效推进、比例达93%，已完成11 个、占20%。从主要任务指标看，11 项指标除1 项缺乏统计数据外，1 项已提前完成，8 项达到目标要求70% 以上，其中4 项达到目标要求90% 以上。总体看，《规划》实施进展顺利，牢牢把握和遵循了《规划》确定的指导思想和基本原则，扎实推进了各项目标任务的落实，特别是在一些关键环节、薄弱领域加大了推动力度，中医药事业保持了健康、平稳、持续发展态势，为全面完成“十二五”规划奠定了坚实基础。

各地也加强了地方规划（计划）的实施力度，如上海开展中医药事业发展3 年行动计划中期评估，江苏加强规划落实的绩效考核，辽宁分解任务、细化规划措施，都有力地推动了规划（计划）落实。

（二）以公立中医医院改革为重点，推动了深化医改中医药工作取得新进展

县级公立中医医院综合改革试点探索了新机制。协调国家有关部委联合印发《关于在县级公立医院综合改革试点工作中充分发挥中医药特色优势的通知》，各地认真落实、积极探索，建立健全中医药服务补偿机制，江苏、安徽、湖南等地调整中医医疗服务价格，绝大多数省份保留了中药饮片加成，浙江、重庆等地加强支付方式改革探索，陕西、甘肃等地落实政府投入倾斜政策，有力地促进了中医药服务的提供和利用。第一批238 个县级中医医院同步开展县级公立医院综合改革试点，深化城市公立中医医院改革试点，推广实施中医优势病种临床路径。

推动中医药参与公共卫生服务取得新进展。中医药健康管理服务首次纳入国家基本公共卫生服务项目，按照覆盖目标人群30% 的目标，对65 岁以上老年人和0 ~36 个月儿童开展中医药健康管理服务。

推进国家基本药物中药品种的规范使用。去年发布的《国家基本药物目录》（2012 版），中成药品种达203 种，占总数的39%，比2009 年版增加近一倍，藏、蒙、维等民族药首次列入目录。青海基层医疗卫生机构基本药物目录增补了130 种中藏药，占增补的65%。加强中成药合理应用的指导和规范，组织编写了2012 年版《国家基本药物临床应用指南》（中成药部分）。

（三）全面实施中医药服务百姓健康推进行动，推动了中医药更加惠及百姓

开展由基层中医药服务能力提升工程、中医“治未病”健康工程和“中医中药中国行——进乡村·进社区·进家庭”活动组成的“中医药服务百姓健康推进行动”，作为中医药行业党的群众路线教育实践活动的重要载体，推动中医药更加深入基层、惠及百姓。

全力推进中医药服务能力提升工程实施。各地将提升工程列为政府工作目标，印发实施意见和方案，层层签订责任书，21 个省（区、市）以政府名义召开启动会议。中央财政安排专项资金27.6 亿元支持县级中医医院基础设施建设，投入6.3 亿元支持县级中医医院和基层医疗卫生机构中医药服务能力建设以及部分尚未设置县级中医医院的民族地区综合医院中医药服务能力建设。与农工民主党中央启动实施中医同行计划。18 个省（区、市）将中医药一技之长人员纳入乡村医生管理。北京、广东探索“面向基层、横向拓展、纵向延伸、团队帮扶、

城乡互动”的服务百姓健康网络建设，推动优质中医药资源向基层流动。天津、湖北、四川等地通过“国医堂”等形式的中医药综合服务区建设，使基层医疗卫生机构实现了“两升两降”，即服务量、收入上升，药占比、次均费用下降，中医药已成为基层医疗卫生服务的特色和亮点。

大力实施“治未病”健康工程。在试点基础上拓展服务覆盖面，二级以上中医医院都建有“治未病”科室，在基层医疗卫生机构，以及在妇幼保健机构、疾病预防控制机构、疗养院等探索开展“治未病”服务的途径和模式，加强区域中医预防保健服务体系建设，出台了《区域中医预防保健服务工作指南》，中央财政投入2.93亿元支持175个地区开展中医预防保健及康复服务能力建设。规范服务技术，形成了部分常见病、多发病高危人群和偏颇体质人群干预调摄方案，加强了对膏方和冬病夏治穴位贴敷技术应用管理。加强“治未病”科技创新体系建设，发布了《中医预防保健（治未病）服务科技创新纲要（2013～2020年）》。各地加大推进力度，上海探索了中医预防保健与公共卫生融合的新模式，甘肃创建了首个国家中医药养生保健旅游创新区，河北制定了中医药健康养生园区规划，江苏、河南开展了中医药与养老结合的“医养结合”试点。

深入开展“中医中药中国行——进乡村·进社区·进家庭”活动。开展中医药文化科普巡讲，福建、江西、湖北等地组织中医药文化科普及义诊，吉林、山东、新疆等地制作播出中医药养生保健知识类节目，推动了中医药文化传播与知识普及。联合国际健康与环境组织、世界旅游城市联合会等举办“中华民族医药文化展”。加强中医药文化人才队伍建设，组建和培训科普巡讲专家队伍。加强中医药文化宣传教育基地建设，已建立基地18家、建设单位五家，云南建成省中医药民族医药博物馆，青海藏医药博物馆已成为宣传藏医药的重要窗口。

（四）以提高中医临床疗效为目标，推动了中医医院持续改进

全面启动中医医院持续改进活动。中医医院（包括中西医结合、民族医医院）评审稳步推进，评审公布384家三级中医医院，二级中医医院评审全面展开。开展了“以病人为中心，发挥中医药特色优势提高中医临床疗效”为主题的持续改进活动，巩固评审成效，强化内涵建设。改进中医医院服务模式，加强中医综合诊疗。出台加强中医护理工作意见，全面部署中医护理工作。推进中医诊疗设备开发应用，开展中医诊疗设备生产示范基地建设。

重大疾病防治和应急处理能力不断增强。各级重点专科建设全面推进，205个项目纳入国家临床重点专科（中医专业）建设，明确了国家中医药管理局“十二五”重点专科建设要求。继续开展优势病种中医诊疗方案梳理验证和疗效总结，新发布58个中医临床路径和中医诊疗方案，总数达311个。做好人感染H7N9禽流感防治工作，及时制订发布中医诊疗方案，中医药积极参与救治并发挥重要作用。中医药治疗艾滋病项目规模进一步扩大，建立了临床诊疗协作机制。

中西医结合与民族医药工作稳步推进。第三批重点中西医结合医院和第二批重点民族医医院建设项目进展顺利，一批中医基础较好的综合医院和行业所属医院调整结构功能，转为中西医结合医院。扩大民族医执业医师资格考试范围，哈萨克医纳入国家医师资格考试。宁夏回族自治区人民政府召开专门会议，全面部署回医药工作。加强中西医结合人才培养，中央财政首次安排专项资金2800余万元，为中西部地区培养2600名中西医结合人员。综合医院中医药工作取得新进展，会同国家卫生计生委、总后卫生部召开经验交流会，总结经验，明确下一步工作重点。

（五）以国家中医临床研究基地建设为切入点，推动了中医药继承创新体系建设

国家中医临床研究基地建设取得新进展。阶段评估显示，一是创新建立了符合中医药规律的临床科研模式，真正实现了从临床中来到临床中去，较好地解决了科研与临床脱节问题。二是初步确证了中医药临床疗效的相对优势，14个重点疾病的临床研究结果，与国际标准治疗方案比较，确证了中医或中西医结合治疗的优势。三是具备了承担大型临床研究的能力，构建了国际上首个传统医药科研伦理标准和平台，13个基地的临床实验室通过了ISO15189认证，建立了研究过程四级监察和研究结果第三方评价机制，为中医药协同创新搭建了平台。四是带动了医院服务能力和效率提升，16个基地的床位数和出院人数2012年比2009年分别增长39.38%、55.80%，平均住院日减少1.75天。

中药资源普查试点工作扎实推进。共享前期普查试点经验，积极争取资金扩大范围，31个省（区、市）都开展了普查试点，探索建立了中药资源动态监测信息服务体系，为实施全国中药资源普查打好基础。支持11个省（区）开展种子种苗繁育基地建设，启动5个中药材种苗繁育基地和2个中药种质资源库建设。落实《国家知识产权战略纲要》，启动中医药传统知识调查和研究工作。

（六）以实施中医药传承创新人才工程为重点，推动了中医药人才队伍建设

师承教育工作稳步推进。联合人力资源社会保障部、国家卫生计生委开展第二届“国医大师”评选，启动中医药传承博士后工作，开展中医学术流派传承工作室和传承推广基地建设，老中医药专家学术经验继承、名老中医药专家传承工作室建设和优秀中医临床人才研修项目进展顺利。北京、河南、贵州等地开展了省（市）级名中医评选。

院校教育改革不断深入。加强中医药院校教育教学改革研究，协调教育部开展改革试点。启动全国中医药院校教育质量监测中心建设，修订完善了“十二五”中医药重点学科建设规划。支持农村订单定向

中医类学生免费培养，招收中医学本科生1000名。

毕业后教育、继续教育和职业教育得到加强。推进中医住院医师规范化培训和中医类别全科医生培养，对2300名基层中医药人员开展中医类别全科医生转岗培训。加强基层骨干培养，中央安排专项资金，培养3000名县级中医（民族医）临床技术骨干，对6000名乡村医生开展中医药（民族医药）知识与技能培训。发展中医药职业教育，举办全国中药传统技能和中医护理技能大赛。

（七）以服务贸易为突破口，推动了中医药海外发展

高层引领，中医药在外交格局中的地位作用不断提升。习近平主席在会见世界卫生组织总干事时指出，要“促进中西医结合及中医药在海外发展”；在上海合作组织成员国元首理事会第十三次会议上提出，“传统医学是各方合作的新领域，中方愿意同各成员国合作建设中医医疗机构，充分利用传统医学资源为成员国人民健康服务”；还先后见证了中国与吉尔吉斯斯坦、乌克兰在中医药领域合作谅解备忘录的签署。这充分体现了中医药在我国外交战略中的地位作用不断提升。

中医药服务贸易取得新进展。联合商务部启动中医药服务贸易重点项目、骨干企业（机构）和重点区域建设，第二届中国国际服务贸易交易会上中医药专题活动备受瞩目，参展地区从北京扩展到上海、甘肃、广西、内蒙古等地，交易额达2.1亿元人民币，较上届大幅增长，得到中央领导充分肯定。上海出台第一个地方中医药服务贸易发展规划，成立中医药国际服务贸易促进中心，探索立足国内面向海外的服务模式。黑龙江、内蒙古、广西、海南、云南等地利用区位优势，积极推进中医药服务贸易。

多边合作、双边合作和两岸四地联系更加紧密务实。与世界卫生组织首次签署中医药方面项目协作协议，对推动中医药广泛走向世界具有重要意义。中医药标准国际化进程加快，与国际标准化组织等合作更加紧密。与法国、澳大利亚、新加坡、韩国等国签署中医药合作协议、备忘录和会谈纪要。深化两岸四地合作，内容更加丰富，机制更加完善，层次不断提升。

（八）以为民务实清廉为主要内容，推动了党的群众路线教育实践活动扎实开展

根据中央统一部署，围绕保持党的先进性和纯洁性，落实“照镜子、正衣冠、洗洗澡、治治病”的总要求，剖析“四风”方面存在的问题，突出为民务实清廉主题，结合行业特点，抓好各个环节，教育实践活动取得实实在在成效。一是强化学习教育，坚定理想信念，践行群众路线更加自觉坚定，宗旨意识进一步巩固，政治定力明显增强。二是创新特色活动载体，实施全国“中医药服务百姓健康推进行动”，在机关开展“学习型、服务型、创新型、和谐型、节约型机关”创建活动，把教育实践活动推向深入。三是聚焦“四风”问题，找准穴位，抓住要害，辨证分型，对证下药，标本兼治，作风建设进一步加强，规章制度不断健全完善，为民务实清廉形象进一步树立。四是运用“三观互动”的理念和方法，着力推动解决影响和制约中医药事业发展的关键问题，着力转化为服务百姓的行动措施，让人民群众切身感受到了教育实践活动带来的新变化，使教育实践活动真正成为一项群众满意工程。

统筹做好其他中医药工作。一是推动中医药法制建设取得积极进展，中医药法被列为十二届全国人大常委会立法规划第一类项目和2013年国务院立法工作计划一档项目。地方法制建设进一步加强，山西修订出台发展中医药条例。中医药标准化工作扎实推进，内蒙古、西藏等地加强民族医药标准建设。二是加强中医药新闻宣传工作，打造宣传平台，做好信息公开，正确引导舆论，积极回应社会关切。三是中医药信息化建设取得进展，与国家卫生计生委联合印发《关于加快推进人口健康信息化建设的指导意见》，中医药服务信息化建设列入六项重点工程。中医药管理和服务信息系统、中药资源监管系统纳入国家发展改革委确定的全民健康保障信息化工程。四是加强中医药监督工作，严格中医医疗广告监管，严厉查处虚假违法中医医疗广告，开展打击非法行医专项行动，进一步整顿中医医疗预防保健服务秩序，探索建立中医药监督工作机制。

回顾一年来的工作，我们深刻体会到，中医药工作必须坚持服务服从于国家改革发展大局和卫生计生工作全局，坚持服务百姓健康、满足群众需求的宗旨，坚持中医药医疗、保健、科研、教育、产业、文化统筹规划、整体推进，必须紧紧围绕科学发展全面贯彻落实国务院《若干意见》，紧紧围绕发挥中医药独特作用积极参与深化医改，紧紧围绕完善政策机制大胆探索改革创新，紧紧围绕提高服务能力加强内涵建设推进继承创新。

同志们，这些成绩的取得，是党中央、国务院以及国家卫生计生委正确领导和地方各级党委、政府关心支持的结果，是各有关部门和社会各界大力支持的结果，是各级卫生计生、中医药管理部门和广大中医药工作者团结协作、扎实苦干的结果。在此，我代表国家中医药局，向各级党委、政府以及各有关部门、社会各界和新闻媒体，向各级卫生计生、中医药管理部门和广大中医药工作者，表示衷心的感谢并致以崇高的敬意！

二、贯彻党的十八届三中全会精神，全面深化改革，全力推动事业发展

党的十八届三中全会是在我国改革开放新的重要关头召开的一次十分重要的会议。全会审议通过的《中共中央关于全面深化改革若干重大问题的决定》，提出了全面深化改革的指导思想、目标任务、重大原则，合理布局了深化改革的战略重点、优先顺序、主攻方向、工作机制、推进方式和时间表、路线图，是全面深化改革的又一次总部署、总动员，标志着中国的改革站在了新的历史起点上，必将对推动中国特色社会主义事业产生重大而深远的影响。

（一）充分认识和把握中医药事业发展面临的“大势”，乘势而上、顺势而为

习近平总书记多次强调，要善于观大势、谋大事，正确认识和积极顺应中国和世界发展大势，正确认识和妥善处理党和国家面临的大事，牢牢把握工作主动权，跟上时代前进步伐。当前，中国的“大势”就是党的十八大提出的全面落实经济、政治、文化、社会、生态文明建设“五位一体”的总布局和实现中华民族伟大复兴的中国梦，以及经济全球化的大趋势。中国的“大事”就是全面落实三中全会作出的深化改革战略部署，解决事关党和国家事业长远发展、事关最广大人民根本利益的各种难题。

我们要胸怀大局、把握大势、着眼大事。要紧紧围绕实现“两个一百年”奋斗目标和中华民族伟大复兴“中国梦”、把经济建设和人民生活搞上去的“大局”，充分认识当前中医药发展的“大势”，牢牢把握中医药发展所处的历史方位，科学谋划中医药发展的“大事”。一是中医药发展正处在能力提升推进期，要求我们不断扩大中医药服务覆盖面、不断提高服务能力和水平。二是中医药发展正处在健康服务拓展期，要求我们进一步转变服务方式、完善服务功能、丰富服务内容。三是中医药发展正处在参与医改攻坚期，要求我们紧紧围绕医改总体目标，努力发挥中医药独特作用。四是中医药发展正处在政策机制完善期，要求我们进一步解放思想、改革创新，着力完善中医药事业发展政策和机制。综合来看，中医药发展仍处在历史性战略机遇期，要求我们从历史的方位、民族复兴的高度，紧紧抓住难得的机遇，乘势而上，科学谋划新时期中医药发展的“大事”，在谋大局中抓重点、定政策、建机制，全力推动中医药医疗、保健、科研、教育、产业、文化全面协调发展，进一步提高中医药对我国经济社会发展的贡献率。

（二）充分认识和把握三中全会对中医药改革发展提出的新要求，解放思想、凝聚共识

全面深化改革是决定当代中国命运的关键抉择，是党在新的时代带领全国各族人民进行的新的伟大革命。中央经济工作会议强调，2014年是改革年，要把改革贯穿于经济社会发展的各个领域各个环节，用改革的思路和方法破解发展难题，以改革的实际成效取信于民。

实践证明，改革是推动中医药事业发展的强大动力。改革开放以来，特别是近年来，我们解放思想、改革创新，提出了中医药医疗、保健、科研、教育、产业、文化全面协调发展的新思路，探索建立了“三观互动”的中医药工作新机制，初步形成了“六位一体”全面协调发展的新格局。但也必须清醒地认识到，中医药发展还面临一系列矛盾和挑战，前进道路上还有不少困难和问题。比如：医疗与预防保健服务、中医与中药、临床与科研、事业与产业等发展不相协调，中医医院内涵质量与规模速度不相适应，继承不足、创新不够等问题依然存在，发展方式依然粗放，国内与国外发展缺乏统筹，等等。解决这些问题，关键在于深化改革；加快事业发展，出路在于深化改革。

改革蓝图绘就，集结号角吹响。要切实增强改革的信心和勇气，按照中央的要求，一是正确推进改革，改革要有利于更好地满足人民群众对中医药服务的需求，有利于更好地推动中医药事业发展。二是准确推进改革，改革要遵循中医药自身发展规律，以问题、需求为导向，聚焦影响和制约中医药发展的关键问题，把握多元化和多层次社会需求。三是有序推进改革，对一些已经看好、看准的问题，就要坚决改、尽快改。比如，中医药院校教育应当强化中华传统文化素养的培养已经形成共识，应当尽快拿出具体改革措施加以推动；再如，更好地满足广大人民群众对中医药服务的需求，应当加快改革服务模式、转变发展方式。对于一些目前还看不准、吃不透的问题，就要通过调查研究，试点探索，找到改革的路径和策略。比如，发展中医预防保健服务，其服务模式和体系、质量控制和监管等，是按照现有的医疗服务来做，还是另建一套，需要通过试点，在实践中不断探索总结，提出具体办法措施。四是协调推进改革，要注重改革的关联性和耦合性，统筹规划各个方面、各个层次、各个要素，处理好各方面的关系，使各项改革相互促进、良性互动、协调配合，既要坚持整体推进，也要注重抓重要领域和关键环节，努力做到全局和局部相配套、治本和治标相结合、渐进和突破相衔接，实现整体推进和重点突破相统一。

（三）以改革的精神、创新的思维，着力完善中医药事业发展政策和机制

这些年，中医药事业之所以能够得到较快发展，很重要的一点，就是党和国家以及各地出台了一系列扶持促进中医药事业发展的政策措施。随着国内外环境和事业发展发生深刻变化，一些制度、机制已经影响和制约了中医药事业发展，总体来看，有利于中医药特色优势发挥的政策体系还不完善，中医药统筹规划协调发展机制还不健全，符合中医药特点规律和发展要求的法律制度体系还未形成。

党的十八届三中全会提出的“完善中医药事业发展政策和机制”，是继党的十七大、十八大报告中提出“扶持和促进中医药和民族医药事业发展”要求之后，再次将中医药放在党和国家改革发展全局的战略高度来安排部署，体现了党和国家对中医药事业发展的更加重视，表明了中医药地位作用的不断提升，也抓住了推动中医药事业发展的关键。

完善中医药事业发展政策和机制，要求我们从改革的视野、三观的角度，摸准中医药事业发展的脉，真正解放思想、创新观念，开好完善政策机制的药方。宏观上，要着

力建立健全中医药事业发展组织领导和统筹协调机制，如完善中医药工作跨部门协调机制，建立工作规则，健全规划统筹机制等。中观上，一要着力建立健全中医药服务的管理政策，如完善中医医疗机构分类和评价政策等；二要着力建立健全中医药服务提供与利用的鼓励政策，如完善中医药服务价格形成机制，探索建立中医药服务财政补贴制度，在医保结算制度中探索中医优势病种“打包付费”政策等；三要着力建立健全中医药事业发展的筹资政策，如建立稳定的财政投入政策，完善社会资本办中医的优惠政策等；四要着力建立健全中医药产业发展的优惠政策，如建立中医药健康服务业发展政策，完善中药资源保护与开发利用政策等。微观上，要将一切促进中医药事业发展的政策机制转化为服务百姓的具体措施，不断满足人民群众对中医药服务的现实需求，不断培育新需求，引导激发和努力释放有效需求，为维护和增进人民群众健康作出新的更大贡献。

三、关于2014年主要任务

总体要求是：深入贯彻党的十八大和十八届二中、三中全会精神，以改革创新统领各项中医药工作，着力完善中医药事业发展政策和机制，强化规划统筹，加快发展中医药健康服务，深入开展中医药服务百姓健康推进行动，充分发挥中医药在深化医改中的作用，切实加强科技创新体系和人才队伍建设，大力弘扬中医药文化，推动中医药海外发展，求真务实，奋发有为，全面推进中医药事业科学发展。

关于今年工作的各项任务，国家中医药管理局已拟订《2014年中医药工作要点》（讨论稿）提交会议讨论。下面我着重围绕做好重点领域改革发展，谈谈基本思路和具体要求。

（一）深化战略研究，着力推动中医药发展列为国家战略

不谋万世者不足谋一时，不谋全局者不足谋一域。当前，中医药发展的内外环境都在发生深刻变化，我国经济社会发展的新思路、新布局、新目标对中医药发展提出了新要求，中医药发展承载的内涵、外延也远远超出了医疗卫生属性的范畴，涉及中国特色社会主义建设的各个方面，需要我们适应时代的呼唤、面向未来的需求，深化战略研究，对中医药发展进行顶层设计、整体谋划。一方面，要充分认识中医药发展面临的形势、所处的历史方位，准确把握未来发展的需求和趋势，明确国家发展中医药的基本原则和总体思路，研究提出发展中医药的战略方针、战略目标、战略任务、战略步骤以及战略措施。另一方面，要将研究成果转化为中医药发展的规划和措施，按照国务院《若干意见》的任务要求，推动编制实施国家中医药中长期发展专项规划，使中医药发展成为国家战略。

（二）制订规划措施，着力促进中医药健康服务发展

《国务院关于促进健康服务业发展的若干意见》作为我国首个指导健康服务业发展的纲领性文件，将“全面发展中医医疗保健服务”作为8项主要任务之一，这是拓展中医药服务领域和范围的绝好时期。上半年，首要任务就是要根据重点任务分工，抓紧研究制定中医药健康服务发展规划和措施。这个规划要紧紧围绕产业发展，紧紧围绕服务于我国经济发展，探索建立中医药健康服务体系和服务模式，完善政策和机制，打造一批中医药健康服务知名品牌，形成中医药健康服务产业集群。这个规划要与中医药事业发展“十二五”规划以及将要研究制定的“十三五”规划相衔接，但更要各有侧重。同时，要边规划、边推进，一些工作可试点先行，特别是要做好中医药服务百姓健康推进行动、中医预防保健（治未病）服务科技创新纲要、全民健康保障信息化工程中医药信息化建设等已经开展的工作。

（三）深度参与医改，着力推动中医药发挥更大作用

深化医改4年多，中医药全面参与，在我国基本医疗卫生制度建设中发挥了越来越重要的作用，也推动解决了中医药发展中一些重点、难点问题，但同我国全面深化改革一样，进入了攻坚期和深水区，需要攻克的顽瘴痼疾很多，必须按照深化医改的总体要求，加强研究，科学论证，大胆探索，着力推进。今年，一要着力推进公立中医医院改革，进一步探索建立中医药服务补偿机制、符合中医医院特点的绩效评价机制和人事薪酬制度。推进县乡中医药服务一体化管理和中医医疗联合体试点，促进优质中医医疗资源纵向流动。二要着力推动医保支付方式改革，在总额控制、单病种付费等改革中，研究制定鼓励提供和利用中医药的政策。三要着力推动社会力量举办中医医疗预防保健机构，落实鼓励和规范社会办中医的政策。四要改进中医类别医师的执业注册，允许多点执业。同时，在做好已有基本公共卫生服务中医药项目基础上，试点探索新项目。

（四）充分发挥中医药特色优势，着力加强中医医院内涵建设

中医医院是中医药服务的主要窗口，在中医药服务体系中处于重要而关键的位置，内涵质量、特色优势、服务好坏等直接影响着人民群众和社会各界对中医药的看法和认识。近年来，各级中医医院得到快速发展，规模不断扩大，服务量明显增长，中医药特色优势淡化趋势得到遏制并扭转，但特色优势还未充分发挥，诊疗方法和手段单一且分散，管理能力和水平与医院的快速发展还不相适应等问题，仍受到广泛关注，需要通过改革的办法加以解决。首先，要转变中医医院发展方式，在注重合理扩大规模、避免盲目扩张的同时，更加注重内涵质量，切实加强重点专科（专病）建设，培育特色专科、优势领域，拓展有利于发挥中医药特色优势的有效途径。其次，要改革中医医院服务模式，推进多种方法综合干预，注重治疗和预防、养生、保健、康复服务的结合，形成具有中医特色的综合服务模式。再有，要改革和

完善中医医院评价机制，探索建立大型中医医院巡查制度，突出内涵质量、特色优势、临床疗效以及应急能力的要求，引导和推动中医医院持续改进。

（五）建立完善评价制度，着力提高中医药人才队伍素质

一直以来，我们高度重视中医药人才培养体系和机制建设，培养了大批各级各类中医药人员，为事业发展提供了保障。但当前中医药人才供给和社会需求不相适应、中医药人员尤其是中医临床专业技术人员能力水平令人担忧等问题还比较突出，而评价机制不健全、不合理是一个重要原因，需要下大工夫来解决，用评价机制的改革来促进人才培养方式的转变，使评价机制改革与培养机制改革协同推进。一要加快推进中医药教育教学改革，创新中医药人才培养机制，强化中华传统文化素养的培养。二要改革和完善中医药人才激励机制，通过“国医大师”“名中医”等评选，探索建立褒奖制度，营造优秀中医药人才脱颖而出的氛围，引领中医药人才发展方向。三要改革和完善中医药人员特别是中医执业医师的准入评价和定期考核机制，重点加强中医药基本知识和基本技能的考评。四要改革和完善中医药专业技术职务评审机制，更加注重实践能力、工作绩效、职业素养的考评。五要改革和完善中医药人员职业技能鉴定机制，规范中医药行业特有工种技能鉴定。

（六）建立健全体制、机制，着力加快中医药协同创新

党的十八大确立了创新驱动发展的重大战略，十八届三中全会进一步明确了加快建设创新型国家的战略任务，提出要建立产、学、研协同创新机制，这是深化科技体制改革的重要举措。协同创新对于中医药来说，同样具有十分重要的意义。近年来，通过开展国家中医临床研究基地建设、构建中医药防治传染病临床科研体系、建设中医药重点研究室等，倡导打破围墙、整合资源，中医药协同创新已有一定基础。但也存在不少问题，突出表现为动力不足、机制不畅、政策支持不到位。加快中医药协同创新，一要强化规划统筹，部署实施一批协同创新项目，加快服务技术创新、仪器设备研制。二要创建战略联合体，推动高等院校、科研院所、医疗机构、企业及金融机构之间深度合作，打破创新主体间的壁垒，尤其要利用好国家中医临床研究基地这个平台和中药资源普查试点形成的机制，建立产、学、研技术创新联盟以及区域特色产业创新集群。三要推进制度创新，研究制定促进跨领域、跨产业、跨学科的产、学、研协同创新政策，加大资金支持，建立中医药科技人才流动机制。

（七）深化国际交流合作，着力推动中医药海外发展

党的十八届三中全会再次强调要始终坚持改革开放，对构建开放型经济新体制作出了战略部署，国际社会对中医药的认知和期待正在发生重大变化，中医药在我国参与经济全球化中的格局也正在发生积极变化。这为中医药海外发展提供了机遇、创造了条件、明确了目标，需要我们着力深化对外交流合作，推动制定中医药海外发展战略。中医药海外发展，要立足于服务我国公共外交、经济外交，传播中华优秀传统文化，促进我国开放型经济发展。要以服务贸易为重点，在统筹“走出去”“请进来”基础上，优先发展面向海外的服务。要通过传播中医药健康文化，提高国际社会对中医药的认知和认同，着力培育海外市场；通过打造知名品牌、促进产业集群，着力培育竞争优势；通过发展养生医疗旅游等多元服务，着力吸引境外消费；通过高层推动和贸易谈判，着力为中医药海外发展创造政策和法律环境；通过参与国际规则和标准制定，着力引领国际传统医药发展。

（八）加快推进立法进程，着力加强中医药法制规范建设

中医药法的制定，社会各界广泛关注，全行业翘首期盼。法律草案已上报国务院，但总体看，形势仍然很紧迫，任务仍然很艰巨，需要切实采取有效措施推进立法进程。一要把认识基本一致、实践证明成熟可行的制度规定、政策措施固定下来，对暂时存在分歧的内容，要在立法过程中不断深化认识，统一思想。二要准确把握影响立法进程的关键问题，如有关传统中医师制度、中医药传统知识保护、民族医药等，是立法中不可回避的，要深化研究，加强协调，妥善解决。三要处理好推进立法进程与修改完善法律草案的关系，不要因为我们行业自身对具体条款的不同意见甚至争议而影响进程。与此同时，要加强中医药标准化建设，抓好中医药标准制修订，做好标准应用评价和实施推广。还要强化中医药监督工作，特别是针对中医药健康服务发展，建立完善监督机制。

（九）巩固教育实践活动成果，着力转化为服务百姓行动措施

半年多的教育实践活动改变了作风，推动了工作，积累了许多好经验，需要进一步巩固活动成果，并把这些成果制度化、长效化。一要着力于整改和建章立制，切实解决制度缺位和制度不适用的问题，实现作风建设规范化、常态化，形成解决“四风”问题长效机制，促进作风的持续改进。二要立足于实现好、维护好、发展好人民群众的中医药需求这个根本目标，把作风的转变转化为服务百姓的行动措施，提高人民群众的健康水平。三要着眼于教育实践活动在全国的深入展开，各地要按照中央的部署和要求，结合中医药工作实际，深入开展中医药服务百姓健康推进行动，贯彻落实国家卫生计生委和我局联合下发的医疗卫生行风建设“九不准”规定，切实让人民群众感受到教育实践活动带来的实实在在成效。

同志们，今年是全面深化改革的第一年，是完成“十二五”规划的关键一年。让我们紧密团结在以习近平同志为总书记的党中央周围，科学谋划中医药事业的改革和发展，进一步激发中医药发展的活力和潜力，大力提升中医药健康服务能力

和水平，牢固树立进取意识、机遇意识、责任意识，坚定信心，锐意进取，加快推进中医药事业发展，为提高人民群众健康水平、全面建成小康社会、实现中华民族伟大复兴的中国梦作出新的更大贡献。

三、专论

安徽省副省长谢广祥代表安徽省人民政府看望安徽中医学院第一附院名老中医徐经世时的论述

（2013年2月5日）

名老中医长期坚持在临床第一线为病人解除疑难疾病和痛苦，坚持中医师承教育，倾力培养新人，为我省中医药事业发展作出突出贡献，这是一种对中医事业、传承教育的崇高追求和执著奉献。名老中医是医院发展的宝贵财富，医院要多关心、多照顾老专家的生活和工作，保证他们无后顾之忧，多带徒、带高徒，更好地为群众提供优质中医药卫生服务。

（殷玉磊、王　鹃）

河南省副省长王艳玲在河南中医学院第一附属医院调研时的论述

（2013年11月12日）

随着健康服务业的兴起，社会资本更多地进入医疗市场，医疗保健需求得到更大释放，中医面临着更多发展机遇。研究怎样在新时期下不断满足群众多样化就医需求，中医责无旁贷。

中医是中华民族的文化瑰宝，是医疗卫生资源、经济资源和文化资源的多重集合体。在新的形势下，要以让群众放心满意为宗旨，从以下几方面着手破解中医发展难题。一是趁势发展好。随着健康服务业的兴起，随着人民群众对绿色环保的要求越来越高，有着显著特色、能够发挥“简、便、廉、验”优势的中医面临着更多发展机遇。二是传承创新好。中医有着悠久的传统，其传承的不仅有医技，更有文化和思想，要在实践中探索更好地传承中医的思想和方法；在做好传承中医的同时，还要随着时代的发展不断创新，要应用现代的方法揭示中医科学的理论依据，以增强更大范围内的社会认同感。三是特色凸显好。在资源有限等客观形势的制约下，更要立足群众需求，精心研究和选择能够体现特色、凸显优势的重点专科和学科加以重点建设。四是政策支持好。要认真研究怎样在推进医改的过程中，充分发挥政策支持作用，使中医在服务人民群众健康中更好地发挥作用。

（杨力勇、胡晓军）

中国中医科学院院长张伯礼在中国中医科学院2013年上半年工作总结会议上的论述

（2013年8月6日）

发展中医药，要站在国家战略上思考和谋划，国家的需求就是我们的任务。中医药发展包括中医药科研工作，要积极为国家结构调整、深化医改作贡献。

中国中医科学院的总目标是面向国家需求，提高综合实力，引领科技发展，培养领军人才。要站在国家高度整合资源、和合共进。

中药研究要立足于服务产业，促进产业进步，通过创新药物研发、关键技术解决，促使中药质量和安全进步。要突出做好研究设计，在研究方法上下工夫，提升科研综合实力，拿出高信度的证据，赢得广泛接受和认同。

传承创新工作中，需要对中医药理论渊源、演变、变革、发展，完整系统梳理。还要在中医药纳入现代科学范畴的基本框架下，厘清其基本概念，包括内涵和外延，明确其对医疗实践的指导作用。中医药理论需创新发展，要提炼60多年来的创新理论，对大家公认、经临床验证、获广泛接受、具创新性的理论成果要总结和发布。

（任　壮）

共谋大中医战略　走上大发展轨道

——北京中医药大学孙光荣

党的十八届三中全会发出了全面深化改革的号令，加速了实现中华民族伟大复兴的“中国梦”进程，提振了全国各族人民的精气神。2013年11月15日，《中共中央关于全面深化改革若干重大问题的决定》正式发布。其中，第十二部分明确提出“完善中医药事业发展政策和机制”的要求，指明了中医药事业发展的前进方向，明确了中医药事业发展的着力点，迎来了中医药事业发展新的历史性战略机遇期。

结合《国务院关于扶持和促进中医药事业发展的若干意见》和《关于促进健康服务业发展的若干意见》，上述提法体现了党和国家对中医药事业发展的高度重视，反映了中医药在社会主义经济建设、政治建设、文化建设、社会建设、生态文明建设“五位一体”总体布局中的地位和作用正在日益提升，表明了党和国家坚定不移地、旗帜鲜明地坚持发展中医药事业的决心和态度，表明了已经将中医药事业发展纳入党和国家事业发展全局的战略高度予以部署和安排。每一个中医人都必须抓住这一大好历史机遇，为中医药事业发展贡献自己的智慧和力量，共谋大中医战略，走上大发展轨道。

改革，既是革故鼎新的谋略与措施，又是促进发展的不竭动力。如何完善中医药事业发展政策和机制？必须以改革的精神来填空补缺、兴利除弊。作为中华中医药学会的一员，作为一个老中医，笔者提出以下建议，谨供各位领导、专家和同仁参考。

一、调整国家卫生工作方针

根据我国医药卫生的历史背景、现实需求、未来发展，为了体现医药卫生的中国特色，为了人民健康，为了国家医药事业全面、协调、可持续发展，建议国家卫生工作方针调整为“三并重、三优先”：预防与医疗并重，预防优先；农村与城市并重，农村优先；中医西医并重，中医优先。

二、制定大中医战略，促进发展中医药成为国家战略

全国政协委员、国家卫生和计划生育委员会副主任、国家中医药管理局局长王国强在2013年的全国政协会议上提交了“将中医药发展纳入国家战略”的提案。我认为，王国强委员是从国家安全和发展的高度、从文化传承和传播的广度、从民生需求和福祉的深度向国家提出了一个重大问题，提交了一份重大解决方案。这是因为，党的十八大明确了国家发展的总方向是走中国特色社会主义道路，总布局是经济建设、政治建设、文化建设、社会建设、生态文明建设的“五位一体”，总目标是到2020年全面建成小康社会，总任务是实现社会主义现代化和中华民族伟大复兴。而“国家战略”必须围绕这个总方向、总布局、总目标、总任务进行大局谋划和顶层设计。

为什么要提出“将中医药发展纳入国家战略”的命题，而不是要求将所有医药发展纳入国家战略？习近平总书记2010年曾说：“中医药学凝聚着深邃的哲学智慧和中华民族几千年的健康养生理念及其实践经验，是中国古代科学的瑰宝，也是打开中华文明宝库的钥匙。深入研究和科学总结中医药学对丰富世界医学事业、推进生命科学研究具有积极意义。”

中医药学是中华民族原创的、具有中国特色的医药学，中医药学的本源就是中华民族传统文化，中医药学的核心价值应当是“以人为本，效法自然，燮理中和，济世活人”，中医药最直接的用途是医疗保健，但中医药学的核心理念、思维模式、资源保护与开发等，都与经济、政治、文化、社会、生态息息相关，直接关系到国家安全与发展的文化战略、资源战略、人才战略、创新战略、国际合作交流战略等。

毋庸置疑，中医药与“中国梦”紧密相连。正因如此，实现中华民族伟大复兴的“中国梦”的国家战略必然也必须纳入发展中医药的元素。所以，我认为，“将中医药发展纳入国家战略”是造福子孙的大事，正如北宋大儒张横渠所言，这就是“为天地立心，为生民立命，为往圣继绝学，为万世开太平。”

因此，建议组织制订、提交大中医战略，将其纳入国家战略。

如何“将中医药发展纳入国家战略”？首先就必须有法律、体制、资金的保障。建议在现阶段应紧紧抓住3个重点：第一，完成《中医药法》立法。第二，统一、完善中医药管理体制，各省、直辖市、自治区直至县（市），设立财政单列的中医药管理局，解决长期以来“高位截瘫、底盘松软、计划打折、执行拐弯”的问题。第三，将扶持和促进中医药事业发展的专项经费列入国家财政预算重点。

诚如此，必将有利于医药卫生体制改革和人民健康，有利于资源保护、开发、利用和经济发展，有利于中华文化传承、传播以及国际交流与合作，有利于社会稳定与和谐，有利于走中国特色社会主义道路，有利于中华民族的伟大复兴。

三、确立发展中医药事业的跨部委决策常态化机制

鉴于中医药事业发展涉及文化、卫生、计生、教育、科技、农业、林业、工业、商业、药品食品监管等多部门，非国家卫生计生委以及国家中医药管理局的决策和实施即可“完善中医药事业发展政策和机制”，即可实现其规划或计划。为避免“多龙治水”，政出多门、相互掣肘，建议在国务院领导下，成立“国家中医药事业发展领导小组”，为便于协调具体工作，可将领导小组办公室设立在国家中医药管理局，确立发展中医药事业的跨部委决策常态化机制。

四、将建设中医药全民服务网络作为医改重点

医改，归根结底是解决“三医”问题：医生、医院、医业。

医生，是医药卫生体制改革的实施主体，通过深化医药卫生体制改革，充分调动医生的主动性与积极性，是解决“三医”问题的关键；医院，是医药卫生体制改革的实施平台，通过深化医药卫生体制改革，大力提高医院的服务力与可信度，是解决“三医”问题的突破口；医业，是医药卫生体制改革的实施领域，通过深化医药卫生体制改革，走出一条具有中国特色的医药卫生道路，是解决“三医”问题的终极目标。

目前，中医药服务是“上盛下虚”，三甲中医医院集中于大中城市，名老中医亦集中于大中城市，社区、基层、农村群众恰恰未能享受到真正的、充分的中医药服务。同时，治疗性用药的中医处方尚未全面纳入医保。建议将建设以三甲（省、市）、二甲（县、市）中医医院为辐射中心的三级中医全民服务网路作为医改重点，并制定相关标准、列出药材药品目录，将治疗性用药的中医处方全面纳入医保。与此同时，制定中医医疗机构、中医执业人员实际运用中医药临床的考核量化指标，根据考核结果给予单位、个人政策性中医临床执业补贴。

五、严格遴选、建设中药材种植、采集、炮制、仓储、营销基地

中药材的种植、采集、炮制、仓储、营销，直接关系到中医医疗保健质量。中医历来讲究“道地药材”“遵古炮制”。目前，由于多种原因导致假冒伪劣中药材屡禁不止，严重影响中医临床疗效和人民健康。建议明确执法部门、制定管控标准，一方面严厉打击制造、贩卖假冒伪劣中药材的违法行为，一方面加强中药材种植、采集、炮制、仓储、营销基地建设，制定规范、实地考察、公正评估、凭证经管。

六、确立中医药独立学术评价体系

中医药学与西医药学是两个不同的医药学体系。西医药学基于还原论而发展，其诊疗主要采用对抗式思维，着重于寻求致病因子及其病变定位，采用对抗式的治疗方法，定点清除细菌或病毒而治愈疾病；中医药学基于整体论而发展，所探讨的致病外因风、寒、暑、湿、燥、火，内因喜、怒、忧、思、悲、恐、惊等，迄今全世界亦未能发明检测仪器、标准、方法，故其诊疗是采用包容式思维，着重于寻求致病因素及其正气与邪气的消长定位，采用包容式的治疗方法，固护正气、抑制并清除邪气而恢复整体健康。因此，无论临床研究、基础研究、药物研究等，都不应“以西套中”，更不可要求以“与国际接轨”（中医起源于中国，应该是国际与我接轨）的名义“削中医之足适现代医学之履”，否则，中医药的传统必将日益弱化。

建议由中华中医药学会牵头成立“全国中医药学术评价委员会”，制定和确立独立的、具有中医药学术特点的、体现中医药特色的中医药学术评价体系。各省市成立相应组织，开展中医药医疗、保健、中药、科研、教育等的学术质量评估。

七、确立名医培养与遴选的常态化机制

任何事业发展的关键在人才的培养、遴选与使用，而名医是形象、是标杆、是榜样、是力量，培养和遴选名医是振兴中医药事业的关键。

由于中医人才培养历来有“七重”：重经典、重师承、重临床、重勤求、重博采、重流派、重悟性，所以中医成才有理论→临床→师承→临床的自身规律。经过数十年来的探索，我国目前中医人员在入职后，采用继续教育、师承教育、全国优秀中医临床人才研修3种主要方式培养名医。由于名医培养与成长周期较长，故名老中医历来受到政府与民众的尊重。我国目前已探索了“国医大师”等名医遴选办法，发挥了积极作用，产生了积极影响，但培养与遴选名医的机制尚未常态化。

根据中医人才成才规律，建议确立中医入职后必须经历师承、优才研修的名医培养常态化机制，建立“国医大师”“国家级名老中医”“国家级中青年名中医”“省市名老中医”四级名医遴选的常态化机制。

八、改革中医药高等院校课程设置与教材，并搜集整理经验方

课程设置与教材直接关系到人才培养的方向与质量。中医药高等院校课程设置与教材，都是新中国成立以后确定的，并经过多次变更与修改。历来存在的问题是，课程设置中的中医药专业课程所占比例不足60%，中医药专业课程教材的传统、经典中医药教学内容不足60%，而且是“统编”，各院校的教材未能体现“本土”的专长与特色，更未能充分体现当代名老中医的学术经验，如此教材“考场应试”尚可行，“临床应用”则不足。

建议改革中医药高等院校课程设置，增加中医药专业课程比例，逐步重编教材，增加四大中医药经典（《黄帝内经》《伤寒论》《金匮要略》《温病学》）和四小中医药经典

(《汤头歌诀》《药性赋》《濒湖脉诀》《医学三字经》)的教学内容以及当代名老中医学术经验及其典型医案。

另一方面，要保护、利用名医学术经验资源，唐代孙思邈的《千金要方》《千金翼方》之所以垂名千古，并誉为“药王”，原因之一就是他搜集整理了唐代以前的名医验方和民间验方，验之临床，影响深远。新中国成立65年了，至今只有零散的相关整理研究，尚未将新中国名中医验方和民间验方进行广泛搜集和分类整理。这当然是一个巨大的工程，如果不做，就必然将遗憾留给下一代；如果做好这项研究，就造福于下一代。所以建议开展全国名中医验方和民间验方的整理研究，以期增加、丰富中医药教育、科研的优势资源。

九、大力开展境外、国际的中医药合作交流，建立合作交流基地，设立传统医药学大奖

中医药走向世界，既是传统医药学学术发展的需要，也是提高国家竞争软实力的需要。现在中医药服务已经走进160多个国家和地区，但相对于现代医药学而言，其规模与力量还不足够强大。

建议在北京、澳门、香港、广州、上海、长春、哈尔滨、乌鲁木齐、拉萨、昆明等地逐步建立中医药(含少数民族医药)对外合作交流基地，以“国际中医药名家研修院”等形式的高级师承与研修教育为中心(外籍中医拜中国名医为师)，附设医院、药厂，再选择其中的最佳基地，以租赁方式开辟“世界医林”(引进各个国家和地区具有特色疗法的传统医疗机构)、“环球药业”(引进各个国家和地区具有特色的传统药品、药材)，从而逐步形成世界传统医药学合作交流的核心区。

建议设立国际传统医药学大奖(可以命名为“大医奖”“大医精诚奖”或“岐黄奖”等)，成立奖励基金会，制定高标准，组织权威专家评审团，公平遴选、公正评审、公开颁奖，将全世界对各种传统医药学临床、教学、科研等有突出贡献者纳入，逐步形成媲美、超越诺贝尔医学奖的国际医药学大奖，从而确立、强化中医药在世界传统医药学中的领航地位。

十、从国家统一大业和中医药发展战略出发，大力开展海峡两岸的中医药合作与交流

在目前环境、条件下，建议从以下8个方面进一步开展两岸的合作交流：

一是创建两岸中医药合作交流的常设平台。由两岸中医药主管部门或学术团体(中华中医药学会、台湾中医师公会)建立“海峡两岸中医药联合发展中心”，主要职责是研究、制定两岸中医药合作发展交流的方向、策略、规划、项目、实施办法等。其中心总部及所属办公室可实行每三年在北京、台北轮流当值，非当值之年，该地设立联络处。下设中医药文化、教育、科技、医疗、保健、产业等各专业中心，各专业中心均采用大陆、台湾选择驻地、轮流当值。项目资金来源于承担项目者出资、主管部门立项资助、社会捐赠。

二是拓展优秀中医临床人才研修项目。在国家中医药管理局全国优秀中医临床人才研修项目的基础上，由“海峡两岸中医药联合发展中心”向两岸中医药主管部门申报确立“海峡两岸优秀中医临床人才研修班”，选聘国医大师、著名中医药专家授课、带徒，遴选当地优秀执业中医师纳入研修，通过3年培训，考试、考核合格者，授予“海峡两岸名中医”称号。

三是开展海峡两岸中医药文化科普巡讲。在国家中医药管理局全国中医药文化科普巡讲团的基础上，由“海峡两岸中医药联合发展中心”组建“海峡两岸中医药文化科普巡讲团”，遴选两岸专家开展两岸及其相邻地域的中医药文化科普巡讲。

四是开创海峡两岸中医药专家诊疗巡回服务。由“海峡两岸中医药联合发展中心”遴选两岸高级专家，组建“海峡两岸中医药专家诊疗巡回服务团”，针对专科、专病和疑难杂症，开展两岸及其相邻地域的中医药专家巡回诊疗有偿服务。

五是联合开展中医药科学研究。由“海峡两岸中医药联合发展中心”选址并遴选两岸高级专家，组建“海峡两岸中医药联合科学研究与产业发展基地”，深入开发两岸中医药自然资源、人力资源、管理资源、商贸资源，研发中医药医疗、养生、保健、文化产品，并联合销售。

六是联合保护和挖掘中医药传统知识技术。由“海峡两岸中医药联合发展中心”联合大陆、台湾的中医药大学、科研院所、博物馆、图书馆，发现、整理、研究、开发、应用两岸的中医药文献、文物，保护和挖掘中医药传统知识技术；遴选导师，建立“海峡两岸著名中医药专家传承工作室”；搜集、筛选、整理、开发海峡两岸民间医疗保健经验方药、技术。

七是参与两岸重大中医药学术活动。由“海峡两岸中医药联合发展中心”加盟、策划、参与“岐黄论坛”“医圣张仲景国际论坛”“药王孙思邈国际论坛”“李时珍国际论坛”等重大中医药学术活动，寻根祭祖，闳中肆外。

八是创建海峡两岸中医药发展论坛。由“海峡两岸中医药联合发展中心”报请两岸有关主管部门核准，创建定期、轮流主办的“海峡两岸中医药发展论坛”。

通过上述努力，一定能生发两岸中医药共同发展的活力，一定能有效地推动两岸中医药事业学术的共同进步，一定能有力地推动两岸中医药事业的共同发展。

在新形势下，让我们振奋精神，锐意进取，贯彻党的十八届三中全会精神，切实把思想统一到中央的决策和部署上来，以改革精神完善中医药事业发展政策和机制，在深化医药卫生体制改革的背景下，找准方位，谋划布局，完善政策，健全机制，发挥作用，彰显优势，共谋大中医战略，就一定能够让中医药事业稳健地、快速地走上大发展的轨道，创造中医药发展史上的新辉煌。

(本文为作者在中华中医药学会“贯彻十八届三中全会精神，推动中医药事业发展专家座谈会”上的书面发言)

四、重要文件

（一）联合印发文件

人力资源社会保障部办公厅、国家中医药管理局办公室关于印发中药购销员国家职业技能标准的通知

人社厅发〔2013〕5号

各省、自治区、直辖市人力资源社会保障厅（局）、中医药管理局：

根据《中华人民共和国劳动法》，人力资源社会保障部、国家中医药管理局共同制定了中药购销员国家职业技能标准，现印发施行。

此次颁布的中药购销员国家职业技能标准系重新修订，原国家职业标准相应废止。

附件：国家职业技能标准目录

人力资源和社会保障部办公厅

国家中医药管理局办公室

2013年1月7日

附件

国家职业技能标准目录

职业编码	职业（工种）名称	备注
4-01-03-03	中药购销员	2012年修订

关于印发《中医类别全科医生规范化培养标准（试行）》的通知

国中医药人教发〔2013〕9号

各省、自治区、直辖市卫生厅局、教育厅局、中医药管理局，新疆生产建设兵团卫生局，中国中医科学院，教育部直属有关高校：

为贯彻落实《国务院关于建立全科医生制度的指导意见》（国发〔2011〕23号），加强中医类别全科医生规范化培养，国家中医药管理局、卫生部、教育部组织制定了《中医类别全科医生规范化培养标准（试行）》，现印发给你们。请结合本地区、本单位实际贯彻执行。为做好标准的实施工作，提出以下要求：

一、各省级中医药、教育行政管理部门应当结合本地区中医类别全科医学人才需求和培养能力，科学编制本省（区、市）中医类别全科医生年度培养计划和中长期培养规划，并将其纳入本省（区、市）全科医生年度培养计划和中长期培养规划之中，于每年10月底前将下一年度培养计划报国家中医药管理局和教育部备案。

二、各省级中医药、教育行政管理部门应当主动协调有关部门，落实培养经费、培训期间人员管理等保障政策，加强中医类别全科医生培养能力建设，确保培养工作顺利实施。

三、各省级中医药、教育行政管理部门和有关培养单位，应当建立和完善包括招录、培养、管理、考核、学位授予等环节的全科医生培养制度，强化培养过程管理，确保培养质量。

国家中医药管理局

卫生部

教育部

2013年2月17日

中医类别全科医生规范化培养标准（试行）

为贯彻落实《国务院关于建立全科医生制度的指导意见》，做好中医类别全科医生规范化培养工作，特制定本标准。

第一部分　总　则

一、定义

中医全科医学是整合中医学和全科医学的综合性中医学临床二级学科。

中医类别全科医生是指通过中医全科医学培养，掌握中医学、全科医学的基本理论、基本知识和基本技能，能运用中医学和全科医学的诊疗思维模式，主要在基层提供预防保健、常见病及多发病诊疗和转诊、病人康复和慢性病管理、健康管理等一体化服务的综合程度较高的中医执业医师。

二、培养对象

拟在基层医疗卫生机构从事全科医疗工作的中医学（含中西医结合）专业本科及以上学历毕业生，或已从事中医临床医疗工作并取得中医执业医师资格证书，要求接受培养的人员；中医类别临床医学（全科）硕士专业学位研究生。

三、培养时间

中医类别全科医生规范化培养时间为3年，实际培养时间不少于33个月。因特殊情况不能按期完成各项培养任务者，允许申请延长培养年限。

中医类别全科医生规范化培养以提高中医临床和公共卫生实践能力为主，在省级及以上中医药管理部门会同有关部门认定的培养基地进行。参加培养人员在培养基地临床各科及公共卫生、基层实践平台逐科（平台）轮转。

四、培养目标

为基层医疗机构培养具有高尚职业道德和良好专业素质，掌握中医全科医学的基本理论、基本知识和基本技能，熟悉社区常见病、多发病的中西医诊断、治疗、预防和随访工作，能够熟练运用中医适宜技术开展社区卫生服务，以人为中心、以维护和促进健康为目标，向个人、家庭与社区居民提供综合性、协调性、连续性的基本医疗和预防保健服务的合格中医类别全科医生。

五、培养方法

中医类别全科医生规范化培养以提高临床和公共卫生实践能力为主，具体办法由各地按照国家有关部门的要求制定。

中医类别全科医生规范化培养分理论学习（1个月）、临床轮训（26个月）、基层实践（6个月）3个部分。

理论学习由省级中医药管理部门统一组织，各培养基地具体实施，采用面授和远程教学相结合的方式进行集中授课。

临床轮训期间，参加临床培养基地中主要临床科室的培养，接受临床基本技能训练，同时学习相关专业理论知识；基层实践阶段主要在有条件的社区卫生服务中心、乡镇卫生院和专业公共卫生机构等实践基地进行。轮训期间，学员参加临床培养基地中主要临床科室的医疗工作，具体轮转科室及时间分配详见表1。内科轮转时间为10个月其中安排病房时间不少于8个月，可安排三级学科病房、综合内科病房或全科医学科，管理床位数不少于5张，其余时间安排在内科门诊。

基层实践由各省级中医药管理部门结合具体情况自行安排。可以集中安排，也可以分段安排；可以放在第三年，也可以穿插在中间。

六、跟师学习

学员在临床轮训期间和基层实践期间，以双向选择为原则，选择临床学术专长具有特色，从事中医临床工作8年以上、主治以上医师进行跟师学习。各省级中医药管理局组织专家对指导老师进行资格认定后，由各培养基地正式聘其为中医类别全科医生规范化培养指导老师。学员每周临床跟师学习半天，以门诊为主。

七、培养考核

培养考核以培养标准和培训方案为指南，重点考核学员临床基本能力训练水平和效果，并对其中医思维能力、独立工作能力、某一专科特长能力、职业素养和医德风尚进行综合评价，并以此进一步引导和规范相关培训内容。

培养考核包括过程考核和结业考核。学员培训结束时，过程考核合格者需参加省级中医药管理部门统一组织的结业考核，完成全部考核，各项考试、考核合格者，由省级中医药管理部门颁发卫生部、国家中医药管理局统一印制的相应合格证书。

第二部分　培养细则

中医类别全科医生规范化培养总体时间安排见表1。

表1　各培养阶段及时间分配表

内　容	科　室	时间分配（月）
理论学习（1个月）	中医全科医学、社区卫生服务管理基本理论等	1
临床轮训（合计26个月）	中医内科	10
	中医外科	2
	中医妇科	1
	中医儿科	1

（续表）

内　容	科　室	时间分配（月）
临床轮训（合计26个月）	针灸科	2
	推拿科	1
	康复科	1
	中医骨伤科	1
	中医耳鼻喉科、中医眼科	1
	急诊科（包括院前急救）	3
	普外科	1
	辅助科室	1
	选修	1
跟师学习基层实践（合计6个月）	中医全科医疗和社区卫生服务技能	6
	健康管理	
	国家基本公共卫生服务规范	

注：各培养基地根据本标准要求制订轮转计划。

一、理论学习部分（1个月）

中医类别全科医生培养的理论学习主要包括：

（一）有关法律、法规及规定（执业医师法、药品管理法、侵权责任法、医疗事故处理条例、传染病防治法、职业病防治法、突发公共卫生事件应急条例、放射诊疗管理规定、《国家基本药物处方集》、《医疗机构管理条例》、《国家基本药物临床应用指南》以及新出台的相关法律、法规和规定等）。

（二）医患沟通与伦理学。

（三）临床科研设计与方法（包括循证医学、文献检索、收集资料、数据分析和处理等科学研究的基本方法）。

（四）专业理论课（中医全科医学概论、社区卫生服务、公共卫生、临床专业等相关理论，可集中或分散在3年中完成，由培训基地和所在医学院校组织，可采取多种形式，如临床医学系列讲座、专题讲座、病例讨论、读书报告会等）。

（五）医德医风教育。

课程学习采用面授和远程教学相结合的方式进行，以中医类别全科医生自主学习为主，基地教学为辅。授课内容以临床实际需要和临床案例为重点，保证教学效果。

二、临床轮训部分（26个月）

（一）中医内科（10个月）

1. 轮转目的

（1）通过培养，使学员系统掌握中医内科相关的基础知识、基本技术，在临床实践中训练辨证思维分析能力，熟悉中医内科常见病、多发病包括肺系病证、心系病证、脾胃系病证、肝胆病证、肾系病证、气血津液病证、肢体经络病证等相关疾病，危急重症（中毒、中暑、高热、喘脱、真心痛、血证、便血、中风）等的诊断、治疗、预防、评估和社区照顾与随访工作，对少见或疑难病的诊断与治疗，急诊和危急重症的急救与抢救具备初步的认识及转诊指征，了解临床辅助检查方法，打好中医内科临床工作基础。

（2）培养时间为10个月。学员主要在呼吸、心血管、消化、内分泌、肿瘤、血液、肾病、神经、风湿等专科的门诊和病房及辅助科室轮转学习。其中呼吸、心血管、消化为必须轮转的科室，时间不少于2个月，其余6个科室可以自行选择4个科室轮转。

2. 培养内容和要求

【呼吸内科（肺病科）】

（1）培养方法

培养时间为2个月。学员主要在门诊、病房、肺功能室轮转学习。

（2）培养内容和要求

1）培养内容

掌握：中医肺系病证相关理论；呼吸系统相关基础知识；病史采集及体格检查［呼吸内科（肺病科）检体技能］、呼吸内科（肺病科）相关的实验室检查及常用的操作方法；胸部X线读片。呼吸内科（肺病科）危重病人的转诊指征。中医肺系病证诊疗中治疗和预防特色适宜技术2项，慢性阻塞性肺气肿社区管理原则和方法。

熟悉：常见肺系病证（感冒、咳嗽、肺热病、哮病、喘证、肺胀、咯血）的中医病因病机、辨证论治；呼吸内科（肺病科）常见病、多发病（上呼吸道感染、急性气管-支气管炎、慢性支气管炎、支气管哮喘、支气管扩张、慢性阻塞性肺疾病、肺炎、肺结核、间质性肺炎、成人呼吸窘迫综合征、肺源性心脏病及呼吸衰竭等）的发病机制、临床表现、诊断、鉴别诊断和中医、中西医结合治疗方案；常规肺功能的检测；胸腔穿刺术、血气分析检测等相关临床基本操作；常见呼吸危急重症（大咯血、自发性气胸、窒息、哮喘持续状态、急性呼吸衰竭等）的处理；呼吸内科（肺病科）常用药物的应用原则；常见肺系病证常用养生保健方法。

了解：中医肺系病发展中的主要学术流派及著名医家的学术观点；肺结节病、肺部真菌病、肺栓塞等肺血管疾病的发病机制、临床表现、诊断与鉴别诊断以及治疗原则；胸部CT、核磁共振支气管镜等的适应证、禁忌证、并发症及病人检查的准备；机械通气等相关临床基本操作；本专业的国内外新进展。

书写：门诊病案20份，住院志10份，大病历10份。

2）培养要求

①学习病种要求

中医病证	感冒、咳嗽、肺热病、哮病、喘证、肺痈、肺胀、咯血、悬饮
西医病种	上呼吸道感染、急性气管-支气管炎、慢性气管炎、支气管哮喘、支气管扩张、慢性阻塞性肺疾病、肺炎、肺脓肿、肺结核、支气管肺癌、间质性肺炎、成人呼吸窘迫综合征、肺源性心脏病、呼吸衰竭

②临床操作技术要求

要求	操作技术名称
掌握	肺系病证中医四诊的技能和西医物理诊断技能
	肺系病证治疗和预防常用中医适宜技术2项
	胸部X读片
	吸痰术
	吸氧术
	末梢指氧检测
熟悉	胸腔穿刺术
	血气分析检测
	痰脱落细胞检查、结核菌素试验的临床应用
	峰流速仪的使用
了解	机械通气
	常规肺功能测定
	胸部CT扫描、磁共振扫描适应证、禁忌证、并发症及病人检查的准备
	纤维支气管镜的适应证、禁忌证、并发症及病人检查的准备

③掌握方剂

麻黄汤、桂枝汤、小青龙汤、射干麻黄汤、定喘汤、三子养亲汤、二陈汤、九味羌活汤、银翘散、桑菊饮、麻杏石甘汤、败毒散、半夏厚朴汤、苏子降气汤、真武汤、葶苈大枣泻肺汤、温胆汤、百合固金汤、桑杏汤、清燥救肺汤、麦门冬汤、养阴清肺汤、半夏白术天麻汤等。

【心血管科】

（1）培养方法

培养时间为2个月。学员主要在门诊、病房及心电图室轮转学习。

（2）培养内容和要求

1）培养内容

掌握：中医心病相关理论；心血管相关基础知识；病史采集及体格检查（心血管专科检体技能）、心血管专科相关的实验室检查及常用的操作方法；心脏电转复；心肺复苏术。心血管科危重病人的转诊指征。中医心系病证诊疗中治疗和预防特色适宜技术2项，高血压病社区随访原则和三级管理方法。

熟悉：常见心系病证（胸痹、心悸、眩晕、不寐、汗证、心衰病）的中医病因病机、辨证论治；常见心血管疾病（急性与慢性心力衰竭、高血压病、心肌炎与心肌病、血脂异常、常见心律失常、常见瓣膜病、稳定性冠心病、急性冠状动脉综合征）的发病机制、临床表现、诊断、鉴别诊断和中西医结合治疗方案；心血管疾病常用药物的临床应用；心血管常见疾病胸部X线诊断、心电图诊断。介入治疗后病人的社区照顾与随访，常见心系病证常用养生保健方法。

了解：常见成人先天性心脏病、肺血管病、心包疾病、晕厥的临床表现、西医诊断、鉴别诊断和处理；心血管疾病的预防，包括中医预防医学、中医心脏康复理论和实践、流行病学与生物统计学；心血管康复、动态心电图、动态血压、运动平板试验等技术；心血管药物对老年患者的影响、非心血管药物对心血管系统的影响。

书写：门诊病案20份，住院志10份，大病历10份，心电图报告10份。

2）培养要求

①学习病种要求

中医病证	胸痹、心悸、眩晕、不寐、汗证、心衰病
西医病种	冠状动脉粥样硬化性心脏病、稳定性心绞痛、急性冠脉综合征、心律失常、高血压病、急性与慢性心力衰竭、心肌炎与心肌病、瓣膜性心脏病、心包疾病、外周血管疾病、血脂异常、晕厥、肺源性心脏病

②临床操作技术要求

要求	操作技术名称
掌握	心系病证中医四诊的技能和西医物理诊断技能
	心系病证治疗和预防常用中医适宜技术2项
	心电图机操作和诊断
	心血管常见疾病胸部X读片
	24小时动态心电图的测定
熟悉	动态血压测定
	心电图运动试验
	心脏电复律
	心肺脑复苏术
了解	超声心动图
	永久性心脏起搏器安置
	心脏的介入诊断和治疗

③掌握方剂

导赤散、真武汤、四物汤、炙甘草汤、桃核承气汤、血府逐瘀汤、金匮肾气丸、实脾饮、五苓散、五皮饮、参附汤、当归四逆汤、苏合香丸、回阳救急汤、理中丸、四逆汤、四神丸。

【消化内科（脾胃病科）】

（1）培养方法

培养时间为2个月。学员主要在门诊、病房及内镜室轮转学习。

（2）培养内容与要求

1）培养内容

掌握：中医脾胃肝胆病相关理论；消化内科（脾胃病科）相关基础知识；病史采集及体格检查（消化专科检体技能）、消化内科（脾胃病科）相关的实验室检查及常用的操作方法；胃肠镜、腹部平片、钡餐造影和B超及消化科相关实验室指标的判读。消化内科（脾胃病科）危重病人的转诊指征。脾胃肝胆系病证诊疗中治疗和预防特色适宜技术2项，肝炎病人社区随访原则和方法。

熟悉：常见脾胃肝胆系病证（胃痞、胃脘痛、呕吐、腹痛、泄泻、血证、黄疸、鼓胀等）的中医病因、病机、辨证论治；常见消化道疾病（胃食管反流病、急慢性胃炎、消化性溃疡、功能性胃肠病、胰腺炎、急性胆道感染、上消化道出血、肝硬化等）发病机制、诊断、鉴别诊断和治疗原则。常见消化道疾病的腹部CT、MRI的判读。常见脾胃肝胆系病证常用养生保健方法。

了解：中医脾胃肝胆病发展中的学术流派，著名医家的学术观点。炎症性肠病、腹腔积液、食管癌、胃癌、结肠癌、肝癌、胰腺癌等疾病的发病机制、诊断、鉴别诊断和治疗原则；痢疾、黄疸、消化道癌病等病证的病因病机和辨证论治；内镜下逆行胰胆管造影与治疗技术、内镜下治疗方法、胃肠运动功能检测方法。

书写：门诊病案20份，住院志10份，大病历10份。

2）培养要求

①学习病种要求

中医病证	胃痞、胃脘痛、呕吐、腹痛、泄泻、血证、鼓胀
西医病种	胃食管反流病、功能性胃肠病、慢性胃炎、消化性溃疡、胰腺炎、炎症性肠病、上消化道出血、急性胆道感染、肝硬化、肝胆胰肿瘤、食管癌、胃癌、结肠癌

②临床操作技术要求

要求	操作技术名称
掌握	脾胃病证中医四诊的技能和西医物理诊断技能
	脾胃病证治疗和预防常用中医适宜技术2项
	胃十二指肠管置管术的适应证、操作方法及注意事项
	灌肠术的适应证、操作方法及注意事项
	腹腔穿刺术的适应证、操作方法及注意事项
	消化道系统X线检查的适应证、禁忌证、查前准备和主要影像学读片
熟悉	消化道内镜检查
	超声和核医学检查（适应证、禁忌证）
	常见消化道疾病的腹部CT、MRI的判读
了解	三腔两囊压迫术
	内镜下治疗方法

③掌握方剂

保和丸、二陈汤、参苓白术散、人参健脾丸、异功散、四君子汤、大承气汤、小承气汤、调胃承气汤、增液承气汤、麻子仁丸、济川煎、香砂六君子汤、益胃汤、一贯煎、四逆散、半夏泻心汤、茵陈蒿汤、痛泻要方、甘草泻心汤、大柴胡汤、黄土汤、补中益气汤、理中汤、黄芪建中汤、平胃散。

【内分泌科】

(1) 培养方法

培养时间为1个月。学员主要在门诊、病房和检验科（内分泌相关）轮转学习。

(2) 培养内容和要求

1）培养内容

掌握：内分泌科相关理论；内分泌科相关基础知识；病史采集及体格检查（内分泌专科检体技能）、内分泌科相关的实验室检查及常用的操作方法；胰岛素的使用适应证。内分泌科危重病人的转诊指征。内分泌常见疾病中医治疗和预防特色适宜技术一项，糖尿病、骨质疏松社区管理方法及健康教育的要点。

熟悉：内分泌科常见病证（消渴、瘿病、虚劳、肥胖等）的病因病机、辨证论治；内分泌科临床常见病糖尿病（包括酮症酸中毒、高渗性昏迷、糖尿病足、肾病、神经病变、代谢综合征等）及甲状腺疾病（包括Graves病、桥本病、亚急性甲状腺炎、甲状腺结节、甲状腺功能减退症等）、低血糖（包括药物性低血糖、胰岛素瘤等）、单纯性肥胖、库欣综合征的发病机制、临床表现、诊断与鉴别诊断以及治疗原则。内分泌科实验室检查项目及内分泌病相关抗体检查的结果判断及临床意义。常见内分泌病证常用养生保健方法。

了解：内分泌学发展中的学术流派，著名医家的学术观点；了解动态血糖检测、地塞米松抑制试验等常见的专科操作治疗、原发性醛固酮增多症、嗜铬细胞瘤、痛风、骨质疏松症疾病的影像学特点。

书写：门诊病案10份，住院志5份，大病历5份。

2）培养要求

①学习病种要求

中医病证	消渴、瘿病、虚劳、肥胖
西医病种	糖尿病（包括酮症酸中毒、高渗性昏迷、糖尿病足、肾病、神经病变、代谢综合征等）、甲状腺疾病（包括Graves病、桥本病、亚急性甲状腺炎、甲状腺结节、甲状腺功能减退症等）、低血糖（包括药物性低血糖、胰岛素瘤等）、单纯性肥胖、库欣综合征、多囊卵巢综合征

②临床操作技术要求

要求	操作技术名称
掌握	内分泌病中医四诊的技能和西医物理诊断技能
	内分泌病治疗和预防常用中医适宜技术一项
	快速血糖测定
	各类胰岛素的注射方法
	口服葡萄糖耐量试验
熟悉	胰岛素泵的使用
	甲状腺超声和核医学检查（适应证、禁忌证）
了解	甲状腺的穿刺术
	动态血糖监测仪

③掌握方剂

麻黄汤、桂枝汤、小青龙汤、大承气汤、大黄牡丹汤、小柴胡汤、四逆散、黄连解毒汤、凉膈散、白虎汤、清营汤、香薷饮、清暑益气汤、苇茎汤、清胃散、玉女煎、白头翁汤、龙胆泻肝汤、左金丸、导赤散、理中丸、真武汤、补中益气汤、炙甘草汤。

【肿瘤科】

(1) 培养方法

培养时间为1个月。学员主要在门诊、病房轮转学习。

(2) 培养内容和要求

1) 培养内容

掌握：肿瘤的病因病机、治疗原则、中医常用治法及用药，中医药治疗肿瘤的特色和优势。肺癌、胃癌、肝癌、肠癌、乳腺癌、食道癌常见肿瘤的中医诊断和辨证治疗，放化疗毒副反应的中医辨证治疗；肿瘤常见急症（咯血、消化道出血、呼吸衰竭）和肿瘤并发症（胸腔积液和腹腔积液）的处理原则，掌握肿瘤科常见的操作（胸腔穿刺、腹腔穿刺）。肿瘤科危重病人的转诊指征。中医防治肿瘤的特色适宜技术一项，肿瘤病人社区照顾方法。

熟悉：肿瘤的历史沿革，中医常用治法的现代研究，食道癌、鼻咽癌、淋巴瘤、泌尿生殖系肿瘤的中医辨证治疗原则，常见肿瘤的西医诊断和治疗原则；癌性疼痛的治疗原则，镇痛的三阶梯疗法。肿瘤病人常用养生保健方法。

了解：肿瘤科常用的注射剂和中成药的适应证和功效，常见肿瘤的现代治疗进展。

书写：门诊病案10份，住院志5份，大病历5份。

2) 培养要求

①学习病种要求

肿瘤病种	肺癌、肠癌、胃癌、食道癌、肝癌、胰腺癌、乳腺癌、膀胱癌、前列腺癌、卵巢癌、子宫癌

②临床操作技术要求

要求	操作技术名称
掌握	肿瘤病证中医四诊的技能和西医物理诊断技能
	肿瘤病证治疗和预防常用中医适宜技术一项
熟悉	镇痛的三阶梯疗法
了解	肿瘤的介入治疗

③掌握方剂

八珍汤、四物汤、补中益气汤、桃红四物汤、增液汤、生脉饮、青蒿鳖甲汤、小柴胡汤、一贯煎、归脾汤、六味地黄丸、大补阴丸、血府逐瘀汤、左金丸、参苓白术散、酸枣仁汤、左归丸、右归丸、玉屏风散、小建中汤、苓桂术甘汤、小蓟饮子。

【血液病科】

(1) 培养方法

培养时间为1个月。学员主要在门诊、病房、检验科（血液病科相关）的轮转学习。

(2) 培养内容和要求

1) 培养内容

掌握：血液病科相关理论；血液病科相关基础知识；病史采集及体格检查（血液专科检体技能）、血液病科实验室检查项目，血液病相关骨髓检查的结果判断及临床意义。血液病科危重病人的转诊指征。中医防治血液病的特色适宜技术一项，血液病中医健康教育的要点。

熟悉：血液病科常见病证（萎黄、髓劳、虚劳、紫癜、血证、积聚）的病因病机和辨证论治；急劳的病因病机及病理转归；常见血液病科疾病（缺铁性贫血、再生障碍性贫血、骨髓增生异常综合征、特发性血小板减少性紫癜、淋巴瘤、骨髓增殖性疾病、急性白血病、慢性白血病、多发性骨髓瘤等）的发病机制、临床表现、实验室检查、诊断标准、鉴别诊断、疾病活动度判定、治疗及预后。血液病证常用养生保健方法。

了解：血液病科发展中的学术流派，著名医家的学术观点；伊文氏综合征、血栓性血小板减少性紫癜、弥散性血管内凝血的病因及发病机制、临床表现、实验室检查、诊断标准、鉴别诊断治疗及预后。

书写：门诊病案10份，住院志5份，大病历5份。

2) 培养要求

①学习病种要求

中医病证	萎黄、髓劳、虚劳、紫癜、血证、积聚
西医病种	缺铁性贫血，再生障碍性贫血，继发性贫血，骨髓增生异常综合征，巨幼细胞性贫血，白细胞减少症和粒细胞缺乏症，特发性血小板减少性紫癜，过敏性紫癜，弥漫性血管内凝血，急性白血病，急性、慢性白血病，淋巴瘤，多发性骨髓瘤，真性红细胞增多症，原发性骨髓纤维化

②临床操作技术要求

要求	操作技术名称
掌握	血液病中医四诊的技能和西医物理诊断技能
	血液病治疗和预防常用中医适宜技术一项
	输血的适应证、方法及注意事项
熟悉	骨髓穿刺术
了解	骨髓活检术

③掌握方剂

当归补血汤、八珍汤、犀角地黄汤、清营汤、茜根散、六味地黄汤、膈下逐瘀汤、大黄黄连泻心汤、归脾汤、小柴胡汤、玉屏风汤、青蒿鳖甲汤、白虎汤、右归饮、左归饮、三才封髓丹、金匮肾气丸、独活寄生汤。

【肾病科】

（1）培养方法

培养时间为1个月。学员主要在肾内科病房、门诊及血液透析室轮转学习。

（2）培养内容和要求

1）培养内容

掌握：中医肾系病证相关理论；肾病科相关基础知识；病史采集及体格检查（肾病专科检体技能）、肾病科相关的实验室检查及常用的操作方法；慢性肾脏疾病（CKD）分期，肾小球滤过率（GFR）的估算。肾内科危重病人的转诊指征。中医防治肾系病证的特色适宜技术一项，肾系病证中医健康教育的要点。

熟悉：中医肾系病证（水肿、淋证、癃闭、关格、尿血）的病因病机、辨证论治；肾脏常见病和多发病（肾微小病变、IgA肾病、膜性肾病、膜增生性肾炎、局灶节段性肾小球硬化、急性链球菌感染后肾小球肾炎、过敏性紫癜性肾炎、狼疮性肾炎、糖尿病性肾病、高血压病肾损害、痛风性肾病、急慢性尿路感染、急慢性肾衰）的发病机制、临床表现、诊断、鉴别诊断以及治疗原则。肾系病证常用养生保健方法。

了解：中医肾系病证发展中的学术流派，著名医家的学术观点；多囊肾、遗传性肾炎、急慢性间质性肾炎、肾小管性酸中毒、血管炎肾损害、薄基底膜肾病、造影剂肾病的病因及发病机制、临床表现、实验室检查、诊断标准、鉴别诊断、治疗及预后。

书写：门诊病案10份，住院志5份，大病历5份。

2）培养要求

①学习病种要求

中医病证	水肿、淋证、血淋、血证、淋证和癃闭、关格
西医病种	膜性肾病、肾微小病变、膜增生性肾炎、局灶节段性肾小球硬化、急性链球菌感染后肾小球肾炎、过敏性紫癜性肾炎、狼疮性肾炎、乙肝相关性肾炎、急慢性尿路感染、急慢性肾衰糖尿病性肾病、高血压病肾损害、痛风性肾病、多囊肾、肾小管性酸中毒

②临床操作技术要求

要求	操作技术名称
掌握	肾系病证中医四诊的技能和西医物理诊断技能
	肾系病证治疗和预防常用中医适宜技术一项
	导尿术
熟悉	常用肾功能检查方法
了解	免疫、放射、超声、核医学在肾功能检查中应用
	血液透析、腹膜透析（适应证、禁忌证、并发症）

③掌握方剂

右归丸、左归丸、六味地黄丸、知柏地黄丸、金匮肾气丸、济生肾气丸、真武汤、实脾饮、麻黄连翘赤小豆汤、越婢加术汤、五苓散、五皮饮、八正散、小蓟饮子、石韦散、导赤散、补中益气汤、程氏萆薢分清饮、二至丸、温脾汤、大补元煎、桑螵蛸散等。

【神经内科】

（1）培养方法

培养时间为1个月。学员主要在病房、门诊轮转学习。

（2）培养内容和要求

1）培养内容

掌握：神经内科病证的相关理论；神经内科相关基础知识；病史采集及体格检查（神经内科专科检体技能）、神经内科相关的实验室检查及常用的操作方法；神经内科高颅内压、脑疝、癫痫持续状态紧急状况的识别与初步处理。神经内科危重病人的转诊指征。中医神经内科相关病证防治特色适宜技术一项，脑卒中病人家庭治疗的方法及社区随访的原则。

熟悉：神经内科相关病证（中风、眩晕、头痛、郁证、厥证、痫证、颤证、痿证、痉病）的病因病机、辨证论治；常见神经系统疾病（脑梗死、脑出血、蛛网膜下腔出血、癫痫、帕金森病、重症肌无力）的发病机制、临床表现、鉴别诊断和治疗原则；神经系统疾病常用药物的临床应用（适应证、禁忌证以及突出的副作用）。中医神经内科相关病证常用养生保健方法。

了解：神经内科发展中的学术流派，著名医家的学术观点；重症肌无力、阿尔茨海默病、亚急性联合变性、运动神经元病、多发性肌炎、多发性硬化、多系统萎缩、肝豆状核变性的发病机制、临床表现、鉴别诊断和治疗原则。

书写：门诊病案 10 份，住院志 5 份，大病历 5 份。

（2）培养要求

①学习病种要求

中医病证	中风、眩晕、头痛、郁证、痫证、颤证、痴呆、痿证、不寐
西医病种	脑梗死、脑出血、蛛网膜下腔出血、癫痫、帕金森病、重症肌无力、阿尔茨海默病、抑郁症、焦虑症、偏头痛、失眠症

②临床操作技术要求

要求	操作技术名称
掌握	神经内科病证中医四诊的技能和西医物理诊断技能
	神经内科病证治疗和预防常用中医适宜技术一项
	心理咨询技术
熟悉	脑血管病 CT、MRI 阅片
	腰椎穿刺术
了解	肌电图、脑电图阅读

③掌握方剂

逐瘀汤系列（血腑逐瘀汤、膈下逐瘀汤、通窍活血汤、身痛逐瘀汤、少腹逐瘀汤）、补阳还五汤、天麻钩藤饮、镇肝息风汤、大定风珠、补中益气汤、参苓白术散、半夏厚朴汤、吴茱萸汤、归脾汤、羚羊角汤、半夏白术天麻汤、左归丸、右归丸、肾气丸、温胆汤、黄连温胆汤、涤痰汤、礞石滚痰丸、甘麦大枣汤、酸枣仁汤、川芎茶调散、炙甘草汤。

【风湿病科】

（1）培养方法

培养时间为 1 个月。学员主要在门诊、病房轮转学习。

（2）培养内容和要求

1）培养内容

掌握：风湿病科病证的相关理论；风湿病科相关基础知识；病史采集及体格检查（风湿专科检体技能）、风湿病科相关的实验室检查项目、风湿病相关抗体检查的结果判断及临床意义。风湿病科危重病人的转诊指征。中医风湿病科病证防治特色适宜技术一项。

熟悉：掌握风湿病科相关病证（痹证、蝶疮流注、尪痹、大偻、干燥病）的病因病机、辨证论治；风湿病科常见病（系统性红斑狼疮、风湿性关节炎、类风湿关节炎、强直性脊柱炎、干燥综合征、骨关节炎、痛风等）的病因及发病机制、临床表现、实验室检查、诊断标准、鉴别诊断、疾病活动度判定、治疗及预后判定。风湿病科药浴、功能锻炼等常见的专科操作治疗。风湿病科相关病证常用养生保健方法。

了解：痿证、肌痹、皮痹、狐惑的病因病机、分型、治则及代表方剂；中医风湿病科发展中的学术流派，著名医家的学术观点；多肌炎和皮肌炎、系统性血管炎、白塞病、成人 Still 病、系统性硬化症、反应性关节炎、银屑病性关节炎等病因病机、临床特点、诊断与鉴别诊断以及治疗原则。

书写：门诊病案 10 份，住院志 5 份，大病历 5 份。

2）培养要求

①学习病种要求

中医病证	蝶疮流注、尪痹、大偻、干燥病、痿证、肌痹、狐惑
西医病种	系统性红斑狼疮、风湿性关节炎、类风湿关节炎、强直性脊柱炎、干燥综合征、骨关节炎、多肌炎和皮肌炎、白塞病

②临床操作技术要求

要求	操作技术名称
掌握	风湿病科病证中医四诊的技能和西医物理诊断技能
	风湿病科病证治疗和预防常用中医适宜技术一项
	药浴
熟悉	风湿病科病证的实验室检查
了解	风湿病科病证X阅片
	膝关节腔穿刺术

③掌握方剂

乌头汤、白虎加桂枝汤、桂枝芍药知母汤、防风汤、宣痹汤、犀角散、麻黄连翘赤小豆汤、薏苡仁汤、桃红饮、黄芪桂枝五物汤、独活寄生汤、阳和汤、蠲痹汤、血府逐瘀汤、六味地黄丸、益肾蠲痹丸。

（二）中医外科（2个月）

1. 轮转目的

（1）通过培养，使学员系统掌握中医外科相关的基础知识、基本技术，熟悉中医外科常见病、多发病包括疮疡病、瘿瘤岩病、泌尿男性疾病、周围血管疾病、外伤性疾病、乳腺疾病、肛肠病、皮肤病及其他外科病等的诊断、治疗、转诊、预防和随访工作，对少见或疑难病的诊断与治疗，急诊和危急重症的急救与抢救具备初步的认识和经验，熟悉常用临床辅助检查方法。

（2）培养时间为2个月。学员主要在门诊、病房轮转学习。可以在中医外科（疮疡、乳腺或其他专病专科）、中医肛肠科、中医皮肤科中选择科室轮转。

2. 培养内容和要求

【中医外科（疮疡、乳腺或其他专科专病）】

（1）培养方法

培养时间为1个月。学员主要在门诊、病房轮转学习。各医院可以根据医院的科室设置情况合理安排学员到相关的中医外科专科专病中轮转。

（2）培养内容和要求

1）培养内容

掌握：中医外科基础理论；中医外科局部症状和全身症状的四诊检查和辨证；中医外科治法三大治疗总则；常见外治法和手术操作技术；疮面治疗原则；中医外科常用检查的临床应用及检查方法；中医外科常见病、多发病疖（含暑疖、疖病）、疔疮（含颜面疔疮、手足疔疮）、痈（体表痈、颈痈、腋痈、脐痈）、丹毒、发（含臀痈、手足发背）、有头疽、褥疮、漏、肉瘿、筋瘤、脂瘤、臁疮、脱疽、乳痈、乳癖、乳核、乳岩、精浊、精癃等病因病机、临床特点、诊断与鉴别诊断以及治疗原则；烧伤面积的估算、深度评估和急救；毒蛇咬伤的病情评估及急救治疗。中医外科病证防治特色适宜技术一项。

熟悉：外科疾病在病因病理上的特点；内治法的具体应用；外用药的配方和治法；红丝疔、流注、走黄与内陷、冻疮、肠痈、痛风、乳疬等病因病机、临床特点、诊断与鉴别诊断以及治疗原则。

了解：中医外科学发展中的主要学术流派；中医外用药的作用机制；特色诊疗技术的操作；本地区或本院的科室相关特色用药与经验方剂。

书写：门诊病案10份，住院志5份，大病历3份。

2）培养要求

①学习病种要求（根据医院的科室设置情况，各医院可以按各专科专病的要求，对学习病种进行调整）

中医病证	疔疮、痈、有头疽、肉瘿、脂瘤、筋瘤、脱疽、漏、水火烫伤、臁疮、股肿、丹毒、外吹乳痈、乳核、乳癖、乳岩、精浊、精癃等
西医病种	疖与疖病、痈、甲状腺瘤、亚急性甲状腺炎、糖尿病足、闭塞性动脉硬化症、血栓性脉管炎、下肢静脉曲张综合征、毒蛇咬伤、烧烫伤、急性乳腺炎、乳腺增生病、乳腺纤维腺瘤、乳腺癌、前列腺炎、前列腺增生等

②临床操作技术要求

要求	操作技术名称
掌握	中医外科中医四诊的技能
	中医外科病证防治特色适宜技术一项
	无菌、污染伤口换药
	各种药线捻搓
	辨脓操作法、脓肿切开引流术、扩疮
	中医外科常用外用药膏的调制

（续表）

要求	操作技术名称
熟悉	良性体表肿块切除术
	乳腺的检查方法
了解	瘘管、窦道X线造影术
	甲沟炎修剪术及修甲术

③掌握方剂

二仙汤、二至丸、八珍汤、十全大补汤、十全流气饮、八正散、五味消毒饮、犀角地黄汤、黄连解毒汤、三妙丸、仙方活命饮、补阳还五汤、四海舒郁丸、阳和汤、大承气汤、大黄牡丹汤、四妙勇安汤、二陈汤、桃红四物汤、二仙汤、普济消毒饮、清营汤、清瘟败毒饮、暖肝煎、增液汤、透脓散、托里消毒散、瓜蒌牛蒡汤、清瘟败毒饮、柴胡清肝汤等。

【皮肤科】

（1）培养方法

培养时间为2周。学员主要在门诊或病房轮转学习。

（2）培养内容和要求

1）培养内容

掌握：在上级医师指导下，掌握皮肤性病科专科检查的基本方法，掌握基本皮肤损害的辨认和正确的描述方法，采用正确的专业术语书写完整的中医/中西医结合皮肤性病科门诊病历；掌握皮肤性病科常见病、多发病的中西医诊断和处理原则，并能运用中医辨证方法给予治疗以及掌握危重病人的转诊指征。中医皮肤科病证防治特色适宜技术一项。

熟悉：常见皮肤病和性病的鉴别诊断、中医辨证分析及治疗方法；皮肤病性病门诊常用治疗技术的原理及临床适应证和禁忌证；皮肤性病科常用药及外用制剂的使用原则。一般药疹的临床表现、诊断、鉴别诊断及治疗原则、预防方法。常见性传播性疾病的病因及传播途径、诊断、鉴别诊断和治疗原则及社区健康教育的方法和要点。

了解：少见和危重疾病的临床诊治。

书写：门诊病案5份，住院志3份，大病历2份。

2）培养要求

①学习病种要求（根据医院的科室设置情况，各医院可以按各专科专病的要求，对学习病种进行调整）

中医病证	热疮、蛇串疮、湿疮、隐疹、猫眼疮、白疕、风热疮、粉刺、白屑风、酒齄鼻、瓜藤缠、葡萄疫
西医病种	癣、疣、皮炎类皮肤病、白癜风、生殖器疱疹、黄褐斑、尖锐湿疣、红斑狼疮

②临床操作技术要求

要求	操作技术名称
掌握	皮肤科中医四诊的技能
	常见皮肤基本损害的识别和描述
	皮肤病治疗和预防常用中医适宜技术一项
熟悉	性病科检查的基本技能及传报的流程
了解	过敏源检测的方法和适应证

③掌握方剂

犀角地黄汤、三妙丸、桃红四物汤、桂枝汤、麻黄桂枝各半汤、银翘散、消风散、麻黄连翘赤小豆汤、茵陈蒿汤、增液汤、黄连解毒汤、五味消毒饮、犀角地黄汤、龙胆泻肝汤、萆薢胜湿汤、除湿胃苓汤、滋阴除湿汤、当归饮子、血府逐瘀汤、当归四逆汤、知柏地黄丸等。

【肛肠科】

（1）培养方法

培养时间为2周。学员主要在门诊或病房轮转学习。

（2）培养内容和要求

1）培养内容

掌握：肛肠科常用的检查方法如：肛门视诊、直肠指诊、肛门镜、球头银丝等检查方法，以及常用的检查、治疗体位；肛肠常见病的诊断、治疗的基础知识及基本理论。熟练掌握以下疾病的临床特点，并能够独立完成以下疾病的诊断、鉴别诊断及确立治疗原则：痔（内痔、外痔、混合痔）；单纯性肛瘘；肛裂等。

熟悉：肛肠专科各种常见病、多发病的发病机制及辨证分型、临床特点、诊断、鉴别诊断要点、治疗原则以及随访规范；熟悉肛肠科基本用药。

了解：肛肠专科少见病和罕见病的临床特点、诊断、鉴别诊断及治疗原则。

书写：门诊病案5份，住院志5份，大病历3份。

2）培养要求

①学习病种要求

中医病证	痔疮、肛痈、肛漏
西医病种	痔（内痔、外痔、混合痔）、肛门直肠周围脓肿、肛瘘（单纯性肛瘘、复杂性肛瘘）、肛裂、脱肛等

②临床操作技术要求

要求	操作技术名称
掌握	肛肠科中医四诊的技能
	内痔、外痔、混合痔的诊断方法和描述
	肛肠科治疗和预防常用中医适宜技术一项
	直肠指检
熟悉	痔手术（混合痔内扎外切术，或外痔血栓剥离术，或外痔皮赘切除术，或枯痔术，或痔疮注射术等）
了解	混合痔环状切除术
	肛周脓肿一次性根治术

③掌握方剂

凉血地黄汤、革薢胜湿汤、龙胆泻肝汤、黄连解毒汤、仙方活命饮、脾约麻仁丸、参苓白术散、桃红四物汤、八珍汤、补中益气汤等。

（三）中医妇科（1个月）

1. 轮转目的

（1）通过培养，使学员系统掌握中医妇科相关的基础知识、基本技术，在临床实践中训练辨证思维分析能力，熟悉中医妇科常见病、多发病的诊断、治疗、预防和随访工作，对少见或疑难病的诊断与治疗、急诊和危急重症的急救与抢救具备初步的认识，了解临床辅助检查方法。

（2）培养时间为1个月。学员主要在门诊、病房轮转学习。

2. 培养内容和要求

（1）培养内容

掌握：中医妇科相关基础知识；中医妇科天癸-冲任-胞宫相关理论；病史采集及妇科检查（妇科双合诊、三合诊体检技能）、中医妇科相关的实验室检查及常用的标本采集操作方法。掌握围生期保健的主要内容和相应的处理原则；掌握计划生育指导和非手术措施的适应证，了解常用计划生育手术的适应证；对常见妇产科问题做出正确的诊断和评估，同时做出恰当的转诊。社区孕产妇保健的流程和中医健康教育的要点。中医妇科病证防治特色适宜技术2项。

熟悉：中医妇科常见病、多发病（月经失调、闭经、崩漏、痛经、带下病、胎动不安、异位妊娠、产后恶露不尽、癥瘕、子宫脱垂、阴疮、阴痒、不孕症）的发病机制、临床表现、诊断、鉴别诊断和中西医结合治疗方案；常见月经病证（月经先期、月经后期、月经先后无定期、经间期出血）的中医病因、病机、辨证论治；常见妇科急腹症（宫外孕、黄体破裂、卵巢囊肿蒂扭转等）的鉴别诊断和紧急处理。中医妇科常用药物的应用原则。高危妊娠的识别、诊断及转诊适应证；异常产褥的诊断和处理原则，转诊指征。产后抑郁症的诊断处理原则。

了解：子宫肌瘤、卵巢囊肿、子宫内膜异位症等疾病的发病机制、临床表现、诊断与鉴别诊断以及治疗原则。宫颈涂片、阴道镜、盆腔B超、CT检查的意义和指征。中医妇科发展中的主要学术流派及著名医家的学术观点；本专业的国内外新进展。

书写：门诊病案10份，住院志5份，大病历3份。

（2）培养要求

①学习病种要求

中医病证	胎动不安、妊娠恶阻、崩漏、绝经前后诸证、月经先期、月经后期、月经先后不定期、月经过多、月经过少、月经延长、痛经、闭经、经间期出血、带下病、胎动不安、异位妊娠、产后恶露不绝、产后腹痛、产后发热、缺乳、不孕、癥瘕
西医病种	前庭大腺炎、急性盆腔炎、不孕症、宫外孕、功能失调性子宫出血、内异症、闭经、各型阴道炎、宫颈炎、先兆流产、妊娠剧吐、子宫脱垂、计划生育、避孕指导

②临床操作技术要求

要求	操作技术名称
掌握	中医妇科中医四诊的技能
	中医妇科病证防治特色适宜技术2项
	双合诊技术
	窥阴器的使用方法
熟悉	子宫颈涂片技术
了解	孕期各产程的检查方法
	宫腔镜的适应证和检查前准备

③掌握方剂

一贯煎、四物汤、八珍汤、人参养荣汤、大补元煎、失笑散、六味地黄丸、金铃子散、大黄牡丹汤、开郁种玉汤、五味消毒饮、止带方、少腹逐瘀汤、膈下逐瘀汤、血府逐瘀汤、丹栀逍遥散、艾附暖宫丸、玉女煎、甘麦大枣汤、左归饮、龙胆泻肝汤、归脾汤、仙方活命饮、生化汤、当归芍药散、当归建中汤、安冲汤、寿胎丸、两地汤、完带汤等。

（四）中医儿科（1个月）

1. 轮转目的

（1）通过培养，使学员系统掌握中医儿科相关的基础知识、基本技能，在临床实践中训练辨证思维分析能力，熟悉中医儿科常见病、多发病的诊断、治疗、预防和随访工作，对少见或疑难病的诊断与治疗、急诊和危急重症的急救与抢救具备初步的认识，了解临床辅助检查方法。

（2）培养时间为1个月，学员主要在儿科门诊和病房轮转学习。

2. 培养内容和要求

（1）培养内容

掌握：中医儿科的相关理论；儿科相关基础知识；小儿生理、病理及病因特点；儿科病史采集和小儿体格检查特点；儿科用药特点、药物剂量的计算方法以及正确配奶的方法；小儿生长发育指标的正常值和测量方法。社区儿童保健的流程和方法。儿科危重病人的转诊指征。中医儿科病证防治特色适宜技术1项。

熟悉：儿科常见病证（感冒、咳嗽、哮喘、肺炎喘嗽、反复呼吸道感染、口疮、呕吐、厌食、泄泻、疳证、腹痛、汗证、多动症、遗尿、奶麻、手足口病、紫癜、佝偻病等）的中医病因病机、临床表现、诊断、鉴别诊断和辨证论治；针刺四缝、穴位敷贴、雾化吸入、物理降温等操作技术；儿科常见疑难危重病证（急惊风、哮喘重症、脱水、心力衰竭、呼吸衰竭、休克等）的处理；儿科常用诊法和常用治法。WHO关于小儿贫血的诊断标准及鉴别诊断、治疗及预防原则。小儿佝偻病及婴儿手足搐搦症的临床表现及各期的诊断、治疗及预防原则。

了解：五软、癫痫、皮肤黏膜淋巴结综合征等疑难病的病因病机、临床表现、诊断和鉴别诊断以及治疗原则；小儿各年龄阶段的保健原则；小儿体液平衡的特点和液体疗法；儿科常用辅助检查；中医儿科学发展中的主要学术流派及著名医家的学术观点；本专业的国内外研究新进展。

书写：门诊病案10份，住院志5份，大病历3份。

（2）培养要求

①学习病种要求

中医病证	感冒、咳嗽、哮喘、肺炎喘嗽、反复呼吸道感染、口疮、呕吐、厌食、泄泻、疳证、腹痛、汗证、多动症、遗尿、奶麻、手足口病、紫癜、佝偻病
西医病种	上呼吸道感染、支气管炎、支气管哮喘、肺炎、口炎、神经性厌食、胃炎、肠炎、营养不良、功能性腹痛、植物神经功能紊乱、注意力缺陷多动症、尿路感染、幼儿急疹、手足口病、过敏性紫癜、维生素D缺乏性佝偻病

②临床操作技术要求

要求	操作技术名称
掌握	中医儿科中医四诊的技能和西医物理诊断技能
	中医儿科病证防治特色适宜技术一项
	儿科药物剂量计算方法儿童体重、身长、头围、前囟、牙齿、体格发育指标的测量
熟悉	物理降温
了解	雾化吸入
	针刺四缝

③掌握方剂

荆防败毒散、银翘散、新加香薷饮、三拗汤、二陈汤、保和丸、镇惊丸、桑菊饮、六君子汤、沙参麦冬汤、麻杏石甘汤、葶苈大枣泻肺汤、人参五味子汤、三子养亲汤、小青龙汤、苏子降气汤、玉屏风散、金匮肾气丸、黄芪桂枝五物汤、导赤散、六味地黄丸、温胆汤、理中汤、藿香正气散、葛根芩连汤、参苓白术散、生脉散、异功散、养胃增液汤、健脾丸、牡蛎散、六君子汤、归脾汤、补中益气汤、缩泉丸、止痉散等。

（五）针灸科、推拿科、康复科（4个月）

1. 轮转目的

（1）通过培养，使学员系统掌握针灸科、推拿科、康复科相关的基础知识、基本技术，在临床实践中训练辨证思维能力，熟悉针灸科、推拿科、康复科常见病、多发病的诊断、治疗、预防和随访工作，对少见或疑难病的诊断与治疗，危急重症的处理具备初步的认识和经验。

（2）培养时间为4月，学员主要在针灸科2个月、推拿科1个月、康复科1个月。

2. 培养内容和要求

【针灸科】

（1）培养方法

培养时间为2个月。学员主要在门诊学习。

（2）培养内容和要求

1）培养内容

掌握：经络腧穴学的基本理论；刺法灸法学的基础知识；针灸科专科检查的基本方法；采用正确的专业术语书写针灸科门诊病历；针灸科常用的技能操作：进针手法、拔罐疗法、艾灸疗法、电针疗法、耳针疗法；针灸治疗的适应证与禁忌证以及针刺意外的处理方法；针灸科的常见病和多发病：痹证、痿证、漏肩风、落枕、腰痛、中风、面瘫等病因病机、临床特点、诊断与鉴别诊断以及治疗原则。国家中医药管理局推广的针灸适宜技术2项。

熟悉：常用针刺补泻手法；头针疗法、水针疗法在临床上的运用；针灸科“冬病夏治”特色诊疗技术的操作；不寐、哮喘、月经不调、便秘、泄泻、近视、鼻渊等病因病机、临床特点、诊断与鉴别诊断以及针灸治疗原则。

了解：特殊针法在临床上的运用：芒针、微针、穴位埋线、火针、锋钩针及三棱针等；针灸学术发展中的主要学术流派以及经典著作，近现代著名医家的学术观点；本基地的针灸适宜技术。

书写：门诊病案15份。

2）培养要求

①学习病种要求

中医病证	痹证、痿证、腰痛、漏肩风、落枕、腰痛、中风、面瘫
西医病种	颈椎病、腰椎间盘突出症、急性腰扭伤、腰部慢性劳损、肩关节周围炎、骨性关节炎、类风湿关节炎、风湿性关节炎、肱骨外上髁炎、周围性面神经炎、脑梗死、脑出血后遗症、运动神经元病变

②临床操作技术要求

要求	操作技术名称
掌握	国家中医药管理局推广的针灸适宜技术2项
	体针、电针（连续波、断续波、疏密波）
	各种罐法（拔罐、走罐、闪罐、刺络拔罐）
	耳针
熟悉	灸法
	穴位敷贴
了解	针刀疗法

【推拿科】

（1）培养方法

培养时间为1个月。学员主要在门诊学习。

（2）培养内容和要求

1）培养内容

掌握：推拿的作用原理和治疗原则；经络学说的基本理论；推拿手法和功法的基础知识；推拿科专科检查的基本方法；采用正确的专业术语书写推拿科门诊病历；推拿科常用的手法操作：㨰法、一指禅推法、按揉法、弹拨法、摩法、擦法、捏法；推拿治疗的适应证与禁忌证以及推拿意外的处理方法；推拿科的常见病和多发病：痹证、痿证、漏肩风、落枕、腰痛、中风、泄泻等病因病机、临床特点、诊断与鉴别诊断以及治疗原则。国家中医药管理局推广的推拿适宜技术2项。

熟悉：点法、压法、平推法、拿法、扫散法、运法、摇法、拔伸法在临床上的运用；推拿科改良斜扳法治疗急性腰扭伤特色诊疗技术的操作；不寐、痛经、眩晕、小儿肌性斜颈病因病机、临床特点、诊断与鉴别诊断以及推拿治疗原则。

了解：运动关节类手法在临床上的运用：颈椎斜扳法、胸椎对抗复位法、腰椎坐位旋转扳法、腰椎斜扳法等；推拿学术发展中的一指禅推拿、㨰法推拿、内功推拿三大学术流派以及经典著作，近现代著名医家的学术观点；各基地的推拿适宜技术。

书写：门诊病案15份。

2）培养要求

①学习病种要求

中医病证	痹证、痿证、腰痛、漏肩风、落枕、腰痛、中风、泄泻
西医病种	颈椎病、腰椎间盘突出症、急性腰扭伤、腰肌劳损、肩关节周围炎、腰椎骨性关节炎、强直性脊柱炎、脑血管意外后遗症、婴幼儿腹泻

②临床操作技术要求

要求	操作技术名称
掌握	国家中医药管理局推广的推拿适宜技术2项
	推拿常用手法（㨰法、一指禅推法、按揉法、弹拨法、摩法、擦法、捏法）的操作方法和适应证
熟悉	腰椎间盘突出症、颈椎病、肩周炎的推拿治疗
	中风后遗症的推拿治疗
了解	婴幼儿腹泻推拿治疗

【康复科】

（1）培养方法

培养时间为一个月。学员主要在门诊学习。

（2）培养内容和要求

1）培养内容

掌握：康复医学的基本理论、康复治疗学基本知识和基本技能；掌握本专科常见病、多发病：脑血管病、颅脑外伤、腰椎间盘突出症、颈椎病、骨折后遗症、脊髓损伤、周围神经损伤等疾病的临床特点、诊断与鉴别诊断、康复评定要点以及康复治疗原则。

熟悉：常用物理治疗、作业治疗、语言治疗的特点、适应证和使用注意事项；熟悉本专业病历的特点，能完整的收集病史，做好功能检查和测评，书写病历。

了解：假肢和矫形器装配的特点、适应证和使用注意事项。

书写：门诊病案15份。

2）培养要求

①学习病种要求

中医病证	中风、痹证、痿证、腰痛
西医病种	脊髓损伤、骨折后遗症、周围神经损伤、构音障碍、脑血管病、颅脑外伤、腰椎间盘突出症、颈椎病

②临床操作技术要求

要求	操作技术名称
掌握	残疾分类的方法
	物理因子治疗（高频、中频、低频、光疗、超声波、生物反馈等）的适应证和禁忌证
熟悉	各种常见损伤等疾病的康复评定方法
	手法技能操作（关节松动术、神经促通技术、有氧训练技术等）
了解	作业治疗
	言语

（六）中医骨伤科（1个月）

1. 轮转目的

（1）通过中医骨伤科培训，使学员能够系统掌握中医骨伤科相关的基础知识、基本技术，熟悉中医骨伤科常见病、多发病的诊断、治疗、预防和随访工作，了解少见或疑难病的诊断与治疗，急诊和危急重症的急救与抢救。

（2）培养时间为1个月。学员主要在急诊、门诊、病房轮转学习。

2. 培养内容和要求

（1）培养内容

掌握：中医骨伤科基础理论；中医骨伤科局部症状和全身症状的四诊检查和辨证；中医骨伤科常见病、多发病：颈椎病、急性腰扭伤、腰椎间盘突出症、肩周炎、股骨头缺血性坏死、骨关节炎、骨质疏松症等疾病的病因病机、临床特点、诊断与鉴别诊断、治疗原则。骨伤科危重病人的转诊指征。中医骨伤病证防治特色适宜技术一项。

熟悉：骨伤科的常用检查治疗方法以及操作技术，相关影像学和实验室检查方法；骨伤外用药物使用包扎、外固定器材（夹板、石膏）的制作和使用，以及骨伤科疾病的针灸、理筋和整复手法的运用。

了解：中医骨伤科学发展中的学术流派，著名医家的学术观点；骨伤科常见病、多发病的手术操作方法以及手术的适应证、禁忌证；骨与关节相关疾病的识别；皮肤牵引、骨牵引、关节穿刺、腱鞘内注药等方法。

书写：门、急诊病案10份，住院志5份，大病历3份。

（2）培养要求

①学习病种要求

颈椎病、急性腰扭伤、腰椎间盘突出症、肩周炎、股骨头缺血性坏死、骨关节炎、骨质疏松症。

②临床操作技术要求

要求	操作技术名称
掌握	中医骨伤科中医四诊的技能和西医物理诊断技能
	常见骨折与脱位的院前处理和转送的方法
	中医骨伤病证防治特色适宜技术一项
	外用药物使用包扎
	骨伤科常见病证的X线片读片
熟悉	小夹板、石膏固定方法
	颈椎和腰椎等疾病理筋手法
	疼痛封闭治疗
了解	常见骨折、脱位的整复手法
	关节穿刺、腱鞘内注药
	常见部位的骨牵引

④掌握方剂

七厘散、小活络丹、阳和汤、乌头汤、少腹逐瘀汤、四物止痛汤、血府逐瘀汤、壮筋养血汤、蠲痹汤、身痛逐瘀汤、补阳还五汤、和营止痛汤、定痛和血汤、羌活胜湿汤、复元活血汤、独活寄生汤、麻桂温经汤、葛根汤、散瘀和伤汤、海桐皮汤、舒筋活血洗方、桃红四物汤、桂枝汤、宣痹汤、虎潜丸、膈下逐瘀汤、通窍活血汤、小柴胡汤、桂枝知母芍药汤、五加皮汤。

（七）中医耳鼻喉科、中医眼科（1个月）

1. 轮转目的

（1）通过中医耳鼻喉科、眼科培训，使学员能够独立运用中医知识和相关专科知识来完成中医耳鼻喉科、眼科门诊常见病、多发病的检查、诊断和理法方药的过程；了解五官科常见急诊的诊疗常规、五官科疾病与边缘科室疾病的相关知识。

（2）培养时间为1个月。学员主要在中医耳鼻喉科、眼科门诊和病房轮转学习。

学科名称	分类	时间（月）
中医耳鼻喉科	耳鼻咽喉科病房或门诊	选择科室轮转，时间1个月
中医眼科	眼科病房或门诊	
合计		1

2. 培养内容和要求

【中医耳鼻喉科】

培养时间为不少于2周，学员主要在耳鼻喉科门诊、检查室、治疗室轮转学习。

（1）培养内容

掌握：耳鼻咽喉各器官的应用解剖、生理知识；耳鼻咽喉的一般检查方法；耳鼻咽喉主要疾病的病因病机；耳鼻咽喉常见病、多发病的诊断、鉴别诊断、辨证与治疗。

熟悉：耳鼻咽喉内镜检查法，尤其是耳鼻咽喉内窥局部的细微辨证特点；纯音测听、音叉检查法及结果分析。

了解：带教老师在门诊中的辨病方法、辨证施治特点、理法方药原则、组方特点；耳、鼻、咽、喉影像学检查（X线、CT、MRI）。

书写：门诊病案5份。

（2）培养要求

①学习病种要求

中医病证	脓耳、耳胀耳闭、耳鸣、耳聋、鼻室、鼻鼽、鼻渊、鼻衄、喉痹、喉瘖、乳蛾
西医病种	化脓性中耳炎、卡他性中耳炎、突发性耳聋、感应神经性耳聋、神经性耳鸣、慢性鼻炎、过敏性鼻炎、鼻窦炎、鼻出血、急慢性咽炎、急慢性喉炎、急慢性扁桃体炎

②临床操作技术要求

要求	操作技术名称
掌握	中医耳鼻咽喉科中医四诊的技能
	鼻镜、耳镜、喉镜的使用方法
熟悉	音叉检查方法、语言测听法
	外鼻、鼻腔、鼻窦、外耳、鼓膜及咽喉的检查方法
	外耳道冲洗法
了解	鼻腔异物、咽异物取出术

③掌握方剂

五味消毒饮、六味地黄丸、六味汤、玉屏风散、龙胆泻肝汤、半夏厚朴汤、托里消毒散、百合固金汤、会厌逐瘀汤、冰硼散、苍耳子散、荆防败毒散、牵正散、养阴清肺汤、益气聪明汤、通气散、通窍汤、黄连解毒汤、清咽利膈汤、清燥救肺汤、温肺止流丹、疏风清热汤。

【中医眼科】

培养时间为不少于2周，学员主要在眼科门诊学习。

(1) 培养内容

掌握：中医眼科专科检查的基本方法，中医眼科症状的辨认和正确的描述方法，书写完整的中医/中西医结合眼科门诊病历。

熟悉：中医眼科常见病、多发病（针眼、胞生痰核、睑弦赤烂、眼丹、上胞下垂、椒疮、粟疮、流泪症、漏睛、漏睛疮、天行赤眼、暴风客热、天行赤眼暴翳、金疳、火疳、胬肉攀睛、聚星障、凝脂翳、湿翳、混睛障、宿翳、瞳神紧小、瞳神干缺、绿风内障、青风内障、云雾移睛、视瞻有色、视瞻昏渺、圆翳内障、异物入目、真睛破损、酸碱入目、近视、远视、目偏视等）的中西医诊断和处理原则，并能运用中医辨证方法给予治疗。

了解：眼科疑难危重病证的处理原则和抢救方法。

书写：门诊病案5份。

(2) 培养要求

①学习病种要求

中医病证	针眼、胞生痰核、睑弦赤烂、流泪症、漏睛、漏睛疮、天行赤眼、暴风客热、金疳、火疳、胬肉攀睛、聚星障、凝脂翳、瞳神紧小、绿风内障、青风内障、圆翳内障、异物入目
西医病种	睑腺炎、睑板腺囊肿、睑缘炎、泪道阻塞或狭窄、慢性泪囊炎、急性泪囊炎、细菌性结膜炎、病毒性结膜炎、泡性结膜炎、巩膜炎、翼状胬肉、病毒性角膜炎、细菌性角膜炎、前葡萄膜炎、青光眼、白内障、角结膜异物

②临床操作技术要求

要求	操作技术名称
掌握	中医眼科中医四诊的技能
	眼底镜的使用方法
	视力的测量
熟悉	眼压测定
	电脑验光仪
	裂隙灯显微镜检查
了解	眼内异物处理方法

③掌握方剂

正容汤、宁血汤、生蒲黄汤、石决明散、四顺清凉饮子、竹叶泻经汤、防风通圣散、还阴救苦汤、泻肺饮、泻肺汤、抑阳酒连散、驱风散热饮子、养阴清肺汤、驻景丸加减方、除风益损汤、除湿汤、除风清脾饮、新制柴连汤、滋阴降火汤、杞菊地黄丸。

(八) 急诊科（包括院前急救）(3个月)

1. 轮转目的

(1) 通过急诊科的培养，学员能够掌握急诊科相关的中医基础理论、临床技能和常用的现代急诊急救操作技术。达到能够综合运用各种技术和方法处理常见的急诊病症及院前急救的能力。

(2) 培养时间为3个月。学员在内科急诊病房（包括院前急救）1个月、内科急诊1个月、外科急诊1

个月。

2. 培养内容与要求

（1）培养内容

掌握：感冒、喘证、哮病、肺胀、头痛、昏迷、血证、呕吐、胸痹、胃脘痛、腹痛、泄泻、厥脱、淋证、水肿、痫证、中风、中毒、中暑等中医病证的病因病机、辨证论治；发热、胸痛、腹痛、眩晕、出血、意识障碍等常见症状的鉴别诊断与急救处理；上呼吸道感染、肺炎、支气管扩张、咯血、哮喘急性加重、慢性阻塞性肺疾病急性加重、气胸、呼吸衰竭、急性冠脉综合征、高血压急症、心律失常、急性心功能不全、急性脑血管意外、癫痫、急性胃肠炎、消化道出血、肝昏迷、急性肾功能不全、糖尿病酮症酸中毒、糖尿病高渗性昏迷、低血糖、各种电解质紊乱、休克、脓毒症、中暑、溺水、急性中毒、急腹症、外伤等常见急症的病因、发病机制、诊断、鉴别诊断和治疗原则、现场急救、搬运、监护运送、院前急救的组织形式、转诊指征等。

常见急症辅助检查的选择指征、结果判断及临床意义；常用急救设备与诊疗技术，如心电图、心肺复苏技术、洗胃术、胸腹腔穿刺术、腰椎穿刺术、骨髓穿刺、留置胃管、留置导尿管、三腔二囊管压迫止血术、电除颤、气管内插管、球囊呼吸器使用、无创机械通气。

呼叫120急救电话要点；使用救护车转运病人指征和转运前准备。

熟悉：急诊各项相关制度；急性呼吸窘迫综合征（ARDS）、恶性心律失常、顽固性心衰、MODS等危重病的病因、发病机制、诊断、鉴别诊断和治疗；心肺复苏、休克、创伤、中毒等疾病的抢救流程；常用抢救设备如心电监护仪、除颤仪、洗胃机、呼吸机的正确使用；常用危重症诊疗技术，如气管切开、深静脉置管术、有创血流动力学监测、有创机械通气、经皮心脏起搏术；中药注射剂的主治、功用、适应证、副作用及使用方法。各类突发及群发公共卫生事件的应急处理流程。

了解：临时心脏起搏、连续性床边血液净化；急诊介入治疗、IABP技术。

书写：急门诊病历20份，住院志10份，大病历10份。

（2）培养要求

①学习病种要求

中医病证	感冒、喘证、哮病、肺胀、头痛、昏迷、血证、呕吐、胸痹、胃脘痛、腹痛、泄泻、厥脱、淋证、水肿、痫证、中风
西医病种	发热、胸痛、腹痛、眩晕、出血、意识障碍等常见症状的鉴别诊断与急救处理；上呼吸道感染、肺炎、支气管扩张咯血、哮喘急性加重、慢性阻塞性肺疾病急性加重、气胸、呼吸衰竭、急性冠脉综合征、高血压急症、心律失常、急性心功能不全、急性脑血管意外、癫痫、急性胃肠炎、消化道出血、肝昏迷、急性肾功能不全、糖尿病酮症酸中毒、糖尿病高渗性昏迷、低血糖、各种内分泌危象、各种电解质紊乱、休克、脓毒症、中暑、溺水、急性中毒、急腹症、外伤等

②临床操作技术要求

要求	操作技术名称
掌握	徒手心肺复苏技术（可在模拟人上学习）
	洗胃术操作方法及准备工作
	创伤的包扎止血固定
	球囊呼吸器和电除颤仪使用
	心电监护仪的使用
	呼叫120急救电话要点；使用救护车转运病人指征和转运前准备；搬运心脑血管急症、脊髓损伤、骨折等病人的要领和方法
	输液的操作方法、步骤以及注意事项
	各种注射的操作方法、适应证及注意事项
熟悉	气管内插管和切开术
	洗胃机使用

（续表）

要求	操作技术名称
熟悉	三腔二囊管压迫止血术
	中医常用的催醒方法
了解	机械通气和呼吸机的使用
	胸腹腔穿刺术

（九）普外科（1个月）

1. 轮转目的

（1）通过普外科的培养，学员能够掌握普外科相关的基础理论、临床技能和常用的普外科操作技术。

（2）培养时间为1个月。学员主要在病房、门诊轮转学习。

2. 培养内容和要求

（1）培养内容

掌握：消毒与无菌技术、水与电解质平衡紊乱、外科休克、多器官功能障碍、创伤、外科感染、心肺复苏、外科营养、术前准备和术后处理原则等基础知识及基本理论。

熟悉：普通外科各种常见病、多发病的发病机制、临床特点、诊断、鉴别诊断要点、治疗原则以及随访规范；熟悉外科基本用药。

了解：普通外科少见病和罕见病的临床特点、诊断、鉴别诊断及治疗原则；器官移植进展状况、腹腔镜手术基本理论；普通外科危重病人的抢救原则。

书写：门诊病案10份，住院志5份，大病例5份。

（2）培养要求

①学习病种要求

外科感染、外科休克、颈部疾病、乳房疾病、腹部疾病（腹外疝、阑尾炎、肠梗阻、溃疡病穿孔、胆囊炎、胆石症、胰腺疾病、急腹症、胃癌、肠癌与肝癌）、创伤和烧伤、泌尿系结石与前列腺疾病。

②临床操作技术要求

要求	操作技术名称
掌握	外科疾病的查体和物理诊断技术
	无菌操作（手术野准备）
	隔离衣的穿脱方法及洗刷手
	插鼻饲管、胃管、导尿管方法
	小伤口的清创缝合技术
	各种伤口的换药法
	灭菌的常用方法及灭菌后物品的使用期限
熟悉	静脉切开术
	外科常见病超声检查、造影检查的指征
了解	腹腔镜手术
	乙状结肠镜检查

（十）辅助科室（1个月）

1. 轮转目的

（1）通过辅助科室的培养，学员能够掌握心电图、放射科相关的基础理论、临床操作技能和常见的诊断技术。熟悉中药饮片调剂。

（2）培养时间为1个月，学员主要在部分辅助科室、中药房轮转学习。

学科名称	分类	时间（周）
辅助科室	心电图	1
	放射科	2
	中药房	1
合计	/	4

2. 培养内容和要求

【心电图室】

（1）培养内容

掌握：心电图采集技能；常见典型心电图诊断（心室肥大、心房肥大、左右束支传导阻滞、心肌梗死、低血钾、高血钾、预激综合征、逸搏心律、房室传导阻滞、早搏、阵发性心动过速、心房颤动、心室颤动）。

熟悉：动态心电图、动态血压技术。

了解：运动平板试验技术。

书写：正常心电图报告10份，异常心电图报告20份。

（2）培养要求

①基础理论

心电图基本知识、心电图测量方法、正常心电图、常见异常心电图的诊断。

②学习病种要求

病种名称	心室肥大、心房肥大、左束支传导阻滞、右束支传导阻滞、心肌梗死、预激综合征、房室传导阻滞、低血钾、高血钾、逸搏心律、早搏、阵发性心动过速、心房颤动、心室颤动

③临床操作技术要求

技术操作的类别	例数（≥）
心电图采集操作	50
运动平板试验	2
动态心电图	5
动态血压	5

【放射科】

（1）培养内容

掌握：内科各系统影像学的检查方法，正常影像学表现，基本疾病的影像学表现和疾病诊断；常见疾病影像检查程序；影像检查会诊单的正规书写方法。

熟悉：常见病的X线诊断（肺炎、肺癌、气胸、胸腔积液、急腹症肠梗阻、消化道穿孔）；常见病的X线计算机体层成像（CT）诊断（肺炎、肺癌、脑梗死、脑出血）；常见疾病影像检查的选择。

了解：放射科常规工作制度；摄片室工作常规及操作方法。

书写：X线诊断报告10份，X线计算机体层成像（CT）诊断报告5份。

（2）培养要求

①基础理论

X线成像的基本知识、X线计算机体层成像（CT）的基本知识、磁共振成像（MRI）的基本知识、不同成像技术的综合应用。

②学习病种要求

病种名称	肺炎、肺癌、气胸、脑梗死、胸腔积液、急腹症肠梗阻、消化道穿孔、脑出血

③临床操作技术要求

技术操作的类别	例数（≥）
X线检查观摩	20
CT检查观摩	10
MRI检查观摩	5

【中药房】

掌握：中医处方书写的基本格式；在中药调配过程中掌握各类中药药材的功效。

熟悉：医生的书写习惯及处方应对；能够认识常用中药药材，对于同种药材的不同炮制能够识别；膏方的制作流程。

了解：中药的真伪鉴别；中药调配的基本方法和流程。

（十一）选修

所选科室最短学习时间为0.5个月，最长时间为1个月。

具体内容和要求由所在医院所选科室制定。

建议：老年病科、感染科、精神科、营养科、心理咨询门诊等。

（十二）跟师学习

1. 培养目标

（1）通过跟随具有一定专长及临床特色的指导老师学习，使中医类别全科医生在全面学习各学科基本理论和基本知识的基础上，结合自身预期发展方向，通过跟师方式，学习和整理带教老师的学术经验和技术专长，熟悉并基本掌握带教老师的临床经验和基本技能、技艺并形成自身相对稳定的中医临床辨证思维。

（2）培养时间

在培养期内每周跟师学习半天，每年不少于30次，以门诊为主。

2. 培养方法

（1）指导老师聘任

各培养单位遴选临床学术专长具有特色，从事中医临床工作8年以上、主治以上医师，经省级中医药管理局组织专家进行资格认定后，正式聘其为规范化培养师承指导老师。在带教人选的选配上，以双向选择为原则，每位指导老师带教学员不超过3名，以保证教学质量。

（2）培养内容

结合指导老师的专长及特色，熟练运用中医望、闻、问、切的诊断方法，以中医辨证论治为指导，密切结合中医的理、法、方、药，发挥中医药特色和优势，掌握对某类疾病具有特色的诊断和治疗方法。学习一部以上指导老师推荐的中医典籍、经典著作。

（3）培养标准

1）收集整理反映指导老师临床经验和专长、体现疾病诊疗全过程的临床医案，每年不少于5份。

2）做好跟师笔记。撰写跟师心得或学习中医典籍体会，每年不少于一篇。

3）在培养结束时提交一篇总结论文（3000字以上），内容能基本反映指导老师的临床经验。

三、基层实践部分（6个月）

本部分学习主要是通过经过省级中医药管理部门认定的基层实践基地实践，使中医类别全科医生直接参加社区全科医疗实践和居民健康管理，利用中医药为社区个体与群体提供连续性、综合性、协调性、人性化中医药服务。训练社区卫生服务综合管理和团队合作能力，以及结合实际工作培养发现问题、解决问题、开展科研工作的基本素质。培养形式有：在基层带教医师的指导下从事全科医疗活动、集中授课、案例讨论、教学研讨会、预防服务工作实践、适宜技术培养、社区卫生调查等。

（一）中医全科医疗与社区卫生服务技能

掌握：全科医疗接诊方式的特点；中医家庭病床的建床指征、中医病历书写、查床要求、处理常规等；全科医疗的病历书写（包括家系图）；个体化的病人教育技能，包括教育、咨询、评价等活动；随访和家访技能；社区卫生服务需求调查与评估技术、社区卫生资源的调查与评估技术、健康档案的建立工作，开展社区常见疾病/健康问题的一体化处理。掌握法定传染病报告程序、隔离措施、计划免疫程序、安全性与有效性；社区常见传染病（如肝炎、肺结核）的社区管理方。掌握特殊人群的用药特点；社区常见病的中医适宜技术、中医健康教育的途径和内容；中医类别全科医生的工作职责。

熟悉：社区传染病管理，以及协助处置辖区内的突发公共卫生事件的方法；社区用药，熟悉常用药物的不良反应、药物的相互作用以及使用中的注意事项；常见慢性疾病的康复措施；运用健康档案和社会调查，正确作出社区诊断的方法；中药营养保健品的合理应用。中医药、社区卫生服务及其相关政策和法规。

了解：我国医药卫生体制改革的任务与目标；常用药物的外观性状、储存方法及能引起粪便、尿液变色的药物；膳食及疾病对药物作用的影响；药物中毒主要表现和简单处理方法；卫生经济学方面的知识，依不同经济水平为病人合理用药。

培养要求：每人至少完成10份不同健康问题的个人健康档案（其中5份有中医内容），并能实行动态管理记录；家庭健康档案10份，并进行连续管理。参与3个以上健康问题的健康教育，独立完成3次以上健康教育，时间不少于1小时，听众不少于15人。

（二）健康管理

掌握：社区重点人群健康管理的方法。多种形式的中医健康教育方法和养生保健技术（如太极拳、易筋经、八段锦、五禽戏等传统中医养生保健功法）；体质辨识的基本方法和指导原则；社区“治未病”工作的实施方法。结合社区实际，运用中医药技能开展重点人群（儿童、妇女、老年人、高血压患者、2型糖尿病患者、残疾人）相关的预防保健，掌握健康咨询技能技巧。

了解：了解重点人群特殊的生理、心理问题及其保健需求。

• 儿童保健

掌握：①新生儿访视的内容和技巧，儿童体格检查操作技术，如测量身高、体重、头围、胸围等，并能针对体检结果作出恰当的评价和指导。②婴儿喂养指导和儿童营养咨询技术，辅助食品添加的顺序及原则，儿童营养咨询及疾病预防知识。③儿童智力发育测查（DDST）及评价，有关视力、龋齿问题的健康教育。④计划免疫程序和其他预防接种方法，以及注意事项，冷链管理。⑤儿童系统管理方法。⑥《0～6岁儿童中医健康管理技术规范》中的儿童中医诊断方法、儿童日常中医保健知识、儿童常见中医保健适宜技术和方法。

熟悉：①中医学中小儿生理病理特点。②各年龄儿童保健原则、具体措施以及小儿保健组织机构。③学校卫生、安全教育、性教育内容。④《0～6岁儿童中医健康管理技术规范》中的服务要求、管理程序。

• 老年人保健

掌握：①功能上评估老年人健康及老年残疾的内容和方法（ADL/IADL/体能测试）。②老年人健康预期寿命的内涵和表达方法。③老年人常见负性情绪及其表现特点，老年患者的心理问题及处理。④社区医疗中老年人常用的家庭护理和特殊治疗的适应证与指导。⑤临终关怀的概念、镇痛、心理与社会方面的照顾原则。⑥《老年人中医健康管理技术规范》中的老年人中医基本体质的特征、老年人中医体质的判别方法、老年人常用的养生保健知识、老年人中医基本体质的保健方法、老年人常见症状的保健方法。

熟悉：①老年人脏腑功能、气血津液、情志变化特点，熟悉影响衰老、功能减退的因素及其预防措施。②老年人相关的预防保健、健康咨询技能、技巧。③影响老化发展的因素，熟悉老年人常见负性情绪问题的处理方法，老年常见精神障碍的类型。④影响老年人功能减退的因素及其预防措施、运动锻炼的积极作用。⑤老年安全问题与老年营养的要求。⑥老年人生活质量的内涵、概念、测定方法。⑦《老年人中医健康管理技术规范》中的服务要求、管理程序。

了解：①衰老病机，掌握老年人顺应自然、四时调摄、精神调养、适应环境、饮食配膳、运动保健、和谐房事、起居调理等养生保健、延缓衰老知识，进行健康指导。②老年人健康综合评估的内容和意义。③老年人的生理和心理学特点，心理因素在老年人保健中的重要性以及精神因素在发病学中的作用，影响老年人心理状态的因素。④社会环境在维持老年人健康中的重要性。⑤社区老年人分级护理概念及社区老年人护理需求的评估。

• 妇女保健

掌握：①妇女“五期”特点及保健要点。经期：经期卫生与调护；婚期：婚前检查的重要性及计划生育指导；孕期：孕妇饮食、营养、起居环境等调护，指导性生活、胎动自我监测和乳房护理；产褥期：产后访视、产褥卫生、乳房护理及母乳喂养的有关知识；更年期：经断前后妇女特有疾病（如更年期综合征、骨质疏松症）的特征与防治、调护原则。②妇科病普查的意义和内容，建立35岁以上妇女的妇科病档案。③计划生育宣教，建立育龄妇女的健康档案和计划生育档案。④《孕产妇中医健康管理技术规范》中的孕妇中医保健、产妇日常中医保健知识、产妇日常中医保健适宜技术和方法。

熟悉：《孕产妇中医健康管理技术规范》中的服务要求、管理程序。

了解：激素替代疗法。

• 高血压患者保健

掌握：《高血压中医健康管理技术规范》中的高血压中医日常保健方法。

熟悉：《高血压中医健康管理技术规范》中的服务要求、管理程序。

• 2型糖尿病患者保健

掌握：《2型糖尿病患者中医健康管理技术规范》中的糖尿病中医日常保健方法。

熟悉：《2型糖尿病患者中医健康管理技术规范》中服务要求、管理程序。

• 残疾人保健

熟悉：①国家与残疾人权益相关的政策、法规，能够协助解决残疾人教育、职业、社会活动和日常生活等问题。②社区康复的组织与实施，常用康复功能测评方法及适应证，常见伤病与残疾的各种防治与康复方法，常见损伤与疾病的康复转介（转诊）服务内容与标准。

了解：①残疾人心理特点及其特殊的心理需求，能够针对不同残疾人的心身功能障碍状况，给予相应的饮食调整、康复训练指导及心理调适指导。②社区康复的目标与原则，能够作相关的咨询与康复指导。

• 计划生育保健

掌握：各种避孕方法的适应证和禁忌证。运用中医药知识开展优生优育指导。

熟悉：①避孕失败后补救措施的适应证和禁忌证。②人工流产后并发症的观察及处理原则。③药物流产常见的并发症及转诊指征。④优生优育的指导及内容。

了解：①我国人口和计划生育政策。②不孕症。

培养要求：制订一份社区重点人群的中医养生保健方案。

（三）国家基本公共卫生服务规范

熟悉：《国家基本公共卫生服务规范》中城乡居民健康档案管理服务规范、健康教育服务规范、预防接种服务规范、0~6岁儿童健康管理服务规范、孕产妇健康管理服务规范、老年人健康管理服务规范、高血压患者健康管理服务规范、2型糖尿病患者健康管理服务规范、重性精神疾病患者管理服务规范、传染病及突发公共卫生事件报告和处理服务规范、卫生监督协管服务规范中的服务内容和流程等。

培养要求：根据《国家基本公共卫生服务规范》管理高血压、糖尿病各10例。

关于做好中医药一技之长人员纳入乡村医生管理工作的通知

国中医药医政发〔2013〕17号

各省、自治区、直辖市卫生厅局、中医药管理局，新疆生产建设兵团卫生局：

根据《乡村医生从业管理条例》《国务院关于扶持和促进中医药事业发展的若干意见》（国发〔2009〕22号）和国家中医药管理局、原卫生部、人力资源社会保障部、原国家食品药品监督管理局、总后勤部卫生部《关于实施基层中医药服务能力提升工程的意见》（国中医药医政发〔2012〕31号）有关精神，在前期试点工作的基础上，为做好中医药一技之长人员纳入乡村医生管理工作，现将有关要求通知如下：

一、要高度重视。中医药一技之长人员纳入乡村医生管理工作，可以弥补农村卫生技术人员特别是中医药人员不足，是缓解农村“缺医”问题的有效手段之一。各地要按照《乡村医生从业管理条例》第十二条的规定，根据本地区实际情况，结合本地区基层中医药服务能力提升工程实施工作，尽快制订具体工作方案，并切实加强领导，抓好落实。

二、要明确对象。允许在某一中医药专业领域具有特长，临床疗效较好，截至2003年8月5日，年龄在40周岁以上（含40周岁），有村卫生室拟聘用证明（乡村卫生服务一体化管理的地区，有乡镇卫生院拟聘用其在所管理的村卫生室执业的证明）的人员，申请乡村医生执业注册。

三、要规范程序。各地要按照临床考核、农民评议、社会公示、中等中医学专业水平考试等程序，允许具备条件的人员申请乡村医生执业注册，进入村医疗卫生机构执业。乡村医生（中医药一技之长人员）中等中医学专业水平考试由省级中医药管理部门组织，考试基本要求由国家中医药管理局另行制定；临床考核由市（地）卫生、中医药行政管理部门组织，形式为实际操作和口述，必要时辅以书面问答；农民评议由县级卫生行政部门组织。具体程序由省级卫生行政部门和中医药管理部门另行制定。

四、要加强监管。县级卫生行政部门要根据《乡村医生从业管理条例》有关规定，为乡村医生（中医药一技之长人员）中等中医学专业水平考试合格人员发放《乡村医生执业证书》，并注明经考核合格的临床技术专长和诊疗方法；允许其提供《乡村医生执业证书》上注明的临床技术专长和诊疗方法，开具中药处方；根据本地区实际需求和其专业水平确定是否承担基本公共卫生服务任务；根据其实际承担的任务，合理确定考核内容。

国家卫生计生委（代章）
国家中医药管理局
2013年4月9日

关于在县级公立医院综合改革试点工作中充分发挥中医药特色优势的通知

卫计生发〔2013〕21号

各省、自治区、直辖市卫生厅（局）卫生计生委、中医药管理局、发展改革委、财政厅（局）、人力资源社会保障厅（局），新疆生产建设兵团及各计划单列市卫生局（卫生计生委）、中医药管理局、发展改革委、财务局、人力资源社会保障局：

按照党的十八大报告关于“扶持中医药和民族医药事业发展”的方针要求，为在县级公立医院综合改革试点工作中充分发挥中医药（含民族医药，下同）特色优势，根据《国务院办公厅印发关于县级公立医院综合改革试点意见的通知》（国办发〔2012〕33号）（以下简称《试点意见》），现就有关事项通知如下。

一、改革中医药补偿机制

（一）鼓励使用中药饮片。颁布国家药品标准的中药饮片为国家基本药物。对中药饮片的管理，要根据原卫生部会同有关部门印发的《国家基本药物目录管理办法》（暂行）（卫药政发〔2009〕79号）和人力资源社会保障部印发的《国家基本医疗保险、工伤保险和生育保险药品目录》（人社部发〔2009〕159号）等要求，暂按国务院有关部门关于中药饮片定价、采购、配送、使用和基本医疗保险给付等政策规定执行。各地在改革县级医院药品加成政策时，要区别对待中药饮片，充分考虑中药饮片价格形成机制和管理成本，研究制定科学合理的政策措施，形成鼓励使用中药饮片的有效机制。

（二）调整中医医疗服务项目和价格。各地要结合医疗服务价格项目规范和按病种收费试点工作的实施，鼓励技术成熟稳定的中医医疗服务的临床使用，切实做好县级中医医疗服务价格项目管理工作。按照国家发展改革委、原卫生部、国家中医药管理局《关于规范医疗服务价格管理及有关问题的通知》（发改价格〔2012〕1170号）要求，全面规范县级中医医疗服务价格项目。对于确需保留的本地区已审批但未列入《全国医疗服务价格项目规范（2012年版）》的中医医疗服务价格项目，要按规定及时上报审核。在推进按病种收费试点工作中，应确保一定数量的中医优势病种纳入试点范围。各地要结合取消药品加成、财政补偿和医保支付水平的具体情况，按照“总量控制、结构调整”的原则，合理提高中医医疗服务价格，充分体现中医和中医药人员技术劳务价值，进一步理顺医疗服务价格。调整医疗服务价格时，要切实做好医疗服务成本分摊测算工作，并与改革医保支付方式、提高医保支付水平相衔接，确保不增加群众看病就医负担。

（三）在医保中鼓励使用中医药。继续贯彻落实在全民医保中鼓励使用中医药服务的政策，充分发挥中医药对保障参保人员基本医疗需求的作用。将符合条件的各类中医诊疗项目和中药（含中药饮片、中成药、中药制剂）纳入基本医疗保险基金支付范围。适当提高新农合中医药报销比例。在支付方式改革中，要充分考虑中医药和县级中医医院（含中西医结合、民族医医院，下同）特点和实际情况，合理确定县级中医医院医疗服务支付标准。人力资源社会保障部门通过区分县级中医医院类型、级别、服务特色以及承担的基本医疗服务量等，合理确定医保付费总额控制指标，引导医疗机构运用成本相对较低、疗效相对较好的诊疗项目，发挥中医药“简、便、验、廉”的特色和优势。

（四）落实和完善政府对中医医院投入倾斜政策。全面落实公立医院政府投入政策，并按照《中共中央国务院关于深化医药卫生体制改革的意见》（中发〔2009〕6号）对中医医院“在投入政策上予以倾斜”的要求，探索多种形式的中医医院投入倾斜政策，切实加大对中医医院投入力度。

二、提升县级医院中医药服务能力

（一）优化中医医疗资源配置。县级政府对政府办中医医院履行出资责任，要坚持中西医并重，落实好关于《试点意见》“政府在每个县（市）重点办好1~2所县级医院（含中医医院）”要求，优化县域内卫生资源配置，按照“填平补齐”原则，改善中医医院基础设施条件，完善辅助设施。要加强县级中医医院临床科室、医技科室和中药房的设备配置，发展和丰富中医药服务。把县级中医医院纳入院前急救体系，积极发挥其作用。加强县级综合医院中医科室和中药房建设。

（二）加强中医重点（特色）专科建设。支持开展县级医院中医重点（特色）专科建设，提高中医医疗技术水平。每个县级中医医院要选择中医药特色突出的临床专业科室进行重点建设，并加强预防、养生、保健、康复服务功能，探索将治疗和预防、养生、保健、康复服务相结合，努力形成中医药综合服务模式。制定实施适应基本医疗需求、符合县级医院实际的中医优势病种中医诊疗方案和临床路径，推广应用针、灸、推拿、正骨、微创、刮痧、罐、敷熨熏洗等中医医疗技术。加强中医药文化建设与宣传，营造大医精诚的文化氛围。

（三）加强中医医院信息化建设。按照统一标准，以电子病历和医院管理为重点，加强县级中医医院信息系统建设，功能涵盖电子病历、临床路径、诊疗规范、绩效考核及综合业务管理等，与医疗保障、基层医疗卫生机构信息系统衔接，逐步实现互联互通。

（四）加强中医药人才队伍建设。做好县级中医医院人员配备和岗位设置工作，中医类别执业医师占执业医师总人数比例不低于60。县级中医医院应当进行中医住院医师规范化培训；对临床类别医师进行中成药合理应用和包括针灸、推拿在内的中医适宜技术等中医药知识与技能培训，鼓励参加西医师学习中医专项培训。遵循中医药人才成长的特殊规律，鼓励老中医药专家师带徒，加强经方培训和使用，建立健全中医药继续教育制度。积极培养或引进中医药学科带头人。推广国家基本药物中成药临床应用指南，加强药师队伍建设，提高中药学专业技术服务能力和水平。增强护理人员力量，开展护理人员规范化培训，加强中医辨证施护力度，县级中医医院医护比至少达到1：2。按照《综合医院中医临床科室基本标准》为县级综合医院配置中医药人员。

三、加强医院与基层医疗卫生机构上下联动

县级中医医院要发挥县域中医医疗中心和农村三级中医药服务网络龙头作用，设置基层指导科，加强对基层医疗卫生机构中医药技术帮扶指导和人员培训。支持县级中医医院对乡镇卫生院和村卫生室医务人员进行中医药专项培训和定期轮训。县级中医医院要与城市三级中医医院开展危重病例远程医疗技术支持、重大疑难病例转诊等工作。尚未设置中医医院的县域，要充分发挥综合医院中医科对基层中医药业务的指导作用。探索实施城市三级中医医院向县级中医医院轮换派驻医师和管理人员制度。继续实施“万名医师支援农村卫生工程”，县级中医医院在受援医院中比例应不低于10。逐步建立中医类别医师县、乡、村纵向流动机制以及县级中医医院向乡镇卫生院轮换派驻院长和骨干医师制度，通过开展纵向技术合作、人才流动、管理支持等多种形式，逐步建立县级中医医院从人才、技术等多方面帮扶乡镇卫生院建设中医科的机制，提高农村中医药服务网络整体效率。在探索建立县级医院与基层医疗卫生机构长期稳定的分工协作机制中，与县级中医医院确定分工协作关系的基层医疗卫生机构应占有一定的比例。

四、强化组织保障

（一）加强组织领导。省级卫生行政部门、医改办等部门在制定县级公立医院改革相关政策和推动试点地区制订实施方案时，要充分考虑和体现中医药的特点，会同省级中医药管理部门共同做好研究、规划、部署、实施和督导工作。

（二）加大投入力度。县级政府要合理分配和使用好中央及地方各级政府对试点县（市）的综合改革补助经费，完善政府投入方式，加强资金管理，提高资金使用效益。

（三）做好宣传引导。要深入细致地做好对县级医院中医药人员的宣传动员和政策培训，增强参与改革工作的积极性和主动性。

国家卫生和计划生育委员会
国家发展和改革委员会
财政部
人力资源和社会保障部
国家中医药管理局
2013年4月19日

关于进一步贯彻落实《传统医学师承和确有专长人员医师资格考核考试办法》的通知

国中医药医政发〔2013〕28号

各省、自治区、直辖市卫生厅局（卫生计生委）、中医药管理局，新疆生产建设兵团卫生局：

《传统医学师承和确有专长人员医师资格考核考试办法》（卫生部令第52号）（以下简称52号令）自2007年2月1日起实施以来，在学历教育之外为中医临床医师的培养开辟了一条新的途径，对保持和发扬中医药特色优势、推动中医药传承和发展起到了积极作用。但部分省份对文件的贯彻力度不够，对某些条款理解把握不一致，影响了52号令的实施效果。为进一步贯彻落实52号令，切实做好传统医学师承和确有专长人员医师资格考核考试工作，现就有关问题通知如下：

一、传统医学师承和确有专长人员医师资格考核考试是国家制定的一项保障促进中医传承的重要政策，各省级中医药管理部门要高度重视此项工作，认真组织开展本辖区的传统医学师承和确有专长人员医师资格考核考试工作。同时，要加强政策宣传，做好政策解释，提高知晓率，鼓励符合条件的人员参加师承或确有专长医师资格考核考试。尚未开展此项工作的省份应进一步提高认识，务必于2013年年底前启动本辖区传统医学师承和确有专长人员医师资格考核考试工作。

二、各省级中医药管理部门可根据52号令第十一条规定，制定跟师学习的形式、内容，并报国家中医药管理局医政司备案。各地应充分发挥各级中医药管理部门和各级医疗机构的作用，严格师承指导老师和师承人员的资格审核，运用抽查学习笔记、检查临床实践记录等方式加强对师承人员跟师学习过程的监管，防止重形式、轻内容、走过场，确保师承人员跟师学习效果。任何机构和个人不得以规模招生形式举办批量师承培训班。

三、在非户籍地跟师学习人员，经核准其指导老师执业的卫生行政部门、中医药管理部门审核同意后，向指导老师执业所在地的省级中医药管理部门提出出师考核申请。

四、《传统医学出师考核和确有专长考核实施方案（试行）》（国中医药发〔2007〕47号）中要求对确有专长考核的评议评价实行“选30名居民和30名患者对确有专长人员技术专长进行评议评价”，由于容易流于形式，因此停止执行此条规定。

五、各地市级卫生行政部门和中医药管理部门应强化责任，组织实施好确有专长考核工作。对申请确有专长考核人员的资质应严格审查，确保资料真实可靠。要规范考试程序，加强对考官的培训，统一考核标准，严肃考风考纪，增大工作透明度，确保公正性和公平性，杜绝不符合要求的人员参加考核。

六、《传统医学师承出师证书》和《传统医学医术确有专长证书》是对传统医学师承和确有专长人员具备参加国家医师资格考试资格的评价和认定，不能作为有效行医证件使用。

七、各省级中医药管理部门应积极协调本省发展改革、财政、物价等部门，明确传统医学师承和确有专长人员考核考试收费标准，并争取一定的经费补贴。

国家卫生计生委
国家中医药管理局
2013年4月24日

商务部、国家中医药管理局关于开展中医药服务贸易重点项目、骨干企业（机构）和重点区域建设工作的通知

国中医药国际发〔2013〕45号

各省、自治区、直辖市、计划单列市，新疆生产建设兵团商务主管部门、卫生厅局、中医药管理局：

为贯彻落实《商务部等十四部门关于促进中医药服务贸易发展的若干意见》《服务贸易发展“十二

五”规划纲要》《中医药对外交流与合作中长期规划纲要（2011～2020）》等文件精神，加强对中医药服务贸易的组织、引导和规范，推动中医药服务贸易健康快速发展，商务部、国家中医药管理局决定开展中医药服务贸易重点项目、骨干企业（机构）和重点区域建设工作。现将有关事项通知如下：

一、工作目标

通过中医药服务贸易重点项目、骨干企业（机构）和重点区域建设工作，探索中医药服务贸易发展模式，创新促进中医药服务贸易发展的体制、机制，完善中医药服务贸易相关政策法规，建立中医药服务标准，培育国际知名服务品牌，全面推动中医药服务贸易健康快速发展。

二、主要任务

在医疗保健、教育培训、科研、产业、文化等方面推动一批中医药服务贸易重点项目，建设一批中医药服务贸易骨干企业（机构），创建若干个综合实力强、具有国际影响力的中医药服务贸易重点区域。

三、申报要求

1. 申报对象

具有中医药服务贸易工作基础的医疗保健、教育培训、科研、产业、文化、中介和其他具有独立法人资格的企业（机构）；辖区内基本形成中医药服务贸易体系并具有一定规模和影响力的地区。

2. 申报条件及内容

见《中医药服务贸易重点项目、骨干企业（机构）和重点区域建设工作办法》（试行）（附件1）和《首批商务部、国家中医药管理局中医药服务贸易重点项目、骨干企业（机构）和重点区域申报指南》（另文印发）。

3. 申报材料

（1）中医药服务贸易重点项目、骨干企业（机构）和重点区域申报书（格式见附件2、3、4）。

（2）相关证明材料：营业执照副本复印件、组织机构代码，并加盖单位公章；法定代表人的有效身份证明复印件及法人证书复印件；近三年开展中医药服务贸易相关证明材料，包括协议、合同、认证认可证书复印件等；能反映申报单位（或地区）开展中医药服务贸易工作的信誉和所处行业地位的证明材料（荣誉证书、政府资助、宣传报道等）。

（3）材料装订：按照申报书、相关证明材料顺序，用A4纸双面打印，统一左侧装订，胶印装订成册，申报纸质材料一式5份，加盖地方商务和中医药管理部门公章。

4. 申报程序及时间

申请单位登录网站 www.satcm.gov.cn右上角“通知公告”专栏中下载相应申报书（见本《通知》附件2、3、4）及申报指南，按要求准备申报材料，由所属地区商务和中医药管理部门推荐后，将申报材料纸质及电子版于2013年9月30日前报送中医药服务贸易工作办公室。商务部、国家中医药管理局直接管理的机构和中央企业可以直接报送至中医药服务贸易工作办公室。

请各申报单位（地区）从开展中医药服务贸易实际出发，突出特色优势，明确建设目标、建设内容、工作进度和保障措施，选择好重点项目，积极开展建设工作。各级商务和中医药管理部门要认真做好中医药服务贸易重点项目、骨干企业（机构）和重点区域建设工作的组织和宣传工作。

四、联系方式

中医药服务贸易工作办公室（设在国家中医药管理局国际合作司）

联系人：商务部服务贸易和商贸服务业司　贾峭羽

电　话：65197008

传　真：65197399

E-mail：jiaqiaoyu@mofcom.gov.cn

国家中医药管理局国际合作司　魏春宇

电　话：59957719

传　真：59957805

E-mail：fuwumaoyi@satcm.gov.cn

申报材料邮寄地址：北京市东城区工体西路1号　国家中医药管理局322室　中医药服务贸易工作办公室　王琳（收），邮编：100027

附件：1. 中医药服务贸易重点项目、骨干企业（机构）和重点区域建设工作办法（试行）

2. 中医药服务贸易重点项目申报书（略）

3. 中医药服务贸易骨干企业（机构）申报书（略）

4. 中医药服务贸易重点区域申报书（略）

商务部
国家中医药管理局
2013年8月6日

附件1　中医药服务贸易重点项目、骨干企业（机构）和重点区域建设工作办法（试行）

第一章　总　则

第一条　为贯彻落实《商务部等十四部门关于促进中医药服务贸易发展的若干意见》《服务贸易发展“十二五”规划纲要》《中医药对外交流与合作中长期规划纲要（2011～2020）》等文件精神，开展中医药服务贸易重点项目、骨干企业（机构）和重点区域建设工作，推动中医药服务贸易健康快速发展，特制定本办法。

第二条　按照“政府主导、自愿申报、机构参与、市场推动”的原则，统筹规划、有序实施中医药服务贸易重点项目、骨干企业（机构）和重点区域建设工作。

第三条　中医药服务贸易是指通过世界贸易组织规定的跨境支付、

境外消费、商业存在、自然人移动4种模式在境内外向境外消费者提供中医药服务的贸易行为。

第四条 商务部、国家中医药管理局负责中医药服务贸易重点项目、骨干企业（机构）和重点区域建设工作的组织管理，成立中医药服务贸易工作办公室，负责中医药服务贸易重点项目、骨干企业（机构）和重点区域建设的日常管理工作。地方商务和中医药管理部门负责本地区重点项目、骨干企业（机构）和重点区域建设的审核推荐和协助管理工作。

第五条 本办法适用于中医药服务贸易重点项目、骨干企业（机构）和重点区域的申报、确定、管理及验收工作。

第二章 目标与任务

第六条 工作目标：

在政府部门的宏观指导下，积极运用市场机制，通过中医药服务贸易重点项目、骨干企业（机构）和重点区域建设，探索中医药服务贸易发展模式，创新促进中医药服务贸易发展的体制、机制，完善中医药服务贸易相关政策法规，建立中医药服务标准，培育国际知名服务品牌，全面推动中医药服务贸易健康快速发展。

第七条 主要任务：

（一）在医疗保健、教育培训、科研、产业、文化等方面遴选推动一批市场优势明显、具有发展前景的中医药服务贸易重点项目。

（二）建设一批条件完备、特色突出、有稳定持续项目、能够发挥引领辐射作用的中医药服务贸易骨干企业（机构）。

（三）创建若干个具有中医药服务贸易整体规划、形成中医药服务贸易区域规模优势、综合实力强、国际影响力突出的中医药服务贸易重点区域。

（四）加强中医药服务贸易统计分析，在重点项目、骨干企业（机构）和重点区域范围内建立中医药服务贸易统计体系。

第三章 申报和确定

第八条 商务部、国家中医药管理局根据工作计划发布组织申报工作通知，开展中医药服务贸易重点项目、骨干企业（机构）和重点区域建设工作。

第九条 中医药服务贸易重点项目申报条件：

重点项目包括中医药医疗保健类、教育培训类、科研类、产业类、文化类和其他类，根据其服务贸易提供模式和服务内容应符合下列要求：

（一）有稳定的消费群体，发展潜力较强，消费需求不断扩大，能够形成规模效益。

（二）服务产品突出中医药特色优势，具有国际市场开发和营销潜力，不断改进服务产品，提升产品附加值。

第十条 中医药服务贸易骨干企业（机构）申报条件：

（一）具备独立法人资格。

（二）具有与其提供服务相匹配的条件，包括场地、设备、技术、人员、资金等。

（三）近3年稳定持续开展中医药服务贸易项目，基础较好。

（四）有相对稳定的业务渠道和需求市场，并具有良好的服务品质和社会信誉。

（五）具有明确的中医药服务贸易发展目标、规划措施以及相关保障措施。

（六）已经与境外相关机构签署合作协议或被国际组织和境外机构认证认可者优先。

第十一条 中医药服务贸易重点区域申报条件：

（一）区域内具有一批正在开展不同类型中医药服务贸易项目的机构，特色突出，成效显著，形成规模效益，具有一定国际影响力。

（二）所在区域政府有专项资金和政策支持开展中医药服务贸易工作。

第十二条 重点项目、骨干企业（机构）和重点区域的申报，由各省（自治区、直辖市）商务和中医药管理部门审核推荐后，统一报送中医药服务贸易工作办公室。省（自治区、直辖市）级重点区域和商务部、国家中医药管理局直接管理的机构或中央企业直接报送中医药服务贸易工作办公室。

第十三条 商务部、国家中医药管理局成立中医药服务贸易专家咨询委员会，负责对重点项目、骨干企业（机构）和重点区域建设工作进行咨询指导。

第十四条 中医药服务贸易工作办公室委托第三方独立机构对申报的重点项目、骨干企业（机构）与重点区域进行评审。通过评审，由商务部、国家中医药管理局公布为中医药服务贸易重点项目、骨干企业（机构）和重点区域。

第四章 管理与验收

第十五条 中医药服务贸易重点项目、骨干企业（机构）和重点区域承担单位或区域根据工作目标、任务，组织编制建设实施方案。

第十六条 中医药服务贸易工作办公室组织专家对实施方案进行论证，方案论证完善后开展具体建设。

第十七条 中医药服务贸易重点项目、骨干企业（机构）和重点区域承担单位或区域根据要求，定期向中医药服务贸易工作办公室报送相关统计数据，认真总结并与行业内相关机构分享建设经验。

第十八条 商务部、国家中医药管理局每年组织专家对中医药服务贸易重点项目、骨干企业（机构）和重点区域进行督导检查。

第十九条 各省（自治区、直辖市）商务和中医药管理部门负责对本地区的重点项目、骨干企业（机构）和重点区域指导检查，协调落实本地区重点项目、骨干企业（机构）和重点区域建设工作的相关政策，帮助解决建设中的问题。

第二十条 重点项目、骨干企业（机构）和重点区域的建设周期为3年。建设周期满，商务部、国家中医药管理局根据建设目标、任务及重点项目、骨干企业（机构）和重点区域建设有关管理要求，组织对中医药服务贸易重点项目、骨干企业（机构）和重点区域进行验收。根据建设目标和任务完成情况，验收结果分为验收通过和验收不通过。

（一）建设实施方案确定的目标

和任务已完成超过80%的，为验收通过。

（二）凡具有下列情况之一，为验收不通过：

1. 完成建设工作确定的目标和任务不足80%。

2. 不按时提供中医药服务贸易统计数据。

3. 所提供的验收文件、资料、数据不真实，存在弄虚作假行为。

4. 实施过程及结果等存在纠纷尚未解决。

5. 无正当理由且未经批准，变更建设目标和任务的。

6. 服务贸易行为存在违规违法现象。

第二十一条 验收不通过的，建设承担单位和区域应在接到通知的6个月内进行整改，在基本达标后再次提出验收申请。仍未通过验收且无正当理由的，终止重点项目、骨干企业（机构）和重点区域建设，其承担单位和区域3年内不得申报承担本项工作。

第二十二条 验收通过的，由商务部和国家中医药管理局颁发中医药服务贸易重点项目、骨干企业（机构）和重点区域证书，使用中医药服务贸易统一标识。

第五章 附则

第二十三条 各省（区、市）可参照本办法制定本地区的实施细则。

第二十四条 本办法由商务部、国家中医药管理局负责解释。

第二十五条 本办法自发布之日起试行。

国家中医药管理局办公室、商务部办公厅关于印发首批中医药服务贸易重点项目、骨干企业（机构）和重点区域申报指南的通知

国中医药办国际发〔2013〕33号

各省、自治区、直辖市、计划单列市，新疆生产建设兵团卫生厅局、中医药管理局、商务主管部门：

为推进中医药服务贸易工作，根据《商务部、国家中医药管理局关于开展中医药服务贸易重点项目、骨干企业（机构）和重点区域建设工作的通知》（国中医药国际发〔2013〕45号），结合今年中医药服务贸易工作部署，做好2013年商务部、国家中医药管理局中医药服务贸易重点项目、骨干企业（机构）和重点区域建设申报工作，制定首批申报指南。

一、申报对象

境内注册且具有独立法人资格的中医药院校、科研院所、医疗机构、企事业单位及中介机构、社会团体均可申报重点项目和骨干企业（机构）。地方政府（指省级或市级）通过省级中医药和商务管理部门申报重点区域。

二、申报内容

（一）中医药服务贸易重点项目

中医药服务贸易重点项目主要支持一批在中医药医疗保健、教育培训、科研、产业、文化等方面中医药特色突出、市场优势明显、发展前景广阔的中医药服务贸易项目。

（二）中医药服务贸易骨干企业（机构）

中医药服务贸易骨干企业（机构）主要支持一批近三年在中医药医疗保健、教育培训、科研、产业、文化和中介等方面稳定持续开展中医药服务贸易工作，具有较好工作基础，条件完备、特色突出、已形成规模效益和良好品牌、具备较强的国际市场竞争力的中医药服务贸易企业（机构），能够发挥示范辐射作用。

（三）中医药服务贸易重点区域

中医药服务贸易重点区域主要支持省（自治区、直辖市）、市（地区、州、盟）两级政府。省级中医药和商务管理部门为申报主体，其所辖区域内中医药服务贸易类别较齐全，基本建立较为完整的中医药服务贸易产业链，区域特色明显，形成区域规模，产生良好效益，具有一定国际影响力。

三、重点项目和骨干企业（机构）分类

重点项目主要分为中医药医疗保健类、教育培训类、科研类、产业类、文化类和其他类（包括中医药服务贸易中介服务、信息服务和电子商务服务）；骨干企业（机构）主要分为中医药综合类、医疗保健类、教育培训类、科研类、产业类、文化类和其他类（包括中医药服务贸易中介服务、信息服务和电子商务服务）。

（一）综合类：综合提供中医药医疗保健、教育培训、科研、产业、文化等服务。

（二）中医药医疗保健类：在境内提供远程医疗、接待境外患者就诊等中医药医疗保健服务或在境外开办中医药医疗机构提供中医药医疗保健服务。

（三）中医药教育培训类：在境内提供远程教育，开展中医药涉外学历教育或短期培训服务，或在境外开设中医药教育培训机构提供中医药教育培训服务。

（四）中医药科研类：提供与中医药有关的科研外包、对外科技咨询、知识产权技术转让等服务。

（五）中医药产业类：在境外设立了分支机构或合资机构，提供与中医药服务有关的贸易与分销、物流服务，海外特许和连锁经营，或专业性（含咨询）服务。

（六）中医药文化类：提供与中医药文化相关的对外学术交流、文化出版、杂志、影视音像、文博展览服务和武术气功等中医传统健身方法等服务。

（七）其他类：整合行业资源，向境外机构或消费者提供中医药服务贸易相关中介服务、信息服务，或能够集成服务，提供电子商务服务。

四、申报条件

（一）基本条件

1. 中医药服务贸易重点项目

（1）项目负责人年龄不应超过55周岁，具有正高级职称，外语水平能够满足开展对外服务的要求。

（2）项目依托单位为市（地区、州、盟）属及以上单位（企业除外），具有独立法人资格，能够为项目开展提供相应的条件支撑。

（3）已经签订对外项目合作协议。

（4）有稳定的消费群体，发展潜力较强，消费需求不断扩大，能够形成规模效益。

（5）服务突出中医药特色优势，具有国际市场开发和营销潜力，不断改进服务，提升附加值。

2. 中医药服务贸易骨干企业（机构）

（1）省（自治区、直辖市）属及以上单位（企业除外），具有独立法人资格。

（2）具有与其提供服务相匹配的条件，包括场地、设备、技术、人员、资金等。

（3）近三年稳定持续开展中医药服务贸易项目，基础较好，特色突出，优势明显。

（4）有相对稳定的业务渠道和需求市场，并具有良好的服务品质和社会信誉。

（5）具有明确的中医药服务贸易发展目标、规划措施以及相关保障措施。

（6）已经与境外相关机构签署合作协议或被国际组织和境外机构认证认可。

3. 中医药服务贸易重点区域

（1）区域内近三年具有一批正在开展不同类型中医药服务贸易项目的机构，特色突出，成效显著，具有一定国际影响力。

（2）所在区域政府制定有专门的中医药服务贸易规划和扶持政策，并有专项资金支持开展中医药服务贸易工作。

（3）区域内中医药服务贸易年收入达到1000万美元；区域政府年支持开展中医药服务贸易工作专项资金不低于1000万元人民币。

（二）业务标准

1. 中医药综合类

骨干企业（机构）标准：提供中医药医疗保健、教育培训、科研、产业、文化等综合服务，年服务贸易额达到300万美元。

2. 中医药医疗保健类

重点项目标准：境内开展中医药医疗保健服务，年接待境外患者达到500人次，或医疗服务贸易额达到50万美元。

骨干企业（机构）标准：境内或境外开展中医药医疗保健服务，年接待境外患者达到1000人次，或医疗服务贸易额达到100万美元。

3. 中医药教育培训类

重点项目标准：近三年中医药学历教育（本科以上）境外生年平均招生人数达到30人，或短期培训境外生年平均招生人数达60人次，或教育服务贸易额达到年50万美元。

骨干企业（机构）标准：近三年中医药学历教育（本科以上）境外生年平均招生人数达到60人，或短期培训境外生年平均招生人数达到100人次，或教育服务贸易额达到100万美元。

4. 中医药科研类

重点项目标准：年开展对外中医药科研服务收入达到50万美元。

骨干企业（机构）标准：年开展对外中医药科研服务收入达到100万美元。

5. 中医药产业类

重点项目标准：企业年销售额达2亿元（人民币）以上，年开展中医药产业服务贸易额达到200万美元。

骨干企业（机构）标准：企业年销售额达5亿元（人民币）以上，其中年开展中医药产业服务贸易额达到500万美元。

6. 中医药文化类

重点项目标准：年开展中医药文化服务贸易额达到50万美元。

骨干企业（机构）标准：年开展中医药文化服务贸易额达到100万美元。

7. 其他类

重点项目标准：年开展中医药服务贸易中介服务、信息服务或电子商务服务等收入达到50万美元。

骨干企业（机构）标准：年开展中医药服务贸易中介服务、信息服务、电子商务服务等收入达到100万美元。

国家中医药管理局办公室
商务部办公厅
2013年8月23日

国家中医药管理局办公室、商务部办公厅关于成立中医药服务贸易专家咨询委员会和工作办公室的通知

国中医药办国际发〔2013〕34号

各相关单位：

为贯彻落实商务部、国家中医药管理局等十四部门《关于促进中医药服务贸易发展的若干意见》，启动中医药服务贸易建设工作，进一步促进中医药服务贸易的发展，决定成立中医药服务贸易专家咨询委员会（以下简称“委员会”）和中医药服务贸易工作办公室（以下简称“办公室“）。现就委员会和办公室职责及人员组成通知如下：

一、委员会职责及人员组成

（一）职责

1. 对中医药服务贸易发展战略、工作规划等重大问题提出意见建议。

2. 负责中医药服务贸易工作的技术咨询，对中医药服务贸易重点项目、骨干企业（机构）和重点区域建设规划、发展等提出建议指导。

3. 对中医药服务贸易重点项目、骨干企业（机构）和重点区域建设项目承担单位和区域进行督导检查，审议建设工作。

4. 对到期的中医药服务贸易重点项目、骨干企业（机构）和重点区域建设方案实施情况进行验收，提出审核意见。

（二）人员组成

主任委员

张伯礼　中国工程院院士、中国中医科学院院长、天津中医药大学校长

任鸿斌　商务部国际贸易经济合作研究院党委书记、副院长

副主任委员

赵　静　北京市中医管理局局长

徐安龙　北京中医药大学校长

曹正逵　中华中医药学会秘书长

李　钢　商务部国际贸易经济合作研究院国际服务贸易研究所所长（享受国务院特殊津贴专家）

刘张林　中国医药保健品进出口商会副会长

闫希军　天津天士力控股集团董事局主席

梅　群　北京同仁堂集团总经理

委员会成员

王承德　国家中医药管理局对台港澳中医药交流合作中心原主任

肖　伟　康缘集团有限公司董事长

李安平　山西振东集团董事长

黄　晖　中国中医药科技开发交流中心主任

黄振辉　国家中医药管理局传统医药国际交流中心主任

杨金生　国家中医药管理局对台港澳中医药交流合作中心主任

王北婴　国家中医药管理局中医师资格认证中心原主任

冯前进　山西中医学院副院长

田书彦　以岭医药研究院院长

刘德喜　三亚市中医院院长

陈立新　世界中医药学会联合会副秘书长

杨宇洋　世界针灸学会联合会副秘书长

赵子鹤　中国中医药科技开发交流中心主任助理

孙永章　中华中医药学会国际部主任

樊俊芝　中国中医科学院广安门医院总会计师

张立平　北京中医药大学外事处处长

洪宝林　北京中医药大学教授

翁国亮　万好国际集团董事长

李　俊　商务部国际贸易经济合作研究院副研究员

崔艳新　商务部国际贸易经济合作研究院副研究员

聂平香　商务部国际贸易经济合作研究院副研究员

李西林　商务部国际贸易经济合作研究院助理研究员

秘书长

李宗友　中国中医科学院中医药信息研究所书记

副秘书长

黄建银　世界中医药学会联合会副秘书长

黄　琳　国家中医药管理局传统医药国际交流中心主任助理

侯凤飞　中国中医药科技开发交流中心技术评价处处长

戴　标　天士力国际营销控股有限公司总经理

丁永玲　北京同仁堂国际有限公司总经理

尚　力　上海中医药国际服务贸易促进中心主任

二、办公室职责及人员组成

（一）职责

1. 开展中医药服务贸易战略研究，对中医药服务贸易政策进行探索。

2. 总结中医药服务贸易发展经验及模式，制定中医药服务贸易工作发展规划，指导和协调相关工作的开展。

3. 开展中医药服务贸易数据分析研究。

4. 承担中医药服务贸易重点项目、骨干企业（机构）和重点区域申报及相关管理工作。办公室设在

国家中医药管理局国际合作司（港澳台办公室）。

（二）人员组成

主任

魏春宇　国家中医药管理局国际合作司港澳台处主任科员

成员

马宁慧　国家中医药管理局国际合作司港澳台处主任科员

王　琳　中国中医科学院中医药信息研究所职员

国家中医药管理局办公室

商务部办公厅

2013年8月23日

关于印发《中医类别助理全科医生培训标准（试行）》的通知

国中医药人教发〔2013〕53号

各省、自治区、直辖市卫生厅局（卫生计生委）、教育厅局、中医药管理局，新疆生产建设兵团卫生局、教育局，中国中医科学院，教育部直属有关高校：

为贯彻落实《国务院关于建立全科医生制度的指导意见》（国发〔2011〕23号），做好经济欠发达的农村地区中医类别助理全科医生培训工作，提升农村基层中医药人才队伍综合服务能力，我们组织制定了《中医类别助理全科医生培训标准（试行）》，现印发给你们，请结合本地区、本单位实际贯彻执行。为做好标准的实施工作，提出以下要求：

一、各省级中医药管理部门应当会同有关部门根据本地区经济社会发展的实际情况，研究确定实施本培训标准的经济欠发达农村地区的区域范围。结合本地区全科医生人才队伍建设总体战略与规划、培养需求和培养能力，正确处理全科医生规范化培养与助理全科医生培训的关系，科学编制本省（区、市）中医类别助理全科医生年度培训计划和中长期培训规划，并于每年10月底前将下一年度培训计划报国家中医药管理局备案。

二、中医类别助理全科医生培养基地、师资建设以及培训期间人员管理参照中医类别全科医生规范化培养相关办法执行。各省级中医药管理部门应当主动协调有关部门，落实培训经费、培训期间工资待遇等保障政策，确保培训工作顺利实施。

三、各省级中医药、教育行政管理部门应当组织相关培养单位完善招录、培训、管理、考核等环节的制度建设，强化培训过程管理，确保培训质量，并及时将工作实施过程中的情况和问题反馈国家中医药管理局、教育部。

国家中医药管理局

国家卫生计生委

教育部

2013年11月19日

中医类别助理全科医生培训标准（试行）

根据《国务院关于建立全科医生制度的指导意见》（国发〔2011〕23号）的要求，为做好经济欠发达的农村地区中医类别助理全科医生培训工作，制定本培训标准。

总　则

一、培训目标

为农村基层医疗机构培养具有高尚职业道德和良好专业素质，掌握中医全科医学的基本理论、基本知识和基本技能，熟悉基层常见病、多发病的中西医诊断、治疗、预防和随访工作，能够熟练运用中医适宜技术开展基层卫生服务，以人为中心、以维护和促进健康为目标，向个人、家庭与社区居民提供具有中医特色的医疗服务，从事综合性、协调性、连续性的基本医疗和预防保健服务的合格中医类别助理全科医生。

二、培训对象

中医类专业3年制（专科）毕业，拟在或已经在农村基层医疗卫生机构从事全科医疗工作的人员。

三、培训年限和方式

（一）培训年限

中医类别助理全科医生培训年限为2年（共104周），因特殊情况不能按期完成培训任务者，可按照相关规定申请延长培训时间，但原则上不超过一年。

（二）培训方式

1. 培训主要以提高全科医疗服务能力和基本公共卫生服务能力为核心，由具有带教资格的中医临床培训基地教师、基层实践基地教师（乡镇卫生院或社区卫生服务中心、专业公共卫生机构）及高等中医药院校中医全科医学理论教师共同组成的师资团队，承担带教任务，培训全程实行导师制。

2. 培训须在省级及以上中医药

管理部门会同有关部门认定的中医类别全科医生培训基地进行，培养基地由临床培养基地（三级中医医院为主）、基层实践基地（乡镇卫生院或社区卫生服务中心、专业公共卫生机构）共同组成。

3. 培训过程要注重临床轮转和基层实践的实际效果。在带教师资的指导下，临床轮转阶段加强常见疾病和健康问题的中西医诊疗技能；基层实践阶段突出将中医临床各科所学理论课程相关知识和技能的整合和应用。

4. 中医全科医学基本理论知识及全科医生职业理念和综合素质培养采取集中授课、讲座和见习等形式进行。理论培训的内容除安排一定学时集中授课外，其他内容均分散安排在临床培训、基层实践阶段穿插进行，使理论知识与实践紧密融合。

5. 时间安排。临床培训82周，安排在认定的临床培训基地进行；基层实践16周，安排在认定的基层实践基地进行；理论和综合素质课程采取集中与分散相结合的方式进行，其中集中理论授课2周，临床、基层实践和人文等综合素质课程穿插在临床培训、基层实践过程中进行；综合考试考核与结业一周，机动3周（基地可结合本地特点自行安排，如执业助理医师考前强化训练或由学员自选科室学习等）。

四、培训内容及要求

（一）培训内容

培训内容由3部分组成，即临床培训、基层实践、中医全科医学基本理论与职业理念和综合素质课程培训。

1. 临床培训

临床科室轮转时间为82周。轮转期间，学员在执业医师指导下参与临床培训基地中相关临床科室的医疗工作，轮转科室及时间分配详见表1。

临床培训期间，内科轮转时间为38周，其中安排病房时间不少于32周，其余时间安排在内科门诊；急诊急救8周，训练内容包括院内急救和院前急救两部分；其他临床科室的轮转时间详见表1。

基地可根据当地的实际情况在临床科室轮转中安排地方病和寄生虫病的学习。对于少见病种和季节性较强病种，可采用病例分析、讲座等形式进行学习。

轮转期间，每周安排不少于半天的集中学习，可采用单独开设的综合课程、系列讲座、案例讨论、技能模块训练等方式，学习临床诊疗和全科医学相关知识及技能。各培训基地根据大纲要求制订轮转计划。

临床培训的具体内容与要求，详见“细则”部分。

表1 临床轮转科室及时间分配表

内 容	科 室	时间分配（周）
临床培训（合计82周）	中医内科［心血管8周，呼吸（肺病）6周，消化（脾胃病）4周，内分泌代谢4周，泌尿（肾病）4周，血液或肿瘤4周，风湿4周，神经4周］	38
	急诊科（含院前急救）	8
	中医外科	6
	中医妇科	4
	中医儿科	4
	针灸科 推拿科 中医康复科	10
	中医骨伤科	4
	中医眼科	2
	中医耳鼻咽喉科	2
	临床护理	2
	辅助科室 跟师学习	2

2. 基层实践

基层实践16周。其中中医全科医疗服务技能培训7周，预防保健与公共卫生服务技能培训及专业公共卫生机构实践8周，社区卫生服务管理技能培训一周。

基层实践的具体形式可采取在基层实践基地带教师资的指导下，从事全科医疗活动、公共卫生实践、健康教育讲课、案例讨论、教学研讨会、预防保健服务工作实践和社区卫生调查等。基层实践的具体内容与要求，详见“细则”部分。

3. 理论培训

理论培训共计330学时，其中全科医学基本理论与职业理念和综合素质课程80学时，临床医疗服务相关课程126学时，基层全科医疗与公共卫生服务相关课程78学时，综合系列讲座46学时。

全科医学基本理论与职业理念和综合素质课程采用集中授课形式进行，其他内容穿插在临床培训及基层实践过程中。

理论培训课程及其时间安排详见表2，具体内容与要求详见“细则”。

表2 理论课程及其时间安排

类别	课程名称	学时	上课形式	建议上课时间
全科医学基本理论与职业理念和综合素质相关课程（80学时）	1. 中医全科医学概论	30	集中	第1~2周
	2. 中医适宜技术	18	集中	第1~2周
	3. 中医养生保健学	8	集中	第1~2周
	4. 预防医学概论	12	集中	第1~2周
	5. 医学心理与精神卫生	12	集中	第1~2周
临床医疗服务相关课程（126学时）	1. 临床基本技能训练	36	分散	临床阶段
	2. 临床综合课程（专业、人文）	45	分散	临床阶段
	3. 常见症状的鉴别诊断	27	分散	临床阶段
	4. 危重症的识别与处理	18	分散	临床阶段
基层全科医疗与公共卫生服务相关课程（78学时）	1. 预防保健与健康教育	15	分散	基层实践阶段
	2. 社区常见慢性病管理	18	分散	基层实践阶段
	3. 社区特殊人群保健	18	分散	基层实践阶段
	4. 突发事件卫生应急	18	分散	基层实践阶段
	5. 社区卫生服务管理	9	分散	基层实践阶段
综合系列讲座（46学时）	1. 现场急救与病人转运	8	分散	临床阶段
	2. 常见病的规范诊治与管理	10	分散	临床阶段
	3. 社区康复理论与技术	6	分散	临床阶段
	4. 基层合理用药	12	分散	基层实践阶段
	5. 中医药在突发事件卫生应急工作中的作用	10	分散	基层实践阶段

注：理论课集中培训按8学时/天，临床和基层医疗实践阶段课程和讲座按3~6学时/周实施。

（二）培训要求

培训过程中要突出全科医生作为居民健康“守门人”的岗位特点，强化全心全意为病人服务的思想、良好的医患沟通能力和团队协作精神，培养其良好的综合素质和职业精神。

五、跟师学习

学员在临床轮训期间和基层实践期间，以双向选择为原则，选择临床学术专长具有特色，主治以上中医医师进行跟师学习，各省级中医药管理局组织专家对指导老师进行资格认定后，由各培养基地正式聘其为中医类别助理全科医生培训指导老师。学院每周临床跟师学习半天，以门诊为主。

六、考试与考核

培训考核分为培训过程考核（包括临床培训、基层实践、理论培训3个阶段）和结业考核。培训过程考核遵守形成性评价的原则，坚持过程考核为主，阶段综合评价为辅；全部培训结束前的结业考核突出综合性。

（一）培训过程考核

1. 临床培训阶段考核

临床培训阶段考核包括临床各科出科考核和临床阶段综合考核。

（1）出科考核。临床各科轮转结束时，由各临床科室根据培训内容要求进行出科考核，考核内容包括：①政治思想、医学伦理与职业道德。②服务态度与医患沟通。③完成本学科培训内容及要求情况：对照培训细则要求的内容考量轮转科室的时间、规定的病种、病例数、技能操作、病历质量等。④专业理论知识的考核。⑤临床基本技能和临床思维能力考核。考核形式根据轮转科室时间的长短采取试卷考试、病例分析、临床技能实际操作等形式进行。

（2）阶段综合考核。在出科考核的基础上，对整个临床阶段培训完成情况进行综合考核，重点考量学员完成整体培训的情况，并据此对阶段培训的情况进行综合评判。

2. 基层实践阶段考核

基层实践阶段考核包括过程考核和阶段综合考核。

（1）过程考核。过程考核是指中医全科医疗服务技能培训、预防保健与公共卫生服务技能培训、社区卫生服务管理技能培训3个部分实践的考核。考核内容包括业务能力和职业态度等综合表现。

（2）阶段综合考核。在该阶段实践结束时可采用综合考卷和实际病人管理案例等多种形式进行。

3. 理论培训考核

理论培训考核包括集中授课考核和纵向理论课程考核。

（1）集中授课考核。对于集中

学习的理论课程，可采用书面考试的方式。

(2) 纵向理论课程考核。对于贯穿于临床和社区阶段的纵向理论课程，可采用书面（闭卷或开卷）考试、小组讨论、病例分析报告等形式进行考核。

（二）结业考核

学员在两年培训结束时，培训过程考核合格者，可参加省级中医药管理部门统一组织的综合考核。考核内容包括基本理论、基本技能和综合能力等。

七、培训合格证书颁发

完成全程培训，各项考试、考核成绩合格，并且通过执业助理中医师资格考试者，经省级中医药管理部门审定，可颁发统一制式的助理全科医生培训合格证书。

细　则

一、临床培训

（一）中医内科（38周）

1. 轮转目的

(1) 系统学习社区内科常见病、多发病的中西医基础理论和基本知识，掌握病史采集、体格检查、病历书写、心电图基本操作与判读、常用临床检验和辅助检查结果的判读；学习本专科基本药物和其他常用药物合理使用的原则和方法；培养正确的临床思维；初步掌握社区常见内科疾病的中西医诊断与鉴别诊断、处理原则及转诊指征。

(2) 具有正确评估及处理社区常见内科疾病的能力，识别疾病的不稳定状态及高危状态，并能在上级医生的指导下及时、正确的急救与转诊。

(3) 具有一定的自我学习和在医疗实践中提高的能力。

2. 基本要求

(1) 常见症状

掌握以下常见症状的中西医诊断与鉴别诊断、处理原则：发热、头痛、胸痛、呼吸困难、头晕、晕厥、意识障碍、咳嗽、咯血、黄疸、呕吐、腹痛、腹泻、便秘、呕血与便血、血尿、水肿、贫血、关节痛、消瘦、肥胖。

(2) 主要疾病

1) 心血管系统：8周

掌握：中医心病相关理论；心血管相关基础知识；病史采集及体格检查（心血管专科检体技能）、心血管专科相关的实验室检查结果研判。心血管内科双向转诊指征。中医心系病证诊疗中治疗和预防特色适宜技术2项，冠心病、高血压病社区随访原则和三级管理方法。

熟悉：常见心系病证（胸痹、心悸、眩晕、汗证、心衰病）的中医病因病机、辨证论治；常见心血管疾病（急、慢性心力衰竭，高血压病，心肌炎与心肌病，血脂异常，常见心律失常，稳定性冠心病）的发病机制、临床表现、诊断、鉴别诊断和中西医结合治疗方案；心血管疾病常用药物的临床应用；心血管常见疾病胸部X线诊断、心电图诊断。介入治疗后病人的社区照顾与随访，常见心系病证常用中医养生保健方法。

了解：本专科代表方剂；心血管疾病的预防，包括中医预防医学、中医心脏康复理论和实践、流行病学与生物统计学；心血管康复、动态心电图、动态血压、运动平板试验、超声心电图等技术的应用范围。

2) 呼吸系统：6周

掌握：中医肺系病证相关理论；呼吸系统相关基础知识；病史采集及体格检查（呼吸内科检体技能）、呼吸内科相关的实验室检查结果研判；胸部X线读片。呼吸内科双向转诊指征。中医肺系病证诊疗中治疗和预防特色适宜技术2项，慢性阻塞性肺气肿社区管理原则和方法。

熟悉：常见肺系病证（感冒、咳嗽、肺热病、哮病、喘证、肺胀、咯血）的中医病因病机、辨证论治；呼吸内科常见病、多发病（上呼吸道感染、急性气管-支气管炎、慢性支气管炎、支气管哮喘、慢性阻塞性肺疾病、肺炎、间质性肺炎等）的发病机制、临床表现、诊断、鉴别诊断和中医、中西医结合治疗方案；胸腔穿刺术、血气分析检测等的临床应用；呼吸内科常用药物的应用原则；常见肺系病证常用养生保健方法。

了解：本专科代表方剂；中医肺系病发展中的主要学术流派及著名医家的学术观点；常规肺功能测定方法；血气分析结果的判定；痰涂片、抗酸染色、革兰氏染色、痰脱落细胞检查、结核菌素试验的临床应用；胸部CT检查的适应证、禁忌证。

3) 消化系统：4周

掌握：中医脾胃肝胆病相关理论；消化内科相关基础知识；病史采集及体格检查（消化专科检体技能）、消化内科相关的实验室检查结果研判。消化内科双向转诊指征。脾胃肝胆系病证诊疗中治疗和预防特色适宜技术2项，肝炎病人社区随访原则和方法。

熟悉：常见脾胃肝胆系病证（胃痞、胃脘痛、呕吐、腹痛、泄泻、血证、黄疸、鼓胀等）的中医病因、病机、辨证论治；常见消化道疾病（胃食管反流病、慢性胃炎、消化性溃疡、功能性胃肠病、急慢性腹泻、胰腺炎、急性胆道感染、肝硬化和肝炎等）发病机制、诊断、鉴别诊断和治疗原则。常见胃肠镜、腹部平片、钡餐造影和B超及消化科相关实验室指标的判读。常见脾胃肝胆系病证常用养生保健方法。

了解：本专科代表方剂；中医脾胃肝胆病发展中的学术流派，著名医家的学术观点。常见消化道疾病的腹部CT、MRI的判读。电子胃镜、电子结肠镜和消化系统X线检查的适应证、禁忌证和并发症。

4) 内分泌及代谢系统：4周

掌握：中医内分泌科相关理论；内分泌科相关基础知识；病史采集及体格检查（内分泌专科检体技能）、内分泌科相关的实验室检查及结果研判。内分泌科双向转诊指征。内分泌常见疾病中医中治疗和预防特色适宜技术一项，糖尿病、骨质疏松社区管理方法及健康教育的要点。

熟悉：内分泌常见中医病证（消渴、瘿病、虚劳、肥胖等）的病因病机、辨证论治；内分泌科临床常见病糖尿病（包括酮症酸中毒、高渗性昏迷、代谢综合征等）及甲状腺疾病（包括甲状腺功能亢进、桥本病、甲状腺功能减退症等）、低血糖（包括药物性低血糖、胰岛素瘤等）的发病机制、临床表现、诊断与鉴别诊断以及治疗原则。内分泌科实验室检查项目及内分泌病相关抗体检查的结果判断及临床意义。常见内分泌病证常用养生保健方法。

了解：本专科代表方剂；中医内分泌学发展中的学术流派，著名医家的学术观点；内分泌试验［口服葡萄糖耐量实验（OGTT）、胰岛功能检查等］的测定要求。胰岛素的使用适应证。

5）血液系统：4周

掌握：中医血液科或肿瘤科相关理论；血液科或肿瘤科相关基础知识；病史采集及体格检查（血液专科或肿瘤科检体技能）、血液科或肿瘤科双向转诊指征。中医防治血液病或肿瘤科的特色适宜技术一项，血液病或肿瘤科中医健康教育的要点。

熟悉：中医血液科或肿瘤科病证（萎黄、髓劳、虚劳、紫癜、血证、积聚、肺癌、胃癌、肝癌、肠癌、乳腺癌、食道癌）的病因病机和辨证论治；急劳的病因病机及病理转归；常见血液科疾病（贫血、出血性疾病、急性白血病、慢性白血病等）的发病机制、临床表现、诊断标准、鉴别诊断、治疗及预后。血液病证或肿瘤科常用养生保健方法。

了解：本专科代表方剂；中医血液科或肿瘤科发展中的学术流派，著名医家的学术观点；血液科或肿瘤科实验室检查项目，血液病相关骨髓检查的结果判断及临床意义。骨髓穿刺的适应证、禁忌证；输血的适应证及注意事项。

6）泌尿系统：4周

掌握：中医肾系病证相关理论；肾病科相关基础知识；病史采集及体格检查（肾病专科检体技能）、肾病科相关的实验室检查结果研判。肾内科双向转诊指征。中医防治肾系病证的特色适宜技术一项，肾系病证中医健康教育的要点。

熟悉：中医肾系病证（水肿、淋证、癃闭、关格、尿血）的病因病机、辨证论治；肾脏常见病和多发病（肾小球肾炎、急慢性尿路感染、急慢性肾衰）的发病机制、临床表现、诊断、鉴别诊断以及治疗原则。肾系病证常用养生保健方法。

了解：本专科代表方剂；中医肾系病证发展中的学术流派，著名医家的学术观点；慢性肾脏疾病（CKD）分期；肾功能检查方法、应用和结果判断；尿标本的采集方法；非透析疗法（营养疗法）；腹膜透析、血液透析的适应证。

7）风湿免疫系统：4周

掌握：中医风湿科病证的相关理论；风湿科相关基础知识；病史采集及体格检查（风湿专科检体技能）。风湿科双向转诊指征。中医风湿科病证防治特色适宜技术一项。

熟悉：掌握中医风湿科相关病证（痹证、蝶疮流注、尪痹、大偻、干燥病）的病因病机、辨证论治；风湿科常见病（系统性红斑狼疮、类风湿关节炎、常见地方病、骨关节炎、痛风等）的病因及发病机制、临床表现、实验室检查、诊断标准、鉴别诊断、治疗及预后判定。风湿科药浴、功能锻炼等常见的专科操作治疗。中医风湿科相关病证常用养生保健方法。

了解：本专科代表方剂；中医风湿科发展中的学术流派，著名医家的学术观点；风湿科相关的实验室检查项目、风湿病相关抗体检查的结果判断及临床意义。

8）神经系统（4周）

掌握：中医神经内科病证的相关理论；神经内科相关基础知识；病史采集及体格检查（神经内科专科检体技能）、神经内科相关的实验室检查结果研判；急性弛缓性麻痹、流行性乙型脑炎、流行性脑脊髓膜炎的鉴别。神经内科双向转诊指征。神经系统相关病证防治特色适宜技术一项，脑卒中病人家庭治疗的方法及社区随访的原则。

熟悉：中医脑系相关病证（中风、眩晕、头痛、不寐、郁病、厥病、痫病、颤病、痿证、痉病）的病因病机、辨证论治；常见神经系统疾病（短暂性脑缺血发作、脑梗死、脑出血、蛛网膜下腔出血）的发病机制，临床表现，鉴别诊断和治疗原则。中医脑系相关病证常用养生保健方法。

了解：本专科代表方剂；中医神经内科发展中的学术流派，著名医家的学术观点；神经系统疾病常用药物的临床应用（适应证、禁忌证以及突出的副作用）。

内科轮转学习主要疾病和例数要求见表3，基本技能要求见表4。

表3　内科轮转学习主要疾病和例数要求

疾病名称	例数（≥）
心血管系统：	
1. 高血压	8
2. 冠心病	4
3. 充血性心力衰竭	4
4. 常见心律失常	8
呼吸系统：	
1. 上呼吸道感染	6
2. 支气管哮喘	2
3. 慢性支气管炎和慢性阻塞性肺部疾病	4
4. 呼吸衰竭	2
5. 肺炎	3

（续表）

疾 病 名 称	例数（≥）
消化系统：	
1. 慢性胃炎	4
2. 消化性溃疡	3
3. 急、慢性腹泻	2
4. 肝硬化	1
5. 胃食管反流	1
6. 胆囊炎	1
7. 胰腺炎	1
内分泌及代谢系统：	
1. 糖尿病	10
2. 血脂异常和脂蛋白异常血症	6
3. 甲状腺功能亢进	4
4. 甲状腺功能减退	4
血液系统：	
1. 贫血	3
2. 出血性疾病	1
3. 急、慢性白血病	1
泌尿系统：	
1. 泌尿系统感染	5
2. 肾小球肾炎	4
3. 慢性肾功能不全	4
风湿免疫系统：	
1. 系统性红斑狼疮	1
2. 类风湿性关节炎	1
神经系统：	
1. 短暂性脑缺血发作	3
2. 动脉粥样硬化性脑血栓形成	3
3. 脑栓塞	2
4. 脑出血	2
常见地方病和寄生虫病：	根据各地要求

表4 内科轮转基本技能要求

基本技术名称及要求	例数（≥）
掌握：	
1. 吸痰术	6
2. 胸部X线读片	15
3. 心电图机操作，正常与异常心电图的判读	15
4. 导尿术的适应证、操作方法及注意事项	4
5. 灌肠法的适应证、操作方法及注意事项	1
6. 留置胃管的操作方法、步骤以及注意事项	1
7. 各种注射操作方法、适应证及注意事项	5
8. 输液的操作方法、步骤以及注意事项	5
9. 常用神经系统的检查	
了解：	
1. 头颅CT、MRI阅片	
2. 胸腔、腹腔、骨髓及腰椎穿刺技术	
3. 标本（粪便、尿、痰、血液标本）采集方法、步骤及注意事项	

注：各科轮转要求的病例数和基本技能操作的例数为最低要求；对于有创性技能操作，可在模型上进行；未明确要求例数的，各地根据实际情况酌情安排。

（二）急诊科（8周）

1. 轮转目的

（1）在上级医师指导下诊治急诊病人，了解急诊科的诊治流程，学习常见急症的诊断方法与抢救原则，掌握心肺复苏术、电除颤、洗胃、包扎、患者搬运等急救技能；学习本专科基本药物和其他常用药物合理使用的原则和方法；培养正确的临床思维及和患者与家属沟通的技巧。

（2）具有正确评估及处理社区常见急症的能力，对危重症能正确评估其潜在风险，并能给予正确的急救与处理。

2. 基本要求

（1）基本知识

掌握：感冒、喘证、哮病、肺胀、头痛、昏迷、血证、呕吐、胸痹、胃脘痛、腹痛、泄泻、厥脱、淋证、水肿、痫证、中风等中医病证的病因病机、辨证论治；急症的诊断和抢救原则；急救用药方法；常见急症的识别与初步处理原则；转诊指征；院前急救流程及急救技术。

熟悉：高级心肺复苏的步骤和条件以及心肺复苏的终止指标；急症缓解后处理原则。

了解：现代急诊医学主要内容。

（2）院内急救主要疾病及技术

1）心肺脑复苏术

掌握：心脏骤停的快速诊断、复苏流程。

熟悉：高级心肺脑复苏术。

了解：心脏骤停病因。

2）急性左心衰竭

掌握：急性左心衰竭诊断和急救处理。

熟悉：急性左心衰竭的常见原因。

3）自发性气胸

掌握：自发性气胸的临床表现与体征及影像学特点。

熟悉：自发性气胸的病因及处理方法。

了解：常见病因。

4）重症哮喘

掌握：重症哮喘的临床表现、诊断与抢救处理原则。

5）糖尿病酮症酸中毒

掌握：糖尿病酮症酸中毒的诊断标准和急救原则。

熟悉：糖尿病酮症酸中毒的鉴别诊断。

6）心绞痛、急性心肌梗死

掌握：临床表现、心电图特点、诊断与鉴别诊断、急救原则。

熟悉：急性心肌梗死溶栓和急诊介入的指征。

了解：冠心病的介入治疗与外科治疗的方法和适应证。

7）休克

熟悉：休克的基本分类和抢救原则。

8）上消化道出血

掌握：上消化道出血诊断、药物救治方案及转诊指征。

熟悉：常见病因、失血量估计、是否继续出血的判断方法。

了解：上消化道出血内镜治疗指征与外科手术指征。

9）阵发性室上性心动过速

掌握：识别和急诊处理。

10）癫痫持续状态

掌握：临床表现、诊断标准和急救处理。

熟悉：搬运方法。

了解：病因。

11）中毒与意外伤害

掌握：常见中毒诊断与鉴别诊断、急救原则。

了解：毒物在体内的代谢过程及中毒机制。

12）急腹症

掌握：临床表现、诊断与鉴别诊断。

熟悉：处理原则及转诊指征。

13）脑出血、脑血栓

掌握：脑出血、脑血栓形成的诊断和急诊处理。

了解：脑出血的外科处理，脑血栓的溶栓治疗。

14）创伤

掌握：颅脑外伤诊治程序；气胸、肺挫伤、肋骨骨折的诊断。

熟悉：多发伤的诊治流程；骨折伤情判断程序。

15）犬咬伤

掌握：犬咬伤后的伤口处理；狂犬病疫苗注射时间、流程及注意事项。

熟悉：狂犬病暴露预防处置工作规范。

（3）院前急救

1）创伤

掌握：多发创伤现场急救及转送原则；现场急救原则及转送指征；气胸、肺挫伤、肋骨骨折的诊断、现场急救及转送指征；骨折急救方法以及颈椎外伤、脊椎外伤、合并截瘫、四肢骨折病人的搬运方法；断指保存方法；烧伤现场急救原则及转院指征。

2）中毒和意外伤害

掌握：中暑、淹溺、动物咬伤现场急救处理方法；口服毒物中毒的急救处理。

3）心脏骤停

掌握：心脏骤停的现场识别和复苏流程。

熟悉：心肺复苏终止指征。

4）阵发性室上性心动过速

掌握：阵发性室上性心动过速的识别和非药物治疗的方法。

5）昏迷

掌握：昏迷患者的现场救治和转运原则。

熟悉：昏迷的常见病因。

6）急性心肌梗死

掌握：急性心肌梗死现场救治原则。

熟悉：急性心肌梗死转运监护和处理。

7）脑血管病

掌握：脑血管病现场识别、处理及转运监护原则。

8）低血糖症

掌握：低血糖症的现场识别、处理及转院指征。

熟悉：低血糖症的病因。

急诊科轮转和院前急救学习主要疾病和例数要求见表5，基本技能要求见表6。

表5 急诊科轮转学习主要疾病和例数要求

疾病名称	例数（≥）
1. 心肺脑复苏术	2
2. 急性左心衰	2
3. 重症哮喘	2
4. 自发性气胸	1
5. 心绞痛、急性心肌梗死	4
6. 休克	2
7. 上消化道出血	2
8. 阵发性室上性心动过速	2
9. 癫痫持续状态	1
10. 中毒与意外伤害（包括常见中毒、中暑、淹溺、动物咬伤等）	各1
11. 急腹症	3
12. 糖尿病酮症酸中毒	2
13. 脑出血、脑血栓	4
14. 创伤	5
15. 犬咬伤（狂犬病暴露）	1

表6 急诊科轮转基本技能要求

操作技术名称	例次（≥）
掌握：	
1. 院内单、双人心肺复苏技术及电除颤术	3
2. 洗胃术操作方法及准备工作	3
3. 创伤的包扎止血固定	3
熟悉：保留导尿术	
了解：气管插管术	

（三）中医外科（6周）

1. 轮转目的

（1）学习中医外科常见疾病的基础理论和基本知识，掌握门诊病人的病史采集、体格检查等临床技能及体表清创缝合、引流、换药、拆线等必要的诊疗技术；学习本专科基本药物和其他常用药物合理使用的原则和方法；建立正确的临床思维；掌握社区中医外科常见疾病的诊断和处理。

（2）具有正确评估及处理外科常见疾病的能力，判断是否需要急诊手术，并能给予正确的急救与处理。

2. 基本要求

（1）中医外科（疮疡、乳腺或其他专病专科）

掌握：中医外科基础理论；中医外科局部症状和全身症状的四诊检查和辨证；中医外科治法三大治疗总则；常见外治法和手术操作技术；疮面治疗原则；中医外科病证防治特色适宜技术一项。

熟悉：中医外科常见病、多发病疖（含暑疖、疖病）、疔疮、痈、丹毒、发、有头疽、褥疮、漏、肉瘿、筋瘤、乳痈、乳癖、乳核、乳岩等病因病机、临床特点、诊断与鉴别诊断以及治疗原则；烧伤面积的估算、深度评估和急救；毒蛇咬伤的病情评估及急救治疗。内治法的具体应用；外用药的配方和治法。

了解：中医外科学发展中的主要学术流派；特色诊疗技术的操作；本地区或本院的科室相关特色用药与经验方剂。中医外科常用检查的临床应用及检查方法。

（2）中医皮肤科

掌握：在上级医师指导下，掌握皮肤性病科专科检查的基本方法，掌握基本皮肤损害的辨认和正确的描述方法，采用正确的专业术语书写完整的中医/中西医结合皮肤性病科门诊病历。危重病人的转诊指征。中医皮肤科病证防治特色适宜技术一项。

熟悉：常见皮肤病和性病的鉴别诊断、中医辨证分析及治疗方法；皮肤病性病门诊常用治疗技术的原理及临床适应证和禁忌证；皮肤性病科常用药及外用制剂的使用原则。一般药疹的临床表现、诊断、鉴别诊断及治疗原则、预防方法。常见性传播性疾病的病因及传播途径；诊断、鉴别诊断和治疗原则及社区健康教育的方法和要点。

了解：少见和危重疾病的临床诊治。

（3）中医肛肠科

掌握：肛肠科常用的检查方法如：肛门视诊、直肠指诊、肛门镜、球头银丝等检查方法，以及常用的检查、治疗体位。

熟悉：肛肠常见病的诊断、治

疗的基础知识及基本理论。熟练以下疾病的临床特点，诊断、鉴别诊断及治疗原则：痔、单纯性肛瘘、肛裂等以及随访规范；熟悉肛肠科基本用药。

了解：感染伤口清创原则与方法；体表肿物切除术；不同手术换药及拆线的时间。灭菌的常用方法及灭菌后物品的使用期限。

外科轮转学习主要疾病和例数要求见表7，基本技能要求见表8。

表7 外科轮转学习主要疾病和例数要求

疾病名称	例次（≥）
1. 外科感染	3
2. 乳房疾病	3
3. 肛门直肠疾病	3

表8 外科轮转基本技能要求

操作技术名称	例次（≥）
掌握：	
1. 外科疾病的查体和物理诊断	5
2. 无菌操作（手术野准备）	2
3. 小伤口的清创缝合	2
4. 伤口的换药拆线	2
5. 体表肿物切除	1
6. 肛门指诊操作	1

（四）中医妇科（4周）

1. 轮转目的

掌握门诊常见妇科疾病的中西医处理流程；掌握计划生育指导和常用计划生育手术的适应证、高危手术的识别及转诊指征；对妇科常见急危重症做出正确的判断和评估，必要时能够进行适时转诊；学习本专科基本药物和其他常用药物合理使用的原则和方法。

2. 基本要求

掌握：中医妇科相关基础知识；中医妇科天癸-冲任-胞宫相关理论；病史采集及妇科检查（妇科双合诊、三合诊体检技能）、中医妇科相关的实验室检查及常用的标本采集操作方法。掌握计划生育指导和非手术措施的适应证及转诊原则。社区孕产妇保健的流程和中医健康教育的要点。中医妇科病证防治特色适宜技术2项。

熟悉：中医妇科常见病、多发病（月经失调、闭经、崩漏、痛经、带下病、胎动不安、异位妊娠、产后恶露不尽、癥瘕、子宫脱垂、阴疮、阴痒、不孕症）的发病机制、临床表现、诊断、鉴别诊断和中西医结合治疗方案；常见月经病证（月经先期、月经后期、月经先后无定期、经间期出血）的中医病因、病机、辨证论治；常见妇科急腹症（宫外孕、黄体破裂、卵巢囊肿蒂扭转等）的鉴别诊断和紧急处理。中医妇科常用药物的应用原则。高危妊娠的识别、诊断及转诊适应证；异常产褥的诊断和处理原则，转诊指征。围生期保健的主要内容和相应的处理原则。

了解：本专科代表性方剂；常用计划生育手术的适应证；宫颈涂片、阴道镜、盆腔B超、CT检查的意义和指征。中医妇科发展中的主要学术流派及著名医家的学术观点。

妇产科轮转学习主要疾病和例数要求见表9，基本技能要求见表10。

表9 妇产科轮转学习主要疾病和例数要求

疾病名称	例次（≥）
1. 常见宫颈和阴道炎症	10
2. 阴道异常出血	5
3. 子宫肌瘤、卵巢囊肿	3
4. 妇科急腹症	2
5. 围生期保健	2
6. 围绝经期保健	3
7. 计划生育	1

表10　妇产科轮转基本技能要求

操作技术名称	例次（≥）
掌握：	
1. 妇科检查双合诊技术	10
2. 窥阴器的使用方法	10
3. 子宫颈涂片技术	5
4. 阴道分泌物悬滴检查	5
了解：	
1. 刮宫术	
2. 放环	
3. 取环	

（五）中医儿科（4周）

1. 轮转目的

学习儿科常见疾病的中西医基础理论和基本知识，掌握儿科病史采集和体格检查的特殊性；小儿用药特点、药物剂量的计算方法；小儿生长发育指标的正常值和测量方法；儿科常见疾病的中西医诊断和处理原则；学习本专科基本药物和其他常用药物合理使用的原则和方法；了解儿童生长发育规律和影响因素。

2. 基本要求

中医儿科的相关理论；儿科相关基础知识；小儿生理、病理及病因特点；儿科病史采集和小儿体格检查特点；儿科用药特点、药物剂量的计算方法以及正确配奶的方法；小儿生长发育指标的正常值和测量方法。社区儿童保健的流程和方法。儿科危重病人的转诊指征。中医儿科病证防治特色适宜技术一项。

熟悉：儿科常见病证（感冒、咳嗽、哮喘、肺炎喘嗽、反复呼吸道感染、口疮、呕吐、厌食、泄泻、疳证、腹痛、汗证、多动症、遗尿、奶麻、手足口病、紫癜、佝偻病等）的中医病因病机、临床表现、诊断、鉴别诊断和辨证论治；针刺四缝、穴位敷贴、雾化吸入、物理降温等操作技术；儿科常用诊法和常用治法。WHO关于小儿贫血的诊断标准及鉴别诊断、治疗及预防原则。小儿佝偻病及婴儿手足搐搦症的临床表现及各期的诊断、治疗及预防原则。

了解：中医儿科学发展中的主要学术流派及著名医家的学术观点；小儿各年龄阶段的保健原则；小儿体液平衡的特点和液体疗法；儿科常用辅助检查。

儿科轮转学习主要疾病及例数要求见表11，基本技能要求见表12。

表11　儿科轮转学习主要疾病及例数要求

疾　病　名　称	例次（≥）
1. 小儿生长发育	3
2. 新生儿常见疾病	
（1）新生儿肺炎	1
（2）新生儿黄疸	1
3. 营养性疾病	
（1）小儿贫血	1
（2）佝偻病及婴儿手足搐搦症	1
4. 各系统疾病	
（1）呼吸道疾病（包括上感、支气管炎、喉炎、肺炎）	5
（2）小儿腹泻及液体疗法	1
（3）小儿腹痛	2
（4）小儿惊厥	2
（5）先天性心脏病	1
（6）急性弛缓性麻痹	1
5. 小儿常见急性传染病（包括麻疹、风疹、百日咳、水痘、流行性腮腺炎、猩红热、手足口病）	各1

表12　儿科轮转学习基本技能要求

操作技术名称	例次（≥）
掌握：	
小儿查体的方法	3
熟悉：	
小儿用药特点、药物剂量的计算方法	

（六）针灸科（4周）

1. 轮转目的

通过培养，使学员系统掌握针灸科相关的基础知识、基本技术，在临床实践中训练辨证思维能力，熟悉针灸科常见病、多发病的诊断、治疗、预防和随访工作，对少见或疑难病的诊断与治疗，危急重症的处理具备初步的认识和经验。

2. 基本要求

掌握：经络腧穴学的基本理论；刺法灸法学的基础知识；针灸科专科检查的基本方法；采用正确的专业术语书写针灸科门诊病历；针灸科常用的技能操作：进针手法、拔罐疗法、艾灸疗法、电针疗法、耳针疗法；针灸治疗的适应证与禁忌证以及针刺意外的处理方法；国家中医药管理局推广的针灸适宜技术2项。

熟悉：针灸科的常见病和多发病：痹证、痿证、漏肩风、落枕、腰痛、中风、面瘫等病因病机、临床特点、诊断与鉴别诊断以及治疗原则。常用针刺补泻手法；头针疗法、水针疗法在临床上的运用。

了解：针灸学术发展中的主要学术流派以及经典著作，近、现代著名医家的学术观点；本基地的针灸适宜技术。

针灸科轮转学习主要疾病及例数要求见表13，基本技能要求见表14。

表13　针灸科轮转学习主要疾病及例数要求

疾病名称	例次（≥）
1. 颈椎病	3
2. 腰椎间盘突出症	3
3. 营养性疾病	1
4. 急性腰扭伤	1
5. 腰部慢性劳损	1
6. 肩关节周围炎	1
7. 骨性关节炎	2
8. 类风湿关节炎	2
9. 风湿性关节炎	2
10. 周围性面神经炎	2
11. 脑梗死	2

表14　针灸科轮转学习基本技能要求

操作技术名称	例次（≥）
掌握：	
1. 体针	5
2. 各种罐法（拔罐、走罐、闪罐、刺络拔罐）	3
熟悉：	
1. 电针（连续波、断续波、疏密波）	
2. 耳针	
3. 灸法	

（七）推拿科（4周）

1. 轮转目的

通过培养，使学员系统掌握推拿科相关的基础知识、基本技术，在临床实践中训练辨证思维能力，熟悉推拿科常见病、多发病的诊断、治疗、预防和随访工作，对少见或疑难病的诊断与治疗，危急重症的处理具备初步的认识和经验。

2. 基本要求

掌握：推拿的作用原理和治疗

原则；经络学说的基本理论；推拿手法和功法的基础知识；推拿科专科检查的基本方法；采用正确的专业术语书写推拿科门诊病历；推拿科常用的手法操作：㨰法、一指禅推法、按揉法、弹拨法、摩法、擦法、捏法；推拿治疗的适应证与禁忌证以及推拿意外的处理方法；国家中医药管理局推广的推拿适宜技术2项。

熟悉：推拿科的常见病和多发病：痹证、痿证、漏肩风、落枕、腰痛、中风、泄泻等病因病机、临床特点、诊断与鉴别诊断以及治疗原则。推拿科改良斜扳法治疗急性腰扭伤特色诊疗技术的操作；不寐、痛经、眩晕、小儿肌性斜颈病因病机、临床特点、诊断与鉴别诊断以及推拿治疗原则。

了解：点法、压法、平推法、拿法、扫散法、运法；摇法、拔伸法在临床上的运用；运动关节类手法在临床上的运用；推拿学术发展中的一指禅推拿、㨰法推拿、内功推拿三大学术流派以及著名医家的学术观点；各基地的推拿适宜技术。

针刺补泻手法；头针疗法、水针疗法在临床上的运用和操作方法。

推拿科轮转学习主要疾病及例数要求见表15，基本技能要求见表16。

表15　推拿科轮转学习主要疾病及例数要求

疾病名称	例次（≥）
1. 颈椎病	2
2. 腰椎间盘突出症	2
3. 肩关节周围炎	2
4. 急性腰扭伤	1
5. 腰部慢性劳损	1
6. 腰椎骨性关节炎	1
7. 强直性脊柱炎	1
8. 脑血管意外后遗症	2
9. 婴幼儿腹泻	2

表16　推拿科轮转学习基本技能要求

操作技术名称	例次（≥）
掌握：	
1. 㨰法	5
2. 一指禅推法	3
3. 按揉法	
熟悉：	
1. 弹拨法	
2. 摩法	
3. 擦法	

（八）中医骨伤科（4周）

1. 轮转目的

通过培养，使学员系统掌握中医骨伤科相关的基础知识、基本技术，在临床实践中训练辨证思维能力；熟悉中医骨伤科常见病、多发病的诊断、治疗、预防和随访工作；对少见或疑难病的诊断与治疗，危急重症的处理具备初步的认识和经验；学习本专科基本药物和其他常用药物合理使用的原则和方法。

2. 基本要求

掌握：中医骨伤科基础理论；中医骨伤科局部症状和全身症状的四诊检查和辨证；骨伤科危重病人的转诊指征中医骨伤病证防治特色适宜技术一项。

熟悉：中医骨伤科常见病、多发病：颈椎病、急性腰扭伤、腰椎间盘突出症、肩周炎、股骨头缺血性坏死、骨关节炎、骨质疏松症等疾病的病因病机、临床特点、诊断与鉴别诊断、治疗原则。

了解：本专科代表性方剂；中医骨伤科学发展中的学术流派，著名医家的学术观点；骨伤科常见病、多发病的手术操作方法以及手术的适应证、禁忌证；骨伤科的常用检查治疗方法以及操作技术，相关影像学和实验室检查方法；骨伤外用药物使用包扎、外固定器材（夹板、石膏）的制作和使用，以及骨伤科疾病的针灸、理筋和整复手法的运用。

（九）中医眼科（2周）

1. 轮转目的

掌握正确的病史采集及体格检查；掌握眼科常见疾病的中西医诊断与鉴别诊断、处理原则；了解常用的诊疗技术；学习本专科基本药物和其他常用药物合理使用的原则和方法。

2. 基本要求

掌握：中医眼科专科检查的基

本方法，中医眼科症状的辨认和正确的描述方法，书写完整的中医/中西医结合眼科门诊病历。

熟悉：中医眼科常见病、多发病（针眼、胞生痰核、睑弦赤烂、眼丹、上胞下垂、椒疮、栗疮、流泪症、漏睛、漏睛疮、天行赤眼、暴风客热、天行赤眼暴翳、金疳、火疳、胬肉攀睛、聚星障、凝脂翳、湿翳、混睛障、宿翳、瞳神紧小、瞳神干缺、绿风内障、青风内障、云雾移睛、视瞻有色、视瞻昏渺、圆翳内障、异物入目、真睛破损、酸碱入目、近视、远视、目偏视等）的中西医诊断和处理原则。

了解：本专科代表性方剂。

眼科轮转学习病种及例数要求见表17，操作基本技能要求见表18。

表17　眼科轮转学习病种及例数要求

疾病名称	例次（≥）
1. 睑腺炎（麦粒肿）	3
2. 睑板腺囊肿（霰粒肿）	3
3. 结膜炎	5
4. 白内障	5
5. 青光眼	3

表18　眼科轮转学习操作基本技能要求

操作技术名称	例次（≥）
掌握：	
1. 眼底镜的使用及正常眼底的识别	10
2. 眼冲洗治疗	3
3. 外眼一般检查	5
了解：	
1. 结膜囊异物处理方法	
2. 眼压测定	
3. 视力检测	

（十）中医耳鼻咽喉科（2周）

1. 轮转目的

学习耳鼻喉科常见疾病的中西医基础理论和基本知识，掌握病史采集、体格检查等临床技能；掌握耳鼻喉科常见疾病的中西医诊断和处理原则；了解耳鼻喉科常用的诊疗技术；学习本专科基本药物和其他常用药物合理使用的原则和方法；培养正确的临床思维。

2. 基本要求

掌握：耳鼻咽喉各器官的应用解剖、生理知识；耳鼻咽喉的一般检查方法。

熟悉：耳鼻咽喉主要疾病的病因病机；耳鼻咽喉常见病、多发病的诊断、鉴别诊断、辨证与治疗。

了解：本专科代表性方剂；耳鼻咽喉内镜检查法，尤其是耳鼻咽喉内窥局部的细微辨证特点；纯音测听、音叉检查法及结果分析。耳、鼻、咽、喉影像学检查（X线、CT、MRI）报告的研读。

耳鼻喉科轮转学习病种及例数要求见表19，操作基本技能要求见表20。

表19　耳鼻喉科轮转学习病种及例数要求

疾病名称	例次（≥）
1. 耳鼻外伤	1
2. 鼻出血	2
3. 鼻炎、鼻窦炎	6
4. 急、慢性扁桃体炎	4
5. 急性喉炎、会厌炎	1
6. 突发性耳聋	1
7. 中耳炎	4

表 20　耳鼻喉科轮转学习操作基本技能要求

操作技术名称	例次（≥）
掌握：	
1. 耳鼻咽喉一般检查	5
2. 耳镜使用	4
3. 鼻咽镜及间接喉镜使用	3
4. 外耳道异物（耵聍）取除	3
了解：	
1. 听力检测	
2. 上颌窦穿刺术	

（十一）中医康复科（2 周）

1. 轮转目的

学习康复科的基础理论和基础知识，掌握常见疾病的康复原则，了解常用的康复技术。

2. 基本要求

掌握：脑血管疾病及颅脑损伤所致功能障碍康复的最佳时间、康复适应证及禁忌证、康复注意事项。

熟悉：常见疾病及损伤的康复原则，包括脑卒中、周围神经损伤、小儿脑瘫、骨关节疾病、骨折等。

了解：运动疗法、作业治疗、言语治疗、常用物理因子治疗。

中医康复科轮转学习主要疾病及例数要求见表 21，基本技能要求见表 22。

表 21　中医康复科轮转学习主要疾病及例数要求

疾　病　名　称	例次（≥）
1. 脊髓损伤	1
2. 骨折后遗症	2
3. 周围神经损伤炎	2
4. 脑血管病	2
5. 颅脑外伤	1
6. 腰椎间盘突出	2
7. 颈椎病	2

表 22　中医康复科轮转学习基本技能要求

操作技术名称	例次（≥）
掌握：	
1. 物理因子治疗（高频、中频、低频等）	5
2. 手法技能操作（关节松动术、有氧训练技术等）	5
熟悉：	
1. 作业治疗	
2. 言语治疗	

（十二）临床护理（2 周）

1. 轮转目的

掌握护理的基本技能，熟悉常用护理的基本知识。

2. 基本要求

掌握：肌肉注射、皮内注射、皮下注射和静脉输液操作技术和注意事项；导尿、吸痰、灌肠技术和注意事项；骨折石膏固定后的护理技术和注意事项。

熟悉：卧位护理；肠外营养支持护理操作和病人指导要点；伤口和造口护理的基本知识和操作注意事项；中医辨证施护要点。

了解：不同部位给药的操作要点和病人指导要点。

（十三）辅助科室（2 周）

1. 轮转目的

熟悉临床常用辅助检查的基本知识。

2. 基本要求

（1）放射科

掌握：内科各系统影像学的检查方法，正常影像学表现，基本疾病的影像学表现和疾病诊断；常见疾病影像检查的选择；影像检查会诊单的正规书写方法。

熟悉：常见病的 X 线诊断（肺炎、肺癌、气胸、胸腔积液、急腹症肠梗阻、消化道穿孔）；常见病的

X线计算机体层成像（CT）诊断（肺炎、肺癌、脑梗死、脑出血）；常见疾病影像检查程序。

了解：放射科常规工作制度；摄片室工作常规及操作方法。

（2）心电图

掌握：心电图采集技能；常见典型心电图诊断（心室肥大、心房肥大、左右束支传导阻滞、心肌梗死、低血钾、高血钾、预激综合征、逸搏心律、房室传导阻滞、早搏、阵发性心动过速、心房颤动、心室颤动）。

熟悉：动态心电图、动态血压技术。

了解：运动平板试验技术。

（3）中药房

掌握：中医处方书写的基本格式；在中药调配过程中掌握各类中药药材的功效。

熟悉：医生的书写习惯及处方应对；能够认识常用中药药材。

了解：对于同种药材的不同炮制能够识别；中药的真伪鉴别；中药调配的基本方法和流程。

（十四）跟师学习

1. 培养目标

（1）通过跟随具有一定专长及临床特色的指导老师学习，使中医类别助理全科医生在全面学习各学科基本理论和基本知识的基础上，通过跟师方式，学习和整理带教老师的临床经验和技术专长，熟悉并基本掌握带教老师的临床经验和基本技能、技艺并形成自身相对稳定的中医临床辨证思维。

（2）培养时间

在培养期内每周跟师学习半天，每年不少于20次，以门诊为主。

2. 培养方法

（1）指导老师聘任

各培养单位遴选临床学术专长具有特色，主治以上中医医师，经省级中医药管理局组织专家进行资格认定后，正式聘其为中医类别助理全科医生培训指导老师。在带教人选的选配上，以双向选择为原则，每位指导老师带教学员不超过3名，以保证教学质量。

（2）培养内容

结合指导老师的临床经验、技术专长及特色，熟练运用中医望、闻、问、切的诊断方法，以中医辨证论治为指导，密切结合中医的理、法、方、药，发挥中医药特色和优势，掌握对某类疾病具有特色的诊断和治疗方法。学习一部以上指导老师推荐的中医典籍、经典著作。

（3）培养标准

①收集整理反映指导老师临床经验和专长、体现疾病诊疗全过程的临床医案，每年不少于5份。

②做好跟师笔记。撰写跟师心得或学习中医典籍体会，每年不少于一篇。

③在培养结束时提交一篇总结论文（2000字以上），内容能基本反映指导老师的临床经验。

二、基层实践（16周）

基层实践培训分为3个部分：中医全科医疗服务技能培训7周；预防保健与公共卫生服务技能培训及专业公共卫生机构实践8周；社区卫生服务管理技能培训一周。

（一）中医全科医疗服务技能培训（7周）

1. 社区常见病和常见健康问题的诊治及转诊原则

（1）上呼吸道感染

掌握：临床表现、诊断与鉴别诊断及治疗原则（防止抗生素的滥用）；中医病因病机、诊断、鉴别诊断、辨证论治。

（2）支气管哮喘

掌握：病因、临床表现、诊断与鉴别诊断、治疗原则、缓解期的社区防治；中医病因病机、诊断、鉴别诊断、辨证论治。

（3）慢性支气管炎和慢性阻塞性肺部疾病

掌握：病因、临床表现、分型、诊断与鉴别诊断、急性发作期及慢性迁延期的治疗、社区预防管理；中医病因病机、诊断、鉴别诊断、辨证论治。

（4）心脑血管疾病

掌握：病因、临床表现、分型、诊断与鉴别诊断、急性发作期及慢性迁延期的治疗、社区预防管理；中医病因病机、诊断、鉴别诊断、辨证论治。

（5）泌尿系统感染

掌握：急、慢性泌尿系统感染的诱因、临床表现、诊断与鉴别诊断、常规治疗及预防措施；中医病因病机、诊断、鉴别诊断、辨证论治。

（6）腹泻、食道炎、胃炎、胃溃疡

掌握：腹泻、食道炎、胃炎、胃溃疡的诊断与处理；中医病因病机、诊断、鉴别诊断、辨证论治。

（7）骨质疏松症、骨性关节病

熟悉：骨质疏松症、骨性关节病的临床特点、治疗原则及一、二、三级预防措施；中医病因病机、诊断、鉴别诊断、辨证论治。

（8）常见肿瘤（如肺癌、肝癌、胃癌、乳腺癌、结肠癌等）、老年痴呆、帕金森病、皮肤瘙痒症

熟悉：常见肿瘤、老年痴呆、帕金森病、皮肤瘙痒症等疾病的临床特点、治疗原则、预防措施及社区管理；中医病因病机、诊断、鉴别诊断、辨证论治。

（9）外科常见疾病（如疖肿、痔疮、阑尾炎等）

掌握：常见外科疾病如疖肿、痔疮、阑尾炎等疾病的识别及创伤、犬咬伤的处理；中医病因病机、诊断、鉴别诊断、辨证论治。

（10）眼耳鼻喉科常见疾病（结膜炎、角膜异物、鼻炎等）

熟悉：结膜炎、角膜异物、鼻炎、鼻窦炎等常见病的一般处理；中医病因病机、诊断、鉴别诊断、辨证论治。

（11）社区常见精神疾病

掌握：焦虑症与抑郁症的常见临床表现和治疗原则。

熟悉：精神分裂症的识别与转诊。

了解：社区接诊精神疾病时的注意事项。

（12）中毒

掌握：食物中毒、有机磷中毒、一氧化碳中毒的院前急救。

（13）常见伤害

掌握：溺水、电击伤、切割伤、动物咬伤等常见伤害的院前处理原则与方法。

2. 常见慢性病的诊治与管理

掌握：基层医疗中常见慢性病规范管理的基本技能，包括高血压、糖尿病的临床特点、诊断与鉴别诊断、治疗原则，一、二、三级预防措施、转诊指征及规范管理的基本技术；中医病因病机、诊断、鉴别诊断、辨证论治。

3. 全科医生接诊方式和医患沟通技巧

掌握：全科医生的接诊方式；医患沟通的技巧和注意事项。

熟悉：基层医疗中导致医疗纠纷发生的常见影响因素。

4. 全科医疗健康档案的建立

掌握：在培训期间，每人至少完成2份不同健康问题的个人健康档案并能实行动态管理；家庭健康档案2份并进行连续管理。

5. 家庭病床管理

了解：家庭病床的建立与管理流程，参与一例家庭病床的管理。

6. 社区康复

掌握：脑血管疾病所致功能障碍康复的最佳时间、康复指征、转诊指征；中医病因病机、诊断、鉴别诊断、辨证论治。

熟悉：基层医疗中常用康复技术。

7. 基层医疗用药

掌握：国家基本药物的用法、用量、常见的不良反应、药物的相互作用以及使用注意事项。

熟悉：其他常用药物的用法、用量、常见的不良反应、药物的相互作用以及使用注意事项。

全科医疗服务主要技能要求见表23。

表23 全科医疗服务基本技能要求

操作技术名称	例数
掌握：	
1. 全科医疗健康档案的书写	2
2. 规范管理高血压	2
3. 规范管理糖尿病	2
4. 管理家庭病床	1
了解：	
1. 中医适宜技术（拔罐、刮痧等）	
2. 一般康复指导	
3. 规范管理冠心病	
4. 规范管理脑卒中	

（二）预防保健与公共卫生服务技能培训（8周）

掌握国家基本公共卫生服务项目的主要内容。实践内容要求如下：

1. 健康教育

掌握：

（1）针对不良生活方式

开展合理膳食、控制体重、适当运动、心理平衡、改善睡眠、限盐、控烟、限酒等健康生活方式和可干预危险因素的健康教育。

（2）针对不同病种

开展高血压、糖尿病、冠心病、脑卒中、哮喘、乳腺癌和宫颈癌、结核病、肝炎、艾滋病、流感、手足口病和狂犬病等重点疾病健康教育。

（3）针对不同人群

青少年、妇女、老年人、残疾人、0~6岁儿童家长、农民工等人群进行健康教育。

（4）开展个体化健康教育

对以上内容要求：在培训期间参与2个以上健康问题的健康教育，独立完成一次健康教育活动，包括设计计划方案、实施教育、咨询、评价等活动，时间不少于一小时，听众不少于15人。

2. 特殊人群保健

（1）儿童保健与学校卫生

熟悉：

1）新生儿访视的内容和技巧；儿童体格检查操作技术，如测量身高、体重、头围、胸围等，并能针对体检结果作出恰当的评价和指导。

2）婴儿喂养指导和儿童营养咨询技术；辅助食品添加的顺序及原则。

3）有关视力及听力筛查、龋齿问题的健康教育。

4）免疫规划程序和预防接种的方法、注意事项以及不良反应处理。

5）儿童系统管理方法。

了解：

1）各年龄儿童保健原则、具体措施以及小儿保健组织机构；儿童青少年性教育内容；疫苗冷链管理。

2）儿童社区和家庭常见伤害（烧烫伤、溺水、跌落、意外中毒、电击伤、锐器伤、动物咬伤）及其预防策略；儿童龋齿及预防策略；家庭和学校食品安全；农村社区食源性疾病的预防措施。

3）学校卫生服务的主要内容及工作规范。

（2）老年人保健

掌握：

1）老年人健康综合评估的内容、方法和意义，使用相关量表完成2人的评估。

2）影响老年人功能减退的因素及其预防措施；运动锻炼的积极作用与方式；老年家庭安全问题及常见家庭伤害预防；老年营养配餐原则。

熟悉：老年患者的心理问题及处理；社区老年人护理需求的评估；临终关怀的概念、心理与社会方面的照顾原则。

（3）妇女保健

了解：经期卫生及劳动保护；婚前检查的重要性及计划生育指导；孕期（早期、中期、晚期）的健康管理；产褥期的产后访视、产褥期卫生、乳房护理及母乳喂养的有关知识；产后抑郁症筛检；围绝经期综合征的预防与诊治、激素替代疗法的适应证；妇科常见疾病（宫颈癌、乳腺癌）普查的意义和方法。

（4）残疾人保健

了解：国家有关残疾人权益的政策、法规；残疾人心理特点及其特殊的心理需求，能够作相关的咨询。

3. 社区卫生服务调查与评估

掌握：通过参与社区卫生诊断，掌握社区疾病谱及疾病顺位，确定需优先解决问题的方法。

4. 传染病管理

掌握：法定传染病报告及处理办法。

了解：社区常见传染病的社区管理办法。

5. 精神疾病管理

了解：居家重性精神疾病患者的管理要求。三级防治网络，重性精神疾病管理治疗工作流程。具体包括：患者信息管理、随访评估、分类干预、健康体检、转诊原则及标准、社区家庭康复原则与方法、监护人看护要求。

6. 突发事件卫生应急

熟悉：突发公共卫生事件和突发事件紧急医学救援基本知识、信息报告、处置原则、处置流程与规范；国家卫生应急相关法律、法规；食品安全事故应急处置与信息报告程序。

了解：突发公共卫生事件分级理念；突发公共卫生事件风险评估和风险沟通的基本概念、基本原则。

7. 卫生监督协管

了解：《卫生监督协管服务规范》的内容。

基本公共卫生服务主要技能要求见表24。

表24 基本公共卫生服务主要技能要求

操作技术名称	例数（≥）
掌握：	
1. 老年人健康综合评估	2
2. 产后访视	2

（三）社区卫生服务管理技能培训（1周）

熟悉：社区卫生服务/全科医疗服务质量考核指标体系、评价方法和程序；本地区和本机构卫生服务信息系统的内容及管理程序；社区卫生服务团队的服务模式、意义；人际沟通技巧，包括医患沟通、与社会工作者等沟通的技巧；国家和地方基本医疗、基本公共卫生、基本药物制度及内容；社区卫生服务机构的设置、管理要求和医疗、药品、财务与信息等管理原则及程序；与社区卫生服务有关的卫生法律、法规。

三、理论培训

理论培训共由14门课程、4个系列讲座组成，总共330学时。理论课程按内容分为4个模块：全科医学基本理论与职业理念和综合素质相关课程（81学时）；临床医疗服务相关课程（126学时）；全科医疗与公共卫生服务相关课程（78学时）；综合系列讲座（45学时），其中全科医学基本理论与职业理念和综合素质课程，安排在培训开始的第1～2周，采用集中授课的形式进行；临床医疗服务相关课程和全科医疗与公共卫生服务相关课程，安排在临床培训和基层实践过程中进行；综合系列讲座亦根据具体内容安排在临床培训或基层实践过程中进行。

（一）全科医学基本理论与职业理念和综合素质相关课程（80学时）

1. 中医全科医学概论（30学时）

掌握：①掌握全科医学的概念，具有中医药特色的全科医疗的基本原则和服务模式，中医类别全科医师临床诊疗与思维方式。②掌握中医学的健康概念，以及未病先防、既病防变、病后调护等理论。③掌握家庭的定义、结构与功能、家庭与健康及疾病的关系。④掌握社区为导向的基层医疗模式和原则。⑤掌握具有中医药特色的全科医疗健康档案的建立和病历的书写，中医药特色的全科医疗综合模式和医患交流的技巧。⑥掌握社区诊断的方法，掌握处方药、非处方药区别，老年用药、儿童用药特点，中药、西药合用的用药方法和注意事项。⑦掌握社区合理用药的基本原则和不同人群的用药特点。

熟悉：①熟悉中医药、社区卫生服务管理有关卫生法律法规、医疗保险的相关政策及有关问题。②熟悉病人管理与教育及医源性疾病的预防。③熟悉居民家庭档案的建立和运用。

2. 中医适宜技术（18学时）

掌握：①掌握常用穴位的归经、主治。②掌握单手、双手进针法及针刺基本手法，掌握三棱针放血、艾灸、穴位注射等操作方法和技巧。④掌握本地区针灸适宜技术的应用。⑤掌握推拿的基本理论和基础知识。⑥掌握推拿的适应证和禁忌证以及在社区的应用原则。⑦掌握推拿的基本手法，掌握㨰、按、揉、摩等手法的技巧。⑧掌握本地区推拿适宜技术的应用。⑨掌握本地区刮痧、贴敷、拔罐、中药熏蒸等适宜技术的应用。

熟悉：①熟悉常见病、多发病的针灸临床适应证及配穴原则。②熟悉常用穴位的刺灸方法和针刺禁忌。③熟悉刮痧、贴敷、拔罐、中药熏蒸等的一般应用方法。④熟悉刮痧、贴敷、拔罐、中药熏蒸等的适应证和应用原则。

了解：①了解经络学、腧穴学的基本理论。②了解针刺异常情况的处理及预防方法。

3. 中医养生保健学（8学时）

掌握：①掌握中医养生学基本理论和原则。②掌握中医精神调摄、药膳食疗、运动功法、四季养生、药物养生等常用养生保健的机理与方法。③掌握四季调神、怡养心神的方法。

熟悉：①熟悉开展社区中医养生保健的策略与步骤。②熟悉中医药膳的配伍、制作方法与要领。③熟悉常用中药养生的名方组成与使用方法。

4. 预防医学概论（12学时）

掌握：①掌握流行病学的概念。②掌握疾病频率测量的常用指标。③掌握社区疾病预防策略与三级预防的概念。④掌握资料收集与整理的基本方法。⑤掌握社区计划免疫工作的实施措施。掌握中西医预防方法。

熟悉：①熟悉疾病时间、地区、人群分布的概念。②熟悉常用计量、计数资料的分析方法与适用范围。③熟悉突发公共卫生事件的相关预案。④熟悉健康教育的基本原则和内容。⑤熟悉流行病学调查分析方法与技术。⑥熟悉社区营养调查和监测方法与技术，社区营养干预、检测与计价技术。

了解：①了解我国卫生工作基本方针。②了解居住环境、饮水、空气卫生等对健康的影响。

5. 医学心理与精神卫生（12学时）

掌握：①掌握医学心理学的基本知识。②掌握社区心理咨询的内容和方法。

熟悉：熟悉医学伦理学的基本知识；熟悉社区常见精神疾病（老年痴呆、抑郁症等）防治的中医药基本知识；熟悉社区卫生服务中常见伦理和法律问题的处理。

了解：了解社区常见精神疾病的中医药防治用药及方法；医学心理学、医学伦理学及精神卫生与全科医学的关系和在社区卫生服务中的应用意义。

（二）临床医疗服务相关课程（126学时）

1. 临床基本技能训练课程（36学时）

掌握：门诊及住院病历的书写；规范的体格检查操作；无菌操作的基本步骤与方法；临床常见X线、B超结果的判读；心电图机操作及正常心电图和异常心电图的鉴别；常用实验室检查项目和化验值的解读；轮转各科常用的基本操作技能。

2. 临床综合课程（45学时）

掌握：临床常见病的诊断与鉴别诊断、治疗原则；疾病康复相关知识和技能；慢性病的治疗与管理；常见传染病的临床表现及预防措施；相关卫生政策法规；医学人文相关知识和技能。

3. 常见症状的鉴别诊断（27学时）

掌握：发热、胸痛、腹痛、头晕、意识障碍、呕吐、便血、贫血、瘙痒等社区居民常见临床症状的鉴别诊断和处理原则。

4. 危重症的识别与处理（18学时）

掌握：掌握昏迷患者的识别、处理（现场和急诊）与转运原则；呼吸困难的识别、处理与转运原则；心脏骤停的现场处理与心肺复苏的流程；胸痛患者的诊治流程；儿童急性中毒的识别与处理。

熟悉：紧急分娩的处理；急性喉头水肿、眼内异物的紧急处理原则及其转运注意事项。

（三）全科医疗与公共卫生服务相关课程（78学时）

1. 预防保健与健康教育（15学时）

掌握：疾病预防的三级策略；临床预防的概念、方法；健康教育的基本理论、基本方法、设计思路；群体健康教育和个体健康教育的实施步骤与实施注意事项等。

熟悉：健康教育的效果评估；儿童青少年社区和家庭常见伤害及其预防策略；社区和家庭食品安全；社区和家庭常见食源性疾病和食物中毒及其预防策略；食物中毒的调查方法、内容与处理措施。

了解：健康教育、健康宣传、健康促进的区别。

2. 社区常见慢性病管理（18学时）

掌握：社区常见慢性疾病（高血压病、糖尿病、脑卒中、冠心病、慢性阻塞性肺部疾病）的管理规范、指南及其临床应用、慢性病管理效果评估等。

熟悉：慢性病防治策略与措施；慢性病的主要危险因素及干预；多种慢性病共存时，用药的注意事项及其药物副作用的监测方法。

了解：慢性病的流行概况。

3. 社区特殊人群保健（18学时）

掌握：婴幼儿保健、儿童保健、青少年期保健、妇女保健、男性保健、老年保健、残疾人保健的相关组织管理体系、保健内容与保健方法。

4. 突发事件卫生应急（18学时）

掌握：突发公共卫生事件和突发事件紧急医学救援基本知识、信息报告、处置原则、处置流程与规范；卫生应急相关法律法规、基本知识和基本技能；我国卫生应急相关法律法规、卫生应急管理体系和基本知识。

熟悉：突发公共卫生事件分级理念。

了解：突发公共卫生事件风险评估和风险沟通的基本概念、基本原则。

5. 社区卫生服务管理（9学时）

熟悉：社区卫生服务管理的相关概念、社区卫生服务发展相关政策及其对社区卫生服务的影响、团队合作的原则、全科医疗健康档案的建立与管理、医疗保险制度与医疗行为规范、医疗服务质量管理、绩效考核设计与实施等内容。

了解：我国卫生体系的组成和医疗保障制度，重点了解新型农村合作医疗制度。

（四）综合系列讲座（46学时）

1. 现场急救与病人转运（8学时）

掌握：农村社区常见创伤的现场急救与转运方法和注意事项；气道异

物、儿童溺水、电击伤、犬咬伤、蛇咬伤等急症的处理与转运注意事项。

熟悉：急救药物的保存、使用注意事项。

2. 常见病的规范诊治与管理（10学时）

掌握：农村社区常见病规范诊治与科学管理的原则。

熟悉：常见功能性疾病的诊断和处理原则。

3. 社区康复理论与技术（6学时）

掌握：社区康复医学的概念、研究范畴。

熟悉：适用于农村社区常用康复技术及应用原则。

4. 基层合理用药（12学时）

掌握：农村地区基层医疗中常见病所使用基本药物的作用原理、用药原则、用药剂量、药物副作用的监测及注意事项；农村地区常用抗生素的合理使用及其用药禁忌；农村社区常用中成药的合理使用及其注意事项。

了解：国家基本药物制度、《国家基本药物处方集》《国家基本药物临床应用指南》的合理使用原则；癌症患者常用化疗药物的药理作用、副作用及其注意事项。

5. 中医药在突发事件卫生应急工作中的作用（10学时）

掌握：中医医疗机构在各类突发公共事件卫生应急工作中的基本职能、工作要求和参与方式。

了解：中医药在突发事件卫生应急工作中的专业特色和自身优势，包括中医药在突发急性传染病防控中的作用；中医药在地震、洪涝灾害等自然灾害灾后疫情防控中的作用；中医康复在伤病员中后期康复治疗中的作用。

关于印发《医疗机构病历管理规定（2013年版）》的通知

国卫医发〔2013〕31号

各省、自治区、直辖市卫生厅局（卫生计生委）、中医药管理局，新疆生产建设兵团卫生局：

为进一步强化医疗机构病历管理，维护医患双方的合法权益，使病历管理满足现代化医院管理的需要，国家卫生计生委和国家中医药管理局组织专家对2002年下发的《医疗机构病历管理规定》进行了修订，形成了《医疗机构病历管理规定（2013年版）》（可以从国家卫生计生委网站下载）。现印发给你们，请遵照执行。

国家卫生计生委
国家中医药管理局
2013年11月20日

医疗机构病历管理规定（2013年版）

第一章　总　则

第一条　为加强医疗机构病历管理，保障医疗质量与安全，维护医患双方的合法权益，制定本规定。

第二条　病历是指医务人员在医疗活动过程中形成的文字、符号、图表、影像、切片等资料的总和，包括门（急）诊病历和住院病历。病历归档以后形成病案。

第三条　本规定适用于各级各类医疗机构对病历的管理。

第四条　按照病历记录形式不同，可区分为纸质病历和电子病历。电子病历与纸质病历具有同等效力。

第五条　医疗机构应当建立健全病历管理制度，设置病案管理部门或者配备专（兼）职人员，负责病历和病案管理工作。

医疗机构应当建立病历质量定期检查、评估与反馈制度。医疗机构医务部门负责病历的质量管理。

第六条　医疗机构及其医务人员应当严格保护患者隐私，禁止以非医疗、教学、研究目的泄露患者的病历资料。

第二章　病历的建立

第七条　医疗机构应当建立门（急）诊病历和住院病历编号制度，为同一患者建立唯一的标识号码。已建立电子病历的医疗机构，应当将病历标识号码与患者身份证明编号相关联，使用标识号码和身份证明编号均能对病历进行检索。

门（急）诊病历和住院病历应当标注页码或者电子页码。

第八条　医务人员应当按照《病历书写基本规范》《中医病历书写基本规范》《电子病历基本规范（试行）》和《中医电子病历基本规范（试行）》要求书写病历。

第九条　住院病历应当按照以下顺序排序：体温单、医嘱单、入院记录、病程记录、术前讨论记录、手术同意书、麻醉同意书、麻醉术前访视记录、手术安全核查记录、手术清点记录、麻醉记录、手术记录、麻醉术后访视记录、术后病程记录、病重（病危）患者护理记录、出院记录、死亡记录、输血治疗知情同意书、特殊检查（特殊治疗）同意书、会诊记录、病危（重）通知书、病理资料、辅助检查报告单、医学影像检查资料。

病案应当按照以下顺序装订保存：住院病案首页、入院记录、病程记录、术前讨论记录、手术同意书、麻醉同意书、麻醉术前访视记录、手术安全核查记录、手术清点记录、麻醉记录、手术记录、麻醉术后访视记录、术后病程记录、出院记录、死亡记录、死亡病例讨论记录、输血治疗知情同意书、特殊检查（特殊治疗）同意书、会诊记录、病危（重）通知书、病理资料、辅助检查报告单、医学影像检查资料、体温单、医嘱单、病重（病危）患者护理记录。

第三章　病历的保管

第十条　门（急）诊病历原则上由患者负责保管。医疗机构建有门（急）诊病历档案室或者已建立门（急）诊电子病历的，经患者或者其法定代理人同意，其门（急）诊病历可以由医疗机构负责保管。住院病历由医疗机构负责保管。

第十一条　门（急）诊病历由患者保管的，医疗机构应当将检查检验结果及时交由患者保管。

第十二条　门（急）诊病历由医疗机构保管的，医疗机构应当在收到检查检验结果后24小时内，将检查检验结果归入或者录入门（急）诊病历，并在每次诊疗活动结束后首个工作日内将门（急）诊病历归档。

第十三条　患者住院期间，住院病历由所在病区统一保管。因医疗活动或者工作需要，须将住院病历带离病区时，应当由病区指定的专门人员负责携带和保管。

医疗机构应当在收到住院患者检查检验结果和相关资料后24小时内归入或者录入住院病历。

患者出院后，住院病历由病案管理部门或者专（兼）职人员统一保存、管理。

第十四条　医疗机构应当严格病历管理，任何人不得随意涂改病历，严禁伪造、隐匿、销毁、抢夺、窃取病历。

第四章　病历的借阅与复制

第十五条　除为患者提供诊疗服务的医务人员，以及经卫生计生行政部门、中医药管理部门或者医疗机构授权的负责病案管理、医疗管理的部门或者人员外，其他任何机构和个人不得擅自查阅患者病历。

第十六条　其他医疗机构及医务人员因科研、教学需要查阅、借阅病历的，应当向患者就诊医疗机构提出申请，经同意并办理相应手续后方可查阅、借阅。查阅后应当立即归还，借阅病历应当在3个工作日内归还。查阅的病历资料不得带离患者就诊医疗机构。

第十七条　医疗机构应当受理下列人员和机构复制或者查阅病历资料的申请，并依规定提供病历复制或者查阅服务：

（一）患者本人或者其委托代理人。

（二）死亡患者法定继承人或者其代理人。

第十八条　医疗机构应当指定部门或者专（兼）职人员负责受理复制病历资料的申请。受理申请时，应当要求申请人提供有关证明材料，并对申请材料的形式进行审核。

（一）申请人为患者本人的，应当提供其有效身份证明。

（二）申请人为患者代理人的，应当提供患者及其代理人的有效身份证明，以及代理人与患者代理关系的法定证明材料和授权委托书。

（三）申请人为死亡患者法定继承人的，应当提供患者死亡证明、死亡患者法定继承人的有效身份证明，死亡患者与法定继承人关系的法定证明材料。

（四）申请人为死亡患者法定继承人代理人的，应当提供患者死亡证明、死亡患者法定继承人及其代理人的有效身份证明，死亡患者与法定继承人关系的法定证明材料，代理人与法定继承人代理关系的法定证明材料及授权委托书。

第十九条　医疗机构可以为申请人复制门（急）诊病历和住院病历中的体温单、医嘱单、住院志（入院记录）、手术同意书、麻醉同意书、麻醉记录、手术记录、病重（病危）患者护理记录、出院记录、输血治疗知情同意书、特殊检查（特殊治疗）同意书、病理报告、检验报告等辅助检查报告单、医学影像检查资料等病历资料。

第二十条　公安、司法、人力资源社会保障、保险以及负责医疗事故技术鉴定的部门，因办理案件、依法实施专业技术鉴定、医疗保险审核或仲裁、商业保险审核等需要，提出审核、查阅或者复制病历资料要求的，经办人员提供以下证明材料后，医疗机构可以根据需要提供患者部分或全部病历：

（一）该行政机关、司法机关、保险或者负责医疗事故技术鉴定部门出具的调取病历的法定证明。

（二）经办人本人有效身份证明。

（三）经办人本人有效工作证明（需与该行政机关、司法机关、保险或者负责医疗事故技术鉴定部门一致）。

保险机构因商业保险审核等需要，提出审核、查阅或者复制病历资料要求的，还应当提供保险合同复印件、患者本人或者其代理人同意的法定证明材料；患者死亡的，应当提供保险合同复印件、死亡患者法定继承人或者其代理人同意的法定证明材料。合同或者法律另有规定的除外。

第二十一条　按照《病历书写基本规范》和《中医病历书写基本规范》要求，病历尚未完成，申请人要求复制病历时，可以对已完成病历先行复制，在医务人员按照规定完成病历后，再对新完成部分进行复制。

第二十二条　医疗机构受理复制病历资料申请后，由指定部门或者专（兼）职人员通知病案管理部门或专（兼）职人员，在规定时间内将需要复制的病历资料送至指定地点，并在申请人在场的情况下复制；复制的病历资料经申请人和医疗机构双方确认无误后，加盖医疗机构证明印记。

第二十三条 医疗机构复制病历资料，可以按照规定收取工本费。

第五章 病历的封存与启封

第二十四条 依法需要封存病历时，应当在医疗机构或者其委托代理人、患者或者其代理人在场的情况下，对病历共同进行确认，签封病历复制件。

医疗机构申请封存病历时，医疗机构应当告知患者或者其代理人共同实施病历封存；但患者或者其代理人拒绝或者放弃实施病历封存的，医疗机构可以在公证机构公证的情况下，对病历进行确认，由公证机构签封病历复制件。

第二十五条 医疗机构负责封存病历复制件的保管。

第二十六条 封存后病历的原件可以继续记录和使用。

按照《病历书写基本规范》和《中医病历书写基本规范》要求，病历尚未完成，需要封存病历时，可以对已完成病历先行封存，当医师按照规定完成病历后，再对新完成部分进行封存。

第二十七条 开启封存病历应当在签封各方在场的情况下实施。

第六章 病历的保存

第二十八条 医疗机构可以采用符合档案管理要求的缩微技术等对纸质病历进行处理后保存。

第二十九条 门（急）诊病历由医疗机构保管的，保存时间自患者最后一次就诊之日起不少于15年；住院病历保存时间自患者最后一次住院出院之日起不少于30年。

第三十条 医疗机构变更名称时，所保管的病历应当由变更后医疗机构继续保管。

医疗机构撤销后，所保管的病历可以由省级卫生计生行政部门、中医药管理部门或者省级卫生计生行政部门、中医药管理部门指定的机构按照规定妥善保管。

第七章 附 则

第三十一条 本规定由国家卫生计生委负责解释。

第三十二条 本规定自2014年1月1日起施行。原卫生部和国家中医药管理局于2002年公布的《医疗机构病历管理规定》（卫医发〔2002〕193号）同时废止。

国家卫生计生委等3部门关于印发《国家临床重点专科建设项目管理暂行办法》的通知

国卫医发〔2013〕42号

各省、自治区、直辖市卫生计生委(卫生厅局或人口计生委)、财政厅局、中医药局,新疆生产建设兵团卫生局、财政局:

为加强国家临床重点专科建设项目管理工作，国家卫生计生委、财政部、国家中医药管理局组织制定了《国家临床重点专科建设项目管理暂行办法》。现印发给你们，请遵照执行。

各省级卫生计生、财政、中医药行政管理部门要按照要求，切实加强组织领导，结合本地实际认真组织实施，确保国家临床重点专科建设工作顺利开展，并及时将有关情况报送国家卫生计生委。

联系人：国家卫生计生委医政医管局 胡瑞荣、樊静

电 话：010-68791877、68792191

传 真：010-68792067

E-mail：medicalquality@163.com

国家卫生计生委

财政部

国家中医药管理局

2013年12月10日

国家临床重点专科建设项目管理暂行办法

第一章 总 则

第一条 为规范和加强国家临床重点专科建设项目管理工作，制定本办法。

第二条 本办法所称国家临床重点专科建设项目是指由国家卫生和计划生育委员会、国家中医药管理局和财政部共同设立，以三级医院具有较高技术水平或潜力的临床专科为范围，以促进临床专科能力建设、临床技术创新性研究和成果转化，提高我国专科临床服务能力为目标，按照一定标准和程序开展的专科能力建设项目。

第三条 各级卫生计生、中医药行政管理、财政部门和医疗机构开展国家临床重点专科建设项目相关工作，应当遵守本办法。

第四条 国家临床重点专科建设项目工作遵循鼓励先进、合理布局、整体规划、分步实施的原则，采取自主申请、平等竞争、择优支

持、定期考评的机制。

第五条　国家临床重点专科建设项目的资金主要来源于中央财政专项补助资金和项目单位自筹资金。鼓励地方财政补助、社会组织或个人捐赠。项目资金管理办法另行制定。

第六条　各省级卫生计生、中医药行政管理和财政部门可结合本地区实际，开展省级临床重点专科建设工作，设立本省（区、市）临床重点专科建设专项资金。

第二章　组织管理

第七条　国家卫生和计划生育委员会、国家中医药管理局和财政部成立国家临床重点专科建设工作领导小组（以下简称领导小组），负责国家临床重点专科建设的组织领导工作，根据医疗服务需求、医疗资源分布以及临床专科发展等实际情况，制定国家临床重点专科建设项目发展规划，进行专项资金的安排、使用、管理等重大决策。领导小组组长由国家卫生和计划生育委员会主任担任，副组长由国家卫生和计划生育委员会、国家中医药管理局和财政部相关部（局）领导担任，成员由国家卫生和计划生育委员会、国家中医药管理局和财政部相关司局负责人组成。

第八条　领导小组下设办公室（以下简称办公室），在领导小组领导下，负责组织制定国家临床重点专科建设项目年度工作安排，组织项目的申报、评估、指导、管理、验收及监督检查等工作，并完成领导小组交办的其他工作。办公室设在国家卫生和计划生育委员会医政医管局。

第九条　国家临床重点专科建设项目设立专家顾问组，负责对项目建设规划、评估与管理提供专家咨询和政策建议。

第十条　中华医学会、中华中医药学会受领导小组委托，在领导小组和办公室的指导下，按照评估标准和管理要求，负责国家临床重点专科建设项目的具体评估等有关工作。

第十一条　国家卫生和计划生育委员会预算管理医院和国家中医药管理局局属（管）医院的项目主管单位分别为国家卫生和计划生育委员会和国家中医药管理局。其他医院的项目主管单位为医院所在地的省级卫生计生、中医药行政管理部门。

第十二条　项目主管单位负责所管理单位的国家临床重点专科建设管理工作，对申报单位进行资格审核，并按要求择优推荐国家临床重点专科建设项目候选单位；对所管理单位的国家临床重点专科建设项目进行指导、监督、验收，定期向办公室报告所管理医院的国家临床重点专科建设项目工作进展情况等。

第十三条　获得国家临床重点专科建设项目的医院，应当加强对建设项目的管理，实行院长负责制，成立由院长担任组长，获得建设项目的专业科室和相关部门负责人任成员的项目管理小组，具体负责本单位国家临床重点专科建设项目的管理与实施工作，落实项目建设目标和实施方案，制定完善相关管理制度和工作机制，组织开展本院项目建设的评估与分析，定期向项目主管单位报告项目建设情况等。

各国家临床重点专科建设项目科室（以下简称项目科室）成立执行小组，具体负责建设项目的实施，参与项目建设效果评估与分析。

第三章　申报与评估

第十四条　办公室根据发展规划和项目年度工作安排，启动年度项目申报、评估等工作。各医院根据项目年度工作安排，申报相应的国家临床重点专科建设项目。

第十五条　申报国家临床重点专科建设项目的医院（以下简称申报医院）应当符合以下条件：

（一）认真贯彻落实深化医药卫生体制改革的各项要求。

（二）三级医院，有卫生计生、中医药行政管理部门核准登记的相应诊疗科目，有专科建设所需的房屋、设施和设备等基本条件。

（三）医院管理水平较高，对专科建设有具体规划、目标和管理制度，重视人才队伍建设。

（四）申报专科有较好的专业基础，具有较强的疑难危重症诊疗能力，或者为其他临床专科提供支撑服务的能力；临床技术先进，具备较强的临床应用转化能力、发展潜力和区域辐射能力；有稳定、结构合理的专科技术人员梯队。

第十六条　申报医院应当按照要求填写《国家临床重点专科建设项目申报书》（以下简称《申报书》），并对《申报书》的真实性负责。同一基础条件、技术能力、设备设施、人员不得用于不同专业重复申报。《申报书》由国家卫生和计划生育委员会、国家中医药管理局制定。

第十七条　医院申报的项目及项目预算应当经过医院医疗、财务、设备、审计、伦理等部门审核，并符合国家有关财务、预算、资产、设备等管理规定。

第十八条　国家卫生和计划生育委员会预算管理医院直接向国家卫生和计划生育委员会申报，国家中医药管理局局属（管）医院直接向国家中医药管理局申报，其他医院（包括社会资本举办医院）由所在地省级卫生计生、中医药行政管理部门会同省级财政部门共同推荐申报。

第十九条　各省级卫生计生、中医药行政管理部门应当会同省级财政部门按照本办法要求，结合本地实际制定本省（区、市）国家临床重点专科建设项目评估具体方法，组织对申报医院进行初评，并将拟推荐的医院名单和项目进行为期7天的公示，将公示后结果在规定时间、按照规定数量择优向国家卫生和计划生育委员会、国家中医药管理局推荐。

第二十条　国家卫生和计划生育委员会、国家中医药管理局收到医院申报材料后，组织进行形式审核，符合申报条件的，分别转交中华医学会和中华中医药学会。由中华医学会和中华中医药学会适时组织在其学会网站上对医院申报材料的专科基本情况部分进行为期7天的公示，公示无异议的列为评估对象。

第二十一条 中华医学会负责组织相关专业的专科分会，以全体委员或者全体常务委员评估的形式，按照国家临床重点专科建设项目评分标准和方法，对申报医院进行评估。没有专科分会的专科，由中华医学会组织专家委员会进行评估。

中华中医药学会按照中华医学会的统一原则和要求，完成中医专业的国家临床重点专科建设项目评估工作，具体评估程序可结合中医特点组织实施。

第二十二条 国家临床重点专科建设项目评分标准由国家卫生和计划生育委员会、国家中医药管理局会同财政部组织制定并下发，至少包括专科基本条件、医疗技术队伍、医疗服务能力与水平、医疗质量状况、科研与教学等部分，并以临床服务能力和技术水平为重点。

第二十三条 中华医学会、中华中医药学会应当按照要求认真组织做好评估工作，保证评估结果公平、公正，并及时向办公室提交评估结果和工作报告。

第二十四条 国家卫生和计划生育委员会、国家中医药管理局和财政部根据中华医学会和中华中医药学会提交的评估结果，综合考虑申报医院医药卫生体制改革工作落实情况、医疗资源布局和各省专科建设需求等情况，按照鼓励先进、兼顾公平的原则，确定国家临床重点专科建设项目单位。

第二十五条 国家临床重点专科建设项目单位确定后，国家卫生和计划生育委员会、国家中医药管理局书面通知各省级卫生计生、中医药行政管理部门。国家卫生和计划生育委员会预算管理医院和国家中医药管理局局属（管）医院获得的建设项目，由国家卫生和计划生育委员会、国家中医药管理局分别负责通知。

第四章 实施与管理

第二十六条 项目单位应当严格按照国家有关规定，落实项目计划和资金执行进度，在3年内完成国家临床重点专科建设项目。

第二十七条 项目单位应当严格按照项目申报设计方案开展项目建设，原则上不做调整。发生下列情况之一的，项目单位应当向项目主管单位申请项目内容变更：

（一）由于不可抗力或意外事故导致项目无法执行或部分无法执行的。

（二）国家政策发生重大调整，导致项目设计必须作相应修改的。

（三）项目执行过程中产生更科学、先进的设计，并符合国家临床重点专科建设项目要求的。

项目执行时间过半，或者经费使用过半的，不得再进行项目内容变更。

第二十八条 申请项目内容变更的项目单位应当向项目主管单位提出申请，并提供申请材料。申请材料至少应当包括项目变更原因、原项目进展及经费使用情况说明、变更后项目计划书及预算安排等。

第二十九条 国家卫生和计划生育委员会预算管理医院和国家中医药管理局局属（管）医院申请变更的，由国家卫生和计划生育委员会和国家中医药管理局委托中华医学会、中华中医药学会对变更申请进行审核，并根据专家审核意见，结合国家临床重点专科整体工作要求，作出审核意见。

其他医院申请变更的，由省级卫生计生、中医药行政管理部门委托省级医学会、省级中医药学会对变更申请进行审核；根据专家审核意见，结合国家临床重点专科整体工作要求形成初审意见，并上报办公室，由办公室决定最终审核意见。

第三十条 经审核同意变更的项目单位，按照专家审核意见对项目计划、经费预算进行调整，将最终项目计划书报项目主管单位备案，并按照国家有关规定报相关部门调整预算。

第三十一条 因项目单位自身因素导致不再具备实施项目开展条件的，将中止项目执行并收回剩余资金；因项目单位自身原因导致项目任务失败的，收回全部资金。

第三十二条 项目实施过程中形成的数据及论文、论著等作品，其著作权的归属和使用应当按照《中华人民共和国著作权法》有关规定执行。

正式发表的论文、论著等作品应当注有“国家临床重点专科建设项目经费资助”字样。项目成员有在该项目成果文件上署名以及获得荣誉、奖励的权利。

第三十三条 项目实施过程中形成的无形资产，由项目单位负责管理和使用。项目产生的临床技术及无形资产使用产生的利益分配按照国家有关规定执行。

项目执行所购置或试制形成的固定资产，应当按照单位固定资产有关规定统一管理。

第五章 审核与验收

第三十四条 各项目单位应当在每年1月31日前向项目主管单位提交上一年度的项目年度进展报告。报告内容至少包括项目执行情况、经费使用情况、项目实施的社会效益等。

第三十五条 项目主管单位应当根据项目单位提交的项目年度进展报告，组织专家或委托相关部门对各项目执行情况进行年度审核，重点审核年度执行情况和资金使用情况等。

各项目主管单位完成项目年度审核工作后，应当及时向办公室提交年度审核报告。

第三十六条 年度审核工作中，项目主管单位发现项目执行进度、结果产出与预期目标不符合的，应当责令项目单位提交说明，并限期整改。整改后仍不合格的，应当上报办公室，按规定收回部分或全部项目资金。

第三十七条 项目完成后，项目单位应当开展自评并形成自评报告，重点评估项目执行情况、目标任务完成情况、项目实施效果、经费使用情况等，并在项目完成后3个月内，向项目主管单位提交自评报告，提出项目验收的书面申请。

第三十八条 项目主管单位应当在接到项目验收书面申请后，组织专家或委托有关单位进行项目验收，并形成验收报告。验收报告应当包括项目单位执行情况、目标任务完成情况、项目实施效果、经费使用情况和验收结论等。

第三十九条　项目主管单位应当将项目验收报告上报办公室。国家卫生和计划生育委员会、国家中医药管理局会同财政部根据项目主管单位提交的验收报告，组织对项目单位进行抽查复核。

第四十条　对于不按照规定提交项目自评报告或验收不合格的，取消该项目单位2年内的国家临床重点专科建设项目申报资格。

第六章　监督检查

第四十一条　项目单位对项目执行和资金使用承担主要责任，在项目执行过程中，应当针对执行情况和实施效果定期开展自查，并采取有效措施，确保实现项目建设目标。

第四十二条　项目主管单位应当对项目单位进行督导检查，重点检查项目建设进展情况和专项资金管理情况，对检查中发现的问题提出整改意见，督促项目单位限期整改。

第四十三条　国家卫生和计划生育委员会、国家中医药管理局会同财政部对项目单位进行不定期检查和随机抽查。

第四十四条　项目单位应当主动配合接受卫生计生、中医药、财政以及审计等部门监督检查。

第四十五条　项目单位未按照要求进行整改的，取消其继续承担项目的资格，收回部分或全部项目资金，并取消项目单位下一年度的项目申报资格。

第四十六条　建立国家临床重点专科建设项目组织实施的责任追究制度。对在项目实施过程中失职、渎职，弄虚作假，截留、挪用、挤占专项资金等行为，按照有关规定追究相关责任人和单位的责任；构成违法犯罪的，依法追究法律责任。

第四十七条　对于在申报中弄虚作假以及在项目评估中存在违规违纪行为的医院，取消该医院当年和下一年度的项目申报资格，并进行通报批评。

对已获得国家临床重点专科建设项目的医院，经查实存在申报中弄虚作假以及评估中违规违纪行为的，取消项目，终止拨款，取消该医院下一年度国家临床重点专科建设项目申报资格，并进行通报批评。对情节严重的责任人员，按国家有关规定追究其行政或法律责任。

第四十八条　评估专家在评估过程中，因违反评估纪律，造成不良后果的，取消其评估专家资格，并依法依规处理。

第四十九条　国家卫生和计划生育委员会、国家中医药管理局的纪检监察部门对国家临床重点专科建设项目工作进行监督。

第七章　附　则

第五十条　本办法由国家卫生和计划生育委员会、国家中医药管理局、财政部负责解释。

第五十一条　本办法自发布之日起施行。

关于印发维护医疗秩序打击涉医违法犯罪专项行动方案的通知

国卫医发〔2013〕43号

各省、自治区、直辖市卫生计生委（卫生厅局）、综治办、党委宣传部、高级人民法院、人民检察院、公安厅局、民政厅局、司法厅局、工商局、保监局、中医药局，新疆生产建设兵团卫生局、综治办、党委宣传部、高级人民法院分院、人民检察院、公安局、民政局、司法局、工商局：

为贯彻习近平总书记关于建设平安中国的重要批示和国务院“维护正常医疗秩序建立和谐医患关系”会议精神，经研究，我们制定了《关于维护医疗秩序打击涉医违法犯罪专项行动方案》。现印发给你们，请遵照执行。

国家卫生计生委
中央综治办
中宣部
最高人民法院
最高人民检察院
公安部
民政部
司法部
工商总局
中国保监会
国家中医药管理局
2013年12月20日

关于维护医疗秩序打击涉医违法犯罪专项行动方案

为维护医疗秩序，建立和谐医患关系，切实保障广大人民群众的利益，确保医务人员、就诊患者的安全，构建安全稳定的医疗环境，全面推进平安医院创建工作，决定自2013年12月起，在全国范围内开展为期一年的维护医疗秩序打击涉医违法犯罪专项行动，具体方案如下。

一、指导思想

贯彻落实党的十八大和十八届三中全会精神，紧密围绕建设平安中国、健康中国的要求，深入开展群众路线教育实践活动，以创建“平安医院”活动为载体，通过开展维护医疗秩序打击涉医违法犯罪专项行动，保障医患双方合法权益，为广大患者和医务人员营造良好的医疗环境，切实维护社会和谐稳定。

二、主要措施

（一）严厉惩治侵害医患人身安全、扰乱正常医疗秩序违法犯罪活动

1. 依法惩治暴力伤害医务人员和患者的违法犯罪活动

公安机关要加强对医疗机构安全指导检查及周边的巡逻防控，对实施伤害医务人员和患者人身安全的违法犯罪分子，要采取一切有效措施果断制服，依法严惩。对在医疗机构内发生的各类涉嫌犯罪案件，公安机关要快侦、快破，检察院、法院要依法及时批捕起诉、审判。重大案件上级机关要挂牌督办，坚决打掉违法犯罪分子的嚣张气焰。

2. 依法处理扰乱正常医疗秩序等行为

对在医疗机构拉横幅、摆设花圈、设灵堂、违规停尸，驱赶其他就医人员等扰乱医疗机构秩序的，或者聚众打砸和围堵医疗机构，侮辱、威胁医务人员，非法限制医务人员和其他工作人员人身自由等，致使医疗机构诊疗活动无法进行、侵害人民群众合法就医权益的，公安机关接报警后应当立即采取果断措施，及时控制现场，维护正常医疗秩序；对不听劝导、不肯停止过激行为，构成违反治安管理行为的，要依据《治安管理处罚法》有关规定进行查处；构成犯罪的，要依法追究刑事责任。

3. 严厉打击职业“医闹”“医托”及“号贩子”

对专门捏造、寻找、介入他人医患矛盾，故意扩大事态，寻衅滋事，向医务人员、医疗机构敲诈勒索的职业“医闹”分子，要严厉打击，坚决依法查处，构成犯罪的要依法追究其刑事责任。要加强医疗机构周边秩序维护和乱点整治，重点打击、依法查处“医托”“号贩子”，为患者创造良好的医疗环境。

（二）切实提高医疗机构安全防范能力

1. 落实医疗机构内部治安保卫责任

医疗机构主要负责人对本单位治安保卫工作负责。医疗机构应当健全安全防范系统日常管理防范制度，对发生的各类案件要认真做好案件登记，并及时向所在地公安机关报案，积极协助公安机关开展调查取证工作。

2. 强化医疗机构安全防范系统建设

按照《关于加强医院安全防范系统建设的指导意见》（国卫办医发〔2013〕28号）的要求，各级卫生计生行政部门和公安机关应当加强协作配合，做好对医疗机构安全防范工作的指导、检查与考核，积极协调地方财政部门加大投入力度，加强医疗机构三防系统建设，确保重点区域、重点部门视频监控覆盖率达到100%。具备条件的二级以上医院安全监控中心应当建设应急报警装置并与当地公安机关联网。

3. 加强医疗机构内部巡查守护

各级卫生计生行政部门要会同公安机关督促医疗机构加强内部巡查守护，对重点区域、要害部位、夜间值班科室等关键部门要安排专人值守，及时发现可疑情况，先期处置。要加强医疗机构安全防范动态管理，组织保卫人员、保安员定时和随时巡查。发生案事件后，要立即报警，保卫人员和保安员要第一时间赶赴现场，制止违法犯罪行为，依法控制违法犯罪人员，做好现场保护措施，配合公安机关开展相关工作。

4. 完善警医联动机制

各级公安机关要对医疗机构的内部治安保卫工作加强指导。各级卫生计生行政部门要落实专门机构和人员与公安机关对接。有条件的地方可根据实际需要在二级以上医院设立警务室，及时受理涉医报警求助，加强动态管控，积极配合做好维护医院秩序的各项工作。各级卫生计生部门应当会同公安机关指导医疗机构建立医患突发事件应急处置预案，健全警医联动、联防、联控机制，提高应急突发事件的现场处置能力。

（三）切实提高医疗服务质量

1. 落实深化医药卫生体制改革要求

各地应当加快健全全民医保体系建设，完善城乡居民大病保险制度，做好生活困难人群的医疗救助，帮助群众解决看病负担。建立并完善医疗服务监管机制，健全医疗质量控制与持续改进体系，加大医疗服务信息公开力度，改善人民群众就医感受。

2. 完善医患沟通制度

各地应当加强医务人员人文教育、医患沟通培训，提高医患沟通效果；会同社会媒体组织开展多种形式的医疗卫生科普及法律知识宣传活动，提高人民群众对医疗风险和医疗服务特殊性的认识，增强人民群众的遵纪守法意识，引导患者合法维权；落实《医院投诉管理办法（试行）》，畅通投诉渠道，实行“首诉负责制”，规范接待流程，疏导理顺当事人情绪。

3. 改善服务，提高质量

地方各级卫生计生行政部门要以深入开展“三好一满意”活动为契机，加强医疗机构能力建设，提高医疗服务能力和医疗技术水平，改善服务态度，优化服务流程，增加便民、惠民措施，开展优质服务，加强行风建设。各级卫生计生行政部门和医疗机构要热情关心医务人员，改善医务人员工作环境和生活条件，帮助解决实际困难，充分调动医务人员的积极性。

（四）做好医疗纠纷化解工作

1. 加强医疗纠纷人民调解组织队伍建设

各级司法行政机关会同卫生计生等部门，积极拓展医疗纠纷人民调解组织覆盖面，完善人民调解组织网络，力争2014年底覆盖75%的县级行政区域。建立健全医疗纠纷人民调解与医疗机构投诉管理衔接

机制，及时引导医疗纠纷通过人民调解化解，有效防止矛盾纠纷扩大升级。医疗纠纷人民调解委员会应当聘请3名以上专职人民调解员，加大培训力度，建立一支能够满足需求、高水平、相对稳定的医疗纠纷人民调解员队伍。

2. 完善医疗纠纷人民调解工作运行机制

地方政府应当保障医疗纠纷人民调解组织的工作场所、工作经费和人员经费，确保调解工作正常进行。各级司法行政机关依法指导、规范医疗纠纷人民调解工作，并协调律师、公证、法援等职能部门为有需求的群众提供法律服务和法律援助。

3. 健全医疗风险分担机制

鼓励各地探索建立符合当地实际的医疗风险分担机制。大力推进医疗责任保险，力争覆盖二级以上医疗机构。鼓励开展医疗意外险，提高风险分担的覆盖面。各地应当建立医疗责任保险考核评价机制，指导保险公司积极主动为投保对象提供优质保险服务。

（五）开展涉医矛盾隐患大排查

1. 开展医患矛盾与医疗纠纷排查化解

要认真贯彻中综办〔2013〕16号文件精神，进一步落实矛盾纠纷排查调处工作协调会议纪要月报制度，各相关部门要将医疗纠纷风险隐患排查纳入矛盾大排查工作之中，深入医疗机构及周边社区、村镇开展广泛深入的调查摸排，及时发现矛盾纠纷，指定专人开展化解工作。针对排查出的医疗纠纷，适宜通过人民调解解决的，应当引导到当地医疗纠纷人民调解组织解决；对有暴力倾向的案例，或调解过程中可能激化矛盾，引起治安案件、刑事案件的纠纷，应当及时向当地公安机关和卫生计生行政部门通报，防止矛盾激化。要充分运用人民调解、行政调解、司法调解联动的工作机制，各司其职，协调配合，形成合力，共同做好医疗纠纷预防化解工作。

2. 严格控制重点人员

一是对不能及时化解的，要部署落实相关人员的管控措施。同时，对医疗机构周边其他各类重点人，特别是对社会不满、有可能铤而走险报复社会的，有关部门和单位、社区、家庭要落实稳控措施。二是加强严重精神障碍患者的管理。各地要重点发现肇事、肇祸及有潜在暴力倾向的严重精神障碍患者，按照国家有关规定，做好严重精神障碍患者的管理。对精神障碍患者在医疗机构及其周边滋事、扰乱秩序的，属地公安机关要迅速出警处置，严防发生恶性案件。

三、实施步骤

（一）工作部署阶段（2014年1月底前）

各省（区、市）按照本方案的内容和要求，与群众路线教育实践活动相结合，制订专项行动实施方案，建立各类涉稳基础台账，部署具体工作。

（二）集中整治阶段（2014年2～9月）

1. 梳理摸排，确定工作目标

认真梳理摸排职业“医闹”等线索信息，组织专门力量，收集固定证据，组织开展破案打击；开展医疗机构安全防范系统、医疗纠纷预防化解以及医疗责任险等方面的检查，认真查找不足，明确工作要求。

2. 打建并举，维护医疗秩序

公安机关要会同卫生计生部门整治医疗机构突出治安问题和周边治安秩序，组织深度打击整治，严厉打击暴力伤医、伤患的违法犯罪活动，查办一批扰乱医疗秩序的案件。同时，进一步固化各项工作措施，建立健全医院安全防范，医患纠纷排查化解工作长效机制。

3. 督导检查，巩固工作成效

各省（区、市）要组织联合督导检查，开展明察暗访，巩固工作成果，创新工作思路，深入发掘先进典型，不断总结和推广先进经验、做法，完善法律、法规和工作制度。

（三）总结评估阶段（2014年10～11月）

各省级卫生计生行政部门牵头，会同综治、公安、司法、保监等部门于2014年10月底前应当完成本省（区、市）专项行动的总结评估。国家卫生计生委将会同中央综治办、公安部、司法部等部门对重点地区进行集中整治回头看，深入持续打击涉医违法犯罪活动，维护医疗秩序，建立和谐医患关系。

四、工作要求

（一）切实做好组织领导

各地要依托创建“平安医院”活动工作小组，统一负责、领导辖区内专项行动，主要负责人要亲自抓，分管领导要直接负责，坚决稳妥处置涉医突发事件，及时化解医患矛盾及医疗纠纷。对于因工作不到位引起的重大伤医案件以及群体性涉医事件的，要追究相关人员责任。

（二）确保工作措施落实到位

各省（区、市）专项行动情况作为该省（区、市）综治工作（平安建设）考核评价内容中“平安医院创建工作”的主要内容，对于连续发生恶性伤医案件以及专项行动开展不力的，在平安医院创建工作考核中一票否决。

（三）明确部门职责分工

地方各有关部门应当建立分工协作工作机制，确保专项行动取得显著效果。综治组织要发挥协调推动作用，卫生计生行政部门要着重抓好医疗服务质量和医疗机构内部安全防范工作，司法行政部门要推行医疗纠纷人民调解工作，公安、检察院、法院对重大伤医案件及涉医案事件要依法从快从重处理，保监部门积极推进医疗责任保险，民政部门对困难人群及时给予救助，工商部门要积极开展打击非法医疗广告专项行动。

（四）加强宣传教育和舆论引导

各地要广泛利用电视、广播、报纸、互联网等新闻媒体，大力宣传专项行动取得的战果，及时报道涉医案件打击处理情况，对典型案例要通过媒体集中披露，以起到法制教育和打击震慑作用。大力宣传卫生行业先进典型以及医患共同抵御疾病的生动故事，弘扬救死扶伤人道主义精神，营造尊医重卫的良好氛围。做好医学科普宣传和普法教育，提高人民群众健康素养，引导群众对医疗服务的合理预期。

（五）做好信息报送工作

专项行动期间，各省（区、市）牵头部门要及时收集汇总本地区专项行动工作进展、先进典型及经验、主要成效、重大案件、问题困难等信息，及时报送国家卫生计生委。各省级有关部门应当将本部门进展情况及时报送给相应上级部门。

关于加快发展社会办医的若干意见

国卫体改发〔2013〕54号

各省、自治区、直辖市卫生计生委（卫生厅局）、中医药管理局，新疆生产建设兵团卫生局：

加快发展社会办医是深化医药卫生体制改革、促进健康服务业发展的重要组成部分，是转变卫生发展方式、优化卫生资源配置的重要举措，是增加卫生资源供给、满足人民群众多样化多层次医疗卫生服务需求的重要途径。为深入贯彻党的十八届三中全会精神，落实《国务院关于促进健康服务业发展的若干意见》（国发〔2013〕40号），切实解决加快发展社会办医面临的突出问题和困难，现提出以下意见。

一、总体要求

各级卫生计生、中医药行政管理部门要转变政府职能，认真履行部门职责，强化行业指导，将社会办医纳入区域卫生规划统筹考虑。优先支持社会资本举办非营利性医疗机构，加快形成以非营利性医疗机构为主体、营利性医疗机构为补充的社会办医体系。持续提高社会办医的管理和质量水平，引导非公立医疗机构向规模化、多层次方向发展，实现公立和非公立医疗机构分工协作、共同发展。

二、加强规划引导

（一）制定实施卫生规划。国家完善卫生资源规划指导性文件，编制好《全国卫生服务体系规划纲要（2015～2020年）》，进一步明确卫生服务体系的功能定位、分级配置要求和资源配置指导标准，强化区域内各机构之间的功能整合及分工协作，完善规划实施的保障措施和监督评价机制。省级人民政府根据国家规划和本地实际制定卫生资源配置标准。各省和地市级人民政府负责制定区域卫生规划和医疗机构设置规划并负责组织实施，不断改善和提高医疗卫生综合服务能力和资源利用效率。

（二）切实将社会办医纳入规划范围。在区域卫生规划和医疗机构设置规划中为非公立医疗机构留出足够空间，优先满足非营利性医疗机构需求。新增卫生资源无论何种资金渠道，须按照有关规划要求和标准进行审批。

（三）优化卫生资源配置。按照总量控制、结构调整、规模适度的原则，严格控制公立医院发展规模，留出社会办医的发展空间。公立医院资源丰富的地区，在满足群众基本医疗需求的情况下，支持并优先选择社会信誉好、具有较强管理服务能力的社会资本，通过多种形式参与部分公立医院（包括国有企业所办医院）的改制重组。明确和规范改制的方法、程序和条件，充分听取职工意见，确保职工合法权益，同时要防止国有资产流失。

三、加大发展社会办医的支持力度

（一）放宽举办主体要求。建立公开、透明、平等、规范的社会办医准入制度。进一步放宽境外资本在内地设立独资医院的范围，按照逐步放开、风险可控的原则，将香港、澳门和台湾服务提供者在内地设立独资医院的地域范围扩大到全国地级以上城市；其他具备条件的境外资本可在中国（上海）自由贸易试验区等特定区域设立独资医疗机构。合理设定中外合资、合作医疗机构境外资本股权比例要求，并将审批权限下放到省级。

（二）放宽服务领域要求。凡是法律法规没有明令禁入的领域，都要向社会资本开放。鼓励社会资本直接投向资源稀缺及满足多元需求服务领域，举办康复医院、老年病医院、护理院、临终关怀医院等医疗机构，鼓励社会资本举办高水平、规模化的大型医疗机构或向医院集团化发展。积极发展中医类别医疗机构，鼓励社会资本举办中医专科医院，鼓励药品经营企业举办中医坐堂医诊所，鼓励有资质的中医专业技术人员特别是名老中医开办中医诊所。

（三）放宽大型医用设备配置。各地要科学制订本地区大型医用设备配置规划，严格控制公立医疗机构配置，充分考虑非公立医疗机构的发展需要，并按照非公立医疗机构设备配备不低于20%的比例，预留规划空间。按照满足合理需求、保障医疗质量安全的原则，对非公立医疗机构的配置申请，重点考核人员资质、技术能力等相关指标，对床位规模、门急诊人次等业务量评价指标方面的要求，可根据实际情况适当把握。对新建非公立医疗机构可按照建设方案拟定的科室、人员等条件予以配置评审。如符合配置要求，可予先行采购，经组织专家复审并确保相关专业人员落实到位后再正式下达配置规划。积极引导和支持区域内医疗机构按照国家有关规定联合建立区域性大型医用设备检查中心，形成共建、共用、共享和共管机制，促进资源充分合理利用，推进二级以上医疗机构检验对所有医疗机构开放。

（四）完善配套支持政策。按照国家有关法律法规和政策规定，在当地政府的统一领导下，各级卫生计生、中医药行政管理部门要加强与有关部门的协调和沟通，允许非公立医疗机构纳入医保定点范围，完善规划布局和用地保障，优化投融资引导政策，完善财税价格政策，非公立医疗机构医疗服务价格实行市场调节价。发挥非公立医疗机构在提供基本公共卫生和医疗服务中的作用，建立健全政府购买社会服务机制。

（五）加快办理审批手续。各地要加快落实非公立与公立医疗机构在设置审批、运行发展等方面同等对待的政策，不得设置法律法规规范以外的歧视性限制条件。对具备相应资质的非公立医疗机构，应按照规定予以批准，加快办理审批手续，简化审批流程，提高审批效率。

四、支持非公立医疗机构提升服务能力

（一）支持重点专科建设。各级卫生计生、中医药行政管理部门应当加强对非公立医疗机构临床专科能力建设的指导，将其统一纳入临床重点专科建设规划。非公立医疗机构获得国家和省市级重点专科建设项目的，在资金分配等方面给予同等对待。

（二）支持引进和培养人才。将非公立医疗机构所需专业人才纳入当地人才引进总体规划，享有当地政府规定的引进各类人才的同等优惠政策。在引进高层次人才以及开展继续医学教育、全科医生培养、住院医师规范化培训、新技术技能培训等方面，要对非公立医疗机构一视同仁。鼓励非公立医疗机构在业务收入中提取一定比例的教育培训经费。

（三）允许医师多点执业。制定规范的医师多点执业指导意见，重点明确医师多点执业的条件、注册、执业、责任分担等有关内容。卫生计生、中医药行政管理部门对符合条件的医师要及时办理有关手续。允许医务人员在不同举办主体医疗机构之间有序流动，在工龄计算、参加事业单位保险以及人事聘用等方面探索建立公立和非公立医疗机构间的衔接机制。为名老中医多点执业创造有利条件。

（四）支持提升学术地位。协调支持将具备较高管理能力和专业技术水平的非营利性医院优先纳入医学高等院校教学医院范围。鼓励大型公立医疗机构对口支援非公立医疗机构。各医学类行业协会、学术组织和医疗机构评审委员会要平等吸纳非公立医疗机构人员参与，扩大非公立医疗机构人员所占的比例。进一步保障非公立医疗机构在行业协会学会中享有承担与其学术水平和专业能力相适应的职务的机会。

（五）支持开展信息化建设。支持非公立医疗机构加快实现与医疗保障、公立医疗机构等信息系统的互联互通。卫生计生、中医药行政管理部门要按照信息公开的规定，及时公布各类卫生资源配置规划、行业政策、市场需求等方面信息，畅通非公立医疗机构获取相关政策信息的渠道，保障非公立和公立医疗机构在政策知情和信息占用等公共资源共享方面享有平等权益。

五、加强对非公立医疗机构监管

（一）确保医疗服务质量。将非公立医疗机构纳入统一的医疗质量控制与评价范围。对非公立医疗机构和公立医疗机构在医疗技术临床应用准入管理方面给予同等对待。卫生计生、中医药行政管理部门要切实履行政府监管职责，按照有关法律法规和标准规范，以规范非公立医疗机构的服务行为、提高服务质量和提升服务水平为核心，创新监管手段，加强对非公立医疗机构的监管。同时，充分发挥有关行业协会、社会组织对非公立医疗机构服务质量、服务费用、经营性质等方面的监管作用，建立统一立体的监管体系，实现对非公立医疗机构监管的制度化、常态化，保证医疗质量和医疗安全。严厉打击各类违法违规行为，建立“黑名单”制度。

（二）切实维护医疗秩序。将非公立医疗机构统一纳入医疗纠纷预防、处置管理体系，非公立医疗机构在发生重大医患纠纷时，当地卫生计生、中医药行政管理部门要协调公安等部门积极指导和支持其依法依规处置，维护医患双方的合法权益，保障良好的诊疗秩序。鼓励非公立医疗机构参加医疗责任保险、医疗意外保险等多种形式的执业保险。

（三）推动行业自律和医德医风建设。支持和鼓励有关协会、学会在职责范围内对非公立医疗机构进行行业指导，加强行业自律，维护非公立医疗机构合法权益。支持非公立医疗机构成立独立的行业协会。引导非公立医疗机构增强社会责任意识，坚持以病人为中心，加强医德医风建设，弘扬救死扶伤精神，努力构建和谐医患关系。

国家卫生计生委
国家中医药管理局
2013 年 12 月 30 日

（二）国家中医药管理局印发文件

国家中医药管理局关于印发《国家中医药管理局贯彻落实〈十八届中央政治局关于改进工作作风、密切联系群众的八项规定〉实施办法》的通知

国中医药办发〔2013〕7号

各省、自治区、直辖市、副省级市卫生厅局、中医药管理局，局各直属单位，局机关各部门：

为贯彻落实《十八届中央政治局关于改进工作作风、密切联系群众的八项规定》及《中共中央办公厅、国务院办公厅贯彻落实〈十八届中央政治局关于改进工作作风、密切联系群众的八项规定〉实施细则》，结合中医药工作实际，我局制定了本办法，现印发给你们，请认真贯彻执行。

局机关各部门和局各直属单位要充分认识贯彻落实“八项规定”的重要意义，深刻领会“八项规定”的精神实质，组织广大干部职工认真学习本办法，并结合本单位、本部门实际，制定具体措施，坚决贯彻落实。党员领导干部要身体力行，发挥示范表率作用。主要领导要以身作则，带头贯彻执行。

各地中医药管理部门要结合当地中医药工作，积极配合我局执行本办法，上下联动，步调一致，形成全行业的优良作风，推动中医药事业科学发展。

国家中医药管理局

2013年1月31日

国家中医药管理局贯彻落实《十八届中央政治局关于改进工作作风、密切联系群众的八项规定》实施办法

为贯彻落实《十八届中央政治局关于改进工作作风、密切联系群众的八项规定》，根据《中共中央办公厅、国务院办公厅贯彻落实〈十八届中央政治局关于改进工作作风、密切联系群众的八项规定〉实施细则》的要求，结合我局实际，制定以下实施办法。

一、改进调研作风，注重实际效果

1. 局领导和局机关各部门负责同志深入基层调研要明确主题、有的放矢，围绕中医药事业改革发展的目标任务，研究破解重大和难点问题。调研要采取听、看、查、访及调查问卷、现场座谈、个别谈话、召开研讨会等多种方式方法。既要选择工作比较好的单位，总结推广成功经验，更要深入困难问题比较多的地方，切实推动问题解决。注重提高调研能力，严防走马观花、形式主义。

2. 局领导到地方出席会议、考察调研，由局办公室统筹协调，避免同一时间内，局领导集中或轮番到一个省（区、市）、一条线路、一个点上调研。调研时，陪同的局机关部门负责同志不超过3人，省级中医药管理部门（简称“省局”）要减少陪同人员。局机关各部门负责同志到地方调研随行人员不超过2人。

3. 调研期间要简化接待，不在调研点举行各种形式的迎送活动，不张贴、悬挂欢迎标语横幅。不安排超规格住房，不赠送各类纪念品或土特产。不安排宴请，不上高档菜肴，自助餐要严格控制标准，注意节俭。调研时集中乘车，压缩车辆数量。跨省调研应选用便捷、经济的交通方式，不安排在辖区边界迎送。不到名胜古迹、风景区参观。

4. 重大调研结束后，应当在15个工作日内形成书面报告。报告要主题突出、内容翔实、措施明确，讲真话、报实情；要针对基层反映比较集中、比较突出的问题，提出建议和措施，并及时向调研地区通报情况，帮助解决实际问题。

二、精简会议活动，切实改进会风

5. 严格控制各类会议活动，认真执行会议审批制度。全国中医药工作会议每年召开一次。局机关各部门召开的全国性专题会议，原则上每个部门每年不超过一次，并纳入年度计划管理，经办公室审核后报局长会议审批。确需召开的临时性会议，须经分管局领导同意，报局主要领导批准。能以电视电话形式召开的会议，不集中召开。出席人员多数相同的会议，要合并召开。不组织地方人员参加各种学会、协会举办的收费性活动。未经局党组、局长会议或局长办公会批准，不得组织任何形式的督导、检查、评比、评估等活动。

6. 严格按照会议内容确定出席人员，各类会议原则上不邀请各级政

府领导出席，不安排与工作没有直接关系的单位负责同志参加。全国中医药工作会议不超过200人，会期不超过2天。局机关各部门召开的全国性专题会议不超过100人，会期不超过2天，局主要负责同志一般不出席，原则上不安排省局主要负责同志参加。召开电视电话会议，不超过2小时，不请外地同志到主会场参会。

7. 会议经费由举办部门承担，纳入预算管理，不得向企业、下级单位和个人收取费用。能在局机关或直属单位召开的会议不得在外召开。会场布置务求简朴实用，工作会议不摆放花草、不制作背景板。严格执行会议用餐、住宿标准，不安排宴请，严禁组织消费娱乐活动。不发礼品、纪念品、有价证券等。已经印发的公文或已通过网络、报纸等媒体公开的材料，会议上不再印发。印制会议资料及代表证、工作证、停车证、文件袋等，要厉行节约，压缩成本。

8. 各类工作会议发言和汇报每人控制在15分钟以内，补充发言每人不超过5分钟。会议讨论要精心设置议题，发言要紧扣主题，提高讨论深度，确保会议质量。坚持开短会、开管用的会，讲短话、讲管用的话，力戒空话、套话。工作会议不安排合影。

9. 局领导参加重要活动由办公室统一协调。未经批准，局领导不出席剪彩、庆典、揭牌、奠基、庆祝会、纪念会、博览会等活动。局长出席庆典、研讨、论坛等活动，须报卫生部主要领导同志批准；副局长出席此类活动，须报局长批准。

10. 严格执行《国家中医药管理局人事管理办法》中的请销假规定。副局长出差、休假，应当向局长报告。局机关各部门主要负责同志出差、休假须经分管局长同意后报局长批准；其他负责同志出差、休假应当报分管局长批准。局机关同一部门的负责同志不能同时全部离京外出。认真执行有关规定，加强机关工作人员和借调人员的管理。

三、精简文件简报，提升行文质量

11. 严格按照职权和行政隶属关系行文，不多头报文、越级行文。要尽可能运用网站和政务信息化系统，减少纸质公文印数。凡是通过会议、电话、传真、政务专网作出安排部署的工作，不再发文。可公开的领导讲话原则上不再印发纸质文件，确有需要可以摘要形式印发。已印发的项目方案、技术方案、标准和管理办法等文件，不再印发贯彻意见。已全文公开发表的文件，在贯彻落实中无新要求和意见的，不再层层转发。

12. 国家中医药管理局印发的普发类文件不超过5000字，局办公室印发的普发类文件不超过4000字，简报不超过1000字。各司办编发简报（含信息、动态、专报等）不超过一种。政务通报印发局领导讲话时，可作必要的精简。附件内容较多、凡属全文公开的，应标注网络下载地址，不再印发附件内容。

13. 起草文件和讲话稿要切合实际，有思想性、针对性、指导性和可操作性，突出主题，条理清楚，简短朴实，通俗易懂。简报要提高时效性，注重反映工作动态、经验、问题和建议等内容，减少一般性工作叙述和汇报。严格执行文件、简报的报送程序和格式，加强审核把关，切实提高运转效率。

四、规范出访活动，控制出国（境）经费

14. 要从中医药国际交流合作大局出发，合理安排出访活动。出国（境）必须有明确具体的任务。局机关外事部门统一协调安排局机关人员出国（境）工作。现任局领导原则上每年因公出国（境）不超过一次。局机关各部门、各直属单位因公出国（境）次数实行总量控制，避免短期内集中前往少数国家和地区。出访时间、团组人数严格按照国家有关规定执行。

15. 出访活动要严格按照计划执行，不得擅自延长在外停留时间，不得私自变更出访路线。杜绝以出访和参会为名变相公费旅游。不得借出访之机谋取私利或违反规定收送礼品。外方所赠礼品严格按有关规定处理。

16. 局机关财务部门要将因公出国（境）经费全部纳入预算管理，严格控制出访经费，节约外汇开支。出国（境）前，须由财务部门审核计划经费之后，方可由外事部门审核出访任务。出访结束后应在15个工作日内提交工作报告，并积极协调相关部门落实双方议定的合作项目与任务。

五、改进新闻报道，强化政策宣传

17. 局领导出席会议活动应根据工作需要、新闻价值、社会效果决定是否报道，一般性活动不作报道。到地方调研，不安排记者随同。如确需报道，由中国中医药报驻地记者随同采访进行报道，压缩报道数量和篇幅。

18. 新闻报道内容要突出反映中医药工作者和群众关心、社会关注的实质性问题，要贴近群众、贴近基层、贴近生活。除全国中医药工作会议和全国性专题会议外，局机关各部门召开的一般性工作会、研讨会、学术会不作报道。

19. 局领导一般不题词、题字，不对庆典、研讨会、论坛和商业性活动等发贺电、贺信。对中医药改革发展全局有重大影响，确有必要题词、题字或发贺信的，由局办公室会同相关部门严格审核把关，报请局主要负责同志同意。个人不公开出版著作，确有工作需要的，须经局党组批准。

六、改进机关作风，切实服务基层

20. 坚持局领导联系点制度，密切联系群众，围绕人民群众关心的中医药改革发展问题，研究解决方法和措施，及时回复地方和下级请示，为群众、为基层办好事、办实事。深入开展创建学习型组织、服务型机关、和谐团队活动，进一步增强机关服务意识，加强政务公开，提高服务能力和水平。

21. 充分发挥信访联系群众、更好了解中医药社情民意的桥梁和窗口作用。妥善处理群众来信来访提出的问题，对有明确政策规定、能够解决的问题，要及时给予协调解决；对短期内不能解决的问题，要做耐心细致的解释并在15个工作日内给予答复。认真落实领导干部信访接待日和新录用公务员到信访部门锻炼的工作制度。

22. 进一步做好地方同志来局商谈工作的协调和安排，规范机关接

待工作。认真落实我局与地方政府、中医药管理部门、中医药机构商定的工作计划、协议，及时督导进展情况，不断提高为基层办实事、解难题的效率和水平。

七、厉行勤俭节约，坚持廉洁从政

23. 加强预算管理，严格控制行政经费支出。局机关党员领导干部要带头弘扬勤俭节约的优良传统，以身作则、率先垂范，坚持勤俭办一切事业，坚决反对讲排场、比阔气，坚决抵制享乐主义和奢靡之风。

24. 厉行勤俭节约，杜绝各种铺张浪费行为，降低机关服务成本。局内公务接待就餐安排在局机关餐厅，严格控制陪餐人员数，不选用高档菜肴，不饮酒。自觉执行住房、车辆配备等有关工作和生活待遇的规定，接受群众和社会监督。

25. 党员干部要牢固树立党章意识，自觉用党章规范自己的一言一行。严格遵守廉洁从政的各项规定，严格依法依规行使权力，始终保持职务行为的廉洁性，模范遵守党纪国法。

26. 加强局机关反腐倡廉教育和廉政文化建设，健全权力运行制约、监督体系和施政行为公开制度，认真执行民主集中制。采取有力措施，坚决克服特权思想、特权现象。

八、加强督促检查，确保落实到位

27. 局领导、局机关和局各直属单位负责同志要充分发挥带头示范作用，深刻领会改进工作作风、密切联系群众的重要性和紧迫性，切实推动工作作风建设取得显著成效。

28. 局机关各部门、局各直属单位要结合实际，制定具体的贯彻措施，狠抓落实，坚决防止走过场和形式主义。办公室、纪检监察部门要加强监督检查，定期通报本办法贯彻执行情况。

29. 本办法由国家中医药管理局办公室负责解释。

30. 本办法自发布之日起实行。此前发布的有关规定凡与本办法不一致的，以本办法为准。

国家中医药管理局关于印发《中医预防保健（治未病）服务科技创新纲要（2013～2020年）》的通知

国中医药科技发〔2013〕12号

各有关省、自治区、直辖市卫生厅局、中医药管理局，中国中医科学院，北京中医药大学，广州中医药大学：

为贯彻落实《国务院关于扶持和促进中医药事业发展的若干意见》精神，加强中医预防保健（治未病）服务科技创新，支撑和引领中医预防保健（治未病）服务进一步科学规范和健康发展，我局组织制定了《中医预防保健（治未病）服务科技创新纲要（2013～2020年）》。现印发给你们，请结合实际情况，认真组织实施。

国家中医药管理局
2013年3月25日

中医预防保健（治未病）服务科技创新纲要（2013～2020年）

中医预防保健（治未病）是指在中医“治未病”为核心理念指导下预防疾病、养生保健的理论认识和技术方法，是中医药学的重要组成部分，也是中华民族独特的健康文化。

近年来，随着中医预防保健（治未病）工作逐步深入，中医预防保健（治未病）服务得到社会的认可和人民群众欢迎，中医预防保健（治未病）科学研究也取得了一批成果。但是，在快速发展的同时，也凸显出一些问题和不足，包括中医预防保健（治未病）理论构建尚不完善，技术方法的科学筛选与集成不够，技术标准和评价方法尚未系统建立，科技成果的转化应用缺乏有效机制，科技支撑的作用有待更好发挥等。为了进一步解决上述问题，特制定本纲要。

一、指导思想

以为人民健康服务和促进人民身心健康为目标，把满足人民群众对中医预防保健（治未病）服务的需求作为出发点和落脚点，把握中医理论的内涵和特点，突出中医预防保健（治未病）服务的优势和特色，以理论提升为基础，技术集成为核心，效果评价为抓手，服务应用为重点，案例示范为引导，机制创新为保障，为提高中医预防保健（治未病）学术水平和服务能力提供科技支撑。

二、基本原则

（一）坚持以民众健康需求为导向

发挥政府在战略规划、项目组织和标准制定等方面的统筹作用，面向民众对健康的多元化需求，结合经济社会发展，研发中医预防保健（治未病）服务技术、产品，不断完善服务内容，提高服务质量，拓展服务领域。

（二）坚持技术创新与服务模式创新并重

在重视理论知识、技术、产品创新的同时，高度重视服务业态和服务模式创新，把科技支撑中医预防保健（治未病）服务发展放在重要位置，同步推进公共服务和市场化服务发展。

（三）坚持传承与创新并重

坚持传承中医药特色优势的同时，积极引进、消化吸收国内外有关最新成果，丰富中医预防保健（治未病）服务的内容、方法和手段，不断继承和发展中医预防保健（治未病）理论和实践。

（四）坚持有效整合资源，支持协同创新

强化产、学、研、用紧密结合的机制，构建技术创新联盟，创新组织管理模式，推动创新成果向服务机构集聚，向现实服务转化。

三、目标

到2020年末，系统整理和诠释中医预防保健（治未病）理论，建立理论体系框架；优化集成一批效果明确、经济实用的中医预防保健方法和技术；建立相对系统的中医预防保健（治未病）服务标准和规范；完善中医预防保健（治未病）服务业态和服务模式；初步形成中医预防保健（治未病）服务科技创新体系。提升中医预防保健（治未病）学术水平和服务能力，为持续推动中医预防保健（治未病）服务发展提供有效的支撑，为提高全民健康水平作出更大贡献。

四、主要任务

（一）中医预防保健（治未病）理论研究

1. 系统整理中医“治未病”理论

系统整理保存于民间、中医古籍、方志及各种典藏文献中的中医预防保健（治未病）理论和方法，梳理中医“治未病”基本理论。

2. 阐释中医“治未病”理论科学内涵

归纳总结既往的中医“治未病”相关理论研究成果与实践经验，阐释中医“治未病”概念、原理、观点、方法等基本理论要素和科学内涵。

3. 探索建立中医“治未病”理论构架

在全面继承中医“治未病”科学内涵和实践经验基础上，积极吸纳引入当代生命健康与预防保健领域的新成果，建立由中医预防保健（治未病）基本概念、基本原理和具体科学规律3个基本知识要素组成的完整理论构架，为中医预防保健（治未病）研究和应用提供理论指导。

（二）中医预防保健（治未病）服务技术、产品研究

1. 健康状态辨识技术方法研究

（1）健康状态检测方法和辨识指标体系研究。采用多学科方法，从宏、中、微观3个层次分析健康状态构成要素，通过集成现代科学技术方法和工具，开展健康状态检测方法研究，制定主观和客观互参、定性和定量兼容的健康状态辨识指标体系，全面反映个体人整体健康状态。

（2）健康状态评估技术方法研究。开展健康状态评估技术方法研究，实现个体人健康状态量化评估及发病、传变、复发的风险预警，为制订个体化干预方案提供可靠依据。

2. 健康状态干预技术方法研究

开展药物、非药物、生活方式等健康状态干预技术方法研究。加强手法、拔罐、艾灸等具有中医特色优势的健康状态干预技术方法的熟化研究。筛选、评价一批中医预防保健（治未病）服务关键技术，并开展这些技术的适用范围、方案优化和技术规范等系统研究，为干预技术的应用提供科学依据；收集整理和研究名老中医和长寿人群的养生经验。针对不同人群、不同时间、不同地域，开展心理、饮食、起居、运动、环境等适宜养生方法研究。梳理太极拳、八段锦、五禽戏等传统功法，开展养生、健身功法的研究和规范。

3. 产品研发

（1）健康状态辨识产品研发。开发研制检测健康状态宏、中、微三观指标和评估健康状态及风险预警的仪器设备、应用软件，提高健康状态辨识的可靠性和准确性。

（2）健康状态干预产品研发。加强以中医预防保健（治未病）理论指导的药品、功能性食品、保健食品和新型诊疗设备、用品的研制，拓展健康状态干预方法，为公众健康水平的提高提供一批健康产品。

（3）健康服务信息产品研发。研发健康状态检测、体质辨识、健康风险评估、评估信息处理系统，服务信息全程监测、收集、动态分析的信息产品，建立知识库平台，完成适用于中医预防保健（治未病）服务的健康物联网关键技术开发，提高服务的实时性与便捷性。

（4）健康宣教产品研制。设计、制作中医预防保健（治未病）服务宣教系列公益广告、视频、动漫、书籍等系列文化产品，加强中医预防保健（治未病）理念的普及，促进公众对中医预防保健（治未病）方法和产品的正确理解和应用。

（三）中医预防保健（治未病）服务标准研究

1. 中医预防保健（治未病）服务标准化共性技术研究

根据中医药理论与实践特点，开展基于中医预防保健（治未病）理论的标准化原理、方法研究；开展基于系统科学理论方法的中医预防保健（治未病）服务标准化应用研究以及标准的运行与监管技术方法研究。

2. 中医预防保健（治未病）服务标准体系的构建研究

通过概念体系建立、分类学研究、标准体系表的构建与优化研究，结合现代服务业标准化成果，开展包括服务基础标准、服务保障标准和服务提供标准等的构建研究。

3. 中医预防保健（治未病）服务标准的研制

围绕中医预防保健（治未病）服务理念、服务流程、服务内容，按择重急需的原则，分批研制中医预防保健（治未病）服务标准，通过示范性推广应用、评价效用与持

续改进，逐步上升为行业（组织）、国家、国际标准。

（四）中医预防保健（治未病）服务科技成果应用研究

1. 集约化服务形式研究

针对不同健康状态的人群，系统集成、综合应用中医预防保健（治未病）服务技术方法研究成果，紧密链接服务业态和服务模式，探索包含各服务要素的干预方案，形成服务包，以集约化服务形式开展科技成果的应用示范，带动和引领科技成果在中医预防保健（治未病）不同服务领域的应用。

2. 服务标准研制与推广

基于中医预防保健（治未病）理论和实践经验的总结，结合现代服务业规范化特点，示范性研制中医预防保健（治未病）服务标准。通过示范性推广应用，持续改进。

3. 服务效果评价方法研究

根据中医预防保健（治未病）自身特点，借鉴当代方法学的研究成果和技术手段，通过应用示范，围绕技术效果和卫生经济学等指标，建立科学评价中医预防保健（治未病）服务效果的手段和方法。

4. 主要领域应用示范研究

发挥中医药特色和优势，在公共卫生服务中开展有关中医预防保健（治未病）服务项目的研究，优先在慢性非传染性疾病防控、健康保险服务、优质服务、特殊人群服务等领域进行技术集成和集约化服务的应用研究，建立应用示范基地，探索适宜不同领域和人群使用的中医预防保健（治未病）服务的内容和形式；对样本人群进行服务效果和卫生经济学评价，为相关管理部门制定中医预防保健（治未病）政策制定提供科学依据。

五、保障措施

（一）加强组织领导，统筹整体布局

进一步提高认识，加强领导。注重调查研究，做好顶层设计与整体布局，编制实施中医预防保健（治未病）服务科技创新发展专项规划，明确重点任务，加强统筹协调，整合优势资源，不断优化政策环境，认真落实各项规划任务和措施，促进规划目标顺利实现。

（二）创新组织机制，产、学、研、用结合

针对中医预防保健（治未病）服务科技创新的特点，建立并实施能有效支撑其学术发展的组织机制。充分依靠科研和临床机构，发挥“治未病”试点单位、中医预防保健重点专科的作用，产、学、研、用紧密结合，鼓励并推动建立以企业为主体的中医预防保健（治未病）服务业技术创新联盟，促进集成创新，完善技术创新链，保障科研与服务应用紧密衔接，促进科技成果向临床和现实服务转化。

（三）强化平台建设，促进开放共享

适应中医预防保健（治未病）服务科技创新发展的需要，加强创新平台建设。根据各自基础和优势方向，以机制创新为切入点，建设一批支撑中医预防保健（治未病）服务科技创新发展基地，形成高水平、开放的临床研究平台、信息共享平台、成果转化推广平台、人才培养平台等支撑体系，促进中医预防保健（治未病）服务科技资源的共建共享。

（四）整合科技资源，加大研究投入

要充分发挥政府部门引导作用，积极探索建立多渠道投入机制，完善科技经费保障机制。在制定有关科技规划时，充分重视中医预防保健（治未病）服务科技创新发展的需求，在国家科技计划项目中安排一定经费投入，支持重点的研究方向。同时，建立激励机制，鼓励地方、企业和民间资金等多种渠道对中医预防保健（治未病）服务科学研究的支持。

（五）提高人才素质，加强队伍建设

根据中医预防保健（治未病）服务科学研究的需要，通过各种形式的培训，结合承担课题研究工作，建设一支多学科、专业化的高水平科研骨干队伍，尤其注重具有科学研究与企业管理双重知识结构复合型人才的培养，使之成为中医预防保健（治未病）服务科学研究、成果转化和产业化的骨干力量。

（六）借鉴国际经验，推动快速发展

积极利用国际合作平台，不断拓展合作范围，加强与世界领先医疗科研机构、知名大学及国际医药产业界的交流与合作。充分运用国际资源，推动中医预防保健（治未病）服务学术进步、技术升级和效果评价体系的建立与完善，提高中医预防保健（治未病）服务科技创新发展的速度和效率。同时，积极推动中医药治未病“走出去”，扩大中医药服务贸易国际市场。

（七）重视科普宣传，加强环境建设

建设科普知识宣传队伍和网络，拓展信息渠道，鼓励以多种形式传播中医预防保健（治未病）服务文化和知识，加强中医预防保健（治未病）服务科技创新成果的知识普及，提高行业内外对中医预防保健（治未病）服务科技创新发展重要性的认识。

国家中医药管理局关于加强对医疗机构膏方推广应用管理的通知

国中医药医政发〔2013〕14号

各省、自治区、直辖市卫生厅局、中医药管理局，中国中医科学院，北京中医药大学：

膏方在我国应用已有千余年历史，具有因人制宜、处方灵活、服用方便等特点，在保障和增进人民健康方面发挥了积极作用。近年来，随着中医"治未病"工作的不断发展，膏方日益推广普及，尤其在我国南方地区已广泛使用，成为群众广为接受的慢性病调理和养生保健的重要手段之一。但在发展推广过程中也出现了部分医疗机构、人员不规范使用和制备膏方等问题，为加强膏方管理，促进规范应用，保证安全有效，推进膏方特别是在北方地区的进一步推广应用和健康发展，现将有关要求通知如下：

一、开展膏方服务医疗机构基本要求

开展膏方服务的医疗机构应设有卫生行政部门、中医药管理部门核准登记的中医、中西医结合或民族医临床科室，有符合要求的膏方制备场所及相关设备或与具备膏方制备条件的企业签订委托加工协议。

二、膏方人员基本条件及培训

膏方处方人员应为具有较丰富临床经验的中医类别执业医师，医疗机构应对本单位能够开具膏方处方人员予以明确，并以适当的形式在一定范围内公示。膏方制备人员应为具有一定加工制作膏方经验的中药学专业技术人员。

医疗机构应积极开展膏方人员专业培训与考核工作，考核应与处方点评等相结合，提高其业务水平和服务能力。我局负责制定《膏方人员培训基本要求》（见附件1），省级中医药管理部门选择有条件的三级甲等中医医院（含中西医结合医院、民族医医院）作为培训机构承担膏方人员培训任务，原则上每省（区、市）选择一所，培训机构名单报我局医政司审核后予以公布，膏方人员培训合格后由省级中医药管理部门发放统一的培训结业证书。

三、应用管理

医疗机构应高度重视膏方工作，积极推广应用膏方技术，为膏方服务的开展提供适当场所，加强对膏方应用的规范管理，提高其安全性和疗效。

（一）处方管理

膏方处方人员应按照《处方管理办法》和《中药处方格式及书写规范》等文件要求规范书写处方，医疗机构应按照《医院中药饮片管理规范》要求保存处方。医疗机构应建立膏方处方点评制度，确保膏方处方安全，提高膏方处方质量。严禁为追求经济效益开具不合理膏方处方，一经发现，由医疗机构取消其膏方处方资格。

（二）制备管理

膏方制备场所及设备、制作流程等应符合中华中医药学会《中医养生保健技术操作规范（Ⅱ）膏方》（见附件2）中关于膏方制备的有关要求。医疗机构应加强对膏方生产加工过程的质量和卫生管理，并及时解决出现的相关问题。

（三）疗效评价

医疗机构应积极开展膏方疗效评价工作，建立病人回访制度，跟踪评价安全性及疗效，收集相关数据，按照科学的评价方法分析评估，不断提高膏方处方质量和疗效。同时，应加强对膏方四季应用的科学研究，在拓宽其服用季节方面做进一步的探索。

（四）宣传推广

医疗机构应积极运用各种形式科学合理地宣传推广膏方知识，重点对膏方适用人群、适应证、干预效果等有关知识进行宣传普及，避免夸大医疗保健效果。

四、组织领导与监督管理

各省级中医药管理部门应高度重视膏方的应用推广工作，切实加强组织领导，认真做好膏方人员培训工作，引导本辖区医疗机构积极开展膏方服务，同时要加强对膏方应用的监督管理，对存在人员不符合要求、应用不规范及夸大宣传医疗保健效果等不规范行为的医疗机构予以通报批评，督促改正。

附件：1. 膏方人员培训基本要求

2. 中医养生保健技术操作规范（Ⅱ）膏方

国家中医药管理局

2013年4月1日

附件1　膏方人员培训基本要求

一、培训对象

1. 处方人员：中医类别执业医师。

2. 制备人员：从事膏方加工的中药学专业技术人员。

二、培训内容

1. 膏方源流。

2. 膏方的适宜人群、适用证与禁忌人群。

3. 膏方处方的基本原则与内容、

药物选择、范例解析。

4. 膏方的服法及贮存。

5. 膏方服用过程中的不良反应及其处理。

6. 煎膏的制备流程等。

三、培训时间

1. 处方人员：理论课16学时，膏方处方示范观摩及膏方加工流程示范观摩2学时，考核2学时，共20学时。

2. 制备人员：理论课8学时，膏方制备与实地操作20学时，考核4学时，共32学时。

3. 培训可以集中在一周内完成，也可在1～2个月内分次完成。

四、师资要求

1. 副主任医师以上专业技术任职资格，具有丰富膏方处方经验的中医类别执业医师。

2. 具有丰富的加工制作膏方经验的中级以上职称中药师。

五、培训机构

省级中医药管理部门认可的三级甲等中医医院（含中西医结合医院和民族医医院），原则上每省（区、市）选择一所医院作为本省膏方人员培训机构。国家中医药管理局委托上海市中医药发展办公室遴选1～3所中医医疗机构作为膏方人员师资培训基地，为各省膏方人员培训机构培训师资。

六、培训教材

国家中医药管理局委托相关机构统一编写培训教材，各省（区、市）可以根据当地情况，适当调整部分培训内容。

七、培训考核

1. 膏方处方人员考核内容包括理论考核与医案考核两部分。

2. 膏方制备人员考核内容包括理论考核与实际操作两部分。

3. 考核合格者，授予合格证书。

附件2　中医养生保健技术操作规范（II）膏方

引　言

《中医养生保健技术操作规范（II）膏方》（以下简称《规范》）是我国用于指导和规范传统的膏方养生在处方配伍、制作加工和服用等各环节的规范性文件。编写和颁布本《规范》的目的在于为目前众多开展膏方服务的机构、处方人员、生产加工人员以及服用膏方的人群提供指导，使膏方养生更加规范化，更具安全性和可靠性，使之能更好地为广大民众的健康服务。

《规范》是国家中医药管理局医政司立项的养生保健规范项目之一，于2008年12月正式立项。2009年1月，中华中医药学会亚健康分会在北京成立《中医养生保健技术操作规范（II）》编写委员会，组成如下：名誉主任马建中；主任委员许志仁；副主任委员桑滨生、李俊德、曹正逵、孙涛；总审定张伯礼；总主编孙涛；副总主编朱嵘、刘平、樊新荣；编委（按姓氏笔画排序）马建中、孙德仁、孙建华、孙涛、朱嵘、许志仁、李俊德、刘平、张伯礼、张维波、忻伟、杨晓航、庞军、贺新怀、桑滨生、徐陆周、曹正逵、彭锦、雷龙鸣、樊新荣。编写委员会设计论证了《规范》整体框架，首先组织编撰《膏方》部分作为样稿，并对编写体例、内容、时间安排和编写过程中可能出现的问题进行了讨论。2009年4月，《膏方》初稿完成并提请邓铁涛、余瀛鳌、颜德馨等著名中医专家审定。2009年5月，中和亚健康服务中心组织召开《规范》编撰论证会，同时对编写内容进行了分工并提出具体要求。《规范》由中医养生保健技术领域权威专家编写。每一具体技术规范以权威专家为核心形成编写团队，并广泛听取相关学科专家意见，集体讨论后确定。2009年8月，召开《规范》编撰截稿会议。编写委员会就编写过程中存在的一些专业问题进行了沟通交流，广泛听取了相关学科专家意见，为进一步的修订工作奠定了良好的基础。2009年12月，《规范》8个部分的初稿编写工作完成，以书面形式呈请国家中医药管理局“治未病”工作咨询组专家王永炎、王琦、郑守曾、张其成等审阅。2010年1～4月，听取标准化专家就中医养生保健技术标准化工作的建议，讨论了初稿编写过程中存在的问题和解决的措施。2010年5～8月，经过多次沟通交流，编写委员会根据标准化专家意见，反复修改完善了编写内容和体例，之后将有关内容再次送请标准化专家审订。2010年9月，初稿修订完成并在北京召开了审订工作会议。根据审订工作会议精神，结合修订的参考样本，参编专家对《规范》进行了认真修改并形成送审稿。之后，编写委员会在综合专家建议的基础上对部分内容进行了进一步讨论和修改，并最后定稿。

养生保健是指在中医药理论指导下，通过各种调摄保养的方法，增强人的体质，提高人体正气对外界环境的适应能力和抗病能力，使机体的生命活动处于阴阳和谐、身心健康的最佳状态。

膏方养生是运用中医整体观，贯彻三因制宜思想，由资深的中医药学专业人员，根据不同个体的体质状况，遵循中医辨证论治的思想，选择单味药或多味药合理配伍组方，再经过严格的特定工艺加工而成膏剂，经口服后发挥滋补强身、抗衰延年、防病调理的作用。

膏方具有浓度高、体积小、效果显著、剂型稳定、服用方便、口感良好等诸多优点，长期以来，在保障与增进健康方面发挥着积极的作用，成为群众广为接受的养生保健的重要手段之一，尤其适用于阴阳、气血、津液失衡的人群。

本《规范》的编写和发布，对于规范膏方的概念、配方、制作和使用有着重要的指导意义，适于广大膏方的开方者、制作者以及服用者等使用。

本《规范》审定组成员：许志仁、桑滨生、李俊德、王琦、沈同、孟庆云、郑守曾、徐荣谦、刘红旭、刘平。

王永炎、邓铁涛、颜德馨、余瀛鳌、张其成等专家对《规范》进行了审订并提出许多宝贵意见，在此一并表示感谢。

1　范　围

本《规范》规定了膏方的术语和定义、处方、制备和使用的指导原则、药材选配、生产条件、制作方法、质量分级与检测以及服用膏方应注意的问题等。

本《规范》适用于有关部门对于膏方养生服务行业的管理，指导膏方处方专业人员合理开具处方，规范膏方制作加工机构的规模化生产，以及指导个人正确服用膏方等。个人自行加工膏方的，也可以此作为参照。

2　术语和定义

下列术语和定义适用于本《规范》。

2.1　膏方 Oral Paste

“膏方”是以养生保健为主要目的所服用的中药膏剂，又称“膏滋”。这类口服膏剂是由资深的中医药学专业人员，根据服用者的体质状况，遵循中医整体观与辨证论治的思想，选择单味药或多味药合理配伍组方，经过严格的特定工艺加工而成，主要用于滋补强身、抗衰延年、防病调理。

2.2　荤膏 Meat Paste

膏方在制作过程中，如果加入有动物胶（如阿胶、龟板胶等）或动物药（如胎盘、鹿鞭等），称为“荤膏”。

2.3　素膏 Vegetarian Paste

膏方在制作过程中，如果没有加入动物胶（如阿胶、龟板胶等）或动物药（如胎盘、鹿鞭等），称为“素膏”。

2.4　蜜膏 Sugary Paste

膏方在制作过程中如果加入有糖类（如蜂蜜、冰糖、白糖、红糖、饴糖等），称为“蜜膏”。

2.5　清膏 Sugarless Paste

膏方在制作过程中如果没有加入糖类（如蜂蜜、冰糖、白糖、红糖、饴糖等），称为“清膏”。

2.6　饮片 Ordinary Herbs

指膏方处方中的常规药物，是膏方药材组成的主体部分。

2.7　细料 Valued Herbs

是膏方处方中较为贵重药物的统称，是体现补益虚损的重要部分。

2.8　药胶 Medical Gelatin

是常规膏方中阿胶、鹿角胶、龟板胶、鳖甲胶等的统称，有补益虚损、助于膏滋固定成形的作用。

2.9　熬糖 Process Sugar in Advance

是糖类在用于膏方制作前的预加工方法。将冰糖或红糖等入锅中加热熔化，期间不断搅拌，以防滞底焦枯，至糖全部熔化呈老黄色即可。

2.10　炼蜜 Process Honey in Advance

是蜂蜜在用于膏方制作前的预加工方法。锅中加入蜂蜜加热熔化，至糖蜜表面呈老红色老蜜即可。

2.11　辅料 Auxiliary Herbs

在膏方处方中常指黄酒，其本身具有活血、通络、散寒的功效，主要用于浸泡阿胶等动物胶，使之软化，还能解除药胶的腥膻气味。

2.12　挂旗 Hang a Flag

是在膏方制作过程中判断收膏效果的重要标准之一，是长期以来制膏行业中通用的约定俗称。指以搅拌棒沾取药汁并水平提起，药汁沿棒边呈片状垂下或滴下。

2.13　滴水成珠 Beads in Water

是在膏方制作过程中判断收膏效果的重要标准之一，是长期以来制膏行业中通用的约定俗称。指以搅拌棒沾取药汁，滴入清水，药滴不会马上散开溶解，短时间内仍保持珠状。

2.14　返砂 Crystal of Sugar

膏方的成品放置过久可能有糖的结晶体析出，表面看似细小的砂粒状物。

2.15　忌口 On Diet

是指根据个体状况和用膏的需要，要求在服膏期间，忌食某些食物，以防止食物和膏内药物发生相互作用，而降低预期效果或产生不良反应，又称食忌。

2.16　开路方 Previous TCM Decoction for Constitution Regulation

部分使用者在服用膏方前针对性地服用的汤药，目的是调整其生理状态，从而更好地发挥膏方养生的功效。

3　处方、制备和使用的指导原则

3.1　膏方的处方人员，必须具有深厚的中医药学理论知识和丰富的实际工作经验。各开展膏方养生服务的属地有关部门，应按照国家及属地的相关规定对膏方处方人员进行相应的管理。

3.2　膏方养生不是一味专补，切忌盲目堆砌名贵补药。处方应注重固本培元，兼论攻邪，对于机体状态的偏胜偏衰做到有的放矢，调整体内阴阳气血等方面，重新达到相对平衡状态。应针对个体状况的特点，在注重补益脾肾的基础上，做到整体考量、循因施药、补泻兼顾。

3.3　膏方中各味药材都应符合《中国药典》和《炮制规范》的要求。

3.4　膏方加工制备场地要考虑周围空气质量、四季（以冬季为主）主要风向、水源水质等条件，必须符合国家规定的中药加工生产相关要求。

3.5　膏方加工制备厂房等设施应总体布局合理，区域分隔清晰，不得互相妨碍。须安装防止昆虫、鸟类等动物进入的设施，设置备用照明，并合理配置消防设备。

3.6　膏方的制作必须严格按照特定的加工工艺进行。

3.7　膏方的加工生产必须配备与膏方生产相适应数量的，具有专业知识、生产经验及组织能力的管理人员和技术人员。

3.8　膏方的加工制备过程中，需设立一系列相应的管理制度，并

落实到各级人员执行，以保证膏方的正常生产，降低各种差错及事故的发生，提高生产的质量。（参见附录A）

3.9 膏方养生适用于阴阳、气血、津液失衡的人群，主要是体质虚弱者、老年人、亚健康人群以及慢性病患者等。

3.10 服用者在服用膏方前需对其生理、心理状态以及一些生活方式进行适当的调整，以更好发挥膏方养生的功效。

3.11 膏方的成品应存放在阴凉干燥处，机构宜用冷房，家庭宜用冰箱。

4 药材选配

膏方的药材选配一般由饮片、细料、胶类、糖类和辅料等五部分组成。

4.1 饮片

一般20～35味左右，约3000～5000g左右，在一些特殊情况下可更多。处方时药味过少，易致效验不彰，并且成膏不足，但如果如盲目追求大处方，则造成目的不明，浪费药材。

4.2 细料

应根据补益需要，酌情配伍，切勿滥用。

4.3 胶类

即药胶，可按其各自功效特点，针对不同体质而辨证选用，可单选一味，或多胶合用。一般每料膏方参考用量为200～400g左右。在膏方制作前，应先将选用的胶类用黄酒浸泡软化，隔水炖烊备用。

4.4 糖类

常用的有蜂蜜、冰糖、饴糖、红糖、白糖等，可改善膏方的口感，还有一定的补益缓中作用，也有助于膏方的固定成形。一般每料膏方用量为250～500g左右。制膏前需做预加工。糖尿病患者可用一些低热量的甜味剂代替，常用的有元贞糖、木糖醇、阿斯巴甜等，但选剂、用量、比例等，应严格按其产品使用说明进行换算，不可滥用，作为糖类替代品的甜味剂在制膏时可直接加入，无需预加工。

4.5 辅料

一般用量为每250g黄酒可辅配250～500g药胶。

5 生产条件

5.1 制作场所的要求

5.1.1 膏方加工场地附近须无废气、废水、废渣等污染源。

5.1.2 周边不得有产生污染排放的生产单位（企业），如燃煤性单位、化工厂、电厂等。

5.1.3 地面、路面及运输交通等不可直接或间接地对膏方生产造成污染。周围如有裸露的泥地，应进行绿化或者铺装。

5.1.4 如附近有不可避免的房屋建设施工、道路与管线施工、房屋拆除、物料堆放等，应作适当遮盖或经常作淋水防尘，设置不低于2m的硬质密闭围挡。

5.2 制作设施的要求

5.2.1 饮片储藏区

用于饮片储藏。建设要求同各地中医院饮片储藏室的建设要求；面积可根据生产所需饮片的使用量和周转期决定；宜阴凉干燥，通风良好，运送便利。

5.2.2 细料配方区

用于细料、贵重药的储藏，并将饮片、细料和辅料等按处方配齐、分装（袋装）后送入加工区。建设要求见5.2.1，需要提高防盗的安全等级。

5.2.3 浸药区

用于浸泡饮片。面积应满足每批可同时生产制作的膏方数量所对应浸泡桶的数量；地面要整齐，方便摆放浸泡用具，并留出通道便于袋装饮片运送；有冷、热水进水，用于饮片浸泡和地面清洗；地面排水通畅，必须保证地面水渍不得流向煎煮区；废水排入生化池经处理后排放；合理配置紫外线消毒灯。

5.2.4 煎煮区

用于提取、浓缩、收膏、分装等工序的操作。面积以每批可同时生产制作的膏方数量对应的大、小炉灶数而合理配备；大灶和小灶应分设操作台，各大灶灶心间距应不小于600mm，小灶操作台宽度不小于800mm；室内通道宽度不小于1200mm；建筑高度应综合考虑台面、灶具、锅具、排风等因素，大灶台台面高度一般为500mm左右，不宜过高；装饰宜简洁、实用、易清理，面材选择应耐磨、防滑，并能耐受多种清洁剂和消毒剂的反复使用；顶面要考虑能尽量避免产生冷凝水；大灶台、小灶操作台等处安装冷、热水进水，排水处理要求同前；在大灶台上方安装大功率排风设备，能及时充分排出煎煮时产生的水蒸气，避免冷凝水形成及回滴，一般按每小时换气5～10次设计；根据实际需求合理配置用电量，适当留有余量，开关、插座等须选择安全配置，并配有漏电保护装置，合理配置紫外线消毒灯；根据预设生产量度合理配套燃气流量；可加设一处药渣出口，须是向外的单向通道。

5.2.5 凉膏区

用于凉膏及封装操作。应可控制室内温度、湿度，室内温度宜控制在10℃以下，湿度宜控制在45%～65%；适当增加紫外线消毒灯配置。

5.2.6 冷藏区

用于储藏、发放封装好的膏方成品。应可控制室内温度、湿度，室内温度宜控制在10℃左右，湿度宜控制在50%～70%；适当配置紫外线消毒灯；领药窗口不宜与藏区直接相通。

5.3 常用器具的要求

5.3.1 浸泡容器

浸泡饮片用的容器宜选用陶瓷、铜质、不锈钢等材质的桶或锅，忌用铁质容器。

5.3.2 煎煮药锅

煮药用的锅宜选铜锅，其中以紫铜锅为最佳，也可用不锈钢锅或砂锅，忌用铁锅；大药锅一般直径500mm左右，高400mm左右。

5.3.3 搅拌用具

搅拌棒宜选用竹片，一般大锅用的竹片长600～700mm，宽30～50mm，厚5～10mm；小锅用的竹片长350～450mm，宽15～30mm，厚3～5mm。

5.3.4 过滤用具

浓缩时过滤用80目药筛（或用4层纱布代替）；收膏时过滤用60目

药筛（或用3层纱布代替）。

5.3.5　成品容器

盛放膏方成品的容器首选广口的陶瓷罐，容积在1500mL以上；也可用玻璃瓶或塑料罐等；或用自动分装机灌装至真空塑料包装袋。

5.3.6　存放货架

放置膏方成品可用木制或金属的货架，每层间隙一般为成品容器高度的1.5倍以上；也可用消毒柜存放。

6　制作方法

膏方的制作方法属于传统加工工艺，共有配方、浸药、提取、浓缩、收膏、分装、凉膏7个步骤。

6.1　配方

按照处方将饮片、细料和其他辅料等配齐分装（袋装），送入加工区。

6.2　浸药

将饮片倒入专用浸药容器（桶、锅）加水浸泡，一般水面需高于饮片15cm，浸泡时间不少于2小时。

6.3　提取

将浸透的饮片送煎煮区，入药锅煎煮，持续煮沸不少于2小时，取出药汁，锅内另加水淹没饮片即可，再持续煮沸1小时后，取出药汁，合并2次药液，再将药渣充分压榨，压榨出的药汁并入上述药液，置于中转容器放置沉淀不少于6小时；同时可用小锅将细料和贵重药另行煎煮取汁。

6.4　浓缩

把上述药汁做滤过处理后重新置于药锅中，加入另以小灶煎煮的细料药液（也可在收膏时加入），一起加热至沸，改用文火，不断搅拌至药液呈稠糊状。

6.5　收膏

在浓缩药液中加入已预处理过的药胶和（或）糖，不断以搅拌棒搅拌至胶块完全烊化，经滤过，再倒入药锅继续加热，并不断搅拌。搅拌至提起搅拌棒见药汁“挂旗”，或“滴水成珠”，及时加入小锅取汁或研粉的贵重药，充分搅拌，熄火停煮，即成膏滋。

6.6　分装

膏滋乘热快速倒入事先经清洗并消毒过的专用成品容器中。

6.7　凉膏

将分装好的膏方成品放于净化凉膏区中凉放，待完全冷却至室温后，再行封盖，送冷藏区备取。

7　质量分级与检测

7.1　分级

7.1.1　合格膏方

合格的膏方嗅之无焦味、无异味，没有糖的结晶析出，即“返砂”现象。

7.1.2　优质膏方

加工道地、质量上乘的膏方，可见膏体外观细腻、黑润而有光泽，膏体稠厚适中，呈半固体状，并且嗅之有药物的清香。

7.2　检测

膏方内在质量的检测主要是对膏方成品进行“不溶物检测”。取膏方成品5mL置于玻璃检验容器内，加入90℃左右的开水200mL，持续搅拌，膏体应在5分钟内完全溶解，溶解后放置3分钟再观察，容器内不得有焦块、药渣等异物。

8　服用膏方应注意的问题

8.1　禁忌证

8.1.1　慢性病患者在急性发作阶段不宜服用膏方。

8.1.2　外感急性疾病时不宜服用膏方。

8.1.3　传染病患者在急性期和活动期均不宜服用膏方。

8.1.4　处于经期的女性以及妊娠者（尤其是前3个月之内）不宜服用膏方。

8.2　服用前的个体状态调整

8.2.1　心理调节

安定情志，遇事不怒，避免因怒与思虑而损伤肝脾。如遇肝胆失衡，须调治脾肾，配合调泄肝胆，通利水湿。

8.2.2　生理调节

8.2.2.1　预防感冒。凡遇外感风寒之邪侵袭人体之后，应先予疏风散寒，调和脾胃。

8.2.2.2　饮食得当，避免暴饮暴食而大伤脾胃。凡遇有伤食中寒，出现腹胀、腹痛、泄泻等症状，应以散寒消滞、和中化湿之法调整。

8.3　服用期间的注意事项

8.3.1　服用方法

8.3.1.1　冲服

取一汤匙膏方置于杯（碗）中，冲入90℃左右的开水，调匀溶解后服用。少数有特殊需要者，也可按医嘱用温热的黄酒冲服。

8.3.1.2　调服

用适当的汤药或适量黄酒等，隔水炖热，调和均匀服下。主要用于一些胶剂，如阿胶、鹿角胶等的研细末。

8.3.1.3　含服

将膏滋含在口中慢慢溶化后，咽下膏汁。

8.3.2　服用时段

常规情况下，膏方需连续服用50天左右，以冬令膏方为例，是从每年的冬至起，即冬至以后的“一九”开始，到“六九”结束；或服至次年的立春前结束。

8.3.3　服用剂量

膏方每次服用一汤匙，约10～20g。

8.3.4　服用时间

8.3.4.1　常规情况下膏方宜在餐前服用，每日1～2次。

8.3.4.2　如餐前服用因空腹而自觉胃肠不适者，可改在餐后30～90分钟内服用。

8.3.4.3　对于主要用于补心脾、安心神的膏方，宜在睡前15～30分钟服用。

8.3.5　其他要求

8.3.5.1　在进服膏方期间，可适度运动，但要防止劳倦过度。

8.3.5.2　在进服膏方期间，应避免烟酒过度。

8.4　“忌口”要求

8.4.1　服用膏方的常规“忌口”要求是避免进食辛辣、肥腻、生冷等不易消化及有特殊刺激性的食物。

8.4.2　服用滋补性膏方不宜饮茶、咖啡、可乐等；人参膏忌服萝卜；首乌膏忌猪、羊血及铁剂。

8.4.3　阴虚体质者，需忌食辛热食品，如狗肉、牛肉、姜、蒜、葱、甜食等，同时也需忌食海鲜之类发物，如黄鱼、带鱼等。

8.4.4 阳虚体质者，需忌食寒性食品，如蟹、柿子、黄瓜等，并忌用或避免过用厚味腻滞之品。

8.4.5 温补肾阳之品切忌滥用，食服鹿鞭、牛鞭、羊肉等要注意观察有无虚火表象，以防助火动血、产生变证。

8.5 不适反应及处理

8.5.1 消化滞缓

服用膏方几天后如出现不思饮食、腹胀等胃纳不利状况，应暂停服用膏方，改服1~2周理气和胃消导药后，再恢复少量服用，逐步加量。第二年服用膏方前的开路方，应尽可能祛除湿浊，调整好胃肠功能。

8.5.2 内热过重

服用膏方几天后如出现齿浮口苦、鼻衄、面部升火、低热、大便秘结等状况，可用清热泻火、解毒通腑药煎煮取汁，放入膏方中一起服用，以纠偏差；或随时就诊，以汤药调理。

8.5.3 肠道刺激

服用膏方几天后如出现大便溏薄甚至泄泻，应先暂时停服膏方，可用一些理气健脾的药物，配合清淡易于消化的饮食，待脾胃功能恢复后，从少量开始恢复服用，根据自身消化能力，逐步加量。

附录A（资料性附录）《膏方生产管理制度选编》

整个膏方的加工制备过程中，需设立一系列相应的管理制度，并落实到各级人员执行，以保证膏方的正常生产，降低各种差错、事故的发生，提高生产的质量。本附录就膏方的生产加工选编了部分主要的管理制度，其中A1~A3为生产过程中的管理制度，A4~A7为重要生产岗位的人员岗位职责。

A.1 《膏方加工卫生管理制度》

A.1.1 目的：建立膏滋加工卫生管理规程，使膏滋加工过程保持良好的卫生条件，保证膏滋质量。

A.1.2 范围：适用于膏滋加工的全过程。

A.1.3 责任：所有与膏滋加工有关的人员按本规程的规定执行，膏滋加工车间主任负责监督检查本规程的执行。

A.1.4 正文：

A.1.4.1 人员卫生：

A.1.4.1.1 操作人员进入加工区前，应在穿戴好清洁、完好、符合要求的工衣、工鞋、工帽等。

A.1.4.1.2 工作前要将手洗干净，上岗时不得涂染化妆品，佩戴饰物及携带与生产无关的私人物品。

A.1.4.1.3 直接接触膏滋的生产工作，应戴口罩、手套，不得裸手操作。

A.1.4.1.4 离开生产区时，必须脱掉工衣、工鞋、工帽等。

A.1.4.1.5 随时保持个人清洁卫生，勤洗澡，剪指甲，不许留胡须。

A.1.4.2 环境卫生：

A.1.4.2.1 膏滋加工区墙面、窗户、顶棚壁洁净见本色，无浮尘，无霉斑，无渗漏，清洁不留死角；地面应平整、清洁、无积水、无杂物。

A.1.4.2.2 提取后的药渣应及时清理到规定的堆放地点，并且及时将盛装的容器、车辆及工具清洁干净。

A.1.4.2.3 加工中的废弃物应装在密闭的容器内，每日及时清理。

A.1.4.2.4 加工膏滋的设备、工具、容器等应清洗干净，晾干备用。

A.1.4.2.5 包装药膏的玻璃罐应洗净晾干备用。

A.1.4.2.6 设备主体应清洁、整齐，无跑、冒、滴、漏，做到轴见光、沟见底、设备见本色，设备周围无油污、无污水及杂物。

A.2 《膏方加工制备的操作制度》

A.2.1 目的：建立膏滋的定制过程中生产操作的管理规程，使膏滋定制过程规范、有序，保证膏滋质量。

A.2.2 范围：适用于膏滋定制全部生产过程。

A.2.3 责任：所有与膏滋定制有关的人员按本规程的规定执行，膏滋加工车间主任负责监督检查本规程的执行。

A.2.4 正文：

A.2.4.1 进入生产区的人员数必须控制在规定的人员数范围内。各工序应定员、定岗操作。非当班人员禁止入内。

A.2.4.2 人员在生产区工作时，动作要轻，尽量减少讲话和不必要的动作，一切操作必须按操作规程进行，禁止进行非生产性活动。

A.2.4.3 操作人员上岗前要通过相应体格检查。工作中应注意个人卫生和防护，带好帽子、口罩，并正确使用劳防用品。

A.2.4.4 进入生产区的所有设备、器具均应先行清扫、擦拭、除尘等处理。不准将与生产无关的物品带入生产区。

A.2.4.5 生产区内的设施及设备的维修、维护、保养等应尽量安排在非生产时间进行。

A.2.4.6 一般情况下谢绝与生产无关的人员进入生产区参观。如有必要，应按有关规定进行。

A.3 《膏方加工制备的复核制度》

A.3.1 目的：建立膏滋的定制过程中各环节的复核管理规程，使膏滋定制过程规范、有序，保证膏滋质量。

A.3.2 范围：适用于膏滋定制全部生产过程。

A.3.3 责任：所有与膏滋定制有关的人员按本规程的规定执行，膏滋加工车间主任负责监督检查本规程的执行。

A.3.4 正文：

A.3.4.1 膏滋必须遵循“一人一方一锅”的原则，整个生产流程的各环节前后承接，都须进行复核。

A.3.4.2　复核内容包括：原料、辅料、包装材料、检验报告书等。

A.3.4.3　复核动作：核对实物与标签及辨识单上的品名、规格、批号、数量等是否相符。

A.3.4.4　复核节点：生产流程中各工序的交接点均需复核，由被复核人和复核人共同书面确认，并签字认可。

A.3.4.5　责任到人：明确复核责任人，前一工序为被复核人，后一工序为复核人。复核找出的错误由被复核人纠正，损失由被复核人负责；因复核疏漏而造成的损失，由被复核人和复核人共同负责。

A.4　《膏方加工车间主任岗位职责》

A.4.1　目的：建立膏滋加工车间主任岗位职责，使膏滋定制过程管理规范、有序，保证膏滋质量。

A.4.2　范围：适用于膏滋加工车间主任岗位。

A.4.3　责任：膏滋加工车间主任按本职责执行。

A.4.4　正文：

A.4.4.1　负责膏滋的定制全过程工作，包括：审方、登记、配料、浸泡、煎汁过滤、浓缩收膏、冷却存放、包装、质量检验、发货等。

A.4.4.2　依据膏滋定制管理规程的规定，合理组织、安排人力、物力，保质保量完成加工任务，对本车间产品质量负责。

A.4.4.3　随时巡检各工序，检查、指导加工人员严格遵守各操作程序，对关键物料、工序重点追踪检查，及时解决出现的问题。

A.4.4.4　负责膏滋加工车间各项管理文件的修订和实施，完善内部管理，负责员工安全教育。

A.4.4.5　审查膏滋加工车间生产记录、领料单、检验单等。

A.4.4.6　每日不定期进行安全、卫生检查。

A.4.4.7　负责膏滋加工车间人员培训工作。

A.5　《审方员岗位职责》

A.5.1　目的：建立审方员岗位职责，避免膏滋处方差错，保证膏滋质量。

A.5.2　范围：适用于审方员岗位，审方员应具有中药师职称或执业药师（中药专业）资格。

A.5.3　责任：膏滋加工车间审方员按本职责执行，膏滋加工车间主任监督检查本职责的执行。

A.5.4　正文：

A.5.4.1　爱岗敬业，工作认真负责，责任心强。

A.5.4.2　收到处方后，从头至尾认真阅读，彻底了解处方的全部内容，着重审查一下项目。

A.5.4.2.1　姓名、年龄、性别、婚否、住址或单位、处方日期、医师签名等是否清楚。

A.5.4.2.2　药名书写是否清楚正确，剂量是否超出正常量，对儿童和年老体弱者尤需注意。

A.5.4.2.3　毒性药品是否符合规定。

A.5.4.2.4　处方中是否有十八反、十九畏、妊娠禁忌等配伍禁忌。

A.5.4.2.5　需特殊处理的药物是否有脚注。

A.5.4.3　审方中若发现问题，应及时与处方医师联系，问明原因，协商处理，绝对不能只凭主观臆断，随意处理。

A.5.4.3.1　对于毒性药品，剂量要严格遵循规定，凡超出规定剂量的处方，均需原处方医师说明和签字。

A.5.4.3.2　审方人员若发现有配伍禁忌，应及时与原处方医师联系，请其说明情况并签字确认。

A.5.4.4　处方审查合格，审方员签字。

A.6　《配料员岗位职责》

A.6.1　目的：建立配料员岗位职责。

A.6.2　范围：适用于配料员岗位。

A.6.3　责任：膏滋加工车间配料员按本职责执行，膏滋加工车间主任监督检查本职责的执行。

A.6.4　正文：

A.6.4.1　负责膏滋处方的配料工作。

A.6.4.2　配料称量人严格按照处方规定的药材品种、剂量准确称量，每一品种称量时均应有复核人员同时复核品种真伪优劣、数量，确保准确无误。

A.6.4.3　所有品种称量结束，应清点品种是否齐全，有无遗漏。

A.6.4.4　复核无误后，将处方所有药材包装，标识姓名等。

A.6.4.5　需特殊处理的药材,如贵细药材等,应单独包装,标识姓名等。

A.7　《质量检验员和发货员的岗位职责》

A.7.1　目的：建立质量检验和发货岗位操作程序。

A.7.2　范围：适用于质量检验和发货岗位。

A.7.3　责任：膏滋加工车间质量检验和发货岗位操作人员按本程序执行，膏滋加工车间主任监督检查本程序的执行。

A.7.4　正文：

A.7.4.1　质量检验人员检查每一罐药膏。

A.7.4.1.1　药膏应透亮有光泽，无杂质，细腻。

A.7.4.1.2　每罐均有标签，注明姓名、生产日期等。

A.7.4.1.3　质量检验人员检查无误后，做好质量检验记录。

A.7.4.2　发货：发货人员核对定制人的取货单据，确定相关资料无误，将膏发至定制人。

国家中医药管理局关于成立人感染 H7N9 禽流感疫情中医药防控工作领导小组的通知

国中医药医政发〔2013〕15 号

各省、自治区、直辖市卫生厅局、中医药管理局，新疆生产建设兵团卫生局，局有关直属单位：

为进一步做好人感染 H7N9 禽流感疫情中医药防控工作，促进各项防控工作科学、有序、高效开展，充分发挥中医药特色优势，经研究，决定成立国家中医药管理局人感染 H7N9 禽流感疫情中医药防控工作领导小组，统筹协调、指导中医药系统参与人感染 H7N9 禽流感疫情防控工作。现将有关事项通知如下：

一、工作目标与原则

按照“高度重视、统一领导、中西并重、依法处置、科学应对”的原则，认真落实各项疫情中医药防控措施，切实做好应急处置工作，充分发挥中医药特色优势，有效保障公众身体健康和生命安全。

二、组织机构及职责分工

（一）国家中医药管理局人感染 H7N9 禽流感疫情防控工作领导小组

1. 人员组成

组　长：王国强　原卫生部副部长、国家中医药管理局局长

副组长：马建中　国家中医药管理局副局长（常务）

李大宁　国家中医药管理局副局长

成　员：王　炼　国家中医药管理局办公室主任

曹洪欣　国家中医药管理局规划财务司司长

许志仁　国家中医药管理局医政司司长

苏钢强　国家中医药管理局科技司司长

王笑频　国家中医药管理局国际合作司司长

2. 主要职责

及时会商研判疫情发展趋势，根据国家卫生和计划生育委员会统一部署，研究确定中医药系统防控策略和重要措施，统一领导、指导与协调人感染 H7N9 禽流感疫情中医药防控工作。

领导小组下设办公室和专家组。

（二）国家中医药管理局人感染 H7N9 禽流感疫情防控工作领导小组办公室

1. 人员组成

主　任：许志仁　国家中医药管理局医政司司长

副主任：赵　明　国家中医药管理局办公室副主任

武　东　国家中医药管理局规划财务司副司长

杨龙会　国家中医药管理局医政司副司长

李　昱　国家中医药管理局科技司副司长

吴振斗　国家中医药管理局国际合作司副司长

成　员：杨荣臣　国家中医药管理局医政司医疗管理处处长

朱海东　国家中医药管理局国际合作司亚美多边处处长

王振宇　国家中医药管理局规划财务司预算财务处副处长

王思成　国家中医药管理局科技司中医科技处副处长

邱　岳　国家中医药管理局科技司中医科技处副调研员

董云龙　国家中医药管理局医政司医疗管理处主任科员

赵瑶琴　国家中医药管理局办公室新闻办副主任科员

2. 各成员单位主要职责

办公室负责制订并完善人感染 H7N9 禽流感疫情中医药防控工作信息发布方案，协调相关部门和地区做好信息发布、舆情监测、风险沟通和舆论引导等工作。

规划财务司负责协调财政部、发展改革委等部门，根据疫情防控工作需要，做好经费保障工作。

医政司负责组织制订和修订人感染 H7N9 禽流感疫情中医药相关诊疗和预防控制技术方案，组织开展人感染 H7N9 禽流感疫情中医药应急救治工作。

科技司负责根据疫情防控工作需要，组织实施并指导 H7N9 禽流感相关中医药科学研究工作，加强对中医药预防、治疗药物研发的支持。

国际合作司负责指导人感染 H7N9 禽流感疫情防控的国际合作与交流。根据需要与世界卫生组织等国际组织、有关国家及港澳台地区卫生部门联络协调。

（三）国家中医药管理局人感染 H7N9 禽流感疫情防控工作专家组

1. 人员组成

组　长：王永炎　中国中医科学院

副组长：晁恩祥　卫生部中日友好医院

成　员：姜良铎　北京中医药大学东直门医院

史利卿	北京中医药大学东方医院
刘清泉	首都医科大学附属北京中医医院
王玉光	首都医科大学附属北京中医医院
王融冰	首都医科大学附属北京地坛医院
李秀惠	首都医科大学附属北京佑安医院

2. 主要职责

专家组主要负责分析评估人感染H7N9禽流感疫情进展，提出中医药应急处置策略与措施建议；提出中医药防控和中医药应急处置的科研需求及优先领域；开展中医药防控和中医药应急处置工作技术指导和跟踪评估；承担领导小组交办的其他任务。

三、工作制度

（一）工作协商制度

根据疫情防控工作需要，由领导小组组长或副组长召集领导小组工作会议，研究布置中医药防控工作；由领导小组办公室召集工作会议，研究落实疫情防控工作。

（二）信息归口管理制度

领导小组各成员单位和专家组的工作信息，由领导小组办公室汇总后统一上报。涉及人感染H7N9禽流感疫情防控工作对外行文，需送领导小组办公室会签并备案。

（三）督办检查制度

为保证各项防控措施落到实处，领导小组建立督办检查制度，定期检查成员单位和各地中医药管理部门中医药防控工作进展情况，及时发现存在的问题，督促改进。

国家中医药管理局

2013年4月9日

国家中医药管理局关于在人感染H7N9禽流感疫情防控工作中充分发挥中医药作用的通知

国中医药医政发〔2013〕27号

各省、自治区、直辖市卫生厅局、中医药管理局，新疆生产建设兵团卫生局，中国中医科学院，北京中医药大学：

近期，我国部分省份发生人感染H7N9禽流感疫情。各有关省（市）中医药管理部门和中医医院积极参与疫情防控，发挥了积极作用。为进一步做好人感染H7N9禽流感疫情中医药防控工作，充分发挥中医药特色优势，现就在人感染H7N9禽流感疫情防控工作中充分发挥中医药作用的有关事项通知如下：

一、充分认识做好人感染H7N9禽流感疫情防控工作的重要意义，切实加强组织领导

各级中医药管理部门和各级中医医院要高度重视人感染H7N9禽流感疫情防控工作，按照国家卫生和计划生育委员会印发的《关于加强人感染H7N9禽流感疫情防控工作》（卫发明电〔2013〕7号）、《关于进一步做好人感染H7N9禽流感医疗救治工作的通知》（卫发明电〔2013〕16号）和《关于进一步强化人感染H7N9禽流感疫情防控工作的通知》（卫发明电〔2013〕20号）的有关要求，认真落实各项疫情中医药防控措施，切实做好应急处置工作，充分发挥中医药特色优势，有效保障公众身体健康和生命安全。

我局已成立国家中医药管理局人感染H7N9禽流感疫情防控工作领导小组，统一领导、指导与协调人感染H7N9禽流感疫情中医药防控工作。各地中医药管理部门要在当地卫生行政部门统一领导下，加强中医药系统组织领导，成立领导机构，明确工作分工和职责，认真贯彻落实《卫生部、国家中医药管理局关于在卫生应急中充分发挥中医药作用的通知》（国中医药发〔2009〕11号）精神，保证工作成效。各中医医院要成立领导机构，一把手院长要作为第一责任人，加强组织领导。国家中医药管理局中医药防治传染病临床基地要进一步建立健全相关工作机制，畅通渠道，积极主动应用中医药技术方法，及早参与临床救治，提高整体救治效果。

二、积极参与人感染H7N9禽流感疫情医疗救治各项工作

各地中医药管理部门要密切关注当地疫情，及时加强与卫生行政部门等有关部门的沟通协调，遵循“依法、科学、规范、统一”的工作原则，按照“有力、有序、有效、有度”和“早发现、早报告、早诊断、早治疗”的防控方针，组织中医药系统及时全面参与，扎实做好人感染H7N9禽流感医疗救治工作。

（一）加强人员培训。各省级中医药管理部门要做好中医医院医务人员和中医药传染病临床防治基地、传染病医院、综合医院等相关医疗机构中医药人员培训工作，重点加强关于人感染H7N9禽流感诊断、治疗和个人防护等知识的培训，强化防范意识，提高中医药治疗水平。相关诊疗知识的培训要根据《人感染H7N9禽流感诊疗方案（2013年第2版）》内容进行培训。

（二）加强可疑病例监测。各中医医院要加强对可疑病例的监测，按照有关要求做好监测报告工作。进一步规范普通门诊、发热门诊和急诊流程，落实医院感染防控措施。要制订防控预案，科学防治。

（三）及时参与医疗救治。收治

病例的中医医院要及早采用中医药治疗方法，并根据病情发展及时调整中医治疗方案。对综合医院和传染病医院收治的病例，当地中医药管理部门要积极协调，组织收治医院的中医药人员参与救治，必要时及时安排当地中医药专家进行指导，有效落实中医药参与救治。

（四）加强专家指导。各地中医药管理部门要根据疫情情况，及时成立人感染 H7N9 禽流感中医药专家组，并组织专家开展病例会商、诊疗方案修订和本地中医药防治的技术指导等工作。

（五）注重资料收集。收治病例的中医医院要加强中医临床诊疗相关资料的收集工作，制定专门的表格，详细观察记录患者症状、体征和相关临床指标的变化情况，为进一步完善中医诊疗方案和相关措施提供依据。

三、认真做好人感染 H7N9 禽流感疫情相关科研工作

（一）各省级中医药管理部门、全国中医药防治传染病研究中心和中医药防治传染病重点研究室要加强临床科研体系和应急科研平台建设，完善应急决策辅助系统和信息沟通共享机制。

（二）有条件参与临床救治的单位和专家，要同步启动应急科研工作，及时与临床科研体系专家组沟通，优化诊疗方案，提供高水平的临床研究证据。

（三）各中医药防治人感染 H7N9 禽流感应急科研专项承担单位要尽快落实保障条件，推进项目实施，为更好地开展临床救治提供有力支撑。

（四）相关单位和专家要充分发挥中医药防治传染病的特色和优势，开展应急基础研究。一是系统梳理各地中医药防治传染病的经验和理论；二是在临床实践和科学研究基础上总结提炼，进一步丰富中医药防治疫病理论；三是深化中医预防预测研究，发挥五运六气的独特优势，为临床预防和决策提供参考和借鉴；四是积极开展有关药物筛选工作，为应急储备药物提供依据。

四、做好人感染 H7N9 禽流感疫情中医药防控的信息报送和宣传引导工作

（一）切实做好信息报送工作。有疫情的省级中医药管理部门要按照《关于报送人感染 H7N9 禽流感中医医疗救治情况的函》（国中医药医政医管便函〔2013〕45 号）的要求，及时报送中医药参与临床救治的有关情况。

其他各省级中医药管理部门要将本省（区、市）在人感染 H7N9 禽流感中医药防控工作中采取的重要措施及时报送我局医政司。

（二）加强宣传引导。各地中医药管理部门要重视人感染 H7N9 禽流感疫情中医药防控的宣传引导工作，制订并完善人感染 H7N9 禽流感疫情中医药防控工作信息发布方案，做好人感染 H7N9 禽流感疫情中医药防控的信息发布、舆情监测、风险沟通和舆论引导等工作。

各地在工作中有何建议和问题，请及时与我局医政司联系。

联 系 人：医政司医疗管理处
王臣缘　董云龙
联系电话：010-59957689
59957688
传　　真：010-59957684

国家中医药管理局
2013 年 4 月 23 日

国家中医药管理局关于加强对冬病夏治穴位贴敷技术应用管理的通知

国中医药医政发〔2013〕36 号

各省、自治区、直辖市卫生厅局、中医药管理局，中国中医科学院，北京中医药大学：

穴位贴敷在我国应用历史悠久，具有操作简便、适应证广等特点，在保障和增进人民健康方面发挥了积极作用。近年来，随着中医药事业的不断发展，冬病夏治穴位贴敷（以下简称“三伏贴”）日益推广普及，成为群众广为接受的中医药防治疾病的重要手段之一。为加强“三伏贴”技术应用管理，规范临床应用，保障医疗安全，提高临床疗效，现将有关要求通知如下：

一、“三伏贴”应用范围

“三伏贴”主要适用于反复发作的慢性呼吸系统疾病，也可用于以反复发作、冬季加重为临床特点，中医辨证为寒证的其他疾病。

严禁为追求经济效益不合理扩大应用范围及应用人群。

二、开展“三伏贴”服务机构基本要求

开展“三伏贴”服务的机构应为具有卫生行政部门、中医药管理部门核准登记的中医科、中西医结合科或民族医学科诊疗科目的医疗机构，并已开展相应的中医药或民族医药服务工作。

非医疗机构不得开展“三伏贴”服务。

三、应用管理

（一）处方管理

“三伏贴”处方用药及穴位选择应由具有丰富临床经验的主治医师以上专业技术任职资格的中医类别执业医师拟定，明确其禁忌证及相关注意事项，并经本医疗机构伦理委员会审议后报上级卫生行政部门或中医药管理部门备案；医疗机构无伦理委员会的，应由核准其登记注册的卫生行政部门或中医药管理部门组织相关专家论证审议并同意后备案。

（二）操作人员要求

对患者实施“三伏贴”操作的

人员，应为中医类别执业医师或接受过穴位贴敷技术专业培训的卫生技术人员。医疗机构应对本单位能够从事“三伏贴”操作的人员予以明确并进行培训、考核。

（三）操作场所要求

“三伏贴”服务应在符合条件的医疗机构内开展。

（四）安全管理与效果评价

医疗机构应加强对“三伏贴”的管理，建立管理制度，严格技术操作，操作规范应符合国家标准《针灸技术操作规范第9部分　穴位贴敷》（GB/T 21709.9—2008）和中华中医药学会《中医养生保健技术操作规范（Ⅱ）穴位贴敷》（见附件）有关要求，同时要加强对不良反应的监测，制定不良反应处理措施，确保其应用安全。医疗机构应积极开展“三伏贴”效果评价工作，收集相关数据，按照科学的评价方法，跟踪评价接受“三伏贴”服务的人员治疗与干预效果，效果评估总结报告应于下一年度“三伏贴”服务开展前上报上级中医药管理部门，并作为医疗机构下一年度能否开展“三伏贴”服务的重要参考依据。有条件的医疗机构应积极组织开展相关科学研究，推进“三伏贴”科学化、规范化开展。

（五）宣传推广

医疗机构可运用各种形式科学合理地宣传“三伏贴”知识，重点对“三伏贴”适用人群、适应证、干预效果等有关知识进行宣传普及，避免夸大效果。

四、组织领导与监督管理

各级中医药管理部门应切实加强组织领导，指导本辖区医疗机构开展“三伏贴”服务，同时要加强对“三伏贴”应用的监督管理，对存在操作人员不符合要求、应用不规范及夸大宣传效果等不规范行为的医疗机构予以通报批评、督促改正，对整改不力的医疗机构，严禁其开展“三伏贴”服务。鼓励有条件的地区统一组织开展“三伏贴”服务，保证“三伏贴”服务质量。

附件：中医养生保健技术操作规范（II）穴位贴敷

国家中医药管理局
2013年7月4日

附件　　中医养生保健技术操作规范（II）穴位贴敷

引　言

《中医养生保健技术操作规范（II）穴位贴敷》（以下简称《规范》）是我国用于指导和规范传统中医穴位贴敷在养生保健中应用操作的规范性文件。编写和颁布本《规范》的目的在于为目前众多的保健医师与保健技师提供技术操作规程，使日趋盛行的中医穴位贴敷更加规范化、更具安全性，从而使之更好地为广大民众的健康服务。

《规范》是国家中医药管理局医政司立项的养生保健规范项目之一，于2008年12月正式立项。2009年1月，中华中医药学会亚健康分会在北京成立《中医养生保健技术操作规范（II）》编写委员会，组成如下：名誉主任马建中；主任委员许志仁；副主任委员桑滨生、李俊德、曹正逵、孙涛；总审定张伯礼；总主编孙涛；副总主编朱嵘、刘平、樊新荣；编委（按姓氏笔画排序）马建中、孙德仁、孙建华、孙涛、朱嵘、许志仁、李俊德、刘平、张伯礼、张维波、忻伟、杨晓航、庞军、贺新怀、桑滨生、徐陆周、曹正逵、彭锦、雷龙鸣、樊新荣。编写委员会设计论证了《规范》整体框架，首先组织编撰《膏方》部分作为样稿，并对编写体例、内容、时间安排和编写过程中可能出现的问题进行了讨论。2009年4月，《膏方》初稿完成并提请邓铁涛、余瀛鳌、颜德馨等著名中医专家审定。2009年5月，中和亚健康服务中心组织召开《规范》编撰论证会，同时对编写内容进行了分工并提出具体要求。《规范》由中医养生保健技术领域权威专家编写。每一具体技术规范以权威专家为核心形成编写团队，并广泛听取相关学科专家意见，集体讨论后确定。2009年8月，召开《规范》编撰截稿会议。编写委员会就编写过程中存在的一些专业问题进行了沟通交流，广泛听取了相关学科专家意见，为进一步的修订工作奠定了良好的基础。2009年12月，《规范》8个部分的初稿编写工作完成，以书面形式呈请国家中医药管理局“治未病”工作咨询组专家王永炎、王琦、郑守曾、张其成等审阅。2010年1～4月，听取标准化专家就中医养生保健技术标准化工作的建议，讨论了初稿编写过程中存在的问题和解决的措施。2010年5～8月，经过多次沟通交流，编写委员会根据标准化专家意见，反复修改完善了编写内容和体例，之后将有关内容再次送请标准化专家审订。2010年9月，初稿修订完成并在北京召开了审订工作会议。根据审订工作会议精神，结合修订的参考样本，参编专家对《规范》进行了认真修改并形成送审稿。之后，编写委员会在综合专家建议的基础上对部分内容进行了进一步讨论和修改，并最后定稿。

养生保健是指在中医药理论指导下，通过各种调摄保养的方法，增强人的体质，提高人体正气对外界环境的适应能力、抗病能力，使机体的生命活动处于阴阳和谐、身心健康的最佳状态。

穴位贴敷，是传统中医外治方法的重要组成部分，古代又称天灸、自灸、冷灸，是祖国医学中一种独特的养生保健方法。该方法是以中医经络学说为理论依据，针对健康状态或亚健康状态的具体情况和保健需求，将药物敷贴到人体一定穴位，通过刺激穴位，激发经气，从而发挥调五脏、行气血、和阴阳的整体保健作用。穴位贴敷具有如下特点：①以中医传统理论为基础，是中医针灸保健和药物调理的有机结合。通过药物对穴位的刺激，而起到药效、穴效的双重作用。②安全有效，副作用少，穴位贴敷经皮给药，可有效减少脾胃、肝肾等脏腑功能的伤害。但也有相对严格的禁忌证。③操作简便，易于接受，便于观察，如有不适，可立即将药物撤除。④适应证广，可用于内、外、妇、儿、皮肤、五官等科疾病的防治。

本《规范》的编写和发布，对于规范穴位贴敷的概念及其操作规程具有重要的指导意义，其目的在于更好地发挥穴位贴敷法在养生保健和疾病防治中的作用，促进其临床疗效的稳定性、有效性与安全性。适于养生保健的从业人员使用。

本《规范》审定组成员：许志仁、桑滨生、李俊德、王琦、沈同、孟庆云、郑守曾、徐荣谦、刘红旭、刘平。

王永炎、邓铁涛、颜德馨、余瀛鳌、张其成等专家对《规范》进行了审订并提出许多宝贵意见，在此一并表示感谢。

1 范围

本规范规定了穴位贴敷疗法的术语和定义、指导原则、准备工作、操作方法、注意事项、禁忌证、施术后可能出现的异常情况及处理措施。

本规范适用于中医药卫生行政管理部门对于穴位贴敷养生服务行业的管理，指导社区保健卫生服务中心及其他保健机构的保健技师、保健从业人员或个人在养生保健中规范操作、合理配药和选穴应用。不适用于非临床医生或个人应用于疾病治疗。

2 术语和定义

下列术语与定义适用于本规范。

2.1 穴位贴敷 Acupuncture Point Application

穴位贴敷是在中医理论指导下，在人体一定的穴位上贴敷药物，通过药物的经皮吸收，刺激局部经络穴位，激发全身经气，以预防和治疗疾病的一种外治方法。其中采用带有刺激性的药物，贴敷穴位引起局部发泡甚至化脓，中医称之为“灸疮”，这种特殊的穴位贴敷方法称为“天灸”“自灸”或“发泡疗法”。如果将药物贴敷于神阙穴，通过脐部吸收或刺激脐部以防治疾病时，又称“敷脐法”或“脐疗”。

2.2 赋形剂 Excipient

赋形剂即基质，是用来将研成粉状的药末经液状或膏状物质混合，制成药饼，药糊或膏剂进行穴位贴敷。在穴位贴敷时，一般均需要使用赋形剂对所用药物进行调和。

3 指导原则

3.1 穴位贴敷主要适用于养生保健和亚健康状态的调理，在应用时常选用补阴壮阳、益气活血、温经通络的药物，穴位多选用关元、膏肓、气海、足三里、五脏的背俞等具有强壮作用的穴位，起到增强人体正气、提高抗病能力、预防疾病的作用。

3.2 穴位贴敷也可用于内、外、妇、儿、皮肤、五官等临床疾病的保健和辅助调理，但使用过程中，可通过药物和穴位的选择，进行辨证论治，施体施养。主要适用证有：体虚感冒、支气管哮喘、慢性阻塞性肺病、慢性支气管炎、变应性鼻炎、小儿反复呼吸道感染、冠心病、脑血管病、偏头痛、便秘、失眠、耳鸣耳聋、高脂血症、慢性胃炎、慢性结肠炎、口腔溃疡、痛经、乳腺小叶增生、子宫肌瘤、慢性盆腔炎、股骨头坏死、颈椎病、退行性骨关节病变、小儿夜啼、厌食、遗尿、流涎等。

3.3 实施穴位贴敷前要详细询问病史，对贴敷药物过敏者切勿使用本方法。贴敷后应注意观察皮肤有无过敏、皮疹及糜烂溃破现象，一旦有不适情况，立即停用。

3.4 每次贴敷时取穴不宜过多，应少而精，一般以6～8穴为宜；对一些慢性病的保健调理，可采用几组穴位轮换交替的使用方法，每次贴敷一组穴位。同一部位不宜连续贴敷过久，以免药物刺激太久，造成皮肤溃疡。

3.5 药物宜密闭、低温保存，配制好的药物不可放置过久。

4 准备工作

4.1 药物选择

凡是临床上有效的汤剂、方剂，一般都可以熬膏或者研末作为穴位贴敷用药防治相应疾病。也就是所谓“外治之理，即内治之理，外治之药，亦即内治之药，所异者法耳。”（《理瀹骈文》）但与内服药物相比，穴位贴敷用药还有以下特点：

4.1.1 通经走窜、开窍活络类药物

常用冰片、麝香、丁香、薄荷、樟脑、皂角、乳香、没药、花椒、肉桂、细辛、白芷、穿山甲、姜、葱、蒜、韭等。此类药物具有芳香通络作用，能够率领群药开结行滞，直达病所，拔病外出。但此类药物易耗伤人体气血，不宜过量使用。

4.1.2 刺激发泡类药物

常用白芥子、斑蝥、毛茛、蒜泥、生姜、甘遂、石龙芮、铁线莲、威灵仙、旱莲草等。此类药物对皮肤具有一定的刺激作用，可使局部皮肤充血、起泡，能够较好地发挥刺激腧穴作用，以达到调节经络脏腑功能的效果。

4.1.3 气味俱厚类药物

常用生半夏、附子、川乌、草乌、巴豆、生南星、苍术、牵牛、番木鳖、斑蝥、大戟等。此类药物气味俱厚，药力峻猛，有时甚至选用力猛有毒的药物。正如吴师机所云：“膏中用药味，必得气味俱厚者方能得力”。这类药物在临床应用时，应注意掌握用量及贴敷时间，不宜用量过大，贴敷时间也不宜过长。

4.2 赋型剂的选择

赋形剂能够帮助药物的附着，促进药物的渗透吸收，因此，赋形剂选用适当与否，直接关系到保健治疗的效果。现代穴位贴敷中主要常用赋型剂为：水、盐水、白酒或黄酒、醋、生姜汁、蒜泥、蜂蜜、鸡蛋清、凡士林等。此外，还可针对病情应用药物的浸剂作赋形剂。

4.2.1 水

可将药粉调为散剂、糊剂、饼剂等，既能使贴敷的药物保持一定的湿度，又有利于药物附着和渗透。

4.2.2 盐水

盐性味咸寒，能软坚散结、清热、凉血、解毒、防腐，并能矫味。

4.2.3 酒

酒性大热、味甘、辛。能活血通络、祛风散寒、行药势、矫味矫臭。用酒调和贴敷药，则可起到行气、通络、消肿、止痛等作用，促使药物更好地渗透吸收以发挥作用。

4.2.4 醋

醋性味酸苦、温。具有引药入肝、理气、止血、行水、消肿、解毒、散瘀止痛、矫味矫臭作用。应用醋调和贴敷药，可起解毒、化瘀、敛疮等作用。

4.2.5 生姜汁

生姜性味辛、温。升腾发散而走表，能发表、散寒、温中、止呕、开痰、解毒。

4.2.6 蒜汁

蒜性温味辛。能行滞气、暖脾胃、消癥积、解毒、杀虫。

4.2.7 蜂蜜

蜂蜜性凉味甘，具有促进药物吸收的作用，有“天然吸收剂”之称，不易蒸发，能使药物保持一定湿度，对皮肤无刺激性，具有缓急止痛、解毒化瘀、收敛生肌功效。

4.2.8 鸡蛋清

鸡蛋能清热解毒，含蛋白质和凝胶，能增强药物的黏附性，可使药物释放加快，但容易干缩和变质。

4.2.9 凡士林

医用凡士林，呈半透明状，主要用于医药上配制各种软膏、眼膏的基质，还可用于皮肤保护油膏。凡士林黏稠度适宜，穿透性较好，能促进药物的渗透，可与药粉调和为软膏外敷。

4.2.10 麻油或植物油

麻油调和贴敷药，能增强药物的黏附性，可润肤生肌。

4.2.11 透皮剂

透皮剂是近年来新兴的一种制剂，可增加皮肤通透性，促进药物透皮吸收，增强贴敷药物的作用。目前临床常用的透皮剂为氮酮，为无色至微黄透明油状液体，性质稳定、无毒、无味、无刺激性，且促透效率相当高，是目前理想的促透剂之一。

4.3 剂型的选择

目前临床常见的穴位贴敷剂型有：散剂、糊剂、饼剂、丸剂、锭剂、软膏剂、硬膏剂、橡胶膏剂、涂膜剂、贴膏剂、药袋、磁片等。

4.3.1 散剂

散剂是将药物研为极细粉末，过80～100目筛，混合均匀后，用水调和成团，根据具体需要，涂在不同大小的胶布面上，直接贴敷于穴位上。此方法制作简便，可根据病情变化随时增减药味和药量，储存方便，临床应用较广泛。也可将药末直接撒布在普通膏药中间贴于穴位上。

4.3.2 糊剂

糊剂是将粉碎过筛的药末，加入酒、醋、姜汁、鸡蛋清、水等赋形剂调为糊状，敷贴于穴位上，外用纱布、胶布固定。糊剂可使药物缓慢释放，延长药物作用的时间，缓和药物毒性。

4.3.3 饼剂

饼剂是将药物粉碎研细过筛后，加入适量面粉等黏合剂搅拌均匀，压制成小饼状，可入笼蒸熟，并贴敷于穴位上。有些药物本身具有黏稠性，也可直接捣成饼状贴敷。使用量应根据疾病轻重和穴位的部位而定。

4.3.4 丸剂

丸剂是将药物粉碎过细筛后，拌和适当的黏糊剂制成，便于应用。

4.3.5 锭剂

锭剂是将药物研碎过筛后，加水或面糊等赋形剂适量，制成锭形，晾干，临床使用时加水或醋磨糊，涂敷于穴位上。可减少配制过程的麻烦，方便储存，适应于慢性疾病的保健。

4.3.6 软膏剂

软膏剂是将药物粉碎过细筛或经提取浓缩后的浸膏，加入适宜的基质调匀并熬成膏状，使用时摊贴于穴位上。本剂型的渗透性较强，药物释放得慢，具有黏着性和扩展性。

4.3.7 硬膏剂

硬膏剂是将药物放入麻油或豆油内浸泡1～2日，将油放锅内加热，炸枯后过滤，药油再熬至滴水成珠时，加入铅丹或广丹，摊涂于厚纸、布等材料中央做成固体膏剂。使用时可直接贴用或加热后贴于穴位。本剂型作用持久，保存方便。

4.3.8 橡胶膏剂

橡胶膏剂是以橡胶为基质的含药硬膏剂，黏着力好，成品稳定性高，使用方便。但制备工艺较复杂，成本也较高。

4.3.9 涂膜剂

涂膜剂是利用现代工艺以高分子聚合物为成膜材料，制成的含药涂膜剂，为一种新颖的骨架型经皮给药，使用时涂于皮肤特定穴位上。

4.3.10 贴膏剂

贴膏剂是采用高分子材料作基质而制成，具有药物容量高、剂量准确，透皮性、贴敷性、保湿性好，贴着舒适，不污染衣物等特点，是具有发展前景的外用中药新剂型。

4.3.11 药袋

将应用药物粉碎过细筛后，放入布袋，混以水、醋、酒或其他赋型剂，放笼上蒸热后，乘热放于贴敷穴位上，冷后更换。

4.3.12 磁片

将磁片制成不同大小，面积应根据保健目的和穴位的部位而定，使用时，根据需要贴敷于相应穴位。

5 操作方法

5.1 穴位选择

穴位贴敷疗法的穴位选择与针灸疗法基本一致，也是以脏腑经络学说为基础，根据不同的保健需求和病证、穴位的特性，通过辨体、辨病和辨证，合理选取相关穴位，组成处方进行应用。实际操作时，可单选，亦可合选，需要灵活掌握，力求少而精。

5.1.1 局部取穴

可以根据保健目的或疾病特点，采用保健部位、疾病部位或者临近的穴位，如面部美容保健、五官科疾病的防治、偏头痛防治等。

5.1.2 循经远取

一般根据中医经络循行线路选取远离病变部位的穴位进行保健调理，如贴敷涌泉穴防治高血压病、头痛、口腔溃疡等。

5.1.3 经验选穴

多根据临床医生和保健师的经验选取穴位，如吴茱萸贴敷涌泉穴调理小儿流涎；威灵仙贴敷身柱穴调治百日咳等。

5.2 贴敷方法

5.2.1 直接贴敷法

5.2.1.1 体位选择

应用穴位贴敷进行保健时，应根据所选穴位，采取适当体位，使药物能敷贴稳妥。

5.2.1.2 贴敷局部皮肤的准备

贴敷部位（穴位）要按照常规消毒。因为皮肤受药物刺激会产生发红、水泡和破损，容易发生感染。贴药前，定准穴位后，通常用温水将局部洗净，或用75%乙醇棉球行局部消毒，然后敷药。

5.2.1.3 贴敷药物的固定

为了保证药物疗效的发挥，对于所敷之药，无论是糊剂、膏剂或捣烂的鲜品，均应将其很好地固定，以防止药物移动或脱落。

固定方法一般可直接用胶布固定，也可先将纱布或油纸覆盖其上，再用胶布固定。若贴敷在头面部，外加绷带固定特别重要，还可防止药物掉入眼内，避免发生意外。目前有专供贴敷穴位的特制敷料，使用固定都非常方便。如需换药，可用消毒干棉球蘸温水或各种植物油，或石蜡油轻轻揩去粘在皮肤上的药物，擦干后再敷药。

5.2.2 其他贴敷方法

5.2.2.1 穴位贴敷配合灸法

局部消毒，在穴位上置鲜姜片，点燃艾柱灸3~5壮，以穴位潮红为度，将药饼贴至灸后的穴位上，胶布或纱布固定。

5.2.2.2 穴位贴敷配合针刺

75%酒精局部消毒，先针刺1寸，平补平泻手法行针，针感强烈，不留针，将药饼贴至针后的穴位上，胶布或纱布固定。

5.2.2.3 穴位贴敷配合梅花针

75%酒精局部消毒，梅花针重度叩打穴位至红晕或微出血，药膏贴敷穴位，胶布或纱布固定。

5.2.2.4 穴位贴敷配合拔罐

局部消毒，先在局部穴位闪火罐，皮肤潮红后起罐，再用药膏贴敷穴位，胶布或纱布固定。

5.3 贴敷时间

贴敷时间多依据选用的药物、体质情况而定，以贴敷者能够耐受为度。对于老年、小儿、体质偏虚者贴敷时间可以适当缩短。贴敷期间出现皮肤过敏，难以耐受的瘙痒、疼痛感觉者应该立即终止贴敷。

6 注意事项

6.1 贴敷期间禁食生冷、海鲜、辛辣刺激性食物。

6.2 贴敷药物后注意局部防水。

6.3 对胶布过敏者，可选用低过敏胶带或用绷带固定贴敷药物。

6.4 小儿皮肤娇嫩，不宜用刺激性太强的药物，贴敷时间也不宜太长。

6.5 对于残留在皮肤的药膏等，不宜用汽油或肥皂等有刺激性物品擦洗。

7 禁忌证

7.1 贴敷局部皮肤有创伤、溃疡、感染或有较严重的皮肤病者，应禁止贴敷。

7.2 颜面五官部位、关节、心脏及大血管附近，慎用贴敷，不宜用刺激性太强的药物进行发泡，避免发泡遗留瘢痕，影响容貌或活动功能。

7.3 孕妇腹部、腰骶部以及某些可促进子宫收缩的穴位，如合谷、三阴交等，应禁止贴敷，有些药物如麝香等孕妇禁用，以免引进流产。

7.4 糖尿病、血液病、发热、严重心肝肾功能障碍者慎用。

7.5 艾滋病、结核病或其他传染病者慎用。

8 施术后可能出现的异常情况及处理措施

贴敷后局部皮肤可出现潮红、轻微红肿、小水泡、微痒、烧灼感、色素沉着等情况，均为药物的正常刺激作用，不需特殊处理，但应注意保持局部干燥，不要搓、抓局部，也不要使用洗浴用品及涂抹其他止痒药品，防止对局部皮肤的进一步刺激。若出现以下异常情况，应及时进行处理。

8.1 贴敷药物后，局部出现热、凉、麻、痒或轻度疼痛属正常现象，如贴敷处有烧灼或针刺样剧痛，难以忍受时，可提前揭去药物，及时终止贴敷。

8.2 皮肤过敏可外涂抗过敏药膏，若出现范围较大、程度较重的皮肤红斑、水泡、瘙痒现象，应立即停药，进行对症处理。出现全身性皮肤过敏症状者，应及时到医院就诊处理。

8.3 皮肤出现小水泡，可表面涂以甲紫（龙胆紫）溶液，任其自然吸收。水泡较大者，可先用消毒针从水泡下端挑破，排尽泡液，或用一次性注射器抽出泡液，然后涂以龙胆紫溶液收敛，破溃水泡处也可涂以消炎软膏，外用消毒敷料包扎，以防感染。如果水泡体积巨大，或水泡中有脓性分泌物，或出现皮肤破溃、露出皮下组织、出血等现象，应到专业医院对症治疗。

国家中医药管理局关于中医医院加强中医综合治疗的通知

国中医药医政发〔2013〕37号

各省、自治区、直辖市卫生厅局、中医药管理局，新疆生产建设兵团卫生局：

为了推动中医医院（含中西医结合、民族医医院，下同）进一步突出中医药特色，充分发挥中医综合治疗的优势，提高中医临床疗效，现就有关要求通知如下：

**一、充分认识中医医院中医综

合治疗工作的意义

中医药在长期的生产生活和临床实践中，形成了独特的理论思维和辨证论治方法，具有临床疗效确切、干预手段多样、服务方式灵活等特点，对于保障和提高人民群众健康水平发挥了重要作用。中医药融药物和非药物于一体的综合治疗手段，以及注重从整体观出发，采取个性化辨证论治的治疗方式越来越受到欢迎，显示出独特的优势和生命力。在中医理论指导下，根据患者的具体情况、疾病不同阶段，合理地选择多样化的中医治疗技术、手段和方法，可以最大限度地发挥中医整体治疗优势，提高中医临床疗效，缩短病程，提高生存质量，降低医疗费用。但是，目前许多中医医院中医整体观念、综合治疗理念呈现出逐渐淡化的趋势，诊疗手段单一，在一定程度上影响了中医临床疗效的提高和中医药特色优势的发挥。各级中医药管理部门和中医医院要充分认识中医综合治疗的重要性和必要性，牢固树立中医综合治疗的理念，明确目标，落实措施，大力推动。

二、不断提高中医技术服务能力和水平

各中医医院要以提高中医临床疗效为目标，积极推广应用简、便、验、廉的中医医疗技术。应根据本院实际情况，针对不同疾病以及疾病不同阶段合理应用针刺、灸疗、刮痧、拔罐、推拿、敷熨熏浴等中医技术。在临床应用的基础上，不断提升现有中医医疗技术水平，并在中医理论指导下，充分应用现代科技成果，开发一批技术水平高、临床疗效好的中医医疗技术。三级中医医院要研究不同疾病中医综合治疗的最优方案，提高应用中医综合治疗方法救治疑难重症的能力。二级中医医院要积极引进并不断扩大中医医疗技术的应用范围，进一步规范中医医疗服务。各中医医院应将中医综合治疗纳入科室常见病、多发病的中医诊疗方案和临床路径中，并在临床工作中认真执行。要充分发挥针灸、推拿等科室的作用，为其他临床科室提供技术服务。

各中医医院要按照《中医医院医疗设备配置标准（试行）》《中医医院评审标准（2012 年版）》等要求，积极配备和应用中医诊疗设备，提高中医诊疗设备使用率，丰富中医临床诊疗方法。同时，要合理配置和使用现代诊疗设备，将现代科学技术成果积极地应用到中医诊疗活动中，不断提高中医临床诊疗技术水平。

三、切实加强中医综合治疗区（室）建设

各中医医院原则上将门诊中医综合治疗区作为医院一级科室进行管理。二级以上中医医院应按照《中医医院中医综合治疗区（室）基本要求》(见附件) 在门诊和病房分别设置中医综合治疗区和中医综合治疗室，其中，三级中医医院中医综合治疗室数量不低于开设病房的临床科室总数的60%，二级中医医院中医综合治疗室数量不低于开设病房的临床科室总数的50%。同时，应结合“中医医院临床科室建设与管理指南”的相关要求，切实做好中医综合治疗室（区）的建设工作。要积极探索中医综合治疗区的服务模式和管理方式，理顺中医综合治疗区与其他科室的关系，相互配合协作，提高中医综合治疗的效率。

四、加强医务人员中医技能培训

各中医医院应切实加强对医务人员应用中医综合治疗方法诊治疾病的相关培训，提高医务人员中医技术水平。各中医医院临床医师要按照“中医医院临床科室建设与管理指南”的相关要求，掌握本专科相关中医技术，并接受针灸、推拿等基本中医医疗技术培训，积极应用中医综合治疗手段。门诊中医综合治疗区的医师应当熟练掌握并合理选择、应用多专业的中医综合治疗技术。在病区，可以采用综合治疗服务团队或综合治疗小组形式开展中医综合治疗服务。

中医医院中医类别执业医师应按照国家中医药管理局印发的《中医医院中医类别医师定期考核内容》要求，通过视频、网络、在职继续教育、进修学习等形式，定期参加中医基本技能、基础理论与基本知识培训，掌握中医医疗技术和中医诊疗设备操作。

五、充分发挥护理人员作用

各中医医院要充分认识中医护理在中医综合治疗中的重要性，充分发挥护理人员的作用。中医医院护理人员要认真履行护理职责，积极配合临床诊疗活动，主动参与中医综合治疗工作。在临床护理工作中，认真落实国家中医药管理局制订的优势病种中医护理方案，按照要求，安全、规范地实施耳穴埋豆、拔火罐、艾灸、穴位按摩等中医护理技术，改善患者生活质量，并注重在生活起居、饮食调护、临床用药、养生康复等护理工作中开展个性化健康教育、咨询指导和服务，丰富中医综合治疗的方式、方法。

六、加强组织领导，健全保障措施

国家中医药管理局将把中医医院开展中医综合治疗工作纳入中医医院评审等工作中，加大推广实施的力度。各省级中医药管理部门要高度重视，认真部署，及时总结本辖区中医医院在中医综合治疗工作中的好经验、好做法，指导本辖区中医医院做好中医综合治疗工作。同时，要加强与发改、社保等部门的沟通协调，完善中医综合治疗技术及项目价格形成机制，并纳入医疗保障补偿范围。

各中医医院要加强中医综合治疗工作，制订工作计划，明确目标和任务，落实相关措施。加大对开展中医综合治疗工作的投入，整合资源，改善基础设施条件。建立绩效考核制度和激励机制，将中医综合治疗技术的应用纳入科室中医药特色绩效考核指标体系，鼓励临床科室积极应用中医综合治疗。同时，要合理、规范开展中医综合治疗，避免各种技术和设备的盲目叠加应用，增加病人医药费用负担。

在工作过程中有何意见和建议，请及时与我局医政司联系。

联系人：邴媛媛

电　话：010-59957687

附件：中医医院中医综合治疗区（室）基本要求

国家中医药管理局

2013 年 7 月 10 日

附件 中医医院中医综合治疗区（室）基本要求

一、中医综合治疗区面积不小于200平方米，中医综合治疗室面积不小于20平方米。

二、中医综合治疗区（室）应根据中医技术开展情况配备治疗床、普通针具、灸疗器具、罐疗器具、刮痧器具、中药外治器具和相关中医诊疗设备，中医综合治疗室还应符合本科室“中医医院临床科室建设与管理指南”和《中医医院医疗设备配置标准（试行）》相关要求，中医综合治疗区应根据本院中医医疗技术开展情况至少配备6类中医诊疗设备。

三、三级中医医院门诊中医综合治疗区负责人应为副主任医师以上任职资格的中医类别执业医师。二级中医医院门诊中医综合治疗区负责人应为主治医师以上任职资格的中医类别执业医师。病房中医综合治疗室应有专人负责管理。中医综合治疗室和门诊中医综合治疗区应当根据临床工作需要合理配备医护人员。

四、三级中医医院门诊中医综合治疗区应至少开展6类40项中医医疗技术，二级中医医院门诊中医综合治疗区应至少开展6类30项中医医疗技术。

三级中医医院病房中医综合治疗室应根据国家中医药管理局印发的中医优势病种诊疗方案制订本科室5种以上常见病种的中医综合治疗方案并落实。二级中医医院病房中医综合治疗室应制订本科室2种以上常见病种的中医综合治疗方案并落实。

五、建立中医综合治疗区（室）相关规章制度、技术规范。

六、通过内部装修、展板布置等形式，重点传播中医综合治疗的理念，介绍中医综合治疗技术方法，彰显本科室诊疗特色和优势，营造良好的中医药文化氛围。

国家中医药管理局关于印发乡村医生（中医药一技之长人员）中等中医学专业水平考试基本要求的通知

国中医药医政发〔2013〕40号

各省、自治区、直辖市卫生厅局、中医药管理局，新疆生产建设兵团卫生局：

根据《乡村医生从业管理条例》和国家卫生计生委、国家中医药管理局《关于做好中医药一技之长人员纳入乡村医生管理工作的通知》（国中医药医政发〔2013〕17号）有关规定，我局组织制定了《乡村医生（中医药一技之长人员）中等中医学专业水平考试基本要求》，现印发给你们。请结合本地区实际，制定具体的乡村医生（中医药一技之长人员）中等中医学专业水平考试办法，并自行组织命审题和考试考务等工作。

国家中医药管理局

2013年7月16日

乡村医生（中医药一技之长人员）中等中医学专业水平考试基本要求

前　言

乡村医生（中医药一技之长人员）中等中医学专业水平考试基本要求是根据中等中医学专业标准并立足于中医药一技之长人员的岗位特点和从业范围而确定。整个内容分总论和各论两部分。总论部分，包括中医基础理论、中医诊断学、中药学、方剂学及部分卫生法律法规的基本内容。各论部分，包括中医内、外、妇、儿等临床各科最常见病证，针灸常用的穴位定位、主治、推拿常用手法，常见病证（含骨伤）的针灸推拿治疗。

本要求中的内容分掌握、熟悉、了解3个层次。

总　论

一、中医基础理论

第一单元　中医学理论体系的主要特点

1. 掌握整体观念、辨证论治的概念。

2. 了解整体观念、辨证论治的具体体现。

第二单元　阴阳五行学说

1. 掌握阴阳、五行的概念；阴阳学说的基本内容；五行的特性和生克乘侮。

2. 熟悉事物和现象的阴阳属性分类及五行归属。

3. 了解阴阳学说、五行学说在

中医学中的应用。

第三单元　藏象学说

1. 掌握五脏、六腑的生理功能及生理联系。

2. 熟悉脏腑之间的关系及常见病变。

3. 了解奇恒之腑的概念、生理功能。

第四单元　精、气、血、津液

1. 掌握精、气、血、津液的概念、生成、生理功能及相互关系。

2. 熟悉气的分类、气血的运行。

3. 了解津液的输布和排泄。

第五单元　病因

1. 掌握六淫、疠气、痰饮、瘀血、情志的概念和致病特点。

2. 熟悉饮食、劳逸及其他病因的致病特点。

第六单元　发病

1. 掌握正气与邪气的概念及在发病中的作用。

2. 熟悉影响发病的主要因素。

3. 了解发病的类型。

第七单元　病机

1. 掌握邪正盛衰、阴阳失调、气血津液失常病机。

2. 了解疾病的传变和转归。

第八单元　防治原则

1. 掌握中医基本治则。

2. 了解预防原则。

二、中医诊断学

第一单元　望诊

1. 掌握望神、望色、望舌的内容及临床意义。

2. 熟悉局部望诊、望排泄物的内容及临床意义。

第二单元　闻诊

1. 熟悉谵语、郑声、独语、错语、狂言、言謇的临床表现及其意义。

2. 熟悉咳嗽、喘、哮的临床表现及其意义。

3. 了解口气、排泄物之气味异常的临床意义。

第三单元　问诊

1. 掌握主诉的概念与意义。

2. 掌握问寒热的具体内容及临床意义。

3. 掌握问汗出的常见类型及临床意义。

4. 掌握问疼痛的内容及临床意义。

5. 熟悉问睡眠、问饮食、问二便内容及临床意义。

6. 了解问头晕、胸闷、心悸、脘痞、腹胀、麻木、疲乏的要点及临床意义。

第四单元　脉诊

1. 掌握脉诊的部位、指法、寸口脉与脏腑的关系、正常脉象的特点。

2. 熟悉浮脉、沉脉、迟脉、数脉、虚脉、实脉、细脉、滑脉、弦脉、缓脉、弱脉的脉象特征及主病。

第五单元　按诊

了解按腹部辨疼痛、痞满、积聚的要点。

第六单元　八纲辨证

1. 掌握八纲的概念。

2. 掌握表、里、寒、热、虚、实证的概念及辨证要点。

3. 熟悉表里、寒热、虚实证的鉴别要点。

4. 了解表里同病、寒热错杂、虚实夹杂的概念及类型。

第七单元　气血津液辨证

1. 熟悉气病、血病、津液病的分类及辨证要点。

2. 熟悉气血津液兼病的分类及辨证要点。

第八单元　脏腑辨证

1. 掌握脏病辨证的常见证型。

2. 熟悉腑病辨证的常见证型。

3. 了解脏腑兼病辨证的常见证型。

第九单元　中医病历

熟悉门诊病历的书写格式与内容。

三、中药学

1. 掌握中药的配伍意义、用药禁忌。

2. 熟悉特殊药物的用量用法。

3. 熟悉中药性能的基本内容。

4. 了解中药的煎法。

四、方剂学

1. 掌握中医常用治法。

2. 掌握方剂的组成与变化。

3. 熟悉常用剂型及其特点。

4. 了解各类方剂的适用范围及使用注意事项。

五、卫生法规

1. 掌握《中华人民共和国传染病防治法》规定的传染病预防与疫情报告制度，法定传染病的分类，传染病疫情控制措施及医疗救治，相关法律责任。

2. 了解乡村医生的权利、义务、执业规则及相关法律责任。

3. 了解《中华人民共和国中医药条例》。

各　论

一、中医内科学

1. 掌握内科最常用药物的功效、应用。

2. 掌握内科最常用方剂的组成、功效、主治证。

3. 掌握下列常见病证的诊断和辨证论治：

感冒、咳嗽、喘证、胸痹、头痛、眩晕、中风、胃痛、泄泻、黄疸、淋证、血证、消渴、痹证、不寐等。

4. 熟悉以上常见病证的病因病机。

5. 了解上述病证的概念及预防调护。

二、中医外科学

1. 掌握外科最常用药物的功效、应用。

2. 掌握外科最常用方剂的组成、功效、主治证。

3. 掌握外科疾病常用的内治法及外治法。

4. 掌握乳痈、痔疮、湿疹的诊断和辨证论治。

5. 熟悉以上常见病证的病因病机。

6. 了解上述病证的概念及预防调护。

三、中医妇科学

1. 掌握妇科最常用药物的功效、应用。

2. 掌握妇科最常用方剂的组成、功效、主治证。

3. 掌握月经、带下、妊娠、产育的生理。

4. 掌握崩漏、闭经、痛经、带下病、不孕症等病证的诊断和辨证论治，了解其概念、病因病机及预防调护。

5. 熟悉月经病、带下病、妊娠病、产后病、妇科杂病的共同病机和基本治则。

四、中医儿科学

1. 掌握小儿生理病理特点和儿科用药特点。

2. 掌握儿科最常用药物的功效、

应用。

3. 掌握儿科最常用方剂的组成、功效、主治证。

4. 掌握感冒、咳嗽、哮喘、泄泻、疳腮、水痘、湿疹的诊断和辨证论治。

5. 熟悉上述疾病的病因病机和治疗原则。

6. 了解小儿发育规律。

五、针灸推拿学

第一单元 经络腧穴

1. 掌握十二经脉的命名、分布及走向规律。

2. 掌握腧穴的定位方法，十四经常用穴位的定位及主治。

3. 熟悉十二经脉的表里关系、交接规律及奇经八脉的作用。

4. 熟悉针灸处方的选穴原则、配穴方法。

5. 熟悉腧穴的分类、作用及主治规律，特定穴的分类及临床应用。

6. 了解十四经的循行路线。

第二单元 刺法灸法

1. 熟悉毫针刺法、灸法、拔罐、三棱针、电针的操作及注意事项。

2. 了解灸法的种类及适应范围。

第三单元 推拿手法

1. 熟悉常用推拿手法的操作及注意事项。

2. 了解常用推拿手法的适应范围。

第四单元 针灸推拿骨伤治疗

1. 掌握头痛、中风、面瘫、痹症、痛经的针灸治疗方法。

2. 熟悉颈椎病、肩周炎、腰痛的推拿治疗方法。

3. 熟悉颞颌关节、肩关节、肘关节脱位的复位手法。

国家中医药管理局关于印发《中医药信息标准体系表（试行）》的通知

国中医药办发〔2013〕41号

各省、自治区、直辖市卫生厅局、中医药管理局、新疆建设生产兵团卫生局，各有关单位：

为贯彻落实《中医药标准化中长期发展规划纲要（2011～2020年）》和《中医药信息化建设“十二五”规划》提出的关于构建中医药信息标准体系的任务和要求，加强中医药信息标准化工作，进一步深化对中医药信息化建设的指导和管理，切实做好中医药信息标准制修订的统筹协调和技术指导，我局组织编制了《中医药信息标准体系表（试行）》，现印发你们作为工作参考。

国家中医药管理局

2013年7月19日

《中医药信息标准体系表（试行）》

范 围

本体系表规定了中医药信息标准体系的层次结构、分类类目、标准代码编制方法和标准明细表。

本体系表用于指导中医药信息标准的制修订与管理实施。

本体系表适用于中医药医疗、保健、科研、教育、产业、文化、国际交流等领域信息化工作。

民族医药和中西医结合信息标准体系表，可参照本体系表另行编制。

规范性引用文件

下列文件中的条款通过本体系表的引用而成为本体系表的条款。凡是注日期的引用文件，仅注日期的版本适用于本体系表。凡是不注日期的引用文件，其最新版本适用于本体系表。

GB/T 13016—2009 标准体系表编制原则和要求

GB/T 13017—2008 企业标准体系表编制指南

GB/T 20000.1—2002 标准化工作指南第一部分：标准化和相关活动的通用词汇

GB/T 19000—2008 质量管理体系基础和术语

术语和定义

下列术语和定义适用于本体系表。

标准 standard

为了在一定范围内获得最佳秩序，经协商一致制定并由公认机构批准，共同使用的和重复使用的一种规范性文件。

［GB/T 20000.1—2002，2.3.2］

体系（系统）system

相互关联或相互作用的一组要素。

［GB/T 19000—2008，3.2.1］

标准体系 standard system

一定范围内的标准按其内在联系形成的科学的有机整体。

［GB/T 13016—2009，3.3］

标准体系表 diagram of standard system

一定范围内的标准体系内的标准按其内在联系排列起来的图表。

注：标准体系表用以表达标准体系的构思、设想、整体规划，是表达标准体系概念的模型。

［GB/T 13016—2009，3.4］

共性标准 general standard

同时表达存在于若干种标准化对象间所共有的共性特征的标准。

［GB/T　13016—2009，3.10］

基础标准　basic standard

具有广泛的适用范围或包括一个特定领域的通用条款的标准。

［GB/T　20000.1—2002，2.5.1］

技术标准　technical standard

对标准化领域中需要协调统一的技术事项所制定的标准。

［GB/T　13017—2008，3.8］

管理标准　management standard

对标准化领域中需要协调统一的管理事项所制定的标准。

［GB/T　13017—2008，3.7］

工作标准　duty standard

对标准化领域中需要协调统一的工作事项所制定的标准。

［GB/T　13017—2008，3.9］

数据元　data element；DE

用一组属性规定其定义、标识、表示和允许值的数据单元。

［GB/T　18391.1—2009，3.3.8］

相关标准　relative standard

与本体系关系密切且需直接采用的其他体系内的标准。

［GB/T　13016—2009，3.8］

中医药信息标准体系

分类原则及编码说明

中医药信息标准体系隶属于中医药标准体系，为保证一致性和完整性，本体系表将中医药信息标准划分为：“信息基础标准类”“信息技术标准类”“信息管理标准类”和“信息工作标准类”4个大类目。各类信息标准按照不同属性和需要进行细分，并确定其子类目。

按照中医药信息标准体系层次结构的划分，将中医药信息标准划分为5层，分别为：大类、中类、小类、细类和标准顺序号，各中医药信息标准在体系表中指定唯一编号。其分类代码结构，如图1所示：

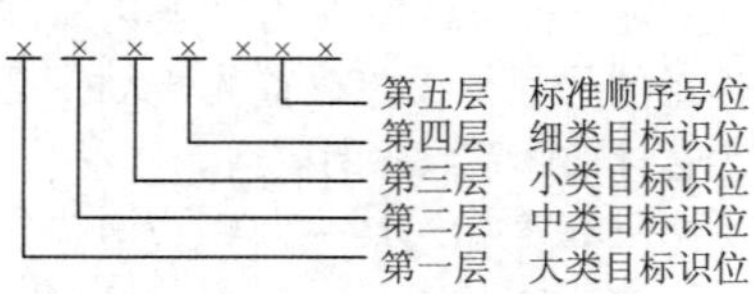

图1　中医药信息标准分类代码结构图

说明：大类、中类、小类和细类等类目标识位，均为一个码位。在实际编码中，大类（包括基础、技术、管理和工作类）用数字“1”到“4”依次表示；中类、小类和细类等类目标识均从数字“1”开始编码，如阿拉伯数字（1～8）不够用时，按大写英文字母（A～Z）顺序续编；标准顺序号位由3位阿拉伯数字表示。

遵照分类学的要求，本标准在中类、小类和细类3个类目中均设置了“其他类”，以保证其分类的冗余性和可扩展性，并统一以数字“9”作为该类目的标识码；当某类标准分类尚未细分，造成其标准代码出现空位时，均以“0”补位，以保证所有标准代码长度的一致性。例如：“中医医院信息系统基本功能规范”的标准体系表编号为“2.4.2.0.001”，示意图如图2所示：

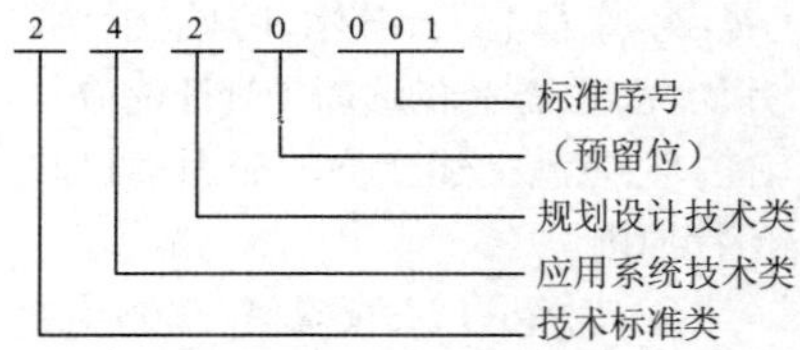

图2　“中医医院信息系统基本功能规范”标准体系表编号示意图

体系表构成

中医药信息标准体系表包括下列内容：

（1）标准体系层次结构图：如图3所示。

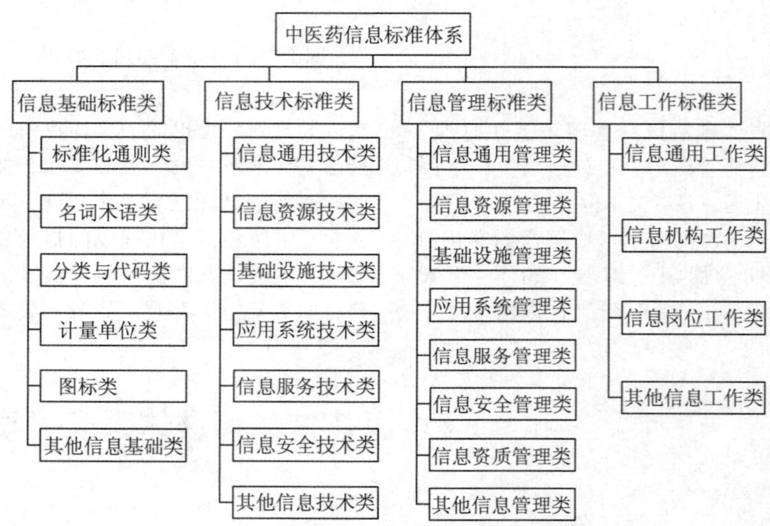

图3　中医药信息标准体系层次结构图

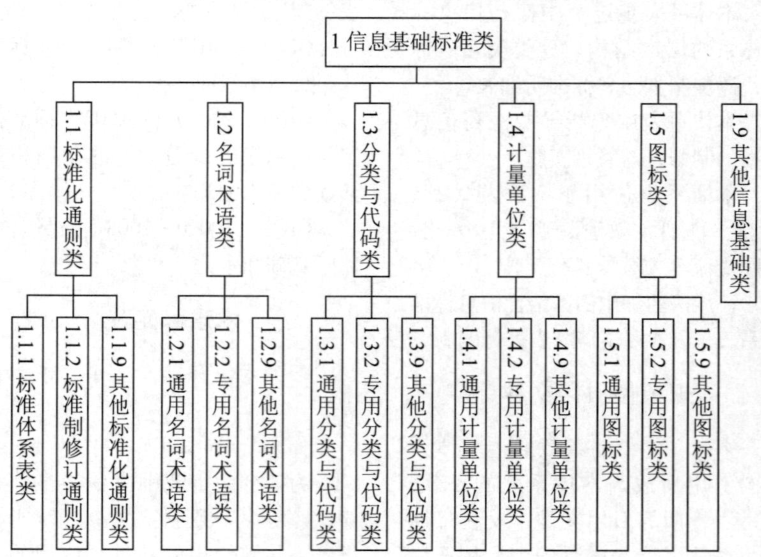

图4　信息基础标准类三级分层结构图

(2) 标准明细表：主要是中医药信息化建设现行的、正在制定的和应予制定的信息标准目录。标准收录范围包括国家中医药管理局已经发布实施、正在制定和应予制定的信息标准，以及中医药信息化建设必须遵循的相关标准和规范性文件等。

中医药信息标准明细表见附录A。

国家相关信息标准明细表见附录B。

国际相关信息标准明细表参考有关资料。

分类说明

4.3.1　信息基础标准类

信息基础标准是在中医药信息化范围内作为该领域其他类别标准的基础并普遍使用，具有广泛指导意义的标准。其类目下分为：标准化通则类、名词术语类、分类与代码类、计量单位类、图标类和其他信息基础类6个中类目，其三级分层结构，如图4所示。

a）标准化通则类：中医药信息标准制修订中需要共同遵循的标准，主要用于指导和规范标准的制修订工作。其类目下分为：标准体系表、标准制修订通则和其他标准化通则3个小类目。

b）名词术语类：对中医药信息领域中的名词及用语的名称和定义进行规范。其类目下分为：通用名词术语、专用名词术语和其他名词术语3个小类目。

c）分类与代码类：将具有共同属性或特征的信息归并在一起，通过其类别的属性或特征对信息进行分类，并对分类后的信息科学地赋予代码或某种符号体系，以满足中医药信息化建设互联互通、资源共享和信息交换与处理的需要。其类目下分为：通用分类与代码、专用分类与代码和其他分类与代码3个小类目。

d）计量单位类：对中医药信息领域内所使用的各种计量单位进行规范的标准。其类目下分为：通用计量单位、专用计量单位和其他计量单位3个小类目。

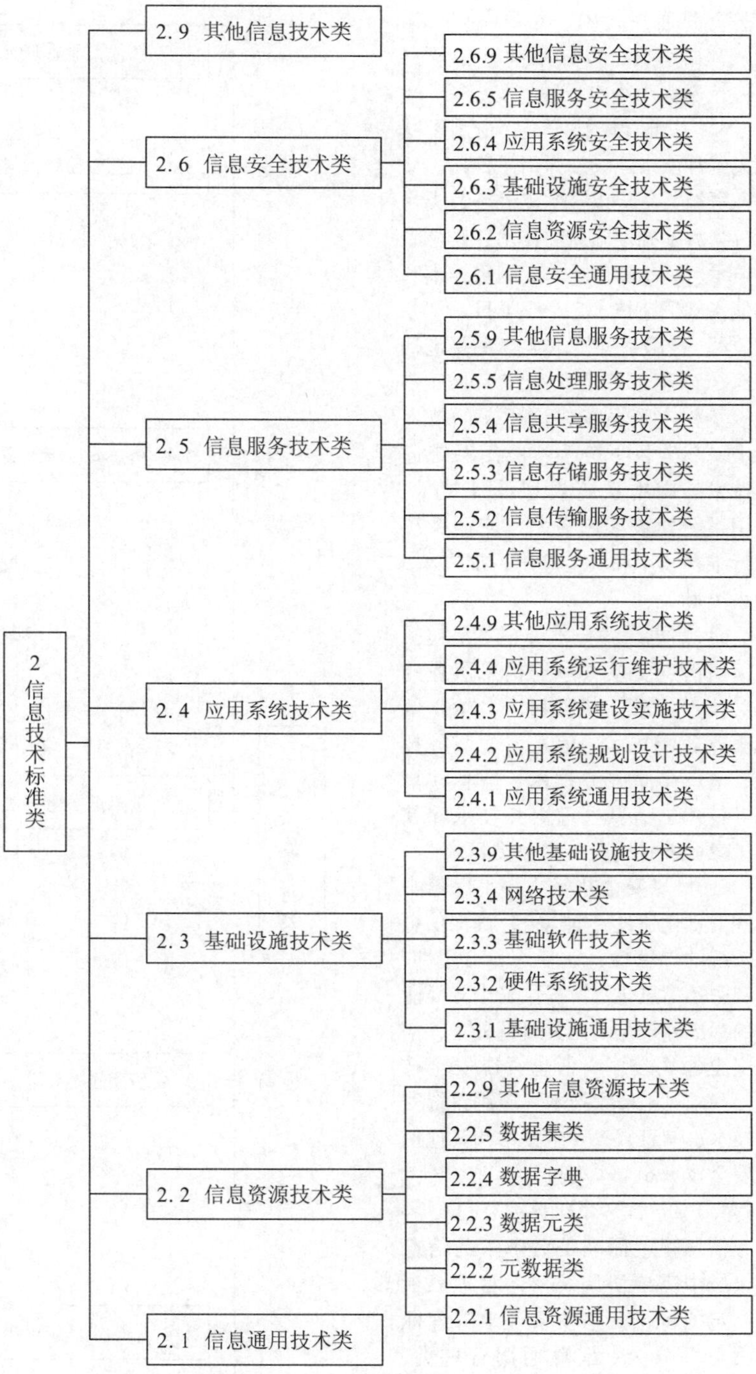

图5　信息技术标准类三级分层结构图

e）图标类：对中医药信息领域内所使用的各类图形、标志、符号的使用、式样及其含义进行规范的标准。其类目下分为：通用图标、专用图标和其他图标3个小类目。

4.3.2　信息技术标准类

信息技术标准是为规范中医药信息化领域中需要协调统一的技术事项所制定的标准。本体系表中技术标准大类下分为：信息通用技术类、信息资源技术类、基础设施技术类、应用系统技术类、信息服务技术类、信息安全技术类和其他信息技术类7个中类目，其三级分层结构，如图5所示。

a）信息通用技术类：是指在中医药信息技术标准类中具有通用性的标准。

b）信息资源技术类：是指按照特定目的和规则采集、加工和创造的信息数据的集合。其类目下分为：

信息资源通用技术、元数据、数据元、数据字典、数据集和其他信息资源技术6个小类目。

c）基础设施技术类：适用于基础设施和网络建设，为信息传输、交换和资源共享提供技术支撑。其类目下分为：基础设施通用技术、硬件系统技术、基础软件技术、网络技术和其他基础设施技术5个小类目。

d）应用系统技术类：主要包括中医药行业管理信息系统、业务系统以及相应子系统建设所需的技术标准。其类目下分为：应用系统通用技术、应用系统规划设计技术、应用系统建设实施技术、应用系统运行维护技术和其他应用系统技术5个小类目。

e）信息服务技术类：主要包括中医药信息交换共享与信息服务的相关技术标准。其类目下分为：信息服务通用技术、信息传输服务技术、信息存储服务技术、信息共享服务技术、信息处理服务技术和其他信息服务技术等6个小类目。

f）信息安全技术类：是保障中医药信息化建设安全运行、确保信息和系统的保密性、完整性和可用性，为中医药信息化建设提供安全方面所需的标准和规范。其类目下分为：信息安全通用技术、信息资源安全技术、基础设施安全技术、应用系统安全技术、信息服务安全技术和其他信息安全技术6个小类目。

4.3.3　信息管理标准类

信息管理标准是对中医药信息化领域中需要协调统一的管理事项所制定的标准。本体系表中管理标准大类下分为：信息通用管理类、信息资源管理类、基础设施管理类、应用系统管理类、信息服务管理类、信息安全管理类、信息资质管理类和其他信息管理类8个中类目，其三级分层结构，如图6所示。

a）信息通用管理类：是指在中医药信息管理标准类中具有通用性的标准。

b）信息资源管理类：主要包括信息资源通用管理、信息资源建设管理、信息资源利用管理和其他信息资源管理等4个小类目。

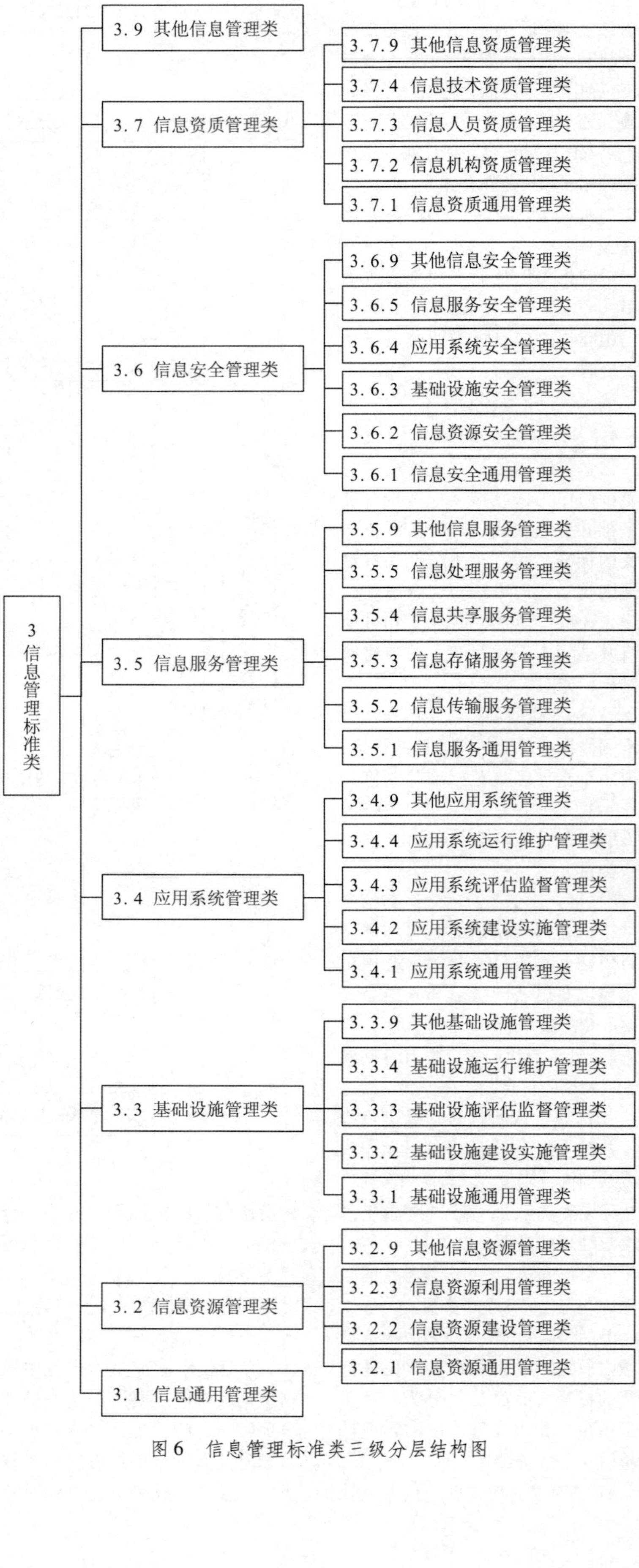

图6　信息管理标准类三级分层结构图

c）基础设施管理类：主要包括基础设施通用管理、基础设施建设实施管理、基础设施评估监督管理、基础设施运行维护管理和其他基础设施管理5个小类目。

d）应用系统管理类：主要包括应用系统通用管理、应用系统建设实施管理、应用系统评估监督管理、应用系统运行维护管理和其他应用系统管理5个小类目。

e）信息服务管理类：主要包括信息服务通用管理、信息传输服务管理、信息存储服务管理、信息共享服务管理、信息处理服务管理和其他信息服务管理6个小类目。

f）信息安全管理类：主要包括信息安全通用管理、信息资源安全管理、基础设施安全管理、应用系统安全管理、信息服务安全管理和其他信息安全管理6个小类目。

g）信息资质管理类：主要包括信息资质通用管理、信息机构资质管理、信息人员资质管理、信息技术资质管理和其他信息资质管理5个小类目。

4.3.4　信息工作标准类

信息工作标准是对中医药信息化领域中需要协调统一的工作事项所制定的标准。其类目下分为：信息通用工作类、信息机构工作类、信息岗位工作类和其他信息工作类4个中类目。其二级分层结构，如图7所示。

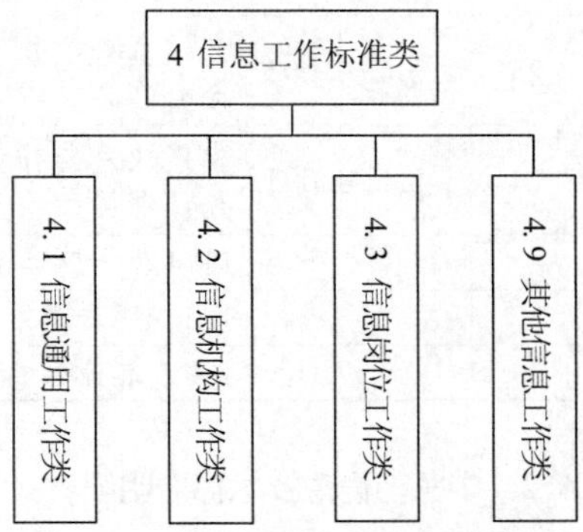

图7　信息工作标准类二级分层结构图

附录A　中医药信息标准体系明细表

A.1　中医药信息基础标准明细表

表A.1　中医药信息基础标准明细表

序号	标准体系表编号	标准名称	标准编号	宜定级别	实施日期	备注
		1.1　标准化通则类				
1	1.1.1.0.001	中医药信息标准体系表（试行）	国中医办发〔2013〕41号			
2	1.1.2.0.001	中医药信息标准制修订工作通则		行业		
		1.2　名词术语类				
3	1.2.2.0.001	中医基础理论术语	GB/T 20348—2006		2006—10—01	
4	1.2.2.0.002	中医临床诊疗术语　疾病部分	GB/T 16751.1—1997		1997—10—01	
5	1.2.2.0.003	中医临床诊疗术语　证候部分	GB/T 16751.2—1997		1997—10—01	
6	1.2.2.0.004	中医临床诊疗术语　治法部分	GB/T 16751.3—1997		1997—10—01	
7	1.2.2.0.005	腧穴名称与定位	GB/T 12346—2006		2006—12—01	
8	1.2.2.0.006	耳穴名称与定位	GB/T 13734—2008		2008—07—01	
9	1.2.2.0.007	中医内科名词术语		行业		在研
10	1.2.2.0.008	中医外科名词术语		行业		在研
11	1.2.2.0.009	中医皮肤科名词术语		行业		在研
12	1.2.2.0.010	中医肛肠科名词术语		行业		在研
13	1.2.2.0.011	中医妇科名词术语		行业		在研
14	1.2.2.0.012	中医儿科名词术语		行业		在研
15	1.2.2.0.013	中医眼科名词术语		行业		在研
16	1.2.2.0.014	中医耳鼻喉科名词术语		行业		在研
17	1.2.2.0.015	中医针灸名词术语		行业		在研
18	1.2.2.0.016	中医骨伤科名词术语		行业		在研
19	1.2.2.0.017	中药学基本名词术语		行业		在研
20	1.2.2.0.018	中医药学主题词表		行业		在研
21	1.2.2.0.019	中医医疗与临床科研信息共享系统术语集		行业		
		1.3　分类与代码类				
22	1.3.2.0.001	中医病证分类与代码	GB/T 15657—1995		1996—01—01	

（续表）

序号	标准体系表编号	标准名称	标准编号	宜定级别	实施日期	备注
		1.3 分类与代码类				
23	1.3.2.0.002	全国主要产品分类与代码 第一部分：可运输产品（中药部分）	GB/T 7635.1—2002		2003—04—01	
24	1.3.2.0.003	中药饮片与中药方剂编码规则 第一部分：中药饮片	SZJG/T 38.1—2011		2011—04—0	
		11.4 计量单位类				
		1.5 图标类				
		1.9 其他信息基础类				

A.2 中医药信息技术标准明细表

表 A.2 中医药信息技术标准明细表

序号	标准体系表编号	标准名称	标准编号	宜定级别	实施日期	备注
		2.1 信息通用技术类				
1	2.1.0.0.001	中医药信息技术标准制修订工作通则		行业		
		2.2 信息资源技术类				
2	2.2.3.0.001	中医药信息数据元标准化规则		行业		在研
3	2.2.3.0.002	中医药信息数据元目录：中医临床诊断基础信息		行业		在研
4	2.2.3.0.003	中医药信息数据元目录：中医临床诊疗内科信息		行业		在研
5	2.2.3.0.004	中医药信息数据元目录：中医临床诊疗外科信息		行业		在研
6	2.2.3.0.005	中医药信息数据元目录：中医临床诊疗妇儿科信息		行业		在研
7	2.2.3.0.006	中医药信息数据元目录：中医药特色诊疗技术信息		行业		在研
8	2.2.3.0.007	中医药信息数据元目录：中医针灸推拿信息		行业		在研
9	2.2.3.0.008	中医药信息数据元目录：中医临床骨伤信息		行业		在研
10	2.2.3.0.009	中医药信息数据元目录：中医临床护理信息		行业		在研
11	2.2.3.0.010	中医药信息数据元目录：临床中药信息		行业		在研
12	2.2.3.0.011	中医药信息数据元目录：中医临床综合管理信息		行业		在研
13	2.2.3.0.012	中医药信息数据元目录：中医药重点学科信息		行业		
14	2.2.3.0.013	中医药信息数据元目录：中医药古籍文献信息		行业		
15	2.2.3.0.014	中医药信息数据元值域代码：中医临床诊断基础信息		行业		在研
16	2.2.3.0.015	中医药信息数据元值域代码：中医临床诊疗内科信息		行业		在研

（续表）

序号	标准体系表编号	标准名称	标准编号	宜定级别	实施日期	备注
		2.2 信息资源技术类				
17	2.2.3.0.016	中医药信息数据元值域代码：中医临床诊疗外科信息		行业		在研
18	2.2.3.0.017	中医药信息数据元值域代码：中医临床诊疗妇儿科信息		行业		在研
19	2.2.3.0.018	中医药信息数据元值域代码：中医药特色诊疗技术信息		行业		在研
20	2.2.3.0.019	中医药信息数据元值域代码：中医针灸推拿信息		行业		在研
21	2.2.3.0.020	中医药信息数据元值域代码：中医临床骨伤信息		行业		在研
22	2.2.3.0.021	中医药信息数据元值域代码：中医临床护理信息		行业		在研
23	2.2.3.0.022	中医药信息数据元值域代码：临床中药信息		行业		在研
24	2.2.3.0.023	中医药信息数据元值域代码：中医临床综合管理信息		行业		在研
25	2.2.3.0.024	中医药信息数据元值域代码：中医药重点学科信息		行业		
26	2.2.3.0.025	中医药信息数据元值域代码：中医药古籍文献信息		行业		
27	2.2.4.0.001	中医医疗与临床科研信息共享系统数据字典		行业		
28	2.2.5.0.001	中医药信息基本数据集编制规范		行业		
29	2.2.5.0.002	中医药信息数据集元数据规范		行业		
30	2.2.5.0.003	中医药信息数据集分类与编码规则		行业		
31	2.2.5.0.004	中医电子病历基本数据集		行业		在研
32	2.2.5.0.005	个人信息基本数据集（中医药部分）		行业		
33	2.2.5.0.006	疾病管理基本数据集（中医药部分）		行业		
34	2.2.5.0.007	医疗服务基本数据集（中医药部分）		行业		
35	2.2.5.0.008	卫生管理基本数据集（中医药部分）		行业		
36	2.2.5.0.009	疾病控制基本数据集（中医药部分）		行业		
37	2.2.5.0.010	城乡居民健康档案基本数据集（中医药部分）		行业		
38	2.2.5.0.011	中医药预防保健（治未病）基本数据集标准		行业		
39	2.2.6.0.001	中医药科技文献数据库建设规范		行业		
40	2.2.6.0.002	中药材资源数据库建设规范		行业		
41	2.2.6.0.003	中医药文物古籍数据库建设规范		行业		
42	2.2.6.0.004	名老中医典型病案共享数据库建设规范		行业		
		2.3 基础设施技术类				
		2.4 应用系统技术类				
43	2.4.2.0.001	中医医院信息系统基本功能规范	国中医药办发〔2011〕46号		2011—10—12	
44	2.4.2.0.002	电子病历基本架构与数据标准（试行）	卫办发〔2009〕130号		2009—12—31	
45	2.4.3.0.001	电子病历系统功能规范（试行）	国中医药发〔2011〕4号		2011—10—12	

（续表）

序号	标准体系表编号	标准名称	标准编号	宜定级别	实施日期	备注
		2.4 应用系统技术类				
46	2.4.3.0.002	中医电子病历首页信息标准		行业		在研
47	2.4.3.0.003	综合性医院中医科室电子病历功能规范		行业		在研
48	2.4.3.0.004	以中医电子病历为核心的医院信息集成平台基本功能规范		行业		
49	2.4.3.0.005	中医临床路径应用系统基本功能规范		行业		
50	2.4.3.0.006	中医电子病历数据采集——术语库技术规范		行业		
51	2.4.3.0.007	中医电子病历数据采集——模板库技术规范		行业		
52	2.4.3.0.008	中医电子病历数据质量控制技术规范		行业		
53	2.4.3.0.009	中医电子病历数据传输与交互技术规范		行业		
54	2.4.3.0.010	中医药临床数据交换技术规范		行业		
55	2.4.3.0.011	中医药电子政务信息交换系统基本功能规范		行业		
56	2.4.3.0.012	中医医疗机构管理信息系统基本功能规范		行业		
57	2.4.3.0.013	中医医疗与临床科研信息共享系统基本功能规范		行业		
58	2.4.3.0.014	中医医疗与临床科研数据采集与处理技术要求		行业		
59	2.4.3.0.015	中医医疗与临床科研数据处理与分析质量控制规范		行业		
60	2.4.3.0.016	中医医疗与临床科研数据仓库与挖掘分析平台技术规范		行业		
61	2.4.3.0.017	中医药“治未病”临床决策辅助支撑系统基本功能规范		行业		
62	2.4.3.0.018	中医药综合统计信息系统基本功能规范		行业		
63	2.4.3.0.019	中医医院绩效管理信息系统基本功能规范		行业		
64	2.4.3.0.020	中医医院廉政信息系统基本功能规范		行业		
65	2.4.3.0.021	中医临床知识支持信息系统基本功能规范		行业		
66	2.4.3.0.022	中医医院数字图书馆共享系统基本功能规范		行业		
67	2.4.3.0.023	中医医院骨伤诊疗系统基本功能规范		行业		
68	2.4.3.0.024	社区卫生服务中心中西医协同医疗服务系统基本功能规范		行业		
69	2.4.3.0.025	医院中药质量监管信息系统技术规范		行业		
70	2.4.3.0.026	中药炮制管理信息系统基本功能规范		行业		
71	2.4.3.0.027	中药煎药管理系统基本功能规范		行业		
72	2.4.3.0.028	中药饮片管理信息系统基本功能规范		行业		
73	2.4.3.0.029	中药小包装管理信息系统基本功能规范		行业		
		2.5 信息服务技术类				
74	2.5.1.0.001	中医临床数据共享与利用服务技术规范		行业		
75	2.5.1.0.002	中医药数字文献检索服务技术规范		行业		
76	2.5.1.0.003	中药资源空间数据应用服务技术规范		行业		
		2.6 信息安全技术类				
77	2.6.5.0.001	中医医院数据存储与使用安全技术规范		行业		

（续表）

序号	标准体系表编号	标准名称	标准编号	宜定级别	实施日期	备注
		2.6 信息安全技术类				
78	2.6.5.0.002	中医医院数据传输与交互安全技术规范		行业		
79	2.6.5.0.003	中医医院信息系统运行与维护安全技术规范		行业		
		2.9 其他信息技术类				

A.3 中医药信息管理标准明细表

表 A.3 中医药信息管理标准明细表

序号	标准体系表编号	标准名称	标准编号	宜定级别	实施日期	备注
		3.1 信息通用管理类				
1	3.1.0.0.001	中医药信息管理标准制修订工作通则		行业		
2	3.1.0.0.002	中医医院信息化建设基本规范	国中医药办发〔2011〕46号			
		3.2 信息资源管理类				
		3.3 基础设施管理类				
		3.4 应用系统管理类				
3	3.4.2.0.001	中医药政务信息报送管理暂行办法	国中医药发〔2006〕38号			
4	3.4.2.0.002	中医医院信息化建设评价指南		行业		在研
5	3.4.2.0.003	中医电子病历信息标准应用符合性评价指南		行业		在研
6	3.4.2.0.004	中医电子病历系统建设指南		行业		在研
7	3.4.2.0.005	中医医院健康服务信息系统建设指南		行业		在研
8	3.4.2.0.006	中医药标准信息平台建设指南		行业		
9	3.4.2.0.007	以中医电子病历为核心的医院信息集成平台建设基本规范		行业		
10	3.4.2.0.008	中医药综合管理信息系统建设指南		行业		
11	3.4.2.0.009	中医医疗与临床科研信息共享系统建设指南		行业		
12	3.4.2.0.010	中医医疗与临床科研信息共享系统管理规范		行业		
13	3.4.2.0.011	突发公共事件中医药应急指挥决策系统建设指南		行业		
14	3.4.2.0.012	中医药诊疗信息平台建设指南		行业		
15	3.4.2.0.013	中医药电子政务信息交换系统建设指南		行业		
16	3.4.2.0.014	中医药“治未病”临床决策辅助支撑系统建设指南		行业		
17	3.4.2.0.015	中医医院信息平台建设指南		行业		
18	3.4.2.0.016	中医药防治艾滋病远程治疗信息系统建设指南		行业		
19	3.4.2.0.017	中医药重点专科专病远程医疗信息系统建设指南		行业		
20	3.4.2.0.018	中医执业医师注册查询系统建设指南		行业		
21	3.4.2.0.019	中医医疗广告管理信息系统建设指南		行业		

（续表）

序号	标准体系表编号	标准名称	标准编号	宜定级别	实施日期	备注
		3.4 应用系统管理类				
22	3.4.2.0.020	中医药综合统计信息系统建设指南		行业		
23	3.4.2.0.021	中医临床路径应用系统建设基本规范		行业		
24	3.4.2.0.022	中医医院综合绩效管理系统建设指南		行业		
25	3.4.2.0.023	中医医院廉政系统建设指南		行业		
26	3.4.2.0.024	中医临床知识支持信息系统建设指南		行业		
27	3.4.2.0.025	中医医院数字图书馆共享系统建设指南		行业		
28	3.4.2.0.026	中医医院骨伤诊疗系统建设指南		行业		
29	3.4.2.0.027	社区卫生服务中心中西医协同医疗服务系统建设指南		行业		
30	3.4.2.0.028	中医药门户网站建设指南		行业		
31	3.4.2.0.029	中医药继续教育信息系统建设指南		行业		
32	3.4.2.0.030	中医药传承教学信息系统建设指南		行业		
33	3.4.2.0.031	名老中医传承工作室信息系统建设指南		行业		
34	3.4.2.0.032	中医药科普文化信息系统建设指南		行业		
35	3.4.2.0.033	中医护理信息系统建设指南		行业		
36	3.4.2.0.034	中药炮制管理信息系统建设指南		行业		
37	3.4.2.0.035	中药煎药管理系统建设指南		行业		
38	3.4.2.0.036	中药饮片管理信息系统建设指南		行业		
39	3.4.2.0.037	中药小包装管理信息系统建设指南		行业		
40	3.4.4.0.001	中医医院信息运行与维护管理系统建设指南		行业		
		3.5 信息服务管理类				
41	3.5.1.0.001	中医药门户网站群管理办法		行业		在研
		3.6 信息安全管理类				
		3.7 信息资质管理类				
42	3.7.3.0.001	中医药信息化人员资质标准		行业		
43	3.7.3.0.002	中医药临床数据处理人员资质标准		行业		
44	3.7.4.0.001	中医医院信息系统准入技术要求		行业		
45	3.7.4.0.002	中医电子病历系统准入技术要求		行业		
		3.9 其他信息管理类				

A.4 中医药信息工作标准明细表

表 A.4 中医药信息工作标准明细表

序号	标准体系表编号	标准名称	标准编号	宜定级别	实施日期	备注
		4.1 信息通用工作类				
		4.2 信息机构工作类				
		4.3 信息岗位工作类				
		4.9 其他信息工作类				

附录 B　国家相关信息标准明细表

表 B.1　基础标准明细表

序号	标准名称	标准编号	实施日期	备注
	标准化通则类			
1	标准体系表编制原则和要求	GB/T 13016—2009	2009—11—01	
2	企业标准体系表编制指南	GB/T 13017—2008	2008—11—01	
3	标准化工作指南　第一部分：标准的结构和编写	GB/T 1.1—2009	2010—01—01	
	名词术语类			
4	标准编写规则　第一部分：术语	GB/T 20001.1—2001	2002—03—01	
5	标准化工作指南　第一部分：标准化和相关活动的通用词汇	GB/T 20000.1—2002	2003—01—01	
6	术语工作　原则与方法	GB/T 10112—1999	2000—08—01	
7	术语工作　计算机应用　词汇	GB/T 17352—2005	2005—12—01	
8	分类与编码通用术语	GB/T 10113—2003	2003—12—01	
9	信息技术　词汇　第一部分：基本术语	GB/T 5271.1—2000	2001—03—01	
10	信息技术　词汇　第四部分：数据的组织	GB/T 5271.4—2000	2001—03—01	
11	信息技术　词汇　第六部分：数据的准备与处理	GB/T 5271.6—2000	2001—03—01	
12	信息技术　词汇　第八部分：安全	GB/T 5271.8—2001	2002—03—01	
13	信息技术　词汇　第九部分：数据通信	GB/T 5271.9—2001	2002—03—01	
14	信息技术　词汇　第十一部分：处理器	GB/T 5271.11—2000	2001—03—01	
15	信息技术　词汇　第十二部分：外围设备	GB/T 5271.12—2000	2001—03—01	
16	信息技术　词汇　第二十三部分：文本处理	GB/T 5271.23—2000	2001—03—01	
17	信息技术　词汇　第二十四部分：计算机集成制造	GB/T 5271.24—2000	2001—03—01	
18	信息技术　词汇　第二十五部分：局域网	GB/T 5271.25—2000	2001—03—01	
19	信息技术　词汇　第二十七部分：办公自动化	GB/T 5271.27—2001	2002—03—01	
20	信息技术　词汇　第二十八部分:人工智能基本概念与专家系统	GB/T 5271.28—2001	2002—03—01	
	分类与代码类			
21	疾病分类与代码	GB/T 14396—2001	2002—06—01	
22	信息分类和编码的基本原则与方法	GB/T 7027—2002	2002—12—01	
23	标准编写规则　第三部分：信息分类编码	GB/T 20001.3—2001	2001—10—01	
24	中华人民共和国行政区划代码	GB/T 2260—2007	2008—02—01	
25	世界各国和地区名称代码	GB/T 2659—2000	2001—03—01	
26	县级以下行政区划代码编制规则	GB/T 10114—2003	2003—01—02	
27	个人基本信息分类与代码　第一部分：人的性别代码	GB/T 2261.1—2003	2003—12—01	
28	个人基本信息分类与代码　第二部分：婚姻状况代码	GB/T 2261.2—2003	2003—12—01	
29	个人基本信息分类与代码　第三部分：健康状况代码	GB/T 2261.3—2003	2003—12—01	
30	个人基本信息分类与代码　第四部分：从业状况（个人身份）代码	GB/T 2261.4—2003	2003—12—01	
31	家庭关系代码	GB/T 4761—2008	2009—01—01	
32	政治面貌代码	GB 4762—1984	1985—10—01	
33	党、派代码	GB/T 4763—2008	2009—01—01	
34	职业分类与代码	GB/T 6565—2009	2009—11—01	
	计量单位类			
35	空间和时间的量和单位	GB 3102.1—1993	1994—07—01	
36	周期及其有关现象的量和单位	GB 3102.2—1993	1994—07—01	
37	力学的量和单位	GB 3102.3—1993	1994—07—01	

（续表）

序号	标准名称	标准编号	实施日期	备注
	计量单位类			
38	热学的量和单位	GB 3102. 4—1993	1994—07—01	
39	电学和磁学的量和单位	GB 3102. 5—1993	1994—07—01	
40	光及有关电磁辐射的量和单位	GB 3102. 6—1993	1994—07—01	
41	声学的量和单位	GB 3102. 7—1993	1994—07—01	
	图标类			
42	发文稿纸格式	GB 826—1989	1989—09—01	
43	党政机关公文格式	GB/T 9704—2012	2012—07—01	
44	文书档案案卷格式	GB/T 9705—2008	2009—05—01	

表 B. 2 技术标准明细表

序号	标准名称	标准编号	实施日期	备注
	信息通用技术类			
1	卫生机构（组织）分类与代码	WS 218—2002	2002—05—01	
	信息资源技术类			
2	中国医院信息基本数据集标准		2005	
3	卫生信息数据元标准化规则	WS/T 303—2009	2009—08—01	
4	卫生信息数据模式描述指南	WS/T 304—2009	2009—08—01	
5	卫生信息数据集元数据规范	WS/T 305—2009	2009—08—01	
6	卫生信息数据集分类与编码规则	WS/T 306—2009	2009—08—01	
7	卫生信息数据元目录　第一部分：总则	WS 363. 1—2011	2012—02—01	
8	卫生信息数据元目录　第二部分：标识	WS 363. 2—2011	2012—02—01	
9	卫生信息数据元目录　第三部分：人口学及社会经济学特征	WS 363. 3—2011	2012—02—01	
10	卫生信息数据元目录　第四部分：健康史	WS 363. 4—2011	2012—02—01	
11	卫生信息数据元目录　第五部分：健康危险因素	WS 363. 5—2011	2012—02—01	
12	卫生信息数据元目录　第六部分：主诉与症状	WS 363. 6—2011	2012—02—01	
13	卫生信息数据元目录　第七部分：体格检查	WS 363. 7—2011	2012—02—01	
14	卫生信息数据元目录　第八部分：临床辅助检查	WS 363. 8—2011	2012—02—01	
15	卫生信息数据元目录　第九部分：实验室检查	WS 363. 9—2011	2012—02—01	
16	卫生信息数据元目录　第十部分：医学诊断	WS 363. 10—2011	2012—02—01	
17	卫生信息数据元目录　第十一部分：医学评估	WS 363. 11—2011	2012—02—01	
18	卫生信息数据元目录　第十二部分：计划与干预	WS 363. 12—2011	2012—02—01	
19	卫生信息数据元目录　第十三部分：卫生费用	WS 363. 13—2011	2012—02—01	
20	卫生信息数据元目录　第十四部分：卫生机构	WS 363. 14—2011	2012—02—01	
21	卫生信息数据元目录　第十五部分：卫生人员	WS 363. 15—2011	2012—02—01	
22	卫生信息数据元目录　第十六部分：药品、设备与材料	WS 363. 16—2011	2012—02—01	
23	卫生信息数据元目录　第十七部分：卫生管理	WS 363. 17—2011	2012—02—01	
24	卫生信息数据元值域代码　第一部分：总则	WS 364. 1—2011	2012—02—01	
25	卫生信息数据元值域代码　第二部分：标识	WS 364. 2—2011	2012—02—01	
26	卫生信息数据元值域代码　第三部分：人口学及社会经济学特征	WS 364. 3—2011	2012—02—01	
27	卫生信息数据元值域代码　第四部分：健康史	WS 364. 4—2011	2012—02—01	
28	卫生信息数据元值域代码　第五部分：健康危险因素	WS 364. 5—2011	2012—02—01	
29	卫生信息数据元值域代码　第六部分：主诉与症状	WS 364. 6—2011	2012—02—01	
30	卫生信息数据元值域代码　第七部分：体格检查	WS 364. 7—2011	2012—02—01	
31	卫生信息数据元值域代码　第八部分：临床辅助检查	WS 364. 8—2011	2012—02—01	
32	卫生信息数据元值域代码　第九部分：实验室检查	WS 364. 9—2011	2012—02—01	

（续表）

序号	标准名称	标准编号	实施日期	备注
	信息资源技术类			
33	卫生信息数据元值域代码　第十部分：医学诊断	WS 364.10—2011	2012—02—01	
34	卫生信息数据元值域代码　第十一部分：医学评估	WS 364.11—2011	2012—02—01	
35	卫生信息数据元值域代码　第十二部分：计划与干预	WS 364.12—2011	2012—02—01	
36	卫生信息数据元值域代码　第十三部分：卫生费用	WS 364.13—2011	2012—02—01	
37	卫生信息数据元值域代码　第十四部分：卫生机构	WS 364.14—2011	2012—02—01	
38	卫生信息数据元值域代码　第十五部分：卫生人员	WS 364.15—2011	2012—02—01	
39	卫生信息数据元值域代码　第十六部分：药品、设备与材料	WS 364.16—2011	2012—02—01	
40	卫生信息数据元值域代码　第十七部分：卫生管理	WS 364.17—2011	2012—02—01	
41	卫生信息基本数据集编制规范	WS 370—2012	2012—09—01	
42	基本信息基本数据集　个人信息	WS 371—2012	2012—09—01	
43	疾病管理基本数据集　第一部分：乙肝患者管理	WS 372.1—2012	2012—09—01	
44	疾病管理基本数据集　第二部分：高血压患者健康管理	WS 372.2—2012	2012—09—01	
45	疾病管理基本数据集　第三部分：重性精神疾病患者管理	WS 372.3—2012	2012—09—01	
46	疾病管理基本数据集　第四部分：老年人健康管理	WS 372.4—2012	2012—09—01	
47	疾病管理基本数据集　第五部分：2 型糖尿病患者健康管理	WS 372.5—2012	2012—09—01	
48	医疗服务基本数据集　第一部分：门诊摘要	WS 373.1—2012	2012—09—01	
49	医疗服务基本数据集　第二部分：住院摘要	WS 373.2—2012	2012—09—01	
50	医疗服务基本数据集　第三部分：成人健康体检	WS 373.3—2012	2012—09—01	
51	卫生管理基本数据集　第一部分：卫生监督检查与行政处罚	WS 374.1—2012	2012—09—01	
52	卫生管理基本数据集　第二部分：卫生监督行政许可与登记	WS 374.2—2012	2012—09—01	
53	卫生管理基本数据集　第三部分：卫生监督监测与评价	WS 374.3—2012	2012—09—01	
54	卫生管理基本数据集　第四部分：卫生监督机构与人员	WS 374.4—2012	2012—09—01	
55	疾病控制基本数据集　第五部分：职业性健康监护	WS 375.5—2012	2012—09—01	
56	疾病控制基本数据集　第六部分：伤害监测报告	WS 375.6—2012	2012—09—01	
57	疾病控制基本数据集　第七部分：农药中毒报告	WS 375.7—2012	2012—09—01	
58	疾病控制基本数据集　第八部分：行为危险因素监测	WS 375.8—2012	2012—09—01	
59	疾病控制基本数据集　第九部分：死亡医学证明	WS 375.9—2012	2012—09—01	
60	城乡居民健康档案基本数据集	WS 365—2011	2012—02—01	
61	数据和交换格式　信息交换　日期和时间表示法	GB/T 7408—2005	2005—10—01	
62	术语数据库技术评价指南	GB/T 15625—2001	2002—06—01	
63	建立术语数据库的一般原则与方法	GB/T 13725—2001	2002—06—01	
64	术语数据库开发文件编制指南	GB/T 15387.1—2001	2002—06—01	
65	术语数据库开发指南	GB/T 15387.2—2001	2002—06—01	
	信息系统技术类			
66	电子病历系统功能应用水平分级评价方法及标准（试行）	卫办医政发〔2011〕137号	2011—10—24	
	信息安全技术类			
67	卫生系统电子认证服务管理办法（试行）	卫办发〔2009〕125 号	2010—01—01	
68	卫生行业信息安全等级保护工作的指导意见	卫办发〔2011〕85 号	2011—11—29	
69	信息技术　开放系统互连　开放系统安全框架 第一部分：概述	GB/T 18794.1—2008	2009—01—01	
70	信息技术　开放系统互连　开放系统安全框架 第二部分：鉴别框架	GB/T 18794.2—2008	2009—01—01	
71	信息技术　开放系统互连　开放系统安全框架 第三部分：访问控制框架	GB/T 18794.3—2008	2009—01—01	
72	信息技术　开放系统互连　开放系统安全框架 第四部分：抗抵赖框架	GB/T 18794.4—2008	2009—01—01	

（续表）

序号	标准名称	标准编号	实施日期	备注
	信息安全技术类			
73	信息技术　开放系统互连　开放系统安全框架　第五部分：机密性框架	GB/T 18794.5—2008	2009—01—01	
74	信息技术　开放系统互连　开放系统安全框架　第六部分：完整性框架	GB/T 18794.6—2008	2009—01—01	
75	信息技术　开放系统互连　开放系统安全框架　第七部分：安全审计和报警框架	GB/T 18794.7—2008	2009—01—01	

表 B.3　管理标准明细表

序号	标准号	标准名称	实施日期	备注
	应用系统管理类			
1	医院财务制度	财社〔2010〕306号		
2	医院会计制度	财会〔2010〕27号		
3	全国卫生统计工作管理办法	卫生部1999年颁发		
4	国家卫生统计调查制度	卫办发〔2010〕19号		
5	国家卫生统计信息网络直报管理规定（试行）	卫办发〔2007〕267号		
6	全国卫生监督调查制度	卫办发〔2010〕19号		
7	全国疾病控制调查制度	卫办发〔2010〕19号		
8	全国妇幼卫生调查制度	卫办发〔2010〕19号		
9	全国新农合统计调查制度	卫办发〔2010〕19号		
10	全国卫生资源与医疗服务调查制度	卫办发〔2009〕106号		
11	国家基本公共卫生服务规范	卫妇社发〔2009〕98号		
12	卫生档案管理暂行规定	卫办发〔2008〕24号		
13	国家卫生统计网络直报操作技术规范	卫办综发〔2007〕145号		
14	信息处理数据流程图、程序流程图、系统流程图、程序网络图和系统资源图的文件编制符号及约定	GB/T 1526—1989	1989—01—01	
15	信息技术　系统及软件完整性级别	GB/T 18492—2001	2002—06—01	
16	信息技术　软件生存周期过程	GB/T 8566—2007	2007—07—01	
17	信息技术　软件生存周期过程指南	GB/Z 18493—2001	2002—06—01	
18	计算机软件测试规范	GB/T 15532—2008	2008—09—01	
19	计算机软件可靠性和可维护性管理	GB/T 14394—2008	2008—12—01	
20	计算机软件需求规格说明规范	GB/T 9385—2008	2008—09—01	
21	计算机软件测试文档编制规范	GB/T 9386—2008	2008—09—01	
22	软件文档管理指南	GB/T 16680—1996	1997—07—01	
	信息安全管理类			
23	信息技术　信息技术安全管理指南　第一部分：信息技术安全概念和模型	GB/T 19715.1—2005	2005—10—01	
24	信息技术　信息技术安全管理指南　第二部分：管理和规划信息技术安全	GB/T 19715.2—2005	2005—10—01	
25	信息技术　安全技术　信息安全管理实用规则	GB/T 22081—2008	2008—11—01	
26	信息技术　安全技术　信息技术安全性评估准则　第一部分：简介和一般模型	GB/T 18336.1—2008	2008—11—01	
27	信息技术　安全技术　信息技术安全性评估准则　第二部分：安全功能要求	GB/T 18336.2—2008	2008—11—01	
28	信息技术　安全技术　信息技术安全性评估准则　第三部分：安全保证要求	GB/T 18336.3—2008	2008—11—01	
29	信息安全技术　网络和终端设备隔离部件测试评价方法	GB/T 20277—2006	2006—12—01	

（续表）

序号	标准名称	标准编号	实施日期	备注
	信息安全管理类			
30	计算机信息系统安全保护等级划分准则	GB 17859—1999	2001—01—01	
31	计算机信息系统安全等级保护网络技术要求	GA/T 387—2002	2002—07—15	
32	计算机信息系统安全等级保护操作系统技术要求	GA/T 388—2002	2002—07—15	
33	计算机信息系统安全等级保护数据库管理系统技术要求	GA/T 389—2002	2002—07—15	
34	计算机信息系统安全等级保护通用技术要求	GA/T 390—2002	2002—07—15	
35	计算机信息系统安全等级保护管理要求	GA/T 391—2002	2002—07—18	
36	计算机信息系统安全等级保护工程管理要求	GA/T 483—2004	2004—03—29	
37	计算机病毒防治产品评级准则	GA 243—2000	2000—05—01	

国家中医药管理局关于加强中医护理工作的意见

国中医药医政发〔2013〕42号

各省、自治区、直辖市卫生厅局、中医药管理局，新疆生产建设兵团卫生局中国中医科学院：

为认真贯彻落实《国务院关于扶持和促进中医药事业发展的若干意见》（国发〔2009〕22号），适应人民群众不断增长的健康需求和经济社会发展对中医护理工作的新要求，提高中医护理服务水平，充分发挥中医护理在深化医药卫生体制改革和诊疗工作中的作用，现就加强中医护理工作提出如下意见：

一、充分认识加强中医护理工作的重要性

中医护理工作是中医药工作的重要组成部分，在长期的临床实践中，已经形成了以中医药理论为指导的、独具特色的技术方法和服务流程，成为中医药综合防治疾病的重要手段之一。中医护理以人为本、注重整体，辨证施护、个性化强，技术方法灵活多样、易于接受，与现代护理互相补充，发挥着重要作用。随着健康观念变化和医学模式转变，中医护理越来越显示出其独特的优势。加强中医护理工作，对于改善医疗服务质量，实现深化医药卫生体制改革总体目标，充分发挥中医药特色优势、提高中医临床疗效、满足人民群众多样化、个性化的需求，都具有十分重要的意义。

近年来，经济社会的迅速发展和人们对健康的更高关注，对中医护理提出了更高要求。但目前中医护理工作进展相对缓慢，不能适应社会和中医药事业发展的要求。中医护理特色优势未充分发挥，中医护理人力资源缺乏，中医护理技术尚未得到广泛应用，辨证施护水平有待提高，中医护理学术发展缓慢，科研水平不高。各级中医药管理部门和中医药机构要充分认识加强中医护理工作的重要性和紧迫性，增强责任感和使命感，采取有力措施，全面加强中医护理工作。

二、指导思想和基本原则

（一）指导思想

以邓小平理论、“三个代表”重要思想、科学发展观为指导，紧紧围绕保障和改善民生及深化医药卫生体制改革总体目标，保持和发扬中医护理特色优势，丰富和发展中医护理理论与实践，充分发挥中医护理在提高临床疗效中的重要作用，维护和增进人民群众健康。

（二）基本原则

发挥特色，提高疗效。坚持以人为本、立足临床，广泛应用中医特色护理技术，优化中医护理方案，增强中医护理服务能力，提高中医临床疗效。

深化改革，强化管理。积极创造条件，着力加强中医护理人才队伍建设，创新中医护理服务模式，建立健全中医护理管理和质量评价长效机制，不断完善中医护理发展相关政策措施。

突出重点，协调发展。坚持遵循中医药事业的发展规律，明确中医护理发展方向，把握中医护理工作重点，以临床为核心，统筹兼顾，促进中医护理临床、教学、科研全面发展。

三、切实加强中医临床护理工作

（一）牢固树立中医护理服务理念

各中医医疗机构、综合医院中医临床科室和中医护理工作者要充分认识中医临床护理工作的特殊性，增强责任感和使命感，以中医的整体观念为指导，以病人为中心，坚持“辨证施护”的中医临床护理原则，开展具有中医特色的临床护理工作。

（二）积极推广实施中医护理方案

各中医医疗机构和综合医院中医临床科室要积极探索针对疾病的不同症状和证候实施有针对性的中医护理措施，丰富“辨证施护”的内涵。梳理、总结、提炼常见病和优势病种中医护理经验，制订中医护理方案，并推广实施。适时开展中医护理方案分析评价工作，及时优化、完善中医护理方案，并在中医护理方案基础上，修订中医护理

常规，指导临床中医护理工作，提高中医临床疗效。到2015年，制订并实施中医护理方案100个。

（三）大力推进中医综合治疗工作

中医医疗机构应广泛应用中医护理技术，中医医院（含中西医结合、民族医医院，下同）每个科室至少开展4项以上中医护理技术，护理人员熟练掌握技术操作规程。在中医医院综合治疗区（室）建设中，充分发挥护理人员的作用，配备一定数量的护理人员，积极协助医生开展中医特色治疗。护理人员应积极运用、规范操作中医诊疗设备，丰富中医护理手段。鼓励探索中西医护理技术有机结合的途径和方法，提高临床护理水平。

（四）加强中医护理重点专科建设

遴选、建设一批具有示范带动作用的国家级和省级中医护理重点专科，探索创新中医护理重点专科建设模式。加强重点专科内涵建设，组织实施中医护理方案，传承、推广专科中医特色护理技术、经验方法。加强中医护理重点专科协作组建设，构建学术、技术交流平台，开展学术交流、技术协作、技术指导、技术推广和科学研究，促进中医护理技术创新和学术进步。

（五）拓展中医护理服务领域

充分发挥中医护理在“治未病”、老年病和慢性病防治、康复工作中的特色优势作用。以机构为支撑、家庭为基础、社区为依托，促进中医护理服务逐步向基层和家庭拓展，向老年护理、慢病护理、临终关怀等领域延伸，增强中医护理服务的连续性、稳定性、协调性与整体性，为社会提供高效、优质、便捷的中医护理服务。

（六）建立健全中医护理质量评价考核体系

制定并不断完善中医护理质量考核评价标准。根据中医医院规模，设置二级或三级护理质量管理组织，对中医护理工作的要素质量、环节质量和终末质量进行全面评价。强化护理人员的质量意识，规范护理行为，在发挥中医护理特色优势的基础上，努力提高患者的生命质量，满足患者需要，维护患者权利，持续改进护理质量。

（七）深入开展优质护理服务示范工程

以公立中医医院改革为契机，深入开展中医特色优质护理服务示范工程活动。坚持以改革护理服务模式为切入点，实施临床护士对患者的责任制整体护理，全面履行护理岗位责任制，深化专业内涵建设。创新中医护理工作模式，注重运用中医护理理论在生活起居、饮食调护、用药护理、情志护理、健康教育等方面提供个性化中医护理服务，为患者提供全面、全程、整体具有中医特色的优质护理服务。至2015年，全国创建100所国家级、300所省级优质护理服务先进单位。

四、强化中医护理队伍建设

（一）合理配备护理人力资源

中医医疗机构要按照《中国护理事业发展规划纲要（2011～2015）》的要求，增加临床护士数量，普通病房实际床护比不低于1∶0.4，逐步达到1∶0.5～0.6。临床护理岗位护士占全院护士比例不低于95%，重症监护病房、门（急）诊、手术室等重点部门护士配置合理。至2015年，原则上中医院校毕业或中医护理专业护士比例三级中医医院不低于40%，二级中医医院不低于30%；大专以上学历的护士三级中医医院不低于80%，二级中医医院不低于50%。

（二）加大中医护理人才培养力度

中医医疗机构应切实加强对全体护理人员的中医药知识与技能培训。建立健全护理人员中医药规范化培训制度，确保各项培训制度及计划落实到位，确保系统接受中医药知识与技能培训的护理人员达到其相应岗位护理人员总数的70%以上；非中医院校毕业或非中医护理专业的护士在中医医疗机构工作3年内完成中医理论与技能培训累计时间不少于100学时。至2015年，中医医院应建有中医护理培训示教室，有专人负责，制订培训计划，明确培训目标，采取多种形式，加强对不同层级护理人员培训。

加强中医医疗机构护士中医护理知识与技能培训。“十二五”期间，在全国中医医疗机构遴选一批护士进行中医护理知识与技能培训，提高中医护理能力与水平。

（三）重视中医护理管理队伍建设

要将中医护理管理队伍培训纳入医院管理干部培训规划，统筹安排、分步实施。要建设一支中医政策水平较高、业务能力突出、管理素质优良的中医护理管理队伍。至2015年，三级中医医院中具有本科以上学历的护理管理人员应不低于60%。500张床位以上的中医医疗机构，要积极创造条件设立护理副院长。

五、推动中医护理教育科研及对外交流

（一）大力发展中医护理院校教育和继续教育

各中医药院校的护理教育工作要与中医临床紧密结合，课程设置应符合中医医院的服务模式与专业特点，密切与中医医疗机构之间的合作与联系。以中医临床护理需求为导向、专业教育为主旨、人文关怀为根本、实践创新为引领，强化中医理论知识和技能的学习。发展中医护理继续教育，以满足中医护理工作职业发展需求为导向，以岗位胜任能力为核心，积极开展有针对性、实用性、协调性和有效性的中医护理继续教育，全面提升中医护理人员队伍的整体素质。加强中医护理学科建设，促进中医护理学术发展与创新。

（二）着力提高中医护理科研水平

重视中医护理科研工作，围绕临床护理，发挥中医药特色优势，以提高中医护理效果为核心，加强中医护理理论内涵、科学基础以及临床实践评价研究。积极开展中医护理经验筛选、梳理与传承，重点围绕中医护理的疑点和难点问题开展研究，规范中医护理技术与方法的操作规程，建立中医护理效果评价标准，形成中医护理推广模式，促进中医护理学术创新。开展中医护理研究室建设工作，提高中医护理科研水平。

（三）全面促进中医护理对外合作与交流

采取多种形式加强中医护理领域的国际交流，学习、借鉴境外先进的护理服务理念、专业技术经验、教育管理模式，大力传播推广中医护理理念、方法和成果，推动中医护理工作走向世界。

六、落实中医护理工作的保障措施

（一）切实加强组织领导

各级中医药管理部门要把中医护理工作作为中医药事业发展的重要组成部分，统一部署、统筹安排、同步实施。要明确职责，各级中医药管理部门要设专（兼）职中医护理管理干部，负责中医护理管理工作。要充分发挥中医药行业学会与协会的作用，鼓励、支持行业学会与协会积极参与中医护理工作。各中医医疗机构要加强护理管理部门和其他部门的协调配合，明确护理、医疗、药剂、后勤保障等相关部门职责任务，完善机制，相互配合，整体推进。

（二）完善政策与保障措施

各地要研究有利于开展中医护理工作的政策与措施，加强与有关部门的沟通协调，积极探索与建立中医护理技术、中医辨证施护等中医护理服务价格形成机制，推动制定和提高中医护理服务项目收费标准，并将其纳入医疗保险报销范畴；单独设立中医护理专业技术职务任职资格评审系列，探索建立体现中医特色的中医护理专业技术职务考评标准，实行同行评议，促进中高级中医护理专业技术人才队伍建设。

多渠道筹措资金，加大对中医护理工作的经费投入，在中医护理重点专科建设、技术推广、人才培养、科学研究等方面给予倾斜。加强护理管理信息化建设，提高护理服务效率。

完善医院人事和收入分配制度，完成护士的岗位设置管理工作，建立科学的绩效考核机制，护士的收入分配、职称晋升、奖励评优等向临床一线和中医护理倾斜，做到多劳多得、优绩优酬、同工同酬，努力创造良好的职业发展条件，稳定临床一线护士队伍。

（三）加大管理与监督力度

省级中医药管理部门应成立中医护理质量控制中心，全面负责本辖区中医护理质量的指导和监督。结合实际，制定并不断完善中医护理质量考核评价标准，评价中医医疗机构中医护理重点工作完成情况，针对存在的问题及时提出整改措施，促进中医护理质量持续改进。

国家中医药管理局
2013年7月22日

国家中医药管理局关于印发中医药健康管理服务技术规范的通知

国中医药医政发〔2013〕46号

各省、自治区、直辖市卫生厅局（卫生计生委）、中医药管理局，新疆生产建设兵团卫生局：

为进一步发挥中医药在基本公共卫生服务中的作用，从2013年起，我国将中医药健康管理服务纳入国家基本公共卫生服务项目范围，开展老年人中医体质辨识和儿童中医调养服务。为指导各地规范开展中医药健康管理服务，我们组织制定了《中医药健康管理服务技术规范》。现予印发，请遵照执行。

国家中医药管理局
2013年9月22日

中医药健康管理服务技术规范

老年人中医药健康管理服务技术规范

一、概述

人体处于不同的年龄阶段，在结构、功能、代谢以及对外界刺激反应等方面表现出体质差异性。老年人机体生理功能衰退，随着阴阳气血、津液代谢和情志活动的变化，老年性疾病逐渐增多，平和体质相对较少，偏颇体质较多。因此，老年人中医药健康管理服务可根据老年人的体质特点从情志调摄、饮食调养、起居调摄、运动保健和穴位保健等方面进行相应的中医药保健指导。

对65岁及以上居民，在其知情同意下开展老年人中医药健康管理服务。主要内容包括：①中医体质信息采集；②中医体质辨识；③中医药保健指导。

二、服务流程图及说明

1. 中医体质信息采集

按照老年人中医药健康管理服务记录表前33项问题，逐项询问居民近一年的体验、感觉，查看舌苔和舌下静脉及皮肤情况等，将信息在相应分值内划“√”。

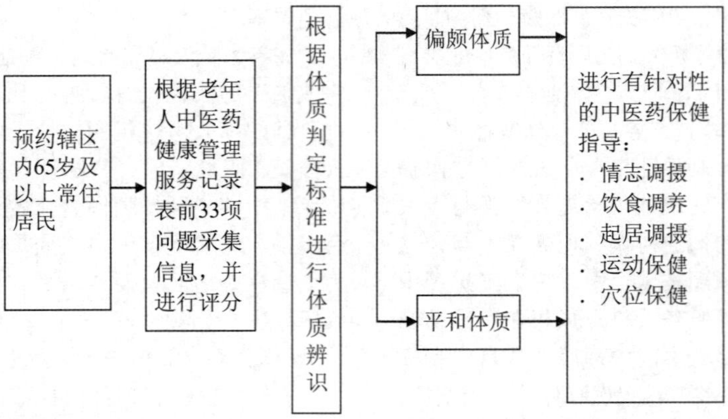

2. 中医体质辨识

按照体质判定标准表计算出该居民的具体得分，将计算得分填写在老年人中医药健康管理服务记录表体质辨识栏内。根据得分，判断该居民的体质类型是平和体质抑或偏颇体质，并将体质辨识结果及时告知居民。

3. 中医药保健指导

针对老年人不同体质特点，从情志调摄、饮食调养、起居调摄、运动保健、穴位保健等方面进行中医药保健指导。

三、老年人中医体质的特征与判定

中医体质是指人体生命过程中，在先天禀赋和后天获得的基础上所形成的形态结构、生理功能和心理状态方面综合的、相对稳定的固有特质，是人类在生长、发育过程中所形成的与自然、社会环境相适应的人体个性特征。

2009年中华中医药学会发布了《中医体质分类与判定》标准，将中医体质分为平和质、气虚质、阳虚质、阴虚质、痰湿质、湿热质、血瘀质、气郁质、特禀质9种基本类型，每种体质有其独自的特征。在此基础上，结合老年人的生理、病理特点，制定了《老年版中医体质分类与判定》标准。

（一）老年人中医体质特征

1. 平和质

总体特征：阴阳气血调和，以体态适中、面色润泽、精力充沛等为主要特征。

形体特征：体形匀称，无明显驼背。

常见表现：面色、肤色润泽，头发较密，目光有神，不易疲劳，精力充沛，耐受寒热，睡眠良好，胃纳佳，二便正常，舌色淡红、苔薄白，脉和缓有力。

心理特征：性格随和开朗。

发病倾向：平素患病较少。

对外界环境适应能力：对自然环境和社会环境适应能力较强。

2. 气虚质

总体特征：元气不足，以疲乏、气短、自汗等表现为主要特征。

形体特征：形体偏胖，肌肉松软不实。

常见表现：平素语音低弱，气短懒言，容易疲乏，精神不振，易出汗，易头晕，活动量减少，舌淡红，舌边有齿痕，脉弱。

心理特征：性格偏内向，喜安静。

发病倾向：易患感冒、内脏下垂等病；病后康复缓慢。

对外界环境适应能力：不耐受风、寒、暑、湿邪。

3. 阳虚质

总体特征：阳气不足，以畏寒怕冷、手足不温等表现为主要特征。

形体特征：肌肉松软不实。

常见表现：平素畏冷，以胃脘、背部、腰膝多见，手足不温，喜热饮食，精神不振，舌淡胖嫩，脉沉迟。

心理特征：性格内向，多沉静。

发病倾向：易患痹证、咳喘、泄泻等病；感邪易从寒化。

对外界环境适应能力：耐夏不耐冬；易感风、寒、湿邪。

4. 阴虚质

总体特征：阴液亏少，以口燥咽干、手足心热等表现为主要特征。

形体特征：体形偏瘦。

常见表现：眼睛干涩，口燥咽干，鼻微干，皮肤干燥、脱屑，偏好冷饮，大便干燥，舌红少津，脉细数。

心理特征：性格外向，易急躁。

发病倾向：易患便秘、燥证、消渴等病；感邪易从热化。

对外界环境适应能力：耐冬不耐夏；不耐受暑、热、燥邪。

5. 痰湿质

总体特征：痰湿凝聚，以形体肥胖、腹部肥满、口黏苔腻等表现为主要特征。

形体特征：体形肥胖，腹部肥满松软。

常见表现：面部皮肤油脂较多，多汗且黏，胸闷，痰多，口黏腻或甜，喜食肥甘甜黏，苔腻，脉滑。

心理特征：性格温和、稳重，善于忍耐。

发病倾向：易患鼾症、中风、胸痹等病。

对外界环境适应能力：对梅雨季节及湿重环境适应能力差。

6. 湿热质

总体特征：湿热内蕴，以面垢油光、口苦、苔黄腻等表现为主要特征。

形体特征：形体中等或偏瘦。

常见表现：面垢油光，口苦口中异味，身重困倦，大便黏滞不畅，小便短黄，男性易阴囊潮湿，女性易带下发黄，舌质偏红，苔黄腻，脉滑数。

心理特征：性格多变，易烦恼。

发病倾向：易患皮肤湿疹、疮疖、口疮、黄疸等病。

对外界环境适应能力：对夏末秋初湿热气候，湿重或气温偏高环境较难适应。

7. 血瘀质

总体特征：血行不畅，以肤色晦黯、舌质紫黯等表现为主要特征。

形体特征：胖瘦均见。

常见表现：肤色、目眶晦黯，色素沉着，容易出现瘀斑，肢体麻木，好卧，口唇黯淡，舌黯或有瘀点，舌下络脉紫黯或增粗，脉涩。

心理特征：性格偏浮躁，易健忘。

发病倾向：易患胸痹、癥瘕及痛证、血证等。

对外界环境适应能力：不耐受寒邪。

8. 气郁质

总体特征：气机郁滞，以神情抑郁、紧张焦虑等表现为主要特征。

形体特征：形体瘦者为多。

常见表现：神情抑郁，紧张焦虑，烦闷不乐，有孤独感，容易受到惊吓，舌淡红，苔薄白，脉弦。

心理特征：性格不稳定，敏感多虑。

发病倾向：易患不寐、郁证等。

对外界环境适应能力：对精神刺激适应能力较差；不适应阴雨天气。

9. 特禀质

总体特征：过敏体质者，禀赋不耐、异气外侵，以过敏反应等为主要特征；先天失常者为另一类特禀质，以禀赋异常为主要特征。

形体特征：过敏体质者一般无特殊；先天失常者或有畸形，或有生理缺陷。

常见表现：过敏体质者常见哮喘、风团、咽痒、鼻塞、喷嚏等；先天失常者患遗传性疾病者，有垂直遗传、先天性、家族性特征。

心理特征：随禀质不同情况各异。

发病倾向：过敏体质者易患哮喘、荨麻疹、过敏性鼻炎及药物过敏等；遗传疾病如血友病等。

对外界环境适应能力：适应能力差，如过敏体质者对季节变化、异气外侵适应能力差，易引发宿疾。

（二）老年人中医体质判定

根据老年人中医药健康管理服务记录表（见表1）前33项问题采集信息，每一问题按5级评分，依据体质判定标准（见表2）判定体质类型。

四、老年人体质的中医药保健方法

下面所列是9种基本类型体质的中医药保健方法，兼夹体质的中医药保健方法可参照执行。

（一）平和质

1. 情志调摄

宜保持平和的心态。可根据个人爱好，选择弹琴、下棋、书法、绘画、听音乐、阅读、旅游、种植花草等放松心情。

2. 饮食调养

饮食宜粗细粮食合理搭配，多吃五谷杂粮、蔬菜瓜果，少食过于油腻及辛辣食品；不要过饥过饱，也不要进食过冷过烫或不干净食物；注意戒烟限酒。

四时饮食调养：①春宜多食蔬菜，如菠菜、芹菜、春笋、荠菜等。②夏宜多食新鲜水果，如西瓜、番茄、菠萝等，其他清凉生津食品，如金银花、菊花、鲜芦根、绿豆、冬瓜、苦瓜、黄瓜、生菜、豆芽等均可酌情食用，以清热祛暑。③长夏宜选用茯苓、藿香、山药、莲子、薏苡仁、扁豆、丝瓜等利湿健脾之品，不宜进食滋腻碍胃的食物。④秋宜选用寒温偏性不明显的平性药食。同时，宜食用濡润滋阴之品以保护阴津，如沙参、麦冬、阿胶、甘草等。⑤冬宜选用温补之品，如生姜、肉桂、羊肉等温补之品。

3. 起居调摄

起居宜规律，睡眠要充足，劳逸相结合，穿戴求自然。

4. 运动保健

形成良好的运动健身习惯。可根据个人爱好和耐受程度，选择运动健身项目。

5. 穴位保健

（1）选穴：涌泉、足三里。

（2）定位：涌泉位于足底部，卷足时足前部凹陷处，约当足底二、三趾趾缝纹头端与足跟连线的前三分之一与后三分之二交点上（见图1）。足三里位于小腿前外侧，当犊鼻下3寸，距胫骨前缘一横指处（见图2）。

（3）操作：用大拇指或中指指腹按压穴位，做轻柔缓和的环旋活动，以穴位感到酸胀为度，按揉2～3分钟。每天操作1～2次。

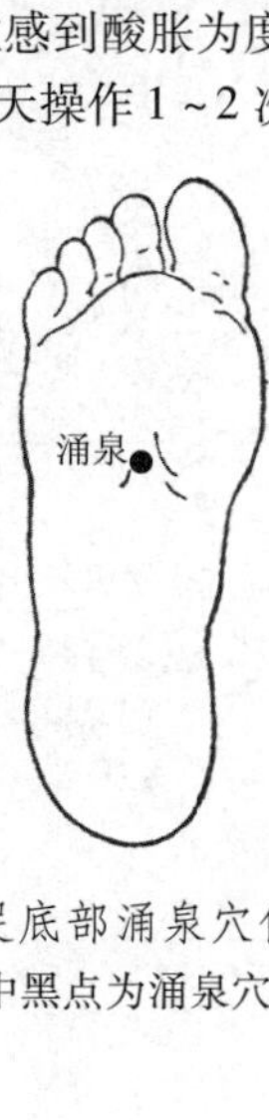

图1 足底部涌泉穴位置示意

注：图中黑点为涌泉穴

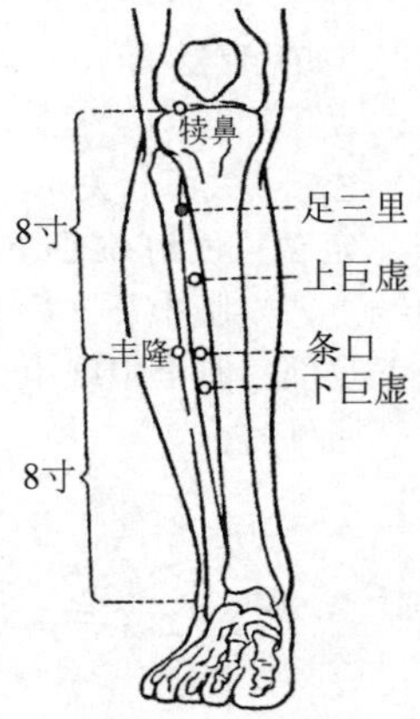

图2 小腿外侧足三里穴位置示意

注：图中黑点为足三里穴

（二）气虚质

1. 情志调摄

宜保持稳定乐观的心态，不可过度劳神。

宜欣赏节奏明快的音乐，如笛子曲《喜相逢》等。

2. 饮食调养

宜选用性平偏温、健脾益气的食物，如大米、小米、南瓜、胡萝卜、山药、大枣、香菇、莲子、白扁豆、黄豆、豆腐、鸡肉、鸡蛋、鹌鹑（蛋）、牛肉等。尽量少吃或不吃槟榔、生萝卜等耗气的食物。不宜多食生冷苦寒、辛辣燥热的食物。

参考食疗方：（1）山药粥：山药、粳米，具有补中益气功效，适合气虚体质者食用。

（2）黄芪童子鸡：童子鸡、生黄芪，具有益气补虚功效，适合气虚体质易自汗者食用。本方补气力量较强，对气虚表现比较明显者，可每隔半个月食用一次，不宜长期连续服用。

3. 起居调摄

提倡劳逸结合，不要过于劳作，以免损伤正气。平时应避免汗出受风。居室环境应采用明亮的暖色调。

4. 运动保健

宜选择比较柔和的传统健身项目，如八段锦。在做完全套八段锦动作后，将“两手攀足固肾腰”和“攒拳怒目增力气”各加做1～3遍。避免剧烈运动。

还可采用提肛法防止脏器下垂，提肛法：全身放松，注意力集中在会阴肛门部。首先吸气收腹，收缩并提升肛门，停顿2～3秒之后，再缓慢放松呼气，如此反复10～15次。

5. 穴位保健

（1）选穴：气海、关元。

（2）定位：气海位于下腹部，前正中线上，当脐中下1.5寸；关元位于下腹部，前正中线上，当脐下3寸（见图3）。

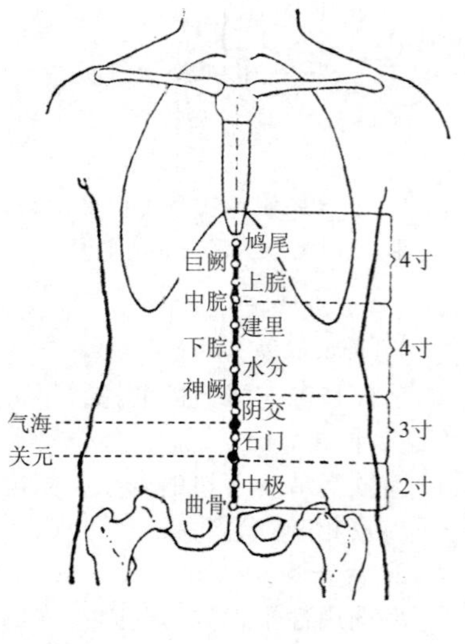

图3　下腹部气海、关元穴位置示意
注：图中黑点分别为气海、关元穴

（3）操作：用掌根着力于穴位，做轻柔缓和的环旋活动，每个穴位按揉2～3分钟，每天操作1～2次。

还可以采用艾条温和灸，增加温阳益气的作用。点燃艾条或借助温灸盒，对穴位进行温灸，每次10分钟。艾条温和灸点燃端要与皮肤保持2～3厘米的距离，不要烫伤皮肤。温和灸可每周操作一次。

（三）阳虚质

1. 情志调摄

宜保持积极向上的心态，正确对待生活中的不利事件，及时调节自己的消极情绪。

宜欣赏激昂、高亢、豪迈的音乐，如《黄河大合唱》等。

2. 饮食调养

宜选用甘温补脾阳、温肾阳为主的食物，如羊肉、鸡肉、带鱼、黄鳝、虾、刀豆、韭菜、茴香、核桃、栗子、腰果、松子、红茶、生姜等。少食生冷、苦寒、黏腻食物，如田螺、螃蟹、海带、紫菜、芹菜、苦瓜、冬瓜、西瓜、香蕉、柿子、甘蔗、梨、绿豆、蚕豆、绿茶、冷冻饮料等。即使在盛夏也不要过食寒凉之品。

参考食疗方：

（1）当归生姜羊肉汤：当归、生姜、羊肉，具有温阳补血、祛寒止痛功效，适合阳虚体质者食用。

（2）韭菜炒胡桃仁：生胡桃仁、韭菜，具有温肾助阳功效，适合阳虚体质腰膝冷痛者。

3. 起居调摄

居住环境以温和的暖色调为宜，不宜在阴暗、潮湿、寒冷的环境下长期工作和生活。平时要注意腰部、背部和下肢保暖。

白天保持一定活动量，避免打盹瞌睡。睡觉前尽量不要饮水，睡前将小便排净。

4. 运动保健

宜在阳光充足的环境下适当进行舒缓柔和的户外活动，尽量避免在大风、大寒、大雪的环境中锻炼。

日光浴、空气浴是较好的强身壮阳之法。也可选择八段锦，在完成整套动作后将“五劳七伤往后瞧”和“两手攀足固肾腰”加做1～3遍。

5. 穴位保健

（1）选穴：关元、命门。

（2）定位：关元（位置见气虚质）。命门位于腰部，当后正中线上，第二腰椎棘突下凹陷中（见图4）。

（3）操作：两穴均可采用温和灸（见气虚质）的方法，每周进行一次。关元穴还可采用掌根揉法（见气虚质），按揉每穴2～3分钟，每天1～2次。也可配合摩擦腰肾法温肾助阳，以手掌鱼际、掌根或拳背摩擦两侧腰骶部，每次操作约10分钟，以摩至皮肤温热为度，每天一次。

（四）阴虚质

1. 情志调摄

宜加强自我修养、培养自己的耐性，尽量减少与人争执、动怒，不宜参加竞争胜负的活动，可在安静、优雅环境中练习书法、绘画等。有条件者可以选择在环境清新凉爽的海边、山林旅游休假。

宜欣赏曲调轻柔、舒缓的音乐，如舒伯特《小夜曲》等。

2. 饮食调养

宜选用甘凉滋润的食物，如鸭肉、猪瘦肉、百合、黑芝麻、蜂蜜、荸荠、鳖、海蜇、海参、甘蔗、银耳、燕窝等。少食温燥、辛辣、香浓的食物，如羊肉、韭菜、茴香、辣椒、葱、蒜、葵花子、酒、咖啡、

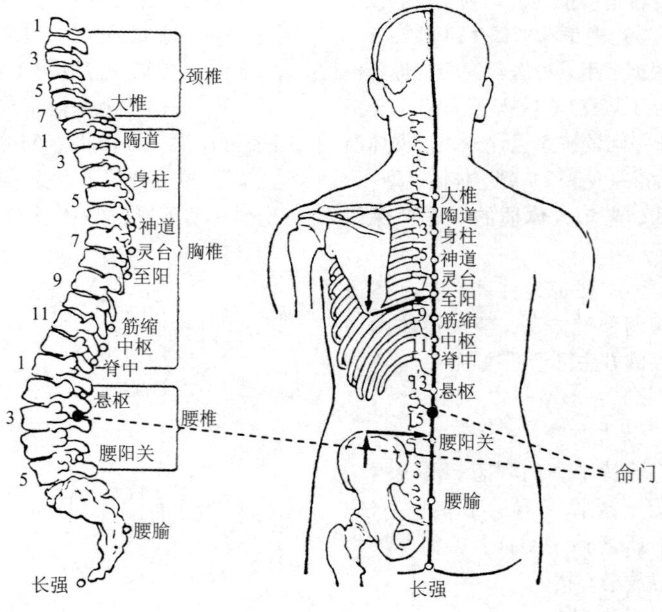

图4　腰部命门穴位置示意

注：图中黑点为命门穴

浓茶，以及荔枝、龙眼、樱桃、杏、大枣、核桃、栗子等。

参考食疗方：

（1）蜂蜜银耳蒸百合：百合、蜂蜜、银耳，具有养阴生津润燥的功效，适合阴虚体质常感咽干口燥、皮肤干燥者食用。糖尿病患者不宜使用本方。

（2）莲子百合煲瘦肉：莲子（去芯）、百合、猪瘦肉，具有养阴清热、益气安神功效，适合阴虚体质常感虚烦失眠多梦者食用。

3. 起居调摄

居住环境宜安静，睡好"子午觉"。避免熬夜及在高温酷暑下工作，不宜洗桑拿、泡温泉。节制房事，勿吸烟。注意防晒，保持皮肤湿润，宜选择选择蚕丝等清凉柔和的衣物。

4. 运动保健

宜做中小强度的运动项目，控制出汗量，及时补充水分。不宜进行大强度、大运动量的锻炼，避免在炎热的夏天或闷热的环境中运动。

可选择八段锦，在做完八段锦整套动作后将"摇头摆尾去心火"和"两手攀足固肾腰"加做1～3遍。也可选择太极拳、太极剑等。

5. 穴位保健

（1）选穴：太溪、三阴交。

（2）定位：太溪位于足内侧，内踝后方，当内踝尖与跟腱之间的凹陷处；三阴交位于小腿内侧，当足内踝尖上3寸，胫骨内侧缘后方（见图5）。

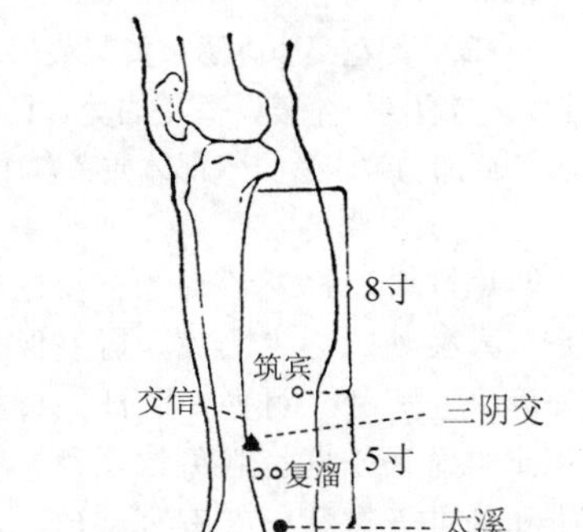

图5　小腿内侧三阴交、太溪穴位置示意

注：图中黑三角为三阴交穴、黑点为太溪穴

（3）操作：采用指揉的方法（见平和质），每个穴位按揉2～3分钟，每天操作1～2次。

（五）痰湿质

1. 情志调摄

宜多参加社会活动，培养广泛的兴趣爱好。

宜欣赏激进、振奋的音乐，如二胡《赛马》等。

2. 饮食调养

宜选用健脾助运、祛湿化痰的食物，如冬瓜、白萝卜、薏苡仁、赤小豆、荷叶、山楂、生姜、荠菜、紫菜、海带、鲫鱼、鲤鱼、鲈鱼、文蛤等。少食肥、甜、油、黏（腻）的食物。

参考食疗方：

（1）荷叶粥：干荷、大米，具有祛湿降浊的功效，适合痰湿体质者食用。

（2）冬瓜海带薏米排骨汤：冬瓜、海带、薏米、猪排骨（少量）、生姜，具有健脾祛湿、化痰消浊的功效，适合痰湿体质腹部肥满的老年人食用。

3. 起居调摄

居住环境宜干燥，不宜潮湿，穿衣面料以棉、麻、丝等透气散湿的天然纤维为佳，尽量保持宽松，有利于汗液蒸发，祛除体内湿气。

晚上睡觉枕头不宜过高，防止打鼾加重；早睡早起，不要过于安逸，勿贪恋沙发和床榻。

4. 运动保健

坚持长期运动锻炼，强度应根据自身的状况循序渐进。不宜在阴雨季节、天气湿冷的气候条件下运动。

可选择快走、武术以及打羽毛球等，使松弛的肌肉逐渐变得结实、致密。如果体重过重、膝盖受损，可选择游泳。

5. 穴位保健

（1）选穴：丰隆、足三里。

（2）定位：足三里（位置见气虚质）。丰隆位于小腿前外侧，当外踝尖上8寸，条口外，距胫骨前缘二横指处（见图6）。

（3）操作：采用指揉法（见平和质）。

（六）湿热质

1. 情志调摄

宜稳定情绪，尽量避免烦恼，可选择不同形式的兴趣爱好。

宜欣赏曲调悠扬的乐曲，如古筝《高山流水》等。

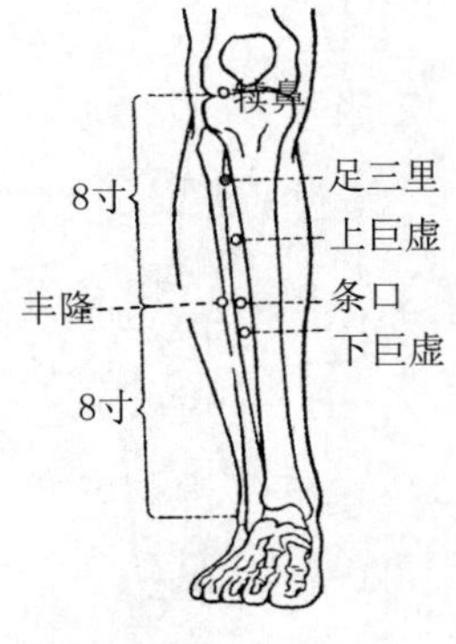

图6　小腿外侧足三里、丰隆穴位置示意

注：图中黑点分别为足三里、丰隆穴

2. 饮食调养

宜选用甘寒或苦寒的清利化湿食物，如绿豆（芽）、绿豆糕、绿茶、芹菜、黄瓜、苦瓜、西瓜、冬瓜、薏苡仁、赤小豆、马齿苋、藕等。少食羊肉、动物内脏等肥厚油腻之品，以及韭菜、生姜、辣椒、胡椒、花椒及火锅、烹炸、烧烤等辛温助热的食物。

参考食疗方：

（1）老黄瓜赤小豆煲猪肉汤：老黄瓜、赤小豆、瘦猪肉（少量）、陈皮、生姜，具有清热利湿、理气和中的功效，适合湿热体质者食用。

（2）绿豆薏米粥：生薏苡仁、绿豆，具有清热利湿解毒的功效，适合湿热体质易长疮疖者食用。

3. 起居调摄

居室宜干燥、通风良好，避免居处潮热，可在室内用除湿器或空调改善湿、热的环境。选择款式宽松，透气性好的天然棉、麻、丝质服装。注意个人卫生，预防皮肤病变。

保持充足而有规律的睡眠，睡前半小时不宜思考问题、看书、看情节紧张的电视节目，避免服用兴奋饮料，不宜吸烟饮酒。保持二便通畅，防止湿热积聚。

4. 运动保健

宜做中长跑、游泳、各种球类、武术等强度较大的锻炼。夏季应避免在烈日下长时间活动，在秋高气爽的季节，经常选择爬山登高，更有助于祛除湿热。也可做八段锦，在完成整套动作后将"双手托天理三焦"和"调理脾胃须单举"加做1～3遍，每日一遍。

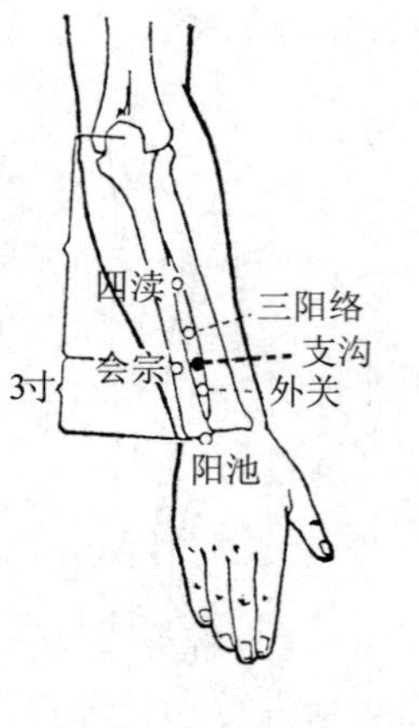

图7　前臂背侧支沟穴位置示意

注：图中黑点为支沟穴

5. 穴位保健

（1）选穴：支沟、阴陵泉。

（2）定位：支沟穴位于前臂背侧，当阳池与肘尖的连线上，腕背横纹上3寸，尺骨与桡骨之间（见图7）。阴陵泉位于小腿内侧，当胫骨内侧踝后下凹陷处（见图8）。

（3）操作：采用指揉法（见平和质）。阴陵泉还可以选择刮痧，先涂刮痧油，用刮痧板与皮肤呈45°角在穴位区域从上往下刮，以皮肤潮红或出痧点为度。

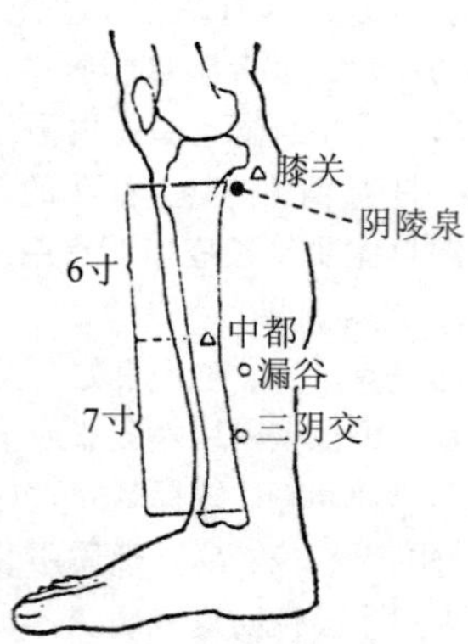

图8　小腿内侧阴陵泉穴位置示意

注：图中黑点为阴陵泉穴

（七）血瘀质

1. 情志调摄

遇事宜沉稳，努力克服浮躁情绪。

宜欣赏流畅抒情的音乐，如《春江花月夜》等。

2. 饮食调养

宜选用具有调畅气血作用的食物，如生山楂、醋、玫瑰花、桃仁（花）、黑豆、油菜等。少食收涩、寒凉、冰冻之物，如乌梅、柿子、石榴、苦瓜、花生米，以及高脂肪、高胆固醇、油腻食物，如蛋黄、虾、猪头肉、猪脑、奶酪等。还可少量饮用葡萄酒、糯米甜酒，有助于促进血液运行，但高血压和冠心病等患者不宜饮用。女性月经期间慎用活血类食物。

参考食疗方：

（1）黑豆川芎粥：川芎、黑豆、大米，具有活血祛瘀功效，适合血瘀体质者食用。

（2）红花三七蒸老母鸡：老母鸡、参三七、红花、陈皮，具有活血行气功效，适合血瘀体质患有胸痹、痛证者食用。

3. 起居调摄

居室宜温暖舒适，不宜在阴暗、寒冷的环境中长期工作和生活。衣着宜宽松，注意保暖，保持大便通畅。不宜贪图安逸，宜在阳光充足的时候进行户外活动。避免长时间打麻将、久坐、看电视等。

4. 运动保健

宜进行有助于促进气血运行的运动项目，持之以恒。如步行健身法，或者八段锦，在完成整套动作后将“左右开弓似射雕”和“背后七颠百病消”加做1~3遍。避免在封闭环境中进行锻炼。锻炼强度视身体情况而定，不宜进行大强度、大负荷运动，以防意外。

5. 穴位保健

（1）选穴：期门、血海。

（2）定位：期门位于胸部，当乳头直下，第6肋间隙，前正中线旁开4寸（见图9）。血海：屈膝，在大腿内侧，髌底内侧端上2寸，当股四头肌内侧头的隆起处（见图10）。

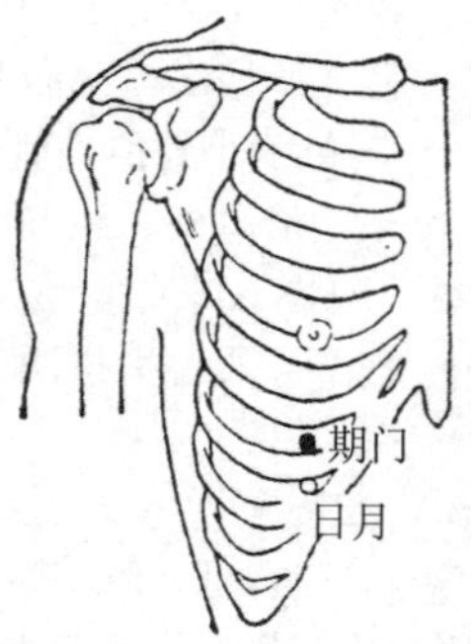

图9　胸部期门穴位置示意

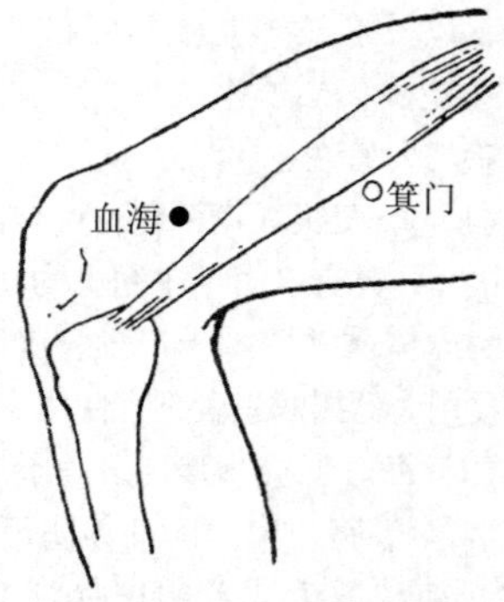

图10　大腿内侧血海穴位置示意

（3）操作：采用指揉法（见平和质）。

（八）气郁质

1. 情志调摄

宜乐观开朗，多与他人相处，不苛求自己也不苛求他人。如心境抑郁不能排解时，要积极寻找原因，及时向朋友倾诉。

宜欣赏节奏欢快、旋律优美的乐曲如《金蛇狂舞》等，还适宜看喜剧、励志剧以及轻松愉悦的相声表演。

2. 饮食调养

宜选用具有理气解郁作用的食物，如黄花菜、菊花、玫瑰花、茉莉花、大麦、金橘、柑橘、柚子等。少食收敛酸涩的食物，如石榴、乌梅、青梅、杨梅、草莓、杨桃、酸枣、李子、柠檬、南瓜、泡菜等。

参考食疗方：

（1）三花茶：茉莉花、菊花、玫瑰花，具有行气解郁功效，适合气郁体质者饮用。

（2）黄花菜瘦肉汤：黄花菜（水焯）、猪瘦肉、生姜，适量油盐。具有疏肝解郁功效，适合气郁体质者食用。

3. 起居调摄

尽量增加户外活动和社交，防止一人独处时心生凄凉。居室保持安静，宜宽敞、明亮。平日保持有规律的睡眠，睡前避免饮用茶、咖啡和可可等饮料。衣着宜柔软、透气、舒适。

4. 运动保健

宜多参加群体性体育运动项目，坚持做较大强度、较大负荷的“发泄式”锻炼，如跑步、登山、游泳。也可参与下棋、打牌等娱乐活动，分散注意力。

5. 穴位保健

（1）选穴：合谷、太冲穴

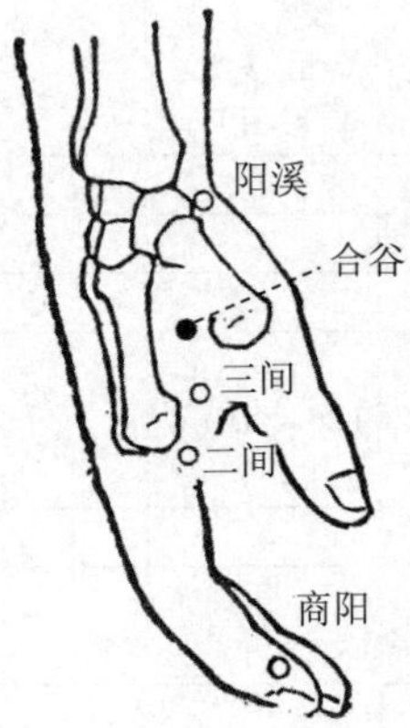

图11　手背部合谷穴位置示意

注：图中黑点为合谷穴

（2）定位：合谷位于手背，第一、二掌骨间，当第二掌骨桡侧的中点处（见图11）。太冲位于足背侧，当第一跖骨间隙的后方凹陷处（见图12）。

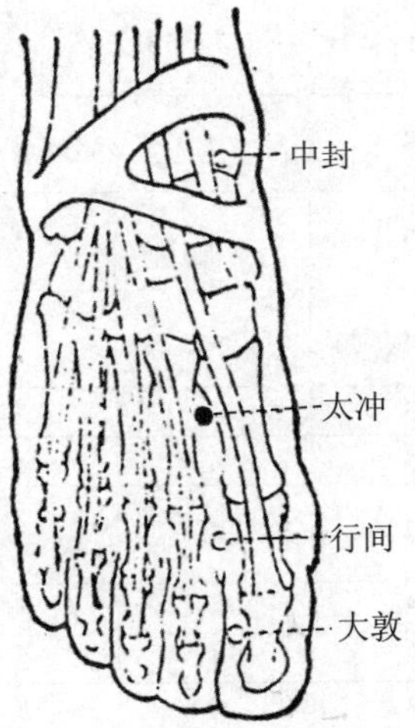

图12　足背部太冲穴示意

注：图中黑点为太冲穴

（3）操作：采用指揉的方法（见平和质）。

（九）特禀质

1. 情志调摄

过敏体质的人因对过敏原敏感，容易产生紧张、焦虑等情绪，因此要在尽量避免过敏原的同时，还应避免紧张情绪。

2. 饮食调养

饮食宜均衡、粗细粮食搭配适当、荤素配伍合理，宜多食益气固表的食物，尽量少食辛辣、腥发食物，不食含致敏物质的食品，如蚕豆、白扁豆、羊肉、鹅肉、鲤鱼、虾、蟹、茄子、辣椒、浓茶、咖啡等。

参考食疗方：

（1）固表粥：乌梅、黄芪、当归、粳米，具有益气养血脱敏功效，适合过敏体质易发皮肤过敏者食用。

（2）黄芪首乌藤炖猪瘦肉：黄芪、首乌藤、猪瘦肉、食盐、葱、生姜、料酒、味精各适量，具有益气养血、祛风脱敏功效，适合过敏体质者食用。

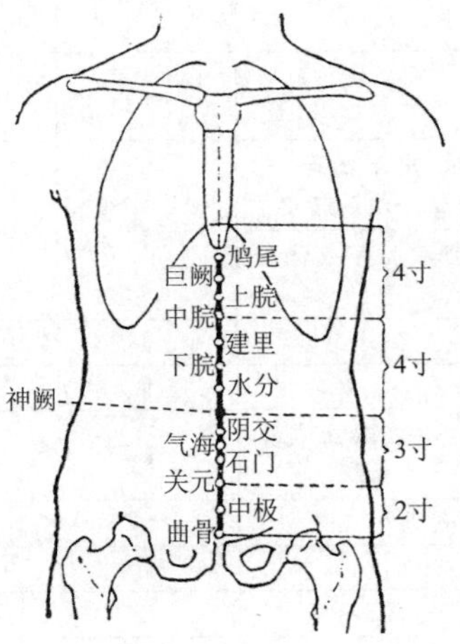

图13　腹部神阙穴位置示意

注：图中黑点为神阙穴

3. 起居调摄

起居要有规律，保持充足的睡眠时间。居室宜通风良好。生活环境中接触的物品如枕头、棉被、床垫、地毯、窗帘、衣橱易附有尘螨，可引起过敏，应经常清洗、日晒。外出也要避免处在花粉及粉刷油漆的空气中，以免刺激而诱发过敏病症。

4. 运动保健

宜进行慢跑、散步等户外活动，也可选择下棋、瑜伽等室内活动。不宜选择大运动量的活动，避免春天或季节交替时长时间在野外锻炼。运动时注意避风寒，如出现哮喘、憋闷的现象应及时停止运动。

5. 穴位保健

（1）选穴：神阙、曲池。

（2）定位：神阙位于腹中部，脐中央（见图13）。曲池位于肘横纹外侧端，屈肘，当尺泽与在肘横纹外侧端与肱骨外上髁连线中点（见图14）。

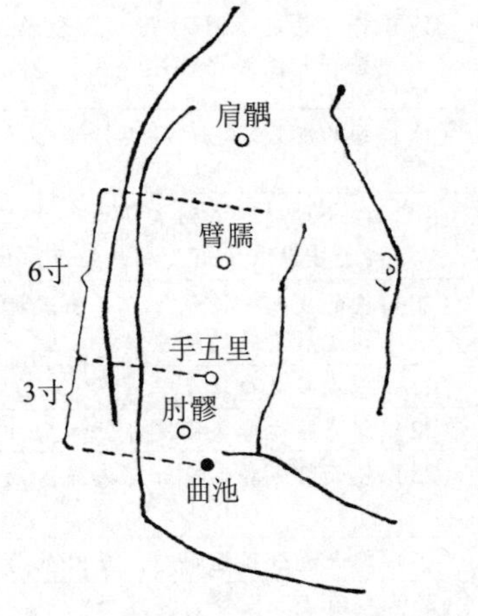

图14　肘部曲池穴位置示意

注：图中黑点为曲池穴

（3）操作：神阙采用温和灸（见气虚质）。曲池采用指揉法（见平和质）。

表1　老年人中医药健康管理服务记录表

姓名　　　　　　　　　　　　　　　　编号：□□□—□□□□□

请根据近一年的体验和感觉，回答以下问题	没有（根本不/从来没有）	很少（有一点/偶尔）	有时（有些/少数时间）	经常（相当/多数时间）	总是（非常/每天）
（1）您精力充沛吗？（指精神头足，乐于做事）	1	2	3	4	5
（2）您容易疲乏吗？（指体力如何，是否稍微活动一下或做一点家务劳动就感到累）	1	2	3	4	5
（3）您容易气短，呼吸短促，接不上气吗？	1	2	3	4	5
（4）您说话声音低弱无力吗？（指说话没有力气）	1	2	3	4	5
（5）您感到闷闷不乐、情绪低沉吗？（指心情不愉快，情绪低落）	1	2	3	4	5

（续表）

请根据近一年的体验和感觉，回答以下问题	没有（根本不/从来没有）	很少（有一点/偶尔）	有时（有些/少数时间）	经常（相当/多数时间）	总是（非常/每天）
（6）您容易精神紧张、焦虑不安吗？（指遇事是否心情紧张）	1	2	3	4	5
（7）您因为生活状态改变而感到孤独、失落吗？	1	2	3	4	5
（8）您容易感到害怕或受到惊吓吗？	1	2	3	4	5
（9）您感到身体超重不轻松吗？（感觉身体沉重）［BMI指数=体重（kg）/身高^2（m）］	1 （BMI<24）	2 （24≤BMI<25）	3 （25≤BMI<26）	4 （26≤BMI<28）	5 （BMI≥28）
（10）您眼睛干涩吗？	1	2	3	4	5
（11）您手脚发凉吗？（不包含周围温度低或穿得少导致的手脚发冷）	1	2	3	4	5
（12）您胃脘部、背部或腰膝部怕冷吗？（指上腹部、背部、腰部或膝关节等，有一处或多处怕冷）	1	2	3	4	5
（13）您比一般人耐受不了寒冷吗？（指比别人容易害怕冬天或是夏天的冷空调、电扇等）	1	2	3	4	5
（14）您容易患感冒吗？（指每年感冒的次数）	1 一年<2次	2 一年感冒2～4次	3 一年感冒5～6次	4 一年8次以上	5 几乎每月都感冒
（15）您没有感冒时也会鼻塞、流鼻涕吗？	1	2	3	4	5
（16）您有口黏口腻或睡眠打鼾吗？	1	2	3	4	5
（17）您容易过敏（对药物、食物、气味、花粉或在季节交替、气候变化时）吗？	1 从来没有	2 一年1、2次	3 一年3、4次	4 一年5、6次	5 每次遇到上述原因都过敏
（18）您的皮肤容易起荨麻疹吗？（包括风团、风疹块、风疙瘩）	1	2	3	4	5
（19）您的皮肤在不知不觉中会出现青紫瘀斑、皮下出血吗？（指皮肤在没有外伤的情况下出现青一块紫一块的情况）	1	2	3	4	5
（20）您的皮肤一抓就红，并出现抓痕吗？（指被指甲或钝物划过后皮肤的反应）	1	2	3	4	5
（21）您皮肤或口唇干吗？	1	2	3	4	5
（22）您有肢体麻或固定部位疼痛的感觉吗？	1	2	3	4	5
（23）您面部或鼻部有油腻感或者油亮发光吗？（指脸上或鼻子）	1	2	3	4	5
（24）您面色或目眶晦黯，或出现褐色斑块/斑点吗？	1	2	3	4	5
（25）您有皮肤湿疹、疮疖吗？	1	2	3	4	5
（26）您感到口干咽燥、总想喝水吗？	1	2	3	4	5
（27）您感到口苦或嘴里有异味吗？（指口苦或口臭）	1	2	3	4	5
（28）您腹部肥大吗？（指腹部脂肪肥厚）	1 腹围<80cm，相当于2.40尺	2 腹围80～85cm，2.40～2.55尺	3 腹围86～90cm，2.56～2.70尺	4 腹围91～105cm，2.71～3.15尺	5 腹围>105cm，3.15尺
（29）您吃（喝）凉的东西会感到不舒服或者怕吃（喝）凉的东西吗？（指不喜欢吃凉的食物，或吃了凉的食物后会不舒服）	1	2	3	4	5
（30）您有大便黏滞不爽、解不尽的感觉吗？（大便容易粘在马桶上）	1	2	3	4	5
（31）您容易大便干燥吗？	1	2	3	4	5
（32）您舌苔厚腻或有舌苔厚厚的感觉吗？（如果自我感觉不清楚可由调查员观察后填写）	1	2	3	4	5
（33）您舌下静脉瘀紫或增粗吗？（可由调查员辅助观察后填写）	1	2	3	4	5

体质类型	气虚质	阳虚质	阴虚质	痰湿质	湿热质	血瘀质	气郁质	特禀质	平和质
体质辨识	1. 得分___ 2. 是 3. 倾向是	1. 得分___ 2. 是 3. 倾向是	1. 得分___ 2. 是 3. 倾向是	1. 得分___ 2. 是 3. 倾向是	1. 得分___ 2. 是 3. 倾向是	1. 得分___ 2. 是 3. 倾向是	1. 得分___ 2. 是 3. 倾向是	1. 得分___ 2. 是 3. 倾向是	1. 得分___ 2. 是 3. 基本是

（续表）

请根据近一年的体验和感觉，回答以下问题					没有（根本不/从来没有）	很少（有一点/偶尔）	有时（有些/少数时间）	经常（相当/多数时间）	总是（非常/每天）
中医药保健指导	1. 情志调摄 2. 饮食调养 3. 起居调摄 4. 运动保健 5. 穴位保健 ______	1. 情志调摄 2. 饮食调养 3. 起居调摄 4. 运动保健 5. 穴位保健 ______	1. 情志调摄 2. 饮食调养 3. 起居调摄 4. 运动保健 5. 穴位保健 ______	1. 情志调摄 2. 饮食调养 3. 起居调摄 4. 运动保健 5. 穴位保健 ______	1. 情志调摄 2. 饮食调养 3. 起居调摄 4. 运动保健 5. 穴位保健 ______	1. 情志调摄 2. 饮食调养 3. 起居调摄 4. 运动保健 5. 穴位保健 ______	1. 情志调摄 2. 饮食调养 3. 起居调摄 4. 运动保健 5. 穴位保健 ______	1. 情志调摄 2. 饮食调养 3. 起居调摄 4. 运动保健 5. 穴位保健 ______	1. 情志调摄 2. 饮食调养 3. 起居调摄 4. 运动保健 5. 穴位保健 ______
填表日期		年 月 日			医生签名				

表 2　体质判定标准表

体质类型及对应条目	条件	判定结果
气虚质 (2)(3)(4)(14) 阳虚质 (11)(12)(13)(29) 阴虚质 (10)(21)(26)(31) 痰湿质 (9)(16)(28)(32) 湿热质 (23)(25)(27)(30) 血瘀质 (19)(22)(24)(33) 气郁质 (5)(6)(7)(8) 特禀质 (15)(17)(18)(20)	各条目得分相加之和≥11 分	是
	各条目得分相加之和为 9～10 分	倾向是
	各条目得分相加之和≤8 分	否
平和质 (1)(2)(4)(5)(13) [其中，(2)(4)(5)(13)反向计分，即 1→5，2→4，3→3，4→2，5→1]	各条目得分相加之和≥17 分，同时其他 8 种体质得分均≤8 分	是
	各条目得分相加之和≥17 分，同时其他 8 种体质得分均≤10 分	基本是
	不满足上述条件者	否

2. 注意事项

（1）信息采集：提醒受试者以一年内的感受与体验为判断依据，而非即时感受。参照括号内的描述向受试者解释其不能理解的条目，但不能主观引导受试者的选择。

（2）表格填写：逐条逐项填写，杜绝漏填。每一个问题只能选一个选项，在最符合的选项上划"√"。如出现规律性选项等情况，需要核实。

（3）体质判定：偏颇体质正向计分，平和质有 4 个条目反向计分（即 1→5，2→4，3→3，4→2，5→1）。判定平和质时，除了达到得分条件外，同时其他 8 种体质得分均≤10 分。当每种体质得分相加均≤8 分，出现无法判断体质类型等情况，则需两周后重新填写。

0～36 个月儿童中医药健康管理服务技术规范

一、概述

小儿具有生机旺盛而又稚嫩柔软的生理特点，一方面生机蓬勃，发育旺盛；另一方面脏腑娇嫩，形气未充。其"发病容易，传变迅速"而又"脏气清灵，易趋康复"。

0～36 个月儿童中医药健康管理服务主要是针对小儿的生理病理特点和主要健康问题，通过对家长开展中医饮食起居指导、传授中医穴位按揉方法，改善儿童健康状况，促进儿童生长发育。

二、服务流程图及说明

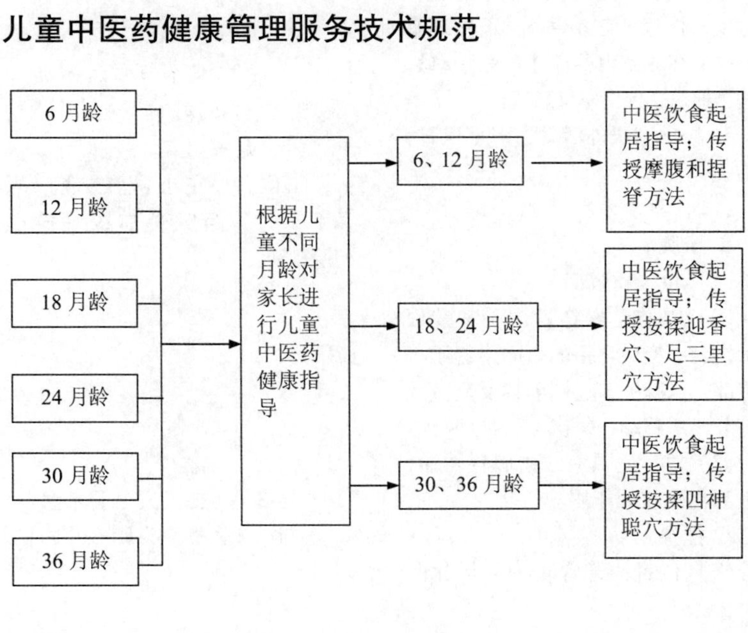

（一）预约儿童家长

在儿童6、12、18、24、30、36月龄时，结合儿童健康体检和预防接种的时间，预约儿童家长来基层医疗卫生机构接受儿童中医药健康指导。

（二）儿童中医饮食起居指导

根据不同月龄儿童的特点，向家长提供儿童中医饮食调养、起居活动指导。

（三）传授中医穴位按揉方法

在儿童6、12月龄时，向家长传授摩腹和捏脊的方法；在18、24月龄时，向家长传授按揉迎香、足三里穴的方法；在30、36月龄时，向家长传授按揉四神聪穴的方法。

三、儿童中医保健方法和技术

（一）饮食调养

1. 养成良好的哺乳习惯，尽量延长夜间喂奶的间隔时间。

2. 养成良好饮食习惯，避免偏食，节制零食，按时进食，提倡“三分饥”，防止乳食无度。

3. 食物宜细、软、烂、碎，而且应品种多样。

4. 严格控制冷饮，寒凉食物要适度。

（二）起居调摄

1. 保证充足的睡眠时间，逐步养成夜间睡眠、白天活动的作息习惯。

2. 养成良好的小便习惯，适时把尿；培养每日定时大便的习惯。

3. 衣着要宽松，不可紧束而妨碍气血流通，影响骨骼生长发育。

4. 春季注意保暖，正确理解“春捂”；夏季纳凉要适度，避免直吹电风扇，空调温度不宜过低；秋季避免保暖过度，提倡“三分寒”，正确理解“秋冻”；冬季室内不宜过度密闭保暖，应适当通风，保持空气新鲜。

5. 经常到户外活动，多见风日，以增强体质。

（三）推拿方法

1. 摩腹。

（1）位置：腹部。

（2）操作：操作者用手掌掌面或示指、中指、环指的指面附着于小儿腹部，以腕关节连同前臂反复做环形有节律的移动，每次1～3分钟。

（3）功效：具有改善脾胃功能，促进消化吸收的作用。

2. 捏脊。

（1）位置：背脊正中，督脉两侧的大椎至尾骨末端处。

（2）操作：操作者用双手的中指、环指和小指握成空拳状，示指半屈，拇指伸直并对准示指的前半段（见图1）。施术时从长强穴开始，操作者用双手示指与拇指合作，在示指向前轻推患儿皮肤的基础上与拇指一起将长强穴的皮肤捏拿起来，然后沿督脉两侧，自下而上，左右两手交替合作，按照推、捏、捻、放、提的前后顺序，自长强穴向前捏拿至脊背上端的大椎穴捏一遍。如此循环，根据病情及体质可捏拿4～6遍。从第二遍开始的任何一遍中，操作者可根据不同脏腑出现的症状，采用“重提”的手法，有针对性地刺激背部的脏腑俞穴，以便加强疗效。在第五遍捏拿儿童脊背时，在儿童督脉两旁的脏腑俞穴处，用双手的拇指与示指合作，分别将脏腑腧穴的皮肤用较重的力量在捏拿的基础上提拉一下。捏拿第六遍结束后，用双手拇指指腹在儿童腰部的肾俞穴处，在原处揉动的动作中，用拇指适当地向下施以一定的压力，揉按结合（见图2）。

（3）功效：具有消食积、健脾胃、通经络的作用。

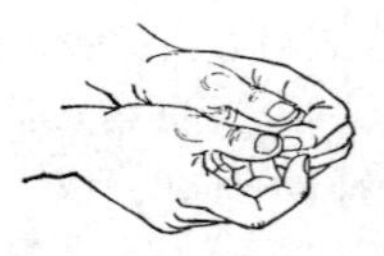

图1 捏脊手法示意

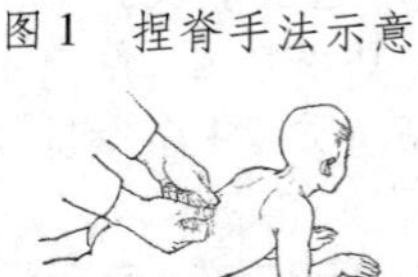

图2 捏脊操作示意

3. 穴位按揉。

（1）足三里穴。

①位置：在小腿前外侧，当犊鼻下3寸，距胫骨前缘一横指处（见图3）。

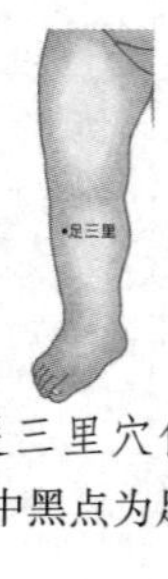

图3 足三里穴位置示意

注：图中黑点为足三里穴

②操作：操作者用拇指端按揉，每次1～3分钟。

③功效：具有健脾益胃、强壮体质的作用。

（2）迎香穴。

①位置：在鼻翼外缘中点旁，当鼻唇沟中（见图4）。

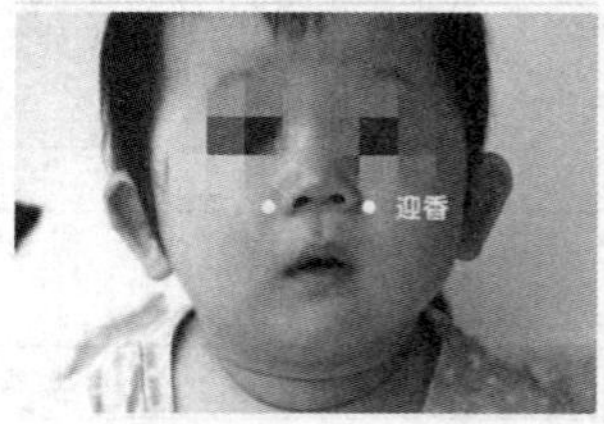

图4 迎香穴位置示意

注：照片中白点为迎香穴

②操作：双手拇指分别按于同侧下颌部，中指分别按于同侧迎香穴，其余3指则向手心方向弯曲，然后使中指在迎香穴处做顺时针方向按揉，每次1～3分钟。

③功效：具有宣通鼻窍的作用。

（3）四神聪穴。

①位置：在头顶部，百会前后左右各旁开1寸处，共4穴（见图5）。

②操作：用手指逐一按揉，先按左右神聪穴，再按前后神聪穴，每次1～3分钟。

③功效：具有醒神益智的作用。

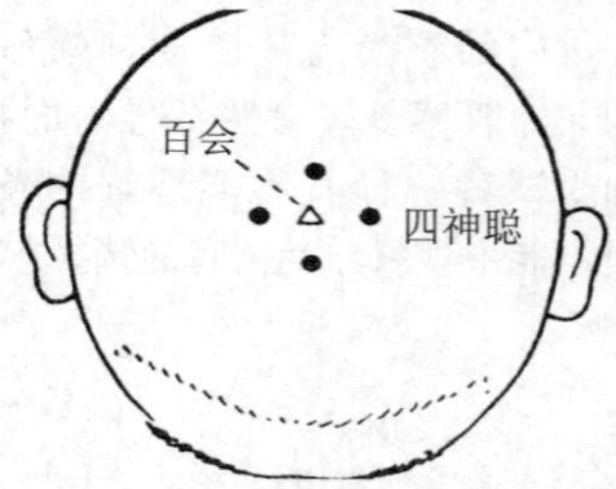

图5 四神聪穴位置示意

注：图中黑点为四神聪穴

4. 注意事项。

（1）根据需要准备滑石粉、爽身粉或冬青膏等介质。

（2）操作者应双手保持清洁，指甲修剪圆润，防止操作时划伤小儿皮肤。

（3）天气寒冷时，要保持双手温暖，可搓热后再操作，以免凉手刺激小儿，造成紧张，影响推拿。

（4）手法应柔和，争取小儿配合。

（5）局部皮肤破损、骨折不宜按揉。

国家中医药管理局关于确定2013年全国名老中医药专家传承工作室建设项目专家名单的通知

国中医药人教发〔2013〕47号

各省、自治区、直辖市卫生厅局、中医药管理局，中国中医科学院：

为继续深入贯彻落实《医药卫生中长期人才发展规划（2011～2020年）》，切实做好名老中医药专家学术经验传承工作，探索建立中医药学术传承和推广应用的有效方法和创新模式，根据《财政部、国家中医药管理局关于下达2013年中医药部门公共卫生专项资金的通知》（财社〔2013〕135号）要求，我局确定了144名2013年全国名老中医药专家传承工作室建设项目（以下简称建设项目）专家。现将有关事项通知如下：

一、名老中医药专家传承工作室是传承名老中医药专家学术思想和临床经验、培养中医药传承人才的重要载体，各省级中医药管理部门、项目负责部门和依托单位要高度重视，加强领导，认真开展评估、考核和指导工作，为建设项目的实施提供有力保障。

二、各建设项目依托单位要根据《2013年全国名老中医药专家传承工作室建设项目实施方案》（附件1）的要求，认真组织实施，为工作室的建设提供便利条件和必要支持，保证建设项目的顺利完成。

三、各省、自治区、直辖市中医药管理部门和各依托单位按要求填报《全国名老中医药专家传承工作室建设项目任务书》（附件2）一式5份（A4纸单面打印、普通装订），并加盖公章，于10月30日前寄送至我局人事教育司师承继教处，同时将任务书电子版文档发送至受理电子邮箱。项目任务书格式已在国家中医药管理局政府网站（http://www.satcm.gov.cn）上发布。

四、联系方式：

国家中医药管理局人事教育司师承继教处

通信地址：北京市东城区工体西路1号

邮政编码：100027

电子邮箱：scjjc@satcm.gov.cn

联 系 人：曾兴水　张欣霞

联系电话：010-59957647

附件：1.2013年全国名老中医药专家传承工作室建设项目实施方案

2.全国名老中医药专家传承工作室建设项目任务书（略）

国家中医药管理局

2013年9月29日

2013年全国名老中医药专家传承工作室建设项目专家名单

北京市（7人）

张士杰　北京市鼓楼中医医院

金伯华　北京市朝阳区中医医院

柯薇君　首都医科大学附属北京中医医院

周乃玉　首都医科大学附属北京中医医院

宋祚民　首都医科大学附属北京中医医院

孙伯扬　首都医科大学附属北京中医医院

曹洪欣　北京市鼓楼中医医院

天津市（4人）

曹克光　天津中医药大学第一附属医院

李今垣　天津中医药大学第二附属医院

崔乃强　天津市南开医院

李永成　天津中医药大学第二附属医院

河北省（3人）

郭纪生　石家庄市中医院

王淑玲　石家庄市中医院

高社光　邯郸市中医院

山西省（4人）

贾六金　山西中医学院附属医院

王有奎　太原市中医医院

王晞星　山西省中医院

冯五金　山西省中医院

内蒙古自治区（3人）

包景荣　内蒙古国际蒙医医院

乌苏日乐特　内蒙古国际蒙医医院

张　铎　内蒙古中医医院

辽宁省（5人）

关娴清　中国医科大学附属盛京医院

齐清会　大连医科大学附属第一医院

谭　毅　辽宁中医药大学附属医院

王春林　辽宁中医药大学附属

第二医院
李中宇 辽宁中医药大学附属第二医院

吉林省（4人）

于凯成 长春中医药大学附属医院
赵振昌 长春中医药大学附属医院
李 莹 吉林省中医药科学院
李吉平 吉林中西医结合医院

黑龙江省（4人）

张佩青 黑龙江省中医药科学院
张金良 黑龙江中医药大学附属二院
刘建秋 黑龙江中医药大学附属一院
滕义和 黑龙江省中医药科学院

上海市（10人）

林水淼 上海中医药大学附属龙华医院
王庆其 上海中医药大学附属龙华医院
吴银根 上海中医药大学附属龙华医院
邱佳信 上海中医药大学附属龙华医院
王灵台 上海中医药大学附属曙光医院
东贵荣 上海中医药大学附属岳阳中西医结合医院
奚九一 上海市中西医结合医院
虞坚尔 上海市中医医院
于尔辛 复旦大学附属肿瘤医院
丁学屏 上海中医药大学附属曙光医院

江苏省（6人）

汪受传 江苏省中医院
徐荷芬 江苏省中西医结合医院
赵景芳 无锡市中医医院
孙凤霞 徐州市中医院
何焕荣 苏州市中医医院
夏治平 海安县中医院

浙江省（5人）

张玉柱 富阳市中医骨伤医院
徐锡山 浙江省中医院
魏克民 浙江省立同德医院
方剑乔 浙江中医药大学附属第三医院
常 青 绍兴市中医院

安徽省（4人）

胡国俊 安徽中医药大学第一附属医院
鲍远程 安徽中医药大学第一附属医院
范绍荣 马鞍山市中医院
杨从鑫 亳州市华佗中医院

福建省（3人）

陈长华 福建中医药大学附属人民医院
肖定远 福建中医药大学附属第二人民医院
谢宝慈 福州市中医院

江西省（4人）

刁军成 江西中医药大学附属医院
熊墨年 江西中西医结合医院
黄夏雨 景德镇市中医院
彭学礼 万安县中医院

山东省（6人）

张志远 山东中医药大学中鲁医院
田 文 烟台毓璜顶医院
张奇文 潍坊市中医院
金 伟 山东省中医药研究院附属医院
董建文 山东中医药大学第二附属医院
宋爱莉 山东中医药大学附属医院

河南省（6人）

乔保钧 洛阳市第二中医院
唐 宋 河南中医学院第三附属医院
张东岳 河南中医学院第一附属医院
邵梦扬 郑州东方肿瘤医院
关思友 河南护理职业学院附属医院
宋光瑞 郑州市大肠肛门病医院

湖北省（4人）

张晓星 湖北省中医院
李同生 湖北省中医院
杜健民 武汉市中西医结合医院
黄祥武 荆州市中医医院

湖南省（6人）

李传课 湖南中医药大学第一附属医院
刘炳凡 湖南省中医药研究院附属医院
刘贵云 湖南中医药大学第二附属医院
程丑夫 湖南中医药大学第一附属医院
蔡光先 湖南省中医药研究院附属医院
蒋士生 湖南省中医药研究院附属医院

广东省（8人）

刘茂才 广东省中医院
罗笑容 广东省中医院
欧阳惠卿 广州中医药大学第一附属医院
陈基长 广州中医药大学第一附属医院
吕 雄 广东省第二中医院
李顺民 深圳市中医院
老昌辉 广东省中西医结合医院
刘敏如 珠海市第二人民医院

广西壮族自治区（2人）

陈慧侬 广西中医药大学第一附属医院
朱少廷 广西中医药大学第一附属医院

海南省（1人）

傅汝梅 海口市中医医院

重庆市（3人）

王仁强 重庆市中医院
曾定伦 重庆市中医院
欧阳作理 江北区中医院

四川省（5人）

胡国栋 内江市中医医院
祝之友 洪雅县中医医院
周建国 眉山市中医医院
廖洪韬 安岳县中医医院
夺机卓玛 阿坝州藏医院

贵州省（3人）

董湘玉 贵阳中医学院第一附属医院
戴永生 贵阳中医学院第一附属医院
吴文尧 贵阳中医学院第一附属医院

云南省（4人）

陈乔林 云南省中医医院
苏 藩 云南省中医医院
赵 淳 云南省中医医院
柏玛丹增 迪庆州藏医院

西藏自治区（3人）

索朗欧珠 西藏自治区藏医院
旦松扎巴 那曲索县藏医院

阿　加　那曲地区藏医院

陕西省（3人）

曹利平　陕西省中医医院

李彦民　陕西中医学院附属医院

张素清　西安市中医医院

甘肃省（3人）

许自诚　甘肃中医学院附属医院

郭宪章　兰州中医骨伤科医院

杨宏权　甘南州藏医院

青海省（2人）

巴卓玛　青海省中医院

南拉卡　青海省藏医院

宁夏回族自治区（2人）

张凤武　宁夏回族自治区中医医院

焦天才　银川市中医医院

新疆维吾尔自治区（2人）

沙依甫汗·吐尔迪艾合买提　新疆和田地区维吾尔医医院

何复东　昌吉州中医医院

中国中医科学院（10人）

麻　柔　中国中医科学院西苑医院

聂莉芳　中国中医科学院西苑医院

王书臣　中国中医科学院西苑医院

周文泉　中国中医科学院西苑医院

姚乃礼　中国中医科学院广安门医院

庄国康　中国中医科学院广安门医院

许　铣　中国中医科学院广安门医院

高健生　中国中医科学院眼科医院

庄曾渊　中国中医科学院眼科医院

吴中朝　中国中医科学院针灸研究所

北京中医药大学（5人）

臧福科　北京中医药大学东直门医院

孟宪坤　北京中医药大学东直门医院

尉中民　北京中医药大学

鲁兆麟　北京中医药大学

刘景源　北京中医药大学

附件1　2013年全国名老中医药专家传承工作室建设项目实施方案

为深入贯彻落实《医药卫生中长期人才发展规划（2011～2020年）》，加强中医药继承与创新，进一步做好名老中医药专家学术经验传承工作，培养高层次中医药人才，探索建立中医药学术传承及推广应用的有效方法和创新模式，国家中医药管理局2013年继续开展全国名老中医药专家传承工作室建设。为做好名老中医药专家传承工作室建设，特制订本建设方案。

一、建设目标

通过建立一批规范的具备较好条件的名老中医药专家传承工作室，整理、继承、推广名老中医药专家学术观点和临床经验，探索名老中医药专家学术经验传承及推广的有效方法和创新模式，培养一批高层次的中医药人才，促进中医药事业的发展。

二、建设周期

建设周期为连续3年，自公布确定全国名老中医药专家传承工作室建设项目专家名单之日起。

三、建设内容

（一）条件建设。

1. 名老中医药专家临床经验示教诊室。面积不小于20平方米，在场所安排、环境布置、物品摆放、工作程式等方面充分体现中国传统文化和中医药特色的元素。

2. 名老中医药专家示教观摩室。面积不小于30平方米，能同时满足数十人观摩名老中医药专家的诊疗示教活动。

3. 名老中医药专家资料室（阅览室）。面积不小于50平方米，在查阅资料功能的基础上，注重收集和展示名老中医药专家论文、论著、临床医案、处方等原始资料。

4. 配置计算机、网络宽带、声像采集系统（摄录设备和编辑系统等）、实时记录设备（录音笔、移动存储设备等）。

（二）传承工作建设。

1. 收集资料。收集整理名老中医药专家医案、教案、跟师笔记、跟师医案、读书临证心得等原始资料，建立临证经验和文献数据库。

2. 整理分析。对名老中医药专家的临床资料重点是回顾性临床资料进行挖掘整理研究，提炼形成学术观点和临床经验，发表论文或出版专著等。

3. 总结提炼。结合名老中医药专家学术观点和临床经验，重点选择名老中医药专家擅长治疗的3～5个常见病、疑难病进行系统的总结研究，形成相应的临床诊疗方案，推广应用于临床。

4. 传承研究。结合工作实际，开展名老中医药专家学术观点和临床经验相关课题的研究。

（三）人才培养建设。

1. 传承团队的建设。制订传承培养计划，重点培养传承团队中2名副高以上中医药人员和5名中级职称中医药人员。每月围绕名老中医学术经验开展学习交流、病案讨论或中医医案评价等人才培养相关活动。

2. 接受外单位进修学习人员。通过临床跟师带教、典籍研读、临证思辨探讨、文化学习等方式，培养外单位进修学习人员10人以上。

3. 培养中医临床和科研人才。通过临床研究总结，结合名老中医药专家传承指导和现代科研分析，逐步探索形成有效的中医临床科研方法和建立中医临床科研一体化的机制，提升中医临床医生的诊疗水平和临床科研能力，促进中医临床和科研人才的培养。

4. 举办国家级以上中医药继续教育项目。每年组织开展以名老中医药专家学术经验或诊疗技艺为主题的国家级以上中医药继续教育项目，弘扬名老中医药专家的学术经验，提高名老中医药专家传承工作室的影响力和知名度，培养一批中医药人才。

（四）网络和管理制度建设。

1. 建立名老中医药专家典型医案、影像资料、继承工作成果及资源网络共享平台。

2. 按照国家中医药管理局的有关要求，做好全国名老中医药专家传承工作室信息管理系统信息资料上传工作。

3. 建立日常管理制度、经费使用制度、学习培训制度、跟师带教制度等传承制度。

4. 探索建立项目管理运行、专家咨询、绩效评价、政策保障等各类长效机制。

四、预期成效

（一）出版名老中医药专家学术经验著作1部以上。

（二）发表论文6篇以上，其中在核心期刊发表论文3篇以上。

（三）制订名老中医药专家擅长的常见病、疑难病临床诊疗方案3个以上。

（四）重点培养传承团队中2名副高以上中医药人员和5名中级职称中医药人员。接受外单位进修学习人员10人以上。

（五）举办国家级以上中医药继续教育项目3次以上。

（六）建设传承工作室网站一个，充分体现中医文化特色，有一定的患者咨询访问量。

五、经费安排

中央财政安排每个全国名老中医药专家传承工作室建设专项资金50万元，重点用于对工作室功能区域建设和条件改善、开展名老中医药专家研究型继承工作、整理分析临床资料、培养临床科研人才、建设网络平台等。省级中医药管理部门、财政部门要共同制定补助经费管理办法。

各项目省（区、市）根据《中华人民共和国政府采购法》等有关规定组织招标采购工作，结合本地的实际情况，合理制订计划购买的品目、规格和数量，并将采购结果报国家中医药管理局、财政部备案。

六、组织管理

（一）国家中医药管理局负责项目的全面领导和政策协调。负责项目具体管理，组织项目立项、过程管理、项目验收和绩效评价。

（二）省级中医药管理部门切实做好建设项目的组织领导，并会同财政部门加强项目过程管理、经费管理，及时开展监督检查和指导工作。

（三）传承工作室承担单位应明确分管领导和管理部门，负责项目具体组织实施与管理。组建一支由项目负责人、相关学科人才组成的传承团队，共同承担项目建设任务。项目负责人为项目建设第一责任人，全面负责工作任务的落实和工作目标的实现，合理分配、统筹使用项目经费。

七、监督评估

（一）国家中医药管理局将根据立项单位的建设任务制定项目建设的考评表，对项目建设进行动态管理，对项目建设成效进行评估和总结。

（二）各省级中医药管理部门负责本省区的项目组织申报、具体实施、日常管理、监督评估等工作。要建立管理档案，研究制定监督和考核办法，引进绩效考核机制。

（三）项目承担单位要加大投入，为工作室建设提供政策、人力、财力、场地、设备等各方面便利条件。

（四）项目完成3个月内，省级中医药管理部门要对项目总体执行情况进行考核评估，并将项目评估总结报告报国家中医药管理局。国家中医管理局将于建设期满对项目组织评审验收。

国家中医药管理局关于印发《国家中医药管理局工作规则》的通知

国中医药办发〔2013〕48号

局机关各部门，局各直属单位：

《国家中医药管理局工作规则》已经2013年9月2日召开的国家中医药管理局第八次局长会议审议通过。现予印发，请遵照执行。

国家中医药管理局

2013年9月29日

国家中医药管理局工作规则

第一章 总 则

一、为进一步加强机关工作的规范化、制度化，提高管理水平和工作效率，根据《国务院工作规则》《国务院关于部委管理的国家局与主管部委关系问题的通知》及《国家卫生和计划生育委员会工作规则》，结合工作实际，制定本规则。

二、国家中医药管理局工作的指导思想是，高举中国特色社会主义伟大旗帜，以邓小平理论、“三个代表”重要思想、科学发展观为指导，认真执行党的路线、方针、政策和国务院的工作部署，严格遵守宪法和法律，全面正确履行国家中医药管理局法定职能，努力建设行为规范、公正透明、廉洁高效、人民满意的服务型机关。

三、国家中医药管理局工作的准则是：执政为民，依法行政，实事求是，民主公开，务实清廉。

四、国家中医药管理局是国家卫生和计划生育委员会（以下简称国家卫生计生委）管理的主管国家中医药事业的行政管理机关，具有相对的独立性。国家中医药管理局与国家卫生计生委的工作关系细则另行制定。

第二章 局领导及各部门负责人职责

五、国家中医药管理局实行局长负责制，局长领导国家中医药管理局的全面工作。副局长协助局长工作。

六、局长召集和主持局长会议和局务会议。国家中医药管理局工作中的重大事项，必须经局长会议或局务会议讨论决定。

七、副局长按照分工负责处理分管工作。受局长委托，负责其他方面的工作或专项任务，并可代表国家中医药管理局进行外事活动。工作中的重要情况和重大问题，要及时向局长汇报。

八、局机关各部门实行主任、司长负责制，办公室主任、司长负责本部门的全面工作。办公室副主任、副司长按照分工负责处理分管工作，受办公室主任、司长委托，负责其他方面的工作或专项任务。

九、局机关各部门各司其职，各负其责，顾全大局，协调配合，确保政令畅通，坚决贯彻落实我局的各项工作部署。

第三章 依法行政

十、国家中医药管理局要自觉维护宪法和法律权威，建设法治政府。按照合法行政、合理行政、程序正当、高效便民、诚实守信、权责统一的要求，行使权力，履行职责，承担责任。

十一、国家中医药管理局根据经济社会发展和中医药改革发展的需要，适时通过国家卫生计生委向国务院提出立法建议，制定、修改或废止规范性文件。

十二、国家中医药管理局原则上不直接向国务院请示工作。国家中医药管理局在工作中有需要请示国务院的事项，应由国家卫生计生委向国务院呈文；遇有紧急情况，国家中医药管理局需直接向国务院请示时，应同时报告国家卫生计生委。

十三、国家中医药管理局根据法律和国务院的行政法规、决定、命令，在权限内拟定部门规章、指示、命令，经国家卫生计生委审议通过后，由国家卫生计生委或国家卫生计生委授权国家中医药管理局对外发布。

涉及其他部委局职权范围的事项，应会同有关部委局联合制定规范性文件。涉及群众切身利益、社会关注度高的事项以及重要涉外、涉港澳台侨事项，应当事先请示国家卫生计生委。

十四、根据国家有关规定，规范行政审批。政策法规与监督司负责国家中医药管理局的行政复议、行政诉讼事宜。

十五、坚持便民维权、行政执法、权责统一。严格执行行政执法责任制和执法过错追究制，督促指导基层提高行政执法水平，切实做到有法必依、执法必严、违法必究，坚持公正执法、文明执法，维护公共利益、人民权益和社会秩序。

第四章 科学民主决策

十六、国家中医药管理局实行依法决策、科学决策和民主决策。完善行政决策程序规则，建立专家咨询委员会制度，重大决策必须经过公众参与、专家论证、风险评估、合法性审查和集体讨论决定等程序。

十七、中医药事业发展规划、年度中医药工作会议报告和中医药工作要点、会议计划、工作总结、重要内外事活动和项目安排、经费预算和分配方案，以及重大中医药工作政策、法律法规和部门规章送审稿等重大决策和事项，由局长会议讨论和决定。

十八、国家中医药管理局制定规范性文件，除依法需要保密的外，要通过适当方式公布草案，向社会公开征求意见。

十九、在作出重大决策、制定重要政策、起草法律法规草案之前，必须进行深入调查研究，经过专家或研究、咨询机构等进行合法性、必要性、科学性、可行性和可控性评估论证；涉及相关部门的，应充分协商；涉及地方的，应当征求意见；涉及重大公共利益和公众权益、容易引发社会稳定问题的，应当进行社会稳定风险评估，采取听证会等多种形式听取社会公众和各方面意见，并及时发布对外解读材料。

二十、在作出重大决策前，要根据需要通过召开座谈会、论证会、书面征求意见等形式，广泛听取相关部门、地方中医药管理部门、专家学者、社会公众等多方面的意见和建议。对重大决策的执行情况，要及时跟踪、评估和反馈。办公室要加强督促检查，确保政令落实。根据全面评估情况，对确实需要调整和完善的事项，要按照规定程序进行及时的调整和完善。

二十一、局机关各部门必须坚决贯彻落实局的重大决策和有关决定，及时跟踪和反馈执行情况。办公室要加强督促检查，确保政令落实。

第五章　政务公开

二十二、国家中医药管理局把公开透明作为工作的基本制度。深化政务公开，完善各类办事公开制度，健全政府信息公开工作制度和相应的工作机制。及时更新政府信息公开指南和公开目录，推进行政权力行使依据、过程、结果公开。

二十三、健全完善国家中医药管理局新闻发布和新闻发言人制度，及时向社会发布有关信息。国家中医药管理局局长会议和局务会议讨论决定的事项、国家中医药管理局制定的政策，除依法需要保密的外，应当及时公布。

二十四、凡涉及公共利益、公众权益、需要广泛知晓的事项和社会关切的事项以及法律、国务院、国家卫生计生委规定需要公开的事项，均应当通过局网站、局公报、新闻发布会以及报刊、广播、电视、网络等方式，依法、及时、全面、准确、具体地向社会公布。

二十五、加强对全系统政府信息公开和政务公开工作的指导，依法依规保障公民、法人和其他组织的知情权、参与权和监督权。

第六章　监督制度

二十六、国家中医药管理局要自觉接受全国人大及其常委会的监督、询问和质询；自觉接受全国政协的民主监督，虚心听取意见和建议。认真做好全国人大议案、代表建议和全国政协委员提案的办理工作。

二十七、依照有关法律规定，接受人民法院依法实施的监督，做好行政应诉工作，尊重并自觉履行人民法院的生效判决、裁定。自觉接受监察、审计等部门的监督。对监督中发现的问题，认真查处和整改并向国家卫生计生委报告。严格执行行政复议法及实施条例，加强行政复议指导监督，及时纠正违法或不当的行政行为，依法妥善化解行政争议。

二十八、自觉接受社会公众和新闻舆论的监督。对新闻媒体报道和各方面反映的重大问题，要认真调查核实，及时依法处理和改进工作，并以适当方式向社会公布处理结果。

二十九、贯彻执行《信访条例》，畅通和规范群众诉求表达、利益协调、权益保障渠道，经常性开展矛盾纠纷排查化解工作，建立健全信访工作长效机制。局领导要亲自批阅重要的群众来信，督促解决重大信访问题。实行领导干部定期接待群众来访制度和定期组织干部下访制度。局机关处级以下公务员要定期轮流接访。

三十、完善绩效管理制度和行政问责制度。加强对重大决策部署落实、职责履行、重点工作推进以及自身建设等方面的考核评估，健全纠错制度，规范问责程序，严格责任追究，提高公信力和执行力。

第七章　会议制度

三十一、国家中医药管理局会议分为局内会议和全国性工作会议。局内会议包括：局党组会议（实施细则另行制定）、局长会议、局务会议、局长办公会和机关干部大会。全国性工作会议包括：全国中医药工作会议（二类会议）、全国中医药专题性工作会议（三类会议）。

三十二、局长会议由局长召集和主持，全体局领导出席，办公室主任列席。根据工作需要和议题内容，由局长决定其他列席人员。

局长会议的主要任务是：

（一）研究贯彻落实党中央、国务院有关中医药工作的重要决定、指示的意见和措施。

（二）审议国家中医药管理局组织起草或修订的法律法规草案送审稿。

（三）审议国家中医药管理局上报党中央、国务院和国家卫生计生委的重要请示、报告，以及全国中医药工作会议报告等重要文件。

（四）审议对外发布的国家中医药管理局重要规范性文件。

（五）审议决定中医药事业发展规划、重要改革方案等重大事项。

（六）审议国家中医药管理局年度工作要点、立法计划、会议计划、表彰计划、培训计划、出国（境）计划、年度财务预算、大额度资金的拨付使用、重大项目安排等重大事项。

（七）讨论其他需要局长会议研究的事项。

局长会议一般每月召开1～2次，原则上安排在周三。如有需要，可临时安排。

三十三、局务会议由局长召集和主持。全体局领导和各部门主要负责人出席。根据工作需要和议题内容，由局长决定会议列席人员。

局务会议的主要任务是：

（一）传达贯彻党中央、国务院及国家卫生计生委重要会议和指示精神。

（二）讨论通过规章草案和重要规范性文件。

（三）通报和部署国家中医药管理局重要工作。

（四）通报全国中医药工作形势，研究部署重大事项。

（五）讨论其他需要局务会议讨论的事项。

局务会议一般每季度召开一次，原则上安排在周三。如有需要，可临时安排。

三十四、局长办公会议由局领导召集和主持，由主持会议的局领导决定参加会议人员。局长办公会议内容或议题由主持会议的局领导确定。

局长办公会议的主要任务是：

（一）贯彻党中央、国务院及国家卫生计生委有关重要指示和局党组会议、局务会议决定的有关事项。

（二）协调涉及两个或两个以上部门或直属单位的工作。

（三）协商、论证提交局党组会议或局务会议讨论的文件。

（四）听取地方中医药管理部门和直属单位的工作汇报。

（五）研究、处理局日常工作中的其他重要事项。

局长办公会议根据需要不定期召开。

三十五、局长会议、局务会议和局长办公会议组织工作由办公室负责。会议文件由有关部门准备后，提前交由办公室分送与会人员。参会部门和人员要认真做好会前准备工作，对会议议题进行认真研究，提出意见。

三十六、严格按照参会人员要求出席会议。局领导不能出席局长会议或局务会议，向局长请假。其他人员不能列席局长会议、出（列）席局务会议或局长办公会议的，向办公室请假，由办公室汇总后报局领导。

三十七、局长会议、局务会议由办公室指定专人负责会议记录并整理会议纪要。会议纪要经办公室主任审核后，报局长签发。局长办公会议由办公室指定专人负责会议记录，由主持会议的局领导决定是否编印会议纪要。会议纪要由办公室主任审核后，报主持会议的局领导签发。

局长会议、局务会议和局长办公会议议定事项由办公室负责督办落实。

三十八、机关干部大会由局长或委托副局长召集和主持，根据工作需要召开，会议议程由召集人确定。参加人员范围视会议内容确定。

机关干部大会的主要任务是：

（一）传达贯彻党中央、国务院及国家卫生计生委的重要会议、重要决定和重要指示精神。

（二）通报重大决策事项和重要工作进展情况，部署重要工作。

（三）总结和部署半年、年度工作及进行年度表彰。

（四）其他需要通报的事项。

三十九、要加强全国性工作会议计划管理。全国中医药工作会议根据党中央、国务院及国家卫生计生委的指示和工作需要召开，研究部署全国中医药工作，全国中医药工作会议一般于每年第一季度召开。全国中医药专题性工作会议年度计划应当由局长会议审议决定，各部门每年召开的全国中医药专题性工作会议原则上不超过一次，确需临时召开的，须经办公室核报局分管副局长同意并报局长批准，全国中医药专题性工作会议不得要求省级中医药管理部门主要负责人参加。

四十、会议要保证效率和质量，重在解决问题，减少数量、控制规模、厉行节约。全国性会议应当尽可能采用视频会议形式召开。

第八章 公文审批

四十一、国家中医药管理局公文包括：国家中医药管理局党组文件、国家中医药管理局上报文件、国家中医药管理局下发文件、国家中医药管理局通告、国家中医药管理局函和办公室下发文件、办公室函、纪要等。

四十二、以国家中医药管理局名义呈送党中央、国务院及国家卫生计生委的请示、报告、上报信息和法律法规草案送审稿等，经局分管副局长审核后，由局长签发。

以国家中医药管理局名义对下行文，按业务分工由局分管副局长签发，重要事项由局长签发。

会签其他部门的文件，一般由局分管副局长签发，重要事项由局长签发。

局长或局分管副局长因故不能及时签发，由办公室协调，转请其他局领导签发，或经同意后办理补签手续。

以局办公室名义行文，由办公室主任签发。如有必要，可报请局分管副局长签发或核报局长签发。

四十三、国家中医药管理局实行内部请示、报告签报制度。各部门报送审批的请示报告事项，经办公室核报有关局领导，重大事项报送局长审批。各直属单位和各省（区、市）中医药管理部门报送审批的公文，由办公室根据归口管理部门或局领导分工，转送有关部门或呈送局领导审批。

各部门办理公文时，凡涉及局内相关部门，应当进行会签。涉及其他部门职权的，应当主动与相关部门充分协商，取得一致意见后，经局分管副局长或办公室主任签发，再送相关部门会签。会签一般不使用复印件。

四十四、除办公室外，各部门和各协调、咨询、临时机构一律不得对外印发政策性、规范性、指令性文件和函，不得替代国家中医药管理局审批下达应由国家中医药管理局审批下达的事项。

四十五、各部门要进一步精简公文，规范办理程序，提高公文质量和办理效率。凡法律、法规已作出明确规定的，一律不再制发文件。没有实质内容、可发可不发的文件简报，一律不发。

第九章 工作纪律

四十六、国家中医药管理局工作人员要坚决贯彻执行党的路线、方针、政策和国家的法律、法规，严格落实国家中医药管理局工作部署，认真履行职责，执政为民，忠于职守，求真务实，勤勉廉洁。

四十七、国家中医药管理局各级领导干部必须坚决贯彻国家中医药管理局的决定，如有不同意见可个别沟通或在会议上提出，在会议作出决定后，应坚决贯彻执行，不得有任何与会议决定相违背的言论和行为，不得公开发表不符合会议决定的讲话或文章。

四十八、国家中医药管理局重要工作情况和紧急突发事件要按照规定及时向国家卫生计生委报告。制定涉及中医药工作全局的重大方针、政策、措施，要及时向国家卫生计生委请示。

密切关注与中医药事业有关的重要社会动态，认真排查工作中可能出现的问题和矛盾，做到快速反应、妥善处置，维护和促进社会和谐稳定。

四十九、局领导参加党中央、国务院及国家卫生计生委的重要会议和其他重要工作后，应当及时向局长汇报，有关文件和要点内容可根据工作需要送其他局领导传阅。各部门负责人参加有关会议，要及时将会议情况向局分管副局长汇报，重要事项同时通报办公室。

五十、严格执行请销假制度。局长离京出差、出访或休假，按国务院和国家卫生计生委有关规定执行；其他局领导离京出差、出访或休假，应事先向局长报告，其分管的工作由局长指定其他副局长代管，由办公室通知局机关各部门。

各部门主要负责人出差、出访、休假或离岗学习，应按规定履行报告程序，并指定一名副职主持本部门工作。各部门负责人不能同时全部离京、外出。特殊情况下，必须事先书面请示局分管副局长同意，报局长批准，并安排好有关工作。

局机关各部门主要负责人在工作日的活动安排须及时通报办公室，由办公室汇总报局领导。

五十一、建立健全督办工作制度。对党中央、国务院和国家卫生计生委重大决策和重要工作部署，中央领导同志的重要批示，局党组会议、局长会议、局务会议和局长办公会议定的重要事项以及局长的批示等，局分管领导应组织认真研究，责任部门应按规定时间办结。办公室协助局分管领导做好督办工作。

五十二、局领导出访事宜由国际合作司按照有关规定报批。局领导会见国（境）外来访人士，由国际合作司按照有关规定提出请示，呈有关局领导批准。

局机关各部门主要负责人出访，应事先书面请示分管局领导同意，由国际合作司根据本人本年度的出访情况，报分管外事的局领导同意后，请局长批准。局机关各部门其他负责人出访，应事先书面请示分管局领导同意后，由国际合作司根据本人本年度的出访情况，报送分管外事的局领导批准。

五十三、国家中医药管理局工作人员要严格遵守保密纪律和外事纪律，严禁泄露国家秘密、工作秘密或因履行职责掌握的商业秘密等，坚决维护国家的安全、荣誉和利益。

第十章　廉政和作风建设

五十四、国家中医药管理局要严格执行改进工作作风、密切联系群众和廉洁从政的各项规定，切实加强廉政建设和作风建设。

五十五、坚持从严治政。各部门对职权范围内的事项要按照程序和时限积极负责地办理。对因推诿、拖延等官僚作风及失职、渎职造成影响和损失的，要追究责任；对越权办事、以权谋私等违规、违纪行为，要严肃查处。

严格执行财经纪律，坚持艰苦奋斗、勤俭节约，坚决制止奢侈浪费，严格执行住房、办公用房、车辆配备等方面的规定，严格控制差旅、会议经费等一般性支出，切实降低行政成本，建设节约型机关。

加强因公出国（境）管理。改革和规范公务接待工作，不得违反规定用公款送礼和宴请，不得接受地方的送礼和宴请。严格控制和规范国际会议、论坛、庆典、节会等活动，确需组织的按规定报批。各类会议活动经费要全部纳入预算管理。

五十六、国家中医药管理局各级领导干部要坚持廉洁从政，严格执行中央有关廉洁自律的规定，不得利用职权和职务影响为本人或特定关系人谋取不正当利益；不得违反规定干预或插手市场经济活动；加强对亲属和身边工作人员的教育和约束，不得利用特殊身份拉关系、谋私利。局长和各部门主要负责人要认真贯彻执行党风廉政建设责任制和纠风工作责任制规定，是本部门党风廉政建设和纠风工作第一责任人；局领导和各部门负责人，根据工作分工，对职责范围内的党风廉政建设和纠风工作负领导责任。

五十七、国家中医药管理局各级领导干部要加强学习、重视调查研究，做到学以致用，学用相长。积极创建学习型、服务型、创新型、和谐型、节约型机关，内增素质，外树形象，推动机关建设，改进工作作风，不断提高公务员的工作能力和水平。局领导、各部门要深入基层，直接听取基层干部群众的意见和建议，加强工作指导，帮助解决实际问题。到基层考察调研，要务求实效，轻车简从，简化接待，减轻地方负担。

五十八、局领导参加公务活动由办公室统筹安排。局领导不参加局机关各部门、直属单位及地方中医药管理部门召开的一般性会议、礼仪和事务性活动。确有必要出席的，应从严掌握，由办公室提出意见报局长批准。各类会议一般不安排局领导接见会议代表并合影。

局领导不为局机关各部门、直属单位及地方中医药管理部门的会议活动发贺信、贺电，不题词、题名。因特殊需要发贺信、贺电和题词、题名的，一般不公开发表。

第十一章　附　则

五十九、国家中医药管理局各直属单位参照本规则的规定，制定本单位的工作规则。

本规则自发布之日起施行。

国家中医药管理局关于印发全国基层中医药工作先进单位评审命名管理办法和建设标准的通知

国中医药医政发〔2013〕49号

各省、自治区、直辖市卫生厅局（卫生计生委）、中医药管理局，新疆生产建设兵团卫生局：

为进一步做好全国基层中医药工作先进单位建设工作，根据国家有关评比达标表彰管理的精神和要求，在全国基层中医药工作先进单位管理办法和建设标准（2012年版）基础上，我局组织制定了《全国基层中医药工作先进单位评审命名管理办法》和《全国基层中医药工作先进单位建设标准（2013年版）》。现予以印发，请遵照执行。

国家中医药管理局

2013年9月29日

全国基层中医药工作先进单位评审命名管理办法

第一条 经国家表彰奖励办公室批准，国家中医药管理局开展全国基层中医药工作先进单位（以下简称先进单位）评审工作，对成绩突出、具有典型示范作用的地区基层中医药工作予以表彰。

第二条 为确保评审工作公开、公平、公正，进一步规范评审程序，特制定本办法。

第三条 先进单位评审每3年为一个周期。其中，周期内第一年为申报期（设区的市除第三年第四季度外均为申报期），第三年第三、四季度为集中命名期，其他时间均为评审期。

第四条 先进单位申报遵循自愿的原则。

（一）县（市、区）中医药管理部门对本地区基层中医药工作自评达到《全国基层中医药工作先进单位建设标准》后，经县（市、区）人民政府同意，逐级向设区的市、省级中医药管理部门申报。经省级中医药管理部门评估审核认为达到《全国基层中医药工作先进单位建设标准》后，向国家中医药管理局申报。

（二）设区的市所辖县（市、区）80%以上获得先进单位（包括原全国农村中医工作先进县、原全国中医药特色社区卫生服务示范区）荣誉称号后，设区的市中医药管理部门经同级人民政府同意，向省级中医药管理部门申报。省级中医药管理部门审核同意后向国家中医药管理局申报。

所辖县（市、区）超过13个的，获先进单位荣誉称号的比例为70%。

（三）申报材料包括：

1. 省级中医药管理部门申报文件。

2.《全国基层中医药工作先进单位申报表》（见附表）。

3. 申报地区先进单位建设规划、实施方案及其落实情况。

4. 申报地区先进单位建设工作汇报。

5. 省级中医药管理部门评估报告。

第五条 评审工作由国家中医药管理局组织，包括资料审核、现场评估、实地考察、社会公示等程序。具体评审方案和细则另行制定。

第六条 评审结果分为合格、整改后复查、不合格3种。

（一）合格的，在所在地区省级中医药管理部门网站以及国家中医药管理局政府网站、中国中医药报进行为期一周的公示。公示无异议的，国家中医药管理局集中予以命名，授予“全国基层中医药工作先进单位”荣誉称号。

（二）整改后复查的，经至少3个月整改后申请再次评审。合格者，进入公示和命名程序。

（三）不合格的，本评审周期内不得再次申报评审。

第七条 先进单位（包括原全国农村中医工作先进县）每满3年复审一次。本办法颁布之前命名的先进单位（包括原全国中医药特色社区卫生服务示范区）期满后纳入复审。

（一）国家中医药管理局委托省级中医药管理部门于每年第一、二季度对在上一年度到期的先进单位进行复审。复审结果于当年6月底前报国家中医药管理局。复审标准和办法另行制定。

（二）国家中医药管理局对省级中医药管理部门上报的复审结果进行审核。审核合格的，予以重新确认；不合格的，暂缓确认，并限期6个月进行整改；如再次审核仍不合格，撤销先进单位荣誉称号。

（三）无特殊原因不参加复审的

地区，撤销先进单位荣誉称号。

第八条　先进单位应当加强自身管理，巩固建设成果，不断总结经验，发挥示范作用，不断探索在基层卫生服务中充分发挥中医药作用的新思路、新方法、新机制。

省级和设区的市中医药管理部门应当按照分级管理的原则，加强对辖区内先进单位的日常管理。

国家中医药管理局组织专家不定期对先进单位进行抽查，并将结果予以通报。

全国基层中医药工作先进单位建设标准（2013年版）

一、基层中医药工作组织领导和管理

（一）将中医药工作纳入本县（市、区）经济社会发展规划、卫生事业发展规划和县（市、区）政府年度工作目标，建立县（市、区）乡（街）政府及相关部门共同推动基层中医药工作的协调机制，制定本县（市、区）中医药事业发展规划并组织实施。

（二）县（市、区）政府成立基层中医药工作先进单位创建领导小组，制订基层中医药工作先进单位创建工作实施方案，定期研究工作，纳入年度工作计划，并组织实施。

（三）县（市、区）卫生计生部门有分管中医药工作的领导，设立中医药工作管理机构，配备专职干部；分管领导和专职干部熟悉中医药政策、中医药管理知识和全县（市、区）中医药工作情况。

（四）中医药事业费近3年均占全县（市、区）政府卫生投入10%以上，或近3年均占全县（市、区）政府卫生投入8%以上且年均增长比例高于卫生事业费的增长比例；中医药事业费用于中医药基础条件建设、服务能力建设、人才培养等工作；除国家基本公共卫生服务项目经费之外，应有用于其他中医药健康管理服务项目的经费。

（五）认真贯彻落实基层中医药各项政策。

1. 在健全全民医保体系中发挥中医药的优势和作用。

（1）将乡镇卫生院、社区卫生服务中心设立中医科和村卫生室、社区卫生服务站提供中医药服务作为纳入基本医疗保险或新农合定点医疗机构的必备条件。

（2）将中医药服务项目（包括针灸、治疗性推拿等中医非药物诊疗技术及中医药适宜技术、中药饮片、中成药、医疗机构中药制剂）纳入城乡居民基本医保补偿范围。有条件的地区将乡村中医药技术人员自种、自采、自用中草药纳入基本医疗保险或新农合补偿范围。

（3）制定降低中医药报销起付线、提高报销比例等鼓励中医药服务提供与使用的政策。在实行支付方式改革或门诊慢病统筹的地区，制定鼓励城乡居民在基层使用中医药的政策。

2. 在巩固完善基本药物制度中体现中医药特点。

（1）按照基本药物制度的要求，所有基层医疗卫生机构［包括社区卫生服务中心（站）、乡镇卫生院、村卫生室，下同］配备中药饮片和中成药。

（2）中药饮片的基本药物管理执行国务院有关部门关于中药饮片定价、采购、配送、使用和基本医疗保险给付等政策规定。

（六）加强运行管理，建立以公益性和中医药特色为核心的中医医院监管制度；在县级公立医院综合改革中，落实政府对公立中医医院的投入倾斜政策，完善有利于中医药特色优势发挥的补偿机制。

积极开展对针灸、治疗性推拿等中医非药物治疗项目财政补贴试点工作，以补偿机制改革为切入点，推进县级公立中医医院体制、机制综合改革。

（七）加强对辖区内各级各类中医医疗机构和其他医疗卫生机构中医药服务的管理，严格实施国家基本药物制度，严格中药饮片、中成药、医疗机构制剂的使用管理，严格执行中医药技术标准规范。

（八）建立县级医院以及基层医疗卫生机构中医药服务工作考核机制，并纳入其年度工作考核目标。

1. 在县级中医医院、县级综合医院中医科的绩效考核中将中医门诊占总门诊人次比例、中药处方、中医非药物处方比例作为重要指标。

2. 在乡镇卫生院、社区卫生服务机构绩效考核中，中医药内容分值占比不低于15%。

二、基层中医药服务网络建设

（九）县级医院中医药服务条件建设。

1. 县级中医医院达到二级甲等标准，中药房设置达到《医院中药房基本标准》要求，信息化建设达到《中医医院信息化建设基本规范》要求。

2. 县级综合医院设置中医科、中药房，中医临床科室达到《综合医院中医临床科室基本标准》要求，中药房达到《医院中药房基本标准》要求，中药煎药室符合《医疗机构中药煎药室管理规范》要求。

（十）乡镇卫生院、社区卫生服务中心中医药服务条件建设。

1. 100%的社区卫生服务中心按照原卫生部、国家中医药管理局联合印发的《城市社区卫生服务机构管理办法》和《社区卫生服务中心基本标准》设置中医科、中药房，配备中医诊疗设备。

2. 100%的乡镇卫生院按照原卫生部等5部门联合印发的《乡镇卫生院管理办法》，原卫生部、国家中医药管理局联合印发的《乡镇卫生院中医科基本标准》设置中医科、中药房，配备中医诊疗设备。

3. 95%以上的社区卫生服务中心和乡镇卫生院建成中医临床科室

集中设置、多种中医药方法和手段综合使用、中医药文化氛围浓郁并相对独立的中医药综合服务区。

4. 中医临床诊室应配备针灸、火罐、刮痧板等基本器具，其他中医诊疗设备配备不少于4类。

5. 规范设置中药房，配备中药饮片不少于300种；提供煎药服务。

（十一）社区卫生服务站、村卫生室中医药服务条件建设。

1. 80%以上的社区卫生服务站和75%以上的村卫生室配备针灸、火罐、刮痧板等基本器具以及TDP神灯等中医诊疗设备。

2. 40%以上的村卫生室、社区卫生服务站配备中药饮片不少于100种，或者由乡镇卫生院、社区卫生服务中心统一配送；其他村卫生室、社区卫生服务站配备中成药不少于50种。

（十二）建立县级医院和城市大中型医院与基层医疗卫生机构中医药业务协作机制。

县级中医医院和城市大中型中医医院应设置基层指导科，安排专人负责，采取接受进修、巡回医疗、轮流下派、技术培训等多种形式，对基层医疗卫生机构开展中医药业务指导，建立有效的双向转诊制度。与基层医疗卫生机构建立对口支援关系的县级综合医院和城市大中型综合医院，应将中医药作为技术帮扶的重要内容。

三、基层中医药人才队伍建设

（十三）95%以上的社区卫生服务中心、90%以上的乡镇卫生院中医类别医师（包括执业注册在社区卫生服务中心、乡镇卫生院执业的大中型医疗机构在职和退休中医人员）占本机构医师总数的比例达到20%以上；其中每个社区卫生服务中心至少有2名、每个乡镇卫生院至少有一名中级以上专业技术职务任职资格的中医类别医师。

（十四）80%以上的社区卫生服务站至少配备一名中医类别医师或能够提供中医药服务的临床类别医师；75%以上的村卫生室至少配备一名以中医药服务为主的乡村医生或能中会西的乡村医生。

（十五）基层医疗卫生机构的中医类别医师接受过省级以上中医药管理部门组织的中医类别全科医生岗位培训、转岗培训或规范化培训，并考核合格；中医类别全科医生占基层全科医生的比例达到20%以上，中医类别全科医生占基层中医类别医师比例达到50%以上。

（十六）开展基层在职在岗中医药人员参加中医药继续教育或专业学历教育，培训率达到100%。开展临床类别医师和乡村医生中医药知识与技能培训，培训率达到90%以上。

（十七）开展基层老中医药专家师带徒工作。

四、基层中医医疗服务

（十八）社区卫生服务中心、乡镇卫生院能够运用6种以上中医药技术方法治疗基层常见病、多发病。

（十九）社区卫生服务中心、乡镇卫生院门诊中医处方（包括中药饮片、中成药和中医非药物处方）数占处方总数比例不低于30%。其中，中药饮片处方数占处方总数不低于5%，中医非药物处方占处方总数不低于5%。

（二十）社区卫生服务站、村卫生室中医处方（包括中药饮片、中成药和中医非药物疗法）数占处方总数比例不低于30%。

（二十一）推广应用中医药适宜技术。

1. 在县级中医医院设立基层常见病、多发病中医药适宜技术推广基地，有专门的示教室，配置视频会议会诊系统，并按照要求开展相关工作。

2. 建立中医药适宜技术推广师资队伍，并以师资为主要成员成立中医药适宜技术推广专家指导组，建立长效的业务指导机制。

3. 分层分类开展中医药适宜技术推广。推广以《基层中医药适宜技术手册》和国家中医药管理局通告的适宜技术目录为重点的中医药适宜技术。

4. 每个社区卫生服务中心、乡镇卫生院至少能够开展10项中医药适宜技术，每个社区卫生服务站、村卫生室至少开展5项中医药适宜技术。

（二十二）每个社区卫生服务中心、乡镇卫生院能应用中医药康复手段提供康复治疗。

五、基层中医预防保健服务

（二十三）落实国家基本公共卫生服务中医药健康管理项目，按照《中医药健康管理服务规范》《中医药健康管理服务技术规范》要求，开展老年人和儿童等人群的中医药健康管理，目标人群覆盖率要达到国家要求。

（二十四）在孕产妇、高血压及2型糖尿病患者等人群的健康管理中至少选择一项开展中医药健康管理试点工作，鼓励运用中医药探索开展其他公共卫生服务项目。

（二十五）开展中医药健康教育服务。在饮食、起居、情志调摄、食疗药膳、运动锻炼等方面，基层医疗卫生机构能够运用中医药理论知识，对城乡居民开展养生保健知识宣教等中医药健康教育，健康教育中医药内容不少于50%。

（二十六）各级医疗卫生机构均充分发挥中医药特色和优势，积极参与传染病的预防工作。

六、中医药服务满意率和知晓率

（二十七）城乡居民对县级医院和基层医疗卫生机构中医药服务满意率不低于85%。

（二十八）城乡居民中医药常识知晓率不低于90%，对县级医院和基层医疗卫生机构中医药服务内容知晓率不低于85%，县级医院和基层医疗卫生机构中医药人员对中医药相关政策知晓率不低于85%。

关于国家中医药管理局医政司（中西医结合与民族医药司）处室调整的通知

国中医药人教发〔2013〕50 号

局机关各部门，局各直属单位：

为进一步推动中医药在深化医药卫生体制改革中充分发挥作用，及时贯彻落实局深化医药卫生体制改革工作领导小组的有关部署，经 2013 年 9 月 6 日局党组会议研究决定，医政司（中西医结合与民族医药司）内设处室调整为：综合处、医疗管理处、基层服务管理处、中西医结合与民族医药处。编制及主要职责如下：

一、综合处

行政编制 2 名，主要职责为：

（一）承办局深化医药卫生体制改革工作领导小组办公室的具体工作，督促落实领导小组会议议定事项。

（二）组织开展中医药参与深化医药卫生体制改革调查研究和信息收集、报送等工作。

（三）研究提出中医药参与深化医药卫生体制改革的重大方针、政策、措施和项目的建议。

（四）联系国务院深化医药卫生体制改革领导小组办公室、有关部委、局有关部门（单位）开展中医药参与深化医药卫生体制改革工作。

（五）协调和督促地方各级中医药管理部门推进中医药参与深化医药卫生体制改革工作。

（六）承担组织推进公立中医医院改革工作。

（七）承办司内综合事务及领导交办的其他工作。

二、医疗管理处

行政编制 4 名，主要职责为：

（一）拟订中医医疗机构及其技术应用的管理规范、标准并组织实施。

（二）拟订中医医疗机构医疗质量控制和医疗服务管理的标准、规范、政策并组织实施，建立医疗质量控制和医疗服务监管体系及其评价体系，组织开展评价检查和监管工作。

（三）拟订中医药防治重大疾病规划并组织实施。

（四）拟订重点中医专科建设的规划、标准、政策并指导实施。

（五）拟订中医诊疗常规、出入院标准、用药指南、临床诊疗路径。

（六）拟订中医护理管理的规章、标准、政策并指导实施。

（七）研究、规范中医医疗机构药事管理，协调中药在临床应用的相关事宜，承办参与拟订国家基本药物目录的有关工作和中药临床试验管理的法规、规章、政策并指导实施。

（八）拟订中医诊疗设备的发展规划并组织实施，参与拟订中医诊疗设备临床试验管理的法规、规章、政策并指导实施。

（九）拟订社会、个人举办中医医疗机构的政策措施、管理规范、标准并组织实施。

（十）指导开展中医医疗机构中医药文化建设。

（十一）参与组织协调突发公共卫生事件的应急医疗救治。

（十二）指导开展城市支援农村中医药工作。

（十三）承办领导交办的其他工作。

三、基层服务管理处

行政编制 2 名，主要职责为：

（一）拟订农村基层中医药服务政策措施、管理规范、标准并组织实施。

（二）拟订城市基层中医药服务政策措施、管理规范、标准并组织实施。

（三）负责基层中医药适宜技术推广工作。

（四）拟订民间医药推广应用的政策措施、管理规范并组织实施。

（五）承办领导交办的其他工作。

四、中西医结合与民族医药处

行政编制 2 名，主要职责为：

（一）拟订中西医结合、民族医医疗和保健机构及其技术应用的管理规范、标准并组织实施。

（二）拟订中西医结合、民族医医疗机构医疗质量控制和医疗服务管理的标准、规范、政策并组织实施。

（三）拟订中医医疗、保健等人员的执业资格标准、服务规范并监督实施。

（四）研究、规范中西医结合、民族医医疗机构药事管理，协调民族药在临床应用的相关事宜。

（五）负责对其他医疗机构的中医药业务进行指导。

（六）协调管理盲人医疗按摩管理工作。

（七）承办领导交办的其他工作。

国家中医药管理局

2013 年 10 月 21 日

国家中医药管理局关于印发《国家中医药管理局新闻宣传工作制度》的通知

国中医药办发〔2013〕56号

局机关各部门，局各直属单位：

《国家中医药管理局新闻宣传工作制度》已经国家中医药管理局第12次局长会议审议通过。现予印发，请遵照执行。

国家中医药管理局

2013年12月5日

国家中医药管理局新闻宣传工作制度

新闻宣传工作是中医药工作的重要组成部分，为进一步加大中医药新闻宣传工作力度，促进中医药医疗、保健、科研、教育、产业、文化、对外交流与合作全面协调可持续发展，特制定国家中医药管理局新闻宣传工作制度。

一、新闻发布制度

（一）新闻发布工作的主要任务是：围绕国家中医药管理局的中心工作，发布中医药新闻信息，引导舆论，满足公众知情需求，营造中医药工作的良好社会氛围和舆论环境。

（二）新闻发布的主要内容是：发布国家有关中医药法律法规、方针政策；发布国家中医药管理局颁布的规范性文件、中医药行业重要技术标准；介绍中医药改革与发展相关政策、重大举措以及执行情况；通报中医药重点工作的最新进展；及时发布突发中医药事件相关信息；针对中医药舆情动向，适时发布权威信息，澄清事实；发布其他需要向公众介绍的中医药政务信息。

（三）局新闻办负责组织局机关新闻发布工作；商局机关各部门，根据新闻发布的目的确定新闻发布形式；可受委托为地方中医药管理部门发布地方中医药事业发展的重大新闻。局机关各部门秘书担任新闻发布工作联络员，负责协调处理与本部门有关的新闻发布事宜。局秘书处负责协调与局领导有关的新闻发布事宜。未经局新闻办统一安排，局机关各部门不得自行举办新闻发布会，个人不得以局或所在部门的名义对外发布新闻。

局机关各部门应于每年1月31日前提出当年新闻宣传工作条目；局新闻办负责汇总并提交局新闻宣传年度工作计划报分管局领导审定，每两个月组织召开一次局新闻联络员会议；每半年由分管局领导组织召开一次中医药新闻宣传工作协调会，邀请国家卫生和计划生育委员会宣传司主要负责人及局机关各部门主要负责人参加，研究确定新闻宣传选题。

（四）新闻发布会主题由局新闻办商局有关部门提出建议，报分管局领导同意后确定，局有关部门应于新闻发布会前10天将新闻发布稿（限1500字）、背景资料（限3000字）、答问口径（每条限300字）等有关材料送局新闻办。局新闻办负责根据新闻发布会的主题、内容，确定并邀请有关媒体；做好会前中医药热点舆情的收集整理和相关答问口径的协调准备；组织召开新闻发布会；做好会后舆情监测、总结评估，提交中医药舆情专题报告。

（五）局新闻发言人由局办公室主任和国际合作司司长担任，代表我局对外发布信息。根据新闻发布主题，可邀请局有关部门负责人或专家参与发布，必要时邀请局领导发布。

（六）新闻发布具体形式如下：

1. 例行新闻发布会。例行新闻发布会每两个月召开一次；发布有关中医药重要信息及工作最新进展。

2. 专题新闻发布会。专题新闻发布会不定期召开；发布中医药重大事件、重要活动、重点项目等。

3. 新闻通气会。新闻通气会不定期召开；通报国家中医药管理局近期工作计划或局机关各部门重要活动等信息，并就新闻媒体关注的问题介绍有关情况，沟通相关信息。

4. 发布新闻通稿。局新闻办不定期将国家中医药管理局印发的规范性文件、中医药工作动态信息、突发中医药事件信息，以新闻通稿的形式提供给新闻媒体，同时将新闻通稿和不涉密的规范性文件文本在局官方网站上刊载。对于某些重要工作和热点舆情，在提供新闻通稿的同时，以新闻发言人发表声明或访谈的形式表明国家中医药管理局的观点和态度。

（七）国家中医药管理局建立中医药信息发布专家库，库内专家由局机关各部门推荐产生。专家应充分发挥自身权威性、专业性和公信力，配合国家中医药管理局做好中医药重大方针政策和重点工作进展的解读、宣讲和解疑释惑，参与中医药热点舆情的信息发布和舆论引导工作。专家对外发布内容需与局发布口径保持一致，未经局新闻办审核批准，专家不得以“国家中医药管理局中医药信息发布专家库专家”名义回应、解读相关工作。

局直属单位、主管社团等需发布其承办的局重大调查报告、研究课题或社会关注度高、影响大的重要中医药信息和科研成果，应经局有关部门提出意见，商局新闻办统筹安排。未经局新闻办审核批准，上述机构不得以局名义或局课题组名义对外发布有关信息。

二、接受新闻媒体采访制度

（一）局新闻办负责接待并组织协调有关媒体对局领导及局有关部门的采访，负责受理和协调媒体的采访要求；局机关各部门不直接受理新闻媒体的采访申请。

（二）新闻媒体申请采访局领导或向局领导约稿，由局新闻办报局领导同意后，协调局有关部门提供答问口径或文稿，落实采访事宜。采访内容需经被采访局领导审定后刊发。

新闻媒体申请采访局有关部门，由局新闻办根据新闻单位的采访提纲，协调并组织实施。有关部门应在两个工作日内反馈被采访人员和采访时间，如确实无法接受采访，应书面说明情况。

局机关工作人员一般不以公职身份主动向媒体发表谈话或接受采访。如确实需要，应当征得局有关部门负责人和局新闻办的同意。

（三）局新闻办可根据中医药工作需要，邀请有关媒体集体采访，集体采访的主题、内容、路线等，经分管局领导批准后组织实施。

（四）境外媒体常驻中国记者的采访申请需经局国际合作司审核批准后组织实施。境外非常驻媒体来华采访，必须根据国家有关规定，由局国际合作司报外交部或国务院港澳办、国务院台办同意后实施。未经局国际合作司同意，局机关工作人员不得代表局或所在部门接受境外媒体记者的采访（含电话采访）。

三、新闻稿件审核制度

（一）党中央、国务院领导参加的国家中医药管理局主办的工作会议的新闻稿，经局领导审核后，由局秘书处报中共中央办公厅、国务院办公厅秘书局审定。局领导参加有关会议或活动的报道以及突发中医药事件的新闻稿件，由局有关部门负责人审核后报分管局领导审定。以局名义组织的会议和活动的新闻稿件由局有关部门负责人审定。

（二）新闻媒体对采写的中医药报道稿件提出审稿要求的，由局新闻办将报道稿件（包括音像材料）及审核要求送局有关部门，局有关部门应及时将审核意见反馈局新闻办，由局新闻办告知媒体。

（三）新闻发布会进行网络直播时，相关部门要对发布内容进行即时审核后上传网络。

（四）为加强新闻发布和媒体采访工作的严谨性、时效性，提高舆论引导能力，局机关各部门须及时提供经负责人审核的新闻宣传答问口径。突发中医药事件和热点舆情答问口径需报分管局领导审核。

（五）局新闻办负责建立局新闻宣传答问口径库，并根据新闻舆情变化和对外宣传需要，及时征求并更新答问口径内容。局机关各部门负责根据工作职能提供相关新闻宣传答问口径。

四、会议及领导活动报道制度

（一）党中央、国务院领导参加的国家中医药管理局主办的工作会议，由局新闻办组织宣传报道，新闻通稿由局有关部门起草，按照新闻稿件审核制度要求审定后，以新华社通稿形式向社会和新闻媒体发布。

（二）以国家中医药管理局名义召开的全国性会议或组织的大型活动，由局新闻办商局有关部门组织宣传报道。与有关国际组织合作举办的会议或活动，由主办部门商局国际合作司、局新闻办确定会议报道事项。

（三）局领导参加局机关各部门、局直属单位和局主管社团主办或与其他单位联合举办的会议和活动，主办单位的新闻稿，须经参会局领导审定。

（四）局领导到外地的调查研究活动、出国出境访问活动或出席行业外组织的会议或活动，按照相关规定需要报道的，由局有关部门提供新闻稿，局新闻办组织报道。

（五）局机关各部门举办的会议或活动，原则上不组织报道，确需宣传报道的，由局有关部门商局新闻办组织实施。

五、局官方网站和网络信息发布管理制度

（一）国家中医药管理局官方网站设立相关专栏，宣传中医药方针政策，准确、及时地发布有关信息，及时将例行新闻发布会、专题新闻发布会、新闻通气会、新闻通稿等内容上传局官方网站。

（二）局信息办要积极利用新媒体（如官方微博和微信公众平台等）传播形式，及时发布、更新中医药信息。

（三）国家中医药管理局官方网站所发布的内容要全面、准确，涉及中医药法律法规、方针政策、重要工作、突发中医药事件和热点舆情等内容，要严格遵照新闻稿件审核制度进行审核后发布。

六、突发中医药事件新闻应对制度

（一）国家中医药管理局成立突发中医药事件新闻应对工作小组，组长由局长担任，副组长由分管局领导担任，成员由局机关各部门、局新闻办和中国中医药报社负责人组成。

（二）局新闻办负责突发中医药事件舆情（含各种新闻媒体的中医药报道、评论，网络上的网评网帖、热点论坛、博客、微博、微信）的总体监测、搜集、分析工作，并送达有关部门。局机关各部门负责搜集、分析与工作职能相关的突发中医药事件舆情，并及时提出应对建议。

（三）一经发现热点舆情，局机关有关部门应将舆情内容、发现时间、传播载体、处置建议等送达局新闻办。局新闻办应对各部门报送的舆情整理分类，商局有关部门提出应对工作建议，报局突发中医药事件新闻应对工作小组。

（四）局突发中医药事件新闻应对工作小组根据工作需要组织召开会议，研究提出突发中医药事件应对工作方案及应急处理措施。局新闻办按照局突发中医药事件新闻应对工作小组的要求，及时与新闻媒体沟通，协调局有关部门提出答问口径，适时对外发布。

（五）突发中医药事件处理工作完成后，局新闻办配合局有关部门研究处理善后事宜。

七、新闻宣传工作培训和考核制度

（一）局机关各部门主要负责人是本部门新闻宣传的第一责任人，负责本部门的新闻宣传工作；负责提出本部门重要会议、重大活动的新闻宣传意见；把握与本部门工作相关的重大政策、突发中医药事件和中医药热点舆情的发布口径；签发本部门对外发布的新闻稿件。

（二）局机关各部门按照工作职能，协助局新闻办组织安排新闻媒体对本部门的采访活动；及时提供本部门拟宣传的重大工作和典型事迹材料。局机关工作人员有责任和义务积极做好与职能相关的新闻宣传工作。

（三）局人事教育司要加强新闻宣传队伍建设，加强对局机关处级以上干部、从事新闻宣传相关人员和局中医药信息发布专家库专家的培训工作，并对培训效果进行评估、总结。培训内容包括新闻宣传、舆论管理及媒体应对的有关法律法规、理论基础和实践技能。

（四）局机关新闻宣传工作实行年度考核，年底统计汇总各部门新闻宣传工作情况，并对表现优异的部门和个人予以表扬。

国家中医药管理局关于确定中医诊疗设备生产示范基地建设单位的通知

国中医药医政函〔2013〕2号

各省、自治区、直辖市卫生厅局、中医药管理局，新疆生产建设兵团卫生局，局有关直属单位：

根据《关于促进中医诊疗设备发展的意见》(国中医药发〔2010〕22号)，为整合优势资源、发挥示范效应、强化中医诊疗设备生产研发能力，提高中医临床疗效，维护人民群众身体健康，我局开展了中医诊疗设备生产示范基地建设单位的遴选工作。经申报、形式审查、书面评估、现场答辩、实地考察等工作程序，确定了23家中医诊疗设备生产示范基地建设单位名单，现予公布。

请各省级中医药管理部门组织中医诊疗设备生产示范基地建设单位认真开展基地建设各项工作。各中医诊疗设备生产示范基地建设单位要完善机构与人员配置，改进基础设施，不断提高生产能力，重视与科研院所、大专院校、医疗机构的合作，提升研发能力和水平，加强质量管理，并对产品在基层医疗卫生机构的应用情况进行评价，进一步促进中医诊疗设备的发展。

中医诊疗设备生产示范基地建设单位建设任务完成后，我局将组织开展评审验收工作，通过验收的将成为中医诊疗设备生产示范基地。

附件：中医诊疗设备生产示范基地建设单位名单

国家中医药管理局

2013年1月5日

附件　中医诊疗设备生产示范基地建设单位名单

序号	单位名称
1	广州市今健医疗器械有限公司
2	北京东华原医疗设备有限责任公司
3	杭州大力神医疗器械有限公司
4	徐州市科健高新技术有限公司
5	安阳市翔宇医疗设备有限责任公司
6	苏州医疗用品厂有限公司
7	重庆海扶（HIFU）技术有限公司

（续表）

序号	单位名称
8	郑州优德实业股份有限公司
9	吉林省亮达医疗器械有限公司
10	无锡佳健医疗器械有限公司
11	上海道生医疗科技有限公司
12	湖南省健缘医疗科技有限公司
13	广西柳州圣美康医疗器械有限公司
14	徐州市诺万医疗设备有限公司
15	常州雅思医疗器械有限公司
16	广州一康医疗设备实业有限公司
17	乐陵市信诺医疗器械有限公司
18	山东中杰医疗器械有限公司
19	广州市侨鑫医疗器械科技发展有限公司
20	广州龙之杰科技有限公司
21	安徽清大德人医疗科技股份有限公司
22	杭州立鑫医疗器械有限公司

国家中医药管理局关于确定第一批中医药传承博士后合作导师的通知

国中医药人教函〔2013〕12号

各省、自治区、直辖市卫生厅局、中医药管理局，中国中医科学院：

为发挥国家博士后制度在高层次中医药传承工作中的作用，提高中医药传承发展工作质量与水平，根据《国家中医药管理局办公室关于开展全国中医药传承博士后工作的通知》（国中医药办人教函〔2012〕171号）要求，经过各省级中医药管理部门推荐、专家审核、公示等程序，我局确定金世元等132名中医药专家为第一批中医药传承博士后合作导师，现予以公布（名单见附件），并将有关事项通知如下：

一、中医药传承博士后工作将中医药传承与国家博士后制度相结合，创新了高层次中医药传承人才培养的思路和方法，对推动中医药传承发展工作具有重要的意义。

二、各省级中医药管理部门和中国中医科学院要充分认识开展中医药传承博士后工作的重要性，加强沟通协调，创新管理模式，共同为开展传承博士后工作创造良好的条件和氛围。

三、中医药传承博士后工作委托中国中医科学院博士后流动站具体实施。中国中医科学院博士后流动站要按照人力资源和社会保障部《博士后管理工作规定》有关要求，认真做好合作导师的聘请与博士后人员的招聘工作。

四、中医药传承博士后合作导师要按照《全国中医药传承博士后工作实施方案》要求，认真履行职责，切实为培养高层次中医药传承人才作出积极的贡献。

附件：第一批中医药传承博士后合作导师名单

国家中医药管理局

2013年1月16日

附件　第一批中医药传承博士后合作导师名单（按姓氏笔画排序）

北京市（10人）

孔光一　田德禄　吕仁和　危北海　李佩文　张炳厚　金世元　周德安　晁恩祥　高忠英

天津市（5人）

石学敏　阮士怡　张大宁　陈宝贵　黄文政

河北省（3人）

李士懋　杨牧祥　吴以岭

山西省（2人）

赵尚华　魏中海

内蒙古自治区（2人）

包金山　苏荣扎布

辽宁省（3人）

李德新　周学文　马　智

吉林省（2人）

王　烈　刘柏龄

黑龙江省（3人）

吴秉纯　张　琪　侯丽辉

上海市（8人）

石印玉　东贵荣　刘嘉湘　严世芸　施　杞　唐汉钧　虞坚尔　蔡　淦

江苏省（5人）

朱良春　邹燕勤　单兆伟　徐福松　唐蜀华

浙江省（4人）

连建伟　肖鲁伟　范永升　潘智敏

安徽省（2人）

李济仁　徐经世

福建省（2人）

杜　建　陈民藩

江西省（2人）

何晓晖　熊墨年

山东省（3人）

丁书文　王新陆　尹常健

河南省（3人）

郑启仲　赵　坤　褚玉霞

湖北省（2人）

李今庸　张唐法

湖南省（2人）

严　洁　潘敏求

广东省（4人）

邱志楠　周岱翰　黄春林　赖新生

广西壮族自治区（2人）

韦贵康　陈慧侬

四川省（5人）

刁本恕　张世明　陈绍宏　郭子光　廖品正

重庆市（2人）

王辉武　王毅刚

贵州省（2人）

刘尚义　凌湘力

云南省（2人）

张良英　管遵信

西藏自治区（2人）

占　堆　洛桑多吉

陕西省（3人）

刘少明　张学文　郭诚杰

甘肃省（2人）

王自立　宋贵杰

青海省（1人）

尼　玛

宁夏回族自治区（2人）

卢化平　李遇春

新疆维吾尔自治区（3人）

沈宝藩　周铭心　哈木拉提

中国中医科学院（39人）

马继兴　王永炎　申春悌　田从豁　冯兴华　朴炳奎　庄曾渊　刘志明　安效先　孙树椿　孙桂芝　李书良　李连达　李经纬　余瀛鳌　张伯礼　陆广莘　陈可冀　陈鼎祺　林　兰　周文泉　周绍华　周霭祥　房定亚　胡荫奇　姚乃礼　聂莉芳　夏玉清　翁维良　高荣林　高健生　高　普　唐由之　麻　柔　程莘农　路志正　蔡连香　薛伯寿　魏子孝

国家中医药管理局关于公布“十一五”重点专科评审验收合格项目（第二批）名单的通知

国中医药医政函〔2013〕26号

各省、自治区、直辖市卫生厅局、中医药管理局，中国中医科学院，北京中医药大学：

按照《国家中医药管理局“十一五”重点专科项目建设管理办法》的有关要求，我局组织有关专家于2012年11～12月对78个国家中医药管理局“十一五”重点专科建设项目进行了复审验收，对48个重点专病建设项目进行了重点专病转重点专科评审验收。

通过专家组现场评审，首都医科大学附属北京友谊医院急诊科等76个局“十一五”重点专科建设项目通过了复审验收（名单见附件1）；北京中医药大学东方医院青盲病等47个局“十一五”重点专病建设项目通过了重点专病转重点专科评审验收（名单见附件2），现予公布。

请各重点专科项目单位按照有关要求做好国家中医药管理局“十二五”重点专科建设各项工作，全面完成重点专科建设各项任务，确保重点专科建设取得实效。

附件：1. 国家中医药管理局“十一五”重点专科建设项目复审验收合格项目（第二批）名单。

2. 国家中医药管理局“十一五”重点专病建设项目转重点专科评审验收合格项目名单。

国家中医药管理局

2013年2月27日

附件1　国家中医药管理局“十一五”重点专科建设项目复审验收合格项目（第二批）名单

序号	省份	单位	项目名称
1	北京	首都医科大学附属北京友谊医院	急诊科
2	北京	中国藏学研究中心北京藏医院	肝病科
3	北京	北京按摩医院	推拿科
4	北京	怀柔区中医医院	心血管科
5	天津	南开医院	急诊科
6	天津	南开医院	脑病科
7	天津	南开医院	脾胃病科
8	天津	南开医院	外科
9	天津	天津市中医药研究院附属医院	皮肤科
10	河北	河北医科大学第三医院	肝病科
11	河北	秦皇岛市中医医院	内分泌科
12	河北	唐山市中医医院	肛肠科
13	河北	唐山市中医医院	心血管科
14	河北	邢台市人民医院	康复科
15	山西	山西中医学院第二中医院	肛肠科
16	内蒙古	巴彦淖尔市中医院	皮肤科
17	内蒙古	包头市蒙医中医医院	脾胃病科
18	内蒙古	赤峰市蒙中医医院	肾病科
19	辽宁	阜新市中医医院	外科
20	辽宁	阜新蒙古族自治县蒙医医院	血液病科
21	吉林	长春中医药大学附属医院	急诊科
22	吉林	松原市中医院	骨伤科
23	吉林	前郭县中医院	心血管科
24	黑龙江	大庆中医骨伤病医院	骨伤科
25	黑龙江	大庆德坤瑶医特色医院	风湿病科
26	上海	上海中医药大学附属曙光医院	针灸科
27	浙江	台州市黄岩中医院	妇科
28	浙江	湖州市中医院	外科
29	浙江	义乌市中医院	脑病科
30	安徽	宿州市中医医院	肝病科
31	福建	厦门市中医院	儿科
32	江西	赣州市中医院	骨伤科

（续表）

序号	省份	单位	项目名称
33	江西	南昌市中西医结合医院	康复科
34	江西	萍乡市中医院	内分泌科
35	江西	鹰潭市中医院	眼科
36	江西	鹰潭市中医院	推拿科
37	山东	枣庄市中医医院	肝病科
38	山东	临沂市中医医院	肛肠科
39	河南	平顶山市中医院	儿科
40	河南	漯河市中医院	肛肠科
41	湖北	荆门市中医医院	妇科
42	湖北	鄂州市中医医院	肝病科
43	湖北	咸丰县中医医院	风湿病科
44	湖南	湖南省中医药研究院附属医院	脑病科
45	湖南	湘潭市中医院	骨伤科
46	湖南	永州市中医院	针灸科
47	广西	广西壮族自治区壮医医院	推拿科
48	广西	玉林市骨科医院	骨伤科
49	海南	海口市中医医院	肺病科
50	海南	海南省中医院	内分泌科
51	四川	甘孜藏族自治州藏医医院	风湿病科
52	四川	甘孜藏族自治州藏医医院	脾胃病科
53	四川	甘孜藏族自治州藏医医院	糖尿病科
54	重庆	铜梁县中医医院	骨伤科
55	重庆	涪陵区中医院	脑病科
56	贵州	毕节地区中医院	肝病科
57	云南	云南省中医医院	传染病科
58	云南	云南省彝医医院	骨伤科
59	西藏	林芝地区藏医院	心血管科
60	陕西	宝鸡市中医医院	针灸科
61	陕西	商洛市中医医院	肿瘤科
62	甘肃	白银市中医医院	针灸科
63	甘肃	天水市中西医结合医院	针灸科
64	青海	黄南州藏医院	肝病科
65	宁夏	宁夏回族自治区中医医院	肾病科
66	宁夏	宁夏回族自治区中医医院	骨伤科
67	宁夏	银川市中医医院	肛肠科
68	宁夏	石嘴山市中医医院	骨伤科
69	宁夏	宁夏医科大学附属回医中医医院	心血管科

（续表）

序　号	省　份	单　位	项目名称
70	新　疆	喀什地区维吾尔医医院	皮肤科
71	新　疆	和田地区维吾尔医医院	心血管科
72	新　疆	昌吉自治州中医院	针灸科
73	局直属	中国中医科学院广安门医院	心血管科
74	局直管	北京中医药大学东方医院	脑病科
75	局直管	北京中医药大学东方医院	肾病科
76	局直管	北京中医药大学东直门医院	骨伤科

附件2　国家中医药管理局“十一五”重点专病建设项目转重点专科评审验收合格项目名单

序　号	省　份	单　位	项目名称
1	北　京	北京皇城股骨头坏死专科医院	骨伤科
2	山　西	太原市类风湿病医院	风湿科
3	内蒙古	内蒙古国际蒙医医院	萨病科
4	吉　林	白城市中医医院	内分泌科
5	黑龙江	黑龙江省中医医院	皮肤科
6	黑龙江	伊春市中医院	骨伤科
7	上　海	上海中医药大学附属龙华医院	骨伤科
8	上　海	上海中医药大学附属曙光医院	心血管科
9	上　海	上海中医药大学附属岳阳中西医结合医院	脾胃科
10	上　海	上海中医药大学附属岳阳中西医结合医院	风湿病科
11	上　海	复旦大学附属华山医院	肺病科
12	上　海	上海交通大学医学院附属第九人民医院	耳鼻喉科
13	上　海	上海市第六人民医院	针灸科
14	上　海	长宁区光华中西医结合医院	风湿科
15	上　海	普陀区中医医院	脑病科
16	江　苏	南通市中医院	外　科
17	浙　江	浙江中医药大学附属第二医院	骨伤科
18	安　徽	安徽中医学院附属针灸医院	骨伤科
19	安　徽	安徽中医学院附属针灸医院	脑病科
20	安　徽	安庆市中医医院	妇　科
21	安　徽	芜湖市中医医院	心血管科
22	福　建	福建中医药大学附属康复医院	推拿科
23	福　建	福建中医药大学附属人民医院	外　科
24	福　建	厦门市中医院	脾胃科
25	江　西	江西中医学院附属医院	外　科
26	江　西	宜春市中医院	外　科
27	山　东	山东中医药大学附属医院	心血管科
28	山　东	山东中医药大学附属医院	外　科
29	山　东	山东中医药大学第二附属医院	脑病科
30	山　东	千佛山医院	脑病科
31	河　南	河南省中医药研究院附属医院	心血管科
32	河　南	洛阳正骨医院	推拿科
33	湖　北	洪湖市中医医院	风湿病科

（续表）

序号	省份	单位	项目名称
34	广东	广东省中医院	心血管科
35	广东	广东省第二中医院	脑病科
36	广东	广州市中医医院	脾胃科
37	广西	南宁市中医医院	脑病科
38	四川	成都中医药大学附属医院	脑病科
39	重庆	北碚区中医院	脑病科
40	西藏	山南地区藏医医院	脑病科
41	新疆	新疆维吾尔自治区中医医院	皮肤科
42	新疆	新疆维吾尔自治区维吾尔医医院	妇科
43	新疆	新疆维吾尔自治区维吾尔医医院	骨伤科
44	局直管	北京中医药大学东方医院	外科
45	局直管	北京中医药大学东方医院	眼科
46△	河北	邯郸市中医医院	脑囊虫病
47△	湖南	湘潭市中医院	先天性马蹄内翻

注：△含2个通过验收合格保留专病的项目。

国家中医药管理局关于公布第一批中医药传承博士后人员名单的通知

国中医药人教函〔2013〕240号

各省、自治区、直辖市卫生厅局（卫生计生委）、中医药管理局，中国中医科学院：

为发挥国家博士后制度在高层次中医药传承工作中的作用，提高中医药传承发展工作质量与水平，根据《国家中医药管理局办公室关于开展全国中医药传承博士后工作的通知》（国中医药办人教函〔2012〕171号）要求，在各省级中医药管理部门推荐、我局组织专家审核的基础上，经全国博士后管理委员会批准，确定了马卫国等134人为第一批中医药传承博士后，现予以公布。

附件：第一批中医药传承博士后人员名单

国家中医药管理局

2013年12月25日

附件　　第一批中医药传承博士后人员名单

北京市（10人）

马卫国　王世东　周　滔　田劭丹
刘　弘　赵文景　罗　容　刘慧林
封继宏　徐　冰

天津市（7人）

许军峰　李桂平　耿晓娟　程　坤
张勉之　崔俊波　陈祥芳

河北省（1人）

魏　聪

山西省（1人）

张彦敏

内蒙古自治区（2人）

松　林　旭　日

辽宁省（3人）

海　英　崔　鹏　冷　辉

吉林省（2人）

李　静　罗宗健

黑龙江省（3人）

张树明　李莲花　郝松莉

上海市（8人）

赵咏芳　东红升　田建辉　冯其茂
张　霆　吴雪卿　张新光　申定珠

江苏省（5人）

郑晓丹　易　岚　徐　艺　章茂森
范群丽

浙江省（4人）

毛军民　季卫锋　王新昌　代建峰

安徽省（2人）

张皖东　汪　元

福建省（1人）

沈双宏

江西省（2人）

付　勇　梁启军

山东省（2人）

焦华琛 王栋先

河南省（2人）

邢海燕 冯光荣

湖北省（2人）

李 琳 张红星

湖南省（2人）

谭 涛 曾普华

广东省（4人）

夏鑫华 吴红洁 黄 璟 邵 瑛

广西壮族自治区（2人）

刘建航 李卫红

重庆市（2人）

张国铎 乔秀兰

四川省（4人）

荣海波 卢 云 李炜弘 路雪婧

贵州省（4人）

唐东昕 李 燕 杨 辉 徐寒松

云南省（2人）

黄金燕 刘海静

西藏自治区（1人）

普穷次仁

陕西省（3人）

刘 娟 曹兰秀 第五永长

甘肃省（2人）

马国珍 谢兴文

宁夏回族自治区（2人）

周 波 郭 维

新疆维吾尔自治区（3人）

何 佳 赵明芬 舒占钧

中国中医科学院（46人）

商洪才 张 维 宋竖旗 庞 博 王 影 吴 敏 胡东鹏 潘 璐 谢 铮 于 彬 刘 静 何 萍 李鸿涛 张 卫 丛伟红 付长庚 王师菡 张 晋 郭春莉 鲁 岳 全日城 马 芳 桑志成 陈 良 殷振瑾 徐建龙 佟小兵 刘桑仡 郭明冬 张 东 卢建新 赵丹丹 孙其伟 解晓斌 宿蕾艳 唐旭东 徐 述 荆 鲁 杨洪军 周育平 张翠珍 黄玉华 李 军 邹本良 王 佳 胡雪琴

国家中医药管理局关于确定内蒙古自治区内蒙古国际蒙医医院为全国民族医药文化宣传教育基地的通知

国中医药办函〔2013〕253号

内蒙古自治区卫生厅：

你厅《关于推荐内蒙古国际蒙医医院申报全国中医药文化宣传教育基地的请示》收悉。我局组织专家依据《“十二五”中医药文化宣传教育基地建设工作方案》和《全国中医药文化宣传教育基地建设标准》，对内蒙古国际蒙医医院进行了评估。

内蒙古国际蒙医医院是我国首家以蒙医医疗为主，结合现代医学，集医疗、科研、教学、预防、保健、康复、急救、制剂为一体的现代化三甲综合医院。院内设有“内蒙古国际蒙医蒙药博物馆”，藏有经卷、医用器具、标本类文物藏品3450件（其中文献古籍1300卷），具有较高的史学价值和科学价值。博物馆很好地展示了蒙医药起源、发展历程及各时期发展特点。经研究，我局同意确定内蒙古国际蒙医医院为全国民族医药文化宣传教育基地。

希望你厅继续加强对内蒙古国际蒙医医院有关工作的指导，按照基地建设要求，进一步丰富内蒙古国际蒙医医院的展示内容及形式，加强对蒙医药文献文物、资料档案的挖掘整理工作，开展形式多样的民族医药文化科普宣传活动，充分发挥基地在传播、弘扬民族医药文化方面的作用，让民族医药更好地惠及百姓健康。

国家中医药管理局

2013年12月31日

国家中医药管理局关于确定河北省安国市药王庙文化景区为全国中医药文化宣传教育基地的通知

国中医药办函〔2013〕254号

河北省中医药管理局：

你局《对全国中医药文化宣传教育基地准荐单位进行验收的请示》收悉。我局组织专家依据《“十二五”中医药文化宣传教育基地建设工作方案》和《全国中医药文化宣传教育基地建设标准》，对安国市药王庙文化景区进行了评估。

安国市药王庙文化景区由安国

市中药文化博物馆及安国药王庙两部分组成。安国中药文化博物馆利用影像、语音、触摸屏、实物展示、导游讲解、网站宣传等形式，展出了中医药简史、安国药业发展史、解放后的安国药业、药文化与生活、药材标本、现代中药企业6部分内容，系统再现了中国医药史和安国药业发展进程，是全国不可多得的中药药业专题性博物馆。安国药王庙始建于东汉，祭祀供奉汉代武将邳彤，2001年被国务院公布为全国第六批国家级重点文物保护单位，具有很高的历史文物价值。经研究，我局同意确定安国市药王庙文化景区为全国中医药文化宣传教育基地。

希望你局继续加强对安国市药王庙文化景区有关工作的指导，按照基地建设要求，进一步丰富安国市药王庙文化景区的展示内容，开展形式多样的中医药文化科普宣传活动，充分发挥基地在传播、弘扬中医药文化方面的作用，让中医药更好地惠及百姓健康。

国家中医药管理局
2013年12月31日

国家中医药管理局办公室关于统一规范中医医院等级标牌的通知

国中医药办医政发〔2013〕5号

各省、自治区、直辖市卫生厅局，中医药管理局，新疆生产建设兵团卫生局：

根据《中医医院评审暂行办法》，为进一步规范中医医院（含中西医结合医院、民族医医院、专科医院，下同）评审工作和医院分级管理，便于社会监督，现就统一规范中医医院等级标牌有关事项通知如下：

一、统一中医医院等级标牌标准样式

中医医院等级标牌内容由国家中医药管理局徽章图案、医院名称和医院等级、有效时间及编码等文字内容组成。

医院名称：位于标牌左上侧。

徽章图案：位于标牌右上侧，颜色为蓝色（标准色：C96　M50　Y2　K1）。

“×级×等中医医院”（×级×等中西医结合医院、×级×等民族医医院、×级×等中医专科医院，下同）文字字体使用红色隶书，其余文字使用黑色黑体。字体格式为平字。

标牌尺寸为40cm×60cm。

标牌材质分为两种：甲等医院标牌使用铜板拉丝材质，乙等医院标牌使用不锈钢材质。

详见附件或参考三级中医医院标牌样式。

二、统一中医医院等级标牌制作

为保证医院等级标牌符合规范、标准和质量要求，三级中医医院的标牌由国家中医药管理局统一制作、免费发放、统一管理；二级、一级中医医院标牌由国家中医药管理局医政司统一编号，标牌的制作部门由省级中医药管理部门自行确定，按照国家中医药管理局统一的标牌规格标准制作。

三、统一中医医院等级标牌张挂

中医医院等级标牌要在医院正门主体建筑的显著位置张挂，顺序为首选正门左侧、其次选择正门右侧，并妥善保管、维护，保持整洁、醒目，以方便群众辨识。不得伪造、转让或损毁。

四、统一中医医院等级标牌管理

地方各级中医药管理部门要按照《中医医院评审暂行办法》等相关要求，做好评审结论的上报、审核和备案工作。各省级中医药管理部门将拟做出三级中医医院评审结论的医院评审报告、打分汇总表、核心指标检查记录表等材料复印件报送国家中医药管理局备案并审批同意后，公示三级中医医院评审结论，国家中医药管理局向通过评审并公示无异议的三级中医医院发放标牌。各省级中医药管理部门将二级中医医院和一级中医医院评审结果及有关信息（包括第一名称、医院类别、行政级别、医院性质及评审结论）报送至我局医政司，由医政司统一编号备案，建立全国中医医院评审信息数据库，并将编号告知各省级中医药管理部门。中医医院等级证书有效期满或者存在《中医医院评审暂行办法》第四十六条规定情形之一的，各省级中医药管理部门要及时收回中医医院等级标牌。

中医医院等级标牌的样式见附件。电子版请从国家中医药管理局政府网站下载。各地在工作过程中如有问题或建议，请及时联系我局医政司。

联系人和联系电话：

国家中医药管理局医政司医疗管理处　邴媛媛

联系电话：010-59957687

电子邮箱：yizhengsiyichu@126.com

国家中医药管理局医政司中西医结合与民族医药处　王瑾

联系电话：010-59957686

电子邮箱：yzszhc@126.com

国家中医药管理局中医医院评审办公室　沈知彼　莫用元

联系电话：010-59957796

电子邮箱：yiyuanpingshen010@126.com

附件：中医医院等级标牌样式

国家中医药管理局办公室
2013年1月25日

附件　中医医院等级标牌样式

说明：

1. 甲等医院标牌使用铜板拉丝材质。乙等医院标牌使用不锈钢材质。

2. “×级×等中医医院”文字字体使用红色隶书，其余文字使用黑色黑体。

3. 国家中医药管理局和月份使用居中对齐。

中医医院编号原则

医院编号由编码及序号两部分组成，共10位。

一、编码部分由4位英文字母和3位数字构成。第1、2位表示医院类别；第3、4位表示医院级别和等次；第5位表示医院行政级别；第6、7位表示申报单位所在省份。

1. 医院类别编码

中医医院　ZY

中西医结合医院　ZX

民族医医院　MZ

中医专科医院　ZK

2. 医院等次编码

三级甲等中医医院　SJ

三级乙等中医医院　SY

二级甲等中医医院　EJ

二级乙等中医医院　EY

一级甲等中医医院　YJ

一级乙等中医医院　YY

3. 行政级别

国家级　1

省级　2

地市级　3

区县级　4

民营　5

乡镇级　6

4. 省份编码

省份	编号	省份	编号	省份	编号
北京	01	天津	02	河北	03
山西	04	内蒙古	05	辽宁	06
吉林	07	黑龙江	08	上海	09
江苏	10	浙江	11	安徽	12
福建	13	江西	14	山东	15
河南	16	湖北	17	湖南	18
广东	19	广西	20	海南	21
四川	22	重庆	23	贵州	24
云南	25	西藏	26	陕西	27
甘肃	28	青海	29	宁夏	30
新疆	31	新疆生产建设兵团	32		

二、序号部分由3位数字构成，作为整体编号的8、9、10位，表示该医院在所属省份三级、二级或一级中医医院中的序列，以连续的数字表明。排序原则为：首先按医院行政级别（依次为国家级、省级、地市级、区县级、民营、乡镇级）排序；如行政级别相同，再按照行政区划排序；如属相同行政区划，再按等次（甲等在前，乙等在后）排序；如医院等次相同，再按医院类别（依次为中医、中西医结合、民族医、专科）排序。

举例说明：

中国中医科学院广安门医院，三级甲等中医医院，在所属省份三级中医医院的序号为001。则其编号为：

ZY	SJ	1	01	001
（中医）	（三级甲等）	（国家级）	（北京市）	（序号）

国家中医药管理局办公室关于印发《中医诊疗设备生产示范基地建设要求》的通知

国中医药办医政发〔2013〕16号

各省、自治区、直辖市卫生厅局、中医药管理局，新疆生产建设兵团卫生局，中国中医科学院，北京中医药大学：

为规范中医诊疗设备生产示范基地建设（以下简称基地），提高建设和管理水平，将基地建设成为机构与人员配置合理、基础设施完善、生产能力和研发能力较强、质量管理可靠的中医诊疗设备生产龙头企业，切实发挥示范带动作用，我局组织制定了《中医诊疗设备生产示范基地建设要求》。现印发给你们，请组织基地建设单位遵照执行。

国家中医药管理局办公室
2013年5月21日

中医诊疗设备生产示范基地建设要求

为规范中医诊疗设备生产示范基地建设，提高管理水平，依据《医疗器械监督管理条例》《医疗器械生产监督管理办法》以及国家中医药管理局制定印发的《关于促进中医诊疗设备发展的意见》《中医诊疗设备促进工程实施方案》等法规和文件精神，制定本要求。

本要求将作为中医诊疗设备生产示范基地建设单位（以下简称基地）建设管理和评审验收的依据。

一、机构与人员配置

（一）基地应当具备健全的组织机构，包括生产管理部门、质量管理部门、研发部门、销售服务部门等。

（二）基地应具有2个以上技术合作或协作单位（大专院校、科研院所、医院）。

（三）基地应不断优化人才队伍结构，初级以上技术人员占职工总数的比例不少于20%，具有中医诊疗设备相关专业高级职称或本科以上学历的技术人员不少于5名。

（四）基地负责人、生产负责人和质量负责人应熟悉医疗器械有关法规、规章制度和中医诊疗设备相关文件。基地生产负责人和质量负责人应具有大专以上学历或中级以上职称，所学专业应与基地生产产品的技术门类相近，并有中医诊疗设备生产和质量管理经验。生产负责人和质量负责人不得互相兼任。

（五）基地技术负责人应具有本科以上学历或高级职称。基地质量体系内审员应不少于2人，并具备相关资质。

（六）基地应具有结构合理的研发队伍，研发部门负责人应具有相关专业本科以上学历或高级职称，具有高级职称的研发人员不少于3人，具有本科以上学历的研发人员应占整个研发队伍的50%以上。

（七）从事中医诊疗设备生产操作及质量检验的人员应经过专业技术培训和考核，具有基础理论知识和实际操作技能。

二、基础设施

（一）基地生产场地面积原则上不小于5000平方米，研发场地面积原则上不小于500平方米。生产小型设备或精密设备的可适当降低要求。

（二）基地应环境清洁、照明充足并与其生产的产品及规模相适应，生产区的温度和相对湿度以及通风应与中医诊疗设备生产工艺要求相适应并定期监测。

（三）基地应具有库房管理制度及规范的标识，库房管理制度应包括库房“五防”要求、产品分类分区摆放要求、产品出入库要求、有毒或放射性物品存放要求、库存产品出现不良情况的处理方法等。实际工作中应当切实执行库房管理制度。

（四）生产区和储存区应有适当的空间安置设备、物料，便于生产操作和存放物料、半成品、待验品、成品。

（五）对有特殊要求的仪器、仪表，应安放在专门的仪器室内，并有防止静电、震动、潮湿或其他外界因素影响的设施。

三、生产能力

（一）基地注册资金原则上不少于1000万，自产产品年销售额在5000万元以上。

（二）基地至少有5种产品属于中医诊疗设备，且至少两种具有发明专利，至少有3种产品纳入国家中医药管理局中医诊疗设备评估选型推荐品目。

（三）基地应有生产管理、质量管理的各项制度和记录。

（四）产品生产对环境有特殊要求的，应配备相应的环境检测设备。

（五）生产、检验设备均应有使用、维修、保养记录，并由专人管理。

（六）生产所用物料的购入、储存、发放、使用等应按照既定的管理制度切实执行，确保产品的安全、有效并符合医疗器械产品标准和国家强制执行的标准。

四、研发能力

（一）基地研发部门应有独立的场地，能够满足中医诊疗设备的研发工作需要，通风、照明等应适应研发环境和基础设施要求。

（二）基地研发部门应配备能够满足中医诊疗设备研发需要的研发设备、测试设备、实验设备和器具。

（三）基地应为中医诊疗设备研发提供资金保障，研发费用不低于销售额的6%。

（四）基地研发部门应建立中医诊疗设备研发制度，制定研发流程，做好相关记录（如试验记录、检测报告等）。自主研发或购买知识产权的产品应保留相关材料。

（五）基地应取得相应的研究成果，如获得省部级以上的优秀新产品奖和科技成果奖等。

（六）建设周期内基地应至少研发一种取得医疗器械注册证的新产品。

基地研发、生产中医诊疗设备应遵循中医药理论的指导。

五、质量管理

（一）基地应具备质量管理体系ISO9000或ISO13485（医疗器械）等认证资质。

（二）基地应不发生重大安全问题。

（三）基地应保存与中医诊疗设备生产、经营相关的法律法规、行政规章及规范性文件；应建立文件的起草、修订、审查、批准、撤销、印制及保管的管理制度；应保存所生产产品的国家标准、行业标准、产品标准以及与生产产品有关的技术标准。

（四）基地的质量管理部门负责中医诊疗设备生产全过程的质量管理和检验，负责生产过程的识别、流程制定及内控标准和检验操作规程，制定质量管理和检验人员的职责，编制检验用设备仪器管理办法。对物料、半成品和成品进行取样、检验、留样，并出具检验报告。

（五）基地应有中医诊疗设备生产管理、质量管理的各项管理制度和质量记录，包括生产工艺规程、检验记录、物料验收、不合格品处置等记录。生产记录应归档，保存3年。

（六）基地应建立中医诊疗设备质量跟踪和不良事件监测报告制度，指定专门部门或人员负责管理。出现安全事故或重大质量问题时，应及时向国家中医药管理局和有关部门报告。

（七）每批（台）成品均应有销售记录。根据销售记录能追溯每批（台）医疗器械的售出情况，必要时应能及时全部追回。应对缺陷产品进行主动召回，并建有退（换）货和召回的书面程序。

国家中医药管理局办公室关于成立基本药物中药原料资源动态监测和信息服务体系技术专家委员会的通知

国中医药办科技发〔2013〕20号

有关省、自治区、直辖市卫生厅（局）、中医药管理局：

根据财政部中医药部门公共卫生专项“国家基本药物所需中药原料资源调查和监测项目”和《国家中医药管理局办公室关于印发2013年中药资源普查试点工作要点的通知》的任务和要求，为加强对基本药物中药原料资源动态监测和信息服务体系（简称“监测体系”）的专业指导，保证信息监测和技术服务工作的质量，我局决定成立基本药物中药原料资源动态监测和信息服务体系技术专家委员会（简称“专家委员会”）。

专家委员会是监测体系中技术服务建设的核心内容，目的是通过与各省科研单位、大专院校以及基本药物中药原料资源动态监测和信息服务站建站单位的联动，形成覆盖全国主要中药材产区，比较系统、结构合理、由不同层次构成的中药资源技术服务队伍。专家委员会主要通过综合分析、宏观把握中药资源动态变化趋势，为监测体系的决策提供咨询和建议；指导中药材生产质量方面的技术服务和人员培训、科研、信息收集等工作。专家委员会由委员会成员和监测站技术员两部分组成，由基本药物中药原料资源动态监测和信息服务中心统一领导，实行技术总监和副总监负责制，依据委员会工作章程权利和义务开展工作，实行聘任制。

专家委员会成员由22个试点省份推荐的中药资源技术服务专家组成（成员名单见附件），委员会成员的主要职责是：深入田间、市场解决实际问题，为当地药农药商及中药企业提供咨询；收集整理所在区域中药资源信息，分析中药资源动态变化趋势，为监测站提供中药材质量方面的检验检测业务指导。

监测站技术员的主要职责是：收集提供所在区域中药材的产量、流通量、质量和价格等信息，接受培训承担中药材质量方面的检验检测服务等具体工作。监测站技术员待各监测站建成后，由各监测站聘任备案。

专家委员会的工作办公室设在中国中医科学院中药资源中心。

附件：基本药物中药原料资源动态监测和信息服务体系技术专家委员人员名单

国家中医药管理局办公室
2013年6月20日

附件　基本药物中药原料资源动态监测和信息服务体系技术专家委员人员名单

顾　　问：

肖培根　中国医学科学院药用植物研究所院士/研究员

王永炎　中国中医科学院院士/研究员

张伯礼　中国中医科学院院士/研究员

主任委员：

李大宁　国家中医药管理局副局长

副主任委员：

苏钢强　国家中医药管理局科技司司长

技术总监：

黄璐琦　中国中医科学院副院长、中药资源中心主任

技术副总监：

龙兴超　成都天地网信息科技有限公司总经理

秘　书　长：

陆建伟　国家中医药管理局科技司中药科技处处长

成　　员：（按成员所在省份排序）

河　北：郑玉光　河北医科大学

谢晓亮　河北省农林科学院

段吉平　河北省食品药品检验院

山　西：刘根喜　山西省中药资源普查试点工作办公室

郭景文　山西省食品药品检验所

内蒙古：李旻辉　内蒙古医科大学包头医学院

乔俊缠　内蒙古医科大学

布和巴特尔　内蒙古医民族大学

吉　林：邱智东　长春中医药大学

姜大成　长春中医药大学

张　强　长春中医药大学

黑龙江：孟祥才　黑龙江中医药大学

孙慧峰　黑龙江中医药大学

郭丽娜　齐齐哈尔医学院

安　徽：方成武　亳州职业技术学院

刘守金　安徽中医药大学

彭华胜　安徽中医药大学

江　西：曹　岚　江西中医学院

朱良辉　江西省药物研究所

吴永忠　江西普正制药有限公司

河　南：侯士良　河南中医学院

陈随清　河南中医学院

李振国　河南省食品药品检验所

湖　北：陈科力　湖北中医药大学

万定荣　中南民族大学

刘合刚　湖北中医药大学

湖　南：张水寒　湖南省中医药研究院

谢昭明　湖南省中医药研究院

丁　冶　湖南省食品药品检验院

广　西：缪剑华　广西药用植物园

余丽莹　广西药用植物园

谷筱玉　广西药用植物园

海　南：郑希龙　中国医学科学院药用植物研究所海南分所

李榕涛　中国医学科学院药用植物研究所海南分所

刘洋洋　中国医学科学院药用植物研究所海南分所

重　庆：瞿显友　重庆市中药研究院

易思荣　重庆市药物种植研究所

王昌华　重庆市中药研究院

四　川：方清茂　四川省中医药科学院

裴　瑾　成都中医药大学

宁晓玲　成都天地网信息科技有限公司

贵　州：江维克　贵阳中医学院

孙庆文　贵阳中医学院

熊慧林　贵州省药品检验所

云　南：单　云　云南分析测试中心

赵安洁　云南省农科院

李晓花　中国医学科学院药用植物研究所云南分所

西　藏：阿　萍　西藏自治区食品药品检验所

王聚乐　西藏大学医学院

陕　西：王昌利　陕西中医学院

郭耀武　陕西省食品药品检验所

白吉庆　陕西中医学院

甘　肃：李成义　甘肃中医学院

晋　玲　甘肃中医学院

杜　弢　甘肃中医学院

青　海：赵国福　青海省中医院

贾守宁　青海省中医院

宁　夏：丁　锐　宁夏食品药品检验所

王　坤　宁夏食品药品检验所

新　疆：李晓瑾　新疆中药民族药研究所

王果平　新疆中药民族药研究所

黎耀东　新疆医科大学附属中医医院

国家中医药管理局办公室关于印发《中医药科技成果登记办法》的通知

国中医药办科技发〔2013〕22号

各省、自治区、直辖市卫生厅局、中医药管理局，北京中医药大学，中国中医科学院，中国中医药科技开发交流中心：

为加强中医药科技成果管理，规范中医药科技成果登记工作，加快中医药科技成果信息交流，为中医药科技成果转化和宏观科技决策服务，根据科学技术部《科技成果登记办法》，我局对1991年发布的《中医药科学技术成果登记管理办法（试行）》进行了修订，形成了《中医药科技成果登记办法》。现印发给你们，请认真组织实施。

国家中医药管理局办公室

2013年6月28日

中医药科技成果登记办法

第一章　总　则

第一条　为加强中医药科技成果管理，规范中医药科技成果登记工作，促进中医药科技成果的转化与应用，为中医药宏观科技决策服务，根据科学技术部《科技成果登记办法》，制定本办法。

第二条　国家中医药管理局科技管理部门负责全国中医药科技成果登记管理工作。

各省级中医药管理部门负责本地区中医药科技成果审核和推荐工作，中国中医科学院负责本单位中医药科技成果审核和推荐工作。

第三条　国家中医药管理局科技管理部门委托中国中医药科技开发交流中心作为中医药科技成果登记机构。

第四条　由国家中医药管理局下达或组织的各类科技计划和项目（含专项）产生的中医药科技成果，应当在国家中医药管理局进行登记。

其他部门和地方政府下达或组织的各类科技计划和项目（含专项）产生的中医药科技成果可以向国家中医药管理局申请成果登记，也可以通过其他途径、按照有关规定申请成果登记，并在完成成果登记后及时向国家中医药管理局备案。科技成果不得重复登记。非财政投入产生的中医药科技成果自愿登记。

涉及国家秘密的中医药科技成果，按照国家科技保密的有关规定进行管理，不按照本办法登记。

第五条　进行登记的中医药科技成果分为基础理论成果、应用技术成果、软科学成果三类。

第二章　申请与登记

第六条　中医药科技成果登记应当同时满足下列条件：

（一）登记材料规范、完整。

（二）已有的评价结论持肯定性意见。

（三）不违背国家的法律、法规和政策。

第七条　申请中医药科技成果登记应当提交《科技成果登记表》及下列材料：

（一）基础理论成果：学术论文、学术专著、本单位学术部门的评价意见和论文发表后被引用的情况。

（二）应用技术成果：相关的评价证明（科技成果评价证书或者评价报告、鉴定证书或者鉴定报告、科技计划项目验收意见、行业准入证明、新产品证书等）和研究报告；或者知识产权证明（专利证书、植物品种权证书、软件登记证书等）和应用情况。

（三）软科学研究成果：相关的评价证明（软科学成果评审证书或验收意见，或管理部门采纳应用的证据等）和研究报告。

《科技成果登记表》采用科学技术部统一制定的格式。

第八条　中医药科技成果完成单位（人）向所在地省级中医药管理部门、中国中医科学院提交《科技成果登记表》及相关材料。省级中医药管理部门、中国中医科学院审核后，向国家中医药管理局推荐报送。

申请备案的中医药科技成果，由所在地省级中医药管理部门、中国中医科学院审核后，报送国家中医药管理局。

第九条　中医药科技成果登记机构对申请登记的中医药科技成果进行复核，对符合条件的予以登记，出具《中医药科技成果登记证书》。科技成果登记证书只作为成果被确认登记的凭证，不作为确认科技成果权属的依据。

第十条　中医药科技成果登记工作按年度进行。每年10月31日前，受理上一年度的中医药科技成果登记。10月31日后申请登记的成果，纳入下一年度管理。

第十一条　为避免成果重复登记，凡两个或两个以上完成单位（人）共同完成的科技成果，由第一完成单位（人）办理成果登记。

第十二条　中医药科技成果登记机构对已经登记的中医药科技成果进行整理、汇编，并由国家中医药管理局科技管理部门进行网上公告。

第三章　责任与权利

第十三条　提交中医药科技成果登记申请应保证科技成果的真实性，并明确知识产权归属，凡存在争议的科技成果，在争议未解决之前，不予登记；已经登记的中医药科技成果，发现弄虚作假，剽窃、篡改或者以其他方式侵犯他人知识产权的，注销登记并通报批评。

第十四条　凡在国家中医药管理局登记或备案的中医药科技成果，可择优推荐国家科技奖励、中医药相关科技奖励以及推荐纳入国家中医药管理局中医药科技成果推广项目，并作为国家中医药管理局重点学科、重点专科、重点研究室、科研实验室等建设项目的重要考核指标。

第十五条　中医药科技成果登记机构的工作人员擅自使用、披露、转让所登记成果的核心技术，侵犯他人知识产权的，取消其承担该工作的资格，并追究相应的行政和法律责任。

第四章　附　则

第十六条　本办法自公布之日起施行。1991年国家中医药管理局发布的《中医药科学技术成果登记管理办法（试行）》同时废止。

国家中医药管理局办公室关于建立省级中医药医改工作联系人制度的通知

国中医药办医政发〔2013〕23号

各省、自治区、直辖市卫生厅局、中医药管理局，新疆生产建设兵团卫生局：

为进一步加大中医药医改工作力度，建立上下联动的工作机制，我局决定建立省级中医药医改工作联系人制度。现将各地报送的省级中医药医改工作联系人名单印发给你们（附后），并就有关事项通知如下：

一、主要职责

省级中医药管理部门要领导和支持联系人承担以下工作任务：

（一）负责与我局医改办协调联络。

（二）负责协调辖区内中医药医改工作，收集和报送各市（地）、各县（市、区）中医药医改工作信息。

（三）参与全国中医药医改政策制定和重要问题研究等工作。

（四）参与全国中医药医改工作评估、督导和考核等工作。

二、相关要求

（一）人员应相对固定。如需调整，请及时与我局医改办联系；

联系人：严华国　金二澄

电话：010-59957692　59957690　59957693（传真）

（二）我局将适时召开联系人会议或举办培训班，进一步提高联系人政策理论水平和业务工作水平。

（三）各地可参照省级中医药医改工作联系人制度，建立本辖区市（地）及县（市、区）中医药医改联系人制度。

附件：省级中医药医改工作联系人名单

国家中医药管理局办公室

2013年7月8日

附件　省级中医药医改工作联系人名单

北京市中医管理局　祝　静

天津市卫生局　崔建平

河北省中医药管理局　孙庆臣

山西省中医药管理局　刘　浚

内蒙古自治区蒙中医药管理局　石海燕

辽宁省中医药管理局　王有刚

吉林省中医药管理局　冷荣久

黑龙江省中医药管理局　武　震

上海市中医药发展办公室　管红叶

江苏省中医药局　戴运良

浙江省中医药管理局　施　翔

安徽省中医药管理局　杜鹏程

福建省卫生厅　黄则贤

江西省中医药管理局　刘希伟

山东省中医药管理局　谢　峰

河南省中医管理局　段瑞昌

湖北省中医药管理局　王汉祥

湖南省中医药管理局　蔡宏坤

广东省中医药局　李　峰

广西壮族自治区中医药管理局　潘　霜

海南省卫生厅　邢伯茹

重庆市卫生局　程才勇

四川省中医药管理局　苏晓川

贵州省中医药管理局　向照斌

云南省中医管理局　李克林

西藏自治区藏医药管理局　德吉

陕西省中医药管理局　胡俊鸿

甘肃省中医药管理局　李清霞

青海省中藏医药管理局　华旦·诺尔桑

宁夏回族自治区中医药管理局　杨　茜

新疆维吾尔自治区中医民族医药管理局　赵新建

新疆生产建设兵团卫生局　钟先国

国家中医药管理局办公室关于印发《国家中医重点专科建设要求（2013版）》的通知

国中医药办医政发〔2013〕31号

各省、自治区、直辖市卫生厅局（卫生计生委）、中医药管理局，新疆生产建设兵团卫生局，中国中医科学院，北京中医药大学：

为加强国家中医重点专科建设工作，规范国家中医重点专科建设管理，确保“十二五”期间国家中医重点专科建设工作取得切实成效，我局组织制定了《国家中医重点专科建设要求（2013版）》。现印发给你们，请遵照执行。

国家中医药管理局办公室

2013年8月15日

国家中医重点专科建设要求（2013版）

一、总则

第一条　为加强国家中医重点专科、国家中医重点专科建设项目、国家中医重点专科培育项目（以下简称“专科”）建设管理，充分发挥中医药特色优势，提高中医临床疗效，增强专科可持续发展能力，制定本要求。

第二条　本要求旨在指导专科开展建设与管理工作，并作为专科“十二五”中期评估和终末评审验收的依据。

第三条　专科建设应符合“中医医院临床科室建设与管理指南”的要求，并结合本要求进行建设和改进。

二、基本条件

第四条　专科科室名称符合《国家中医药管理局关于规范中医医院医院与临床科室名称的通知》（国中医药发〔2008〕12号）的有关规定。

第五条　专科病房床位数≥60张或高于本院临床科室平均床位数，并按照《国家中医药管理局关于中医医院加强中医综合治疗的通知》（国中医药医政发〔2013〕37号）的有关要求，设立中医综合治疗室。

第六条　专科诊疗设备配置符合《中医医院医疗设备配置标准》（国中医药医政发〔2012〕4号），并达到国内先进水平，中医诊疗设备配置能够满足临床业务工作的需要。

第七条　按照《中医医院中医药文化建设指南》（国中医药发〔2009〕23号）和《中医医院临床科室环境形象建设范例》的有关要求，结合本专科特点开展中医药文化建设。

三、人才队伍

第八条　专科中医类别执业医师占执业医师比例≥70%，具有高级专业技术职务任职资格人员比例≥30%，具有硕士研究生以上学历人员比例≥30%。

第九条　专科负责人临床专业方向与本专科优势病种一致，具有副高级专业技术职务任职资格3年以上或正高级专业技术职务任职资格，任省级相关专业学术组织委员以上职务，具备组织实施本专科优势病种诊疗方案并进行疗效总结的能力。

第十条　学术带头人从事专业与本专科一致，从事临床工作30年以上或具有正高级专业技术职务任职资格10年以上，任国家级相关专业学术组织委员以上职务，在国内该专业领域中具有较高的学术地位，具备指导本专科优势病种中医临床诊疗工作以及中医诊疗方案的制订、实施和临床疗效总结的能力。

第十一条　学术继承人从事本专业10年以上，具有高级专业技术职务任职资格或具有中级专业技术职务任职资格5年以上，具备全面继承本专科学术带头人的学术思想和专科优势病种诊疗经验的能力。

第十二条　技术骨干具有中级以上专业技术职务任职资格，熟练应用国家中医药管理局印发的优势病种中医临床路径和诊疗方案，能够承担本专科建设的主要工作。

四、医疗水平

第十三条　积极应用国家中医药管理局印发的优势病种中医诊疗方案，并结合医院本专科有效的中医技术和方法，对优势病种中医诊疗方案进行优化完善。

第十四条　按照国家中医药管理局《关于印发〈优势病种中医诊疗方案临床疗效总结分析报告〉体例和样稿的通知》要求，对本专科各优势病种进行临床疗效总结分析，按时完成总结分析报告。

第十五条　专科实施国家中医药管理局印发的优势病种中医临床路径，并定期对临床路径实施情况进行统计分析，不断完善和持续改进。

第十六条 根据《中医医疗技术手册（2013普及版）》（国中医药医政医管便函〔2013〕81号）的技术目录，积极应用中医药特色技术和疗法。

第十七条 专科病房开展中医综合治疗，中医综合治疗人次占专科总治疗人次的比例≥50%，适应证选择准确、技术操作规范、临床疗效明确。

第十八条 专科应用的医疗机构中药制剂≥3种，门诊中药（饮片、中成药、医院中药制剂）处方占处方总数的比例≥65%，门诊中药饮片处方占处方总数的比例≥35%。

第十九条 专科实施国家中医药管理局印发的优势病种中医护理方案，护理人员应掌握《中医护理常规技术操作规程》中本专科常见病、多发病的中医护理技术，制定中医护理查房、会诊、病例讨论制度并组织落实。

第二十条 专科门诊中医治疗率≥75%，病房中医治疗率≥60%；专科优势病种中医辨证论治准确率≥95%，开展中医临床路径管理的优势病种中医治疗率达到100%。

第二十一条 上级医师能够正确指导下级医师开展中医临床诊疗工作，并及时进行病例讨论，提高优势病种中医诊疗水平。疑难急危重症收治比例、抢救成功率高于本区域中医类三级医院同专科水平。

第二十二条 专科中医病历质量、中药处方格式及书写等方面的中医医疗质量控制指标符合三级中医医院评审相关要求，在建设周期内无医疗事故，医疗质量在全院处于领先水平。

五、服务能力

第二十三条 专科门诊量高于本区域中医类三级医院同专科平均水平，并逐年增加，优势病种门诊量逐年提高。

第二十四条 专科出院人数高于本区域中医类三级医院同专科平均水平，并逐年增加；优势病种出院人数占所在科室出院人数的比例≥60%；区域外患者比例≥30%。

第二十五条 专科病床使用率≥90%，病床周转次数高于本区域中医类三级医院同专科的平均水平，平均住院日不高于本区域中医类三级医院同一病种的平均住院天数。

第二十六条 专科通过国家中医重点专科视频网络平台开展中医远程技术指导。

第二十七条 专科建设周期内至少对口支援2个单位的中医专科建设，并取得一定成效。

第二十八条 在专科建设中，积极开展健康教育和康复指导，体现未病先防、已病防变、瘥后防复的“治未病”理念。

第二十九条 专科建立随访制度，出院患者随访率≥30%。

第三十条 开展中医临床路径管理的优势病种患者平均住院费用不高于本区域中医类三级医院同一病种平均住院费用，平均门诊人次费用不高于本区域中医类三级医院同一病种平均门诊人次费用。

六、科研教学

第三十一条 专科建设周期内围绕提高优势病种中医临床疗效开展临床研究，承担或参与省部级以上科研课题≥2项，获得省部级以上科研成果或奖励≥1项。

第三十二条 专科建设周期内每年度应有以提高优势病种中医临床疗效为主题的学术论文在国内核心期刊或国际刊物上发表，或出版专著。

第三十三条 专科对优势病种中医诊疗方案中的治疗难点进行梳理分析，积极研究探索优势病种中医治疗难点的解决方案，并在临床进行验证、应用。

第三十四条 专科承担临床教学工作；继续教育达到规定的要求；每年举办地市级以上以优势病种中医诊疗方案为主要内容的中医药继续教育项目专题培训班；开展名老中医经验传承工作。

第三十五条 专科对护理人员开展中医药知识和技能岗位培训，系统接受培训的比例≥80%。

第三十六条 专科建设周期内每年派出和接收一定数量的进修人员，进修内容应与本专科优势病种中医临床路径和诊疗方案相关。

七、组织管理

第三十七条 医院制订以实施优势病种中医诊疗方案为主要内容，以提高中医临床疗效、发挥中医药特色优势为总体目标的专科建设年度工作计划和具体措施。

第三十八条 医院管理体系、科室综合考核指标中将国家中医药管理局印发的优势病种中医临床路径和诊疗方案的实施作为重要指标，建立引导发挥中医药特色优势和提高中医临床疗效的考核和奖惩激励机制。

第三十九条 医院制定专科人才队伍建设规划和计划，有重点专科学术带头人、学术继承人选拔与激励机制，并认真组织实施。

第四十条 医院信息系统能够对国家中医药管理局印发的优势病种中医临床路径、诊疗方案等信息数据进行管理，满足中医诊疗方案临床疗效总结分析和中医远程技术指导等工作需要。

第四十一条 专科按时向中医医院医疗质量监测中心报送《国家中医重点专科临床疗效评价监测指标》。

第四十二条 完成重点专科协作组的各项工作任务，充分利用专科视频网络平台开展各项工作。

第四十三条 各级中医药管理部门和专科所在医院应给予专科经费投入，专款专用。

八、附则

第四十四条 国家中医临床药学、护理、“治未病”重点专科建设要求另行制定。

第四十五条 民族医重点专科参照本要求进行建设和管理。

第四十六条 本要求的实施细则另行制定。

国家中医药管理局办公室关于印发《基层医疗机构"治未病"服务工作指南（试用稿）》的通知

国中医药办医政发〔2013〕44 号

各省、自治区、直辖市卫生厅局（卫生计生委）、中医药管理局，新疆生产建设兵团卫生局：

为指导基层医疗机构更好地开展"治未病"服务工作，提升基层医疗机构"治未病"服务能力，我局研究制定了《基层医疗机构"治未病"服务工作指南（试用稿）》，现印发给你们，供各基层医疗机构"治未病"服务工作协作组成员单位试用。试用工作中有何意见和建议，请及时与我局医政司联系。

《指南》电子版可在国家中医药管理局政府网站下载（www. satcm. gov. cn）。

联系人：国家中医药管理局医政司中西医结合与民族医药处　薛静怡　王瑾

联系电话：010-59957685　59957686

传　　真：010-59957694

电子邮箱：yzszhc@ 126. com

国家中医药管理局办公室

2013 年 11 月 12 日

基层医疗机构"治未病"服务工作指南（试用稿）

前　言

自国家中医药管理局 2007 年启动"治未病"健康工程以来，全国先后确定了 25 所社区卫生服务中心为"治未病"预防保健服务试点单位，确定了 500 余所社区卫生服务中心为基层医疗机构"治未病"服务工作协作组成员单位。为指导基层医疗机构更好地开展"治未病"服务工作，加强"治未病"服务网络的网底建设，提升基层医疗机构"治未病"服务能力，2011 年 11 月，国家中医药管理局提出研究制定《基层医疗机构"治未病"服务工作指南》（以下简称《指南》）。受国家中医药管理局医政司委托，杭州市拱墅区米市巷街道社区卫生服务中心等单位承担了该《指南》的编写工作，在系统总结基层医疗机构"治未病"服务试点工作与管理经验的基础上，开展了《指南》的编写工作。

《指南》对社区卫生服务中心等基层医疗机构"治未病"服务工作的核心要素进行归纳提炼，力求突出实用性、指导性和可操作性，分为总则、人员配备、科室设置、服务对象、服务内容与方法、组织管理、绩效考核 7 个部分。

《指南》旨在指导社区卫生服务中心、乡镇卫生院等基层医疗机构开展"治未病"服务工作，同时可作为中医药管理部门对基层医疗机构开展"治未病"服务工作的评价参考和依据。有条件的社区卫生服务站、村卫生室可参照执行。

本次编写的《指南》（试用稿），为我国基层医疗机构"治未病"服务工作中的首次尝试。请各有关单位在试用过程中及时提出宝贵的意见和建议。我局将在各地实践基础上，不断修改完善《指南》，逐步提高基层医疗机构"治未病"服务工作水平。

一、总则

第一条　基层医疗机构开展"治未病"服务工作应以"治未病"理念为核心，针对不同的服务人群，采用中医"治未病"服务方法和手段进行健康管理和服务，发挥中医药在预防、保健、康复、养生等领域的优势和作用，达到预防疾病、增进健康的目的。

第二条　基层医疗机构"治未病"服务工作应坚持以人为本，以健康为中心，服务群众；坚持中医为体，继承创新，弘扬特色，彰显优势；坚持结合实际，因地制宜，形式多样，注重实效。

二、人员配备

第三条　基层医疗机构按每万服务人口配备 0.5 ~ 1 名"治未病"服务工作人员。"治未病"服务工作人员主要包括中医类别执业医师、临床和公共卫生类别执业医师、护师（士）、中药师、其他经过专业培训的卫生技术人员和管理人员等，至少应配备 2 名中医类别执业医师，其中一名应具备主治医师以上专业技术职务任职资格。

第四条　基层医疗机构的中医类别执业医师及其他从事中医药服务的执业医师应当每年接受 80 学时以上的中医预防保健服务知识与技能在岗培训，掌握中医药基本理论、基础知识和基本技能，熟练掌握"治未病"服务工作常用健康评估方法、干预技术操作、常用的预防调养方案及高危人群中医预防保健服务技术指南等；社区公共卫生医师和护师（士）应当接受中医预防保健服务知识和技能培训；管理人员应接受中医药政策和中医预防保健服务知识培训。

三、科室设置

第五条 基层医疗机构应将“治未病”服务工作与社区卫生服务功能有机结合，通过设立“治未病”科或服务门诊（点）等全面开展“治未病”服务工作。

第六条 基层医疗机构的中医“治未病”服务区域，总面积不少于25平方米，至少分为健康状态信息采集与管理区域、健康咨询指导与干预区域等，应设置在相对独立的中医药综合服务区内。有条件的基层医疗机构可设置相对独立的健康状态信息采集与管理、健康状态辨识及风险评估、健康咨询与指导、健康干预等区域。

第七条 基层医疗机构应依据国家中医药管理局印发的《中医预防保健服务提供平台建设基本规范》及《中医诊疗设备评估选型推荐品目》等文件要求配置有关设备：健康状态信息管理设备（如专用计算机、文件柜等）；健康状态辨识及其风险评估设备（如体重仪、身高仪、血压计、心血管检测仪、肺功能仪、骨密度检测仪、心电图、血糖监测仪、舌像仪、脉象仪、体质辨识系统、经络检测设备等）；健康咨询与指导设备（如健康教育宣传栏、影像等演示设备、多媒体教学设备及信息网络系统设备等）；健康干预设备（如针灸、火罐、刮痧板、中医电疗、磁疗、热疗等）。设备配置应与本单位中医预防保健服务功能、医技人员医技水平、开展的业务工作项目及工作量相适应。常规的理化、影像等辅助检查设备可与本单位资源共享。

第八条 基层医疗机构应根据本单位实际情况，在环境形象建设上注重体现中医药特色优势，通过内部装饰、展板布置等形式，传播“治未病”理念，宣传“治未病”知识，介绍“治未病”方法，彰显“治未病”服务的特色和优势，营造良好的中医药文化氛围。

第九条 有条件的基层医疗机构可以建立体质分析数据库及体检资料数据库，实行“治未病”服务工作信息化管理。

四、服务对象

第十条 社区居民，包括常住居民和流动人口。以妇女、儿童、老年人、慢性病患者和亚健康人群为重点服务人群。

五、服务内容与方法

第十一条 居民健康档案应建立中医药健康管理专项，至少包括体质辨识、饮食偏颇、居住环境、中医习惯用药史等内容。及时将发现的服务对象纳入中医药健康管理，并提供规范的中医药技术服务。

第十二条 按照国家卫生计生委《关于做好2013年国家基本公共卫生服务项目工作的通知》和《中医药健康管理服务规范》要求，将中医药健康管理服务纳入基本公共卫生服务范围，开展老年人体质辨识和儿童中医调养服务；根据《国家基本公共卫生服务规范（2011年版）》要求，开展对孕产妇、高血压和糖尿病患者等人群的中医药健康管理服务。

第十三条 参照国家中医药管理局印发的《中医特色健康保障服务模式服务基本规范》《中医体质分类与判定标准》《常见疾病高危人群中医预防保健服务技术指南》等要求，结合本地实际，为居民开展体质辨识，制订个性化中医健康调养方案，提供健康干预服务，并开展服务效果评估和总结工作。

第十四条 基层医疗机构应参照中华中医药学会《中医养生保健技术操作规范》等有关要求，积极应用针刺、艾灸、推拿、拔罐、穴位敷贴、药浴、熏蒸、刮痧、药膳、音疗、光疗、电疗等中医“治未病”技术，并按照国家中医药管理局《关于加强对医疗机构膏方推广应用管理的通知》和《关于加强对冬病夏治穴位贴敷技术应用管理的通知》要求，加强对膏方、穴位贴敷等中医技术的规范使用和管理。

第十五条 采取多种形式开展中医药养生保健科普宣传活动，传播中医养生、慢病调养和健康生活方式，促进中医养生保健“进社区、进农村、进学校、进家庭”，向居民推广起居调养、药膳食疗、情志调节、四时养生、经络腧穴按摩保健和五禽戏、八段锦、太极拳及气功导引等自我保健方法。

第十六条 针对季节性易感疾病、传染性疾病的易感人群，开展中医药健康教育，并采取中医药干预措施。

六、组织管理

第十七条 各级中医药管理部门应加强对区域内基层医疗机构“治未病”服务工作的指导和管理，及时总结工作经验并推广，逐步提高区域内基层中医“治未病”服务水平。

第十八条 基层医疗机构应成立“治未病”服务工作小组，由中心主任（或院长）任组长，中医科及相关职能科室有关人员任成员，全面落实“治未病”服务工作。基层医疗机构应制定本单位“治未病”服务相关规章制度，确保“治未病”服务工作规范、有序开展。

第十九条 基层医疗机构应在卫生行政部门的领导下，积极加强与当地中医医院、妇幼保健院、疾病预防控制中心的合作，接受其技术指导与帮扶。

七、绩效考核

第二十条 基层医疗机构应建立以“治未病”服务工作量和服务质量为主的综合绩效考核制度，对“治未病”服务科室的建设、服务内容、服务效果、居民接受度、满意度进行绩效评价。

第二十一条 建立“治未病”服务效果评估指标体系，评估指标应包括：①知晓率：居民中医预防保健常识知晓率不低于90%，对基层医疗机构“治未病”服务内容知晓率不低于90%；基层医疗机构中医药人员对中医预防保健相关政策知晓率不低于85%。②服务对象对中医预防保健服务依从性、接受率和满意率。③覆盖率：老年人体质辨识、儿童中医调养服务目标人群覆盖率30%；居民健康体检体质辨识覆盖率达到40%以上。④管理率：高血压患者中医药健康管理率达到35%以上；糖尿病患者中医药健康管理率达到20%以上。

国家中医药管理局办公室关于确定膏方人员培训机构（第一批）的通知

国中医药办医政发〔2013〕45号

各省、自治区、直辖市卫生厅局中医处，中医药管理局医政处：

根据我局《关于加强对医疗机构膏方推广应用管理的通知》有关要求，全国各省（区、市）推荐了一批三级甲等中医医院（含中西医结合医院）作为培训机构承担本省（区、市）膏方人员培训任务。经审核，现确定以下16所医院为第一批膏方人员培训机构：

中国中医科学院西苑医院

河北省沧州中西医结合医院

山西中医学院附属医院

长春中医药大学附属医院

黑龙江省中医医院

上海中医药大学附属龙华医院

上海中医药大学附属岳阳中西医结合医院

上海中医药大学附属曙光医院

山东中医药大学附属医院

湖北省武汉市中医医院

广东省中医院

广州中医药大学第一附属医院

广西壮族自治区柳州市中医院

重庆市中医院

陕西中医学院附属医院

陕西省西安市中医医院

同时，确定上海中医药大学附属龙华医院、上海中医药大学附属岳阳中西医结合医院和上海中医药大学附属曙光医院为膏方人员师资培训基地。

请以上单位切实加强组织领导，制订培训方案和培训大纲，认真做好膏方人员及师资的培训考核工作，确保培训质量，提高膏方人员服务能力。

国家中医药管理局办公室
2013年11月14日

国家中医药管理局办公室关于印发《人感染H7N9禽流感中医医疗救治专家共识》的通知

国中医药办医政函〔2013〕59号

各省、自治区、直辖市卫生厅局、中医药管理局，新疆生产建设兵团卫生局：

为进一步做好人感染H7N9禽流感中医医疗救治工作，国家中医药管理局人感染H7N9禽流感疫情防控工作专家组在总结前一阶段中医医疗救治工作基础上，结合中医药诊疗方案，形成了《人感染H7N9禽流感中医医疗救治专家共识》。现印发给你们，供在人感染H7N9禽流感中医医疗救治工作中参考使用。

人感染H7N9禽流感的病原学及相关检测、影像学检查、早期识别、重症病例的诊断、重症病例的治疗等参照国家卫生和计划生育委员会印发的《人感染H7N9禽流感医疗救治专家共识》（卫办医政函〔2013〕340号）执行。

国家中医药管理局办公室
2013年5月2日

人感染H7N9禽流感中医医疗救治专家共识

国家中医药管理局人感染H7N9禽流感疫情防控工作专家组在总结前一阶段中医医疗救治经验基础上，结合中医药诊疗方案形成以下共识：

上海、江苏、北京、安徽、山

东等、省市中医药救治经验证明，中医药及时介入、早期全程参与本病治疗，可改善症状，对截断病情、降低病死率具有积极作用。

一、病因病机

本病属于“温热”病范畴，基本符合“卫气营血”及“三焦”传变规律。发病急，初期温热毒邪犯肺，卫气同病，主要表现为高热、咳嗽；传变快，以疫毒壅肺伤络，出现喘憋气促、呼吸困难，多伴痰中带血；继而毒热内陷、内闭外脱，病情重，病死率高。同时观察到，目前重症病例西医综合治疗对于中医证候演变及疾病病机传变具有一定影响。

二、证治方案

1. 毒热犯肺，卫气同病

临床表现：发热，咳嗽，少痰，汗少或无汗，或伴咽痛，肌肉疼痛，舌红苔薄，脉滑数。

治法：清热解毒，宣肺透邪

参考方药和剂量：银翘散合白虎汤。

金银花 30g　连翘 15g　炒杏仁 15g
生石膏 30g　知母 10g　桔梗 6g
芦根 30g　青蒿 15g　黄芩 15g
荆芥穗 10g　薄荷 6g　生甘草 6g

煎服法：水煎服，日一剂，必要时 2 剂，每 4～6 小时口服一次。

加减：咳嗽甚者，加枇杷叶、浙贝母；大便不畅或便秘者，加大黄、元明粉；口渴咽干者，加北沙参、元参；乏力、气促者，加西洋参、葶苈子、苏子。

中成药：可选择疏风解毒胶囊、连花清瘟胶囊、金莲清热泡腾片、清肺消炎丸、小儿豉翘颗粒等。

中药注射液：喜炎平注射液、热毒宁注射液、痰热清注射液、清开灵注射液、参麦注射液。

2. 毒热壅肺，毒损肺络

临床表现：壮热不退，咳嗽，喘憋气促，可见痰中带血，口唇青紫，舌质红或暗红，苔黄或腻，脉数。

治法：解毒泻肺，凉血散瘀

参考方药和剂量：宣白承气汤合清营汤

全瓜蒌 30g　大黄 9g　杏仁 9g
生石膏 30g　黄芩 15g　葶苈子 30g
金银花 30g　马鞭草 30g　赤芍 20g
白茅根 25g　丹参 15g　生晒参 15g
生甘草 5g

煎服法：水煎服，日一剂，必要时 2 剂，每 4～6 小时口服或鼻饲一次。

加减：高热、神志恍惚甚至神昏谵语者，上方送服安宫牛黄丸；痰中带血重者，加仙鹤草、藕节；口唇青紫者，加益母草、黄芪、当归。

中成药：可选择疏风解毒胶囊、连花清瘟胶囊、金莲清热泡腾片、清肺消炎丸、小儿豉翘颗粒等。

中药注射剂：喜炎平注射液、热毒宁注射液、痰热清注射液、清开灵注射液、参麦注射液、血必净注射液等。

3. 毒热内陷，内闭外脱

临床表现：高热难退，烦躁不宁，神识昏蒙，或但欲寐，爪甲青紫，呼吸浅促，痰少色黄，胸腹灼热，四末不温或厥逆，腹胀尿少。舌红绛或暗淡，脉微欲绝。

治法：解毒开窍，回阳固脱

参考方药和剂量：参附龙骨牡蛎汤加减

生大黄 6g　黄连 6g　生晒参 15g
炮附子（先煎）10g　山萸肉 15g
煅龙牡（先煎）各 30g　炙甘草 10g

煎服法：水煎服，日一剂，送服安宫牛黄丸，必要时可 2 剂，每 6 小时口服一次，每次 150 毫升，也可鼻饲或结肠滴注。

中药注射剂：参附注射液、生脉注射液、参麦注射液、血必净注射液、痰热清注射液等。

4. 余热未尽，气阴亏虚

临床表现：神倦乏力，气短，咳嗽迁延，干咳或痰少，食欲不振。舌暗红，苔薄白或黄，脉细。

治法：清解余邪，益气养阴

参考处方和剂量：沙参麦门冬汤加减

太子参 20g　麦冬 15g　北沙参 15g
炒杏仁 10g　生麦芽 15g　丹参 15g
白茅根 20g　芦根 20g　石斛 15g
生甘草 5g

煎服方法：水煎服，日一剂。

国家中医药管理局办公室关于印发《区域中医预防保健服务工作指南（试用稿）》的通知

国中医药办医政函〔2013〕128 号

各省、自治区、直辖市卫生厅局、中医药管理局：

为指导区域中医预防保健服务工作的开展，推进区域中医预防保健服务体系建设，我局研究制定了《区域中医预防保健服务工作指南（试用稿）》。现印发给你们，在各“治未病”预防保健服务试点地区中试用，试用工作中有何意见和建议，请及时与我局医政司联系。

《指南》电子版可在国家中医药管理局政府网站下载（www.satcm.gov.cn）。

联系人：国家中医药管理局医政司中西医结合与民族医药处（综合处）薛静怡、王瑾

联系电话：010-59957685
59957686

传　　真：010-59957694

电子邮箱：yzszhc@126.com

国家中医药管理局办公室

2013 年 9 月 24 日

区域中医预防保健服务工作指南（试用稿）

前 言

自国家中医药管理局2007年启动“治未病”健康工程以来，全国先后确定了65个地区为“治未病”预防保健服务试点地区，探索建立以区域为单位开展中医预防保健服务工作的机制和模式。试点地区的政府、中医药和卫生计生行政主管部门、中医医院、综合医院、卫生监督机构、专业站所、疾病预防控制机构、社区卫生服务机构、社会性中医养生保健机构等均不同程度开展了中医预防保健服务工作，初步形成了区域中医预防保健服务网络，建立了体系框架和效果评价指标，开展了服务提供平台、传播与推广平台、技术平台和人才支撑平台建设，中医预防保健服务工作取得了明显的成效。为贯彻落实《国务院关于扶持和促进中医药事业发展的若干意见》中提出的“积极发展中医预防保健服务。充分发挥中医预防保健特色优势，将中医药服务纳入公共卫生服务项目，在疾病预防与控制中积极运用中医药方法和技术，推动中医医院和基层医疗卫生机构开展中医预防保健服务”的要求，2011年11月，国家中医药管理局提出研究制定《区域中医预防保健服务工作指南》（以下简称《指南》），系统总结“治未病”预防保健试点地区的做法和经验，指导区域“治未病”工作的开展，推进区域中医预防保健服务体系建设，提升区域中医预防保健服务能力。

受国家中医药管理局医政司委托，上海市中医药发展办公室和上海市中医药社区卫生服务研究中心承担了该课题的研究工作，《指南》课题组在系统总结以往区域中医预防保健服务工作与管理经验的基础上，开展了《指南》的编写工作。

本《指南》分为前言、区域中医预防保健工作政策措施、区域中医预防保健服务提供平台建设、区域中医预防保健服务人才队伍建设、区域中医预防保健服务主要内容与方法、区域中医健康文化传播与推广、中医预防保健服务工作绩效评价、附录（区域中医预防保健服务工作绩效评价指标）8个部分。

本《指南》所指的区域中医预防保健服务，是指在一定行政区域内，由区域政府主导，通过完善政策措施、健全服务网络、构建服务平台、加快人才培养、促进知识传播、实施效果评价等，开展中医预防保健服务能力建设工作。

本次编写的《指南》（试行稿），为我国区域中医预防保健服务工作发展中的首次尝试。请各试点区在试点过程中及时提出宝贵的意见和建议，以便对《指南》进行修改完善。

《区域中医预防保健服务工作指南》课题组

2013年9月16日

第一部分 区域中医预防保健服务工作政策措施

中医预防保健是中医药事业的重要组成部分，积极发展中医预防保健服务是提高人民群众健康素质和健康水平的重要途径。区域政府及相关部门应不断完善中医预防保健工作的保障措施，促进中医预防保健事业的发展。

一、推动中医预防保健服务工作的政策

（一）区域政府应高度重视中医预防保健服务，将其作为一项重要的民生工程和惠民工程，纳入区域卫生规划，纳入政府年度工作目标并组织实施。

（二）区域政府应制定区域中医预防保健服务发展的总体规划和实施方案，并将中医预防保健服务纳入公共卫生服务项目。区域卫生行政部门应制定相关制度规范，并组织实施。

（三）区域政府应成立包括中医药、卫生、工商、发改、物价、财政、人社、民政、科委、文化等有关部门成员在内的区域中医预防保健服务工作领导小组，由政府分管领导担任组长。建立区域中医工作联席会议制度，及时协调解决区域中医预防保健服务工作中所遇到的各种具体问题和困难。整合区域各方面资源，形成发展中医预防保健服务合力，共同构建“政府主导、部门配合、多方参与”的中医预防保健服务工作机制。

领导小组办公室设在卫生计生行政主管部门（中医药管理部门），由主要负责人或分管领导任办公室主任，配备专（兼）职工作人员，负责区域中医预防保健服务工作计划的制订、监督管理、经费使用和考核评价等工作。成立区域中医预防保健服务工作专家组。

（四）中医预防保健经费占比不低于基本公共卫生服务总费用的10%，实行财政预算单列，用于中医预防保健服务基础条件建设、基本设施设备配置、服务能力建设和人才培养等工作。

（五）区域政府为社区卫生服务机构配备中医预防保健服务人员，按每万服务人口0.5~1名核定人员编制，保障其基本工资和国家规定范围的津补贴等。

（六）积极创造条件，在区域疾病预防控制中心设立中医预防保健科，区域卫生监督机构设立中医监督科，并由区域政府核定相应人员编制。

二、建立完善中医预防保健服务保障措施

（一）区域政府应将中医预防保健服务工作纳入政府目标考核指标，纳入对卫生计生行政主管部门绩效考核和街道（镇）目标责任考核指标。

（二）根据国家中医药管理局

《关于积极发展中医预防保健服务的实施意见》和《关于印发中医预防保健服务提供平台建设基本规范（试行）的通知》等文件，制订区域中医预防保健服务人员培训计划；建立完善的区域中医预防保健服务绩效、效果评价指标体系与考评方法。

（三）联合发改委、物价等部门将中医预防保健服务技术与方法，如中医体质辨识、健康指导咨询等纳入收费项目并制定合理价格。

（四）加强中医预防保健服务的科学研究，鼓励中医预防保健新技术的研发。在区域年度科研项目招标中，设立中医预防保健科研专项。

第二部分 区域中医预防保健服务提供平台建设

区域中医预防保健服务提供平台是发展区域中医预防保健服务的基础，是中医预防保健体系建设的首要环节，是发展中医预防保健服务的基本条件和要求。

一、工作目标

根据《中医预防保健服务提供平台建设基本规范（试行）》要求，统筹规划、整合资源、合理布局、高起点、规范化、重实效，推进中医预防保健服务平台建设并逐步完善，为提供一站式、全方位的新型健康服务搭建网络平台，初步建立中医特色明显、技术适宜、形式多样、服务规范的区域中医预防保健服务网络。

二、基本要求

区域中医预防保健服务提供平台建设要依托各级各类医疗卫生机构，形成以区域政府为领导、中医药和卫生计生行政主管部门为管理、中医医院（含中西医结合医院、民族医医院，下同）为龙头、专业站所为支撑、社区卫生服务中心（站）为主体、非医疗性中医养生保健机构为补充的中医预防保健服务网络。

（一）区域中医医院（含中西医结合医院、民族医医院，下同）是中医预防保健服务工作的“龙头”，应按照《中医医院“治未病”科建设与管理指南（试行）》要求设置“治未病”科（中心）并开展服务。其组织机构和功能定位应相对独立，其业务工作应与医疗服务科室有机联系。应把中医预防保健服务功能建设作为完善中医医院功能与内涵建设的重要工作，并承担区域内各级各类医疗卫生机构中医预防保健服务人员的培训和业务指导，成为本区域内中医预防保健服务的技术中心、研究中心和指导中心。

（二）有条件的区域综合医院应设置中医预防保健服务科室（“治未病”门诊等），传播中医预防保健知识，提供中医预防保健服务。

（三）积极创造条件，在区域卫生监督所设置中医监督科，承担区域中医预防保健服务机构（含非医疗性中医养生保健机构）日常工作的监督管理。

（四）有条件的区域疾病预防控制中心和专业站所应设置中医“治未病”科室，积极运用中医预防保健技术和知识提供区域慢性病、传染病的中医健康管理，提供妇女儿童等人群的中医预防保健服务。

（五）社区卫生服务中心（站）是区域中医预防保健服务网络的主体和网底，应将中医预防保健服务与社区卫生服务功能有机结合，通过设立“治未病”服务门诊（点）、健康小屋等全面开展中医预防保健服务工作。

（六）有条件的区域卫生信息中心要建立区域中医预防保健服务工作信息监测网络和系统协作平台，研发中医体质、中医证候以及慢性病监测等软件。建立体质分析数据库及体检资料数据库，实行中医预防保健服务信息化管理。

（七）积极发挥区域医学会、中医药学会或“治未病”协会（学会）等社会学术团体的作用，开展教育培训、学术交流、中医预防保健技术方案制订等工作。

三、服务区域

（一）区域中医医院“治未病”科（中心）的服务区域，总面积不少于60平方米，其服务功能应包括健康检查（体检）与健康状态及管理信息采集、健康状态辨识评估及风险评估、健康咨询指导、健康干预服务等。各区域相对独立，每间面积不少于15平方米。相关服务区域应布局合理、工作流程便捷、保护服务对象隐私。

（二）区域综合医院中医预防保健服务科室（“治未病”门诊等）的服务区域，总面积不少于30平方米。服务功能应包括健康状态评估、健康指导咨询和健康干预服务等。诊室应相对独立，每间面积不少于15平方米。

（三）区域疾病预防控制中心、专业站所的中医预防保健科室服务区域总面积不少于15平方米，业务管理与信息采集管理、健康咨询与指导干预区域应相对独立。

（四）社区卫生服务中心的中医“治未病”服务区域，总面积不少于25平方米。至少分为健康状态信息采集与管理区域、健康咨询指导与干预区域等，应设置在相对独立的中医药综合服务区内。

四、设备配置

（一）根据《中医预防保健服务提供平台建设基本规范》《中医诊疗设备评估选型推荐品目》配置有关设备：

1. 健康状态信息管理设备。如办公桌、办公椅、计算机、打印机、电话、专用文件柜等。

2. 健康状态辨识及其风险评估设备。如体重仪、身高仪、血压计、心血管检测仪、肺功能仪、骨密度检测仪、心电图、血糖监测仪、舌像仪、脉象仪、体质辨识系统、经络检测设备等。

3. 健康咨询与指导设备。如健康教育宣传栏、影像等演示设备、多媒体教学设备及信息网络系统设备等。

4. 健康干预设备。如针灸、火罐、刮痧板、中医电疗、磁疗、热疗等。

（二）设备配置应与医疗卫生机构中医预防保健服务功能、医技人员医技水平、开展的业务工作项目及工作量相适应。常规的理化、影像等辅助检查设备可与本单位资源共享。

第三部分 区域中医预防保健服务人才队伍建设

区域中医预防保健服务人才队伍建设是开展中医预防保健服务工作的根本保证，是提高中医预防保健服务能力的关键所在，是促进中医预防保健事业可持续发展的重要基础和前提。

一、工作目标

通过对区域中医类别执业医师、各级各类医疗卫生机构管理人员及不同层级专业技术人员进行中医预防保健知识与基本技能以及服务基本要求等方面培训，努力造就一支高素质的以中医类别执业医师为骨干的中医预防保健服务队伍；对非医疗性中医养生保健服务机构从业人员开展培训，规范其服务行为，提高其服务水平。

二、人员配备

区域中医预防保健服务人员主要包括中医类别执业医师、临床和公卫医师、护师（士）、中药师、其他经过培训的卫生技术人员和管理人员、非医疗性中医养生保健服务机构从业人员等。

（一）区域中医医院：形成专业、学历、职称、年龄结构合理的“治未病”服务团队，配备满足“治未病”服务需要的中医预防保健服务人员。“治未病”科室（中心）专职医护人员不少于6人，中医类别执业医师不低于70%，其中应有一名具有大学本科以上学历且具有副主任以上专业技术职务任职资格的中医类别执业医师。

（二）区域综合医院：配备满足开展“治未病”服务需要的中医预防保健服务人员，其中应当有一名具有副主任以上专业技术职务任职资格的中医类别执业医师。

（三）区域疾病预防控制中心、专业站所中医人员配备应满足其服务功能和承担任务的需要，配备至少一名专职的中医预防保健服务专业技术人员。

（四）社区卫生服务中心按每万服务人口配备0.5～1名中医预防保健服务人员。每个社区卫生服务中心的“治未病”服务门诊（点）至少配备2名中医类别执业医师，其中一名应具备主治医师以上专业技术职务任职资格。

三、培训

（一）培训目的。通过培训，使区域各级各类医疗卫生机构全体医务人员理解“治未病”理念的主要内涵，了解发展中医预防保健服务的意义；使从事中医预防保健服务的专业人员掌握中医预防保健服务的主要内容和基本技能；使区域非医疗性中医养生保健机构从业人员提高服务技能和水平。

（二）培训原则。分层、分类、分级、分岗。

（三）培训内容。“治未病”理念的主要内涵，发展中医预防保健服务的意义，中医预防保健服务主要内容及其基本技能；中医预防保健服务建设规范、运行规范、服务规范、服务质量监测；健康检查、健康调养和健康管理、营养学、心理学等“治未病”相关知识与技能。

（四）培训方式

1. 脱产与半脱产相结合、远程培训与现场培训相结合、理论与实践相结合、执业医师与职业技能人员相结合、上岗培训与全员培训相结合、长期与短期相结合、职业教育与院校教育相结合等方式。

2. 采用进修、专题讲座、继续教育、特色技术现场观摩等方法。

四、各类人员培训具体要求

（一）全员培训。利用各种形式对区域各级各类医疗机构医务人员，包括非中医类别执业医师、医技人员和社区护士开展中医预防保健知识与技能服务基本要求等方面培训，应接受40学时在岗培训。

（二）区域中医医院和综合医院中医科重点培养中医“治未病”专科人才，选送高级职称中医“治未病”技术骨干参加省级以上“治未病”相关学术交流，接受省级中医“治未病”继续教育120学时以上培训，按区域名医型人才和中医学科带头人培养。新进入区域中医医院和综合医院从事中医药服务工作的医师应接受每年80学时以上“治未病”继续教育。中医医院还应承担区域内相关人员的培训和对口支援工作。

（三）社区卫生服务中心中医类别执业医师及其他从事中医药服务的执业医师应当每年接受80学时以上的中医预防保健服务知识与技能在岗培训，能够熟练运用中医预防保健知识开展相关服务。负责中医预防保健工作的管理人员应接受中医药政策和中医预防保健服务知识培训。社区公共卫生医师和护士应当接受中医预防保健服务知识和技能培训。

（四）区域专业站所配备的中医预防保健服务专业技术人员应当每年接受80学时以上的中医预防保健服务知识与技能在岗培训。从事中医预防保健服务管理人员每年接受40学时以上在岗培训。培训内容包括“治未病”理念及其内涵，发展中医预防保健服务的积极意义以及有关中医预防保健服务基本规范。

（五）非医疗性中医养生保健机构从业人员应当加强职业技能培训并取得相应资质。

第四部分 区域中医预防保健服务主要内容与方法

以中医药理论为指导的中医预防保健技术与方法，是“治未病”理念落实于实践的必要措施，也是体现“治未病”效果的基本途径。

一、工作目标

根据《国家中医药管理局关于中医预防保健服务提供平台建设基本规范（试行）》要求，针对个体人健康状态，运用中医药技术和方法，整合基本公共卫生服务项目，系统维护和提升个体人整体功能状态，实现“未病先防、既病防变、瘥后防复”的目标，达到防病治病、健康长寿的目的。

二、服务对象

（一）社区居民，包括常住居民和流动人口。

（二）重点人群，包括社区妇女、儿童、老年人、慢性病患者和亚健康人群。

三、主要内容与方法

（一）主要内容

1. 按照《关于做好2013年国家基本公共卫生服务项目工作的通知》和《中医药健康管理服务规范》要求，将中医药健康管理服务纳入基本公共卫生服务范围，开展老年人体质辨识和儿童中医调养服务；根据《国家基本公共卫生服务规范（2011年版）》要求，开展对孕产妇、高血压和糖尿病患者等人群的中医药健康管理服务。区域中医药健康管理服务目标人群覆盖率要达到规定比例。

2. 居民健康档案应建立中医药健康管理专项，至少包括体质辨识、饮食偏颇、居住环境、中医习惯用药史等内容。要及时将发现的患者纳入中医药健康管理，并提供规范的中医药技术服务。

3. 区域中医医院“治未病”科应突出中医药特色与优势，积极开展中医体质辨识、健康功能检测、健康调养咨询指导等服务项目，规范应用中医预防保健干预方法和技术，并通过信息化管理，开展健康干预的效果评价工作。

4. 社区卫生服务中心开展健康状态信息采集与管理、健康状态辨识与评估、健康咨询、指导和干预以及干预效果评估工作。服务流程和服务内容应参照《中医特色健康保障服务模式服务基本规范》《中医体质分类与判定标准》要求，结合区域实际，开展居民体质辨识，制订中医预防保健干预方案，并开展服务效果评估和总结。

（二）方法

1. 参照《常见疾病高危人群中医预防保健服务技术指南》等要求，为社区居民制订个体化中医预防保健和健康调养方案，并开展中医健康教育及干预服务。

2. 医疗机构“治未病”服务应突出中医药特色，通过中医四诊、经络诊断等，参照《中医养生保健技术操作规范》要求，积极应用针刺、灸法、推拿、火罐、穴位敷贴、足疗、药浴、熏蒸、刮痧、药膳、音疗、光疗、电疗等中医“治未病”技术，并按照国家中医药管理局《关于加强对医疗机构膏方推广应用管理的通知》（国中医药医政发〔2013〕14号）和《关于加强对冬病夏治穴位贴敷技术应用管理的通知》（国中医药医政发〔2013〕36号）要求，加强对膏方、穴位贴敷等中医技术的规范使用和管理。

3. 积极向社区居民推广起居调养、药膳食疗、情志调节、四时养生、经络腧穴按摩保健和五禽戏、八段锦、太极拳及气功导引等自我保健方法。

第五部分　区域中医健康文化传播与推广

以“治未病”为核心理念的健康文化，是中华民族独特的健康文化。向广大群众，传播与推广中医健康文化，扩大群众对中医预防保健服务的需求，提高群众的认知度和认可度，对促进中医药继承和创新具有重要意义。

一、工作目标

加强中医健康文化传播与推广，构建形式多样的中医健康文化传播平台，提高群众对中医健康文化的认知度和认同度，扩大“治未病”社会影响力。

二、传播与推广对象

（一）广大群众，尤其是社区老年人、妇女、儿童、慢性病患者和亚健康人群。

（二）区域各级各类医疗卫生机构卫生技术人员和管理者。

（三）政府部门。

三、主要内容

中国传统健康文化、“治未病”为核心理念的健康文化和养生保健知识与方法、常见慢性病养生保健方法、中医体质调养方法、中医适宜技术，“治未病”预防保健服务效果等。

四、传播与推广的方式方法

（一）区域各级各类医疗卫生机构应营造中医预防保健服务文化环境，通过养生堂、中医馆、健康小屋等形式传播与推广中医健康文化，组织开展中医预防保健知识与基本技能竞赛等活动，成为传播与推广中医预防保健知识方法和中医健康文化的重要窗口。

（二）区域政府应加强舆论引导，充分利用网络、电视、广播、报刊等媒体宣传中医健康文化，通过开辟专栏、录制专题节目等多种形式，广泛传播与推广中医养生保健知识与方法。

（三）针对不同层次、不同年龄、不同需求的群众进行“治未病”中医预防保健科普宣教，并积极创制传播产品。采用语言（如健康咨询、专题讲座、医患双方座谈会等）、文字（如标语、宣传单、宣传画、宣传册、医药报刊、墙报、专栏、健康教育处方等）、实物（如图片、照片、中药标本和模型等）方法交流展示中医预防保健服务的相关技术和产品。

（四）组织建立专家团队和中医健康讲师团进社区、进机关、进校园、进家庭，开展巡回宣讲。

（五）区域各有关学术团体应利用学术研讨会、专题讲座等形式加强中医预防保健服务的理论和实践交流、研讨和宣传。

（六）开展中医健康文化传播与推广的人员应定期接受中医预防保健服务知识与基本技能培训。

第六部分　中医预防保健服务工作绩效评价

中医预防保健服务工作绩效评价是区域卫生计生行政主管部门（中医药管理部门）对区域各级各类医疗卫生机构的中医预防保健服务进行有效的监督、检查、指导、考核与评价，是推进区域中医预防保健服务工作持续发展的重要手段。

一、基本原则

（一）公正、透明、科学、有效、适度。

（二）传承与创新相结合。

（三）考核指导与效果评价相结合。

二、工作目标

对区域中医预防保健服务工作的组织构建、人力资源、经费保障等，对中医预防保健服务机构和科室的建设、服务内容、服务效果、居民接受度、满意度进行绩效评价；对非医疗中医养生保健服务机构的服务项目和技术操作等进行监督评价。

三、工作内容与方法

（一）应建立以中医预防保健服务岗位工作量和服务质量为主的综合绩效考核制度。

（二）区域卫生计生行政主管部门（中医药管理部门）设置由年终考核与日常动态质控考核相结合的考评机构，明确考核评价人员职责和权限。

（三）区域中医预防保健服务评价的主要内容包括：保障措施、组织管理、人力资源和物资设备投入、服务功能和效率、人才培养、中医药文化传播、科学研究和社会效益等。

（四）区域中医预防保健服务效果评价应包含社区群众满意度、认知度、依从性等指标。

（五）应建立由中医药、卫生、工商行政部门对区域非医疗性中医养生保健服务机构管理评价制度，包括提供的服务项目与注册服务项目是否一致，是否存在超范围服务现象；服务操作是否安全规范；是否存在医疗行为和药品销售活动等指标。

四、绩效评价核心指标

（一）区域形成“治未病”预防保健服务网络：指以区域中医医院设立的“治未病”科室（中心）、综合医院中医科、社区卫生服务中心（站）建立的“治未病”服务点、健康小屋或疾病预防控制中心、专业站所的中医预防保健科室组成的中医预防保健服务网络。

（二）“治未病”管理体系与层级组织职责清晰：指区域政府及卫生计生行政主管部门（中医药管理部门）对“治未病”预防保健服务工作实行目标责任制管理，明确职能部门，领导小组职责清晰并采取措施解决实际问题。

（三）“治未病”预防保健服务管理制度规范化、职责标准化：指区域卫生计生行政主管部门（中医药管理部门）制定区域“治未病”预防保健服务工作管理制度。

（四）通过人才培养计划的实施，“治未病”专业人才达到一定数量。“治未病”专业人才包括中医预防保健服务专业技能型人才、具有养生保健康复知识和技能的“治未病”医师、“治未病”专业学科带头人及技术骨干和中医预防保健服务职业技能人员等。

五、服务效果评价

（一）区域中医预防保健服务领导小组制订《“治未病”预防保健服务效果评估工作方案》，建立并完善服务效果评价指标体系与方法；定期组织对各类各级医疗卫生机构的服务效果进行评价。

（二）中医预防保健服务效果评估。

1. 知晓率：居民中医预防保健常识知晓率不低于90%，对区域基层医疗机构中医预防保健服务内容知晓率不低于90%；区域基层医疗机构中医药人员对中医预防保健相关政策知晓率不低于85%。

2. 服务对象对中医预防保健服务依从性、接受率、满意率。

3. 覆盖率：老年人体质辨识、儿童中医调养服务目标人群覆盖率达30%，居民健康体检体质辨识覆盖率达到40%以上。

4. 管理率：高血压患者中医药健康管理率达到35%以上。糖尿病患者中医药健康管理率达到20%以上。

5. 其他：区域内有关疾病发病率、复发率、病死率、致残率等指标的下降。

附　　区域中医预防保健服务绩效评价指标（试点稿）

一级指标	二级指标	编号	三级指标
管理效益	组织管理	1	区域卫生计生行政主管部门将中医预防保健服务工作纳入对区域医疗机构（包括区专业站所、疾病预防控制中心、社区卫生服务中心）及其管理人员年度考核目标
		2	区域卫生计生行政主管部门成立中医预防保健服务工作领导小组办公室，并配备专（兼）职人员，建立层次分明、职责清晰、制度健全的管理网络
		3	区域中医药、卫生与工商等部门共同对非医疗性中医养生保健机构监督管理
		4	区域医疗机构、专业站所、疾病预防控制中心、社区卫生服务中心将中医预防保健服务纳入年度工作计划和相关人员绩效考核指标；中医预防保健绩效考核指标权重不低于10%

（续表）

一级指标	二级指标	编号	三级指标
管理效益	组织管理	5	形成区域中医预防保健服务网络，建立提供服务体系
		6	中医医院成为区域中医预防保健服务“龙头”单位，其设立的“治未病”中心（中医预防保健科）为医院的一级临床科室
		7	社区卫生服务中心成为中医预防保健服务网底
		8	医学会等社会学术团体开展中医预防保健学术交流
保障措施	人力资源保障	9	区域医疗机构、疾病预防控制中心、专业站所、社区卫生服务中心合理配置中医人员，满足中医预防保健服务需要
		10	对各级各类医疗机构从业人员开展在岗培训；对非医疗性社会养生保健机构从业人员开展职业技能培训
	经费保障	11	中医预防保健经费占基本公共卫生总费用10%及以上，人均中医健康管理基本公共卫生服务经费补助标准不低于3元
	物资设备保障	12	区域中医医院、综合医院、社区卫生服务中心“治未病”服务区域设置符合要求；设备设施配置满足“治未病”服务需求
	信息平台保障	13	建立区域中医预防保健服务工作信息监测网络和系统协作平台，实行区域中医预防保健服务信息管理
	中医健康文化传播与推广保障	14	中医预防保健的健康文化传播内容丰富、形式多样，具有科学性、指导性、针对性和适用性
	科学研究保障	15	专设中医预防保健科学研究项目
服务内容	服务项目	16	开展老年人体质辨识和儿童中医调养服务
		17	在国家基本公共卫生服务规范中纳入孕产妇、高血压、糖尿病患者中医药健康管理服务人数
		18	高血压、糖尿病患者发现率、知晓率
		19	居民健康档案建立中医药健康管理专项，开展居民健康体检中医体质辨识
		20	开展冬病夏治、膏方等中医调养服务项目数量
服务效果评价	知晓率	21	服务对象对中医预防保健服务机构和中医预防保健知识与基本技能知晓率
	满意率	22	服务对象对中医预防保健服务依从性、接受率、满意率
	覆盖率	23	老年人体质辨识、儿童中医调养服务目标人群覆盖率达30%，居民健康体检体质辨识覆盖率达到40%以上
	管理率	24	高血压患者中医药健康管理率达到35以上
		25	糖尿病患者中医药健康管理率达到20%以上

附：评估指标意义和指标解释。

附　区域中医预防保健绩效评价指标评估指标意义及指标解释

第一部分　管理效益

管理效益是指通过管理的产出与投入之间的一种比例关系，是一种有益的效果，具体地说，就是指正的效果。

一、组织管理

指通过建立组织结构，规定职务或职位，明确责权关系，使组织中的成员互相协作配合、共同劳动，有效实现组织目标的过程。

（一）指标编号 1 ~ 8。

（二）指标依据。

《国家中医药管理局关于积极发展中医预防保健服务的实施意见》（国中医发〔2009〕20 号）提出，各级中医药管理部门负责对辖区内中医预防保健服务行业管理，根据中医预防保健服务的有关标准规范，对辖区内相关机构和人员统一准入标准，规范服务内容，加强有关监管，并建立定期考评机制和校验制度，加强对中医预防保健服务提供机构的组织领导和业务管理。

（三）指标解释。

1. 根据《全国社区中医药工作先进单位建设标准（2012 年版）》文件要求，区域卫生计生行政主管部门将中医预防保健服务内容纳入对各类各级医疗机构、管理人员的年度考核。

区域卫生计生行政主管部门对各级医疗卫生机构及其管理人员有关于中医预防保健的年度考核要求。

2. 根据《区域中医预防保健服务工作指南》的要求，区域卫生计生行政主管部门（中医药管理部门）是中医预防保健服务的行业主管部门，应成立中医预防保健服务工作领导小组办公室并配备专（兼）职人员，由主要负责人或分管中医预防保健服务工作的局长负责。根据国家中医药管理局《关于积极发展中医预防保健服务的实施意见》等文件，区域中医预防保健服务工作应有完善的管理制度，层级组织分明，职责清晰。

区域卫生计生行政主管部门（中医药管理部门）有中医预防保健服务工作领导小组办公室人员名单，有区域网络管理图。

3. 区域中医药、卫生和工商等部门有职责对区域非医疗性中医养生保健机构进行资质、卫生监督等管理。

区域中医药、卫生和区域工商行政管理部门有关于区域非医疗性中医养生保健机构的监督管理记录。

4. 根据《全国社区中医药工作先进单位建设标准（2012 年版）》文件要求，各级医疗机构年度工作计划有"治未病"业务开展内容，将"治未病"业务作为相关科室人员绩效考核内容。

区域医疗机构、专业站所、疾病预防控制中心、社区卫生服务中心年度工作计划中有中医预防保健内容。各相关人员绩效考核指标中医预防保健绩效考核指标权重不低于 10%。

5. 根据《国家中医药管理局关于积极发展中医预防保健服务的实施意见》（国中医发〔2009〕20 号）的要求，加快建设中医预防保健服务提供体系：按区域需求进行规划，各级中医院及有条件的综合医院应设立中医预防保健服务科室（"治未病"中心），社区卫生服务中心，乡镇卫生院等城乡基层医疗卫生机构应将中医预防保健服务与"六位一体"服务功能有机结合，按照规定发展独立的中医预防保健机构。

根据《区域中医预防保健服务工作指南》的要求，区域中医预防保健服务提供网络要依托各类各级医疗卫生机构，形成以区域政府为领导、中医药和卫生计生行政主管部门为管理、中医医院为龙头、专业站所为指导、社区卫生服务中心（站）为主体、非医疗性中医养生保健机构为补充的"治未病"预防保健服务链，使各类型、各层次中医预防保健服务有机融合的中医特色预防保健服务网络。

"治未病"预防保健服务网络体系：区域政府、卫生计生行政主管部门（中医药管理部门）、中医医院、综合医院、专业站所、社区卫生服务中心（站）。

6. 根据《区域中医预防保健服务工作指南》《中医医院"治未病"科建设与管理指南》和中医医院评审及持续改进活动有关要求，区域中医医院是中医预防保健服务的"龙头"，应设置"治未病"科（中心），组织机构和功能定位应相对独立。承担区域内各级各类医疗卫生机构中医预防保健服务人员的培训和业务指导，成为本区域内中医预防保健服务的技术中心、研究中心和指导中心。

区域中医医院有独立的"治未病"科室，有开展中医预防保健工作的记录。

7. 根据《区域中医预防保健服务工作指南》的要求，社区卫生服务中心是区域中医预防保健服务网络的主体和网底，应将中医预防保健服务与社区卫生服务功能有机结合，通过设立"治未病"服务门诊（点）、"健康小屋"等全面开展中医预防保健服务工作。

社区卫生服务中心有中医预防保健服务的内容记录。

8. 根据《区域中医预防保健服务工作指南》的要求，区域医学会、中医药学会或"治未病"协会（学会）等社会学术团体负责区域中医预防保健服务网络建设的指导工作，承担需求调研、教育培训、中医预防保健服务技术方案及服务流程制定等任务。

区域医学会等社会团体协会有开展中医预防保健学术交流的记录。

（四）数据获取办法。

1. 现场查看区域卫生计生行政主管部门对区域医疗机构（包括区专业站所、疾病预防控制中心、社区卫生服务中心）及其管理人员关于中医预防保健服务年度考核内容。

2. 现场查看区域卫生计生行政主管部门（中医药管理部门）中医预防保健领导小组办公室及成员名单，现场查看区域网络管理图。

3. 现场查看区域中医药、卫生和工商等部门共同对非医疗性质社会养生保健机构监督管理的记录。

4. 现场查看区域医疗机构、专业站所、疾病预防控制中心、社区卫生服务中心关于中医预防保健年度工作计划；现场查看相关人员绩效考核记录，其中中医预防保健绩效考核指标权重不低于10%。

5. 现场查看区域中医预防保健服务体系与网络：由区域中医医院“治未病”中心（门诊），社区卫生服务中心（站）“治未病”服务点或健康小屋，区域疾病预防控制中心、专业站所的中医预防保健科室、综合医院中医科组成的中医预防保健服务网络。

6. 现场查看中医医院设立的“治未病”中心（中医预防保健科）及登记注册的临床科室。

7. 现场查看社区卫生服务中心开展中医预防保健服务记录。

8. 现场查看医学会等社会学术团体开展中医预防保健学术交流的记录。

第二部分　保障措施

指针对中医预防保健服务有限支撑和支持问题的解决办法。

一、人力资源保障

指在一定区域内从事中医预防保健工作的人员，包括中医预防保健服务专业技能型人才、具有养生保健康复知识和技能的“治未病”医师、“治未病”专业学科带头人及技术骨干和中医预防保健服务职业技能人员等。

（一）指标编号9～10。

（二）指标依据。

《国家中医药管理局关于积极发展中医预防保健服务的实施意见》（国中医发〔2009〕20号）提出，加强中医预防保健服务人才队伍建设：鼓励具有中医预防保健知识和实践经验的执业医师，提供中医预防保健服务。培养一批中医基本功扎实、具有丰富的临床实践经验、掌握中医预防保健知识和技能的医师队伍；培养一批具有预防保健康复基本知识、掌握中医特色技术方法的中医预防保健服务职业技能人员。

（三）指标解释。

1. 根据《国家中医药管理局关于印发中医预防保健服务提供平台建设基本规范（试行）的通知》（国中医药函〔2009〕138号）要求，人员配备：人员配备应当满足“治未病”服务功能的需求，应当包括中医执业医师、“治未病”服务职业技能人员、医技人员、中药师、护理人员、管理人员等。

根据《区域中医预防保健服务工作指南》的要求如下：

（1）中医院：“治未病”科室（中心）专职医护人员应当不少于6人，中医类别执业医师不低于70%，其中应有一名具有大学以上学历且专业技术职务任职资格为副主任以上的中医执业医师。

（2）综合医院：配备满足开展“治未病”需要的中医预防保健服务人员，其中应当有一名具有副主任以上专业技术职务任职资格的中医类别执业医师。

（3）区域疾病预防控制中心、专业站所：中医人员配备应满足其服务功能和承担任务的需要，配备至少一名专职的中医预防保健服务专业技术人员。

（4）社区卫生服务中心：中医预防保健服务人员按每万服务人口配0.5～1名中医预防保健服务人员。每个社区卫生服务中心的“治未病”服务点至少配备2名中医类别执业医师，其中一名应具备主治医师以上专业技术职务任职资格。

2. 根据《国家中医药管理局关于积极发展中医预防保健服务的实施意见》（国中医发〔2009〕20号）要求，大力开展岗位培训：开展中医预防保健服务的机构特别是各中医医院，要遴选中医基本功扎实、具有一定临床经验的中医医师，进行中医“治未病”理念及其内涵、中医特色健康保障服务模式、中医预防保健服务知识与技能以及服务基本要求等方面的培训，作为上岗的必要条件。

各级各类机构医务人员有进行“治未病”在岗培训的记录，参与中医预防保健知识与技能培训合格率，岗位培训持证率。

对非医疗性中医养生保健机构从业人员开展职业技能培训，职业技能资质持证率。

（四）数据获取办法。

1. 现场查看各级各类医疗机构从事“治未病”服务中医人员的名单。

2. 现场查看各级各类机构医务人员进行“治未病”在岗培训的记录，参与中医预防保健知识与技能培训合格率，岗位培训持证率。

3. 现场抽查非医疗性中医养生保健机构从业人员职业技能资质持证率。

二、经费保障

指经办中医预防保健服务事业支出的费用。

（一）指标编号11。

（二）指标依据。

《国家中医药管理局关于印发中医药事业发展“十二五”规划的通知》（国中医药规财发〔2011〕49号）提出，加大投入，建立和完善中医药投入保障机制：各级政府要逐步增加投入，切实落实对中医药的补助政策。

（三）指标解释。

根据《区域中医预防保健工作服务指南》中的要求，中医预防保健经费占基本公共卫生总费用的10%及以上，实行财政预算单列，用于中医预防保健服务机构基础条件建设、基本设施设备配备、服务能力建设、人才培养等工作。

有区域“治未病”预防保健服务工作投入保障机制，“治未病”专项投入占基本公共卫生总费10%及以上。

（四）数据获取办法。

现场查看区域政府中医预防保健专项拨款记录及人均补助标准及占基本公共卫生总费的比例。

三、物资设备保障

指从事中医预防保健工作所需要的设备、设施、仪器等物质资源。

（一）指标编号12。

（二）指标依据。

《国家中医药管理局关于积极发展中医预防保健服务的实施意见》（国中医药发〔2009〕20号）提出，应按照《中医预防保健服务提供平台建设基本规范》，做好整体规划，加强服务基础设施条件建设，完善服务区域设置和相关设备设施的配备。

（三）指标解释。

1. 根据《区域中医预防保健服务工作指南》要求如下：

（1）区域中医医院“治未病”科室（中心）的服务区域，应按照《中医预防保健服务提供平台建设基本规范》和《中医医院“治未病”科建设与管理指南》要求进行建设，总面积不少于60平方米，其服务功能应包括健康检查（体检）与健康状态及管理信息采集、健康状态辨识评估及风险评估、健康指导咨询、健康干预服务等。诊室应当相对独立，面积不少于15平方米。相关服务区域应布局合理、工作流程便捷、保护服务对象隐私。

（2）区域综合医院中医预防保健服务科室（“治未病”门诊）的服务区域，总面积不少于30平方米。服务功能应包括健康状态评估、健康指导咨询和健康干预服务等。诊室应相对独立，每间面积不少于15平方米。

（3）区域疾病预防控制中心、专业站所中医预防保健科室服务区域总面积不少于15平方米，业务管理与信息采集管理，健康咨询与指导干预区域应相对独立。

（4）社区卫生服务中心的中医“治未病”服务区域，总面积不少于25平方米。至少分为健康状态信息采集与管理区域、健康咨询指导与干预区域等，应设置在相对独立的中医药综合服务区内。

2. 按照《中医预防保健服务提供平台建设基本规范》《中医诊疗设备评估选型推荐品目》的要求，应配置以下相应设备：

（1）健康状态信息管理设备。如办公桌、办公椅、计算机、打印机、电话、专用文件柜等。

（2）健康状态辨识及其风险评估设备。如体重仪、身高仪、血压计、心血管检测仪、肺功能仪、骨密度检测仪、心电图、血糖监测仪、舌像仪、脉象仪、体质辨识系统、经络检测设备等。

（3）健康咨询与指导设备。如健康教育宣传栏、影像等演示设备等。

（4）健康干预设备。如针灸、火罐、刮痧板、中医治疗仪器等。

（四）数据获取办法。

现场查看各级医疗机构“治未病”服务区域和基本设备设施。

四、信息平台保障

指中医预防保健服务信息基于数字化网络技术运行的信息系统。

（一）指标编号13。

（二）指标依据。

《国家中医药管理局关于积极发展中医预防保健服务的实施意见》（国中医发〔2009〕20号）提出，建立科技创新机制：整合资源，建立虚拟研究院、信息监测网络和系统等协作平台，形成中医预防保健科研的新型组织模式。

（三）指标解释。

根据《区域中医预防保健服务工作指南》要求，有条件的区域卫生信息中心要建立区域中医预防保健服务工作信息监测网络和系统协作平台，研发中医体质、中医证候以及慢性病监测等软件，建立体质分析数据库及体检资料数据库，实行中医预防保健服务信息化管理。

有区域中医预防保健工作信息监测网络和系统协作平台，区域卫生信息中心有中医预防保健信息化管理内容。

（四）数据获取。

现场查看区域中医预防保健工作信息监测网络和系统协作平台，现场查看中医预防保健信息化管理内容。

五、中医健康文化传播与推广保障

指将中医预防保健的思想观念、经验技艺和其他文化特质从一个地方传到另一个地方的过程，从而提高社会的认知和认可程度，加强中医预防保健知识与方法宣传，提高广大群众增进和维护健康的自主行为能力。

（一）指标编号14。

（二）指标依据。

根据《国家中医药管理局关于积极发展中医预防保健服务的实施意见》（国中医发〔2009〕20号）要求，加强中医预防保健服务传播与推广：加强中国传统健康文化宣传，传播中医“治未病”理念，提高社会的认知与认可程度。加强服务信息及服务效果宣传，扩大群众对中医预防保健服务的需求。

（三）指标解释。

根据《国家中医药管理局关于积极发展中医预防保健服务的实施意见》（国中医发〔2009〕20号）要求，加强中医预防保健服务传播与推广：不断丰富传播形式，积极创制传播产品。各级中医院管理部门和有关单位，要针对不同的传播对象、传播内容和传播方式，通过网络、电视、广播、报刊等，构建形式多样的以“治未病”为核心理念的中医健康文化传播平台。

有开展“治未病”健康文化活动的记录，包括开展的内容和形式。

（四）数据获取办法。

现场查看区域“治未病”宣传形式的种类，查看“治未病”健康文化活动的记录。

六、科学研究保障

指运用严密的科学方法，从事有目的、有计划、有系统的认识中医预防保健、探索中医预防保健服务真理的活动过程，是利用科研手段和装备，为了认识中医预防保健服务的内在本质和运动规律而进行的调查研究、实验、试制等一系列的活动。

（一）指标编号15。

（二）指标依据。

省级中医药管理部门及各相关单位应根据中医预防保健服务技术（产

品）体系建设的总体要求，结合当地及本单位的实际，开展有关科学研究。

（三）指标解释。

根据《区域中医预防保健服务工作指南》的要求，加强中医预防保健服务的科学研究，鼓励中医预防保健新技术的研发。在区域年度科研项目招标中，要专设中医预防保健技术项目。

（四）数据获取。

现场查看区域科委及卫生计生行政主管部门（中医药管理部门）的中医预防保健科研项目。

第三部分　服务内容

一、服务项目

指开展中医药预防、保健、康复、计划生育技术服务、健康教育、常见病、多发病的诊疗服务项目。

（一）指标编号16～20。

（二）指标依据。

《国务院关于扶持和促进中医药事业发展的若干意见》（国发〔2009〕22号）提出，积极发展中医预防保健服务。充分发挥中医预防保健特色优势，将中医药服务纳入公共卫生服务项目，在疾病预防与控制中积极运用中医药方法和技术。推动中医医院和基层医疗卫生机构开展中医预防保健服务。

（三）指标解释。

1.《关于做好2013年国家基本公共卫生服务项目工作的通知》要求，进一步发挥中医药在基本公共卫生服务中的作用，2013年起开展老年人中医体质辨识和儿童中医调养服务。

2. 根据《国务院关于扶持和促进中医药事业发展的若干意见》（国发〔2009〕22号）的要求，积极发展中医预防保健服务：充分发挥中医预防保健特色优势，将中医药服务纳入公共卫生项目。

《国家基本公共卫生服务规范（2011年版）》包括11项内容，即：城乡居民健康档案管理、健康教育、预防接种、0～6岁儿童健康管理、孕产妇健康管理、老年人健康管理、高血压患者健康管理、2型糖尿病患者健康管理、重性精神疾病患者管理、传染病及突发公共卫生事件报告和处理以及卫生监督协管服务规范。

各级医疗机构公共卫生服务项目中有孕产妇、高血压、糖尿病患者中医药健康管理服务记录。

3. 对于区域居民的高血压、糖尿病患者发现率和知晓率。

4. 居民健康档案有中医药健康管理专项，居民健康体检有中医体质辨识的记录。

5. 有开展冬病夏治、膏方等中医调养服务项目的记录。

（四）数据获取。

1. 现场查看老年人体质辨识和儿童中医调养服务的记录和数量。

2. 现场查看各级医疗机构公共卫生服务项目中孕产妇、高血压、糖尿病患者中医药健康管理服务人数。

3. 现场查看区域社区居民高血压、糖尿病患者发现率、知晓率。

4. 现场查看居民健康档案中医药健康管理专项内容，现场查看居民健康体检中医体质辨识内容。

5. 现场查看冬病夏治、膏方等中医调养服务项目记录、数量。

第四部分　服务效果评价

区域中医预防保健服务效果评价应包含社区群众认知度、依从性、满意度等指标。

一、中医预防保健知识知晓率

社区（农村）居民中医预防保健常识知晓率不低于90%，对中医医院、社区卫生服务机构、乡镇卫生院等中医预防保健服务内容知晓率不低于90%，中医医院、综合医院中医科、专业站所、社区卫生服务机构的中医药人员对中医预防保健政策知晓率不低于85%。

（一）指标编号21。

（二）指标解释。

$$居民对中医预防保健服务机构知晓率=\frac{知晓“治未病”预防保健服务机构社区居民人数}{参与调查社区居民人数}\times 100\%$$

$$居民对中医预防保健知识与基本技能知晓率=\frac{知晓“治未病”预防保健服务知识社区居民人数}{参与调查社区居民人数}\times 100\%$$

（三）数据获取。

现场调查区域内社区居民对提供中医预防保健服务机构的知晓率和中医预防保健知识与基本技能的知晓度。

二、服务满意度

一定区域内的社区（农村）居民对中医预防保健服务及其有关方面良性感受的心理状态。

（一）指标编号22。

（二）指标解释。

依从性指接受“治未病”服务人员按医生规定接受健康干预的行为；反之则称为非依从性。依从性可分为完全依从、部分依从和完全不依从3类。

$$社区居民中医预防保健服务接受率=\frac{接受“治未病”预防保健服务社区居民人数}{参与调查社区居民人数}\times 100\%$$

$$社区居民对中医预防保健服务满意率=\frac{“治未病”预防保健服务机构社区居民人数}{参与调查社区居民人数}\times 100\%$$

（三）数据获取。

现场调查社区居民对中医预防保健服务的接受率和满意度。

三、覆盖率

（一）指标编号23。

（二）指标解释。

覆盖率是度量测试完整性的一个手段，是测试有效性的一个度量。

老年人体质辨识覆盖率＝（已完成老年人体质辨识数/区域内老年人数）×100%

儿童中医调养服务覆盖率＝（已完成儿童中医调养服务人数/区域内儿童人数）×100%

居民健康体检体质辨识覆盖率＝（已完成居民健康体质辨识数/区域内社区居民总数）×100%

（三）数据获取。

现场查看老年人体质辨识、儿童中医调养服务目标人群覆盖率，现场查看居民健康体检体质辨识覆盖率。

四、管理率

（一）指标编号24～25。

（二）指标解释。

健康管理率＝（年内已管理患者人数/年内辖区内患病总人数）×100%

（三）数据获取。

现场查看高血压患者中医药健康管理率和糖尿病患者中医药健康管理率。

关于规范国家中医重点专科标牌的补充通知

国中医药医政综合便函〔2013〕80 号

各省、自治区、直辖市卫生厅局、中医药管理局，新疆生产建设兵团卫生局：

为进一步规范国家中医重点专科管理，我局今年年初下发了《关于规范国家中医重点专科标牌的通知》，现就国家民族医重点专科标牌标准样式补充通知如下：

各民族医专科项目根据国家中医药管理局批准的项目名称，分别张挂“国家民族医重点专科×医××科”“国家民族医重点专科建设项目×医××科”“国家民族医重点专科培育项目×医××科”标牌，例如：“国家民族医重点专科藏医外治科”“国家民族医重点专科建设项目蒙医传统疗术科”“国家民族医重点专科培育项目维医康复科”。

附件：1. 国家民族医重点专科项目标牌标准样式

2. 国家民族医重点专科建设项目标牌标准样式

3. 国家民族医重点专科培育项目标牌标准样式

4. 国家民族医重点专科项目编号名录

国家中医药管理局医政司

2013 年 7 月 15 日

附件 1　国家民族医重点专科项目标牌标准样式

说明：

1. 标牌使用铜板拉丝材质。

2. “国家民族医重点专科××科”文字字体使用红色隶书，其余文字使用黑色楷体。字体格式为平字。

3. “××”为项目名称，如“藏医外治科”“蒙医传统疗术科”等。

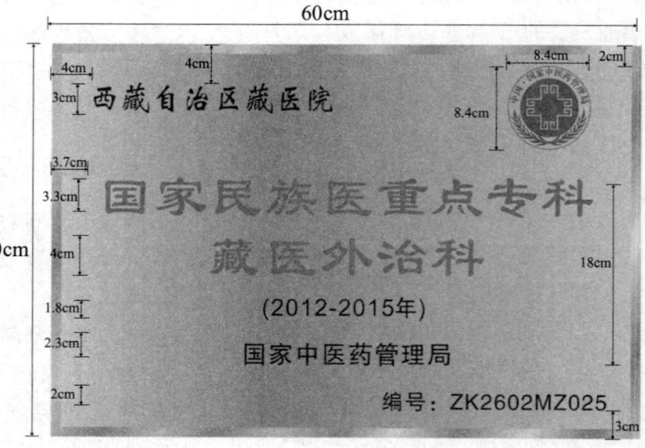

附件 2　国家民族医重点专科建设项目标牌标准样式

说明：

1. 标牌使用铜板拉丝材质。

2. “国家民族医重点专科建设项目××科”文字字体使用红色隶书，其余文字使用黑色楷体。字体格式为平字。

3. “××”为项目名称，如“藏医外治科”“蒙医传统疗术科”等。

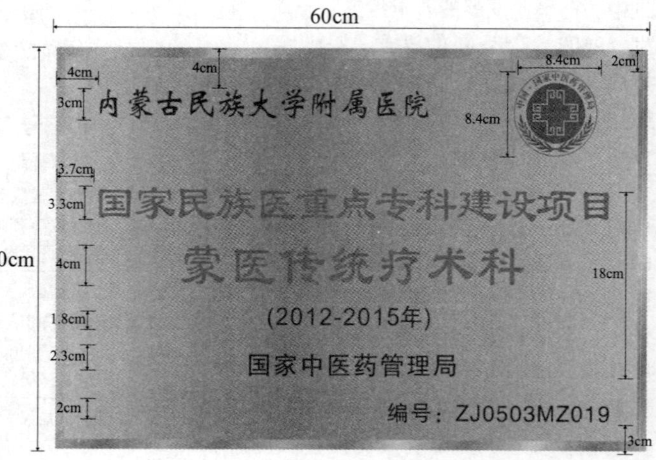

附件3　国家民族医重点专科培育项目标牌标准样式

说明：

1. 标牌使用铜板拉丝材质。

2. “国家民族医重点专科培育项目××科”文字字体使用红色隶书，其余文字使用黑色楷体。字体格式为平字。

3. “××”为项目名称，如“藏医外治科”“蒙医传统疗术科”等。

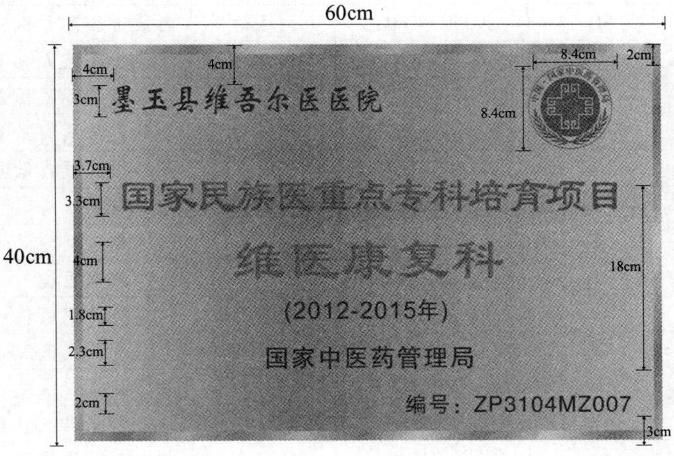

附件4　民族医重点专科名录

序号	编码	省份	单位	项目名称
1	ZK0102MZ001	北京	中国藏学研究中心北京藏医院	藏医脑病科
2	ZK0102MZ002	北京	中国藏学研究中心北京藏医院	藏医内分泌科
3	ZJ0102MZ003	北京	中国藏学研究中心北京藏医院	藏医藏药浴科
4	ZK0102MZ004	北京	中国藏学研究中心北京藏医院	藏医肝病科
5	ZK0503MZ001	内蒙古	内蒙古国际蒙医医院	蒙医心血管科
6	ZJ0503MZ002	内蒙古	内蒙古民族大学附属医院	蒙医心血管科
7	ZK0503MZ003	内蒙古	兴安盟蒙医院	蒙医肝病科
8	ZJ0503MZ004	内蒙古	内蒙古国际蒙医医院	蒙医脾胃病科
9	ZJ0503MZ005	内蒙古	内蒙古医学院附属医院	蒙医脾胃病科
10	ZJ0503MZ006	内蒙古	兴安盟蒙医医院	蒙医肾病科
11	ZJ0503MZ007	内蒙古	内蒙古民族大学附属医院	蒙医脑病科
12	ZK0503MZ008	内蒙古	内蒙古民族大学附属医院	蒙医血液病科
13	ZJ0503MZ009	内蒙古	乌海市蒙中医医院	蒙医风湿病科
14	ZJ0503MZ010	内蒙古	阿拉善盟蒙医医院	蒙医内分泌科
15	ZJ0503MZ011	内蒙古	内蒙古国际蒙医医院	蒙医皮肤科
16	ZJ0503MZ012	内蒙古	内蒙古国际蒙医医院	蒙医骨伤科
17	ZJ0503MZ013	内蒙古	通辽市蒙医整骨医院	蒙医骨伤科
18	ZK0503MZ014	内蒙古	内蒙古国际蒙医医院	蒙医康复科
19	ZK0503MZ015	内蒙古	内蒙古国际蒙医医院	蒙医五疗科
20	ZJ0503MZ016	内蒙古	呼和浩特市中蒙医医院	蒙医五疗科
21	ZJ0503MZ017	内蒙古	呼伦贝尔市蒙医医院	蒙医五疗科
22	ZP0503MZ018	内蒙古	科右中旗蒙医院	蒙医五疗科
23	ZJ0503MZ019	内蒙古	内蒙古民族大学附属医院	蒙医传统疗术科
24	ZJ0503MZ020	内蒙古	鄂尔多斯市蒙医医院	蒙医传统疗术科
25	ZJ0503MZ021	内蒙古	赤峰克什克腾旗中蒙医医院	蒙医传统疗术科
26	ZP0503MZ022	内蒙古	内蒙古国际蒙医医院	蒙医心身医学科
27	ZP0503MZ023	内蒙古	内蒙古国际蒙医医院	蒙医护理学

（续表）

序号	编码	省 份	单 位	项目名称
28	ZP0503MZ024	内蒙古	包头市蒙医中医医院	蒙医护理学
29	ZP0503MZ025	内蒙古	乌海市蒙中医医院	蒙医护理学
30	ZP0503MZ026	内蒙古	内蒙古国际蒙医医院	临床蒙药学
31	ZP0503MZ027	内蒙古	内蒙古民族大学附属医院	临床蒙药学
32	ZK0503MZ028	内蒙古	内蒙古国际蒙医医院	蒙医萨病科
33	ZJ0603MZ029	辽 宁	阜新蒙古族自治县蒙医医院	蒙医康复科
34	ZK0603MZ030	辽 宁	阜新蒙古族自治县蒙医医院	蒙医血液病科
35	ZK0706MZ001	吉 林	延边中医医院	朝医脑病科
36	ZK0706MZ002	吉 林	延边朝医医院	朝医脑病科
37	ZK0706MZ003	吉 林	延边朝医医院	朝医外科
38	ZK0809MZ001	黑龙江	大庆德坤瑶医特色医院	瑶医风湿病科
39	ZK1711MZ001	湖 北	宣恩县民族医院	土家医骨伤科
40	ZK1712MZ001	湖 北	来凤县民族医院	苗医肛肠科
41	ZK1811MZ002	湖 南	湘西土家族苗族自治州民族中医院	土家医肝病科
42	ZK1812MZ002	湖 南	湘西土家族苗族自治州民族中医院	苗医脾胃病科
43	ZK2007MZ001	广 西	广西壮族自治区壮医医院	壮医风湿病科
44	ZJ2007MZ002	广 西	广西壮医医院	壮医肿瘤科
45	ZP2007MZ003	广 西	武鸣县中医医院	壮医推拿科
46	ZK2007MZ004	广 西	广西壮族自治区壮医医院	壮医目诊科
47	ZK2007MZ005	广 西	广西壮族自治区壮医医院	壮医推拿科
48	ZK2202MZ005	四 川	阿坝州藏医医院	藏医脾胃病科
49	ZK2202MZ006	四 川	若尔盖县藏医医院	藏医脾胃病科
50	ZJ2202MZ007	四 川	甘孜藏族自治州藏医院	藏医内分泌科
51	ZJ2202MZ008	四 川	阿坝州藏医医院	藏医外治科
52	ZK2202MZ009	四 川	甘孜藏族自治州藏医医院	藏医风湿病科
53	ZK2202MZ010	四 川	甘孜藏族自治州藏医医院	藏医脾胃病科
54	ZK2202MZ011	四 川	甘孜藏族自治州藏医医院	藏医内分泌科
55	ZK2412MZ003	贵 州	黔东南州中医医院	苗医肺病科
56	ZK2412MZ004	贵 州	黔南州中医院	苗医皮肤科
57	ZJ2505MZ001	云 南	西双版纳州傣医医院	傣医风湿病科
58	ZK2513MZ001	云 南	云南省彝医医院	彝医骨伤科
59	ZK2505MZ002	云 南	西双版纳州傣医医院	傣医骨伤科
60	ZK2505MZ003	云 南	西双版纳州傣医医院	傣医传统疗术科
61	ZK2602MZ012	西 藏	西藏自治区藏医院	藏医心血管科
62	ZP2602MZ013	西 藏	那曲地区藏医院	藏医心血管科
63	ZK2602MZ014	西 藏	西藏自治区藏医院	藏医肝病科
64	ZK2602MZ015	西 藏	昌都地区藏医院	藏医肝病科
65	ZJ2602MZ016	西 藏	西藏自治区藏医院	藏医脾胃病科
66	ZJ2602MZ017	西 藏	山南地区藏医院	藏医脾胃病科
67	ZP2602MZ018	西 藏	阿里地区藏医院	藏医风湿病科
68	ZP2602MZ019	西 藏	昌都地区藏医院	藏医内分泌科
69	ZP2602MZ020	西 藏	西藏自治区藏医院	藏医眼科
70	ZK2602MZ021	西 藏	西藏自治区藏医院	藏医骨伤科
71	ZP2602MZ022	西 藏	日喀则地区藏医院	藏医骨伤科
72	ZP2602MZ023	西 藏	西藏自治区藏医院	藏医重症医学科
73	ZP2602MZ024	西 藏	林芝地区藏医院	藏（医）药浴科
74	ZK2602MZ025	西 藏	西藏自治区藏医院	藏医外治科

（续表）

序号	编码	省 份	单 位	项目名称
75	ZP2602MZ026	西 藏	山南地区藏医院	藏医“治未病”科
76	ZP2602MZ027	西 藏	西藏自治区藏医院	藏医护理学
77	ZP2602MZ028	西 藏	那曲地区嘉黎县藏医院	临床藏药学
78	ZK2602MZ029	西 藏	林芝地区藏医院	藏医心血管科
79	ZK2602MZ030	西 藏	山南地区藏医医院	藏医脑病科
80	ZK2802MZ031	甘 肃	甘南藏医药研究院附属藏医医院	藏医脾胃病科
81	ZJ2802MZ032	甘 肃	甘南州藏医药研究院	藏医风湿病科
82	ZJ2903MZ031	青 海	海西州蒙藏医院	蒙医五疗科
83	ZP2903MZ032	青 海	海西州蒙藏医院	蒙医“治未病”科
84	ZK2902MZ033	青 海	青海省藏医院	藏医心血管科
85	ZK2902MZ034	青 海	青海省藏医院	藏医肝病科
86	ZP2902MZ035	青 海	玉树州藏医院	藏医肝病科
87	ZJ2902MZ036	青 海	青海省藏医院	藏医脾胃病科
88	ZK2902MZ037	青 海	青海省藏医院	藏医风湿病科
89	ZJ2902MZ038	青 海	久美藏医院	藏医内分泌科
90	ZJ2902MZ039	青 海	青海省藏医院	藏医神志病科
91	ZK2902MZ040	青 海	青海省藏医院	藏医药浴科
92	ZJ2902MZ041	青 海	海南州藏医院	藏医药浴科
93	ZP2902MZ042	青 海	河南县蒙藏医院	藏医药浴科
94	ZJ2902MZ043	青 海	青海省藏医院	藏医外治科
95	ZJ2902MZ044	青 海	海北州藏医院	藏医外治科
96	ZP2902MZ045	青 海	青海省藏医院	藏医“治未病”科
97	ZP2902MZ046	青 海	青海省藏医院	藏医护理学
98	ZK2902MZ047	青 海	黄南州藏医院	藏医肝病科
99	ZJ3010MZ001	宁 夏	宁夏医科大学第二附属医院	回医脑病科
100	ZJ3010MZ002	宁 夏	张氏回医正骨专科医院	回医骨伤科
101	ZJ3104MZ001	新 疆	喀什地区维吾尔医院	维医心血管科
102	ZP3108MZ001	新 疆	阿勒泰地区哈萨克医医院	哈萨克医骨伤科
103	ZJ3104MZ002	新 疆	新疆维吾尔自治区维吾尔医医院	维医脾胃病科
104	ZP3108MZ002	新 疆	阿勒泰地区哈萨克医医院	哈萨克医护理学
105	ZJ3104MZ003	新 疆	新疆维吾尔自治区维吾尔医医院	维医肺病科
106	ZJ3104MZ004	新 疆	和田地区维吾尔医医院	维医妇科
107	ZK3104MZ005	新 疆	新疆维吾尔自治区维吾尔医医院	维医皮肤科
108	ZJ3104MZ006	新 疆	和田地区维吾尔医医院	维医骨伤科
109	ZP3104MZ007	新 疆	墨玉县维吾尔医医院	维医康复科
110	ZJ3104MZ008	新 疆	新疆维吾尔自治区维吾尔医医院	维医密杂吉科
111	ZJ3104MZ009	新 疆	喀什地区维吾尔医院	维医妇科
112	ZP3104MZ010	新 疆	新疆维吾尔自治区维吾尔医医院	临床维药学
113	ZK3104MZ011	新 疆	喀什地区维吾尔医医院	维医皮肤科
114	ZK3104MZ012	新 疆	和田地区维吾尔医医院	维医心血管科
115	ZK3104MZ013	新 疆	新疆维吾尔自治区维吾尔医医院	维医妇科
116	ZK3104MZ014	新 疆	新疆维吾尔自治区维吾尔医医院	维医骨伤科
117	ZP3103MZ033	新 疆	博尔塔拉州蒙医医院	蒙医五疗科

关于印发《国家中医临床药学重点专科建设要求（2013版）》的通知

国中医药医政医管便函〔2013〕91号

各省、自治区、直辖市卫生厅局（卫生计生委）中医处、中医药管理局医政处，新疆生产建设兵团卫生局中医处，中国中医科学院，北京中医药大学：

为加强国家中医临床药学重点专科建设工作，规范国家中医临床药学重点专科建设管理，确保“十二五”期间国家中医临床药学重点专科建设工作取得切实成效，根据《国家中医重点专科建设要求（2013版）》（国中医药办医政发〔2013〕31号）的有关要求，结合临床药学重点专科的特点，我司组织制定了《国家中医临床药学重点专科建设要求（2013版）》。现印发给你们，请遵照执行。

国家中医药管理局医政司

2013年8月27日

国家中医临床药学重点专科建设要求（2013版）

一、总则

第一条　为加强国家中医临床药学重点专科培育项目（以下简称专科）建设管理，充分发挥中医药特色优势，提高中医临床疗效，增强专科可持续发展能力，制定本要求。

第二条　本要求旨在指导专科开展建设与管理工作，并作为专科“十二五”中期评估和终末评审验收的依据。

二、基本条件

第三条　专科设立中药饮片库房、中药饮片调剂室、中成药库房、中成药调剂室、周转库、中药煎药室、中药制剂室、临床药学室、中药实验室等，并与医院的规模和业务需求相适应。

第四条　专科设备配备符合《中医医院医疗设备配置标准》（国中医药医政发〔2012〕4号）的有关要求，并达到国内先进水平。

第五条　按照《中医医院中医药文化建设指南》（国中医药发〔2009〕23号）和《中医医院临床科室环境形象建设范例》的有关要求，结合本专科特点开展中医药文化建设。

三、人员队伍

第六条　专科中药专业技术人员占药学专业技术人员的比例≥70%，具有中级以上专业技术职务任职资格人员占药学专业技术人员比例≥30%，具有硕士以上学位人员占药学专业技术人员比例≥5%。

第七条　专科负责人为中药专业技术人员，具有副高级专业技术职务任职资格3年以上或正高级专业技术职务任职资格，任省级中药专业学术组织委员以上职务。

第八条　学术带头人为中药专业技术人员，具有正高级专业技术职务任职资格，任国家级中药专业学术组织委员以上或省级中药专业学术组织常委以上职务，在国内该专业领域具有较高学术地位。

第九条　学术继承人具备硕士以上学位，具有中级专业技术职务任职资格5年以上或副高级以上专业技术职务任职资格。

第十条　中药饮片质量验收负责人、中药饮片调剂复核人员、煎药室负责人、煎药人员等符合《医院中药饮片管理规范》（国中医药发〔2007〕11号）、《医疗机构中药煎药室管理规范》（国中医药发〔2009〕3号）等有关要求。

四、药学水平

第十一条　积极应用国家中医药管理局印发的优势病种中医临床用药指导方案，并根据医院实际情况在应用过程中不断优化完善。

第十二条　专科人员深入临床，参与中医临床用药方案的制订、实施，积极开展以中药临床应用内容为主的临床药学查房。

第十三条　积极开展医疗机构中药制剂研发，加强再注册管理，建设周期内至少获得一个新医疗机构中药制剂批件，完成再注册的医疗机构中药制剂数≥医疗机构中药制剂总数的70%。

第十四条　积极挖掘整理特色中药疗法和传统中药加工方法，并推广使用。

第十五条　按照《医院处方点评管理规范（试行）》（卫医管发〔2010〕28号），开展中药处方点评工作。

第十六条　按照《医院中药饮片管理规范》（国中医药发〔2007〕11号）及实施细则，加强医院中药饮片采购、验收、保管等工作，保证中药饮片质量。

第十七条 按照《小包装中药饮片医疗机构应用指南》（国中医药办发〔2008〕34号），积极应用小包装中药饮片，提高调剂质量。

第十八条 按照《医疗机构中药煎药室管理规范》（国中医药发〔2009〕3号）和实施细则，加强中药煎药室管理，保证煎药质量。

第十九条 积极开展中药不良反应监测和中药注射剂安全性再评价工作，确保用药安全。

五、服务能力

第二十条 中药处方量和中药饮片处方量高于全国三级甲等中医医院平均水平，中药饮片候药时间不超过3小时。

第二十一条 临床应用的医疗机构中药制剂品种数≥50种，年产值（不包括外加工）≥800万元，临床使用医疗机构中药制剂科室数占全院科室总数的60%以上。

第二十二条 能够提供中药个体化用药服务，具备接受患者委托，按医师处方（一人一方）应用中药传统工艺进行加工等服务（制作丸、散、膏、丹等）的能力。

第二十三条 具备开展中药饮片临方炮制的能力。

第二十四条 严格处方的审核和调剂复核，调剂复核率达到100%，每剂中药饮片重量误差应在±4%以内。

第二十五条 中药饮片急煎候药时间不超过2小时，门诊中药饮片代煎候药时间不超过8小时。

第二十六条 开展中药及中药合理用药知识宣传、教育，每年不低于4次。

六、科研教学

第二十七条 专科建设周期内围绕中药专业理论和技术所承担或参与的省部级以上课题≥2项，获得省部级以上科研成果或奖励≥1项。

第二十八条 专科建设周期内每年度应有围绕中药专业理论和技术的学术论文在国内核心期刊或国际刊物上发表，或出版专著。

第二十九条 专科承担临床教学工作；继续教育达到规定的要求；每年举办省级以上中医药继续教育项目专题培训班。

第三十条 专科建设周期内，每年派出和接收一定数量的进修人员，进修内容应与中药知识和技能相关。

七、组织管理

第三十一条 医院制订以发挥中医药特色优势、提高临床用药安全为总体目标的专科建设年度工作计划和具体措施。

第三十二条 医院制订专科人才队伍建设规划和计划，有重点专科学术带头人、学术继承人选拔与激励机制，并认真组织实施。

第三十三条 医院信息系统能够满足专科工作需要。

第三十四条 完成专科协作组的各项工作任务，充分利用专科视频网络平台开展各项工作。

第三十五条 各级中医药管理部门和专科所在医院应给予专科经费投入，专款专用。

八、附则

第三十六条 民族医临床药学重点专科参照本要求进行建设和管理。

第三十七条 本要求的实施细则另行制定。

关于印发《国家中医护理重点专科建设要求（2013版）》的通知

国中医药医政医管便函〔2013〕96号

各省、自治区、直辖市卫生厅局（卫生计生委）中医处、中医药管理局医政处，新疆生产建设兵团卫生局中医处，中国中医科学院，北京中医药大学：

为加强国家中医护理重点专科建设工作，规范国家中医护理重点专科建设管理，确保“十二五”期间国家中医护理重点专科建设工作取得切实成效，根据《国家中医重点专科建设要求（2013版）》（国中医药办医政发〔2013〕31号）的有关要求，结合护理重点专科的特点，我司组织制定了《国家中医护理重点专科建设要求（2013版）》。现印发给你们，请遵照执行。

国家中医药管理局医政司
2013年9月2日

国家中医护理重点专科建设要求（2013版）

一、总则

第一条　为加强国家中医护理重点专科（以下简称“专科”）建设管理，充分发挥中医护理特色优势，提高中医护理质量，增强专科可持续发展能力，根据《国家中医重点专科建设要求（2013版）》，制定本要求。

第二条　本要求旨在指导专科开展建设与管理工作，并作为专科“十二五”中期评估和终末评审验收的依据。

二、基本条件

第三条　合理配备护理人员，保证临床护理质量。全院护士总数与实际开放床位比不低于0.8∶1；病区护士总数与实际开放床位比不低于0.6∶1；重症监护室护士数与床位数的比例不低于2.5～3∶1，手术室护士与手术间的比例不低于3∶1；临床护理岗位护士占全院护士总数的比例不低于95%；门（急）诊等重点部门护士的配备合理。

第四条　全院病区、门急诊开展优质护理服务。

第五条　配置能够满足中医临床护理工作需要的仪器设备，积极配备相关中医诊疗设备。设备配置符合《中医医院医疗设备配置标准》（国中医药医政发〔2012〕4号）。

三、人才队伍

第六条　护理组织管理体系实行护理部、科护士长、护士长三级结构或护理部、护士长二级结构。

第七条　中医药院校毕业或中医护理专业毕业的护士比例不低于40%；系统接受中医药知识与技能培训非中医专业毕业的护士数达到全院非中医专业毕业的护士总数的80%。

第八条　全院大专及以上学历护士比例不低于80%，硕士研究生以上学位/学历护士比例≥1%，具有高级专业技术职务任职资格护士比例≥5%，具有本科以上学历的护理管理人员比例不低于60%。

第九条　根据专科护理发展情况培养满足专科护理需要的专科护士，（由省级以上卫生行政部门或学术组织考核合格的）专科护士占全院临床护理岗位护士比例≥4%。

第十条　专科负责人具有副高级护理专业技术职务任职资格3年以上或具有正高级护理专业技术职务任职资格，任省级及以上护理专业委员会委员以上职务，具备组织实施优势病种中医护理方案并进行临床应用效果总结分析的能力。

第十一条　学术带头人从事护理工作20年以上或具有高级护理专业技术职务任职资格8年以上，任国家级护理专业委员会委员以上职务，在国内中医护理领域中具有较高的学术地位，具备指导优势病种中医护理方案的制订、实施和临床应用效果总结分析的能力。

第十二条　临床科室护士长从事临床护理工作5年以上并具有主管护师以上专业技术职务任职资格。

第十三条　临床科室护理技术骨干具有中级及以上专业技术职务任职资格，熟练应用国家中医药管理局印发的优势病种中医护理方案，能够承担本专科建设的主要工作。

四、护理水平

第十四条　全面应用国家中医药管理局印发的优势病种中医护理方案，并结合本医院实施的中医护理技术和方法，对优势病种中医护理方案进行优化完善，并定期对方案实施情况进行统计分析。优势病种中医护理方案使用率100%，优势病种中医护理方案辨证施护准确率≥90%。

第十五条　按照国家中医药管理局《关于印发〈优势病种中医护理方案临床效果总结分析报告〉体例和样稿的通知》要求，对本专科优势病种中医护理方案临床应用效果进行总结分析，按时完成总结分析报告。优势病种中医护理方案应用效果评价率≥50%。

第十六条　根据优势病种中医护理方案的有关要求，积极应用中医护理技术，每科室开展技术项目数≥6项。

第十七条　积极参与中医综合治疗区、中医综合治疗室和“治未病”科建设工作，认真履行护士职责，充分发挥护士在中医综合治疗和“治未病”工作中的作用。

第十八条　护士掌握《中医护理常规技术操作规程》的中医护理技术规范，能够开展耳穴埋豆、拔火罐、艾灸、穴位按摩等中医护理技术。

第十九条　制定中医护理查房、会诊、病例讨论制度并组织落实。

第二十条　开展中医护理质量评价，并持续改进。中医护理技术操作合格率≥90%，护理文书书写合格率≥90%。

五、服务能力

第二十一条　中医护理技术操作量高于本区域中医类三级医院平均水平。

第二十二条　专科建设周期内至少对口支援2个单位的中医护理专科建设，并取得一定成效。

第二十三条　专科积极开展具有中医特色的健康教育和康复指导，健康教育覆盖率100%。

第二十四条　建立随访制度，出院患者随访率≥30%。患者满意度≥90%。

六、科研教学

第二十五条　建设周期内围绕中医护理开展临床研究，承担或参与地市级以上科研课题≥2项。

第二十六条 专科建设周期内每年度应有以提高优势病种中医临床护理效果为主题的学术论文在国内核心期刊或国际刊物上发表，或出版专著。

第二十七条 专科对优势病种中医护理方案中的治疗难点进行梳理分析，积极研究探索优势病种中医护理难点的解决方案，并在临床进行验证、应用。

第二十八条 专科承担临床教学工作，继续教育达到规定要求；每年举办地市级以上以优势病种中医护理方案为主要内容的中医药继续教育项目专题培训班。

第二十九条 建设周期内，每年派出和接收进修人员，进修内容应与优势病种中医护理方案相关。

七、组织管理

第三十条 医院制订以实施优势病种中医护理方案为主要内容，以提高中医护理效果、发挥中医护理优势为总体目标的专科建设年度工作计划和具体措施。

第三十一条 医院管理体系、科室综合考核指标中将国家中医药管理局印发的优势病种中医护理方案的实施作为重要指标，建立引导发挥中医护理优势和提高中医护理效果的考核和奖惩激励机制。

第三十二条 医院制定专科人才队伍建设规划和计划，有护理管理人员和护理技术骨干选拔与激励机制，并认真组织实施。

第三十三条 医院信息系统能够对国家中医药管理局印发的优势病种中医护理方案等信息数据进行管理，满足中医护理方案应用效果分析的工作需要。

第三十四条 按时向中医医院医疗质量监测中心报送《国家中医护理重点专科护理效果评价监测指标》。

第三十五条 完成重点专科协作组的各项工作任务，充分利用专科视频网络平台开展各项工作。

第三十六条 各级中医药管理部门和专科所在医院应给予专科经费投入，专款专用。

八、附则

第三十七条 民族医护理重点专科参照本要求进行建设和管理。

第三十八条 本要求的实施细则另行制定。

会议篇

【三级中医医院评审工作总结暨持续改进工作部署会】 2013年1月7日，国家中医药管理局在北京召开了三级中医医院评审工作总结暨持续改进工作部署会，会议对三级中医医院评审工作经验和存在问题进行了总结，并研究部署了中医医院持续改进工作。卫生部副部长、国家中医药管理局局长王国强和国家中医药管理局副局长马建中发表了讲话。

（高 欣）

【2013年全国中医药工作会议】 2013年1月10～11日，2013年全国中医药工作会议在北京召开。会议认真学习贯彻党的十八大、中央经济工作会议和全国卫生工作会议精神，高举中国特色社会主义伟大旗帜，以邓小平理论、“三个代表”重要思想、科学发展观为指导，总结2012年中医药工作，分析面临的形势，部署2013年主要任务，解放思想、改革创新，凝聚共识、振奋精神，改进作风、真抓实干，全力推进中医药事业科学发展。

中共中央政治局常委、国务院副总理李克强对会议高度重视并作出了重要批示。卫生部党组书记、副部长张茅在会议上作了重要讲话。卫生部副部长、国家中医药管理局局长王国强作了题为《贯彻落实党的十八大精神 全力推进中医药事业科学发展》的工作报告和会议总结讲话。

（高 欣）

【首届中国中医药非物质文化遗产保护与发展论坛】 2013年1月13日，首届中国中医药非物质文化遗产保护与发展论坛在山西太原举行。来自文化部、卫生部、中国中医科学院以及山西省市有关部门和全国中药企业的众多嘉宾与会，300多位官员、学者、专家纵论新时期中国中医药非物质文化遗产现状和保护。首届中国中医药非物质文化遗产保护与发展论坛由文化部非遗司、中国中医科学院、中医药文化研究中心、中国医史文献研究所、山西省文化厅、山西省中医药管理局主办，东盛科技协办，山西广誉远国药有限公司与北京广誉远投资管理有限公司共同承办。

（苏景岳）

【世界针灸学会联合会庆祝成立25周年暨国际针灸发展研讨会】 2013年1月19日，世界针灸学会联合会庆祝成立25周年暨国际针灸发展研讨会在北京举行。卫生部副部长、国家中医药管理局局长王国强出席并讲话。他要求坚持以中医药理论为指导，借助现代科学技术，推动针灸学科全面发展。针灸理论基于中医经络学说，防止中医针灸走偏方向，防止针和灸脱节，不重视灸法。王国强指出，坚持开展高水平的科技合作，凝练出具有原始创新潜力的关键技术问题，为针灸等传统医学的临床应用和临床疗效的提高提供更好的科技支撑。坚持促进国际交流与合作，通过举办国际论坛、开展学术交流以及医疗、教学、科研、交流合作等多种方式，实现各国经验相互借鉴，相互学习，实现合作共赢。

世界卫生组织驻华代表特别顾问陈恳教授提出，世界卫生组织战略思路已从初级卫生保健发展变为全民医疗卫生的覆盖，更加强调医疗卫生的公平性，重视卫生健康的社会因素。中医针灸事业在未来发展中应考虑和涉及这些因素，积极发挥中医药优势。

中国中医科学院院长张伯礼，世界针灸学会联合会主席邓良月，中国中医科学院常务副院长、世界针灸学会联合会副主席、中国针灸学会会长刘保延，以及来自澳大利亚、意大利、荷兰、美国等海内外专家共40余人参加会议。

（谭 欣）

【全国中医医政工作视频会议】 2013年2月25日，国家中医药管理局召开了全国中医医政工作视频会议。主会场设在北京。卫生部副部长、国家中医药管理局局长王国强和国家中医药管理局副局长马建中发表了重要讲话。

（高 欣）

【国家中医临床研究基地建设工作会议】 2013年3月29日，国家中医临床研究基地建设工作会议在上海中医药大学附属龙华医院召开。世界中医药学会联合会副主席兼秘书长李振吉发表了题为《新形势下的中医药国际标准化战略构想》的主题演讲，回顾ISO中医药技术委员会的建立过程，剖析国际标准化竞争的本质，对其进行趋势分析，并就新形势下中医药国际标准化的战略构想进行阐述。他指出，ISO中医药技术委员会的建立标志着中医药国际标准化建设进入了新的历史阶段，但各种深层次的矛盾错综复杂，任务仍很艰巨。会上，上海中医药大学附属龙华医院聘任李振吉为特聘顾问。上海市卫生局副局长郑锦等出席会议。

（高 欣）

【中药资源普查试点工作交流会】 为深入推进中药资源普查试点工作，总结交流前期中药资源普查试点工作经验，搭建各试点省（区、市）之间交流和学习的平台，国家中医药管理局科技司于2013年4月11日在广西南宁组织召开了中药资源普查试点工作交流会。广西壮族自治区人民政府副主席李康、副秘书长吴建新，22个中药资源普查试点省（区、市）的中医药管理部门负责人和技术负责人，环境保护部生态司、国家中医药管理局中药资源普查试点工作办公室部分成员参加了交流会。

会议介绍了全国中药资源普查试点工作总体进展情况，展示了普查队员采集的标本、创新性技术和拍摄的照片等阶段性成果，吉林、安徽、湖北、湖南、广西、海南、重庆、四川、云南、甘肃、新疆等省份交流了中药资源普查试点经验，研究并部署了中药资源调查、动态监测和种苗繁育基地建设等工作任务和措施。

国家卫生计生委副主任、国家中医药管理局局长、中药资源普查试点工作领导小组组长王国强，国家中医药管理局副局长、中药资源普查试点工作领导小组副组长李大宁出席会议。

（高　欣）

【2013中国-东盟传统医药高峰论坛和第五届中国（玉林）中医药博览会】　2013年4月12日，2013中国-东盟传统医药高峰论坛和第五届中国（玉林）中医药博览会广西玉林举行。国家卫生计生委副主任、国家中医药管理局局长王国强，广西壮族自治区副主席李康，国家中医药管理局副局长于文明，东盟副秘书长艾丽西娅·巴拉，越南卫生部副部长阮氏川，老挝卫生部副部长宝康·赛哈翁，缅甸卫生部副部长温敏，以及柬埔寨、印尼、马来西亚、新加坡、泰国等东盟国家传统医学管理部门领导等出席了论坛并参观了药博会展区。

论坛以“健康·发展·合作·共赢”为主题，包括开幕式、政府论坛、分题论坛、专题展览、体验活动以及洽谈签约等内容。于文明主持了高峰论坛开幕式，王国强在开幕式上致辞，并就促进中国-东盟传统医药交流与合作提出以下建议：第一，加强中国-东盟传统医学合作平台建设。第二，大力发展中国-东盟中医药服务贸易。第三，深入开展传统医学人才交流与培训。

2013中国-东盟传统医药高峰论坛政府论坛由中方及外方嘉宾共同主持，包括东盟国家、中国港澳地区以及中国内地在内的代表就传统医药区域合作和发展进行了主题演讲和讨论。4个主题分论坛与政府论坛同时进行，与会专家分别在“传统药材资源保护与利用”“传统医疗保健、养生长寿和休闲旅游协调发展”“传统医药人力资源培养”“民族医药国际交流与合作”等领域进行了交流与研讨。会议期间，王国强与李康等领导还分别会见了东盟秘书处、缅甸、老挝及越南卫生部副部长一行。

国家中医药管理局国际合作司、国家民族事务委员会文化宣传司、国家卫生计生委国际合作司、国家食品药品监督管理总局国际合作司、广西壮族自治区人民政府的有关领导，以及传统医药学术团体、院校、企业、专家代表600余人参加了论坛。

（徐　晶）

【中法中医药合作委员会第五次会议】　2013年4月22~23日，中法中医药合作委员会第五次会议在法国巴黎召开。委员会中方主席王国强率中方代表团出席了会议。中国外交部（驻法国使馆）、国家食品药品监督管理总局、国家中医药管理局等中方委员会成员单位代表及中国科学院院士陈凯先等中方专家委员会成员20多人参团与会。法国社会事务与卫生部部长马丽索·杜兰，法国科学院终生秘书长卡特琳娜·布雷西尼亚克，委员会法方主席、法国工程院名誉主席弗朗索瓦·基诺等法方委员会全体成员出席会议。

王国强指出，双方在持续深化交流和互信基础上，要不断扩大合作内容的范围，增加合作项目数量；进一步充分认识中医药自身的科学特色，加强文化沟通；要认真选择合作的优势领域，尤其是中医药优势病种的临床研究合作，争取取得突破；要巩固完善现有的平台机制，在开展科研合作的同时，加强双方在中医药医疗保健服务和教育培训领域的卫生合作。

法国社会事务与卫生部部长马丽索·杜兰对中国中医药事业发展给予高度赞赏，并表示，中法中医药合作委员会前期开展的科研合作中取得了积极进展，法方对中医药有着浓厚的兴趣，希望并愿意在此领域与中方开展更多务实合作。

会议期间，双方主管官员和资深专家、学者进行了交流和讨论。2013年4月22日，王国强代表国家中医药管理局与法国巴黎公立医院集团签署了《在中医药领域合作的框架协议》。在此协议框架下，双方于2013年4月23日专门召开了合作讨论会。上海中医药大学附属曙光医院和江苏省中医院代表分别与法国巴黎公立医院集团签署了中医药人员交流、临床研究等具体项目的合作协议。

此外，法国巴黎公立医院集团与法国里尔大学中心医院、蒙彼利埃大学中心医院和斯特拉斯堡大学中心医院4家机构于2013年4月22日签署了在中法政府间中医药合作协议机制下积极开展与中方合作的倡议书，中法中医药合作委员会双方主席王国强和弗朗索瓦·基诺在倡议书上署名见证。

（陆烨鑫）

【8部委联合召开整治虚假违法医药广告专项行动电视电话会议】　2013年4月22日，工商总局、中宣部、国务院新闻办、工信部、国家卫生计生委、新闻出版广电总局、食品药品监管总局、国家中医药管理局联合召开电视电话会议，部署开展为期3个月的整治虚假违法医药广告专项行动，要求各地有关部门以有关媒体和网站发布的医药广告、信息，开办的各类专题类健康资讯节目、栏目为重点，加强广告发布环节和源头的整治力度，斩断虚假违法医药广告利益链条。国家中医药管理局副局长于文明出席会议。

（高　欣）

【全国中医药管理部门办公室主任培训班】　2013年4月19~20日，国家中医药管理局在江西井冈山举办了全国中医药管理部门办公室主任培训班。培训班总结了近两年来中医药管理部门的办公室工作，交流了工作经验，研讨了如何更好地做好新形势下的办公室工作。各省（自治区、直辖市）中医药管理部门、国家中医药管理局各直属单位以及各直（管）医院的办公室工作负责人参加了此次培训班。国家中医药管理局副局长吴刚出席培训班并作了重要讲话。

（高　欣）

【中华中医药学会第五届常务理事会第六次会议】　2013年5月15日，中华中医药学会第五届常务理事会第六次会议在北京召开，70多名副会长、常务理事和特邀专家总结2012年工作并审议2013年工作，探讨学会发展新思路。国家卫生计生委副主任、国家中医药管理局局长、中华中医药学会会长王国强作了关于中医药科技创新的讲话。会议通过国家中医药管理局党组对学会秘书长人选的推荐意见，曹正逵当选为学会秘书长。中国科学技术协会学会学术部副部长刘兴平出席会议并讲话。国家中医药管理局副局长、中华中医药学会副会长马建中和中华中医药学会副会长谢阳谷主持会议。

王国强提出，要全面把握推动中医药科技创新的五大任务：

第一，创新发展中医药理论。利用现代科学，开展多学科交叉研究，对中医药学的本质特征、核心理论进行现代阐述与诠释。遵循中医药原创思维，以中医药防病治病实践为基础，不断丰富发展中医药学理论体系。第二，创新发展中医临床诊疗技术和中药科技。利用现代科学技术，重点解决中医药在防治重大疾病、常见病、多发病、疑难病、新发疾病中影响其优势发挥的关键问题，加快中医药预防保健、疾病诊疗技术的创新，加快中医诊疗仪器设备研制。深入研究中药药性理论，并加快中药材生产、中药工业等关键技术的开发研究。第三，创新发展中医药研究方法学和标准规范体系。根据中医药认识论和方法论，集成多学科研究方法，建立与中医药理论和临床诊疗特色相适应的方法学体系，进一步加强中医药标准规范体系的总体框架及基本内容、中医药标准规范的制定方法及基本要求的研究，并加以推广。第四，创新发展中医药科技成果评价体系。建立专业化评估队伍，建立和完善中医药科技评估指标体系，加强成果导向，强化临床和产业发展具体问题的解决。第五，创新发展中医药科技成果转化机制。加强协同创新机制建设，推动建立各类科研计划攻关、技术创新服务平台、产学研技术创新联盟以及区域特色产业创新集群。建立中医药科技成果信息共享平台，促进科研成果与企业的快速对接。

王国强指出，要完成五大任务。首先要培养中医药科技创新人才，为有真才实学的人才干事业和实现价值提供机会、创造条件。其次要搭建中医药科技创新平台，在开展学术研究、引领学术进步、提高学术质量、加强学术创新方面下工夫，发挥学术交流在促进原始创新中的源头活水作用。三是激励中医药科技创新成果，改革完善中医药科技奖励制度，重点奖励重大科技贡献和杰出科技人才，强化对青年科技人才的奖励导向，完善奖励评审标准和办法等。四要营造中医药科技创新环境，推动建立中医药科技人才评价标准、流动机制和多种分配方式，加大对学术不端行为的惩处力度，大力弘扬中医药文化和创新文化。

会议审议通过了《中华中医药学会分会管理办法》修改草案以及药房管理分会更名为医院药学分会的提议。

（海　霞）

【国家中医药发展论坛（“珠江论坛”）第十届学术研讨会】 2013年5月15～16日，国家中医药发展论坛（“珠江论坛”）第十届学术研讨会在广东广州举行。本届论坛的主题是中医四诊仪器发展的关键问题与前沿方向。会议决定将“中医四诊仪器”统一名称为“中医诊疗仪器”（包括四诊等其他诊疗仪器）。诊疗仪器是作为辅助诊疗信息采集、疗效评估和教学的手段。与会专家一致认为：中医仪器设备的未来发展大有前景，但目前的研发水平仍处在初级阶段，要尽快建立中医诊疗仪器标准，进而确立我国中医诊疗仪器在国际市场上的优势地位。

国家中医药管理局副局长李大宁及广东省发改委、科技厅和中医药局等相关领导，跨学科专家、企业代表50余人参加。

中国中医科学院院长张伯礼、常务副院长刘保延，世界中医药学会联合会副会长李振吉，上海中医药大学教授杨华元，中国人民解放军总医院研究员王卫东担任论坛执行主席。会议重点围绕中医四诊的源流与现状、中医四诊仪器的开发现状和主要瓶颈、中医四诊仪器未来发展的战略构想3个中心议题展开研讨。

该论坛由科技部、国家中医药管理局和广东省人民政府主办，广东省科技厅、广东省中医药局、广东省中医药科学院和广东省中医院共同承办。

（魏　敏）

【中国国际中药与植物药博览会】 2013年5月17日，由国家中医药管理局支持，中国中药协会、华侨传媒主办的中国国际中药与植物药博览会在上海世博展览馆开幕。国家卫生计生委副主任、国家中医药管理局局长王国强，中国工程院院士、十一届全国人大常委会副委员长桑国卫，中国中药协会会长房书亭等国家部委、行业协会领导以及上海市有关领导将出席开幕式并参观博览会。本届展会为期3天，吸引了国内外近200家中药企业、中药材交易市场、中药材种植基地和原产地、植物药和生物制剂企业参展，参展展出面积15000多平方米。更有美国、波兰、澳大利亚等海外展商以及我国澳门地区展商的参与。展会期间同时举办第四次全国中药资源普查成果展。在展会同期还举办了全国二级甲等以上中医院院长参加的中医院院长论坛及中药创新发展论坛，全国行业内的知名专家、学者参会并发表讲演。

（任　壮、黄　心）

【ISO/TC249第四次全体大会】 2013年5月20日，ISO/TC249全体大会在南非召开，来自15个国家和国际组织的代表参加了为期4天的会议，其中来自我国的57名正式代表参加全体大会及5个工作组的全部会议。

（朱海东）

【2013年全国中医药学会秘书长工作会】 2013年5月25日，2013年全国中医药学会秘书长工作会在北京举行。国家中医药管理局副局长、中华中医药学会副会长马建中出席并讲话。

对于如何进一步做好学会各项工作，马建中强调，要在学术建设上求创新，提升学术引领能力。开展高水平、高层次、高质量的学术会议，搭建形式多样、层次丰富的学术交流平台，对全局性、前瞻性、关键性学术问题进行研讨，加强对中医药事业发展的多学科研究尤其是经济、社会科学的研究，通过开展科技奖励、提高办刊水平、加快标准化进程等措施，促进学术进步和科技创新。

在人才队伍建设上求创新，提升学会凝聚力。充分利用专家优势和网络优势，采用群众性、社会化的方法，以横向联合、智力协作为重要手段，整合各种社会资源，在培养符合事业发展要求的创新型人才和基层需要的实用型人才、推荐年轻人才成长方面有所作为。

马建中提出，学会还应在制度建设上求创新，提升分支机构执行力。此外，在自身建设上求创新，提升团队素质和工作能力。

（任　壮）

【全国中医护理工作会议】　2013 年 6 月 7 日，全国中医护理工作会议在北京召开。国家卫生计生委副主任、国家中医药管理局局长王国强出席会议并讲话。国家中医药管理局副局长马建中对中医护理工作进行了具体部署。

会议全面回顾总结了近年来我国中医护理工作的进展和成效，深刻分析了中医护理工作面临的困难和存在问题，深入阐述了在新形势下加强中医护理工作的重要性和意义，并对近一个时期内的中医护理工作进行了全面部署。

湖南省中医药管理局、中国中医科学院、上海中医药大学附属龙华医院等 10 家单位在会上进行了典型经验交流。

国家卫生计生委医政医管局、总后卫生部医疗管理局有关负责同志出席了会议。各省、自治区、直辖市和副省级市卫生厅（局）、中医药管理局、新疆生产建设兵团卫生局主管厅（局）长、中医护理工作负责人；各地市级中医药管理部门分管局长、中医科（医政科）科长；二级以上中医医院院长、分管护理工作的院领导，护理部主任、副主任，各病区护士长以及设有护理学院、护理专业的高等中医药院校相关部门负责人约 3 万余人在全国近 1000 个分会场参加了会议。

（薛静怡）

【2013 年度全国中医药医改工作厅局长培训班】　2013 年 6 月 8 日，国家中医药管理局举办的 2013 年度全国中医药医改工作厅局长培训班在北京开班。各省（区、市）和新疆生产建设兵团主管中医药的卫生厅局长（卫生计生委副主任）、中医药管理局局长，省级中医药管理部门医改联系人，副省级城市、省会城市、公立医院改革试点联系城市分管中医药的卫生局长（卫生计生委副主任），国家中医药管理局办公室、人事教育司、规划财务司、政策法规与监督司有关领导参加了本次培训班。国家卫生计生委副主任、国家中医药管理局局长王国强和国家卫生计生委体制改革司、国家发展改革委社会发展司、人力资源社会保障部医疗保险司有关领导出席培训班并讲话。

王国强在讲话中指出，国家五部门于 2012 年启动了基层中医药服务能力提升工程，在政策落实、基础建设投入、人才队伍建设等方面加大了力度。在新版医疗服务价格项目规范中将中医医疗服务价格项目由原来的 124 项增加到 337 项，将“中医辨证论治”等体现中医药技术劳务特点的项目列为收费项目。在国家基本药物目录中明确中药饮片为国家基本药物，继续执行原有定价、采购、配送、使用和基本保险给付等政策。2013 年，中医药健康管理项目首次纳入国家基本公共卫生服务项目，为 65 岁以上老人每年做一次中医体质辨识和中医健康指导，对 0～3 岁儿童每年进行两次中医调养指导。

（薛静怡）

【中医药发展战略座谈会】　2013 年 6 月 9 日，国家中医药管理局在北京召开中医药发展战略座谈会。与会代表认为，发展中医药应纳入国家战略进行顶层设计，明确管理主体，部门协调配合，促进中医药持续、健康、科学发展，在国家经济社会发展和实现中华民族伟大复兴中作出更大贡献。国家卫生计生委副主任、国家中医药管理局局长王国强，国家中医药管理局副局长于文明出席座谈会。会议邀请全国人大、全国政协、中国社会科学院、中国中医科学院、中国生产力学会、中国战略研究会、中国中药协会、世界中医药学会联合会、新华社等机构有关负责人和专家、学者，针对中医药发展面临的机遇和挑战，特别是束缚中医药发展的关键问题，各抒己见，建言献策。听取与会代表发言后，王国强说，中医药发展处于重要机遇期，目前已形成两个“倒逼机制”，一个是人民群众对中医药服务的需求越来越大，一个是国际上对中医药研究开发越来越重视。我们必须进一步贯彻落实《国务院关于促进和扶持中医药事业发展的若干意见》，同时要根据党的十八大报告提出的“五项建设”布局，在国家发展战略中发挥作用。国家中医药管理局将始终把营造良好的社会环境和群众基础作为工作的出发点和落脚点，把工作重点放到基层、农村、社区。也要进一步做好新一轮面向未来的中医药发展顶层设计，吸纳各方面智慧，进一步理清影响中医药形成国家战略的关键问题、突出问题，大力推进中医药扶持政策出台和落实。

（任　壮）

【2013 年全国职业院校技能大赛中（高）职组“康缘杯”中药传统技能大赛】　2013 年 6 月 11 日，2013 年全国职业院校技能大赛中（高）职组“康缘杯”中药传统技能大赛在连云港中医药高等职业技术学校开赛。国家卫生计生委副主任、国家中医药管理局局长王国强、教育部职业教育与成人教育司副司长王扬南出席大赛开幕式并讲话。江苏省教育厅、江苏省中医药管理局、连云港市人民政府、江苏康缘药业股份有限公司等相关单位领导出席开幕式。大赛执委会主

任、国家中医药管理局人事教育司巡视员、副司长洪净主持开幕式。参赛选手、裁判员、领队、指导教师、观摩人员共计700余人参加了开幕式。

王国强在讲话中指出，中医药职业教育作为中医药教育体系的重要组成部分，为中医药事业的发展提供了强有力的人才支撑和智力支持，为进一步传承中医药文化，发展中医药事业，培养技术应用型、技能操作型、保健服务型人才等方面发挥了巨大的作用。中药传统技能大赛的举办，是推动中医药职业教育教学改革的一项重要举措。自2012年纳入全国职业院校技能大赛以来，大赛影响力逐步扩大，参赛省份和参赛人数逐步增多，大赛赛制更加规范。通过大赛，将检验各参赛院校学生的岗位通用技术、综合职业能力与团队协作能力，展示中医药职业院校专业建设成果，引领和促进中药专业教学改革，激发行业、企业关注和参与中药专业教学改革的主动性和积极性，提升中药专业人才培养工作水平，提高中医药职业教育的社会认可度。王国强希望各承办单位按照组委会的要求，周密部署，认真实施，把安全工作、组织工作和服务保障工作做细、做实；希望参赛选手学习交流、切磋技艺，赛出风格、赛出水平，充分展现当代大、中专生的精湛技艺和良好的精神风貌；希望裁判员严格按照大赛规程和评分规则，坚持公正、公平、公开的原则，一丝不苟，认真负责，坚守岗位，公正裁决，确保大赛有序进行。

本届赛事由教育部、国家中医药管理局主办，教育部职业教育与成人教育司、国家中医药管理局人事教育司、江苏省教育厅、江苏省中医药管理局、连云港市人民政府承办，连云港中医药高等职业技术学校协办。本次大赛分为高职组和中职组两个组别，设中药性状鉴别、中药真伪鉴别、中药调剂、中药炮制4个项目。整个比赛历时3天，来自全国29个省（自治区、直辖市）、48支代表队175名选手参与角逐。

（高　欣）

【海峡论坛——2013海峡两岸中医药发展与合作研讨会】 2013年6月16～17日，海峡论坛——2013海峡两岸中医药发展与合作研讨会作为第五届海峡论坛的重要活动在福建厦门举办。此次研讨会由国家中医药管理局和厦门市人民政府共同主办。研讨会以“搭建交流平台、深化务实合作”为主题，邀请了海峡两岸中医药界知名专家、学者及企业界共450多名代表（其中台湾代表200余名）参会，就促进两岸中医药医疗、教育、科研、产业、文化等务实合作进行深入探讨。

国家卫生计生委副主任、国家中医药管理局局长王国强，国务院台湾事务办公室交流局局长程金中，厦门市人民政府副市长黄强，福建省卫生厅厅长朱淑芳，国民党中央常务委员会两岸医疗事务召集人廖国栋等两岸嘉宾共同出席了开幕式并致辞。

王国强在开幕式上全面总结了近年两岸中医药交流所取得的进展，对未来进一步加强务实合作提出3点建议：一是坚持服从和服务于两岸合作大局，发挥各自优势推动中医药传承与发展；二是坚持以服务两岸民众健康为出发点和落脚点，共同为两岸民众谋福祉；三是坚持重点突破，选取优先方向和重点领域，做成几个大的合作项目，分层次、分步骤开展两岸中医药交流与合作。

海峡两岸中医药发展与合作研讨会自2006年起，已成功举办8届，连续5年纳入海峡论坛。本届研讨会分为会议交流与中医临床适宜技术、技能展示两大部分，设立中医药科研、教育、产业、文化交流和中医美容学术交流两个分会场，并在厦门市中医院举办了中医临床适宜技术、技能展示活动。

（魏春宇）

【首届岐黄论坛】 2013年6月30日，以“大中医、大健康、大战略”为主题的首届岐黄论坛在北京举行。国家卫生计生委副主任、国家中医药管理局局长、中华中医药学会会长王国强在讲话中指出，要把中医药放在国家命运、民族前途、群众利益的战略高度去谋划、去发展，并提出了振兴中医药发展战略要把握的总体思路、基本原则、战略目标、重点任务。

全国人大常委会副委员长陈竺，中国科协副主席、党组副书记、书记处书记程东红出席论坛并讲话。国家中医药管理局副局长、中华中医药学会副会长马建中主持论坛开幕式。国家中医药管理局党组成员、中国中医科学院党委书记王志勇

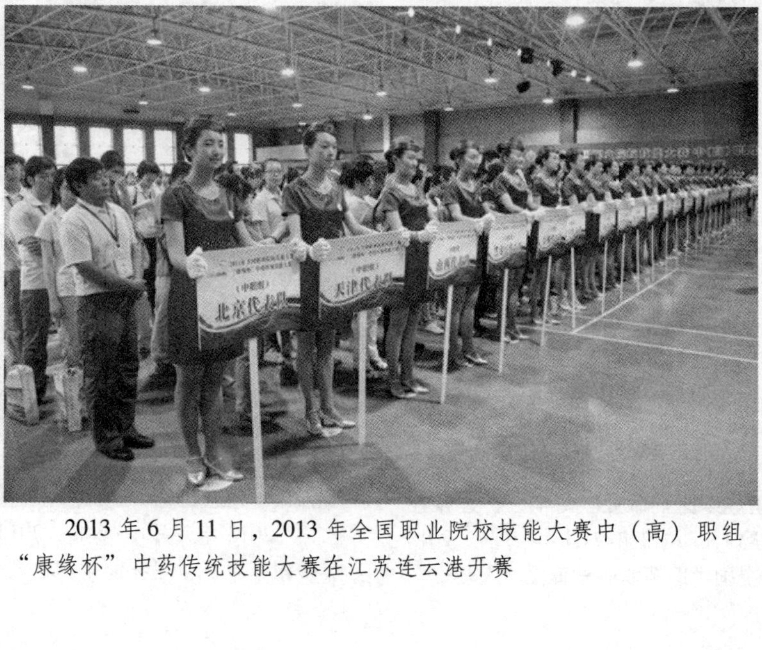

2013年6月11日，2013年全国职业院校技能大赛中（高）职组“康缘杯”中药传统技能大赛在江苏连云港开赛

出席。

王国强指出，振兴中医药发展战略的总体思路：一要以科学发展观为指导，深入研判、科学把握中医药发展的机遇与挑战；二要从中医药全面整体协调发展的角度出发，将中医药发展融入经济社会发展全局、卫生改革发展大局中去谋划，推动建立中医药在中国特色社会主义建设“五位一体”总布局中发挥作用的机制；三要既立足当前，又体现前瞻性和预见性，突出战略重点、明确行动计划及政策措施。

基本原则：坚持统筹兼顾，推进中医药医疗、保健、科研、教育、产业、文化“六位一体”全面协调发展；坚持转变发展方式，注重内涵质量，突出特色优势；坚持事业发展和产业发展并举，相互协调，相互促进，共同发展；坚持继承与创新的辩证统一，不断提高科技进步对中医药发展的支撑作用；坚持以改革促发展，遵循中医药发展规律，强化体制、机制建设；坚持面向基层、面向群众，让人民群众享受中医药改革发展带来的实惠。

重点任务：一是加强中医医疗服务体系建设，提高中医药服务的可及性和覆盖面；二是大力发展中医预防保健服务，促进人民群众健康素质提高；三是着力完善机制，充分发挥中医药特色优势；四是积极推进继承与创新，推动中医药科技进步和疗效提高；五是强化中医药人才培养，打造一支多学科、多领域、多层次的人才队伍；六是加快中医药产业发展，建设现代化、规模化、品牌化中药工业和商业体系；七是促进中医药文化繁荣发展，弘扬中华优秀传统文化；八是推动中医药走向世界，促进中华文化传播和我国开放型经济水平提升。

论坛由中华中医药学会主办，中国中医科学院、北京中医药大学、天津中医药大学协办。

（任　壮）

【首届中医药职业教育中医护理技能大赛】　2013年7月4～6日，2013年全国中医药职业教育技能大赛——“天堰杯”中医护理技能竞赛在湖南中医药高等专科学校举行。来自全国17个省、市的20支代表队、80名选手参赛，其中高职组8支32名选手，中职组12支48名选手。比赛由全国中医药职业教育教学指导委员会和全国中医药职业技术教育学会主办，湖南中医药高等专科学校承办。本次中医药职业护理技能大赛尚属首届。比赛旨在加强高素质技能型人才培养，推动中医药职业教育改革发展。

（黄　心）

【第一期中医医院职业化管理高级研修班】　2013年7月6日，由国家中医药管理局举办、中国中医科学院承办的第一期中医医院职业化管理高级研修班开班，共招收来自全国三级中医院的院长80余人。研修班课程体系由宏观政策与战略、医院管理实务、管理素质提升、中国传统文化与管理、参观见习等模块构成，历时7个月，每月集中授课一次。学员接受职业化管理培训的情况将纳入三级中医医院等级评审指标体系，考核合格学员授予国家中医药管理局继续教育项目学分。

（曲慧勇）

【国家中医药管理局2013年暑期办公会议】　2013年7月6～7日，国家中医药管理局召开2013年暑期办公会议，总结各局司办和直属单位上半年主要工作，并对下半年工作计划进行讨论。国家卫生计生委副主任、国家中医药管理局局长王国强在会上强调，要正确认识中医药事业发展的“大势”，谋划新时期、新阶段的中医药“大事”，认真做好下半年重点工作。国家中医药管理局副局长于文明、李大宁、马建中，局党组成员、中国中医科学院党委书记王志勇出席会议。

（高新军）

【中医药高等教育教学改革报告会】　2013年7月12日，国家中医药管理局中医药高等教育教学改革报告会在江苏徐州召开，来自国家中医药管理局、中国教学管理研究会、南京中医药大学、上海中医药大学、北京中医药大学等7所院校近30位大学校长、专家、学者汇聚一堂，共探中医药人才培养、教育质量保障体系建设、学科体系建设等多个教育教学改革前沿课题。

此次会议是对国家中医药管理局“十二五”中医药高等教育教学改革重点课题的中期评估，各课题承担单位具体对课题的总体设计和研究计划、总体框架、基本内容、主要创新点和特色、研究思路和方法等方面进行了详细的汇报。会议研讨的8项课题是结合我国中医药教育教学改革与发展的实际，坚持理论研究与实践探

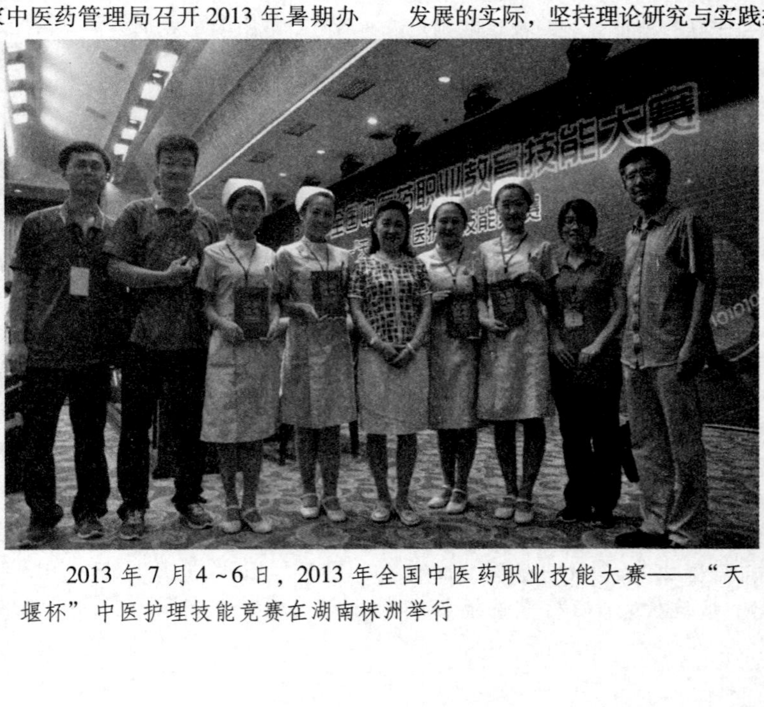

2013年7月4～6日，2013年全国中医药职业技能大赛——“天堰杯”中医护理技能竞赛在湖南株洲举行

索并行，具有全局性、前瞻性和战略性的课题，对未来中医药高等教育教学改革的走向起到指导性作用。

（李　晨）

【中美中医药合作战略座谈会】2013年7月19日，国家中医药管理局在北京召开了中美中医药合作战略座谈会。国家中医药管理局副局长于文明出席了会议。会议由国家中医药管理局国际合作司司长王笑频主持。

此次会议是在当前建立中美新型大国关系、中医药合作纳入中美战略与经济对话成果中的大背景下，围绕落实好《中医药事业十二五规划》和《中医药对外交流合作中长期规划》文件精神，就如何进一步拓展中医药美国市场，深入实施和开展中美中医药合作战略而召开的。

北京协和医院公共卫生学院院长、哈佛大学公共卫生学院刘远立通过对中美中医药市场情况的分析和研判，总结提出了当前在新健康经济下中医药所面临的新机遇和新挑战。国资委研究部部长程伟用大量国际医药产业的成功案例提出要运用多元视角推动中国医药企业“走出去”的战略思想。中国中医科学院广安门医院主任林洪生根据长期与美国NCI在肿瘤防治方面的经验，提出相关领域的人才培养以及高水平国际科研合作平台的建设对于拓展中医药美国市场起着至关重要的作用。北京中医药大学校长徐安龙、南京中医药大学校长吴勉华等专家以及相关机构和企业代表就已有的中美合作经验进行了交流总结。在自由讨论发言中，与会代表各抒己见，集思广益，提出了下一步工作建议及下一阶段的工作思路。

于文明在总结讲话中充分肯定了各界在中美中医药合作发展领域所作出的努力和贡献，提出要以产、学、研紧密结合为抓手来促进中美中医药合作发展，最大限度地为中美合作提供便利。

中国中医科学院副院长范吉平以及中国医药保健品进出口商会、同仁堂集团、天士力集团等15家机构代表和国家中医药管理局规财、法监、医政、科技等司相关人员出席了座谈会。

（朱海东）

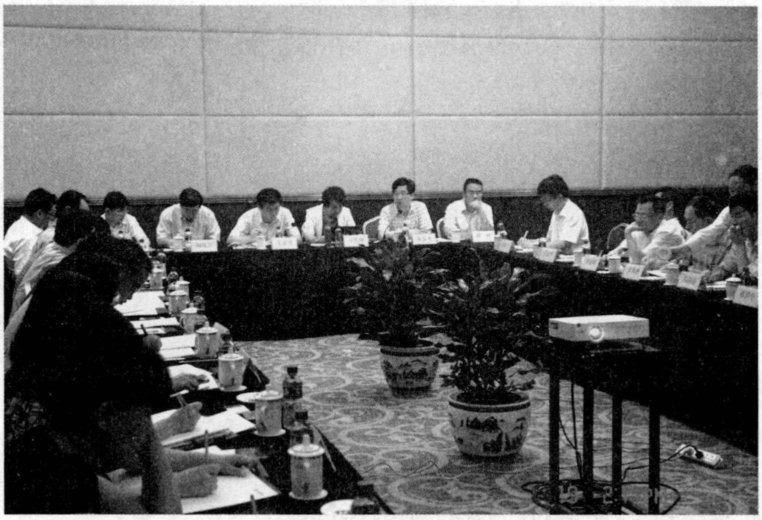

2013年7月19日，国家中医药管理局在北京召开中美中医药合作战略座谈会

【全国中医学术流派传承工作室建设项目启动会】　2013年7月30日，为进一步贯彻落实《医药卫生中长期人才发展规划（2011～2020）》，大力推进中医传承与创新，加快中医学术流派传承与复兴，培育一批学术影响深远、临床疗效显著、特色优势明显、传人梯队完备、辐射功能强大、资源横向整合的中医学术流派，开创中医传承发展的新局面，国家中医药管理局在广东广州召开了全国中医学术流派传承工作室建设项目启动会。这次会议内容包括：部署中医学术流派传承工作室建设思路和工作要求，成立国家中医药管理局中医学术流派传承推广基地及理事会，探索建立长效合作机制，交流中医学术流派传承发展经验等。上海市顾氏外科流派传承工作室、龙砂医学流派传承工作室、安徽新安王氏内科流派传承工作室和中医扶阳流派传承工作室代表在会上作了经验交流。国家中医药管理局副局长李大宁出席会议并讲话。

（刘　丹）

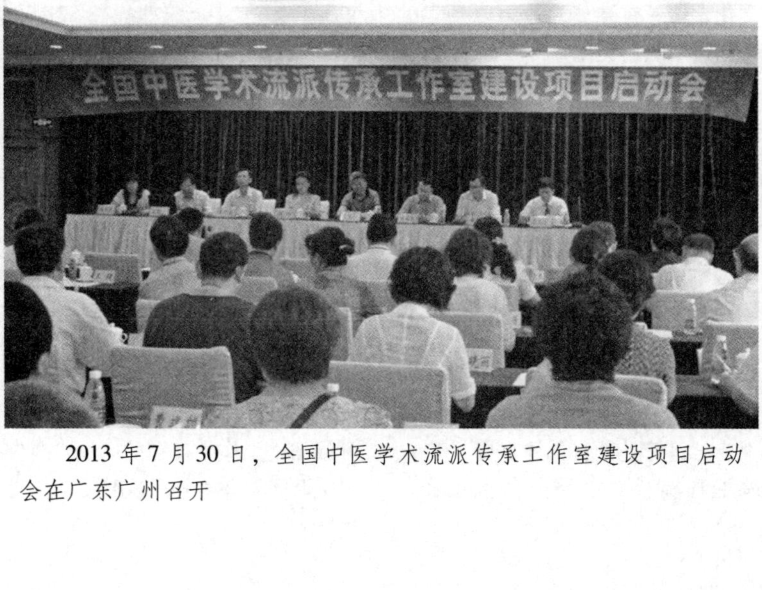

2013年7月30日，全国中医学术流派传承工作室建设项目启动会在广东广州召开

【2013年全国中医药工作厅局长座谈会】　2013年8月8～9日，2013年全国中医药工作厅局长座谈会在吉林长春召开。各省、自治区、直辖市及副省级城市卫生厅（局）分管中医药工作的厅（局）长、中医药管理局局长和国家中医药管理局全体局

领导、各部门负责同志、各直属单位主要负责同志参会。国家卫生计生委副主任、国家中医药管理局局长王国强主持会议并作了重要讲话。

这次会议是在深入开展党的群众路线教育实践活动时期召开的十分重要的会议，会议分析了当前中医药发展面临的新形势和新任务，对下半年中医药重点工作进行了部署，并就中医药系统扎实开展好党的群众路线教育实践活动、切实转变工作作风提出了明确要求。

（局　文）

【全国中医药（民族医药）文化宣传教育基地工作座谈会】　2013年8月15～16日，国家中医药管理局办公室主办、青海省卫生与计划生育委员会以及青海藏文化博物院承办的全国中医药（民族医药）文化宣传教育基地工作座谈会在青海西宁举行。国家中医药管理局副局长吴刚、青海省卫生与计划生育委员会副主任颉学辉出席会议。会上，围绕“发挥优势、注重特色，全面推进中医药文化宣传教育基地建设工作”主题，27位基地单位代表与省级中医药管理部门代表就“如何创新展示形式和手段传播各基地中医药文化内涵”等3个议题讨论。青海藏文化博物院、西藏藏医药博物馆、内蒙古蒙中医药管理局、新疆中医民族医药管理局代表分别作典型发言，交流了各自在民族医药文化宣传教育基地建设方面的经验与体会。全国已有16个全国中医药文化宣传教育基地、5个全国中医药文化宣传教育基地建设单位及270余个省级中医药文化宣传教育基地。

（丁　洋）

【全国“中医药服务百姓健康推进行动”工作（视频）会议】　2013年9月9日，全国“中医药服务百姓健康推进行动”工作（视频）会议在北京召开。参加主会场会议的有国家中医药管理局机关各部门的负责同志；中国中医科学院、北京中医药大学主管院（校）长、党委办公室主任、医管处处长；局直属（管）医院主管院长、党委办公室主任、医务处处长；北京市中医管理局负责同志，北京市各区县卫生局负责同志、中医医院院长。参加各分会场会议的有各省、自治区、直辖市中医药管理局负责同志、办公室主任、医政处处长；新疆生产建设兵团卫生局主管局长、中医处处长；各市（地）级卫生局负责同志、中医处（科）长；各省、市（地）级中医医院负责同志。国家中医药管理局副局长马建中主持会议，国家卫生计生委副主任、国家中医药管理局局长王国强出席会议并作重要讲话。

会议的主要目的是全面推进“中医药服务百姓健康推进行动”实施工作，把中医药行业党的群众路线教育实践活动引向深入，发挥中医药行业窗口单位为群众服务的优势，把中医药发展成果转化为服务群众的具体行动，让人民群众切实感受到教育实践活动带来的变化和成效。王国强在讲话中深刻分析了开展“中医药服务百姓健康推进行动”的重要意义，对开展基层中医药服务能力提升工程、中医“治未病”健康工程和“中医中药中国行——进乡村·进社区·进家庭”活动的主要任务进行了部署，并对扎实开展中医药服务百姓健康推进行动提出了明确要求。

（局　文）

【ISO中医药国际标准战略研讨会暨ISO/TC249第四次年会总结会】　2013年9月16日，由国家中医药管理局主办，上海中医药技术委员会和ISO/TC249国内技术对口单位承办的ISO中医药国际标准战略研讨会暨ISO/TC249第四次年会总结会在上海召开。ISO/TC249中国注册专家，全国中医药专业标准化专业技术委员会、全国中医药行业团体、中医药企业、世界中医药学会联合会、世界针灸学会联合会的专家和代表共40余人参加了会议。国家中医药管理局副局长于文明参加了会议并作总结讲话。

会议总结了ISO/TC249第四次年会情况，深刻分析了当前面临的国际形势，以及中国在参与ISO/TC249国际标准化工作中存在的问题。会议探讨了ISO/TC249国际标准化工作管理程序，并就该管理程序征集了与会领导和专家的意见。同时，有关专家提出了将中医药服务贸易纳入ISO/TC249工作范围，为进一步提升中国中医药产品、服务的国际贸易份额，发挥中医药在维护和增进人类健康中的作用奠定基础。

于文明在总结讲话中肯定了中医药国际标准化工作取得的成绩，分析了新形势下中医药国际发展面临的挑战与困难，对中医药标准化未来工作提出了4点意见：首先，要明确中医药国际标准化目标，围绕目标进行统筹规划，战略部署；其次，创新中医药国际标准化发展机制，完善管理程序；第三，开拓中医药国际化发展平台，挖掘优势领域；最后，要立足国内，内外兼持，互促互惠。

会议由国家中医药管理局国际合作司司长王笑频主持，国家中医药管理局原副局长房书亭，中国科学院院士陈凯先、韩济生，上海卫生计生委副主任郑锦，国家中医药管理局政策法规与监督司司长查德忠、科技司副司长李昱等部门负责同志，以及国家标准化管理委员会相关领导出席会议。

（朱海东）

【第十届世界中医药大会】　2013年9月21～22日，第十届世界中医药大会暨世界中医药学会联合会成立10周年庆典在美国旧金山举行。本届大会主题是“东西方医学合作，服务各国人民健康”。世界中医药学会联合会主席佘靖，中国驻旧金山总领事馆总领事袁南生等出席大会。来自世界各地的中医药专家学者及企事业机构的1000余名代表参会。会议同时设立了中医药服务贸易展，无极保养灸、针灸特效疗法示范、无极伤痛手法、心理与睡眠、脉象、针灸治疗肥胖6个工作坊，并分别进行了现场讲解和医技演示，为代表提供了展示临床技术和推广研发成果的机会。世界中联第三届第五次理事会与第四次监事会会议同期召开。大会由世界中医药学会联合会主办。

（陈　晨、魏　敏）

【2013年国际中医药肿瘤学术研讨会】 2013年9月21~22日，由国家中医药管理局和美国卫生和公众服务部共同主办，中国中医科学院肿瘤研究所、中国中医科学院广安门医院和美国国立癌症研究所补充与替代医学办公室承办的2013年国际中医药肿瘤学术研讨会在北京召开。开幕式由国家中医药管理局国际合作司司长王笑频主持，国家卫生计生委副主任、国家中医药管理局局长王国强在开幕式上致辞。

王国强在讲话中指出，此次会议列入了第五轮中美战略与经济对话框架下经济对话成果，邀请了中国、美国、澳大利亚、新加坡、韩国等国的专家、学者共同参与，搭建了中医药防治肿瘤领域交流与合作的新平台。研讨会以"中西汇通、科学评价"为主题，就中医药防治肿瘤临床与基础最新研究进展、中药治疗肿瘤新药研发及疗效评价标准与体系的建立、包括康复在内的恶性肿瘤综合中医防治体系建立的探讨以及中医药防治肿瘤的国际教育培训体系的建立进行探讨，具有重要意义。最后，王国强还就中医药防治肿瘤工作提出了3点建议：第一，坚持中医药理论指导，充分发挥中医药特色优势，与现代医学有机融合。第二，临床与基础相结合，凝练出具有创新潜力问题，诠释中医药治疗肿瘤疗效和机制，满足国际民众日益增长的健康需求。第三，加强中医药治疗肿瘤的国际交流与合作，推动中医药治疗肿瘤的国际化。

开幕式后，来自美国、韩国、澳大利亚等国传统医药研究领域的专家，分别就本国的传统医药与肿瘤研究的现状以及成果进行了报告。大会期间，与会专家还分别就中医药肿瘤疗效评价、抗肿瘤中药创新发展两项议题进行主题发言以及讨论，就目前存在的关键问题达成初步的共识，促进了中医药临床与基础研究的发展。

国家中医药管理局副局长、中国中医科学院党委书记王志勇，局国际合作司、科技司，中国中医科学院，中国中医科学院广安门医院等有关领导出席了开幕式。

（徐　晶）

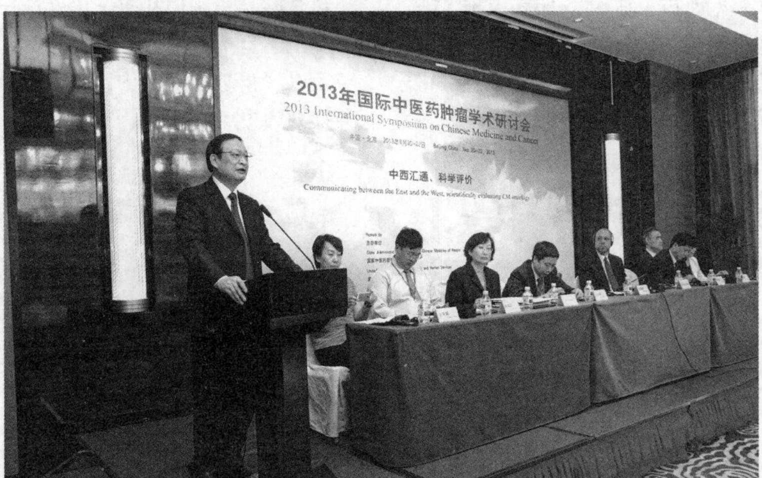

2013年9月21日，2013年国际中医药肿瘤学术研讨会在北京召开

【世界卫生组织ICD—11传统医学国际疾病分类项目第三次工作会议】 2013年9月25日，世界卫生组织ICD—11传统医学国际疾病分类项目第三次工作会议在上海召开。国家中医药管理局国际合作司、政策法规与监督司、规划财务司、医政司以及上海市中医药发展办公室等相关部门领导与来自全国各地的项目审评、术语团队专家及审评专家助理和WHO ICD—11传统医学国际疾病分类项目组成员近60人参加了会议。

会上，相关专家介绍了项目近期所取得WHO官方发布的ICD—11beta版传统医学章节的阶段性成效，分析并阐述了iCAT系统现存的问题及审评注意事项，同时就ICD—11第23章临床测试工作和术语工作进行了介绍以及思考。与会专家就如何进一步落实下一阶段的项目工作展开了讨论，并针对近期将大力推进的临床测试和术语工作两项重点工作达成了共识。专家提出ICD—11传统医学国际疾病分类项目是一项国家与国际组织的合作项目，建议以现有的全国37家标准化示范推广基地为抓手，建立相应管理程序，落实临床测试工作。对于术语工作认为应抓住ICD—11制定契机，以中医药理论为基础，推动传统医学病、证定义的制定。同时希望项目组加强与各地专家间的信息共享与沟通，以保障项目工作的实施。国家中医药管理局相关部门表示将本项目作为全局性工作加以支持。

（朱海东）

【全国中医医院信息化示范工作座谈会】 2013年9月26~27日，国家中医药管理局在四川绵阳组织召开全国中医医院信息化示范工作座谈会，邀请四川省中医药管理局、湖北中医药大学、浙江省卫生信息中心、上海中医药大学附属龙华医院、江苏省中医院、北京市房山区中医医院、四川省绵阳市中医医院8家单位分别就四川省中医药信息化建设、中医药信息标准制定与应用研究、区域卫生信息平台中的中医药信息化建设思考、区域卫生信息化的中医医院建设、基于医疗数据集成平台的医院信息系统建设、中医"治未病"综合服务信息系统建设、我国中医药信息化建设的若干思考等方面进行大会发言和交流，总结20家中医医院、藏医院、蒙医院信息化示范单位2011年和2012年信息化示范工作特点和亮点。同时现场参观了绵阳市中医医院信息化建设，包括门诊自助服务系统、名医馆中医辨证论治系统、针灸科针灸治疗信息系统、中医“治未病”体质辨识系统、中医康复数字化平台、住院医生和护士工作站等。部分省级中医药管理部门、卫生信息管理部门负责人，以及20家全国中医医院、藏医院、蒙医院信息化示范单位、各省级中医医院分管信息化工作的院长和信息管理部门负责人，中国中医药信息研究会、湖北中医药大学等中医药信息化专家，四川省各级中医医院信息管理部门负责人100余人参加会议。

（陈　伟、肖　勇）

【第四届中医药现代化国际科技大会政府论坛】　2013年9月26～27日，由国家中医药管理局、世界卫生组织主办，四川省科技厅、四川省中医药管理局承办的第四届中医药现代化国际科技大会政府论坛在四川成都召开。法国科学院终生秘书长卡特琳娜·布雷西尼亚克、法国工程院名誉主席弗朗索瓦·基诺，以及其他来自WHO、ISO/TC249、澳大利亚、中国、柬埔寨、法国、德国、日本、老挝、缅甸、荷兰、巴基斯坦、波兰、韩国、南非、泰国等16个欧、亚、非国家和国际组织的100多位传统医药和科技界的政府官员、专家、学者和企业界代表出席了会议。

政府论坛自2002年以来已经成功举办三届，在业内享有较好基础及一定影响力。本届政府论坛以传统医药国际协作与发展为主题，分设传统医药政府间立法监管合作、中医药标准化、传统医药注册准入3个议题，邀请了16个国家及国际组织的近40名代表，并组织了20多场高水平、权威性和代表国际传统医学发展动向的报告，邀请到有关国家的传统医学管理部门、科技部门和国际组织的共同参与，吸引了来自业界的80余名专业听众到会。

本次政府论坛主办规格较高，参与面广，主题鲜明，提升了我国在传统医学领域影响力，议题具有时代性及热点性，成果具有集中性和权威性，较好地推动了传统医学在全球的发展。

国家中医药管理局政策法规与监督司、国际合作司，国家标准化管理委员会，国家知识产权局，四川省科技厅、四川省中医药管理局等有关领导出席了论坛并发言。

（徐　晶）

【第十一届张仲景医药文化节】
2013年10月22日，南阳第十一届张仲景医药文化节在医圣故里河南南阳开幕。国家卫生计生委副主任、国家中医药管理局局长、中华中医药学会会长王国强出席开幕式并致辞。

王国强指出，当前中医药事业的发展正面临着难得的历史机遇期，随着现代医学目的的调整和医学模式的转变，中医药的独特优势日益凸显。国际社会的关注和重视，更为中医药发展带来了更广阔的前景。经济社会加快发展和深化医疗卫生体制改革为中医药发展拓宽了领域，特别是出台的《国务院关于促进健康服务业发展的若干意见》，将全面发展中医医疗保健服务列为第四项主要任务，要求提升中医药健康服务能力，推广科学规范的中医保健知识及产品，提高中医保健在社区健康养老服务方面的能力，这些都凸显了中医药在健康服务业中的重要作用，为中医药发挥独特优势提供了新的契机。

王国强表示，南阳是仲景故里、中医药大市，张仲景医药文化节连续举办了多届，为促进中医药行业交流和中药产业的发展，弘扬中医药文化，促进地方的经济社会发展都发挥了重要的作用，成为中医药界知名的展会品牌。希望南阳市进一步加强对中医药事业发展的统筹规划，做好顶层设计，以提高临床疗效为核心，大力发展中医医疗服务，积极推进中医预防保健服务，不断提高中医药科研能力，大力提升中药产业的发展水平；努力构建以医带药、以药促医、医药互动、协调发展的工作格局；在深化医改中，充分发挥中医药的特色和优势，让中医药为保障人民健康、促进经济社会发展作出更大贡献。

开幕式上，中国工程院院士、哈尔滨工程大学水声研究所所长杨士莪，向南阳张仲景博物馆赠送民国时期南阳首任知府杨鹤汀亲自编撰并手书的《伤寒论浅歌》手稿。北京中医药大学副校长王庆国，南阳市委常委、副市长李建豫，为中华中医药学会仲景学说分会揭牌。

首届“医圣仲景南阳论坛”同期开讲。文化节由中华中医药学会、中国中药协会主办，中国中医科学院、中国中医药报社等协办。

（胡　彬）

【第十届中医药高等教育校长论坛】
2013年10月25日，第十届中医药高等教育校长论坛在湖北举行。国家中医药管理局副局长王志勇，全国中医药高等教育学会理事长洪净，天津中医药大学校长、中国中医科学院院长张伯礼院士出席论坛。

王志勇指出，中医药教育教学改革应以“卓越医生（中医）”教育培养计划为重点，推进中医药院校教育

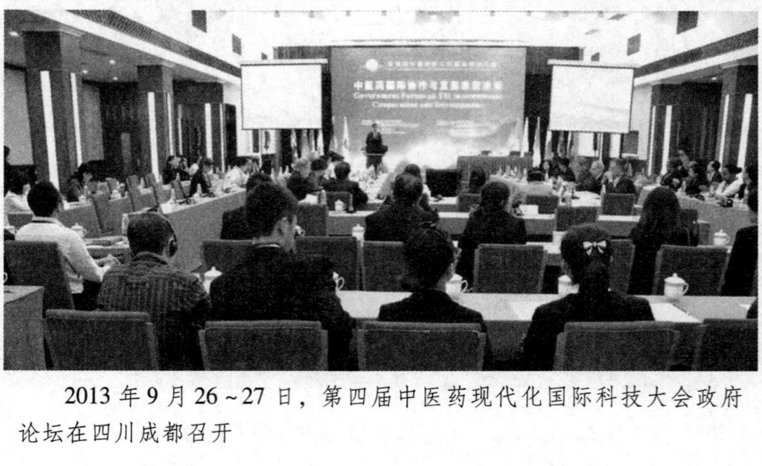

2013年9月26～27日，第四届中医药现代化国际科技大会政府论坛在四川成都召开

体系改革；以中医药院校“人文通识课程”建设为重点，推进中医药知识体系改革；以“院校教育-师承教育”相结合的人才培养模式为重点，推进中医临床人才培养模式改革；以“中医药院校教育质量监测与评价体系”建设为重点，推进中医药教育质量保障体系改革；以满足“中医药健康产业和中药产业”需求为重点，推进中医药职业教育教学改革；以建立健全“民族医药教育体系”为目标，扶持民族医药教育发展，要深化中医药教育教学改革，提高中医药人才培养质量。

论坛由全国中医药高等教育学会主办，湖北中医药大学承办。以“深化教育教学改革，提高中医药人才培养质量”为主题，围绕中医药人才培养模式创新、中医药高等教育课程体系建设等深入研讨。

（黄　心）

【国家中医药发展论坛（“珠江论坛”）第十二届学术研讨会】 2013年11月6日，国家中医药发展论坛（“珠江论坛”）第十二届学术研讨会在广东广州召开。论坛以“加快协同创新，推进跨越发展”为主题，围绕“国家中医临床研究基地临床研究和平台建设成果交流、基地和重点企业协同创新机制探讨及大数据协同创新中心建设思路和方法探讨”4个议题讨论。中国科学院院士陈可冀、广东省中医院名誉院长吕玉波等担任论坛执行主席。论坛由科技部、国家中医药管理局和广东省人民政府主办，广东省科学技术厅、广东省中医药局、广东省中医药科学院和广东省中医院承办。

（高　亮）

【全国综合医院中医药工作经验交流会议】 2013年11月15日，国家卫生计生委、总后勤部卫生部、国家中医药管理局在甘肃兰州召开了全国综合医院中医药工作经验交流会议。会议总结了全国综合医院中医药工作取得的成绩，交流了工作经验，部署了下一阶段工作。

国家卫生计生委、总后勤部卫生部、国家中医药管理局，各省（区、市）卫生厅局（卫生计生委）、中医药管理局，新疆生产建设兵团卫生局，各军区联勤部卫生部、军队驻京大单位，国家卫生计生委在京直属直管医院，全国部分综合医院、妇幼保健院、专科医院相关负责同志分别在北京主会场、甘肃省分会场和各省（区、市）卫生厅局（卫生计生委）视频分会场参加了会议。

国家卫生计生委副主任、国家中医药管理局局长王国强，国家卫生计生委副主任马晓伟，总后勤部卫生部副部长方国恩，国家中医药管理局副局长马建中分别在会上讲话。

（薛静怡）

【中华中医药学会2013年学术年会】 2013年11月16日，由中华中医药学会主办的2013年学术年会在北京会议中心召开。全国政协副主席、农工党中央常务副主席刘晓峰，国家卫生和计划生育委员会副主任、国家中医药管理局局长、中华中医药学会会长王国强，中国科学技术协会副主席、书记处书记、党组副书记程东红，中国工程院院士、中国工程院副院长樊代明，国医大师路志正，中国中医科学院院长、天津中医药大学校长、中国工程院院士、中华中医药学会副会长张伯礼，中国科学院院士陈可冀，中国工程院院士、中华中医药学会副会长李大鹏，中国科学技术协会学会学术部副部长刘兴平，国家科学技术奖励工作办公室副主任陈志敏等专家、领导出席了大会。此外，大会支持单位及协办单位的相关领导，中华中医药学会部分副会长，国家中医药管理局相关司办负责人，局直属单位负责人，中日友好医院以及部分在京中医医院负责人以及来自全国各地的中医药工作者、新闻媒体的朋友，也应邀出席了本次学术年会。大会由国家中医药管理局副局长、中华中医药学会副会长马建中主持。

本次学术年会是中华中医药学会成立以来规模最大的学术年会，是面向广大中医药科技工作者和中医药管理工作者的多层次、多学科的学术年会。学术年会以“新成果·新进展·新突破”、为主题，会议设1个主会场和8个分论坛，分别为中医内科学术研讨会、中华中医药学会外科分会学术年会、流感中医药防治学术研讨会、难治型腰椎间盘突出症治疗进展交流会、中华中医药学会继续教育分会年会、第三次中华中医药学会科技成果学术交流大会、健康科普论坛、中医诊疗设备临床评价与推广基地建设论坛。大会采取特邀报告、分论坛学术研讨与产业创新发展成果展示相结合的方式进行。学术年会除了注重学术引领外，还设有会展专区，努力为企业打造产学研协同创新发展的平台。会议期间还进行了2013年度中华中医药学会科学技术奖暨2013年度李时珍医药创新奖颁奖。

（高　欣）

【国家中医临床研究基地建设总结交流会议】 2013年11月29日，为全面总结国家中医临床研究基地建设阶段性工作，深入交流基地建设经验及成果，研究部署下一阶段基地建设重点工作，国家中医药管理局在上海召开了国家中医临床研究基地建设总结交流会议。国家发改委、财政部、国家卫生计生委和国家中医药管理局有关领导，全国省级中医药管理部门和部分省、区、市发改委的有关同志，各基地负责人和相关同志，以及基地业务建设督导组、专家指导组的部分专家参加了会议。

国家卫生计生委副主任、国家中医药管理局局长王国强，国家中医药管理局副局长王志勇出席会议并讲话。

会议由国家中医药管理局主办，上海市卫生计生委和上海市中医药发展办公室承办。

（高　欣）

【第二届国家中医药改革发展上海论坛】 2013年11月30日，第二届国家中医药改革发展上海论坛在上海举办，主题为“中医药与健康服务业发展”。围绕《国务院关于促进健康服务业发展的若干意见》部署要求，针对中医药健康服务发展的重点、难点问题，分析形势、把握机遇，理清思路、明确目标，抓住重点、提出举措，为研究制定中医药健康服务发展规划和措施提供支持。国家卫生计生委副主任、国家中医药管理局局长王国强出席并讲话。国家发展改革委社会发展司有关领导作了《国务院关于促进健康服务业发展的若干意见》解读。与会专家围绕中医药健康服务发展目标与策略选择、中医药健康服务发展的主要任务、中医药健康服务发展的保障措施三大主题进行研讨。论坛由国家中医药管理局、上海市人民政府共同举办。

（姚玮莉）

【中医标准应用评价和中医药标准化培训项目 2012 年度总结暨 2013 年度项目启动会】　2013 年 12 月 1 日，国家中医药管理局在北京召开了中医标准应用评价和中医药标准化培训项目 2012 年度总结暨 2013 年度项目启动会，总结了 2012 年度项目工作，研究部署 2013 年度项目实施工作。国家中医药管理局副局长于文明出席会议并讲话。

（局　文）

【中医药海外发展国家战略研讨会】　2013 年 12 月 29 日，为研判现阶段中医药国际化面临的形势、制定中医药海外发展国家战略，国家中医药管理局在北京召开中医药海外发展国家战略研讨会。国家卫生计生委副主任、国家中医药管理局局长王国强和国家中医药管理局副局长于文明出席了会议并讲话。

外交部欧亚司司长张汉晖、商务部援外司副司长刘俊峰、国家卫生计生委国际合作司副司长李明柱，以及文化部、教育部、国家旅游局、国家标准化工作委员会等部委负责人分别从部门角度，就开展中医药国际交流与合作工作作了主题发言，并提出建议。

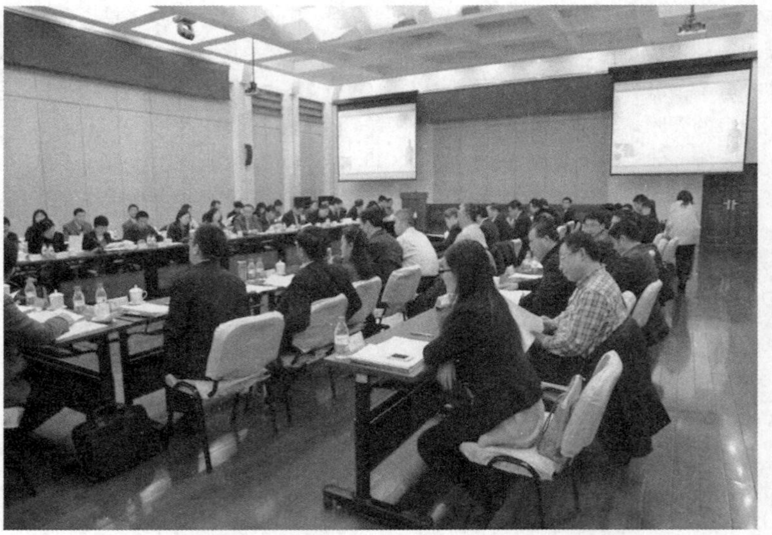

2013 年 12 月 29 日，中医药海外发展国家战略研讨会在北京召开

王国强要求，中医药海外发展国家战略研究应做好顶层设计，集思广益，制定措施。目前面临好的机遇，也有严峻挑战，我们要知己知彼，站在更高的高度，做好国内的功课。疗效是核心，“疗效、安全、价廉”是中医药走向世界的基础，多部门协同作战创造好的环境则可事半功倍，推动中医药快速走向海外，提高中国软实力，造福人类健康。

国家中医药管理局各部门及直属单位、中医药机构和世界卫生组织传统医学部等单位的代表参加了会议。

（高　欣）

【中医药服务贸易工作座谈会暨中医药服务贸易专家咨询委员会会议】　2013 年 12 月 29 日，中医药服务贸易工作座谈会暨中医药服务贸易专家咨询委员会会议在北京召开。国家卫生计生委副主任、国家中医药管理局局长王国强，国家中医药管理局副局长于文明出席会议并作重要讲话。

会议系统分析了当前中医药服务贸易工作形势，探讨了中医药服务贸易建设的顶层设计工作、申报评审工作及下一步工作措施，为进一步扎实稳步推进中医药服务贸易建设工作奠定了基础。

于文明在认真听取了各相关单位及行业专家发言后，就中医药服务贸易工作提出 3 点意见：第一，要充分认识中医药服务贸易工作的重要意义；第二，认真研判当前形势、抓住机遇、扎实推进中医药服务贸易工作；第三，结合《国务院关于促进健康服务业发展的若干意见》，深化医改，发挥各地优势，扎实推进中医药服务贸易建设工作。于文明还结合当前中医药服务贸易工作，提出几点希望：第一，希望各地认真学习贯彻《国务院关于促进健康服务业发展的若干意见》《商务部等十四部门关于促进中医药服务贸易发展的若干意见》和两部门推进试点的精神；第二，希望专家咨询委员会专家继续指导发挥作用；第三，希望国家中医药管理局，特别是国际合作司具体工作负责同志发挥全局力量，关注支持各项工作。

王国强指出，发展中医药服务贸易必须“先内后外，以外促内”，要开阔思路，通过试点总结经验，循序渐进，本着互利互惠原则，采取有效的合作机制推动中医药服务贸易工作，形成合作共赢、互利互惠的格局“走出去”，促进中医药服务贸易有序健康地发展。

（马宁慧）

专题工作篇

一、党的群众路线教育实践活动

【国家中医药管理局出台30条改进作风】 2013年，国家中医药管理局向中医药系统印发《贯彻落实〈十八届中央政治局关于改进工作作风、密切联系群众的八项规定〉实施办法》，要求妥善处理群众来信来访提出的问题，对有明确政策规定、能够解决的问题，及时协调解决；对短期内不能解决的问题，做耐心细致解释，并在15个工作日内答复。

“办法”共提出30项具体要求，涉及改进调研作风、精简会议活动、精简文件简报、规范出访活动、改进新闻报道、改进机关作风、厉行勤俭节约和加强督促检查8个方面。

“办法”要求，局领导和局机关各部门负责同志深入基层调研要围绕中医药事业改革发展的目标任务，研究破解重大和难点问题。调研期间简化接待，不在调研点举行各种形式的迎送活动，不张贴、悬挂欢迎标语横幅。重大调研结束后，应当在15个工作日内形成书面报告。

严格控制各类会议活动，认真执行会议审批制度。严格按照会议内容确定出席人员，各类会议原则上不邀请各级政府领导出席，不安排与工作没有直接关系的单位负责同志参加。会议经费由举办部门承担，纳入预算管理，不得向企业、下级单位和个人收取费用。各类工作会议发言和汇报每人控制在15分钟以内。国家中医药管理局印发的普发类文件不超过5000字，局办公室印发的普发类文件不超过4000字、简报不超过1000字。

局领导出席会议活动应根据工作需要、新闻价值、社会效果决定是否报道，一般性活动不作报道。新闻报道内容要突出反映中医药工作者和群众关心、社会关注的实质性问题，要贴近群众、贴近基层、贴近生活。局领导一般不题词、题字，不对庆典、研讨会、论坛和商业性活动等发贺电、贺信。

坚持局领导联系点制度，密切联系群众，围绕人民群众关心的中医药改革发展问题，研究解决方法和措施，及时回复地方和下级请示，为群众、为基层办好事、办实事。做好地方同志来局商谈工作的协调和安排，规范机关接待工作。

加强预算管理，严格控制行政经费支出。杜绝各种铺张浪费行为，降低机关服务成本。加强局机关反腐倡廉教育和廉政文化建设，健全权力运行制约、监督体系和施政行为公开制度，认真执行民主集中制。

“办法”还要求局机关各部门和局各直属单位结合自身实际，制定具体措施。党员领导干部要身体力行，发挥示范表率作用。各地中医药管理部门要结合当地中医药工作，配合国家局上下联动，步调一致，形成全行业的优良作风，推动中医药事业科学发展。

（马　骏）

【国家中医药管理局召开党的群众路线教育实践活动座谈会】 2013年7月1日，国家中医药管理局党的群众路线教育实践活动领导小组召开座谈会，就如何开展好党的群众路线教育实践活动听取中医药系统院士、民主党派、人大代表、政协委员的意见和建议。国家卫生计生委副主任，国家中医药管理局党组书记、局长王国强主持会议并作讲话。

座谈会上，与会人员围绕开展党的群众路线教育实践活动的重要性、推进中医药事业发展等方面畅所欲言，从中医药人才培养及队伍建设、法制建设、中医药监管等方面进行了讨论，并对如何开展好党的群众路线教育实践活动提出了意见和建议。

在认真听取大家的发言后，王国强表示，大家提出的意见和建议对改进工作意义重大，我们要认真梳理并研究。我们还将听取市民代表对中医药事业发展的意见和建议。中医药事业发展任重道远，要坚持中西医并重，继承创新中医药，让老百姓真正享受到中医药带来的好处。

王国强强调，一定要认真贯彻落实中央关于开展群众路线教育实践活动的决策部署，着力解决形式主义、官僚主义、享乐主义和奢靡之风四方面的突出问题。

国家中医药管理局自2013年6月24日以来已召开6次有关座谈会，分别听取了局机关青年干部、处级干部、司级干部、离退休干部、局直属单位和主管社团负责人、部分省市中医药管理部门负责人、中医药高等院校和中药企业负责人对开展此项活动的意见和建议。

（局　文）

【国家中医药管理局召开动员大会启动党的群众路线教育实践活动】 2013年7月4日，国家中医药管理局召开党的群众路线教育实践活动动员大会，动员部署深入开展党的群众路线教育实践活动。国家卫生计生委副主任，国家中医药管理局党组书记、局长、局教育实践活动领导小组组长王国强出席并作动员讲话，就贯彻落实中央决策部署，认真开展好教育实践活动提出工作要求。中央第23督导组组长张玉台、副组长苏泽林和督导组全体成员出席大会指导。

王国强在讲话中指出，开展教育实践活动是新时期加强和改进党的建设、实现党的十八大确定的奋斗目标的重大举措，是顺应人民群众新期盼、满足人民群众对中医药服务需求的重大举措，是推动解决中医药领域突出问题、促进事业科学发展的重大举措。他强调要准确把握教育实践活动的目标任务、基本原则和方法步骤，扎实推进教育实践活动，不走过场，落实强化宗旨意识，促进思想进一步提高；解决突出问题，促进作风进一步转变；结合行业特点，促进与人民群众联系进一步密切；注重真抓实干，促进为民务实清廉形象进一步树立。他要求要加强领导，精心组织，确保教育实践活动取得实效，并从加强组织领导、制订实施方案、加强督导检查、加强宣传引导、注重载体创新、坚持“五个贯穿始终”、坚持统筹兼顾等方面提出具体工作要求。他还提出要在“规定动作”到位的前提下，注重载体创新，“自选动作”有特色，充分发挥中医药系统密切联系群众的窗口部门和行业特点，实施“中医药服务百姓健康推进行动”，推动基层中医药服务能力提升工程、中医药“治未病”健康工程以及“中医中药中国行——中医药进乡村 · 进社区 · 进家庭”等活动载体，取得新进展新成绩。

张玉台充分肯定了国家中医药管理局教育实践活动的前期准备工作，阐述了中央关于开展教育实践活动的基本要求，对深入开展教育实践活动提出了殷切希望和指导意见。

会议由局党组成员、副局长、局教育实践活动领导小组副组长、局教育实践活动领导小组办公室主任马建中主持。局机关全体党员公务员、离退休老局长和离退休党支部委员、局机关服务中心处级以上党员领导干部、各直属单位领导班子主要负责同志、在京中医药系统全国党代会代表、全国政协委员参加了大会。非中共党员的局机关公务员也受邀参加了大会。

（*局教育实践活动领导小组办公室*）

【国家中医药管理局举行党组学习中心组（扩大）暨党的群众路线教育实践活动调研成果汇报交流会】
2013 年 8 月 5 日，国家中医药管理局举行党组学习中心组第三次集体学习（扩大）暨党的群众路线教育实践活动调研成果汇报交流会。国家卫生计生委副主任，国家中医药管理局党组书记、局长王国强主持会议，并运用“三观互动”方法结合教育实践活动讲党课。国家中医药管理局局领导吴刚、于文明、李大宁、马建中、王志勇参加会议并对调研工作进行点评。中央第 23 督导组成员崔振永列席党课。

由局领导分别带队的 6 个局教育实践活动调研组，在会上分别汇报了各自开展调研的总体情况、发现的主要问题和下一步工作建议。王国强在点评中评价，这次调研与以往相比具有更加深入基层、主题更加突出、更加廉洁务实等明显特点，要求认真梳理前期征求到的群众意见和建议、调研中基层群众反映的问题，以及长期以来在中医药工作中存在的问题，按照教育实践活动的总要求，运用科学方法，分清层次、理清关系，查找原因、对症下药，逐条整改落实、加以解决。

王国强在学习会上作了题为《运用科学方法　聚焦“四风”问题　推动教育实践活动深入开展》的党课，从“三观互动”科学方法的内涵、运用“三观互动”科学方法查找中医药事业发展及行业“四风”方面存在的问题、教育实践活动回顾与下一步要求 3 个方面，全面阐述了运用“三观互动”理念和方法开展好教育实践活动的重要性、必要性和具体工作要求。

王国强指出，党组提出的“整体思维、系统运行，三观互动、六位一体，统筹协调、科学发展”（简称“三观互动”）中医药事业发展思路、运行机制、工作方法，是党组理论创新的成果，是党的群众路线理论和科学发展观在中医药行业的应用和实践，是整体观和系统论在中医药工作中的反映和体现。“三观互动”系统阐述了微观层面要实现理念行、维权行、能力行、方法行、效果行“五行”要素；中观层面要大力推进发展中医医疗和预防保健服务、推进中医药继承与创新等 7 个方面工作；宏观层面要建立健全对中医药工作的组织领导、中医药政策研究和战略规划等 7 个方面的保障机制。他强调，“三观互动”坚持了党的群众路线，践行了科学发展观，反映了中医药学的整体观，借鉴了现代管理学系统论，为实现中医药又好又快发展提供了科学的工作理念和方法。

王国强全面总结了这些年党组坚持“三观互动”科学方法，推进中医药工作所取得的显著成就和进展。并运用“三观互动”科学方法，客观查摆和分析了中医药事业发展方面存在的问题和当前中医药管理部门工作中存在的“四风”问题，强调解决好事业发展问题，必须从解决“四风”问题入手，切实改进工作作风，以昂扬向上的精神状态，履行职责、迎难而上、开拓创新，全力发挥好中医药管理部门的示范带头作用。

王国强从加强领导、全面部署、认真开展学习教育、多种形式听取意见、创新特色活动载体、查改同步边整边改、加强对直属单位活动指导等 6 个方面，认真回顾了国家中医药管理局前段教育实践活动情况。他指出党组决定把“学习型、服务型、创新型、和谐型、节约型机关（单位）创建活动”和“中医药服务百姓健康推进行动”作为教育实践活动两大重要载体，将有力

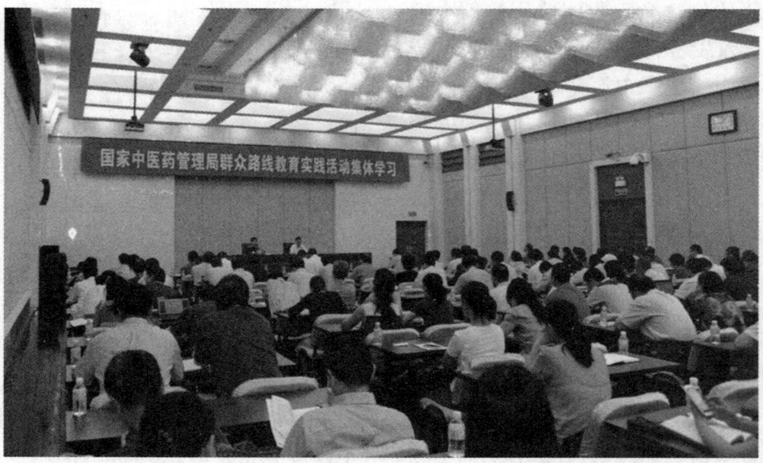

2013 年 7 月，国家中医药管理局举办“坚持群众路线　为民务实清廉”讲座

地促进机关改进工作作风和密切联系群众，实现干部队伍建设和服务管理水平的全面提高，让人民群众切实感受到教育实践活动带来的变化和取得的成效。

对于下一步教育实践活动，王国强提出：一是要继续加强学习教育、提高思想认识，切实抓好各个环节的学习，提高党员干部的宗旨意识。二是继续聚焦“四风”，深入查找问题，把查找问题、剖析问题、解决问题作为出发点和落脚点，决不能使活动目标“跑偏”。三是狠抓方案落实、扎实推进两个活动载体，局机关各部门要细化分解任务，制定实施措施，推动活动开展。四是针对突出问题加强制度建设，坚持把整改落实、建章立制贯穿始终，努力实现作风建设规范化、常态化。五是为开好民主生活会做好准备，要认真撰写对照检查材料，回应干部群众所提意见，弘扬批评与自我批评优良传统，以整风的精神开好民主生活会。

局机关全体公务员、局机关服务中心处级以上党员干部、局直属单位局管干部和党总支（党支部）委员，以及局直属机关团委委员等，共计120余人参加会议。

（局教育实践活动领导小组办公室）

【国家中医药管理局举行践行党的群众路线典型事迹报告会】 为进一步推动国家中医药管理局党的群众路线教育实践活动的深入开展，2013年8月22日，国家中医药管理局在局机关多功能厅举行践行党的群众路线典型事迹报告会，宣传中医药系统在坚持党的群众路线和全心全意为民服务方面的先进典型和他们的先进事迹。国家卫生计生委副主任，国家中医药管理局党组书记、局长王国强，以及党组成员、副局长马建中，党组成员、中国中医科学院党委书记王志勇和中央教育实践活动第23督导组成员、中央组织部干部三局副巡视员王刚，中央国家机关工委宣传部宣传处处长侯兵，国家卫生计生委直属机关党委组织处处长王凯、国家卫生计生委人事司劳资处杨可以及北京市中医管理局、河北省石家庄市卫生局等有关领导同志出席了会议。会议由国家中医药管理局直属机关党委常务副书记、局教育实践活动办公室副主任杨锐主持。

会上，江苏省中医院新闻宣传办公室颜英杰介绍了本院全国“白求恩奖章”获得者、著名中医妇科专家夏桂成始终不忘医务工作者的神圣使命，始终把群众的幸福、健康放在心上的先进事迹；中国中医科学院望京医院党委办公室刘金花介绍了全国抗震救灾模范、望京医院院长朱立国危难之时挺身而出，四进地震灾区救死扶伤的感人事迹；浙江省富阳市中医骨伤医院党委书记柴小平介绍了医院院长张玉柱承祖传技艺，弘扬大医美德的先进事迹；河北省石家庄市第一医院肿瘤三科主任和石家庄市重症肌无力研究所所长乞国艳讲述自己在病魔前没有倒下，而怀着对同样疾病患者的满腔热情，用自己战胜重症的经验为患者提供富有疗效的中西医结合治疗的不平凡经历；首届“全国优秀乡村医生”、首都十大健康卫士、北京市房山区张坊镇张坊村卫生室负责人王金海讲述了自己扎根山区基层，20多年如一日无偿奉献，不断实现着自己的人生价值和中医梦的工作经历；北京市中医管理局医政处处长赵建宏介绍了北京市中医管理局推出中医流动医院项目，给山区百姓群众送去优质中医药服务和健康的创新之举。

王国强在讲话中充分肯定了先进典型贯彻党的群众路线，全心全意服务人民群众的工作业绩和闪光精神，指出先进典型事迹感人至深，给大家上了一堂生动形象的为民务实清廉的主题党课，对于进一步改进工作作风，更加自觉地践行马克思主义群众观点和党的群众路线，都是一个有力的鞭策。这些先进个人、先进事迹虽然来自不同地区、不同单位，但他们都有一个共同的信念和追求，这就是全心全意践行党的群众路线和全心全意为人民服务。在他们身上，体现了大医精诚、仁心仁术的精神境界，体现了爱岗敬业、精益求精的职业风范。他们始终坚持以人为本，把群众的疾苦放在心上，把患者当作亲人对待，恪守职业道德，刻苦钻研业务，不断提高中医药服务的能力和水平，让人民群众真正享受到安全、有效、方便、价廉的中医药服务。他们是新时期中医药工作者的优秀代表，是中医药系统党员、干部学习的榜样，深受人民群众欢迎和拥护，也使中医药深深扎根人民群众。

王国强号召大家以先进典型为榜样，照镜子、找差距，怀着对人民群众的真感情，提振中医药人的“精气神”，发挥好先进典型的示范引领作用，坚决刹除“四风”，以开拓创新的精神、埋头苦干的行动，为实现人人享有基本医疗卫生服务和全面建成小康社会作贡献。

王国强还结合习近平、刘云山的重要讲话精神，对进一步开展好教育实践活动查摆问题、开展批评环节的工作，扎实推进“学习型、服务型、创新型、和谐型、节约型机关创建活动”和“中医药服务百姓健康推进行动”两大重要活动载体，以转变作风的实际成效推动中医药事业发展，作出了全面的部署，提出了具体的要求。

会前，王国强等局领导亲切会见了先进典型和报告团成员并合影留念。局机关全体公务员，局机关服务中心处级以上领导干部及全体党员，直属单位领导班子成员，中国中医科学院二级院所局管干部，直属单位党员代表，共计240多人参加报告会。

包括中央电视台、《人民日报》、《光明日报》等12家中央新闻媒体单位采访报道了报告会。

（局教育实践活动领导小组办公室）

【国家中医药管理局召开全国中医药服务百姓健康推进行动工作（视频）会议】 2013年9月9日，国家中医药管理局召开全国中医药服务百姓健康推进行动工作（视频）会议，全面推进中医药服务百姓健康推进行动，发挥中医药行业窗口单位为群众服务的优势，把党的群众路线教育实践活动成果转化为服务群众的具体行动，让人民群众切实感受到教育实践活动带来的变化和成效。作为践行党的群众路线和服务人民群众的重要载体，中医药服务百姓健康推进行动以全力做好基层中医药服务能力提升工程实施工作、积极推进中医“治未病”健康工程和深入开展“中医中药中国行——进乡村·进社区·进家庭”活动为主要内容，更好地发挥中医药密切联系广大人民群众的优势，推动教育实践活动取得实实在在的成效。

国家卫生计生委副主任，国家中医药管理局党组书记、局长、局教育实践活动领导小组组长王国强出席北京主会场并作重要讲话。局党组成员、副局长、局教育实践活动领导小组副组长兼活动办公室主任马建中主持会议。

王国强在讲话中回顾了教育实践活动的进展情况，要求深刻认识开展中医药服务百姓健康推进行动的重要意义，指出开展中医药服务百姓健康推进行动是践行群众路线的必然要求，是深化医药卫生体制改革的必然要求，也是实现中医药事业科学发展的必然要求。要求全国中医药系统加快实施中医药服务百姓健康推进行动，全力做好基层中医药服务能力提升工程，积极推进中医“治未病”健康工程，深入开展“中医中药中国行——进乡村·进社区·进家庭”活动。

王国强对扎实开展中医药服务百姓健康推进行动提出了明确要求：

一要加强组织领导。国家中医药管理局中医药服务百姓健康推进行动由局医政司、科技司牵头负责。各级中医药管理部门要抓紧成立相应的领导机构和工作机构，要制订工作方案，要按照分工，进一步组织研究、细化有关内容，要明确职责，责任落实到人，做出明确的时间表，扎实推进各项工作。

二要注重督促检查。各有关部门采取有效措施，切实做好百姓健康推进行动的督促检查工作，要完善评估机制，建立日常检查和定期评估的绩效考核机制，及时指导和推进活动的贯彻落实。要定期将所承担任务的工作进度和进展情况，报送牵头部门。

三要加大宣传力度。充分运用广播电视、报刊、互联网等多种媒体，加强正面宣传和舆论引导，注重发挥典型的示范作用，大力加强对百姓健康推进行动做法、经验等的宣传力度，及时总结推广好做法、好经验。

四要创新工作机制。各地要注重与同级政府相关部门的协调沟通，建立协调机制，争取更多的政策支持；要因地制宜，改革探索，创新思路，注重完善工作机制。

五要务求取得实效。开展百姓健康推进行动关键是要取得实效，必须坚持求真务实、真抓实干，扎实推进各项工作，最终用人民群众得实惠来检验百姓健康推进行动取得的成效。

王国强指出中医药服务百姓健康推进行动是一项复杂艰巨的系统工程，更是一项深受群众欢迎的、体现中医药特色的民生民心工程。开展好“中医药服务百姓健康推进行动”是我们中医药行业对人民群众的郑重承诺，推进行动任务艰巨，责任重大，使命光荣，要以高度的政治责任感、良好的精神状态和扎实的工作作风，脚踏实地、大胆探索、真抓实干，用教育实践活动的实际成效，把“中医药服务百姓健康推进行动”实施好、开展好，为维护人民群众的健康权益，全面建成小康社会作出新的更大贡献。

马建中就做好王国强副主任讲话和会议精神的贯彻落实提出具体要求：一是尽快将会议情况和开展中医药服务百姓健康推进行动的情况向当地党委、政府汇报，争取他们的大力支持和有关部门的积极配合。二是认真传达好会议精神，使各级中医药部门和中医医疗机构充分认识开展中医药服务百姓健康推进行动的重要意义，增强实施推进行动的积极性和主动性，在群众路线教育实践活动中切实转变作风、改进工作，方便群众，惠及百姓。三是迅速采取行动，立说立行，全面落实局推进行动方案提出的各项任务要求，扎扎实实做好工作，特别是针对群众看病难、挂号难、看病累等反映强烈的问题，立即行动起来，采取措施，进行整改，大力开展义诊、中医科普宣传、养生知识宣传等活动，让人民群众切实感受到教育实践活动给中医药行业带来的新变化和新成效。四是及时总结并上报工作进展情况。各省（区、市）中医药管理部门及时总结并推广活动中的亮点和经验，不断完善各项政策措施，建立信息周报制度，各地每周要将中医药服务百姓健康推进行动的进展情况上报局教育实践活动办公室（内容包括活动形式、活动场次、受益群众人数；推进行动中涌现出来的先进事迹和典型经验；推进行动取得的突出成效及阶段性工作成果等）。

国家中医药管理局机关各部门的负责同志；中国中医科学院、北京中医药大学主管院（校）长、党委办公室主任、医管处处长；局直属（管）医院主管院长、党委办公室主任、医务处处长；北京市中医管理局负责同志，北京市各区县卫生局负责同志、中医医院院长出席了主会场会议。在各省（区、市）和各市（地）设了385个分会场，各省、自治区、直辖市中医药管理局负责同志、办公室主任、医政处处长；新疆生产建设兵团卫生局主管局长、中医处处长；各市（地）级卫生局负责同志、中医处（科）长；各省、市（地）级中医医院负责同志出席各分会场会议，参会人数近3500人。

（局教育实践活动领导小组办公室）

二、中医药参与医药卫生体制改革

【公立中医医院改革试点得到同步推进】　2013年，国家中医药管理局等五部局联合印发了《关于在县级公立医院综合改革试点中充分发挥中医药特色优势的通知》(以下简称21号文件),对改革中医药服务补偿机制、提升县级医院中医药服务能力、加强医院与基层医疗卫生机构中医药工作上下联动等方面提出了具体要求。在改革药品加成政策时,要求区别对待中药饮片,充分考虑中药饮片价格形成机制和管理成本,研究制定科学合理的政策措施,形成鼓励使用中药饮片的有效机制。在调整医疗服务项目和价格时,要求贯彻落实2012年版《医疗服务价格项目规范》,将中医医疗服务项目由原来的124项增加到337项,将“中医辨证论治”等体现中医药技术劳务特点的项目列为收费项目,并按照“中央定项目、地方定价格”的原则,将既往主要根据物耗成本确定项目价格改为主要根据人力消耗、技术含量、风险程度等确定项目价格,合理提高中医医疗服务价格,充分体现了中医和中医药人员技术劳务价值。

国务院医改办对全国县级公立医院综合改革试点评估显示,全国第一批18个省份311个试点县中,设置有公立中医医院的293个,中医医院同步开展综合改革试点的238个,占比81.2%。在这238个试点县中,87%的试点县在实施取消药品加成政策时保留了中药饮片加成,51%调整了中医医疗服务项目价格,82.8%的中医医院实施了中医临床路径,90.5%的中医医院实施了与基层医疗卫生机构的上下联动措施,27.8%的试点县通过加大基本条件建设、加强中医药人才培养等方式落实了对中医医院的投入倾斜政策。不少地区开展了有益的探索,北京建立中医药特色服务年度绩效考核制度,考核合格的中医医院人员基本工资、国家规定范围内津贴由财政全额拨款;陕西对县级中医医院实行全额预算管理;甘肃将中医医院和综合医院中医科的床位补助标准提高到同级综合医院的1.5倍;浙江宁波和嘉兴对中医药门诊人次和中医药住院床日进行财政补助。

总体上看,公立医院改革不仅使人民群众得到了实惠,各试点地区的中医医院次均门诊费用和人均住院费用总体上得到了控制,增长率低于改革之前,而且对于中医药事业发展来说更是一个难得的机遇。通过改革,一方面,统筹推进了符合中医医院建设与发展要求的管理体制、补偿机制、人事分配、价格机制、医保支付制度、采购机制、监管机制等综合改革,逐步建立起维护公益性、调动积极性、保障可持续、发挥中医药特色优势的公立中医医院运行机制,让干中医的人“不吃亏”;另一方面,能够逐步落实对中医医院投入的倾斜政策,弥补历史欠账,让公立中医医院基础设施条件与其功能定位相符。

(严华国)

【2012年版国家基本药物充分体现中西药并重原则】 一是继续明确将已颁布国家药品标准的中药饮片作为国家基本药物,继续执行原有定价、采购、配送、使用和基本医疗保险给付等政策;二是中成药品种数逐步增加,2012年版与2009年版相比,中成药品种数由102个品种增加到203种,占比39%,增幅为99%,明显高于化药和生物药品。各地省级增补目录都将中成药作为重要内容。为指导合理使用中成药,国家中医药管理局会同国家卫计委编写了国家基本药物中成药临床应用指南、中成药临床应用指导原则和中药注射剂临床应用指南,并制作了视频资料广泛开展宣传和培训。

(严华国)

【新农合和医保中医药政策进一步落实】 各地积极落实鼓励使用中医药服务的政策,将符合条件的各类中医诊疗项目和中药纳入医保,并适当提高新农合中医药报销比例,充分发挥中医药对保障参保人员基本医疗需求的作用。国务院医改办全国县级公立医院综合改革试点评估显示,66%的试点县将国家颁布的全部中医医疗服务价格项目纳入了基本医保,60.5%的试点县提高了新农合中医医院(或中医药)报销比例,12.5%的试点县提高了职工医保中医医院(或中医药)报销比例,17.8%的试点县提高了居民医保中医医院(或中医药)报销比例。甘肃提高了城镇职工和居民基本医保中医药报销比例,并通过新农合门诊统筹报销等手段,鼓励村医利用中医药适宜技术治疗农村常见病;重庆降低了各类参保人员在中医医院住院治疗的起付标准,参保人在三级和二级中医医院住院和门诊大病治疗起付标准降低一个档次;陕西将群众看中医、用中药的医疗费用报销比例增加至90%。

各地还在支付方式改革中积极探索鼓励中医药服务提供和使用的政策措施。局医改办对349家中医医院(以全国县级公立医院综合改革试点县的中医医院为主)调查显示,77.2%的被调查医院所在地区实行了同病种、同级别(医院)、同费用。甘肃省在新农合支付方式改革中实施住院单病种定额付费制度,制定了50个病种县级医院和乡镇卫生院的定额标准,实行“中西医治疗同(费用)标准”。这些措施有效引导了医疗机构使用简、便、验、廉的中医药技术方法。

(严华国)

【中医药系统参与11项深化医改主要工作安排任务】 2013年,国务院办公厅印发《深化医药卫生体制改革2013年主要工作安排》(以下简称《工作安排》)通知,强调继续加强组织领导,落实工作责任,持续深入推进改革。提出坚持中西医并重,实施基层中医药服务能力提升工程,老年人和儿童中医药健康管理目标人群覆盖率均达30%以上等工作任务。

2013年《工作安排》提出26项医改任务,国家中医药管理局由2012年只参与负责“完善国家基本药物目录”“鼓励有条件的地方开展全科医生执业方式和服务模式改革试点”两项工作扩展到2013年参与11项。

《工作安排》提出总结评估国家确定的第一批县级公立医院(含中

医医院）综合改革试点工作经验，研究解决改革中出现的新问题，启动第二批县级公立医院综合改革试点工作；在持续提升基层服务能力中提出，实施基层中医药服务能力提升工程，要求85%以上的社区卫生服务中心、70%以上的乡镇卫生院、60%以上的社区卫生服务站和村卫生室能提供中医药服务；在继续实施国家基本公共卫生服务项目中，老年人和儿童中医药健康管理目标人群覆盖率均达30%以上；在创新卫生人才培养使用制度中提出，实施中医药传承与创新人才工程；在优化医疗卫生资源配置中提出，鼓励中医药和民族医药发展；在提升县级医院服务能力中提出，为县级医院培训不少于6000名骨干人才（含中医临床技术骨干）。

《工作安排》提出，要坚持保基本、强基层、建机制的医改基本原则，全面实施"十二五"医改规划，巩固已有成果，2013年要在重点领域和关键环节取得新突破。

《工作安排》强调各省（区、市）主要领导要对本地医改工作负总责、分管领导具体抓的工作机制；各级政府要加大投入力度，切实落实"政府卫生投入增长幅度高于经常性财政支出增长幅度，政府卫生投入占经常性财政支出的比重逐步提高"的要求，将年度医改任务所需资金纳入财政预算，并按时足额拨付到位，同时要加强绩效考核。

（黄　心）

【各地积极探索在县级公立医院综合改革试点工作中充分发挥中医药特色优势】　公立医院改革一直是医药卫生体制改革的重点。县级医院综合改革作为公立医院改革的突破口，对探索形成公立医院改革的基本路子具有重要意义。继2012年在全国选择311个县开展县级公立医院综合改革试点工作后，2013年国家卫生计生委、国家发展改革委、国家中医药管理局等五部门联合印发《关于在县级公立医院综合改革试点工作中充分发挥中医药特色优势的通知》，强调改革中医药服务补偿机制、提升县级医院中医药服务能力、加强医院与基层医疗卫生机构上下联动等内容。其中，改革中医药服务补偿机制是县级公立中医院综合改革的核心，各地对此进行了积极探索。

一、中药饮片不执行零差率销售

河北省所有试点县中医医院全部取消药品加成，中药饮片不执行零差率销售。

河南省对纳入基本药物的中药饮片暂不实行零差率销售政策，确保中药服务质量和提供中医药服务的积极性。

陕西省对西药、中成药实行药品零差率销售，保留了中药饮片25%～30%加成政策，保证中医医院在零差率销售时"不吃亏"，鼓励引导中医医院、乡镇卫生院、社区服务中心及村卫生室等充分利用中药饮片和非药物疗法以满足患者需求，增加收入。

山东省对县级公立医院综合改革试点医院销售的中草药及中药饮片仍执行以实际购进价格为基础，顺加25%作价的政策。医院自制中药制剂价格按省有关规定执行，其他药品实行零差率销售。

浙江省控制中药饮片"大处方"，通过实施帖均费用和味数双控、开展处方点评、规范饮片使用及加大管理力度、实行动态监测等措施使中药饮片费用得到控制。

青海省对基本药物、非基本药物及一般医用耗材取消药品加成，全部实行零差率销售，取消药品加成后和经费缺口部分由州县财政在省财政一般性转移支付中统筹安排。

二、上调中医医疗服务价格

安徽省调整服务价格，设立中医诊察费，收费标准高于西医，并由医保基金支付。

山东省重点提高中医外治项目、非手术整骨类项目、针灸类项目、推拿类项目等体现中医特色和医务人员技术劳务价值的医疗服务价格，并合理确定中医辨证论治费和中药特殊调配加工费。

陕西省上调床位费、诊查费、级别护理费等医疗服务价格，降低CT、核磁共振等大型医用设备检查费用，并明确规定：中医及民族医诊疗类全部项目收费上调30%。

湖南省调整医疗服务价格，中医类项目提价幅度控制在50%以内，治疗项目收费单项提价幅度原则上控制在30%以内，手术项目收费标准提价幅度不超过30%，并鼓励针对地方主要疾病，利用当地中医药资源，鼓励运用中医非药物疗法。

河北省中医类诊疗项目收费在现行基础上提高50%，调整后的医疗技术服务收费按规定纳入基本医疗保险支付范围。

三、医保向中医药服务倾斜

陕西省明确提高职工、居民和参合农民政策范围内门诊、住院费用的中医药费用报销比例10%，并将符合条件的中医医疗机构纳入各级医疗保险体系，将符合条件的中医诊疗项目、中药品种和院内制剂纳入报销范围。

河南省降低中医院和综合医院中医科住院起付线，提高报销比例，明确治疗性中医药服务项目和中药制剂纳入医保和新农合报销范围，严禁在国家规定外限制中医药服务项目的临床应用。

湖南省在发挥医疗保险补偿和控费作用中，医保支付政策鼓励使用中医药，将符合条件的中医诊疗项目按规定纳入医保支付范围，新农合公立中医医院报销比例提高5%～10%。

河北省结合当地新农合基金支付能力，提高中医药补偿比例，降低中医医院报销起付线，其中保定市多数县中医院起付线执行乡镇卫生院标准，中医药适宜技术全额报销。

济南市在县中医院推行"先诊疗、后结算"服务模式，在提高中医药住院报销比例基础上，将中药饮片、院内中药制剂和中医传统治疗方法纳入新农合报销范围并提高比例。

四、落实对中医院投入政策

陕西省明确县级政府举办县级公立医院责任，县级人民政府要制定当地医疗机构设置规划，重点办好一所综合医院、一所中医院、一所妇幼保健院；政府全额承担医院基本建设和大型设备购置、重点专科发展等公共服务经费；医院历史债务统一打包剥离，由政府逐年偿还。

山东省按照“患者负担不增加、医院收入不减少、医保资金可承受、财政投入能持续”的原则，完善试点中医医院补偿政策。因取消药品加成减少的合理收入通过增加政府投入、调整医疗服务价格等途径补偿。

河北省争取了1亿元的中医药特色能力建设专项资金，70%的资金投入了县级中医医院，建立了76个省级重点中医专科，以此带动医院服务能力提高。

青海省加强基层中藏医医院基础设施建设，实施县级中藏医医院急诊急救能力建设、中藏药房建设、重点学科建设和重点专科建设等中藏医药服务能力建设项目，为县级公立中藏医院配备大型设备及中医药特色设备，医疗设施条件明显改善。

此外，北京建立对政府举办的中医医疗机构实行中医特色服务年度绩效考核制度，并与财政补偿挂钩。

陕西以县级中医医院为试点，实行全额预算管理、提高中医药服务项目收费标准、财政补助予以倾斜等，有利于建立中医药特色优势发挥的补偿机制。

各地采取以上措施后，有力地促进了中医药特色优势的发挥，值得在完善公立中医医院补偿机制中参考借鉴。

（高　亮）

【县级公立医院改革试点评估展开】 2013年，国务院医改领导小组办公室印发《关于开展县级公立医院综合改革试点自评估工作的通知》，启动县级公立医院综合改革试点评估工作，以全面总结县级公立医院综合改革试点的做法和进展，发现制约改革深化的主要因素，完善相关政策，制定拓展和深化改革的政策文件。

国务院医改办于2013年8月21~31日对试点县开展现场集中评估，并对地方自评情况进行核实。

（黄　心）

【中医药参与医改设立省级联系人】 2013年10月10日，国家中医药管理局在北京召开省级中医药医改工作联系人第一次工作会议，旨在确保地方中医药参与医改工作有专人上传下达、搜报信息、推动督促。

国家中医药管理局副局长马建中要求各地联系人学习、用好已经出台的40多个医改配套文件，重点关注中医院改革、中医药进入公共卫生服务、基层中医药能力提升工程等工作。

会议确定了定期沟通制度、信息报送制度和课题分担制度。国家中医药管理局医改办综合协调组、信息督导组、公立医院改革组的成员和各省级医改联系人一起，务实地讨论医改难题，交流各地经验与做法。

（马　骏）

【《中共中央关于全面深化改革若干重大问题的决定》指出完善中医药事业发展政策和机制】 2013年11月15日，《中共中央关于全面深化改革若干重大问题的决定》（简称《决定》）全文发布。《决定》指出，要深化医药卫生体制改革，完善中医药事业发展政策和机制。

《决定》提出，要统筹推进医疗保障、医疗服务、公共卫生、药品供应、监管体制综合改革。深化基层医疗卫生机构综合改革，健全网络化城乡基层医疗卫生服务运行机制。加快公立医院改革，落实政府责任，建立科学的医疗绩效评价机制和适应行业特点的人才培养、人事薪酬制度。完善合理分级诊疗模式，建立社区医生和居民契约服务关系。充分利用信息化手段，促进优质医疗资源纵向流动。加强区域公共卫生服务资源整合。取消以药补医，理顺医药价格，建立科学补偿机制。改革医保支付方式，健全全民医保体系。加快健全重特大疾病医疗保险和救助制度。完善中医药事业发展政策和机制。

鼓励社会办医，优先支持举办非营利性医疗机构。社会资金可直接投向资源稀缺及满足多元需求服务领域，多种形式参与公立医院改制重组。允许医师多点执业，允许民办医疗机构纳入医保定点范围。

坚持计划生育的基本国策，启动实施一方是独生子女的夫妇可生育两个孩子的政策，逐步调整完善生育政策，促进人口长期均衡发展。

（新华社）

【国家卫生计生委和国家中医药管理局联合发布《关于加快发展社会办医的若干意见》】 2013年12月23日，国家卫生和计划生育委员会、国家中医药管理局联合出台《关于加快发展社会办医的若干意见》（简称《意见》）。《意见》指出，各级卫生计生、中医药行政管理部门要转变政府职能，将社会办医纳入区域卫生规划统筹考虑，优先支持社会资本举办非营利性医疗机构。鼓励社会资本举办中医专科医院。

《意见》在“加大发展社会办医的支持力度”部分提出，积极发展中医类别医疗机构，鼓励社会资本举办中医专科医院，鼓励药品经营企业举办中医坐堂医诊所，鼓励有资质的中医专业技术人员特别是名老中医开办中医诊所。

《意见》强调，支持非公立医疗机构提升服务能力，允许医师多点执业，为名老中医多点执业创造有利条件。

《意见》指出，要放宽举办主体要求，进一步放宽境外资本在内地设立独资医院的范围，按照逐步放开、风险可控的原则，将香港、澳门和台湾服务提供者在内地设立独资医院的地域范围扩大到全国地级以上城市；其他具备条件的境外资本可在中国（上海）自由贸易试验区等特定区域设立独资医疗机构。放宽服务领域要求，凡是法律、法规没有明令禁入的领域，都要向社会资本开放。放宽大型医用设备配置，严格控制公立医疗机构配置，充分考虑非公立医疗机构的发展需要，并按照非公立医疗机构设备配备不低于20%的比例，预留规划空间。

（柴　玉、高　亮）

三、中医药“治未病”

【“治未病”服务网络体系初具规模】　2013年，医疗机构“治未病”服务覆盖面不断扩展，二级以上中医医疗机构普遍建立“治未病”科室（中心），配备了相应设备设施和服务人员，在服务理念、思路、方法及模式等方面积极探索和总结，服务方式和内容不断拓展和丰富，服务技术和流程逐步规范，服务水平不断提升。2013年，国家中医药管理局在全国选择了500余所社区卫生服务中心探索“治未病”在基层医疗机构发挥作用的方法和途径，形成了《基层医疗机构“治未病”服务工作指南》并试用推广。部分妇幼保健机构、疾病预防控制机构、疗养院等也积极探索本领域“治未病”工作的思路和模式，取得了成功经验，比如：广东省佛山市南海妇幼保健院在儿童健康调养方面积累了丰富经验；甘肃省在全省疾病预防控制机构全面设置中医科，发挥中医在慢性病防控上的优势和作用。社会养生保健服务机构蓬勃发展，成为促进健康服务业发展的一支重要力量。“治未病”服务提供机构范围不断扩大，覆盖面逐步扩展，服务的可及性不断提高，“治未病”服务网络初具规模。

（赵文华）

【“治未病”服务技术不断规范】　2013年，医疗机构相互协作，组织制定了部分常见病、多发病高危人群和偏颇体质人群中医预防保健服务技术指南，形成了比较系统的综合多种服务手段的干预调摄方案，在协作组内试行并逐步完善。为规范有序推广膏方、三伏贴等中医技术，防止其滥用、乱用，国家中医药管理局印发了《关于加强对医疗机构膏方应用管理的通知》和《关于加强对冬病夏治穴位贴敷技术应用管理的通知》，明确了开展膏方、三伏贴服务的医疗机构基本要求和处方及制备操作人员的基本条件，同时，明确了一批膏方人员培训机构，加强了对膏方和三伏贴的临床应用与管理。另外，还开展了适用于非医疗性中医养生保健服务机构使用的中医预防保健技术的整理工作，初步形成了技术目录及操作规范，为指导非医疗性中医养生保健服务机构规范开展养生保健服务提供技术支撑。

（赵文华）

【区域中医预防保健服务体系初步构建】　2013年，中央财政投入2.93亿元支持全国175个地区开展中医药预防保健及康复服务能力项目建设，加强项目单位中医“治未病”科和康复科建设，培养和提高中医预防保健服务人员的业务能力和素质，推动区域卫生行政部门积极协调出台有利于中医预防保健事业发展的政策，与相关部门协作，加强区域内社会中医养生保健机构的规范与管理，提升区域中医预防保健服务的整体水平。为更好地推进项目的实施，确保项目资金有效使用，国家中医药管理局成立了项目专家咨询组，从项目实施方案的审核把关到项目建设完成时的考核评估，全程监管指导项目落实情况，确保项目取得实效。同时，为更好地指导项目工作的开展，国家中医药管理局在梳理总结“治未病”预防保健服务试点地区工作经验基础上，出台了《区域中医预防保健服务工作指南》，举办了培训班，加强了对区域中医预防保健服务体系建设工作的指导。

（赵文华）

【发布《中医预防保健（治未病）服务科技创新纲要（2013～2020年）》】　近年来，随着中医预防保健（治未病）工作逐步深入，中医预防保健（治未病）服务得到社会的认可和人民群众欢迎，中医预防保健（治未病）科学研究也取得了一批成果。但是，在快速发展的同时，也凸显出一些问题和不足，包括中医预防保健（治未病）理论构建尚不完善，技术方法的科学筛选与集成不够，技术标准和评价方法尚未系统建立，科技成果的转化应用缺乏有效机制，科技支撑的作用有待更好发挥等。为更好地推动工作，有效配置资源，加强科技支撑和服务，国家中医药管理局组织制定并印发了《中医预防保健（治未病）服务科技创新纲要（2013～2020年）》（简称《纲要》）。

《纲要》对中医预防保健（治未病）科技工作进行了顶层设计与整体布局，首次明确了中医预防保健（治未病）的概念和内涵，明确了“十二五”“十三五”期间中医预防保健（治未病）科技创新工作要攻关解决的领域重大关键科技问题：一是要开展中医预防保健（治未病）理论研究；二是要开展中医预防保健（治未病）技术、产品研究；三是开展中医预防保健（治未病）标准化研究；四是进行中医预防保健（治未病）科技成果应用研究。

《纲要》明确把满足人民群众对中医预防保健服务的需求作为出发点和落脚点，以理论提升为基础，技术集成为核心，效果评价为抓手，服务应用为重点，案例示范为引导，机制创新为保障，将为中医预防保健（治未病）理论体系的完善和临床实践的拓展确定新的航标。

（邱　岳、王思成）

【《区域中医预防保健服务工作指南（试用稿）》发布】　2013年，国家中医药管理局印发《区域中医预防保健服务工作指南（试用稿）》（简称《指南》），指导区域中医预防保健服务工作的开展，推进区域中医预防保健服务体系建设。该指南为我国区域中医预防保健服务工作发展中的首次尝试，将在各“治未病”预防保健服务试点地区中试用。

《指南》分为区域中医预防保健工作政策措施、服务提供平台建设、服务人才队伍建设、服务主要内容与方法、区域中医健康文化传播与推广、中医预防保健服务工作绩效评价、附录（区域中医预防保健服务工作绩效评价指标）等部分。

上海市中医药发展办公室和上海市中医药社区卫生服务研究中心受国家中医药管理局医政司委托，承担该课题研究工作，在系统总结以往区域中医预防保健服务工作与管理经验的基础上编写。

区域中医预防保健服务，是指在一定行政区域内，由区域政府主导，通过完善政策措施、健全服务网络、构建服务平台、加快人才培养、促进知识传播、实施效果评价等，开展中医预防保健服务能力建设工作。《指南》内容包括区域中医预防保健工作政策措施、区域中医预防保健服务提供平台建设、人才队伍建设、区域中医健康文化传播与推广、中医预防保健服务工作绩效评价等内容。

自国家中医药管理局2007年启动“治未病”健康工程以来，全国先后确定65个地区为“治未病”预防保健服务试点地区，探索建立以区域为单位开展中医预防保健服务工作的机制和模式。

（胡　彬）

【《基层医疗机构“治未病”服务工作指南（试用稿）》发布】　2013年，国家中医药管理局发布《基层医疗机构“治未病”服务工作指南（试用稿）》（简称《指南》），《指南》将指导社区卫生服务中心、乡镇卫生院等基层医疗机构开展“治未病”服务工作，同时可作为中医药管理部门对基层医疗机构开展“治未病”服务工作的评价参考和依据。

《指南》规定，基层医疗机构将按每万服务人口配备0.5～1名“治未病”服务工作人员。基层医疗机构的中医类别执业医师及其他从事中医药服务的执业医师，应当每年接受80学时以上的中医预防保健服务知识与技能在岗培训，社区公共卫生医师和护师（士）应接受中医预防保健服务知识和技能培训；管理人员应接受中医药政策和中医预防保健服务知识培训。

《指南》明确，服务对象为包括常住居民和流动人口的社区居民。以妇女、儿童、老年人、慢性病患者和亚健康人群为重点服务人群。

根据《指南》，社区居民在基层医疗机构不仅能享受到针刺、艾灸、推拿、拔罐、穴位敷贴等中医“治未病”技术，还将获得体质辨识、制订个性化中医健康调养方案等服务。基层医疗机构将在居民健康档案中建立中医药健康管理专项。除开展纳入基本公共卫生服务的老年人体质辨识和儿童中医调养服务，还将开展对孕产妇、高血压和糖尿病患者等人群的中医药健康管理服务。基层医疗机构还将采取多种形式开展中医药养生保健科普宣传活动，传播中医养生、慢病调养和健康生活方式；针对季节性易感疾病、传染性疾病的易感人群，开展中医药健康教育，并采取中医药干预措施。

《指南》中还提出，将建立“治未病”服务效果评估指标体系，并明确了一系列评估指标：其中，居民中医预防保健常识知晓率不低于90%，基层医疗机构中医药人员对中医预防保健相关政策知晓率不低于85%；老年人体质辨识、儿童中医调养服务目标人群覆盖率30%；居民健康体检体质辨识覆盖率达到40%以上；高血压患者中医药健康管理率达到35%以上；糖尿病患者中医药健康管理率达到20%以上。

（胡　彬）

【国务院《关于促进健康服务业发展的若干意见》将中医药单列为第四项主要任务】　2013年10月14日，国务院印发《关于促进健康服务业发展的若干意见》（简称《意见》），将“全面发展中医药医疗保健服务”列为第四项主要任务。要求提升中医健康服务能力，推广科学规范的中医保健知识及产品。

在“全面发展中医药医疗保健服务”这项重点任务下，《意见》要求，提升中医健康服务能力，充分发挥中医医疗预防保健特色优势，提升基层中医药服务能力，力争使所有社区卫生服务机构、乡镇卫生院和70%的村卫生室具备中医药服务能力。推动医疗机构开展中医医疗预防保健服务，鼓励零售药店提供中医坐堂诊疗服务。开发中医诊疗、中医药养生保健仪器设备。

推广科学规范的中医保健知识及产品。加强药食同用中药材的种植及产品研发与应用，开发适合当地环境和生活习惯的保健养生产品。宣传普及中医药养生保健知识，推广科学有效的中医药养生、保健服务，鼓励有资质的中医师在养生保健机构提供保健咨询和调理等服务。鼓励和扶持优秀的中医药机构到境外开办中医医院、连锁诊所等，培育国际知名的中医药品牌和服务机构。

《意见》还要求，发展社区健康养老服务，提高社区为老年人提供日常护理、慢性病管理、康复、健康教育和咨询、中医保健等服务的能力。支持发展多样化健康服务，鼓励有条件的地区面向国际国内市场，整合当地优势医疗资源、中医药等特色养生保健资源、绿色生态旅游资源，发展养生、体育和医疗健康旅游。培育健康服务业相关支撑产业，通过加大科技支撑、深化行政审批制度改革、产业政策引导等综合措施，培育一批医疗、药品、医疗器械、中医药等重点产业，打造一批具有国际影响力的知名品牌。

《意见》提出，力争到2020年基本建立覆盖全生命周期、内涵丰富、结构合理的健康服务业体系，健康服务业总规模达到8万亿元以上。《意见》明确了8项任务，包括大力发展医疗服务，加快发展健康养老服务，积极发展健康保险，全面发展中医药医疗保健服务，支持发展健康体检咨询、全民体育健身、健康文化和旅游等多样化健康服务，培育健康服务业相关支撑产业，健全人力资源保障机制，夯实健康服务业发展基础等。

《意见》是我国首个健康服务业的指导性文件。发展健康服务业与深化医改的宗旨是一致的。深化医改重在保障人民群众基本医疗卫生需求，强调政府主导，调动社会力量共同参与。发展健康服务业着眼于满足人民群众多层次、多样化的健康需求。

（柴　玉、高　亮）

四、基层中医药服务能力提升工程

【全力推进基层中医药服务能力提升工程实施】　各地普遍将提升工程列为政府工作目标，层层签订目标责任书。2013 年，所有省（区、市）均已印发了实施意见和方案，三分之二的省（区、市）以政府的名义召开了启动工作会议，提升工程进展顺利。中央财政投入 34.5 亿元开展提升工程重点项目建设，除基础设施、基本条件建设外，支持了 202 个县级中医医院开展农村医疗机构中医特色优势重点专科建设，455 个县级中医院开展常见病、多发病中医药服务能力建设项目，174 个县级中医医院开展标准化建设，1200 个乡镇卫生院和社区卫生服务中心、50000 个村卫生室和社区卫生服务站开展基层中医药适宜技术服务能力建设，支持民族地区 20 个县级综合医院开展中医药服务能力建设。各地多措并举，积极推进提升工程各项重点任务和项目的落实，天津、湖北、四川、河北石家庄等地积极探索在基层医疗卫生机构开展“国医堂”“国医馆”等形式的中医药综合服务区建设，使基层医疗卫生机构实现了“两升两降”，即门诊量上升，总收入上升；药占比下降，次均费用下降。中医药已经成为基层卫生工作的特色和亮点。

（孟庆彬）

五、中医药服务贸易

【商务部、国家中医药管理局联合召开中医药服务贸易工作新闻发布会】　2013 年 5 月 30 日，商务部和国家中医药管理局在第二届中国（北京）国际服务贸易交易会（简称“京交会”）期间举办了中医药服务贸易工作新闻发布会。

该新闻发布会是本次京交会唯一的专题权威发布会。商务部服务贸易和商贸服务业司副司长万连坡、国家中医药管理局国际合作司司长王笑频分别代表商务部和国家中医药管理局，共同发布了《商务部、国家中医药管理局关于开展中医药服务贸易重点项目、骨干企业（机构）和重点区域建设的通知》（以下简称《通知》），北京、上海、甘肃、广东、内蒙古等已出台地方性促进中医药服务贸易发展政策的省、市商务及中医药主管部门，发布了本单位、本地区促进中医药服务贸易的有关政策措施。

自《商务部等十四部门关于促进中医药服务贸易发展的若干意见》（以下简称《若干意见》）公布一年多来，商务部和国家中医药管理局密切配合，积极推动各地认真贯彻落实《若干意见》，中医药服务贸易工作已初见成效。一是利用国家级的高水平服务贸易平台扩大中医药服务贸易影响，促进服务贸易交易。二是通过全方位的中医药国际交流与合作为中医药服务贸易创造良好环境。三是加强协调，做好发展中医药服务贸易的顶层设计。四是积极通过国家外交和“走出去”大经贸战略平台，破除中医药服务贸易面临的各种壁垒。五是上下联动，积极支持各地发挥各自优势特色，因地制宜，出台地方性中医药服务贸易政策。

在此基础上，为进一步加强对中医药服务贸易的引导与规范，商务部、国家中医药管理局共同发布了《商务部、国家中医药管理局关于开展中医药服务贸易重点项目、骨干企业（机构）和重点区域建设工作的通知》，其中包括了《中医药服务贸易重点项目、骨干企业（机构）和重点区域建设工作办法（试行）》。这项工作的主要任务和总体目标是实施一批中医药服务贸易重点项目，建设一批中医药服务贸易骨干企业（机构），创建若干个综合实力强、具有国际影响力的中医药服务贸易重点区域，旨在通过 3 年努力，总结和探索中医药服务贸易的发展模式，创新促进中医药服务贸易发展的体制机制，完善中医药服务贸易相关政策法规，建立中医药服务国际标准，培育国际知名中医药服务品牌，全面推动中医药服务贸易健康快速发展。

本次重点项目主要支持一批有一定工作基础、已形成一定规模、发展潜力较强的中医药服务贸易项目，并作为骨干企业（机构）的建

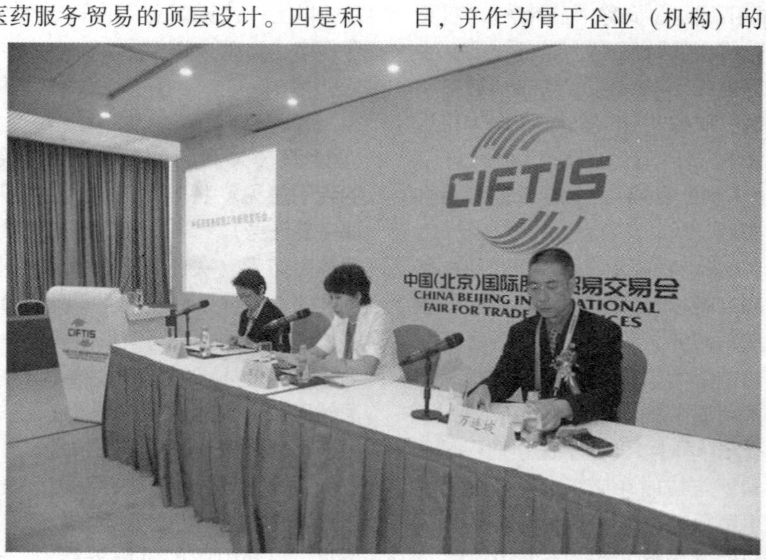

2013 年 5 月 30 日，商务部和国家中医药管理局在第二届中国（北京）国际服务贸易交易会期间举办了中医药服务贸易工作新闻发布会

设基础。骨干企业（机构）主要支持近三年持续稳定开展中医药服务贸易工作，且具有较好工作基础，已形成规模效益和良好品牌的中医药服务贸易企业（机构），使之发挥示范辐射作用。骨干企业（机构）的申报标准高于重点项目的申报标准。重点区域的建设对象为省、市（地）两级政府或其委托主管部门，要求该区域内中医药服务贸易类别相对较为齐全，中医药服务贸易产业链初步形成，有较为明显的区域特色，区域内中医药服务贸易发展初具规模，产生良好效益，并已具有一定国际影响力。本次重点项目和骨干企业（机构）共分为医疗保健、教育培训、科学研究、产业、文化和其他六大类。

根据《通知》精神，凡是近年来持续开展中医药服务贸易且有一定工作基础的中医药医疗、保健、教育、科研、产业、文化等领域的大专院校、科研院所、医疗机构、企事业单位及中介机构、社会团体，均可按程序申报。

（局　文）

【中医药服务贸易申报工作开展】 2013 年，商务部、国家中医药管理局联合发布《关于开展中医药服务贸易重点项目、骨干企业（机构）和重点区域建设工作办法》（简称《办法》），探索中医药服务贸易发展模式，创新促进中医药服务贸易发展的体制、机制，完善中医药服务贸易相关政策法规，建立中医药服务标准，培育国际知名中医药服务品牌。

《办法》提出主要任务，在医疗保健、教育培训、科研、产业及文化等方面遴选推动一批市场优势明显、具有发展前景的中医药服务贸易重点项目；建设一批条件完备、特色突出、有稳定持续项目、能发挥引领辐射作用的中医药服务贸易骨干企业（机构）；创建若干个具有中医药服务贸易整体规划、形成中医药服务贸易区域规模优势、综合实力强、国际影响力突出的中医药服务贸易重点区域；加强中医药服务贸易统计分析，在重点项目、骨干企业（机构）和重点区域范围内建立中医药服务贸易统计体系。

《办法》明确了中医药服务贸易重点项目、骨干企业（机构）和重点区域建设的申报条件。

重点项目、骨干企业（机构）和重点区域的建设周期为 3 年，建设周期满后，商务部、国家中医药管理局根据有关管理要求进行验收。

其中，建设目标和任务完成超过 80% 的为验收通过，由商务部和国家中医药管理局颁发证书，使用中医药服务贸易统一标识。

未通过验收的建设承担单位和区域应在接到通知的 6 个月内进行整改，在基本达标后再次提出验收申请。

（柴　玉、高　亮）

【首批中医药服务贸易重点项目申报指南发布】 2013 年 8 月 29 日，国家中医药管理局办公室、商务部办公厅联合下发《关于首批中医药服务贸易重点项目、骨干企业（机构）和重点区域申报指南的通知》。

申报指南对中医药服务贸易重点项目、骨干企业（机构）和重点区域建设的申报对象、申报内容、重点项目和骨干企业（机构）分类、申报条件等，均作了详细规定。指南指出，中医药服务贸易重点项目主要支持一批在中医药医疗保健、教育培训、科研、产业、文化等方面中医药特色突出、市场优势明显、发展前景广阔的中医药服务贸易项目。

（局　文）

【中医药服务贸易工作座谈会暨中医药服务贸易专家咨询委员会会议在北京召开】 2013 年 12 月 29 日，由国家中医药管理局、商务部共同主办的中医药服务贸易工作座谈会暨专家咨询委员会会议在北京召开。国家卫生计生委副主任、国家中医药管理局局长王国强，国家中医药管理局副局长于文明出席。

会议宣布中医药服务贸易专家咨询委员会成立，并讨论了中医药服务贸易工作顶层设计、重点建设工作申报评选细则、中医药服务贸易统计体系建设、标准制定等议题。

座谈会上，上海、北京、甘肃介绍了各自中医药贸易服务开展情况以及工作计划。中国中医科学院广安门医院、天津中医药大学等单位就中医药医疗、教育、研究、产业领域服务贸易作了专题报告。

于文明就服务贸易工作提出，要把该项工作放到转变经济发展方式、深化医改以及中医药海外发展国家战略的高度去认识；认真研判当前形势，抓住机遇，扎实推进中医药服务贸易工作；结合贯彻《国务院关于促进健康服务业发展的若干意见》和十四部门颁布的《关于促进中医药服务贸易发展的若干意见》精神，各地要进一步发挥中医药服务贸易专家咨询委员会的作用。

王国强指出，中医药行业不断加强和完善顶层设计，须先内后外，做好国内功课，规范服务流程，提高服务质量，健全服务体系。以国外需求促国内服务，通过试点循序渐进、稳扎稳打，建立有效合作机制，形成合作共赢、互利互惠的合作形式。

（马　骏、魏　敏）

【中医药列为第二届中国（北京）国际服务贸易交易会重要板块】 2013 年 5 月 28 日至 6 月 1 日，第二届中国（北京）国际服务贸易交易会（简称京交会）在北京国家会议中心召开，中医药服务板块被列为 2013 年京交会 36 个板块中最重要的板块之一。2013 年的中医药服务板块由国家中医药管理局传统医药国际交流中心承办。

此次中医药的板块内容丰富，由中医药展览展示和中医药主题日系列活动组成。其中，中医药主题日活动主要包括：中医药主题日启动仪式暨中医药服务贸易大会、中医药服务贸易政策发布会、中医药项目推介会、中医药双语养生讲座以及中医药服务体验 6 大类活动组成。

京交会期间，俄罗斯、柬埔寨、

蒙古、加拿大、瑞士、比利时、中国香港等国家和地区的主管医药卫生负责人参会。活动不仅有中医药企业参与，还包括中医药医疗、教育、科研、国际交流、文化传播等内容。

此次京交会，中医药服务贸易展区分为特装展区和标装展区两部分。作为整个会展上唯一一个以行业为主的展区，医疗、教育、科研、产业以及政府机关、社会团体等67家中医药机构齐亮相。特装展区，北京藏医院、北京中药研究所、北京同仁堂、石家庄以岭药业股份有限公司、中国中医科学院、甘肃省中医管理局、北京市中医管理局、北京中医药大学等31家机构占据了800平方米的位置，是2012年展区面积的4倍。由十几种中草药经干燥、染色、粘合等系列特殊工艺镶嵌而成的屏风，成为特装展区的一道靓丽风景。这套屏风作为鼓楼中医院京城名医馆推广中医药文化的特色工艺品之一，已申请了相关制作专利。在标装展区，中国中医科学院眼科医院、南京中医药大学、中国中医科学院广安门医院、黑龙江省中医研究院、山东东阿阿胶股份有限公司等41家，占据了700多平方米。和首届京交会相比，参展单位增加29家，增长76%，展位增加48个。

中医药服务板块以“中医药服务贸易——高附加值、全产业链、打造新业态”的主题，通过发布中医药服务贸易政策、推介中医药服务贸易项目和成果等活动促进中医药服务贸易开展。

服务贸易大会上，内蒙古自治区与蒙古共和国签署合作备忘录，以促进蒙医传统医学的进步及传统医学服务贸易的发展。同时，中国中医科学院广安门医院与柬埔寨签署友好备忘录，开展国际合作及推广中医药观光旅游项目。

此次中医药板块更加注重中医药养生保健的宣传与服务体验。通过对中医养生、保健咨询和理疗推拿等项目的切身感受，增强受众对中国传统医药的感知和认识。会议邀请中医药养生保健专家，讲解中医药养生的知识，实现了中医药文化的价值导入，传播了中医药文化的内涵。展览区还设置了专门区域，让参观者和市民亲身体验针灸、按摩、刮痧等中医治疗手段。通过对中医养生保健咨询、推拿等体验项目的切身感受，增加受众对中国传统医药的感知和认识。通过开展公众体验，安排参会外国嘉宾体验和媒体体验等活动，展示了中医药的独特优势和中医药文化的博大精深与神奇魅力，扩大了中医药服务贸易的市场影响力。

（魏　敏）

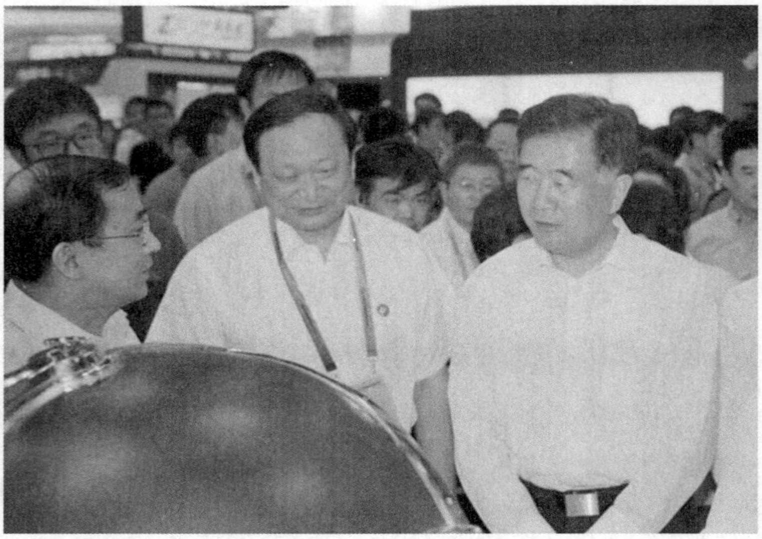

2013年5月30日，中共中央政治局委员、国务院副总理汪洋参观了第二届中国（北京）国际服务贸易交易会中医药服务贸易特装展区

【中共中央政治局委员、国务院副总理汪洋考察第二届京交会中医药服务贸易展区】　2013年5月30日，中共中央政治局委员、国务院副总理汪洋参观了第二届中国（北京）国际服务贸易交易会，并在国家卫生计生委副主任、国家中医药管理局局长王国强的陪同下，参观了中医药服务贸易特装展区，听取了中医药服务贸易的工作汇报，并与中国中医科学院、同仁堂等参展单位进行了互动交流，重点了解了中国中医科学院自主研发的多功能睡眠治疗仪，以及同仁堂“医药结合、以医代药”的海外推广模式。汪洋对中医药服务贸易展区表示肯定，并要求中医药行业总结经验，不断推动中医药服务贸易工作。

（局　文）

【第二届中国（北京）国际服务贸易交易会中医药主题日暨中医药服务贸易大会举行】　第二届中国（北京）国际服务贸易交易会（简称京交会）于2013年5月28日至6月1日在北京国家会议中心举行。2013年5月29日，中医药主题日启动仪式暨中医药服务贸易大会举办，国家卫生计生委副主任、国家中医药管理局局长王国强，北京市委常委牛有成，商务部部长助理仇鸿等领导共同出席启动仪式并致辞。

王国强介绍了中医药服务贸易近年来取得的进展。他指出，中医药服务贸易是战略性新兴产业的重点领域，要将中医药服务贸易融入经济建设大局，积极为加快转变经济发展方式、推动经济发展作贡献，实施中医药服务贸易多元化战略，以中医药服务贸易为契机，推动中医药更广泛走向世界。

会议期间，王国强、牛有成、仇鸿以及国家中医药管理局副局长于文明等相关领导共同见证了内蒙古自治区卫生厅与蒙古国卫生部等6个合作协议的签署仪式。来自俄罗斯、柬埔寨、蒙古、加拿大、比利时等国家和中国香港、澳门地区的

12位代表围绕发展中医药服务贸易议题进行了专题发言，蒙古国驻华大使以及部分国家驻华使馆嘉宾、中医药机构代表、新闻媒体等约300人参加了上述活动。

（局 文）

【第二届中国（北京）国际服务贸易交易会中医药服务贸易签约额达2.1亿】 第二届中国（北京）国际服务贸易交易会期间，中医药领域共签订合作协议6项，预计经济收益突破2.1亿元人民币，较首届中医药服务贸易签约额提高23.5%。为期5天的京交会上，内蒙古自治区卫生厅与蒙古国卫生部，北京中医药大学与德国迪根道夫应用科技大学，中国中医科学院广安门医院与柬埔寨卫生部传统医学中心、柬埔寨绿色王国联盟有限公司，中国中医科学院眼科医院与美国加州大学洛杉矶分校东西医学中心，北京中医药大学东直门医院与香港环球医保有限公司，北京黄枢中医医院与印度尼西亚绿色动力公司分别签署了中医药服务贸易合作协议。

（魏 敏）

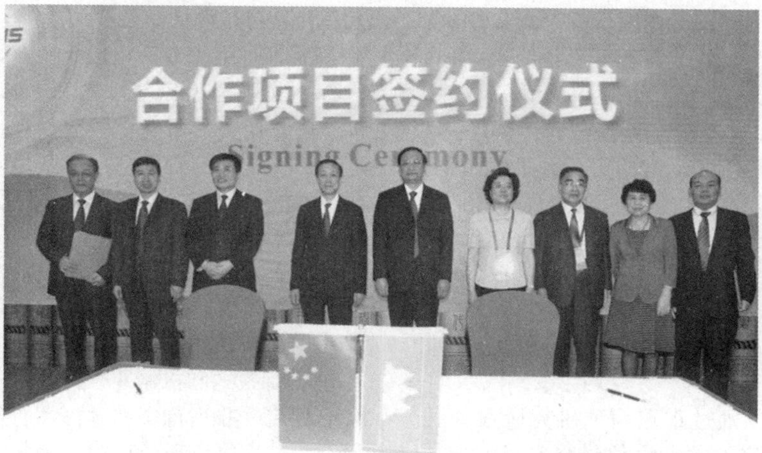

2013年5月29日，第二届京交会中医药主题日启动仪式暨中医药贸易大会举办。会议期间，我国与6个国家和地区签署了中医药服务贸易合作协议

六、国家中医临床研究基地建设工作

【国家中医药管理局组织完成国家中医临床研究基地共享系统阶段评估工作】 中医医疗与临床科研信息共享系统（以下简称共享系统）是基于临床科研一体化理念，利用现代信息技术，在标准化、规范化的基础上，充分整合计算机、数理统计、数据挖掘、人工智能等方法构建的中医临床研究的技术平台。通过结构化电子病历采集真实世界病人信息，采集过程中注重保留中医信息，在中医理论指导下进行辨证论治和临床用药，将采集的信息通过数据分析，挖掘出有价值的信息，调整诊疗方案后再用于临床，实现真实世界中医临床研究范式转化，提高中医临床疗效。

2011年，国家中医药管理局根据《中医临床研究基地建设指导意见》和《中医临床研究基地业务建设要求》，在国家中医临床研究基地（以下简称基地）开展共享系统建设。印发了《中医医疗与临床科研信息共享系统项目实施指南（试行）》《国家中医临床研究基地中医医疗与临床科研信息共享系统建设基本要求（试行）》成立了基地共享系统建设专家组。依托2012年国家公益性行业科研专项“全国中医医疗与临床科研信息共享关键技术与应用研究”，中国中医科学院与全国16家国家中医临床研究基地及4家局直属直管医院协同攻关，积极开展了共享系统建设。

2013年为总结共享系统阶段建设工作，国家中医药管理局组织制订了共享系统建设评估方案以及《国家中医临床研究基地中医临床科研信息共享系统建设验收指标体系》，开展共享系统建设阶段评估。评估方法由自评估、现场评估和会议评估相结合。由各相关省级中医药管理部门组织各基地参照《国家中医临床研究基地中医临床科研信息共享系统建设验收指标体系》自评估。由国家中医药管理局组织专家组到各基地，听取汇报、答疑、实地考察和模拟演示等方式进行现场评估。

2013年8月14日，国家中医药管理局召开基地共享系统建设评估电视电话会议。评估了16家国家中医临床研究基地建设单位以及6家国家中医药管理局直属直管医院共享系统建设情况，专家组提出评估意见和建议。

（邱 岳、王思成）

【国家中医药管理局组织完成国家中医临床研究基地重点病种研究阶段评估工作】 重点病种研究是国家中医临床研究基地（以下简称基地）业务建设的重要内容。2009年基地建设启动，2010年国家中医药管理局根据《中医临床研究基地建设指导意见》和《中医临床研究基地业务建设要求》，成立了基地业务建设专家指导组，组织专家评审各基地中风、脑病、肿瘤等重点病种研究方案，选准重点病种研究切入点。根据基地重点病种研究有关要求，各基地开展重点病种研究。

2013年，国家中医药管理局按照基地建设工作的总体部署，为进一步做好基地业务建设，开展重点病种研究阶段评估。制定了评估标准，主要评估重点病种研究的总体布局，任务完成情况，研究阶段成果的先进性、创新性和推广应用情况。各基地总结重点病种研究工作，梳理研究成果，查找存在的薄弱环节，拟定重点病种深入研究方案。

2013年9月5日，国家中医药管理局在北京召开基地重点病种研究进展情况评估会议。组织对16家基地、6家国家中医药管理局直属直管医院和上海中医药大学附属曙光医院共23家单位，进行重点研究病种研究阶段评估。专家组在审阅重点病种研究总结材料、听取答辩和充分讨论的基础上，提出评估意见和建议，并对下一步研究工作提出了建议。

通过重点病种研究阶段评估，肯定了重点病种研究取得的成果。部分重点病种研究已经取得高级别的证据，验证了14种重点病种中医药临床治疗的相对优势，明确了下一阶段基地重点病种研究思路和方向。

（邱　岳、王思成）

【国家中医药管理局组织完成国家中医临床研究基地业务建设阶段评估工作】　2008年底，国家中医药管理局发布了国家中医临床研究基地（以下简称基地）建设单位的公告，确定了16家基地建设单位和14个重点研究病种。2009年基地建设开始，国家中医药管理局按照《中医临床研究基地建设指导意见》和《中医临床研究基地业务建设要求》，统一认识，明确了基地业务建设工作指导思想，提出了“打基础、建机制、谋长远、见成效”的基本思路和基地业务建设的具体任务。几年来，各基地建设单位按照基地建设的总体规划，在基地业务建设中，严格依照基地建设阶段性目标任务和指导思想，落实建设任务，基地建设稳步开展。

2013年，国家中医药管理局按照基地建设工作的总体部署，开展基地阶段建设评估。制订评估方案及《国家中医临床研究基地业务建设阶段评估指标体系》，组织各基地建设单位自查，全面总结基地阶段建设工作，梳理建设成果，总结建设经验，推广建设成果。

2013年9月16~24日，国家中医药管理局开展基地业务建设阶段现场评估。根据《中医临床临床研究基地业务建设目标要求》，国家中医药管理局组织专家组成5个评估小组，分别赴16家基地进行现场评估。评估组先后听取了省级领导小组、省级中医药管理部门和基地建设单位关于基地建设情况的汇报，审核了基地业务建设的相关材料，按照《国家中医临床研究基地业务建设阶段评估指标体系》，主要从组织领导、基本建设、能力建设以及基地运行模式和机制4个方面进行综合评定，并进行了实地考察、座谈讨论。专家组现场反馈了评估意见和建议。

（邱　岳、王思成）

【国家中医临床研究基地阶段总结交流会在沪召开】　2013年11月29日，国家中医临床研究基地（以下简称基地）阶段建设总结交流会在上海召开。国家卫生计生委副主任、国家中医药管理局局长王国强，国家中医药管理局副局长王志勇，上海市副市长翁铁慧，国家发展与改革委员会、财政部、科技部等有关部门负责同志出席会议，各相关省级中医药管理部门、基地建设单位负责人参加会议。

会议期间，国家中医药管理局科技司司长苏钢强介绍了基地阶段建设总体情况；相关省级中医药管理部门及中医药大学代表汇报了基地建设管理工作经验；基地专题组介绍了中医临床科研模式的探索与实践；16家基地建设单位、6家国家中医药管理局直属直管医院及上海中医药大学附属曙光医院做了建设专题交流。国家卫生计生委副主任、国家中医药管理局局长王国强，国家中医药管理局副局长王志勇做了重要讲话，充分肯定了基地建设取得的阶段性成果，强调要进一步提高对基地建设工作战略意义的认识，并对基地下一阶段建设提出明确要求。要以基地建设为抓手，加强中医药协同创新，以基地建设工作带动中医药各项事业的新发展、新跨越，让中医药这一伟大民族瑰宝更好地服务于人民健康，为全面建成小康社会、实现中华民族伟大复兴的中国梦作出积极贡献。

此次会议是在基地业务建设进入关键时期召开的一次求真务实的会议。会议总结了基地阶段建设成果，交流了经验，提出了基地新一阶段建设规划和工作重点。

（邱　岳、王思成）

七、中医药参与重大突发事件和重大传染病防治

【中医药防治H7N9禽流感】　为做好人感染H7N9禽流感防治工作，充分发挥中医药的作用，国家中医药管理局成立了人感染H7N9禽流感疫情中医药防控工作领导小组，统筹协调、指导中医药协同参与人感染H7N9禽流感疫情防控工作。国家中医药管理局组织制定、发布了人感染H7N9禽流感中医诊疗方案，并根据疫情及时修订。组织中医药专家加强对各地的技术指导，在积极参与的基础上，专家组对中医药参与治疗的所有病例进行了系统总结，形成了中医药治疗人感染H7N9禽流感的专家共识，彰显了中医药治疗的临床疗效，体现了中医药的积极作用。

（董云龙）

【国家卫生计生委人感染H7N9禽流感诊疗及防控方案强调中医药辨证施治】　自2013年2月以来，上海、安徽、江苏先后发生不明原因重症肺炎病例。接到疫情通报后，国家卫生计生委高度重视，立即派出专家组赶赴当地指导、协助开展临床救治和疫情应急处置工作，研究落实各项疫情处置措施，并在此基础上制订了人感染H7N9禽流感诊疗方案、医院感染预防与控制技术指南和疫情防控方案。

《人感染H7N9禽流感诊疗方案（2013年第一版）》明确了人感染H7N9禽流感的临床表现、诊断标准以及治疗方式等多个方面内容。诊疗方案指出，人感染H7N9禽流感

是由H7N9亚型禽流感病毒引起的急性呼吸道传染病，尚不明确感染源，且尚无人与人之间传播的确切证据。诊疗方案明确，对临床诊断和确诊患者应进行隔离治疗，采取吸氧、应用解热药、止咳祛痰药等对症治疗，或尽早应用抗流感病毒药物治疗。诊疗方案还列出了详细的中药参考处方并推荐了5种中成药。

上海、安徽、江苏等省、市卫生部门正按照国家卫生计生委要求，继续落实患者临床救治、密切接触者追踪和医学观察、疫情监测等应急处置措施，浙江、北京、甘肃等省、市还根据地域特点发布了各地人感染H7N9禽流感中医药预防方案。

其中，上海市已成立中医药防治人感染H7N9禽流感专家组，并制订了《上海市人感染H7N9禽流感中医药防治方案》，建议在治疗上应尽早按照清热、解毒、化湿、扶正祛邪的原则进行干预，在出现感冒症状早期，可在医生的指导下服用中成药。

江苏、浙江省中医药管理局组织专家结合本省地域特点，分别制订了江苏、浙江省人感染H7N9禽流感中医药防治建议方案，其中江苏省建议用中成药玉屏风散颗粒、板蓝根冲剂、黄芪口服液预防禽流感，辨证时可按照中医卫气营血辨证施治，根据症状采取透表清气、清热泻肺平喘、清气凉营解毒、醒神开窍固脱等方法进行治疗。浙江省中医药预防方案给出了中药茶饮、中药煎服、中药香囊等预防禽流感的详细药方，充分发挥了中医药在防治禽流感中的作用。

北京市中医管理局组织制订了《人感染H7N9禽流感中医药预防方案》，发布了两个预防H7N9禽流感的中药处方，同时要求各级中医医疗机构要通过集中培训、典型病例分析等方式，尽快让医务人员熟练掌握人感染H7N9禽流感早期识别的方法。

甘肃省卫生厅结合实际制订的中医药防治预案中，除了提供汤剂治疗和中成药治疗等中医药治疗建议外，预案还提出了非药物治疗手段，“对高热不退者，可选大椎、曲池、十宣等穴位放血治疗；根据病情，给予刮痧、拔火罐辅助治疗”。

国家卫生计生委还发布了《人感染H7N9禽流感医院感染预防与控制技术指南》，要求各地医疗机构结合实际情况，建立预警机制，制订应急预案和工作流程，开展临床医务人员的培训，提高医务人员对人感染H7N9禽流感医院感染预防与控制意识、报告与处置能力，同时加强医院感染监测工作。此外，国家卫生计生委发布了《人感染H7N9禽流感疫情防控方案(2013年第一版)》，指导各地尽可能早发现、早报告、早诊断、早隔离、早治疗人感染H7N9禽流感病例，控制疫情的传播、蔓延。

链接：

《人感染H7N9禽流感诊疗方案(2013年第一版)》中医药治疗

1. 疫毒犯肺，肺失宣降

症状：发热，咳嗽，少痰，头痛，肌肉关节疼痛。

治法：清热宣肺

参考处方：桑叶、金银花、连翘、炒杏仁、生石膏、知母、芦根、青蒿、黄芩、生甘草。水煎服，每日1～2剂，每4～6小时口服一次。

加减：咳嗽甚者加枇杷叶、浙贝母。

中成药：可选择疏风解毒胶囊、连花清瘟胶囊、清开灵注射液。

2. 疫毒壅肺，内闭外脱

症状：高热，咳嗽，痰少难咯，憋气，喘促，咯血，四末不温，冷汗淋漓，躁扰不安，甚则神昏谵语。

治法：清肺解毒，扶正固脱

参考处方：炙麻黄、炒杏仁、生石膏、知母、鱼腥草、黄芩、炒栀子、虎杖、山萸肉、太子参。水煎服，每日1～2剂，每4～6小时口服或鼻饲一次。

加减：高热、神志恍惚甚至神昏谵语者，上方送服安宫牛黄丸；肢冷、汗出淋漓者加人参、炮附子、煅龙骨、煅牡蛎；咯血者加赤芍、仙鹤草、侧柏叶；口唇紫绀者加三七、益母草、黄芪、当归尾。

中成药：可选择参麦注射液、生脉注射液。

（向　佳）

【人感染H7N9禽流感中医药防控工作专家组研讨会召开】 2013年4月7日，人感染H7N9禽流感中医药防控工作专家组研讨会召开，国家中医药管理局对中医药防控各项工作进行了部署，人感染H7N9禽流感中医药证治方案发布至全国，积极组织专家参与医疗救治，研究出台中医药预防方案，充分发挥中医药在防治疫情中的作用。

2013年4月2日，《人感染H7N9禽流感诊疗方案（2013年第一版)》印发后，国家中医药管理局医政司迅速组织各级中医药管理部门召开人感染H7N9禽流感中医医疗救治视频培训会议，部署中医药防控工作，并就人感染H7N9禽流感中医诊疗方案进行了培训。根据国家卫生计生委的要求，国家中医药管理局分派4组中医药专家赶赴上海、江苏等地，现场查看感染患者，总结H7N9禽流感的中医病机与证候特点，对整体中医药预防方案进一步调整。

（魏　敏）

【国家中医药管理局召开人感染H7N9禽流感疫情中医药防控视频会】 2013年4月12日，国家中医药管理局召开人感染H7N9禽流感疫情中医药防控工作视频会议。国家中医药管理局再次派出两个专家组分赴上海、浙江、江苏三地，对人感染H7N9禽流感中医药防控工作进行现场督导。国家中医药管理局医政司要求发生疫情的省、市每周定期两次上报H7N9禽流感中医药防控工作情况。

视频会上，国家中医药管理局医政司负责人提出，各地区要进一步落实好H7N9禽流感中医药防控工作，要充分认识中医药防控H7N9禽流感疫情的重要意义，各级中医药管理部门要更加积极主动地发挥部门协调作用，为中医药专家顺利参与医疗救治工作创造条件；适时发挥中医药防治传染病临床基地的作用，注重救治效果总结和相关资料的收集，注重疗效的分析，加强各地区信息沟通；各级中医医疗机构要提高防治疫情意识，做好防控预案，加强人员培训。

会议通报了近期人感染H7N9禽流感疫情现状及中医药防控情况，中医药防控专家组成员对《人感染H7N9禽流感诊疗方案（2013年第二版）》做了详细解读，并就中医药治疗方案进行了培训。上海市就中医药参与治疗人感染H7N9禽流感工作做了经验交流。

（魏　敏）

【刘延东要求发挥中医药作用防控H7N9禽流感】　2013年4月17日，国家中医药管理局召开新闻通气会。中共中央政治局委员、国务院副总理刘延东在国家中医药管理局中医药防控人感染H7N9禽流感疫情的有关工作情况简报上批示，要求发挥中医药在防控工作中的作用。

国家中医药管理局医政司司长许志仁对中医药防控工作作了系统介绍。疫情发生后，国家中医药管理局高度重视，迅速行动。2013年4月1日，国家中医药管理局召开局长办公会，对参与防控工作作出部署，并即刻启动了临床科研体系应急机制。2013年4月8日，国家中医药管理局召开局长会议，专题研究部署防控工作，决定成立局人感染H7N9禽流感疫情中医药防控工作领导小组，统筹协调、指导中医药系统防控工作。

作为国家卫生计生委防控工作领导小组成员单位，国家中医药管理局积极参与各项防控工作。组织全国突发公共卫生事件中医药应急专家委员会的有关专家，制订了人感染H7N9禽流感中医药诊疗方案，并根据病例实际情况作了修改，分别纳入《人感染H7N9禽流感诊疗方案（2013年第一版）》和《人感染H7N9禽流感诊疗方案（2013年第二版）》中，由国家卫生计生委正式印发。

此外，国家中医药管理局加强与有关省份中医药部门的联系，密切关注疫情信息。召开视频会议，要求各地中医药管理部门密切关注疫情发展，加强协调，及时参与医疗救治工作；要求各中医院加强可疑病例监测，制订防控预案，加强人员培训。充分发挥专家作用，组织召开了两次中医医疗救治视频培训会议，对全国地市级以上中医医院和中医药防治传染病临床基地进行了培训。

江苏、上海、浙江、北京、安徽等省、市中医药管理部门根据国家局要求，积极组织本省市中医药系统参与人感染H7N9禽流感防治工作，成立中医药专家组，制订诊疗方案，组织中医药专家第一时间参与救治。

（任　壮）

【国家中医药管理局成立人感染H7N9禽流感疫情中医药防控工作领导小组】　2013年，国家中医药管理局成立人感染H7N9禽流感疫情中医药防控工作领导小组，统筹协调、指导中医药系统参与人感染H7N9禽流感疫情防控工作，国家中医药管理局局长王国强任组长。

领导小组下设办公室和专家组，国家中医药管理局医政司司长许志仁任办公室主任。办公室负责制订并完善人感染H7N9禽流感疫情中医药防控工作信息发布方案，协调相关部门和地区做好信息发布、舆情监测、风险沟通和舆论引导等工作。

专家组由中国中医科学院王永炎院士担任组长，卫生部中日友好医院晁恩祥担任副组长，成员包括北京中医药大学东直门医院姜良铎、北京中医药大学东方医院史利卿、首都医科大学附属北京中医医院刘清泉和王玉光。专家组主要负责分析评估人感染H7N9禽流感疫情进展，提出中医药应急处置策略与措施建议；提出中医药防控和中医药应急处置的科研需求及优先领域；开展中医药防控和中医药应急处置工作技术指导和跟踪评估等。

（向　佳）

【人感染H7N9禽流感中医医疗救治工作会和病例分析会召开】　2013年4月26日，国家中医药管理局召开人感染H7N9禽流感中医医疗救治工作会和病例分析会。国家卫生计生委副主任、国家中医药管理局局长王国强强调，中医药系统要积极主动开展人感染H7N9禽流感防控工作，加强中医药临床救治，深入开展病例研究，建立健全中医药防控传染病的长效机制。国家中医药管理局副局长马建中出席会议。

王国强对人感染H7N9禽流感疫情发生以来中医药临床救治工作给予肯定，对进一步开展疫情中医

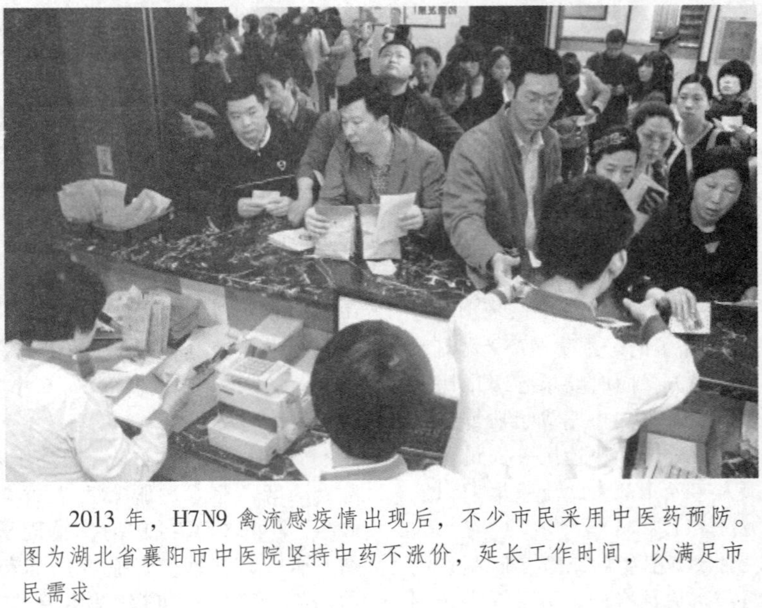

2013年，H7N9禽流感疫情出现后，不少市民采用中医药预防。图为湖北省襄阳市中医院坚持中药不涨价，延长工作时间，以满足市民需求

药防控工作提出要求：

一是中医药要积极参与人感染H7N9禽流感患者临床救治，中医医疗机构诊治人感染H7N9禽流感患者，应充分发挥中医药特色和优势，同时发挥各地中医药防治传染病临床基地作用，组织中医药临床团队，及早介入，全程参与，指导临床用药，提高临床疗效。

二是开展人感染H7N9禽流感中医药临床病例分析研究。通过相关病例的全程参与、全方位跟踪，及时总结中医药的作用点和薄弱点，查证原因，分析研判。要以中医温病基本理论为指导，从实际出发，与时俱进，根据致病因素的变化情况，确立辨证法则，制订临床方案，提高中医药和中西医结合治疗水平。

三是建立健全人感染H7N9禽流感等传染性疾病的中医药防控机制。中医温病理论对传染性疾病致病因素和变化规律具有独到认识，系列方药别具特色，具有广谱防治作用。要在防控实践中探索和总结规律性，进一步梳理理论、方法和药物，建立新时期的温病学，健全中医药防控长效机制，更好地指导实践，提高中医药显示度和贡献率。

四是各地中医药管理部门要积极主动，靠前工作，树立信心，敢于负责。要在第一时间组织专家及时参与临床诊治，制订中医药方案，纳入综合诊治体系。要挖掘和发挥全国中医药专家资源优势，为深入开展中医药传染性疾病防控工作提供组织和技术保障。

（海　霞、任　壮）

【中医药参与抗震救灾】 国家中医药管理局积极组织中医药系统参与了四川雅安地震、甘肃岷县地震等突发事件的医疗救治工作，印发了《国家中医药管理局关于在四川芦山抗震救灾工作中充分发挥中医药作用的通知》，组织制订了《抗震救灾常见外伤疾病中医救治方案》，由国家局医政司副司长带队的抗震救灾医疗救治专家组，第一时间赶赴一线灾区，全力开展抗震救灾医疗救治工作，并指导灾区积极应用中医药技术，取得了良好的效果。

（董云龙）

【中医药骨伤特色救治能力项目建设】 为充分发挥中医药在突发公共事件卫生应急中的特色和优势，国家中医药管理局率先在7个省份开展了中医药骨伤特色救治能力项目建设，以进一步提升中医药应急能力，建设中医药国家应急队伍，健全中医药应急工作机制，提高中医药应急能力。

（董云龙）

【中医药防治艾滋病】 为了推进中医药防治艾滋病工作的深入开展，国家中医药管理局继续开展中医药治疗艾滋病试点项目，进一步扩大了救治规模，延缓了艾滋病感染者由潜伏期进入发病期的时间，降低了感染者进入艾滋病期的发病率，改善了艾滋病患者发热、咳嗽、乏力、腹泻等临床症状，增强了病人免疫功能，提高了病人生存质量。为了充分发挥中医药特色优势，提高中医药治疗艾滋病临床疗效，国家中医药管理局召开了2013年中医药治疗艾滋病试点项目工作会议，总结了中医药治疗艾滋病的经验，成立了中医药治疗艾滋病协作组和病种协作组，组建了协作组工作委员会和专家指导委员会，进一步促进了中医药治疗艾滋病工作水平的提高。

（董云龙）

八、中药资源普查

【中药资源普查试点工作进行阶段总结和经验交流】 为深入推进中药资源普查试点工作，总结交流前期启动实施试点工作省份的经验，国家中医药管理局于2013年4月11日在广西南宁召开了中药资源普查试点工作交流会。会议介绍了全国第四次中药资源普查试点工作总体进展情况；前期启动实施试点工作的省份汇报交流了试点工作进展情况和经验，展示了部分普查队员采集的标本、创新性技术和拍摄的照片等阶段性成果。会议为各试点省（区、市）之间交流和学习搭建了的平台。

（局　文）

【中药资源普查试点工作参与多方交流和成果宣传】 2013年5月17～19日，由国家中医药管理局支持的中国国际中药与植物药产业博览会在上海举办。展示了2012年普查试点工作采集的活体植物40余种、药

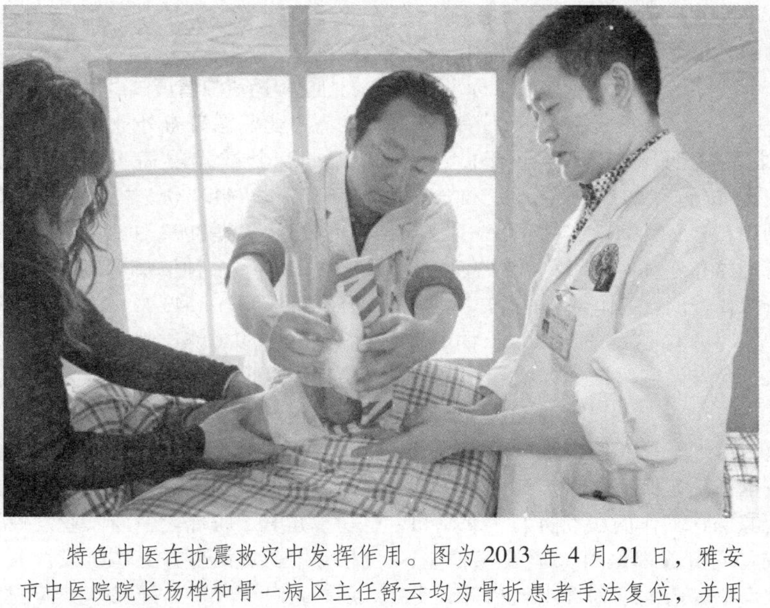

特色中医在抗震救灾中发挥作用。图为2013年4月21日，雅安市中医院院长杨桦和骨一病区主任舒云均为骨折患者手法复位，并用托板固定

材标本100余种、蜡叶标本20余种。同时展示了各试点省的主产药材、普查试点进展情况，5个种子种苗繁育基地、2个种质资源库、动态监测服务体系建设和提供的服务等内容。通过展会搭建了行业外交流的平台，建立了中药行业对海外展示的窗口。

（局　文）

【中药资源普查试点工作范围继续扩大】　2013年，国家中医药管理局在财政部支持下，通过中医药部门公共卫生专项落实经费1.34亿元，支持河北、山西、吉林、江苏、安徽、海南、四川、贵州、云南、甘肃和宁夏11个省区进行种子种苗繁育基地建设；支持安徽、四川、湖北和湖南4个省扩大40个县中药资源普查范围。通过环保部生物多样性调查项目，落实了京、津、沪3市的中药资源普查试点工作经费430万元。

（局　文）

【中药资源普查试点工作技术平台逐步完善】　为帮助普查队员对普查过程中疑难物种进行种类鉴定，中国中医科学院中药资源中心研究开发了“中药资源普查标本鉴定系统”。该系统可通过普查数据库在线接收源于全国各地普查队员在调查和种类鉴定过程中遇到的难鉴定的标本照片，植物分类专家通过该系统对标本的科属种进行鉴定。

（局　文）

【北京中药资源普查试点工作】　为促进中药资源的保护、开发和合理利用，全面贯彻落实《国家中医药管理局办公室关于印发2013年中药资源普查试点工作要点的通知》（国中医药办科技发〔2013〕6号）要求，配合做好国家第四次中药资源普查工作。从2013年9月开始，北京市组织开展了第四次中药资源普查工作。为保证北京市第四次中药资源普查工作的顺利进行，北京市成立了由首都医科大学罗容博士、北京中医药大学刘春生教授等大专院校中药专家组成的普查工作技术专家委员会。组织北京市第四次中药资源普查前期会议、第一期软件培训、第二期野外实地培训，首都医科大学、北京中医药大学、药用植物所等7个普查队的几十名中药资源普查骨干人员参加了培训。此外，组织召开5次普查工作技术专家委员会工作会，会议研讨北京市此次普查重点中药品种、北京市中药资源普查经费管理、普查成果转化等内容。此外，为保证北京市第四次中药资源普查工作的顺利进行，结合北京市实际情况，根据调查重点品种与一般品种相结合的原则，在全市遴选了平谷区开展中药资源普查的试点工作。2013年9月，在平谷区启动了试点工作。

（高　彬）

【河北中药资源普查试点工作】　国家共安排河北省2400万专项资金用于全国第四次中药资源普查工作。为做好此项工作，河北省成立了由河北省中药资源普查试点工作领导小组和技术专家委员会，组建了16支中药资源普查队，确定了40个普查项目县（市）和107种重点中药调查种类，召开了启动大会，开展了专项培训。截至2013年底，共调查样地1147个，完成率93.7%；调查品种1168种，重点调查品种89种，拍摄照片40余万张。

（王艳波）

【山西中药资源普查试点工作】　山西省中药资源普查外业调查基本完成。40个试点县完成标本采集15667种、74491份，样方调查7262套，样品采集3992种，种子、种苗采集2180种，种植调查1565种，中药材市场调查1543户，中医药传统知识调查3980条。建立中药材国家地理信息模型系统一套、中药电子标本模板一部，编辑《中药图谱》画册一部、《又尝百草》诗集一部，出版《清代药性剧》图书一部。成功举办第二届现代中药农业发展论坛暨中药资源普查工作阶段性成果展。组织省内3个国家基本药物中药原料资源动态监测和信息服务站与中国中医科学院签订共建协议。

（赵红娟）

【内蒙古中药资源普查试点工作】　2013年5月21日，内蒙古自治区启动为期一年的蒙中药资源普查试点工作。此次普查的目标为：掌握内蒙古蒙中药药用资源种类、分布、蕴藏量、资源变化趋势、传统知识、野生与栽培情况、收购量、需要量等蒙中药资源本底资料；研究建立3S技术调查蒙中药药用资源体系，建立蒙中药药用资源动态监测体系和机制；建立药用资源数据库和网络化共享服务系统；研究多部门、多学科蒙中药药用资源普查、保护、利用的运行机制；提出蒙中药药用资源管理、保护及开发利用的总体规划建议。此次普查共组建9支普查工作队，队员由来自内蒙古自治区蒙中医机构相关研究单位、高等院校的技术人员等近200人组成。普查范围涉及内蒙古呼和浩特、包头、呼伦贝尔、赤峰、鄂尔多斯、巴彦淖尔、阿拉善等11个盟（市）的34个旗（县），约占该自治区国土面积的55.40%。

（岳红娟）

【吉林中药资源普查试点工作】　吉林省组织召开了吉林省全国第四次中药资源普查2012年总结表彰暨2013年工作部署会。对农安县、九台市、龙井、图们的普查工作进行实地督导对接，了解普查工作进展，积极协调地方各相关部门做好配合工作。完成吉林省全国中药资源普查试点相关工作。完成吉林省22个县新增区域的中药资源普查工作，形成《吉林省中药资源普查报告》。建设好通化县中医院、抚松县中医院2个吉林省国家基本药物中药原料资源动态监测和信息服务站。开展好国家中药材种子种苗繁育基地建设，争取达到国家“中药材种子种苗繁育科技示范基地”建设标准。

（任丛飞）

【黑龙江中药资源普查试点工作】　2013年，黑龙江省改组了黑龙江省中药资源普查办公室，确定黑龙江省中医药科学院为技术依托单位，并将黑龙江省普查办设置在黑龙江省中医药科学院，理顺了普查组织关系。根据全省中药资源分布情况和技术力量，确定首先启动方正县等10县（市）中药资源普查。黑龙江省卫生厅、黑龙江中医药管理局召开了有10个县（市）卫生行政部门和中医医院负责人参加的专题推进会。黑龙江省普查办根据普查需要分别在哈尔滨召开了普查队员现场培训会、数据管理员现场培训会，在杜尔伯特召开了野外调查队员现场培训会，对负有普查任务的40个试点县的全体普查队员进行了网络培训。10个县（市）普查工作于2013年8月正式启动，到2013年11月，完成了5个县的野外调查（其余5县受松花江、黑龙江全流域洪水影响无法进行普查），共设置样方66套，采集药材38种，采集药材蜡叶标本445份，药材种子7份，采集药用植物25种，采集药用植物蜡叶标本104份。拍摄照片1800余张，录像资料大于4小时。

（许　磊）

【安徽中药资源普查试点工作】 安徽省中药资源普查试点工作进入收集整理阶段。截至2013年底，首批20个试点县共实地调查769块样地，完成样方3720套，累计完成11605种野生及栽培药用植物的调查工作，共采集药用植物蜡叶标本21000余份、药材标本1480份、种质资源520份，拍摄照片45万余张、录音资料近400份、视频资料90小时，走访了50家药材收购站了解当地中药材收购状况，访问了115位当地民间中医，获得民间传统知识17项；亳州谯城区及金寨县动态监测站正在建设中；2013年又新确定了10个试点县开展种苗繁育基地、种质资源库建设，项目方案和业务经费均已经下达。

（王继学）

【江西中药资源普查试点工作】 江西省认真做好全省18个县的中药资源普查试点的筹备工作，成立了工作领导小组，建立长效机制，将普查成果融入经济社会发展中，促进普查成果有效转化。

（郑林华）

【河南中药资源普查试点工作】 南阳、焦作两市中医管理局和各普查项目县在河南省中药普查专家委员会指导下，全年共调查野生药用植物446种、野生重点品种129种、栽培品种22种。完成139种主要流通品种市场调查。采集上报了标本、照片和视频资料。

（黄怡博）

【湖北中药资源普查试点工作】 湖北省组织召开了全省中医药资源普查试点工作中期汇报会和中药资源普查数据库应用培训班。完善湖北省中药资源普查数据上传工作。举办完成中药资源普查试点工作物种鉴定培训班，各县市完成品种数为100～1655种，完成样方数140～1430个，全省完成重点品种约304个。全省共采集标本79789份，采集药材样品1960份，采集种子样品949份。在新类群发现方面，发现新属1个、新种3个，向国家中医药管理局申报药用植物新类群研究课题2个，发表学术论文3篇。参加全国中药资源普查试点工作交流会，湖北省介绍了新类群发现和整理经验。组织2个国家基本药物中药原料资源动态监测和信息服务点与中国中医科学院签订合作协议，明确监测站要求，开展基础设施建设工作。开展中药资源普查试点工作成果承接，启动《中国中药资源大典（湖北卷）》编纂，充分体现了本次中药资源普查工作的成果。

（芦　妤）

【湖南中药资源普查试点工作】 湖南省第一批25个项目试点县共完成标本鉴定22000份，基本完成了标本鉴定任务，填报样方、调查品种、重点品种、上传照片都位居各试点省份前列。邵东县、隆回县及靖州县基本药物中药原料资源动态监测与信息服务站建设正积极推进。第二批10个中药资源普查工作试点县已确定，各项工作已全面展开。

（熊士敏）

【广西中药资源普查试点工作】 广西积极开展中药资源普查试点工作，受到国家中医药管理局好评，先后承办了2次全国中药资源普查会议和3次全国中药资源普查阶段性成果展，彰显了广西在全国中药资源普查中的重要地位。

（刘　畅）

【海南中药资源普查试点工作】 经10支野外普查队伍一年多的努力，海南中药资源野外重点品种的普查工作已基本完成，普查范围覆盖全省18市、县所有乡镇。本次普查中，调查样地共652个、样方19560个，拍摄影像资料共175411份，采集蜡叶标本21509份、药材样品1341份。根据部分整理资料显示，本次普查成果亮点突出，初步统计发现中国新记录种1个，海南新记录属种3个；申报国家专利1项。新增1个国家中药材种苗繁殖基地，两个中药材种苗繁殖基地项目和种质资源库建设项目进展顺利。

（邢伯茹）

【四川中药资源普查试点工作】 四川省成立了领导小组和工作办公室，确定了技术依托单位和技术责任人，建立了普查大队，确保普查工作的顺利开展。为保证普查试点工作的顺利进行，四川省政府和各普查试点市（州）、县政府对普查试点工作加强领导和组织协调，采取省、市（州）、县联动的工作机制，建立了各级组织管理机构。省政府首先成立了由分管领导陈文华副省长担任组长，省中医药管理局杨殿兴局长为常务副组长，省相关厅局和试点市（州）政府分管领导为成员的四川省中药资源普查试点工作领导小组。领导小组下设办公室，办公室常设在四川省中医药管理局科技处，负责全省中药资源普查的日常工作。成立四川省中药资源普查工作小组（项目办公室），具体组织实施中药资源普查工作。工作小组组长由四川省中医药管理局杨殿兴局长担任；副组长由四川省中医药管理局科技处张大鸣处长、四川省中医药科学院赵军宁副院长、成都中医药大学彭成副校长、四川省食品药品检验所王野所长担任；成员由四川省中医药管理局科技处尹莉副处长，四川省中医药科学院科研处徐超群处长，四川省中医药科学院中药资源种植所舒光明所长、方清茂副所长，成都中药大学科技处吴纯洁处长、吕光华副院长、温川飚主任、李敏教授和四川省食品药品检验所业务技术管理室伍丕娥主任担任。工作小组办公室设在四川省中医药科学院科研处。各试点市（州）、县已建立了由中药资源普查试点的市（州）、县政府分管领导为组长，卫生（中医药管理）部门主要领导为副组长，相关部门领导为成员的中药资源普查试点工作领导小组；由市（州）、县卫生（中医药管理）部门作为试点工作的牵头组织实施部门，并组建了普查试点工作办公室。四川省主要依托四川省中医药科学院、成都中医药大学、四川省食品药品检验所、成都天地网信息科技有限公司等科研院校、企业具体实施全省中药资源普查工作。主要技术责任人为赵军宁（四川省中医药科学院研究员/副院长）、彭成（成都中医药大学教授/副校长）、王野（四川省食品药品检验所主任中药师/所长）、龙兴超（成都天地网信息科技有限公司总经理）。确定了四川省中医药科学院舒光明研究员、方清茂研究员，成都中医药大学李敏教授、严铸云教授，四川大学张浩教授为大队长的5个普查大队负责人，各普查县已建立了普查队伍。通过各级领导小组协同管理，调动了各级领导小组的积极性，充分发挥了领导小组的决策力和市（州）、县两级落实工作的执行力，有效地确保了普查试点组织机构的领导作用和工作任务落到实处。

四川省积极推进完成了第一批中药资源普查试点工作，整理普查成果正常进行，启动了第二批普查工作。通过两年多的艰苦工作，四川省完成了30000多个样方调查，完成了9951种药用植物品种（有部分重复）的调查；采集制作植物标本58491份，四川省采集标本数为全国之最；完成了1260种药材、460种中药材种子的收集；拍摄中药材图片与普查工作照302415张，拍摄短片1190个；开展传统知识调查550次，参加人员1000多人；完成30余万字的荷花池市场调研报告。充分利用普查的数据和资料拟出版4部专著《四川省中药资源与区划》《四川省中药资源志要（名录）》《四川常用中药材原色图谱》《四川中药材信息服务与购销指南》；完成3部资料汇编《中药之库　川药故里——四川省中药资源普查试点纪实》《四川省中医药民族药传统知识汇编》《四川省中药资源普查试点县中药材产业发展规划汇编》；率先建成省级中药资源数字化平台。四川省普查试点工作得到了国家中医药管理局充分肯定。四川省第一批中药资源普查试点工作基本完成，国家局鉴于四川的工作，又支持了第二批10个县的中药资源普查试点和一个种苗繁育（广安）基地的建设，工作已正常启动，按国家计划要求顺利实施。

（张大鸣）

【重庆中药资源普查试点工作】 重庆市完成了首批18个区、县普查工作任务。第二批12个区、县的普查工作进展顺利，制订了印发工作方案和技术手册，培训普查队员近百人，建立了2个动态监测站，完成了野外调查工作和民间中医药传统知识调查任务。2013年共调查453个样地和2384个套方，采集38236份标本和1360份药材样品，完成95%的标本整理和数据上传等内业整理工作。通过近两年的调查，基本摸清了重庆市中药资源现状，发现疑似新品种10种、市级新分布品种28种以及一批民间药用新资源。

（唐丽灵）

【云南中药资源普查试点工作】 云南省确定文山市、昆明市官渡区和彝良县3个基本药物中药原料资源动态监测与信息服务站，云南省农科院药用植物研究所为联合建设单位；组织召开云南省中药资源普查试点工作成果总结报告专家论证会；启动了中药材种子种苗繁育基地建设项目，确定了云南白药集团等6个分基地，三七、重楼等7种中药材品种组成的一个国家级国家基本药物所需重要中药材原料药材的种苗繁育基地，并制订了项目实施方案和项目建设方案。

（张旭芳）

【西藏中药资源普查试点工作】 西藏成立了西藏自治区中（藏）药资源普查领导小组，拟定了1560万元中（藏）药资源普查项目实施方案，制定了《西藏中（藏）药资源普查经费管理与使用办法》。普查队2013年共完成察隅县、米林县、波密县、嘉黎县、索县、巴青县、丁青县、芒康县、左贡县、亚东县、聂拉木县、吉隆县、桑日县、错那县、堆龙德庆县、尼木县、隆子县17个县的645个样地、3225个样方套外业调查工作及部分内业工作，累计收集药用植物物种1900余种，收集标本18000余份标本，采集生境及植物群落照片22117张，收集植物个体照片39511张，采集重点药材品种71种，特色药材品种49种，拍摄各类视频资料1440分钟。中药资源普查各项工作进展顺利，获得了各方好评，取得了阶段性成果。

（德　吉）

【甘肃中药资源普查试点工作】

2013年全国第四次中药资源普查甘肃省第二批试点县工作启动会上，甘肃省明确了20个纳入2013年资源普查的试点县，加上2012年首批18个县，甘肃省共有38个县被纳入试点。会议明确，2013年中药普查要在认真总结第一批试点县普查工作问题和经验的基础上，从5个方面着手做好中药资源普查工作，即建立国家、省和县三级普查工作组织管理体系；凝聚、培养、锻炼一支从事中药资源普查工作的专业队伍；探索创新市场经济下开展普查工作的组织模式；构建中药资源调查和动态监测服务体系；强化中药资源保护和基础设施建设。

（郭　泰）

【宁夏中药资源普查试点工作】　宁夏建立了全区中药、回药资源普查工作机制，制订了宁夏中医资源普查办工作要点和普查工作实施方案。充分发挥中药资源普查试点工作专家指导委员会作用，做好技术支撑和业务指导。组建了5支中药资源普查大队，指导开展普查大队装备采购和方案制订，为普查工作做好准备。举办全区中药资源普查人员培训班，对各普查大队、各项目县（市、区）中药资源普查人员开展培训，强化专业技术和技能培训，为宁夏中药资源普查的顺利开展奠定基础。宁夏中医资源普查办组织5支普查大队和各项目县召开了中药资源普查进点对接会，并指导各普查大队分别开展了野外探查工作，各大队野外探查工作已基本完成。组织对中药资源普查工作进行中期督导调研，指导技术支撑单位和普查专业大队按照标准和要求推进普查工作。

（王孟妍）

九、中医药标准化

【国家中医药管理局发布指导意见加速中医药标准化建设】　2012年12月30日，国家中医药管理局发布《关于加强中医药标准化工作的指导意见》（简称《指导意见》），旨在充分发挥中医药标准化在中医药事业发展中的基础性、战略性、全局性作用，引领和支撑中医药事业科学发展，利于《中医药标准化中长期发展规划纲要（2011～2020年）》实施。

《指导意见》强调，加强中医药标准化工作，要紧紧围绕保障和改善民生及深化医药卫生体制改革，着眼于推进中医药继承创新和学术进步，更好地发挥中医药在维护和增进人民群众健康中的作用。在实际工作中要坚持统筹规划、突出重点、拓展领域、提升质量、立足需求、注重应用6项基本原则。促进《中医药标准化中长期发展规划纲要（2011～2020年）》实施，完成到2020年基本建立适应事业发展需要、结构比较合理、充分体现特色优势的中医药标准体系，使我国实质性参与中医药国际标准化活动的能力显著提升，对中医药发展的贡献率明显提高的总体目标。

行业内对中医药标准化的意识还不强，认识还不一致；中医药标准化工作基础还很薄弱，整体水平还不高；中医药标准实施推广不够，在实践中主动采用的程度不高；中医药标准化专业人才缺乏，现有人员队伍能力水平亟待提高；中医药标准化技术组织和专业研究机构建设有待加强，标准化管理体制和工作机制还需进一步完善；我国中医药国际标准化工作的能力水平还存在差距，实质性参与国际标准化活动的能力有待加强等问题。

针对上述不足，《指导意见》指出：一要加快标准化基础工作建设，提高中医药标准化工作的水平；二要加强支撑体系建设，改善中医药标准化工作的基础条件；三要加强实施推广及评价，发挥中医药标准化的综合效益；四要加强分类指导，同步推进民族医药标准化；五要把握国际形势，推进中医药标准国际化；六要完善体制、机制，加强中医药各项工作与标准化建设的统筹协调；七要加大保障支持力度，推动中医药标准化快速发展等方针。《指导意见》为今后落实中医药标准化工作指明了方向。

（王　韬）

【ISO秘书长考察中医药标准化工作】　2013年2月22日，国际标准化组织（ISO）中央秘书处秘书长罗博·斯蒂尔考察了我国国际标准化工作。

罗博·斯蒂尔专程访问落户在上海的国际标准组织/中医药技术委员会（ISO/TC249）秘书处，重点了解我国中医药国际标准化工作发展情况。ISO/TC249秘书长沈远东向其介绍了中医药在世界范围内的发展及秘书处工作情况，就秘书处国际标准化工作中遇到的重要问题与其进行了沟通。罗博·斯蒂尔对此次受邀来访表示感谢，祝贺ISO/TC249秘书处在中医药国际标准化工作中所取得的进步，肯定了ISO/TC249秘书处为此所作出的努力，并希望ISO/TC249秘书处能够取得更大成就。

上海市副市长沈晓明接见了罗博·斯蒂尔秘书长一行。会见中，罗博·斯蒂尔感谢中国政府大力支持中医药国际标准化工作，赞赏和满意ISO/TC249秘书处团队的出色工作。沈晓明也指出，希望上海能与ISO总部有更多的交流与合作，参与更多的国际标准化活动，为国家培养更多的国际标准化人才队伍。

（桑　珍、黄虞枫）

【4项针灸国际组织标准发布】
2013年5月14日，世界针灸学会联合会在北京召开针灸国际标准新闻发布会，发布《针灸针》《耳穴名称与定位》《艾灸操作规范》和《头针操作规范》4项针灸国际组织标准。世界针灸学会联合会主席邓良月、副主席刘保延等出席发布会。

《针灸针》标准明确了无菌一次性针灸针的分类、应用原则、检验方法、包装、产品说明、储存等。《耳穴名称与定位》提出适合于国际应用的耳穴系统命名法，并以图解方式明确了位置。《艾灸操作规范》确定了普通艾灸的生产、需求、操作、临床应用、注意事项和禁忌证等。《头针操作规范》明确了操作步骤、方法、注意事项和禁忌证等。

此次发布的4项标准自2008年开始筹备。世界针灸学会联合会先后通过6个提案，召开8次会议。来自17个国家25家机构的专家代表参与标准制定工作。标准制定工作2010年正式启动，历时3年完成。

（谭　欣）

【脉象传感器国际标准进入提案投票程序】 2013年，在南非德班举行的ISO/TC249第四次年会上，脉象仪触力传感器（以下简称“脉象传感器”）国际标准提案获与会代表肯定，以较高支持率进入提案阶段的投票程序。

中国的脉象仪研究拥有40余年历史积淀所形成的技术优势。在国内技术对口单位——中国中医科学院临床基础研究所指导下，上海道生医疗科技有限公司联合上海中医药大学、上海市医疗器械检测所，组织多学科背景和专业技能人才，针对标准做了充分准备。

在国际竞争激烈局面下，团队详尽阐明脉象传感器建立独立标准的合理性和意义，赢得与会代表支持，最终获得进入投票阶段的资格。

（黄　心）

【人参国际标准中国联盟专题研讨会明确我国将主导建立人参国际标准】 2013年，国家中医药管理局科技司举办人参国际标准联盟专题研讨会。会议明确，该联盟定位为利用国际标准化组织（ISO）平台，力争主导人参及其产品的国际标准的建立，推动我国人参产业的规范化发展，提升产业水平。

参会成员还包括长春中医药大学、吉林省特产研究所、吉林农业大学、吉林益胜药业股份有限公司、广东康美药业股份有限公司、广东太安堂药业股份有限公司、中国中医科学院中药资源中心、中国医学科学院药用植物研究所等单位。各参会单位同意作为联盟发起单位，并请吉林省通化市人民政府组织资源，争取更多相关企业参加。会上成立了工作小组，并就人参国际标准联盟的章程、注册等进行了讨论，明确了推进联盟建设的近期具体工作。

人参是国际市场最重要的中药产品，在中药国际标准制定的过程中，现阶段竞争的主要焦点是在人参国际标准的制定上。2009年成立国际标准化组织（ISO）中医药技术委员会（TC249），工作范围是研究和制定与贸易相关的中医药技术、信息、术语、服务、专用产品设备等相关标准。各国正积极利用这一平台，争夺制定国际标准的主导权。组建由政府引导、企业参与、科技支撑的人参国际标准中国联盟，是为了提高我国在ISO/TC249框架下开展人参国际标准制定的工作能力，组织和推进相关提案工作，促进国际标准的制定。

（任　壮）

【中医药标准项目享有国家局级科研课题待遇】 2013年，国家中医药管理局下发《关于中医药标准项目享有科研课题待遇的通知》，以调动中医药相关单位及专业技术人员参与中医药标准研究制定的积极性，提升中医药标准质量和水平。

技术标准研制和标准化关键技术问题研究将作为重点领域支持。各级中医药管理部门和各单位应重视并鼓励有关人员申报，支持承担或参与中医药技术标准工作人员，将技术标准制定任务作为科研课题对待。

国家中医药管理局设立的中医药技术标准项目享有国家中医药管理局局级科研课题待遇，按照《中医药标准制定管理办法（试行）》和《国家中医药管理局科技项目管理暂行办法》的要求组织实施，给予相应政策待遇。主持或参与中医药技术标准项目人员可依据其在项目中的作用和贡献度，作为工作量考核、科研成果评价和奖励、专业技术职称晋升等的依据。

中医药技术标准和标准化研究成果可按照科技成果登记有关规定执行，技术水平高、效益显著的项目应纳入国家、各级政府和行业团体的科技奖励范围。中医药技术标准项目申报中华中医药学会、中国中西医结合学会等行业团体奖励的，国家中医药管理局将酌情推荐。

（高　亮）

【独立的中医药标准体系框架形成】 2013年，中医药国家标准已发布27项，行业及行业组织标准发布470多项，形成了相对独立完整的中医药标准体系框架，初步建立了政府主导、行业参与、统筹规划、分工负责的中医药标准化管理体制和运行机制。中医药标准体系表草案已经完成。

国家中医药管理局近年来发布制定《中医药标准化中长期发展规划纲要（2011～2020年）》《关于加强中医药标准化工作的指导意见》《中医药标准制定管理办法》等一系列制度建设文件。其中，《中医药标准化中长期发展规划纲要（2011～2020年）》明确了中医药标准化工作5个领域、13个专栏、36项重点任务。

国家中医药管理局加强了中医药标准体系建设。有序开展了国家标准研制并稳步推进行业及行业组织标准制定，重点开展了中医临床各科常见病诊疗指南的研究制定，已发布了涵盖十几个科系的近500种临床常见病证的诊疗指南。组织起草了中医临床诊疗指南编制通则、中医药行业标准编制通则。

中医药标准化支撑体系建设同步进行。国家中医药管理局组织推进全国中医药信息、民族医药、药膳标准化技术委员会筹建的同时，加强了中医药标准化的信息化建设，开展了中医药标准网站建设，发布了中医药标准应用评价项目在线管理系统。支持地方中医药标准化组织的建设以及中医药标准化工作的开展。

（胡　彬）

十、中医药调研督导

【黑龙江、河南、贵州开展党的群众路线教育实践活动调研报告】

一、基本情况

按照党组关于党的群众路线教育实践活动工作部署，2013年7月，国家卫生计生委副主任、国家中医药管理局局长王国强带领第一调研组先后赴黑龙江、河南、贵州3个省开展调研。

调研组深入黑龙江省佳木斯市、汤原县，河南省郑州市、登封市，贵州省遵义市、遵义县、桐梓县3个省、3个市、4个县、4个镇，调研4个县级中医院、3个乡镇卫生院、2个社区卫生服务中心和2个村卫生室，召开9次座谈会，座谈走访达60余人次。

为了更全面了解基层中医药工作面临的困难和需求，掌握中医药政策在基层的贯彻落实情况，调查发现制约和影响中医药事业发展的突出问题和群众反映强烈的焦点问题，调研组将县级及以下医疗机构和基层群众作为调研重点，心贴心、面对面听取意见建议。在医院病房和百姓家里，王国强副主任详细了解人民群众对中医药服务的需求和期盼；在基层医疗机构，认真倾听基层医务人员对中医药工作的意见和建议；在管理部门，深入研究推动工作、服务百姓的政策措施。调研严格遵守有关纪律要求，轻车简从、务实高效，切实践行中央八项规定和国家中医药管理局的30条规定要求。

调研中深切感受到，近年来，国家不断加大扶持力度、各地党委政府有力推动，基层中医院的服务条件有了较大的改善，服务能力不断提升，特色优势得以发挥，人民群众得到实惠。中医药工作的目标，就是“一切为了群众”，就是实现好、维护好、发展好人民群众的健康权益；推动中医药发展，就是要“一切依靠群众”，把中医药事业深深植根于人民群众之中，把群众的认可、信任、支持作为推进工作的根本动力；解决中医药工作中存在的突出问题，就是要“从群众来、到群众中去”，认真听取群众的意见、建议，改进工作，更好地服务群众。

二、调研分析与思考

（一）关于公立中医医院改革试点工作

现状：

一是县级中医医院被普遍纳入公立医院改革试点。黑龙江省提出公立医院改革中不取消中药饮片原有的加成率。河南省制定下发了《关于在县级公立医院综合改革试点工作中充分发挥中医药特色优势的通知》。贵州省在11所县中医医院开展县级公立医院综合改革，启动药品零差率销售，在补偿机制、价格机制等7个方面进行综合改革。

二是在公立医院改革中，中医医院享有一定的政策倾斜，鼓励提供中医药服务。登封市中医院通过考核中医药使用率、定额补助等措施，使中药处方人次占门诊处方人次两年内上升了26.92%。遵义市增设的医事服务费中，县中医院普通和专家门急诊医事服务费较县人民医院每人次分别高5元和10元，桐梓县将县中医医院住院治疗纳入新农合报销，并将报销比例提高5个百分点。

问题：

中西医并重政策地方落实不到位，促进中医药在深化医改中发挥作用的政策措施还不健全。国家关于中医药参与深化医改的政策文件在一些地方的卫生计生工作和深化医改工作中没有得以体现和部署，有的政策缺乏落实措施。

建议：

一是进一步增强中医药系统参与医改的自觉性、主动性。积极加强与卫生计生部门的沟通协调，探索建立工作通报机制，提高医改文件制定、政策对接等方面的制度化、程序化水平，为中医药工作在基层的落实创造良好环境。

二是进一步探索用好政策的有效形式。准确把握卫生计生工作和中医药工作的发展规律，思考工作想深一步，谋划工作提前一步，增强工作的预见性和主动性。

（二）关于中医药人才队伍建设

现状：

调研省份高度重视、扎实推进中医药人才队伍建设。

一是人才培养模式比较完善。对各层次中医药人才实行分类培养，通过基层中医药服务能力提升工程，对基层中医药从业人员进行能中会西技术培训，郑州市推行“片医”负责制，实现中医药服务全覆盖；通过师承教育和骨干人才培训项目，打造中高级中医药人才队伍，以建设名老中医工作室、组织名中医评选、举办骨干培训班等为载体，实施人才队伍提升工程。

二是基层人才培训体系初步建立。针对基层中医药人才培训需求，由地方政府投入，以县中医医院作为培训中心，定期对县域农村中医药人员进行培训。

三是适宜技术助力从业人员服务能力提升。中医药适宜技术简便易行易推广，黑龙江省汤原县中医院定期对乡村医生开展中医适宜技术培训。河南省郑州市医疗机构每月开展一天中医免费体验服务，免费提供包括针灸在内的十余种中医药适宜技术服务。贵州省建立省、县级中医药适宜技术推广基地21个，桐梓县建立了1个培训基地。两年来，共培训县、乡、村中医技术人员1100人次。

四是人才队伍建设稳步推进。通过人才培训和招收大学生基层就业，基层医疗机构的中医药从业人员或能中会西的医生比例不断提高，中医药人才储备不断增加。对确有专长和师承人员给予政策扶持，对中高级医疗、科研人才进行培养，进一步优化了人才队伍结构。

问题：

一是部分地区农村中医从业人员仍显不足。长期在农村执业的乡村医生逐渐面临退休，中医药院校毕业生不愿到农村工作，以及农村现有骨干人才流失等多种因素，使农村医疗机构面临中医后继乏人的困境。

二是基层中医药行政人员的培训不到位。有些地方的中医药行政人员相关知识和特点了解不足，缺乏相应的培训，对中医医疗机构指导不力，在一定程度上影响了中医药政策的落实和中医药事业的发展。

三是培训内容的针对性和指导性不强。对农村中医药人员的培训内容没有充分考虑基层需求和现实条件，不能有效指导乡村的中医药工作，培训效果打折扣。

建议：

一是实行农村中医药人才定向培养制度。与教育部门协商研究，定向培养具有一定学历和水平的农村中医药人才，使中医药院校毕业生能够下沉到基层，能够“来得了，留得住，用得上”。同时，针对确有专长的村医探索建立合理灵活的退休机制。

二是重视和加强对中医药行政人员的培训。在选用中医药行政人员时，要及时进行相关培训并在工作中加强指导。

三是以基层需求作为培训的重要内容和培训导向。基层中医药人才培训的目的是更好地为基层群众服务，中医药管理部门要问需于基层，充分了解和调研基层中医药工作的技术需求，培训内容要务实、适用。

四是实行中西医联合培训基层医生。基层医生要具备能中会西的技能，应在培训教材和课程中增加中医内容，统筹纳入规划、统一课时安排，避免重西轻中或只西不中的倾向。

（三）关于发挥县级中医医院特色优势

现状：

县级中医医院是农村中医药工作的龙头单位。调研省份在县级中医医院能力建设项目支持下，服务能力得到了提升，中医预防保健和“治未病”工作有序推进。

问题：

一是发展不平衡。中、西部县级中医医院建设的相对数量不平衡，贵州88个县，近三分之一没有建立中医医院。同一地区，各中医院基础设施差异较大。

二是临床骨干人才和特色专科比较缺乏。县级中医医院具有中高级职称的人才较少，中医特色科室设置单一，中医优势病种专科不发达，不能很好地发挥中医药在治疗常见病、多发病和疑难病症方面的作用。

建议：

一是依据地区发展规划做好县级中医医院基础设施建设。根据当地人民群众的就医需求和县级综合医院的诊治能力，实事求是、创新发展、分步实施。确需建立中医医院的，要积极协调财政、发改部门给予项目支持；暂不具备建设条件的，可以发展综合医院中医科。

二是建立人才储备和培育的机制。县级中医医院可以通过本院人才上挂培训、外院人才吸收引进、邀请专家现场指导等形式，培养储备医院的学科带头人，进而培育医院的重点专科和特色专科。

（四）关于推进中医药法治建设

现状：

一是调研省份非常关注中医药立法，希望通过立法为中医药事业发展保驾护航。

二是现行的《执业医师法》《乡村医生从业管理条例》仍是规范和约束中医药行业从业人员的法律法规。

问题：

一是现行与中医药有关的法律、法规总体上看比较分散、不系统，效力位阶比较低，法律权威受到一定的限制，不能完全适应中医药事业发展的需要。

二是《执业医师法》的配套文件，对中医、中西医结合专业毕业人员的从业类别规定，致使中医医师的执业范围受限。《乡村医生从业管理条例》对村医的准入、管理和退休机制的规定在施行近10年后也需要完善修订。

建议：

一是鼓励各地通过制定中医药地方性法规的探索和尝试，为中医药法的出台营造良好条件。在立法审议征求意见阶段，各地中医药管理部门、专家可以就先期的经验对法条的修改、解释提出建议。

二是加强沟通，提前谋划。一方面，有关部门尽快联合开展调研，就《执业医师法》《乡村医生从业管理条例》中对中医药事业发展存有阻碍和制约的法条进行研究，提出修改建议。另一方面，进一步密切与国家卫生计生委的沟通联系，确保能及时参与到两部法律、法规的修订工作中。

（五）关于中医药行政管理体制

现状：

中医药管理体制不断健全完善。调研省份大部分市成立了中医处，部分县级成立了中医科或有专人负责中医药工作。

问题：

一是现有管理部门规格不一。同级党委、政府下，已成立的中医药管理部门规格不尽相同，有副厅级局，也有处级局。

二是县级中医药管理部门不健全。县级卫生行政部门普遍没有中医科，甚至没有专人负责中医药工作，一定程度上影响了国家中医药政策的贯彻落实。

建议：

一是高层推动。国家中医药管理局与中编办进一步加强协调，积极争取中医药管理部门在县级及以上地方的建立健全。

二是各地突破。各省中医药管理部门要呼吁、指导、协助市、县级推动建立中医科，营造有利环境。

（六）关于中医药服务计生妇幼工作

现状：

在卫生、计生工作整合中，计生妇幼工作与大卫生的融合成为一项重点工作。中医药工作参与到这项改革工作中是大势所趋。贵州省2004年大力推进计划生育技术服务与妇幼保健资源整合，至今成效显著。在遵义市调研中看到，该市实现了资源共享、业务拓展、提升服务、优化环境的整合优势。这种整合为在医疗机构中发挥中医药在计生妇幼工作中的作用创造了良好条件，中医药应积极主动参与其中。

问题：

中医药如何参与到计生妇幼工作中来？如何为计生妇幼工作服务？

建议：

中医药在妇科、儿科的疾病诊治方面有着悠久的历史和丰富的经验。建议在整合后的计生妇幼机构中增设中医科室，并与其他科室享有同等政策，共同服务于妇女和儿童健康。

（七）关于中医药信息化建设

现状：

调研省份中医药信息化建设仍处在起步和探索阶段。河南省制订了《全省县级中医医院信息化建设方案》，为基层中医机构信息化建设提供统一的技术平台。

问题：

相对于较成熟的西医医院信息化网络，国家指导不足，地方投入不够，中医医院没有形成统一、较为成熟的信息化网络格局，一定程度上制约了中医医院的信息化建设。

建议：

一是将中医药信息化作为“十二五”的重点项目。积极协调争取中央资金的支持，有规划、有步骤地扎实推进。可以在基础较好的省份先行试点，总结经验在全国推广。

二是着力构建统一的信息平台。国家制定统一的标准框架和技术规范，避免出现“信息孤岛”。同时，也要做好与卫生计生信息资源整合的规划，为提高服务管理水平打下坚实基础。

（国家中医药管理局第一调研组）

【中国中医药出版社、中国中医药报社、福建开展党的群众路线教育实践活动调研报告】 根据《国家中医药管理局党的群众路线教育实践活动调研方案》安排和有关要求，以国家中医药管理局副局长吴刚为组长的第二调研组于2013年7月18日~8月2日分别赴中国中医药出版社、中国中医药报社以及福建省开展调研工作。现将调研有关情况报告如下：

一、调研基本情况

2013年7月18日，吴刚副局长带领调研组一行5人赴中医药出版社现场调研；7月23日，吴刚副局长带领调研组一行6人赴中医药报社现场调研；7月30日~8月2日，吴刚副局长带领调研组一行5人赴福建省调研。在两家直属单位，调研组考察和慰问了单位各个部门以及当班员工，与单位领导班子、部门以及党员和非党员代表进行了座谈，认真听取了对中医药工作和国家中医药管理局机关作风的意见和建议，详细了解了单位建设与发展现状、存在的困难与问题以及下一步工作安排与需求。在福建省，调研组深入2个地市和4个县，实地考察了泉州市中医联合医院建设项目、泉州市正骨医院、三明市大田县中医院、三明市泰宁县中医院、三明市尤溪县中医院、三明市将乐县中医院6所中医医院，分别听取了福建省卫生厅、泉州市卫生局、三明市卫生局、大田县政府、泰宁县政府以及尤溪县委、县政府关于本省、区、县中医药工作情况的汇报以及福建省人民医院、福建省第二人民医院关于医院建设与发展情况的汇报。在整个调研活动中，调研组严格按照《调研方案》要求，紧紧围绕调研主题，与调研对象坦诚交流，虚心听取各方面意见和建议，对调研提纲确定的有关内容进行深入了解，调研达到了预期的目标。

二、调研单位工作基本情况

（一）中国中医药出版社方面

中国中医药出版社现有职工80余人，年码洋达1.2亿元，于2010年12月按照中央要求开始转企改制工作，已顺利完成。近年来，出版社在“专业、专注、专一”上狠下工夫，保持了持续发展的良好态势，已成为行业权威性最高、专业产品最全、读者口碑最好的专业出版社。作为全国百佳图书出版单位，2013年6月26日的中国新闻出版报为此专门作了“问道中医药出版社”的特刊报导。从2013年半年总结来看，出版社顺利完成了预定的各项任务，这也从另一方面体现了出版社在管理上更加科学合理。调研期间，出版社已按照国家中医药管理局教育实践活动总体部署，全面启动开展了本社的教育实践活动，并确定了以“改进和完善工作流程”为载体的活动方案。出版社领导正在积极思考改革与发展深层次问题，希望打造出“航空母舰”，驶向“深海”。

（二）中国中医药报社方面

中国中医药报社现有职工50人。新老班子已完成交接工作，班子建设基本完成，转企改制工作全面启动，办公楼改扩建工程进展顺利，年底前将完工并投入使用。新班子上任后，启动了报社改革与发展五年规划编制，提出了“推进媒体转型、打造活力报社”的目标任务。在力保报社稳定经营同时，正积极筹划建设中国中医药网和购买采编系统。

（三）福建省中医药工作

全省现有各级各类中医医院（含中西医结合、民族医医院）87家（其中公立70家）、中医门诊部36家、中医诊所1020家。从人均拥有资源和医院发展规模来看，福建省中医药工作位于全国中游水平。近年来，福建省在强化中医医疗服务体系建设、发展中医预防保健服务、加快中医药应急能力和重大疾病防治网络建设、推进中医药科技继承与创新、加强中医药教育及人才队伍建设、推进中医药文化建设、加强中医药法制与信息化建设、加强中药管理与利用、推动中医药地区间与国际间交流与合作等方面做了大量工作并取得一定成效。在调研过程中，福建省一些中医药工作给调研组留下了深刻印象。

一是认真开展了“十二五”规划任务指标实施情况评估工作。根据国家中医药管理局《中医药事业发展“十二五”规划》，福建省卫生厅专门开展了评估工作并形成报告，报告对任务指标完成进度进行了总结，明确了在全国中医药工作中的位置，找出了中医药工作存在的不足与问题。

二是地方财政对中医药支持力度较大。省级财政近两年来对中医药专项投入每年逾1亿元，力度在全国处于前列；泉州市委、市政府拨付1亿元作为启动资金，以城市片区组团土地平衡方式筹资建设总投资6亿元的泉州市中医联合医院，泉州市各县（市、区）财政按照每年1元以上/每人口的标准设立中医药发展专项资金；在支持完成尤溪县中医院整体搬迁后，尤溪县政府又单独投资3265万元支持尤溪县中医院后勤保障楼建设；泉州市、三明市政府设立中医辨证施论治收费项目，规定中医职称人员在原先诊疗费基础上，可再收取“中医辨证施论治费”（其中主任医师7元/次、副主任医师4元/次、主治医师2元/次，医师1元/次）。

三是中医医院信息化工作成效显著。从中医药行业来看，泉州市正骨医院信息化建设具有很好的示范带动作用；福建省卫生厅以泉州市正骨医院信息化建设为基础，研发启用了一套有自主知识产权、有中医特色的中医医院信息化管理软件，免费向本省各级中医医院提供，制订了《福建省中医医院信息系统建设实施方案》，在全省开展试点建设工作。

四是中医医院建设项目扎实推进。尤溪县中医院整体搬迁已完工并投入使用，大田县中医院、将乐县中医院已基本完成主体工程，泰宁县中医院已完成所有前期工作，将于2013年9月正式开工。

五是中医医院基本完成从求生存到求发展的转变，积极发展和探索发挥中医药特色优势成为内在要求。泉州市正骨医院、尤溪县中医院在发挥中医药特色优势方面取得了不错的效果。

六是一些县、市将中医药发展作为区域发展战略，以医带药，医药并举，取得了较好的成效，并让人看到广阔前景。尤溪县委、县政府高度重视中医药工作，制定了《尤溪县农村中医药工作“十二五”（2011～2015年）发展规划》《尤溪县生物医药产业发展三年行动计划（2012～2014）》，在大力支持中医医院建设同时，以资源培育为基础，推动产业发展。

七是中医药地区间、国际交流与合作独具特色。国家中医药管理局和厦门市共同主办的海峡两岸中医药发展与合作研讨会已成功举办7届，并纳入“海峡论坛”。厦门市人民政府计划将厦门市打造成全国中医药行业对台交流的中心和平台；泉州市连续10届举办了东南亚中医药学术研讨会，加强了中医药文化海外传播，促进了服务和产品贸易。

三、存在主要问题

在调研过程中，调研组了解到以下主要问题：

（一）中国中医药出版社方面

一是随着出版社业务扩大、人员增加，需要进一步加强生产流程科学规范管理。

二是随着现有办公楼租期临近，确定办公地点以及租金成为需要马上解决的问题。

（二）中国中医药报社方面

一是报社业务收入低，只能保基本，发展存在较大困难。

二是人才流失严重。2012年近10人跳槽，同时难以吸收到优秀人才。

三是设备短缺，至今没有采编系统。

四是包袱重，职工近400万元住房补贴至今无法解决。

（三）福建中医药工作

一是管理体制不健全。福建省至今未设中医药局，只设编制5人的中医药管理处。设区市只有福州市卫生局设中医处，厦门为科教中医处，其余全归并在医政科。县市则少有中医专职管理人员。

二是扶持和促进中医药事业发展的政策措施有待进一步落实。中药饮片不执行零差率问题在泉州市、三明市等地区没有得到落实，对中医院补助倾斜政策基本没有。

三是中医药在深化医改中的作用有待进一步发挥。全省9个县级公立医院综合改革试点县中有3个县没有中医院，3个县中医院较薄弱；基本公共卫生服务项目绩效考核指标中缺少中医药服务的指标。

四是中央对海峡西岸经济区的政策落实还不够。福建名为东部地区，但与其他东部省份差距较大，特别是原老区、苏区经济发展相当落后。为此，国务院出台了《国务院关于支持福建省加快建设海峡西岸经济区的意见》。但长期以来，国家对福建中医药工作经常是有项目但没有经费支持，较大影响了各地政府支持中医药事业发展的积极性。

四、基层的意见与建议

（一）直属单位方面

两家直属单位一致认为：在国家中医药管理局带领下，近年来中医药工作取得了长足进步，局机关工作人员作风普遍务实、亲民，国家中医药管理局对直属单位的改革与发展给予了极大的支持和帮助。具体建议：

（1）支持中国中医药出版社加快国际化进程。希望国家中医药管理局重点帮助解决翻译问题。

（2）国家中医药管理局对中国中医药报社转企改制给予更大支持，安排专项资金购买采编设备，支持网站建设等。

（3）支持中医药报发行工作。希望国家中医药管理局效仿原卫生部支持健康报发行一样支持中医药报在全国发行工作。

（4）国家中医药管理局应更加积极地对一些热点问题进行快速回应。

（5）采取“立军令状”形式加强对中医药重大项目管理，确保中医药出重大成果。

（6）国家中医药管理局应加强对中医药自身问题尤其是理论方面问题的研究和引导，包括传统中医与现代中医问题、现代中药地位研究、院校教育与师承教育关系研究，等等。

（7）采取更加有效的措施加强中医药文化建设。

（二）福建省方面

福建省普遍反映，在国家中医药管理局的正确带领下，近几年是中医药快速发展的重要时期，国家在政策、项目、规划、资金方面对地方中医药工作给予了前所未有的支持，形成了当前中医药医疗、保健、教育、科研、文化、产业以及国际交流与合作全面发展的良好势头。具体建议：

（1）在国家中医药管理局带领下开展国家中医药政策落实情况专项督导检查，推进地方中医药工作落到实处。

（2）进一步加大中央投资力度，持续加强中医医院基础设施建设。

（3）大力推进中医医院信息化建设。希望国家中医药管理局将其作为当前及今后支持中医医院发展的一项重点任务。

（4）从国家层面制定中医院补助倾斜政策。

（5）从制度层面解决中医执业人员执业范围过窄问题。执业范围问题已引起严重后果，乡镇卫生院和社区不愿招聘中医药人员，中医医院许多科室不招用中医执业医师。

（6）加强中医专科人才培养，满足医院发展和人民群众多样化需求。

（7）按照国家海峡西岸经济区以及苏区、革命老区政策加大对福建中医药工作支持力度。

五、下一步工作建议

调研组认为，调研中反映出的问题，既有"老生常谈"的问题，也有发展中出现的新问题，这些问题不解决，对中医药事业发展都会造成阻碍和影响。应该以教育实践活动为契机，下决心集中精力予以有效解决。为此，调研组建议：

（1）进一步创造良好环境，支持中国中医药出版社做强做大。建议对出版社下一步提出的打造"航空母舰"方案，凡是符合国家规定的，国家中医药管理局都尽力提供方便和帮助。

（2）指导和支持中国中医药报社完成转企改制工作，推动报社早日进入快速发展轨道。从形势上看，报社面临着生存、转型与发展三大任务，需要下"猛药"才可"脱胎换骨"。建议以报社办公楼投入使用为契机，外部"输血"与自身"造血"并举，内外结合，推动报社迈上一个新台阶。

（3）重视和加强对中医医院快速发展时期的指导，加强对中医医院尤其是国家支持重点建设中医医院院长的培训，在医院规模扩大同时，提升中医医院管理水平和内涵能力建设，引导规划好中医医院发展方向。

（4）各级中医药管理部门应进一步做好深化医改有关中医药政策的落实工作。包括中医药服务价格过低、中药饮片零差率、中医执业医师执业范围等问题的跟踪研究，保障中医药在深化医改中得到有利发展。

（5）吸收和借鉴福建省中医医院信息化建设的模式和经验，会同财政部开展中医医院信息化专题调研，争取在国家层面设立专项，全面支持全国中医院信息化建设。

（6）会同有关部门对中医执业医师执业范围问题开展专题调研，形成全面而且针对性强的政策建议，推动解决中医医师执业范围问题。

（7）开展全国各地中医药投入补偿政策梳理工作，一方面树立先进典型，促进各地学习和借鉴；另一方面为在国家层面制定政府中医药投入意见奠定坚实基础。

（8）高度重视解决中医药人才缺乏和中医药人员素质不高的问题。当前正是中医医院快速发展时期，必须加强宏观层面引导，吸引更多的中医药毕业生到中医院，尤其县市中医院工作，同时也要求中医院积极接纳中医药毕业生；另一方面，以满足临床需求为主导，出台相关政策推动中医药教育更好地服务临床。

（9）在国家层面积极做好卫生重大专项投入的协调工作，力争"十二五"期间中医医院建设项目以及对地方转移支付资金能够持续增长，尽可能地调动地方对中医药工作的积极性。

（国家中医药管理局第二调研组）

【陕西开展党的群众路线教育实践活动调研报告】 根据局党组党的群众路线教育实践活动调研方案安排，2013年7月24~27日，国家中医药管理局副局长于文明带领第三调研组一行4人，深入陕西省西安市、延安市就开展党的群众路线教育实践活动，围绕人民群众对中医药事业改革与发展的需求，深入基层开展调查研究。

一、调研活动基本情况

调研期间，调研组先后对陕西省中医院、延安市中医院、延安市黄陵县中医院、延安市志丹县中医院4所中医院，以及志丹县旦八镇中心卫生院、沙渠村卫生室2所基层医疗卫生机构进行了考察，详细了解基层中医药服务机构的运行情况，以及基层中医药机构和人员在提供中医药服务方面存在的困难，广泛倾听基层群众对中医药工作的意见和建议。期间召开座谈会2次，开展党的群众路线专题教育活动1次。

调研组在调研和座谈的过程中，深入了解国家中医药方针政策在基层的贯彻落实情况，和基层工作同志认真研究讨论影响和制约中医药事业发展的突出问题和群众反映强烈的重点问题。调研组同志都严格遵守《国家中医药管理局贯彻落实〈十八届中央政治局关于改进工作作风、密切联系群众的八项规定〉实施办法》30项具体要求，轻车简从，务实高效，得到地方党委政府、基层同志的积极响应，调研达到了预期目的。

二、当地中医药工作的主要特点

陕西是中华民族发祥地之一，拥有丰富的中医药文化底蕴和遗迹。陕西省中医药工作围绕"抓医改、建机制，强基层、提能力"的工作目标，贯彻落实国家和省政府扶持和促进中医药事业发展的政策措施，强化基层中医药工作，提升基层中医药服务能力建设，稳步推进县级中医医院改革，进一步发挥中医药的作用，中医药工作呈现良好的发展势头。

（一）政策、法律扶持持续有力

陕西省委、省政府高度重视中医药工作，省政府在2008年出台的《关于加强农村中医药工作的意见》和2011年6月制定的《关于扶持和促进中医药事业发展的实施意见》等文件中，都明确了扶持、鼓励中医药事业发展的政策，比如将县级公立中医医院全部实行全额预算管理、调整中医药服务价格、提高中医药报销比例等，为进一步在医改中发挥中医药作用奠定了坚实的基础。陕西省人大于2013年年初专门就《陕西省发展中医条例》召开立法调研座谈会，听取社会各界的意见、建议，予以修订完善。

（二）中医药服务体系得到加强

陕西省把提升基础设施、改善

就医条件作为推进中医药事业发展的前提。近年来，通过省“民生工程”项目、重点中医院建设项目、扩大内需和灾后重建项目，争取项目资金8.57亿元，对2所省级中医院、10所市级中医院和116所县级中医医院进行了新建、改建和扩建。已基本形成了以省、市中医医院为中心，县级中医药为龙头，以乡镇卫生院和社区、村卫生室为基础的中医医疗服务体系。

（三）中医服务能力得到提升

陕西省建立了1个省级、26个县级基层常见病、多发病中医药适宜技术推广基地，培训师资856人，分别培训乡镇卫生院（社区卫生服务中心）人员1859名，村卫生室（社区卫生服务站）人员2.4万名，覆盖率达到100%，初步形成中医药适宜技术推广长效机制。省、市级中医医院充分发挥骨干作用，通过对口支援县级中医医院，提高了基层中医药服务能力。

（四）公立中医医院改革稳步推进

2009年深化医药卫生体制改革以来，陕西省公立中医医院积极探索，大胆实践，涌现出团队式帮扶的“太白模式”、县镇医疗卫生一体化管理的“阎良模式”和基层医疗卫生机构综合改革的“镇安模式”，是对公立中医医院在改革中探索、总结和推广的成功经验。中成药在全省基本药物目录的比例达到36.3%，居全国前列，中医体质辨识等中医药服务项目纳入居民健康教育和健康档案。

（五）人才引进培养力度加大

为切实解决制约中医药事业发展的人才瓶颈问题，陕西省委、省政府多管齐下，加大人才引进培养力度。2013年5月，陕西省人民政府出台了《关于为县及县以下医疗机构定向招聘医学类本科毕业生的意见（暂行）》，决定从2013年起，连续5年在全国范围内为县及县以下医疗机构招聘一万名医学类本科生（含中医），并且通过提高服务期内薪级工资、给予一次性补助3万元安家费和在保障房分配、晋升专业技术资格方面予以优先保障等待遇，为基层“留得下、稳得住、培养好”卫生人才。另一方面通过加强老中医药专家学术经验继承人、省名中医等高端人才培养，加强中医临床技术骨干、中医类别全科医师和乡村医生等基层中医药人才培养等途径，解决基层中医药人才短缺和人员结构不合理的问题。

三、基层反映的主要问题和建议

近年来，陕西省中医药事业驶入发展的快车道，各项工作都取得了长足进步，为全国中医药事业发展积累、总结和推广了很多好的经验和做法，值得充分肯定。但是，在调研过程中有的同志也毫不讳言，反映了陕西省中医药工作存在的一些具体问题和发展中的差距：

一是全省中医药发展还不均衡。受县域经济社会发展不平衡等方面因素制约，陕西省一些地区的县中医医院受政府补偿投入有限，中医医院面貌亟须改善，基层中医药服务能力还没有得到有效的发挥。表现在：一些县级中医医院中医药使用率不高，缺乏中医特色突出的专科、专病支撑，中医药特色优势仍需进一步提升。

建议国家通过提高市县级重点中医院建设项目中的国家投资比例，增加陕西省在县级标准化建设中的任务数量。

二是人才匮乏仍是制约中医药事业发展的关键所在。在基层调研过程中，大家反映比较多的问题是中医药人才问题，人才问题表现为“两端绝对缺乏”和“人才结构不合理”，表现为：省市级单位缺乏在行业内有影响力的拔尖人才或领军人才；县级单位缺乏技术型人才和科研型人才；基层中医药服务机构缺乏开展中医药适宜技术人才。人才的缺乏和结构不合理严重影响中医特色和服务能力的发挥。

建议国家能够设立专项经费，实施“西部中医药人才振兴计划”，用于改善西部中医药人才成长环境，增加人才培养的项目和人数，通过中医类别订单定向培养和领军人才对口支援培养等方式，为西部培养更多的中医药优秀人才。

三是中医药科研创新能力还不足。主要表现为：中医药院校、研究机构、医疗机构联系不紧密；承担国家重大项目的研究团队及紧密的合作机制（与省外合作、省内团队）尚未成熟，缺少协作攻关体制和科研创新平台；产、学、研结合刚刚起步，有待继续深入合作；中医药研究机构对中医药事业发展的引领带动作用发挥不够，尚不能满足现代中医药发展的需要。

建议基于陕西省作为西部地区示范发展引领者的地位，将陕西省中医医院早日纳入国家中医临床研究基地建设项目并给予支持；搭建中医药科研院所与企业之间的合作平台，促进学术转化，做强做大陕西中医药品牌。

四是中医药管理体制还不健全。座谈过程中了解到，除西安、宝鸡、铜川设有中医药管理局外，其他市级中医药管理职能多设在卫生局医政科或者科教科，大多是一个人管理一市或者十几个县的中医药工作，无暇对中医药工作进行系统的思考、全面的规划和有效的管理，导致国家和省、市促进中医药发展的政策落实不下去，政策优势反倒成为中医药发展的短板。

建议从国家层面上对于基层中医药管理体制进行制度设计，可以从软课题研究入手，研究在政府机构改革背景下如何进一步建立健全中医药管理体制，充分发挥中医药政策优势。

四、体会与启示

调研过程，特别是在与基层中医药工作人员交流探讨中，调研组同志们深切体会到，人民群众的满意程度是评价中医药工作的根本标准。陕西省各级党委、政府坚持统筹协调、扎实推进新时期各项中医药工作，做了很多尝试，积累了很多促进中医药事业发展的好的经验做法，取得了重要的阶段性成果。陕西省中医药事业得到较快发展，广大基层群众切实享受到实惠，对中医药工作普遍比较满意。现总结以下体会和启示：

（一）陕西省要协调区域中医药均衡发展，全面提升全省中医药服务能力

陕西省的中医药历史悠久，历代名医辈出，学术底蕴深厚，群众基础良好，作为中医药资源大省，各级政府有责任、有义务发展好中医药事业。同样，中医药从业人员更应该主动思考，进一步解放思想，培养创新意识，加大中医药科普文化知识宣传教育，让更多的群众了解中医、信赖中医，充分发挥中医药简、便、廉、验的特点和优势，深挖现有中医医院在医疗服务、科研和教学方面的潜力，全面提高全省中医药发展水平。

启示：在全省中医药发展不平衡的情况下，作为陕北等中医药发展相对薄弱的地区，应该结合本地区资源经济优势，进一步解放思想，用好各项促进中医药发展的政策资源，在做实的基础上做强，实现区域中医药事业跨越式发展。

（二）大力弘扬“大医精诚”的中医药文化核心价值理念

陕西是孙思邈的故乡，“以人为本，大医精诚”的思想深刻体现了中华民族的认知方式和价值取向。中医药学蕴含着丰富的中华民族传统文化的精髓，是我国文化软实力的重要体现。因此，大力弘扬中医药文化的核心价值观，必须牢固树立“大医精诚”的理念，践行仁心仁术、尊重生命、精益求精的新时期医疗卫生职业精神。陕西省依托药王山中医药文化教育基地，分批次对党员干部进行以“大医精诚”为核心内容的医德医风培训教育，有力地推动了党的群众路线实践教育活动的深入开展。

启示：要重点结合我国中医药工作实际，继承并创新祖国医学“大医精诚”的文化道德教育形式，进一步更新中医药系统服务理念，转变服务态度，提高服务质量。国家中医药管理局可以在具体指导陕西省文化宣传和医德医风教育培训方式方法基础上，在全国范围内进行推广。

（三）各级中医药管理部门要坚持“下基层、访群众、查问题、听意见”长效工作机制，俯下身子倾听基层呼声，学习总结基层工作经验

基层中医药服务工作同志承担提供基本中医药医疗服务和中医药预防保健服务双重任务，基层中医药服务能力是我国中医药服务体系的基础环节，也是各级政府履行中医药服务职责的重要载体。发展好、提供好基层中医药服务是中医药系统深入开展党的群众路线学习实践活动的重要体现。

启示：要按照各级党委的统一部署，中医药系统在今后的工作实际中要切实改进工作作风，大力开展调查研究；要探索建立中医药基层综合改革联系点工作机制，加强各级中医药管理部门与基层中医药机构的联系；要加强经验交流与政策宣传。

（国家中医药管理局第三调研组）

【西藏自治区中医药工作调研督导报告】 根据2013年国家中医药管理局关于开展中医药工作调研督导活动的工作部署，2013年9月8～13日，国家中医药管理局调研督导组赴西藏自治区，就该省中医药工作开展情况进行综合调研督导。调研组由国家中医药管理局副局长于文明带队，成员包括曹洪欣、桑滨生、贾忠武、朱海东，共5人。通过此次调研，比较深入地了解了有关市县中医药发展情况，对现存的问题进行了认真思考，并提出了相应的措施和建议。现将调研情况报告如下：

一、调研督导活动基本情况

调研督导组此行的目的，一方面调研督导西藏自治区中医药事业发展情况，另一方面研究讨论《中华人民共和国中医药法》立法中藏医药相关内容，并提出修改意见。调研督导组分别听取了自治区卫生厅、自治区藏医局、自治区藏医院、西藏藏医学院、日喀则地区藏医院、白朗县卫生局和江孜县藏医科的工作情况汇报，并对以上单位进行了实地考察。通过听取报告和深入现场与地方有关负责同志进行沟通和交流，获取了第一手资料和比较真实的情况，调研督导达到了预期目的。

二、近年来西藏自治区藏医药事业取得的主要成绩

藏医药学是我国优秀民族传统文化，在维护和服务西藏人民健康方面发挥了重要的作用。近年来，藏医药工作始终坚持“藏中西医并重”的卫生工作方针，为提高人民群众健康水平和促进西藏社会经济发展贡献了力量，不断开创了藏医药事业的新局面。

（一）藏医药服务网络初步形成

国家和自治区确定“十一五”藏医药重点建设项目，中央预算内投入资金12287万元新建了20个县藏医院，改扩建自治区藏医院和6个地区藏医院。国家第二批标准化医院建设项目中，均列有藏医部的建设内容。自治区财政对自治区藏医院改扩建配套资金5225.5万元。国家中医临床研究基地建设单位的自治区藏医院民族医临床研究基地科技综合楼建设资金4090万元全部到位，即将建成。截至2012年底，全区有藏医医院32所。其中，自治区级1所，地区级6所，县级21所，高校附属藏医医院1所，还有2所民营藏医医院和1所民营藏医专科医院。没有设县藏医院的县在县人民医院（卫生服务中心）中均设有藏医科（部），75%的乡镇卫生院能够提供藏医药医疗服务。

2012年，西藏自治区藏医医院在国家中医药管理局中医医院等级评审中被评定为三级甲等民族医医院，山南、昌都地区藏医医院被评定为三级乙等民族医医院，日喀则地区藏医院亦已完成三级医院专家现场评审。

（二）藏医药基层服务能力稳步提升

近两年来，西藏自治区通过对日喀则、山南等地区基层藏医药工作现状的实地调研，草拟了《基层藏医药工作现状调研报告》。依据国家五部委《关于基层中医药能力提升工程意见》，拟定了《西藏自治区基层藏医药能力提升工程实施方案

（征求意见稿）》。

自治区基本完成了2011年中央转移支付投入6600万元的地县藏医医院能力建设现代设备购置招标、采购、安装、调试和相关人员培训工作；成立了“西藏自治区中（藏）药资源普查领导小组”，拟定了1560万元中（藏）药资源普查项目实施方案，制定了《西藏中（藏）药资源普查经费管理与使用办法》，普查队2013年共完成察隅县、米林县、波密县、嘉黎县、索县、巴青县、丁青县、芒康县、左贡县、亚东县、聂拉木县、吉隆县、桑日县、错那县、堆龙德庆县15个县的外业调查工作。

（三）公共卫生服务能力明显提高

“十一五”期间，财政部和国家中医药管理局中医药公共卫生专项共安排6776万元，其中包括农村特色专科建设、人才培养、县级藏药房建设和藏医适宜技术推广等服务能力建设项目，2011年一次性投入6600万元，改善县级以上藏医院的设备条件；自治区财政每年对藏医药事业发展投入1000万元，主要用于服务能力建设。自治区卫生厅先后定制了较规范的藏医传统医疗器械900套，并配发到县级以上藏医医院和能够提供藏医院服务的所有乡镇卫生院。

国家2013年将中医药健康管理纳入基层公共卫生服务项目，为充分发挥藏医药特色，在公共卫生领域切实体现藏医药的应有作用，西藏自治区已组织藏医药专家起草藏医药健康管理技术规范，下一步将培训自治区级师资和县级师资，在全区实施65岁以上老年人藏医体质辨识和0～3岁儿童藏医药调养项目。

各级藏医院以专科、专病为抓手，加大建设力度，彰显藏医药特色优势，有3个专科纳入国家临床重点专科，16个专科纳入国家中医药管理局重点专科和培育重点专科建设项目。通过各级政府加大投入力度改善了基层藏医医疗机构设施设备条件，服务能力得到进一步提升。调研过程中我们看到，县级以上藏医医院基本能够开展火灸、火罐、放血、牛角吸、敷疗、霍尔梅、艾灸、药浴等藏医适宜技术及针灸、理疗、雾化等中医适宜技术。30%的乡镇卫生院也能提供基本的藏医适宜技术服务。

截至2012年底，全区28所公立藏医医院床位数为1364张，占全区医院床位总数的13.5%。全区藏医医疗机构共提供1275697人次的诊疗服务，占全区医疗机构总诊疗人次的31.4%。

（四）人才培养和传承工作有力推进

截至调研时，西藏藏医学院已培养近3000名藏医药专业人才。师承教育成效显著，4批国家级师承项目的51名徒弟正式出师，并已成为各级藏医药机构的业务骨干，其中3名继承人和5名继承人分别取得了师承博士和硕士学位。第五批师承工作项目正式启动，自治区10名指导老师和20名继承人进入跟师学习阶段。已故名老专家强巴赤列获得国医大师称号，国家投入专项资金正在建立国医大师工作室，传承大师的学术思想和临床经验；同时正在建设6个国家级名老藏医药专家工作室。

藏医药继续教育先后开展了300多名地区级以下藏医药机构技术骨干和50多名藏医急诊急救技术骨干的培训，对900多名基层无学历藏医专业技术人员分批进行了为期3年的中专和大专学历教育。通过医药卫生体制改革重点任务，自治区和各地市为基层培训了近500名藏医全科医师和临床技术骨干。

通过几年的努力，全区藏医药医疗技术人员总数发展到2232人，其中国家在编藏医药技术人员1901人，公益性和聘用技术人员321人，还有414名个体行医的民间藏医；在村卫生室能够提供藏医或藏西医结合医疗服务的村医达到720名。

（五）科学研究工作取得可喜进展

5年来，自治区藏医药研究院承担了省部级研究课题34项，涉及研究资金2013.6万元，开展了文献整理、新药开发、药材种植、标准制定、炮制工艺等研究工作，取得了可喜的成就。在临床上加强对藏医经典方、验方及专科制剂的筛选，总结、整理了治疗肝病、胃肠疾病、糖尿病、骨折、皮肤病、妇科病和眼科病等特色配方及专科制剂，为提高临床疗效和新药开发奠定了坚实基础。山南地区藏医院和自治区藏医药研究院分别承担了国家中医药管理局民族适宜技术筛选、整理和推广研究民族医药文献整理研究项目，涉及资金650万元，研究工作已基本完成。

国家中医（民族医）临床研究基地第一周期业务建设即将结束，3年来，自治区探索建立了符合藏医自身特点的重点病种临床研究模式；通过临床研究，完成了3个重点病种临床诊疗方案及临床诊疗技术操作规程的制定工作；开发了重点病种文献信息库软件，同时完成了100部藏医古籍文献研究及录入工作；逐步建立了集重点病种临床术语字典与文献数据一体的藏医结构化电子病历的开发工作；编制完成了重点病种《脑出血病临床诊疗方法研究》和《肝病催泄及外治疗法操作规程》；挖掘开发了两项重点病种藏医传统诊疗技术，并通过临床研究将其疗效及操作规程等进一步规范化，基地业务建设取得了阶段性成果。

三、中医药立法座谈会

为了解民族地区对中医药立法的意见和建议，调研督导组与自治区人大教科文卫专门委员会、卫生厅、医院、大学和企业等部门的领导和专家召开了专题座谈会。自治区相关领导和专家认为中医药的立法宗旨是“保护、扶持、促进”，此次立法给民族医药带来了发展机遇，同时也提出了一些修改建议并阐述了相关理由，主要修改具体内容如下：

（1）建议在法律中体现民族医药的法律地位和民族医药的相关内容，题目建议为《中华人民共和国中医药法和民族医药法》或《中华人民共和国传统医药法》。

（2）在总则中界定中医药的概念，其中有民族医药的内容。如不包含民族医药，民族医药将进一步被边缘化，因此在本法中应该合理体现民族医药的内容。

（3）立法中存在着医多药少的问题，希望能够全面统筹考虑。

四、问题和建议

1. 充分发挥藏医药在卫生保健中的重要作用

藏医学有着3000多年的历史，有着完整的医学体系，在自治区的卫生保健中发挥了重要作用，但由于资金、人才等方面的缺乏，藏医药的应用受到一定的制约和影响。建议自治区政府应该充分认识藏医药的特色，在发展规划、项目制定和人才培养等方面给予一定的倾斜政策，进一步扶持和促进藏医学的发展。

2. 进一步提高藏医药基层服务能力

建议自治区卫生厅根据自治区人口的分布特点，积极实施基层中医药服务能力提升工程方案，使得广大基层群众能够接受到符合自己民族特色的医疗保健服务。

3. 加大人才培养力度

在调研过程中发现对藏医药人才培养投入不足，藏医药人才存在着一定的流失问题。建议相关部门在加大人才教育经费投入同时，合理布局医疗服务网络，不仅能够解决人才流失问题，同时也可以为基层提供更多的医疗服务。

4. 做好藏医药文化宣传，推动藏医学发展

虽然藏医学有着悠久的历史和完善的医学体系，但在宣传力度上远远不够，导致对藏药含有毒性成分等方面的误解。建议利用各种渠道开展藏医药的宣传工作，使大众了解藏药、使用藏药。

5. 立法中充分考虑藏医药等民族医药特色

中医药和民族医药是我国传统医药的重要组成部分，民族医药作为我国重要的卫生资源，为祖国医药事业的发展作出了巨大贡献，由于其立足于本土资源，成本相对低廉，诊疗技术简便，两者都注重整体调理，有着深厚的群众基础，至今仍然是各族人民防病治病的重要选择，因此在制定中医药法时应充分考虑民族医药特色。

（国家中医药管理局第三调研组）

【湖北、云南、中国中医药科技开发交流中心中医药工作调研督导报告】

为进一步贯彻实施《国务院关于扶持和促进中医药事业发展的若干意见》，根据《国家中医药管理局党的群众路线教育实践活动调研方案》和国家中医药管理局2013年中医药综合督导工作统一部署，第四调研组按照调研方案的任务和要求，认真准备了调研提纲，并及时与各省局进行沟通，确定调研地点和内容。2013年7月9～13日和7月17～20日，第四调研组由国家中医药管理局副局长李大宁率队分别赴湖北、云南进行调研。回京后，又前往中国中医药科技开发交流中心调研座谈。调研组在京外先后考察了湖北省十堰市、房县中医医院、神农架林区中医医院、云南省农科院药植所、泸西县中医医院、文山州中医医院、昆明菊花园中药材市场、泸西县灯盏花种植基地、文山市中药资源监测与信息服务站建设点（三七国际交易市场）以及文山苗乡三七科技有限公司，分别听取了两省卫生厅、中医药局和有关市、县开展中药资源普查试点工作情况的汇报，与中医药管理人员、专家、企业家和中药材经营户进行了座谈。

国家中医药管理局督导调研工作安排后，湖北、云南省卫生厅、中医药局高度重视，精心准备，为本次综合督导调研工作顺利完成提供了保障。因《国家中医药管理局党的群众路线教育实践活动调研方案》印发时，第四调研组已基本完成调研工作，所以本报告主要按照综合督导调研通知要求，将中药资源普查试点情况作为重点。

一、两省中药资源普查试点工作总体情况

湖北、云南两省均是首批中药资源普查试点省，试点县分别为18个和25个，中央资金分别为1080万元和1500万元。两省均建立了完善的组织管理机构及技术专家组，形成了具有自身特点的普查方案，并对普查队员进行了全面培训，已基本完成野外作业阶段工作，正在进行内业整理工作，初步成果显著。

二、已开展工作

（一）建立健全组织管理机构，完善普查方案

1. 建立组织管理机构

2011年11月，湖北省政府成立湖北省中药资源普查试点工作领导小组。领导小组由湖北省委常委张岱梨副省长任组长，湖北省卫生厅、发改委、经信委、财政厅、科技厅、民宗委等11个相关委办厅局分管领导为成员。湖北省卫生厅成立了湖北中药资源普查试点工作领导小组办公室，由湖北省卫生厅、中医药大学相关人员专职从事此项工作。省内18个试点县都相继成立了中药资源普查试点工作领导小组和办公室，明确了各自的组织分工。

云南省卫生厅（省中医管理局）为云南省普查试点工作的组织实施部门，成立了由省政府高峰副省长任组长的中药资源普查试点工作领导小组，成员包括云南省发展改革委、科技厅、财政厅、农业厅、林业厅、商务厅、质监局、食品药品监督局、知识产权局等有关部门以及试点涉及州、市的政府领导。同时成立了云南省中药资源普查试点工作办公室。

2. 组建专业技术队伍

湖北省确定湖北中医药大学为该省中药资源普查试点工作的技术牵头单位。依托单位包括湖北农科院中药材研究所、湖北民族学院、湖北省中医院、华中科技大学同济医学院、中国科学院武汉植物园、武汉大学、中南民族大学、华中农业大学、恩施州药品检验所、湖北医药学院、武汉工学院等大专院校、科研院所。成立了由14名专家组成的专家委员会，负责全省中药资源普查技术方案的制订和技术指导工作。各试点地区结合当地实际，以各试点地区中医医院药剂科人员为技术骨干，聘请熟悉当地中药资源状况的专家共同组成普查工作队伍。

云南省由中国医学科学院药用植物研究所云南分所和云南省农业

科学院药用植物研究所为项目依托单位，并成立云南省中药资源普查试点工作专家委员会、云南省中药资源普查试点工作技术组，明确了各自的工作职责。其中，云南省中药资源普查试点工作专家委员会副组长朱兆云教授、成员高丽研究员、是2012年国家科技进步一等奖“低纬高原地区天然药物资源野外调查与研究开发”获奖团队的主要成员，她们为项目的顺利实施提供了许多有益的帮助和指导。

3. 制订普查试点工作方案

在全国中药资源普查技术规范指导下，湖北省多次组织专家对试点区域、重点普查中药品种、新技术应用、人员培训以及如何体现湖北特色等方面工作进行了深入探讨，经多次讨论和修订，最终确定了该省18个试点县主要集中在一红一绿（大别山和武陵山）两个试验区加上神农架林区，并制订了《湖北省中药资源普查试点工作方案》和《湖北省中药资源普查试点工作实施方案》，该省实施方案在全国中药资源普查试点实施方案论证会顺利通过评审。

云南省制订了《云南省中药资源普查试点工作实施方案》，确定在全省11个州、市的25个县开展中药资源普查试点工作。同时，25个试点县参照省级实施方案的模式，及时制订了实施方案，成立了县级领导小组和相关机构，组建了普查队，并于2011年11月初率先召开的启动会上，安排部署普查工作任务。

（二）加强培训，提高能力

1. 积极开展理论培训

两省高度重视中药资源普查试点工作，普查工作正式启动前进行了深入的理论研究，在启动会上全面部署了中药资源普查试点工作，详细讲解了具体操作程序、技术方案及技术路线。启动会后，为进一步部署试点工作，各县也相继召开了县普查工作启动会或协调会。

2. 全面开展业务培训

普查工作正式启动，按照统一部署，各地结合实际，对前期中药资源调查的相关资料进行了整理，逐步开展了野外中药资源普查工作。针对前期工作中各试点县反映的突出问题，两省分别于2012年5月和2012年7月召开业务培训会和工作推进会。

湖北省专门印发了《关于印发湖北省中药资源普查试点工作专家对口指导试点县的通知》，明确每个试点县对口指导的专家以及各自的权利和义务。举行了湖北省中药资源普查试点工作专家组、试点县市、对口指导专家工作协议签字仪式。在恩施州利川市举办了野外调查培训班，18个县、市资源普查工作组成员等共计140余人参加培训。24名专家和110名调查队员分为6组开展了野外模拟实地调查，对标本的采集、鉴定、标本制定、样方设置等关键环节进行了重点指导。各县、市中药资源普查骨干成员针对培训工作交流了经验和心得，专家组对各试点县（市）提出的具体问题和实际困难进行了详细解答和指导。

云南省也组织该省25个试点县的卫生局主管领导、普查队长、技术副队长和部分省级专家，召开了全省中药资源普查试点工作汇报及推进会。各试点县汇报了上半年普查工作的进展情况，找出了工作中存在的困难和问题，省级专家针对各县的工作汇报现场进行了点评和技术指导。工作推进会为两省野外调查工作保质保量全面开展奠定了基础，强化了专家与各县、市的联系。此外，云南积极开展多种形式的培训，培训人数达340人次；对技术副队长及相关人员进行了野外实地操作培训；为规范普查技术方案，2012年初，抽调省级专业技术人员组成技术专家组，对各县进行了一对一的实地培训；为保证数据信息顺利上传，于2013年8月对试点县数据库相关人员进行了两次培训。

（三）加强督导，保证质量

为深入了解资源普查试点工作开展情况，全面促进各试点县（市）按照时间节点完成工作任务，各省分别进行了不同形式的督导。湖北省按照大别山区、武陵山区和秦巴山区3大片区，组建了由专家带队的3个督导组，于2012年7月11日至8月25日，陆续对18个试点县、市的普查工作进行了检查、督导和指导。督导检查通过听取汇报、现场检查、实地调查等方式进行。主要了解各试点县、市种类数（重点品种、一般品种）、所做样方数（蕴藏量测算情况）、采集标本数、采集种子数量、采集药材样品数量、市场调查情况、传统知识调查情况等。同时对每个试点县进行现场指导，为每个试点县发放近6G的电子图书资料，供各县、市普查队员参考和查阅，使普查速度得以加快，工作得以规范。

针对各县普查工作进展情况和存在的主要问题，云南省卫生厅（中医药局）会同省普查办成员单位云南省农业厅、云南省林业厅和2个技术依托单位，对元江县、思茅区、江城县、金平县、屏边县5个试点县进行了督促和指导，并将督查情况和要求以简报的形式印发25个试点县。同时要求25个试点县每月上报普查工作的进展情况，认真总结成功经验，及时汇报存在的困难和问题，省项目办适时以简报的形式将各地上报的情况通报各试点县，指导和帮助各试点县做好中药资源普查试点工作。

三、取得的主要成绩

湖北省在18个试点县、市开展了野外调查、市场调查、传统知识调查、内业整理等各项工作，完成品种数为1360种，其中重点品种约200个；完成样方数1430个。全省共采集标本79260份，采集药材样品2002份，采集种子样品949份。进行市场调查127个。开展传统知识调查，已走访民间医生183位，收集各种秘验方309个，收集古籍医书两部。在新类群发现方面，发现新属1个、新种3个。

云南省25个试点县共调查样带990个、样地942个；采集药用植物标本数量总和35413份；25个试点县原定重点调查药材247种（涉及药用植物277种），经初步鉴定，25个试点县已调查到的重点品种在40～140不等；共采集药材样品1744份，各县采集样品数量在40～150份不等；采集种子1061份。共调查了394个栽培点；调查民间民族药922种，调查民间医生305名，收集民间验方464项；开展药材市场调查共183项，开展药企调查共30项；拍摄照片资料236881张。内业整理方面，对野外采集的数据和照片已经进行了规范化整理，普查数据信息填写工作基本完成。云南省的标本鉴定与制作工作已基本完成，25个县共采集到药材样品1744份；已经完成各份样品500克装袋，待凭证标本鉴定之后，贴标签入库保存；采集到的976份种子均已完成处理，封袋保存。

两省的中药资源动态监测与信息服务站址已选定，相关经费已到位，建设工作即将开展。

四、调研中各方的诉求与发现的主要问题

（一）各方诉求

（1）两省中医药管理部门均希望国家中医药管理局支持他们扩大试点，支持开展中药材种苗繁育基地建设。

（2）承担普查任务的县中医院希望国家局和省局进一步加强普查人员技术培训，特别是药材鉴定和标本制作方面的培训。

（3）药材市场管理部门希望国家中医药管理局联合商务部等有关部门，支持药材市场开展中药材检验检测技术服务，促进药材质量。

（4）中药材种植、加工企业和商户希望国家中医药管理局能够尽快建设好中药材生产、流通、价格等方面的信息网络，实现中药材生产、流通、工业原料、医疗需求等各环节信息对称。

（二）主要问题

1. 各试点地区工作开展不平衡

有的试点县（市）已调查1360多种，采集标本9000多份；有的地区236种，采集标本980份，差距比较大。

2. 工作任务量大、经费不足

此次中药资源普查试点工作，各试点县调查面积广、种类多、技术应用新。各地给予向导经费补贴、购置设备、印制材料、人员培训差旅补贴、会议费等方面，平均开支约为40余万元。各地经费均有不同程度不足。

3. 专业技术人才缺乏

由于此次参加资源普查的队员都是以县中医医院的药剂人员为主，大多没有参加资源普查的经验，对国家中药资源普查试点工作技术操作规范实际应用不是很熟练，同时专业人员相对不足。普查的进度不快。很多采集物种都需要专家进行鉴定，后期内业整理的工作量较大。

4. 药材市场药材质量得不到保证

传统的商户经营模式依然是药材市场的主流模式，药材来源不明，去向不清，缺乏检验检测条件，药材质量良莠不齐。

五、中国中医药科技交流中心调研情况

2013年7月23日，为深入落实开展党的群众路线教育实践活动，李大宁副局长带领调研组到科技中心实地调研，与科技中心领导班子、各处室负责人及职工代表进行了交流，了解大家对局机关、局党组的意见和建议，以及科技中心在发展过程中存在的问题与需求。

科技中心主任黄晖表达了对局党组的感谢，认为局领导率队到科技中心调研，反映了局党组在落实教育实践活动中对实效性的重视以及对基层单位的真切关心。局党组及局机关各部门在既往的工作中，始终不忘对包括科技中心在内的各直属单位的帮助和指导，使得科技中心较好地具备了为中医药事业做好服务的信心和能力。

在座谈中，科技中心主要从以下3个方面提出了希望和建议：

一是关于中医药科技成果登记工作。国家中医药管理局已经委托科技中心作为中医药科技成果登记机构，希望能够在局领导下，尽快完成相关配套制度和细则的制定完善，以保障中医药成果推广、转化、奖励及保密工作的顺利开展。

二是关于中医药科技成果转化工作。在局领导和中国民生银行的支持下，中国民生银行现代农业金融事业部与科技中心进行了两年多的交流和沟通，并进行了广泛的调研和论证，达成了金融支持中医药事业发展的合作共识。希望国家中医药管理局能够支持此项工作，联合科技中心和相关单位积极争取财政部和科技部科技成果转化引导基金扶持，发起设立中医药科技成果转化基金，支持中医药科技成果进行生产的前期性开发，逐步建立起适应社会主义市场经济、符合中医药科技发展规律、有效支撑中医药科技成果向现实生产力转化的新型中医药科技投入保障体系。

三是关于开展中医养生保健服务认证工作。在尚未建立行政审批制度安排的情况下，建立中医养生保健服务认证制度不仅可加强对养生保健服务场所的监管效率，完善养生保健经营活动管理体制，规范养生保健服务行为，维护养生保健消费者权益，而且也适应了政府职能转变和机构改革形势。科技中心所做的关于推行中医养生保健服务认证制度的报告得到了局领导的高度重视，正待进一步的调研论证。科技中心希望局里成立工作领导小组，将办公室设在科技中心，以便开展调研和试点等工作，为实现中医养生保健服务认证做好前期准备。

李大宁副局长及调研组同志认真地听取了科技中心所提意见和建议，并逐项讨论，李大宁副局长对科技中心工作提出3点建议：

第一，资本跟着技术走。技术转移服务的关键是如何建立评价标准、如何找到好的技术；科技中心应当充分利用成果登记平台，抓好科研立项管理，想方设法将登记的成果推广出去。

第二，利用好服务平台。不断收集具有代表性企业的科技问题，整合资源、产学研联动，发挥科技成果转化基金的效力。

第三，充分利用成果登记、科研立项、中介服务3个手段，开展横向联合，找到好的项目，开展好的服务。

六、调研体会及建议

（一）调研体会

1. 完善的组织管理和多学科团队是做好普查工作的基本保证

普查工作采取“行政”和“技术”两线并行的工作机制和“局省”联合的方式组织实施，国家、省、市、县多级管理，责权明确。各地广泛调动多单位技术人员组成调查队，各县级的普查力量一起凝聚成了省级的普查队伍，而全国各个试点省普查队伍集中在一起形成了全国的普查大队，形成了一支坚实的队伍和力量，保障了普查工作的顺利进行。

2. 加强培训，广泛交流，是做好普查工作的关键

本次普查，各省、各县之间既有共同点，同时又各具特色，建立共享交流平台，有利于分享经验、避免工作重复与资源浪费。如湖北省建立了中药资源普查试点工作群，由每个试点县（市）1～2人负责数据调查的队员和对口指导的专家组成。工作群的建立，为各试点县（市）搭建了沟通平台，各试点县每天在线将工作情况进行上报，同时对不清楚的物种，通过共享图片进行专家指导和同行交流。对一些技术方面的疑难问题，都可以相互知道，野外作业的经验也可以进行分享，实现平台的时时培训。

3. 加强服务，做好保障工作对普查顺利进行至关重要

为使普查工作保质、高效完成，各级单位应做好服务工作，保障普查工作顺利进行。如云南省结合该省实际，出版了《云南省中药资源普查重点品种图鉴》，为一线普查人员提供了重要的参考和指导。同时，云南省收集全国第三次中药资源普查总结报告等资料，将保存的所有副本整理后借阅给有需求的普查队员，以便队员们相互参考、学习借鉴。

4. 现代中药材交易模式亟待建立

集约化、规模化、规范化、专业化的中药材种植、产地加工，伴随检验检测的大型仓储和电子商务加现代物流模式必须及早建立，大力推进。

（二）建议

针对普查试点工作中存在的问题，国家中医药管理局正在与各地中医药局共同努力加以改进。以下根据调研实际提几点建议：

1. 结合普查工作，大力推进中药资源动态监测和信息服务体系建设

从各中药材主产区和药材市场的情况来看，各地政府、商户等对中药资源动态监测和信息服务有很大需求，认为国家中医药管理局开展的这项工作是中医药事业发展中的里程碑，体系建成将极大地推动中药材产业的现代化和信息化，对合理调控药材生产，保障药材质量有重要作用。因此，建议局里大力支持该体系的建设，将其作为中医药信息化建设的重要内容，使其持续发挥作用。

2. 加强中药材市场的检验检测技术服务

建议国家中医药管理局与商务部协调，结合正在开展的中药材溯源试点工作，率先在17个中药材专业市场开展中药材检验检测技术服务，已保障流通市场中药材的质量。

3. 设立国家中医药管理局中医药科技成果推广计划

科技成果转化为现实生产力过程中最关键的环节就是成果推广，国家层面已由财政部联合科技部专门设立了惠民计划，实际上就是成果推广计划。建议国家中医药管理局设立中医药科技成果推广计划，每年给予一定专项经费予以支持，

（国家中医药管理局第四调研组）

【河北、中华中医药学会、国家中医药管理局中医师资格认证中心中医药工作调研督导报告】　2013年7月中下旬，根据国家中医药管理局党的群众路线教育实践活动调研方案和国家中医药管理局2013年中医药工作综合调研督导方案的要求，国家中医药管理局副局长马建中带领第五调研组先后到河北省和中华中医药学会、国家中医药管理局中医师资格认证中心调研。调研组以听取各地、各单位对国家中医药管理局开展党的群众路线教育实践活动意见、建议和了解研究公立中医医院改革及基层中医药服务能力提升问题为主要内容，深入基层一线，到河北对3个地级市的3所中医医院、6个社区卫生服务机构、2个乡镇卫生院、2个村卫生室和1个中药材专业市场（安国）进行了实地调研，到直属单位了解和帮助解决困难和问题；密切联系群众，到医疗卫生机构与医护人员、患者交流，到局直属单位与工作人员交谈，听取他们对中医药工作的意见和建议；切实转变作风，严格遵守局贯彻落实八项规定实施办法的要求，既保持勤俭节约、谦虚谨慎的作风，也要求地方降低接待标准、不搞层层陪同，减轻基层负担。现将调研情况报告如下：

一、河北省中医药工作有关情况

（一）基本情况

河北是全国有影响的中医药大省，在全国具有典型意义。全省共有中医医疗机构2400多个，其中县级以上公立中医医疗机构163个，县县都有中医医院；拥有北方最大的中药材集散地之一的“千年药都”安国，发展形成了以岭、神威等一批国内知名中药企业。

（二）省委、省政府高度重视中医药工作

一是河北省政府出台了《关于振兴中医药事业的决定》，召开了振兴中医药事业大会，并从2012年开始将中医药列入省政府重点工作目标任务。二是河北省中医药管理局继2012年高配为副厅级后，2013年将进一步升格为副厅级局，并大幅增加编制。三是重新独立设置了河北中医学院，从2013年开始独立招生。四是高标准启动了安国中药都建设，力争打造全国一流的综合性、现代化的中药城。五是加大了财政投入。除年度中医药专项经费外，省财政安排4.24亿元用于河北省中医院综合病房楼建设，1.6亿元用于河北中医学院设置工作。这一系列扶持和促进政策措施为河北省中医药事业全面、协调、可持续发展提

供了有力保障。

（三）提升工程实施情况

河北省7个厅局联合印发了提升工程实施方案，比国家文件发文单位增加了发改、财政和教育3个部门，做到“规定动作不走样，拓展动作有亮点”，将国家9项任务细化为“2410”，并由省政府与11个设区市政府、各设区市政府与所辖县（市、区）政府签订了目标责任书。主要内容包括：

落实“两项扶持政策”：①注重发挥中医药在健全全民医保体系中的优势和作用，明确要求各地提高新农合中医药补偿比例，将中药制剂纳入新农合报销范围。②注重发挥中医药在完善基本药物制度中的优势和作用。

实施“四大基础工程”：①标准化县级中医医院建设工程。②中医药人才培养工程，注重充分利用环京津区位优势，积极争取北京、天津对口支援和帮扶河北中医药工作。③重点中医专科建设工程，2013年共争取省级专项资金1亿元。④“治未病”健康工程。

抓好“十项重点工作”：①规范开展全省二级中医医院评审。②着力创建中医药特色社区卫生服务中心和乡镇卫生院。③探索开展农村中医药工作县、乡、村一体化管理试点。④大力推广基层常见病、多发病中医药适宜技术。⑤切实加强基层中医药文化建设。⑥深入推进中医医院对口支援工作。⑦切实加强综合医院中医药工作。⑧积极引导社会力量举办基层中医医疗机构。⑨抓好基层中医药工作先进单位创建。⑩进一步强化中医药行业监管。

（四）公立中医医院综合改革试点工作情况

河北省没有列入国家县级公立医院综合改革试点单位，以医院为单位开展了省级试点，第一批均为综合医院，刚刚启动的第二批有23个中医医院。印发的《河北省县级公立医院医药价格改革方案》，将中医类诊疗项目在现行基础上了提高了50%。河北省根据国家卫生计生委等5部委联合印发的《关于在县级公立医院综合改革试点工作中充分发挥中医药特色优势的通知》（卫计生发〔2013〕21号，以下简称卫计生发21号）研究制订本地区实施方案。

（五）石家庄市中医药工作情况

调研的石家庄市是国家中医药管理局确定的国家中医药发展综合改革试验市。石家庄市委、市政府高度重视中医药工作，大力实施“百镇千村千人”计划，以建设社区卫生服务中心和乡镇卫生院“国医堂”、社区卫生服务站“国医馆”、创建中医药特色示范村卫生室为平台，打造了中医药服务新品牌；以全面实施中医药公共卫生服务项目为重点，使中医药经费占到基本公共卫生服务总经费中的10%，探索了中医“治未病”新机制；以推进农村中医药县、乡、村一体化管理试点为抓手，组建中医医疗联合体，由县级中医医院对乡镇卫生院中医科和村卫生室实行机构设置、人员调配、技术服务、饮片配送、业务管理、绩效考核“六统一”，形成了基层中医药能力提升新模式。

通过调研发现两个现象：一是广大人民群众对中医药感情深厚、高度信赖、十分喜爱，中医药作为一种文化和习惯已经深深地渗入老百姓的日常生活当中。二是调研地区各级党委、政府和相关部门正在着力把提升工程各项任务转化为群众看得见、摸得着的具体举措，老百姓对此十分欢迎，感受深刻到已经从中受益，实现了“三升两降”，即门诊量上升，医院收入上升，医务人员收入上升；药占比下降，次均费用下降，次均药费下降。

通过调研受到3点启发：

一是基层中医药服务可及不可及、服务好不好、有没有疗效直接影响基层群众对中医药工作的满意度。中医药直接服务百姓身心健康，是联系群众的重要窗口，基层作为中医药服务的主阵地，实施以基层为主要着力点的中医药能力提升工程，能够把中医药事业发展的成果转化为服务群众的具体行动，把党的群众路线体现到中医药行业对每个群众具体的中医医疗保健服务上来。

二是要把中医药放在经济社会发展大局、卫生工作全局和深化医改总体要求中统筹考虑、协调推进，通过在完善基层医疗卫生服务体系、不断缩小城乡居民公共卫生服务差距、巩固和完善基本医疗保障制度、推行基本药物制度、推进县级公立医院改革、推动健康服务产业发展等方面充分考虑和体现中医药特点和规律，同步推进中医药特色优势的发挥，才能真正推动中医药事业朝着医疗、保健、教育、科研、产业、文化“六位一体”全面、协调、可持续的方向发展。

三是建立中医药综合改革试验区十分必要。石家庄市作为全国中医药综合改革试验市，市委、市政府高度重视，卫生局主动思考问题，深入分析原因，分专题研究推进，成效显著；国家中医药管理局以综合改革试验区为抓手，加强与地方的互动，在培育和树立工作典型的同时，还在一些关键问题和矛盾突出方面进行改革试点，探索新模式、总结好经验，这也是中医药工作尊重基层首创精神，坚持从基层中出经验、找规律、理思路，走群众路线的有效工作路径。

二、困难和问题

调研组认为，经过努力，基层中医药服务能力有了很大提高，县级公立中医医院综合改革工作有了一定的进展，但也要看到困难和问题。

（一）中医药服务补偿机制还没有真正建立

地方中医药管理部门普遍对公立中医医院改革怎么搞缺乏研究和思考，卫计生发21号文件还没有发挥应有的作用。虽然河北省并未同步取消中药饮片差率，但仍有部分县、市取消了中药饮片差率；虽然将中医类诊疗项目在现行基础上了提高了50%，但仍显偏低，不能完全体现中医和中医药人员技术劳务价值；虽然提高了中医药服务报销比例，但受医保报销总额控制的限制，县级中医医院受益有限。

（二）中医药人才仍是基层中医药服务能力提升的瓶颈问题

基层特别是农村中医药人员不足、素质不高、后继乏人问题普遍存在。在村卫生室，中医药服务主要依靠一些祖传、师承和赤脚医生转化而来的乡村医生，这些人即将自然“淘汰”；院校毕业的大中专毕业生非常少，普遍反映这与农村生活条件艰苦、收入待遇低、个人职业发展空间小有关，高水平人员下不去、留不住。一些方法独特、疗效显著、深受群众欢迎的民间中医没有合法行医资格。中医药适宜技术推广应用不够，这既有政策原因，也有教学方式问题，还有普及不够、流于形式的问题。

（三）县级中医医院建设还不能适应县级医院功能定位的要求

国务院办公厅《关于县级公立医院综合改革试点的意见》提出“力争使县域内就诊率提高到90%左右，基本实现大病不出县”。县级中医医院基本条件建设、临床科室建设和设施设备配备等有所改善，但与县级综合医院相比，差距越来越大，难以满足人民群众越来越高也越来越多元化的中医药服务需求。

（四）生存问题仍是当前直属单位迫切需要解决的首要问题

中华中医药学会和国家中医药管理局中医师资格认证中心刚刚解决“吃饭”问题，这不仅与他们在中医药事业发展中的功能定位不相符，与行业外同类事业单位发展相比差距也较大。

三、意见和建议

（一）以贯彻落实卫计生发21号文件为抓手，改革中医药补偿机制，建立医疗机构和医务人员愿意提供、人民群众愿意使用中医药服务的长效机制

当前要把卫计生发21号文件作为公立中医医院改革的指导性文件，用好用足；对贯彻落实不力的地区，要通过督导、协商等多种方式与他们共同完善改革政策。

一是坚持鼓励使用中药饮片，请各地在改革药品加成政策时充分考虑中药饮片特殊的价格形成机制和管理成本，区别对待中药饮片，在补偿不足、不到位的情况下不能盲目取消中药饮片加成。个别已经取消中药饮片加成政策的地区，要研究制定科学合理的中药饮片专项补偿政策，避免出现中药饮片使用量越大越亏损的现象。

二是在支付方式改革中落实医保鼓励政策。协调人力资源社会保障部门，明确在制定医保基金支出总体控制目标和定额标准时，考虑城乡居民中医药服务需求快速增长、中药饮片价格波动大以及县级中医医院由于总体规模小于综合医院但发展空间大等因素，合理确定县级中医医院总额控制标准和门诊及住院均次费用定额标准，相比综合医院要预留更多的发展空间；在确定单病种付费标准时，要探索按县域内中、西医各病种综合平均成本测算，实现“同区域、同级别（医院）、同病种、同费用”，引导医疗机构运用成本相对较低、疗效相对较好的诊疗项目，发挥中医药“简、便、验、廉”的特色和优势。

三是切实提高中医医疗服务价格。结合实施新版医疗服务价格项目规范，鼓励各地将更多技术成熟稳定的中医医疗服务项目纳入收费项目，增加中医药收费项目；将既往根据物耗成本确定的项目价格改为根据人力消耗、技术含量、风险程度等确定项目价格，切实提高中医医疗服务价格，进一步理顺中医医疗服务价格形成机制，充分体现中医和中医药人员技术劳务价值。应对河北等地区调整中医医疗服务价格方面创造的好做法、好经验进行总结并加以推广。

四是鼓励各地因地制宜协调相关部门落实中医医院投入倾斜政策，可以对中医药门诊人次、中医药住院床日、中药饮片处方和针灸、推拿等中医非药物疗法进行补助；可以对中医医院实行全额预算管理；可以探索开展中医医疗联合体和县、乡一体化管理试点，通过优质中医药资源下沉和纵向流动来解决中医医疗资源配置不均衡和基层服务能力不强的问题。国家中医药管理局可以选择部分地区开展试点，树立典型经验后予以推广。

（二）以中医临床科室标准化建设为抓手，全面提高县级公立中医医院综合服务能力和中医药服务能力

在继续积极协调国家发展改革委将县级中医医院作为县级医院基本条件建设的同时，由局规财司和医政司牵头编制《县级中医医院综合改革中医药特色优势能力保障项目建设方案》，积极争取医改专项资金支持。主要内容为：

针对当地的疾病谱和重点疾病情况，一是对县级中医医院基本中医药临床科室［主要包括内科、外科、妇儿科、针灸推拿科、急诊急救（含重症监护）、中医“治未病”中心］和门诊进行标准化建设，推广中医药综合治疗模式。二是制订并推广县级中医医院以及基层医疗卫生机构的中医药治疗具有优势的常见病、多发病和重大疾病中医药诊疗方案和中医临床路径，基本满足常见病、多发病、急危重症和部分重大疑难疾病的中医药诊治需求。三是承担对乡村中医药工作的业务指导。通过建设使县级中医医院能够代表县域水平，并承担一定的人才培养、医学科研、教学任务和区域自然灾害和突发公共卫生事件的医疗救治和技术支持等工作。

（三）以提高人员水平为重点，全面提升基层中医药服务能力

一是加强西医人员中医药知识与技能培训。考虑到中成药大部分都是临床类别医师使用，协调国家卫生计生委在临床类别医师资格考试内容中，以基本药物目录中的203种中成药为重点，考核中成药合理使用，以提高疗效和安全。

二是加强临床类别全科医生中医药知识与技能培训。从各地探索的全科医师服务团队的组成人员结构看，全科医师团队基本都为一个临床类别全科医师加公共卫生医师、护士等。建议协调国家卫生计生委在全科医生规范化培训和岗位培训中增加必要的中医药内容，至少在30%以上。在这方面，上海做了很

好的实践探索，取得了很好的效果。

三是为中医药一技之长人员纳入乡村医生管理工作创造条件。国家卫生计生委和国家中医药管理局联合印发了《关于做好中医药一技之长人员纳入乡村医生管理工作的通知》，但进展不力，仅有甘肃和吉林制订了工作方案。分析原因，既有各地主观认识问题，也有这类人员缺乏执业地点、现有乡村医生排斥的客观因素。建议根据《乡村医生从业管理条例》和《国务院关于加强乡村医生队伍建设的意见》，协调国家卫生计生委共同开展农村中医特色诊所试点工作，对这类机构放宽人员条件、限定执业手段、加强执业监管。

四是把中医药一技之长人员纳入乡村医生管理工作作为解决尚不具备国家医师资格考试开考条件的民族医的人员行医资格和技术传承的重要手段。局中医师资格认证中心反映，除蒙医、藏医、维医外，其他民族医由于教育、需求等多种原因，每年参考人员少，考试成本大，且由于理论尚不成熟，导致命审题难度大，试题重复率高。

（四）围绕政府职能转变，帮助局直属单位发展

一是帮助局直属单位理清发展思路，明确职能单位，搞好发展规划。二是将符合政府职能转变要求的工作事项，向局直属单位转移。三是帮助解决局直属单位实际困难，如中华中医药学会业务用房问题，局中医师资格认证中心保密题库启动实施问题等。四是帮助提高局直属单位业务能力和水平，提高他们对中医药事业发展的认同感、归属感和责任感。

（国家中医药管理局第五调研组）

【山东、中国中医科学院中医药工作调研督导报告】 根据国家中医药管理局党的群众路线教育实践活动的统一安排，2013年7月30日至8月1日，由国家中医药管理局党组成员、中国中医科学院党委书记王志勇带队，局办公室、人教司、医政司、直属机关党委一行6人组成的第六调研组赴山东省枣庄市和中国中医科学院进行调研。

调研组先后实地考察了峨山镇中心卫生院大官村卫生室、坛山街道社区卫生服务中心、枣庄市峄城区中医医院和枣庄市中医药文化展馆等机构。认真听取了山东省中医药管理局、枣庄市中医药管理局、枣庄市中医医院、峄城区中医医院以及中国中医科学院等7个所（处）的工作汇报。前后召开了3次专题座谈会，并与基层中医药人员进行走访交谈，认真听取大家对中医药工作的意见和建议。调研组认真梳理调研中了解到的做法和经验，结合基层和群众关心的问题，向有关单位提出了工作建议。现将有关情况报告如下。

一、调研中感受到的特色做法

（一）领导重视，为中医药事业健康发展提供可靠保障

一是加强组织领导。山东省委、省政府高度重视中医药特别是基层中医药工作，出台了《山东省关于扶持中医药事业发展的意见》《山东省中医药事业发展“十二五”规划》，确立了“突出一个核心、提升三种能力、打造一支队伍、营造一种氛围”的中医药事业“1311”发展战略。二是加大财政投入。积极争取省财政的大力支持，联合开展了“山东省中医药服务能力提升工程”，近年投入近3亿元，重点建设优势特色专科和培养专科人才、开展第四批省级中医药重点专科建设、启动实施全省五级中医药师承教育项目等。三是完善管理体制。山东省半数以上地市成立了中医药管理局。枣庄市不仅成立了市中医药管理局，所辖滕州市、峄城区、薛城区、市中区也都成立了中医药管理局，中医药管理体系更加完善，工作推动更加有力。

（二）积极协调，着力打造良好的政策环境与发展氛围

一是在医改中进一步发挥中医药的优势和作用。积极推进中医药使用报销倾斜政策的贯彻落实，鼓励基层卫生技术人员合理使用中医药基本药物。重点提高中医外治类、非手术整骨类、针灸推拿类项目的医疗服务价格，并合理确定中医辨证论治费和中药特殊调配加工费。枣庄市中医医院中医适宜技术服务项目数由原来的36项增加到63项后，中医适宜技术业务收入提高十余倍，达到年488万余元，提升了医院的特色竞争力。二是不断加大中医药文化宣传力度。山东省以“中医药文化建设年”为主题，通过举办扁鹊中医药文化节、道地药材文化节等10个项目，开展“中医中药中国行——进农村·进社区·进家庭”巡讲［40余位专家在全省10个市、20个县（市、区）巡讲］、培训（社区、乡村医生3000余人）、发放宣传资料（万余份），进一步提高中医药知识普及率。启用山东中医药网，在《健康山东》杂志开辟“中医中药”专栏，宣传中医药。枣庄市中医医院在台儿庄古城内黄金地段投资近400万元翻建枣庄市中医药文化展馆，不到4个月时间就接待游客5万人次，扩大了中医药的社会影响。三是树立中医药行业的自信心。山东省在中医药系统开展了“解放思想，发展中医药”大讨论活动，枣庄市组织开展了“中医药发展大家谈”征文活动等，进一步理清了发展思路，增强了中医药行业的自信心。

（三）措施得力，扎实推进中医医院“三名”建设工程

一是积极开展名院建设。山东省21家医院通过了三级中医医院评审，枣庄市5所中医医院有4所中医医院迁址新建（设计800张床位的枣庄市中医医院、400张床位的峄城区中医医院都将在年内投入使用），将极大地改善群众就医条件和环境。二是大力加强名科建设。全省中医专科建设成效明显，与专科建设开展前相比，医院床位数和设备总额分别增长45.36%和144.3%，年业务收入增长82.5%，年门诊人次和出院人次分别增长51.1%和48.2%。三是着力打造名医队伍。60名第二批国家级和省级高层次优秀中医临床人才全部通过结业考核，新增62名第三批国家级和省级高层

次优秀中医临床人才，启动实施“山东中医药名医工程”（每3年一个周期，每期评选山东名老中医10名、山东名中医药专家100名、山东基层名中医200名）等。

（四）创新发展，中国中医科学院各项工作取得显著成绩

一是组织实施一批重大科技项目。截至调研时，在研项目共计950项、获资助合同总额92357.9万元，获国家自然科学基金84项，数量居全国中医药行业之首。二是医疗工作取得较大发展。2012年，4家医院门急诊总量达689万多人次，较2011年增长18.0%；出院人数56367人，较2011年增长10.4%。三是人才队伍建设得到加强。以院士、国医大师、首席研究员、学科带头人、客座研究员为主体的人才体系基本形成。四是国际交流与合作进一步扩大。2012年共接待30多个国家和地区的外宾1100多人次，派出44批85人次赴30多个国家和地区进行访问与学术交流。五是加大中医药科普宣传力度。在中央电视台《健康之路》《中华医药》和北京电视台《养生堂》《健康生活》等栏目都有专题节目，2012年平均每两天就有中医科学院专家在国内一个知名健康养生电视品牌栏目中出镜，向社会普及科学的养生保健知识。

中医科学院的同志们一致认为，中医科学院在新一届领导班子带领下，以制定“十二五”发展规划为契机，进一步统一思想，明确目标，瞄准国家需求，凝练重大项目，使中医科学院步入了健康发展的轨道。中国中医科学院之所以能够取得这些成绩，首先是这些年来党组着力加强中医科学院各级领导班子建设的结果。二是中医科学院领导班子认真坚持党组工作理念和方法，学习贯彻王国强副主任和党组对中医科学院工作的一系列重要指示，并用以指导各项工作开展的结果。三是中医科学院领导班子紧紧围绕党组中心工作，进一步解放思想、抢抓机遇，团结带领全院干部职工求真务实、真抓实干的结果。四是全院干部职工统一思想、凝心聚力，以良好的精神状态和奋发有为的工作作风开拓创新、勤奋工作的结果。

这些年中医药工作坚定不移地按照党组关于“整体思维、系统运行，三观互动、六位一体，统筹协调、科学发展”的要求，以不断把工作干得让人民群众更加满意为出发点和落脚点，全面贯彻落实《国务院关于扶持和促进中医药事业发展的若干意见》，扎实实施推进中医药事业发展“十二五”规划，努力发挥中医药在促进医改和建设中国特色医药卫生事业中的重要作用，不断创新载体和举措，使中医药事业形成了“六位一体”全面发展的新格局，取得了人民群众能够感受到的实实在在的显著成效，受到人民群众的衷心欢迎和普遍好评。

二、调研中发现的主要问题和反映的意见

调研发现，一些制约基层中医药发展的困难和问题仍然存在，较为突出的可以概括为以下几个方面：

（一）现有中医药服务条件和能力不足，难以满足群众需求

如峄城区中医医院及其针灸理疗康复中心设施陈旧、环境拥挤、空气闷热，就医条件较差。据了解，作为农村三级中医药服务网络龙头的县级中医医院，由于历史原因，与同级综合医院相比，不少仍旧设备老化落后、设施简单、负债经营，不同程度地存在服务能力不足、自我发展能力较弱等问题。基层医疗机构所提供的中医药服务水平也是参差不齐，不少乡镇卫生院和村卫生室仅能提供中成药或开展简单的按摩、理疗、拔罐等服务，还不能很好满足基层群众更高的技术服务需求。

（二）缺乏留住基层中医药人才和调动基层中医药从业人员积极性的政策

由于长期以来基层中医医疗机构条件有限、效益偏低，从业人员成长空间小，中医药服务价格低廉，难以体现从业人员价值等因素，许多优秀人才不能安心从事中医药工作，更不愿意到条件较为艰苦的基层工作。基层医疗机构普遍存在“招不来、留不住”等问题，导致基层中医药从业人员特别是技术骨干严重匮乏。调研发现，山东省2010年县级中医医院中，中医药人员仅占总人数的34.7%，中医医师占医师总数的33.5%。这一问题正在成为制约基层中医药事业发展的突出瓶颈。

（三）现有投入政策和机制难以保证中医药特色优势的发挥

中医药工作缺乏可持续增长的财政投入机制，中医医疗机构尤其是基层中医医疗机构出于对职工利益和医院建设需求的考虑，需要在较大程度上追求经济效益。而传统的中医特色诊疗项目，如针灸、骨伤、推拿等收费标准偏低，乡镇卫生院和村卫生室人员待遇低、缺乏养老保障，导致更多地依赖经济效益的倾向，运用“简、便、验、廉”中医药技术的积极性不高。

（四）中医科学院还存在一些困难和问题

如尚未建立高层次人才引进的激励约束机制，高端人才引进受到进京户口和住房的制约；科技体制、机制改革还需进一步深化，包括研究的过程管理与质量控制等监管机制、绩效评估与激励机制等；科研支撑条件和竞争力还有待进一步提升；科技成果推广转化工作还比较薄弱；缺乏突破性成果及有重大影响力的标志性成果等。中国中医科学院希望局里帮助解决科研机构研究生招生名额过少的困难；研究制定对中医药科研课题绩效考核评估的指导性文件；进一步在基本条件建设、人才培养与引进等方面给予专项经费支持等。

三、关于下一步工作的建议

建议继续按照中医思维和理念，对存在的问题不仅要治“标”，还要重视治“本”，解决问题力求切中病“根”。针对此次调研中基层和群众反映强烈的问题，建议着重研究和做好以下几方面的工作。

（一）制定落实有利于基层中医药发展的配套措施，加强基层中医药服务能力建设

一是进一步贯彻落实《国务院关于扶持和促进中医药事业发展的若干意见》文件要求，在资金、政策上

加大对基层中医药扶持力度，提高基层中医药服务能力。二是继续加强基础设施和服务能力建设，如在县级中医医院建设项目方面，将未达到《中医医院建设标准》的县级中医医院全部纳入中央资金补助范围；充分调动各级政府资金，加快建设进程，改变县级中医医院普遍房屋陈旧、设施落后、就医环境较差的现状。三是协调发改委，制定规范合理、能充分体现中医药人员劳动技术成本的中医药服务价格，实现中医药技术价值。四是重点加强乡镇卫生院、社区卫生服务中心（站）和村卫生室中医药基本条件建设。五是充分利用城市优质中医药资源支持农村中医药发展。

（二）构建激励制约机制，加强基层中医药人才队伍建设，提高基层从业中医药人员待遇

一是将基层中医药人才队伍建设纳入以全科医生为重点的基层医疗队伍建设规划，保证全科医生培养中有不少于1/3的中医药内容。二是把定向免费培养中医药专业医学毕业生作为解决基层中医药人才匮乏的重要举措，争取为全国乡镇卫生院定向免费带编培养1名中医药专业从业人员的政策。三是进一步加强现有基层中医药人员的在职培训和学历教育，协调财政部等相关部委，开展基层老中医药专家临床经验继承工作、县级中医临床技术骨干培训、在职在岗乡村医生中医专业大专学历教育和乡村医生中医药知识与技能培训等项目，提高基层中医药人员学历层次和水平。四是将基层中医药人员技术培训作为城市对口支援的重要内容，通过组派城市中医药专业人员到基层临床带教，举办专题培训班、技术推广班，安排基层中医药人员进修学习、跟师学习、人员结对等多种形式，着力解决一些乡镇卫生院和村卫生室中医药人才不足、水平不高的问题。五是提高基层中医药人员待遇和社会地位，稳定基层中医药队伍，争取制定稳定和吸引基层中医药人员的有关政策规定，完善中医药人员职称评聘等相关保障制度，扩大基层中医药人员的成长空间。

（三）进一步加大对中医科学院的支持力度

认真研究和帮助解决中国中医科学院建设与发展中存在的困难和问题，国家中医药管理局相关部门与中国中医科学院之间要建立长期稳定的沟通协调工作机制，及时指导中国中医科学院切实履行好“国家队”的责任。

（国家中医药管理局第六调研组）

业务工作篇

一、政策法规与监督

【中医药立法工作取得进展】 2013年，中医药立法工作得到全国人大、国务院的高度重视并积极推进。全国人大常委会将中医药法列入十二届全国人大常委会立法规划第一类项目和2013年立法工作计划的预备审议项目，拟将中医药法列入全国人大常委会2014年立法工作计划。中医药法列入国家立法规划，标志着中医药立法进程取得了重大进展。

中医药法于2011年上报国务院法制办，并被列入《国务院2012年立法工作计划》二档项目和《国务院2013年立法计划》一档项目。国务院法制办对中医药立法工作非常重视，于2012年向中央有关部门、各省（自治区、直辖市）、有关单位及专家正式征求意见，多次就《中医药法（草案稿）》中的重点问题开展专题调研，并组织对《中医药法（草案稿）》进行修改，积极推动中医药立法工作进程。

国务院法制办拟将中医药法列入国务院2014年立法工作计划，力争年内完成项目，争取2014年上报全国人大常委会审议。国家中医药管理局积极做好配合工作，推动中医药法早日出台。

（李钟军）

【中医药政策研究体系和能力建设】 为进一步总结提炼地方改革探索的好经验、好做法，提出扶持和促进中医药事业发展的政策建议，探索构建中医药政策体系，进一步加强对中医药发展综合改革实验区试点的指导和研究，推动在医改中充分发挥中医药作用，提供完善相关政策措施依据，2013年，国家中医药组织开展了2011、2012年政策研究项目的结题，完成了2014年新增项目启动。

（张庆谦）

【中医药发展战略研究】 为落实李克强总理、张德江委员长、刘延东副总理的7份重要批示，系统总结近年来中医药工作进展，分析中医药事业发展面临的形势，进一步理清中医药发展思路，国家中医药管理局形成了向中央提出的将中医药列为国家战略的建议报告。

开展中医药发展战略研究。为进一步梳理近年来中医药发展战略研究成果，形成中医药发展战略研究报告，凝练出推动中医药科学发展的政策措施，为编制国家中医药中长期发展专项规划提供支撑。

（张庆谦）

【以起草重要文件报告为切入点切实转变文风】 2013年，国家中医药管理局组织起草了上海中医药改革发展论坛、暑期厅局长会、亳州中医药产业发展论坛、中医药事业发展白皮书、十八届三中全会传达学习报告、2014年全国中医药工作会等会议材料。起草过程中注重改变文风，重点突出，不讲官话、套话，力求文风清新，文字精练。2013年的综合调研督导也有所调整，设专题、抓重点，不面面俱到。

（张庆谦）

【中医药监督工作体制、机制建设取得积极进展】 经协调努力，《国家卫生计生委关于切实加强综合监督执法工作的指导意见》首次明确了卫生监督机构应承担的有关中医药监督职责，为下一步理顺中医药监督体制、机制奠定了良好的基础。

中医执法监督会商机制初步建立。2013年11月8日，中医执法监督会商会议在北京召开，国家卫生计生委综合监督局、法制司，国家中医药管理局政策法规与监督司、医政司，部分地区卫生监督部门、中医药管理部门有关负责同志和专家出席会议，对执法监督中存在的重点、难点问题进行深入研讨，中医执法监督会商机制初步建立。

（黄　莹）

【六部门联合开展打击非法行医专项行动】 2013年10月，国家卫生计生委、国家中医药管理局等六部门联合开展"进一步整顿医疗秩序打击非法行医专项行动"。行动为期一年，卫生计生和中医药行政部门负责组织开展专项检查，查处无证行医和医疗机构、计划生育技术服务机构的违法违规行为。中医药系统积极部署，全力配合，在打击非法行医行为、加强宣传教育方面取得了明显成效。

（黄　莹）

【虚假违法中医医疗广告整治工作成效显著】 联合开展整治虚假违法医药广告专项行动。2013年4～7月，国家工商总局、国家中医药管理局等八部门联合开展了整治虚假违法医药广告专项行动。虚假违法中医医疗广告整治成效明显。专项行动开展期间，虚假违法中医医疗广告条次比开展前下降86%，2013年比2012年减少26.8%，涉嫌虚假违法宣传的中医药机构网站比2012年同期减少61.3%。

虚假违法中医医疗广告公开曝光机制得到加强。19个省（区、市）中医医疗广告审批情况在国家中医药管理局网站上实行在线链接。同时向全国通报各地虚假违法中医医疗广告监测和查处情况。

中医医疗广告监管工作新闻通气会在北京召开。2013年5月9日，国家中医药管理局召开中医医疗广告监管工作新闻通气会，通报几年来虚假违法中医医疗广告监测工作的进展和成效，对社会关注的虚假违法中医医疗广告热点问题进行解答。同时，向社会公布虚假违法广告特征，增强群众自我防范意识。

中医医疗广告长效监管机制初步建立。中医医疗广告管理纳入中医医疗机构综合管理体系，对发布虚假违法广告的医疗机构取消各种评审资格，延缓年度校验。

（黄　莹）

二、医政工作

【概述】 2013年，在国家中医药

管理局党组的正确领导下，中医医政工作紧密围绕全局工作部署，深入贯彻落实全国卫生工作会议和全国中医药工作会议精神，积极参与深化医药卫生体制改革，以全力推进基层中医药服务能力提升工程、全面启动中医医院持续改进活动、积极推进“治未病”健康工程、稳步做好中西医结合与民族医药工作为工作重点，中医医政工作取得了一定的进展和成效。

（薛静怡）

【中医药健康管理服务正式纳入国家基本公共卫生服务项目】 为发挥中医药在基本公共卫生服务中的作用，2013年6月，国家中医药管理局与国家卫生计生委、财政部联合印发了《关于做好2013年国家基本公共卫生服务项目工作的通知》，将中医药健康管理服务正式纳入国家基本公共卫生服务项目，开展老年人和儿童中医药健康管理服务，各省（区、市）2013年目标人群覆盖率达到30%。同时，将该项工作任务列入了国务院深化医改2013年主要工作安排和医改监测指标。为指导各地规范开展中医药健康管理服务和培训，印发了《中医药健康管理服务规范》《中医药健康管理技术规范》《国家基本公共卫生服务中医药服务项目培训指导方案》，组织举办了中医药健康管理服务省级师资培训班，对省级中医药管理部门负责人和省级师资共计160多人进行了培训。印发了《关于做好中医药健康管理服务项目实施工作的通知》，从加强组织领导、建立工作机制、强化人员培训、加强舆论宣传和督导考核等方面对各地提出了工作要求。

（程　强）

【中医医院持续改进活动全面启动】 2013年，在中医医院（含中西医结合、民族医医院，下同）评审工作基础上，针对存在的问题和有关重点工作，国家中医药管理局全面启动了中医医院以“以病人为中心，发挥中医药特色优势，提高中医临床疗效”为主题的持续改进活动，制定并印发了二级、三级中医医院持续改进活动方案、实施细则等文件，推动中医医院进一步突出特色、提高疗效、促进发展、深化改革、加强管理。

2013年1月7日，国家中医药管理局在北京召开了三级中医医院评审工作总结暨持续改进工作会议，对三级中医医院评审工作经验和存在的问题进行了总结，并研究部署了中医医院持续改进工作。国家卫生计生委副主任、国家中医药管理局局长王国强出席了会议并讲话，要求在评审工作取得显著成效和规律性经验的基础上，开展持续改进活动，继续推动中医医院发挥中医药特色优势。

（郦媛媛）

【全面总结交流综合医院中医药工作经验】 为总结交流综合医院中医药工作经验，进一步推动综合医院中医药工作，时隔6年之后，国家中医药管理局再次与国家卫生计生委、总后卫生部联合召开了全国综合医院中医药工作经验交流会议，对综合医院、妇幼保健院、专科医院等中医药工作经验进行了系统总结，并通过视频会议和现场参观两种形式进行了深入交流。会上明确了要鼓励综合医院重点专科与中医重点专科“强强联合”，组织中西医临床协作攻关组开展临床科研协作，推进妇幼保健机构和传染病医院中医药工作等工作重点。

国家中医药管理局与国家卫生计生委、总后卫生部继续开展全国综合医院中医药工作示范单位创建活动，经过创建单位自评，省级中医药管理部门、卫生计生部门和军队各单位卫生部门评估推荐，专家审核，社会公示等程序，确定了84家单位为2013年度全国综合医院中医药工作示范单位。

（程　强）

【开展国家中医重点专科建设】 为了进一步加强国家中医重点专科建设，国家中医药管理局组织开展了“十二五”国家临床重点专科（中医专业）建设项目的遴选工作，确定了144个“十二五”国家临床重点专科（中医专业）建设项目和61个“十二五”国家临床重点专科（中医专业）立项缓资助项目。

国家中医药管理局组织开展了国家“十二五”重点专科建设工作，制定印发了《国家中医药管理局“十二五”重点专科建设要求》及实施细则，对国家中医药管理局“十二五”重点专科的建设目标、基本条件、人才队伍、医疗水平、服务能力、科研教学、组织管理等方面提出了明确的要求，规范了国家中医药管理局“十二五”重点专科建设管理，为确保“十二五”期间国家中医重点专科建设工作取得切实成效打下了坚实的基础。

国家中医药管理局加强国家中医重点专科协作组管理，制定印发了《国家中医重点专科协作组2013年工作安排》和《国家中医重点专科协作组2013年工作绩效考核细则》，明确了各重点专科协作组组长单位、优势病种协作组组长单位和协作组成员单位的任务分工和完成时间。

国家中医药管理局继续开展中医优势病种诊疗方案梳理、验证和临床疗效总结工作，2013年制定发布了58个中医临床路径和中医诊疗方案，中医临床路径和中医诊疗方案的总数已达311个。国家中医药管理局组织协作组成员单位对已发布的中医优势病种诊疗方案的临床疗效进行验证总结。

为了充分发挥中医药适宜技术防治常见病、多发病的优势和作用，国家中医药管理局通过基层中医药适宜技术推广视频网络和重点专科视频网络，每周定期开展视频网络培训，请国医大师、院士、知名专家讲授临床经验、中医技术、临床路径和诊疗方案等，产生了很好的反响。

（杨荣臣）

【加强中医医疗技术管理】 为加强中医医疗技术临床应用管理，国家中医药管理局对中医医疗技术协作组进行了调整，印发了《关于调整、确定第一批、第二批中医医疗技术协作组成员单位的通知》，根据协作组成员单位的工作情况，对第一批94个中医医疗技术协作组成员单位进行了调整，并新组建了第二批26个中医医疗技术协作组。

为了促进中医医疗技术进步和临床应用，国家中医药管理局以中医医疗技术协作组为依托，制定印发了《中医医疗技术协作组2013年工作安排》，组织中医医疗技术协作组在全国范围内对各项中医医疗技术进行收集整理，制订了操作方案，2013年国家中医药管理局将首批11类110余项成熟、规范的中医医疗技术操作方案汇编成《中医医疗技术手册（2013普及版）》，向全国推广。同时，国家中医药管理局积极组织开展中医医疗技术操作方案的临床验证工作，制定印发了《中医医疗技术操作方案临床验证工作要求》和《中医医疗技术操作方案临床验证工作方案体例》，对中医医疗术的安全性和有效性进行进一步的验证，从而对中医医疗技术操作方案进行优化完善。

（董云龙）

【中西医结合与民族医药工作】 加强内涵建设，发挥特色优势。一是印发了中西医结合医院和民族医医院持续改进活动实施细则，启动了中西医结合医院和民族医医院持续改进工作。基本完成了本轮中西医结合医院和民族医医院评审工作，全国共有42家医院确定为三级中西医结合医院，17家医院确定为三级民族医医院。二是加强了中西医结合和民族医重点专科建设，整合优化了民族医临床经验和方法，制订了两批41个民族医优势病种诊疗方案和临床路径并推广应用。启动了部分重大疾病中西医结合诊疗方案的制订工作，印发了体例格式和样稿。在2013年的国家临床重点专科（中医专业）建设项目中，民族医确定了8个重点专科建设项目，每个重点专科投资150万元～300万元，共投入2100万元。2013年中央财政投入2000万元支持20个尚未设置县级中医、民族医医院的民族县，加强综合医院中医科、民族医科室建设。三是加强第三批重点中西医结合医院和第二批重点民族医医院项目建设，注重医院内涵建设，提高临床诊疗水平，并开展了项目建设中期评估工作。

加强中西医结合人才培养。2013年中央财政首次安排专项资金2808万元支持中西部22个省（区、市）开展中西医结合人才培训工作，对中医医院非中医类别医师开展系统的中医药知识和技能培训，提高其中医药服务能力和水平，为中西部地区培养2600名业务素质较高、具有发展潜力的中西医结合人员。

扩大中西医结合医疗机构队伍。鼓励有一定中医基础的综合医院及行业医院转型为中西医结合医院，确保每个省（区、市）拥有一所省级中西医结合医院，力争每个市（地）建有一所地市级中西医结合医院，以点带面，带动中西医结合事业的整体发展。2013年，20余所综合医院转型为中西医结合医院，进一步扩大了中西医结合医疗机构队伍。

全国中西医结合医院共312所，比2012年度增加了35所；床位共49844张，比2012年度增长了28.5%；年总诊疗人次为3769万人次，比2012年度增长了27.4%；出院人数129万人，比2012年度增长了31.2%。据《2012年全国中医医院监测分析报告》显示：总体来看，中西医结合医院发展较快；规模上看，中西医结合医院规模大、效果明显，主要表现在房屋建筑总面积、开放床位数、人均总收入、医疗设备总数等方面的指标均比其他类型中医医院高。

全国民族医医院共199所，其中，藏医医院69所，蒙医医院57所，维医医院42所，其他民族医医院31所；民族医院床位达14966张，比2012年度增长了11%；年总诊疗人次为646万，比2012年度增长了9.7%；出院人次33.7万人，比2012年度增长了16%。

（王　瑾）

【中医人员准入和管理制度】 2013年中医类别医师资格考试顺利完成。在国家卫生计生委医考委的统一领导下，在“联合组织，单独管理”的运行机制下，2013年中医类别医师资格考试平稳实施，进展顺利，全国共有156238人报考中医类别医师资格考试。截至2013年底，全国通过考试和认定取得中医类别医师资格的共84.8万人，其中，中医专业67.7万余人，中西医结合专业15.7万余人，民族医专业1.36万余人，共有69万人经注册取得执业资格。

完成了民族医纳入国家医师资格考试的标准和程序的制定工作，推动哈萨克医医师资格考试纳入国家医师资格考试中医类别之中，国家卫生计生委医考委已决定于2014年开展考试试点工作，哈萨克医专业成为继藏、蒙、维、傣、朝、壮之后第7个纳入国家医师资格考试体系的民族医专业。

积极协调，为中医队伍创造良好的从业环境。国家中医药管理局联合国家卫生计生委印发了《关于进一步贯彻落实〈传统医学师承和确有专长人员医师资格考核考试办法〉的通知》，对52号令部分条款予以重申和解释，推动各地进一步做好52号令的贯彻落实工作，为符合条件的中医民族医师承和确有专长人员解决参加医师资格考试资格问题。同时，配合国家卫生计生委开展了药师法立法调研工作。

启动了中国医师协会中医师分会筹备成立工作。为繁荣中医药学术，加强行业自律，维护中医类别医师合法权益，积极推进在中国医师协会组织体系中设置中医药办事机构，并筹备成立中医师分会和民族医医师分会，促进中医类别医师队伍健康发展。

（王　瑾）

【开展“慈善医疗济困行动”】 为进一步提高基层中医医疗机构装备水平，国家中医药管理局联合中华慈善总会开展第六期和第七期“慈善医疗济困行动”，向全国中医医院尤其是中西部地区捐助捐赠磁共振、彩超、监护仪等大型医疗设备和中医诊疗设备，向中医药预防保健及康复服务能力项目建设等单位捐赠免疫层析结果判读记录仪，总价值近2亿元。

（王 瑾）

三、人事与教育工作

【国家中医药管理局干部人事工作制度体系进一步完善】 2013年12月，结合贯彻落实党的群众路线教育实践活动整改工作，国家中医药管理局先后印发了《国家中医药管理局机关干部人事管理办法（试行）》《国家中医药管理局干部学习培训工作规定》《国家中医药管理局干部挂职工作管理暂行规定》和《国家中医药管理局办公室关于进一步加强领导干部因私出国（境）管理工作的通知》等文件，编制完成了干部选拔任用、公务员录用、解决两地分居和高校毕业生接收等工作规范及流程，基本建立了权责清晰、程序规范、措施有力、有效管用的干部人事工作制度体系。

（闫 冰）

【国家中医药管理局干部交流轮岗力度不断加大】 2013年，国家中医药管理局先后选派1名正司长赴河北保定市挂职；选派4名处级干部分赴山西五寨县、西藏卫生厅、甘肃陇南市和云南文山州挂职；从地方选调1名处级干部和1名科级干部到局机关挂职；从直属单位选调了1名同志到局机关工作；按要求选派了1名处级干部到国家信访局挂职；正司长选拔任用中1位同志轮换了工作部门。干部交流轮岗工作力度进一步加大。

（闫 冰）

【国家中医药管理局机关干部队伍和直属单位班子建设进一步加强】 2013年，通过民主推荐方式完成了局机关3名正司长、2名直属单位班子成员和11名处级干部的选拔任用工作。通过竞争性选拔方式完成了国家中医药管理局传统医药国际交流中心、国家中医药管理局对台港澳中医药交流合作中心、中华中医药学会和中国中医药报社4家直属单位主要负责同志的选拔工作。配合中央组织部完成了一位副局长人选的民主推荐和考察工作。局机关干部队伍和直属单位班子建设得到进一步加强。

（闫 冰）

【国家中医药管理局机关及直属单位机构职能不断优化】 为推动中医药在深化医药卫生体制改革过程中充分发挥作用，落实局医改领导小组的工作部署，国家中医药管理局对医政司内设机构和职责进行了调整，成立了综合处负责医改等相关工作。完成了国家中医管理局传统医药国际交流中心和中华中医药学会秘书处内设机构的调整工作，加强了相关职能。

（曲慧勇）

【人力资源社会保障部、国家卫生计生委、国家中医药管理局启动第二届“国医大师”评选表彰工作】 2013年10月，人力资源社会保障部、国家卫生计生委、国家中医药管理局印发了《关于评选第二届国医大师的通知》，在全国卫生和中医药医疗、教育、科研等机构从事中医中药工作的人员范围内，评选30名“国医大师”，享受省部级先进工作者和劳动模范待遇。推荐人选一般应为省级名中医或全国老中医药专家学术经验继承工作指导老师，从事中医临床或鉴别、炮制等中药临床使用相关工作50年以上，具有主任医师、主任药师或同等专业技术职务。

（曲慧勇）

【国家中医药管理局举办第二期中医药管理专业研究生课程班】 2013年9月，由国家中医药管理局人事教育司举办、中国中医科学院研究生院承办的第二期中医药管理专业研究生课程班开班，共有来自机关、直属单位以及其他部门的67名同志参加学习。本期研究生课程班学习时间为一年，学习内容包括中医基础理论、中医诊断学、临床中药学、方剂学、卫生管理等。

（闫 冰）

【国家中医药管理局进一步加强社团管理工作】 2013年，国家中医药管理局指导完成了中国中医药信息研究会、中国中西医结合学会、中国民族医药学会等社团的换届或换届筹备工作。印发了《关于进一步加强评比达标表彰活动管理的通知》，从认真执行报批规定、完善活动备案制度、准确把握评选范围、严格遵守财经纪律等方面对各社会组织开展评比达标表彰活动提出了要求。为加强中药资源普查工作，2013年12月，经民政部批准成立现代中药资源动态监测信息和技术服务中心。配合中国科协推进中华中医药学会有序承接政府转移职能试点工作。

（曲慧勇）

【国家中医药管理局举办“中医药工作讲坛”】 2013年，国家中医药管理局共举办中医药工作讲坛4期，邀请局办公室主任王炼、科技司司长苏钢强、国际合作司司长王笑频、机关服务中心主任孙涛进行讲座，局机关及直属单位近500人次参加。

（闫 冰）

【教育管理概述】 2013年，中医药教育工作继续深入贯彻落实《医药卫生中长期人才发展规划(2011～2020年)》和《中医药事业发展“十二五”规划》，以“强基层、优结构、抓骨干”为核心，以实施“中医药传承与创新人才工程”为重点，积极推进中医药院校教育改革，努力构建中医药毕业后教育体系，探索建立中医药师承教育制度，着力推进中医药继续教育，大力发展中医药职业教育，为中医药事业发展提供人力支持和智力保障。

（周景玉、曾兴水）

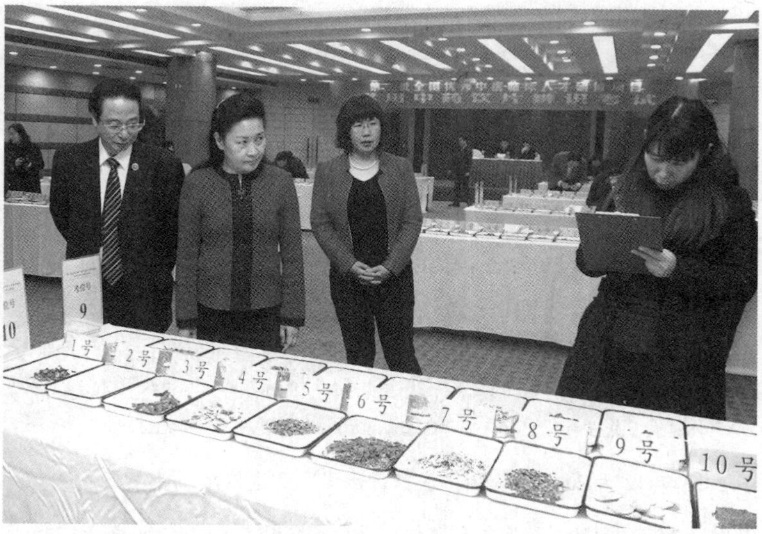

2013年11月，国家中医药管理局组织第三批全国优秀中医临床人才研修班学员参加常用中药饮片辨识考试

【中医药院校教育教学改革研究工作进一步加强】 针对当前中医药院校教育教学改革核心问题，国家中医药管理局配合教育部组织开展了“卓越医生（中医）教育培养计划”研究制定工作。继续开展“十二五”中医药教育教学改革课题研究，对91项一般课题进行结题，对48项重点课题进行中期检查。

（周景玉）

【中医药院校教育教学改革试点加快推进】 在上海中医药大学建立了国家中医药管理局全国中医药院校教育质量监测中心（筹），对高等中医药院校教育质量进行动态信息采集和评价。试点开展中医药院校人文通识教育课程建设。

（周景玉）

【中医药重点学科建设工作继续开展】 2013年，国家中医药管理局组织修订完善“十二五”中医药重点学科建设规划，认真总结“十一五”中医药重点学科中期检查工作，启动中医药重点学科管理服务平台编制工作。

（周景玉）

【农村订单定向中医类学生免费培养工作开展】 2013年，国家中医药管理局中央财政支持的农村订单定向医学生免费培养计划中继续招收5年制中医学本科生1000名。

（周景玉）

【中等中医学专业招生工作继续开展】 按照各省实际需求情况，2013年，继续保留19个省、32个中等中医药学校，招收生源在农村基层、毕业后回农村基层工作的中等中医学专业学生，招生数为9990名。

（周景玉）

【住院医师规范化培训及中医类别全科医生培养工作继续推进】 国家中医药管理局配合教育部、国务院学位委员会、国家卫生计生委、国家人力资源社会保障部等部委，联合印发了《临床医学（全科）硕士专业学位授予办法》《全科医学师资培训实施意见》，制定了《关于建立住院医师规范化培训制度的指导意见》《全科医生规范化培养期间人员管理办法》。国家中医药管理局与国家卫生计生委、教育部联合印发了《中医类别全科医生规范化培养标准（试行）》《中医类别助理全科医生培训标准（试行）》。组织制定了《中医全科医学师资培训大纲》，举办两期中医全科医学骨干师资培训班，为各省培养300余名骨干师资。继续开展中医类别全科医师转岗培训工作，对2300名基层医疗机构中医药人员进行培训。

（周景玉）

【第五批全国老中医药专家学术经验继承工作进展】 2013年，国家中医药管理局协调国务院学位办等有关部门，完成了继承人攻读临床医学（中医师承）专业学位的招生录取工作，共录取博士455人、硕士372人，推进继承工作与临床专业学位的衔接。完成了第一年度的年度考核工作。召开了全国老中医药专家师承工作新闻通气会，在全社会营造注重师承教育的良好氛围。

（曾兴水）

【第三批全国优秀中医临床人才研修项目进展】 2013年，国家中医药管理局加强项目过程管理，对511名研修学员进岗学习及上传的信息资料进行检查，并将检查结果在培训班予以通报。组织开展了年度考核工作。如期举办了第三、四期培训班，邀请国医大师和全国著名中医药专家授课，受到研修学员的好评。

（曾兴水）

【全国名老中医药专家传承工作室建设项目进展】 2013年，国家中医药管理局遴选确定了全国名老中医药专家传承工作室建设项目专家144名。召开了部分管理人员和传承工作室负责人座谈会。组织研发了全国名老中医药专家传承工作室信息管理系统，并分片区组织开展了培训。组织起草了名老中医药专家传承工作室验收标准，为建设期满的传承工作室进入验收阶段做好前期工作。

（曾兴水）

【全国中医学术流派传承工作室建设项目进展】 2013年，国家中医药管理局邀请专家、部分管理人员及中医学术流派传承工作室负责人召开座谈会，商讨流派建设思路和任务，探索建立全国中医学术流派传承工作室建设项目组织管理及运行等长效机制。成立了国家中医药管理局中医学术流派传承推广基地。分别召开了全国中医学术流派传承工作室启动会、项目建设任务书答辩会及传承工作室联络员会议，进一步明确工作室建设任务，加强各流派之间的沟通联系。

（曾兴水）

【中医药传承博士后工作开展】　2013，国家中医药管理局遴选确定了第一批中医药传承博士后合作导师133名，确定了134名中医药传承博士后。组织起草了中医药传承博士后工作管理办法。召开了全国中医药传承博士后进站启动会。

（曾兴水）

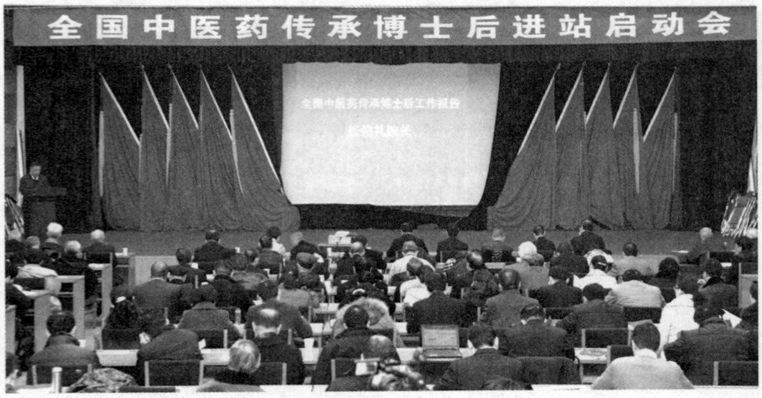

2013年12月26日，全国中医药传承博士后进站启动会在北京召开

【县级中医临床技术骨干培训继续开展】　2013年，国家中医药管理局争取县级中医临床技术骨干培训经费3000万元，培养了3000名县级中医（民族医）临床技术骨干，重点培养了500名藏、蒙、壮等民族医技术骨干，提高了中医药和民族医服务能力。

（曾兴水）

【乡村医生中医药知识与技能培训组织实施】　2013年，国家中医药管理局争取中央财政经费541万元，对6000名乡村医生进行了中医药知识与技能培训。

（曾兴水）

【制定《乡村医生（中医药一技之长人员）中等中医学专业水平考试基本要求》】　2013年，国家中医药管理人教司与医政司积极配合，做好中医药一技之长人员纳入乡村医生管理工作，组织制定了《乡村医生（中医药一技之长人员）中等中医学专业水平考试基本要求》。

（曾兴水）

【国家级中医药继续教育项目管理不断加强】　国家中医药管理局组织召开了2013年度国家级中医药继续教育项目专家审定会，公布了2013年度国家级中医药继续教育项目1145项，免费发放学分证书近12万份。修改和完善国家级中医药继续教育项目网络管理系统，加强国家级中医药继续教育项目的组织实施和监督评估。加强中医药继续教育基地建设，开展了中医药继续教育基地总结工作。

（曾兴水）

【中华中医药学会2013年学术年会中医药继续教育论坛举办】　2013年11月16～17日，中华中医药学会2013年学术年会中医药继续教育论坛在北京举办，相关主管部门和专家深入探讨了中医药继续教育发展面临的形势及存在的问题，明确了中医药继续教育的发展方向。

（曾兴水）

【经方临床运用高级研修班举办】　2013年12月25～28日，国家中医药管理局人事教育司举办了人力资源和社会保障部专业技术人才知识更新工程2013年高级研修项目——经方临床运用高级研修班，来自中西部地区22个省的49名学员参加了培训。通过举办高质量的国家级中医药继续教育项目，培养了高层次中医药人才。

（曾兴水）

四、科技工作

【概述】

一、国家中医临床研究基地建设取得新突破

2013年是国家中医临床研究基地业务建设第五年，全年的重点是组织年度督导、阶段评估和总结研究成果。

（一）督导工作强调总结提炼

一是发文提出明确要求。形成了《国家中医临床研究基地业务建设验收工作方案》，下发了《国家中医临床研究基地业务建设验收指标体系（试行）》和《国家中医临床研究基地中医临床科研信息共享系统建设验收方案与指标体系》。二是和基地一起总结提炼成果。大部分基地注重做事的过程而不善于归纳经验和总结成果，国家中医药管理局科技司逐一和基地一起梳理归纳，帮助基地提升对建设成果的认识。三是分类进行阶段评估。2013年年底前，按照临床科研信息共享系统建设、重点疾病研究、伦理审查平台建立、业务建设四类进行评估。四是召开交流会。2013年11月29日，在上海召开了基地建设阶段评估交流会，国家卫生计生委副主任、国家中医药管理局局长王国强和国家中医药管理局副局长王志勇到会讲话，根据两位领导的讲话精神，会后印发了《政务通报》，指导今后的基地建设。

（二）筹措二期建设研究经费

为进一步推动基地深入开展重点病种研究，国家中医药管理局科技司与规划财务司、财政部、科技部等部门充分沟通，大力协调争取到公卫项目和行业专项支持1.47亿。

（三）总结5年临床基地建设阶

段成果

总体评估认为临床研究基地建设工作基本达到预期目标，突出成绩表现在4个方面：

一是创新建立了符合中医药规律的临床科研模式。在各个基地推广应用科技成果“中医临床科研信息共享系统”，建立信息化平台。基地建设中运用临床科研模式产生的44个临床方案、临床路径等研究成果已经由国家卫生计生委、国家中医药管理局和行业学会发布，不仅可以指导临床实践，还可以作为医保支付的依据。

二是初步确证了中医药临床疗效的相对优势。对14个重点疾病开展临床疗效评价研究，与国际标准治疗方案比较，以高级别证据确证中医或中西医结合治疗取得的相对优势。

三是基本具备了承担大型临床研究的能力和条件。除开展临床研究必须具备的一般条件外，还达到了一些新标准。一是强调伦理，构建了国际上首个传统医药科研伦理标准和平台，所有基地均通过了中医药研究受试者保护体系评估。二是加强继承，各个基地针对所研究的病种，全面收集了古今中外的文献，建立及时更新的名老中医典型医案、中医诊疗经验文献集成平台和知识管理系统，为实现可共享、可检索、能挖掘提供技术支持。三是提升水平，有13个基地的临床实验室已经通过了ISO15189认证，临床检验和研究数据结果将可以实现国际互认，16个基地共有国家食品药品监督管理局药物临床试验机构201个，可以开展规范的新药临床研究。四是条件优化，基本建设总投入55亿元（其中中央财政11亿元）。投入使科研用房面积增加，形成了与临床紧密结合的研究型门诊和病房，科研环境条件体现在基本建设功能中。五是质量保障，基地单位共有1500多人次通过了临床科研方法学培训考核，其中能够担任临床科研设计的人员明显增多。建立了研究过程四级监察、研究结果第三评价的机制，确保研究质量。

四是通过基地建设带动和提升了医院临床服务能力和服务效率。科研与临床相互促进，基地建设扩大了医院的影响力。16个基地所依托的医院临床服务，规模得到适度拓展，实有床位数达到23140张，比2009年增长了39.38%。医疗服务能力提升迅速，2012年出院人数达63.3万人，比2009年增长了55.80%；2012年院均门诊量192万人次，是同年全国中医医院平均水平的15倍。医疗服务效率提高，出院患者平均住院日从2009年的院均16.57日减少为2012年的14.82日，平均减少1.75天。科技成为中医药事业发展重要引擎。

二、中药资源普查试点工作取得新进展

（一）全面推进，突出重点

印发了《2013年中药资源普查试点工作要点》，要求各试点省份在认真组织开展中药资源及其相关传统知识调查、建设好资源信息监测站和中药种子种苗繁育示范基地的同时，要强化中药资源普查组织管理和技术支撑体系建设，把普查成果的设计、总结、承接和转化作为重点，以科学技术创新为驱动，不断总结完善普查试点工作，为全国中药资源普查奠定坚实基础。

（二）拓宽渠道，扩大试点

一是国家中医药管理局积极和发改委、财政部、环保部等有关部门协调，争取与他们的项目衔接。二是扩大试点，局科技司与局规财司共同努力，通过发改委公共卫生专项、财政部公益性行业科研专项、环保部生物多样性调查项目继续扩大试点范围。三是开展种苗繁育基地建设，支持河北、山西等11个省建设种子种苗繁育基地。通过扩大试点，使31个省份都参与到中药资源普查试点工作中。

（三）梳理问题，总结效果

一是交流经验，国家中医药管理局分别于2013年4月和11月召开两次试点省份经验交流会，交流分享工作经验。二是社会宣传，在中国国际中药与植物药产业博览会上向外界交流了中药资源普查试点工作总体进展情况，展示宣传了资源调查、种子种苗繁育基地、种质资源库和动态监测服务体系建设的阶段性成果，宣传社会保护资源，科学合理利用资源。三是梳理问题，通过交流和调研，反映出的主要问题是：组织协调难度大、实施方案与实际工作有差距、野外工作无法取得报销凭证、缺乏对外业调查人员的激励机制等。由于各地情况不同、重视程度不同、管理能力不同，组织管理部门和专家分类、分层分析，研究解决的办法。

（四）扎实推进，注重实效

截至2013年底，全国共落实试点工作经费6.3亿元，在25个省（区、市）的698个县组织开展普查试点工作。取得阶段成效，一是“两项建设”（体系、基地）按预期计划启动，通过各地政府及中医药管理部门的有力组织和技术单位的努力工作，探索建立由资源中心、53个监测站、655个检测站构成中药资源动态监测信息服务体系，完成14个监测站的建设，涉及四川、云南、甘肃、重庆、吉林、宁夏、广西、河北、内蒙古、山西10个省（区）；11个种子种苗繁育示范基地和2个种质资源库建设已经启动。二是“两项调查”（资源、传统知识）有所收获，获得了9000种中药资源调查数据，重点调查了药典收载的400多种中药材；与中药资源相关的传统知识调查仍在进行。2011年启动实施试点工作的省已经完成外业调查工作，现正进行内业整理，进入总结阶段；2012年启动实施试点工作的省已经完成大部分的外业调查工作，进入内业整理阶段。

三、中医药传统知识保护研究进入新阶段

自2004年开始，国家中医药管理局不断围绕中医药传统知识的保护、传承和创新开展系统研究，提出的战略、建议、措施被写入《国家知识产权战略纲要》。2013年，争取财政部通过行业科研专项支持“中医药传统知识保护技术研究”项目，将保护研究工作向纵深推进。

一是构建研究组织框架。2013

年4月，国家中医药管理局印发《关于成立中医药传统知识保护研究中心的通知》，建立一个中医药传统知识保护研究中心（设在中国中医科学院中国医史文献研究所）、6个分中心（吉林、安徽、山东、广东、甘肃、贵州）的研究工作组织框架。分别负责组织协调全国和区域中医药传统知识的调查、管理、研究、推广应用等工作。

二是明确工作步骤。重点开展调查、建档、编目、建库等基础工作，细化、编制了项目实施方案，制定了"调查技术规范""调查表格"等相关技术材料，并在福建、贵州开展了预调查以验证和完善；研发了"中医药传统知识保护研究工作平台"信息网络系统。

三是实施研究项目。启动"中医药传统知识保护技术研究"项目，采取"项目与工作结合、行政技术两线并行"方式推进实施。2013年12月26日，项目启动会在北京召开，国家卫生计生委副主任、国家中医药管理局局长王国强和国家中医药管理局副局长王志勇亲自参加启动会，并做重要讲话，提出工作要求。

四、"治未病"科研明确新方向

国家中医药管理局组织起草了《中医预防保健（治未病）服务科技创新纲要（2013～2020年）》（简称《纲要》），并于2013年3月25日发布。

围绕落实《纲要》任务，一是加强宣传，通过新闻发布会、会议、论坛、培训班等途径，以简明的方式解读核心内容，动员社会共同参与。二是落实任务，2013年"十二五"支撑计划启动了"中医预防保健（治未病）服务技术研究与示范"项目和"功能障碍的中医康复临床规范和评价研究"项目。三是利用抓手，结合浦东综合改革试验区新一轮建设，国家中医药管理局与上海市中医药发展办公室共同研究新的试验内容，以为健康服务提供技术和产品为核心，探索协同创新的机制，打破条块分割，围绕仪器设备和调理产品研发，整合科技资源，建立利益机制，争取在几年内创新成果。

五、应急科研建立新机制

一是建立"中药安全性评价与风险管理平台"。中药安全性评价与风险管理平台依托中国中医科学院中药研究所作为牵头单位，联合国内中药安全性方面的科研力量（包括医疗机构和企业），建立跨机构、跨学科的开放式管理型重点研究室。协助管理部门组织提出中药研究规划，统筹开展中药安全性方面的研究工作。同时，针对中药安全性突发事件和热点问题，迅速开展应急性研究和工作，用研究结论指导安全、合理使用中药，并为中药科普宣传提供可靠资料。

二是依托传染病中医临床科研体系，积极应对突发传染病。2013年人感染H7N9禽流感病例出现后，国家中医药管理局中医药传染病防治临床科研体系迅速启动，第一时间搜集分析病例，确保中医专家组在第一时间指导一线救治。同时，下达中医药防治人感染H7N9禽流感应急科研专项立项计划，从人感染H7N9禽流感典型病例个案研究、病例集成研究、科研方法学、中医防治方案研究和科研组织模式等角度设立课题，不断积累临床、基础研究资料，为中医药临床防治提供科学指导和技术支撑。组织传染病专项办公室密切跟踪疫情，编辑了31期简报。此外还组织"五运六气"课题组，分析了疫情演变规律，为整体防治工作提供参考。

（王　庆、陈丽娜）

【"十二五"科技支撑计划中医药项目全面启动】　2013年，有4项"十二五"科技支撑计划中医药项目下达立项计划并启动。分别是"中医预防保健（治未病）服务技术研究与示范"，项目总经费1893万元；"名老中医临床经验、学术思想传承研究"，项目经费1610万元；"功能障碍的中医康复临床规范和评价研究"，项目经费1403万元；"提高中医疗效的病证结合临床示范研究（一）"，项目经费4828万元。

中医预防保健（治未病）服务技术研究与示范项目的主要目标是：基于中医对健康状态内涵的研究，制定健康状态辨识评估、干预和信息处理的指标体系，并建立相应的检测评估技术方法和工具；研发和集成公共卫生服务、产业化服务、慢性非传染性疾病防控等5个主要服务领域的中医预防保健（治未病）服务适宜技术，建立开放的中医预防保健（治未病）服务技术库。

名老中医临床经验、学术思想传承研究项目的主要目标是：多学科结合，研究建立名老中医独特经验的总结、评价和应用适宜方法，规范和评价名老中医独特的辨证方法、特色治则治法、特色诊疗技术和特色有效方药，形成名老中医传承应用指南。

功能障碍的中医康复临床规范和评价研究项目的主要目标是：创新并规范认知、痉挛、尿潴留、手功能、颈椎功能5种常见功能障碍中医康复技术、方法，解决临床实际难题，在国际公认标准的基础上，提高相关功能障碍康复疗；建立符合国际规范、体现中医特色的"认知、手功能"等功能障碍的临床评价标准及指标体系。

提高中医疗效的病证结合临床示范研究（一）项目的主要目标是：选择冠心病、慢性心衰、慢性肾脏病、类风湿性关节炎、肠易激综合征、银屑病、小儿紫癜性肾炎等疾病，明确其影响疗效的1～2个关键问题，研究提出新的解决思路和干预方案；形成冠心病、慢性心衰、慢性肾脏病、类风湿性关节炎、肠易激综合征、银屑病、小儿紫癜性肾炎等疾病的高级别循证医学证据、可供推广的病证结合干预系列方药和辨治方案，在一些主要指标国际公认水平的基础上预期疗效提高3%～15%。

（邱　岳、王思成）

【"973"计划中医理论专题第三届专家组成立】　2013年6月14日，第三届"973"计划中医理论专题专家组成立暨专题实施情况汇报会在北京召开，科技部副部长陈小娅，"973"计划第五届专家顾问组组长徐冠华，国家卫生计生委副主任、国家中医药管理局局长王国强，国家中医药管理局副局长李大宁，第三届”973”计划中医理论专题专家组专家及部分首席科学家和在京中医药行业相关代表，共40余人参会。

“973”计划中医理论专题设立于2005年。为保障专题的顺利实施，发挥好专家的咨询作用，科技部成立了“973”计划中医理论专题专家组，每届任期3年。专题专家组的主要任务是开展战略研究，对专题组织实施中的重大问题提出咨询意见和建议；提出专题年度申报指南建议；主持或参与专题项目评审、中期评估和结题验收工作；对专题项目重大调整提出咨询意见和建议；同时以项目责任专家的形式，跟踪了解项目执行情况。第二届专题专家组已经圆满地完成了任务。新成立的第三届“973”计划中医理论专题专家组由15位科学家组成，组长是世界中医药学会联合会副主席兼秘书长李振吉任教授，副组长是上海中医药大学校长陈凯先院士、中国中医科学院副院长刘保延研究员。国家中医药管理局科技司副处长王思成担任秘书。陈小娅副部长、王国强副主任、徐冠华组长向专题专家组专家颁发了聘书。

（邱　岳、王思成）

【2013年度“973”计划中医理论专题4个项目立项】　2013年，科技部发布3个“973”计划中医理论专题的申报指南，共有17个项目参与申报。经过形式审查、同行评议和复评答辩，共有4个项目立项。

其中“中医证候临床辨证的基础研究”项目由中国中医科学院中医基础理论研究所的胡镜清研究员承担，项目研究目标是揭示冠心病痰瘀互结证生物学基础及其和冠心病痰瘀互结证候的相关性；建立冠心病痰瘀互结证客观量化表征与系统辨证方法，为创新中医辨证方法提供理论基础。

“腧穴配伍方案的优选及效应机制研究”项目由长春中医药大学的王之虹教授承担，项目拟通过研究腧穴配伍效应的影响因素和针灸腧穴配伍效应规律谱，形成腧穴配伍优选原则，为指导针灸临床实践提供科学理论依据。

“腧穴配伍效应规律及神经生物学机制研究”项目由中国人民解放军第四军医大学的熊利泽教授承担，项目拟通过研究揭示腧穴配伍一般规律，比较配穴与单穴、远近与局部配穴之间的效应差异，重点阐明腧穴配伍的神经生物学新机制。

“‘上火’的机理与防治研究”项目由浙江中医药大学的范永升教授承担，项目拟研究建立“上火”的辨证标准，明确“上火”的现代表征方法，阐明滋阴降火和清热泻火的作用机制，为中医预防和治疗“上火”提供有效方法和科学依据。

（邱　岳）

【中医药传统知识保护调查工作启动】　自2004年以来，国家中医药管理局围绕中医药传统知识保护开展了多方面专题研究，明确了中医药传统知识的概念、内涵，提出了建立保护名录和专门保护制度的建议。2008年，建立中医药传统知识保护名录和专门保护制度被写入《国家知识产权战略纲要》。2013年4月，国家中医药管理局下发《关于成立中医药传统知识保护研究中心的通知》（国中医药科技发〔2013〕18号），成立中医药传统知识保护研究中心，设在中国中医科学院中国医史文献研究所，并且在吉林、安徽、山东、广东、甘肃、贵州成立6个片区分中心，负责组织全国中医药传统知识的调查、管理、研究、推广应用等工作。同时，国家中医药管理局在财政部支持下，启动实施了“中医药传统知识保护技术研究”项目。该项目将在31个省（区、市）开展中医药传统知识调查，在全面掌握中医药传统知识资源状况的基础上，建立中医药传统知识保护名录和数据库，推动中医药传统知识保护专门制度的建立和中医药传统知识价值评估和转化利用。

（陈丽娜、陆建伟）

【恢复开展中医药科技成果登记工作】　在全面梳理、总结近年来有关中医药科技成果管理和研究工作，系统了解国家科技成果管理的政策要求的基础上，国家中医药管理局组织制定了《中医药科技成果登记管理办法》，经国家中医药管理局局长会议审议通过后，于2013年7月9日正式印发。依据《中医药科技成果登记办法》，并结合推动政府职能转变和鼓励发挥中介机构作用，国家中医药管理局委托中国中医药科技开发交流中心成立了“国家中医药管理局科技成果登记办公室”，主要负责中医药科技成果登记管理、宣传交流和转化推广，为管理部门以及科研人员、临床机构、相关企业和社会公众提供服务。

2013年9月，国家中医药管理局下发了《关于开展中医药科技成果登记工作的通知》，组织在全国范围进行中医药科技成果登记和备案工作。主要对自“十五”以来，国家及省级有关部门下达的各类科技计划和项目（含专项）产生的中医药科技成果进行登记。截至2013年年底，共受申请登记、备案成果1628项，其中申请登记563项，申请备案1065项。

（陈丽娜、陆建伟）

五、国际交流与合作

【概述】　2013年，中医药国际交流与合作工作得到了国家领导人的高度重视，在我国外交事业中的作用得到进一步发挥。2013年8月20日，国家主席习近平在会见世界卫生组织总干事陈冯富珍时提出：“促进中西医结合及中医药在海外发展，推动更多中国生产的医药产品进入国际市场。”2013年9月13日，国家主席习近平出席于比什凯克举行的上海合作组织成员国元首理事会第十三次会议并发表重要讲话，提出：“传统医学是各方合作的新领域，中方愿意同各成员国合作建设中医医疗机构，充分利用传统医学资源为成员国人民健康服务。”2013年10月21日，习近平在会见马其顿总统伊万诺夫时提出：“（两国要）扩大教育、文化、艺术、中医药等领域交流。”此外，2013年9月11日、12月5日，习近平分别在比什凯克和北京人民大会堂见证了中吉、中乌中医药领域合作谅解备忘录的签署。

2013年，中医药对外交流与合作工作总体思路是，认真学习贯彻中共中央十八大、十八届三中全会精神，以党的群众路线教育实践活动、加强党员队伍建设和基层支部建设为指导，立足于进一步深入贯彻落实《国务院关于扶持和促进中医药事业发展的若干意见》《国务院关于促进健康服务业发展的若干意见》和《商务部等十四部委关于促进中医药服务贸易发展的若干意见》，实施《中医药事业发展“十二五”规划》和《中医药对外交流与合作中长期规划纲要（2011～2020）》，坚持以服从、服务于中医药事业发展大局及国家外交、卫生和服务贸易工作方针为导向，结合全国工作部署和重点任务分工，总结、研究和探索国际合作新领域、新途径和新模式，不断巩固和开拓多边双边交流与合作，持续加强中医药国际标准化建设和文化国际传播，促进中医药服务贸易发展，深化两岸四地联系，以设立国际合作专项为推手，加强对中医药国际重点问题的形势分析与研判，努力推动中医药对外交流合作工作更上新台阶。

一、加强中医药国际化的战略与策略研究

一是着手论证“中医药海外发展国家战略”的必要性与可行性。召开不同层次和规模的研讨会、座谈会、论证会，充分听取外交部、商务部以及国家卫计委等部委负责人、有关专家的意见和建议，深化对形成这一国家战略重大意义的理解与认识，完善战略的总体构想，明确战略确立的必要条件和现实可能性。二是在工作层面及时抓住历史机遇，推动与上合组织地区国家开展中医药领域交流，与吉尔吉斯斯坦卫生部签署了中医药领域合作的谅解备忘录，为配合中央提出的建设“丝绸之路经济带”发挥中医药作用。三是落实领导人关于周边外交工作的讲话精神，加强与周边国家中医药交流活动。举办2013中国-东盟传统医药高峰论坛和第五届中国（玉林）中医药博览会，与外交部共同在广西成立“中国-东盟中医药交流合作中心”。落实中韩两国领导人会见成果，召开第十三次中韩传统医学协调委员会会议。召开2013年中国-新加坡中医药合作委员会会议，续签中新中医药合作计划书。四是积极推动中医药援外工作。2013年是我国援外医疗队派遣50周年。以长春中医药大学附属医院为代表的中医药援外医疗先进集体和个人于2013年8月16日受到习近平的接见。在我国援外医疗队伍中，中医专业医师遍布42个国家，占援外医疗人员总数的10%左右，中医医师已经成为“无冕外交官”，为服务国家外交方针作出重要贡献。

二、扎实推进多边、双边合作工作，筑牢中医药政府交流的基础

一是提升与世界卫生组织的合作水平。国家卫生计生委副主任、国家中医药管理局局长王国强率团访问世界卫生组织总部，与其签署《中医药领域项目协作协议》，明确了合作的目标、原则和重点领域、工作机制。推动世界卫生组织《传统医学全球战略（2014～2023）》制订工作。陈冯富珍、王国强以及来自各国的高级卫生官员共同在澳门特别行政区出席了战略的发布仪式。二是稳步推进与欧盟草药注册当局（EDQM）的合作，为中药标准进入欧盟药典奠定基础。三是加强与重点国家的合作：中医药纳入中美第五轮战略与经济对话合作成果清单，与美国卫生和公众服务部共同支持召开2013年国际中医药肿瘤学术研讨会。积极参加中俄人文合作委员会第十四次会议和中俄卫生分委会第十三次会议，与莫斯科州政府签署关于中医药合作的会谈纪要。成功召开中法中医药合作委员会第五次会议。与法国巴黎公立医院集团签署了《在中医药领域合作的框架协议》。支持巴黎公立医院集团、法国里尔大学中心医院、蒙彼利埃大学中心医院和斯特拉斯堡大学中心医院4家机构发布“开展中医药合作的倡议书”。加强与澳大利亚联邦外交外贸部、科技部和中医师注册委员会的工作联系，支持建设“中澳国际中医药研究中心”。中医药纳入“中英财金对话合作框架”，与瑞士、意大利、瑞典、德国、英国的交流与合作都有积极进展。四是继续夯实与发展中国家的合作基础。在中乌（克兰）政府合作委员会卫生分委会中积极纳入中医药合作议题，与马其顿合作上升到元首访问内容。与科摩罗签署了《关于传统医学领域合作的谅解备忘录》，支持广州中医药大学快速控疟项目扩大到儒昂岛，科摩罗联盟副总统阿德·穆哈吉亲赴广州中医药大学向李国桥教授和宋健平博士授予总统奖章。与肯尼亚、南非、坦桑尼亚、南非、柬埔寨等交流也得到加强。

三、深入开展中医药国际标准化工作

一是稳步推进WHO传统医学国际疾病分类项目工作。有效组织全国专家团队，按照既定工作机制，以ICD的编制要求为依据，以体现中医药理论体系、兼容日韩医学特点为原则，逐步完成分类和术语体系的建设，按时完成ICD—11第23章以中医理论为主导的病、证分类体系，保证世界卫生组织及时公布Beta版，同时部署在全国有代表性的各级中医医疗机构开展指标体系的临床测试工作。二是继续支持ISO中医药技术委员会（暂定名）秘书处工作。不断完善中国参与国际标准化组织标准制修订工作的工作机制，坚持与中医药临床和市场应用为导向，依托各中医药标准化技术委员会和各依托单位、参与专家，圆满完成了中国代表团参加ISO中医药技术委员会第四次全体大会的会议任务，有力推动了中医药标准化工作取得阶段性成效。

四、稳步推动中医药服务贸易发展

一是继续加强中医药服务贸易政策研究。国家中医药管理局会同商务部集中赴北京、天津、上海、广州等城市有关机构开展调研，深入了解中医药服务贸易的市场需求、发展主体、服务模式、技术内涵、产品特色、发展障碍等情况。二是与商务部共同启动中医药服务贸易试点建设工作。成立中医药服务贸易专家咨询委员会和工作办公室，开展首批中医药服务贸易重点项目、骨干企业（机构）和重点区域的建设申报工作。全国共有97家单位申报了共计120个中医药服务贸易重点项目；56所企业、47所机构共计103所单位申报了中医药服务贸易骨干企业（机构）；15个地区申报了中医药服务贸易重点区域。专家委员会正在认真评审。三是继续办好第二届“京交会”中医药服务贸易专题活动。中医药服务贸易专题是第二届京交会唯一的行业主题板块，中医药主题日暨中医药服务贸易大会、权威政策发布会、产品推介会、双语养生讲座及中医药体验活动等几场主要活动都收到较好效果。会议期间，王国强陪同汪洋副总理参观了“京交会”中医药服务贸易特装展区，汪洋对中医药服务贸易工作给予高度评价，并提出进一步要求。四是支持北京、上海、广东、内蒙古、甘肃等地区出台地方性促进中医药服务贸易发展政策，发挥地方积极性，在服务贸易实践中“先行先试”，总结经验，探索模式。

五、支持多形式民间中医药国际交流合作

继续为海内外中医药行业和学术机构开展学术交流提供指导和支持，积极支持世界中医药学会联合会、世界针灸学会联合会、中医药国际联盟、中国中药协会、中国医保商会等国际和国内行业、学术组织开展各领域专题国际交流与合作，第十届世界中医药大会、世界针灸学术大会以及各类中医药高水平学术论坛取得积极的国际影响。2013年6月11～22日，国家中医药管理局与中国侨联共同主办“亲情中华·中医中药海外行”，组织中医药知名专家赴阿联酋、埃及和瑞典进行中医药海外文化宣传义诊。访问期间，中医专家进行了数场中医养生讲座，为当地侨领侨民和我驻3个国家的使领馆的驻外人员义诊，受到了当地华人华侨的热烈欢迎。

六、不断完善中医药国际合作支撑体系建设

一是加强对中医药国际交流合作基地的管理与指导，提高基地参与国际交流与合作的能力。在充分调研首批基地工作成绩、工作需求和存在问题的基础上，召开基地工作座谈会，广泛征求意见与建议，草拟新的中医药对外交流合作基地建设标准和管理办法。二是开展中医药外向型人才培养工作。委托北京中医药大学等单位举办中医药对外交流与合作培训班，面向中医药国际合作基地的外事管理干部和专家开展专题培训。积极参与2013年国家外国专家局组织的出国（境）培训项目对接会，与相关培训单位建立培训合作机制，组织赴美国开展“社会资本举办传统医药医疗机构监管”培训任务。三是开展中医药国际信息平台建设工作。启动国家中医药国际交流与合作信息服务平台建设项目，计划通过3年时间建成覆盖全行业的共建共享信息平台，提供中医药对外交流与合作、中医药及各国传统医药发展情况等信息，使之成为行业内掌握国际传统医药信息的重要手段和途径。

七、加强因公出国（境）管理

认真贯彻执行中央《关于进一步加强因公出国（境）管理的若干规定》《关于坚决制止公款出国（境）旅游的通知》等文件精神，完善局直属单位的相关出访管理制度，严格对双跨团组、培训团组的管理与控制，妥善协调中医药走向国际的专业需求与严控出国的工作要求之间的关系，突出重点，严格审批，有取有舍，有保有压。在控制总量和保证质量的前提下，2013年团组比同期减少23%，人次数减少15%。继续加强对因公护照的收缴和管理工作，按照外交部要求完成电子护照相关软件的更新、出国信息统计、电子护照采集系统配置等各项工作。

（王笑频）

【国家中医药管理局参与世界卫生组织传统医学全球战略制定工作】 为落实2009年通过的全球传统医学决议，推动传统医学在全球的发展，世界卫生组织在2013年发布传统医学全球战略。此战略的制定为成员国推进传统医学在本国的发展提供了技术指导。我国是传统医学大国，将我国的成功经验和发展理念融于战略内容不仅有利于扩大中医药在世界上的影响，同时也会提高传统医学在其他国家的发展水平，促进国际社会对传统医学的重视和认可。国家中医药管理局在制定过程中不仅选派专家参与起草工作，而且广泛征求国内专家意见，对战略的制定和完善起到了重要作用。战略已于2013年10月28日在澳门发布，世界卫生组织总干事陈冯富珍，国家卫生计生委副主任、国家中医药管理局局长王国强，印度卫生部部长等出席了发布仪式并讲话。

（朱海东）

【我国与世界卫生组织签署中医药领域项目协作协议】 应世界卫生组织邀请，国家卫生计生委副主任、国家中医药管理局局长王国强于2013年4月16日率代表团访问了位于日内瓦的世界卫生组织总部。访问期间，代表团与世界卫生组织总干事陈冯富珍、助理总干事玛丽·保乐·基恩等进行了亲切会谈，并签署了国家中医药管理局与世界卫生组织中医药领域项目协作协议。

这是我国首次与世界卫生组织签署的有关推进传统医学方面的合作协议，协议涵盖了制定中药、针灸、拔罐、推拿等应用质量规范，中国帮助世界卫生组织及其他合作伙伴建立传统医学从业者数据库，建立国际监管网络等10项合作内容。协议的签署在推动中医药走向世界进程中具有里程碑意义，也充分体现了世界卫生组织对中国中医药事业发展的高度重视。

（朱海东）

【李国桥、宋健平获科摩罗总统奖章】 由于我国两名中医药专家、广州中医药大学李国桥教授和宋健平博士为帮助科摩罗清除疟疾作出重要贡献，受科摩罗联盟总统伊吉利卢·马迪之托，科摩罗联盟副总统兼卫生部长福阿德·穆哈吉在广州中医药大学为两人授予总统奖章，这是该国历史上首次将此奖授予他国专家。

2007 年以来，作为国家中医药管理局中医药国际科技合作重点项目，广州中医药大学“青蒿素复方快速灭疟项目”在国家卫计委、外交部、商务部、科技部、广东省政府和中国驻科摩罗大使馆的支持下，先后在科摩罗莫埃利岛和昂儒昂岛近 40 万人口地区实施快速控制方案，有效遏制了两岛疟疾流行，短期内实现了从高度疟疾流行区向低疟疾流行区的转变，并实现了疟疾零死亡。

国家中医药管理局副局长李大宁出席了授勋仪式并致辞，他说，广州中医药大学快速灭疟团队克服条件艰苦、远离祖国等困难，长期坚持在疟疾疫区工作，不仅出色完成了任务，促进了中非友谊，产生了很好的国际影响，还同时探索出一条中医药防治重大疾病的新路径，是新时代的白求恩式国际主义精神。

（肇　红）

【国家中医药管理局与吉尔吉斯斯坦签署中医药领域合作谅解备忘录】 2013 年 9 月 11 日，在国家主席习近平见证下，国家中医药管理局与吉尔吉斯斯坦卫生部在比什凯克签署了《中华人民共和国国家中医药管理局与吉尔吉斯共和国卫生部关于中医药领域合作谅解备忘录》，推动在当地建立中医医疗机构，并在植物药研究与开发方面开展合作。

（陆烨鑫）

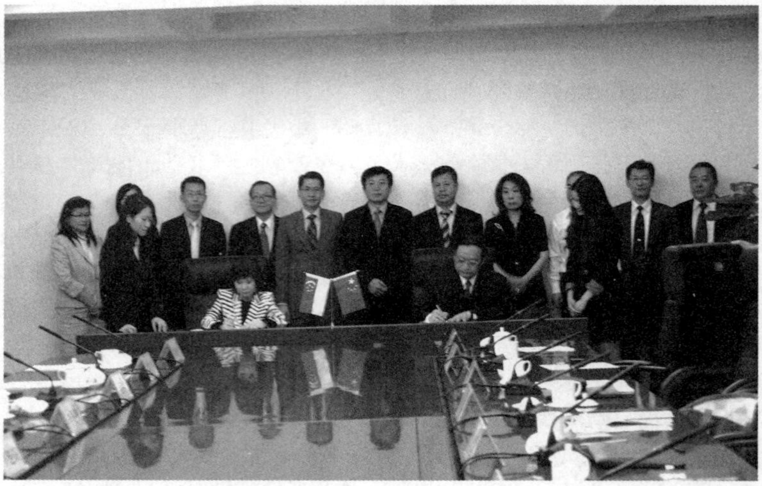

2013 年 5 月 15 日，国家中医药管理局与新加坡卫生部召开中新中医药合作委员会会议，国家卫生和计划生育委员会副主任、国家中医药管理局局长王国强与新加坡卫生部及人力部政务部长许连碹会后签署中新中医药合作计划书

【国家中医药管理局与乌克兰卫生部签署中医药领域合作的谅解备忘录】 2013 年 12 月 5 日，在国家主席习近平见证下，国家中医药管理局与乌克兰卫生部签署了《中华人民共和国国家中医药管理局与乌克兰卫生部关于中医药领域合作的谅解备忘录》，双方成立中医药协调委员会，在中医药医疗、教育、科研、产业等方面开展全方位的交流与合作。

（陆烨鑫）

【国家中医药管理局与新加坡卫生部召开中新中医药合作委员会会议并签署中医药合作计划书】 2013 年 5 月 15 日，中新中医药合作委员会会议在北京召开。国家卫生计生委副主任、国家中医药管理局局长王国强，国家中医药管理局副局长于文明，与新加坡卫生部及人力部政务部长许连碹及新加坡驻华大使罗家良等代表团一行 9 人进行了会谈，并签署了新一轮中医药合作计划书。

在首先召开的工作层面的双边会谈中，双方回顾了中新在中医药领域的合作情况，就双方关心的信息交流、中医科研及人员培训等方面的合作深入交换了意见，并对即将签署的中医药合作计划书有关事项达成了一致。在随后进行的部长会谈中，王国强对工作会谈取得的成果表示了肯定和赞赏，并称中新在中医药领域的合作是双边合作的典范，促进了两国中医药事业的发展，希望中新能够继续加强交流与合作。许连碹对中方在推动新加坡中医药事业发展方面所提供的支持与帮助表示感谢，并希望中方继续对新加坡中医师的资格认证、考试和临床科研等方面给予技术支持，同时表示新方愿意继续为中方中医药管理人员提供短期的医疗管理培训。

王国强及许连碹分别代表双方签署了新一轮的中新中医药合作计划书。

中国中医科学院副院长范吉平、国家中医药管理局中医师资格认证中心主任王北婴、北京中医药大学副校长徐孝以及国家中医药管理局医政司、国家中医药管理局国际合作司有关人员陪同参加了会议及签字仪式，并在工作会谈上发言。

新加坡卫生部代表团在华期间还访问了中国中医科学院、广安门医院、中国北京同仁堂（集团）有限责任公司等机构。

（徐　晶）

【第十三次中韩传统医学协调委员会会议在北京召开】 2013 年 7 月 31 日，第十三次中韩传统医学协调委员会会议在北京召开。国家卫生计生委副主任、国家中医药管理局局长王国强与韩国保健福祉部次官李永灿进行了会谈，并签署了第十三次中韩传统医学协调委员会备忘录。

双方回顾了中韩在中医药领域多年来富有成效的合作，围绕传统医药产业领域合作与交流、民间传统医学学术与人员交流、传统医学政策管理方面的信息交流以及在国际平台上开展合作等双方关注的议题充分交换了意见，进行了有益的探讨，并且对第十三次中韩传统医学协调委员会备忘录达成一致。王国强表示，2012 年是中韩两国建交 20 周年，此次会议已被纳入中韩建交 20 周年纪念活动框架，同时也是落实韩国总统朴槿惠 2013 年 6 月访华成果的一项重要举措。王国强提出双方继续在国际合作平台上开展合作，促进双方在传统医药产业领域、传统医学政策管理方面的交流与合作，支持两国传统医学相关机构之间开展交流与合作等几点建议，希望双方能在传统医药领域进一步加强合作、实现共赢。李永灿对中韩在传统医学领域的合作表示了肯定，同时希望进一步加强双方在该领域的合作与交流。

王国强及李永灿分别代表双方签署了第十三次中韩传统医学协调委员会备忘录。

中国中医科学院、中华中医药学会和局规划财务司、科技司、医政司的有关领导及人员陪同参加会议。

韩国保健福祉部代表团在华期间还访问了中国中医科学院、广安门医院、中国北京同仁堂（集团）有限责任公司等机构。

（徐　晶）

【推进设立中国-东盟传统医学交流合作中心】 2011 年 11 月，温家宝总理在第十四次中国-东盟（10＋1）领导人会议上，倡议设立中国-东盟传统医学交流合作中心。为落实国家领导人与会成果，推动中国-东盟中心建设，国家中医药管理局国际合作司及时将领导指示与广西方面进行沟通，并就如何建立中心等具体工作进行了反复研究。中心将依托广西中医药民族医药科学院，面向东盟、服务全国，在医疗、保健、人才培养、科研开发、健康养生、文化旅游等方面开展与东盟合作，力争建设成为一个中国与东盟传统医药合作的示范机构。国家中医药管理局国际合作司组织了专家论证会，就中心建设背景、意义、可行性、必要性以及性质、管理运行机制、开展业务范围等进行了深入论证。通过评审，在局长会正式通过广西壮族自治区“中国-东盟中医药交流合作中心”建设方案，并与外交部共同发文同意中心的成立。

（朱海东）

【中瑞中医药领域谈判取得重大进展】 国家中医药管理局积极利用中国-瑞士自由贸易区谈判平台，扩大中医药准入，为我国中医药行业争取利益。谈判初期，国家中医药管理局国际合作司充分调研，不断完善中瑞谈判要价内容，邀请商务部，组织业内企业和行业协会召开中瑞自贸区中医药专题研讨会，了解业界需求，就中医药服务在瑞壁垒和解决方法进行专题研讨。在广泛调研的基础上，积极配合商务部调整策略，在最终谈判中以瑞方关切的中方出价换取中医药领域要价的实现。中瑞中医药领域谈判成果主要体现在 3 个方面：第一，在服务贸易附件中单独设立“中医药服务”章节，规定双方将就影响中医药服务的有关政策和措施、中国中医师工作许可、增加中医药服务等方面开展对话、进行磋商。第二，在经济技术合作工作方案附件中，特别规定将加强国家中医药管理局与瑞士联邦公共卫生办公室在中医药领域的交流与合作。第三，在整个自贸协定中增加有关“中医药报销”的附件，规定瑞方定期通报有关中医药纳入基本医疗保险的信息。中瑞要价成果基本反映了业内需求，最大限度促进了瑞方对中医药的准入，是中医药参与自贸区谈判的又一成果。

（马宁慧）

【王国强率中医药代表团访问俄罗斯】 应俄罗斯莫斯科州政府邀请，国家卫生计生委副主任、国家中医药管理局局长王国强率团于 2013 年 9 月 12～16 日访问俄罗斯。访问期间与莫斯科州州长沃罗比约夫举行会谈并签署了会谈纪要，双方商定将开展中医药各领域的交流与合作，共同推荐相关机构在莫斯科州开展中医医疗合作。

王国强在与沃罗比约夫州长会谈中强调，希望在政府层面与莫斯科州共同开展中医药领域全方位的合作而不仅仅只是建立一个中医医疗机构，也希望莫州在中医师的资质认证和中药产品在俄的合法使用等问题上提供便利条件并有所突破。通过与莫州的合作能够共同摸索创新出一种新的合作模式和机制。

访俄期间，代表团还应俄国防部的邀请，与俄国防部第一副部长查理科夫举行了会谈。对方表达了希望与中方开展中医药医疗领域合作的强烈愿望，希望使俄方军人也能够享受中医药的特色和优势。王国强首先感谢俄政府在汶川地震、黑龙江水灾时等给予中方的支持和帮助，同时也表示国家中医药管理局与总后卫生部一直有着密切的合作，中医药在军队的日常预防保健、消除疲劳以及在抗震救灾、抗洪抢险中的骨伤、皮肤和肠道感染等方面有着非常好的疗效，并表示将积极支持推动俄国防部希望在俄建立中医药中心一事。

访问期间，代表团参观了当地的中医机构，与当地中医药界从业人员广泛接触座谈，了解掌握中医药在俄罗斯的真实情况及存在的机遇和困难等。代表团还拜访了我驻俄罗斯使领馆，就中俄中医药领域的交流与合作交换了意见。

（陆烨鑫）

【于文明率团访问科摩罗和肯尼亚】 应科摩罗卫生部和肯尼亚卫生部邀请，国家中医药管理局副局长于文明于 2013 年 3 月 21～26 日率团访问了科摩罗和肯尼亚。

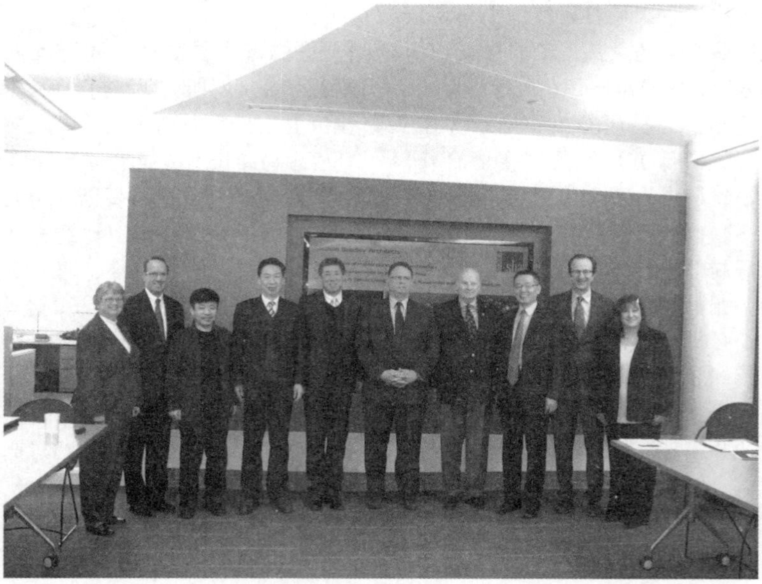

2013 年 3 月 5 日，国家中医药管理局副局长李大宁率团赴美国巴哈马访问

在访问科摩罗期间，代表团一行拜会了科摩罗联盟总统伊吉利卢·马迪先生，与科摩罗联盟卫生部部长穆瓦娜富拉哈·艾哈麦德女士进行了工作会谈，就加强中科传统医药领域合作及在科实施的疟疾防治项目交换了意见，探讨了下一步工作计划，签署了《中科关于传统医学领域的合作谅解备忘录》。在科摩罗联盟卫生总局和国家疟疾防治中心组织下，中科双方共同召开了科摩罗疟疾防治项目研讨会，世界卫生组织驻科摩罗办公室、全球基金驻科摩罗办公室、联合国儿童基金会等机构的代表 40 余人参加了此次会议。

在访问肯尼亚期间，代表团一行参观了肯尼亚公共卫生部疾病控制中心和国家疟疾防治中心，与疾控中心主任威利斯和国家疟疾防治中心主任约翰进行了工作会谈，双方就在传统医药方面的合作，尤其是肯尼亚的传统草药的研发方面达成共识。

代表团还与驻科大使王乐友、驻肯大使刘光源沟通了在非洲开展中医药合作的具体情况。国家中医药管理局规划财务司、科技司、国际合作司以及广州中医药大学的相关人员陪同出访。

（肇　红）

【李大宁率团访问美国、巴哈马】
应美国希伯来健康养老中心、天士力北美药业和巴哈·玛集团邀请，国家中医药管理局副局长李大宁于 2013 年 3 月 3 ~ 12 日率团访问美国、巴哈马。

在访问波士顿期间，代表团与希伯来健康养老中心就美国持续照料退休社区（美国养老社区，CCRC）发展状况及与中国合作的相关事宜进行了会谈，初步达成了合作意向；与麻省总医院医疗职业学院就专科护理人才教育与培训，特别是老年生活护理专业人员培训事宜进行了深入交流；与 NBJJ 建筑公司、Leggat—McCall 资产规划公司、Perking Eastman 建筑设计公司就养老社区（CCRC）规划与建设事宜进行了讨论交流；听取了霍普金斯大学有关美国医学教育及住院医师、专科医师培训情况的介绍，并就霍普金斯大学与中国中医药机构的合作意向进行了讨论。李大宁在会谈中指出，人口老龄化问题已成为全球性问题，中国也正逐步进入老龄化社会，美国 CCRC 在养老服务方面做了很多卓有成效的尝试，积累了丰富经验，中方希望能够与美国希伯来健康养老中心等机构合作，结合中国实际情况，发挥中医药在养生保健和老年护理方面的优势与特色，走出一条符合中国国情的 CCRC 之路。

访美期间，李大宁一行还参观访问了天士力北美药业基地，并就天士力集团等机构联合组建的中医药世界联盟的发展定位、发展方向等问题进行了讨论；与美国南伊利诺伊大学洽谈了与国内中医药院校联合创办美国首家中医孔子学院的事宜。

访巴期间，代表团考察了由中国建筑工程总公司承包的 Baha Mar 大型海岛度假村，商谈了与巴哈玛公司合作在 Baha Mar 大型海岛度假村中开展中医保健、诊疗项目的事宜；参观了巴哈马中医诊所，与中国驻巴哈马大使馆胡山大使及 Ren Xun 中医师就在巴哈马合作开办中医诊所、中医保健机构事宜进行了会谈，积极促成由中国国内保健企业、中医医疗机构及巴哈马中医诊所三方共同开办的合作模式。

国家中医药管理局人教司、国合司及南京中医药大学、江苏省中医院、广东省中医院的相关人员陪同出访。

（朱海东）

【马建中率团访问澳大利亚和斐济】
应澳大利亚中医针灸协会和斐济卫生部的邀请，国家中医药管理局副局长马建中率中医药代表团于 2013 年 10 月 31 日 ~ 11 月 7 日对澳大利亚和斐济进行了的工作访问。

访问澳大利亚期间，代表团出席了世界针灸学会联合会第八届会员大会和学术大会，马建中在会议开幕式上致辞，并与参会的管理者和专家进行了交流。会后，代表团访问了西悉尼大学和北京同仁堂澳大利亚有限公司，了解澳大利亚中医药管理、医疗、科研、教育和产业情况，并与当地中医药界代表进行座谈，深入探讨和交流中医药在澳发展的具体问题。

访问斐济期间，马建中与斐济卫生部部长尼尔·夏尔马在会谈中相互介绍了本国传统医学发展情况，分别表达了在该领域开展合作的愿望。据介绍，斐济是个多元文化的国家，传统医学在一些土著民族中广泛应用，但传统医学尚未纳入其国家卫生体系。针灸、印度传统医学和整脊疗法已进入斐济，但中医药应用较少。代表团还访问了南太平洋应用科学研究院等机构。我驻斐济使馆代表全程陪同参加代表团在斐济的活动，并就当地医药卫生现状和中医药的发展情况与代表团进行了充分的沟通和交流。

（肇　红）

【王国强会见世界卫生组织总干事陈冯富珍】　2013年8月21日，国家卫生计生委副主任、国家中医药管理局局长王国强会见了世界卫生组织总干事陈冯富珍一行。

王国强首先欢迎陈冯富珍一行来华，认为总干事此次访问内容丰富、卓有成效、意义重大。王国强提到在2013年8月20日陪同习近平主席会见总干事时，总干事表现出对传统医学的重视和深厚感情令人感动，感谢她上任以来对推动世界卫生组织框架下的中国传统医学发展所作的大量工作和突出贡献。王国强表示，中国将继续落实《传统医学决议》《西太区传统医学战略》和即将发布的《传统医学全球战略》等一系列世界卫生组织关于传统医学的重要决策，执行《世界卫生组织-中国国家合作战略》以及国家中医药管理局与世界卫生组织签订的传统医学合作协议，愿继续加强双方合作，促进中西医结合及中医药在海外发展，共同帮助非洲国家开展疾病防治和卫生体系建设，为促进全球卫生事业、实现联合国千年发展目标作出更大贡献。

陈冯富珍认为中国国家领导人对传统医学有充分的认识和了解，这有助于中国传统医学的发展，希望进一步加强双方在该领域的合作。此外，陈冯富珍还邀请王国强参加世界卫生组织于2013年10月在澳门召开的传统医学会议，并共同探讨珠海横琴新区传统医学的发展模式，努力提高人类健康水平。

国家中医药管理局副局长于文明、国际合作司副司长吴振斗，中国中医科学院西苑医院院长唐旭东以及世界卫生组织现任驻华代表蓝睿明、候任驻华代表施贺德等陪同参加会见。

（徐　晶）

【吉尔吉斯斯坦医药卫生代表团来访】　2013年6月18日，国家卫生计生委副主任、国家中医药管理局局长王国强会见并宴请来华访问的吉尔吉斯斯坦代表团，国家中医药管理局副局长于文明主持与代表团的工作会谈。吉代表团成员包括吉卫生部国务秘书苏优姆巴耶娃、吉外交服务局局长伊尔萨利耶夫、吉政府建设和区域发展署副署长玛姆别托夫等。

吉方希望尽快推动在吉建立中医医疗机构，推广中西医结合的治疗方式。为此，吉方表示愿意在国家法律层面推动议会立法，确立中医药在吉尔吉斯斯坦的合法地位；努力将中医药服务纳入吉国家医疗保险体系；为中医医疗机构的建设提供所需土地和土木建设方面的支持，并在中方帮助下着手开展中医药技术人员的教育培训工作。中方表示积极支持和推动在吉投资建立中医医疗机构，并落实双方中医药领域各项合作内容。

双方达成3点主要共识。一是双方同意由中国国家中医药管理局与吉尔吉斯斯坦卫生部签署政府部门间的中医药合作谅解备忘录，搭建两国在该领域的政府合作框架，推动双方今后在中医药医疗、教育、科研、文化、保健、产业等方面的交流与合作。二是双方共同成立中医药合作工作组，磋商确定具体的合作内容、合作方式和合作机构。三是由两国对应机构执行某一方面的具体合作。

外交部欧亚司及国家中医药管理局规财司、科技司、国际合作司相关领导等陪同会见。

（陆烨鑫）

【波兰药品、医疗器械和生物制品注册总局代表团来访】　2013年10月16日，国家中医药管理局副局长马建中会见了来访的波兰药品、医疗器械和生物制品注册总局副局长马钦·克拉克斯基一行。

马建中在会谈中详细介绍了我国中医药医、教、研、产等全方面的发展现状以及中药产品在中国的注册情况，并赞赏波方对中药进入波兰的开放态度。波方充分肯定了中医药疗效好、副作用小等优势特点。作为欧盟成员国，波方希望成为中药进入欧洲市场的一扇大门，使中药能在波兰乃至其他欧盟成员国得到更广泛的应用。波方还就中草药和保健品在波兰以及欧盟申请注册和审批的具体程序和要求进行了介绍。波方表示愿意为中药产品在波兰注册提供尽可能的支持，并安排波兰专家、学者访华，学习中医药知识，以便建立更科学的中药产品评价体系。双方达成共识，适时签订合作协议，促进交流与合作，推动中医药在波兰的应用和发展。

国家中医药管理局科技司、国际合作司相关同志陪同参加了会见。

访问期间，代表团还参观访问了北京中医药大学东方医院等中医药机构，实地了解中医药在中国的应用情况。

（陆烨鑫）

【马其顿卫生部代表团来访】　2013年10月21日上午，国家卫生计生委副主任、国家中医药管理局局长王国强会见来访的马其顿卫生部部长尼科拉·托多罗夫一行。

会谈中，王国强肯定了近年来双方在加强传统医药领域交流与合作所作出的努力。双方于2006年签署了中医药领域合作的谅解备忘录，主要内容是中医药教育和中药产品合作。

通过此次会谈，双方达成3点主要共识。一是通过派出中方教师赴马教学和接受马方师资队伍来华进修两个途径，尽快在马其顿相关大学中开展中医药尤其是针灸教学，并逐步实现马其顿中医药教育师资力量的本土化。二是推荐成都中医药大学与马其顿相关大学建立合作关系，马方将尽快派出教育领域专家代表团来华进行实地考察，并磋商人员安排、课程设置等具体合作细节。三是双方将通过互派人员访问考察等方式，加强在中药产品注册和应用方面的交流，为下一步开展该领域合作夯实基础。马方表示愿意从政策层面为中药产品进入马其顿提供尽可能的支持，希望尽快在马其顿高校设立中医课程，推动中医药在马得到更广泛的应用。

国家中医药管理局人事教育司、医政司和国际合作司相关同志陪同参加了会见。

访问期间，托多罗夫部长代表团还陪同该国总统参观访问了成都中医药大学附属医院，实地了解中医药在中国的临床应用情况。

（陆烨鑫）

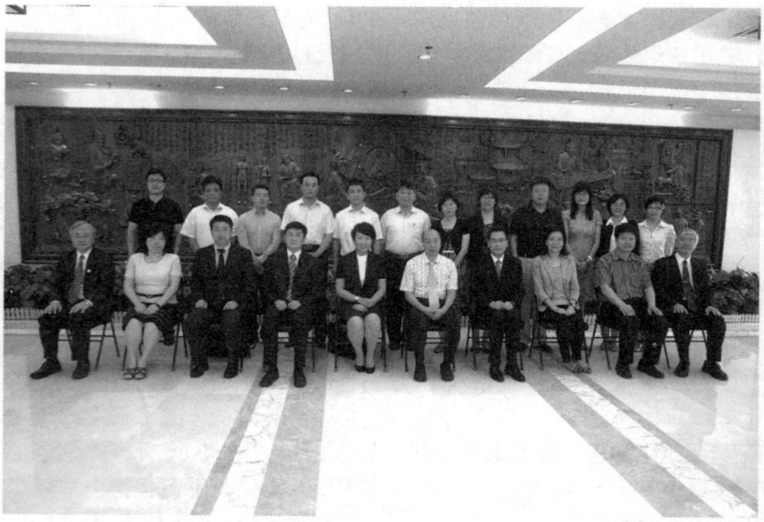

2013 年 8 月 1 日，海峡两岸中医药研究与交流工作小组第三次会议在北京召开

六、内地与港澳台交流与合作

【概述】

一、巩固合作机制，促进两地中医药务实交流与合作

一是国家中医药管理局与香港食物及卫生局签署新一轮中医药合作协议。2013 年 11 月 29 日，国家卫生计生委副主任、国家中医药管理局局长王国强率中医药代表团访问香港，与香港食物及卫生局局长高永文签署了新一轮的《两地中医药合作协议》，明确了两地未来 5 年的合作目标、合作原则、共作机制以及 11 个领域的合作重点。二是支持港澳举办重要的中医药学术和产业交流活动，推动务实合作。派代表团和专家出席香港东华三院王李名珍王定一中西医药研讨会，澳门中药质量研究与创新药物研究高峰论坛，香港 2013 年医院管理局研讨大会，澳门两岸四地中医药院校长论坛，第十二届内地、香港、澳门卫生行政高层联席会议，香港现代化中药展暨高峰论坛等。三是支持澳门建设粤澳中医药科技产业园。安排并接待产业园代表团访问内地，支持中国中医科学院与产业园合作，共同推动产业园中医药展厅的文字设计和展品设计工作。

二、推动海峡两岸中医药项目交流与合作

一是积极落实海峡两岸医药卫生合作协议。中医药工作组在国家中医药管理局牵头，质检、药监部门配合下，构建了工作机制，促进了输台中药材质量控制相关工作顺利开展，并根据 2012 年中医药工作组第二次会议决议，支持台湾“国立中国医药研究所”和中国中医科学院中药研究所优先执行两岸中药质量相关研究计划，支持台湾中国医药大学中国药学暨中药资源学系与上海中医药大学中药研究所优先开展两岸药典中药材（饮片）标准相关研究计划。2013 年 8 月 1 日在北京召开了海峡两岸中医药研究与交流工作小组第三次会议，就双方共同关注的两岸进出境中药材监管、台湾中药制剂特许项目和中药材追踪溯源系统合作等议题进行了沟通研讨。二是继续发挥重要会议平台作用。2013 年 6 月，由国家中医药管理局和厦门市人民政府联合主办的海峡论坛——2013 海峡两岸中医药发展与合作研讨会在厦门举办，海峡两岸中医药界知名专家、学者及企业界共 450 多名代表参会。三是继续支持两岸相关机构开展各种形式的交流活动。2013 年海峡两岸青年联欢节·中医药传统文化研习营、2013 海峡两岸中医药发展与合作研讨会、第三届海峡两岸中医心理学论坛及第二届海峡两岸睡眠医学论坛、海峡两岸中医药与太极养生文化研讨会暨太极寻根之旅活动、第三届京台中医药学生交流营等会议和活动取得积极效果，其中部分项目得到国台办支持，纳入对台合作重点支持项目。

（王笑频）

【国家中医药管理局与香港食物及卫生局签署新一轮中医药合作协议】　2013 年 10 月 29 日，国家卫生计生委副主任、国家中医药管理局局长王国强与香港特区政府食物及卫生局局长高永文共同在香港签署了新一轮《关于中医药领域的合作协议》。

国家中医药管理局与香港食物及卫生局于 2007 年签署了首轮关于中医药领域的合作协议。6 年来，两地围绕协议，搭建平台，优势互补，在中医药发展战略与规划、人才培养、公共卫生、标准化等诸多领域开展了广泛交流与合作，实现了互利共赢，促进了两地中医药事业共同发展。为更好地统筹协调两地资源，进一步促进两地中医药领域的务实合作，满足两地民众日益增长的中医药服务需求，双方决定共同签署新一轮中医药合作协议，明确两地未来 5 年在中医药发展策略与规划、公共卫生、医疗、教育、科研、产业、文化建设等 11 个方面开展重点合作。

王国强在签署协议后发表讲话指出，新的协议将搭建更稳固的交流与合作平台，推动中医药标准化、规范化、现代化和走向世界，为内地与香港中医药交流与合作掀开新的篇章。

（魏春宇）

【海峡两岸中医药研究与交流工作小组第三次会议在北京举行】 为落实《海峡两岸医药卫生合作协议》，根据海峡两岸中医药研究与交流小组共同协商，中医药研究与交流工作小组第三次会议于2013年8月1日在北京顺利召开。

本次会议由国家中医药管理局港澳台办公室主任王笑频主持，国家质量监督检验检疫总局进出口食品安全局副局长林伟、国家食品药品监督管理总局刘春以及台湾方面召集人黄林煌等率团出席了会议。王笑频指出，中医药研究与交流工作小组在两岸中医药领域发挥着独特的作用，迄今为止，工作小组已开展了一系列卓有成效的合作交流活动，有力地推动了两岸中医药事业的共同发展，希望双方能够充分利用会议平台，继续在《海峡两岸医药卫生合作协议》框架下，扩大中医药合作范围，提升合作水平。在王笑频主持下，会议回顾了工作小组第二次会议以来两岸中医药领域合作推进情况，就双方共同关注的两岸进出境中药材监管、台湾中药制剂特许项目和中药材追踪溯源系统合作等议题进行了充分的沟通研讨，并共同商讨了中医药研究与交流工作小组第四次会议时间。

（魏春宇）

【海峡两岸搭桥项目会议在北京举行】 2013年1月22日，海峡两岸搭桥项目会议在北京举行，会议由国台办经济局副局长王征主持，来自发改委、科技部、工信部、商务部、国家卫生计生委、国家能源局、国家中医药管理局等单位的相关负责同志参会，与台方代表共同就搭桥项目后续工作机制及2013年两岸搭桥场次规划进行了商讨。

“两岸搭桥”专案是2008年台湾地区经济主管部门为缓解经济衰退压力而提出的具体举措，旨在推动两岸产业发展。其中，中草药被列为重点合作领域予以推动，得到大陆积极回应。2009年，海峡两岸分别组织相关专家成立了海峡两岸中医药工作推动小组，下设医疗教育、科研、政策法规及产业4个联盟，并建立了年度会议制度。经过5年的积极推动，中草药项目已经成为“两岸搭桥”项目中最为活跃的力量，建立了较为成熟的工作机制，取得了良好的效果，得到国台办和台湾方面的大力赞扬。

国家中医药管理局国际合作司副司长吴振斗参加会议并介绍了中草药项目进展情况，建议两岸在回顾5年来搭桥项目成果的基础上进行总结，不断提高，使两岸民众看到搭桥成果。经过双方讨论，初步商定于第二季度在台湾继续举办中草药搭桥交流活动，积极推动两岸中医药实质性合作。

（魏春宇）

【王国强率中医药代表团访问澳门、香港】 应世界卫生组织和香港食物及卫生局邀请，国家卫生计生委副主任、国家中医药管理局局长王国强于2013年10月27～31日率团访问澳门和香港。

在澳门期间，王国强与世界卫生组织总干事陈冯富珍、澳门特区行政长官崔世安共同出席世界卫生组织传统医学全球战略（2014～2023）发布仪式，并在世界卫生组织传统医学战略高层会议上做主旨报告，系统介绍了中医医疗保健服务体系，中医药在深化医改以及中医药教育、科研、产业、对外交流与合作等方面的新进展，与成员国共同分享了发展传统医学的经验。在澳期间，王国强还出席了澳门科技大学主办的两岸四地中医药院校长论坛，并在开幕式上致辞，建议两岸四地共同推进中医药院校教育体系改革，推进中医临床人才培养模式改革，为中医药发展提供人才保障。

访问香港期间，王国强代表国家中医药管理局与香港食物及卫生局共同签署了新一轮中医药领域合作协议，出席了博爱医院与香港浸会大学中医教研中心开幕典礼，并访问了香港卫生署、创新科技署、科学园、香港中文大学、香港浸会大学等机构，探讨深化内地与香港中医药合作的领域与模式。

（魏春宇）

【于文明率团赴澳门参加中药质量研究与创新药物研究高峰论坛】 应澳门科技大学邀请，国家中医药管理局副局长于文明于2013年4月16～17日赴澳门参加中药质量研究与创新药物研究高峰论坛活动。

中药质量研究与创新药物研究高峰论坛由中药质量研究国家重点实验室（澳门科技大学）举办，邀请了来自两岸四地、美国、韩国的著名专家和澳门中医药界知名人士共同参会。于文明会同中央人民政府驻澳门特别行政区联络办公室部长级助理高尚德、澳门科学技术发展基金行政委员会主席唐志坚等嘉宾共同出席了开幕典礼。此次论坛特别邀请了张伯礼院士、姚新生院士、刘昌孝院士、李连达院士分别就中药质量、中药安全性和创新药物研究的新思路、新技术、新方法、新进展、新成果等方面做了高水平的学术报告，与会嘉宾共同探讨了中药品质和创新药物研究领域的最新研究成果和国际趋势，为进一步促进中药质量研究和创新药物研发工作构建了高层次交流平台。

于文明在澳门期间，拜会了澳门卫生局局长李展润，就进一步加强内地与澳门中医药合作深入交换意见。代表团参观了澳门大学和澳门科技大学中药质量研究国家重点实验室，了解了重点实验室的最近科研进展；访问了澳门筷子基卫生中心和澳门科技大学医院，考察了中医药在澳门初级卫生保健体系和私立医院体系发挥的积极作用；访问了澳门主要中医药社会团体，全面了解了中医药在澳门民间的发展现状。

（魏春宇）

【王国强会见香港食物及卫生局局长高永文一行】　2013年8月12日，国家卫生计生委副主任、国家中医药管理局局长王国强会见了来访的香港食物及卫生局局长高永文一行。

王国强对高永文局长时隔一年再次率团访问国家中医药管理局表示欢迎，并回顾了双方在中医药领域的交流合作成果。王国强指出，近年来内地与香港中医药交流与合作越来越紧密，两地中医药合作正面临前所未有的发展机遇。为适应新的形势发展需要，双方正在研究签署新一轮中医药合作协议。王国强表示，希望双方能以签署新一轮协议为契机，实现优势互补、深化合作、扩大交流，进一步推动两地中医药事业共同发展。王国强还对协议文本的草拟工作提出了两点希望，一是要从实处着手，多办实事，深化双方的务实合作，将协议的内容落到实处，使合作的成果惠及两地民众。二是要整合思路，集思广益，重视和采纳两地相关业务部门和单位的意见建议，让新一轮协议的结构更严谨、内容更充实，使协议成为促进两地中医药领域合作的指导性文件。

高永文对国家中医药管理局长期以来对香港中医药事业的大力支持表示感谢。他介绍了香港近期推动中医药发展的一系列举措。他指出，加强与内地在中医药领域的交流合作，是香港食物及卫生局的一贯政策，希望双方尽快签署新一轮中医药合作协议，促进中医药在内地与香港的共同发展。

双方还就共同推动中医药标准化建设、科学研究、人才培养等领域合作交换了意见与看法。

（魏春宇）

【王国强会见澳门两岸四地中医药科技合作中心代表团】　2013年10月16日，国家卫生计生委副主任、国家中医药管理局局长王国强会见了来访的澳门两岸四地中医药科技合作中心代表团一行。

澳门两岸四地中医药科技合作中心是由澳门科技大学牵头，由两

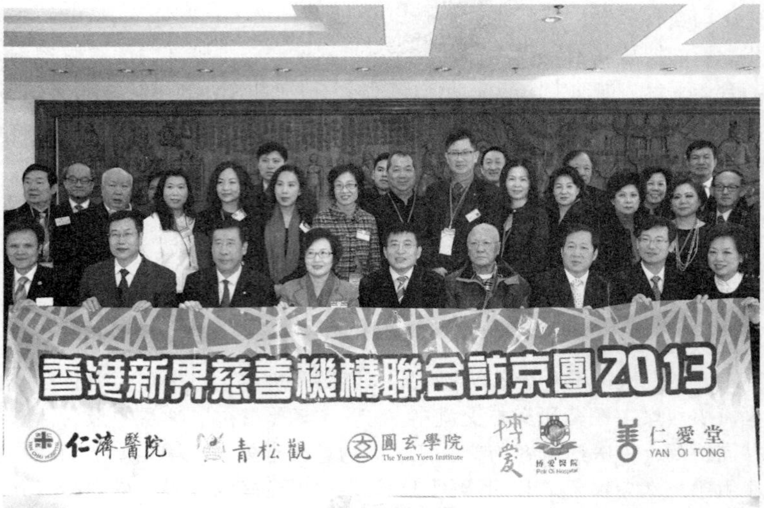

2013年12月10日，香港新界慈善机构联合访京团访问国家中医药管理局

岸四地132位中医药专家组成，经澳门特区政府批准于2008年2月成立的一个非牟利学术组织。其主要目的是组织两岸四地中医药专家开展科技合作，促进两岸四地中医药科研与世界各国的合作和发展。中心成立以来，已成功举办了多场学术会议和培训班，为两岸四地中医药学术研究提供了交流平台。

王国强首先对澳门客人的到来表示欢迎，并回顾了澳门两岸四地中医药科技合作中心成立以来在推动大中华地区中医药科技合作方面所取得的成绩。王国强指出，近年来，澳门中医药事业取得长足发展，在医、教、研、产等领域形成了富有澳门特色的中医药发展模式。这些成绩的取得离不开包括澳门两岸四地中医药科技合作中心在内的澳门中医药界同仁的共同努力。王国强表示，两岸四地在中医药领域各有优势，要充分交流，相互借鉴，共同发展，希望两岸四地中医药科技合作中心能够充分利用澳门作为中医药对外交流窗口的地缘优势，积极开展多种形式的中医药学术交流与培训工作，开创两岸四地中医药互利共赢的新局面。

代表团团长、澳门科技大学校董会主席周礼杲对国家中医药管理局长期以来对澳门中医药事业、对澳门两岸四地中医药科技合作中心的大力支持表示感谢。他介绍了澳门两岸四地中医药科技合作中心近期开展的推动中医药交流合作的一系列活动。他表示，发挥澳门地域优势，团结大中华地区中医力量，推动中医药现代化、国际化是中心的一贯宗旨，在国家中医药管理局的大力支持下，中心一定能够继续成长，在促进两岸四地中医药共同发展方面发挥更大的作用。

会谈中，双方还就澳门中医药机构参与国家“973”项目和科技支撑计划、中医药疗效评价等问题交换了意见和看法。

（魏春宇）

【王国强会见香港中药业协会代表团】　2013年10月23日，国家卫生计生委副主任、国家中医药管理局局长王国强会见了来访的香港中药业协会代表团一行。

香港中药业协会成立于2009年，是香港最具代表性的中药商会之一，在推动香港中药业发展、密切内地与香港中医药业界联系等方面发挥了积极作用。

王国强首先对香港客人的到来表示欢迎，并简要回顾了内地与香港近年来在中医药合作交流方面所取得的进展。王国强指出，香港中药业协会作为香港重要的中药商会之一，一直致力于推进香港与内地

中医药交流合作事业的发展。此次代表团来访，考察内地中医药产业领域代表机构，不仅加深了对内地中药业发展近况和中医药政策的了解，也通过交流互通有无，拓宽了两地中医药合作的途径，增加了两地中医药合作的机会。

香港中药协会代表团对国家中医药管理局长期支持协会的发展表示感谢，并介绍了赴重庆考察的有关情况，表达了与内地中药机构加强合作的强烈愿望。

会谈中，王国强还就代表团所关心的内地中医药发展最新政策和中药业发展近况等议题向代表团做了深入介绍。王国强表示，国家中医药管理局积极支持香港中医药事业发展，将在新一轮《关于中医药领域的合作协议》框架下，继续加强与香港在中医药立法、规管、教育、科研、文化等领域的合作，推进两地中医药交流合作向更深层、更广领域发展。

（魏春宇）

【于文明会见香港慈善机构联合代表团】 2013 年 12 月 10 日，国家中医药管理局副局长于文明会见了来访的香港慈善机构联合代表团一行。

香港慈善机构联合代表团由香港博爱医院、仁爱堂、仁济医院、青松观和圆玄学院五大慈善机构组成。五大慈善机构长期为香港市民提供医疗、教育和社会服务，全力支持内地与香港的中医药交流与合作事业，为促进两地中医药事业共同发展发挥了积极作用。

于文明首先对代表团的到来表示欢迎，并对五大慈善机构在促进中医药事业发展方面所作的贡献表示赞赏。于文明指出，香港回归后，在特区政府支持下，香港中医药事业取得长足发展，中医药的优势和特色不断加强。五大慈善机构积极配合特区政府推广中医治疗，资助中医药科研，同时发挥地域优势，与内地及海外学术团体开展交流，弘扬包括中医药文化在内的中华民族传统文化。中医药在香港发展成就的取得，离不开包括香港五大慈善机构在内的香港民间爱国团体的共同努力。

香港慈善机构联合代表团代理团长、仁济医院董事局副主席苏陈伟香女士对国家中医药管理局长期支持香港中医药慈善事业发展表示感谢，并请五大慈善机构介绍了各自的机构职能和发展现状。

会谈中，于文明就代表团所关心的内地与香港在中医药发展政策、规划和法规领域的合作情况以及中药材质量及价格管理等议题向代表团做了深入介绍。于文明表示，国家中医药管理局将继续支持香港中医药事业发展，在新一轮关于中医药领域的合作协议框架下，继续加强与香港在中医药全方位、多领域的合作，推进两地中医药交流合作向更深层、更广领域发展。

（魏春宇）

【于文明会见香港大学中医药学院院长劳力行一行】 2013 年 12 月 18 日，国家中医药管理局副局长于文明会见了来访的香港大学中医药学院院长劳力行一行。

于文明首先对劳力行履任香港大学中医药学院院长一职表示祝贺，对劳力行率团访问国家中医药管理局表示欢迎。于文明指出，近年来，内地与香港中医药交流与合作越来越紧密，尤其是 2013 年 10 月国家中医药管理局与香港食物及卫生局签署了新一轮中医药合作协议，为两地中医药合作创造了前所未有的发展机遇。希望以港大中医药学院为代表的香港中医药教育科研机构充分发挥香港优势，与内地中医药界同仁密切合作，优势互补，进一步推动两地中医药交流与合作。

劳力行对国家中医药管理局长期以来对香港中医药教育事业的大力支持表示感谢，并简要介绍了港大中医药学院的发展现状、近期发展举措。劳力行表示，港大中医药学院要加强与国家中医药管理局的沟通联系，希望内地对港大中医药学院的发展给予更多的支持。

会谈中，双方还就中医学生培养模式、港大中医专业学生临床实习基地建设和加强两地中医药科研合作等问题交换了意见与看法。

（魏春宇）

【李大宁会见香港东华三院董事局代表团】 2013 年 9 月 11 日，国家中医药管理局副局长李大宁会见了香港东华三院董事局主席陈婉珍代表团一行。

香港东华三院成立于 1870 年，是香港历史最悠久、规模最大的慈善服务机构。该院自 1984 年以来，每年均组织访京活动。陈婉珍此行详细介绍了东华三院医疗服务发展现状以及广华医院的重建计划，希望国家中医药管理局继续在中医药临床、人才培养、科研项目等领域提供技术支持。

李大宁对陈婉珍率团来访表示欢迎。他指出，东华三院一直秉承“乐善好施”的宗旨，致力为香港市民提供优质的中医、中西医结合医疗服务，着力推动香港中医药发展，为香港与内地在中医药领域的交流合作作出了积极贡献。李大宁表示，国家中医药管理局将一如既往地关注东华三院的发展，支持东华三院在推动中医药服务纳入香港基本医疗服务体系方面发挥更大的作用，加强双方在中医药医疗、人才培养、科研项目等方面的交流合作，共同推进两地中医药事业的发展，为中医药在世界范围的发展提供示范。双方还就东华三院建设中医病床等具体问题进行了深入交流和探讨。

（魏春宇）

七、文化建设

【围绕党的群众路线教育实践活动主题深入推进“中医中药中国行”活动】 2013 年，“中医中药中国行——进乡村·进社区·进家庭”活动被列为国家中医药管理局贯彻落实党的群众路线，开展“中医药服务百姓健康行动”的三大载体之一。围绕中医药知识普及率“乡村达 80% 以上，社区达 85% 以上、家庭达80%以上”的目标，国家中医药管理局制订了活动实施方案，要求各省（区、市）以建设社区中医药文化主题公园，设立中医药知识宣传栏，开展科普讲座、义诊咨询、健身演示活动，赠送中医药科普读物、保健器具，制作播出中医药养生保健与知识普及类节目等群众喜闻乐见的形式，开展中医药科普宣传活动，进一步提升基层中医药文化科普知识的普及率。组织提出《健康教育中医药基本内容》及《中国公民中医养生保健素养》，供基层医疗卫生机构宣传中医药文化科普知识使用。

（欧阳波、赵瑶琴）

【国家中医药管理局中医药文化建设与科学普及专家委员会工作】 2013年12月，国家中医药管理局组织召开了国家中医药管理局中医药文化建设与科学普及专家委员会第三次工作会议，全面总结首届专家委员会4年工作情况，明确专家委员会换届工作方案，并对第二届专家委员会工作提出新的思路和建议。为了进一步推动《中医药文化建设“十二五”规划》各项重点任务的落实，第二届专家委员会拟下设7个专业工作组，分别从中医药文化与科普研究、中医药非物质文化遗产保护、中医药文化与科普精品创作、中医药文化与科普宣传、中医药文化与科普人才建设、中医药文化宣传教育基地建设工作组、中医药文化产业促进等方面，指导全行业中医药文化建设和科普宣传工作的开展，充分发挥智囊团作用。

（欧阳波、马晓峰）

【组织开展第四期中医药文化科普巡讲专家培训班】 为向广大人民群众传播科学、准确、权威的中医药文化科普知识，向主流媒体提供中医药文化科普专家，围绕《中医药文化建设“十二五”规划》关于“建立一支200名国家级、2000名省级中医药文化研究与科普专家骨干队伍”的目标，2013年9月23～24日，国家中医药管理局主办了第四期中医药文化科普巡讲专家培训班，在全国各省级中医药主管部门及相关单位推荐的140名中医药文化科普专家中遴选了48位专家，纳入了国家中医药文化科普巡讲团专家队伍。本次培训还邀请了局机关和局直属单位30余名干部参加，共同学习了《公众语言与演讲技巧》，对于提升干部职工的语言表达能力、掌握和运用口语表达的技巧、提高工作效率和质量都有积极意义。通过近年来中医药文化科普人才培训选拔工作的开展，中医临床专家参与科普工作的积极性显著提升；培训班学员专业覆盖面更加广泛；培训课程中理论学习与实践锻炼的结合更为紧密。为提升中医药文化科普专家的能力和水平，更好地推动中医药文化科普工作的开展，进一步扩大中医药文化的影响力，发挥了极大的促进作用。

同时，国家中医药管理局印发了《国家中医药管理局办公室关于进一步加强中医药文化科普巡讲团巡讲专家管理工作的通知》（国中医药办新发〔2013〕38号），建立“中医药文化科普巡讲团巡讲专家库”，进一步加强对国家中医药管理局中医药文化科普巡讲团巡讲专家管理工作，明确了巡讲团专家条件、责任、义务以及各省级中医药管理部门对其进行管理考核监督的要求。各地也先后开展了省级中医药文化与科普专家队伍建设。

（欧阳波、马晓峰）

【推动全国中医药（民族医药）文化宣传教育基地建设】 2013年9月15～16日，国家中医药管理局在青海召开全国中医药（民族医药）文化宣传教育基地工作座谈会，邀请全国中医药文化宣传教育基地及全国中医药文化宣传教育基地建设单位参会，总结了基地建设工作取得的成绩，交流了基地建设工作经验，并探讨了在新形势下如何进一步发挥基地宣传教育作用，明确基地要有中医药底蕴与内涵、区域中医药特色，要有古迹、展馆（或陈列室）、文物（或文献），要有讲解员以及互动窗口，要向社会和行业内外开放，同时还要深入整理并研究本基地的宣传内容与宣传方式。

积极争取财政部的支持，对每个国家级中医药文化宣传教育基地和建设单位给予基地建设经费补助，为各基地制作形象宣传片、中医药文化科普知识宣传手册、建立文化基地网站、开展中医药文化科普活动、建立并完善中医药文化基地讲解员队伍、组织中医药文化科普专题培训提供经费支持。

在局官方网站“中医药文化建设”专栏中，集中展示各基地的中医药底蕴和风貌，扩大基地社会影响力。组织专家组赴河北、内蒙古完成两家基地的验收，共建有全国中医药（民族医药）文化宣传教育基地18家，全国中医药文化宣传教育基地建设单位5家。各地也先后开展了省级基地的建设工作。

（欧阳波、赵瑶琴）

【组织开展中医药文化科普巡讲活动】 一是在中央国家机关举办以“健康人生·美丽中国”为主题的中医药文化科普巡讲活动，每月举办一期中医药文化科普讲座，深受中央国家机关老干部的欢迎。二是在中国科技馆组织举办中医药文化科普知识讲座，面向广大青少年朋友，每月举办一期中医药文化科普知识讲座，引导他们热爱中医、热爱中华优秀传统文化，将对青少年的志向产生积极的影响。三是积极与教育部门协调，落实好在中小学教材中增加中医药传统文化和相关知识的任务，北京市已经全面推广。四是积极推动各地组织开展中医药文化科普知识巡讲活动，组织巡讲团成员赴黑龙江绥化等各地开展中医药文化科普讲座。2013年，仅江苏省就安排相关文化科普活动930多场。

（欧阳波）

【组织中医药文化理论研究】 一是组织开展了中医药文化核心价值观内涵凝练研究，依据中华民族对生命、健康和疾病的认识与理解，从精神、行为、物质等层面凝练具有中国特色、中医特点、行业特征并体现时代精神的中医药文化核心价值观，并对中医药文化核心价值观所蕴含的深层文化内涵及内容进行全面、系统、准确的解读，彰显中医药文化特色优势，弘扬中医药文化。二是在“十二五”期间，设立了中医药文化建设的14个课题，现已完成“中医药科普需求和宣传研究”“中医药古籍、文物、古迹资源普查方案研究”“中医医德推广、评价体系研究”“中医药养生文化普及性研究”“中医药产业机构文化建设指导意见研究”“中医药教育机构文化建设指导意见研究”7个中医药文化科普系列课题，为中医药文化建设工作的深入开展提供了有力的支撑。

（欧阳波）

【丰富中医药文化传播形式】 2013年11月8～9日，国家中医药管理局联合国国际健康与环境组织、世界旅游城市联合会、《中华医学百科全书》工作委员会在人民大会堂共同举办了“中华民族医药文化展”，以图片、实物的形式，向国内外嘉宾展示了中华民族医药深厚的历史底蕴、文化和璀璨成就，促进了中华民族医药的人类共享。

支持北京博爱堂文化传播有限公司开展《中国中医药发展史代表人物标准肖像绘制工程》，制作了70位中医药发展史代表人物标准像，展示了历代中医药名家风采，弘扬了中医药文化，进一步扩大了中医药影响力，打造了中医药文化精品工程。各地也制作了一批优秀的中医药文化精品，如描写明代名医的黄梅戏《李时珍》，反映中医特色的电影故事片《正骨》等，取得了很好的社会效益。

（欧阳波、赵瑶琴）

八、新闻宣传与期刊出版管理工作

【研究制定《国家中医药管理局机关新闻宣传工作制度》】 2013年12月，国家中医药管理局印发了《国家中医药管理局机关新闻宣传工作制度》（国中医药办发〔2013〕56号），建立新闻发布、接受新闻媒体采访、新闻稿件审核、会议及领导活动报道、局官方网站和网络信息发布管理、突发中医药事件新闻应对、新闻宣传工作培训和考核7个方面的制度，确定了每两月召开一次新闻发布会、每两个月组织召开一次新闻联络员会议、每半年召开一次新闻宣传工作协调会等长效机制，为进一步加强局机关的中医药新闻宣传工作，适应当前中医药发展和信息传播格局变化的形势奠定了基础，有力地推动了国家中医药管理局新闻宣传工作的全面发展。

（欧阳波）

【组织召开新闻发布会】 2013年，国家中医药管理局组织召开了“全国老中医药专家师承工作”“中医药防治H7N9禽流感”“中医‘治未病’健康工程”“中医药文化建设工作”“全国中药资源普查试点工作情况”“第二届‘国医大师’评选启动”“中医药标准化建设工作”8场新闻发布会或新闻通气会，并与商务部联合召开了“中医药服务贸易工作”新闻通气会，与卫计委联合召开了“中医药健康管理服务纳入国家基本公共卫生服务项目”新闻发布会。这些新闻发布会和新闻通气会的召开，一方面增进了社会各界对中医药的认识、了解和支持；另一方面密切了和新闻媒体的沟通和合作，增强了舆论引导的能力。

（欧阳波、彭　艳、王　梅）

【深入基层开展新闻调研活动】 2013年7月至12月，为践行党的群众路线教育实践活动，国家中医药管理局实施了“中医药服务百姓健康推进行动”，各地涌现出了一批体现中医药特色优势的便民、惠民举措和先进模范事迹，人民群众享受到了简、便、验、廉的中医药服务。为报道基层中医药机构的工作成绩，新闻办组织中央主流媒体赴北京、天津、浙江、湖北、吉林、河北等地进行新闻调研，各大媒体深入采访撰写了50余篇稿件，网络转载达500万余条，为中医药事业发展营造了良好的舆论氛围。

（欧阳波）

【建立中医药信息发布专家库】 2013年11月，国家中医药管理局新闻办遴选了60位在中医医疗、保健、教育、科研、文化、对外交流与合作以及管理等方面具有较高政策水平、较大学术影响、较强沟通能力的专家，组建了中医药信息发布专家库，较好地回应了社会对中医药事业发展的关注，配合国家中医药管理局相关部门做好了中医药重大方针政策和重点工作进展解读、宣讲和解疑释惑工作。

（欧阳波、赵瑶琴）

【2013年中医药十大新闻】 国家中医药管理局新闻办公室与中国中医药报社联合主办了2013年中医药十大新闻评选活动，评选的2013年中医药十大新闻为：

1.《中共中央关于全面深化改革若干重大问题的决定》提出，要“完善中医药事业发展政策和机制”

2013年11月党的十八届三中全会通过的《中共中央关于全面深化改革若干重大问题的决定》提出，要“完善中医药事业发展政策和机制”，反映了中央将中医药纳入全面深化改革的大局，为中医药改革发展指明了方向。

2. 全面发展中医药医疗保健服务，成为国家发展健康服务业的重要内容

《国务院关于促进健康服务业发展的若干意见》将“全面发展中医药医疗保健服务”列为八大主要任务之一。该意见明确指出制定实施中医药健康服务发展规划，提升中医健康服务能力，推广科学规范的中医保健知识及产品，鼓励和扶持优秀的中医药机构到境外开办中医医院、连锁诊所等，培育国际知名的中医药品牌和服务机构。

甘肃省出台《关于促进中医药产业发展的意见》，提出5年建起较为完善的中医药产业链，发展中医

药健康服务。

3. 中医药在国家外交战略中的地位提升

2013 年 8 月，习近平主席在会见世界卫生组织总干事陈冯富珍时，提出“促进中西医结合及中医药在海外发展”。2013 年 9 月，习近平主席在上海合作组织成员国元首理事会第 13 次会议上的讲话中提出“传统医学是各方合作的新领域，中方愿意同各成员国合作建设中医医疗机构，充分利用传统医学资源为成员国人民健康服务。”

在习近平主席的见证下，《中华人民共和国国家中医药管理局与吉尔吉斯共和国卫生部关于中医药领域合作谅解备忘录》《中华人民共和国国家中医药管理局与乌克兰卫生部关于中医药领域合作的谅解备忘录》分别于 2013 年 9 月和 12 月签署。

4. 成都老官山汉墓考古发现一批珍贵医简

2013 年 12 月，成都市金牛区天回镇老官山汉墓考古队在清理一处西汉时期土坑木椁墓时，出土了 920 支竹简，初步分析为 9 部医书，除《五色脉诊》之外都没有书名，经初步整理暂定名为《敝昔医论》《脉死候》《六十病方》《尺简》《病源》《经脉书》《诸病症候》《脉数》等。另有 184 支（含残简）组成的内容为《医马书》，以及一个完整的人体经穴髹漆人像，用白色或红色描绘的经络线条和穴点清晰可见。

5. 中医药参与深化医改取得新进展

中医药健康管理首次纳入国家基本公共卫生服务项目，按照覆盖目标人群 30%，对 65 岁及以上老年人和 0 ~ 36 个月儿童开展中医药健康管理服务。

藏、蒙、维等民族药首次列入《国家基本药物目录》。

国家发改委等 5 个部门要求在县级公立医院综合改革试点工作中充分发挥中医药特色优势，提出调整中医医疗服务项目和价格，在取消药品加成时区别对待中药饮片，在医保中鼓励使用中医药等措施。

国家中医药管理局与国家卫生计生委将农村具有中医药一技之长人员纳入乡村医生管理，已在全国 18 个省（区、市）实施。

6. 中医药服务百姓健康推进行动深入基层惠及群众

“中医药服务百姓健康推进行动”是中医药行业开展党的群众路线教育实践活动的重要载体，包含基层中医药服务能力提升工程、中医“治未病”健康工程和“中医中药中国行——进乡村·进社区·进家庭”活动 3 项工程。各地以此为主要内容创新服务模式，通过建设中医药综合服务区、构建中医预防保健服务体系、开展中医药文化科普活动等形式，推动中医药更加深入基层，惠及百姓。

7. 首批 134 名中医药传承博士后进站

2013 年 12 月，134 名全国中医药传承博士后正式进站，为期两年。此举将老中医药专家学术经验继承工作与国家博士后制度相结合，充分发挥师承教育的传承优势和博士后教育的平台优势，成为培养中医药领军人才的新方法，是中医药人才培养机制的又一创新。

8. 中医药标准体系框架初步形成

目前已发布中医药国家标准有 27 项，行业及行业组织标准有 470 多项，相对独立的中医药标准体系框架初步构建。政府主导、行业参与、统筹规划、分工负责的中医药标准化管理体制和运行机制初步建立。

世界中医药学会联合会副主席兼秘书长李振吉荣获国家标准化管理委员会“2013 年中国标准创新贡献奖”的突出贡献奖。

9. 国家中医临床研究基地建设取得新进展，中医药科技取得新成果

国家中医临床研究基地建立了符合中医药发展规律的临床科研新模式，初步验证了 14 种疾病中医药治疗的相对优势，显著带动了基地建设单位中医服务能力的总体提升。

中国科学院上海药物研究所果德安教授带领完成的“中药复杂体系活性成分系统分析方法及其在质量标准中的应用研究”项目荣获国家自然科学二等奖；果德安教授还获得 2013 年度美国植物药委员会最高荣誉奖诺曼·法恩斯沃思（Norman Farnsworth）卓越研究奖，是获得该奖的唯一亚洲和华人学者。此外，云南省药物研究所完成的“低纬高原地区天然药物资源野外调查与研究开发”项目荣获国家科技进步一等奖。

10. 中医药积极参与应对人感染 H7N9 禽流感

在人感染 H7N9 禽流感防治过程中，中医药系统迅速参与救治，及时发布中医诊疗方案并根据疫情及时修订。专家系统总结中医药参与治疗的所有病例，达成中医药治疗人感染 H7N9 禽流感疗效确切的共识。

禽流感来袭，盲目购买板蓝根冲剂服用现象，折射出社会对中医药的期待，中医药知识的科学普及仍待加强。

（欧阳波）

九、规划财务工作

【完成“十二五”规划中期评估】

根据国家发展改革委《关于开展“十二五”规划〈纲要〉中期评估工作的通知》（发改规划〔2013〕328 号）（简称《规划》）要求，国家中医药管理局集中力量、精心组织，高效务实地完成了《国家中医药管理局执行〈中华人民共和国国民经济和社会发展第十二个五年规划纲要〉中期评估报告》和《中医药事业发展“十二五”规划中期评估报告》。

系统性开展《规划》中期评估工作，是国家中医药管理局建局以来的第一次。局领导高度重视，召开局长会议、局长办公会议专题研究部署中期评估工作及方案。在具体实施中，坚持“全面评估与重点评估相结合、定性评估和定量评估相结合”的方法，并尝试引进第三

方评估，动员局机关各有关部门力量参与，务实创新，保障了评估工作科学、规范进行。评估工作全面、系统地梳理、总结了“十二五”规划各项任务落实情况，客观评价了“十二五”中医药规划发展目标、重点任务、政策措施的执行情况，发现并分析了存在的问题及原因，并根据国内外发展环境变化提出了进一步改进规划实施的对策建议。评估工作不仅较好地完成国家《规划》中期评估工作的总体部署，对于强化国家中医药管理局职能，为今后有效开展评估工作积累了丰富经验。

通过中期评估，可以看出《规划》实施情况良好。《规划》确定的主要任务指标，除达到二级甲等中医医院水平的县级中医医院比例指标、中医医院总诊疗人次占医院总诊疗人次比重指标、第四次全国中药资源普查进展相对滞后，其余任务指标均好于规划要求。《规划》中56个重点项目有52个项目得到了有效推进，占比达到93%，除市县级中医医院能力建设项目已完成外，其余51个项目均取得阶段性成果。

（刘群峰）

【全面启动《中医药健康服务发展规划（2015～2020年）》编制工作】

2013年9月，国务院发布《国务院关于促进健康服务业发展的若干意见》（国发〔2013〕40号）（简称《若干意见》），明确提出了“全面发展中医药医疗保健服务”的主要任务。为贯彻落实《若干意见》重点任务分工要求，国家中医药管理局及时召开局长会议进行专题研究部署，成立了以王国强为组长的中医药健康服务发展规划编制工作领导小组，局各有关部门负责同志和相关专家组成的编制工作小组、中医药健康服务发展专家组，以及由吴刚副局长为组长，国家卫生计生委、商务部、人力资源社会保障部等相关部委负责同志参加的协作工作组，明确了具体的工作进度计划，制订了翔实的《中医药健康服务发展规划（2015～2020年）编制工作方案》。2013年主要开展的编制工作：一是国家中医药管理局联合上海市人民政府成功举办了中医药与健康服务业发展论坛，就如何大力促进中医药健康服务发展广开言路，充分听取不同行业、多方面专家的意见和建议。二是组织开展了中医药健康服务专项研究。2013年11月开始，国家中医药管理局紧紧围绕《若干意见》，并结合中医药健康服务发展实际，组织开展了包括8个方面的中医药健康服务发展专题研究。包括中医药健康服务与健康服务业总体研究，中医医疗、预防保健、养生服务研究，中医药健康养老研究，中医药健康旅游研究，中医药文化产业和养生保健知识传播研究，中药健康产业和中医药医疗保健器械等相关健康产业研究，中医药服务贸易研究，中医药健康服务人力资源研究，中医药健康服务相关法律法规及政策措施梳理研究等。与中医药事业相比，中医药健康服务涉及的领域宽泛、市场化程度高，一些新型业态才刚刚起步，研究工作充满探索，具有挑战性与创新性。研究工作计划于2014年1月完成。《中医药健康服务发展规划（2015～2020年）》预计于2014年8月完成编制工作，并由国务院审批同意后印发实施。

（刘群峰）

【国家中医药管理局与工信部共同牵头负责开展《中药材产业中长期（2014～2020）发展规划》编制工作】 根据国家发展改革委《关于落实中药材价格综合整治政策措施部门分工方案的通知》（发改办价监〔2012〕2308号）安排，国家中医药管理局和工信部牵头，国家发展改革委、财政部、农业部、商务部、国家卫生计生委、国家食品药品监管总局、林业局和保监会8个部门参与，于2012年9月启动了中药材行业发展总体规划编制工作。经过一年多共同努力，基本形成了《中药材产业中长期（2014～2020）发展规划》（简称《规划》）。

为做好《规划》编制工作，国家中医药管理局规划财务司与工信部消费品司密切配合，成立了规划编制工作领导小组、起草小组和专家组，制订了规划编制方案，多次召开各相关部门参加的规划编制专题会议，并赴吉林、甘肃、陕西和河北一些药材主产区开展了专题调研。《规划》初稿、征求意见稿完成后，及时组织专家反复进行讨论、修改，听取了王永炎院士、张伯礼院士等一些知名专家意见。

《中药材产业中长期（2014～2020）发展规划》是首个由国家牵头编制的中药材发展专项规划，规划编制的主要目的是为巩固中药材市场秩序整顿取得的成果，实现中药材产业健康可持续发展，促进中医药事业繁荣进步，满足广大人民群众医疗保健需要。《规划》明确了中药材产业发展的指导思想、基本原则和总体目标，确定了加强种质资源保护等8个方面的重点任务和相关重点工程，并提出了相关的保障政策措施。《规划》预计于2014年由国务院审批同意后实施。

（孙晓明）

【完成重点中医医院建设项目评估工作】 根据《重点中医医院建设与发展规划》，国家发展改革委、国家中医药管理局于2007年开始启动实施了重点中医医院建设项目。重点中医医院建设项目是新中国成立以来中央投资最大的中医药单体项目，2007～2010年，中央安排45.3亿元支持16家国家中医临床研究基地和313所地市级以上重点中医医院（含中西医结合医院、民族医医院）建设。

根据规划要求，2012年8月，国家中医药管理局规划财务司会同国家发展改革委社会司开展了重点中医医院建设项目评估工作。为做好评估工作，国家中医药管理局规划财务司牵头成立了评估工作小组和专家组，评估通过基线调查、现场抽查、重点督查等方式开展。2013年8月，评估工作小组完成评估报告，并提交局长会议审议通过。同时，评估组根据局长会议精神，对工程项目存在问题的15家项目建设单位进行了现场督导。

通过对重点中医医院建设项目开展评估，中医药行业系统总结了项目建设经验，查找出项目建设存在的问题，督导项目加快建设并及时投入使用，为进一步加大中医药基础设施建设奠定了良好基础，一定程度提高了中医药项目管理能力与水平。

（孙晓明）

【国家中医药管理局直属（管）单位基建工作得到明显加强】 2013年，在国家发展改革委大力支持下，经过国家中医药管理局的不懈努力，中央部门预算内投资力度进一步加大，共安排部门预算内基建投资3568万元，其中支持望京医院病房楼设施更新改造1450万元、东方医院西院区整体改造项目969万元、东直门医院教学楼加固工程649万元和中医科学院综合管网可视化智能管控工程500万元。截至2013年底，东方医院西院区整体改造工程及东直门医院教学楼加固工程已完工，医院整体服务能力及服务水平均得到提升，其他工程有序实施中。

2013年，在组织实施好基建投资计划落实的同时，国家中医药管理局积极进行2014年中央预算内投资计划草案的编报工作，修制定了《国家中医药管理局预算单位基本建设管理办法（初稿）》，指导完成了东直门医院住院楼工程可行性研究报告并上报国家发改委，有序推动了眼科医院和望京医院整体改扩建工程以及机关服务中心中医药公共卫生应急项目用地开发。

（李天伟）

【县级中医医院建设投资迈上新台阶】 2013年，中央进一步加大了对中医药基础设施建设项目的投入力度，通过实施完善基层医疗服务体系建设项目，安排专项投资近28亿元，支持174家县级中医医院建设。中医医院建设项目数和资金额分别占县级医院建设项目数的72.5%和中央投资总额的73.48%，平均单体县级中医医院中央投资近1600万元，项目数和额度均高于往年，为历年来最多，充分体现了国家对县级中医医院建设的重视和支持。从2009年开始至2013年，中央已安排专项经费近103亿元，支持全国667家县级中医医院基础设施建设，改善了县级中医医院基础设施条件，提升了基层中医药服务能力和水平。

（孙晓明）

【《中医医院建设标准》修订工作稳步推进】 《中医医院建设标准（修订）》于2012年列入住房城乡建设部国家建设标准编制计划。为确保完成修订任务，国家中医药管理局规划财务司委托四川省中医药管理局成立课题组具体承担《标准（修订）》编制工作。

根据住房和城乡建设部、国家发展改革委于2007年联合颁布实施的《工程项目建设标准编制程序规定》和《工程项目建设标准编写规定》要求，建设标准编制包括立项、前期准备、起草、审查、批准发布和解释等几个阶段。《中医医院建设标准》修订工作严格按照建设标准编制程序规定，在完成国家立项基础上，2013年3月国家中医药管理局召开编制工作会议，邀请住房城乡建设部、国家发展改革委、国家卫生计生委等部门参加，确定了标准修订工作方案及相关基线调查材料；2013年7月，国家中医药管理局在四川举办全国中医医院建设情况基线调查培训班，部署基线调查工作；2013年12月，课题组完成了全国中医医院建设情况基线调查研究报告，并编制形成了《中医医院建设标准（修订）》（初稿）。《中医医院建设标准（修订）》预计2014年报送住房城乡建设部审批实施。

（孙晓明）

【中医医疗服务价格项目规范实施工作逐步深入】 合理确定医疗服务价格、理顺医疗服务价格体系是引导医疗服务行为走向理性的重要举措，也是完善医疗机构补偿机制重要内容。2013年，国家中医药管理局将全国政协委员史大卓《关于提高中医常用诊疗费用的提案》列为局重点办理提案。2013年8月24～28日，国家中医药管理局副局长吴刚带领国家卫生计生委财务司、人社部医疗保险司和国家中医药管理局办公室、规财司等部门，赴黑龙江、吉林两省，对中医医疗服务价格项目及医保报销政策进行了深入调研，并就中医医院关切的申报中医医疗服务项目及争取省物价、医保部门政策支持给予了具体指导。

2013年，国家中医药管理局认真完成了中医医疗服务价格项目规范对接工作。自2012年5月国家发展改革委、国家卫生计生委和国家中医药管理局正式发布2012年版《全国医疗服务价格项目规范》（简称《规范》）后，各省按照要求开展了本省医疗服务价格项目规范对接工作。在项目对接过程中，各省上报的建议增补的中医项目共计22项，建议恢复的中医项目有2项。经中医组组织中医专家论证并经总项目组审核，并提出了处理意见；同意将“醒脑开窍针刺治疗”“平衡针治疗”等9个项目列为增补项目，在本省继续实施，并在《规范》修订时直接平移成为在全国范围内实施的项目；将“通脑活络针刺法”等7个项目列为待申待批项目，继续在本省试行，并在《规范》修订时由各省按要求再行组织申报；将“埋针治疗”等6个项目列为不同意增补项目；将“白内障套出术”“麻醉下腰椎间盘突出症大手法治疗”2个项目列为不同意恢复项目。

（孙晓明）

【中医药统计工作取得新进展】 在国家中医药管理局党组的高度重视下，中医药统计工作在中医药事业发展统计指标体系和中医药综合统计制度研究等方面取得明显进展。

根据局领导提出的“尽快制定科学的中医药统计指标体系”等相关要求，2013年7月，国家中医药管理局规划财务司组织各方面专家编制完成了《中医药事业发展统计指标体系》，其作为第一个反映中医药事业发展的系统指标体系，为今后全面衡量和科学评价中医药事业发展打下了坚实基础。

2013年5月，国家中医药管理局启动了中医药综合统计制度建设专题研究工作，通过对全国各地中医药统计工作调查，形成了中医药综合统计体系建设的研究报告，并组织专家基本完成了中医药综合统计制度的研究。

此外，《2012年中医药统计摘编编制》及2012年中医药统计分析提要报告顺利完成。

（孙晓明）

【积极推进定点扶贫工作】 根据国务院扶贫办《关于做好新一轮中央、国家机关和有关单位定点扶贫工作的通知》（国开办发〔2012〕78号）要求，2013年国家中医药管理局精心组织，认真做好五寨县各项定点扶贫工作。2013年4月，国家中医药管理局选派年青干部张岠宇博士（副调研员）挂职五寨县副县长，负责做好国家中医药管理局与五寨县定点扶贫工作的联系与协调，协助落实国家中医药管理局安排的定点扶贫资金项目，推动五寨县经济和社会发展。为加强扶贫工作的计划性及规范性，2013年11月，国家中医药管理局制订了《2013～2014年五寨县定点扶贫工作计划》并下发执行。根据计划安排，2013年通过中医药行业专项，在中药材种子种苗基地建设项目上安排五寨县项目经费1000万元，同时结合国务院扶贫办提出的“整村推进、产业扶贫”的政策，2013年国家中医药管理局拨付专款10万元用于五寨县两个村的产业扶贫试点工作。2013年国家中医药管理局通过中医适宜技术服务能力建设项目和中医预防保健服务体系项目支持五寨县中医院专项资金200万元，并向其捐赠价值5万余元办公设备。在挂职干部直接指导下，五寨县中医院服务水平和业务收入逐月上升，2013年实现业务收入430万元，比2012年增长130万元。

2013年，国家中医药管理局积极开展教育扶贫工作，2013年捐赠资金20万元用于支持五寨县东秀庄学校基础设施建设，整体提升东秀庄学校的教学条件与能力。

（李天伟）

【国家中医药管理局直属机关人防及地下空间管理工作明显加强】
2013年，国家中医药管理局认真贯彻落实《中华人民共和国人民防空法》《国务院、中央军委关于进一步推进人民防空事业发展的若干意见》以及中央国家机关人防办有关工作部署和要求，积极做好局直属机关人防工程建设、日常监督检查以及组织管理等工作，较好完成了地下空间综合整治、年度目标管理和责任制评议考核等各项人防工作任务，有力提升了局直属机关人防能力与水平。2013年，国家中医药管理局人防工作委员会成立，并与各直属单位签订人防工作责任书。2013年国家中医药管理局人防工作在中央国家机关人防办组织的年度目标管理和责任制评议考核活动中被评为达标单位，并受到通报表扬。

（李天伟）

【中医药部门预算稳步增长】 2013年，国家中医药管理局部门预算87344.52万元，与2012年部门预算81807.40万元相比增加5537.12万元，同比增长6.77%。其中，2013年中医药全国性专款预算4043万元（其中当年预算2843万元，统筹动用结余资金1200万元），与2012年专款预算额度2850万元相比，新增预算额度1193万元。其中，重大增支项目2个，分别是名贵中药资源可持续利用能力建设项目（总投资1.7亿元，2013年预算3000万元）、西苑医院新门诊医技楼医疗设备装备与服务能力建设（总投资9800万元，2013年预算6030万元）。

（王振宇）

【2013年中央转移支付中医药项目资金创历史新高】 在财政部、审计署的指导和局各有关部门的大力支持下，经过国家中医药管理局的不懈努力与积极争取，2013年中央转移支付中医药项目资金达到20.69亿元，与2012年相比增加5.94亿元，同比增长40.27%；其中，中医药部门公共卫生专项预算14.89亿元，同比增幅23.88%；临床重点专科5.81亿元，同比增幅112.82%。

（王振宇）

【部门预算项目协调工作成绩显著】
经过国家中医药管理局的不懈努力与积极争取，2014年部门预算项目中，继续支持世界卫生组织“传统医药国际疾病分类项目”40万美元；另新增世界卫生组织“中医药技术应用规范及藏医药培训规范项目”30万美元，ISO/TC249秘书处在传统医药领域开展工作项目25万美元；新增文化体育与传媒专项3个项目，即中药炮制技术80万元、中医传统制剂方法60万元、中医生命与疾病认知方法81.43万元。

（王振宇）

【开展中医药行业会计领军后备人才培养工程试点工作】 国家中医药管理局联合北京国家会计学院，从全国31个省、市、自治区中医药系统（重点是中医医疗机构）财务部门负责同志中，重点选拔一批具有中医药行业战略眼光、市场开拓精神、管理创新能力的高水平会计领军后备人才进行业务培养。现已完成了学员的资格审核、笔试选拔、面试考察等相关选拔程序，第一批35名学员的名单经局领导审定，已在局机关网站进行公示，将于2014年春季开班。

（王振宇）

【完成国家中医药管理局直属（管）单位主要负责人离任经济责任审计工作】 2013年4月以来，根据国家中医药管理局领导的指示和安排，对中华中医药学会、中国中医药报社等6家单位主要领导同志开展离任经济责任审计工作。通过185天（2013年6月4日至12月6日）离任经济责任审计，中标单位中鹏会计师事务所、北京中咨新世纪会计事务所、荣达会计事务所先后完成了对中华中医药学会、中国中医药报社、中国中医药科技开发交流中心、国家中医药管理局对台港澳中医药交流合作中心、国家中医药管理局传统医药国际交流中心、国家中医药管理局中医师资格认证中心6家单位的离任审计工作（包括延伸审计工作）。被审计单位已对部分审计问题进行了整改落实。

（王振宇）

【积极稳妥推进部门预算信息主动公开工作】 照财政部关于部门预算信息主动公开的各项具体要求，结合实际情况，国家中医药管理局拟定了2013年部门预算信息主动公开方案、2012年部门决算信息主动公开方案。经局人事教育司、局政务公开领导小组办公室、局保密办等部门系统审核后，分别于2013年4月18日、7月18日在局政府网站上向全社会公开，总体情况平稳。

（王振宇）

【围绕“五型机关”建设提供满意、高效的财务服务】 国家中医药管理局进一步规范中央单位政府采购行为，加强资产管理相关工作，探索改革管理的新模式。按照财政部网上审批试点工作要求，通过“集中培训、统一标准、提前上报、主动协调”等措施，国家中医药管理局提前6个月完成26个项目、70余次共计2.2亿元进口仪器设备的编审、上报、批复工作；在局机关启用机关转账pose机系统，提高公务卡还款效率。继续实施“预算财务三级审核”制度，认真开展外汇管理、工资管理、公积金核定、政府采购计划编报等工作。局规划财务司紧紧围绕“五型机关”建设，提供满意、高效的财务服务，预算财务处王振宇荣获第八届全国“人民满意的公务员”荣誉称号。

（王振宇）

【协调财政部增设东直门医院独立财政预算账户】 根据中编办《关于国家中医药管理局所属事业单位清理规范意见的函》（中央编办函〔2012〕187号）的批复精神，在2014年预算编制过程中，通过充分协调财政部，增加北京中医药大学东直门医院（预算编码为160204）作为国家中医药管理局基层预算编报单位。

（王振宇）

【开展2014年部门预算编制有关动员、培训和编审工作】 为保障国家中医药管理局2014年部门预算编制工作顺利开展，从严落实各项预算编制要求，进一步加强报表编制的规范化，国家中医药管理局规财司结合财政部2013年部门预算编制的有关重点要求，于2013年6月全面开展了部门预算编制动员、培训工作。在预算编制过程中，严格按照财政部有关要求，及时高效完成了2014年中央部门预算和住房改革支出预算。

（王振宇）

【部门决算绩效管理工作荣获财政部绩效管理一等奖】 国家中医药管理局依据财政部绩效管理工作要求，在认真做好望京医院中西医结合血管诊断和治疗平台建设、广安门医院中医重点专科专病共享平台建设、东方医院（方庄部）消化内镜诊疗中心暨消化内镜研究所建设3个项目的前期预审、组织指导等基础性工作的基础上，精心研究设计了中医药特性考评指标体系，量化了相关业务考评和财务考评指标及评价标准，确定了考评工作相关流程，积极探索科学合理的考核方法，在2013年度财政部门预算绩效管理工作考核评比中荣获一等奖。

（王振宇）

【积极稳妥开展项目绩效考评试点工作】 按照财政部有关要求，国家中医药管理局扎实稳妥地开展项目绩效评价试点工作。一是督促指导财政部批复确定的广安门医院中医重点专科专病共享平台建设、望京医院中医骨伤科（国家重点专科）支撑条件建设、中国中医科学院中西医结合眼表疾病防治条件建设3个项目开展绩效评价工作。二是扩大绩效目标的项目范围，填报绩效目标项目18个，预算金额10848.19万元，评价项目金额占比24.93%（大于财政部规定20%的评价项目占比）。

（王振宇）

【扎实推进部门财务管理制度建设】 根据财政部、国家机关事务管理局等相关部门的工作要求，国家中医药管理局新制定实施《国家中医药管理局机关会议费管理实施细则》，与此同时，开展《国家中医药管理局机关司（办）委托办事经费管理暂行办法》《国家中医药管理局因公临时出国经费管理办法实施细则》《国家中医药管理局培训费管理办法实施细则》《国家中医药管理局差旅费管理办法实施细则》等相关财务管理制度的研究制定工作。

（王振宇）

【部门决算工作受到财政部表彰】 国家中医药管理局精心组织，认真部署，按时高质量完成中央部门决算、企业财务决算、资产信息统计、中央部门管理企业国有资产统计等工作。2013年荣获2012年度中央部门决算工作获财政部三等奖表彰（已连续12年获得财政部部门决算工作先进表彰）。

（王振宇）

十、党建工作与群众工作

【2013年思想教育工作概况】 2013年，以深入学习宣传和贯彻落实党的十八大精神和十八届三中全会精神为重点，认真组织深入学习领会党的十八大报告、新党章和习近平总书记系列重要讲话精神，夯实广大党员干部的理论基础。国家中医药管理局直属机关党委协助党组向中央国家机关工委报送了《深入学习贯彻党的十八大精神扎实推进中医药事业科学发展》论文并刊登。组织局机关和直属单位党员干

部职工积极参加中央国家机关工委“我与十八大”主题征文活动，获得二等奖1名、三等奖2名、优秀奖7名。协助党组召开学习扩大会，传达学习十八届三中全会精神，协助组织十八届三中全会精神辅导报告会，在局机关定期每周播放一讲中央国家机关工委辅导报告光盘，各直属单位组织好所在单位党员干部观看辅导报告。继续推进领导干部脱产培训工作，选派局机关和直属单位10名处级领导干部参加中央党校中央国家机关分校国家卫生计生委处级干部进修班学习，协助选派了局机关和直属单位2名司级领导干部参加中央党校中央国家机关分校脱产学习。局直属机关党委配合局人教司举办中医药工作讲坛，作为学习型党组织、学习型组织建设的重要载体。积极参加司局级领导干部自主选学工作，增强参加培训的针对性和实效性。

（刘　灿）

【2013年组织工作概况】　2013年2月28日，国家中医药管理局直属机关党委召开局直属机关2013年党的工作暨纪检工作会议。王国强出席会议并作重要讲话，会议对2013年局机关和直属单位党的思想、组织、作风、反腐倡廉和制度建设做出了全面部署。各级党组织贯彻落实《中国共产党党和国家机关基层组织工作条例》，加大抓基层组织建设的力度。一是认真做好中共国家卫生计生委直属机关第一次代表大会代表选举工作。组织局机关和直属单位提名代表候选人初步人选并进行考察，召开直属机关党委扩大会，研究确定代表候选人预备人选名单，推荐桑滨生、朱桂两名同志分别为国家卫生计生委直属机关临时党委、纪委委员候选人。2013年11月13日召开局直属机关党代表会议，差额选举产生了41名代表。二是指导基层党组织换届选举。指导中国中医药出版社、中华中医药学会、局传统医药国际交流中心、局对台港澳中医药交流合作中心按照党章规定和党内程序，完成党总支（支部）换届选举工作，健全基层党组织建设。三是坚持“三会一课”（即支委会、支部会、小组会和党课）等党内基本工作制度，多种形式开展“五个日常五个一”（即理论学习、维护稳定、组织发展、廉政建设、总结宣传和一次办班、一次党课、一次活动、一次生活会、一次民主评议）等基层组织活动。四是认真开好2013年度党员领导干部专题民主生活会，督促领导干部过双重组织生活。五是认真做好局直属机关党内统计工作。

（刘　灿）

【2013年群团工作概况】　2013年，国家中医药管理局各级党组织加强了对工青妇等群团组织的领导和支持，做好新形势下的群众工作。国家中医药管理局代表分别出席中国工会十六大、中国妇女十一大和中国侨联九大等会议，并及时组织传达学习贯彻大会精神。在工会工作方面，局直属机关工会组织局机关和直属单位干部职工参加中央国家机关干部职工“走进春天，追逐梦想”健步走活动并获得一等奖的好成绩；举办局机关第六届健步走活动；继续开展群众性广播体操活动；组织局工会干部和妇工委干部赴安徽亳州、湖北蕲春考察中药企业和中药文化建设。在共青团工作方面，局直属机关团委举办“中国梦　青年志”青年讲坛活动，成立局直属机关青年文体协会和青年篮球、足球、乒乓球、羽毛球和传统功法5个协会；组织局机关和直属单位30余名团员青年参加中央国家机关“根在基层　中国梦”调研实践活动，并选报了山东、湖南、广西3个县级中医院作为调研点，山东滕州市中医院、广西鹿寨县中医院、湖南湘潭雨湖区中医院被挂牌授予“国家中医药管理局青年干部调研实践基地”；组织参加中央国家机关青年篮球赛、国家卫生计生委“你在他乡还好吗”大型义诊咨询宣传活动等，增强与其他部委间的交流与合作。在妇女工作方面，局直属机关妇工委委员到北京御生堂中医药博物馆参观考察，感受中华传统文化的博大精深；举办庆祝“三八”节女性形象礼仪讲座；组织局机关和直属单位女干部职工参加中央国家机关书香“三八”征文活动，获得一等奖1篇、二等奖3篇、三等奖3篇的好成绩，局直属机关妇工委获优秀组织奖，营造了学习贯彻党的十八大精神的浓厚氛围。

（刘　灿）

【深入开展党的群众路线教育实践活动】　根据中央和局党组工作部署，在局机关和直属单位深入开展党的群众路线教育实践活动。国家中医药管理局直属机关党委协助局党组制订活动实施方案、组建领导机构和工作机构。2013年7月4日，协助局党组召开党的群众路线教育实践活动动员大会，部署全局教育实践活动工作。协助局党组对照中央八项规定和局30条实施办法，运用“三观互动”的理念和方法，聚集“四风”问题，广泛听取意见，认真梳理汇总，落实分解整改任务，一些问题得到了解决，意见和建议被采纳和吸收，机关作风建设得到进一步加强，整改成效明显。结合窗口单位和服务行业特点，创新特色活动载体，在全国开展“中医药服务百姓健康推进行动”，国家中医药管理局直属机关党委与局医政司联合召开全国中医药服务百姓健康推进行动工作（视频）会议；在局机关开展“学习型、服务型、创新型、和谐型、节约型机关创建活动”，通过抓机关和行业作风建设的“组合拳”，使教育实践活动取得实实在在的成效。截至2013年底，活动办召开工作会议29次，印发文件54期，编发《上报信息》27期、《简报》30期，对局机关和各直属单位开展活动起到了很好的指导和交流作用。

（刘　灿）

【组织为芦山地震灾区献爱心捐款活动】　四川芦山地震发生后，按照局领导工作要求，国家中医药管理局直属机关党委联系四川省中医药管理局，协调定向援助雅安宝兴县中医院。组织局机关和直属单位广大党员干部职工迅速开展向宝兴县中医院献爱心捐款活动。截至2013年4月22日，共有5827名干部职工参加捐款活动，捐款总额852964元。直属机关党委在第一时间将款项汇至宝兴县中医院账户，为灾后重建发挥了重要作用。

十一、反腐倡廉工作与行风建设

【以党的群众路线教育实践活动为契机坚决纠正“四风”】 2013年，《国家中医药管理局关于贯彻落实〈十八届中央政治局关于改进工作作风、密切联系群众的八项规定〉实施办法》印发，共提出30项具体要求，涉及改进调研作风、精简会议活动、精简文件简报、规范出访活动、改进新闻报道、改进机关作风、厉行勤俭节约和加强督促检查8个方面；党的群众路线教育实践活动聚焦“四风”问题，与“八项规定”的实施形成呼应，为机关纪委加大反腐倡廉工作力度提供了契机。

按照中央国家机关工委要求，机关纪委向社会公开了监督检查中央八项规定及实施细则、举报电话和信箱；抓住元旦、春节、五一、中秋、国庆等重要节点，严格按照中央纪委要求有针对性地转发相关文件，坚决杜绝公款送礼、公款吃喝和奢侈浪费等不正之风；及时通报顶风违反八项规定精神典型案例；建立落实中央八项规定精神情况月报制度；参加党的群众路线教育实践活动督导工作，对收集征求的有关意见进行调查分析，提出专项整治方案。一年来，国家中医药管理局直属机关纪委切实把监督执行八项规定作为经常性工作，推动机关在改进工作作风、密切联系群众方面走前头、作表率，坚决纠正“四风”，执好纪、问好责、把好关。各部门认真贯彻厉行勤俭节约的规定，大力改进工作作风，尤其严格控制会议活动数量、规模、时间，减少各类文件和简报，以实际行动正文风、改会风、转作风、树新风。

（朱　桂）

【切实落实党风廉政建设责任制，建立廉政风险防控机制】 国家中医药管理局党组认真落实党风廉政建设和纠风工作各项任务，2013年初下发了《国家中医药管理局2013年党风廉政建设和纠风工作任务分工意见》，从6个方面分解出23项具体工作，要求局机关各部门、直属各单位着力把反腐倡廉建设融入业务工作之中。各部门、各单位主要负责同志能够牢固树立“一岗双责”意识，一手抓业务工作、一手抓党风廉政建设，做到党风廉政建设与业务工作同部署、同落实、同检查、同考核，各牵头部门着力搞好责任分解，明确工作职责和任务要求，加强督促检查，全面落实分工意见所确定的各项任务。

为进一步推进权力运行监控机制建设工作，国家中医药管理局加强廉政风险防控规范权力运行工作领导小组对机关各部门、各直属单位的权力风险点从权力名称、行使依据、公开形式、公开内容、收费依据和标准、风险表现等方面进行了系统梳理，共梳理出风险点143个（局机关53个，直属单位90个），其中A级风险35项，B级风险76项，C级风险32项，并于2013年7月印发了局权力运行监控机制建设单位权力明晰表。在摸清权力底数和清权、确权的基础上，2013年10月，部署了绘制权力运行流程图工作，各部门、各单位遵循“规范程序、提高效率、简明清晰、方便办事”和“谁制定，谁绘制”的原则，结合工作实际，对B级以上权力风险点的运行流程进行了优化、简化、固化，最终科学规范地绘制出权力流程图111幅，进一步明确权力运行的责任和范围、程序和方式、分工和制衡，确保权力在阳光下运行，提高预防腐败工作的科学性和有效性，积极推进国家中医药管理局反腐倡廉建设和勤政建设。

（朱　桂）

【强化监督审计职责】 根据驻委组局的要求及国家中医药管理局党组关于党风廉政建设和纠风工作的总体安排，国家中医药管理局年底开展了惩治和预防腐败体系建设检查工作。制订了《国家中医药管理局关于对局机关和直属单位推进惩治和预防腐败体系建设情况进行检查的实施方案》，成立由局领导为组长的5个检查组，对4个局机关部门、5个直属单位和4家直管医院的惩防体系建设情况进行了重点抽查。检查期间，先后召开汇报会12个、座谈会10个，进行个别谈话46人，开展问卷调查203人。各部门、各单位在推进惩防体系建设工作中，围绕教育、制度、监督、改革、纠风、惩处6个着力点做了大量有效的工作。

根据《党政主要领导干部和国有企业领导人员经济责任审计规定》和干部监督管理等相关规定，2013年4月，国家中医药管理局成立局审计工作领导小组，通过政府采购程序选定3家会计师事务所对中华中医药学会、中国中医药报社、中国中医药科技开发交流中心、国家中医药管理局对台港澳中医药交流合作中心、国家中医药管理局传统医药国际交流中心5家直属单位原领导同志开展离任经济责任审计。通过审计，发现需整顿改进的问题43项，主要涵盖会计核算制度准则、财务内控制度、项目经费管理等方面，被审计单位已对部分审计问题进行了整改落实，审计领导小组对个别问题安排了复审工作。2013年11月，又部署了对国家中医药管理局中医师资格认证中心原领导的离任经济责任审计。

（朱　桂）

【建立健全组织机构和干部队伍】 2013年5月20日，中纪委、中编办和中央国家机关纪工委组成的联合调研组，就贯彻落实《中共中央办公厅、国务院办公厅印发〈关于加强和改进中央和国家机关纪检监察组织建设的意见〉的通知》情况对国家中医药管理局进行上门调研，王国强副主任、马建中副局长会见了调研组成员，并结合中医药工作特点和国家中医药管理局纪检监察工作情况、机构设置及人员现状，就如何进一步加强中医药系统惩防体系建设、建立健全组织机构和干部队伍提出了意见和建议，会后正式报送了《国家中医药管理局关于纪检监察组织机构建设情况汇报》。

根据局党组关于直属单位建立健全纪检监察机构的要求，督促、指导有关直属单位建立健全纪检监察机构，是近年来国家中医药管理局纪委监察的重点工作。2013年11月，局机关纪委向驻委组局上报了中国中医药报社成立纪检监察室的请示，并于2013年12月得到了驻委组局的正式批复。至此，国家中医药管理局直属单位已全部按要求成立了纪检机构。

2013年，国家中医药管理局直属机关纪委正式发文建立了纪检监察工作例会制度，以会代训，为提高履职能力、交流信息提供了平台；同时，机关纪委多次组织局机关和直属单位的专兼职纪检干部参加驻委组局、国家卫生计生委党校组织的专业知识培训。在年中中央纪委全国纪检监察系统开展会员卡专项清退活动中，局直属机关纪委组织直属单位积极落实，局机关和直属单位共有32名专职纪检干部填报了“个人会员卡零持有报告”。

国家中医药管理局直属机关纪委还参与了2013年中央国家机关反腐倡廉建设课题研究，作为“中央国家机关政治纪律问题研究”的成员单位之一，撰写了近万字的论文。

（朱　桂）

【做好信访举报工作，严格依纪依法查办案件】 2013年，国家中医药管理局认真落实《关于加强和规范纪检监察网络举报工作的意见》和《关于进一步加强纪检监察信访举报案件办理工作的意见》，拓宽信访举报途径，加强对来信来访反映问题的核查和督办工作，对于反映局机关和直属单位处以上干部的实名或联名举报，局机关纪委继续做好初核或谈话提醒，并做好实名举报的相关保密和证人保护工作。2013年，共收到群众来信举报63件（其中中纪委转办7件、驻卫生计生委组局转办19件、驻科技部纪检组监察局转办1件），直接办理41件，转交相关部门、直属单位办理22件；核查局直属医疗机构反商业贿赂事项2件。

（朱　桂）

十二、信息化工作

【完成全民健康保障信息化工程中医药项目工作申报】 根据《“十二五”国家政务信息化工程建设规划》，以及国家发改委高技术司“把公众急需、具有基础、能够快速见效的信息系统纳入一期建设”的意见，国家中医药管理局在《国家重大信息化工程——中医药项目建议书》基础上，以专题调研、函调、召开专题会等形式，设计《全民健康保障信息化工程中医药业务应用子系统建设需求调研表》，听取机关各部门、中医药各领域对项目建设的意见和建议，调研各业务领域信息化建设需求，按照目标规划模型和一图四表分析方法，深入分析中医药信息化建设存在的社会问题及建设目标，形成需求分析报告。邀请国家发改委有关专家深入中国中医科学院广安门医院、身心康（局“治未病”试点单位）等单位，体验、了解中医药信息化建设实效。赴中国中医科学院调研，为筹备国家中医药数据分中心奠定基础；同时与人力资源社会保障部、民政部、国家食品药品监管总局等加强沟通，就信息共享等问题进行调研，明确了该工程中医药项目与上述部委间的关系划分和信息共享内容。组织局机关各相关部门及有关专家多次参加国家卫生计生委全民健康保障信息化工程立项申报工作会议，围绕项目建设政务目标、业务目标和作业目标，提出项目建设所需技术路线，开展系统建模仿真，细化应用系统的可量化指标，完善和修改中医药项目需求分析和可行性研究报告。在此基础上，国家中医药管理局与国家卫生计生委编制完成了《全民健康保障信息化工程一期项目建议书——中医药部分》。国家中医药管理局与国家卫生计生委等部委共同组织编制了全民健康保障信息化一期工程项目建议书，经国家电子政务建设指导专家组预评审和正式评审、国家卫生计生委信息化领导小组第一次会议和国家卫生计生委第19次委主任会议审议，正式由国家卫生计生委、国家中医药管理局等五部委局联合报国家发改委。

（陈　伟、肖　勇）

【国家中医药管理局政府信息公开工作】 2013年，国家中医药管理局认真落实党的十八大会议精神，贯彻《中华人民共和国政府信息公开条例》（以下简称《条例》）及国务院有关要求，紧密结合中医药工作实际，切实加强中医药政务公开工作的组织领导，稳步推进政务信息公开工作的规范化、标准化、制度化建设，积极保障公民、法人和其他组织依法获取政府信息。

健全机构，加强领导。国家中医药管理局党组高度重视政府信息公开工作，将其作为落实中医药政策、加快中医药立法、推动中医药事业发展的一项根本措施进行研究部署，列入年初工作计划，年底进行总结考核。及时调整充实局政务公开工作领导小组办公室组成人员，逐步形成了办公室组织协调、各业务司大力配合、纪检监察机构监督检查的工作机制，指导协调局系统政务信息公开工作。

完善制度，落实责任。国家中医药管理局编制出台了《国家中医药管理局政务信息公开办法》，建立任务具体、责任明确、评价科学的公开办法，规范了政务信息公开工作机制，确定政务信息主动公开事项，明确政务信息公开程序和方式。制定《国家中医药管理局政务信息公开保密审查规定》，明确政务信息公开范围和保密审查内容。

注重安全，加强防范。2013年，国家中医药管理局组织专门力量对政务信息的审查、发布、系统维护等环节进行了全面自查，加强防入侵、防篡改等安全措施，确保局政务信息安全畅通。

重视培训，提高技能。举办了局政府网站信息公开目录系统操作培训班，采用分析讨论与实际操作相结合的方式，讲解国家中医药管理局政府信息主动公开工作程序和依申请公开操作方法，实地操作信息公开目录系统，提高了局机关工作人员信息公开处理能力。

拓宽渠道，丰富内容。将局政府网站作为中医药工作信息公开的主要平台，更新信息公开目录系统，不断完善网站信息公开指南、目录、诉求应答等多个信息公开栏目，积极拓展网上查询、局长信箱、公众留言、在线调查、在线访谈、网上政策解读等便民服务窗口，扩大网上服务功能。还通过中国中医药报、新闻发布会、有关报刊、广播电视等媒体向公众公开中医药政务信息。主动公开年度部门预算、“三公经费”拨款情况以及年度部门决算。及时向社会公开中医和民族医医师资格认定、中医执业范围、中医药“治未病”、寻医问药等社会所关注、关系群众切身利益的重要事项，保障人民群众的知情权、参与权和监督权。

依照《条例》，2013年国家中医药管理局政府信息主动公开情况如下：

（一）公开的主要内容

2013年1月1日至12月31日，国家中医药管理局累计主动公开政府信息2057条，政府信息公开专栏主动公开信息250条，制作在线调查6期。主要公开国家中医药管理局人事任免、党委工作、财务信息以及中医药政策法规文件、信息化建设、新闻宣传、医政管理、科技管理、教育管理等。

（二）公开的形式

政府网站。组织专人审核、调整和更新中央政府门户网站涉及国家中医药管理局相关子目录及其内容，特别是服务栏目页面的链接。增设的专题栏目有：党的群众路线教育实践活动、2013年“两会”、国医大师评选表彰、2013年全国中医药工作会议、2013年中医药服务贸易、京交会、四川雅安中医药系统抗震救灾工作、国医大师评选表彰、书香三八征文、科普巡讲专家信息库等。主动公开年度部门预算、“三公经费”拨款情况、年度部门决算。累计分别发布4批全国部分报纸、杂志虚假违法中医医疗广告监测情况。在局政府英文版网站，整理并翻译、发布重大中医药信息113条，翻译85945字。

新闻发布会。建立新闻发布机制，组织召开新闻发布会10场（次），宣传报道中医药热点事件及局重大活动8次，制定《国家中医药管理局新闻宣传工作制度》，建立中医药信息发布专家库，摄制中医药形象宣传片等。

新闻媒体。协调安排新华社、光明日报、经济日报等新闻媒体高端访谈20余次。在中国中医药报等其他报刊上及时报道和宣传中医药工作的重要决策部署、工作进展情况以及公众关注的新闻热点等。

出版年鉴。编印了2013卷《中国中医药年鉴》，加大中医药宣传的深度和广度，使更多人通过中医药年鉴认识中医药政务工作。

（陈　伟、李尚青）

【加快推进人口健康信息化建设的指导意见出台】　2013年11月20日，国家卫生计生委和国家中医药管理局联合印发《关于加快推进人口健康信息化建设的指导意见》（国卫规划发〔2013〕32号）（简称《意见》）。《意见》充分认识人口健康信息化建设的重要性和紧迫性，提出推动中医药服务信息化建设的重点工程，将依托四级人口健康信息平台，实现中医药与卫生计生业务协同、信息共享；建设中医药电子政务、综合统计、预防保健（治未病）系统，加强医院、社区卫生服务中心中医电子病历和中西医医疗信息系统；继续开展中药资源基础数据服务和动态监测信息系统建设；逐步增强民族医药信息化能力建设；建立健全适应中西医业务发展需求，涵盖数据、应用、管理、安全等方面的人口健康信息化标准规范体系；修订完善全员人口信息、电子健康档案、中西医电子病历数据标准和技术规范，推动中医药信息标准的建立和应用。

（陈　伟、肖　勇）

【中医医院信息管理与信息技术人员培训】　2013年6～8月，国家中医药管理局办公室分别在武汉、昆明、西安举办3期全国基层中医医院信息管理与信息技术培训班，来自中西部地区21个省（区、市）的592家国家扶贫开发工作重点县的中医医院信息管理与信息技术人员参加了培训。湖北中医药大学信息工程学院作为基层中医医院信息化服务保障能力项目主要研究单位，通过对各项目单位信息化服务保障能力建设情况调查，在梳理基层中医医院信息化建设主要问题和培训需求的基础上，详细设计了培训实施方案。在课程设计上紧贴基层中医医院信息化建设实际，既有宏观规划和思路方向，也有微观技术和方法问题，培养内容主要包含中医医院信息化建设基本规范解读、中医电子病历功能评价、以电子病历为核心的县级中医医院信息化建设、中医医院综合统计管理信息系统建设、基层中医医院信息化建设中信息标准的应用、中医医院特色信息系统分析、县级中医医院信息化建设难点与解决方案、医院信息系统运行维护与管理、医院信息系统的数据存储安全及保密等专题。在培训形式上既有面对面的授课与互动，也有通过纸质调查表、网上沟通等形式，对学员培训进行调查。

（陈　伟、肖　勇）

【开展中医药信息化建设情况调研】

2013年9月2～6日，国家中医药管理局赴浙江省开展中医药参与卫生信息化协同建设情况调研，实际考察浙江省卫生信息中心、浙江中医药大学、两个省级医院（浙江省中医院、浙江省中西医结合医院即杭州市红十字会医院）、6个地级市中医院（宁波市中医医院、温州市中医院、温州市中西医结合医院即温州市儿童医院、温州市人民医院即温州市妇幼保健院、金华市中医院、东阳市中医院）和拱墅区米市巷街道社区卫生服务中心等。召开8次座谈会，与医院、学校和社区医务工作人员和教职员工进行交流。同时还利用赴河北、陕西、吉林、河南、四川等地参会和培训机会，深入调研当地中医药信息化与卫生信息化融合情况，最终形成《中医药参与卫生信息化情况报告》。

（陈 伟、肖 勇）

十三、信访、安全保卫、建议与提案办理

【中医药信访工作】 2013年，国家中医药管理局共处理群众来信569封；接待群众来访135批次152人次；处理局长信箱留言995条。信访主要反映事项有制定符合我国国情的中医药发展政策、出台中医药法、把中医药知识纳入中小学教育、加强基层中医药机构建设、筛选疗效独特的中医药技术走向国际市场、抢救民间秘方、保护道地药材等建议，以及中医类别执业医师执业范围、民间医生的执业资格、民间医药科技成果转化困难等方面的问题。

2013年信访工作有以下特点，一是领导重视。上报局领导的季度信访工作汇报数次批示，要求各司办对群众来信认真研究，提出答复意见。二是信访总量稳中有降，热点问题依然突出。在信访总量稳中有降的同时，中医类别执业医师执业范围、民间医生的执业资格等热点问题仍然居高不下。三是各部门积极配合，形成信访工作合力。局机关各部门非常支持信访工作，认真答复转办信件，认真接待本部门职责范围内的来访人员。

（李 恒）

【“两会”建议提案答复工作】 2013年，国家中医药管理局承办十二届全国人大一次会议代表建议43件，与2012年（71件）相比下降39%；承办全国政协十二届一次会议委员提案66件，与2012年（55件）相比增加20%。代表委员们紧紧围绕我国医药卫生体制改革和中医药事业发展的实际，从中医药发展战略、基层中医药服务能力、中医药管理体制、中医药人才队伍培养、中药资源的保护利用、民族医药事业发展、中医药文化建设等方面提出大量建议和意见。

史大卓等委员提出关于提高中医常用技术诊疗费用的提案。中医医疗服务价格不合理一直以来是影响和制约中医药特色优势发挥的重要因素，中医药行业对此反应强烈。部分全国人大代表和政协委员也多次提出建议和提案。为此，国家中医药管理局高度重视，将本提案列为国家中医药管理局2013年的重点提案办理。

2013年8月24～28日，国家中医药管理局副局长吴刚带领国家卫生计生委财务司、国家人社部医疗保险司和国家中医药管理局规财司、办公室等部门的负责同志及有关专家组成专题调研组，赴黑龙江、吉林两省对中医医疗服务价格管理等问题开展了专题调研。调研组通过听取汇报、查看资料、工作座谈、现场考察等方式，充分听取了省、市、县三级中医管理部门和中医院的意见，并就中医医院关切的申报中医医疗服务项目、争取本省物价、医保部门政策支持给予了具体指导。

此外，国家中医药管理局组织编印了《全国政协十二届委员在第一次会议上有关卫生与中医药内容的发言摘编》。现已发放到中医药界全体政协委员、局机关全体干部和省级中医药管理部门。

（李 恒）

【安全保卫工作】 2013年，国家中医药管理局安全保卫工作在局党组的正确领导下，在北京市公安局文保总队的指导下，紧紧围绕中心工作，从服务中医药事业发展的大局出发，坚持“预防为主、单位负责、突出重点、保障安全”的原则，全面落实安全保卫各项措施，召开局机关及直属单位安全保卫工作会议，签订《安全保卫责任书》，进行节假日安全检查、技防系统普查，完成局集体户口转迁工作。在此基础上开展了局系统安全生产大检查。通过检查，全面摸清了安全隐患和薄弱环节，并落实责任、认真整改、排除隐患，进一步提高安全生产保障水平，有效防范和坚决遏制重特大事故发生，局系统2013年未发生重特大安全事故。

（李 恒）

十四、其他工作

【成都老官山汉墓考古发掘中出土一批扁鹊学派失传医书】 2013年，成都市金牛区天回镇老官山汉墓考古工作基本结束，共清理出西汉时期土坑木椁墓4座，出土一批珍贵文物，发现的920支竹简分为10部医书。

这些医书除《五色脉诊》之外都没有书名，经初步整理暂定名为《敝昔医论》《脉死候》《六十病方》《尺简》《病源》《经脉书》《诸病症候》《脉数》，涉及内科、外科、妇科等，确认为扁鹊学派失传医书。另外，还有“心”“肺”等线刻小字的人体经络髹漆人像。其中，首次发现的《医马书》，填补了中国兽医史的空白。

此前，马王堆、张家山汉墓也曾出土过医学文献。但成都天回镇出土的医简截至目前在医学史上数量最大、最集中、和医学关系最密切。

（华 西）

【世界中医药网络联盟成立】 2013年6月2日，在首届世界中医药互联网大会上，由世界中医药学会联合会组织发起的世界中医药网络联盟成立。该联盟是自愿结成的国际网站组织，旨在通过各国（地区）

中医药网站互联互动，实现全球中医药信息资源共享，增进世界各国（地区）中医药机构和学术团体之间相互了解，加强与世界其他医药学之间的交流与合作，推动中医药的国际传播和发展。大会同期，由世界中联主办的世界中医药网正式上线运行。

国家中医药管理局副局长李大宁，世界中医药学会联合会主席佘靖、副主席李振吉，中国互联网协会副理事长黄澄清，中国科学院院士陈可冀，中国中药协会会长房书亭等领导出席大会。

该活动由世界中医药学会联合会主办，世界中医药网、世界中联网络技术（北京）有限公司承办，并得到国家中医药管理局、中国互联网协会的支持。

（魏 敏）

【安徽中医学院更名为安徽中医药大学】 2013年，教育部复函安徽省人民政府，同意安徽中医学院更名为安徽中医药大学。函件指出，根据《高等教育法》《普通高等学校设置暂行条例》《普通本科学校设置暂行规定》的有关规定以及全国高等学校设置评议委员会的评议结果，经研究，同意安徽中医学院更名为安徽中医药大学。

（王继学）

【河北中医学院恢复设置】 2013年，教育部正式批复同意河北中医学院恢复设置。2013年，河北中医学院以独立学院身份进行招生，设有本科专业5个、专科专业3个。

（王敬照）

直属单位篇

【国家中医药管理局机关服务中心2013年工作概况】

一、扎实开展党的群众路线教育实践活动

面对新的形势和发展任务，国家中医药管理局机关服务中心坚持理论联系实际，按照“围绕中心、服务大局”的要求，运用网站、宣传栏等方式，积极创新多种形式和载体，贯彻落实党的群众路线教育实践活动，充分发挥基层党支部的战斗堡垒作用。一是积极组织党员职工政治理论学习，将集中学习和自学相结合。二是开展形式多样的组织活动。三是加强党内组织生活，在党的群众路线教育实践活动中扎实做好整改落实工作。建章立制，认真落实中心党支部群众路线教育实践活动整改方案。认真召开专题民主生活会和组织生活会，在广泛征求意见的基础上，每名领导班子成员认真撰写对照检查材料，通过集中谈心专题活动，开展批评自我批评，严格把关，确保质量。四是改进工作作风，认真贯彻落实中央政治局“八项规定”和国家中医药管理局30条办法。强化程序观念和组织观念，发挥党员干部的模范带头作风。五是把廉政建设贯穿工作始终。结合中心工作实际，加强有效监督以杜绝腐败，严格按照干部选拔任用、工程建设招投标、政府采购等方面的法律、法规开展工作；贯彻执行“三重一大”事项集体讨论决定制度，定期召开主任办公会、中层领导干部工作会。六是认真做好入党积极分子的培养和发展，落实党员干部党校进修工作。选派司级和处级党员干部参加中央党校中央国家机关分校和卫生部党校的学习。七是充分发挥共青团组织作用，充分调动年轻人积极性，提高他们的政治觉悟和思想素质，引导入党积极分子对党的基本理论和知识的学习，加强对党的认识，端正入党动机，激发他们在政治上的进取心和加入党组织的热情。八是积极配合国家中医药管理局人教司做好事业单位分类改革和挂职人员派遣工作。完成选派宋丽娟赴西藏挂职的相关工作。

二、加强机关后勤保障，安全完成服务任务

围绕为机关服务的根本，国家中医药管理局机关服务中心牢固树立“创新管理、求真务实、精诚服务”的核心价值理念，秉承“为领导服务，为机关服务”，努力把实事办好，把好事办实。一是通过政府采购招标方式确定办公楼物业管理公司，做到服务工作的程序化、服务项目的规范化、服务责任的明晰化、服务形式的多样化和服务质量的标准化。二是建立完善的公务用车编制和管理的长效机制，加强对车辆管理的制度建设，杜绝公车私用，确保公务用车管理安全有效。已完成国管局下达的2013年度节油指标。三是推进“文明用餐、反对浪费”活动，树立文明健康、节约的饮食习惯。四是加强节能工作，严格按照国管局要求完成局和直属单位公共机构名录库建设工作，开展办公楼节能改造工作。五是加强网站建设拓展网站功能，对局政府网站后台管理系统进行了大幅更新。2013年10月顺利完成了局计算机机房交接工作。六是政府采购和固定资产管理工作，在实现机关固定资产集中统一管理的基础上，设立审批、报废和采购程序，建立健全固定资产管理制度。

（黄　铮）

【中国中医科学院2013年工作概况】

一、科研学术

面向国家和行业发展战略需求，聚焦关键科学问题，中国中医科学院凝练策划重大研究项目：组织申报各级各类科技项目1189项，中标项目191项，获资助合同总额27359万元。其中新增国家重大科技任务16项，包括重大传染病防治专项1项，重大新药创制专项3项，“973”牵头项目1项、课题2项，科技支撑计划项目5项，基础性工作专项重点项目1项。国家自然科学基金项目共计中标76项，其中国家杰出青年科学基金1项、重点项目2项，创历史最高水平。新增的国家重大科技任务内容涉及中医证候临床辨证基础研究、中医药防治HIV临床研究、中医药临床真实世界范式研究、穴位非特异效应的生物学机制、基于“方剂-靶标网络-病证”关联模式的异病同证机制研究、中药标准饮片制备技术规范制定等多个领域。其中重大传染病专项“中医药延缓HIV感染者发病、促进免疫重建及降低耐药的临床研究”是整合全国优势力量拟开展的多中心、大样本临床研究，受试患者覆盖国内艾滋病高发区的9个省、市。“973”计划牵头项目“中医证候临床辨证的基础研究”，以规范认知、辨识临床表征和生物学特征为切入点开展证候研究，为创新中医临床辨证方法提供理论指导；以中国中医科学院专家为主体组织策划的“病证结合”临床示范研究项目，获得国家科技支撑计划立项资助，并承担了为该项目建立中医药病证结合临床研究方法和技术规范、构建真实世界临床研究方法体系的研究任务。截至2013年底，全院在研课题共计1084项（含自主选题362项），其中“十二五”重大科技任务88项。

重点科技任务组织实施取得显著进展：“穴位敏化特性与效应基础研究”被国家自然科学基金列入2015年重大研究计划。“中药资源保护与利用”项目实施中牵头完成全国中药资源普查方法和规范等技术工作，创新了一批中药资源调查及成果转化的新方法，初步建立了由1个中心平台、52个监测站、655个监测点组成的全国中药资源动态监测网络和信息服务体系，形成全国一体化中药资源普查数据库，构建了成果共享服务平台及标本鉴定系统。“中药道地性及其形成的环境机制”的核心研究内容——丹参酮生物合成途径次丹参酮二烯氧化酶CYP76AH1的功能研究以及铁锈醇酵母工程菌的构建，发表在《美国科学院院报》，标志着丹参酮生物合成研究已走入世界前列。“建立中医真实世界临床研究方法”，初步搭建了覆盖全国20家中医三级甲等医疗机构的临床研究网络，共同开展真实世界临床研究，使中医药临床研究能力和水平得到提升。“中药注射剂安全性评价研究”建立了一系列关键技术和研究方法，初步形成集中药注射剂质量与安全性检测的研究体系，在明确中药注射剂品种的不良反应物质、改进质量和安全性方面取得进展。“中药上市后临床再评价研究”以小核心、大网络的运作机制，采取国际接轨的评价技术，与全国200多家医院联合，动态监测临床中药注射剂安全性，取得了进展。重大新药创制专项项目，通过多种模式和途径，开展了涉及24种新药的临床、临床前及候选药的研发，研发方向涉及病毒性疾病、代谢病、免疫性疾病、心脑血管病、血液病、肿瘤等领域，实施进展顺利。依托3个“973”牵头项目、14个“973”课题，中医基础理论在以量-效关系为主的经典名方相关基础研究、针刺对功能性肠病的双向调节效应及其机制、中医理论体系框架结构研究等方面进行了深入研究。优势病种临床研究项目全面推进，包括非小细胞肺癌综合防治、冠心病稳定期干预、代谢综合征和糖尿病、功能性胃肠病、骨与关节退行性变、类风湿关节炎、致盲性眼病、针灸临床评价研究等，部分研究取得阶段性成果。依托行业专项“中医药传统知识保护技术研究”，建立了中医药传统知识保护研究中心及东北、西南、华东、西北、华南、华北6个分中心，构建了“中医药传统知识保护工作平台”，建立了中医药传统知识保护研究长效机制。

自主选题项目组织实施取得新成效：院史编修与院史陈列室建设、百年中医史研究、青蒿素及其衍生物的深化研究进展顺利；依托“中医药国际标准制定与关键问题研究项目”形成的3项国际标准提案，已通过ISO正式立项。组织实施了一系列专题项目，包括体现推倒围墙、携手创新理念的“客座研究员联合创新”“分院联合创新”专项；着眼国家资源战略的“中药资源”专项；落实规划重点任务和扶持弱势学科的“致盲性眼病防治”“中医心理学”专项；以提高中医药防治水平为目标的“特色诊疗技术与方法研究”专项；鼓励自由探索、培育研究方向的“自由探索”专项等。

中国中医科学院全年获得科技奖励17项，其中作为主要完成单位和第一完成单位，分获国家科学技术奖一等奖、二等奖各1项；作为第一完成单位，获得北京市科学技术奖4项；获一级学会科技奖11项，其中一等奖两项。评出第五届中国中医科学院唐氏中医药发展奖获奖者4人；评出中国中医科学院科学技术奖二、三等奖各5项。中国中医科学院科研团队针对中药注射剂、含重金属中药等社会关注的中药安全性问题开展研究，创建了相关毒性评价和毒性物质发现的关键技术和方法，阐释了相关中药不良反应的发生机制，为控制中药毒性和降低不良反应提供了基础。“冠心病病证结合证治体系的建立及应用”项目，以证候要素及病证结合辨证规范研究为基础，形成的冠心病病证结合诊疗规范及方药指南明显提高了临床疗效。“中药复方指征药效物质基础的研究”项目，综合运用中药化学、中药药理和中药药代动力学等理论和技术，创建了“中药复方指征药效物质基础”新概念及其研究思路和方法。“有效恢复中药材生产立地条件与土壤微生态环境修复技术研究”项目，针对中药材土壤恶化及连坐障碍，建立了中药材退化土壤的综合修复等关键技术体系。全院发表学术论文2406篇，SCI收录355篇（第一作者或通讯作者305篇），较2012年增长67%。其中影响因子大于3者79篇，最高影响因子9.7。高水平论文主要分布在丹参酮生物合成、模块药理学、中枢性发热鉴别模型、关节炎代谢表型诊断、缺血性中风治疗靶点等研究领域。29篇论文入选《领跑者5000——中国精品科技期刊顶尖论文》。出版专著132部，获得专利39项，获批院内制剂1项（参柏祛毒袋泡颗粒）。其中获专利数同比增长50%。《针灸学通史》作为优秀出版物，荣获第三届中国出版政府奖，是本届56种获奖图书中唯一的中医药类著作。

科技成果转化和公共服务：基于重大新药创制专项研发的“金柴抗病毒胶囊”完成临床研究，并转让给神威药业。益髓生血颗粒成功转让给北京一诺信远医药科技有限公司。提供技术服务共计239项，服务金额较往年翻了近一翻。依托行业专项等国家科技项目，糖尿病、冠心病、神经根型颈椎病等综合防治方案及健康状态辨识干预技术在部分社区和老年公寓推广应用，提升了中医药基层服务能力，也为社区培养了中医科研队伍。在公共科技服务领域，“中澳中医药国际联合研究中心”获得科技部“国家国际科技合作基地认定证书”，成为国家级国际联合研究中心。中药所被评为北京市首批“企业知识产权管理标准化单位”。“中医综合疗法治疗神经根型颈椎病的临床和基础研究及推广应用”项目参展2013年度全国科技活动周暨北京科技周。

中医药传承研究稳步推进：启动了两批名医名家传承项目，以第一批立项的43项为基础，滚动支持37项、新增23项，抢救挖掘名医名家的学术经验、成才之路，探索建立中医药科研院所名医传承示范模式，对65位名医名家的临床诊疗经验、名方验方、特色诊疗技术、养生保健特色、传承脉络进行了系统总结和整理，并初见成效，累积培养了传承型中医药临床科研人才200人，完成临证医案5136例，经验方99个，视频资料35个，音频资料32个，部分典型医案、经验方、特色技术已经整理完成即待出版。全面系统梳理了建院以来64位著名的全国老中医药专家学术观点、学术经验和技术专长，编辑出版了《国医华章》。21名指导老师及39名继承人均获得五部委授予的出师证书和指导老师证书。组织完成了第五批全国老中医药专家学术经验继承指导老师20名和40名继承人的考核工作，推荐22个全国名老中医药专家传承工作室，获批10个；推荐

11个全国中医学术流派传承工作室，获批2个。在中国中医科学院具体组织实施下，全国第一批151名中医药传承博士后已经进站，即将开展传承研究工作。

2013年中国中医科学院举办学术活动275次，其中全国或国际性学术会议64次；举办中医药创新系列学术讲座7期。期刊办刊质量及影响力稳步提高，《中医杂志》《中国中药杂志》进入2013年国家“百强科技期刊”，分别成为唯一获此荣誉的中医、中药类科技期刊。《中国中药杂志》完成中国科协科技期刊培育计划“期刊学术质量提升项目”的2012年验收，并顺利实现在2013年的持续滚动。《中医杂志》英文版2013年获中国科协、财政部、教育部、国家新闻出版广电总局、中科院、中国工程院共同实施的“中国科技期刊国际影响力提升计划”C类项目资助。SCI—E期刊《中国结合医学杂志》影响因子1.059，实现“1”的突破。科技支撑平台建设：首都科技条件平台完成服务合同145个，合同金额4992万元，其中年度实现金额3327.2万元，较2012年增长11.9%。道地药材国家重点实验室建设顺利推进，与科技部共同明确了“部局共建”与争取国家财政支持的分步走建设模式，并研究制订了道地药材国家重点实验室培育基地建设方案和建设规划。新增中药安全性评价国家中医药管理局重点研究室，并获项目资助。国家中医药管理局中医临床评价中心组织开展了大型多中心针灸疗效临床评价研究；完善了真实世界中医临床评价技术平台建设；建立复杂干预临床疗效评价研究方法、民间和基层确有疗效的中医药独特技术筛选与评价研究机制；作为独立第三方共性技术平台，支持国家各级临床研究课题运行，并完成了临床评价方法学培训任务，普遍提高了临床单位的研究水平。4家附属医院临床基地论证业务建设工作，完成了自评估、重点病种评估、重点病种成果梳理及全国中医临床研究基地经验总结交流。

二、机构建设

中药资源中心2012年12月成立，各项工作稳步推进，规范化运行，科研团队入选科技部重点领域“中药资源创新团队”，承担各类国家级、省部级和院级在研课题53项，签署技术服务合同14项，发表学术论文72篇，其中SCI论文19篇，总点数56.162。2013年6月24日，中国中医科学院首家分院江苏省中医药研究院正式挂牌成立，成立了江苏分院学术委员会暨建设管理委员会，明确了分院建设管理体制，提出了分院建设总体框架——按照“面向需求、推倒围墙、整合资源、和合共进”的发展理念，形成“联合攻关、优势互补、利益共享、风险共担”的运行机制，实现“创新大思路、凝练大项目、实现大联合、搭建大平台、培育大成果、开拓大市场”的中医药创新发展目标。依托西苑医院心血管病中心，2013年8月10日挂牌成立了中国中医科学院心血管病研究所，为进一步整合全国心血管病防治力量，深入开展活血化瘀、血瘀证研究奠定了基础。

中医药数据中心等已完成第一期基本设施设备的建设工作，并形成由多学科人员组成的专业化研究队伍，为16家国家中医临床研究基地搭建了“临床科研信息共享”的共性技术平台，形成了符合中医临床特点的科研范式，为解决中医临床研究与实际脱节、临床疗效缺乏科学验证数据支撑以及名老中医经验难以传承等问题，提供了理念与技术方法的支撑。中医古籍数字化研究中心进一步完善，构建了中医古籍数字化整理技术规范体系及关键技术支撑平台，完成690种中医古籍的图像扫描及330种古籍的深度标引加工，中医古籍影像数据库、中医古籍阅览系统等部分研究成果已上线运行。中医药标准研究中心已完成《中医药行业标准制修订通则》等技术规范编制，在全国42家中医药标准化示范基地开展了《中医药标准化培训项目实施方案》和《中医临床诊疗指南应用评价项目实施方案》的多个病种指南的评价和培训工作。中国中医科学院牵头的“中医药文献元数据标准”和“中医药语言系统语义网络框架”两项国际标准，将由ISO/TC215于2014年1月提交出版，成为首个国内医学领域的国际标准。人参种子种苗、针灸针国际标准有望成为第一批ISO/TC249标准。

三、医疗工作

落实国家医疗体制改革各项政策，不断强化各医疗机构中医药特色，努力提高医疗服务质量和水平。全年各医疗单位门急诊总量792万人次，比2012年同期增长14.87%；出院人数6.1万人次，同比增长

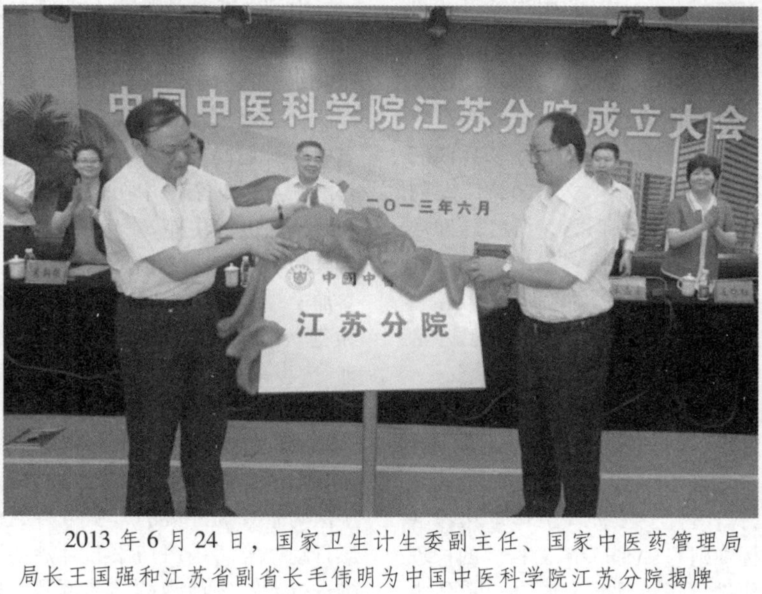

2013年6月24日，国家卫生计生委副主任、国家中医药管理局局长王国强和江苏省副省长毛伟明为中国中医科学院江苏分院揭牌

8.39%；医疗业务总收入逾40亿元，同比增长18.33%（包含广安门南区、针灸医院、中医门诊部）。各医院药品收入占业务总收入的比例逐步下降（同比平均下降0.47%），同时，门诊中药处方率（同比平均提升4.14%）与预约服务比率（同比平均提高47.47%）稳步提升，平均住院日持续下降（同比平均下降0.82天），社会满意度得到了提高（满意度平均96.63%）。以重点专科建设及中医优势病种项目为抓手，不断提升医疗机构中医服务内涵，广安门医院有2个专科，西苑医院、望京医院、眼科医院各有1个专科，成功入选国家临床重点专科建设项目，中国中医科学院已有国家临床重点专科16个、国家中医药管理局重点专科（专病）43个。完成了38项中国中医科学院第二、三批中医优势病种项目的验收工作，截至2013年末已有76项优势病种项目完成验收，均开设了专题门诊，直接服务于患者。积极创造条件提高临床服务能力，西苑医院新门诊医技楼的启用与搬迁做到搬迁期间不停诊，医疗业务无缝衔接，年门诊量首次超过200万人次。广安门医院中央保健病房顺利开诊，继续深化南区“融合模式”，新建血液净化中心在南区投入使用。望京医院积极申报特需门诊。眼科医院通过加强管理、扩大服务范围，提高社会知名度等措施，使医院年门诊量获得较大幅度的增长。“治未病”方面，西苑医院被国家中医药管理局批准为首批膏方培训机构，作为在京第一家培训机构，成功举办了第四届西苑医院膏方养生文化节；广安门医院除设立膏方门诊之外，还开展了网络保健院的服务；望京医院和眼科医院分别通过加强康复中心和“治未病”中心建设，提升了“治未病”服务能力。

护理工作：中国中医科学院在护理人员学历提升、职称评定、合同制护士转正等多方面予以了政策扶持。出台了《护理工作量化考核指标细则》，组织专家对医院的护理工作进行考核评定。通过一系列举措，使各医疗机构护理组织管理工作得到了明显加强，护理特色优势及优质护理服务得到明显深化，护理人才队伍（学历提升、职称晋升方面）和科研能力（学科建设、科研项目方面）得到了明显提升。2013年，20名优秀合同制护士转为正式编制，设立护理科研基金共计30余万元。各家医院整体护理病房和“优质护理服务示范工程”百分比均达到100%。广安门医院中医护理被批准为国家卫生计生委重点专科、国家中医药管理局重点专科和重点学科，组织协作组进行第一批13个中医护理方案的临床推广。西苑医院作为北京市中医护理质控中心，加强对优质护理服务质量的评价和持续改进。望京医院、眼科医院的护理工作也得到了快速发展。

抗震救灾、突发公共卫生事件医疗工作：4家医院均成立了赴四川雅安抗震救灾医疗队。根据部署由望京医院朱立国院长为队长的国家中医药管理局四川雅安地震医疗专家组圆满完成了救灾任务；2013年7月甘肃地震，又选派2名骨伤科专家参加国家中医药管理局组织的赴甘肃抗震救援工作。在医院人感染H7N9禽流感的防控和应急处置工作中，各医院制订并启动应急预案，成立了应急救治医疗队伍，发挥了中医药在突发公共卫生事件中的作用。

中国中医科学院主办的第二期中医医院职业化管理素质提升高级研修班顺利结业，培养了50名高层次医院管理人才。培训班得到了国家中医药局高度重视与支持，并委托承办了首期全国中医医院职业化高级研修班，共有28个省、市、自治区的78名三级医院院长作为学员参加了培训。由中国中医科学院倡导建立的“中医医院职业化管理”理论、方法和模式，进一步获得了行业的认可。

对口支援：中国中医科学院全面贯彻落实国家卫生计生委与国家中医药管理局开展的“服务百姓健康行动”与“中医药服务百姓健康推进行动”等活动的总体部署，以对口支援工作为切入点，积极参与中医药服务百姓健康行动。组织中国中医科学院医疗队向6省（市）7家京外单位、京内10余家基层医疗机构开展了对口支援，开展义诊活动27次，总计接诊患者近7000人次，为近1000人次患者提供了免费检查，举办7次健康大讲堂，受众近2000人，同时开展了教学查房、专题讲座、学科和科室建设规划、技术指导和人员培训等技术支援工作。落实各级对口支援任务，对内蒙古、宁夏、甘肃、山西、陕西、四川、湖北、河南、河北9省、区共计71个单位开展了对口支援，其中西苑医院支援18个，广安门医院支援15个，望京医院支援22个，眼科医院16个。继续落实国家卫生计生委组织的全国援疆、援藏工作会议精神，做好“疆藏青”工作，稳步推进既有援助协议。完成了第四批对口支援帮扶工作，安排西藏、青海等省、区56名人员进修；应受援地区要求，与西藏藏医院、新疆乌鲁木齐市中医院等单位洽谈了新的支援内容。

四、人才队伍建设和干部工作

加大高层次人才引进力度，组织实施创新人才推进计划、海外高层次人才引进计划。加大对优秀中青年科技人才的发现、培养、使用和资助力度，积极推进“百人计划”“国家百千万人才工程”“国家杰出青年科学基金”等人才项目，入选“有突出贡献中青年科学家”5人、“国家百千万人才工程”4人、“教育部长江学者”1人。重视科研团队建设，遴选中医药科技创新团队15个，包括8个优势团队，7个培育团队获得首批科技创新团队建设项目资助。深化改革，完善专业技术人才评价激励机制。建立以岗位职责要求为基础，以品德、能力和业绩为导向的人才评价发现机制，完善专业技术人才评价标准，拓宽人才评价渠道，把评价人才和发现人才结合起来，聘用65位专业技术正高职称二、三、四级岗位，其中聘用二级岗6人，三级岗15人，四级岗44人。56人通过正高级专业技术评审，其中主任医师34人，主任药师1人，主任检验师1人，主任护师3人，研究员17人。全面做好干部选拔推荐工作，任命局管干部7人、正处级干部8人、副处级干部13人，任命提职正科级干部15人、副科级干部7人、干部轮岗7人。

博士后管理工作。在站总人数达331人，进站128人，出站49人，招聘外籍博士后1人。23名博士后获得中国博士后科学基金会项目资助，资助研究经费68万元。1名博士后人员通过"香江学者计划"初审。组织在站博士后参加北京市博士（含博士后人员）挂职锻炼项目。组织承担了全国中医药传承博士后工作，在全国29个省、自治区、直辖市遴选了133名传承博士后导师和151名博士后，并于2013年12月26日举办了全国中医药传承博士后进站启动大会与拜师仪式，推动全国中医药传承工作和高层次传承人才队伍的建设。

五、教育工作

继续教育。中国中医科学院全面落实《中国中医科学院"十二五"继续教育发展规划》，成立中国中医科学院继续教育委员会，建立健全继续教育工作的分级管理制度以及继续教育学分的登记制度、学分互认和积累制度。出台了继续教育管理系列文件。首次组织院级继续教育项目遴选工作，确定了526项院级继续教育项目；为院直174名在职人员发放了《继续教育学分登记证》；全面分析了"院继续教育现状及需求"。申报国家级继续教育项92项，通过80项。组织国家继续教育项目中医药传承与创新人才研讨交流会和"中医药在女性生殖健康中的作用"的主题讲座。组织了第三批优秀临床人才研修项目第二期、第三期和第四期集中培训工作和2013年度第三批优秀中医临床人才研修项目考核工作。82名天津中医药大学2013级成人护理专升本学员（中国中医科学院班）教学工作顺利开展，筹备2014年护理人员参"专升本"考试，录取了48名学员。

研究生教育。改革博士生导师招生办法，严格执行导师"一师一生"制度；拓展联合培养领域，细化联合培养措施，落实与北京中医药大学、天津中医药大学联合培养博士生相关配套培养方案，并在中国中医科学院与湖北中医药大学战略协作的框架下，实施两校联合培养博士研究生的招生工作。完成国家统招研究生、在职研究生课程班、国家中医药管理局第二期中医药管理课程班、北京第二届西学中高级研究班、中医心理学课程班、中医住院医师规范化基础理论培训班以及与北京交通大学联合举办的中医临床数据分析课程班的教学任务。强化研究生培养过程管理，推进教研室和教师队伍建设，新增临床教研室11个，启动青年教师培养"园丁计划"。完成临床专业学位研究生培养方案及课程改革。启动博士生创新人才培育"青蓝计划"。完成研究生导师增选工作，新增硕士生导师85人，博士生导师62人；新设立中国中医科学院"一方"优秀研究生导师奖，开展"岐黄中医药基金会传承发展奖"评审工作；实行临床专业技能考核末位淘汰机制；获北京市优秀博士学位论文奖；完成"中医管理学"自主设置二级学科工作；北京市重点学科中药学科完成建设验收，中医基础理论学科获得北京市与中央驻京单位共建经费资助；完成第四批全国老中医药专家学术经验继承人临床医学（中医师承）专业学位授予工作。落实教育部研究生投入机制改革，建立具有中医科学院特色的多元立体化研究生奖助学金体系。毕业研究生161名（博士生51名，硕士生110名），就业率达到95.33%，高于北京地区平均水平。

六、国际交流与合作

贯彻落实中央关于加强涉外管理的有关精神，成立了中国中医科学院外事工作领导小组；严格按照国家关于因公出国（境）的各项规定和年初制订的出访计划，对因公出访进行审核、报批及量化管理；加强中医药对外宣传，积极探索挖掘合作机会，接待来访外宾1000余人次，其中部级及以上代表团7批次，中医药愈加得到国外政府重视。

巩固现有合作伙伴关系，推进合作项目取得实质性进展，中国中医科学院与14个国家和地区新签署了21项中医药合作协议。主办、承办中医药国际科技合作会议21次。继续推进与奥地利欧亚太平洋学术网合作项目。落实与韩国韩医学研究院签署的协议。履行WHO传统医学合作中心职责，为WHO及西太区提供支持。中国中医科学院专家参加ISO/TC215会议，代表我国提出中医药文献元数据和中医药语言系统语义网络框架两个提案，通过后将成为国际标准；参加ISO/TC249会议，代表中国与韩国、日本等国家积极协商，成功维持了"中医药"为暂定名。组织申报国际科技合作项目，完善项目管理，申报国际科技合作项目15项、立项2项、在研8项、结题3项。作为示范型国家国际科技合作基地建设单位，按照科技部国际合作基地管理办法进行工作，不断完善基地建设。积极参加第二届中国（北京）国际服务贸易交易会，被中医药板块组委会评为优秀参与单位。完成医疗派出任务，中国中医科学院医疗组在坦桑尼亚执行中医药治疗艾滋病项目是中国援非计划的重要组成部分，自1987年至今认真完成医疗派出工作，获得坦桑尼亚卫生部高度评价；应国务院侨办邀请，每年选派专家赴海外为当地华侨开展义诊服务。加大中医药国际人才培养力度，通过国外奖学金资助、自筹资金外派学习及中外联合培养博士后等方式，开拓海外学习培训渠道，选派20人分别赴美国、日本、奥地利、澳大利亚等13个国家和地区进行为期3个月到2年的培训和进修，进一步吸引海外人才开展合作研究，建立海外访问学者、博士后及外籍客座研究员管理制度。

七、产业与基本建设

中国中医科学院制订了《实验药厂与北京华神制药有限公司经营整合方案》，加强了两厂领导班子建设，完善组织机构和财务、人事等方面的规章制度，规范了生产经营。实验药厂的正柴胡饮颗粒进入国家基本药物目录，开展了息伤乐酊的二次开发。华神公司通过了颗粒剂、合剂GMP认证。中医古籍出版社《100种珍本古医籍校注集成》荣获2012年度全国优秀古籍图书奖一等奖。

中国中医科学院科研综合楼工程建设已完成消防、节能、人防等专业工程的验收工作。信息所改扩建项目已基本完成，待验收。广安门医院扩建门诊楼项目已完成地下基础和四层结构工程。西苑医院门诊医技楼已投入使用。大兴科技园已完成总体规划，正在办理土地性质变更工作，前期立项、设计工作已经开始。眼科医院改扩建项目调控规划获得市规委批复。东直门大院自来水改造工程完成，民用水移交自来水公司直接管理。大兴生物医药基地630KV箱变工程、针灸所及实验中心屏蔽实验室装修改造、实验中心洁净实验室装修、中药资源中心实验室改造项目也相继完成。

八、中医药文化宣传

2013年8月31日，中国中医科学院与北京电视台《养生堂》栏目合办大型义诊活动。支持“心系老年——健康工程”活动组委会主办的健心健康操创造新吉尼斯纪录展示，作为支持单位当日还举行了40位专家义诊。积极为中央电视台《院士篇》和《国医大师篇》推荐国医大师和院士5人。与央视《健康之路》联合拍摄的系列节目24节气养生24集，与北京电视台《养生堂》栏目拍摄制作名医工作室（站）老专家系列科普节目，共计播出中国中医科学院专家科普节目116期。接待50余家境内外媒体的采访，在《人民日报》《健康报》《科技日报》等媒体刊发报道150篇。在《中国中医药报》一版发表文章近50篇。

九、信息化建设

启动了东直门大院网络改造工程和东区新楼联网工程。扩大完善中国中医科学院协同办公系统的使用范围和功能。启动科研信息管理系统和财务内控系统建设项目。

十、党建工作

在国家中医药管理局党组领导下，以贯彻落实党的十八大精神和深入开展党的群众路线活动为重点，加强各级领导班子建设，坚持民主集中制，加强“三重一大”等制度建设，提高决策的民主化和科学化。落实“引领、攻坚、整合、转化”的科技工作思路。发挥党的政治优势、创新优势和科学发展优势，调动工青妇等群团组织以及民主人士与无党派人士的作用，做好“十二五”规划实施的宣传动员工作，统一全员思想和行动，时刻体现党的先进性。

不断完善“党委统一领导、纪委组织协调、部门各负其责、职工群众积极参与”和“谁主管，谁负责”的反腐倡廉领导体制和工作机制，建立健全惩治和预防腐败体系。规范党建课题研究，推进中医药行业党的事业科学化发展；深化干部人事制度改革和事业单位改革，在提高人才队伍整体素质中突出抓好管宏观、管政策、管协调、管服务的工作，牢固树立人才是第一资源的理念。

深入开展党的群众路线教育实践活动。在国家中医药管理局督导组的指导下，结合实际工作，紧紧围绕“照镜子、正衣冠、洗洗澡、治治病”的总要求，以反对形式主义、官僚主义、享乐主义和奢靡之风为主要任务，做好教育实践活动的组织领导工作。领导班子深入基层，认真听取广大干部群众的意见和建议，多措并举，加强教育实践活动的学习、教育及宣传工作；做好调查研究，了解群众的中医药服务需求，发挥“国家队”作用，切实推进两个载体活动的开展；切实查摆问题，深入交换意见，开好专题民主与组织生活会；广泛征求意见，制订整改落实方案，扎实推进整改落实工作；标本兼治，科学可行地做好制度建设工作。

做好党员发展工作，坚持按照控制总量、优化结构、提高质量、务求实效的总要求，把好“入口”关。全年发展党员77名。抓好院党委中心组学习和干部职工理论学习，把学习贯彻党的十八大、十八届三中全会精神以及习近平总书记一系列讲话和深入开展教育实践活动结合起来，改进工作作风，提高工作水平，助推“十二五”规划顺利实施。坚持用社会主义核心价值观引领院文化建设，重视职工精神文化生活，开展了“弘扬中医药文化”系列活动。

加强工会组织自身建设，拓宽民主管理、民主监督渠道。引导激励广大职工立足本职岗位，建功成才，2013年有2个集体分别获得“全国巾帼文明岗”和“全国五一巾帼标兵岗”荣誉称号。加大帮扶力度，走访慰问困难劳模、困难职工52人，发放慰问金25.43万元。以丰富多彩的活动为依托，紧贴中心、发挥优势，增强广大职工的团队协作意识、集体荣誉感。重视并加强共青团工作，增强青年职工凝聚力。通过与河北涞水县中医医院建立“青年志愿者服务点”、参与“根在基层中国梦”青年调研实践活动、组织文体活动、评选青年文明号、岗位能手等引导广大团员青年树立正确的价值观、人生观，爱岗敬业，积极进取。扎实做好离退休干部工作，坚持重大情况向离退休干部通报制度，结合党的群众路线教育实践活动，召开座谈会听取了离退休干部的意见和建议；健全学习制度，开展丰富多彩的学习教育和参观实践活动；坚持走访慰问制度，创新关怀、帮扶困难老同志机制，创建帮扶基金，帮助有特殊困难的老同志，让离退休同志充分感受党的关怀和科学院大家庭的温暖。

（杨　睿、李爱军）

【中华中医药学会2013年工作概况】

一、思想作风建设取得新成效

中华中医药学会学习并贯彻落实党的十八大、十八届三中全会精神和中央八项规定，统一了思想，凝聚了共识，改进了作风，推动了工作。认真开展党的群众路线教育实践活动，“问题为先导、问计聚智慧、问责明规范、问效为目的”，深入学习，认真查摆，扎实整改，建章立制，效果明显。党建强会、惩防体系建设顺利推进。

二、学术品牌建设取得新成效

2013 年，中华中医药学会共召开学术会议 87 个，参会人员 14881 人，交流论文 7260 篇。

打造新品牌。召开首届岐黄论坛：论坛以“大中医 大健康 大战略”为主题，设主论坛和 4 个分论坛，600 余人参会。召开 2013 年学术年会：会议以“新成果 新进展 新突破”为主题，设主会场和 8 个分会场，1800 余人参会。两个会议均为建会以来由秘书处首次召开的成规模、高层次、多学科交叉、影响度广泛的大型学术会议，为学会打造综合性学术交流平台奠定了基础，为中医药学术传承创新产生了积极地推动作用。

提升老品牌。学会继续召开著名中医药专家学术传承研讨会、国际络病学大会、扶阳论坛等品牌会议，进一步提升了学会学术的影响力、引领力和推动力。继续实施精品期刊工程。学会主办期刊《中医杂志》入选“2013 年国家新闻出版广电总局百强科技期刊”；《中医杂志》英文版获评“中国科技期刊国际影响力提升计划”支持项目，连续 3 年获得 150 万元专项支持。

三、科技评价与奖励取得新成效

首次获得国家科学技术进步一等奖。学会直接推荐的《中药安全性关键技术研究与应用》项目荣获 2013 年度国家科学技术进步一等奖。该项目系学会 2014 年度科学技术奖一等奖项目，由中国人民解放军军事医学科学院放射与辐射医学研究所高月研究员等完成。项目创建了中药安全性研究的关键技术平台，系统研究了常见不良反应中药产生毒性的物质成分、代谢特征、配伍禁忌和毒性机制，对中药新药研发、创制乃至中药产业创新发展具有重要的科学价值和经济社会价值。

科技奖评审进一步规范。按照常务理事会和王国强会长“减少数量、提高质量”的要求，通过增加网评专家，严格评审程序，坚持公平、公正、公开原则，将授奖率由 2014 年度的 75.7% 控制到了 51.0%，获奖项目质量也得到了有效提升。

首次设立了“中医药政策研究奖”。旨在鼓励更多的学者和专家积极开展中医药政策研究工作，填补了中医药政策研究奖项缺失的空白。

四、学会专家队伍建设取得新成效

坚持民主办会方针，学会如期召开“三会”。先后召开了第五届常务理事会第六次会议、第五届常务理事会第七次会议、2013 年理事会和 2013 年全国中医药学会秘书长工作会议，研究、讨论、通报和决定了学会有关工作与重大事项。

修订了《中华中医药学会分会管理办法》。按照常务理事会和国家中医药管理局人教司关于“提高分支机构管理水平，减少分支机构领导职数”的要求，切实加强了分支机构管理，完成了内科、妇科、儿科等 9 个分会的换届工作，分会的领导职数严格控制在 10 ~ 11 名，同时制订了学会分支机构考核评估方案并开始实施。

开展了学会理事和分会副主任委员以上人员的培训工作。提交了理事和分会副主任委员以上人员的学会管理与学术学科推进的能力与水平，也加强了横向交流与联系。

五、继教科普工作取得新成效

截至 2013 年底，已经完成 48 项继续教育项目，完成率 82.8%，受训人员 6800 人次。开设了“中华中医药学会健康科普大讲堂”，新建了 5 个中医药科普宣教基地。与亚宝药业共同举办健康公益活动“春播行动”，使 7000 名基层医生熟练掌握了中药透皮技术的临床应用。

六、项目实施取得新成效

认真实施科协学会能力提升专项。圆满完成了中国科协学会能力提升专项第一年度的工作任务，相关工作在 45 家学会中得到科协认可和好评。第二年度的经费已付拨到位，各项工作任务已作分解并签订了目标责任书。

大力推进标准化工作。学会在制定 471 项标准的基础上，2013 年内完成了《中医养生保健技术标准审查》《中医药名词术语系列标准审查》立项等工作。在贵州召开的有 15 家全国一级学会参加的政府职能转移专题座谈会上，学会副会长谢阳谷作专题发言，并得到了李源潮副主席的充分肯定。

完成了中国科协中医药学学科史研究项目。首次全面梳理和总结了中医药学科的孕育、创立、发展和演变过程，特别是论述了中医药学作为一种知识体系逐步制度化、学科化的过程，具有较高的学术价值和历史价值。

完成了科技部“十二五”国家科技支撑计划“公众健康知识及技术筛选与评价研究”子课题——“安全合理用药评价和干预技术研究与应用”的阶段性研究工作。

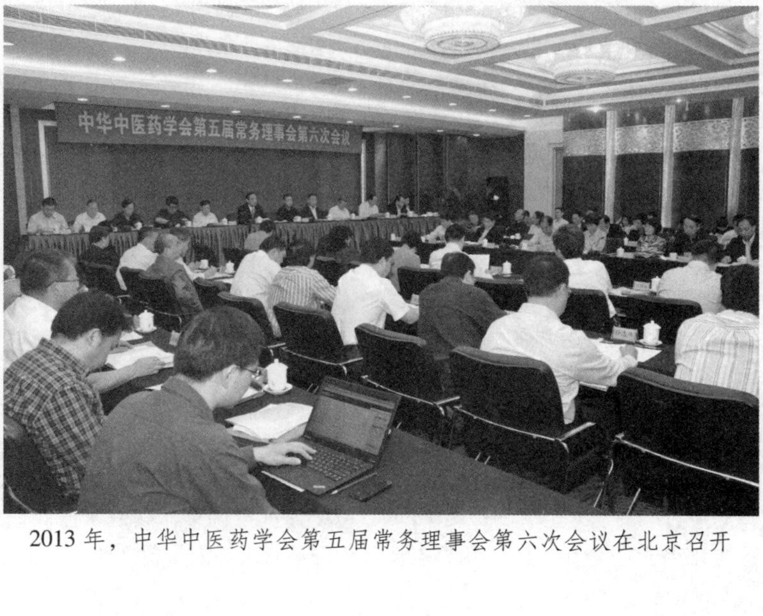

2013 年，中华中医药学会第五届常务理事会第六次会议在北京召开

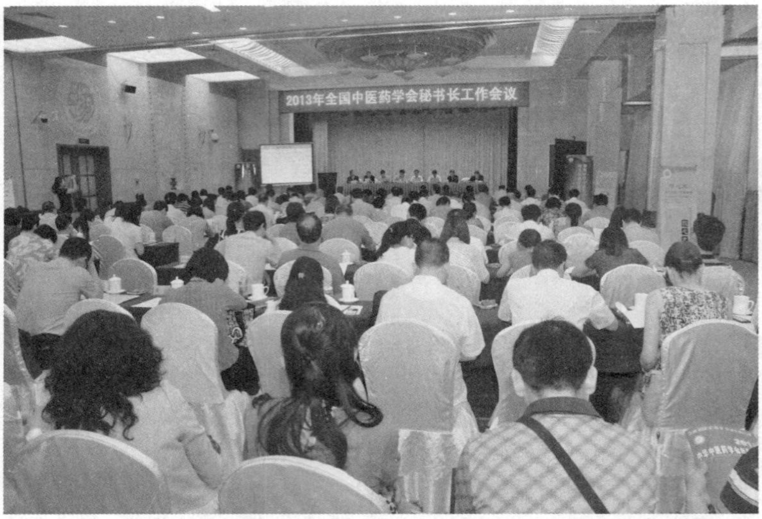

2013年全国中医药学会秘书长工作会议在北京召开

七、国家和地区间合作取得新成效

学会召开了国际络病学大会、国际中医原创思维研讨会等8个国际学术会议，为中医药的学术创新和文化交流搭建了国际交流平台。召开了第五届海峡两岸中医药合作发展论坛等2个两岸学术会议，加强海峡两岸中医药学术交流与合作。组织中医药专家赴美国、马来西亚、泰国等国家进行学术访问，取得了预期成果。继续与国际肺痨和肺部疾病联合会开展合作，无烟中医院建设工作顺利推进。

八、推进健康服务业发展取得新成效

学会召开了贯彻落实《国务院关于促进健康服务业发展若干意见》专家研讨会，就学会如何领会精神、正确定位、抢抓机遇、明确目标、制订规划、开展工作、取得成效等系列问题进行了讨论，并提出了值得政府、学会参考的意见和建议。在北京人民大会堂万人礼堂召开了全国脊柱健康大会，近7000名代表参加会议。会议围绕"关注大众脊柱健康，推动中医健康服务，促进慢病预防控制"主题进行了系列科普讲座和学术报告。启动了"中医慢病管理示范工程"，与中国中医药报社联合主办了滋补养生文化研讨会。

九、开门办会、协同发展工作取得新成效

与兄弟学会合作。学会积极与世界中医药学会联合会、中国医师协会、中国中药协会建立合作关系，共同举办了中医药战略大品种培育及热点问题研讨会，发起了中医治疗脊髓侧索硬化症——"融化渐冻的心"公益活动。

与局直属单位合作。学会与中国中医药出版社联合开展"国医大师"系列书籍的编辑出版工作，并在其他相关工作上开展合作。与中国中医药报社共同策划、举办中医节气养生保健系列活动，打造特色明显的养生文化品牌。

与地方政府合作。学会与河南南阳市政府、安徽亳州市政府、浙江武义县政府先后联合主办了南阳仲景国际论坛、亳州全国中医院院长论坛、中国武义国际养生博览会等活动，支持并促进了地方中医药学术与事业的发展。

与企业合作。学会与北京同仁堂集团、以岭药业、亚宝药业、康缘药业、神威药业、步长药业等企业开展合作，实现了资源共享，促进了协同创新，积极探索建立、产、学、研结合和技术联盟的新模式。

十、秘书处机关建设取得新成效

确定"三定"方案。根据此次群众路线教育实践活动中群众所提出的意见和承接政府转移职能的需要，学会制订了"三定"方案，对秘书处内设机构主要职能及领导岗位设置进行调整，该方案已获国家中医药管理局人教司批准。

加强制度建设。学会制定、修订了《中华中医药学会秘书处工作规则》等39项管理办法与制度，形成了以"制度管人、制度管事、制度管钱"的科学化、规范化、精细化管理新机制。

建立月报与会讯编发制度。学会每月月底及时总结上月重点工作和安排下月主要工作，报会长、副会长及国家中医药管理局相关司办和中国科协学会部；同时，定期编发会讯，实现学会工作的"上传下达有效、衔接沟通及时、统筹协调有力"。

维护职工利益。学会为包括离退休人员在内的全体职工进行了体检，为5位同志补发了住房补助，为两位同志兑现了职务待遇，为6位聘用职工缴纳和补发了养老保险和住房公积金。建立了机关人文化管理制度，开展"为职工过生日"活动。

（庄乾竹）

【中国中医药报社2013年工作概况】

一、围绕报社未来发展，凝聚共识，统一思想

遵照党中央和局党组要求，报社将此项活动与实际工作紧密结合，不走过场，力求解决问题。以中层以上党员干部、报社领导班子成员为重点，围绕增强群众观点和宗旨意识，聚焦"四风"问题，切实抓好学习教育、听取意见，查摆问题、开展批评，整改落实、建章立制各个环节活动内容的部署和落实。

同时，突出作为新闻媒体单位和即将转企的特点，创新活动载体，开展了"推进媒体转型，建设活力报社"和"学习型、服务型、创新型、和谐型和节约型报社"两个特色活动，努力将教育实践活动成果服务于报社发展和职工利益。目前，报社已成立制度建设工作组，正从学习、会议、人事、财务、业务考评、岗位职责、廉政等方面进行制度建设，确保活动取得实效。

2013年5月报社新领导班子成立时，正逢党的群众路线教育实践活动，报社以此为契机，针对当下报社面临的诸多困境，提出"推进媒体转型，建设活力报社”的活动载体，并开展“报社应该怎么办，我为报社做什么”的征文。包括社领导班子在内的全社所有人员参与征文，献点子，提建议，并开展了几次大讨论。在整个过程中，全社统一了思想，凝聚了共识，出台了报社2014～2018年五年规划，大家都对现状有了清醒认识，对未来充满希望。

二、围绕国家局中心工作，做“强”要闻报道

把坚持“围绕中心，服务大局”作为办报的第一原则。2013年6月，报社建立了每周轮替的新闻策划制度和评报制度，研究行业重大问题，评估有关报道。对于党中央、国务院、国家卫生计生委、国家中医药管理局的相关重要方针政策、重要会议、重要活动，在“重”字上下工夫，在版面上突出条位，采写上深入解读，评论上打出声势，以求形成舆论之“势”。

三、围绕满足行业需求，做“足”行业报道

坚持“面向行业，服务需求”，对行业发展的难点、焦点、热点和亮点，强调“接地气”，主要通过策划系列报道，做到以求行业困惑有答案、改革探索有借鉴、焦点热点有回应，唱响符合中央精神和行业需求的主流价值。

四、围绕服务社会大众，做“活”服务报道

坚持“面向社会，服务大众”，着眼社会公众对于中医药服务和养生保健的需求，强调“用户需求”，设身处地站在百姓立场，从策划、采写、编辑到版面处理，以求读者爱读、乐读、有用，使中医药文化科普有实效。

为扭转一直以来采编较弱的情况，通过采编部门轮岗，合理配置采编力量，建立新闻策划制度和评报制度，营造钻研业务的良好氛围。与以往比，中医药报有了明显变化。

首先，报纸的要闻版块上：一是围绕中医药方针政策的主题系列报道更多、更重。如“将中医药列为国家战略”“中医药/医改进行时”“发展中医药健康服务”等系列报道。

二是对突发事件的反应更迅速到位。如在芦山地震、甘肃岷县漳县地震救援中，都在第一时间深入灾区，发回“第一现场”“救援日记”等组合报道。

三是对社会热点的回应更及时深刻。如禽流感板蓝根防治惹争议，含朱砂中药受质疑，民间中医倪海清事件，伪大师王林、胡万林事件等，均及时理性报道，以正视听。

四是对先进典型的报道更可读、更有感染力。如“广东省中医院建院80周年系列报道”“乞国艳：从患者到医者”“中国中医科学院眼科医院：安医者心、走特色路、赢患者情”等。

五是评论写作更注重发挥舆论导向作用。如“卫生应急不能少了中医药”、“中药毒性风波折射中西医差异”、两论习近平提出“促进中西医结合及中医药在海外发展”、“中医回归生活助力健康服务”、“找回失落的养生生活方式”等，文风清新，引人深思，2013年共发30余篇。

六是创造性推出主动介入中医药改革发展进程的体验式报道。如“中医院服务体验”“记者体验中医急诊”“记者体验中医360行”3个系列策划。

其次，报纸专版的策划和原创稿件多了，理论观点类更聚焦重大问题，学术临床类更注重临床实用，科普类更贴近百姓生活需求。

五、围绕读者“悦读”要求，强化报道可读、版面易读

在全媒体格局下，传媒的用户需求导向一方面对新闻报道的可读性有更高的要求，一方面格外强调版面视觉设计对读者的注意力吸引。为此，报社采编工作强化对报道的可读性要求，以及报纸版面设计的风格化呈现，满足全媒体条件下媒体用户的“悦读”要求。

同时，针对报纸此前时有出现脏、黑和图片不清晰的情况，2013年9月起，报社更换了印刷厂和纸张，印刷和纸张质量得到根本保障。

六、围绕全媒体建设，拓展传播渠道，扩大传播覆盖面

报社积极建设新媒体，在原有微博的基础上，开通“中国中医药报”官方微信号和“养生中国”微信号。新浪、腾讯两个官方微博合计粉丝12万，两个微信公众号合计订阅用户3万多，拓展了传播渠道，扩大了报社用户群，成为传递中医药方针政策和文化科普知识的又一权威平台。

由于报纸质量提高，在当前全国纸媒急剧衰退的情况下，中国中医药报发行量逆势增长，2014年通过邮局的订阅量比2013年增长6%，近4万份。读者普遍反映，中医药报文章更可读、更耐读了，版面更好看了。

七、围绕做好报社经营，探索市场化运行新体制

经营是报社的生命线。报社自2006年以来，一直沿用广告经营独家代理模式，2013年是与此前纵横杏林广告有限公司合作的最后一年。经社委会研究，报社决定就广告经营独家代理事再次公开招标。经严格的程序，最后经报社职工大会通过，广州中邑复观品牌策划有限公司中标。这在当前纸媒广告收入锐减的严峻形势下，确保了报社未来3年基本收入的持续增长，为报社实现跨越发展打下了较好的基础。

（孙　浩）

【中国中医药出版社2013年工作概况】 在全社各部门的努力下，通过对各项业务工作任务的狠抓落实、扎实苦干，2013年出版社顺利完成了各项任务，各项业务指标均达到历史最高水平，全年共出版新书522种，重印图书725种，发行码洋近1.6亿元。全年出版图书1247种，印制图书510万册，总印制码洋1.9亿元。

一、深入学习贯彻党的十八大以及二中、三中全会精神，扎实做好党建工作

出版社组织全体党员干部认真学习贯彻党的十八大精神及二中、三中全会精神，使全体党员深刻领会党的重大部署。以为民务实清廉为主题，扎实开展党的群众路线教育实践活动，着力解决“四风”方面的突出问题。在局活动领导小组的领导下，紧紧围绕保持党的先进性和纯洁性，以为民务实清廉为主要内容，以“照镜子、正衣冠、洗洗澡、治治病”为总要求，以处级以上领导干部为重点，切实加强全体党员的马克思主义群众观点和党的群众路线教育，进一步突出作风建设，坚决反对形式主义、官僚主义、享乐主义和奢靡之风，着力解决中医药出版工作中群众反映强烈的突出问题，扎实开展党的群众路线教育实践活动。学习型组织、服务型单位、和谐团队建设继续推进，将“三项建设”与出版社各项改革结合起来，与出版社业务工作结合起来，注重实效，以此推动出版社的发展。根据《党章》和《选举工作暂行条例》的有关规定及局直属机关党委对出版社党总支换届选举工作请示的批复，出版社党总支严格按照选举程序，选举产生了新一届党总支委员会，进一步加强了组织建设。同时认真落实党建工作责任制，加大对入党积极分子的培养，发展党员一名。落实党风廉政建设责任制。落实反腐倡廉各项任务，抓好廉政风险点的防范工作。加强纪检监察组织建设工作，重视执行民主集中制和“三重一大”制度，加强对重点部门、重点岗位的监督，促进党风廉政建设各项规定的贯彻落实。积极开展主题党日活动。组织开展“加强组织建设，增强凝聚力，实践中国梦”为主题的党日活动，教育引导广大党员增强责任感、使命感，继承革命传统，立足岗位，为推动中医药出版事业发展贡献力量。坚持以党建带动和促进群团组织建设，提振精、气、神，保持奋发有为的精神状态。充分发挥工会和团组织的纽带和桥梁作用，维护和保障职工权益，关心群众生活，因地制宜开展健康有益的文体活动，丰富职工文化生活，营造和谐奋进的良好氛围。

二、中医药教材建设工作

第二批全国中医药行业高等教育规划教材启动。继第一批全国中医药行业高等教育“十二五”规划教材 112 本于 2012 年出版之后，为了满足中医药教育教学实际需要，在全国中医药院校广泛调研的基础上，第二批行业规划教材经过编写队伍的全国招标、主编遴选会议、编写启动会议，已经全面启动编写工作。

中医药行业职业教育规划教材建设启动。中医药职业教育是培养基层中医药人才以及产业高素质生产者的重要途径，是中医药教育的重要组成部分。出版社已经出版中医药高职高专教材 134 种，随着职业教育的不断改革发展，有必要对现有教材进行重新规划。出版社在全国范围内对中医药职业教育的现状进行了广泛调研，经过与全国中医药职业教育院校的广泛沟通，已向广大院校发出第一批规划教材目录并征集主编、副主编以及编委，预计 2014 年上半年将全面启动编写工作。

围绕教材建设开展师资培训。新版的行业“十二五”规划教材自 2012 年出版后，为了推广教材中体现的教学改革的成功经验，进一步提高师资队伍尤其是青年教师的教学水平，出版社 2013 年针对教材建设开展了师资培训工作。该工作由各门教材的主编召集，各院校承办，教学一线的教师参加，主要采用示范公开课的形式，已经举办 26 期，共有 85 门课程举办了师资培训班，1300 人次参加，为一线教师搭建了交流教学经验的平台，在院校中收到了良好的效果。

组织开展中医药教学改革研究。在局人教司的领导下，出版社的教材建设工作始终站在为中医药事业培养人才的高度，不仅提供高质量的教材，为保障教学质量提供坚实的基础；同时积极倡导和支持全国中医药院校开展教学研究，不断总结教学成功经验，鼓励开展教学改革创新，全力为提高中医药人才培养质量服务。2013 年，在局相关司办的支持下，出版社组织并出资支持开展了“十二五”中医药教学改革研究课题共 30 项，已在全国高等中医药院校顺利开展。

三、文化建设专家委员会办公室工作

作为国家中医药管理局中医药文化建设与科学普及专家委员会办公室所在单位，出版社积极配合局新闻办开展中医药文化建设工作。出版社配合协调的大型纪录片《中医》以及《北京商报》中华医药周刊项目取得进展，纪录片《中医》已经拍摄过半，中华医药周刊已经出版 74 期；配合局新闻办举办了第四期中医药文化科普巡讲专家培训

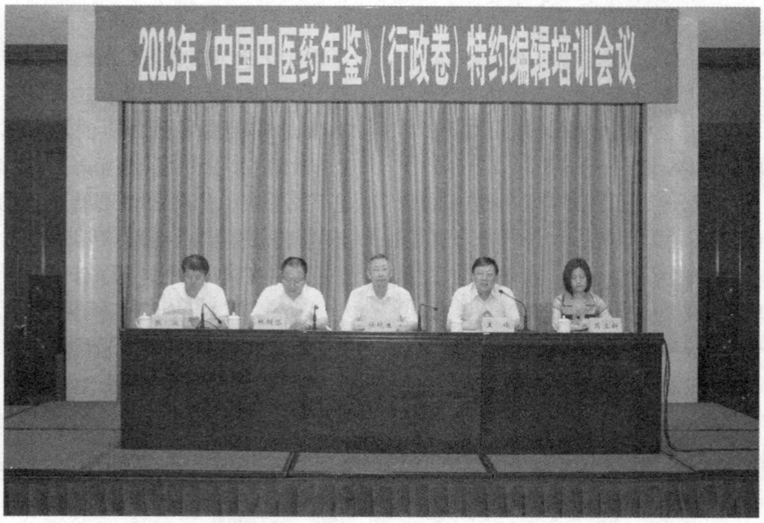

2013 年 8 月 20～22 日，2013 年《中国中医药年鉴》（行政卷）特约编辑培训会议在山西太原召开

班，承担了会务相关服务工作，为科普巡讲专家队伍的建立提供了有力的保障；承担了国家中医药管理局中医药文化建设与科学普及专家委员会第三次工作会议会务服务工作，保证了会议的顺利进行。

四、服务“中医药古籍保护与利用能力建设”项目

出版社密切跟踪服务于中医药部门公共卫生专项资金“中医药古籍保护与利用能力建设”项目的进展，全程参加项目的各项会议，为出版400种古医籍做好各项服务。第一批通过专家审定的64种古籍的稿件已经交稿，进入编辑加工阶段，预计2014年开始批量出版。

五、中医药法规汇编出版工作

2013年，出版社积极为局法监司“六五普法知识”项目服务，先后出版了《中医药常用法规汇编》《中医药法律知识读本》以及《中医药标准化知识简明读本》，为中医药法律法规的普及和标准化工作的顺利开展提供了良好的载体。

六、出版中医药类考试图书

具有规定学历的中医、中西医结合执业医师、执业助理医师医学综合笔试新版大纲2013年开始实施，为此出版社与局中医师资格认证中心密切配合，2013年初同期推出与新版考试大纲配套的考试辅导用书，为全国考生提供了权威的应考工具书。同时，出版社精心安排针对考生的服务，加大宣传和发行力度，让考生能在第一时间就近买到这些图书。

七、年鉴出版工作

年鉴出版工作是国家中医药管理局交办的重要任务，出版社历来予以高度重视，并保证年鉴的按期出版。在局办的领导下，出版社按期召开了《中国中医药年鉴》（行政卷）审稿工作会议；在山西省中医药管理局的支持下，在太原成功召开了2013年全国中医药年鉴特约编辑培训会议，为稳定全国年鉴编辑队伍并形成长效工作机制发挥了重要作用。

八、对外中医药文化传播工作

中医药类图书是对外中医药文化传播的良好载体，2013年出版社实现了与韩国的图书版权贸易，为针刀医学在海外的传播发挥了重要作用。同时，出版社成功入选“北京市中医药服务贸易试点单位”，为今后进一步开展中医药文化的输出创建了良好平台。

九、延展业务领域

在目前数字出版盈利模式仍不明朗的形势下，出版社采取积极谋划、稳步跟进的方法，一方面以小量投资聘请专业力量对出版社已有内容资源进行数字化加工，储备数字化出版基础资源；另一方面积极与中国移动、亚马逊等运营商开展合作，已有200余种新型数字产品上市推广，拓展了新的盈利途径。通过充分调研和向其他出版社学习数字出版业务开展的经验后，出版社认识到现阶段充分利用国家文化产业和出版专项资金的支持是实现数字出版业务发展的重要途径。在近几年不断探索的基础上，出版社申报的“中国中医药数字出版与发行平台项目”获得财政部文资办“2013年度文化产业发展专项资金”支持，1400万元的项目资金已经到账；同时，出版社另外申报的“数字化转型升级项目”也通过了财政部的审核，获得130万元的资助。这些数字出版资金为出版社下一步建立数字出版平台、拓展数字出版业务打下了良好的基础。

出版社还积极申报各项国家以及北京市的文化产业发展支持项目，2013年有所收获，《望目辨证诊断学》获“国家出版基金”资助，《智能版中医经典著作丛书》获“北京市出版工程”资助。

（罗会斌）

【中国中医药科技开发交流中心2013年工作概况】

一、加强组织领导，认真落实“八项规定”

根据中央“八项规定”的要求，中心领导高度重视，紧紧围绕局党组党风廉政建设和反腐工作的总体要求，加强领导班子建设，明确领导干部的责任，以身作则，端正党风。认真开展党的群众路线教育实践活动，认真落实“八项规定”，坚决反对“四风”，做到清正廉洁，严格执行“三重一大”，确保党风廉政建设责任制的落实。结合中心的实际，加强内部管理，绘制了印章管理权、财务管理权和合同签订权运行流程图并发至各部门严格执行；完善了《中心权力明晰》，使党风廉政建设工作日常化、常态化，制度化，树立风清气正的团队精神，为中心全面发展和稳定提供了坚强有力的组织保障，实现了中心业务可持续发展方式的转变。

二、加强内部管理，努力开拓业务渠道

2013年，在完成中心内部机构重新设置和人员调整的基础上，以深化改革为统领，以提升经营绩效为主线，以科技创新为支撑，中心增强发展动力，激发全员活力，快速提升综合竞争力。中心领导与部门负责人相互签订了经营目标责任书，在加强目标管理的同时也加大了项目管理。研究并制定了部门工作规范、工作流程和业务发展目标；进一步完善奖惩激励机制，鼓励创收；制定和完善各项规章制度、用制度管人。

中心领导积极为各业务部门提供资源和信息，设计、扶持和培养新项目。引导员工解放思想，开拓思路，克服困难，团结奋斗，激发员工工作的主动性和创造型，大大提升了为政府的服务能力和业务竞争能力。

在调整中心业务范围升级结构外，采用比较灵活的用人制度。按照业务需求，重点给部门配备所需人员。同时，按照中心近远期工作发展规划，重点做好人才储备，充分发挥人才的基本优势。一方面引进社会人才，转变用人模式为我所用，另一方面积极培养和锻炼自己，在同一个平台上一起做事，在中心内部形成公平竞争的态势。2013年，中心各部门的任务指标超额完成。

三、积极承担、参与有关项目管理和委托职能工作

在国家中医药管理局科技司领导下，完成“面向农村的5种常见病中医药成果集成转化研究与平台建设”项目成果数据库建设。5个成果包已基本整理完毕，并进行了调研、专家测试等工作。电子版成果包的制作正在进行中，以便下一步组织5个省的师资培训。

对“50项中医特色临床诊疗技术规范化的示范研究”项目因完成情况良好，中心被局科技司列为科技项目绩效评估6个试点项目之一。配合科技部科技评估中心完成了项目绩效评估的相关工作。

中心申请并获得国家火炬计划“中医药创新技术产业化服务平台的构建”项目。联合四川新绿色药业科技发展股份有限公司，申报并获得局中医药科学技术研究专项课题“中药配方颗粒自动发药系统应用研究”项目立项。组织召开了国家中医药管理局2013年度课题立项计划痰热清注射液上市后安全性再评价的真实世界研究方案启动会。承担国家中医药管理局民族医药文献整理及适宜技术筛选推广项目140项技术拍摄和制作工作，完成了120个课件的专家审查工作，推进了150部民族医药文献的整理出版工作。协助国家中医药管理局科技司开展了国家“十二五”科技支撑计划“提高藏医药临床疗效的关键技术研究”项目可行性报告的起草和论证工作。申请参加了2013年行业科研专项“3种民间独特技术的规范化评价研究”，负责技术的筛选。经筛选，评价了“李氏抗嗝散”，拟对“中医量子诊断技术”开展评价，推广了“黄枢中医针法手术治疗骨病综合技术”。

中心修订完成了《中医药科技成果登记办法》。中医药科技成果登记工作进展顺利，多数省份已上报了中医药科技成果。积极开展新技术筛选评价工作。进行了《国家中医药管理局受理中医药无偿捐献管理办法（试行）》的修订工作。

在国家中医药管理局医政司领导下，中心组织开展2013～2014年国家临床重点专科（中医专业）申报和评审工作。各地共申报国家临床重点专科（中医专业）建设项目235个，按照形式审核、书面评估、现场答辩的程序进行评选，顺利完成了评审任务。组织开展了国家中医药管理局农村医疗机构中医重点（特色）专科的申报、评审工作。

中医优势病种临床路径工作进一步深化。中心组织开展第一批、第二批200个中医优势病种中医临床路径、诊疗方案的释义、解读等编写工作。已经完成了全部200个病种的临床路径释义和诊疗方案解读的初稿，将按照专业逐步进行专家审稿；完成制定第三批24个专业104个中医优势病种中医临床路径和中医诊疗方案；组织开展第四批中医优势病种的立项，成立83个病种的协作组，基本完成了第四批83个病种的临床路径和诊疗方案的初稿编写工作。

中心完成制定了7个民族41个病种民族医临床路径和诊疗方案；初步完成了304个病种的中医诊疗方案临床疗效监测量表初稿的制定，下一步将根据专业安排专家审核。

中心组织相关专家和人力整理、编写了《中医医疗技术手册（2013普及版）》，已完成各技术协作组名单最终确认工作，启动了技术培训、验证工作。

中心承担了编制县级中医医院中医药特色优势能力保障项目建设方案工作，拟针对县级中医医院提出中医药特色科室建设方案以及优势病种治疗方案等，以提高中医药为群众服务的能力。

在局人事教育司领导下，为进一步规范国家中医药管理局中医药重点学科建设点管理，中心对中医药重点学科标牌进行了统一设计，方便辨识和管理。

在完成继续教育培训任务基础上，中心还积极开展社会公益活动。与中国残疾人联合会就业服务指导中心合作举办盲人医疗按摩技术操作规范培训班，2013年在全国4个地方共培训了1800余名盲人按摩师。

四、创新思路谋划发展，增强中心经济建设

在《中医药事业发展“十二五”规划》和《国务院关于扶持和促进中医药事业发展若干意见》的战略指引下，中心坚持“与中医药事业共同成长，做客户的战略合作伙伴”的发展理念，有效整合行业技术、产业、资本和人才资源，实施综合科技服务。通过技术培训、专家服务、技术评价、推广、专科共建、中医养生基地、名老中医传承基地、中药材产业技术创新联盟等业务，有效促进了科技成果转化、基层中医服务能力建设的提升。

（一）立足健康产业的发展

2013年3月，中心与华术康业健康科技开发有限公司合作开发华术中医养生项目，成立了中医药适宜技术与科技成果转移示范运用单位。秉承“传承华夏医术，成就健康事业”的理念，拟在全国范围内成立中医养生机构，推广中医适宜技术。华术中医养生保健项目发展已初具规模，将逐步构建华术养生保健中医标准化的文化体系、客户服务体系、诊疗体系、信息化系统等连锁化运营模式发展，制定华术中医养生未来发展的战略目标。中心已在北京东直门中医医院国际部设立了“中医药交流中心华术中医诊疗养生中心”；与吴阶平医学基金会合作，成立吴阶平医学基金会中医药医学部；与国医大师朱良春签订共同推广及应用其特色专科及技术的协议。

（二）开展中药上市后安全性、有效性、经济性临床评价

中心与北京大学医学部药品上市后安全性评价中心合作，从设计、测量和评价方法上引进国外先进的研究理念、技术和方法，提升中药临床价值，并对中成药临床安全性评价的热点、难点及技术瓶颈问题进行探讨。中药上市后再评价是新药上市前研究的延续，目的是全面考察中药在上市后应用的疗效、不良反应、稳定性及费用等是否符合安全、有效、经济的原则，明确中药上市后确切的临床定位、适宜的用药人群、优化的用药方案以及不良反应和相关影响因素，为临床更好地合理使用中药提供科学

依据。

中心与苏州鼎丞大通合作，推广和完善《医院药事管理信息化解决方案》，组织行业内相关单位和专家开展相关研讨，在南北地区选择两家医院帮助其完善系统中的中医中药相关功能，力争此系统成为科技中心成果推广项目，借助国家中医药管理局重点专科、重点学科平台，组织全国中医医院的推广及培训活动。

（三）建立和完善“就医零距离”网站（www.910jl.cn）工作

依托局重点专科专病建设和中医优势病种诊疗路径建设项目，中心利用专科专病平台、专科专病诊疗路径就医信息咨询平台，为医疗机构发布专科专病信息、专家介绍、诊疗路径、技术特色优势、重大或疑难病研究治疗进展情况、技术成果等。力求解决因医患信息不对称所造成的医疗卫生资源利用效率低下的问题。通过组织专家热线解答、药物点评活动，更好地为百姓看病提供权威、可信、专业、准确的医疗资讯和咨询，让百姓有病不再乱投医，改善老百姓看病难的问题。同时开展临床诊疗服务水平动态评价和服务规范监察，有效监督医疗诱导、过度医疗行为，造成医患之间的利益冲突，构建信任和谐的医患关系，正确引导医疗服务市场健康发展。

对“十一五”和“十二五”国家重点专科专病申报项目的基础数据进行整理，建立基础数据库，现已完成录入和校对测试，将诊断方案和诊断路径转变为患者需要的就医路径，延伸和细化数据汇总及网站功能。通过与多个省、市及边远地区中医医疗机构合作，建立心电、血压、血糖、健康档案管理等多项远程数据动态统计（纳入约 11 万人）。

同时运用平台优势，以中医药医疗机构为支撑，服务于养老养生产业，将养老养生产业与现代化网络数据管理及中医药养生保健特色、人才技术优势相结合，提供有效的服务。

（四）与湖南补天药业有限公司、广西壮瑶养生健康管理有限公司共同推进茯苓产业基地、壮瑶养生技术应用基地项目建设，发挥业内示范作用

（五）重新启动中国中医药科技开发交流中心南方分中心，完成了南方中心人员新老交接、年检、更换法人工作。为下一步建立南方中心中医研究院打下基础

（刘　穗）

【国家中医药管理局传统医药国际交流中心 2013 年工作概况】

一、党支部工作

积极抓好党的群众路线实践活动。重视党支部的自身建设和全体党员自身素质的不断提高。按照国家中医药管理局党组和局直属机关党委关于党的群众路线教育实践活动实施方案安排和中央第 23 督导组的要求，中心党支部组织全体党员认真学习《论群众路线——重要论述摘编》《党的群众路线教育实践活动学习文件选编》和《厉行节约、反对浪费——重要论述摘编》等文件，积极参加局党的群众路线教育实践活动领导小组集中学习。中心党支部制订学习计划，采取各种方法、多种形式组织学习活动。每位党员都撰写了学习体会，把理论学习同中心的工作实际相结合，提高了自身的党性修养，开拓了工作思路。

认真做好纪检监察工作。2013 年，中心坚持“标本兼治、综合治理、惩防并举、注重预防”的工作方针，按照“严格要求、严格教育、严格管理、严格监督”的目标，把构建惩治和预防腐败体系建设贯穿于中心工作始终，认真落实党风廉政建设责任制，扎实开展党风廉政建设和反腐败工作，促进了中心各项工作顺利开展。

二、管理工作

一是网络安全工作。中心认真落实中央领导同志关于加强新形势下保密工作的重要指示精神，根据国家中医药管理局保密工作重点和要求，结合中心工作特点和实际，统一思想，提高认识，深化保密教育，完善保密制度，落实保密责任。按照国家中医药管理局办公室重要信息系统和政府网站安全专项检查要求，以网络安全防范、存储介质管理以及对网络管理人员培训教育为重点，确保中心保密工作不出问题。二是中心文化建设工作。中心认真组织文化建设工作，重点抓口号征集、VI 系统设计、红色景点教育活动、应急药箱配置和健身活动等工作，与局机关同步，坚持每天早上十点做广播体操。三是做好信息交流、服务保障等工作。做好财务工作，按期上报各种报表、完成各类年检。四是做好工会、妇女、

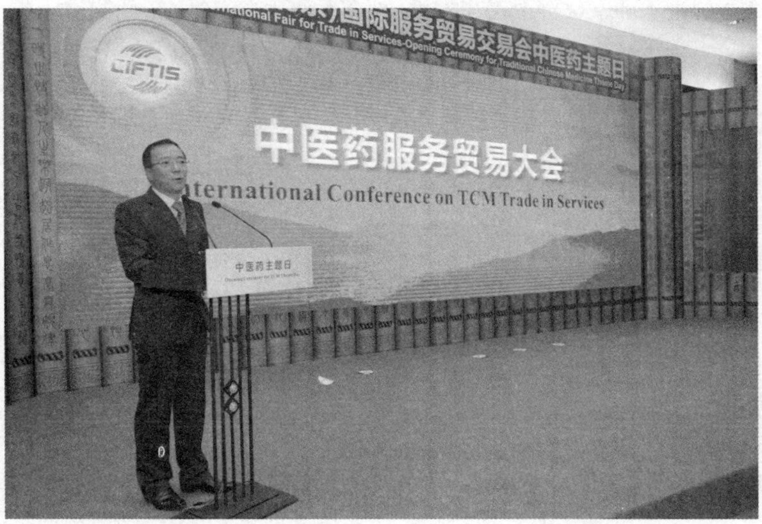

2013 年 5 月 29 日，第二届（北京）国际服务贸易大会中医药主题日暨中医药服务贸易大会举办

共青团工作。切实关心干部职工，安排体检，体现中心对职工的人文关怀。

三、主要业务工作

（一）海南项目

国际医疗养生中心。中心组织策划了“海南国际医疗养生中心”项目。2013 年 11 月 21 日，中心组织有关专家，对《海南国际医疗养生中心项目可行性分析》进行了论证评审，并顺利通过《海南国际医疗养生中心项目可行性分析论证报告》。

专家组经认真讨论认为，在海南旅游岛先行实验区建设“海南国际医疗养生中心”条件具备，时机成熟。“海南国际医疗养生中心”项目符合国家发展健康服务业政策，符合海南发展医疗旅游的战略构想，符合海南国际旅游岛建设先行实验区发展高端康体产业的总体规划，具有一定的示范作用。

“海南国际医疗养生中心”占地 920 亩，投资 35 亿元人民币。项目建成后，将推动海南经济社会发展，促进海南国际旅游岛建设，对海南乃至全国健康事业发展，具有积极的促进作用。

（二）第二届“京交会”中医药服务板块工作

中心被继续委托为第二届京交会中医药服务板块的承办单位。按照王国强副主任在首届京交会工作报告上的批示和京交会中医药板块总结会上的讲话精神，中心认真总结首届京交会中医药板块的筹办经验，认真制订承办方案，在保留 2012 年京交会中医药展示、中医药主题日启动仪式、中医药项目推介会、中医药养生讲座、中医药服务体验等活动的基础上，增加了中医药服务贸易政策发布会、中医药养生场外论坛等内容。同时，与商务部服贸司、北京市商委、大会组委会加强协商沟通，妥善解决了相关活动场地和举办时间问题，并最大限度争取到 1663 平方米的中医药展区面积。在展示方式上实现创新，选择北京、上海、内蒙、广西、甘肃等省、市对本地中医药服务贸易成果进行全方位展示。宣传方式上，2013 年增加了网络微博、微信等宣传手段，进一步宣传推广中医药健康知识和中医药服务贸易，宣传企业需求及项目特色，从而提高项目洽谈对接成功率。

本次京交会中医药主题日启动仪式暨中医药服务贸易大会上，共签订 6 项合作协议，交易额达到 2.1 亿元人民币。据不完全统计，首届京交会中医药服务板块的参展单位共计 38 家，本届为 67 家，增长 76%，其中，局直属单位增加 3 家，省、直辖市、计划单列市中医药局增加 6 家，产业类增加 15 家，教育类增加 1 家，科研类减少 1 家，医疗类增加 3 家。会议期间共接待参观者 55386 人次（其中外宾 2069 人次），发放资料 84898 份。主题展示区及北扩展示区共接待中医药体验者 10635 人次，中医药 VIP 及媒体体验活动共接待来自 11 个国家的中外宾客共计 170 人次。进行合作洽谈 853 场次（合作方向：医疗合作、教育培训、科研合作），达成合作项目 6 项、合作意向 5 项。

中心现已启动 2014 年第三届京交会中医药服务板块活动的筹备工作，已制订出下届京交会承办方案（草案）及后三届京交会承办方案（草案），拟与京交会组委会签订 3 年承办工作框架协议及下届京交会承办协议，同时拟成立中医药服务板块组委会及组委会办公室，统一部署、明确分工，制定工作机制，固化工作流程，细化工作方案，以推动各项筹备工作的顺利开展。此外，京交会中医药服务板块网站也已更新为下一届招商招展工作的内容。

（三）对外合作交流

1. 对马来西亚交流

应香港贸易发展局、大马中医有限公司的邀请，中心代表团一行 3 人于 2013 年 8 月 16 ~ 21 日访问香港、马来西亚。访问期间，出席了第十二届国际现代化中医药及健康产品展览会暨会议，参观访问了马来西亚中医诊所、培训中心、自然医学教育学会、开放大学及北京同仁堂公司驻马来西亚分店等；与马来西亚传统辅助医药国际交流中心进行了会谈，并签署了共同开展包括医疗、教育、科研、产业等全方位发展的合作意向书。这是对 2012 年 9 月中心与大马中医有限公司签订合作协议的具体落实，旨在推动中医药服务贸易在马来西亚的发展，并带动东南亚其他国家和中东地区国家，促进中医药走向世界。

为了进一步加强中国-马来西亚中医药之间的多渠道、多层次、多方面合作，中心拟计划在马来西亚建立“中国传统医药马来西亚交流中心”，整合马来西亚传统辅助医药实体机构的资源，集中优势，全力推动中医药在马来西亚的传播和交流，开展全方位多角度深层次的合作，促进中医药服务贸易的快速发展，辐射印度尼西亚、越南等东盟国家，进而扩展欧盟和美洲、大洋洲市场，全面推动中医药“走出去”。

中心与马方沟通建立中国传统医药马来西亚交流中心所需条件，撰写项目策划书并上报局国合司；协助马方举办 2013 年 11 月举办的中华文化展，提供包含中医药发展史、中医药名家的背景、特色资料等内容。协助马来西亚开放大学寻找中国的中医药大学联合办学、举办双联课程的合作方，北京中医药大学已表示对此合作感兴趣。马方邀请中心担任 2013 年 12 月举办的回归自然晚宴音乐会的支持单位。

2. 瑞士项目

中心认真准备瑞士中医药服务情况的中英文详细说明，上报局国合司，作为中国与瑞士政府签署中瑞自贸协定的重要参考资料。与相关省局、针灸学会及中医药院校联系，转发选派标准，建立友好联系。截止到 2013 年 10 月，共联系针推医生 38 名，成功派出专家 5 名，其中 1 名针灸医师、4 名推拿医师，另 1 名推拿医师 2014 年派出；为 8 名回国医生办理手续。2013 年 8 月，接待瑞士代表团来访，与瑞方麦的奇公司签署新一轮合作协议。与康仁堂药业建立联系，向瑞方推荐该企业的颗粒剂，三方正在初步洽谈中。整理多年来向瑞士选派的医生数据，为建立专家数据库打基础。

3. 俄罗斯项目

与俄国圣彼得堡国立第四十医院开展医疗合作。经近一年的谈判和准备，中心与该院的合作正式启动。俄方拟在该院设立中医中心，开展中医诊疗，并逐步扩展至科研和培训领域。经试营业证明，该地区病源充足、病人依从性良好。2013 年 10 月，一名医师返回该院继续工作。2014 年拟派出由推拿医师、针灸、内科医师共 5 名医生组成的中医师医疗小组赴该中心工作。备选医师的准备工作已经全面展开。通过中心与俄方的共同努力，中心与国立第四十医院的合作开创了中俄中医药医疗合作的先河，派出医师首次以医师的合法身份在俄罗斯境内行医。

与俄萨哈雅库特共和国的医疗合作项目。中心继续巩固与俄罗斯萨哈雅库特共和国雅库茨克市泰山中医中心的合作，逐步商讨解决双方合作过程中出现的问题，完善医疗合作机制，落实好双方政府间合作协议。2013 年 5 月，派出由 3 名中医医师组成的医疗小组赴该中心执行医疗合作任务。

与俄罗斯 RT—FARM 公司的医疗合作项目。2013 年继续派出中医师赴俄罗斯莫斯科诊疗中心执行医疗合作任务。诊所运营状况及医师工作、生活状态均良好。

开展新的国际合作项目。一是 2013 年 11 月，中心、俄罗斯国立第四十医院代表、中国中医科学院望京医院三方就建立合作开展中俄康复医学合作进行了会谈。两家医院拟在医疗合作、远程会诊、院内制剂及中药服务、人才培养、科研合作等方面开展合作项目。二是俄罗斯国立第四十医院代表同时作为阿布哈兹共和国总统的特殊代表，拟在国家政策允许下，与中心合作在该国开展与中医药及传统医药有关的健康服务项目。三是 2013 年 6 月，组织工作小组赴俄罗斯、匈牙利进一步洽谈就合作中存在的问题加以探讨和协商，完善合作机制，同时扩大东欧及独联体国家的业务合作项目范围。通过本次访问，双方在东欧其他国家开展中医养生合作方面达成了初步合作意向。

对俄协作组工作。2013 年 3 月，第五次中俄协作组会议在北京召开。各协作组成员代表就近两年来开展对俄工作的进展、遇到的问题以及经验和体会做了汇报。局国合司司长王笑频、副司长吴振斗以及外交部相关领导出席并讲话。

（四）中医药服务贸易工作

为落实十四部门共同制定的《关于促进中医药服务贸易发展的若干意见》文件精神，推进中医药服务贸易工作发展，中心在局国际合作司的指导下开展了以下工作：

1. 中医药服务贸易联盟

为更好地落实中央文件指示精神，开展相互协作和资源整合，打造中医药服务贸易骨干企业，推进中医药服务贸易事业发展，根据部分中医药企事业单位的倡议，拟联合倡议单位发起成立中医药服务贸易联盟。该联盟是由从事与中医药服务贸易相关的经济实体、组织及个人自愿结成的非营利性社会组织，旨在遵照中国服务贸易发展战略发展中医药事业。联盟以企业为主体，发挥提供服务、反映诉求、规范行为、整合资源、建立平台的作用，建立和推广中国中医药服务贸易品牌形象，提升我国中医药服务贸易国际竞争力，促进中医药事业发展，为弘扬中医药文化和经济社会发展服务。联盟组建工作正在进行中。

2. 香港国际现代化中医药及健康产品展览会暨会议

由香港贸易发展局和现代化中医药国际协会共同主办的国际现代化中医药及健康产品展览会暨会议（以下简称“展览会”），每年在香港举办，迄今已成功举办 11 届。第 12 届展览会于 2013 年 8 月 15 ~ 17 日在香港会议展览中心举办，旨在促进内地与香港中医药企业和世界各国医药界的经贸交流与合作。

展览会是一个集商品展示、促销及贸易洽谈为一体的盛会，是帮助企业了解国际市场信息、开拓国际市场的一个优质的商贸推广平台。本届展览会汇聚了来自 8 个国家及地区、近 140 家参展商，规模庞大。展会期间，还举办了美国、澳大利亚、日本、新加坡及中国大陆、台湾等国家和地区代表参加的主题为“中医药防治肿瘤研究最新进展”的研讨会。

为促进中医药企业“走出去”，充分利用展览会这个重要平台开拓市场、寻找合作伙伴，中心负责招展工作。

中心组织中医药医疗、科研、产业等相关企事业单位参加了本届展览会，展示了中医药的实力，突出了中医药服务特色，中心的组织工作获得了组委会的好评，吸引了众多参展商和公众前来咨询。

3. 中国（香港）国际服务贸易洽谈会（简称“港洽会”）中医药服务贸易分论坛

“港洽会”与京交会一样，是中医药服务贸易国际级展示推介平台之一。拟于 2014 年 11 月在第七届中国（香港）国际服务贸易洽谈会中医药服务贸易分论坛期间与云南省商务厅、滇虹药业集团股份有限公司共同举办国际健康“治未病”高峰论坛。现正筹备策划 2014 年港洽会项目。

4. 服务贸易特色项目成果转化

2013 年 4 月，中心在贵阳举办“中医民族医特色疗法服务贸易与成果转化项目申报”培训班，以加强中医民族医特色疗法成果的宣传推介，开展成果转化项目的申报工作，建立和完善对申报项目的宣传推介与成果转化工作的交流渠道，更好地参与中医药国际服务贸易。

5. 成立弘德人合（北京）中医药科技发展有限公司

为促进中医药服务贸易发展，开拓国际市场，推动企业“走出去”，中心请示局主管领导同意，决定设立设立弘德人合（北京）中医药科技发展有限公司。该公司属于国有独资法人企业，独立承担民事责任和义务。公司具备完善的法人治理结构，面向市场，自主经营，自负盈亏。上报国家中医药管理局的请示已经得到局办公室、人事教育司、规划财务司、国际合作司的认可，北京市工商局的审批程序正在进行中。

（五）泰国项目

执行第二十次中泰科技合作联委会项目中两个泰国项目：①项目编号：20—501t，项目名称：泰国中草药监控系统的开发。②项目编号：20—503t，项目名称：中国传统医疗服务考察。项目执行期间，项目联络处带领泰国卫生部代表团分别参观了国家食品药品监督管理总局、国家食品药品监督管理总局保健食品审评中心、中国中医科学院、北京盛世龙药业有限公司、上海市第二军医大学、中国中医科学院广安门医院、北京藏医院、北京市西城区展览路社区卫生服务中心、南方医科大学、开平健之源保健食品有限公司等，均取得良好效果。

中心应邀参加泰国第十次全国草药大会，与泰国草药行业协会的十几家企业代表进行了座谈，交流信息。泰方草药企业对草药产品进出口贸易表示出强烈兴趣，并确定了下一步合作意向。

2013年9月，中心接待泰国卫生部访问团，安排其参观了康仁堂药业有限公司、北京盛世龙药业有限公司等，双方就未来5年中泰两国中医药合作发展规划进行探讨。

2013年11月，中心接待泰国卫生部代表团，安排代表团参观了北京藏医院等，并就2014年泰国草药行业协会访问中心、商谈草药产品进出口贸易等具体事宜进行了商谈。

（六）加拿大项目

中心与加拿大埃德蒙顿大学中医系达成初步意向。2014年，加拿大学生在中国境内实习，共同举办中医药学术交流与合作研讨会，并不断探寻广泛开展合作途径。

（七）澳大利亚项目

中心与澳大利亚康平医疗中心继续保持联系，进一步商谈在诊疗、学术交流及文化推广等方面的合作细则，为康平医疗中心正式开办打下良好的基础。

（八）美国项目

中心与美国国际教科文基金会美国亚太中心就在美国合作建立加州中医药大学分校、建立以摩格史丹利为股东的中医药基金、建设中医药养老基地等项目达成初步意向。

（九）其他合作

上海合作组织传统医学促进会项目。中心作为国家中医药管理局指定的与上合组织医促会联络对接单位，于2013年3月拟订了《上合医促会在吉尔吉斯斯坦和哈萨克斯坦推动中医药“走出去”的策划方案》，召集了部分对俄工作协作小组专家开展对吉、哈推动中医药走出去工作方案的深入探讨。起草了宣传片《中国传统医学》文案。2013年3～4月，邀请中医药界具有影响力、热心传统医学国际交流事业的医疗保健、教育科研机构、企事业单位、民间组织及中医药专家、学者等70家单位及个人加入上合医促会，协助百泰公司收集各会员单位的入会登记表及事业单位法人证书副本，已入会的创始会员单位有40家，并继续发展个人会员。2013年4月7～17日，应吉尔吉斯斯坦和哈萨克斯坦大使馆邀请，中心主任助理黄琳参加了由局国际合作司副司长吴振斗率领的代表团，对吉、哈进行了工作访问。2013年5月10日，中心与百泰公司共同召集部分在京首批创始会员单位召开座谈会，介绍上合医促会的近期工作情况，并对宣传片《中国传统医学》征求了各专家的意见和建议。

中医药养生健康旅游相关项目。2013年9月，中心参加上海首届国际医疗旅游高峰论坛，拟就开展中医药服务贸易中医药养生健康游项目与会议主办单位及参展单位进行接洽。同时，与拉宾综合医学中心建立联系，拟与俄罗斯铁路公司卫生院达成医疗合作意向，制订了开展本项目的相关方案。

中心与北京中耀国卫科技有限公司商谈签署合作协议，商谈在海南省琼海市海南博鳌乐城国际医疗旅游先行区内设立有限责任公司，共同在医疗、培训、科研、学术交流、展会等方面开展广泛合作。

中心与北京中科海德科技有限公司合作，完成2013年度国家中医药管理局继续教育项目“乳腺疾病诊疗技术”培训工作。继续申报2014年度局继续教育项目，已完成上报工作，着力工作创新，争取社会、经济效益双收。

中心继续与北京中怡康经济咨询有限责任公司合作，旨在全面了解有关医疗机构的医疗环境及就诊状况，为开展国内外有关交流合作工作提供量化信息依据。

（万楚楚）

【国家中医药管理局对台港澳中医药交流合作中心2013年工作概况】

一、党的群众路线教育实践活动

坚持把深入学习贯穿党的群众路

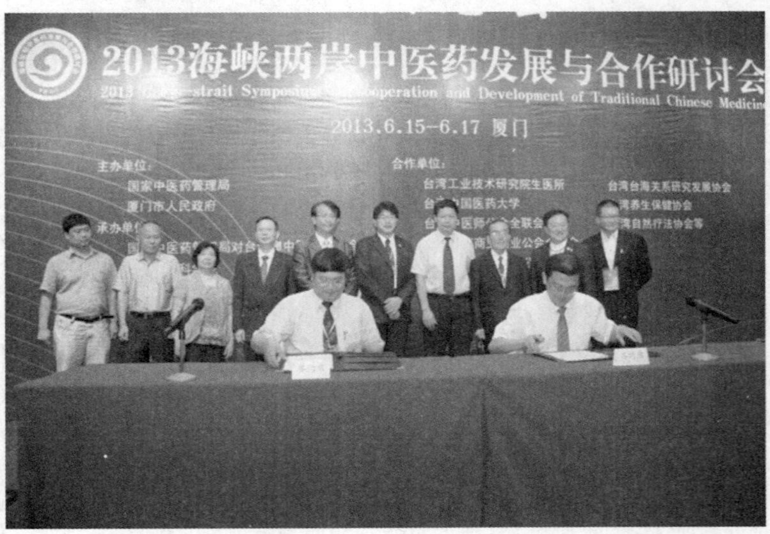

2013年6月15～17日，由国家中医药管理局和厦门市人民政府共同主办的2013海峡两岸中医药发展与合作研讨会在厦门举办

线教育实践活动始终，用科学发展观理论武装头脑；加强学习制度的落实和健全，明确学习要求，严格学习考评。形式上由集中学习与个人自学相结合，通过组织开展参观学习交流、座谈会等方式提升学习效率。2013年，中心重点组织党员干部进行党的群众路线、党的十八大及十八届三中全会精神的学习，2013年6月，组织全体党员干部参观北京市规划展览馆。要求每位党员必须认真记笔记、写心得和体会文章，全年组织集体学习近20次。

坚持把调查研究贯穿党的群众路线教育实践活动始终，坚持走群众路线，通过面对面、请进来等方式，聚焦“四风”问题，开门听意见。中心领导干部深入群众、深入退休干部，通过发放征求意见表、召开座谈会、个别访谈等形式征求群众意见，共收集到15条意见和建议，经过梳理后，“四风”方面意见10条，工作方面的建议5条。

坚持把边学边改贯穿党的群众路线教育实践活动始终，借助事业单位分类改革的机会，在局国合司、人教司的指导下，中心主动拜会中编办、人社部等部门，进一步落实中心定位、人员编制、事业经费和职工各种福利待遇保障等。坚持弘扬群众观念，紧紧依靠职工群众，开拓中心对台港澳中医药交流合作的新局面。

坚持把宣传教育贯穿实践活动始终，让广大党员和全体干部职工自觉主动地参与其中，经受一次严格的党性洗礼，世界观、人生观、价值观、政绩观受到深刻教育，在加强党组自身建设上下工夫，坚持民主集中制，开展批评与自我批评，严格党内生活，加强党的团结统一，不断增强自我净化、自我完善、自我革新、自我提高的能力。

坚持把领导带头贯穿实践活动始终，领导带头，立说、立行、立改。按照中央部署和要求，“规定动作”扎实到位，“自选动作”有特色亮点，推行制度建设月；紧密围绕国家局提出的提升中医药服务能力工程，结合中心机构特点，开展义诊、夜诊及科普讲座，更好地服务于广大群众，积极推动学习实践活动扎实并卓有成效的开展。

二、提高创新意识，加强内涵发展

完善内部三定，实行岗位聘任。一是邀请区社保局3位同志为中心遗留问题咨询把脉，理清中心与所属机构关系，切实解决好干部职工关注的热点、难点问题，推进中心“五型单位”建设。二是解决了遗留的3位同志在中心档案暂存的问题；三是中心常年病休人员按照中心提供的工作岗位及时上班。四是中心工作人员试行轮岗制，5位人员在广安中医门诊部及广安医药联合中心工作，增进了相互理解，理清了中心与所属机构的关系。

完善绩效考核，提高职工待遇。一是中心内部实现成本核算，绩效考核，体现多劳多得。二是广安中医门诊部实行岗位系数，动态管理；三是广安医药联合中心根据业务量和实际效益核算。通过多项举措，在职职工的待遇有一定增长。

完善工作制度，打造和谐团队。一是把握制度建设工作重点，修订完善已有制度，建立健全新的制度。二是推行制度建设月。通过对现有制度的学习、贯彻和修订，如修订了《台港澳中心办公会议事制度》《台港澳中心绩效管理试行办法》《中心行政办公流程》等管理制度和考核办法，坚持“细化职责，落实责任，考评促进”的12字方针，确保制度的执行力，为中心日常工作提供可遵循的依据。三是加大制度执行力度，加强制度公开和宣传，推动制度落实。

落实两岸协议，争取项目推进。一是在对台中医药项目合作过程中把握政策，深入台湾中医药行业，例如，2013年7月在台胞范围内开展调研及召开养生讲座；2013年10月拜访西城区天承金象中医诊所，广泛倾听台胞呼声。二是结合中心实际，制订好两岸合作计划，选好合作项目，先后与台胞出资的吉林省抚松县参龙药业有限公司、台湾注册的肝王制药股份有限公司达成委托合作协议，为两岸中医药产业实质性合作做好服务，打好基础。三是中心与北京仁医堂中医门诊部及北京同仁堂（亳州）饮片有限责任公司达成项目合作协议，为其对台交流提供政策指导及在两岸四地的中医药市场开发提供协助。

组织交流研讨，做好组团培训。一是积极承办国家中医药管理局和厦门市人民政府共同主办的2013海峡两岸中医药发展与合作研讨会（第五届“海峡论坛”活动之一）。二是积极回应台湾方面的“搭桥专案”活动及落实《两岸医药卫生合作协议》相关内容，争取将中医药产品（颗粒制剂、复方制剂、成方药品、保健品等）纳入两岸经济合作架构协议（ECFA）及海峡两岸医药卫生合作协议之中推动。三是积极主动组织职工参加香港第十二届国际现代化中医药及健康产品展览

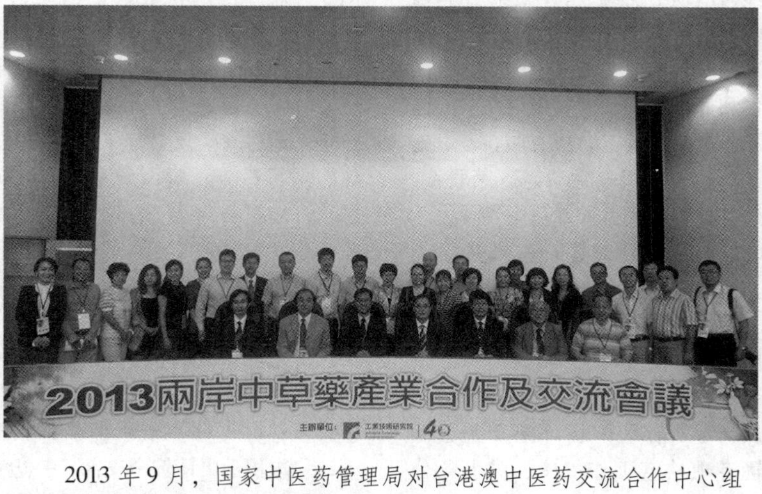

2013年9月，国家中医药管理局对台港澳中医药交流合作中心组团赴台参加2013两岸中草药产业合作及交流会议

会和南阳第十一届张仲景医药文化节。四是成功组织200名医疗行政管理人员分4期赴台进行了中医医院运营和管理机制专项培训活动。

扩大对外宣传，广交两岸朋友。在国家局的帮助下，中心及时开通网站，加快了门诊和药批网站建设，以中心网站作为服务和宣传媒介，提供信息服务，扩大中心宣传力度。做好“走出去”和迎接“走进来”的服务工作。截至2013年底，中心全年共接待台湾中华中医药生技国际发展协会、台湾行政院卫生署中医药委员会等参访团体20余家，接待人次200余人。

突出特色优势，拓展医疗服务。理顺门诊与中心的关系，加强中医门诊部的特色化管理和经营。一是重新装修门诊诊室，扩大诊疗面积，改善科室就诊环境，同时开设针灸、骨伤按摩和夜诊，扩大服务项目。二是与中国中医科学院、中国中医科学院广安门医院签订对口支援协议书，保障门诊部的专家医疗资源。三是践行群众教育路线，落实国家局中医药服务百姓健康行动，与人民政协报社合作，举办“专家进社区，义诊送忠告”活动；与太仆寺街道合作进行“中医养生保健”讲座宣传等活动，扩大认知度。门诊部顺利完成医保基本任务，并评为年度优秀，奖励8万元。

完善药批换证，加强效益核算，实现平稳交接，业务稳中有升。以GSP换证为抓手，广安医药联合中心的经营活动更加规范。一是按照新修订药品GSP要求，对库房进行全面的装修和改造。二是重新制定制度、职责和操作规程，设立规定要求的岗位和人员，定编定岗，增加办公设施和设备。三是积极主动与厂家联系，通过各种渠道找品种，利用各种关系开发医院，做到对客户主动热情周到、对供应商诚实守信。

三、严格工作要求，做好反腐倡廉工作

中心通过强化纪律作风整顿，切实加大专项治理力度；积极开展公务车辆专项检查工作；加强对事务公开、党务公开的监督力度；建立财务审批“一支笔”制度；认真开展干部考核，在加强党风廉政建设中，中心坚持把干部考核作为推动作风建设、效能提高和廉政建设的重要内容。结合党的群众路线教育实践活动，中心领导班子对群众反映强烈的“车轮上的铺张”“人情消费”“职务消费”以及“三公”经费开支过大、违反规定配备秘书、违规占用住房和办公用房等重要内容，逐一对照检查。

（张　博）

【国家中医药管理局中医师资格认证中心2013年工作概况】

一、积极开展思想建设

（一）党的群众路线教育实践活动

按照中央和国家中医药管理局群众路线教育实践活动的总体要求，结合中心工作实际，撰写中心实践教育活动的动员报告和实施方案，组织召开动员大会；组织全体员工进行3天的脱产学习，选定书目和重点学习篇目，通过集体学习、座谈讨论等方式，统一思想，形成合力，将学习实践活动推向深入。开展教育活动的自学动作，进行《失德之害》的警示教育，赴井冈山进行革命传统教育，缅怀先烈，警醒后世，增进了职工的凝聚力和向心力。开展全体职工学习实践活动，撰写心得。每位党员和入党积极分子撰写个人对照检查材料，认真剖析“四风”问题，积极确定整改方向。开展广泛的谈心谈话活动，为了谈透、谈实，中心采取了点对点及集体座谈等多种方式。组织开展班子和个人整改措施的撰写审核工作等。通过聚焦反对“四风”问题，抓好学习教育、听取意见、查摆问题、开展批评和自我批评，立行立改，建立健全中心各项规章制度，确保教育实践活动取得成果。

（二）党建工作

党支部积极培养中心入党积极分子，将业务骨干培养成为党组织的中坚力量；在支部班子不健全的情况下，一边积极申请健全支部，一边克服困难，发动党员干部，积极投身中心党的建设工作中来，通过开展谈心谈话，召开中心发展战略研讨会，查找制约中心发展的问题，统一思想，凝心聚力，坚定理想信念，鼓舞士气，振奋精神，再创辉煌。

二、加强纪检监察工作

中心党政领导班子组织召开专题会议，认真学习贯彻中纪委二次全会精神，把纪检监察工作纳入中心的整体计划之中，一把手负总责、亲自抓，领导班子成员与各部门负责人各负其责，坚持业务工作和纪检监察工作“两手抓、两手都要硬”。严明党的政治、组织、廉政、保密纪律，维护党的集中统一，按照党的组织原则和党内政治生活准则办事，自觉接受全体员工的监督检查，推进惩防体系建设，加强反腐倡廉建设，取得了新的工作成效。

中心注重加强党风廉政建设，要求领导干部自觉遵守《廉政准则》，执行党中央八项规定和国家中医药管理局制定的30条实施办法，严格执行领导干部重大事项报告制度，坚持“三重一大”的原则，加强权力运行的约束，对群众反映强烈的2008～2010年度职工测评不公开的问题，敢于及时纠正，为职工补齐多年人事档案提供依据。制定中心权力运行图，坚决杜绝在考试工作中利用职权谋取不正当利益的腐败事故。

三、人事、共青团及工会工作

为更好地管理中心的人事档案，合理规划员工的职业生涯，中心积极建立人事管理电子信息台账，加强员工人事管理。2013年，在国家中医药管理局团委的帮助下，中心积极筹建团支部，上报了成立团支部的请示并得到了获批，至此中心正式成立了团支部。为更好地维护中心职工的利益，解决多年来中心没有工会组织、没有“职工之家”的问题，在国家中医药管理局的帮助下，中心正式报送成立工会组织的报告，待批准后，将按照程序建立工会。

四、财务管理工作

根据财政部关于《事业单位会计制度》的要求，重新建立账套，根据单位的实际情况设置会计科目，分类分项核算。对群众反映中心财务不公开、不透明的问题积极整改，按照“三重一大”的原则，建立必要的通报机制，定期向中心主任办公会全体成员通报中心财务情况，向主管领导提供财务报表信息。严格按照局相关部署做好2013年度决算及2014年预算工作。配合国家中医药管理局做好原主任离任经济责任审计工作。

五、安全保密工作

保密技防建设与管理。因种种原因，中心涉密信息系统分级保护及保密技术防护专用系统（三合一系统）一直没有建设和安装，中心积极与局有关部门沟通联系，争取支持，以推动中心的安全保密工作上新台阶。在系统尚未安装的情况下，中心采用人防、技防相结合的办法，一方面加强保密制度建设，加强对职工的警示教育，同时严格监督检查，特别是对计算机、U盘等电子设备使用情况的检查，提高保密管理水平。另一方面充分发挥现有设备的能力，多管齐下，以保证中心命审题及保密工作的顺利进行。对不符合要求的设备进行更新，购置了新型移动信号屏蔽仪，以加强命审题工作会场移动信号的屏蔽能力，保证命审题会议期间移动通信设备使用的安全保密，还购置了涉密计算机信息系统保密检查工具，用以加强对涉密计算机使用情况的监督检查，进一步提高中心技防水平。

中心监控与报警系统管理。2013年，中心加强对监控与报警系统管理，严格执行保密室、审题室进出审核登记制度，保证“两室”进出情况有证可查。

安全保密自查工作。中心在重大考试前、考试期间及节假日前等，认真做好安全保密的自查工作，做到分级负责、责任到人，全年在自查和接受国家中医药管理局检查中，没有发生重大问题，确保全年工作安全平安。

六、考试与鉴定工作

（一）医师考试工作

报名情况。2013年，全国医师资格考试审核通过人数为733800人，其中：西医类（临床、口腔、公卫）考生577562人，中医类（中医、中西医结合、民族医）考生156238人。与2012年相比，中医类报名审核通过人数减少3599人，助理医师报考人数明显减少，尤其以250类别尤其显著。但助理人数所占比例仍超过58%。2013年全国规定学历中医（乡镇）助理资格审核通过18245人，其中临床乡镇助理15654人，中医乡镇助理2591人。

考务情况。2013年初，国家卫生计生委组织召开全国医师资格考试电视电话工作会议，部署全年中医考试工作，中心对2012年中医类别医考工作作了全面总结，对2013年中医医考工作作了部署，为全年的工作顺利进行奠定基础。2013年，中心修订了医师考试《考生指导手册》《考务管理手册》，更好地指导了全国的报名工作。为有效监督各地医考工作，确保考试的公平公正，医考期间，国家卫生计生委统一组织对全国的考区、考点进行评估与督导检查。中心为提请全国各考区、考点加强考试管理，规范考试纪律，笔试前，中心向全国进行综合笔试雷同率信息通报，有效地促进了各地的考务管理落实。笔试结束后，中心参加在山东进行的笔试试卷接卷、阅读答题卡工作，同时为最终裁定合格标准确定合格分数线提供了科学的依据。中心组织召开了医学综合笔试合格标准评测会议。2013年，中心还召开了全国中医考务工作交流总结会议，交流研讨中医考试工作一些重点、难点问题，探讨中医考试发展创新的改革措施。

命题工作。中心精心组织全国专家，根据大纲及大纲细则内容，按照中心确定的难易度表及知识点分布表，在全程保密管理的情况下，顺利完成实践技能和综合笔试两类试卷的命制任务，共命制试题40套，试题6000余道。两次考试期间中心做好考试室值班及督导工作。笔试考后完成了医师笔试试题复审工作，同时积极着手组织中心题库试题的修订整理工作。由于现行技能考试大纲是2009年版本，为更好地适应临床，体现大纲的权威性、代表性，2013年中心还组织启动了技能考试大纲修订相关工作。

（二）完成中医药专业技术资格考试相关工作

2013年，中医药专业技术资格考试首次采用题库完成2013年度中医药专业技术资格考试分科试题的抽取和组卷工作，首次使用新的《中医药专业技术资格考试大纲与细则》将《医疗机构从业人员行为规范》纳入中医药专业技术资格的考试新大纲，并在2013年考试试卷中体现。完成命题、组卷、审卷共计20个专业、112本、10920道试题。考试期间，中心派员工赴山西、甘肃、四川3个省进行考区、考点安全保密管理制度、考试现场考风、考纪的督查巡视，并完成了考试值班任务。

（三）开展信息统计工作

中心完成医师资格考试数据统计分析报告，为国家局制定中医医师人才队伍的准入政策提供了必要的依据。完成医师资格考试命题质量相关情况反馈报告，为提示命审题专家进一步改善中心医考各科目命审题质量提供了必要的数据支撑。完成医师考试综合笔试雷同率分析报告，提示异常考区、考点，为相关部门检查和纠正问题提供了第一手材料。继续面向全国中医院校及中医考生开展医师考试部分类别的学科成绩统计分析报告有偿服务工作。为准确反映考试的结果，中心针对医师考试、职称考试、职业技能鉴定考试做了信息统计专项分析报告。根据中心对各类命审题专家管理的需要，建成了中心的专家库管理系统。中心与题库软件系统开发商签订售后服务协议，为题库及信息化系统运行提供有力保障。

（四）民族医相关工作

2013年是民族医考试的“大年”，即藏医、蒙医、维医、傣医、中医（朝医）专业、中医（壮医）专业6个民族医同时组织开考。中心高度重视，克服经费困难的实际情况，积极为广大民族医服务，做好试题的接收和形式审核工作，命制民族医综合笔试现代医学及综合知识部分试题，确保民族医考试的顺利开展。

（五）拓展考试项目，做好考试服务

中心为自收自支事业单位，为

加大自营收入，补充中心的医考等工作经费短缺问题，积极组织力量，多方沟通协调，向各地发文，努力开拓考试服务项目，年内先后完成了乡村医生一技之长、省级优秀人才遴选等考试命题工作，为中心考试服务的拓展积累了经验。

在政府合作协议框架下，中心配合局国际合作司，积极、保质、稳妥地完成了新加坡中医类医师资格考试的命审题、组卷及技术执考工作以及香港中医执业资格试命、审题工作。

（六）中医药行业特有工种技能鉴定工作

命题工作。继续推进大典修订、审核工作。完成国家职业技能标准中药购销员、中药材生产管理员制定工作。完成职业技能鉴定中药购销员、中药材生产管理员培训教材编写工作。开展职业技能鉴定及中医预防保健调理师（试点）题库建设，继续开展考评员培训工作。完成了中医预防保健服务调理师考试大纲编写工作。此外，还完成了第二批 4 个中医药行业特有工种职业技能鉴定站的申报工作。

考务管理工作。在局人教司的大力支持下，中心分别在 2013 年 3 月、5 月指导组织实施了中药调剂员（初级）试点考试。截至 2013 年底，中心开展了中药调剂员（中级）、中医刮痧师（高级）的鉴定考试。2013 年中医药行业特有工种职业技能鉴定考评人员（中医刮痧师和中药调剂员）培训班，有 61 名人员参加培训考核，58 人通过考核并取得证书。完成了中医预防保健职业技能人员试点考核工作，组织了职业技能鉴定竞赛工作等。

（七）建设与完善制度

中心研究建立了由保密管理规定、考试业务管理制度、行政后勤管理制度、财务管理制度、人事管理制度、党务工作管理制度 6 个部分组成的制度体系，建立和完善了 85 个具体的制度和规定，已经完成了财务管理制度、考试业务管理制度（含 41 个制度）的修订建立工作，并开始试行。

（高　靖）

中药篇

中药篇

【珍稀濒危药用植物保护利用建立新平台】 2013年1月13日，珍稀濒危药用植物国家地方联合工程研究中心揭牌。该中心于2011年底获国家发改委批复成立，将建设成为承接已开展试点工作的第四次全国中药资源普查中珍稀濒危药用植物保护和利用的平台。

该工程中心采取产、学、研、用合作，由大连普瑞康生物技术有限公司、中国中医科学院中药资源中心和北京同仁堂健康药业股份有限公司联合成立，将运用植物细胞培养和提取技术、种质保存技术等技术对我国珍稀濒危药用植物进行创新性研究和开发。技术委员会由中国工程院院士胡之璧任名誉主任，中国中医科学院副院长、中药资源中心主任黄璐琦任主任，并有高文远、张卫东等一批业内知名专家加盟。该中心已解决部分药用植物“遗传稳定性差、易褐化”等多个关键技术难题，开发并积累了多项技术成果；“雪莲大规模培养”等获得国家发明专利4项，已受理发明专利20多项。

该工程中心将进一步建设“一库、二基地、三平台”，即珍稀濒危药用植物种质资源库，珍稀濒危药用植物育种基地和规范化种植示范基地，珍稀濒危药用植物细胞培养技术工程平台、新药和功能食品研发平台和细胞工程人才交流和咨询平台。将深入开展珍稀濒危药用植物的种质保存、生物育种、规范化种植以及下游新药制剂、健康食品和功能性食品等方面的研究，突破相关领域的关键技术难题，促进科技成果产业化，推动集成配套的工程化成果向相关行业辐射、转移和扩散，促进细胞培养、现代中药等新兴产业的发展，并培养一流工程技术人员，建设一流工程实验条件，开展一流技术咨询服务，最终形成我国珍稀濒危药用植物领域科研开发、技术创新和产业集群的孵化器。

（任　壮）

【2012年版《国家基本药物目录》新基药目录中成药增至203种】 2013年3月15日，2012年版《国家基本药物目录》发布（以下简称2012年版目录），自2013年5月1日起施行。新目录中中成药增至203种，儿童用药近200种。

2012年版目录按照“保基本、强基层、建机制”的要求，优化了品种结构，增加了品种数量，分为化学药品和生物制品、中成药、中药饮片3个部分，其中化学药品和生物制品317种，中成药203种，共计520种。2012年版目录继续坚持中西药并重，注重与常见病、慢性病特别是重大疾病以及老年人、妇女和儿童用药相衔接，适用于各级医疗卫生机构，是医疗卫生机构配备使用药品的依据。目录中的化学药品和生物制品数量与世界卫生组织现行推荐的基本药物数量相近。

520种药品涉及剂型850余个、规格1400余个。尽管目录品种数量增加，但与2009年版目录307个品种涉及的剂型780余个、规格2600余个相比，数量明显减少，将有利于基本药物招标采购，保障供应，落实基本药物全程监管。

同时，2012年版目录充实了儿童专用药品、剂型和规格，包括了所有儿童用的国家免疫规划疫苗。目录中可用于儿童的药品近200种，其中，儿童专用剂型、规格70余个，一定程度上可以缓解儿童用药不足的需求。

2013年3月13日，卫生部、国家食品药品监督管理总局、国家中医药管理局发出《关于做好2012年版〈国家基本药物目录〉实施工作的通知》，要求遵循质量优先、价格合理的原则，落实招采合一、量价挂钩、双信封制等制度，进一步细化工作方案，做好基本药物与非基本药物集中采购工作的衔接，保障基本药物供应。鼓励探索各类基本药物价格合理、供应及时的有效实现方式和途径。

要求各级药品监督管理部门要切实加强基本药物质量安全监管，加快信息化体系建设，对基本药物实行全品种覆盖监督检查、抽验和电子监管，强化不良反应监测工作，提高对基本药物从生产到使用的全过程监管能力。

（张东风）

【《中国药典》增补本明确中药二氧化硫残留标准】 2013年，国家药典委员会完成对国家药品标准的增修订和订正，出版《中国药典》增补本。这是自《中国药典》2010年版执行以来编制出版的第二增补本。其中，明确中药材及饮片二氧化硫残留标准。

第二增补本共收载新增品种288个，修订或订正品种160个。其中，一部（中药）新增75个，修订或订正102个。对《中国药典》2010年版的附录也进行增修订。其中，中药材及饮片二氧化硫残留量限度标准已收载进第二增补本。山药等10种中药材及其饮片的二氧化硫残留限量标准收载到对应品种标准正文中；其他中药材及饮片的二氧化硫残留限量标准收载到《中国药典》附录《中药材和饮片检定通则》中。

增补本明确，中药材及饮片（矿物来源的中药材除外，下同）中亚硫酸盐残留量（以二氧化硫计）不得过150mg/kg，山药、牛膝、粉葛、天冬、天麻、天花粉、白及、白芍、白术、党参10种中药材及其饮片中亚硫酸盐残留量（以二氧化硫计）不得过400mg/kg。

（张东风）

【《中国药典》2010年版第二增补本中药新增75个成方制剂】 2013年9月6日，《中国药典》2010年版第二增补本（简称第二增补本）发行工作会议召开，第二增补本新增中药品种75个（成方制剂），增加了中药注射剂重金属及有害物质残留量的限量要求，修订了中药材及饮片的二氧化硫残留量的限量值。第二增补本2013年6月出版，2013年12月1日起执行。

第二增补本中，在中药方面，对于注射剂增加了重金属及有害物质残留量的限量要求，修订了中药材及饮片的二氧化硫残留量的限量值；对炽灼残渣检查法、黄曲霉毒素测定法、鞣质含量测定法等进行了修订和完善；附录中新增了聚合酶链式反应法鉴别药材，农药残留量测定法对于有机氯类农药残留新增了检查方法。

（张东风）

【17种中草药专论列入欧盟药典】 2013年，国家中医药管理局副局长吴刚率团访问波兰和瑞典。访问波兰期间，代表团参观访问了卢布林医学院，并与欧盟药典委员会的专家就中草药专论列入欧盟药典问题进行了充分交流。现在已有17种中草药专论列入欧盟药典，该项工作将为相关企业开展欧盟注册提供便利条件。

（魏　敏）

【半夏产业发展战略联盟成立】 2013年，由四川新荷花中药饮片股份有限公司等10家企业组成的“半夏产业发展战略联盟”在四川成都宣告成立。半夏是重要的毒性中药材，炮制加工方法独特，市场需求量大。半夏GAP种植基地与使用企业、医疗机构直接合作的新模式将有效提高半夏药材及炮制品合格率及价格稳定性，并同时保证临床用药的安全与有效。

（张东风）

【丹参酮类生物合成研究获重大突破】 2013年，由中国中医科学院中药资源中心黄璐琦研究员负责的国家自然科学基金资助项目“丹参酮类化合物中下游合成途径研究”获重大突破，其创新性研究结果发表于《美国国家科学院院刊》。

丹参是中国传统中药，已有数千年药用历史。丹参酮是丹参中一类脂溶性松香烷型二萜活性成分，具有显著抗感染、抗炎、抗肿瘤等药理作用。一直以来，我国虽能鉴定药物活性成分，却因传统种植中药材方式的种种限制成为其推广应用的瓶颈之一。

该项目采用合成生物学策略，解析天然产物生物合成途径并转化微生物创建“细胞工厂”，力求在实验室合成中药活性成分丹参酮，具有不受自然环境影响、生产规范化、生产周期比药材种植提取短、质量产量更稳定等优点，为中药活性成分低成本、可持续的生物合成产业化获取提供技术路径，有望成为中药材保护性生产的一个新途径，尤其对珍稀濒危中药资源保护利用意义重大。

该项目致力于解析丹参酮生物合成途径并实现合成生物学异源生产，通过功能基因组学技术鉴定了其合成前体次丹参酮二烯的两个酶（SmCPS和SmKSL），并与中科院大连化学物理研究所赵宗保研究组合作，构建了高产丹参酮合成前体的酵母工程菌株，次丹参酮二烯的产量达365mg/L。然而，国内从前体次丹参酮二烯到终产物丹参酮下游生物合成途径仍是空白。

为进一步阐明丹参酮生物合成机制，项目组利用比较转录组学技术，鉴定了与丹参酮积累相关的14个细胞色素氧化酶修饰基因，并通过基因表达和体外酶活性筛选，发现一种基因（CYP76AH1）催化转化次丹参酮二烯生成铁锈醇，从而为丹参酮下游相关基因发掘、微生物合成丹参酮奠定基础。

（吴潇湘）

【亳白芍地理标志产品保护申报成功】 2013年9月11日，国家质检总局在安徽合肥召开亳白芍地理标志产品保护专家审查会，与会专家一致同意通过亳白芍地理标志产品保护技术审查，表明亳白芍地理标志产品保护申报成功。

审查会上，中国医学科学院药用研究所、中国标准化研究院等单位专家，听取了亳白芍地理标志产品保护申报委员会的陈述报告，查看了相关资料，并就有关情况和问题进行了现场提问，对亳白芍申请地理标志的保护名称、范围、产品质量特色及其与当地自然、人文因素的关联性，开展了认真的审查和讨论。专家一致认为，“亳白芍”名称使用较规范，产品质量特色较鲜明，产品质量特色与产地地理及人文的关联性较明显，产品名称具有较高的国内知名度，产品历史渊源考据较充分，值得保护，同意通过亳白芍地理标志产品保护技术审查。

（胡　琪）

【国家地理标志保护产品“平武天麻”申报成功】 2013年，国家质检总局组织的地理标志产品保护专家技术审查会在四川成都召开，由平武县政府申报的“平武天麻”地理标志产品经与会专家审查，通过“平武天麻”地理标志产品保护申报。国家质检总局发布公告，批准对“平武天麻”实施地理标志产品保护。

审查会上，中国农业科学院、北京中医药大学等院校专家听取了“平武天麻”地理标志保护产品的陈述报告，查看了相关资料、图片与实物，并就“平武天麻”申请地理标志的保护名称、自然景观、范围、产品质量特色、历史渊源、种质资源等关联性，展开审查和讨论。专家一致认为“平武天麻”名称使用规范，野生资源保护良好，产品质量特点明显，种植规范，生态环境优越，具有高海拔、低气温、大湿度的独特自然地理优势，是我国天麻最适宜的生长区域之一，值得保护。

（李　樑）

【9家中药企业被评为“AAA级信用企业”】 2013年3月20日，中国中药协会发布第二批中药行业信用评价结果，9家企业被评为AAA级信用企业。9家企业是：中国北京同仁堂（集团）有限责任公司、药都制药集团股份有限公司、厦门中药厂有限公司、西藏奇正藏药股份有限公司、山东步长制药股份有限公司、青岛国风药业股份有限公司、康美药业股份有限公司、河南羚锐制药股份有限公司、广州市香雪制药股份有限公司。

中国中药协会于2011年12月启动了第二批中药行业信用评价工作，经过专业信用评价机构评级、行业信用评价专家委员会综合评议和协会信用评价领导小组复核等环节评出。

（张东风）

【2013年中药产业规模超5000亿元】 据国家统计局数据显示，2013年我国中药产业规模已达5156亿元，占医药产业规模的31.24%。中药产业已成为我国快速增长的产业之一，拥有巨大的发展潜力。

（任 壮、黄 心）

【中药资源创新团队获国家重点支持】 2013年，以中国中医科学院黄璐琦研究员领衔的“中药资源创新团队”已获批准进入科技部“重点领域创新团队入选名单”，该团队相关项目将获国家重点支持。

以黄璐琦研究员为负责人的“中药资源创新团队”依托中国中医科学院中药资源中心，并联合中国中医科学院中药研究所、北京师范大学、天津中医药大学等单位共同组成。该创新团队将以组织开展第四次全国中药资源普查为核心和基础，进行中药资源调查与动态监测、道地中药资源评价及形成机理、中药资源保护和开发等三方面研究。

“重点领域创新团队”由国家重大科研项目、重点工程和重大建设项目牵头组织单位择优限额推荐，经科技部组织专家咨询论证。入选团队所从事的科研工作要符合国家、行业重点发展方向和长远需求，具有承担国家重大科研课题、重点工程和重大建设项目的经历，团队创新业绩突出，具有较好的发展前景。

（任 壮）

【我国将定中药材商品规格等级标准】 2013年，中国中医科学院中药资源中心被商务部正式批准为“中药材商品规格等级标准研究技术中心”。中心将通过制定我国200种中药材（包含大宗常用、贵细、珍稀、濒危、掺假造假严重、品种变异大的中药材）的商品规格等级标准，为中药材市场生产、流通、应用等环节提供定价依据。通过中药材商品规格等级的制定，可以促进中药材交易的优质优价，保证中药材质量和用药安全，促进中药材交易市场的规范、秩序和合理化。

（向 佳）

【商务部推进中药材流通追溯体系】 2013年，商务部选取甘肃、云南、吉林、湖南、河南、江西、广东7个省继续推进中药材流通追溯体系建设工作，争取在“十二五”末实现覆盖全国的目标。

针对中药材流通领域制假售假现象屡禁不止、中药材流通组织化现代化水平比较低的现状，商务部从2012年开始，利用信息技术手段，把索证索票、购销台账制度电子化，形成“来源可知、去向可追、质量可查、责任可究”的中药材流通追溯体系，提升中药材流通质量保证能力和现代化水平，保障人民群众生命健康。

2012年进行试点的保定、亳州、玉林和成都4个城市，中药材流通追溯体系建设工作都已取得积极进展，制度标准体系初步建立，中央追溯管理平台和统一软件开发建设完毕，预计2014年3月底前将实现覆盖8530个中药材市场内外经营者、35个种植基地、195个中药材经营企业、338个中药饮片生产经营企业、20家医院和233个药店的目标。

近年来，我国药品流通行业加快了兼并重组与转型升级的脚步。据不完全统计，2011年以来，全国药品流通企业共实施兼并重组329起，涉及金额101亿元；15家药品流通类上市公司共实施兼并重组76起，涉及金额75亿元，在医药类上市公司兼并重组数量上连续3年居首位。兼并重组活动整合了现有药品流通资源，加快了信息化和现代医药物流技术的推广应用，带动了中小企业的转型升级，提高了行业集中度，对全行业健康发展起到了重要作用。

（刘伊婷）

【国家食品药品监督管理总局回应云南白药回收事件】 2013年2月5日，因发现云南白药散剂等5个品种含有未标示的乌头类生物碱，香港卫生署、澳门卫生局发出新闻公报要求予以回收。对此，国家食品药品监督管理总局表示关注云南白药安全性问题，并称根据国家保密法律、法规的有关规定，凡列入国家秘密的品种，其说明书、标签可不列成分项目。

原国家食品药品监督管理局表示，在此之前已注意到近期媒体对云南白药含乌头碱的关注，及时约谈了企业有关负责人，要求企业在遵守国家法律的同时，及时修改说明书，增加药品安全风险的提示内容，同时加强上市产品的不良反应监测，确保用药安全。

云南白药是我国传统中药品种。自1956年以来，其配方、工艺被国家相关单位确定为国家秘密，严格保密。根据国家保密法律、法规的有关规定，凡列入国家秘密的品种，其说明书、标签可不列成分项目。

国家食品药品监督管理局批准的云南白药配方中含有乌头碱类物质的药材。其药材经过炮制，可使毒性大大降低。如果企业严格按照国家食品药品监督管理总局批准的配方工艺以及药品生产质量管理规范（GMP）的要求组织生产，其产品总体是安全的。

国家食品药品监督管理总局对云南白药的不良反应进行了监测，未发现严重的不良反应报告。为进一步保障公众用药安全，该局提醒公众，要在医生的指导下，严格按说明书使用云南白药，不要超剂量使用，不要长时间使用。如出现严重不良反应，应及时就医，并报告当地食品药品监管部门。

被香港卫生署、澳门卫生局回收的5个中成药品种分别为云南白药胶囊、云南白药散剂、云南白药膏、云南白药气雾剂和云南白药酊。香港卫生署表示，根据产品注册资料及中药文献，有关中成药的成分不应包含被检验出的乌头类生物碱，故指令回收。该署暂未接获使用产品后的不良反应报告。

（张东风）

【2013年中成药监督检查继续加大】 2013年2月4日召开的全国药品安全监管工作电视电话会议提出，2013年继续加大对国家基本药物、高风险品种、中成药和原料药的监督检查和风险排查。国家食品药品监督管理总局副局长吴浈强调，做好药品安全监管工作，应从分析药品安全监管链条中的风险入手，抓住关键环节和突出问题，特别是严重影响药品质量且可能演变为系统性风险的突出问题。要求各地要加强对区域性风险的防控，重点关注原料药、辅料、中药饮片、中药提取物、药用包材等产业聚集区域；要继续加大对国家基本药物、高风险品种、中成药和原料药的监督检查和风险排查，认真履行安全监管职能。

（张东风）

【中成药所含毒性药材须标示】 2013年，国家食品药品监督管理总局发布通知，要求修订含毒性中药饮片中成药品种说明书中提出的要求。

通知规定，处方中含有《医疗用毒性药品管理办法》中收载的28种毒性药材制成的中药饮片，以及含有其他已被证明具有毒性、易导致严重不良反应的中药饮片的中成药品种，生产企业应在其说明书［成分］项下标明该毒性中药饮片名称，并增加警示语。涉及国家秘密技术的中成药品种应按照上述要求修订说明书。

通知强调，相关药品生产企业应主动跟踪药品临床应用安全性情况，根据不良反应监测数据及文献报道的相关安全性信息，按规定及时补充完善说明书［注意事项］等安全性内容。

相关药品生产企业应于2013年12月31日前提出修订说明书的补充申请。补充申请备案之日起生产的药品，不得继续使用原药品说明书，并且在补充申请备案后6个月内，对已出厂的说明书予以更换。

该局同时发布通知，要求相关生产企业修订舒血宁注射液说明书。舒血宁注射液成分为银杏叶提取物，主要用于治疗缺血性心脑血管疾病。要求在说明书中增加关于不良反应的警示语以及增注过敏反应等8大类不良反应。修订“禁忌”一栏，包括“对本品或含有银杏叶制剂及成分中所列辅料过敏或严重不良反应病史者禁用”及“新生儿、婴幼儿禁用”等内容。

（胡　彬）

【《天然药物新药研究技术要求》出台】 2013年，国家食品药品监督管理总局发布《天然药物新药研究技术要求》（简称《技术要求》），以规范中药、天然药物的注册管理，鼓励创新。《技术要求》对天然药物研制应遵循的一般原则、药学研究和药理毒理学研究相关规定、临床研究的要求进行明确。

《技术要求》对天然药物的定义是，在现代医药理论指导下使用的天然药用物质及其制剂。其来源包括植物、动物和矿物，一般不包括来源于基因修饰动植物的物质、经微生物发酵或经化学等修饰的物质。

《技术要求》指出，天然药物的研发应关注以下几点：一是以现代医药理论指导临床试验方案设计与评价；二是活性成分的确定应有充分的依据；三是应有充分的试验数据说明处方合理性、非临床和临床的有效性以及安全性；四是保证资源的可持续利用。研究的具体内容和设计方法可参照相关的中药、天然药物或化学药物研究技术指导原则。

《技术要求》强调，为保障资源的可持续利用及保护生态环境，天然药物一般不应以野生动植物为原材料，若确需使用非重点保护野生动植物为原材料的，应提供相关研究资料，证明相应品种的生产不会对资源及生态环境产生不利影响，如可使用不影响其生长、繁殖的药用部位为原材料等。

《技术要求》还规定，天然药物复方制剂是由多个提取物组成的制剂，各提取物应为已上市单方制剂的原料药。并要求天然药物复方制剂应采用主要药效学试验或毒理研究证明组方的合理性，必要时应说明处方组成之间的相互作用。还应进行系统的化学成分研究，明确所含大类成分的结构类型及主要成分的结构，并应研究确定活性成分。

（张东风）

【2012年中药注射剂严重报告数低于总体增长率】 2013年3月14日，国家食品药品监督管理总局发布2012年药品不良反应监测年度报告。2012年，国家药品不良反应监测网络共收到药品不良反应/事件报告120万余份。其中，新的和严重的药品不良反应/事件报告24万份，占同期报告总数的20%。中药注射剂严重报告数量低于总体严重报告增长率。

国家食品药品监督管理总局指出，药品不良反应/事件的报告总数多或新的和严重不良反应/事件报告比例高，并不意味着药品安全性水平下降，而意味着我们掌握的信息越来越全面，对药品的风险更了解，对药品的评价依据更充分，监管决策更准确，风险也更可控。

报告显示，2012年药品不良反应报告按照药品类别统计，化学药占81.6%、中药占17.1%，生物制品占1.3%。与2011年相比，注射剂比例基本持平，口服制剂比例上升了0.6个百分点。报告指出，医疗机构应加强对注射剂使用的监管，部分患者应改变对注射剂的心理依赖。同时，中西药复方制剂易被患者当作纯中药制剂使用，忽视其中所含化学药成分，使用中存在超剂量给药、含相同成分药品重复使用等不合理现象。

针对中药注射剂情况，报告显示，2012年全国药品不良反应监测网络共收到14个大类中药注射剂报告10.3万例次，其中严重报告5500余例次，占5.3%。与2011年相比，中药注射剂报告数量同比增长58.2%，高于国家药品不良反应监测数据总体报告增长率；严重报告同比增长37.2%，低于总体严重报告增长率。

2012年全国药品不良反应监测网络收到的严重报告中，中成药例次数排名前20位的均为中药注射剂。中药注射剂严重报告例次数排名前10位的品种依次为：清开灵注射剂、参麦注射剂、双黄连注射剂、血塞通注射剂、丹参注射剂、香丹注射剂、生脉注射剂、血栓通注射剂、脉络宁注射剂、黄芪注射剂。

报告指出，从药品不良反应/事件报告的患者用药情况看，中药注射剂与其他药品联合使用现象较为普遍，且有可能增加安全风险，提示临床使用中应谨慎联合用药，并加强对患者不良反应的监护。

2012年国家基本药物安全状况平稳。2012年国家基本药物不良反应/事件报告中，化学药例次数排名前5位的品种均为抗感染药，分别是左氧氟沙星、头孢曲松、头孢呋辛、青霉素和甲硝唑。中药注射剂排名前5位的品种依次为：清开灵注射剂、参麦注射剂、血塞通注射剂、血栓通注射剂、丹参注射液；中药口服制剂排名前5位的品种依次为：鼻炎康片、复方丹参片（胶囊、颗粒、滴丸）、双黄连合剂（颗粒、胶囊、片）、黄连上清丸（颗粒、胶囊、片）、牛黄解毒丸（胶囊、软胶囊、片）。

（张东风）

【中药饮片为基本药物质量监管监督抽验重点】 2013年3月20日，国家食品药品监督管理总局发出通知，要求全面加强对基本药物的质量监管，完成对目录品种的覆盖抽验，国家基本药物目录中中药饮片为监督抽验重点之一。

通知指出，基本药物抽验工作要兼顾打假治劣与综合评价，既要保证覆盖抽验，又要突出对重点环节、重点品种的监管，要将监督检查、快检快筛与抽样检验综合运用于基本药物全品种覆盖抽验中，借助快检技术加强对基层基本药物的监管。

通知要求各省（区、市）食品药品监管部门，重点加强生产环节的抽验，确保完成对本辖区基本药物生产企业生产的基本药物品种的覆盖抽验。要充分运用执法监督手段和快检快筛技术，加强对基层医疗卫生单位基本药物使用环节的检查，对实施基本药物制度的基层医疗机构进行有针对性的快检快筛或抽验。针对以往监督抽验中发现不符合标准规定批次较多、不良反应较多、投诉举报较多、生产经营不规范的重点企业和重点产品增加抽验频次。要加强国家基本药物目录中中药饮片的抽验，开展中药饮片专项监督抽验，对市场较为混乱的中药饮片加大抽验及检查力度。加强生物制品的监督检查与抽验。加强国家基本药物生产企业所使用的主要药用包材与辅料的监督抽验。

（张东风）

【中药整治为专项行动重中之重】 2013年7月17日，国家食品药品监督管理总局在北京召开药品“两打两建”专项行动启动新闻发布会，决定从2013年7月到12月，在全国范围内开展一场以严厉打击药品违法生产、打击药品违法经营、加强药品生产经营规范建设和药品监管机制建设为主要内容的专项行动。此次专项行动的重中之重是针对当前存在的中药违法生产、中药材市场掺杂使假、网上违法售药等突出问题开展集中打击。

“两打”主要是严厉打击药品违法生产行为和违法经营行为，重点是针对当前存在的中药违法生产、中药材市场掺杂使假、网上违法售药等突出问题，通过对药品生产经营企业、中药材专业市场、诊所和互联网的排查检查和监测，深挖带有区域性、系统性苗头和“潜规则”性质的药品安全隐患，严厉打击中药和化学药品违法生产行为，联合有关部门严厉整治中药材专业市场和打击网上非法售药行为，打击出租出借药品经营资质性质的违法经营活动，严厉整治诊所非法药品购销行为。“两建”主要是建规范和建机制，重点制定出台加强中药材管理、网上售药管理和药品委托生产管理等规定。

2013年8月，国家食品药品监督管理总局联合国家互联网信息办、工信部、公安部和工商总局共同启动打击网上非法售药行动，开展网上售药的整治；国家食品药品监督管理总局联合工信部、农业部、商务部、卫生计生委、工商总局、林业局和中医药局等8个部门共同启动开展中药材市场整治，按照“属地管理、谁开办谁负责”的原则，落实地方政府的责任，加强中药材市场管理。

（向　佳）

【八部局印发《关于进一步加强中药材管理的通知》】 2013年10月16日，国家食品药品监督管理总局召开“两打两建”专项行动阶段性推进情况新闻发布会，通报了专项行动开展3个月以来查处的一批案件和发现的一些问题，并就中药材产业管理等社会关切问题给予回应。

中药是药品监管中任务非常重的一部分，多年来，国家食品药品监督管理总局始终把中药监管作为突出问题来抓。为加强中药材管理，经国务院同意，国家食品药品监督管理总局联合农业部等8个部局印发了《关于进一步加强中药材管理的通知》，主要措施有4个方面：第一，规范种植、养殖等环节，严禁使用高毒、高残留农药。第二，对产地初加工做了明确规定。产地初加工应当挑净、洗净，去掉一些杂质，切制时应切成段，不能直接做成饮片。第三，对中药材专业市场管理提出进一步明确要求，如不得开办新的中药材专业市场等。第四，明确地方政府的责任。如建立管理机构，完善管理条件，提高监管能力等。地方要把中药材作为重要支柱产业来发展，要制定规范和发展规划。各地要坚决清退不符合要求的生产经营者，严厉打击制假售假等各类违法违规行为。

（任　壮）

【国家食品药品监督管理总局拟禁中药提取委托加工】 2013年，国家食品药品监督管理总局发布《关于加强中药提取和提取物监督管理的通知》（征求意见稿），规定今后各地一律停止中药提取委托加工的审批；对中成药国家药品标准处方项下载明且具有单独国家药品标准的中药提取物，实施备案管理。

征求意见稿规定，自2016年1月1日起，凡不具备中药提取能力的中成药生产企业一律停止相应品种的生产，已获得批准的委托加工应一律废止。经所在地省级食品药品监管局批准，中成药生产企业可在异地设立前处理或提取车间；集团内部生产企业可共用中药材前处理和提取车间。

征求意见稿明确，自2015年1月1日起，凡未按要求实施备案管理的中药提取物一律不得用于中成药生产。各省级食品药品监管局对提出备案的中药提取物生产企业，应按照药品GMP和中药提取物的国家药品标准进行检查。符合要求的，核发《药品生产许可证》，并注明中药提取物名称；已取得药品批准文号的中药提取物，在该批准文号有效期届满后，不予再注册。

征求意见稿强调，中成药生产企业应建立药渣处置制度，对能分离出完整药材或饮片形态的药渣采取毁形等措施，防止流入药材或饮片流通环节；对外提供和销售药渣的，应签订合同，明确药渣数量、流向、用途等，建立可追溯的登记档案。

（国　文）

【中药鳖甲质量监管加强】　2013年12月18日，国家食品药品监管总局发出《关于加强中药鳖甲质量监管　严防病死甲鱼骨流入药用渠道的通知》，要求鳖甲药材产地食品药品监管部门加强产地初加工管理，监督加工户遵守产地初加工规范和质量控制标准，严防病死甲鱼骨等流入中药材流通环节。

通知指出，中药材鳖甲来源于鳖（俗称甲鱼）的背甲，应自活体现杀，沸水烫取获得。不得使用病死鳖，更不得腐化取骨。各地食品药品监督管理部门要切实加强对中药材专业市场的药材质量监管，立即开展对市场内鳖甲经营的检查和质量抽验，对发现来自病死甲鱼骨及其他质量问题的一律没收，监督销毁，并对经营者违法违规行为依法处罚和公开曝光。对涉嫌触犯刑律的，移送公安机关查处。

各地在检查处理中发现问题，应及时向食品药品监管总局报告。

（黄　心）

【商务部发布2012年中药材流通分析报告】　2013年，商务部公布了对2012年全年中药材重点品种流通情况分析。报告将纳入统计的29种中药材分为根茎类、花类、果实类、菌类和动物类五大类，分别对其2012年市场流通情况、价格波动情况及成因进行了分析。

2012年9月，原卫生部批准人参（人工种植）作为新资源食品，人参的药食两用新功能较大程度上扩大了市场需求，但人参种植周期约为6年，在短时间内无法扩大种植面积的情况下，必然推高市场价格。2012年人参市场平均价格同比增加13.7%，预计后市仍有上涨空间。

报告对中药材重点品种价格持续上涨、下跌和持平品种进行分析。

纳入统计的29种药材中，价格同比上涨的有17种，涨幅较大的品种有三七、天麻、人参、当归等根茎类药材。这些品种种植周期较长且产地集中，易受自然灾害的影响。以三七为例，2009年由于干旱三七严重减产，价格大幅上涨，直至2011年仍维持高位。2012年春季，云南文山州再次干旱，三七价格持续上扬。天麻价格的上扬也是因年初产地干旱所致，但库存量较大，预计高价难以长时间维持。

价格同比跌幅较大的中药材有7种，分别为山药、金银花、麦冬、白芷、川芎、山茱萸和太子参。这些药材的基本特点是种植周期短、种植区域相对分散，特别容易因扩产出现滞销现象。其中，价格降幅最大的是山药和麦冬，市场销售价格降幅超过30%。金银花也是降幅较大的药材，2012年价格同比下降31.5%。

甘草、枸杞、附子、大黄和元胡等价格从2011年开始基本维持平稳。其中，甘草是最常用药材，俗称“十药九草”，由于是资源性产品，未来价格有望看涨。

纳入统计的22种根茎类药材中，以人参和三七为代表，保持上涨态势。金银花是唯一纳入统计的花类中药材，价格呈现整体下滑趋势。纳入统计的4种果实类药材中，枸杞产量相对稳定，价格变化不大。纳入统计的菌类药材只有茯苓，白丁和统片的价格同比分别上涨33.1%和32.0%。纳入统计的动物类药材是鹿茸，其中以梅花鹿鹿茸价格最贵且呈现平稳上升态势；新西兰鹿和马鹿鹿茸的价格也呈现小幅上涨态势。

（谭　欣）

【2013年上半年中药出口量价齐升】　2013年上半年，我国医药贸易进出口额达432.37亿美元，同比增长10.28%。在中药出口方面上升势头迅猛，出口金额14.91亿美元，同比增长22.49%，呈量价齐升态势，增量来源于提取物和中药材出口大幅增长。

2013年上半年，全球经济增长动力不足，国际市场需求未得到根本改善，导致国际医药贸易额下降。医药出口市场两极分化，发达市场持续低迷，新兴市场需求旺盛。

在中药类产品出口方面，2013年上半年，我国植物提取物及中药材拉动大幅增长。中药出口上升势头迅猛，出口金额达14.91亿美元，同比增长22.49%。其中，中药材近两年来的国内价格连续上涨，国际客户尤其日韩及东盟客商在2012年减少了采购量，导致2013年上半年库存下降，继而加大了采购量，同时刺激了价格的进一步上扬。2013年上半年，中药材出口价格、出口量分别比2012年同期增长了30.44%、8.24%。

植物提取物出口价格受中药材原料涨价影响，2013年上半年出口6.94亿美元，同比增长17.16%。由于中国传统中成药的出口被弱化，国际市场将加大对植物提取物的需求，美国、印度、德国等国际市场需求持续增长。

（霍　卫）

【中药材价格普涨、成药出口微降】　2013年前三季度，我国中药进出口额为30亿美元，同比增加25.12%。其中出口22.7亿美元，同比增加26.11%，进口7.7亿美元，同比增加22.3%。除了中成药出口同比略有下降外，其余各类中药商品进出口均有一定增长。

一、中药进出口增幅较大

2013年前三季度，我国植物提取物进出口额13.3亿美元，同比增加21.5%。其中出口额10.45亿美元，同比增加22.29%，已走出2012年低迷状态，呈现稳步回暖趋势。传统市场回暖是主因，优势品种（甜叶菊提取物、越橘提取物、甘草提取物）出口继续保持较大增幅。

中药材饮片出口额为8.47亿美元，同比增长44.16%，增速大幅提高；主要是出口平均价格大幅提高，同比上涨38.18%。

中成药出口额为1.95亿美元，同比下降1.93%，是中药进出口贸易中唯一出口额同比有所下降的大类商品。保健品出口额为1.82亿美元，同比增长14.93%。中药进口呈现较大增幅，中草药进口增幅达到45.14%以上。前三季度中药进口额7.7亿美元，同比增加22.3%，进口量最大的大类商品是提取物，占比达到37.54%。

二、中药材出口价格继续上涨

2013年4月开始，国内中药材市场价格又开始节节攀升，导致出口价格也大幅上涨。2013年前三季度我国中药材出口量为148675吨，同比增长4.32%，出口平均价格则同比上涨38.18%，出口额达8.4亿美元，同比增长44.16%。

我国香港、日本和韩国仍是我国中药材出口的主要市场，其中2013年前三季度日本市场较为疲软，我国对日本中药材及饮片的出口量为14325吨，同比下降3.37%，出口额为1.57亿美元，同比下降5.9%。2013年1～6月，我国对马来西亚和德国的中药材及饮片出口量增幅较大，分别为5200吨和3788吨，同比增长39%和83.24%。

三、私营企业为出口主体

2013年前三季度，中药出口企业达到2810家，民营企业是推动中药出口的主要力量，出口企业共为2182家，出口金额为13.16亿美元，占比高达57.98%；三资企业为336家，出口额为5.8亿美元，出口金额占比25.73%；国有企业出口金额占比为16.26%。值得关注的是，在民营企业中，私人企业的出口量占60%以上。

四、中成药出口微降

从某种程度上说，中成药出口情况可以看做是中药国际化进程的风向标。2012年中成药出口2.7亿美元，同比增长15%，是增幅最大的中药商品，是2012年中药出口的唯一亮点。但2013年前三季度，其他中药产品出口都回暖，但中成药出口额却同比微降，主要是中成药在国外仍然是以华人圈消费为主，市场容量增幅有限。

欧盟是世界上最大的植物药市场，也是我国中成药出口的主要目标市场之一。然而，2012年我国对欧盟出口额仅为1034万美元，同比下降22%，创5年来对欧盟出口中成药的新低点。欧盟传统药物注册是中医药行业的热点话题，也一度成为中药以药品身份在欧盟销售的羁绊。自《欧盟传统药注册程序指令》（Directive2004/24/EC）于2011年4月30日截止期后，中成药出口欧盟就呈现下滑趋势。2013年前三季度，我国对欧盟出口额为886.24万美元，同比增长14.99%，其中荷兰是我国对欧盟中成药出口的第一大市场。

五、传统市场需求回暖

中药已出口至160多个国家和地区，其中亚洲地区是中药出口的传统市场，也是主要市场。2013年前三季度，我国中药对亚洲国家和地区的出口额为14.1亿美元，同比增加29.43%，占比达到62.26%。一般以日本、中国香港、东盟为主，其中日本市场前三季度对中药的需求不旺，处于较为平稳的状态，主权债务过高、与亚洲各国间的矛盾也对其经济发展形成很大影响。2013年前三季度，我国对日本中药出口额为3.2亿美元，同比下降8.24%，而同期我国对其他主流市场的中药出口额都呈大幅上升态势。

我国对马来西亚的中药出口额高达9461万美元，同比增长102.48%，超过越南，成为我国中药出口亚洲的第四大市场。美国市场一直是中药出口的重要目标市场，2013年前三季度，我国对美出口中药3.25亿美元，同比增长31.29%，近两年一直保持了较高的增幅。2013年前三季度，我国对欧洲中药出口额为3.72亿美元，同比增长17.86%，占我国中药出口的16.42%。

六、不利因素有望规范

2013年前三季度，受国际经济形势大环境好转的影响，我国中药进出口贸易整体回暖，但仍有些影响行业发展的不利因素值得关注并应加紧规范和解决。

我国中药出口的主要产品是植物提取物和中药材饮片，原料类产品占总出口额的80%，但是植物提取物现有的标准已经不能满足当前的产业提升要求。现有的国家标准（药典标准）主要包括植物油脂和提取物共47种，其中常规意义的提取物仅有26种。医保商会已经组织国内植物提取物企业制定了首批7个植物提取物出口国际商务标准（越橘提取物、银杏叶提取物、人参提取物、水飞蓟提取物、积雪草提取物、柳枝提取物、虎杖提取物），填补国内植物提取物标准缺失的空白。中国医药保健品进出口商会还启动了第二批国际商务标准的制定，以期推动行业更加规范化发展。

（姜　丽、霍　卫）

【2013年中药产品出口突破30亿美元】　2013年，我国中药类产品出口额达31.38亿美元，同比增长25.54%，创历史新高。

2013年，我国中药类产品出口额31.38亿美元，同比增长25.54%，创历史新高。其中植物提取物出口额14.12亿美元，同比增长21.30%；中药材及饮片出口额12.11亿美元，同比增长41.24%；中成药出口额2.67亿美元，同比增长0.84%；保健品出口额2.48亿美元，同比增长16.17%。近年来，国际市场对植物提取物的需求大幅增加，中药材及饮片出口旺盛。植物提取物和中药材及饮片的出口带动中药类产品出口快速增长。

2013 年，植物提取物、中药材及饮片、中成药、保健品的进口额与同比增长分别为 3.88 亿美元、21.78%，2.20 亿美元、53.12%，2.94 亿美元、9.54%，1.77 亿美元、24.85%。

（张东凤）

地方篇

【北京市 2013 年中医药工作概况】

北京市社会资本举办中医医院评审工作启动会暨北京地区第五期中医政策法规与医院管理培训班。2013 年 3 月 20 日，北京市社会资本举办中医医院评审工作启动会暨北京地区第五期中医政策法规与医院管理培训班在首创新大都饭店国家会议中心国际会议厅召开。北京市中医管理局医政处处长赵建宏主持会议。启动会上，赵建宏宣读了北京市中医管理局关于《北京市中医医院等级评审工作的管理规定》的通知，北京市中医管理局局长赵静在讲话中强调，社会资本举办中医医院等级评审是推进医院规范化建设的重要手段，是提高医院中医医疗质量的有力措施，是深化医药卫生体制改革、改善民生的具体体现，并将违法医疗广告和违反医保部门的政策作为机构缓评的依据。会后，北京地区第五期中医政策法规与医院管理培训班开班。北京中医协会秘书长朱桂荣、首都医科大学附属北京中医医院副院长金玫、北京中医药大学东直门医院药剂科主任曹俊岭、北京中医药大学东方医院护理部主任刘香弟、中国中医科学院广安门医院原检验科主任常志遂等分别对二级中医（中西医结合、民族医）医院评审标准及细则进行解读。北京市共有 12 个区县卫生局、23 家社会资本举办的中医医院参会，此次大会标志着北京地区社会资本举办中医医院等级评审工作正式启动。

全市中医药系统人感染 H7N9 禽流感防控工作。2013 年 4 月 9 ~ 11 日，北京市中医管理局组织 4 个巡察组，对全市 29 家公立和 4 家社会资本举办的二级及以上中医院进行了人感染 H7N9 禽流感防控工作的督查，着重对各医院人感染 H7N9 禽流感防控组织、工作方案、医务人员培训、防控措施落实、药品储备、中医药预防宣传 5 个方面进行了检查。各医院从医务人员的防控意识、防护意识和防治能力以及防控制度、措施的落实等方面均得到明显加强。2013 年 4 月 10 日，北京市中医管理局突发公共卫生事件中医药应急办公室联合北京中医药学会举办了人感染 H7N9 禽流感中医药防治骨干培训班。来自全市 33 家二级及以上中医医院的 150 余位学员参加了培训班。培训班从人感染 H7N9 禽流感诊疗方案、中医药诊治方案、中医药防治情况通报和医院感染控制 4 个方面进行了培训。北京市中医管理局局长赵静到会，对中医药系统做好人感染 H7N9 禽流感工作提出了 5 项要求：要切实强化传染病的防控意识、强化医务人员的防护意识、强化医务人员的救治能力、发挥好中医药的作用、做好防控工作的准备。2013 年 4 月 13 日，北京市中医管理局组织突发公共卫生事件中医药应急专家委员会专家召开中医药防治人感染 H7N9 禽流感专家会商会。专家们研究分析了近期人感染 H7N9 禽流感确诊病例情况，并结合北京市确诊病例的中医药治疗情况，提出了中医药预防和治疗的专家指导意见。专家建议在对人感染 H7N9 禽流感的治疗中应及早、及时应用中医药治疗，治疗方法宜及早采用通腑、滋阴、益气、摄津、泻肺等法，对高危人群及密切接触者宜采用中医药预防。

中医药救援工作。2013 年 4 月 20 日，四川省雅安市芦山县发生 7.0 级强震，造成较大人员伤亡。北京市中医管理局第一时间启动突发事件应急预案，组建、集结医疗救援队，并做好紧急医疗救援的各项准备工作。北京市中医管理局部署全市 8 家三级中医医院（中国中医科学院广安门医院、中国中医科学院西苑医院、中国中医科学院望京医院、北京中医药大学东直门医院、北京中医药大学东方医院、北京中医药大学第三附属医院、首都医科大学附属北京中医医院、北京市昌平区中西医结合医院）和 1 家中医骨伤专科医院（北京丰盛中医骨伤专科医院）组建中医药救援小分队，要求选派具备工作经验的医务人员参加，并做好紧急医疗救援的各项准备工作。同时，各医院均按要求组建了预备队，全市中医药系统共计组建救援小分队 17 支，包括骨科、外科、皮科、急诊、麻醉、心理、护理等专业的 122 名医务人员，其中具有高级职称者 60 名，并针对救援需要准备了手术器械、药品和针灸、小夹板等中医器具。2013 年 4 月 20 日 8 点 2 分，我国四川芦山 7.0 级强烈地震发生后，灾情紧急、伤亡重大，北京市中医管理局局长赵静要求迅速启动突发公共事件中医药应急救援机制，并组建以外科、骨科、皮科专家为主的 5 支救灾医疗队，同时做好了救灾物资和药品准备，随时听从国家和北京市的救灾调遣。2013 年 4 月 21 日早晨 9 点，根据国家中医药管理局的要求，北京市中医管理局第一支四川芦山地震灾区医疗救援队携带物资和药品与国家中医药管理局医疗队赶往灾区。

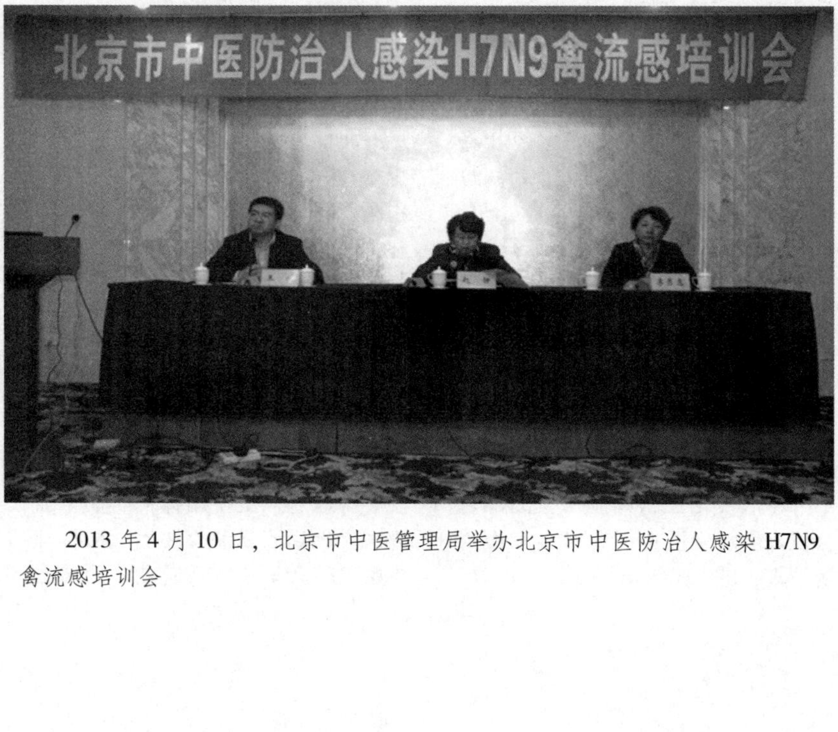

2013 年 4 月 10 日，北京市中医管理局举办北京市中医防治人感染 H7N9 禽流感培训会

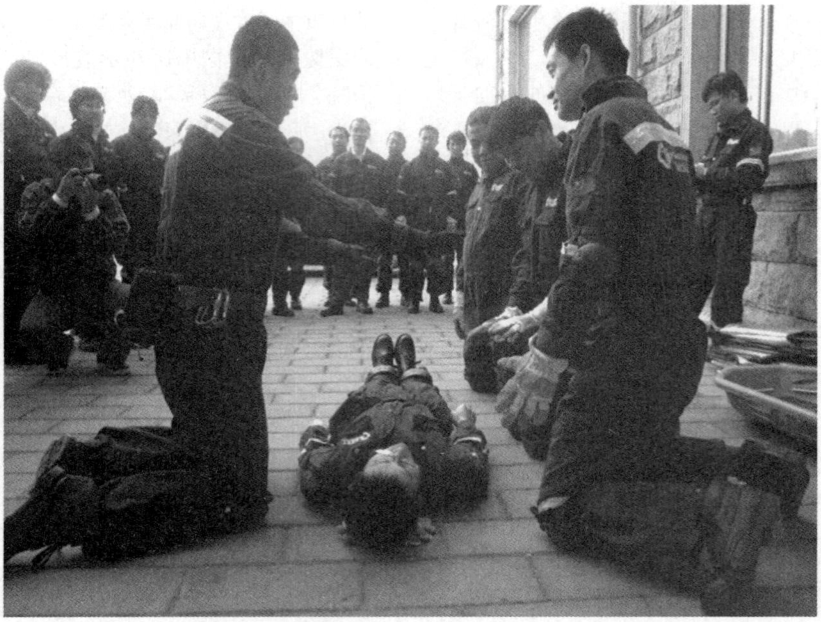

2013年，北京市中医管理局组织应急培训演练

北京基层中医流动医院工作。2013年4月27日，北京市房山区、门头沟区、昌平区、怀柔区、平谷区、密云县、延庆县首批7个郊区县的基层中医流动医院正式启动使用。每个流动医院以各郊区县中医医院为承办单位，由市财政统一配置了一辆医疗体检车和一辆药品车，实行八统一，即统一配备、统一功能、统一标识、统一服务、统一方案、统一启动、统一考核、统一要求，将针对山区和半山区居民开展中医基层巡诊工作。开展中医基层巡诊工作是北京市实施基层中医药服务能力提升工程的重要内容，是中医药参与医药卫生体制改革、坚持"保基本、强基层、建机制"原则的创新举措之一。到2013年底，各基层中医流动医院的巡诊工作将覆盖所在区县70%的地区/人口，每周巡诊次数不少于3次。

冬病夏治三伏贴统一行动。2013年7月5日，北京市举办了2013冬病夏治三伏贴培训会议，200余人参加培训。培训会上，免费发放健康宣教材料《十问》和培训教材，规范了贴敷穴位、方法以及注意事项。2013年7月10日，北京市召开冬病夏治三伏贴统一行动部署会议。会议上听取了各区县工作情况汇报，进一步提出了工作的要求。2013年7月12日，北京市中医管理局组织冬病夏治三伏贴进机关工作。2013年冬病夏治社区统一行动由北京市中医管理局主办，各区县卫生局协办。在全市确定具有中医药服务能力的基层卫生服务站点开展"冬病夏治社区统一行动"，为促进广大市民健康服务。2013年主题为：中医"治未病"促进社区居民健康。自初伏7月13日开始，8月21日结束。2013年三伏帖具有"五统一"特点，即统一药品、统一价格、统一病种、统一穴位、统一培训，为社区广大群众提供科学、规范、优质的"冬病夏治"服务。另外，"预约制"覆盖服务站点，"规范化"开展人员培训，"科学化"引导也是2013年三伏贴组织的特点。

北京市太洋树康杯中医护理知识竞赛。2013年7月17日，北京市中医管理局举行了北京市太洋树康杯中医护理知识竞赛的决赛。国家中医药管理局、北京市中医管理局、中国中医科学院、北京中医药大学、北京市卫生局、北京市医院管理局、北京中西医结合学会等有关领导到会观看了比赛。经过紧张激烈的角逐，最终北京中医药大学东直门医院夺得桂冠，获得团体一等奖。首都医科大学附属北京中医医院、北京中医药大学东方医院获得团体二等奖。中国中医科学院广安门医院、中国中医科学院广安门医院南区、北京市丰盛中医骨伤专科医院获得团体三等奖。来自全市二级以上的中医、中西医结合、民族医医院的主管院长、护理部主任、临床护士150余人参加了观摩比赛。

中医药服务百姓健康大型义诊活动周。2013年10月9日，北京市中医管理局组织召开北京市中医药服务百姓健康大型义诊活动周工作视频会议。16个区县卫生局中医科长、主管局长、二三级中医医院选派相关人员参加会议。各区县在2013年10月13日启动实施了多种形式的义诊周工作。

北京市国家基本公共卫生服务中医药健康管理服务项目实施方案会议。2013年10月30日，北京市中医管理局组织部分区县中医科长、社管中心主任召开了北京市国家基本公共卫生服务中医药健康管理服务项目实施工作研讨会议，会议征求了对《北京市卫生局、北京市中医管理局关于印发北京市国家基本公共卫生服务中医药健康管理服务项目实施方案的通知》的意见，明确了"到2013年底，力争中医药健康管理服务目标人群覆盖率达到30%"的工作目标，提出了5项工作原则，即中西医团队服务原则、中医医院帮扶原则、信息共享融合原则、居民自愿参与原则、积极鼓励创新原则。"一老一小"将享受到优质的中医健康管理服务。2013年11月12～13日，举办了项目培训班，北京市300名中医健康保健人员参会此次会议。

中医临床"三基"练兵比武活动。2013年11～12月，北京市二级以上（含二级）中医、中西医结合和民族医医疗机构中的具有执业医师资格的初级和中级中医医师开展中医临床"三基"练兵比武活动。

"薪火传承3+3工程"。一是2013年北京地区新增4家"两室一站"。经单位申报、专家评审，2013年1月，北京市中医管理局在北京友谊医院立项建设李贵名家研究室。2013年6月，在中国中医科学院西苑医院立项建设麻柔、安效先、魏子孝名医传承工作站。至此，共建成“两室一站”103个。二是成立郭维琴名医传承工作站京外分站。2013年5月，郭维琴名医传承工作站大城县中医医院分站批准成立。该分站按照“3+3”工程实施方案和建设标准实施建设，开创了“3+3”工程老中医药专家传承室站成立京外分站的先河。三是新增25个基层老中医传承工作室。2013年8月，北京市中医管理局下发《北京市中医管理局关于开展2013年度北京市中医药薪火传承“3+3”工程基层老中医传承工作室建设项目遴选工作的通知》，共有13个区县推荐了34个工作室建设申报项目。经评审论证，有25个项目通过立项评审，其中公立医院24个，民营医院1个，至此共建成“3+3”工程基层老中医传承工作室64个，进一步完善了北京市基层中医药学术传承平台建设。四是完成年度基层老中医传承工作室验收。2013年11月21日，北京市中医管理局召开验收评审会，对2012年验收不合格的4个基层老中医传承工作室和3个延期的基层老中医传承工作室进行验收，最终到会的6个工作室全部通过验收，祁爱菊基层老中医传承工作室经延期一年后仍未能参加评审验收，经研究，决定对该工作室建设项目予以撤销。

第二届“首都国医名师”评选。2013年，北京市中医管理局、北京市卫生局在全市范围内开展了第二届“首都国医名师”评选工作。经单位推荐、形式审查，有61名老中医药专家进入候选人名单。经评选工作领导小组会议讨论、社会公示等程序，2013年12月31日，北京市中医管理局、北京市卫生局正式发文，对孔光一等30名老中医药专家授予第二届“首都国医名师”称号并颁发荣誉证书。

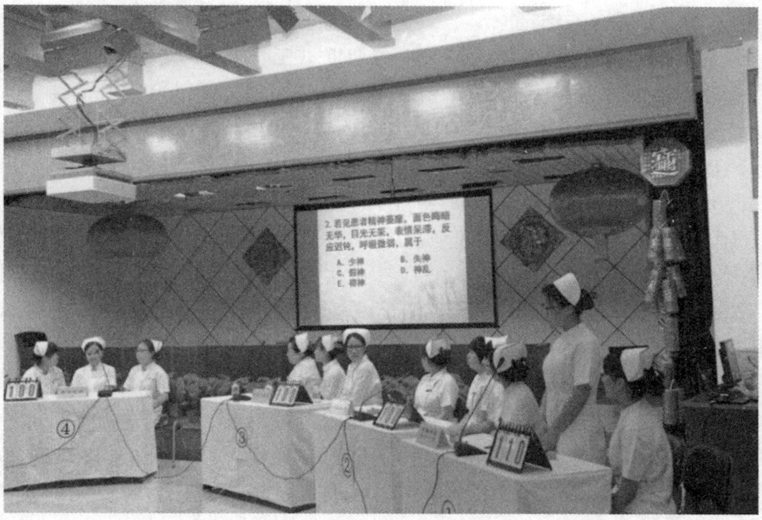

2013年7月17日，北京市中医管理局举行了北京市太洋树康杯中医护理知识竞赛决赛

2013年两批市级科技计划绿色通道项目推荐工作。北京市中医管理局制定了包含5个重点资助领域的申报指南，在全市医疗机构下发申报通知，第一批共有10单位的10个科技项目进行了申报，第二批共有20个单位申报的21个中医药科技项目进行了申报。北京市中医管理局对项目进行了遴选和推荐排序，将第一批10个项目、第二批4个项目报送至北京市科委，最终中国中医科学院西苑医院胡晓梅申报的“含砷中药复方青黄散治疗髓毒劳（骨髓增生异常综合征）临床安全应用方法的优化和推广研究”获得立项。

北京市中医药科技项目年度结题验收工作。2013年4月21日，北京市中医管理局组织召开北京市中医药科技项目结题验收评审会。此次评审会对到期的首发基金、局基金和青年基金项目等共191项科技项目进行了结题验收。最终通过结题验收的有183项，未通过结题验收的有8项。专家组还按人才培养示范、学术创新示范、推广应用示范、科研方法示范、拓展研究示范5个类别推荐了37个科技示范项目。

北京中医药优秀科技项目遴选评审会。2013年6月26日，北京市中医管理局组织召开2013年北京中医药优秀科技项目遴选评审会，最终从37个示范项目中选出10项适合基层学习的优秀科技项目。部分示范项目在2013年8月召开的北京市中医药基层科研能力提升与人才培养工作会上进行了经验交流。

2013年中医药科技项目立项评审。2013年9月23日，北京市中医管理局发布《2013年北京市中医药科技发展资金项目招标指南》，重点资助领域有医疗领域、中药领域、政策管理领域3个领域和8个方向，共收到239个申报项目，其中青年研究项目64项，年度规划项目141项，自筹资金项目34项，包括中央单位27项，北京市属单位212项（包括三级医院89项，二级医院87项，社区13项，院校和科研院所21项，民营2项）。学科覆盖心血管、呼吸、精神等23个三级学科。2013年11月9~10日，北京市中医管理局组织行业专家分成14组完成会议评审答辩。2013年12月，正式下达2013年度北京市中医药科技发展资金立项项目，其中青年研究项目28项，一般规划项目50项，立项不资助项目18项。

基层中医药学科团队基地建设工作。2013年3月，北京市中医管理局启动基层中医药学科团队基地建设申报工作，制订了《北京基层中医药学科团队基地建设方案（试行）》，分为成熟类、扶持类和培育类3个类别进行建设。对基地建设实施滚动管理机制，对于进展较好、成效显著、管理优秀的基地，可以滚动进入下一个类别进行建设。2013年经各区县级中医医疗机构申报，立项建设成熟类项目2个，扶持类6个，培育类项目7个，搭建了基层中医药学科发展平台。

北京基层中医药学科团队基地座谈会。2013年6月19日，北京市中医管理局组织召开北京基层中医药学科团队基地建设座谈会，来自各医院主管院长、科教科负责人及基层学科带头人40余人参加了此次会议。

2013年度北京中西医结合研究所暨重点学科建设督导考核工作。根据《北京市中西医结合研究所建设与管理办法（试行）》文件精神和北京中医药重点学科管理相关要求，北京市中医管理局于2013年9月17～23日对28个单位的14个中西医结合研究所和22个重点学科进行了实地督导考核。根据考核得分等综合情况，北京市中医管理局对建设进度良好、成绩优秀的建设单位拨付了年度建设经费。

北京地区新增4家中西医结合研究所。为加快北京地区中西医结合工作，北京市中医管理局于2012年启动了北京市中西医结合研究所建设工作，2013年在原有14家基础上，分别在同仁医院、朝阳医院、北京大学第一医院、北医三院又新增4家中西医结合研究所。

北京市中医药产业促进工作座谈会。2013年3月20日，北京市中医管理局组织召开北京市中医药产业促进工作座谈会，来自北京同仁堂股份有限公司的9个在京中药企业参会。

含朱砂等重金属中成药的安全性及临床应用讨论会。针对同仁堂（北京）科技发展股份有限公司生产的牛黄千金散、小儿至宝丸被媒体质疑朱砂超标问题，2013年5月30日，北京市中医管理局组织召开含朱砂等重金属中成药的安全性及临床应用讨论会，李连达院士、老中医药专家代表、科研机构和同仁堂代表、药监局、卫生局相关处室领导参加了此次会议。

北京中西医结合儿科培训基地启动暨李贵名家研究室揭牌仪式于2013年1月30日在北京友谊医院举行。北京中西医结合儿科培训基地主要承担北京中西医结合儿科人才培养、诊疗方案和规范推广等任务，基地成立后将积极探索中西医结合儿科人才培养新模式，搭建中西医结合儿科临床科研平台，通过多种形式推广临床疗效好的中西医结合诊疗方法和规范，为全市培养一批高水平的中西医结合儿科工作者，逐步提升该学科整体水平。

北京市中医类别全科医生规范化培训基层实践基地名单公布。为进一步推进北京市中医类别全科医生规范化培训体系建设，按照《北京市中医类别全科医生规范化培训标准》和《北京市中医类别全科医生规范化培训基地标准（试行）》的要求，北京市中医管理局开展了北京市中医类别全科医生规范化培训基层实践基地认定工作，首批17家社区卫生服务中心顺利通过集中答辩、实地评审等环节，成为北京市中医类别全科医生规范化培训基层实践基地。

中医类别全科医生转岗培训基层实践基地师资培训班。为加快北京市社区卫生服务系统中医全科医学人才培养，充分发挥中医药在社区建设中的特色优势，北京市中医类别全科医生转岗培训基层实践基地师资培训于2013年4月23～24日举行。参加此次培训班的学员共计54名，来自各区县的23家社区卫生服务中心。

首届基层中医药人员学术论文撰写能力培训班。2013年4月25～26日，由北京市中医管理局主办，《北京中医药》杂志承办的首届基层中医药人员学术论文撰写能力培训班在侨园饭店举办，来自全市各基层单位的120多名中医药人员参与了此次培训。

2013年北京中医药继续教育"百场讲座"项目。2013年4月17日，2013年北京中医药继续教育"百场讲座"项目在广安门医院报告厅正式启动。"百场讲座"项目是一项创新性工作，也是一项系统工程，项目顺应大数据时代需求，在北京中医药学会、北京中西医结合学会和北京针灸学会3个学会近百个专业委员会专家和数十家中医医疗机构的支持下，将原先分散的、不成体系的单一中医药继续教育讲座进行有序组合、编排。

2013年度北京市中医类别全科医生转岗培训。2013年7月1日，2013年度北京市中医类别全科医生转岗培训启动仪式在北京中医药大学举行，70名来自全市16个区、县各社区卫生服务中心的中医师开展了为期一年的中医全科转岗培训。

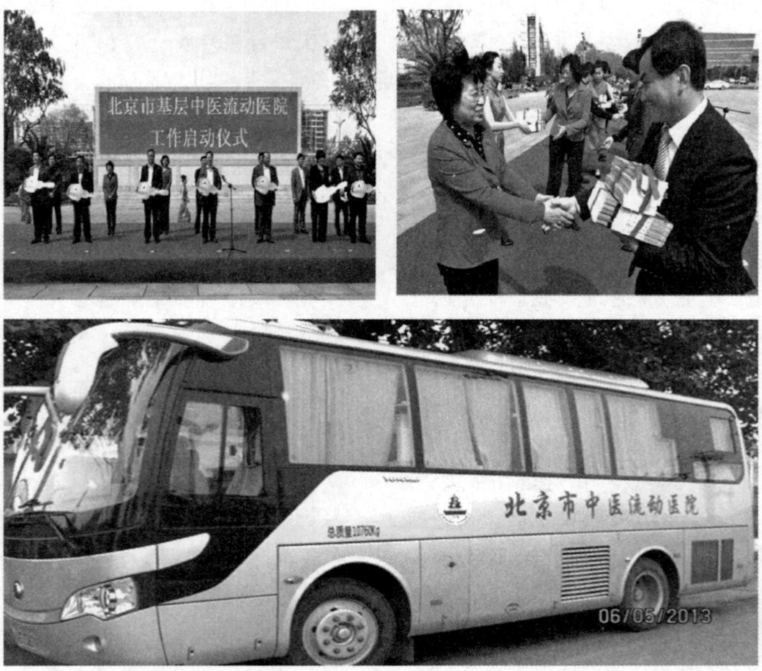

2013年，北京市中医管理局开展了北京市基层中医流动医院工作

中医药发展高端座谈会（糖尿病防治专题）。2013年7月6日，由中国医药卫生事业发展基金会、北京市中医管理局、北京民力健康传播中心、北京慢病防治管理协会、北京健康城市建设促进会主办，《北京晚报》健康快车工作室、北京电视台科教频道《健康北京》栏目、北京医生网协办的中医药发展高端座谈会（三）——糖尿病防治专题会议在北京举行。国家卫生计生委疾控局副局长孔灵芝，中国医药卫生事业发展基金会理事长王彦峰、北京市中医管理局副局长屠志涛、北京协和医院内分泌科教授向红丁、中国中医科学院广安门医院副院长仝小林、北京协和医院中医科主任梁晓春、首都医科大学中医药学院副院长高彦彬等30多位专家、媒体负责人、相关人员出席了座谈会。

2013年北京市中医住院医师规范化培训结业考核工作。2012年10月，被录取到全市9个培训基地的455名学员开始为期1~3年不等的培训，其中认定培训年限为一年的学员已于2013年7月完成规定的规培科目，通过了培训基地的过程考核。2013年7月29日，北京市中医管理局下发了《关于开展2013年北京市中医住院医师规范化培训结业考核工作的通知》，各基地上报了拟参加2013年结业考核的学员，共计69名，有60名学员通过审核最终共有55名学员合格，合格率为91.7%。

2013年北京市中医住院医师规范化培训招录工作。2013年北京市中医住院医师规范化招收录取工作于2013年10月15日完成。此次招录正式录取学员391人，其中中医内科214人，中医外科35人，中医妇科14人，中医儿科8人，针灸推拿科50人，中医骨伤科20人，中医五官科5人，中医全科45人。

第二期“乡村医生走入大学校园”培训项目。2013年10月9日，第二期“乡村医生走入大学校园”培训项目在首地医科大学启动，来自全市13个涉农区、县的68名乡村医生在首都医科大学进行为期一周的培训。

2013年第五批全国老中医药专家学术经验继承工作年度考核工作。为做好北京市中医管理局中医师承工作，按照国家中医药管理局《第五批全国老中医药专家学术经验继承工作实施方案》（国中医药办人教发〔2012〕40号）文件要求，北京市中医管理局于2013年10月22~24日组织开展了2012~2013年度考核工作，对北京地区107名继承人围绕继承表现、教学实绩、继承发展情况、攻读学位情况及经费使用情况进行了考核。

北京市中医住院医师规范化培训专科委员会组建。2013年6月4日，北京市下发了《关于组建北京市中医住院医师规范化培训专科委员会的通知》（京中医科字〔2013〕90号）。2013年7月30日，北京市中医住院医师规范化培训中医全科专科委员会正式成立。经认真筹备，中医全科委员会于2013年8月22日在北京前门建国饭店召开第一次工作会。2013年11月22日，北京市中医住院医师规范化培训专科委员会名单及《北京市中医住院医师规范化培训专科委员会管理办法》正式公布，标志着中医住院医师规范化培训专科委员会制度初步建立。

首届北京复合型中医药学术带头人研修班。2013年10月30日，首届研修班正式开班，来自各医院的47名学员参加了此次研修班，国家中医药管理局人事教育司司长卢国慧和北京市中医管理局副局长屠志涛、罗增刚等领导出席开班仪式并致辞，中国中医科学研究院院长张伯礼院士、北京中医药大学校长徐安龙等分别做了专题报告。

北京第二届西学中高级研究班。第二届共录取了34名学员，于2013年3月开始脱产学习。

北京首批中药骨干人才培养工作。经过单位推荐、资格初审、笔试及面试等程序，共录取了24家医院的30名中药骨干人才，对他们进行为期2年的培养。此次中药骨干人才培养工作是北京市中医管理局首次对中药专业开展人才培养工作。

北京市中医药社区科普团队建设工作。根据《北京市中医药事业发展“十二五”规划》和《关于推进中医药文化繁荣发展，开展中医药文化建设年工作的实施意见》等文件要求，北京市中医管理局在全市16个区、县共确定了30个北京市中医药社区科普团队建设项目。规定其定期开展社区中医科普大讲堂、开辟中医药科普园地、编写中医科普教材、建立网络科普园地、参加中医药科普知识规范培训、建立慢病防控等俱乐部等工作。

第六届北京中医药文化宣传周暨第五届地坛中医药健康文化节。由北京市中医管理局、东城区人民政府共同主办的第六届北京中医药文化宣传周暨第五届地坛中医药健康文化节于2013年5月10~12日在北京地坛公园举办。本次活动以“中医药文化，在你我身边”为主题，通过义诊服务、中医讲座、文化宣传、趣味游艺等多种体验形式，践行“传播文化、服务百姓、促进健康”的活动宗旨。据统计，此次文化节共举办知名科普专家讲座10场，听众近2000人次；227位中医专家提供16000余人次义诊咨询；参与适宜技术及社区护理体验近10000人次；参观中药展区、图书展区10000余人次；参观中医药文化养生园4000人次；回收调查问卷1000余份；发放中医药经典文化手册75000册；共有70000余人到现场参观体验，数百万人从网络、电视等渠道参与文化节。

第二届京交会中医药双语养生讲座。2013年5月30日，在国家会议中心举办了第二届京交会中医药双语养生讲座。作为京交会中医药服务贸易的重要内容之一，该讲座由北京市中医管理局、国家中医药管理局传统医药国际交流中心主办，北京市朝阳区卫生局、北京市中医药对外交流与技术合作中心承办，北京外交人员服务局、北京市朝阳区人民政府麦子店街道办事处、北京市朝阳区中医协会协办。来自中国中医科学院、北京中医药大学、北京市朝阳区中医协会的5位专家从养生保健、食疗、美容等不同方面向国内外嘉宾介绍并展示了博大精深的中医药知识及中医药文化。塞拉利昂特命全权大使阿布巴卡尔卡马拉先生和夫人、巴哈马使馆随员克拉克女士以及来自美国、日本、马来西亚、印尼等11个国家的30余位国际友人及国内外参展商共60余人聆听了讲座。

人文讲堂系列讲座三。2013年5月21日，北京市中医管理局在国子监彝伦堂举办了2013北京中医药文化建设年——人文讲堂系列讲座三，特邀北京大学高等人文研究院院长、美国人文社会科学院院士、长江商学院人文委员会主席杜维明讲授《"体知"哲学的人文含义》，北京中医药薪火传承"3+3"工程室站成员、第五批全国老中医药专家学术经验继承工作继承人、第四批北京市级老中医药专家学术经验继承工作继承人、第三批北京市中医药人才"125计划"学员近200人参加。

首届回医药学术交流大会（2013北京）。2013年9月27~28日，由北京市民族事务委员会、北京市中医管理局、宁夏中医药（回医药）管理局主办；北京市回民医院、北京市回族医药研发基地承办的首届回医药学术交流大会（2013北京）在北京民族饭店举办。来自国内回医药研发与回族文化传播等相关领域的专家、学者共计180余位参加了本次会议。本次会议为期两天，收到学术论文50余篇。

"北京中医服务百姓健康行"启动仪式。由北京市中医管理局、怀柔区区人民政府主办的"北京中医服务百姓健康行（2013怀柔）"启动仪式于2013年10月20日在怀柔区举办。16个区、县卫生局主管领导，二、三级中医医院主管领导等近200人出席了启动仪式。活动主要由郊区行、社区行、文化行3项行动组成，包括中医流动医院到村口服务、三级医院中医专家到家门口服务、中医药基本公共卫生服务项目"一老一小"健康服务、四季中医养生（治未病）保健服务、中医药科普宣传团队"六进"服务、区县中医药特色文化活动6项长期服务项目（"三行六服务"）。启动仪式上还进行了2013年立项的基层老中医传承工作室授牌和北京市中医药社区科普团队授旗仪式，为怀柔区中医家庭保健员代表颁发培训证书并赠书，还为怀柔区各小学赠送了1000本普及中医药文化的《青少年中医药文化知识普及读本（小学版）》。本次活动以"弘扬中医，服务百姓，促进健康"为主题，活动现场设立了包括中医药文化旅游展示、中医药文化展示、群众喜爱的青中年名中医现场咨询及养生讲座、膏方传统工艺制作展示等多个特色主题活动。在一天时间里约有5000人参加了现场活动。

《北京中医药文化传播蓝皮书》课题组成立暨工作部署与培训会议。2013年7月29日，北京市中医管理局召开了《北京中医药文化传播蓝皮书》课题组成立暨工作部署会议。北京市中医管理局副局长屠志涛、中国中医药报社社长王淑军、北京中医药大学副校长靳琦等以及40余位来自北京中医药大学、中国中医科学院、中国社会科学院、清华大学、中国传媒大学以及中国中医药报、健康报、中国科学报等单位的课题组专家出席了会议。蓝皮书以年度报告的形式发布了北京中医药文化传播方面的最新数据，并分析中医药文化传播的发展现状，预测中医药文化发展新趋势，为做好北京中医药文化工作提供指导。蓝皮书包括总报告、子报告（综合篇、传播篇、传承篇、市场篇、附录）两大部分，内容涵盖中医药文化传播、医疗服务、养生文化、广告发展、对外交流、青少年教育、学术期刊等。

中医药健康服务业发展。从2013年11月开始，北京市中医管理局组织召开了数十次"中医药健康服务业发展"专家研讨会。研讨会分别邀请中国社科院助理研究员陈秋霖、北京大学人口研究所/老年学研究所涂朝晖、丰台区民政局副局长邵宝卫等涉及经济学、政治、养老、保健品进出口管理等学者参加。会后完成3万字左右的《中医药健康服务发展（2015~2020）》报告，受到了国家局的肯定和认可。初步完成了《贯彻落实〈国务院关于促进健康服务业发展若干意见〉编制意见》（北京市中医管理局）。

中药资源普查。从2013年9月开始，北京市组织开展第四次中药资源普查工作。为保证北京市第四次中药资源普查工作的顺利进行，成立了由首都医科大学罗容博士、北京中医药大学刘春生教授等大专院校中药专家组成的普查工作技术专家委员会。组织北京市第四次中药资源普查前期会议、第一期软件培训、第二期野外实地培训，首都医科大学、北京中医药大学、药用植物所等7个普查队的几十名中药资源普查名骨干人员参加了培训。此外，组织召开5次普查工作技术专家委员会工作会，会议研讨北京市此次普查重点中药品种、北京市中药资源普查经费管理、普查成果转化等内容。此外，为保证北京市第四次中药资源普查工作的顺利进行，结合北京市实际情况，根据调查重点品种与一般品种相结合的原则，在全市遴选平谷区开展了中药资源普查的试点工作。2013年9月，在平谷区启动了试点工作。

中医药服务贸易。根据商务部、国家中医药管理局联合下发的《商务部、国家中医药管理局关于开展中医药服务贸易重点项目、骨干企业（机构）和重点区域建设工作的通知》（国中医药国际发〔2013〕45号），北京市中医管理局会同北京市商务委员会组织市属相关单位进行考核，并进行了申报。共有中国北京同仁堂（集团）有限责任公司、北京按摩医院、北京北大未名生物工程集团有限公司、首期医科大学附属北京世纪坛医院、北京康仁堂药业有限公司、北京市朝阳区6家单位骨干企业（机构）、重点项目、重点区域。此外，为进一步贯彻文件精神，加强对北京市中医药、服务贸易的组织、引导和规范，推动中医药服务贸易健康快速发展，北京市拟申报中医药服务贸易重点区域。初步完成了《中医药服务贸易重点区域申报书》（北京市），从北京市申报中医药服务贸易重点区域存在的优势、风险、问题以及要采取的措施进行了阐述。

“十病十药”工作。2013 年 9 月 3 日，北京市中医管理局在北京华侨大厦举行了北京中医药“十病十药”第五批项目专家审评会议。23 个品种参加了此次评审会，共有腰痹颗粒、宣痹洗剂等 11 个品种，同意其申请北京中医药“十病十药”第五批项目。2013 年 12 月 4 日，北京市中医管理局组织召开 2013 年北京中医药“十病十药”工作会议，对“十病十药”前三年工作进行了总结，部署了下阶段工作。

继续教育工作。2013 年，北京市中医管理局对国家级中医药继续教育项目主办单位对项目执行情况进行认真总结，包括执行的总体情况、取得的成绩、存在的问题和相关建议。并要求 2013 年主办单位填写《2013 年度国家级中医药继续教育项目执行情况汇总表》，限期上交。要求 2014 年度中医药继续教育国家级项目申报单位认真学习《关于申报 2014 年度国家级中医药继续教育项目的通知》（国中医药继教委发〔2013〕3 号）文件，积极申报。截至 2013 年 11 月 30 日，全北京市申报 2014 年度国家级继续教育项目为 78 项，最后通过市级审核及国家局审核的项目为 58 项。因填写不规范、主讲老师职称级别未达到要求等原因，北京市中医局管理局审核退回 20 项。

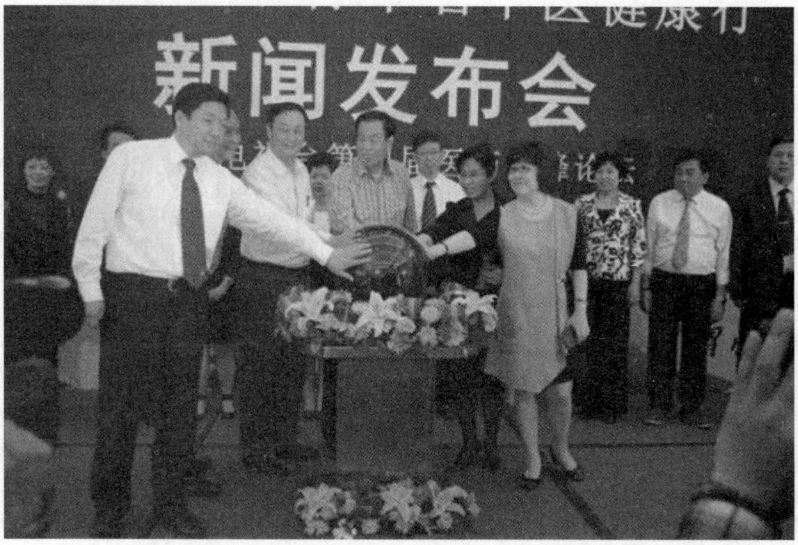

2013 年 5 月 17 日，天津市举办首届中青年名中医健康行活动启动仪式

知识产权保护。从 2013 年 8 月开始，调研组除了赴北京中医药大学、北京中医医院、东直门医院、西苑医院、同仁堂、康仁堂药业等数十家单位现行现场调研外，还对两名老中医进行深入的个人访谈。通过此次调研，调研组发现中医药人员对于知识产权保护特别是专利知识比较欠缺，知识产权保护存在意识淡薄、水平不高、能力不够，即使申请也利用不够等问题，专利保护的规章制度不完善、不健全。针对存在的问题，北京市中医管理局与北市知识产权局协商采取以下措施提升中医药领域知识产权保护能力：一是北京市知识产权局将选派专家帮助各中医医疗机构建立健全专利制度，包括奖励制度、保密制度、管理制度等。二是北京市中医管理局与北京市知识产权局将联合对全市中医药资源进行专利战略规划布局，针对性地开展专利基础知识培训。

（刘娟、王会玲、江南、孟娟、祁秋菊）

【天津市 2013 年中医药工作概况】

一、2013 年天津市中医工作会

2013 年 3 月 28 日，天津市召开 2013 年天津市中医工作会。天津市卫生局党委副书记、副局长林立军做了工作报告，总结了 2012 年全市中医药工作，部署了 2013 年中医药工作任务。会上为天津中医药大学第一附属医院等 5 家获得三级甲等中医医院的单位和天津市南开医院等 11 家中药房达标单位颁发了铜牌。同时印发了《2013 年天津市中医药工作要点》。

二、基层中医药服务能力提升工程

天津市卫生局、天津市发改委等 5 部门联合下发了《天津市实施基层中医药服务能力提升工程的意

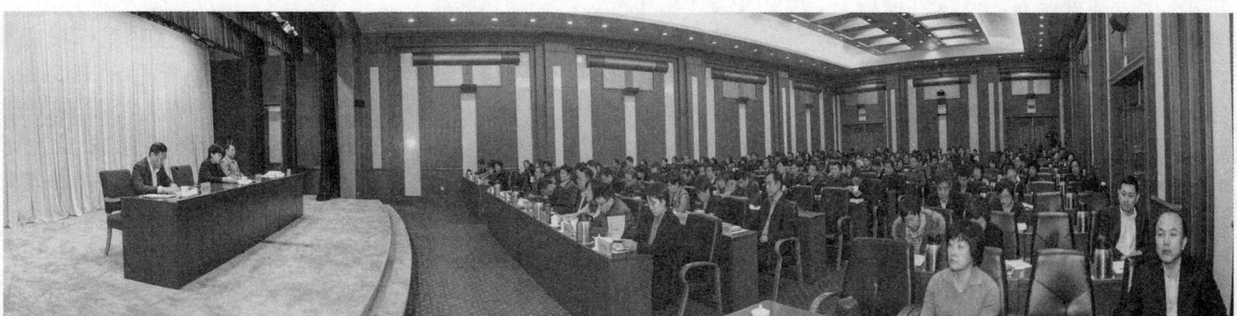
2013 年 11 月 26 日，天津市基层中医药服务能力提升工程推动工作会议召开

见》（津卫中〔2012〕772 号）、《天津市实施基层中医药服务能力提升工程工作方案》（津卫中〔2012〕773 号）。同时成立了天津市基层中医药服务能力提升工程领导小组，由 5 部门领导共同组成，全面统筹协调提升工程各项工作。天津市卫生局与 16 个区县政府分别签订了《天津市基层中医药服务能力提升工程目标承诺书》，将目标任务分解细化，落实责任。2013 年 11 月 26 日，召开了天津市基层中医药服务能力提升工程推动工作会议，由天津市人民政府部署下一步重点任务。2013 年天津市"国医堂"建设全部完成，总数达到 223 家，覆盖了 100% 的社区卫生服务中心和乡镇卫生院，同时，60% 的社区卫生服务站和村卫生室能够提供中医药服务。

引导基层医疗卫生服务机构发挥中医药特色。一是在"国医堂"标准化建设的基础上，开展了中医药特色服务模式"国医堂"示范单位评选活动，2013 年天津市评选出示范单位 15 个。二是制定了中医药服务达标社区卫生服务站和村卫生室建设标准。三是制订了适宜技术推广工作三年计划（2013～2015 年），2013 年共举办了 3 批次中医药适宜技术培训班，培训 2000 余人次。

三、发挥中医药在公共卫生服务中的作用

天津市组织专家制订了天津市 H7N9 中医防治方案并组织开展了医务人员培训。首次将中医药健康管理纳入天津市基本公共卫生服务。召开会议部署了各区县做好老年人中医体质辨识和儿童中医调养服务，组织了中医药健康管理省级师资培训班，并按期督导各区县工作进展。

四、中医医政工作

天津市印发了《天津市中医药系统"三好一满意"活动 2013 年工作方案》，同时印发了中医医疗机构 2013 年活动具体工作内容和任务分解量化指标，分解细化任务指标。2013 年通过申报，天津市新增 6 个国家临床重点专科（中医专业）建设项目；开展了天津市第二批重点专科（专病）建设项目，遴选重点专科 40 个，开展为期 3 年的建设，市财政给予每个专科 10 万元建设经费。全市二级以上中医医院全部成立"治未病"科。同时成立了天津市"治未病"质控中心，组织"治未病"技术培训及"治未病"科管理人员培训，2013 年共培训 100 余人。启动二级中医医院评审工作，制订了《天津市二级中医医院等级评审工作方案》，完成首批 9 家二级中医医院的评审工作。依托质控中心，举办医、护、药、技各类专业知识与技术培训，共培训 2200 余人次；举办各类管理干部培训，共培训 400 余人次；参加学术交流活动 10 次，交流报告 4 次。印发了《关于加强我市医疗机构中药饮片质量管理的实施意见》。

五、中医科研工作

国家中医临床研究基地业务建设取得阶段性成果。天津中医药大学第一附属医院国家中医临床研究基地依次完成了伦理平台、共享系统、重点病种和业务建设验收。中医药科技成果丰硕。完成了天津市中医中西医结合类科技成果认定 37 项。科技成果获得 2013 年度天津市科技进步二等奖 5 项，三等 4 项；获得中华中医药学会科学技术奖一等奖 1 项，二等奖 2 项，三等奖 1 项，李时珍医药创新奖 1 项。完成 2013 年度中医中西医结合科技项目招标工作，共确定立项课题 182 项。

六、中医教育工作

开展中青年名中医评选。评选产生了天津市首届中青年名中医 26 名。同时启动中青年名中医到基层医疗卫生服务机构坐诊带徒工作，26 名中青年名中医每周一次到基层"国医堂"从事诊疗活动，同时由基层单位选派优秀临床骨干跟师学习。

高层次中医药人才培养。天津市共有 7 人获批成为全国首批中医传承博士后；新增 4 个全国名老中医药专家传承工作室建设项目，获得 200 万元中央财政资金资助；组织第三批全国优秀中医临床人才研修项目人员参加第三期培训；完成第五批全国老中医药专家学术经验继承工作年度考核。

基层中医药人才培养。完成中医住院医师规范化培训基地评估；开展 2013 年住院医师招生工作，核发 2012 年住院医师规范化培训合格证书。完成中医类别全科医生培养相关情况调查和住院医师规范化培训调研。组织评审 2013 年天津市中医药继续教育项目，开展继续教育必修项目的学习；完成农村在职在岗中医人员中医专业大专学历教育项目需求调查；第 16 期西学中班结业。

七、中医文化建设

2013 年 5 月 17 日，天津市卫生局与天津电视台合作，启动"名医在身边——首届天津中青年名中医健康行"大型义诊科普公益活动。活动期间每周举办一场义诊咨询和科普讲座，天津市 26 位中青年名中医轮流做客天津电视台《百医百顺》栏目进行科普讲座，传授中医养生保健和防病治病知识，共播放 22 集。

中医中药中国行活动。天津市举办市级中医药文化科普巡讲 17 场；组织制作《如何正确煎煮中药》等 3 部科普宣传片在"国医堂"中滚动播放；开展了"践行党的群众路线健康知识进社区送百姓主题公益活动"，将中医养生保健作为活动的 10 个主题之一，选派市级中医药专家共 13 人赴基层开展科普讲座，普及中医药知识。开展"服务百姓健康行动"全市大型义诊活动周，在全市二级以上中医医院开展义诊和健康大讲堂，组织专家赴河北省涉县，开展义诊和健康教育公益活动。

（马　杰）

【河北省 2013 年中医药工作概况】

一、医政工作

基层中医药服务能力提升工程启动会议。2013 年 4 月 28 日，河北省卫生厅、河北省发展改革委、河北省财政厅、河北省人力资源社会保障厅、河北省教育厅、河北省中医药管理局、河北省食品药品监管局、河北省军区后勤部联合召开基层中医药服务能力提升工程启动会议，印发了《河北省基层中医药服务能力提升工程实施方案》，明确了“落实两项扶持政策”“实施四大基础工程”“抓好十项重点工作”的“2410”工作思路。国家卫生计生委副主任、国家中医药管理局局长王国强，河北省人民政府特邀咨询孙士彬出席会议并作重要讲话，河北省卫生厅厅长杨新建作工作报告。

基层中医药工作先进单位创建工作。经组织专家评估，河北省中医药管理局、河北省财政厅命名石家庄市长安区为全省社区中医药工作先进单位；命名辛集市、藁城市、安国市、徐水县为全省农村中医药工作先进单位；确定石家庄市裕华区、桥西区和秦皇岛市海港区为全省社区中医药工作先进单位建设单位，石家庄市元氏县和邯郸市邱县、肥乡县为全省农村中医药工作先进单位建设单位。

中医医院基础设施建设。河北省发展改革委、河北省卫生厅、河北省中医药管理局组织编制了县级中医医院中央投资卫生专项建设五年规划，89所县级医院中，中医医院高达66所。2013年，国家下达资金2.01亿元，支持14个县级中医医院建设。河北省在全国率先开展了中医医院基础设施评测研究，运用多种信息技术构建了12所中医医院数字化演示平台，有效展示了河北省中医医院建设成果。

中医医院内涵建设。河北省完成108所中医医院评审，评审医院数量、质量和效率居全国前列。建成国家临床重点专科（中医专业）建设项目9个，组建了由230个专科组成的“十二五”重点中医专科项目库，建立了24个专科协作组，开展了重点病种诊疗方案的整理、优化等工作。

二、科技工作

河北省安排380万元用于实施20项重大医学科研项目和315项省中医药管理局科研项目。2013年，共评出省科技进步二等奖1项、三等奖3项，河北省中医药学会科学技术奖一等奖41项、二等奖137项、三等奖37项。对11个省级中医药重点研究室进行了年度考核，

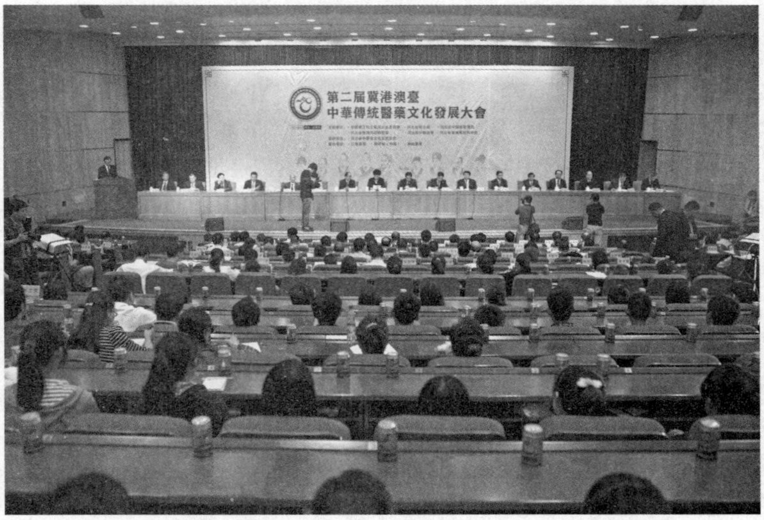

2013年9月23～24日，农工民主党河北省委、河北省卫生厅、河北省中医药管理局、河北省台湾同胞联谊会、河北省黄埔军校同学会联合召开第二届冀港澳台中华传统医药文化发展大会

完成了首批4项中医药重点研究室验收。2013年，河北省中医药管理局被评为全省科技工作先进单位。

三、教育工作

独立设置了河北中医学院。2013年4月18日，教育部同意建立河北中医学院。河北中医学院系本科层次的普通高校，全日制在校生规模暂定为6000人，首批设置中医学、针灸推拿学、中药学、中西医临床医学、护理学5个本科专业。

加强高层次中医药人才培养。河北省实施了老中医药专家学术经验继承项目和优秀中医临床人才研修项目，督导学员读经典、做临床、搞科研，并帮助221名项目学员全部与北京、天津、上海、河南等省外名家结成师徒关系，秉承各家所长，努力培养造就新一代名中医。

提升基层实用型中医药人员素质。抓好杏林千人培养工程、中医类别全科医师转岗培训项目，河北省建立了一个基层人才理论培训基地和13个临床进修基地，培训了300名县级中医临床技术骨干和100名中医全科医师。开展了师承和确有专长人员医师资格考试考核工作，共234名无规定学历的人员通过了

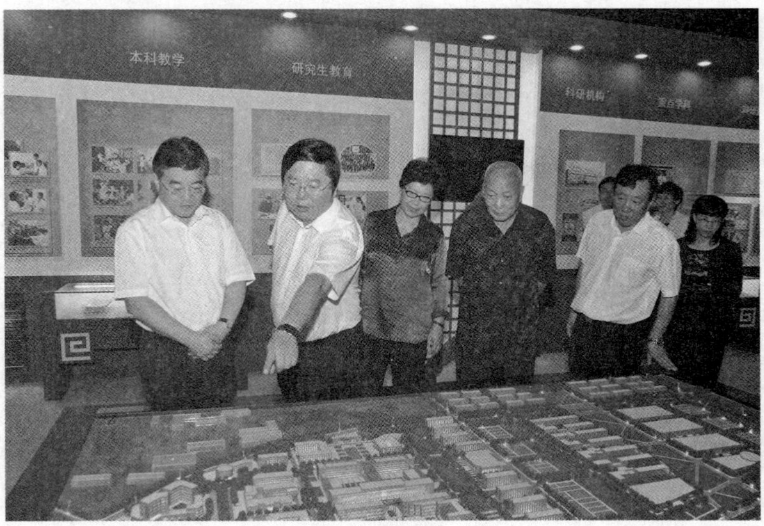

2013年9月10日，河北省省长张庆伟、河北省人民政府特邀咨询孙士彬赴新独立设置的河北中医学院调研

考试考核。

抓好中医药传承平台建设。河北省医院庞氏眼科成功申报为全国中医学术流派传承工作室建设项目，启动了针对河北省河间学派、易水学派、中西汇通学派研究等重大专项，建立了10个名老中医传承工作室，有力地推动了中医药传承与发展。

四、文化建设工作

2013年9月23～24日，农工民主党河北省委、河北省卫生厅、河北省中医药管理局、河北省台湾同胞联谊会、河北省黄埔军校同学会联合召开第二届冀港澳台中华传统医药文化发展大会，把名家报告、实地考察、主题研讨、项目推介融为一体，有力地促进了两岸四地中医药文化交流与合作。农工民主党中央副主席何维、国家中医药管理局副局长于文明、全国台湾同胞联谊会副会长杨毅州、河北省人民政府特邀咨询孙士彬、河北省政协副主席段惠军以及国医大师路志正、中国工程院院士吴以岭应邀出席大会开幕式，来自两岸四地的150余位专家、学者应邀参加大会。

五、中药产业发展

安国中药都建设。河北省邀请8名国家级知名中医药专家对安国中药都建设总体规划方案进行论证，组织筹备了安国市概念性总体规划方案征集专家评审会、“5·18”廊坊经洽会安国市中药都建设专题招商会等大型活动，取得了重大成果。安国市人民政府成功签署了总投资约78亿元的8个项目，并分别与天士力集团、神威药业集团签署了合作框架协议。

中药材种植示范园创建工作。河北省在该省道地药材优势产区和主产、特色区域，以大宗道地药材和特色药材为重点，投入5000万元，建成了95个“种植规模化、生产标准化、产品品牌化、施药组织化、经营产业化”的中药材种植示范基地。

中药资源普查工作。国家共安排河北省2400万元专项资金用于中药资源普查工作。为做好此项工作，河北省成立了由河北省中药资源普查试点工作领导小组和技术专家委员会，组建了16支中药资源普查队，确定了40个普查项目县（市）和107种重点中药调查种类，召开了启动大会，开展了专项培训。截至2013年底，共调查样1147个，完成率93.7%；调查品种1168种，重点调查品种89种，照片40余万张。

六、党政廉政建设

按照中央和省委统一部署，围绕保持党的先进性和纯洁性，按照“照镜子、正衣冠、洗洗澡、治治病”的总要求，河北省中医药管理局深入开展了以为民务实清廉为主题的党的群众路线教育实践活动。组织全局党员干部系统学习了中央、省有关文件和习近平总书记的系列重要讲话，认真观看了杨善洲、乞国艳等先进的典型事迹，深刻剖析了“四风”方面存在的问题，对照中央八项规定等系列文件要求进行了认真整改。同时，结合中医药行业特点，在全省开展了中医药服务百姓健康推进行动，严格落实国家加强医疗卫生行风建设“九不准”规定，着力为人民群众提供更加安全、有效、优质的中医药服务。

七、建立河北省中医药工作厅际联席会议制度

在原有河北省中医药工作厅际协调小组的基础上，河北省人民政府建立了中医药工作厅际联席会议制度，河北省人民政府特邀咨询孙士彬任总召集人，河北省人民政府副秘书长李璞、河北省卫生厅厅长杨新建、河北省商务厅厅长王志欣为召集人，省直26个部门分管负责同志为成员，对口业务处室主要负责人为联络员。联席会议下设两个办公室，一个设在河北省卫生厅，由河北省卫生厅副厅长于素伟任办公室主任，负责中医药事业发展相关工作；另一个设在河北省商务厅，由河北省商务厅副厅长仲继安任办公室主任，牵头负责安国中药都建设需要省直有关部门协调推进的工作任务。

（王艳波）

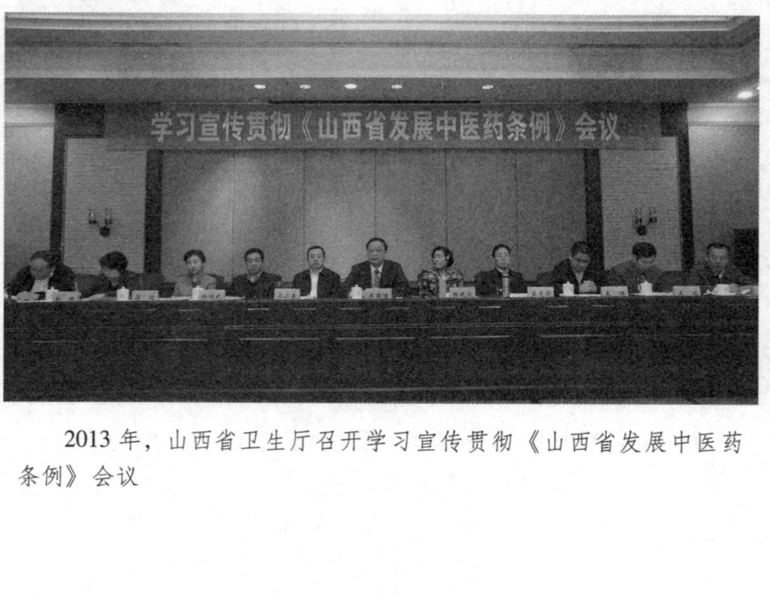

2013年，山西省卫生厅召开学习宣传贯彻《山西省发展中医药条例》会议

【山西省2013年中医药工作概况】

一、中医药政策法规

修订出台《山西省发展中医药条例》（简称《条例》）。《条例》紧紧围绕发展主题，充分体现保护、扶持、促进的立法宗旨，在全国首次将中医药医疗、保健、科研、教育、产业、文化全面协调发展和建设中医药强省写入法规，首次明确中等以上中医专业学历的中医师可以运用现代医学技术开展诊疗活动，首次从法规层面要求县级以上人民政府将中药产业作为新兴产业。国家卫生计生委副主任、国家中医药管理局局长王国强在出席学习宣传贯彻《条例》会议时给予高度评价，认为《条例》亮点突出，一些制度安排为推进中医药立法进程提供了宝贵经验。

正式印发《山西省人民政府关于扶持和促进中医药事业发展的意见》（简称《意见》）。《意见》提出以建立健全中医药行政管理体系、健康服务体系、人才培养体系、继承创新体系和中药产业体系为重点，逐步实现由中医药大省向中医药强省转变。

编制完成《山西省中医药事业发展“十二五”规划》（简称《规划》）。《规划》在总结近年来全省中医药工作成功经验和有益探索的基础上，围绕深化医改和贯彻落实国务院《若干意见》，提出了未来几年的发展思路、目标和重点任务。

推动落实中医药各项政策措施。新农合统筹补偿方案要求在乡级定点医疗机构住院时，使用国家基本药物目录中的中药饮片和中成药，报销比例提高到90%，并将针灸等非药物诊疗技术纳入新农合报销范围。成立中医药医保政策调研课题组，就中医非药物诊疗技术和中药饮片报销以及中医药服务价格体系等进行深入调研。贯彻落实《关于在县级公立医院综合改革试点工作中充分发挥中医药特色优势的通知》精神，在孝义市召开发挥中医药在医改中特色优势培训会议。

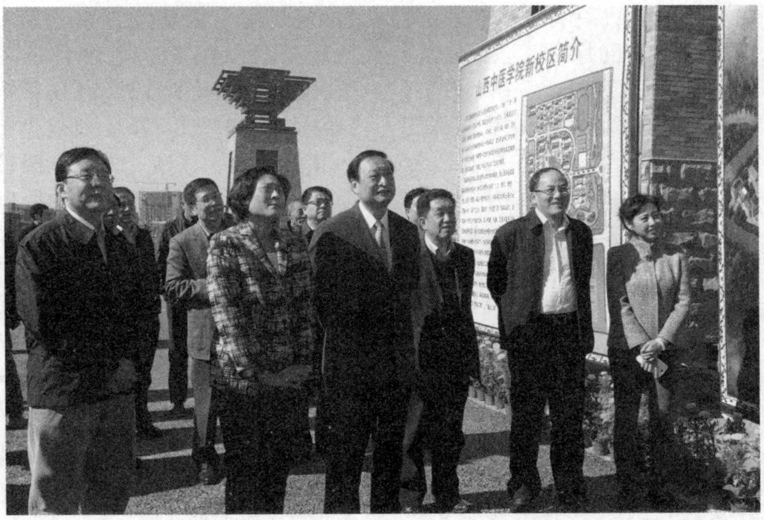

国家卫生计生委副主任、国家中医药管理局局长王国强在山西省副省长张建欣陪同下赴山西中医学院调研

二、中医药健康服务体系

公立中医院服务体系建设提质提速。“十一五”以来，山西省共有7所公立中医院列入国家重点中医院建设项目，其中省级中医院4所、市级中医院5所。随着这些项目投入使用，省市级中医院基础设施条件大幅改善。拥有国家临床重点专科（中医专业）12个、国家中医药管理局重点专科32个。以国家三级中医院持续改进工作为契机，推动省市级中医院内涵建设。以深化落实晋京区域合作框架协议为契机，5所省市级中医院分别与北京5所医院建立战略合作关系。投入200万元实施县级“名医堂”建设项目，首批支持20所县级中医院汇聚“名中医”、设立“名医堂”、建立工作室、配备传承人，借助名医影响力，提升医院门诊量。扶持贫困县中医院提升信息化建设水平和中医药服务能力。山西省35个国家级贫困县中医院均已完成划价收费等7个软件系统的建设。组织4所三级甲等中医院对口支援吕梁片区12所县级中医院建设。全省33所县级中医院通过二级甲等中医院评审。

基层中医药服务体系建设步伐加快。启动基层中医药服务能力提升工程。召开启动大会，并将提升工程实施情况纳入省政府目标考核体系和医改监测指标体系。深化基层中医药工作先进单位、综合医院中医药工作先进单位创建活动，启动中医药特色乡镇卫生院、社区卫生服务中心创建活动，推动落实中医药科室建设、设备配置、人员配备、绩效考核、医保报销等方面政策措施。全国基层中医药工作先进单位总数达到22个；新增省级先进单位12个。新增全国综合医院中医药工作先进单位3个；新增省级先进单位16个。126个乡镇卫生院、39个社区卫生服务中心创建成为中医药特色基层医疗卫生机构。依托2个省级基地、119个县级基地以及乡镇（社区）推广站，着力构建省、县、乡镇（社区）三级互联共用的基层中医药适宜技术推广视频网络。成立省、市级视频网络办公室，建成25个县级基地视频网路平台，启动60个乡镇（社区）推广站视频点建设。筛选10项适宜技术，编写相关教程、课件，通过视频网络对全省一万余名乡村医生进行培训。

促进中医药公共卫生服务成效显著。扎实推进中医药基本公共卫生服务工作，6个试点县针对儿童、孕产妇、老年人和高血压患者、2型糖尿病患者5类人群开展中医药健康管理服务，培训师资600余人次，开展群众普查3万余人次。推动落实已经列入国家基本公共卫生服务项目的2个中医药健康管理服务项目，培训省级师资5名、县级师资357名。

大力提升中医药预防保健服务能力，入选8个全国中医药预防保健及康复服务能力建设试点地区，20个全国基层医疗卫生机构“治未病”服务工作协作组成员单位，3个全国中医养生保健服务机构协作组成员单位。省级层面，16个“治未病”试点单位扎实开展工作，依托山西中医学院附属医院建立一个“治未病”基地，太原市类风湿病医院牵头成立中医养生保健服务机构协作组，运城市中医院牵头开展区域中医预防保健服务工作，山西省中医药学会成立亚健康分会。2013年7月，全国中医预防保健工作会议在太原召开。

三、中医药人才培养

中医药高等教育改革进入实践阶段。山西中医学院深入实施专业建设与教学改革工程，中医、中药、针灸推拿、中西医结合4个主干专业全部开设教学改革实验班，在此基础上组建成立傅山学院，努力打造传统师承模式与现代大学制度相结合的中医药高等教育品牌。与此同时，占地面积

911.34亩、建筑面积31万平方米、总投资10.5亿元的新校区投入使用，办学条件全面改善。

中医药领军人才队伍不断发展壮大。在2012年与中华中医药学会合作开展首批中医药领军人才培养项目的基础上，2013年山西省又与北京市中医药管理局合作，启动第二批中医药领军人才培养项目，聘请首都名老中医药专家在晋带徒，遴选20名中青年骨干跟师学习。实施国家级中医药人才培养专项，第五批全国师承项目30名继承人、第三批全国优才项目10名学员顺利完成相关课程学习。依托山西省“百人计划”和“131”领军人才工程，引进海外中医药专家2名、中国工程院院士1名。中药材品质评控与资源利用科技创新团队、脑病中医防治和新药创制科技创新团队获得省级立项。

基层中医药人才培养实现“全面开花”。县级“名中医”评选活动开展以来，山西省已有50个县（市、区）共推出500位“名中医”带徒工作。依托12个国家级中医药继续教育项目和15个省级中医药优势技术推广项目，对500名县级中医临床骨干进行培训，另有50名县级中医儿科骨干赴京参加培训。组织100名基层医疗卫生机构中医类别医师参加全科医师转岗培训，全省累计培训中医类别全科医师550名。招录中医学专业农村订单定向医学生250名，其中本科生50名、中专生200名，全省累计招录中医学专业订单定向本科生150名、中专生400名。首次开展传统医学师承人员出师考核工作，共有12名学徒出师。为期一年的首期县级中医院院长培训班圆满结束，50名院长获得北京大学医学部颁发的结业证书。

四、中医药继承创新

中医药传承工作格局初步形成。新增全国名老中医药专家传承工作室4个，并对前期建设的16个工作室进行考核验收。晋中王氏妇科流派、大同门氏杂病流派成功申报全国首批中医学术流派传承工作室建设项目。依托山西省中西医结合医院设立民间医药特色技术和方药筛选评价中心，并建立评审专家库。共筛选出民间医药特色技术10项。中医古籍整理扎实推进，《伤寒论》研究系列丛书交付刊印，即将出版。丛书分训诂、注疏、方证、四诊、医案、歌诀等14个专辑，囊括《伤寒论》各种版本及研究成果。

中医药科技创新能力不断提升。着手建设省级中医临床研究基地，努力构建医研互动、协同发展的中医临床科研新模式，确定山西省中医院为首家基地建设单位。组织实施中医药科技专项，面向13家全国综合医院中医药工作先进单位设立中医药科研课题，引导综合医院结合各自优势开展中医药科研工作。山西省科技厅、山西振东制药股份有限公司和山西中医学院联合设立“山西省中药现代化关键技术研究振东专项基金”，在省科技攻关计划中设立“振东专项”，面向省内外征集研究课题，引导企业、高校和科研机构围绕中药关键技术进行联合攻关。

中药资源普查取得阶段成果。中药资源普查外业调查基本完成。40个试点县完成标本采集15667种、74491份，样方调查7262套，样品采集3992种，种子、种苗采集2180种，种植调查1565种，中药材市场调查1543户，中医药传统知识调查3980条。建立中药材国家地理信息模型系统一套、中药电子标本模板一部，编辑《中药图谱》画册一部、《又尝百草》诗集一部，出版《清代药性剧》图书一部。成功举办第二届现代中药农业发展论坛暨中药资源普查工作阶段性成果展。组织省内3个国家基本药物中药原料资源动态监测和信息服务站与中国中医科学院签订共建协议。

五、中医药文化建设

继续开展中医药文化科普宣传工作和中医药文化宣传教育基地评选活动。阳城县中医院、平定县鹊山村、太谷中药厂创建成为省级中医药文化宣传教育基地。培训50名省级中医药文化科普巡讲专家。推荐3名省级专家参加全国培训，其中一人被聘为国家级巡讲专家。开展中医药“进乡村、进社区、进家庭、进机关、进校园”活动，“中医药科技文化进校园”活动首次走进小学校园。

（赵红娟、侯建树）

【内蒙古自治区2013年中蒙医药工作概况】

一、《内蒙古自治区人民政府关于扶持和促进蒙医药中医药事业发展的决定》

2013年5月，《内蒙古自治区人民政府关于扶持和促进蒙医药中医药事业发展的决定》出台，对全区蒙中医药事业发展进行了全新定位，提出多项蒙中医药扶持政策，为蒙中医药事业发展提供了有力的政策支持。各盟市纷纷响应，积极制定相应的实施意见。

二、蒙中医药政策

在政策推动下，蒙医中医医疗服务体系进一步完善，蒙医中医事业经费单列并逐年增加；在蒙医中医医疗机构就医可以提高报销比例、降低起付线，蒙医传统疗法全部列入基本医保和新农合报销范围，蒙药院内制剂可以在自治区范围内调剂使用，蒙药成药、饮片、经过批准的院内制剂全部列入国家基本药物目录并按照甲类药品管理；蒙医药服务价格调整工作启动；全区有10个盟市成立了蒙中医药管理局，部分旗县成立蒙中医药股或加挂蒙中医药管理局的牌子，实现了旗县蒙中医药专人专职管理，蒙中医药管理体系逐步完善。

三、蒙医中医医疗机构基础建设

国家中医药管理局和自治区人民政府投资近4个亿建设的内蒙古自治区国际蒙医医院已运营一年有余。新成立的内蒙古国际蒙医医院，结束了自治区一直没有自治区级蒙医医院的历史，同时以蒙医专科优势、人才优势、设备优势、环境优势和地理优势吸引了大量的国内外患者，赢得了良好的社会效益。国际蒙医医院日均患者1000余名，开放床位1060张，作为自治区对外交流的重要窗口，已接待蒙古国和俄罗斯患者6000余人，连续两年荣获“首府最满意百姓医院品牌单位”称号。列入国家重点中医医院建设项目的自治区中医医院改扩建工程启动；呼和浩特市中蒙医医院、阿拉善盟蒙医医院、兴和县中蒙医医院等一些基础条件较差、不能满足群众需求的蒙医中医医院陆续投入改扩建；呼伦贝尔市蒙医医院、锡林郭勒盟蒙医医院、乌兰察布市中蒙医医院、巴彦淖尔市蒙医医院等盟市级蒙医中医医院已完成新大楼建设，投入使用；其他蒙医中医医院陆续规划新建或扩建。46所蒙医中医医院建设列入自治区70年大庆献礼项目。

四、基层蒙中医药服务能力提升工程

2013年5月，自治区人民政府组织召开自治区基层蒙中医药服务能力提升工程启动会议，自治区卫生厅、人社厅、食药局和内蒙古军区后勤部四部门成立了基层蒙中医药服务能力提升工程领导小组，研究制订了《基层蒙中医药服务能力提升工程实施方案》，各级政府层层签订《基层蒙中医药服务能力提升工程目标责任状》，进一步明确基层蒙中医药服务目标。基层蒙中医药服务能力提升工程的启动，对推动基层医疗卫生机构开展蒙医中医预防保健服务等内容设定了明确的服务目标，对充分发挥蒙中医药在深化医改中的重要作用，丰富中国特色基本医疗卫生制度的内涵，放大医改的惠民效果，扩大内需，促进结构调整具有积极作用。

五、蒙医中医等级医院评审工作

蒙医中医等级医院的创建工作进展顺利，对推进蒙医中医公立医院改革，健全和巩固蒙中医药服务体系，突出蒙中医药特色优势，促进蒙医中医医院内涵建设，保证医疗安全，持续改进医疗质量，建立蒙医中医医院科学管理与评价的长效机制发挥了重要作用。2013年，全区8所蒙医中医医院顺利通过国家三级中医民族医医院等级评审，12所蒙医中医医院通过国家二级中医民族医医院等级评审。

六、蒙中医药重点专科、重点学科、领先学科建设

2013年，蒙医血液科等11个国家级重点专科通过验收进入“十二五”建设项目，同时5个蒙中医专科被评为国家级临床重点专科，12个学科被评为国家“十二五”重点学科，蒙医五疗科等18个专科被列为国家中医药管理局“十二五”重点专科项目，9个专科被列为“十二五”重点专科培育项目，蒙医脑病科等4个专科被列为国家级临床重点专科建设项目，另外还有13个国家农村蒙中医特色专科。重点专科重点学科项目建设进展顺利，3个蒙医中医专科被列为自治区领先学科，6个蒙医中医专科被列为自治区重点学科。重点专科、重点学科建设获得自治区每年1000万元的经费支持。

七、蒙中医药信息化

自治区国际蒙医医院与软件公司研发的蒙医中医医院的HIS系统，不仅蒙文和汉文在同一界面，蒙医病历、中医病历、西医病历同步书写，而且还开发了蒙医医生工作站、护士工作站和蒙医、中医、西医电子病历，处于国内先进水平。2013年底，自治区财政投入2160万元用于支持72所蒙医中医医院信息化建设，实现全区所有蒙医中医医院信息系统统一。

八、蒙医中医医院制剂室能力建设

自治区人民政府将蒙医中医医院制剂能力建设项目单列，每年予以500万元的经费支持，使医院制剂室的业务用房更加满足配制质量管理需求，仪器设备配备更加齐全，人员素质更加提高，配制检验操作更加规范，制度规程更加完善，进一步做好蒙药中药制剂的配置和特色制剂的开发工作，使制剂质量不断提高，制剂管理不断规范，满足临床、教育、科研、药物研发需要，促进全区蒙中医药事业的健康、协调、可持续发展。

九、蒙中医药学术经验继承工作

第五批全国老蒙中医药专家学术经验继承工作进展顺利，13名指导老师和26名继承人通过国家中医药管理局的认定。包金山等12位老蒙中医药专家传承工作室建设得到国家中医药管理局的支持，国家中医药管理局蒙医中医学术流派传承工作室建设项目进展顺利。2013年召开了第四批师承表彰大会，颁发了第四批全国老蒙中医药专家学术经验继承工作指导老师证书和继承人出师证书，并表彰了优秀个人和集体；举行了第五批全国老蒙中医药专家学术经验继承工作拜师仪式，颁发北京中医药大学中医（民族医）师承专业博士（硕士）学位研究生录取通知书。印发第五批全国老蒙中医药专家学术经验继承人攻读临床医学专业学位全国联考蒙医考试大纲，组织蒙医继承人学位录取考试。组织中医继承人赴北京中医药大学参加专业学位理论学习，委托内蒙古医科大学研究生学院负责完成呼和浩特地区9名蒙医继承人的专业学位理论授课工作，委托内蒙古民族大学研究生学院负责完成通辽地区5名蒙医继承人的专业学位理论授课工作。组织召开了第五批全国老蒙中医药专家学术经验继承工作呼和浩特、包头地区年度考核会暨蒙医学专业学位课程启动会，派专家赴通辽地区开展考核工作，并将考核结果上报国家中医药管理局。组织开展了国家蒙中医药传承博士后进站培养工作，自治区“国医大师”苏荣扎布教授培养了2名博士后。自治区首批老蒙中医药专家经验继承工作进展顺利。

十、蒙中医药人才培训工作

完成2013年赴北京部队医院进修相关工作，安排52名人员赴北京部队医院进修。派出30名基层蒙医中医技术骨干赴京进行京蒙对口支援培训。同时，开展了蒙中医药免费大专学历教育、免费订单定向培养、中专学历教育、全科医师培训、骨干医师培训、适宜技术推广等项目，推动了基层蒙中医药人才培养和培训工作，提升了基层蒙中医药人才业务素质，壮大了基层蒙中医药人才队伍。多层次、多渠道人才培养，逐步搭建蒙中医药人才梯队。继续开展师承和确有专长人员认定工作，自治区卫生厅配合自治区人力资源和社会保障厅完成了每年一次的蒙医中医高级专业技术人员职称评审工作，配合自治区医师资格考试中心完成了蒙医中医执业医师考试工作。完成了2013年国家级蒙中医药继续教育项目及继续教育基地总结及2014年国家级蒙中医药继续教育项目申报工作。

十一、蒙医药标准化建设

蒙医药标准化建设已进入第二轮蒙医药标准化项目建设进程。内蒙古卫生厅蒙中医药管理局牵头开展的第二轮蒙医药标准化项目有：《蒙医护理常规技术操作规程》《内蒙古蒙药标准彩色图谱》《蒙医名词术语标准》《蒙医针刺穴位体表定位标准》《蒙医放血穴位体表定位标准》《蒙医灸疗穴位体表定位标准》《蒙医传统疗术操作规范》《蒙医传统整骨操作规范》《蒙医病证诊断疗效标准汉译及升国标研究》《蒙医药诊疗布氏杆菌病标准化研究》《临床诊疗指南应用评价工作》《蒙医药标准化项目培训工作》《蒙医临床路径制定》《蒙医诊断分类编码及数据库标准化应用研究》十余个蒙医药标准化子项目组成；2013年完成了《中国蒙医整骨学》《蒙医护理常规技术操作规程》《蒙医针灸、放血穴位体表定位标准》3部标准的出版工作。在全国标准化大会上，蒙医介绍了典型经验。另外，中国民族医药学会召开的民族医标准化会议两次邀请内蒙古介绍蒙医药标准化工作经验。

2013年10月25日，自治区卫生厅副厅长乌兰主持召开了全区蒙医药标准化绩效评估会。自治区财政厅副厅长赵兵应邀出席会议并讲话，自治区财政厅、内蒙古国际蒙医医院、内蒙古医科大学、内蒙古食品药品监督管理局、内蒙古食品药品检验所等35位蒙医药标准有关专家参加了会议。会上，有关单位填报标准化项目任务书，签订了目标责任状。自治区承担的《中华医学百科全书》蒙医学卷编写工作进展顺利。

十二、蒙医诊疗指南制定工作

2013年4月18日，自治区召开了第二次蒙医临床路径工作会。蒙医临床各科相关专家、自治区卫生厅卫生信息中心、蒙中医药管理局、卫生信息平台技术团队及蒙医临床路径信息化技术团队相关负责同志参加了会议。内蒙古国际蒙医医院、内蒙古医科大学第一附属医院蒙医临床专家、信息中心及技术团队专家在蒙医临床路径信息化建设方面交换了意见，提出了很多建设性的意见，初步确定了蒙医2个病种开展蒙医临床路径信息化工作。2013年底完成蒙医治疗萨病和心刺痛2个病证的蒙医临床诊疗指南的评价工作。国家还将支持2个病证的蒙医药标准应用评价建设项目工作，支持经费50万元。

十三、蒙中药材资源普查试点工作

通过药材普查项目，摸清家底，正本清源，建立蒙中药材数据库和标本馆，对濒危野生药材进行保护；建设动态监测站，扩大药材交易市场，拉动地方经济。内蒙古争取到2000万蒙中药材普查项目经费，自治区34个旗县被列入项目。2013年5月21日，召开了全区基层蒙中医药服务能力提升工程启动会议，自治区副主席刘新乐，国家卫生计生委副主任、国家中医药管理局局长王国强，自治区卫生厅厅长毕力夫、副厅长乌兰出席启动会议。自治区先后召开了内蒙古蒙中药材资源普查培训教材及实施方案论证会、蒙中药材资源普查项目推进会，下发了《内蒙古自治区蒙中药材资源普查项目实施方案》，2013年完成了普查任务的50%。

为了进一步考察自治区蒙中药材普查监测点情况，自治区卫生厅蒙中医药管理局（内蒙古自治区蒙中药材资源普查和监测项目办公室）委托乔俊缠、那生桑、李旻辉3位蒙中药专家前往包头市土右旗及巴彦淖尔市乌拉特前旗先锋镇实地考察。

十四、蒙中医药列入自治区科技重大专项

2013年，蒙医药项目列入自治区科技重大专项，每年自治区政府投入2000万元用于蒙医药研发。完成《蒙医药“十二五”科技发展战略研究报告》《蒙医药科技基础研究“十二五”规划》制定工作，并组织了相关项目申报会和论证会。成立了与企业联营的蒙医药研究所，前期投入4000多万元进行启动。

十五、蒙医药专家走上联合国讲坛

2013年2月，受世界卫生组织驻联合国纽约总部的邀请，内蒙古自治区卫生厅副厅长乌兰带领以内蒙古国际蒙医医院、内蒙古大学蒙医药化学研究所、鄂尔多斯市蒙医医院为主的蒙医药专家，赴美国参加“城市繁荣·南北对话”高端论坛，并在论坛上发表《中国蒙医药在城乡居民健康中发挥的作用和角色》的演讲，引起了联合国官员及各国大使的兴趣与高度关注。世界卫生组织驻纽约总部大使库玛艾森表示：“这是中国第一个走进联合国总部的传统医药。”会议期间，专家一行考察美国州立大学石溪医院时，作了相关发言与交流，同时达成了蒙医药及创新合作意向；参观美国国家健康研究院时，与该院人类基因研究所和血液研究所进行了相关专业性研究交流，并对下一步合作达成意向。内蒙古蒙医药专家一行还受到库玛艾森大使的专门接见，并进行了座谈。

十六、蒙医药被确定为国家级非物质文化遗产

蒙医药在原来成功申报为国家级非物质文化遗产基础上，2013年蒙医占布拉道尔吉温针火针疗法、蒙医正骨术被评为国家非物质文化遗产项目名录，乌兰、阿古拉、包金山被确定为国家级非物质文化遗产传承人，为传承、保护和宣传蒙医药发挥了重要作用。

十七、加强蒙中医药文化建设

2012年自治区制订了《内蒙古自治区蒙中医药知识宣传普及项目实施方案》，组织开展蒙中医药“进乡村、进社区、进家庭”活动，在10个旗县区举办了10场基层医师中医药知识培训，2000多名基层医师参加了培训，进一步在社区和乡村卫生人员中普及蒙中医药科普知识和基层常见病、多发病的诊治技术，加强老百姓的蒙中医药“治未病”和养生保健理念。制作蒙中医科普动漫作品，进一步提升蒙中医药的知晓率和认知度。自治区蒙医药博物馆和档案馆得到了蒙医药前辈们的大力支持，蒙医药的前辈们无偿捐献了很多珍贵的文献资料和实物，其中不乏上千年历史的文物，对挖掘、整理、保护蒙医药古籍文献、诊疗器械和历史档案资料，系统保存和展示蒙医药2700多年的发展历史和悠久文化，起到了重要作用。

十八、加强蒙中医药对外交流与合作活动

2013年，自治区卫生厅蒙中医药管理局参加了首届内蒙古广东科技合作活动周。自治区卫生厅厅长毕力夫与广东省卫生厅厅长陈元胜签订了《内蒙古自治区卫生厅、广东省卫生厅中医药蒙医药适宜技术推广基地对口支援合作协议》。自治区卫生厅副厅长、蒙中医药管理局局长乌兰主持召开了内蒙古广东科技合作活动周卫生对口支援座谈会，内蒙古国际蒙医医院、内蒙古中医医院分别与广州中医药大学签订了非直属附属医院协议；内蒙古国际蒙医医院和内蒙古中医医院分别与广东省中医院签订了对口支援合作协议，为下一步中蒙医药合作奠定了基础。

2013年5月29日，自治区参加第二届中国（北京）国际服务贸易交易会——中医药主题日启动仪式暨中医药服务贸易大会并布展。自治区卫生厅厅长毕力夫与蒙古国驻内蒙古自治区总领事恩和阿木古郎签署了蒙医药合作协议，并作了题为《内蒙古蒙中医药服务贸易现状与发展》的主旨演讲，新闻发布会上，自治区卫生厅副厅长乌兰发布题为《政策法规促进蒙中医药服务贸易有序、规范、健康发展》的信息，受到与会代表和各界媒体的广泛关注。

十九、蒙医药首次走进自治区“草原文化节”

2013年6月26日，自治区蒙医药首次走进自治区主办的第十届“中国·内蒙古草原文化节”蒙医药论坛暨蒙医中医改革与发展座谈会，自治区卫生厅与内蒙古博物院联手推出“蒙医药文化特别展”。自治区蒙医药学会、自治区中医药学会各项工作进展顺利。自治区人民政府首次将蒙医药纳入自治区党委主办的“草原文化节”，同时召开学术研讨会，专门设置2000平方米的蒙医药展厅。

二十、全区蒙医药学会、中医药学会管理

2013年6月27～28日，经自治区科协和民政厅批准，自治区卫生厅组织召开了内蒙古自治区蒙医药学会第六次、内蒙古自治区中医药学会第九次会员代表大会。根据民政部《社会团体章程示范本》《内蒙古自治区蒙医药学会章程》和《内蒙古自治区中医药学会章程》的有关规定，两个学会举行了换届工作。选举产生了内蒙古自治区蒙医药学会新一届理事304名、常务理事55名、副秘书长2名、秘书长1名、副会长21名、会长1名。同时设名誉副会长10名、名誉会长1名。选举产生了内蒙古自治区中医药学会新一届理事309名、常务理事60名、副秘书长2名、秘书长1名、副会长18名、会长1名。同时设名誉副会长10名、名誉会长1名。两个学会细化了蒙中医药各专业分会。随后，两个学会肺病专业分会和医院管理分会，蒙医药学会甲状腺病分会、护理分会、内科分会，中医药学会仲景学术分会分别召开了成立大会，并分别举办了学术活动，

（岳红娟）

【辽宁省2013年中医药工作概况】

一、辽宁省中医药事业发展“十二五”规划

根据国家中医药事业发展“十二五”规划及《辽宁省人民政府关于扶持和促进中医药事业发展的实施意见》，结合实际，辽宁省制定了《辽宁省中医药事业发展“十二五”规划》。从主要内容看，规划从中医药管理体制进一步健全等10个方面对全省“十一五”中医药工作进行了系统总结。从任务重点看，规划以城乡基层为重点，加强中医医疗服务体系建设等8个方面对全省“十二五”中医药事业的发展进行了全面部署。从具体指标看，规划从加强对中医药工作的组织领导等5个方面对中医药事业发展的保障机制提出了具体要求。从规划实施看，全省中医医疗机构运转情况良好。与2012年相比较，2013年度各级中医医疗机构平均床位使用率为86.6%，同比增长1.74%；年门诊量1193.8万人次，同比增长7.9%；年急诊量121万人次，同比增长63.1%；年住院56.8万人次，同比增长12.5%；年总收入66.9亿元，同比增长11.2%，其中中药收入同比增长21.7%，医疗技术收入同比增长15.3%；平均住院日为12.9天。

二、基层中医药服务能力提升工程

按照“十二五”规划要求，结合全省医改实际，坚持“保基本、强基层、建机制”的基本原则，辽宁省制订了《辽宁省关于实施基层中医药服务能力提升工程实施方案》，积极协调各相关厅局，争取财政专项资金3000余万元。辽宁省卫生计生委党组专门召开了全省基层中医药服务能力提升工程启动会议，精心部署，辽宁省卫生计生委主任王大南到会并提出了具体要求。

在提升工程的实施上，各市采取了行之有效的举措。沈阳、大连、营口结合自身实际，制订了《实施基层中医药服务能力提升工程实施方案》。在政策落实上，鞍山在新农合报销比例上，提高中医药治疗报销比例不少于10%；锦州义县、黑山县对参合人的中医药饮片（含中成药）门诊报销补偿比例提高到70%。在适宜技术推广上，沈阳奖励适宜技术推广代表单位通络治疗仪共计85台；抚顺培训了适宜技术推广人员600余人；大连在基层全面覆盖了中医药适宜技术，达到100%。在中医预防保健服务上，推动基层医疗卫生机构在情志调摄、食疗药膳等方面对城乡居民开展健康宣教，积极运用中医药方法对重点人群和慢性病患者开展健康服务。通过提升工程的实施，基层中医药工作得到加强，全

省拥有21个国家级基层中医药工作先进单位，51个省级基层中医药工作先进单位。

三、中医药参与医药体制改革

按照国家部署，2013年全省中医药在深化医改中的作用得到了进一步加强。一是在公立医院试点改革上，围绕中医医疗服务价格体系，在改革医保支付方式上开展了政策研究。二是在基本公共卫生服务工作上，开展了老年人中医体质辨识和儿童中医调养服务。三是在鼓励使用中药饮片上，推动了政策研究。四是在完善医保中医药政策上，继续督促和协调各市将符合条件的中药（含中药饮片、中成药、中药制剂）和中医诊疗项目按规定纳入基本医疗保险基金支付范围，提高新农合中医药报销比例。通过多方面将医改任务细化，全面推进中医药事业的健康发展。

四、国家中医临床研究基地业务建设和重点研究室的评估工作

一是辽宁中医药大学附属医院国家中医临床研究基地通过了国家中医临床研究基地业务建设阶段评估组的验收，取得了标志性成果：临床检验中心获得ISO15189实验室认证，检验技术与国际接轨；伦理委员会通过了亚太伦理认证和世界中医药联合会中医伦理审查平台认证，成为东北地区首家通过认证的医院。研究基地连续两年获省科技进步一等奖，取得历史性的突破，为加快中医药继承创新提供了助力，为加快中医药事业发展提供了动力。二是沈阳药科大学“抗抑郁中药研究与评价”重点研究室通过了国家中医药管理局复评。三是中医药科研立项工作得到加强。辽宁中医药大学及各附属医院2013年共获得国家级课题25项，省市级课题137项，获得发明专利1项。四是启动“十二五”国家重大新药创新项目“中药新药临床评价研究技术平台建设”。

五、中医医院内涵建设

一是二级中医医院评审工作顺利开展。下发了《关于开展二级中医医院评审工作的通知》，制定了《辽宁省中医医院等级评审申请书（二级医院）》，对全省二级中医医院评审程序、方式做出了总体安排，提出了工作要求，组建了评审专家库，加强了二级中医医院负责人和评审专家培训。二是扎实开展三级中医医院持续改进活动。按照国家中医药管理局的部署，在省内三级中医医院全面开展了以“以病人为中心，发挥中医药特色优势提高中医临床疗效”为主题的持续改进活动，印发了《辽宁省三级中医医院持续改进活动方案》，制订了具体工作计划，对5所新晋三级中医医院进行了指导督查。三是专科建设取得新突破。继辽宁中医药大学附属医院心血管科等8个科室入选国家临床重点专科基础上，2013年，辽宁中医药大学附属医院耳鼻喉科等7个专科被确定为国家临床重点专科。全省现有国家临床重点专科项目15个，国家中医药管理局重点专科项目57个，标志着重点中医专科建设迈上了一个新台阶，带动了中医医院的持续发展。四是综合医院中医药工作稳步推进。沈阳市红十字会医院被国家中医药管理局确定为全国综合医院中医药工作示范单位候选单位。

六、中医药人才培养

一是顺利开展了高层次人才培养工作，加强“三批优才”和“五批师承”的管理培训工作。组织了“五批师承”人员的研究生学位入学复试工作，共有36名继承人通过入学复试，申请硕士学位11名、博士学位25名。推荐辽宁中医药大学附属医院谭毅教授等8名专家申报2013年度全国名老中医药专家传承工作室建设项目，共获批5项。辽宁彭氏眼针学术流派传承工作室和辽宁华山正骨流派传承工作室成功入选第一批全国中医学术流派传承工作室建设单位。二是基层中医药人才培养工作有序开展，组织开展了中医类别全科医生转岗培训工作，制定了培训细则和考核办法。全省有500名学员在14个临床培训基地和21个基层培训基地进岗学习。开展了第三批基层人员中医专业成人高等学历教育项目，招收学员500名，该项目设立了教学点13个，在校生人数已达1500人。三是组织开展了辽宁省中医住院医师和中医全科医生规范化培训，招收学员50名，协调财政安排专项经费185万元。制定并印发了《辽宁省中医住院医师规范化培训实施办法（试行）》。

七、中医药文化建设

在中医药文化宣传普及方面，开展了第二届中医药文化科普巡讲活动。全省共举办了14场57个专题讲座，惠及4600余人，发放宣传资料12000余份。铁岭市的活动在全国示范社区居然社区进行，铁岭电视台、铁岭晚报等媒体均对活动进行了报道。辽宁省中医药管理局与辽海讲坛合作，面向社会群众在辽宁中医药大学举办了10场中医药文化科普知识讲座。组织省内各大医疗机构开展了“中医中药文化科普宣传周·服务百姓健康行动”活动，开展了丰富多样的大型义诊。据不完全统计，全省共有107个医疗机构、2597名医务人员参与本次活动，免费为59870人提供诊疗服务，组织健康知识大讲堂178场，惠及群众9850余人，发放宣传册等资料11000余份。在中医药媒体传播能力建设上，借助北国网健康频道的“辽宁省中医药文化科普宣传专栏”，宣传中医药文化科普专家巡回讲座视频资料，扩大学习面。在中医药文化人才队伍培养上，组织全省80余人参加培训，遴选出省级中医药文化科普专家30名，并选派3名成员参加了第四期国家中医药文化科普巡讲培训班。

八、行政审批及其他职能工作

一是顺利完成了2013年全省中医类别执业医师资格考试及相关工作。对4332名报考人员进行了资格审查，审查合格4199人，审核通过率96.9%。二是对省内337名经多年传统医学临床实践的确有专长人员和16名以师承方式学习的传统医学人员进行了考核，共认定117人为辽宁省传统医学师承和确有专长人员，并颁发证书。三是严格中医医疗广告审批和监督管理工作。辽宁省中医药管理局会同省工商行政总局转发了《国家工商总局等八部门关于开展整治虚假违法医药广告专项行动的通知》，有效地控制了违法中医医疗广告的发布。全年共审批中医医疗广告58件，其中不合格中医医疗广告10件。四是顺利完成2013年度全省卫生系列中医类别高级职称评审工作，报评200人，参评185人，其中正高职94人，副高职91人，评审通过138人，通过率74.6%。五是全年获批25项国家级中医药继续教育项目，审批实施省级中医药继续教育项目148项，培训相关人员2万余人次。

（张宏逸）

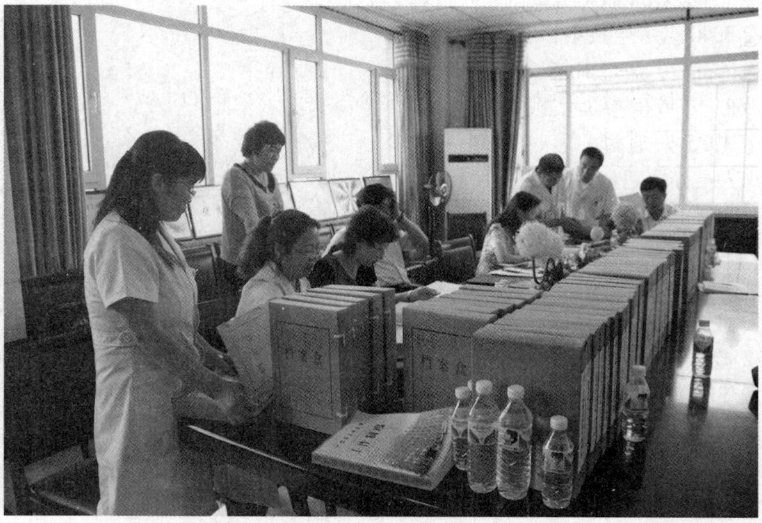

2013年，吉林省在开展的全省二级中医医院等级评审中，专家组在吉林省农安县开展评审工作

【吉林省2013年中医药工作概况】

2013年，吉林省拥有县级以上公立中医医院、中西医结合医院、民族医院70所，共开放床位1.2万张，中医药从业人员达1.6万余人。全省9个市、州全部成立了中医药管理局，60个县（市、区）有55个成立了中医药管理局。在县级以上中医医疗机构能够满足城市居民中医健康需求的同时，全省77.3%的社区卫生服务中心、55.6%的乡镇卫生院、19.7%的社区卫生服务站、22.3%的村卫生室能够提供中医药服务。县级中医药适宜技术网络推广平台覆盖面达100%，逐步形成了县、乡、村基层中医药适宜技术推广网络。中医预防保健服务逐步开展，对65岁及以上居民和0~36个月儿童两类人群的中医药健康管理服务规范分别进行了专题培训。

一、政策法规

按照省政府要求，吉林省将中医医疗广告审查项目全部下放属地管理，将原由吉林省中医药管理局审批的4家中医医疗机构下放属地管理，吉林省中医药管理局只负责省级公立中医医疗机构和冠名“吉林省”的中医医疗机构设置的审批和其执业、变更、注销的登记及校验。截至2013年10月，中医审批窗口共审批中医广告5件，办理中医执业医师注册686件，完成长春中医药大学附属医院和吉林省中医药科学院的校验工作。以上办件均已及时办理，办结率达到100%。组织召开了全省中医行政审批座谈会，就遇到的困难及如何加强全省中医行政审批进行了深入座谈。组织对2012年局政策发展研究中心中医药政策10个专题研究课题进行反复论证，形成《2012吉林省中医药发展研究报告》。明确了2013年度中医药政策发展研究方向和具体课题，启动了中医药政策研究课题招标工作，确定了20项中医药政策研究课题。印发了《关于做好2013年调查研究工作的通知》，要求以个人为单位开展调查研究工作，全局共有16人上报调研题目。

二、医政工作

一是开展中医医院等级评审工作，规范中医医院建设。建立省级中医院等级评审专家库，将各类专业98人纳入专家库。利用近4个月的时间完成了43家单位评审工作，抽调专家516人次参与评审。二是发挥中医特色，加强重点专科建设。推荐长春中医药大学附属医院儿科等7个专科为国家临床重点专科（中医专业）建设项目单位。举办中医重点专科建设培训班，对全省70家公立中医医疗机构和部分民营医疗机构专科负责人150人进行培训。开展省“十二五”第二批重点专科建设项目申报工作，全省68家医疗机构申报146个专科，确定112个省“十二五”第二批重点专科建设项目单位。三是强化医疗管理，规范诊疗行为，吉林省中医管理局与吉林省卫计委医政处共同组织专家对全省12家中医医疗机构申报的3项第二类医疗技术临床应用进行了审核，经专家现场评估、指导，确定6家中医医疗机构可以在临床应用一项第二类医疗技术。四是进一步推广优质护理服务工作。长春中医药大学附属医院、吉林省中医药科学院脑病康复科等7个病区、吉林中西医结合医院李又娟等9人被国家中医药管理局分别评为先进单位、先进病房和先进个人；遴选推荐长春中医药大学附属医院、吉林省中医药科学院、长春市中医院、吉林中西医结合医院为国家中医护理重点专科协作组成员单位；在全省中医医院积极推广实施中风等13个病种中医护理方案，提高开展优质护理服务病房比例。五是开展中西医结合人才培养。委托长春中医药大学继续教育学院举办“西学中”培训班，松原市中西医结合医院77人参加培训并通过结业考试，为进一步发挥中医药特色和优势提供人才支撑。六是推进民族医服务能力建设。重点加强延吉市中医院、延边朝医医院、伊通县民族医院和前郭县中医院开展民族医药特色诊疗技术及专科人才培养，配备必要的中医诊疗设备；组织延边朝医医院、前郭县中医院专家参加国家中医药管理局举办的有关会议。七是完成2013年度中医类别执业医师考试工作。全省共有3040名考生报考，有2924名考生通过审核，通过率96.2%。全省共有2692名考生参加实践技能考试，其中1995人通过，通过率74.1%，组织人员分别到8个考点进行笔试巡考，全省共查处中医类别违纪人员13人。八是承担2013年朝医医师资格考试的命审题、组卷工作任务。完成实践技能考试和综合笔试命题1572道，组卷8套。全省共有82人参加朝医医师资格考试，其中参加执业医师考试55人，参加助理医师考试27人。九是做好传统医学师承人员出师考核工作，9人获得《传统医学师承出师证书》。启动朝医师承和确有专长人员考核考试工作，《朝医出师考核和确有专长考核实施方案（试行）》和《朝医出师考核和确有专长考核大纲（试行）》正式实施，为加快朝医药人才培养拓宽了途径。十是中医药防治艾滋病试点工作稳步推进。2013年全省中医药防治艾滋病病例数由2012年的100例增加到130例，有120例治疗病例，脱落10例。专家组定期到治疗点为艾滋病患者会诊，调整用药，指导治疗点开展工作，完善了中医药治疗艾滋病工作机制。

三、科研管理

加强对吉林省国家中医临床研究基地业务建设的管理，协助国家中医药管理局做好年度基地业务建设情况督导及阶段评估工作。启动了吉林省中医药重点研究室申报工作，经研究评定，确定35个重点研究室，其中中医类19个、中药类16个。启动了2013年度地市级中医临床研究室申报工作，收到申请书33份。开展了省中医药管理局2010~2012年度中医药科研项目验收工作，验收课题299项。经专家评审，277项课题通过了验收，其中98项课题通过了成果鉴定，8项课题申请延期验收，13项课题须补充后验收，一项课题建议终止撤销。继续实施民族医药文献整理及适宜技术筛选推广项目，对9个课题进行认真论证评审。启动中医药适宜技术研究成果整理工作，完成了63项适宜技术成果整理项目申报材料的初审工作，评审确定适宜技术整理项目15项。积极支持中医医疗机构开展中药制剂研发，组织培训班进行了专题培训。组织填写了《吉林省中医药管理局中药制剂研发项目申请书》，收到申请137项，确定支持项目35项。

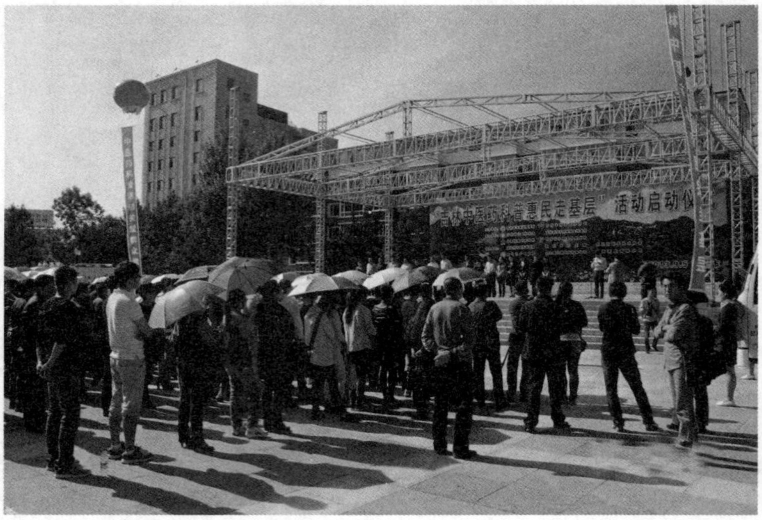

2013年，“吉林省中医药科普惠民走基层”活动启动仪式现场

四、教育工作

扎实开展各类中医药人才培养工作。一是推进吉林省中医住院医师规范化培训工作。完成2012年学员录取、网上注册，启动轮转培训工作；拨付了网络建设费用，完成培训基地的网络建设合同签署工作。2013年中医住院医师规范化培训已经启动，各基地的招生录取工作已经完成，各基地已经开始组织学员进行培训。2013年10月，启动了2011级硕士学位学员的考核工作。二是加强吉林省中医药重点学科建设工作。组织专家进行中期检查评估。各学科按照专家的反馈意见已经开展了整改工作，启动了吉林省第三批省级中医药重点学科建设。三是开展名老中医药专家传承工作室申报及中医药学术流派工作室建设项目建设工作。确定8个省级名老中医工作室建设项目，推荐其中4个工作室作为全国名老中医药专家传承工作室建设项目。对吉林省的两个中医药学术流派传承工作室建设项目开展建设工作，组织填报建设规划书。四是做好全国老中医药专家学术经验继承工作。组织第五批师承项目继承人进行集中理论培训；组织申请博士学位的继承人到黑龙江中医药大学参加专业课学习，完成了对第五批全国师承项目继承人的年度考核工作，对学习过程中的不足予以及时督导。五是组织做好第三批优秀中医临床人才研修项目人员研修工作。组织人员参加全国集中培训，对学员网上提交的信息进行审核，及时督促完成研修的各项任务。拨付学习经费，完成对第三批优才学员的年度考核工作。六是继续加强县级临床技术骨干培训项目管理。对项目学员学习情况进行督导检查；制订考核方案，完成对参训学员的结业考核。七是组织开展“真中医”项目结业考核工作。组织开展吉林省“真中医”人才培养工程项目学员结业论文评审和省一批优才结业考核中医理论考试工作，“真中医”人才培养工程的吉林省第一批师承和第一批优才项目已经结业考核完毕，项目圆满结束。八是公布吉林省全国第一批中医药传承博士后合作导师名单，并组织开展申报博士后工作；完成全国第一批中医药传承博士后人员上报工作。完成全省高层次中医临床人才队伍情况调查工作。开展农村在职在岗中医人员中医专业大专学历教育项目需求情况调查。

五、文化建设

吉林省组织召开了全省中医药

新闻宣传工作会议。启动实施了全省中医药系统“走基层——看乡村、看社区、看家庭”大型宣传活动。活动要求各市州中医药管理局要组织辖区内中医药新闻宣传骨干，自2013年6月开始利用3年时间，发挥行业自身宣传的主体作用，积极争取主流媒体支持，真正沉下去、走基层、接地气，突出报道提升工程实施中百姓得到的实惠、基层取得的变化、事业得到的发展。组织开展了“吉林中医药科普惠民走基层”活动。此项活动分别赴敦化、吉林、白山举办4场义诊咨询活动，举办一场科普讲座、一场基层医生培训，义诊咨询1000余人次，免费发放价值4.5万元的药品，发放长春恒康医院免费体检卡300张，价值6万余元，发放科普手册、报刊近2000份，《中医科普大讲堂》听众300余人次，培训县、乡、村三级中医药人员400余人次。组织开展了2013年全省中医药文化科普宣传周活动。该项活动于2013年9月22～27日，在全省9个市、州集中开展，共举办90场义诊、宣传等活动。举办基层中医药服务信息监测培训班。召开全省中医药科普知识专家培训班。

六、党政廉政建设

一是按照中央和省委要求，深入开展了党的群众路线教育实践活动。按照省委整体部署，吉林省中医药管理局全面谋划，精心组织，深入开展该项工作。二是制定印发了《吉林省中医药管理局改进工作作风、密切联系群众实施办法》和《关于加强作风建设的补充规定》，再次从会议培训、文件简报、调查研究、公务活动、公务用车、公务接待、出国出境、勤俭办公、廉洁从政、贯彻落实10个方面做出进一步补充规定。三是成立吉林省中医药管理局机关党委，选举出新一届机关党委委员会和纪律检查委员会。这是继四川、广东后，省级中医药管理部门中第三家设立机关党委的省。

七、启动实施基层中医药服务能力提升工程

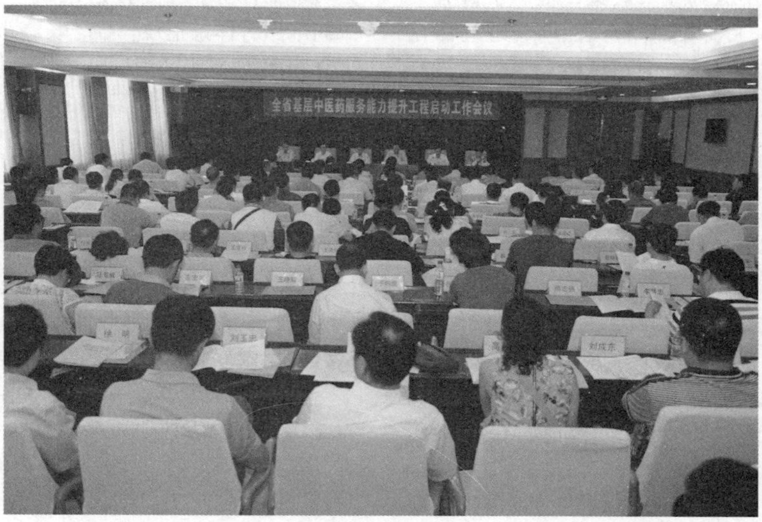

2013年5月31日，吉林省基层中医药服务能力提升工程启动工作会议在长春召开

吉林省起草了《基层中医药服务能力提升工程实施方案》，由省政府办公厅转发全省。组织召开了全省提升工程启动会，提升工程领导小组与各市（州）政府签订了《目标责任书》。各市、州与所属县、市、区层层签订《目标责任书》，使各级政府在提升工程实施过程中占主导地位，为提升工程的各项任务落实提供了组织保障。截至2013年底，9个市、州相继启动了提升工程。

八、中药资源普查

吉林省组织召开了吉林省全国中药资源普查2012年总结表彰暨2013年工作部署会。对农安、九台、龙井、图们的普查工作进行了实地督导对接，了解普查工作进展，积极协调地方各相关部门做好配合工作。完成吉林省全国中药资源普查试点相关工作。完成吉林省22个县等新增区域的中药资源普查工作，形成了《吉林省中药资源普查报告》。建设好通化县中医院、抚松县中医院两个吉林省国家基本药物中药原料资源动态监测和信息服务站。开展好国家中药材种子种苗繁育基地建设，争取达到国家“中药材种子种苗繁育科技示范基地”建设标准。

九、医药改革

一是配合制定县级公立医院改

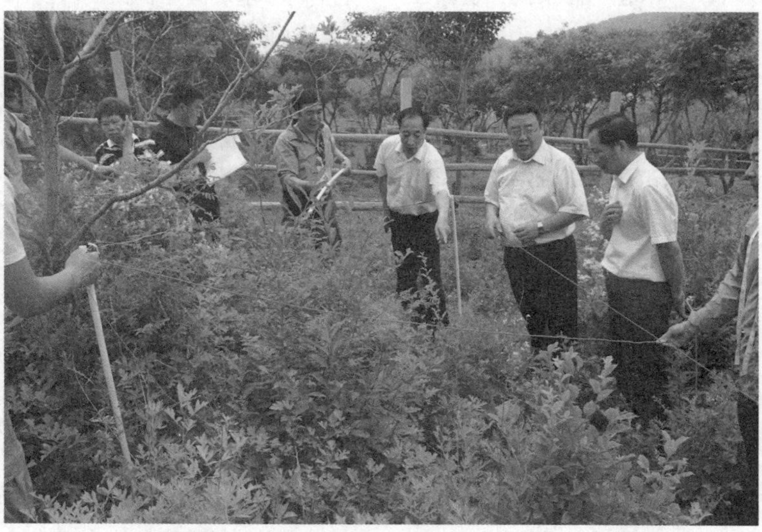
2013年，在中医药资源普查工作开展过程中，吉林省中医药管理局在吉林省九台市进行实地对接督导检查

革中医药改革政策，主动协调有关部门，将吉林省中医药管理局深化中医药改革的意见转呈卫生厅等相关部门，争取发展中医药的倾斜政策。吉林省中医药管理局与吉林省物价局沟通，提出通过进一步提高手术费或增设特殊诊查费等方式。二是督导基层医改落实情况，细化医改任务分解表。对白城市和松原市基层医改政策落实情况进行了督导，对医改任务进行了分解，明确责任处室，提出工作措施。三是在全省开展民营医疗机构规范化管理。要求各市、州借鉴长春市试点经验，开展民营中医医疗机构规范化管理工作。各市、州确定一个市、县开展试点，明确规范化管理内容，细化工作措施，其中吉林市、四平市及辽源市在全市范围内开展了民营中医医疗机构规范化管理。

十、基本公共卫生服务中医药服务项目

吉林省举办了全省基本公共卫生服务中医药服务项目师资培训班，重点针对65岁及以上居民和0～36个月儿童两类人群的中医药健康管理服务规范进行培训，培训市、县级师资184人。积极参与国家基本公共卫生服务检查组迎检工作，对长春市南关区和辽源市东丰县2012年基本公共卫生服务中医药工作开展情况进行督导检查。

十一、中医“治未病”健康工程有效推进

一是推进“治未病”服务网络和平台建设。加强对二级以上中医医院“治未病”科室规范化建设和科学管理，组建中医“治未病”服务工作协作组，向国家中医药管理局推荐全省14家社区卫生服务中心成为全国基层医疗机构“治未病”服务工作协作组成员单位，指导吉林省南关区、绿园区认真总结试点工作开展情况和取得成效。二是推进“治未病”服务技术的规范使用。对全省长春中医药大学附属医院等7家三级甲等中医医院膏方应用管理情况进行摸底调查，确定长春中医药大学附属医院作为膏方人员培训机构，承担从事膏方制备专业技术人员培训任务。三是推进区域“治未病”服务体系建设。推荐长春市、吉林市等6个地区为区域中医预防保健服务能力建设项目单位，通过建设全面提升区域中医预防保健服务的整体能力和水平。

（任丛飞）

【黑龙江省2013年中医药工作概况】

一、中医药参与医疗体制改革

一是做好顶层设计，为中医药参与医改提供政策保障。2013年，黑龙江省中医药管理局会同黑龙江省发改委、财政厅、卫生厅等部门联合制订了《黑龙江省基层中医药服务能力提升工程实施方案》，以黑龙江省政府办公厅名义印发；黑龙江省中医药管理局会同黑龙江省卫生厅、发改委、财政厅和人社厅联合印发了《关于转发国家卫生和计划生育委员会等五部委〈关于在县级公立医院综合改革试点工作中充分发挥中医药特色优势的通知〉的通知》；制定了《全省中医药一技之长人员需求情况调查表》和《关于做好中医药一技之长人员纳入乡村医生管理临床考核及相关工作的通知》；黑龙江省中医药管理局和黑龙江省卫生厅联合下发了《黑龙江省中医药健康管理项目实施方案》等文件。

二是社区卫生服务中心、乡镇卫生院等基层医疗机构中医药服务能力明显增强。截至2013年11月底，黑龙江省有87.9%的社区卫生服务中心、79.0%的乡镇卫生院、60.7%的社区卫生服务站和77.9%的村卫生室能够为基层群众提供中医药服务，分别比2012年提高了29.8%、27.1%、26.8%和44.8%。

三是黑龙江省医改办在2013年医改工作中，将基层中医药服务能力提升工程、公共卫生服务中的中医药健康管理项目、中医药适宜技术推广应用和中药材种植产业等列入黑龙江省医改考核、问询目标。

四是提高新农合中医药报销比例。20个中医单病种按临床路径在门诊报销65%以上；在全省范围内将中药饮片纳入基本医疗保险基金支付范围。

二、国家基本公共卫生服务项目

在国家中医药管理局的高度重视和积极协调下，中医药首次列入公共卫生服务项目。公共卫生服务项目从10类41项增加到11类43项。其中，新增加两项内容为老年人中医体质辨识和儿童中医调养服务。为推动各地规范开展中医药健康管理服务，黑龙江省卫生厅和黑龙江省中医药管理局联合下发了《黑龙江省中医药健康管理项目实施方案》。2013年工作目标是：全省中医药健康管理服务目标人群覆盖率达到30%。举办全省城市社区中医药健康管理服务项目师资骨干培训班两期，培训班采取工作部署和人员培训相结合的方式，培训师资骨干620余人，按时完成了省级项目培训计划。到2013年年底，全省中医药健康项目将惠及65岁以上老年人64.5万名、3岁以下的儿童23.9万名。

三、基层中医药服务能力提升工程

（一）启动黑龙江省基层中医药服务能力提升工程

黑龙江省中医药管理局会同省发改委、财政厅、卫生厅等部门联合制订了《黑龙江省基层中医药服务能力提升工程实施方案》，以黑龙江省政府办公厅名义印发。该方案确定了4项关键指标，一是明确了总目标和年度工作目标，2013年黑龙江省要有85%以上的社区卫生服务中心、70%以上的乡镇卫生院、60%以上的社区卫生服务站和村卫生室能够提供中医药服务。二是明确了基层中医药服务网络建设指标。三是明确了队伍建设指标。四是明确了基层中医药预防保健服务能力建设指标。一方面，对中药的使用加强了管理。另一方面，对基层生产使用中药制剂给予了倾斜和鼓励。

为保证工作落实，黑龙江省政府组织召开了覆盖到县级的电视电话会议，全面安排部署黑龙江省基层中医药服务能力提升工程实施工作。黑龙江省人民政府副省长孙东生作了全面部署，国家卫生计生委副主任、国家中医药管理局局长王国强出席会议并作重要讲话。黑龙江省发改委、财政厅、人社厅3个部门在大会上发言。同时黑龙江省人民政府与地方各级政府层层签订了提升工程目标责任状，黑龙江省中医药管理局在2013年安排了两次专项督导。

截至2013年11月底，黑龙江省有71.70%的社区卫生服务中心、77.86%的乡镇卫生院、53.21%的社区卫生服务站和71.38%的村卫生室能够为基层群众提供中医药服务。分别比2012年提高了13.6%、25.92%、19.32%、38.32%。

（二）开展省级专家支援县中医医院专科建设先锋行动

为提升县级中医医院服务能力，黑龙江省开展了省级专家支援县级中医医院专科建设先锋行动。活动以黑龙江省中医药学会和龙江医派研究会为依托，以三级甲等中医医院为重点，以国家局重点专科、重点学科所在单位及带头人为主体，由黑龙江省中医药学会和龙江医派研究会的主任委员、副主任委员所在单位承担。用3年的时间，组织10所三级医院向51所县级中医医院派出中医药专家开展技术支援工作。通过开展先锋行动，实现对高端卫生人才的柔性配置，发挥服务基层、帮扶带动基层中医医院专科建设的作用，形成省、市、县三级中医特色专科服务网络，项目结束后，受援县中医医院要建成1~2个中医特色突出，疗效可靠，管理规范，在全院有示范作用。在地区有一定影响的中医重点专科，为缓解基层群众看病难、看病贵作出贡献。

（三）进一步完善基层中医药服务体系建设，提高基层医疗机构中医药服务能力

继续实施“基层提供中医药适宜技术服务能力建设项目”，完善基层中医药适宜技术推广网络建设。制订了2013年《基层中医药适宜技术服务能力建设项目工作任务实施方案》《县级中医药服务能力建设项目工作任务实施方案》和《农村医疗机构中医特色优势重点专科建设项目工作任务实施方案》，明确工作任务、工作目标和实施步骤，为加强基层中医药服务体系建设、提高基层医疗机构中医药服务能力打下了坚实的工作基础。

四、中医医院管理

（一）中医医院等级评审工作

根据《国家中医药管理局办公室关于开展三级中医医院评审工作的通知》（国中医药办医政发〔2012〕32号）精神，由国家中医药管理局组织评审并批复鹤岗市中医医院、牡丹江市中医医院为三级甲等中医医院。

按照国家中医药管理局《中医医院评审暂行办法》《中医医院评审标准及实施细则》等相关文件要求，在全省范围内开展二级中医医院等级评审工作。制订了黑龙江省二级中医医院等级评审工作实施方案，组建了二级中医医院评审办公室。建立了评审专家库，遴选出560名医院管理、医疗、护理等专家并对评审专家进行培训工作。已对14家中医医院进行了评审工作，并组织评审专家对已评审的医院进行了总结，对发现问题的中医医院提出了整改建议督促改进工作。

（二）加强全省中医医疗质量监测工作

从2013年1月22日起，黑龙江省中医医疗质量监测人员分3个班次参加在哈尔滨举办的全省中医医疗质量监测人员业务培训工作。黑龙江省中医医院监测涉及13个地市、83家中医医院；社区监测涉及9个地市、10个社区、93家社区服务中心及社区服务站；农村监测涉及7个地市、7个县、70家卫生院、858家卫生所和卫生室。已对黑龙江省中医药数据监测进行了汇总。

（三）加强中医医院院内感染控制指导和监管力度

2013年6月16~18日，黑龙江省中医药管理局组织召开了黑龙江省中医医院医院感染管理培训班，黑龙江省内二、三级中医医院的院感科长、黑龙江省直部分医疗机构的感染管理人员参加了培训。按照黑龙江省中医药管理局《关于进一步加强医院感染管理的通知》的要求，组织医院感染管理专家于2013年5月22日~27日、10月9~10日、10月13~15日分3次对全省部分二级以上中医医院进行医院感染专项督导检查。

（四）中医护理工作质量进一步提高

黑龙江启用了黑龙江省护理质控中心，制定完成了黑龙江省护理质量评价标准。参加全国护理技能大赛，黑龙江中医药大学附一院进入前十名，黑龙江省中医医院获组织奖。黑龙江中医药大学附属一院护理部等单位和个人获国家中医药管理局全国中医医院先进集体1个、先进病房6个及先进个人称号9个。

2013年9月16日~10月16日，黑龙江省中医药管理局、各地市卫生局分别组织检查督导组对10所三级甲等中医医院及各地市辖区内57所二级以上中医医院开展了检查督导工作，各中医医院开展优质护理病房比例符合国家标准要求（三级医院占比≥50%、二级医院占比≥30%）。其中黑龙江中医药大学附属一院、黑龙江中医药大学附属二院、黑龙江省中医医院、齐齐哈尔市中医院、大庆市中医院、牡丹江市中医院能够结合实际扎实开展各项优质护理服务工作，工作开展得更为切实和普及。密山市中医医院、宁安市中医医院护理流程体现人文关怀，在中医医院中起到了率先垂范的作用。

五、中医医院应急服务能力

（一）积极参与H7N9禽流感防控工作

黑龙江成立了中医药防治人感染H7N9禽流感工作领导小组和应急专家委员会。各级卫生行政部门成立的卫生防控领导小组中，有中医药管理人员参与；在组建临床专家组及多学科人员组成的救治团队中，有中医药专家参加，为有效开展人感染H7N9禽流感中医药防治工作提供了组织保证。组织召开专家会议，研讨防控工作，起草专门的中医药预防方案，总结出人感染H7N9禽流感的中医药证治规律，及

时修订诊疗方案，并根据疫情发展情况，制订并发布了人感染H7N9禽流感中医药预防方案。

（二）在抗洪抢险中充分发挥中医药的作用

面对2013年黑龙江、松花江、嫩江特大洪水，黑龙江省中医药系统紧急动员，组建应急队伍，开展巡回医疗，指导灾后防疫，捐献药品，救治灾民，应急能力显著提升。整个抗洪救灾期间，黑龙江省中医药管理局局长王学军带头，先后派出5名处级以上干部，分赴灾情最严重的同江、嘉荫等县，驻县指挥当地救灾防疫工作。省直黑龙江省中医医院、黑龙江中医药大学附属第一医院和附属第二医院3所中医医院，针对灾区特别是抗洪抢险人员由于潮湿和蚊虫叮咬等皮肤病高发的情况，筹集并向灾区捐赠了全蝎膏、复方蛇脂软膏等价值40余万元的药品，先后两次组织医疗队分赴肇源县、嘉荫县、同江市、抚远县、逊克县、萝北县和绥滨县，为抗洪救援人员和灾民发放急需药品，开展义诊咨询，对当地医务人员进行了相关业务培训。

六、"中医中药中国行——中医药知识进乡村·进社区·进家庭"活动

2013年，继续深入开展"中医中药中国行——中医药知识进乡村·进社区·进家庭"活动，宣传普及中医药知识。黑龙江省中医医院全年共举办讲座558场，受益群众15万人次以上。

（一）举办大型活动宣传普及中医药知识

配合中医中药中国行组委会在哈尔滨举办了一期中药注射剂安全应用巡讲活动，在哈中医医院的500余名专业技术人员参加了学习。黑龙江中医药管理局与黑龙江省卫生厅、黑龙江省社会科学界联合会、黑龙江省疾病预防控制中心、黑龙江省糖尿病教育学会联合开展了联合国糖尿病日、全国高血压日、世界卒中日、营养标签等慢病系列宣传日暨龙江讲坛·百年养生讲堂第63期科普讲座。讲座在黑龙江省图书馆报告厅举行，由省中医药科学院选派专家主讲。同时在室外现场发放宣传材料7000余份。开展中医药服务百姓健康活动义诊，宣传普及中医药知识。省直及在哈中医单位参加哈尔滨市集中义诊活动的医师达1180余人，义诊患者46000千余人次，同时9支医疗队，支援县级中医医院开展义诊活动，诊疗患者达4000余人。义诊同时还发放传单和宣传册9万余份，宣传"治未病"，普及了中医药基本知识和中医保健理念。各地市因地制宜，也举办了中医药知识集中宣传活动。

（二）加强中医药科普队伍建设

黑龙江省有6人被国家中医药管理局遴选为全国中医药文化知识宣传普及巡讲专家。为充实省巡讲专家队伍，黑龙江省对各中医医院推荐的100名巡讲专家候选人进行了集中培训，并从中遴选50人组建了中医药知识巡讲专家团队。

（三）完善中医药知识宣传普及平台建设

吸取此前已在电台连续播出4年的"中医宝典"节目举办经验，区分不同受众，黑龙江省中医药管理局在省电台乡村频道开办了面向广大农村群众的"中医大讲堂"栏目；在省电台都市频道，开办了面向都市白领的"生命方程"栏目。两个栏目均采取日播的形式，每次播出一小时，有针对性地宣传中医药养生保健知识和中医文化，赢得了听众的好评。大庆、双鸭山、伊春等地也在当地电台、电视台开办了中医药栏目。

七、国家临床重点专科项目建设工作

贯彻落实卫生部关于开展国家临床重点专科评估工作要求，结合黑龙江省医疗卫生发展需要，黑龙江省中医药管理局制订评估方案和实施办法，组织符合申报条件的医院按程序申报。按照《国家临床重点专科评估试点评分标准》进行评估，最终全省有7个重点专科项目确定为国家临床重点专科，对全省中医重点专科建设、促进中医药事业的发展起到了推进作用。

八、黑龙江省中医"治未病"预防保健服务体系建设

一是推进"治未病"服务网络和平台建设。2013年底前，二级中医医院要建立"治未病"科，各地市中医医院和三级甲等中医医院要建立"治未病"中心，充分利用大医院人才、技术等方面的优势，帮助和扶持基层中医医院开展"治未病"工作，不断为基层百姓提供方便、规范、有效的中医预防保健服务。二是推进"治未病"服务技术的规范使用。继续推动常见疾病高危人群中医预防保健服务技术的推广运用；加强对中医膏方、穴位贴敷、冬病夏治等中医药技术的规范使用和管理，使之能够更好地发挥中医"治未病"的优势。三是推进区域"治未病"服务体系的构建。

九、继续教育工作

黑龙江省拥有国家局优势学科中医药继续教育基地13个，城市社区中医药知识与技能培训示范基地6个（含理论培训基地1个，临床实践基地2个，社区实践基地3个），农村中医药知识与技能培训示范基地5个（含理论培训基地2个，临床实践基地3个）。建设中医药继续教育网站1个。初步建成1个科系比较齐全、对中医医疗机构实现全覆盖的中医药继续教育体系。2013年，全省承担国家级中医药继续教育项目12项，举办省级中医药继续教育项目35项。通过中医药继续教育网站对全省中医药人员进行了"读经典　做临床"专项继续教育，全省有1200人通过了网络考核，取得了"读经典　做临床"专项学分。2013年，根据《黑龙江省中医药师承继续教育实施方案》，首批试点的50名学员通过出徒考试，取得了黑龙江省局颁发的《传统医学出师结业证书》。

完成了国家局第五批老中医药专家学术经验继承工作的日常管理和年终考核，30名指导教师和60名学员全部通过考核。启动了第三批全国优秀中医临床人才研修项目，遴选学员20名。2013年按照国家中医药管理局的统一部署，完成了

2012年黑龙江省中医类别全科医师转岗培训100人和县级中医临床技术骨干培训项目140人。完成了黑龙江省中医药学校招生计划的审定。按照卫生部、教育部、国家中医药管理局的部署，2013年完成了全省30名中医类别定向本科医学生招生任务。

十、继承创新体系建设工作

2013年新增4个国家名老中医传承工作室、2个国家中医流派传承工作室。4个国家中医药管理局第一批重点研究室建设项目通过了国家局的评审验收，并承担了2013年中医药公共卫生服务项目。国家中医临床研究基地一期工程经4年的建设，在重点病种研究、平台建设、队伍建设、数据管理与质控平台建设、机制建设5个方面完全达到了国家中医药管理局的要求，通过了国家局的评审验收。2013年有47个项目获黑龙江省中医药科技奖，有19个项目获黑龙江省政府科技奖。

十一、中药资源普查工作

2013年，黑龙江省改组了全省中药资源普查办公室，确定黑龙江省中医药科学院为技术依托单位，并将黑龙江省普查办设在黑龙江省中医药科学院，理顺了普查组织关系。根据全省中药资源分布情况和技术力量，确定首先启动了方正等10县（市）中药资源普查。黑龙江省卫生厅、黑龙江中医药管理局召开了有10县（市）卫生行政部门和中医医院负责人参加的专题推进会。黑龙江省普查办根据普查需要分别在哈尔滨召开了普查队员现场培训会、数据管理员现场培训会，在杜尔伯特召开了野外调查队员现场培训会，对负有普查任务的40个试点县的全体普查队员进行了网络培训。10县（市）普查工作于2013年8月正式启动，到2013年11月完成了5个县的野外调查（其余5县受松花江、黑龙江全流域洪水影响无法进行普查），共设置样方套66个，采集药材38种，采集蜡叶标本445份，药材种子7份，采集药用植物25种，采集蜡叶标本104份。摄制照片1800余张，录像资料大于4小时。

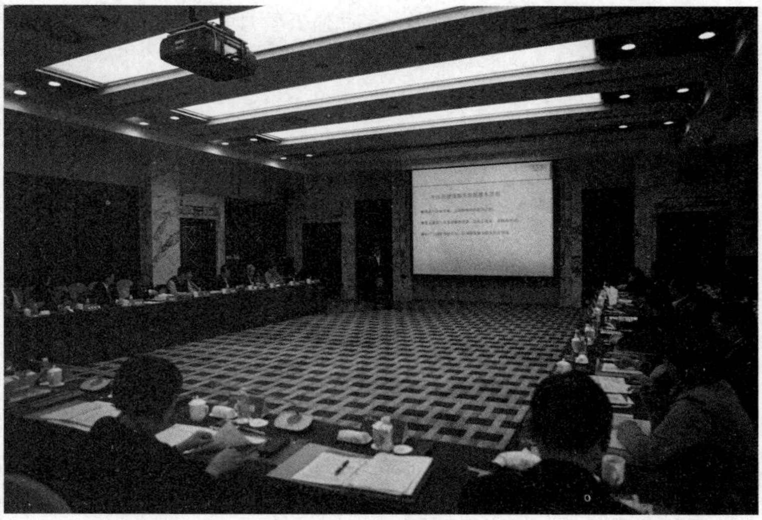

2013年11月30日，由国家中医药管理局、上海市人民政府共同主办的国家中医药发展综合改革上海论坛在上海召开

十二、黑龙江省北药资源开发及发展中药种植产业研讨会

研讨会邀请了省内中药材种植大户、全国知名中药饮片生产企业以及与中药产业相关的黑龙江省发改委、工信委、科技厅、林业厅、农垦总局、森工总局相关领导参加。围绕建立中药材安全种植基地、中药种植产业发展战略等议题进行了研讨。同时为参会单位搭建起了产销对接和研企对接的平台，对推动建立起稳定的供应收储机制，畅通黑龙江省中药材销售渠道，把黑龙江省强大的中药研发能力和国内大型饮片企业的生产能力结合，推动对中药材进行精深加工，提升产品档次，大力发展北药产业，从而打响北药品牌，进行了积极的探索。

（许　磊）

【上海市2013年中医药工作概况】

一、政策法规

为推进上海市基层中医药服务能力提升，根据国家中医药管理局、卫生部、人力资源和社会保障部、国家食品药品监督管理总局、总后勤部卫生部《关于实施基层中医药服务能力提升工程的意见》及实施方案提出的主要目标、任务要求，并结合上海实际情况，由上海市中医药发展办公室、卫生局、发展和改革委员会、财政局、人力资源和社会保障局、食品药品监督管理局于2013年1月7日联合印发了《关于上海市基层中医药服务能力提升工程的实施意见》，强调了实施基层中医药服务能力提升工程的重要性和紧迫性，提出了工作的总体目标要求，明确了主要工作任务、相关的政策和保障措施，并成立由上海市相关委办局组成的工作小组。

为加强中医药专项经费的使用和管理，推进2013年上海中医药工作，加快中医药的继承和发展，上海市卫生计生委于2013年5月20日印发了《关于做好2013年上海市卫生计生委中医专项经费管理使用的通知》，并下达了2013年中医药专项经费，要求各项目承担单位严格按照专项经费管理的规定和要求，建立工作制度，实行专款专用，合理使用，加快项目执行进度，确保建设任务的如期完成。同时加强对项目执行情况的督查、评估和绩效考核，及时报送项目进展、总结、评估报告和经费审计等情况。

为进一步贯彻落实商务部、国家中医药管理局等14部委联合发布《关于促进中医药服务贸易发展的若干意见》，充分发挥上海的特色优势，结合上海“创新驱动、转型发展”的战略规划，上海市卫生计生委、商务委员会、中医药发展办公室于2013年5月24日联合制定了《上海市中医药服务贸易发展规划纲要（2014～2018年）》，以指导上海中医药服务贸易科学、规范、健康、快速发展，明确提出指导思想、指导原则、战略发展目标、主要工作任务和保障措施。同时，成立上海市中医药服务贸易工作指导委员会，负责制定和实施中医药服务贸易的中长期发展规划，落实相关政策和实施方案等，建立跨行业、由多种相关专业组合的专家团队，开展中医药服务贸易专题研究，并制定适合上海各个行业和区域特点的中医药服务贸易发展规划，将中医药服务贸易工作纳入各相关单位的发展计划，为中医药服务贸易提供政策支持。研究和制定促进中医药服务贸易发展的财税优惠政策，为中医药服务贸易提供有效金融、保险服务、外汇结算、外商投资、知识产权保护、人力资源发展、出入境便利管理等支持。重点支持与中医药服务贸易具体项目相关的技术性培训，如翻译、法律咨询、会议、展览、海外营销活动，以及中医药服务贸易相关的专利申请、商标注册等。设立中医药服务贸易统计系统、中医药贸易公共服务平台项目、示范性服务贸易等重大专项建设项目。在政府主导的前提下，设立"创业投资引导资金"等，鼓励和引导社会其他资金的投入，共同参与上海中医药服务贸易建设的投入。积极发挥社会中介组织作用，在中医药服务贸易领域建立市场化、专业化、社会化的行业组织。

为加强对冬病夏治穴位敷贴的应用管理，根据《国家中医药管理局关于加强对冬病夏治穴位敷贴技术的应用管理的通知》，上海市卫生计生委于2013年8月1日印发了《关于做好冬病夏治穴位敷贴技术的应用管理的通知》，就医疗机构开展冬病夏治穴位敷贴的应用范围、服务机构基本要求、操作规范、人员资质、管理要求等进行了规范。

为推广安全、有效、方便、价廉的特色中药制剂的使用，上海市卫生、中医药发展办公室、食品药品监督管理局、医疗保险办公室于2013年9月4日联合出台了《关于规范本市医疗机构特色中药制剂在医疗联合体、对口支援的区县中医医院内调剂使用管理的通知》，确认了三级医院的特色中药制剂可在跨行政隶属关系、跨资产所属关系的医疗联合体、对口支援的区县中医医院调剂使用，并纳入上海市基本医疗保险支付范围。

为进一步整顿医疗秩序，切实维护人民群众健康权益，着力解决非法行医问题，上海市卫生计生委、公安局、中医药发展办公室、食品药品监督管理局于2013年10月25日联合印发了《上海市进一步整顿医疗秩序打击非法行医专项行动方案》的通知，决定自2013年10月起开展为期一年的集中整顿医疗秩序打击非法行医专项行动。

上海市地方标准《小包装中药饮片剂量规格与色标》已由上海市质量技术监督局于2013年5月21日正式发布。其标准编号及名称为：DB31T703—2013小包装中药饮片剂量规格与色标。该标准于2013年9月1日起在上海实施。

二、医政工作

（一）人感染H7N9禽流感防控工作

针对2013年3月发生的人感染H7N9禽流感疫情，上海中医药系统积极投入防控工作，组建了人感染H7N9禽流感中医药防控专家组，在确诊病例的救治中，中医专家和西医专家共同开展医疗救治工作；在上海市卫生部门组建的人感染H7N9禽流感防控工作领导小组和医疗救治专家组中，均有中医药部门和中医药专家参与，基本形成了覆盖全市各级医疗机构的人感染H7N9禽流感中医药防控网络。同时，根据国家诊疗方案，结合上海实际，制订了《上海市人感染H7N9禽流感中医药防治方案（2013年第一版）》，并在阶段性总结与评价的基础上，及时作相应调整、补充，新增恢复期中医药诊疗方案。此外，对三级、二级中医（中西医结合）医院全面开展人感染H7N9禽流感中医药防控工作的督导。开展中医药防控人感染禽流感的舆论引导和知识宣传，普及和宣传中医药防控流感知识。

（二）基层中医药服务能力提升工程

上海市卫生局、发改委、财政局、人力资源和社会保障局、食品药品监管局等6部门联合出台《关于上海市基层中医药服务能力提升工程的实施意见》，确定了建设目标和主要任务。召开了上海市基层中医药服务能力提升工程启动会，进行动员部署。基层中医药服务能力提升工程被列入上海市政府2013年

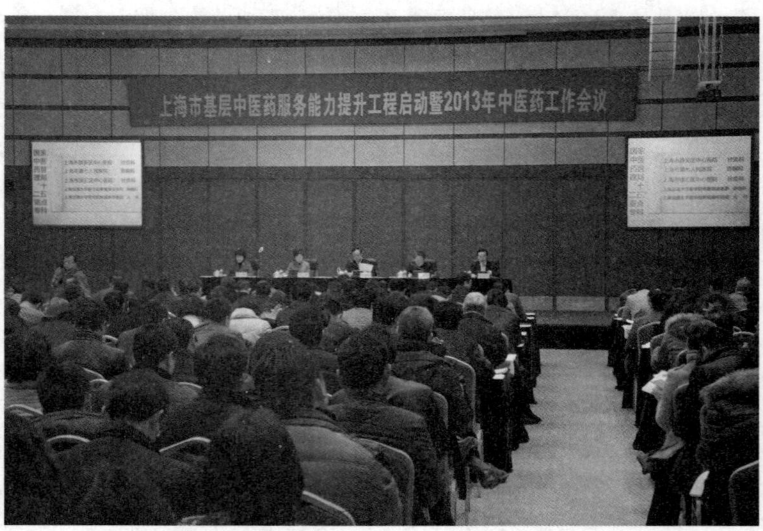

2013年2月22日，上海市基层中医药服务能力提升工程启动暨2013年中医药工作会议在上海科学会堂国际会议厅召开

重点工作予以推进。由上海市中医药事业发展领导小组与各区县签订了《基层中医药服务能力提升工程目标承诺书》，将能力提升工程纳入区县医改年度绩效考核内容；上海市财政局根据基层中医药服务能力提升工程目标任务，设立医改专项资金2000余万；各区县召开相关会议并制定出台实施意见；浦东、长宁、闸北等区设立专项资金，开展基层中西医结合健康管理。

在上海市最后6家社区卫生服务中心纳入中医药达标项目建设范围后，社区中医药服务标准化建设已普遍达标。遴选了5家社区卫生服务中心开展社区中西医结合康复医疗试点，强化了40家中医药特色示范社区卫生服务中心建设，启动了50项具有一定影响力的社区中医药特色扶持项目，制定了《常见病中医社区诊疗指南》，推进社区常见病、多发病的中医药防治，举办上海市基层中医药知识与技能竞赛，形成了“1+18+243”（即一家适宜技术推广基地、18个区县、243家社区卫生服务中心）的全市基层中医药适宜技术推广与应用网络。2013年，所有社区卫生服务中心均设置中医科，99.33%的社区卫生服务中心、95%的社区卫生服务站和78%的村卫生室能够提供6种以上中医药服务项目。全市社区卫生服务中心中医科门诊服务人次为872.01万人次，占社区卫生服务中心门诊总人次的11.89%。

上海市组织实施了上级中医医师“社区带徒”的基层中医药骨干培养项目，遴选50名副高职称以上的中医指导老师，带教100名社区卫生服务中心中医师。启动实施了社区非中医人员中医药知识与技能培训工作。全市社区卫生服务中心中医类别医师1434人，占社区医师总数的12.38%；中医类别医师注册全科医学833人，占注册全科医学医师总数14.21%，较2012年提高了6个百分点。

结合社区卫生服务综合改革要求，上海市制定了包含中医药服务在内的基本公共卫生服务规范，探索中医药工作融入基本公共卫生服务进行一体化管理的新模式，并开展试点工作。浦东、长宁、闸北、徐汇等区充分利用社区各方资源，将中医药健康管理工作要求融入家庭医生制实施工作中，部分试点区域实现了包括中医药在内的社区健康管理信息与诊疗信息的整合利用，社区健康管理效率与服务水平显著提高。

（三）中医医疗内涵建设

按照国家中医药管理局“以评促建、以评促改、评建并举、重在内涵”的原则，上海市分步有序推进中医医院评审工作，有效提升了全市中医医院的综合服务能力和水平。截至2013年底，上海中医药大学附属龙华医院、上海中医药大学附属曙光医院、上海中医药大学附属岳阳中西医结合医院、上海市中医医院4家三级医院和上海市中西医结合医院、宝山区中西医结合医院、长宁区光华中西医结合医院、浦东新区中西医结合医院4家“二升三”中医医院全部通过国家中医药管理局评审，确认为三级甲等中医或中西医结合医院。组织开展对黄浦区香山中医医院等11家二级中医医院进行复评审，11家医院被确定为二级甲等中医或中西医结合医院。

开展中医特色综合评价。上海市建立了以中医药特色和优势为核心，以客观数据为基础，涵盖中医药服务发展各项重点内容的中医医院综合评价指标体系，并在此基础上组织开展了中医医院中医特色综合评价预评价工作。加强对中医医疗质量控制管理，健全和完善了中医质控网络体系，及时调整并加强了上海市中医医疗质量控制中心的职能和负责人选；通过招标评审，在上海市中医医疗质量控制中心组织框架下，新建了中医护理、中药药事质控组，明确组长人选和挂靠单位，逐步实现了中医质控科学化、精细化和分类管理。对全市各级各类中医临床重点专科（专病）、优势专科建设项目进行了中期检查和评估。

普陀区人民医院、上海市第八人民医院、浦东新区人民医院3家综合医院成功创建为“全国综合医院中医药工作示范单位”。

全市有4个集体、10个病房和15名护士入选国家中医药管理局评选的全国中医医院优质护理服务先进集体、先进病房和先进个人。

（四）中医“治未病”健康工程

2013年，上海市长宁区天山区中医医院等8家单位被纳入国家中医药管理局“中医药预防保健及康复能力建设项目”，上海中医药大学附属龙华医院、岳阳中西医结合医院、曙光医院被确定为全国膏方人员师资培训基地，10家中医医院开展“治未病”工作示范建设工作。在社区卫生服务机构开展建设“治未病”工作室和健康小屋，方便基层百姓获得中医预防保健服务。制定实施包括体质辨识、重点人群中医健康管理、中医健康教育等，并完善了相应技术规范和考核办法。不断深化中医预防保健服务体系示范基地建设，拓展了“治未病”服务内容和服务项目。2013年，全市开展了0~3岁儿童中医健康调养180122人次，占0~3岁儿童健康管理数的37.68%；开展65岁以上老年人体质辨识745507人次，占65岁以上老年人健康管理数的34.97%。

（五）中医药服务百姓健康推进行动

上海市制订了《上海市中医药“服务百姓健康推进行动”实施方案》，开展了中医医院“三好一满意”活动，组织中医专家开展义诊，开设双休日、节假日及夜门诊；向患者提供多种渠道的预约诊疗服务，如电话预约、网络预约、诊间预约、门诊服务台预约、自助预约机等服务；在门诊人数较多的三级中医、中西医结合医院推行先诊疗后结算的“一站式付费模式”和预付费等模式，减少了患者等候时间和排队次数；开展了中医医院“护理达标建设”和“中医预防保健服务达标建设”项目，贯彻实施中医优质护理服务和中医“治未病”工作要求；

结合国家对中医医院中医综合治疗的有关要求，稳步推进中医医院“传统医学示范中心”建设，探索中医药诊疗模式和服务流程创新，发挥中医药综合治疗优势提高临床疗效，方便群众获得综合的中医药服务；巩固中医医院评审成果，制订了上海市中医医院持续改进活动方案，进一步推进中医医院加强内涵建设，发挥中医药特色优势，为百姓提供便捷、高效和优质的中医药服务。

三、科研工作

（一）龙华医院国家中医临床研究基地建设通过阶段验收

上海中医药大学附属龙华医院国家中医临床研究基地建设，是上海中医药重点工作之一，2013年上海市中医药发展发展办公室积极协调有关部门，解决了基建后续资金等关键问题，全面推进了国家中医临床研究基地建设和发展。国家中医药管理局多次组织国内有关专家对该中医临床研究基地工作进行督导检查。基地自建设以来，临床医疗科研信息共享平台、医学伦理审查平台、中医传承研究平台、院内制剂及中药新药开发平台、知识产权保护平台、临床实验室平台和生物样本库平台等公共平台已基本形成，启动了一期临床研究室建设等。中医药治疗肺癌、骨退行性病变重点病种的临床研究能力显著提升，并取得成果。基地顺利通过了国家中医药管理局2013年重点病种检查验收和基地实地阶段验收。

（二）浦东新区被确定为国家中医药管理局科技成果转化基地

浦东国家中医药综合发展试验区建设，着重在创新中医药发展体制、机制方面进行了积极的探索。2013年，国家中医药管理局正式确定浦东新区为“国家中医药管理局科技成果转化基地”。浦东新区整合资源，着力打造国际一流的中医药产业研发技术平台，构建现代中医药产业科技发展创新体系，搭建国家中医药专利技术展示交易、中医药专利数据服务等平台，为中医药的研发创新提供全面的环境支持，建设我国中药现代制剂新产品和中医药科技成果转化的高地。

（三）组建传统医学国际疾病分类研究与服务评价中心

为实施世界卫生组织加强传统医学发展战略的目标，充分发挥我国在传统医学国际疾病分类研究与服务评价应用的优势和作用，在与世界卫生组织传统医学司相关官员协商的基础上，经论证和研究后，上海市卫生计生委于2013年7月16日向国家中医药管理局提出关于成立传统医学国际疾病分类研究与服务评价中心的建议，中心作为上海中医药大学WHO传统医学合作中心的下设独立研究机构。前期工作已得到国家中医药管理局的支持。中心将承担WHO和国家中医药管理局委托的相关内容统计信息的研究、采集，开展国际疾病分类（ICD—11第23章）的完善、培训、应用等持续性工作，为国际传统医学发展提供支撑和服务，并开展相关研究，进一步加快传统医学的国际化进程。

（四）4家中医医院通过国家中医药临床研究伦理审查评估

2013年，按照国家中医药管理局《中医药临床研究伦理审查管理规范》的有关工作要求，上海中医药大学附属龙华医院、曙光医院、岳阳医院和上海市中医医院先后通过了国家中医药临床研究伦理审查平台建设的评估，进一步完善了上海中医药临床研究伦理审查工作，以更好地维护和保障人民的身体健康，规范中医药临床研究，推进中医药临床研究工作健康有序进行。

（五）加强中医药研究项目的管理

2013年，以加强中医药研究项目的管理为重点，上海市对各项在研中医药研究项目进行了梳理，强化了研究项目的过程管理，制定了相关管理制度和管理办法，推进了中医药研究项目按计划要求认真组织实施。对列为国家研究计划项目和56项上海市中医药事业发展三年行动计划重大研究项目、208项上海市卫生局2012～2013年度中医药科研基金项目进行了年度中期检查和评估，有98项课题通过验收和鉴定。由上海中医药大学吴焕淦教授领衔的“灸法治疗肠腑病证的技术与临床应用”研究项目，获国家科技进步二等奖；上海中医药大学王峥涛教授领衔的“中药质量控制综合评价技术创新及应用”，荣获第十五届中国国际工业博览会创新金奖；同时，6个项目获得上海市级科技进步奖励，16个项目部级科技成果奖励。

四、教育工作

（一）中医领军人才计划海上名医项目

为加强高层次中医药人才队伍的建设，加快形成中医药人才高地，打造一批中医药领军人才，上海市组织实施了30名中医领军人才计划海上名医项目培训，培训采取以加强中国传统文化和人文素养为重点，改变以往人才培养“重研究轻实践，重专业轻人文”的模式，创新人才培养方式，采取集中授课、名师指导、参师游学、临证实践、自学自悟等方式，通过2～3年的研修培养，使其具备深厚的中国传统文化底蕴、扎实的中医药理论基础和掌握各具特色中医诊疗技能水平的新一代名医大家。同时成为既能解决中医临床疑难问题，也具备创新思路、组织领导能力的德才兼备的中医药领军人才。

（二）优秀青年中医“杏林新星”培训计划

为培养一批优秀青年中医，上海市启动了“杏林新星”计划，培训以固定导师、在第一线带教培养为主要方式，经过3年的严格培养，使一批青年中医成长为热爱中医药事业、医德高尚、具有扎实理论基础和丰富实践经验、医技水平领先的德才兼备的优秀中医临床人才。经选拔，60名优秀青年中医入选培训计划，为创建新一代中医学专家队伍、形成优秀学科带头人梯队奠定了基础。

（三）西医学习中医工作

继续加强西医学习中医工作，2013年有33名西医通过两年在职学习中医班学习，并经考核结业。为进一步加强非中医类别医师系统学习中医药知识和技能工作，提高中医药服务能力和水平，委托上海中医药大学继续教育学院举办上海市中医医疗机构非中医类别医师西学中学习班（在职半脱产），共招收120名学员进行了培训。

（四）国家中医药管理局人才培养项目

根据国家中医药管理局的有关要求，上海市认真做好全国第五批老中医药专家学术经验继承工作，完成继承人在职攻读中医专业学位的录取工作，共录取博士19人、硕士10人。继续加强第三批全国优秀中医临床研修项目的管理，落实各项培训计划，承担第四期在沪培训任务。

2013年，顾氏外科、石氏伤科、朱氏妇科和蔡氏妇科被列入国家中医药管理局流派工作室建设计划；新增10名老中医，被确定为全国名老中医传承工作室建设项目专家。

（五）中医住院医师规范化培训

2013年，中医住院医师规范化培训共招录249名（其中中医全科73名）；经系统规范化培训考核出站245名（其中中医全科56名）。为加强中医住院医师规范化培训工作，提高培训质量，根据各医院申报，组织专家根据《上海市中医住院医师规范化培训基地验收标准》，通过评审、认定，上海市中西医结合医院等4家医院的13个学科为新一批中医住院医师规范化培训基地。

五、文化建设

（一）中医药的宣传和普及促进工程

为加强中医药传统文化的宣传，上海市中医药发展办公室召开上海市非物质文化遗产传统医药项目宣传启动会，全面启动上海市非物质文化遗产传统医药项目的宣传和促进工程。该项目计划在两年内通过整体策划、全面宣传、收集整理、调查研究等多种形式，促进上海市13项非物质文化遗产传统医药项目的保护和继承工作。2013年6月8日，由上海市卫生计生委、文化广播影视管理局、体育局、教委等上海市非物质文化遗产保护工作局际联席会议成员单位共同在上海市群众艺术馆举办了以宣传传统医药为主题的2013年“文化遗产日”中医文化推广活动，市民参与十分踊跃。

2013年，上海市人民政府公布的第四批上海市非物质文化遗产代表性项目名录中，传统医药项目有龙华医院的范氏眼科、浦东新区的益大中药饮片炮制技艺，民俗项目有曙光医院的海派膏方文化。代表性项目扩展名录中，传统医药项目有曙光医院的石氏伤科疗法、夏氏外科疗法和上海中医药大学的竿山何氏中医文化。

益大本草园被确定为上海市中医药文化宣传教育基地（中医药主题园）。上海市举办驻沪领馆大使、夫人及相关人员20多人体验中医药活动，通过参观和交流，激发了他们对中医药的兴趣，增进了中医药文化的国际交流。

（二）编发《上海市民中医养生保健知识读本》

上海市组织十多位中医专家编写了《上海市民中医养生保健知识读本》，由上海市爱卫办发放至全市780万户家庭，进入每家每户，旨在帮助市民正确运用中医“治未病”的基本知识和方法，增强体质、预防疾病、辨伪去妄。

六、党政廉政建设

按照中央和市委统一部署，上海市卫生计生委及所属单位作为第一批开展党的群众路线教育实践活动单位，从2013年7月起，围绕“为民务实清廉”主题，按照“照镜子、正衣冠、洗洗澡、治治病”的总要求，坚持“领导带头、自上而下”的基本方法和“一级做给一级看”“一级带着一级干”的工作原则，结合系统实际，扎实开展学习教育，上海市中医药发展办公室广泛征集和听取基层中医药单位群众意见，聚焦“四风”问题和中医药难点问题，不断进行对照检查，坚持把自己摆进去，把群众路线教育实践活动和推进上海中医药事业发展紧密联系起来，主动查问题、找差距，严肃认真开展批评和自我批评，针对群众反映的突出问题，逐一梳理，抓好整改落实、专项整治和建章立制，不断提升群众工作能力。教育实践活动取得初步阶段性成效，达到振奋精神，以敢闯、敢试的作风，不断推进中医药改革攻坚，以实实在在的行动推进作风转变，确保以思想认识提高来推进各项工作。

（戴宝冬）

【江苏省2013年中医药工作概况】

一、中国中医科学院江苏分院正式成立

2013年6月24日，中国中医科学院江苏分院在南京正式成立，这是中国中医科学院在全国范围内设立的第一家分院。中国中医科学院江苏分院将以江苏省中医药研究院为依托，整合该省中医药优势资源，按照“面向需求、整合资源、和合共进”的发展理念，坚持优势互补、资源共享、互利互惠的原则，形成“联合攻关、优势互补、利益共享、风险共担”的运行机制，逐步实现“创新大思路、凝练大项目、实现大联合、搭建大平台、培育大成果、开拓大市场”的中医药创新发展目标，努力打造成为全国高水平的区域性中医药科研中心和国家级中医药科技创新基地和成果应用平台。

二、中医药参与深化医药卫生体制改革

一是推进县级公立中医院综合改革。以破除“以药补医”机制为关键环节，以价格调整为重点，建立维护公益性、调动积极性、保障可持续的县级中医院运行机制。积极研究适合中医药特点的成本补偿机制，提高部分传统中医医疗服务项目价格，积极协调相关部门保留中药饮片加成。在改革中，江苏省明确在医疗服务价格调整中将中医诊疗项目单独测算，不计入调价总限额，逐步改变当前中医诊疗服务价格严重背离实际价值的“倒挂”现象。

二是积极探索中医药“医养结合”新模式。紧跟国务院《关于促进健康服务业发展的若干意见》《关于加快发展养老服务业的若干意见》精神，江苏省在全国率先探索建立将中医医疗和养老相结合的新模式，为老人提供健康管理、疾病预防、护理康复和重症治疗等中医医疗服务。江苏省已有无锡、泰州、昆山、邳州、如东、滨海、睢宁等地中医院开展了“医养结合”一体化服务模式的探索，取得了积极成效。

三是进一步扩大中医药服务阵地。江苏省积极适应中医药发展的新形势、新变化，紧紧围绕中医药发展的重点和难点，自加压力，勇于变革，在全省启动了部分综合医院转为中西医结合医院工作，已有两家县级综合医院转为中西医结合医院，新增一所地级市中西医结合医院。

四是不断转变和创新中医药服务模式。江苏省积极转变中医服务理念，从患者入院后的每一个环节、每一个细节入手，努力探索建立适应群众健康需求的新型中医医疗服务模式，无锡市中医医院、江苏省中医院等推出“移动查房”服务。利用现代网络信息技术，将传统查房与多媒体相结合，医生可使用笔记本电脑、IPAD等电子设备为住院患者进行查房，及时更新病情变化并上传相关数据，便于医护人员第一时间应对患者病情变化，大大提升了临床服务效率。继续推进多专业一体化诊疗服务和推广建立中医综合治疗室。探索开展中医药综合服务，形成了“四化”建设的思路，即科室设置集中化、技术手段融合化、诊疗模式中心化、医疗服务一体化。

五是推进开展中医药预防保健服务。积极开展基本公共卫生服务中医药健康管理服务项目。认真实施中医药预防保健及康复服务能力建设项目，有11个单位入选国家建设项目，是入选数最多的省份。加强中医预防保健服务平台和服务建设，江苏省二级以上中医医院都建立了中医预防保健科或“治未病”中心。

六是努力打造“智慧中医药”。江苏省以居民健康管理为中心，以中医药服务活动为主线，研究建立资源合理利用、信息充分共享的有效机制，整体推进省辖市级、县级区域卫生信息平台建设，基层医疗卫生（含中医）机构管理信息系统实现100%全覆盖，“智慧中医药”建设步伐进一步加快，为服务医改、服务百姓提供了有效的信息化技术支撑和保障。

三、全面实施《江苏省中医药事业发展“十二五”规划》

按照《江苏省“十二五”中医药事业发展规划》（以下简称《规划》）确定的目标任务，制定并印发2013年全省中医药工作要点。各地根据实际，做好地方中医药发展规划及《规划》与相关专项规划的衔接。加强与相关部门的沟通协调，积极落实项目安排，争取扶持政策。抓好重大项目实施，做好项目预算，加快预算执行进度，加强资金管理。开展《规划》实施情况的督查，对重点任务、重点项目执行情况进行绩效考评。完成《江苏省中医机构建设发展规划集（2011～2015）》汇编、下发工作。

四、中医药服务体系建设

推进国家中医临床研究基地（江苏省中医院）建设。江苏省中医院原址重建医技综合楼项目已获省发改委批复立项。推进实施地市级重点中医医院和基层医疗卫生服务体系建设项目。无锡市中医院、盐城响水县中医院及大丰市中医院新院等多家建设项目均已投入使用。综合医院中医药工作稳步推进。遴选确定第二批省综合医院示范中医科建设单位19个。新命名30个省乡镇卫生院示范中医科。在新一轮创建中，遴选确定了40个省乡镇卫生院示范中医科建设单位和19个省中医药特色社区卫生服务中心建设单位。

五、中医药服务能力提升工程

积极参与人感染H7N9禽流感防治工作。出台了全国第一个人感染H7N9禽流感中医药防治技术方案，第一时间成立了防治工作领导小组和专家组，得到国家中医药管理局充分肯定。江苏省中医院被确定为人感染H7N9禽流感定点收治医院，是全国唯一家中医医院定点收治医院。江苏省中西医结合医院入选全国中医药骨伤特色救治能力建设项目。继续实施全省三级中医院医疗设备标准化建设项目，对建设单位予以专项补助。组织实施第五批中医医院中药房建设和中医药应对突发公共卫生事件能力建设项目。分别遴选确定中药房建设单位4家和中医药应对突发公共卫生事件能力建设单位两家。开展国医大师学术经验传承研究室二期建设。开展省级中医临床诊疗中心建设，遴选确定第一批省中医诊疗中心4个。加强中医重点专科建设，组织申报国家重点临床专科（中医专业），9个专科成功入选；5个县级中医医院被列入2013年全国农村医疗机构中医特色优势重点专科建设项目。

六、中医医院内涵建设

启动二级中医医院评审工作。江苏省共有57家中医、中西医结合医院参加评审。已评审医院41家。有5所医院被确认为三级甲等中医、中西医结合医院。开展以“以病人为中心，以保持发挥中医药特色优势提高中医临床疗效”为主题的持续改进活动，建立了自查自纠、指导督查、动态考核和检查评估机制。江苏省中医药局联合省妇联举办了江苏省首届中医护理知识和技能竞赛。在2013年全国中医护理工作会议上，江苏省获全国中医医院优质护理服务先进单位3个、先进病房9个、先进个人14个。

七、基层中医药工作

江苏省重视基层中医药服务发展，基层中医药工作首次纳入省政府“2013年十大重点工作和百项考核指标”。江苏省93.4%的社区卫生服务中心、乡镇卫生院及84.9%的社区卫生服务站、村卫生室能够提供中医药服务，高于省政府设定目标。启动基层中医药服务能力提升工程。江苏省中医药局联合江苏省发改委等6个部门制定下发了《关于推进基层中医药服务能力提升工程的实施意见》，提出到2015年，力争95%的社区卫生服务中心、乡镇卫生院和90%的社区卫生服务站、村卫生室能够提供中医药服务。大力推广基层中医药适宜技术。有10个乡镇卫生院、440个村卫生室被列入国家基层中医药适宜技术服务能力建设项目，4个县成为全国县级中医药服务能力建设项目单位。

八、中医药人才培养

认真做好第二届“国医大师”评选省级推荐工作。举办2013年全省中医院院长培训班，加强高层次中医药管理干部队伍建设。认真开展第五批全国老中医药专家学术经验继承工作、第三批全国优秀中医临床人才研修项目、江苏省中医药领军人才、第二批省中青年中医临床人才研修项目，完成省老中医药专家学术经验继承结业考核工作。组织申报全国中医药传承博士后，有5人入选传承博士后导师，5人入选博士后。深入实施中医类别住院医师规范化培训、“青苗培养工程”。2013年，江苏省首次将住院医师规范化培训与职称晋升正式挂钩，有1786人参加2013年度中医类别住院医师规范化培训考试，创历史新高。推进名老中医传承工作室和中医学术流派传承工作室建设。新增6个全国名老中医药专家传承工作室。举办第7期西学中研究生课程进修班。做好中医药继续教育工作，共有66个项目入选国家级中医药继续教育项目，确定省级中医药继续教育项目101项。《江苏当代名中医临证精粹》完成出版。这是江苏省首次由政府部门组织编写，将中医师承、省级以上名老中医工作室指导老师临床经验、学术思想和医案精华汇总出版，具有重要指导意义。

九、中医药科研创新

江苏省组织推进国家中医临床研究基地建设工作，于2013年9月顺利通过国家级阶段评估。制定了江苏省中医重点学科建设与管理办法，启动了江苏省“十二五”中医药重点学科建设工作。遴选确定了20个省中医药重点学科建设单位和12个培育单位。完成2013～2014年度江苏省中医药局科技项目申报和评审工作，最终立项249项。2013年，全省地市级以上中医药科技项目立项443项，其中省部级以上项目123项（国家自然基金81项、省自然基金26项）；发表论文3214篇，其中核心期刊论文1604篇，SCI论文106篇；获得专利授权65项。新增国家中医药管理局重点研究室1个。

十、中医药文化惠民工程

一是积极开展中医药文化惠民活动。据统计，2013年，全省共开展各类中医药文化惠民活动3790场次，有12283名中医药工作者直接参与惠民服务，发放中医药文化宣传资料1144764份，设置宣传展板8368块，编印各类中医药文化科普读物576种，中医药文化惠民活动直接受益群众达485187人次，各级各类媒体报道3871篇次。二是组织开展中医药文化科普丛书组编工作，针对不同职业人群的健康需求，积极思考策划，以学生、教师、职员等为目标读者，组织专家撰写丛书分册。三是组织开展好《锦旗背后的真情故事——江苏省中医药行业感人医德医风文集》汇编和评奖工作，并与《扬子晚报》合作刊载部分获奖文章，弘扬中医药系统良好的医德医风，增进医患之间的理解与沟通。四是连续第三年组织开展“中医药就在你身边”中医药文化科普巡讲活动，共举办中医药文化科普巡讲1288场次，现场发放中医药文化科普资料294349份，设置宣传展板2801块，参与讲座群众137507人次，各级各类媒体报道2858篇次。五是启动开展全省中医院中医药文化建设示范单位评选申报工作，首批遴选示范单位10家。六是启动全省中医院中医药文化建设基本现状调研工作，制订调研方案，下发调查表，并联合南京中医药大学组织开展居民对中医院中医药文化建设现状满意度调查。七是组建江苏省中医药文化建设专家库，遴选首批入选专家60名。八是参加国家中医药管理局组织召开的全国中医药文化宣传教育基地建设工作座谈会并在会上作主旨发言。九是组织专家参加国家局中医药文化科普巡讲第4期培训班，有一人入选国家局中医药文化科普巡讲团专家。十是协助南京中医药大学做好江苏省中医药博物馆展品征集工作。

十一、中医药省际合作和对外交流合作

在国际交流方面，江苏省卫生厅副厅长陈亦江先后与来访的东盟国际贸易投资商会、泰国传统医疗协会、新加坡南洋理工学院、俄罗斯莫斯科州等机构和地区就加强中医药国际合作进行了交流，今后将建立和密切在中医药学术研究、中医药服务、中药产业、中医药人才交流与培养、中医药文化等方面的广泛交流与合作。在国内合作方面，推动贵州与江苏中医药事业共同发展。2013年8月，江苏省卫生厅厅长王咏红、副厅长陈亦江亲赴贵州，与贵州省中医药管理局签署《贵州省中医药管理局、江苏省中医药局加强中医药战略合作框架协议》。双方将充分发挥两省在中医药学术、人才、科技、教育、产业等方面的特色优势，促进中医药资源优化配置，加强优势集成和互补，促进黔苏中医药全面协作，实现中医药事业更好更快发展。

十二、中医药信息宣传

结合工作重点，加强中医药新闻宣传。在年初重点开展人感染H7N9禽流感防控期间，江苏省组织各地及相关单位做好中医药防治人感染H7N9禽流感新闻宣传工作，密切关注疫情发展动态，探索中医药应对疫情变化的有效作用，要求各地积极编撰中医药防治人感染H7N9禽流感的工作动态及科普文章，并及时向省中医药局信息平台报送，为中医药参与防控工作发挥了积极作用。2013年6月，结合中国中医科学院江苏分院成立及全省基层中医药服务能力提升工程启动工作会议等重点工作，积极联系相关新闻媒体，加强宣传报道，健康报、中国中医药报、科技日报、新华日报、扬子晚报、南京日报等媒体均刊登了相关中医药主题新闻，扩大了中医药的社会影响。

（张小凡）

【浙江省2013年中医药工作概况】

一是全面推进公立中医院改革。公立中医院与西医院同步实施了药品零差率，在医疗服务价格调整补偿率总体低于西医院的情况下，发挥“简、便、验、廉”优势，深挖潜力，取得了较好的社会效益和经济效益。各级中医院制定并推行“阳光用药工程”实施方案，加强处方点评和药品管理，抗菌药物的使用比例进一步下降。各地中医院相继出台优质医疗服务措施，浙江省中西医结合医院率先推出诊间结算服务；浙江省中山医院等推出“智慧医疗”新型就医模式；浙江省中医院积极扩大预约诊疗服务范围，2013年预约专家号达到35.47万人次，居全省医院领先。为控制中药饮片费用的不合理增长，降低群众负担，配合推进公立医院改革，2013年，浙江省中医药管理局与浙江省人力社保厅联合开展了中药饮片使用专项整治，严肃查处了一批违法违规的医疗机构及医务人员，浙江省委书记夏宝龙以及副省长熊建平、郑继伟对此分别作出重要批示，给予充分肯定。2013年，浙江省公立中医院总诊疗人次和出院病人数在继续保持适度增长的前提下，每门诊人次费用164.8元，每出院病人费用7258.1元。

二是积极推动优质资源下沉。浙江省15家省市级中医院对口帮扶32家县级医院。2013年5月，浙江省副省长郑继伟出席了浙江省立同德医院全面托管海盐县中医院签约仪式。浙江省中医院派出副院长带队的专家团队进驻松阳县两家医院和筹建松阳县中医、中西医结合博士后工作站，吸引优秀医疗人才到基层。温州市中医院创新模式，与当地民营医院结对帮扶。杭州市中医院托管建设中的建德市中西医结合医院取得了明显成效。加大基层中医药人才配备力度，安排优秀中医类大学生下基层服务，首次面向农村社区岗位定向培养中医类本科生136名。优质医疗资源的下沉提高了基层医院的技术和管理水平，促进了学科建设和业务发展，受援单位业务量普遍增长25%以上。

三是着力提升中医药服务能力。浙江省中医药管理局与浙江省发改委、财政厅等5厅局联合出台了《浙江省基层中医药服务能力提升工程实施意见》，进一步完善了该省服务全覆盖、城乡统筹协调发展的基层中医药服务体系。到2013年年底，浙江省83%的社区卫生服务中心、73%的乡镇卫生院设置了中医科、中药房，70%以上的基层医疗卫生机构能够提供中医药服务。各地政府把创建全国基层中医药工作先进单位作为民生工程来抓，萧山区、建德市、海盐县、柯桥区通过全国基层中医药工作先进单位评审，浙江省创建工作继续走在全国前列。大力推广中医药适宜技术，14个单位被纳入全国基层中医药适宜技术推广建设项目，培育推广中医药适宜技术47项，培训人员达1900余人次。针对65岁老年人和0～3岁儿童，开展了国家基本公共卫生中医药服务项目。不断加强中医院内涵建设。新增国家临床重点专科8个、全国基层医疗机构中医药特色专科7个。大力推进县级中医院标准化建设，全省87%的县（市）中医院达到二级甲等以上水平。浙江省新华医院成为全国7个中医药骨伤特色救治能力建设项目之一，湖州市中医院等6家单位成为全国中医药预防保健及康复服务能力建设单位。

四是高度重视中医药科技创新和

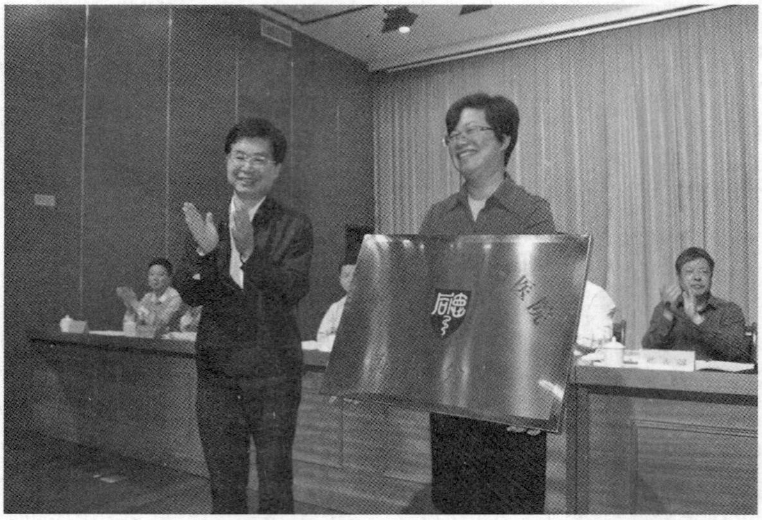

2013年5月17日，浙江省立同德医院全面托管海盐县中医院签约仪式在海盐县大剧院举行

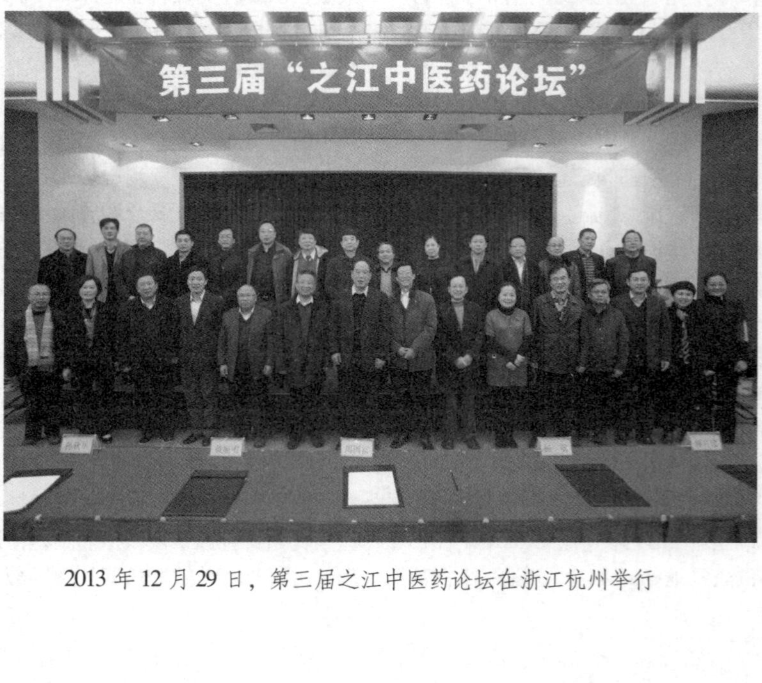

2013年12月29日，第三届之江中医药论坛在浙江杭州举行

人才队伍建设。2013年，浙江省争取到国家支持科研项目60余项，国家“973”项目首席专家实现零的突破。中医药防治肿瘤等8项重大疾病攻关项目有序推进。通过科技创新产生了一批高质量成果，其中8项获省部级奖励。浙江省中医院承建的国家中医临床研究基地顺利通过第一建设周期的评估验收。浙江省已有75个国家级中医药重点学科和研究室、90个省级重点学科和创新平台，中医药创新能力和学术水平进一步增强。以培养中医药传承人才为重点，新增全国名老中医药专家工作室5个、全国中医学术流派工作室4个；35名全国老中医药专家学术经验继承人获得攻读博硕士研究生资格；加强中医药高层次人才选拔培养，在省级名中医中推出了3位国医大师遴选对象，中医药系统中有3人入选省卫生领军人才培养对象。完善中医住院医师规范化培训制度，继续开展中医类别全科医生转岗培训，推进中医药继续教育工作，全年争取国家中医药继续教育项目95项，同比增加39.7%。

五是扎实推进中医药文化建设。做好中医中药古籍整理研究工作，编印了《浙江名中医》。各地政府积极打造具有地方特色的中医药文化品牌，推出了一批与中医药服务和文化有关的健康产业发展项目。浙江省中医药系统大力弘扬大医精诚的精神，富阳市中医骨伤医院张玉柱成为全国中医药系统党的群众路线教育实践活动先进典型。

（施　翔）

【安徽省2013年中医药工作概况】

一、中医药改革与发展

经省政府同意，安徽省卫生厅发布了《安徽省“十二五”中医药事业发展专项规划》；积极指导县级公立中医医院改革，安徽省中医药管理局会同有关部门对在县级公立医院改革进一步发挥中医药特色优势提出明确要求；继续开展农村中医药县、乡、村一体化管理试点工作，怀远县被列入国家首批试点县，新增5个省级试点县，使安徽省试点县达到21个；进一步理顺中医医疗服务价格，安徽省中医药管理局会同省物价局、人社厅调整了67项中医推拿服务价格，并纳入基本医保报销范围，实施情况良好。鼓励支持民营中医医疗机构发展，新增二级民营中医医疗机构4所。

二、基层中医药服务能力提升工程

安徽省人民政府印发了《安徽省基层中医药服务能力提升工程实施方案》，安徽省卫生厅、发展改革委、财政厅、人社厅等6部门联合召开了全省基层中医药服务能力提升工程推进会，利用国家专项资金对43所乡镇卫生院和1870个村卫生室中医服务条件进行了改善；为基层培养县级中医临床骨干90名、中医全科医生100名，农村订单定向医学生免费培养项目招生75名中医类医学生；启动了农村中医一技之长人员纳入乡村医生管理工作；在12个县（市、区）组织开展了中医药“三进”活动，受益群众近万人。

三、中医药特色优势建设

继续加强安徽省中医院国家中医临床基地建设，2013年9月以优秀成绩通过了国家中医药管理局组织的阶段评估。全省新增7个国家中医临床重点专科、8个农村医疗机构中医药特色优势重点专科；对2010～2012年中医类国家重点临床专科项目进行检查评估，5个项目均为优良；完成安徽省第五批全国老中医药专家学术经验继承人临床医学（中医师承）专业博士和硕士学位入学考试工作，13人被录取攻读博士学位，19人被录取攻读硕士学位；新增国家中医药管理局中医药传承博士后2人、国家级名老中医工作室4个，确定省级名老中医工作室10个；组织开展安徽省名中医评选活动。积极开展全国综合医院中医药工作示范单位创建工作，对8个申报单位进行评估，并推荐其中4所为候选单位。开展全国基层中医药工作先进单位创建活动，指导肥西县、天长市、潜山县、马鞍山市雨山区、芜湖市弋江区积极创建全国基层中医药工作先进单位。

四、中医医疗机构和人员管理

开展等级中医院评审工作，2013年度完成7所三级中医医院、55所二级中医医院的评审工作，并确定了相应等级；强化中医医院感染管理，年内完成11所中医院供应室检查验收，5所中医院血透室验收；继续做好中医类别执业医师考试、考核管理工作，规范中医医院和中医执业医师诊疗行为，审批医疗广告14个，完成医疗机构校验21个，变更登记19个；开展师承和确有专长人员考核考试工作，其中10人通过师承出师考核，87人通过确有专长人员考核；积极开展临床路径试点工作，按照《安徽省2012年中医临床路径管理试点工作方案》要求，在全省范围内组织实施了由66所中医医院参与、包含11个专科、涉及42个优势病种的临床路径管理试点工作，取得了良好的效果，安徽省11个专业协作组、42个病种、10852临床病例被纳入临床路径管理，通过临床路径试点工作的开展，进一步优化了医疗流程，规范了医护人员的医疗行为，提高了整体医疗质量。

五、中医药在公共卫生服务体系建设和重大疾病防治中的作用

安徽省认真组织实施基层公共卫生服务中医药健康管理服务项目，对全省105个县级行政区域的258名市县级师资进行了培训，并指导开展了基层医疗卫生机构管理人员和基层中医药服务团队培训；开展中医药服务百姓健康活动，向社会公开了8项中医药惠民服务承诺；开展中医药健康服务试点工作，六安市、安庆市、芜湖市、马鞍山市、亳州市谯城区、太和县、淮北市开展了中医药预防保健及康复试点探索，各试点建立了由政府领导、有关部门参与的组织协调机制，正在开展社会性独立养生保健服务机构调查摸底和准入监管、服务收费项目设立及收费标准制定工作；积极开展中医药防治禽流感工作，制订发布了中医药预防方案，组建了中医药防治专家组，第一时间介入救治工作。

六、中药资源普查试点和民间医药调查工作

中药资源普查试点进入收集整理阶段，截至2013年，首批20个试点县共实地调查769块样地，完成样方3720套，累计完成11605种野生及栽培药用植物的调查工作，共采集药用植物蜡叶标本21000余号、药材标本1480份、种质资源520份，拍摄照片45万余张、录音资料近400份、视频资料90小时。走访了50家药材收购站，了解当地中药材收购状况，访问了115位当地民间中医，获得民间传统知识17项。亳州谯城区及金寨县动态监测站正在建设中。2013年又新确定了10个试点县，并将开展种苗繁育基地、种质资源库建设，项目方案和业务经费均已经下达。2013年建立民间医药资源数据库和评价专家库，并选择部分项目开展试评价工作，同时国家中医药管理局设立国家中医药传统知识保护研究分中心，安徽省成为全国6个分中心之一。

（王继学）

【福建省2013年中医药工作概况】

2013年，福建省共有86所中医医院（含民族医院），中医医院床位数1.85万张，中医医院病床使用率86.32%，中医医院诊疗人次1680.6万人次，占医院诊疗人次比重为19.1%，中医医院出院人数57.2万人，占医院出院人数的比重为14.6%。卫生机构中医类别执业（助理）医师1.14万人，中药师（士）0.38万人。全省共有880所乡镇卫生院、221所社区卫生服务中心、19408所村卫生室和312所社区卫生服务站，其中93.97%的乡镇卫生院、94.11%的社区卫生服务中心、43.12%的村卫生室和78.52%的社区卫生服务站能提供中医药服务。福建省有中医药科研机构从业人员102名、中医药三级科研实验室9个、高等中医药院校1所、在校生1.38万人、省级中医药文化宣传教育基地4个。

一、政策法规

2013年，福建省卫生厅副厅长阮诗玮带领省厅有关处室负责人到

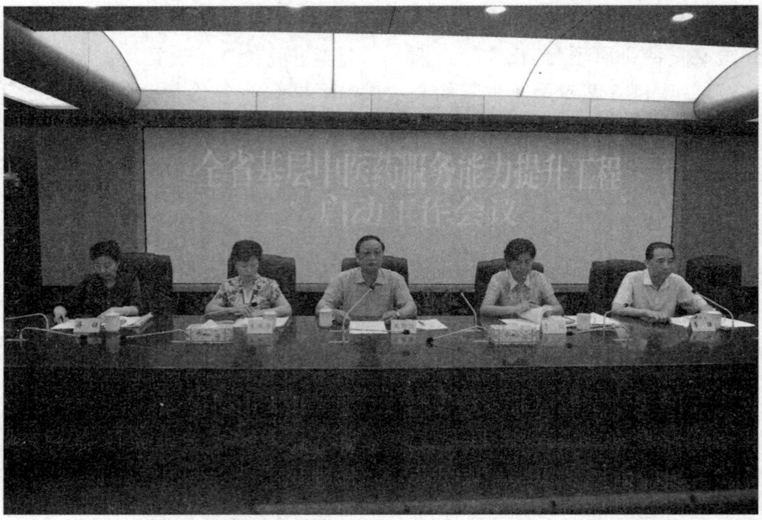

2013年6月17日，福建省召开全省基层中医药服务能力提升工程启动工作视频会议

平和县、云霄县、东山县和漳浦县调研中医药工作。福建省卫生厅联合省发改委、财政厅、人力资源和社会保障厅、物价局等部门转发国家卫生计生委等5部门《关于在县级公立医院综合改革试点工作中充分发挥中医药特色优势的通知》，推动中医药在公立医院改革中发挥积极作用。《福建省新型农村合作医疗报销药品目录（2013年版）》新增140种医疗机构院内中药制剂。2013年1月1日起，《中医类医疗服务项目价格调整方案》在省级医疗机构正式执行，通过提高46项中医药诊疗服务价格促进中医药服务的提供和应用。

泉州市人民政府印发《泉州市“十二五”期间深化医药卫生体制改革规划暨实施方案》，强调要加强中医药传承和创新，以城乡基层为重点，加强中医医疗服务体系建设，逐年增加中医经费占卫生经费的比重。

三明市人民政府出台《扶持和促进中医药事业发展的意见》，加强当地中医药事业发展，推动二级以上中医医院同步参与公立医院综合改革，市内9所中医院实行院长年薪制、试行医生（技师、临床药师）年薪制，实施单病种付费等改革措施。

二、医政工作

（一）市县级中医医院能力建设

2013年，省级财政预算投入7850万元，加强中医医疗机构薄弱科室的床位建设856张，计划2013年建设550张，2014年建设306张。2013年底，实际完成755张床位建设，其中儿科床位565张，妇产科床位190张。

（二）中医医院内涵建设

开展中医医院评审评价工作。2013年，福建省完成31所二级中医医院、6所三级中医医院评审。开展以“以病人为中心，发挥中医药特色优势，提高中医临床疗效”为主题的持续改进活动。福建省卫生厅结合“三好一满意”和“三改二推一评议”活动的要求，制订了《福建省2013年中医、中西医结合医院评价方案》，加强中医医院内涵建设，突出中医药特色，发挥中医药优势，提高中医临床疗效，提升整体服务和管理水平。

（三）基层中医药服务能力建设

组织实施基层中医药服务能力提升工程。福建省卫生厅联合省发改委、财政厅、人力资源和社会保障厅、食品药品监管局，印发《福建省基层中医药服务能力提升工程实施方案》，成立了领导小组，明确了各部门责任与任务。2013年6月，福建省人民政府办公厅牵头，与省卫生厅、发改委、财政厅、人力资源和社会保障厅、食品药品监管局5部门联合召开了提升工程启动大会。国家卫生计生委副主任、国家中医药局局长王国强和福建省

人民政府副省长李红出席会议并对实施工作提出了要求。两人分别代表国家基层中医药服务能力提升工程领导小组和福建省人民政府签订了目标责任书。与会的5部门领导就全省贯彻实施提升工程工作进行了部署。省、市、县三级政府层层签订了目标责任书，将提升工程列为政府工作目标，各项任务工作在基层全面推开。

开展将中医药一技之长人员纳入乡村医生管理工作。福建省卫生厅成立了领导小组及办公室，制订了实施方案，旨在缓解福建省农村卫生技术人员，特别是中医药人员不足的问题。福州、厦门、漳州、莆田、宁德卫生局组织中医药一技之长人员开展临床考核工作，已有49名人通过临床考核工作。

开展全国基层中医药工作先进单位创建活动。厦门市海沧区、福州市台江区通过全国基层中医药工作先进单位省级评审。

开展基层常见病、多发病中医药适宜技术推广。福建省卫生厅委托福建中医药大学成教院分别在漳州、安溪、福州举办了中医药适宜技术推广基地师资培训班，培训师资665人。

巩固和深化城乡对口支援工作。福建省卫生厅制定了《福建省2013～2015年城乡医院对口支援工作方案》。方案规定："每所三级中医医院至少帮扶一所县级中医院，全省14所三级中医医院共对口帮扶23所县级中医院，支援医院向每所受援医院至少要选派4名卫技人员，且应具有中级以上专业技术职称（至少有一名具有高级专业技术职称）。每所县级中医院支援一所乡镇卫生院，向每所乡镇卫生院至少选派2名卫技人员，选派的医师应当具有3年以上临床工作经验。"

（四）中医预防保健服务

实施"治未病"健康工程。根据国家统一部署，福建省启动了全省基本公共卫生中医药服务项目，选派省级师资参加国家培训，制订了项目实施方案和考核评价办法，印发了项目培训方案，举办了师资培训班，培训了255名县级师资人员。全省各地基层医疗卫生机构管理人员和卫生技术人员17000多人次参加了中医药培训。

福建中医药大学附属人民医院成立了省级慢性病中医药防治中心。福建省卫生厅向国家中医药管理局推荐福建中医药大学附属人民医院作为福建省膏方人员培训机构。各地医院加强学习《中医医院"治未病"科建设与管理指南》，加强膏方推广应用、冬病夏治穴位贴敷技术应用管理。

加强中医医院"治未病"科室建设。2013年，中央财政投入400万元支持福州市中医院、厦门市中医院、龙岩市中医院和福建中医药大学附属康复医院4个单位实施中医药预防保健及康复服务能力建设项目。

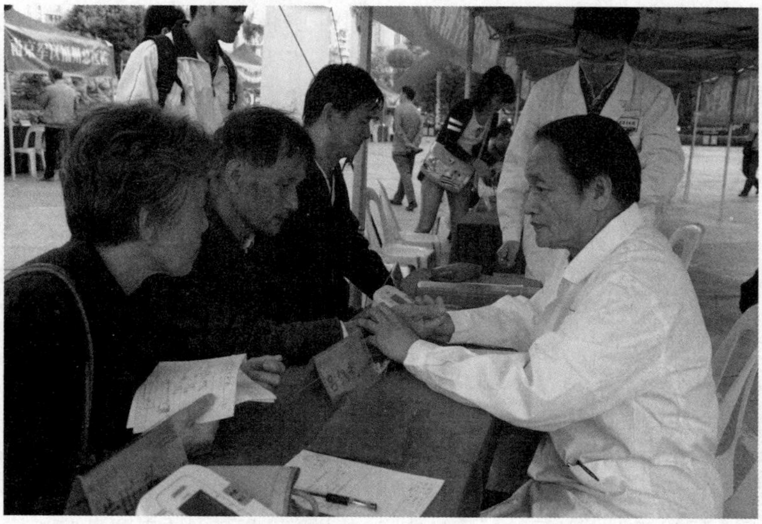

2013年10月26日，"中医中药中国行"走进福建，福建省开展了中医义诊活动

（五）中医药重点专科建设

福建省卫生厅会同省财政厅组织省内医疗机构开展了2013～2014年国家临床重点专科（中医专业）申报工作，最终从13个申报专科中遴选出8个专科推荐上报国家中医药管理局，4个专科得到中央财政经费补助共计1050万元。福建省卫生厅开展了国家农村医疗机构中医特色优势重点专科申报工作，最终从43个申报专科中遴选出39个专科推荐上报国家中医药管理局，12个专科得到中央财政经费补助共计600万元。加大省级财政扶持力度，2013年省级财政投入1050万元加强7个国家中医重点专科建设。

（六）综合医院、专科医院中医药发展

开展全国综合医院中医药工作示范单位创建工作。福建省卫生厅推荐福建医科大学附属第二医院、晋江市医院、龙岩人民医院、宁德市闽东医院4所综合医院申报示范单位。通过综合医院中医药工作示范单位创建活动，推动了各地综合医院、专科医院执行《综合医院中医药工作指南》和《综合医院中医临床科室基本标准》，促进了综合医院、专科医院中医药的建设与发展。

（七）中医药卫生应急能力建设

开展中医医院急诊科标准化建设。福建省卫生厅出台了《福建省公立中医医院应急能力建设实施方案》，安排省级财政6080万元，支持63所公立中医医院急诊科标准化建设，使公立中医医院具备与医院级别、科室功能相适应的场所、设施、设备、药品和技术力量，保障急诊急救、危重病诊疗工作有效开展，提高了中医药参与突发公共卫生事件的应急能力。

开展中医药参与传染病防控工作。在感染H7N9禽流感疫情防控工作中，福建省卫生厅组织中医药专家印发了《福建省人感染H7N9禽流感中医药防治方案》，加强医务人员培训和科普宣传，指导医务人员和广大群众科学应用中医药防控人感染H7N9禽流感。按照中西医并重，中医药早期介入、早期应用的防治原则，福建省5例人感染H7N9禽流感确诊病例，除一例高龄患者因基础疾病和并发症死亡外，其余4例患者均痊愈出院。

（八）中医执业准入和行业监管工作

福建省卫生厅加强各考点指导和考试基地建设，加大考官和考务人员培训，完成了2013年中医类别执业医师考试工作。2013年，福建省有3535名考生报名，通过资格审核的考生3016人。其中实践技能考试实际参加考试人数为2723人，考试通过2057人，通过率约为75.54%，同比上升1.64%。

福建省卫生厅配合有关部门开展虚假广告专项整治活动和整顿医疗秩序打击非法行医专项活动。加强中医医疗广告准入管理。2013年，共受理中医医疗广告申请30件，通过审查，颁发中医医疗广告证明9件。福建省卫生厅加大了医疗广告的监督力度，重点加强了民营医疗机构和个体诊所医疗广告监管。根据国家中医药管理局监测通报，全国有虚假违法广告902条次，福建省有3条次，占总数的3.33‰；全国有违法发布医疗广告机构数123家，福建省有一家，占总数的8.13‰，实现了福建省中医医疗广告违法现象处于全国较低水平的目标。

三、科研工作

福建省卫生厅完成20个省级中医药重点研究室建设项目（2008年立项）评估验收，其中19个研究室通过验收。福建省卫生厅开展了新一轮省级中医药重点研究室建设项目（建设期为2013年8月~2015年8月底）评审工作，共收到新申报项目43个，经遴选确定了27个研究室建设项目。至2013年，福建省共有46个省级中医药重点研究室。

福建省卫生厅完成了2006~2009重点科研项目3项、18个子课题，2009~2012年度重点科研项目7项、38个子课题及22个一般课题的结题评估工作，向国家中医药管理局申请登记3个中医药科技成果和备案66个中医药科技成果。福建省卫生厅开展2013~2015年度福建省中医药科研课题申报工作，加强中医药对慢病、疑难病、多发病以及社会科学、卫生经济方面的研究，共收到申报课题345项，经专家组评审确定课题161项。

2013年5月，福建省卫生厅委托福建中医药大学及福建省中医药学会在福州市举办中医药伦理审查培训班，以提高中医药科研水平，健全受试者保护体系，规范省级中医药科学研究课题申报，共81人参加培训。

四、教育工作

福建省卫生厅联合省公务员局、人力资源开发办公室开展福建省名中医评审工作。通过各级筛选、专家评审投票和社会公示，评出福建省名中医33名。

开展高层次中医药人才培养项目。福建省卫生厅完成了第五批全国和省级第三批老中医药专家学术经验继承工作继承人年度考核，组织了省级第三批优秀中医临床人才选拔考试。2013年，杜建、陈民藩两名中医药专家被国家中医药局确定为第一批全国中医药传承博士后合作导师，沈双宏被选为杜建的全国中医药传承博士后人选。福建省新增谢宝慈、陈长华、肖定远3个全国名老中医药专家传承工作室建设项目。在第四批全国老中医药专家学术经验继承工作和第二批全国优秀中医临床人才研修项目中，福建省有两个项目单位和13名个人受到国家中医药管理局表彰。

（陈　实）

【江西省2013年中医药工作概况】

一、中医药提升工程

一是加强组织领导。江西省卫生厅会同江西省人保厅、食品药品监管局下发了基层中医药服务能力提升工程的实施意见和实施方案。2013年3月江西省以视频会的形式在全省启动实施。2013年7月召开推进会，确定安义县等13个县（市）为基层中医药服务能力提升工程联系点，监测进程，使该工程有序推进。新余、九江等设区市及时对提升工程进行动员部署，九江市以市政府名义下发了实施意见，鹰潭市还将提升工程列入市政府大健康产业发展规划。安福、上高、万年等县成立了以分管副县长为组长的提升工程领导小组，成员单位除县卫生局、人保局、食品药品监管局3部门外，还吸纳了发改、财政、编办、广电等部门参加。广丰县、弋阳县、湖口县积极创建为全省农村中医药工作先进县。

二是切实采取措施。南丰、上犹、都昌、乐平、瑞金、上高等县（市）积极将针灸、推拿等非药物诊疗技术和中药配方颗粒纳入医保报销范围，在新农合报销中对在县、乡定点医疗机构住院病人使用中药和中医传统技术治疗疾病补偿比较同等级医疗机构西医治疗补偿提高了10%；上栗县将县中医院国医堂的门诊中医药治疗费用列入报销范围，按40%报账；瑞金市实行了中医慢病门诊统筹补偿制度，治疗费用按50%进行补偿；上高县投入80多万元将中医基础较好的5个乡镇卫生院和56个村卫生室建设成基层中医药工作示范点；安福县为乡镇卫生院和村卫生室配发针灸针、火罐、艾条等469套；南昌市青云谱区举办了“中医药服务能力知识竞赛”。

三是工作成效明显。通过近一年的工作，经统计，到2013年底，江西全省89.22%的社区卫生服务中心、82.24%的乡镇卫生院、71.06%的社区卫生服务站和62.24%的村卫生室能够提供中医药服务，基本实现了85%以上的社区卫生服务中心、70%以上的乡镇卫生院、60%以上的社区卫生服务站和村卫生室能够提供中医药服务，基层医疗卫生机构中医药服务量占基层医疗机构总服务量的比例明显上升。初步形成了以县级中医院为龙头，社区卫生服务中心和乡镇卫生院为枢纽，社区卫生服务站和村卫生室为基础的中医药服务体系。

二、中医重点专科建设

一是加强江西省级中医重点专科（专病）建设。组织开展了省级中医重点专科（专病）建设项目申报工作，全省共评选了省级临床专科重点建设项目8个、培育项目8个，基层临床专科（专病）重点建设项目30个、培育项目30个。

二是开展农村医疗机构中医特色优势重点专科建设项目申报工作。南昌县中医院脾胃病科等12个专科被国家中医药管理局确定为农村医疗机构中医特色优势重点建设专科。南丰县财政还设立了60万元的特色优势中医专科建设专项资金。

三是开展2013～2014年国家临床重点专科（中医专业）申报工作。江西省中医院脾胃病科等6个专科经国家中医药管理局复审成为2013～2014年国家临床重点专科（中医专业），初步形成了省、市、县级中医专科特色。

三、"治未病"健康工程

一是加强中医药预防保健服务能力建设。2013年，南昌、九江、宜春、新余、赣州、上饶6个市被国家中医药管理局列为中医预防保健服务体系建设试点地区。2013年11月12日，在新余市及时召开了项目启动会，签订了项目协议书。宜春市于会后在全省率先启动了中医药预防保健及康复服务能力建设项目。

二是加强"治未病"养生保健协作工作。按照国家中医药管理局要求，江西省组建了11个"治未病"服务工作协作组和13个中医养生保健协作组成员单位。江西省中医院、上饶市中医院、南昌市中西医结合医院等部分中医医院还开展了养生保健培训、夏季"三伏贴"、冬令膏方养生等活动。

三是认真落实中医药健康管理服务项目。积极选派人员参加国家中医药健康管理服务项目省级师资培训班，及时印发实施方案，举办县级师资培训班，切实采取措施提升基层医务人员中医药健康管理服务水平。经统计，2013年全省培训基层医疗卫生机构管理人员17521人、中医药服务团队9877人。接受中医体质辨识服务的65岁及以上老年人和接受中医调养服务的0～36个月儿童覆盖率分别达到了32.3%和30.4%，达到了国家目标人群覆盖率30%的任务要求。

四、中医联盟机制

一是开展中医针灸康复联盟试点工作。江西省建立了联盟制度，采取举办分院、定期坐诊、派人跟班学习等多种形式，推广热敏灸技术。率先在高安市中医院试点开设江西热敏灸医院高安分院，近一年来已治疗20000余人次，治疗人次同比增长80%，取得了非常好的效果，受到了当地农民群众的广泛好评。

二是开展对口帮扶工作。江西省中医药管理局要求省级中医院帮扶每个设区市的一个县中医院；市级中医院帮扶辖区内50%的县级中医院；县级中医院帮扶辖区内的所有乡、镇、村的中医药服务。各地及时签订了提升工程对口支援协议书，积极开展对口帮扶工作。通过层层帮扶，带动了基层中医诊疗技术水平的提高。

五、中医医院管理

一是做好公立中医医院改革试点工作。召开了公立中医医院改革试点座谈会，加强与各设区市及13个公立医院改革试点县卫生行政部门的沟通与协调，努力将保持和发挥中医药特色优势的政策和措施纳入各试点县公立医院综合改革试点工作方案中。

二是以中医医院评审为抓手，加强医院内涵建设。按照国家中医药管理局的统一部署，拟定了全省评审方案，坚持标准，优胜劣汰。确定15%的发展好的中医院可评为三级医院；70%的有发展潜力的中医院进入二甲医院行列；淘汰15%中医院到二乙医院及以下，并对二乙医院及以下的中医院建议转型为中医康复医院。通过评审，基本上达到了以评促改、以评促建、评建结合、重在内涵的目的。全省三级中医医院评审工作已全部完成，二级中医医院评审工作正在稳步推进。

三是全面加强全省中医医院临床护理工作。2013年，靖安县中医院被评为全国中医医院优质护理服务先进单位，江西省中医院外一科等6家医院的6个科室被评为全国中医医院优质护理服务先进病房，游小菊等9人被评为全国中医医院优质护理先进个人。

六、中医科教工作

一是扎实推进"名中医"工程。江西省卫生厅会同江西省人保厅启动了第二届国医大师评选推荐工作，推选江西中医药大学魏稼、范崔生、伍炳彩3位老专家为候选人。评选了100名江西省名中医，萍乡、南昌等地市还开展了首届市级名中医、基层名中医评选活动。

二是积极推进中医药科技创新。4个名老中医传承工作室、2个重点研究室、1个中医学术流派工作室等国家级项目获批。中医科研课题质量不断提高，10项重点课题、150项普通课题获准进行科学研究。江西省中医药研究院研究的《一种食用营养蒸谷米的制备方法》获得国家发明专利证书。中药资源普查试点工作全面推开，野外调查和繁育基地建设顺利实施。

三是中医药教育培训和医师资格考试工作有序开展。完成了第五批44名师承人员的年度考核。对100名中医类别全科医师进行了转岗理论培训，对180名县级中医临床技术骨干进行了理论培训。举办了5期中医药标准实施推广技术培训班，共培训1020人次。完成了2013年度全省中医类别医师资格考试报名和实践技能考试工作。

（郑林华）

【山东省2013年中医药工作概况】

一、中医药参与医药体制改革

进一步完善县级公立医院综合改革中医药政策。山东省转发了《国家卫生计生委等部门关于在县级公立医院综合改革试点工作中充分发挥中医药特色优势的通知》，明确对县级公立医院综合改革试点医院销售的中草药、中药饮片仍执行以实际购进价格为基础，顺加25%作价的政策；提出重点提高中医外治项目、非手术整骨类项目、针灸类项目、推拿类项目等体现中医特色和医务人员技术劳务价值的医疗服务价格，并合理确定中医辨证论治费和中药特殊调配加工费；发挥医疗保险鼓励使用中医药服务的作用，在新型农村合作医疗和城镇职工、居民基本医疗保险中，对中医药费用报销比例均适当提高。

发挥中医药在新农合大病保障工作中的优势。在20个新农合大病保障病种中，选择18个病种研究制订中西医诊疗方案，并印发至各级各类医疗机构，供在大病救治工作中参考使用。在农村基层医疗卫生机构开展了感冒首选中医药试点工作，调研分析了试点工作开展情况，协调完善有关政策。

着力做好2013年基本公共卫生服务新增中医药健康管理服务项目的培训指导工作。举办基本公共卫生服务中医药健康管理服务项目市级师资培训班一期、县级师资培训班两期，确保各地规范实施中医药健康管理服务项目，完成覆盖30%重点人群的目标。

推进基本药物制度建设工作。制定并指导各地利用好中药饮片相关政策，切实加强中药类基本药物配备使用管理，鼓励引导基层卫生技术人员合理使用中药饮片，促进基层中医药工作开展；配合做好2012版国家基本药物临床应用指南和处方集宣传推广和培训工作。

中医优势病种收费方式改革试点顺利启动。开展了中医优势病种按病种收费方式改革试点工作，在广泛调研的基础上，确定了首批开展以骨伤病种为主的7个病种的按病种收费试点工作，在参照国家中医药管理局印发的试点病种临床路径和诊疗方案的基础上，充分学习借鉴兄弟省份开展按病种收费工作的经验，组织专家制定了山东省试点病种的临床路径和诊疗方案。山东省中医药管理局多次与物价、人力资源和社会保障部门沟通协调，联合印发了《关于开展中医药优势病种收费方式改革试点工作的通知》（鲁价格二发〔2013〕115号），确保试点工作在有序开展。

二、中医医疗预防保健服务

中医医院评审工作有序开展。全面总结全省三级中医医院评审工作，3家中医院缓评三级中医医院，6家二级中医医院和1家中西医结合医院参加国家专家组现场评审。制订了山东省二级中医医院评审工作方案，召开了二级中医医院评审工作会议，启动了二级中医医院评审工作。针对评审标准、细则及评审过程中的注意事项进行培训，严格按照国家规定的专家抽取原则、评审标准和评审程序，规范了组织评审。组织12批专家，完成了79家二级中医医院现场评审工作，要求申请缓评的二级医院于2014年6月底前完成评审。

中医医院持续改进活动全面启动。召开了部署工作会议，下发活动方案及细则，引导各级中医医院在医院评审的基础上，进一步加强内涵建设，保持发挥中医药特色优势，不断提升中医药服务能力。

综合医院中医药工作持续推进。推荐烟台毓璜顶医院、泰安市中心医院、兖矿集团总公司中心医院、临邑县中心医院4家单位为全国综合医院中医药工作示范单位，并顺利通过国家中医药管理局现场检查评估。

中医医疗服务监测工作扎实开展。山东省组织完成了2012年全省公立中医医院及监测区域基层医疗卫生机构中医医疗服务数据审核报送工作，组织了全省中医医疗管理（基层医疗卫生机构）统计报表制度培训班，部署了全省2013年中医医院及基层医疗卫生机构中医药服务监测数据填报工作，确保监测数据真实有效，为制定中医医政政策提供了科学依据。

中医医疗机构和人员准入管理进一步规范。做好医疗机构登记注册移交工作，下放中医医疗机构14个，接收三级中医医院7家，进一步规范了中医医疗机构设置审批管理。做好基层医疗机构集中整顿工作，研究讨论并下发了山东省2013年实施方案，配合做好打击非法行医专项行动，规范基层医疗秩序。完成2013年中医类别执业医师资格考试报名审核及考务工作。为解决传统医学确有专长人员和基层中医药一技之长人员执业资质问题，按照国家卫生计生委、国家中医药管理局有关文件精神，研究制订了山东省实施方案，启动了2013～2014年全省传统医学确有专长人员考核工作和全省中医药一技之长人员纳入乡村医生管理考核工作。

三、中医药文化建设

开展了2013年“中医中国

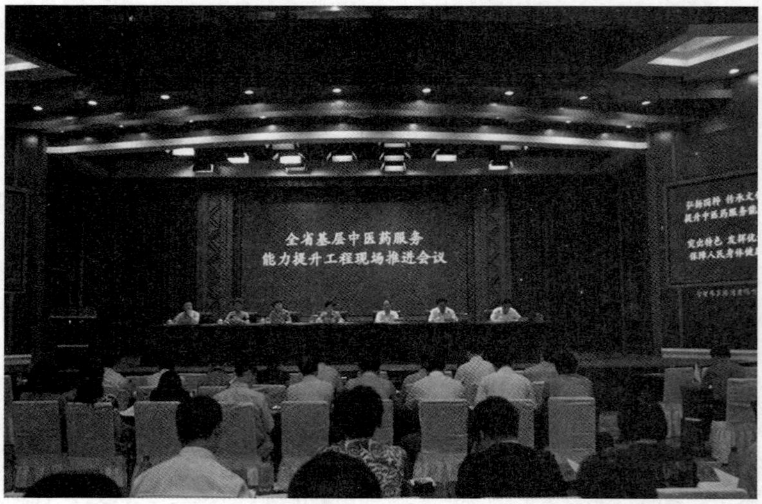

2013年7月12日，山东省基层中医药服务能力提升工程现场推进会议在沂南召开

行‘进乡村’暨中医药服务百姓健康行动”。活动以国家中医药管理局中医中药中国行的总体部署为契机，以中医药服务百姓健康行动为主线，开展了包括乡村医生培训、义诊咨询、送医送药“进乡村、进社区、进家庭”等6项活动内容。活动历时3个月，行程近万公里，覆盖了全省17市、36个县（市、区）。累计组织国家、省、市级中青年骨干中医药专家540名，义务开展了216场中医药科普及适宜技术讲座，培训农村基层专业技术人员4634人次；组织社会各界力量捐赠仪器设备、药品价值2778万元；义诊和接受健康咨询12982人次，免费发放培训、宣传资料24749余份；组织开展基层医疗机构专业技术人员调研座谈会16场，汇总整理意见建议20条，到边远乡村医生家中和因病致贫的农民家中走访慰问68人次，受到各地干部群众的广泛好评。

积极发挥中医药在山东省“服务百姓健康行动”中的重要作用。根据党的群众路线教育实践活动要求，山东省于2013年8月启动实施了“服务百姓健康行动”，选取鄄城等6个县作为活动的联系点。充分发挥中医药在活动中的重要作用，积极争取社会各界力量支持，向6个县捐赠了价值564余万元的医疗器械、药品等，帮助其全面提升中医药服务能力和服务水平。结合中医中药中国行活动，在6个县开展了大型义诊、对口支援建设、乡村医生培训等工作，广大群众享受到了更加优质的中医药服务，中医药在基层的影响力也不断得到提高，收到了明显成效。

启动实施《山东省中医药文化建设评估体系》编写工作。山东省启动实施了《山东省中医药文化建设评估体系》编写工作，多次组织专家召开座谈会，广泛征求各方面意见的基础上，制订了《山东省中医药文化建设评估体系》提纲。召开了山东省中医药文化建设工作座谈会，邀请省直部门、中医药高校及科研院所、卫生局、中医医院、中药企业、新闻媒体以及中医药文化专家代表参加，就加强全省中医药文化建设和完善《山东省中医药文化建设评估体系》广泛征求了意见，并安排部署了有关编写工作，保障了文件的顺利制定。

多渠道加强中医药新闻宣传工作。山东省启用了山东中医药网，及时更新了省内外的重要中医药信息，网站的点击率不断提升；在《健康山东》杂志开辟了“中医中药”专栏，中医药文化的影响力不断提升。加强与主流媒体的沟通与合作，积极宣传中医药工作和方针政策，中医药重点工作、重大政策、重要会议的宣传工作不断加强，全年在《健康报》和《中国中医药报》上发表新闻报道400余篇。

四、中医药重点专科建设工作

召开山东省中医药重点专科建设工作会议，全面总结了“十一五”以来专科建设取得的成绩和存在的问题，分析专科建设面临的机遇和挑战，部署下一步工作任务。组织开展国家临床重点专科（中医专业）申报工作，遴选推荐的10个专科全部被确定为2013～2014年建设项目。13个专科被确定为全国农村医疗机构中医特色优势重点专科建设项目，获得建设经费650万元。组织完成中医药服务能力提升工程专科项目验收工作，全省91个优势（特色）专科（专病）建设项目通过验收。开展全省“十二五”中医药服务能力提升工程重点专科项目年度考核工作，对142个有资项目进行现场考核，印发了考核情况通报及总体建设要求。

五、中医药在参与人感染H7N9禽流感救治工作

山东省在全省中医药系统转发有关诊疗方案、诊断程序等文件，组织人员参加诊疗方案培训，建立健全中医药防治传染病临床基地相关工作机制。制定印发了《全省人感染H7N9禽流感医疗救治专家共识》，确定了中医治疗方案，积极有效地参与了山东省首例确诊患者救治工作。

六、中医药预防保健工作

举行“2013服务百姓健康行动”中医膏方预防保健活动启动仪式，举办中医义诊及养生保健咨询、中医药科普知识展示、中医膏方临床应用培训等一系列活动，弘扬了中医国粹，服务了百姓健康，满足了人民群众日益增长的健康与养生保健需求。山东中医药大学第二附属医院、青岛市中医医院等8个单位被确定为2013年中医药预防保健及康复与临床服务能力建设项目单位，争取中央财政资金800万元，用于中医药预防保健及康复服务提供平台建设以及深入基层积极开展中医药预防保健及康复服务。

七、中医护理工作

优质护理服务扎实推进，3个单位被确定为全国中医医院优质护理服务先进单位，10个病区被确定为先进病房，15位护理人员被确定为先进个人，典型示范作用不断彰显。召开中医优质护理示范病房创建工作座谈会，讨论制定评价标准，印发《关于开展全省优质中医护理服务示范病房创建工作的通知》。

八、基层中医药服务能力提升工程

山东省中医药管理局会同有关部门印发了实施意见、实施方案，成立了领导小组，在山东省卫生工作会议和中医药工作会议上进行了部署。召开了山东省基层中医药服务能力提升工程现场推进会议，对全面做好提升工程实施工作进行了具体安排，确定了“完善一个网络，实施两个计划，争取三方扶持，落实四项措施，突出五个抓手”的工作思路。重点实施了两个计划，即基层医疗卫生机构中医药标准化建设计划和基层中医药人才培养计划。对基层医疗卫生机构中医药标准化建设情况进行了详细的调研摸底，并制定了细致的预算，争取中央财政资金559万元，拟进一步争取省财政支持，为不达标的基层医疗机构配备必要的中医诊疗设备。在中医药人才培养方面，以乡村医生为重点，开展了2013年乡村医生中医药知识与技能培训工作，全省培养10000名乡村医生，推广不少于10项基层常见病、多发病中医药适宜技术。各市按照国家和省里要求，推进各项工作稳步开展。17个市均已出台了实施意见和工作方案，10个市共计27个指标高于全省要求，其中潍坊、威海等市提出了实现100%的目标。

九、中医药科研能力建设

国家高血压中医临床研究基地建设项目。山东省高度重视基地建设项目，成立了以分管省长为组长的基地建设项目领导小组，分管省领导多次深入基地考察调研，帮助协调解决项目建设中存在的问题，保障了基地建设项目的顺利开展。基地重点病种高血压研究取得阶段性成果，中医科研创新平台初步建设，社会影响和品牌效应逐步凸显。建筑面积50300平方米的基地综合楼工程建设项目已经全部完成并正式启用，迎接了国家中医药管理局的阶段性业务建设评估。专家组认为医院基地建设成就有目共睹，通过扎扎实实的工作，取得了实实在在的成绩，全面带动了医院乃至全省中医药防治高血压及相关专业的发展，医院的整体实力得到进一步提高，基本完成了阶段性建设任务。

科研项目管理工作。一是开展了山东省2013～2014年度中医药科技发展计划项目招标立项工作。结合医疗机构重点专科建设，专门设立了重点专科科研专项，鼓励医疗机构等社会力量共同参与中医药科研工作，共立项重点项目4项、普通项目359项、重点专科项目170项。二是加强了科研管理工作。举办了两期中医药科研管理培训班，进一步提高了科研人员的中医药科研课题设计质量和研究水平。召开了山东省部属单位中医药科研管理工作座谈会，交流经验、查找问题，进一步加强了全省中医药科技发展计划项目管理，提升了中医药科研工作质量。三是加强了科研管理制度化建设。建章立制，制定印发了《山东省中医药科技项目管理办法》，加强科研的科学化、规范化管理，强化了科研管理的长效机制建设。

科研平台建设工作。一是积极争取国家级项目。协助开展了2013年全国名老中医药专家传承工作室建设项目的申报工作，6个项目被确定为2013年全国名老中医药专家传承工作室建设项目。争取全国中医药学术流派传承工作室建设项目2个。加强国家中医药管理局“十二五”中医药重点学科的管理，10个学科参加了国家局组织的学科建设规划答辩会，根据专家意见进一步完善了项目建设规划书，进一步明确了学科建设的内涵和外延。二是加强省级科研平台建设。启动了首批省级中医药重点实验室和重点学科建设工作，制定并印发了《山东省中医药科研重点实验室管理办法》《山东省中医药重点学科建设管理办法》，评选首批山东省中医药科研重点实验室20个、山东省中医药重点学科建设单位50个。

十、中医药人才培养工作

中医药院校教育。一是加强高等中医药院校教育。组织专家对申报山东中医药大学、山东中医药高等专科学校中医临床教学基地的单位进行评审，泰安市中医医院、聊城市中医医院为山东中医药大学的非直属附属医院；肥城市中医医院、蓬莱市中医医院、平邑县中医医院、邹平县中医医院成为山东中医药高等专科学校的非直属附属医院，提高了中医药高等院校的临床教学水平和学生临床实践质量。二是加强中医药中专学历教育，组织曲阜中医药学校、济南护理职业学院参加了全国中药传统技能大赛，获得一等奖1名、二等奖3名，创历史佳绩。

高层次中医药人才培养管理工作。一是认真做好第三批全国和省级优秀中医临床人才研修项目培养对象的管理工作，组织参加了第三批全国优秀中医临床人才研修项目第三期和第四期培训班，学员的理论水平不断提高。二是启动实施山东中医药名医工程，山东省中医药管理局与山东省人力资源和社会保障厅等部门联合制定下发了《山东中医药名医工程实施意见》，确定从2013年开始，每3年为一个周期，每期评选山东名老中医10名、山东名中医药专家100名、山东基层名中医200名。2013年在全省评选出了山东名中医药专家100名。

老中医药专家学术经验继承工作。一是加强对全国第五批老中医药专家学术经验传承工作的管理力度。按照国家局要求，组织专家对继承人开展了年度考核工作，64名继承人全部通过考核。二是全面实施山东省五级中医药师承教育项目管理工作，召开了全省中医药传承拜师大会，安排部署了五级中医药师承教育的有关工作，保障了师承带教工作的顺利进行。举办了第一批省、市级和乡镇、村级继承人的

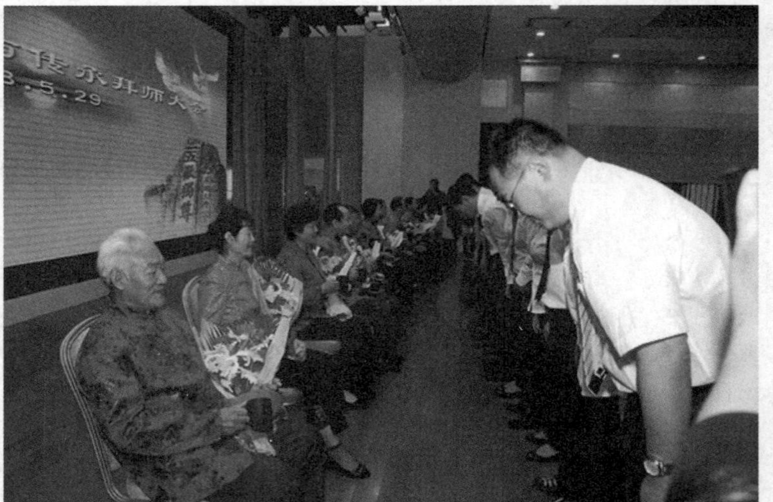

2013年5月29日，山东省中医药传承拜师大会在山东济南召开。图为第一批省市级继承人拜师

集中理论培训班，提高了继承人的中医药基础理论水平。开展了五级师承第二批指导老师和继承人遴选工作，确定并公布了第二批指导老师214名、继承人428名。按照《山东省"十二五"中医药服务能力提升工程五级中医药师承教育项目考核管理办法》要求，指导各市、各单位做好五级师承的管理和考核工作。

基层中医药人才培养工作。一是开展了山东省村卫生室中医药服务能力调查工作，对全省村卫生室人员基本情况与接受中医药相关培训情况、能够提供的中医药适宜技术情况、村卫生室中医诊疗设备配置情况进行了全面摸底，为深入实施基层中医药服务能力提升工程打好基础。二是开展了山东省村卫生室中医药适宜技术推广培训工作，分两批举办了师资培训班，共培养265名中医药临床技术骨干作为师资力量，完成了10000名乡村医生的培训任务。三是举办了全省第二批中医临床技术骨干第四期培训班。通过培训，学员对中医药事业的感情更加深厚，中医药理论更加扎实，中医药技能不断提升。

中医药继续教育工作。一是认真做好中医药继续教育项目。34个项目被列为2013年国家级中医药继续教育项目，145个项目被列为2013年省级中医药继续教育项目，数量较2012年有大幅提升。加强项目的实施和管理工作，成立了山东省中医药继续教育办公室，调整充实了项目的管理人员，每个项目均派员进行督导，提高了项目的管理水平。2013年共举办国家级继教项目25项、省级继教项目82项，累计培训20000余人次，广大中医药专家技术人员的专家水平得到了提升。二是启动山东省中医医疗机构护理人员中医药知识技能培训项目第二阶段工作，采取单位组织培训和个人自学的形式进行，力争使山东省各级中医医院、中西医结合医院护理人员接受中医药知识与技能培训人数达到医院护理人员总数的70%以上。三是启动实施全省中医类别全科医生转岗培训工作，制订了切实可行的实施方案，全省共有984名基层中医药人员参加了培训。

十一、中药行业管理

中药资源普查工作。认真做好全省18个县的中药资源普查试点的筹备工作，成立了工作领导小组，建立了长效机制，将普查成果融入经济社会发展中，促进普查成果有效转化。

参与制定《山东省中药材产业发展规划》。多部门联合制定了《山东省中药材产业发展规划》，在中药种植与生产、贸易与流通、保护与利用等几个方面进行了详细的规划，为进一步振兴山东省中药材产业，加快种植（养殖）、加工、贸易与科技等为一体的中药材产业技术体系展建设提供强力的政策保障。

（刘　超）

【河南省2013年中医药工作概况】

一、中医服务体系进一步完善建设

财政支持力度进一步加大。2013年，中央和省级财政投入专项资金5.8亿元，比2012年增长29%。其中中央财政补助3.6亿元，省本级投入2.2亿元。全省中医机构基础设施建设规模近40万平方米，总投资20.5亿元。

省级重点建设项目进展顺利。河南中医学院一附院国家中医临床研究基地大楼恢复原规划建设；洛阳正骨医院郑州医院一期工程接近尾声；河南省中医院全科医师培训基地大楼封顶；河南中医学院三附院改扩建二期工程交付使用。

百所县级中医院建设稳步推进。中央投资建设12家县中医院，总建设规模20万平方米，投资5.09亿元。郏县等3家县中医院迁建项目投入使用，总占地面积12.9万平方米，建筑面积11.6万平方米。荥阳、嵩县两家中医院完成原址扩建，新增建筑面积3.2万平方米。基层中医药服务设施建设取得新进展。郑州市连续3年投入7547万元，为170所乡镇卫生院、城市社区卫生服务中心建设中医药综合服务区，为1650个卫生室和社区卫生服务站配备中医诊疗设备、培训中医药人员。南阳市投入152万元以奖代补，在144个乡镇卫生院开展中医堂建设，改善基层中医药服务条件。

鼓励社会资本办医取得新成效。全省批准社会资本举办中医医院34所，规划设置床位7000余张。

二、中医药人才培养

人才培养机制进一步优化。开展人才培养项目督导。加强项目管理，明确各级医院的人才培养主体地位，整合资源，充分发挥重点学科、重点专科、重点研究室、名中

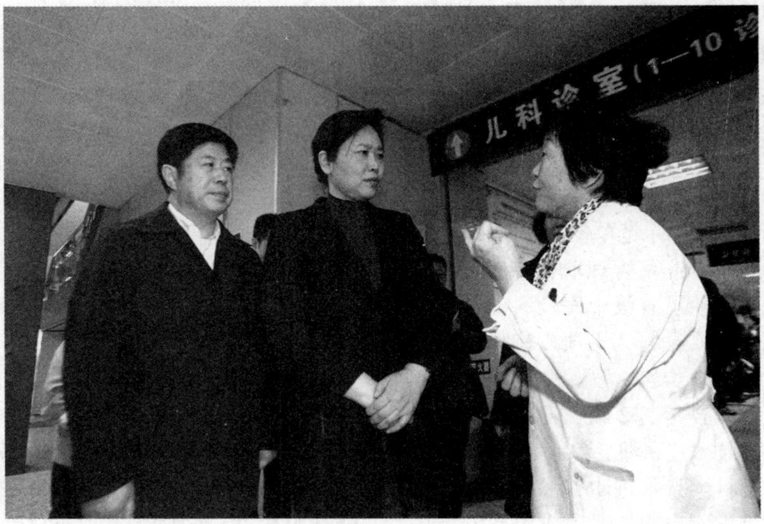

2013年，河南省副省长王艳玲、河南省卫生厅厅长李广胜在河南中医学院第一附属医院儿科调研

医工作室和各类培训基地的作用。新建6个国家名老中医工作室、2个流派传承工作室。

不断培养和推出优秀人才。河南省中医管理局会同省人社厅、卫生厅联合开展第二届国医大师候选人遴选推荐工作，启动第二届河南省名中医评选和首届名中医复核。3名老专家和2名青年专家被确定为中医传承博士后合作导师和博士后，45名全国老中医药专家学术继承人被录取攻读中医临床博士、硕士学位。培训县级中医院业务管理干部600余名。协调省人民医院培训县级中医院急需西医人员210名。完成年度中医类别全科医师转岗培训和执业医师资格考试，完成全省中医医疗机构首次医师定期考核。

持续推进学习型行业建设。组织全省中医骨伤科岗位技能大比武，2名同志被授予河南省“五一”劳动奖章，12名同志被授予“岗位技术能手”称号。支持中医药人员参加高层次学术活动，遴选推荐国家级中医药继续教育项目51项，确定省级继续教育项目152项。

三、中医药科研

落实河南省卫生厅、河南省中医管理局《关于加快全省中医药科技创新工作的指导意见》，从条件建设、队伍建设、项目管理等方面推动中医药学术继承与创新。

科研平台建设取得新成效。河南中医学院第一附属医院国家中医临床研究基地业务建设通过国家阶段评估，河南省洛阳正骨医院被确定为河南省中医骨科临床研究基地建设单位。3个病种研究依托单位入选国家重大疑难疾病临床防治中心和技术推广示范单位。

科研项目管理取得新成绩。设立并启动了省级中医药科学研究专项，立项课题213项。获得国家科学技术进步奖1项、中华中医药学会科学技术奖2项；评选省中医药科学技术成果奖55项。完成年度河南省科学技术进步奖和省科技计划项目推荐申报。河南省负责制定的《艾滋病常见病证辨证治疗要点》等规范、标准经中华中医药学会发布。

开展高水平科研团队建设。启动河南省中医临床学科领军人才培育计划，遴选出10名中青年专家及核心团队。河南省中医药研究院、郑州市中医院、开封市中医院分别与吴以岭院士、陈可冀院士、王永炎院士开展科研合作，经省市科技部门批准，成立院士工作室。总结前四批师承工作经验，完成《河南名中医学术思想荟萃》初稿。

第四次中药资源普查进展顺利。南阳、焦作两市中医管理局和各普查项目县在省中药普查专家委员会指导下，全年共调查野生药用植物446种，野生重点品种129种，栽培品种22种。完成139种主要流通品种市场调查。采集上报了标本、照片和视频资料。

四、基层中医药服务能力提升工程

抓好基层中医药服务能力提升。启动基层中医药服务能力提升工程。持续推进全省综合医院、乡镇卫生院和社区卫生服务中心中医科建设，中牟等9县（市、区）通过了全国基层中医药工作先进单位验收，焦作市第五人民医院和汝阳县人民医院通过了全国综合医院中医药工作示范单位验收。

不断丰富中医医院内涵建设。加强医院等级评审管理，3家三级医院和8家二级医院通过了评审。稳步推进专科建设，2013年新增国家临床重点专科建设项目9个，在建国家中医药管理局重点专科、省级重点专科和特色专科项目进展顺利。

加强中医医院高风险技术管理。规范高风险技术使用，全省中医医院有7家开展心脏大血管介入技术科室安全运行、有45家开展血液透析室安全运行，28家中医院取得髋膝关节置换技术资质，批准111家中医医院开展健康体检业务。

全省中医药服务能力快速提升。截至2013年底，全省共有中医医院367家，同比增加10.2%；实际开放床位56679张，同比增加12.7%。全省中医院门急诊总量2669万人次，比2012年增长4%；出院病人139万人次，比2012年增长5.7%。全省中医医院年业务总收入首次突破100亿元，其中26家医院年业务收入超亿元。平均住院日、床位使用率、床位周转次数、门诊人均次费用、住院平均费用、业务收入结构等运行效率和中医特色指标明显改善。

五、中医药文化与管理

中医药文化建设成绩显著。河南省中医管理局遴选4家省级中医药文化宣传教育基地建设单位，成立河南省中医药文化科普宣传专业委员会，组建科普宣传专家团队。创办《医药卫生报中医药周刊》和《大河健康报中医周刊》，与河南电台信息广播联合举办《国医有妙方》栏目。河南电视台走基层转作风栏目蹲点采访河南中医学院第一附属医院康复中心，对该院康复专业团队进行全方位报道，收到了良好的社会反响。开展中医中药“进乡村、进社区、进家庭”活动。登封市梅村卫生所郭光俊作为中医行业唯一代表，当选全国最美乡村医生。南阳市成功举办张仲景医药文化节。宛西制药联合省曲剧团排演《张仲景传奇》，筹拍电视连续剧《医圣张仲景》。洛阳正骨医院组织微电影创意征集。扩建整修南阳医圣祠，积极筹建开封大宋中医文化博物馆、洛阳正骨博物馆。

启动中医药服务贸易试点工作。洛阳正骨医药科技产业园项目入驻洛阳高新区；南阳市中医院和台湾企业签订了“海峡两岸中药产业合作发展协议”，共同研发经方制剂。

中医事业发展政策环境不断优化。河南省中医管理局委托河南省社会科学院开展《河南省中医事业发展战略研究》，完成了《河南省中医药健康服务业发展研究报告》，开展全省县域中医药人才需求和县级中医院发展现状调研，为催生扶持中医药事业发展的相关政策提供决策依据。河南省发改委等七部门印发《河南省基层中医药服务能力提升工程实施方案》。在转发国家卫生计生委等5部委《关于在县级医院综合改革试点工作中充分发挥中医药特色优势的通知》时提出5项要求，使相关政策在河南操作性更强、实施成效更好、优化空间更大。印发《关于做好新一轮中医医院评审工作的指导意见》《河南省中医管理局关于加强中医医院二、三类医疗技术管理的通知》等一系列业务管理文件，进一步优化政策环境。

六、行风建设

2013 年，河南省中医管理局按照中央和河南省委统一部署，深入开展群众路线教育实践活动，坚持局机关集中学习和分散自学相结合，进一步系统学习中国特色社会主义理论体系和关系经济社会发展全局的各项路线、方针、政策，深入学习教育实践活动规定的文件和材料，特别是认真学习习近平同志在参加河北省委常委班子专题民主生活会上的讲话和省委书记郭庚茂在省人社厅领导班子专题民主生活会上的讲话精神，深刻领会“群众路线是我们党的生命线和根本工作路线”的精神内涵。按照“衡量尺子严、查摆问题准、原因分析深、整改措施实”的要求，结合中医工作实际，领导班子严肃认真地进行了深刻反思，查摆了“四风”方面的突出问题，从理想信念、宗旨意识、党性修养、政治纪律和政绩观、权力观、世界观等方面深刻剖析了“四风”问题产生的根源，认真撰写对照检查材料，建立整改台账，解决形式主义、官僚主义、享乐主义和奢靡之风问题，以鲜明的态度、坚定的决心、自觉的行动，切实纠正不正之风。

（黄怡博）

【湖北省 2013 年中医药工作概况】

一、中医药参与医药卫生体制改革

全省建立了 6 个中医预防保健技术推广中心，把中医体质辨识、儿童预防保健等技术纳入公共卫生服务体系，在全省所有社区和乡镇卫生院推广运用。大部分县级中医院的基础设施得到改造，又有一批社区卫生服务中心和乡镇卫生院建立了标准的“国医堂”。五厅局联合转发了《在县级公立医院综合改革试点工作中充分发挥中医药特色优势的通知》，要求继续贯彻在健全全民医保体系中鼓励使用中医药服务的政策措施。2013 年全省又有 23 家县级中医医院被纳入公立医院改革试点范围，基本实现了中医医院和综合医院同步进行公立医院综合改革。

二、基层中医药工作

实施基层中医药服务能力提升工程。湖北省卫生计生委联合省发展和改革委员会、人力资源和社会保障厅与食品药品监督管理局成立了湖北省基层中医药服务能力提升工程领导小组，印发了《湖北省基层中医药服务能力提升工程实施方案》。2013 年 5 月 22 日，湖北省卫生计生委、发改委、人社厅、食药监局联合召开全省基层中医药服务能力提升工程启动工作电视电话会议，正式启动了全省中医药服务能力提升工程，提出了具体的指标体系，并将指标纳入了各市州年度目标责任考核范畴，与各市州分别签订了目标责任书。

建设“三堂一室”，创建中医药工作先进单位。湖北省制定了《湖北省农村中医药工作十强县（市、区）评选办法（试行）》和《湖北省农村中医药工作十强县（市、区）建设标准和评审细则》。按照湖北省基层中医药服务能力提升工程目标要求，组织开展了“三堂一室”建设和“十县百镇千村”中医药示范单位创建工作的评审验收。全省共创建 962 个国医堂、78 个名医堂、74 个中医养生堂和 162 个名医工作室，湖北省中医药“三堂一室”工作受到国家中医药管理局的充分肯定和新闻媒体的广泛关注，多家主流媒体进行了报道。

继续开展农村中医工作先进县和中医药服务示范社区创建活动。2013 年创建湖北省农村中医工作先进县 4 个（武汉市江夏区、蔡甸区、东西湖区和十堰市郧西县）。

三、中医医院基础设施建设

规范全省中医医院基础设施建设项目。湖北省中医管理局会同省发改委共同开展了农村卫生服务体系基础设施建设项目前期审查工作，重点审查投资渠道、建筑规模、功能布局、建设进度、项目选址和设计方案等。2013 年 7 月 9 日，在黄冈市召开了全省中医系统基础设施项目建设推进会，交流经验，总结工作，通报建设项目进度、中医医院大型医用设备配置情况和上半年工作完成情况。

2013 年，湖北省共安排农村卫生服务体系基础设施建设项目 10 家，其中 9 家是中医医院，中央投资 1.62 亿元，地方配套近 2 亿元。自 2009 年以来，湖北省先后有 64

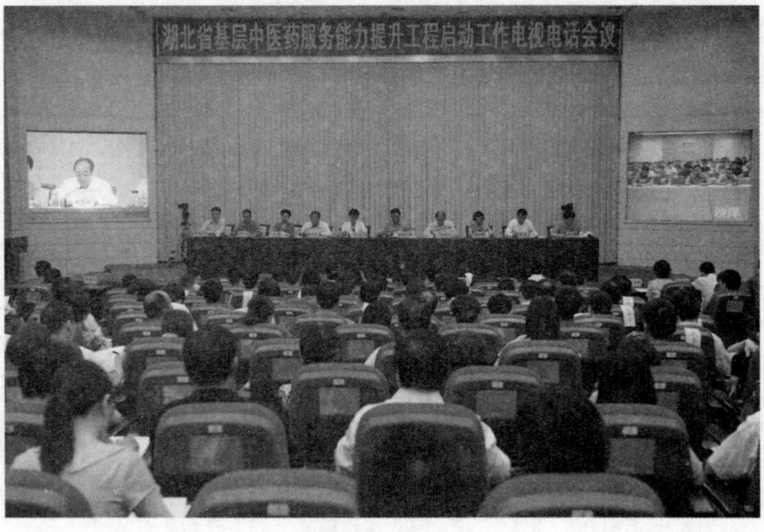

2013 年 5 月 22 日，湖北省基层中医药服务能力提升工程启动工作电视电话会议在湖北武汉召开

个中医医院开展了基础设施建设，占全省91家公立中医医院的70%（其中，纳入中央投资计划的有49个，即湖北省中医院和12个市州中医医院、36个县级中医医院），项目建设总投资32.55亿元（其中，中央投资9.01亿元，地方配套15.15亿元，自筹资金8.39亿元），超过了近30年中医医院基本建设投资总和，中医药事业呈现跨越发展的良好趋势。

四、中医药重点专科建设工作

组织申报国家临床重点专科（中医类别）。开展2013~2014年度国家临床重点专科（中医类别）推荐工作，湖北省中医院针灸科等7个专科被评为国家临床重点专科。洪湖市中医医院骨伤科等12个专科被国家中医药管理局批准为全国农村医疗机构中医特色优势重点专科项目。

组织开展全省县级医院中医重点专科申报工作，武汉市新洲区中医医院针灸科等80个专科被评为湖北省县级医院中医重点专科。

五、中医医院等级评审工作

继续开展三级中医医院评审工作。全省已有23个市（州）中医医院被评为三级甲等中医医院，2013年，公安县、洪湖市、黄陂区、钟祥市、荆门市、天门市、建始县、利川市、咸宁市和仙桃市等10家中医医院通过了评审，被评为三级甲等中医医院。

启动全省二级中医医院评审工作。依托湖北省中医管理学会举办了二级中医医院护理、院感、药事管理和医疗质量管理4期培训班，共计300余人参加了培训。截至2013年11月，全省有55家中医医院被评为二级甲等中医医院，一家被评为二级乙等中医医院。

六、中医药科研工作

加强国家中医临床研究基地建设。国家中医临床研究基地业务建设、重点病种研究方案、科研信息共享系统建设通过国家中医药管理局评估验收。

实施中医药传承与创新人才工程。确定2013年全国名老中医药专家传承工作室建设项目4个、中医药学术流派传承工作室3个和2名全国第一批中医药传承博士后。

组织完成了2013年度省科研项目申报和评审工作，重点加强了中医药传承、中医药基础理论和中医药临床研究。积极开展中医药防治艾滋病的临床研究。80项中医药科研课题被列入省财政资助项目。国家中医药管理局在湖北随州组织召开了中医药治疗艾滋病工作座谈会，12个省、市的主要负责人就中医药治疗艾滋病协作组组建和技术操作方案修订工作进行了讨论。随后组织召开了湖北省中医药防治艾滋病座谈会，4个试点项目地区负责人汇报了工作。筹备组织出版《中医药防治艾滋病的探索与研究》，组织专家讨论、确定了体例提纲，已经进入组稿阶段。

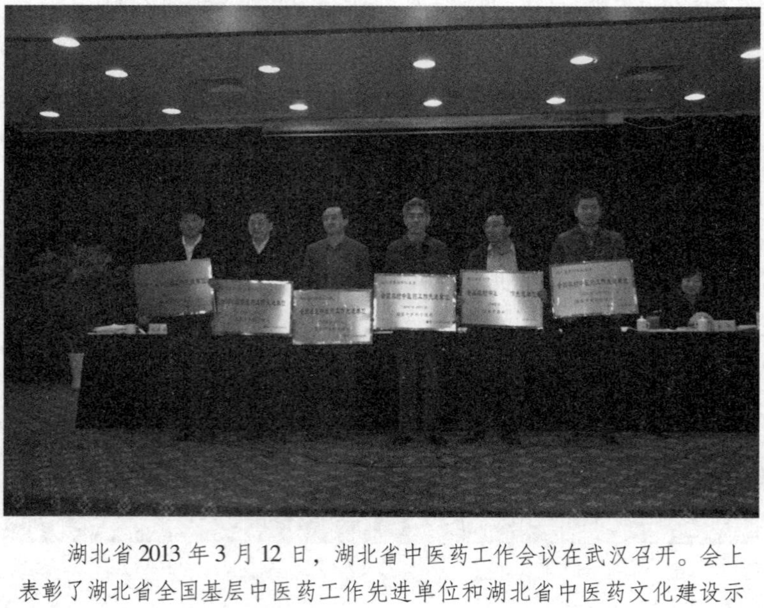

湖北省2013年3月12日，湖北省中医药工作会议在武汉召开。会上表彰了湖北省全国基层中医药工作先进单位和湖北省中医药文化建设示范单位

开展知名中医评选表彰工作。组织推荐了第二届“国医大师”候选人。湖北省中医管理局会同省人社厅组织开展了第二批“湖北中医大师”和“湖北中医名师”评选表彰活动，各地共申报湖北中医大师候选人34名，湖北中医名师候选人61人，将于2014年2月进行评审。

开展100名县级中医临床技术骨干到三级中医医院进修培训。认真实施农村定向免费培养中医药专业医学生项目，作好湖北中医药大学招收的50名农村定向本科生的培养工作，毕业后按照协议在乡镇卫生院落实工作岗位。

七、中药资源普查试点工作

湖北省组织召开了全省中医药资源普查试点工作中期汇报会和中药资源普查数据库应用培训班。完善湖北省中药资源普查数据上传工作。举办中药资源普查试点工作物种鉴定培训班，各县市完成品种数为100~1655种，完成样方数140~1430个，全省完成重点品种约304个。全省共采集标本79789份，采集药材样品1960份，采集种子样品949份。

在新类群发现方面，发现新属1个、新种3个，向国家中医药管理局申报药用植物新类群研究课题2个，发表学术论文3篇。参加全国中药资源普查试点工作交流会，湖北省介绍了新类群发现和整理经验。组织2个国家基本药物中药原料资源动态监测和信息服务点与中国中医科学院签订了合作协议，明确了监测站要求，开展了基础设施建设工作。

开展中药资源普查试点工作成果承接，启动了《中国中药资源大典》（湖北卷）编纂，充分体现了本次中药资源普查工作的成果。

八、中医药文化建设

2013年11月5~7日，国家中医药管理局组织中央电视台、中央广播电台、人民日报、光明日报等10家中央新闻媒体来湖北采访湖北省基层中医药服务能力建设工作。中央主流新闻媒体实地采访了湖北省青山区红钢城社区卫生服务中心、黄陂区中医医院、黄陂区姚家集街道卫生院和黄陂区前川街环城新村卫生室。对湖北省新洲区中医医院针灸医生蔡春林身患直肠腺瘤，经历7次手术，坚持十年如一日为患者服务的先进事迹进行了全面采访。中央电视台新闻频道、中国中医药报等新闻机构对湖北省基层中医药工作取得的成绩作了专题报道。

九、中医药信息化

一是每年年底开展综合统计年报工作，将各级中医医院的主要指标进行统计排序，全省通报，并反馈给医院所在当地政府。二是进行了中医药资源比较研究，将湖北省各地中医药资源和工作情况进行比较，并与发达省份和中南五省比较，《湖北省中医资源综合评估报告》受到国家中医药管理局的充分肯定。三是对农村和社区的基层中医药工作进行监测，举办培训班对监测人员进行了培训，定期上报数据。四是加强医院信息化建设。全省有一半以上的中医医院建立了以电子病历为主的医院管理信息系统。2013年继续安排19个县级中医医院建设基层中医药适宜技术推广应用视频网络，共投入950万元。五是在湖北中医药大学信息工程学院设立“湖北省中医药数据中心”。

十、其他中医药工作

做好2013年中医类别执业医师考试工作。2013年，全省中医类别执业医师资格考试网上报名人数为4321人，经审核，报名合格人数为4154人。组织各市、州卫生局中医科科长及各考点的主考官和考务人员40余人参加了国家中医药管理局中医师资格认证中心举办的中医类别医师资格实践技能考试考官培训班。

组织传统医学师承出师考核工作。根据原卫生部《传统医学师承和确有专长人员医师资格考核考试办法》(卫生部令第52号)要求，下发了《湖北省卫生计生委办公室关于做好2013年传统医学师承出师考核考试工作的通知》，组织符合报名条件的师承人员参加出师考核，有23人通过了考核，合格人员获得了参加2014年国家医师资格中医类别助理执业医师考试的资格。

做好中医药行业监管。2013年6月20日，湖北省中医医院血液透析管理培训班开班，全省二级以上中医医院感染办主任、血透室负责人和护士长等100余人参加了培训班。审批了4所民营中医医疗机构设置，完成了40所医疗机构的变更事项，办理了45项执业医师的注册和变更及医师资格网上信息修改工作。对违规发布中医医疗广告的4所民营医疗机构及时依法进行了严肃查处。

成立了湖北省中医药膏方人员培训基地。根据国家中医药管理局《关于加强对医疗机构膏方推广应用管理的通知》文件精神，湖北省在武汉市中医医院成立了湖北省中医药膏方人员培训基地，举办了湖北省第一届中医药膏方人员培训班，全省有100余人参加了培训。

（芦　妤）

【湖南省2013年中医药工作概况】

2013年，湖南省有县级以上公立中医医院117家，其中省级4所，市（州）级15所，县级98所；另有其他中医医疗机构2249所。中医药从业人员近6万人，中医类别执业（助理）医师3.48万人，占全省执业医师总数的19.8%。县级以上中医医院有编制床位36831张，实际开放病床35030张，每万人口5.26张。全省中医医疗机构病床数占医疗机构病床总数的22.1%，中医医疗服务约占全部医疗服务的30%以上。全省共创建了13个国家重点专科、46个国家中医药管理局重点专科和特色专科、232个省级中医重点和特色专科、26个国家中医药管理局重点学科。全省建有10个国家和省级重点研究室、13个国家级中医药科研三级实验室、2个省部级工程技术中心，取得各项科研成果356项，研究开发中药新药127项。全省建有中医药高校2所，另有10所院校开设了中医药专业，共设中医药专业35个，设博士点16个、硕士点31个，有博士后服务流动站2个，在校学生3.6万人，年毕业学生7000余人。全省确认国家级和省级师承教育指导老师138名、继承人227人，评选出湖南省名中医78名、湖南省农村名中医79人，第三批湖南省名中医正在评选中。全省中药材存储总量1200多万吨，中药材品种2384种，其中国家重点中药材品种241个。建设中药材种

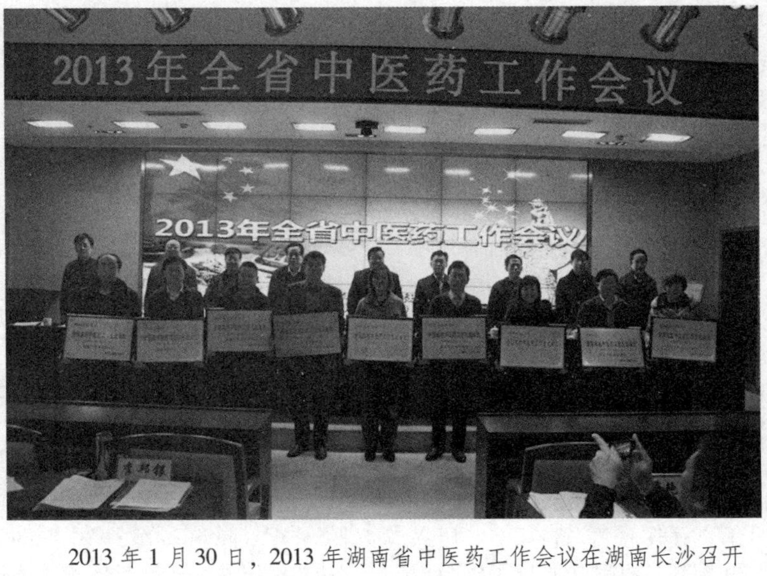

2013年1月30日，2013年湖南省中医药工作会议在湖南长沙召开

植专业县20个，5万亩以上的中药材基地25个，中药材总面积370万亩，中药工业产值以20%的速度递增。

一、政策法规

以县级公立医院改革为重点，不断推进中医药参与医改。认真落实省政府《关于湖南省县级公立医院综合改革试点的实施意见》和国家卫计委等五部委《关于在县级公立医院综合改革试点工作中充分发挥中医药特色优势的通知》，湖南省积极推动各地认真落实有利于发挥中医药优势的政策措施。各地通过加强协调，在破除“以药补医”、取消药品加成政策中，继续保留中药饮片加成；在发挥医疗保险补偿和控费作用中，医保支付政策鼓励使用中医药，符合条件的中医诊疗项目（含适宜技术、院内制剂）按规定纳入医保支付范围；新农合公立中医医院报销比例提高5%～10%；在调整医疗服务价格中，中医类项目提价幅度达到50%，比其他医院高出20个百分点。

二、基层中医药工作

一是基层中医药服务能力提升工程。成立了以湖南省副省长李友志为组长，湖南省发改、卫生、人社、食品药品、中医药等厅局负责人为副组长的基层中医药服务能力提升工程领导小组；湖南省中医药管理局与湖南省卫生厅、劳动与社会保障厅、食品药品监督管理局联合下发了《湖南省基层中医药服务能力提升工程实施方案》；组织召开了全省基层中医药服务能力提升工程启动会议，根据国家要求，将各项指标分解至市州，并与各市州人民政府签订了目标承诺书。2013年10月，在耒阳市举办了全省基层中医药服务能力提升工程项目培训班。各市州卫生局副局长、中医科科长及各项目单位负责人共250人参加了培训，并现场参观了耒阳市基层医疗机构中医综合服务区的建设工作。各市州以创建省级和国家级基层中医药先进单位为抓手，推进提升工程。岳阳楼区、桂阳县、资兴市、岳阳县、湘阴县通过了省级中

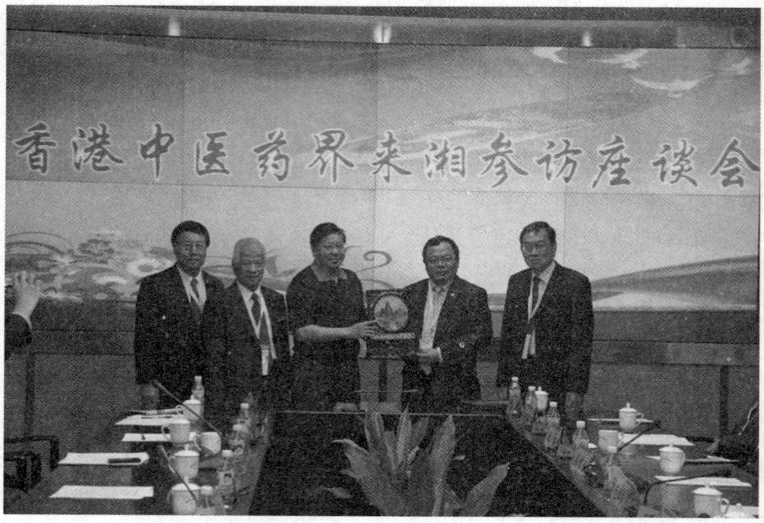

2013年10月11日，中央政府驻港联络办组织香港中医药界人士来湘参访，湖南省中医药管理局召开座谈会，交流两地中医药发展情况

医药工作先进单位评审验收，耒阳市、浏阳市通过了省级复评。

二是基层中医药服务能力建设项目考核与实施。按照全国基层中医药适宜技术服务能力建设项目工作要求，湖南省对2012年项目单位进行了考核督查，并根据各县市项目执行情况，安排2013年的项目任务。对2012年项目工作完成较差的县市，暂不安排新的建设项目，直至该建设项目完成。

三是基层中医药监测工作。湖南省举办了全省农村和社区中医药监测工作培训班，对相关管理人员和数据处理人员进行了全面培训。

三、医政工作

一是中医医院评审工作。制定了《湖南省中医医院评审实施细则》规范性文件。在株洲市专门召开了中医医院评审工作专家培训会，全省县级以上中医医院300多名医院负责人及专家参加培训。在国家评审标准的基础上，增加了病历质量检查内容，加重了医院感染防控的权重，同时结合国家抗菌药物临床应用专项整治活动的要求，重点进行了督查，按照医院申报、市州预评、整改上报等程序，扎实推进全省中医医院评审工作，2013年已经完成醴陵市等39家县级中医医院的现场评审。同时，在国家中医药管理局的组织下完成了长沙市中医医院、益阳市第一中医医院和怀化市中医医院的三级中医医院评审工作。

二是中医医院的内涵建设。2013年，湖南省中医药管理局确定了心病科、针灸科、骨伤科、肛肠科、肿瘤科、放射科6个省级质控中心和急诊科、推拿科、肝病科、老年病科、肺病科、院感科、肾病科、治未病科8个质量控制培育中心；总结验收了18家医院中医综合治疗室的建设项目，制定下发了《进一步加强中医医院中医综合治疗的通知》，依托湖南省中医医疗质量控制中心建设单位组织对中医重点专科常见疾病筛选常用中医综合治疗项目，形成了省内的基本规范；同时，加强了国家和省级中医药临床重点专科、特色专科的督导。

三是其他中医医政工作。湖南省中医药管理局与省卫生厅联合发文，进一步推动全省中医医疗机构深入开展优质护理示范工程活动；2013年9月，举办了全省医院感染管理培训班，对各级中医医院分管院长和感染管理科科长进行了相关知识的培训。各地按照要求，对本辖区各级中医医院进行了医院感染管理工作专项检查。2013年继续组织全省4家综合医院开展全国综合医院中医药工作示范单位的创建验收工作。2013年，中医药治疗艾滋病的计划数360例，中央财政安排

治疗经费为282万元。按照国家要求，将全省65岁以上老年人中医体质辨识和0~3岁儿童中医调养纳入基本公共卫生服务范围，协调将中医健康管理服务项目工作纳入省卫生厅基本公共卫生工作年报内容和绩效考核内容，组织人员参加省级师资培训并开展了县级师资培训。在岳阳市、湘潭市、常德市、怀化市、株洲市、湘西自治州、湘乡市开展了中医药预防保健及康复服务能力建设项目试点，工作正有序推进。

四、科研工作

一是积极推进国家中医临床研究基地项目建设。督促湖南中医药大学第一附属医院国家中医临床研究基地加强肝病重点病种研究、良性运行机制、临床科研规范等工作和科研平台建设，基地项目业务用房建设主体完工，进入内部装饰阶段，重点病种肝病业务建设取得阶段性成果，通过了国家中医药管理局阶段性评估。

二是积极推进中医药重点研究室和实验室建设。组织专家对湖南中医药大学干细胞中药调控与应用实验室、吉首大学刘氏小儿推拿生物信息实验室（刘氏学术体系研究室）和湖南省脑科医院中西医结合精神病学实验室3个省级中医药科研基地进行了中期督导检查，对湖南中医药大学2013年新立项的中医护理特色技术重点研究室和推拿特色技术重点研究室2个省级中医药重点研究室进行了论证评估，加快了项目建设进度。

三是认真做好科研课题申报工作。按照“突出重点，兼顾一般”的思路，通过组织申报和评审，湖南省共确定重点课题40项、一般课题113项、立项不资助课题10项。

四是组织开展中医药科研课题成果鉴定。通过对33个科研课题进行成果鉴定，湖南中医药大学药学院完成的“动态中药提取的溶出稳态性规律研究与科研产业化应用”、湖南省中医药研究院完成的“饮瘀同治肺心病心衰的疗效机理与临床推广应用研究”、长沙市中医院完成的“三通四联针灸综合疗法治疗腰椎间盘突出症的临床研究”等成果达到了国际先进水平。

五是扎实推进中药资源普查工作试点。第一批25个项目试点县共完成标本鉴定22000份，基本完成了标本鉴定任务，填报样方、调查品种、重点品种、上传照片都位居各试点省份前列。邵东县、隆回县及靖州县基本药物中药原料资源动态监测与信息服务站建设正积极推进。第二批10个中药资源普查工作试点县已确定，各项工作已全面展开。

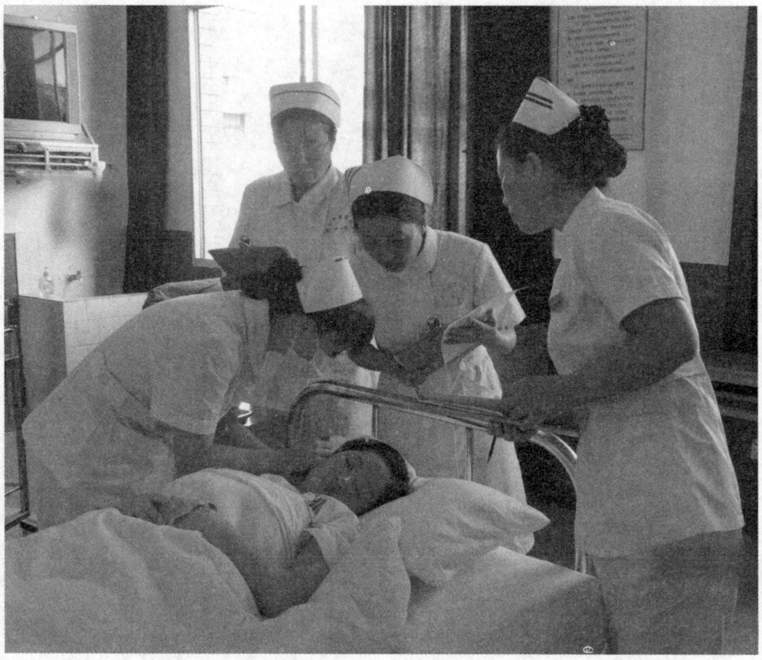

2013年8~10月，湖南中医药大学第一附属医院组织全院护理人员开展中医护理基本知识及基本技能竞赛活动

五、教育工作

一是加强中医类别全科医生培养。开展中医类别全科医生规范化培训，培训骨干师资40名、中医类别的全科医生82名。完成上年度全科医生转岗培训综合考核并启动新一轮中医类别全科医生转岗培训项目。

二是开展中医医院临床骨干培训。开展县级中医临床技术骨干培训，全省各级中医医院130人参加了培训。举办了中药炮制和中风病中医药特色疗法2个中医临床技术高级研修班，培训县级技术骨干300余名。

三是开展国家第五批、省第三批老中医药专家学术经验继承工作。对81名国家第五批、省第三批师承工作继承人进行了为期19天的两次集中理论培训，强化了继承人中医药理论基础，深化了对中医经典的理解。对国家第五批老中医药专家学术经验继承人进行了年度考核。

四是加强名老中医药专家传承工作室和学术流派工作室建设。对原有的22个全国名老中医药专家传承工作室建设项目进展情况进行督导检查，并成功申报6个建设单位，总数共达到28个。受国家中医药管理局委托组织举办了中南片区名老中医药专家传承工作室信息管理系统培训会。4个国家名老中医药专家学术流派工作室建设正在顺利推进。

五是开展中医医院非中医类别医师“西学中”试点。制订了工作方案，指导培训单位湖南中医药大学中西结合医院严格按要求进行培训，参加学员共500名。

六是认真开展优秀中医临床人才培养项目。组织湖南省20名国家第三批优秀中医临床人才参加了国家局举办的集中理论培训，督促学员按照国家局要求在信息管理系统及时汇报学习情况。

七是认真组织实施继续教育项目。公布国家级、省级中医药继续教育项目104项，举办中医药继续教育学习培训班120多个，参加学习人员达4100多人次，为中医药人员提供了继续教育和学术交流的机会。

六、文化建设

一是加强中医药信息宣传工作。在《湖南卫生信息网》刊发要闻25条。《湖南中医药信息》全年编发12期，编发各类信息72条。在《中国中医药报》及省主流报刊、网站和电视台刊（播）发新闻报道60余条，及时报道了全省各地中医药领域的好做法、好典型。

二是积极开展中医药文化科普宣讲活动。组建了有20名专家参加的中医药文化宣讲团，全年共到14个市、州开展科普宣讲活动60场次，听众达5万余人。全年组织各地开展义诊咨询等活动156次，发放资料2万余份，受益人数达20万人。尤其是在科技活动周期间，组织中医药专家20余名到湘西自治州吉首、永顺等地开展科普宣传、养生保健知识和义诊活动，接受咨询义诊群众500余人，免费发放药品价值2万余元、养生宣传资料1000余份，深受群众欢迎和喜爱。

三是加强中医药文化创作和文献整理。积极支持各地、各行业加强中医药文化创作。岳阳市原副市长隋国庆创作的《一位市长眼中的中医》，从一名市长的角度，阐释了中医药所蕴含的深厚文化和在维护群众健康方面的突出作用。中医药大学第一附属医院张健教授创作的《告诉你每一味中药的来历——讲故事学中药》，以讲故事的方法，讲述了每味中医药的来历和药性，教人轻轻松松学中药，能充分激发学习兴趣。湖南省中医药管理局和湖南中医药高专编写的《中医药让我们更健康——养生宣传册》，教会人们如何进行养生保健，图书图文并茂，通俗易懂。

四是加强中医药对外交流。“湖南省中医药康复技术与管理赴德国培训项目”已经国家和省外专局立项，并获资助6万元。湖南省中医药管理局先后接待了捷克、法国、荷兰及我国香港中医药专家代表。与捷克、法国派医务人员来华接受中医药培训达成初步合作意向。与外交部、教育部以及国家汉办联系，协助做好湖南中医药大学在美国建立湖南省中医孔子学院各项工作。

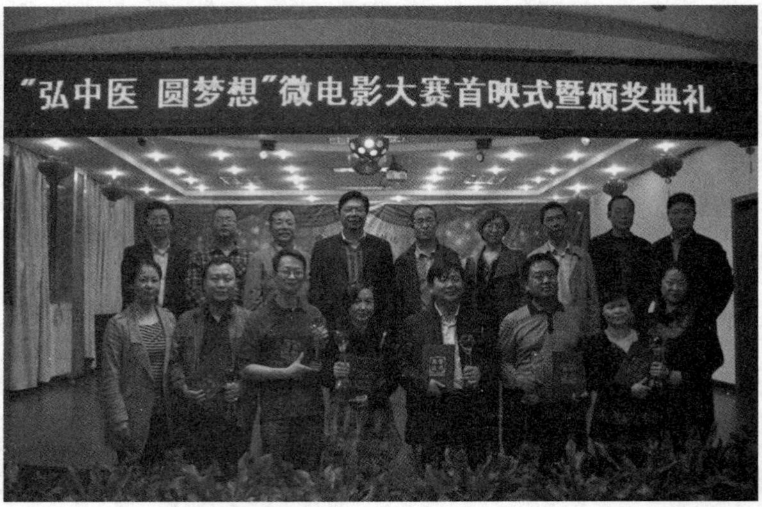

2013年11月6日，湘潭市中医医院举行了“弘中医 圆梦想”微电影大赛首映式暨颁奖典礼

七、党风廉政建设

积极参加由湖南省卫生厅统一组织的党的群众路线教育实践活动，通过集中学习、广泛征求意见、开展批评和自我批评及问题整改等环节，对一些社会关注度高、领导十分重视的基础性、体制性、瓶颈性问题集中整改：针对民间专长绝技收集整理和保护不够的问题，研究出台了《湖南省中医药专长绝技整理收集工作实施方案》；针对老中医药专家学术经验继承不够的问题，研究出台了《湖南省名老中医药专家学术经验继承人培养工作方案》；针对农村中医药一技之长人员在基层需要但无合法执业身份的问题，制定出台了《湖南省农村基层中医药一技之长人才选拔实施细则》等政策措施；会议和文件比往年压缩了40%，《湖南中医药信息》大幅压缩局领导活动报道，集中聚焦中医药行业的新动态、新气象以及老百姓的需求和行业面临的困难与问题；调研活动做到了有主题、有目标、有方案，轻车简从，深入实际；“三公”经费比往年大幅减少，公务接待严格按照规定执行，未接待无公函的公务活动，办公用房和用车严格按标准进行了清理，通过开展党的群众路线教育实践活动，改进了机关工作作风，加强了党风廉政建设。

（熊士敏）

【广东省2013年中医药工作概况】

一、中医药参与医药体制改革

广东省研究制定了《广东省推进中医药强省建设行动纲要(2014～2018年)》，广东省中医药局会同中医药强省建设联席会议成员单位研究中医药科研、贸易、制造、种植养殖、医保报销、重大疾病防治、药物研发等领域的配套政策。鼓励支持社会资本举办中医医疗机构，推动在县级中医院参与公立医院综合改革试点工作。医保政策进一步向基层特别是基层中医医疗机构倾斜，将符合条件的医疗机构中药制剂、针灸及治疗性推拿等中医非药物诊疗技术纳入基本医疗保险报销范围，引导群众优先选择到基层就诊和使用中医药服务。巩固完善基本药物制度中凸显中医药特点。《广东省基本药物增补品种目录（2013年版)》共遴选中成药131个品种，占47.12%。各地积极探索医改中医药工作新机制，如深圳市研究实施“医药分开”政策后，中药饮片取消药品加成的财政补偿建议。佛山市南海区创新医疗卫生管理体制，以广东省中西医结合医院为南海区东部医疗集团的牵头单位，整合区域医疗资源，探索联网医院一体化运作模式。

二、中医药服务能力进一步提升

广东省中医院等18所中医医院（含中西医结合医院）被国家中医药管理局批准为三级甲等中医（中西医结合）医院。参与国家中医药管理局组织的临床路径试点工作，牵头33个病种的路径研究。加强中医重点专科和中医药适宜技术推广视频网络平台建设。3所中医医院被国家中医药管理局确定为全国中医医院优质护理服务先进单位；广东省中西医结合医院康复科等10个病房被评为全国中医医院优质护理服务先进病房；广东省中医院胡杏平等15名护士被评为全国中医医院优质护理服务先进个人。全省三级中医医院普遍开展预约诊疗服务和便民门诊服务，医院门急诊环境和流程得到进一步优化，为人民群众享受到优质高效的中医药服务创造了条件。推进全省中医药健康管理服务，开展广东省国家基本公共卫生服务中医药服务项目县级师资培训，培训县级师资200余人，完成全省中医药健康管理服务目标人群30%覆盖率任务。推进“平价医院、平价诊室、平价药包”的平价医疗服务，受到城乡低保群众的拥护和欢迎。

三、基层中医药服务能力提升工程

广东省的基层中医药服务能力提升工程于2013年1月启动。广东省中医药局、卫生厅、发改委、人社厅、食品药品监管局和军区联勤部等部门联合出台了《广东省基层中医药服务能力提升工程实施方案》，为基层中医药事业的发展提供政策保障。兴宁市、普宁市、紫金县中医院被列入国家县级医院标准化建设项目。加强医院与基层医疗卫生机构上下联动，指导各县级中医院设基层指导科，加强对基层医疗卫生机构的中医药技术帮扶指导和人员培训，加强县综合医院中医科、中药房建设。实施“十二五”中医重点（特色）专科建设项目，要求每个县级医院建设4个省级特色专科。启动新一轮城乡医院对口帮扶工作。每所三级中医院帮扶3家以上的县级中医院或较大规模的乡镇卫生院，进一步提升基层及县级中医院的中医药服务能力。地方推进基层中医药服务能力提升工程力度加大。广州市2013年财政投入经费300万元，支持部分区市开展全国基层中医药工作先进单位创建工作，计划从2014年起分两年投入1016万元，用于基层医疗机构中医科、中药房的标准化建设，配备中医诊疗设备；广州、惠州、中山、清远、肇庆、珠海等地成立领导小组和办公室，制订了实施方案和目标责任书，确保工作到位。

四、中医“治未病”健康工程

总结中医“治未病”健康工程试点经验，探索中医预防保健实现形式。广东省加强“治未病”科学研究，贯彻落实《中医预防保健（治未病）服务科技创新纲要》的各项任务，加强“治未病”人才的培养，推进“治未病”科技创新。广州市将中医“治未病”健康促进工程纳入《中共广州市委、广州市人民政府关于推进民生幸福工程的实施意见》的推进民生幸福工程项目，制订了广州市中医“治未病”健康促进工程试点方案。

五、中医药继承创新

2013年，广东省完成了125位省名中医评选工作。4名专家被国家中医药管理局批准为第一批中医药传承博士后人员。全省不断加大中医药继承与创新型人才培养力度，以全国老中医药专家学术经验继承工作和优秀中医临床人才研修项目为抓手，完成了100名优秀中青年培养项目的年度考核工作。强化基层中医药人才培训，对1379名基层中医药人员推广中医药适宜技术，继续开展中等中医学专业学历教育。加强中医药继续教育管理，2013年获批国家级中医药继续教育项目102项、省级中医药继续教育项目197项。加强名中医培养支撑能力建设。抓好41个国家中医药管理局中医药重点学科、39个名中医工作室、3个岭南学术流派传承工作室建设的过程管理，进一步完善中医药师承教育制度。广东省中医院国家中医临床研究基地业务建设通过国家中医药管理局组织的考查组验收。在2012年度广东省科技进步奖奖励项目中，中医药方面的科技成果获得奖励12项，其中一等奖2项、二等奖2项、三等奖8项。2013年度共立项资助281项中医药项目。成立广东省中医药特色技术和方药筛选评价中心，开展民间献方受理、筛选和评价等工作，进一步挖掘、弘扬岭南中医药，提高中医药服务能力和水平。

六、中医药服务贸易

广东省将中医药服务贸易纳入重点发展领域。广东省中医药局与广东省外经贸厅联合出台《关于促进中医药服务贸易发展的实施意见》，确立了发展中医药服务贸易的八大工作重点：积极开展中医药对外交流与合作，培育一批中医药服务贸易骨干企业，建设一批中医药服务贸易示范机构，支持建设中医药物流配送中心和经济联盟，加快培养中医药服务贸易人才，建设中医药服务贸易信息平台，加强中医药标准化建设，深化粤港澳中医药服务贸易合作等，在财政、税收、金融、通关便利化等方面加大支持力度。加强中医药对外交流与港澳台合作，粤澳中医药合作专责小组继续推动横琴中医药科技产业园区建设。广东省中医院与澳大利亚皇家墨尔本理工大学合作成立了中医药研究中心，是获国家批准的首个国际中医药研究中心。

七、党的群众路线教育实践活动

学习领会十八大和习近平总书记系列重要讲话精神，深入贯彻落实中央关于改进工作作风、密切联系群众的八项规定。按照中央和省委的决策部署，从2013年7月开始，广东省深入开展了党的群众路线教育实践活动。2013年7月6日，广东省中医药局成立了深入开展党的群众路线教育实践活动组织领导机构。按照“照镜子、正衣冠、洗洗澡、治治病”的总要求，以为民务实清廉为主题，以“反对‘四风’、服务群众”为重点，结合全省中医药工作的特点，开展了党的群众路线教育实践活动。活动期间，通过深入基层调研形成了《关于实施基层中医药服务能力提升工程的思考》《关于“治未病”试点工作调研工作》《“天灸”“治未病”望能入医保门诊统筹》《关于发展中医药服务贸易的思考》等调研报告，为科学民主决策提供参考；完善便民措施，广东省中医药局推行网上办公办事，提高行政办事效率和服务质量；实施基层中医药服务能力提升工程、中医“治未病”健康工程，推进中医中药“进乡村、进社区、进家庭”，开展中医药服务百姓健康推进行动，不断满足群众的中医药服务需求，实现好、维护好、发展好人民群众的健康权益。通过这次党的群众路线教育实践活动，提升了中医药工作服务保障广东“三个定位、两个率先”目标顺利实现的能力水平，让群众看到了实践活动以来发生的新变化、新气象，取得了转变作风、教育干部、凝聚民心的显著成效。

（肖纹绮）

【广西壮族自治区2013年中医药工作概况】

一、政策法规

2013年3月14日，广西壮族自治区人民政府办公厅印发了《实施壮瑶医药振兴计划2013年主要工作安排》，对全区2013年的中医药、民族医药进行了总体部署，并要求自治区中医药民族医药发展领导小组各成员单位对照文件要求，将任务细化分解。2013年5月20日，广西卫生厅、发展改革委、人力资源和社会保障厅、财政厅、食品药品监管局等5部门联合印发了《广西基层中医药、民族医药服务能力提升工程实施方案》，为进一步提升基层中医药、民族医药服务能力提供了政策保障。2013年5月21日，广西卫生厅与钦州市人民政府签署《共同推进钦州市中医药、民族医药事业发展合作协议书》。2013年6月4日，广西中医药民族医药领导小组成员单位召开专题会议，研究部署了支持玉林市中医药产业发展相关政策措施，通过树立示范典型，为推动全区中医药、民族医药发展探索新路子。2013年6月14～21日，广西人大常委会对《广西壮族自治区发展中医药、壮医药条例》进行了执法检查，这是自条例实施以来开展的第一次执法监督检查，对推动全区深入实施条例，实现中医药、壮瑶医药事业的科学发展、加快发展产生了积极作用。

二、中医药医政工作

重点推进广西壮医医院建设，积极推进柳州市、百色市两家地市级中医医院建设和北流市等9家县级中医医院项目建设。基层医疗卫生机构中医科、壮瑶医科能力建设纳入了自治区为民办实事项目并进行重点推进，全区建成28个社区卫生服务中心、313个乡镇卫生院中医民族医科，建成8个社区卫生服务中心、34个乡镇卫生院的中医药、民族医药示范单位，4000个社区卫生服务站和村卫生室配备了必要适宜技术服务诊疗设备。截至2013年底，全区90%的社区卫生服务中心、83%的乡镇卫生院、88%的社区卫生服务站、51%以上的村卫生室能够提供中医药、民族医药服务。第二批122个基层中医民族医重点（扶持）专科项目启动，并从每个专科重点选择了1～2个中医、壮瑶医临床疗效显著的优势病种进行建设。新增乳腺科、脾胃病等5个国家临床重点专科，广西已有国家临床重点专科14个。广西对第二批常见病、多发病中医药、民族医药适宜技术进行了遴选，共确定了73项适宜技术。新增97个院内中药、壮药制剂纳入《广西新型农村合作医疗报销药物目录（2013年版）》。2013年，全国基层中医药工作先进单位开展申报和评估工作中，武宣县等8个地区进行申报，并通过了自治区级的评估验收。50家二级中医医院开展了复评，进一步促进了中医医院内涵建设和规范化发展。武鸣县作为全国县、乡、村一体化管理试点地区，积极探索有利于发挥中医药特色、解决基层中医药人才缺乏的有效措施，推行统一规划设置、统一人员调配、统一业务管理、统一宣传模式、统一饮片配送和统一绩效考核的“六统一”模式。加强国家中医药管理局“中医药防治传染病重点研究室”建设，派出研究室凌江红、黄李平等中医防治重大疾病专家参与2013年巴马瑶族自治县小儿麻疹疫情防治工作，有效地发挥了中医药防治重大传染性疾病作用。

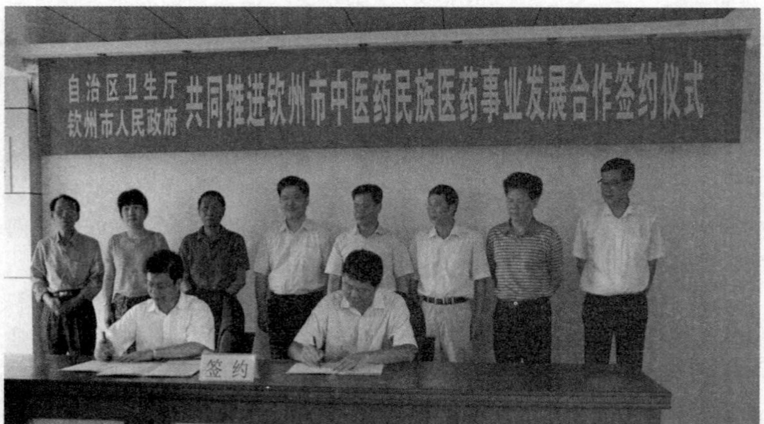

2013年5月21日，广西壮族自治区卫生厅与钦州市人民政府签订合作协议，共同推进钦州市中医药、民族医药事业发展

三、中医药科研工作

广西积极搭建中医药、民族医药科技创新平台，建立健全中医药、民族医药创新体系。遵循“强强联

合、优势互补”的原则，开展中医药、民族医药科研院所资源整合调研，有效推进综合性的中医药、民族医药研究机构改革建设。深化现有的一个中医药传染病重点研究室和一个临床基地内涵建设，艾滋病、病毒性肝炎、甲型流感等传染病防治取得好成绩。充分利用16个中医药防治艾滋病临床试点项目基地建设，探索建立符合广西区情的中医药防治艾滋病的有效方式和方法，指导2个中医药传染病重点研究室（基地）建设，完成了16个中医药防治艾滋病临床试点项目基地的年度检查考核工作。重点加强了中医老年病学等16个重点学科（含培育建设学科）、西南濒危药用资源开发国家级工程实验室和12个国家中医药科研三级实验室的建设。扶阳法学术流派等4个国家中医药管理局重点研究室通过论证验收。

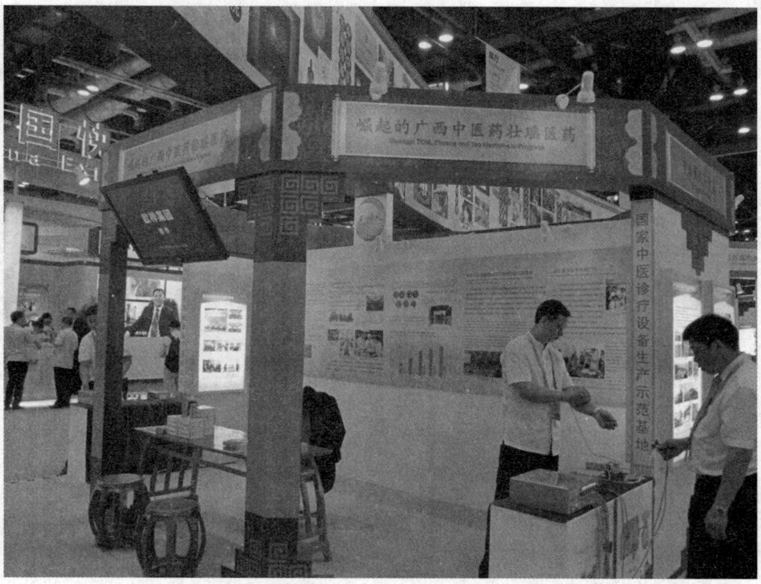

2013年5月28日~6月1日，广西中医药、壮瑶医药的工作成果在第二届中国（北京）国际服务贸易交易会上进行了展示

广西积极开展中医药、壮瑶医药创新研究，促进中医药、壮瑶医药科技创新与进步。围绕肿瘤、艾滋病、心脑血管疾病等常见病、多发病、重大传染性疾病，开展中医药、壮瑶医药研究，支持开展中医药基础理论、诊疗技术、疗效评价等系统研究、诊疗方法的规范化研究和中、壮、瑶制剂研发，以及开展民族医药文献、民间医药技术的挖掘、整理，筛选出第二批广西中医药、壮瑶医药适宜技术65项在全区推广应用。重点开展了15项常见病、多发病壮瑶医诊断标准、常用治疗技术规范、疗效评价等研究。加大医疗机构研制和应用特色中药、壮瑶药制剂的力度，已有97种中药、壮药院内制剂纳入广西新农合报销目录。开展中医药、壮瑶医药科技攻关，181项中医药、壮瑶等民族医药课题获得立项，资助经费600万元。“抗乙型肝炎病毒壮药材筛选及应用”“广西壮药法定质量标准体系规范化研究”“基于枢经学说的亚健康干预技术研究与开发”等成果分别获2013年广西科技进步一等奖1项、二等奖4项、三等奖3项；“广西道地药材铁皮石斛HPLC指纹图谱及多糖成分研究”等成果分别获广西自然科学奖二等奖1项、三等奖2项，获广西技术发明奖三等奖1项；“脊柱相关疾病中医诊疗技术的创新及推广应用”“传统瑶药‘七十二风’11种药材质量控制研究”“柿叶等八味广西壮药质量标准研究”等成果分别获得2013年广西医药卫生适宜技术推广奖一等2项、二等奖7项、三等奖13项。中医药、壮瑶医药科技成果再创新高。

积极开展中医药防治艾滋病试点项目建设工作，构建中医药防治重大传染性疾病体系。以国家中医药、民族医药防治艾滋病试点项目建设工作及自治区艾滋病防治攻坚工程等项目为载体，资助经费970万元，在原有的16个试点单位基础上，进一步发展了宁明县中医医院、都安县人民医院等3个临床试点单位，治疗总人数超过1000例患者；开展中医药培训班2期，培训艾滋病防治医疗/护理人员240人次。积极开展中医药、民族医药标准研究，建立健全自治区壮瑶医药标准体系建设。完善壮医药、瑶医药基础理论，研究制定壮医、瑶医常见病诊断标准、辨证规范、临床实用技术操作规范。建立壮药、瑶药质量标准，研究制定壮药、瑶药临床试验指导原则及疗效评价标准。2013年，成立了广西壮族自治区中医药民族医药标准技术化委员会，重点推进壮医诊疗标准与规范、瑶医诊疗技术操作规范、壮医常用诊疗技术操作规范、壮医病证名称规范推广实施工作。组织申报了34项地方标准的制定，获得立项31项，完成14项编制工作。

四、中医药教育工作

广西制定了《广西医药卫生人才中长期发展规（2013~2020年）》，提出了到2015年、2020年全区中医药民族医药人才培养的主要指标。举办了2013年全区中医医院院长高级研修班，来自全区各级中医医院的95名院长或副院长在中国人民大学参加了封闭培训，进一步提升了自治区市县三级中医医院管理者的理论水平。开展了第五批全国老中医药专家学术经验继承工作，8名传承博士学员在广州中医药大学参加了第一期集中学习。在全区各级中医（含中西医结合、民族医，下同）医院严格遴选了158名同志作为广西中（壮瑶）医优秀临床人才研修项目第二批学员，开展第二批全区中医、民族医优秀临床人才3年研修周期的第一年项目研修工作。开展遵循师承培养规律的教育教学改革试点工作，通过院校教育和师承教育相结合的新型中医人才培养模式，在广西中医药大学遴选150人

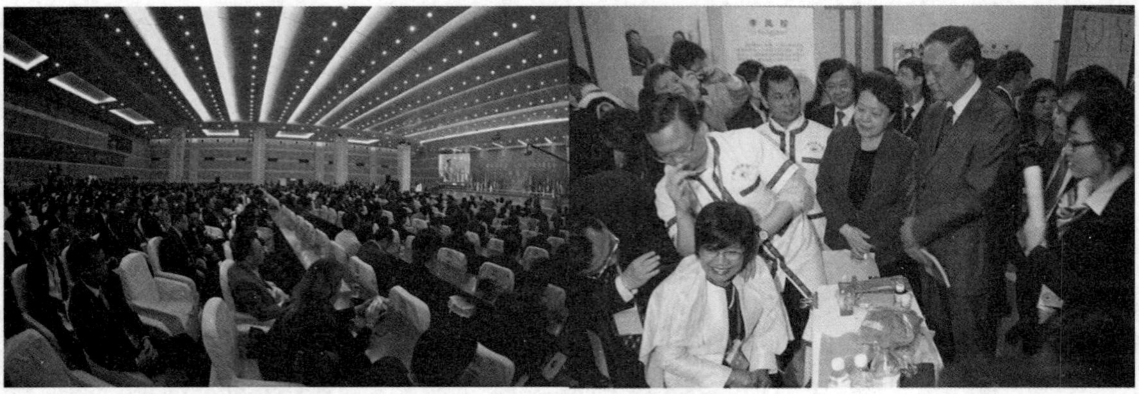

2013年4月12～14日，2013中国-东盟传统医药高峰论坛第五届中国（玉林）中医药博览会开幕。会展期间，国家卫生计生委副主任、国家中医药管理局局长王国强和广西壮族自治区副主席李康考察壮医特色诊疗技法

开展了桂派杏林医学生师承教育试点。着重强调“读经典、跟名师、做临床”的师承教育特色，强化学生基础学习和科研实践能力的培养，着重研习古籍经典的精髓，突出“跟师”教育，继承临床导师的学术思想、临床经验和技术专长的教学特色。启动实施了450名五级中医、壮瑶医师承培养计划。

五、中医药文化建设

中医药文化宣传教育基地建设积极推进，中医药信息宣传工作成效明显。全区深入开展中医药、民族医药文化“进乡村、进社区、进家庭”活动。根据国家中医药管理局和自治区党委关于开展党的群众路线教育实践活动的安排部署，广西卫生厅将举办千场中医药壮瑶医药科普知识讲座和义诊活动作为开展党的群众路线教育实践活动五大行动之一的“服务群众健康惠民利民行动”的重要内容，召开了全区视频会议进行动员部署，印发了《关于开展千场中医药、壮瑶医药科普知识讲座和义诊活动的通知》。全区各级卫生行政部门和中医医疗机构积极行动，结合本地、本单位实际，制订了活动方案和活动安排表，并组织专家队伍深入农村、社区、工地、学校等，面向基层群众开展中医药、壮瑶医药科普知识讲座和义诊活动。全年共举办中医药、壮瑶医药科普知识讲座1070场，听课群众达10.5万人次，举办义诊咨询726场、接待群众11.4万人次。

六、中医药对外交流工作

2013年4月12～14日，2013中国-东盟传统医药高峰论坛和第五届中国（玉林）中医药博览会在玉林市举办。论坛与玉林市中医药博览会相结合，实现了资源互补、强强联合，使活动的国际化程度更高、辐射影响更广，为构建中国与东盟国家传统医药合作长效机制，推动务实合作打下良好的基础。2013年6月23日，国家批复在广西设立中国-东盟传统医药交流合作中心，中国（广西）与东盟传统医药交流合作开启了新篇章。2013年5月28日～6月1日，广西中医药、壮瑶医药的工作成果在第二届中国（北京）国际服务贸易交易会上进行了展示。

七、广西药用植物园升级改造及中药资源普查工作

广西药用植物园升级改造工作持续推进，成效显著。至2013年底，园区物种保存已达到282科、1773属、8100种，其中珍稀濒危药用植物710种，已经完成“本草纲目园”和“世界知名药物园”2个主题园建设和兰科、苦苣苔科、防己科、蕨类、姜园等15个专类园建设。确定八桂学者2人、享受国务院政府特殊津贴者1人。西南濒危药材资源开发国家工程实验室已投入使用，成为全面开放的公共实验室。与美国、英国、奥地利和东盟国家积极开展交流合作。全区积极开展中药资源普查试点工作，受到国家中医药管理局好评，自治区先后承办了两次全国中药资源普查会议和3次全国中药资源普查阶段性成果展，彰显了广西在全国中药资源普查中的重要地位。

（刘　畅）

【海南省2013年中医药工作概况】

一、贯彻落实局省合作协议，积极争取国家支持

为推进海南省政府促进中医药事业发展意见和局省合作协议的实施，2013年初海南省向国家中医药管理局提交局省扶持中医药建设项目：①建设区域中医药服务中心，重点对口支援海南省中医院、海口市中医院、三亚市中医院、琼海市中医院业务建设。②实施中医药人才引进和培养工程。③创建中医养生保健基地。④加强基层中医药服务能力建设。⑤开展中医医院信息化建设。

二、突出中医药特色，提升中医药服务能力

二级中医医院等级评审工作。按照国家中医药管理局的整体部署，海南省认真开展二级中医医院等级评审工作，编制评审计划上报国家中医药管理局备案，将海南省文昌市中医院、临高县中医院、昌江县中西医结合医院、乐东县中医院和东方市中医院5家中医院被列为2013年评审工作任务，7家中医院被列为建设单位参加下轮评审。2013年5月和10月，海南省对5家医院进行了两次评审督导工作。组织专家对5家中医院进行了现场评审，完成评审了任务。

专科专病建设。海南省中医院内

分泌科和海口市中医院肺病科通过了国家中医药管理局"十一五"重点专科评审验收。经组织推荐和国家评审答辩，海南省中医院护理学和内分泌科被评为2012～2013年国家临床重点专科（中医专业）建设项目。东方市中医院针灸科被确定为国家农村医疗机构中医特色优势重点专科建设项目。海南成立了海南省中医重点专科和中医药适宜技术推广视频网络办公室，推动海南中医重点专科和中医药适宜技术推广网络平台建设，并督促各单位认真完成培训课程。

中医医院管理。按照国家中医药管理局统一部署，在全省中医医院开展"以病人为中心，发挥中医药特色优势，提高中医临床疗效"为主题的持续改进活动和"三好一满意"活动，印发活动方案，完成了各单位活动实施方案的审查备案工作。加强中医护理质量管理，海南省中医院被评为全国中医医院优质护理先进单位，琼海市中医院中风科等3个病房被评为全国中医医院优质护理先进病房，三亚市中医院王身芳等5人被评为全国中医医院护理先进个人。

三、中医药人才培养

基层中医药人员培养。实施中医类别全科医师转岗培训和县级中医临床技术骨干培训项目。在全省市县乡镇卫生院、社区卫生服务中心、社区卫生服务站工作招收26名在岗中医医师进行全科医师转岗培训；在市县中医院招收9名中医临床骨干在省中医院进行一年的理论和临床培训。拟委托海南医学院中医学院开展为期一年半的西学中培训和乡村医生中医药适宜技术培训。

全国名老中医药专家学术经验继承工作项目和第三批优秀中医临床人才研修项目。组织全国第五批名老中医药专家学术经验继承工作项目继承人参加全国在职研究生学位考试，其中3人攻读广州中医药大学硕士学位，7人攻读广州中医药大学博士学位。组织全国第三批优秀中医临床人才研修项目4名研修人员参加了国家举办的培训工作。完成第五批全国师承项目继承学习的年度考核，全省16名继承人全部通过年度考核。在中央财政支持下新建海口市中医院傅汝梅老中医工作室，批复省中医院成立全国著名针灸专家符文彬教授工作室建设项目。

中医管理人才培养。推荐海南省中医院、海口市中医院和三亚市中医院3位医院管理者参加学制6～7个月的国家第一期中医医院职业化管理高级研修班，提高中医医院管理水平。组织5名人员参加全国基层中医医院信息管理与信息技术培训班。

实施中医药继续教育项目，组织实施国家级继续教育项目2项，完成培训492人次；组织省级Ⅰ类继续教育项目17项，完成培训2264人次；组织省级Ⅱ类继续教育33项，完成培训4981人次。组织申报2014年国家级中医继续教育7项。

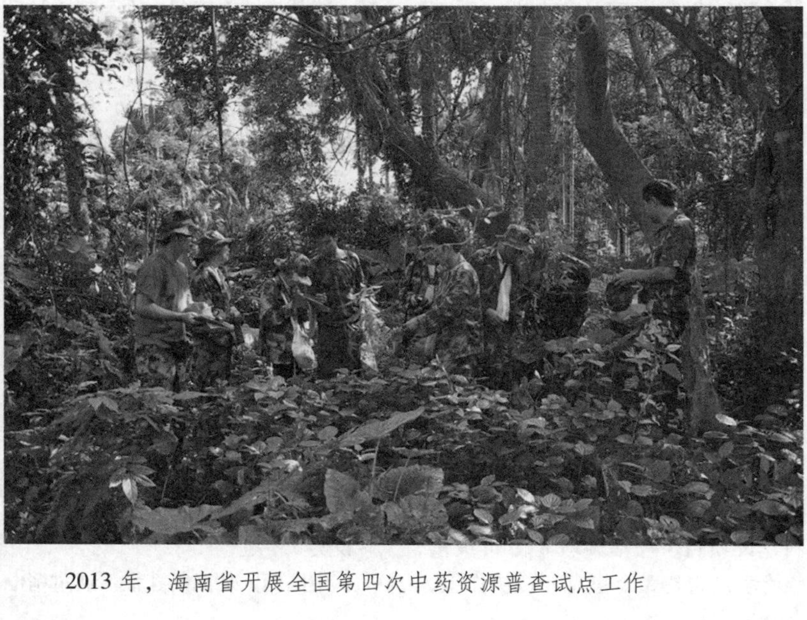

2013年，海南省开展全国第四次中药资源普查试点工作

四、立足基层，推动中医药事业全面发展

基层中医药服务能力提升工程。启动实施了基层中医药服务能力提升工程，经前期调研和起草实施方案并征求意见，海南省卫生厅联合省发改委等五部门印发了《海南省基层中医药服务能力提升工程实施方案》，成立了提升工程领导小组。提升工程将通过推动落实中医扶持政策、健全服务网络、培养中医药人才和加强基层医疗机构中医药优势建设等9个方面着手，进一步提升海南基层中医药服务能力。此项工程已列入2013年度海南省政府重点工作，2013年10月，海南省组织了一次全省基层中医药服务能力专项调研显示：截至2013年10月全省已有54%以上的社区卫生服务中心、18%以上的乡镇卫生院、49%以上的社区卫生服务站、8%以上的村卫生室能够提供中医药服务。

中医药健康管理服务项目。为进一步发挥中医药在基本公共卫生服务中的作用，落实好国家基本公共卫生服务项目中的中医药项目，2013年12月，海南卫生厅印发了《海南省中医药服务百姓健康推进行动方案》，将中医药健康管理服务纳入基本公共卫生服务项目范围，开展老年人中医体质辨识和儿童中医调养服务。

全国第四次中药资源普查试点工作。经10支野外普查队伍一年多的努力，海南中药资源野外重点品种的普查工作已基本完成，普查范围覆盖全省18个市、县所有乡镇。本次普查中，其中调查样地共652个、样方19560个，拍摄影像资料共175411份，采集蜡叶标本21509份、药材样品1341份。根据部分整理资料显示，本次普查成果亮点突出，初步统计发现中国新记录种1个，海南新记录属种3个；申报国家专利1项。新增1个国家中药材种苗繁殖基地，2个中药材种苗繁殖基地项目和种质资源库建设项目进展顺利。

（邢伯茹）

【重庆市2013年中医药工作概况】

一、中医药补偿机制改革

2013年，重庆市在医改中先后制定出台了有利于鼓励中医药服务提供和使用的政策文件，初步建立起市场、医保、财政、价格四大补偿机制有机结合，具有地方特色，有利于引导、鼓励、扶持中医药服务提供和使用的补偿机制。一是降低医保住院起付标准，鼓励患者到中医医院就诊；二是扩大中医药诊疗服务项目报销范围，提高医保支付标准，鼓励患者选择中医药技术服务。三是扩大中药用药范围，提高医保支付标准，鼓励患者选择中成药、中药饮片和医院特色制剂。四是中药饮片不实行零差率销售，将中药煎药费纳入医保报销范围，鼓励医院合理使用中药饮片，提高中药饮片使用率。五是实行药事服务费制度，鼓励医院控制除中药饮片以外的药品使用，改革“以药补医”的补偿机制。

2013年，重庆市44所中医院因优惠政策，共为患者节省住院起付线费、中医诊疗费、中药费、煎药费等费用5亿多元，同比，诊疗人次增长9.7%，出院人次增长32.5%，中医技术应用增长69.8%，中药饮片调剂量增长31.4%，中药院内制剂使用量增长1.6倍。

二、基层中医药服务能力提升工程

2013年，重庆市卫生局、财政局等部门制定出台了《重庆市基层中医药服务能力提升工程的实施意见》，召开全市基层中医药工作现场会，安排部署未来3年的工作任务，万州区等区县制定印发了贯彻实施意见，九龙坡区等区、县将中医药科室建设等纳入基层医疗机构绩效考核指标。

中医药督导监测工作。经对黔江区等10个区、县进行抽查监测，这些区县的基层医疗机构中，中医类别医师占医师比例平均为34.7%，近5日处方中医处方占总处方比例为41%，中医诊疗设备配置、中医药适宜技术推广较好。

创建全国农村中医工作先进单位。重庆市南岸区等3个创建区、县有50个乡镇卫生院、社区卫生服务中心集中打造了“中医馆”，占乡镇社区医疗机构的81%，其中中医类别医师占执业医师数的41.9%。

中医药参与公共卫生服务。组织开展省级师资和各级人员培训，建立居民健康档案，实现了全市65岁以上老年人中医体质辨识和0～36个月儿童中医调养服务达到目标人群覆盖率30%的目标。

中医药适宜技术推广。重庆市有21所中医医院加入了国家中医药适宜技术推广视频网络，参加国家培训525次，1.6万余人次参加了学习。

三、中医医院建设

区县中医医院基础设施建设。重庆市争取中央资金8000万元，总投入1.98亿元，用于垫江县、潼南县、巫溪县和巫山县4所中医院新建7.13万平方米的业务用房。江北区政府投入2亿元，在区中医院新建4.1万平方米的中医康复保健大楼，大楼正进入全面装修。铜梁县政府划拨40亩地为中医院建设骨科分院1.2万平方米业务用房。丰都县中医院4.3万平方米改扩建工程进展顺利。

中医院内涵建设。重庆市稳步推进中医医院等级评审，新创建三级甲等医院2所，17所中医医院完成二级中医院评审和复评工作。严格医疗技术准入，审核批准“心血管介入诊疗技术”等3类新技术，完成区县中医院消毒供应室资质评审。在全市范围内开展中医医院持续改进活动和“中医药服务百姓健康推进行动”。开展中医优质护理服务工作，全市100%的三级中医医院和50%以上的二级中医医院开展了中医优质护理服务工作。强化中医医院中医药应急工作能力及急诊急救能力培训，对药事管理、抗菌药物使用及检验科流程进行规范。

专科和综合服务区建设，中医特色优势不断突显。新增6个国家临床重点专科建设项目和7个国家农村医疗机构中医特色优势重点专科建设项目，评估验收8个市级重点专科。组建5个重点专科协作组，制定工作绩效考核细则，重点专科建设水平进一步提升。2013年，上述21个重点专科门诊人次37.2万，同比增长33.1%；出院人次2.1万，同比增长24.2%。评选市级新一轮33个重点专科建设项目。

据统计，2013年，重庆市44家中医医院门急诊人次816.63万，住院人次49.06万，医疗业务收入46.78亿元。

四、中医药科研和人才工作

重点学科建设。重庆市制定印发了《重庆市卫生局中医药重点学科建设管理办法》。中医皮肤学等3个国家局“十一五”重点学科通过了中期评估，药用植物学等4个国家局“十二五”重点学科建设顺利启动。建成针灸学等5个局级重点学科，建设期内，5个学科共投入425万元建设经费，培养研究生74名，获得科研项目169项、科研经费805万元，获得专利3项，获得省部级以上成果奖10项。国家中医药管理局“湿疹中医外治法”重点研究室工作通过专家审核。建成4个中医药科研二级实验室，成立了科研实验室联合协作组。

全国第四次中药资源普查试点工作。重庆市完成首批18个区县普查工作任务。第二批12个区县的普查工作进展顺利，制订印发了工作方案和技术手册，培训普查队员近百人，建立动态监测站2个，完成了野外调查工作和民间中医药传统知识调查任务。2013年，共调查453个样地和2384个套方，采集38236份标本和1360份药材样品，完成95%的标本整理和数据上传等内业整理工作。通过近两年的调查，基本摸清了重庆市中药资源现状，发现疑似新品种10种、市级新分布品种28种以及一批民间药用新资源。

中医药科研项目管理。发布《2013年中医药科研课题申报指南》，确定56项立项项目，资助经费200万元，年内结题项目58个，结题率为72.3%。印发《中医药科技奖励管理办法》，评审2013年度中医药科技奖35项。

中医药人才队伍建设。通过精心

组织，历时3年的首批高级人才培养项目圆满完成，共培养中医药高级人才24名。培训期间，学员们共撰写中医经典学习心得185篇，发表论文100余篇，获得局级以上科研课题立项30余项，授权发明专利2项，成长为当地乃至全市的中医名医和技术骨干。启动中医类别住院和全科医师规范化培训工作，制定印发了实施办法和培训标准等文件，确定4家培训基地，招录53名学员。推进名老中医师带徒工作，举办中医经典理论高级研修班，62名继承人年度考核全部合格。开展中医药治疗艾滋病专项培训和中医标准化推广培训班，培训600余人。举办"国医名师大讲堂"两期，500余名中医药从业人员参加。完成县级中医临床骨干进修、中医类别全科医师转岗培训项目。开展了全市中医药人力资源专项调查。

五、其他中医药工作

中医药文化宣传工作。重庆市完善了宣传工作管理及奖励制度，举办了两次《中国中医药报》通讯员培训班。据统计，《中国中医药报》重庆记者站2013年向报社投稿600余篇，见报259篇，见报总量居全国第一。向市中医药专家和市人大等有关部门赠送《中国中医药报》，扩大影响。各区、县也加大了中医药文化宣传力度，开展了中医药文化先进区创建工作和中医药学术论文征集评选等活动，利用当地媒体开展中医药文化宣传。

中医药监督和考核工作。重庆市严格中医医疗广告监管，严厉查处虚假违法中医医疗广告，开展打击非法行医专项行动，进一步整顿中医医疗预防保健服务秩序，探索建立中医药监督工作机制。组织中医类别医师资格考试考核，报考5564人，资格审核合格4637人，通过考试1192人，考试合格率25.7%，对全市5171名中医类医师开展定期考核，通过率为93.8%。

市级中医药统计调查制度。经过近一年的反复调研论证，重庆市建立了较完备的中医药事业发展统计指标体系和统计调查制度，于2013年起在全市执行。该项制度首次将中医药统计工作常态化、规范化，将实现对重庆市中医药资源配置等中医药基础信息的实时准确把握。

（唐丽灵）

【四川省2013年中医药工作概况】

一、党的群众路线教育实践活动

四川省以"坚持为民、务实清廉，加快中医药发展，建设健康四川"为主题，结合行业特点，加强组织领导，各项工作取得实效。采取个人自学、集中学习、专题学习讨论等方式，通过领导宣讲、专题宣讲、先进典型教育、警示教育、结对共建等举措，深化党员干部对群众路线思想内涵的理解和把握，坚定理想信念，牢固树立宗旨意识、群众意识，筑牢为民务实、执政清廉的思想根基。四川省中医管理局领导班子带领调研工作组，分别深入广元、宜宾、凉山等8个市（州）的27个基层中医医疗机构，充分听取基层对中医药工作的意见和建议，认真听取省委督导组、各市州卫生局、中医药管理局和局属单位以及有关部门的意见反馈。向局机关干部职工、局直属单位班子成员发放了调查问卷，认可度为98.3%。召开了四川省中医管理局领导班子专题民主生活会，对照八项规定及"四风"22种表现形式，梳理出10条存在的问题，制订了切实可行的整改落实方案，在20个具体方面制定了任务书、时间表和路线图，为整改提高打下坚实基础。建立健全规范权力运行、规范干部待遇、机关联系指导服务基层、党员干部直接联系服务群众、从严管理干部等制度建设，完善群众路线制度执行情况监督检查机制，推动改进作风常态化、长效化，扎实开展联村帮户活动。

二、四川省"4·20"芦山地震抗震救灾

2013年，四川省发生"4·20"芦山地震，四川省中医医疗机构立即启动抗震救灾应急预案。迅速组织47支医疗救援队、175名医护人员赴灾区现场救治伤员。出动救护车52台次，诊治伤员4757人次，收治住院伤员503人次。省属四川省中医院、四川省骨科医院、泸州医学院附属中医医院、四川省中西医结合医院、四川省第二中医院等立即派出医疗救援队9支，出动救护车9辆，50多名以骨伤治疗为主的中医药专家赶赴灾区实施救治。在现场救治的2200名伤员中，有750人次运用了小夹板及手法复位。中医医院共收治伤员503人，全部采用了中药内服、中药熏洗以及牵引、针灸、按摩等方法进行治疗和康复。紧急生产中药特色院内制剂支援灾区。组织四川省骨科医院紧急生产新伤软膏、都江堰Ⅰ号、都江堰Ⅱ号共65657支，供灾区群众、医疗救援队和部队官兵使用。积极开展中医辨证施治，展开灾后防病防疫。制发了《关于灾区疾病防治中应用中医药方法的指导意见》和《常见疾病中医药防治技术方案》。在芦山中学、芦山县人民医院、宝兴县等灾民安置点设置中医药诊疗点、中药大锅汤、中药免煎颗粒等中医药服务。增派医疗小分队到灾民安置点、部队营地以及乡村开展中医药巡回医疗服务。全省中医系统共向灾区群众、部队官兵、伤员提供心理疗法和针灸推拿12946人次、大锅汤中药26057人次、免煎中药颗粒配方（开水冲服）19650人次、中成药23574人次。累计为灾区群众提供了82227人次的中医药服务。紧急印发了《"4·20"芦山震后灾区中医药防病手册》3万册和《中医中药关爱健康》宣传画（上、下）10000套，引导地震灾区群众科学规范地运用中医药知识预防灾后疾病。抓紧落实灾后重建工作任务，确保中医机构灾后恢复重建工作顺利进行。雅安市、宝兴县、天全县、芦山县、名山区、洪雅县和汉源县7个市、县级中医医疗机构全部纳入灾后重建规划项目，中央和省级财政安排投资3.67亿元，总建设规模达10.4万平方米。

三、中医药参与医疗体制改革

四川省各地认真贯彻落实《四川省人民政府关于扶持和促进中医药事业发展的实施意见》。加强对公立中医院综合改革的指导。重点推进中医医院在管理体制、补偿机制、人事分配、药品供应、价格机制等方面进行综合改革，进一步明确了省、市、县各级中医医院的功能定位。落实了2013年三级中医医院对口支援老少边穷地区中医医院和二级中医医院对口支援民族地区乡镇卫生院工作。继续组织全省公立中医医院开展中医临床路径和中医电子病历试点。会同省发改委等五部门出台了《关于印发四川省县级公立医院取消药品加成经费补偿办法的通知》（川发改价格〔2013〕937号），明确了保留中药饮片加成、提高中医辨证论治门诊诊察费的政策。全省149所县级公立中医医院从2013年10月1日起实施取消药品加成。开展了基本公共卫生服务中医药服务试点工作。2013年，将全省65岁以上老年人体质辨识和儿童捏脊推拿纳入了基本公共卫生服务中医药服务项目工作。确定了15名省级中医药健康管理服务项目专家。

四、基层中医药服务能力提升工程

四川省各市（州）认真贯彻落实全省基层中医药服务能力提升工程启动会议精神，制定实施意见和方案，分解落实各县、区工作目标和任务。截至2013年底，全省有91.48%的乡镇卫生院和92.84%的社区卫生服务中心设立了中医科（室）；有79.17%的村卫生站、84.24%的社区卫生服务站能提供中医药服务，基层中医药服务量达到了42.21%。加大基层中医药适宜技术推广力度。举办了4期基层中医药适宜技术推广项目专题培训，培训了326名县级师资。开展了2013年四川省基层常见病、多发病藏医药适宜技术推广项目专题培训班，培训藏医县级师资20余名。对全省部分市（州）适宜技术推广工作开展情况进行了督导。

五、中医医政工作

进一步端正中医医院的办院方向，组织完成了等级中医医院评审工作。全省共有二级甲等中医医院92所、二级乙等中医医院8所、三级中医医院35所通过了等级医院评审，提前实现了“十二五”期末70%的县级中医医院达二级甲等的目标。截至2013年底，全省有县及县以上中医医院、专科医院、中西医结合医院和民族医医院193所，开放床位47212张，年门诊诊疗2621万人次，业务收入128.1亿元，人均业务收入25.88万元，较2012年分别增长2.37%、16.86%、5.12%。加大专科（专病）建设力度，84个国家级重点专科（专病）建设进展顺利，新建省级重点专科（专病）110个。中医药防治重大疾病取得新进展，12个省中医药防治重大疾病中心工作进展顺利。中医药治疗结核、肝病、重症胰腺炎等形成诊疗方案，取得了良好的临床疗效。中医药防治艾滋病工作取得实效，中医药累计治疗人数达1255人次，正在治疗人数715人。中医治“治未病”重点开展，19个省级“治未病”中心建设取得了阶段成果。二级以上中医医院建立了中医“治未病”科室，投入1600万元支持建设160个“治未病”科室。推广中医“治未病”预防保健服务试点工作规范，加强了民族医医院、中西医结合医院和综合医院中医药工作。

六、“第二届四川省名中医”评选工作

四川省政府成立了“第二届四川省名中医”评选工作领导小组和评选办公室。经推荐申报、公众投票、专家评审、省名中医评选工作领导小组会议审定、实地考察、公示等程序，经省政府常务会批准，艾儒棣等10名专家被授予第二届“四川省名中医”称号。各地也大力推动市州级名中医选拔工作，自贡、广元、南充开展了由政府表彰的市级名中医评选工作。

七、中医药人才队伍建设

加强高层次中医药师承工作，四川省完成了国家级第五批师承和省级第四批师承的年度工作，对全省60名国家级第五批师承学员和105名省级第四批师承学员跟师临床实践及理论学习情况进行了督导。对28个全国名老中医传承工作室建设项目进行了督导；完成了第三批全国优秀中医临床人才研修项目的年度工作。启动了四川省首批优秀中医临床人才研修项目，遴选40名高级中医药人员开展了为期3年的学习。进一步完善中医药继续教育管理制度，安排全省中医药继续教育项目99项，承担了国家局中医药继续教育项目20项；继续在全省开展四部经典学习和统一考试，参加考试的中医药人员超过21000人。加强中医药临床技术骨干培养，举办了6期省级中医专科专病培训，培训临床骨干600余名；在甘孜阿坝两州选拔了10名藏医药骨干赴西藏自治区藏医院进行了为期5个月的培训。加强基层中医药人员的培训和能力提升，开展了“全省基层中医药人员技术培训讲师团项目”，集中培训师资210名。大力推进中医类别全科医生培训项目和中医住院医师规范化培训工作。全省新增中医住院医师规范化培训基地12个。完成了2013年度全省中医药专业高级技术资格评审工作，342人通过了中医药专业高级技术资格评审，62人通过了中医类基层卫生高级专业技术资格评审。

八、中医药科技创新

完成国家中医临床研究（糖尿病）基地业务建设阶段工作任务，2013年全省有2项成果分别通过省科技进步特等奖和一等奖评审，国家中医临床研究（糖尿病）基地的“糖尿病微血管病变中医证效基础与临床循证研究”已经通过四川省科技进步特等奖答辩。推进中药资源普查试点工作以及国家基本药物所需中药材种质资源库、种子种苗繁育基地和中药资源动态监测信息平台的建设工作。完成了第一期成都、绵阳、乐山、雅安、达州、甘孜、阿坝州7个试点市（州）25个县中药资源普查的外业调查、内业整理、数据统计、资源普查成果总结工作；建设了省级“中药资源数字化平台”；编撰了《四川省中药资源与区划》等8部四川省中药资源普查丛书；推动在全省国家基本药物所需中药材种质资源库、国家基本药物所需中药材种子种苗繁育基地、国家中药资源动态监测信息平台三大平台建设，为全省乃至全国中药资源的合理利用与保护提供了有力支撑。组织实施了大型著作《川派中医药源流与发展》《川派中医药名家》系列丛书编著和民族医药著作、流派整理研究。《川派中医药名家》系列丛书已列编41位。已完成15部民族医药文献资料收集整理，其中9部已交付出版社准备出版。民族医药适宜技术推广顺利推进。

九、中医中药“走基层”活动

按照省委“走基层、解难题、办实事、惠民生”活动的要求，四川省将中医中药“走基层”作为深化党的群众路线教育实践活动的重要内容，积极开展“走基层、送温暖”活动。落实领导干部带头联系贫困群众。深入雅安市名山区建山乡见阳村看望、慰问贫困群众、诊治疾病。推动重灾区基层中医药服务能力建设。组织省级中医药专家为基层医务人员进行中医药适宜技术培训。积极开展“中医中药三进”活动，组织中医药专家先后赴内江市威远县连界镇及“4·20”地震灾区雅安市芦山县城北社区举行义诊活动。深入开展“中医中药进军营”活动，会同成都军区联勤部卫生部和成都军区总医院，赴成都军区某装甲快速反应部队等单位，连续开展了3期“中医中药进军营”活动，悉心传授中医药康复保健知识，提升中医药服务部队基层官兵的能力，保障军队战斗力。

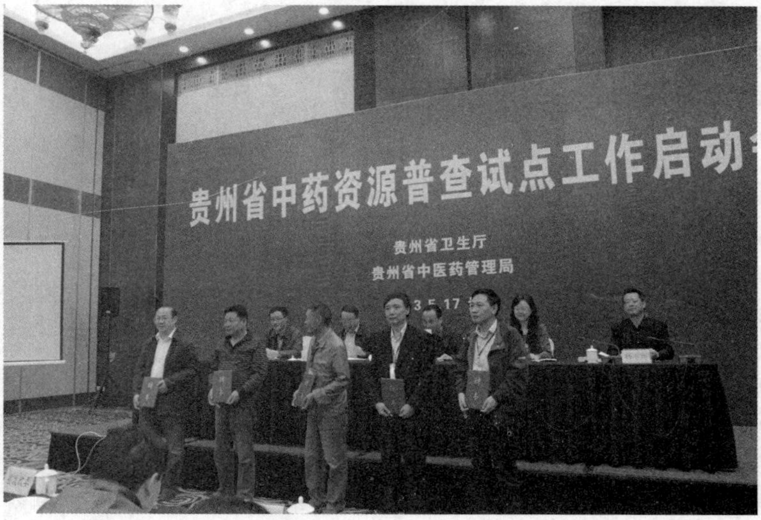

2013年5月17日，贵州省召开了贵州省中药资源普查试点工作启动会

十、中医重点项目建设

加快中医医院基本建设步伐。2013年，四川省争取中央基本建设资金1.73亿元，安排了9所县级中医医院开展中央县级中医医院建设投资项目。从2007年起，全省列入中央基本建设投资项目（含国家中医临床研究基地建设项目、重点中医院建设项目、拉动内需建设项目、县级中医院建设项目）共计64个，中央投资经费共114730万元。已有45个项目完工并投入使用，项目单位基本条件得到了较大改善，中医药服务能力得到了提高。继续推进藏区经济社会发展规划建设项目。稳步推进制剂室建设项目。2013年度省中医专项资金安排经费2400万元支持12所市级中医院、6所县级中医院开展中医医院院内制剂室建设项目。加大中医医院信息化建设力度。2013年，安排4000万元专项资金支持38所市县级中医医院开展中医数字化诊疗平台建设。组织研发了系列中医临床应用软件，中医辨证论治智能诊疗平台、心脑血管疾病防治系统、针灸数字化系统已在临床开始推广使用。制定完善了《四川省数字化中医医院评审标准》，把中医医院的数字化评审统一纳入全省数字化医院评审工作，实现了全省一盘棋、协调发展的良好局面。

（邵志宁）

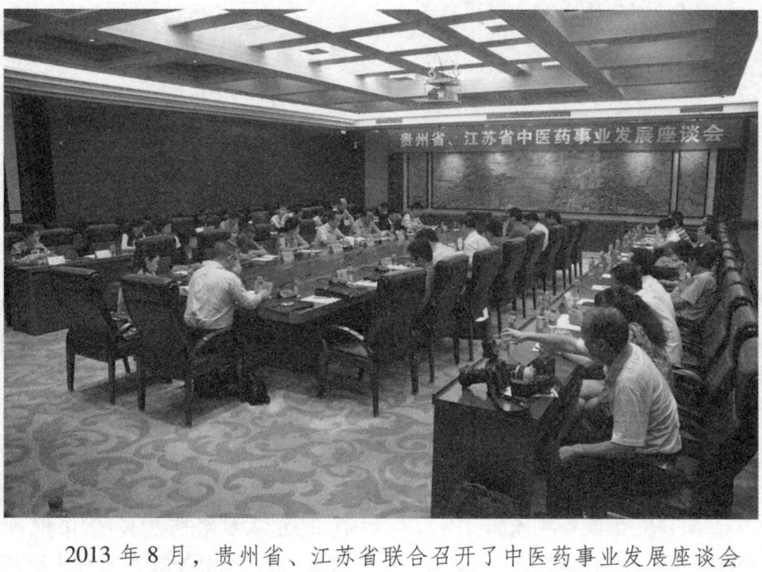

2013年8月，贵州省、江苏省联合召开了中医药事业发展座谈会

【贵州省2013年中医药工作概况】

一、医政医管

（一）继续推进标准化中医医院建设

经过积极争取与协调，2013年贵州省遵义市凤岗县中医院、务川县中医医院、毕节市金县中医医院、铜仁市江县中医医院、思南县中医医院、黔南州福泉县中医医院获国家标准化县级中医医院建设项目立项，开展标准化中医医院建设。

（二）全面推进中医医院等级评审

贵州省印发了《关于进一步开展中医医院等级复核评审的通知》

等文件，截至 2013 年 10 月 31 日，贵州省已完成 32 个县级中医医院（含中西医结合医院、民族医医院）的二级中医医院复核评审工作。

（三）加强中医医疗机构专科建设

一是积极组织申报 2013 ~ 2014 年国家临床重点专科（中医专业）项目申报工作。贵阳中医一附院脾胃病科、贵阳中医二附院风湿科被国家中医药管理局确定为国家临床重点专科建设单位。二是做好全国农村医疗机构中医特色优势重点专科建设项目申报工作。贵州省福泉市中医医院针灸科、瓮安县中医院肛肠科、余庆县中医院针灸科被国家中医药管理局确定为全国农村医疗机构中医特色优势重点专科建设单位。三是开展省级中医重点专科（专病）建设工作。确定清镇市中医院骨伤科等 22 个中医医院的 23 个专科为省级重点专科（专病）建设单位，安排省级专项资金 110 万元予以资助。四是开展 2008 年至 2010 年省级重点专科评审验收工作。印发了《贵州省中医药管理局重点专科（专病）建设项目检查评估细则》等文件，将组织专家对省级重点专科进行评审验收。

（四）做好基层中医药服务能力提升工程工作

根据国家要求，结合贵州省实际，贵州省中医药管理局与贵州省医改办、人社厅等 7 家单位联合下发了《贵州省关于实施基层中医药服务能力提升工程的意见》和《贵州省基层中医药服务能力提升工程实施方案》，联合召开了全省基层中医药服务能力提升工程启动工作视频会。贵州省卫生厅代表省基层服务能力提升工程领导小组与各市（州）卫生局签订了目标责任书。各市（州）也制定了基层中医药服务能力提升工程的意见和方案，成立了基层中医药服务能力提升工程领导小组，召开了启动会，并与所管辖县、市、区签订了目标责任书，各市（州）、县已按目标任务开展工作。

二、教育科研管理

开展中医药重点学科建设和省级中医药临床重点学科建设工作。继续抓好 5 个国家中医药管理局中医药重点学科和 10 个省级中医药临床重点学科建设，督促各项目医院按计划规范建设。

开展中医师承工作。一是成功申报 3 个国家中医药管理局"全国名老中医传承工作室"和"黔贵丁氏中医妇科"中医学术流派传承工作室。二是做好全国第五批老中医药专家学术经验继承工作，贵州省 20 名继承人中有 10 人被成都中医药大学录取攻读博士学位，有 4 人被贵阳中医学院录取攻读硕士学位。三是继续推进"贵州省名中医"学术经验继承工作，加强 17 名指导老师和 33 名继承人的日常管理。

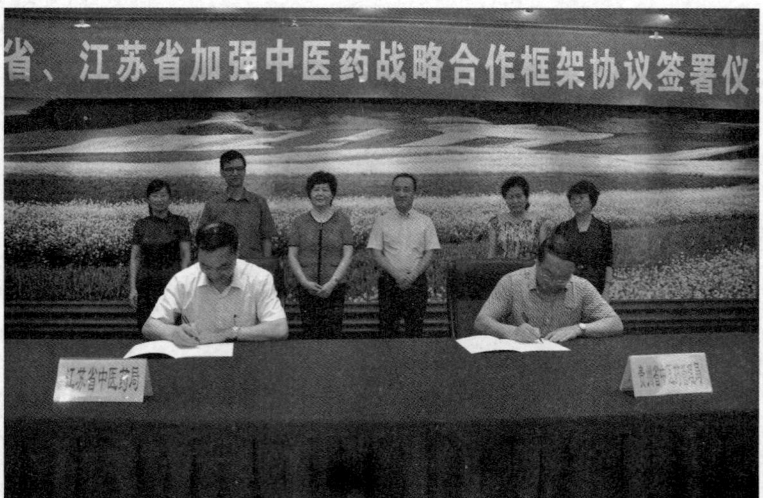

2013 年 8 月，贵州省中医药管理局与江苏省中医药局共同签署了《贵州省中医药管理局和江苏省中医药局加强中医药战略合作框架协议》

开展中医优秀临床人才研修工作。加强第三批 5 名学员中医优秀临床人才研修工作的管理，组织其按要求参加国家中医药管理局相关培训和跟师学习。

加强人才培训。一是组织完成了 130 名县级中医临床技术骨干培训和贵州省各级中医医疗机构 120 名财务人员的培训。二是完成了 70 名免费订单定向医学生（中医专业）的招生录取工作。三是依托"中医药继续教育网"，开展了全省中医药人员开展中医药远程继续教育工作，培训人员 2000 多人次。

开展中医药科研工作。组织实施了贵州省 2013 年度中医药、民族医药科学技术研究专项课题申报评审工作，立项 91 项。

三、中药资源普查试点工作

召开了贵州省中药资源普查试点工作启动会，贵州省中药资源普查领导小组成员单位领导、省中药资源普查领导小组办公室全体成员、省中药资源普查技术专家委员会全体专家、省中药资源普查大队队员及贵州省贵阳市乌当区等 33 个试点县（区）的 120 多人参加了会议。

制订了贵州省中药普查试点工作的实施方案、工作计划、经费管理办法等管理文件。

分别对省资源普查技术专家、县普查技术骨干、中药资源普查信息员进行了培训，共培训 400 余人次。

完成了对乌当区等 33 个中药普查试点县（区）的 GPS、数码相机、笔记本电脑以及植物分类相关书籍等招标配备。

从 2013 年 11 月起，贵州省乌当区等 33 个试点县（区）已全部开展了中药资源普查的外业调查工作。

四、交流合作

2013 年 8 月，贵州省中医药管理局与江苏省中医药局共同签署了《贵州省中医药管理局和江苏省中医药局加强中医药战略合作框架协议》，旨在充分发挥两省在中医药学术、人才、科技、教育、产业等方面的特色优势，促进两省中医药资源优化配置，加强优势集成和互补，促进两省中医药医疗、保健、科研、教育、产业、文化“六位一体”全面协作，实现两省中医药事业全面协调可持续发展。

在此框架下，江苏省中医医院与贵州信邦制药股份有限责任公司签订了中药材产业战略合作协议，拟共同推动两省中药产业的发展。

五、其他

开展保健品卫生许可证审批工作，为19个厂家的34个产品颁发了保健用品卫生许可证。

（周　茜）

【云南省2013年中医药工作概况】

一、中医药参与医药卫生体制改革

一是及时将国家和省政府对中医药工作的要求及全国中医药工作会议精神在全省卫生工作会议上进行传达、贯彻，同时安排部署了2013年中医药工作任务。二是云南省人民政府与国家中医药管理局于2013年2月签订了《加快云南中医药桥头堡建设战略合作协议》，助推全省中医药事业快速发展。三是积极筹备全省发展中医药大会，草拟了《云南省加快中医药发展行动计划（2014～2017）》。四是积极参与县级公立医院改革试点。安宁市等9所县级中医医院被纳入国家改革试点单位，江川县等14所县级中医医院纳入省级改革试点单位。五是启动中医药健康管理服务项目。举办了两期基本公共卫生服务中医药健康管理服务项目县级师资及骨干培训班，460人参加了培训；及时制订下发了《云南省基本公共卫生服务中医药健康管理服务项目实施方案》，提出了到2013年底全省老年人和儿童中医药健康管理目标人群覆盖率要达到30%，近105万老年人和49万儿童将得到免费的中医药健康管理服务。六是在全省中医药系统开展了中医药服务百姓健康推进行动。2013年11月26日，云南省召开了全省“中医药服务百姓健康推进行动”视频会议，在全省三级中医医院推广“患者说了算”服务模式，在二级以上中医医院建立挂号、交费、取药叫号制度等7项具体行动，扎实开展了“中医药服务百姓健康推进行动”。据统计，截至2013年11个月全省中医院诊疗人次较2012年同期增长了15%以上。

二、中医药服务体系和服务能力建设

中医院服务体系建设。一是2013年10所县级中医医院基础设施建设项目被纳入国家县级医院标准化建设规划，建设规模9.5万平方米，总投资2.86亿元，其中中央投资1.51亿元，地方配套1.35亿元。截至2013年底，已有两所开工建设，8所完成征地、规划、设计等前工作，将陆续开工建设。二是积极协助省发改委完成了《完善基层医疗卫生服务体系县级医院建设项目备选库（2012～2016年）》的编报工作，46所县级中医院建设项目纳入备选项目库。三是各州、市也进一步加强了中医医院基础设施的建设。

重点中医专科（专病）建设。一是推进国家临床重点专科（中医专业）建设。组织申报了2013～2014年国家临床重点专科（中医专业）建设项目5项，其中云南省中医院风湿病、护理学、针灸科和西双版纳州傣医院的傣医风湿病4项被评为国家临床重点专科（中医专业）。二是扶持县级中医院特色优势重点专科建设。组织38所县级中医医院申报了国家农村医疗机构中医特色优势重点专科，7所县级中医医院被列为建设单位，并获得项目建设中央资金350万元。三是加强省级重点中医专科专病建设。省级财政从2013年起，设立专项资金2500万元支持中医重点专科建设，制订下发《云南省重点中医专科（专病）建设项目实施方案》。四是部分州、市开展了州、市级重点专科建设。如曲靖市级财政从2009年开始，每年安排120万元用于市级重点专科建设。

三、中医医院等级评审

一是继续开展三级中医院等级评审工作。2012年底评审的10所三级中医院，国家中医药管理局已正式授牌，云南省中医医院、昆明市中医医院等8所中医药为三级甲等中医医院，保山市中医院、大理州中医院等2所中医药为三级乙等中医医院。2013年5月，云南省组织专家对宣威市中医医院进行了三级医院评审，并已被国家中医药管理局审定为三级甲等中医医院。二是开展二级中医医院评审工作。2013年，云南省组织中医医院评审专家组完成了第一批74所二级中医医院评审。经评审，51家中医医院被评为二级甲等，9家中医医院被评为二级乙等，14家中医医院申请缓评。

四、基层中医药工作

基层中医药服务能力提升工程。一是云南省中医药管理局与云南省发展和改革委员会、财政厅、人力资源和社会保障厅、食品药品监督管理局联合成立了云南省基层中医药服务能力提升工程领导小组，并下发了《云南省实施基层中医药服务能力提升工程的意见》《云南省关于基层中医药服务能力提升工程实施方案》。二是5个部门联合召开了全省实施基层中医药服务能力提升工程推进工作视频会议，安排部署推进全省基层中医药服务能力提升工程工作。三是争取到中央资金1098万元、省级财政资金1200万元，支持了125个社区卫生服务中心和乡镇卫生院中医科、中药房建设，1980个村卫生室配置了中医药基本诊疗设备，提升了基层中医药服务能力建设。四是开展基层中医药服务能力调查，拟定基层中医药服务能力提升工程承诺书。五是下发《关于做好基层中医药能力提升工程信息报送工作的通知》，加强提升工程动态管理。

基层常见病、多发病中医药适宜技术推广项目工作。一是争取到中央资金900万元，支持18个县开展常见病、多发病中医药服务能力建设。二是组织省级专家筛选出10项中医药适宜技术，制作成视频教学教程，在全省范围内组织推广运用。三是举办了86人参加的省级第二期基层常见病、多发病中医药适宜技术县级师资培训班。各地分批组织对基层医疗机构进行中医药适宜技术的培训和推广。

三级医院对口支援工作。组织云南省中医医院等6所三级医院支援宾川县等9所县级中医医院；组织上海市中医医院等3所三级医院支援安宁市等3所县级中医院。

五、中医药人才培养

中医药师带徒工作。25名第五批国家级师带徒继承人通过考试，其中5名取得攻读博士学位、20名取得攻读硕士学位资格；完成了新一批国家级和省级师带徒第一年度考核及论文答辩工作。昆明市开展了第二批市级名中医、荣誉名中医评选。

高层次中医药人才培养工作。组织10名优秀中医临床研修人员参加国家中医药管理局组织的两期培训班。完成云南省4名优秀中青年中医药领军人才和8名优秀中青年中医药学科带头人的年度培养工作。

中医药继续医学教育和中医药人才培训工作。确定国家级中医药继续医学教育30项、省级51项，完成5000余人次的继续医学教育培训任务；发放中医医疗机构卫生专业技术人员学分验证合格证4500余份；组织实施了100名中医类别全科医师转岗培训和250名中医临床技术骨干培训工作；继续实施农村订单定向医学生免费培养项目，完成了110名中医类学生的招生工作；完成全省各级中医医院管理骨干260余人的医院管理培训工作。

名老中医药专家传承工作室建设项目及中医学术流派传承工作室建设项目工作。2013年，云南省共获得4个全国名老中医药专家传承工作室和3个流派工作室建设项目。

六、中医药科研工作

省级民族药院内制剂研发及文献整理项目工作。2013年度，云南省争取到省财政资金30万元支持3部文献的整理及4个制剂的研发项目。

科研工作。2013年，云南省中医中药研究院共获得国家自然基金地区基金立项5项、“十二五”科技计划项目子课题2项、省科技计划惠民专项1项，获得科研专项经费500多万元。

中药资源普查试点工作。一是确定文山市、昆明市官渡区和彝良县为基本药物中药原料资源动态监测与信息服务站，云南省农科院药用植物研究所为联合建设单位。二是组织召开云南省中药资源普查试点工作成果总结报告专家论证会。三是启动了中药材种子种苗繁育基地建设项目，确定了云南白药集团等6个分基地，三七、重楼等7种中药材品种组成的一个国家级国家基本药物所需重要中药材原料药材的种苗繁育基地，并制订了项目实施方案和项目建设方案。

七、民族医药和中西医结合工作

民族医药工作。一是继续推进民族医重点专科建设。西双版纳州傣医院傣医风湿病科被列为2013～2014年国家中医临床重点专科建设，傣医院肛肠科、迪庆州藏医院哲仲病（风湿病）专科被纳入省级重点建设专科建设。二是组织开展民族医医院等级评审工作。云南省彝医医院被国家中医药管理局正式授牌为三级甲等中医医院。西双版纳州傣医院积极创建二级甲等民族医医院，2014年上半年完成评审任务。三是组织完成傣医医师资格考试的命审题工作，新增壮医专业考试。2013年有208人报名参加傣医医师资格考试，53人参加壮医医师资格考试。

中西医结合工作。一是积极开展中西医结合医院等级评审，规范医院管理，提升医院内涵。经评审，云南省中西医结合医院达到二级甲等标准，云南平安中西医结合医院、禄劝中西医结合医院达到二级乙等标准。评审结果经公示，已报国家中医药管理局，待审定后正式授牌。二是加强综合医院中医药工作，积极开展综合医院中医药工作示范单位创建。组织27家综合医院申报全国中医药工作示范单位，经组织专家评定，昆明医科大学第一附属医院、个旧市人民医院、陆良县人民医院、曲靖市麒麟区人民医院被评为“云南省综合医院中医药示范单位”，并报国家中医药管理局参加全国中医药工作示范单位评审审定。

八、中医药预防保健工作

中医“治未病”预防保健及康复服务。2013年，云南省获得国家专项资金800万元，支持昆明市、大理州、保山市、西双版纳州开展中医药预防保健及康复服务能力建设项目。

人感染H7N9禽流感中医药防治工作。针对我国上海及周边省、市出现的人感染H7N9禽流感病例，云南省及时组建应急中医专家组，组织专家制订并下发了《云南省人感染H7N9禽流感中医药预防方案（2013年第一版）》及《云南省人感染H7N9禽流感中医药诊疗方案（2013年第一版）》，供各地在人感染H7N9禽流感中医药防治工作中参考使用。

九、中医药治疗艾滋病工作

一是云南省中医药防治艾滋病工作连续4年走在全国前列。2013年，国家下达云南省中医药治疗艾滋病任务5000例，截至2013年12月，入组接受中医药治疗的艾滋病病人和感染者累计达到10095例，实际在治5632人。二是举办2013年中医药治疗艾滋病知识强化培训班，各承担中医药治疗艾滋病试点项目工作的医疗机构分管领导及临床工作人员80余人参训。三是举办中医药治疗艾滋病知识普及培训班，来自全省政府举办的县级以上中医、民族医医疗机构从事传染病防治的工作人员100余人参训。

十、中医药文化科普宣传和对外交流合作工作

中医药文化科普巡讲活动。2013年8月28～31日，云南省举办了第二期云南省中医药文化科普巡讲专家培训班，并从参加培训的50人中选拔了20名中医药文化科普专家，与第一期选拔出来的30人共同组成50人的云南省中医药文化科普专家巡讲团。2013年9月2～7日，选派秦竹等6名省级中医药文化科普巡讲专家赴文山州和普洱市，开展了6场中医药科普知识讲座和中医药适宜技术培训，共1000余人参加讲座。2013年10月22日，各州、市也组织开展了义诊、健康咨询及发放中医药防病治病手册等中医药宣传日活动。

医疗机构中医药文化建设。全省各级中医院在进行基础设施建设的同时，建设富有中医文化气息的医院房屋、庭院和中医药文化长廊。部分乡镇卫生院和村卫生室充分利用壁画、墙报和在室内外张贴宣传画图等普及中医药知识，以保山腾冲县固东中心卫生院为代表的一批乡镇卫生院建成了富有文化气息的中医馆和中草药植物园。

第六届湄公河次区域传统医药交流会。2013年10月26～27日，云南省中医药管理局联合云南省科学技术协会、丽江市人民政府、云南中医学院等单位主办的第六届湄公河次区域传统医药交流会在丽江市举办。来自泰国、缅甸、老挝、柬埔寨、越南5国的卫生部官员、民族民间医生代表以及云南省的民族民间医生等近200名代表参加了会议。云南省卫生厅副厅长郑进出任大会主席并作了云南省民族医药发展情况报告。

（张旭芳）

【西藏自治区2013年藏医药工作概况】

一、藏医药基层服务能力建设

基层藏医药工作调研。西藏藏医药管理局赴日喀则、山南两个地区调研基层藏医药工作现状，先后考察了7个县、7个乡和3个行政村的情况，草拟了《基层藏医药工作现状调研报告》，认真分析了基层藏医药工作存在的问题和困难，提出了对策建议。赴8家企业、5个药材基地、1个研究机构、2家制剂室进行了藏医药产业发展现状调研。对“做大做强藏医药产业课题研究”进行实地调研，形成了《全区藏医药产业发展现状调研报告》，为党委政策研究室课题的研究提供了素材。配合国家局调研组完成中医药立法调研，对中医药立法草案从各个角度提出了相关的意见和建议，并与调研组一起深入讨论了中医药立法中如何合理体现民族医药地位的问题。

基本公共卫生服务项目。2013年中医药首次被纳入国家基本公共卫生服务项目中，自治区将藏医药同时纳入基本公共卫生服务项目。根据国家卫生计生委和国家中医药管理局下发的《关于做好2013年国家基本公共卫生服务项目工作的通知》要求，为更好地推进藏医药健康管理服务，西藏自治区中藏医药管理局派5名专家参加国家基本公共卫生服务中医药健康管理局服务项目省级师资培训，根据中医药健康管理服务技术规范，结合藏医药特色制定了《藏医药健康管理服务技术规范》，并完成了地区级师资培训。

基层服务能力提升工程。按照基层调研情况并依据国家五部委《关于基层中医药能力提升工程意见》，自治区藏医药管理局联合自治区其他相关单位共同制订了《西藏自治区基层藏医药服务能力提升工程实施方案》。召开了2012～2013年度全区藏医药服务能力建设项目部署会，安排2012年中央转移支付藏医药服务能力建设项目和地方专项资金项目，部署2013年度项目的前期工作及实施方案，拟定了《西藏自治区藏医药服务体系建设项目总体方案》。协调各地市卫生局和项目建设单位，并督促有关中标公司，完成了地县藏医医院能力建设设备采购、配送、安装调试和培训工作。

二、医院内涵建设

藏医医院等级评审工作。西藏在前几年藏医医院管理年活动取得成效的基础上，2013年安排部署了自治区1个三级藏医医院、4个二级藏医医院等级评审、复审等相关工作。根据国家中医药管理局的统一安排部署，成立了三级藏医医院评审工作领导小组，下发了《西藏自治区卫生厅关于开展藏医医院等级评审工作的通知》。多次与日喀则、林芝两个地区行署和卫生局交换意见，争取政策和资金等各方面的支持，组织专家对日喀则地区藏医医院创建三级医院工作、林芝地区藏医医院二甲复审工作进行了督导、检查和前期内评。2013年8月，国家评审专家组一行18人对自治区日喀则地区藏医医院进行了评审；2013年12月，西藏自治区藏医药管理局组织评审专家组一行11人对林芝地区藏医医院进了了二甲复审，现场复审和评审工作顺利完成。经国家中医药管理局审核、公示后，日喀则地区藏医医院取得了三级乙等民族医医院等级资格。根据国家中医药管理局的安排，自治区开展了藏医医院成本核算工作基线调查，已按要求汇总分析上报国家中医药管理局。

标准化建设和重点专科建设。组织编写了《藏医特色疗法操作规程》《县级藏医医院建设标准》和《乡卫生院藏医科建设标准》，起草了《“十二五”期间藏医药标准体系框架目录》，出版印刷了《藏医适宜技术手册》《藏医护理操作规程》等。向国家中医药管理局申报了10项民族医院能力建设项，组织申报了9个县农村医疗机构藏医药特色优势重点专科建设项目，组织申报了3家藏医院为2013～2014年国家临床重点专科建设单位。协助国家中医药管理局医政司在山南召开了全国民族医重点专科工作会议。

三、中（藏）药材资源普查工作

西藏成立了西藏自治区中（藏）药资源普查领导小组，拟定了1560万元中（藏）药资源普查项目实施方案，制定了《西藏中（藏）药资源普查经费管理与使用办法》。普查队2013年共完成察隅县、米林县、波密县、嘉黎县、索县、巴青县、丁青县、芒康县、左贡县、亚东县、聂拉木县、吉隆县、桑日县、错那县、堆龙德庆县、尼木县、隆子县等17个县的645个样地、3225个样方套外业调查工作及部分内业工作，累计收集药用植物物种1900余种，收集标本18000余份标本，采集生境及植物群落照片22117张，收集植物个体照片39511张，采集重点药材品种71种，特色药材品种49种，拍摄各类视频资料1440分钟。资源普查各项工作进展顺利，获得了各方好评，取得了阶段性成果。

四、人才培养和传承工作

培训工作。西藏制订了2012年度医药卫生体制改革基层藏医全科医师（转岗）培训实施方案，并于2013年6月3日正式开班，全区基层80名藏医参加了培训。开展西藏藏医医疗质量监测培训，安排自治区藏医医院医疗质量监测工作，同时进行了监测数据上传软件使用等内容的培训，来自区、地藏医院负责监测工作的人员共计10人参加了培训。协助开展了2011年度藏医类别职称评审工作。向央视推荐山南格桑平措专家纳入“中华名医”栏目，向民族医药学会推荐3名专家纳入《民族医魂》大型民族医药纪录片。配合中央广播电台录制名医访谈节目，推荐自治区8位藏医专家参与。

藏医药传承工作。组织申报了2013年自治区名老藏医药专家传承工作室建设项目5项。完成了2012年度全区师承人员出师考核考试工作，212名师承人员参加考试，其中171名取得了《藏医学师承出师证》。对第五批全国老中医药专家学术经验继承工作继承人攻读学位人员进行了考核及面试。10名指导老师和20名继承人被纳入国家第五批师承教育项目，师承工作有序开展。制订了《西藏自治区一技之长藏医人员参照乡村医生从业管理条例统一管理工作实施方案》，对城市社区祖传师承一技之长藏医和农牧区一技之长老民间藏医人员进行统一管理，允许注册成为城市社区个体藏医和农牧区乡村医生开展执业活动。

五、中医药科研工作

西藏卫生厅组织藏药企业按照卫生部“重大新药创制”科技重大专项要求申报项目，与西藏科技厅共同召开了项目遴选专家论证会，共选出甘露藏药、诺迪康药业、奇正藏药、金哈达药业4家企业申报的4个项目上报国家，并赴京汇报协调项目工作，甘露藏药、奇正藏药的两个项目已通过国家立项。

西藏卫生厅与科技厅积极协调，共同推动藏医药的科研发展，在国家中医药管理局的支持下，申报国家科技支撑计划，初步构建藏医药科研发展平台。

西藏国家中医（民族医）临床研究基地第一周期业务建设结束，并顺利通过验收。为扩大临床研究基地建设成果，加强国家重点实验室建设，西藏卫生厅通过国家中医药管理局争取到财政部公卫项目经费的支持，进一步开展优势病种临床研究，并通过建立数据库信息共享平台，使科研成果走出实验室、走向基层，真正建立全区普遍适用的诊疗规范，发挥藏医药在公共卫生中的特殊作用。

六、藏医药对外交流与合作

2013年10月28日～11月2日，应新加坡卫生部邀请，西藏自治区卫生厅副厅长宇飞、藏医药管理局副局长德吉和自治区藏医院普穷次仁3人随国家中医药管理局团组前往新加坡执行中新中医药合作协议任务，宇飞任团长，并代表培训班学员作了题为《藏医药学的历史沿革以及在西藏医药卫生体系中的作用》的演讲。

应世界卫生组织的邀请，由自治区卫生厅和国家中医药管理局推荐，西藏藏医药管理局局长白玛央珍于2013年10月27～31日前往中国澳门特别行政区参加了WHO传统医学战略2014～2023全球发布会暨高层会议，并作了题为《中国政府在藏医药学方面的政策措施及现状》的演讲。

（德　吉）

【陕西省2013年中医药工作概况】

一、完善落实发展中医药的政策措施

在推进医改过程中，陕西省坚持以国务院和省政府关于中医药事业发展的“两个意见”为指导，进一步完善扶持政策，健全保障机制，通过全省中医药医改专题调研活动，督促各地落实公立中医医院全额预算、提高中医药报销比例10%的政策措施，推进中医医院人事分配制度和县镇一体化改革工作，配合做好为县及县以下医疗机构定向招聘医学类本科毕业生、上调中医药服务项目价格30%等工作，进一步推动全省中医药事业向前发展。截至2013年底，全省中医医疗床位2.3万张，中医人员2.36万人，医用建筑面积119.6万平方米，较2012年分别增长14.2%、7.9%、8.8%。全省50%的县实行了公立中医医院全额预算管理，财政全额承担编制人员的基本工资和津补贴；40%的县执行了2012年医疗服务收费标准，上调了中医诊疗类项目服务价格30%；90%的县中医医院与一所

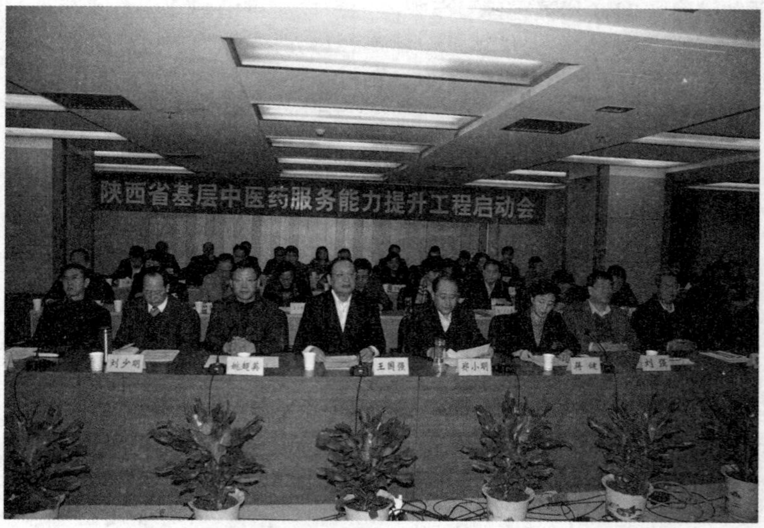

2013年1月17日，陕西省基层中医药服务能力提升工程启动会在陕西西安召开

以上的乡镇卫生院实施一体化管理，444名中医类本科毕业生“落户”县域医疗机构，基层中医药服务能力得到进一步巩固和提升。

同时，按照国家的安排部署，全面推动中医药公共卫生服务项目工作，陕西对11个市区、2个中医药工作先进市、56个先进县的负责人和项目管理同志，进行了重点人群的中医药健康管理技术规范培训，启动实施了对老年人、0～36个月儿童的中医药健康管理公共卫生服务项目。

二、基层中医药服务能力提升工程

2013年1月17日，陕西省召开全省基层中医药服务能力提升工程启动大会，安排部署了工作任务，卫生部副部长、国家中医药管理局局长王国强出席会议并作重要讲话，省政府与各设区市签订了责任书，并将指标完成情况列入市县年度目标责任考核。

一年来，省、市、县加大财政投入，采取多种措施，加紧推进实施基层中医药服务能力提升工程，较好地完成了年度既定目标任务。截至2013年12月，全省有三级甲等中医医院6所，三级甲等中西医结合医院2所，二级甲等中医医院64所，65%县级中医医院达到二级以上水平。能提供中医药服务的社区卫生服务中心169个，占总数的84.5%，较2012年上升14.97%；能提供中医药服务的乡镇卫生院1172个，占总数的73.34%，较2012年上升3.9%；能提供中医药服务的社区卫生服务站247个，占总数的62.69%，较2012年上升49.70%；能提供中医药服务的村卫生室11874个，占总数的46.58%，较2012年上升86.87%。基层医疗卫生机构中医药服务量占本类机构医疗服务总量的比例为22.53%，较2012年上升4.75%。社区卫生服务中心中医类别医师占本类机构医师总数的比例为20.98%，较2012年上升3%；乡镇卫生院中医类别医师占本类机构医师总数的比例为25.4%，较2012年上升3.37%。

三、重点中医医院建设

建设规划方面：按照国家《关于编报卫生相关建设规划（方案）备选项目的通知》，陕西省中医管理局联合陕西省发改委、卫生厅上报县级医院规划建设方案，全省有61所县级中医医院被纳入国家医疗卫生服务体系建设项目备选库。并针对当前中医医疗机构发展的现状，从省、市、县3个层面提出了《关于加强全省中医医疗服务体系建设的建议》，提出全省民生发展中存在的问题和工作建议。

省级中医医院建设方面：对作为省级重点建设项目的陕西省中医医院，累计投资4亿元、建设规模5.8万平方米，现已基本完成内装修和设备安装工作，将于2014年上半年投入使用。陕西中医学院附属医院作为全省中医临床教学基地建设，已完成7000平方米的传染病楼、4000平方米的科教住院楼建设工作并投入使用。陕西中医学院第二附属医院加快新院建设步伐，启动了新院规划、征地等有关工作。

市级中医医院建设方面：汉中市中医医院住院楼主体完工并进入后期装修阶段，2014年7月可投入使用。铜川市中医医院全面完成主体建设任务，现已进入后期装修阶段。延安市中医医院在延安市新区规划了130亩建设用地，进入设计建设阶段。

县级中医医院建设方面：积极申报2013年国家医疗卫生服务体系建设项目，有8所中医医院（凤翔、丹凤、柞水、黄陵、黄龙、泾阳、镇巴、澄城）被列入建设项目，全省国家重点县级中医医院建设单位达到27家。同时，对在建的国家重点中医医院项目实行月报制定，及时了解建设进展，配合国家中医药管理局对延安市中医医院进行考察，完善建设规划。此外，经陕西省中医药管理局与省发改委协调，下达了省级中医医院建设资金1800万元，作为紫阳等6所县级中医医院标准化建设项目启动资金。

四、努力提高中医药工作针对性

2013年，陕西省结合全省中医药事业发展现状，对制约中医药发展的重点问题进行了研究。一是开展中医药医改专项调研，对陕南、关中、陕北3个地区落实扶持中医药事业发展的政策落实情况进行督导调研，全面了解、掌握市、县、乡、村中医医疗机构发展现状。二是开展基层中医药服务能力专项调研。2013年8月，省政协副主席冯月菊带领部分省政协委员，与陕西省中医药管理局、陕西省食品药品监督管理局，就基层中医药服务能力建设情况进行综合调研，实地察看了2个市、6个县（区）的市县中医医院、乡镇卫生院、村卫生室中医药服务情况，并形成专题报告上报，得到省委、省政府的高度重视。三是加强中医药重点工作调研力度。2013年期间，对33个医改试点县中医医院的医保支付方式、西安市国家基本公共卫生服务项目中医药健康管理情况进行了调研，加强了铜川药王山孙思邈故里全国中医药文化宣传教育建设基地、局属三家省级中医医院、50家中医医院信息化建设单位的指导。四是按照全省卫生扶贫工作会议要求，系统调查了解陕西省吕梁山片区、连片特困地区以及国家扶贫开发工作重点县的中医药事业发展情况，针对扶助县级中医医院发展等问题提出建议。

五、稳步提高中医药医疗科研水平

加强中医医院医疗质量管理。以二级中医医院评审为契机，提升县域中医药服务能力，完成73家二级中医医院评审，确定二级甲等中医医院64所、二级乙等中医医院9所。结合中医医院等级评审，加强了对二级、三级中医医院中医特色优势指标的跟踪，开展了中医医院持续改进活动。开展一技之长人员纳入乡村医生管理调查工作，符合条件人员有204名。61人通过传统医学师承、确有专长人员考试，获得执业助理医师报考资格。

加快中医药医疗科研水平的提升。成立了陕西省国家中医重点专科和中医药适宜技术推广视频网络办公室；新增7个国家临床重点专科（中医专业）和14个省级中医重点学科、20个省级重点专科建设项目；新建省级中医药重点研究室1个、中医药二级实验室2个，设立144个省级中医药科研课题科研项目。推进中药资源普查工作，36个县完成了90%的外业调查任务，并在西安、商洛、汉中等地建立中药资源动态监测信息和技术服务站。

七、大力加强中医药人才队伍建设

加强中医药传承工作。由陕西省人社厅、卫生厅、省中医药局联合评选了第二批省级名中医50位，并建立名中医工作室；确定全国第一批中医药传承博士后4名；完成第五批全国老中医药专家学术经验继承人的学位申报工作；为16位国家优秀中医药临床研修学员聘任了44位指导老师，启动省级中医药临床研修人才项目。

做好基层人才培养工作。配合做好陕西省为县及县以下医疗机构定向招聘医学类本科毕业生工作，累计招聘444名中医本科生到岗。确定了50名农村订单定向中医类专业医学生免费生，培训“西学中”学员1928人、基层中医临床骨干及中医全科医师350名。组织申报并确定公布2013年度国家级、省级中医药继续教育项目47项，培训各级各类中医药人员近5000人。

八、做好中医药科普信息宣传工作

开展中医药科普宣传活动。一是深入开展中医中药“进乡村、进社区、进家庭”活动，配合国家举办“服务百姓健康推进行动”大型义诊活动，共邀请到省级名（老）中医30人（次），分别在安康、汉中、蒲城等地进行查房、义诊等为民活动。二是举办全省中医药文化科普巡讲专家培训考核班，对45名省、市中医医院的业务骨进行科普讲座试讲考核，选拔组建了省级中医药文化科普巡讲专家团队伍。三是加强药王山孙思邈故里中医药文化宣传教育基地的指导，组织开展各类中医药义诊体检、科普宣传、健康教育等活动10余次，发放中医药健康处方、宣传手册等共计10余万张（份），免费发放药品2万元，受益人群5万余人次。

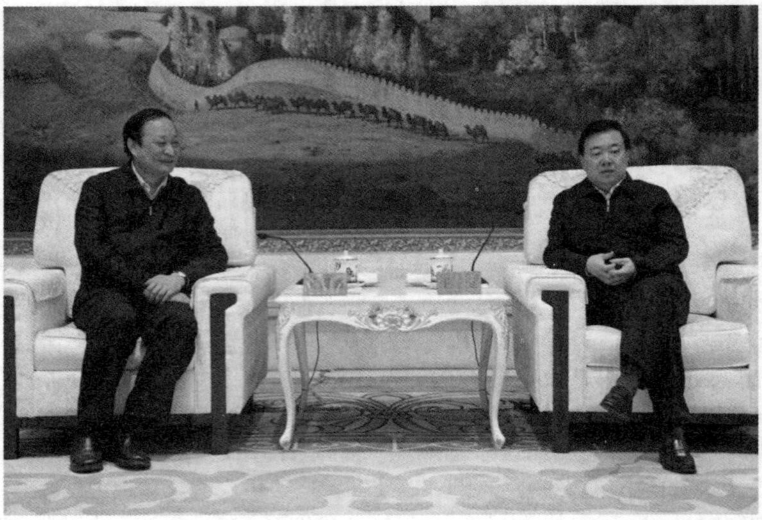

2013年10月14日，甘肃省省委书记、省人大常委会主任王三运，甘肃省省委副书记、省长刘伟平在兰州会见了国家卫生计生委副主任、国家中医药管理局局长王国强，双方就进一步加强和促进该省中医药发展进行了会谈

做好中医药信息宣传工作。继续积极发挥中国中医药报陕西记者站作用，完善全省中医药信息宣传员交流平台，通过《陕西中医药通讯》引领作用，进一步扩大陕西省中医药在国家级、省级媒体的宣传力度。2013年，陕西省在《中国中医药报》等重点媒体刊稿273余篇，编发《陕西中医药通讯》12期。中国中医药报陕西记者站连续3年获中国中医药报先进记者站称号，孔群、赵文、赵艳莉3名同志分别获得优秀记者站站长、优秀驻地记者、优秀通讯员称号。

（余　晴）

【甘肃省2013年中医药工作概况】

一、中医药参与医药体制改革

在县级公立医院综合改革试点工作中充分发挥中医药特色优势。甘肃省为了在落实县级公立医院综合改革试点工作中充分发挥中医药特色优势，提出3项明确要求。一是落实财政补偿、收费项目和调整收费标准、医疗保险报销优惠等既定的中医药扶持政策。二是努力提升中医药服务能力。各试点县要建设好一家公立中医医疗机构，力争在每个县级中医医疗机构列建3~4个县级中医重点专科（专病）；将县级中医医院纳入院前急救体系，充分发挥中医药在抢救急危重症患者方面的特色。三是切实加强综合医院中医药工作。将综合医院中医药工作开展情况纳入综合医院等级评审指标体系，实行一票否决制；综合医院要成立中医管理科和中医科，门诊设一定数量的中医、针灸等科室，设置中药房。开设的中医床位数不低于医院总床位数的5%，要在各西医临床科室设置中医综合治疗室，对患者制订中西医综合治疗方案；建立中医临床科室与西医临床科室密切配合的协作机制；建立发挥中医药特色优势和提高中西医结合临床疗效的分配政策和制度等。

推进县级公立医院医疗服务价格改革试点工作。甘肃省发改、财政、人社和卫生部门联合印发了《关于推进县级公立医院医疗服务价格改革试点工作意见（试行）的通知》（甘发改收费〔2013〕1497号），在县级公立医院改革试点县推行医疗服务价格改革试点工作，提高体现技术劳务价值的医疗服务价格，在现行基准价基础上，将诊查费、会诊费上调10%，护理费上调12%，临床治疗类项目上调10%，床位费上调8%。

发挥中医药在基本公共卫生服务均等化服务中的作用。一是制订印发了《中医“治未病”服务项目甘肃省实施方案（试行）》（以下简称《方案》），明确了0~6岁儿童、孕产妇、老年人、高血压病人、糖尿病病人中医药“治未病”的管理内容及规范流程，明确中医“治未病”工作经费不少于公共卫生经费总额的5%。二是依托国家项目，在甘肃省中医院等8家省、市级医院开展中医药预防保健及康复服务能力建设项目，初步形成区域中医药预防保健及康复服务能力建设模式。三是甘肃省卫生厅联合省教育厅，印发了《托幼机构开展中医“治未病”服务工作指导方案》（甘卫中发〔2013〕336号），进一步明确了在托幼机构开展中医“治未病”工作的原则、目标、内容及职责分工，力争在2015年底前所有托幼机构能够开展全面的中医“治未病”服务工作。

二、基层中医药服务能力提升工程

签订目标承诺书。甘肃省人民政府分别与14个市（州）政府签署了基层中医药服务能力提升工程目标承诺书，市（州）政府与各县（市、区）政府签订目标承诺书，进一步强化政府职责，加大执行和扶持力度。

中医药服务体系建设。一是批复成立了甘肃省中西医结合医院。批复设置了合作市中藏医医院、和政县中医医院等6家中医医疗机构；在兰州市肺科医院成立甘肃省传染病中医药预防治疗中心。二是中央和地方财政投入共1.9亿元对庄浪县中医医院等5家中医医疗机构进行建设。三是在“十二五”期间，甘肃省完善基层医疗卫生服务体系建设项目备选库中，54个县级中医医院入库，占入库总数的71%。四是省政府将建设100所中医药特色乡镇卫生院纳入2013年政府为民办实施工程，100个乡镇卫生院全部按要求建成中医科、中药房和中医综合治疗区，每名医护人员至少掌握了15项中医药适宜技术和6项食疗保健技术。

提升基层中医药服务能力。一是投入182万，为1820个村卫生室配备了中医诊疗设备。二是积极推广中医药适宜技术。在甘肃中医学院附属医院建成省级中医药适宜技术推广培训基地，组建省级中医药适宜技术推广专家库，编写《甘肃省中医药适宜技术培训资料》，为每县（市、区）培养了至少5名县级师资。截至2013年底，省、市、县、乡、村和社区每名医护人员至少掌握15项中医药适宜技术和6项食疗保健技术。三是组织省内知名的儿科专家，持续开展中医儿科常见病、多发病中医药适宜技术培训，坚决治理过度医疗，减少激素、抗生素使用，提高儿童素质。四是积极开展中医药特色乡镇卫生院、社区卫生服务中心和村卫生室创建活动。截至2013年末，有365个乡镇卫生院创建成为全省中医药特色乡镇卫生院。有81个社区卫生服务机构创建成为全省中医药特色示范社区卫生服务机构。

三、中医药发展综合改革试点示范省建设

中医药工作先进和示范县区创建活动。为推进中医药综合改革试点示范省建设，甘肃出台了《甘肃省人民政府办公厅关于印发甘肃省中医药工作先进和示范市县建设方案的通知》（甘政办发〔2011〕135号）。截至2013年底，共61个县（市、区）申请创建，占全省县（市、区）总数的71%，共有16个县（市、区）被命名为甘肃省中医药工作先进和示范县（市、区）。省财政给每个建设单位给予50万元的补助经费。

中医药在突发公共卫生事件和慢病防治中的作用。一是在“7·22”岷县地震伤员救治和灾后防疫中充分发挥中医药作用，将中医药方法和手段充分融入医疗救治、康复治疗和灾后卫生防疫各个环节中，在伤员救治中，各级医疗机构坚持运用“中医、西医、针灸、食疗、心理疏导与干预”的综合疗法，中医药参与治疗率达100%。二是协助地方病办公室组织省内中医药专家制订了《甘肃省人间布病中医治疗方案》，印发了《关于在疾病治疗中加强中医药及中医适宜技术应用的通知》。三是组织省内中医药专家，先后制订了《2013年春季流感中医药防治预案》《甘肃省人感染H7N9禽流感中医药防治预案》。甘肃省卫生厅联合省农牧厅，印发了《关于在动物H7N9禽流感防控中充分发挥中医药预防作用的通知》。四是开展了白血病、肾衰竭、高血压、高血脂、糖尿病5种大病的中医药防治

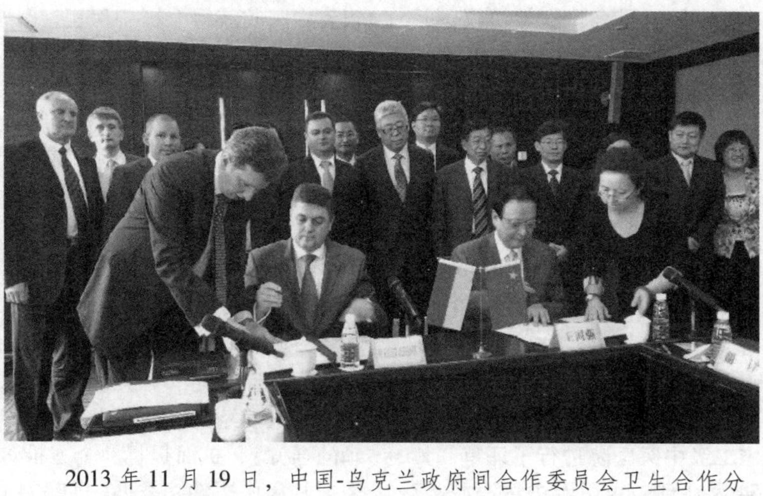

2013年11月19日，中国-乌克兰政府间合作委员会卫生合作分委会第二次会议在广东广州召开。国家卫生计生委副主任、国家中医药管理局局长王国强，乌克兰卫生部第一副部长卡楚尔出席会议。甘肃被确定为中乌中医药合作项目执行省份

研究，开展了中医药治疗艾滋病项目、中西医结合治疗新涂阳肺结核患者效果研究项目。

中医药健康相关产业发展。甘肃省发改委、卫生厅联合印发了《关于促进中医药产业发展的意见》（甘发改社会〔2013〕1833号）。甘肃省卫生厅、发改委、旅游局联合印发了《甘肃省发展中医药生态保健旅游规划纲要》（甘卫中发〔2013〕289号），为全省中医药健康相关产业的发展奠定了政策基础。甘肃省陇东南地区（包括庆阳、平凉、天水、定西、陇南）被国家旅游局、国家中医药管理局确定为国家中医药养生保健旅游创新区。

中医药服务贸易工作。积极申请商务部、国家中医药管理局将甘肃省、天水市、平凉市确定为中医药服务贸易重点区域；申请将甘肃中医学院皇甫谧国际针灸培训项目、甘肃中医学院附属医院中医药对外教育培训、敦煌市地产中药的开发及养生保健、兰州李少波真气运行研究所中医真气运行养生方法等7个项目确定为中医药服务贸易重点项目；申请将甘肃佛慈制药有限责任公司、灵台皇甫谧中医院、庄浪县昊源中药材科技开发有限责任公司、甘肃临夏州金瑞实业有限公司等6家企业确定为骨干企业（机构）。2013年10月，甘肃中医学院与乌克兰国立医科大学在乌克兰首府基辅市签署了合作框架协议，并在乌克兰国立医科大学挂牌成立“岐黄中医学院”。

四、中医医院内涵建设

二级中医医院等级评审。成立了甘肃省中医医院等级评审领导小组，选拔了400多名涵盖管理、临床等7个方面的专家，组建了甘肃省二级中医医院等级评审专家库。对71家二级中医医院按照新标准开展评审。全年先后组织11个评审队，130多位专家对全省符合要求的61家二级中医医院进行了评审，其中54家达到二级甲等中医医院，7家达到二级乙等中医医院，评审结果经公示后报国家中国医药管理局备案。

重点中医药专科建设。一是印发《甘肃省中医重点专科建设要求(2013年版)》。二是组织甘肃省第五批省级中医药重点专科（专病）的申报、评审和列建工作，其中申报102家，最终确定列建15家，省财政给予每家列建单位10万元的项目资助经费。三是组织甘肃省农村医疗机构中医药特色重点专科建设，甘肃省初审上报27家，5家被国家中医药管理局列建，中央财政给予每个列建项目资助建设经费50万元。四是组织国家临床重点专科（中医专业）的申报和初审，推荐甘肃省中医院脾胃病科、甘肃中医学院附属医院儿科、甘肃省庆阳市中医医院血液病科为2013～2014年国家临床重点专科（中医专业）备选单位。

中医护理工作。一是投入45万元，委托甘肃省护理培训基地举办3期护理适宜技术培训班，为每个县培养至少5名中医护师师资。二是举办全省卫生行业宾馆式护理暨创新技能大赛。三是积极争取2014年省级中医专项经费，开展中医护理重点专科建设。四是在2013年举办的第二届甘肃黎秀芳护理科技奖评选中，甘肃省中医药研究院的“黄连酊湿性换药治疗Ⅲ～Ⅳ期压疮的临床观察及实验研究工作报告”获得二等奖，甘肃中医学院附属医院的“抑郁症患者睡眠状况调查及中医护理干预”获得三等奖。五是甘肃省中医院获得全国中医医院优质护理服务先进单位称号，武威市中医医院肛肠科、庆阳市中医医院骨伤科等6个病房获得全国中医医院优质护理服务先进病房称号，会宁县中医医院胡志钟、庄浪县中医医院吴琼等8名同志获得全国中医医院优质护理服务先进个人称号。

五、中医药人才队伍建设

“西医学中医，中医学经典”活动。甘肃省印发了《关于进一步深化“中医学经典　西医学中医”活动的通知》，扩面提标，全力推进，委托甘肃中医学院举办一期3年的全脱产“中医学经典”研究生班，培训学员50人。举办一期3个月的省级“西学中”培训班，培训学员50名。全省有10个市、州各举办一期市级培训班，培训学员共计504人。

中医药师承教育工作。一是对2011～2012年度全省五级中医药师承教育工作考核不合格的16名指导老师和64名继承人取消资格，并给予全省通报批评。二是开展了全省五级中医药师承教育工作结业考核和出师验收，对3258名继承人进行了考核。三是甘肃陇中正骨学术流派、甘肃郑氏针法学术流派被国家中医药管理局确定为全国中医学术流派传承工作室进行建设，中央财政给予每个学术流派100万的建设经费。四是甘肃“岐伯胜景”和“皇甫谧文化园”被国家中医药管理局确定为国家级中医师承基地，中央财政资助甘肃“岐伯胜景”40万建设经费，用于中医药文化的宣传和普及。

人才培训项目管理工作。一是强化国家中医药人才能力培训项目的组织管理工作，先后委托甘肃中医学院为全省培养150名中西医结合人才，委托张掖医专、平凉医专和甘南州卫校为全省培养130名中医临床技术骨干，委托甘肃省中医院、甘肃中医学院附属医院对基层的100名中医执业医师进行转岗培训，委托甘肃省中医学校对210名已注册的乡村医生进行中医药基本知识与技能的培训等。二是加强继续教育项目管理，2013年共组织实施了15项国家级、99项省级中医药继续教育项目，累计培训3.8万人次，通过项目实施，进一步提高了中医药人才的服务能力和水平。

民间具有一技之长中医药人员资格准入工作。2013年，继续组织了全省具有一技之长中医药人员的考核选拔，最终将1052名一技之长人员纳入乡村医生管理。全省共有1796名具有一技之长的中医药人员在农村为群众提供中医药服务。

六、中医药科研工作

一是印发《甘肃省中医药管理局科研课题管理暂行办法》，明确了中医药科研课题的立项、实施、验收（鉴定）、经费使用等。二是组织

2013年甘肃省中医药管理局科研立项课题申报工作，立项课题71项，资助科研经费200万元。三是配合甘肃省中医药学会完成2013年度甘肃省皇甫谧中医药科技奖奖励工作，有32项中医药科技成果获奖。推荐4项科技成果申报甘肃省科技进步奖、4项科技成果申报中华中医药学会科技奖。四是甘肃省获批为国家中医药管理局科技成果转化基地，旨在加速中医药科技资源聚集和成果转化应用。

七、其他中医药工作

甘肃省中医药管理局联合甘肃省人社厅，认真组织了第二届国医大师申报推荐工作。配合完成了2013年执业医师考试工作、打击非法行医专项行动、非法医疗广告专项治理等。

（郭　泰）

【青海省2013年中藏医药工作概况】

一、中藏医药参与医药体制改革

一是在建立国家基本药物制度的过程中，充分体现中西医并重原则，全省基层医疗卫生机构基本药物目录中增补中藏药130种，占全部增补药物的65%，基层医疗卫生机构中藏药使用率明显提高。二是在推进县级公立中藏医医院综合改革过程中，各地积极开展探索，不断加强县级中藏医医院服务能力建设，充分体现中藏医药特色优势，加强中医特色专病、专家、专药建设，推行中藏医电子病历。三是在促进基本公共卫生服务均等化中，充分发挥中藏医药的特色优势，在疾病预防控制、妇幼保健、老年人保健中，积极运用中藏医药方法和技术，增加了中藏医药“治未病”服务内容，中藏医药服务领域得到拓展。

二、中藏医药特色服务能力建设

一是医疗质量持续改进活动稳步推进。二是中藏医重点专科建设取得实效。三是中藏医医院评审工作进展顺利。四是中藏医药适宜技术推广工作开展顺利。五是中藏医药服务“三进”工作逐步推进。

三、中藏医药人才培养和科研工作力度

一是师带徒经验继承工作成效显著。二是名老中藏医工作室建设顺利。三是实施了第三批全国优秀中医临床研修人才培养。四是认真组织实施全科医师临床培训。五是科研工作力度不断加大。

四、中藏医药各类项目

一是中藏药资源普查工作全面展开。二是中医药部门公共卫生项目落实到位。三是组织实施县级中藏医医院基础设施建设项目。

五、2013年全省中藏医药工作现场会

2013年6月，全省中藏医药工作现场会在海西州德令哈市召开，各州（市）卫生局、各级中藏医医院负责人参加了会议，会议还安排了讨论和交流，取得了良好的成效，达到了预期目的。

六、中藏医药能力建设调研工作

按照密切联系群众、深入调查研究的要求，青海省中藏医药管理局对医院进行了服务能力建设调研，主要内容包括专病（专科）建设、人才培养、中藏医药特色优势挖掘及发挥、医改工作以及项目实施情况等。通过调研，掌握了各级中藏医院的能力建设情况，对今后的决策制定以及工作安排等方面提供了依据。

（华旦诺尔桑）

【宁夏回族自治区2013年中医药工作概况】

一、中医药参与医药体制改革

一是配合编制部门在银川市、石嘴山市两所中医医院开展了公立中医医院法人治理结构改革试点，进展顺利，成效初显。二是在盐池县中医院实施了创新支付制度提高卫生效益试点项目，以住院预算包干制为核心的新机制初步建立。三是在全区二、三级中医医院推行临床路径和单病种付费方式改革，入组管理病种分别达到20、30个。四是组织实施宁夏2013年基本公共卫生服务中医药健康管理服务项目，将7项中医药服务纳入基本公共卫生服务范畴，将老年人中医体质辨识和儿童中医调养服务纳入2013年基本公共卫生服务项目一并考核和参与分配。到2013年底，全区中医药健康管理服务目标人群覆盖率达到30%。

二、中医药医政工作

一是中医药服务能力得到提升。全区中医（回医）医院等级评审工作进展顺利。中卫市中医医院、宁夏医科大学附属回医中医医院通过国家三级医院等级评审；中宁、平罗等县的8所中医医院顺利通过二级甲等医院等级评审。国家级、自治区级中医重点学科、专科建设项

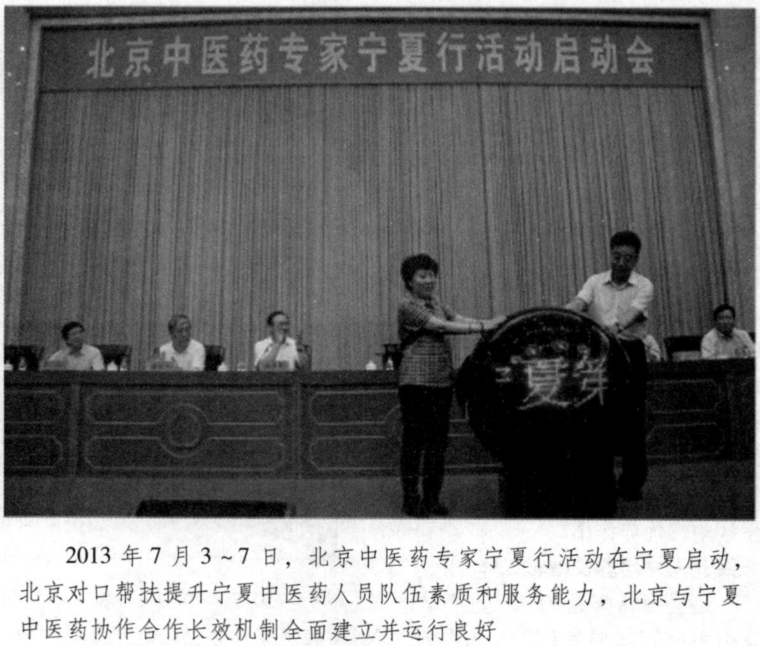

2013年7月3～7日，北京中医药专家宁夏行活动在宁夏启动，北京对口帮扶提升宁夏中医药人员队伍素质和服务能力，北京与宁夏中医药协作合作长效机制全面建立并运行良好

目推进顺利，银川市中医医院内分泌科被确定为国家中医重点专科；3家县级中医医院被确定为农村中医特色优势重点专科建设单位。在全区中医药系统组织实施了中医医院持续改进活动、创建“优美环境、文明服务”活动、“三好一满意”活动，提升了中医医院服务能力和水平。加强对民营中医医院的监管和督导，建立医疗机构档案。

二是基层中医药服务能力提升工程开局良好。组织开展了全区基层中医药基本情况摸底调查，在自治区政府层面组织召开了全区基层中医药服务能力提升工程启动大会。全区各地按照提升工程实施意见和方案要求，深入推进，狠抓落实，5项关键指标得到提升。银川市、石嘴山市作为提升工程主要指标率先实现市，以基层中医药示范市创建活动为载体，突出强化县级中医院及乡村、社区卫生机构中医药服务能力提升，加大基层卫生人员中医药知识和技能培训力度，借助项目增加投入，为基层卫生机构配置了中医药设备。中宁、隆德等县重视县级中医院能力建设，中医特色鲜明，发展势头迅猛，基层中医药服务能力提升作用发挥显著。

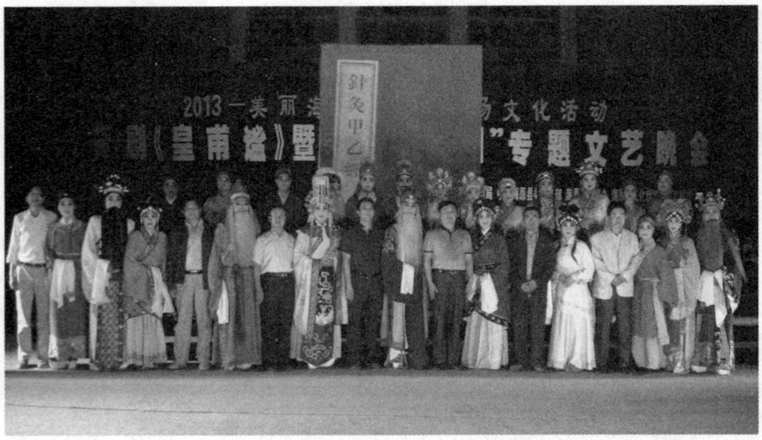

2013年6月13~14日，甘肃秦剧团受邀赴宁夏中宁、海原县进行中医药文化主题演出，多种形式宣传中医文化

三、中医药科研工作

一是通过继续加大对4个国家中医药管理局重点学科的指导，对新申报8个重点学科开展督查，中医药科研平台逐步建立。二是申报成立国家中医药管理局中医药科技成果转化基地，培养中医药科技成果转化人才90名，逐步形成了中回医药科技成果转化运行机制和推广模式。三是加大基层中医药适宜技术推广能力。2013年继续在平罗、西吉、海原县中医医院建立了基层中医药适宜技术推广能力县级建设基地，在银川市金凤区等5个基层乡镇卫生院、53个村卫生室开展了基层中医药适宜技术能力建设，充分发挥了中医药服务在基层常见病、多发病中的优势作用。

四、人才培养及继教工作

一是全面落实自治区卫生厅与北京市中医管理局签订的中医临床优才培养协议，举办了北京支援宁夏优秀中医临床人才研修项目启动仪式，协调自治区6家中医医院与北京地区6家国家知名中医院签订了对口支援帮扶三方协议，筹划并组织实施了“北京中医药专家宁夏行”活动。2013年，北京两家中医院院长带队回访支援医院并开展学术交流活动，有两批次共计53名宁夏中医临床优才进京跟师培训，北京与宁夏中医药协作合作长效机制全面建立并运行良好。二是加强在职在岗人员中医药知识技能培训力度，组织开展了100名中医类别全科医师参加的转岗培训、30名县级中医临床技术骨干培训项目的人员申报、300余名人员参加的中医药标准化培训。三是师承工作有序推进，4名全国第五批师承继承人被录取为博士研究生，7名继承人被录取为硕士研究生。组织对全国第五批、自治区第二批师承工作进行了年度考核，两名继承人、一名指导老师被终止了继承和指导资格。

五、中医药、回医药文化建设

一是深入推进“中医中药中国行——进乡村·进社区·进家庭”活动，共举办10场次中医药科普巡讲，1000余名机关干部、普通群众接受了中医药防病治病基本理念和知识方法培训，中医药科普宣传覆盖面进一步扩大。二是组织编纂《宁夏城乡居民中医药健康手册》，面向普通群众发放。三是指导自治

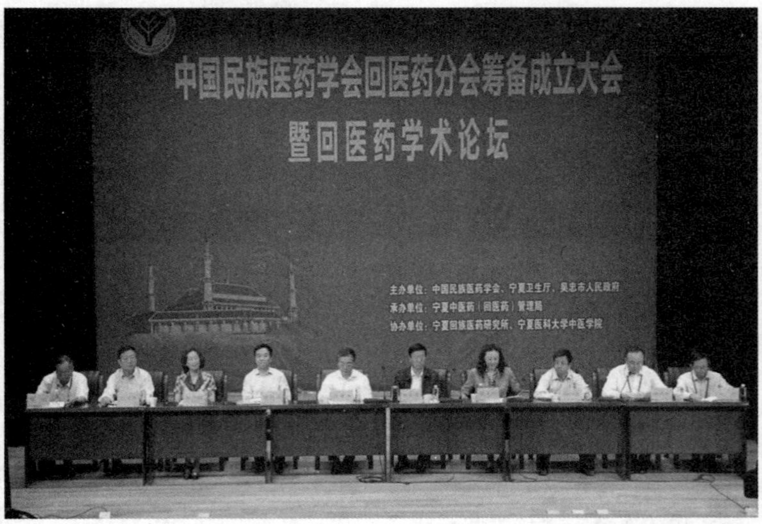

2013年9月12日，中国民族医药学会回医分会筹备成立大会暨回医药学术论坛在宁夏吴忠市召开

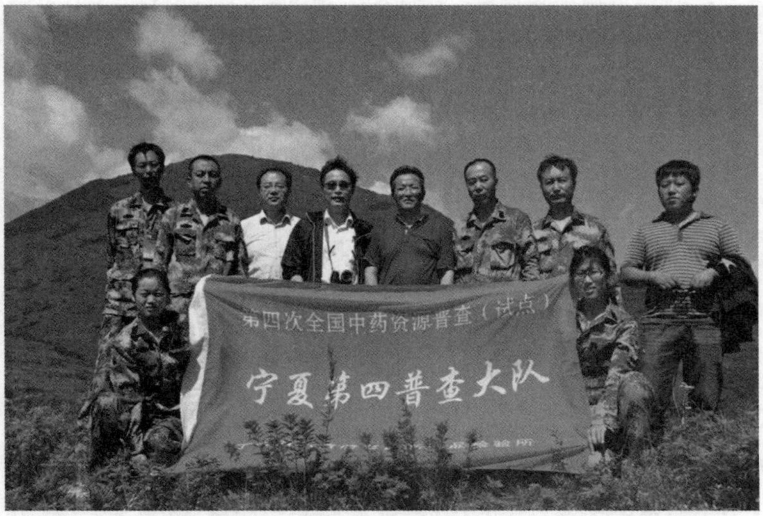

2013年6～10月，宁夏中药资源野外调查工作全面开展，全区中药资源普查工作顺利推进

区中医院、青铜峡市中医院发挥中医药文化宣传教育基地作用，开展文化宣传教育活动。四是扩大中医药宣传力度，引进中医秦剧《皇甫谧》在中宁、海原进行室外巡演，受众千余人。

六、党风廉政工作

一是完善机制，严格落实党风廉政建设责任制。按照自治区党委政府各项工作要求，坚持重大事项集体研究决策，全年共召开15次局务会议，研究决定全局重点事项和重要工作，分析解决存在的问题，层层抓落实，加强对各项工作任务的推进督促检查和落实。二是全面深入开展党的群众路线教育实践活动。全局紧扣"照镜子、正衣冠、洗洗澡、治治病"的总要求，围绕为民务实清廉的主要内容，紧密聚焦"四风"突出问题，紧密联系工作实际，扎实完成了学习教育、听取意见，查摆问题、开展批评，整改落实、建章立制3个环节的工作任务，教育实践活动取得实效。三是多措并举，推进行风建设扎实有效。抓学习教育，增强行风建设内在动力；抓规范化管理，实现行风建设制度化；抓内外监督，推动行风建设深入开展。

七、回医药工作

坚持回医药优先发展战略，在自治区政府层面组织召开了全区回医药工作会议，对今后一个时期全区回医药工作进行了全面部署。在全国范围内牵头筹备成立了中国民族医药学会回医药分会，使全国回医药各领域资源向宁夏汇集，搭起了国家级回医药学术交流平台。组织全区"回医药成就展示"系列活动，参加了中阿博览会、首届中国民族医药博览会、吴忠回商大会，树立了宁夏回医药品牌形象。组织对全区15家公立、民营回医药医疗、研究机构进行调研，召开了全区回医药专家座谈会。争取回医药专项经费350万元用于全区部分回医中医医疗机构回医病区及回医科建设。宁夏医科大学附属回医中医医院顺利通过三级甲等民族医医院等级评审。自治区回医医院建设项目立项工作积极争取。回医药工作开始走出宁夏、走向全国。

八、中药、回药资源普查工作

一是建立了全区中药、回药资源普查工作机制，制办了普查办工作要点和普查工作实施方案。二是充分发挥中药资源普查试点工作专家指导委员会作用，做好技术支撑和业务指导。三是组建了5支中药资源普查大队，指导普查大队装备采购和方案制订，为普查工作做好准备。四是举办全区中药资源普查人员培训班，对各普查大队、各项目县（市、区）中药资源普查人员开展培训，强化专业技术和技能培训，为宁夏中药资源普查的顺利开展奠定基础。五是普查办组织5支普查大队和各项目县召开了中药资源普查进点对接会，并指导各普查大队分别开展了野外踏查工作，各大队野外踏查工作已基本完成。六是组织对中药资源普查工作进行中期督导调研，指导技术支撑单位和普查专业大队按照标准和要求推进普查工作。

（王孟妍）

【新疆维吾尔自治区2013年中医药工作概况】

一、深入贯彻落实《国家中医药管理局关于支持和促进新疆维吾尔自治区中医民族医药事业跨越式发展的意见》和《新疆维吾尔自治区人民政府扶持和促进中医民族医药发展意见》等文件精神，落实中医民族医药各项工作

2013年4月19日，自治区人民政府召开专题会议，听取自治区中医民族医药管理局工作汇报并专题研究自治区扶持和促进自治区中医民族医药事业发展有关工作。会议就中医民族医医院标准化建设、人员编制、科研能力建设、地产中药民族药新药研发和中医民族医药管理机构的完善等方面作出6项决定，并提出4个方面提出工作要求。为落实会议的各项决定和工作要求，开展了一系列工作：一是《新疆维吾尔自治区人民政府关于扶持和促进中医民族医药事业发展的实施意见》经自治区第十二届人民政府第六次常务会议审议，于2013年6月9日正式颁布；二是积极商请自治区人力资源和社会保障厅将帕雪雅疗法等18项维吾尔医医疗服务纳入《自治区城镇职工医疗保险和城镇居民医疗保险诊疗项目》。三是经过积极争取，阿勒泰市中医院、鄯善县维吾尔医院、哈巴河县哈医医院、呼图壁县中医院、博湖县蒙医院、新源县中医院6个单位获得了国家基建项目的支持。

《中医药事业发展"十二五"规划》自发布实施以来，自治区中医民族医药管理局采取有效措施，争取各项政策，积极落实《“十二五”规划》各项任务。一是国家中医临床研究基地在自治区人民政府大力支持下，自治区财政投资1.27亿元用于基地建设，临床研究基地科研综合楼于2013年投入使用。临床研究基地顺利通过国家中医药管理局组织的国家中医临床研究基地业务建设阶段评估。二是各地在落实“十二五”规划具体工作的同时，也在积极开展创新型工作。如和田地区行署2013年研究草拟《和田地区维吾尔医药产业发展规划》，研究建立维吾尔医疗、保健、科研、教育、产业、文化全面协调发展的工作机制。哈密地区卫生局针对哈密地区维吾尔医医院的困难，深入了解哈密地区维吾尔医医院现状，将《关于促进地区维吾尔医医院发展的调研报告》上报地委、行署，引起地委、行署高度重视，并召开专题会议研究制定促进哈密地区维吾尔医医院发展的政策和措施。一是从2012年1月1日起，将哈密地区维吾尔医医院财政差额补贴比例由60%调整至80%；二是自2012年，每年安排专项补助资金200万元，连续补助5年；三是依托河南援疆平台，加大对维吾尔医医院的支持力度，自2012年起，每年安排援疆资金500万元，连续补助两年，全部用于基础设施建设和设备配置，支持哈密地区维吾尔医医院和地区民族医药事业发展。

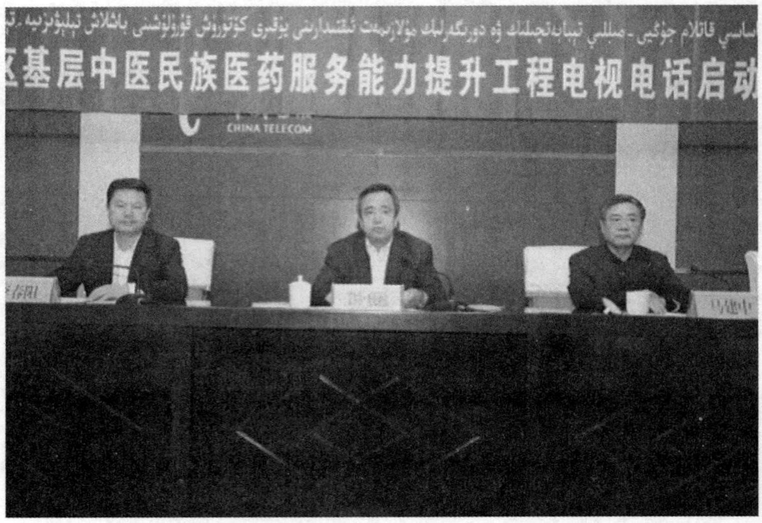

2013年3月29日，新疆维吾尔自治区人民政府召开自治区基层中医民族医药服务能力提升工程启动电视电话会议。全区13个地州和69个县、市共设有82个分会场

二、组织实施基层中医民族医药服务能力提升工程

2013年，国家中医药管理局等五部门联合开展“基层中医民族医药服务能力提升工程”（以下简称“提升工程”）。为组织实施好提升工程，由自治区中医民族医药管理局、发改委、财政厅、人社厅、卫生厅、食品药品监督管理局和军区联勤部卫生处7个部门共同组成自治区提升工程领导小组，研究制定了《关于实施新疆维吾尔自治区基层中医民族医药服务能力提升工程的意见》和《新疆维吾尔自治区基层中医民族医药服务能力提升工程实施方案》，明确了提升工程总体工作目标和分年度工作目标。2013年3月29日，由自治区人民政府组织召开了自治区基层中医民族医药服务能力提升工程电视电话启动会，启动会延伸到全区94个县。国家中医药管理局副局长马建中、自治区副主席艾尔肯·吐尼亚孜出席会议并作了重要讲话，自治区卫生厅、人社厅、食品药品监督管理局的领导分别结合各自职能就组织实施好“提升工程”发言，自治区发改委、财政厅等部门和驻乌鲁木齐市各级医疗机构的代表100多人在主会场参加了会议。

为配合提升工程各项任务地完成，自治区中医民族医药管理局制订了《基层中医药适宜技术服务能力建设项目实施方案》，以地、州、市为单位，统一规划、统一实施乡镇卫生院、社区卫生服务中心中医民族医科建设和村卫生室、社区卫生服务站中医民族医药服务能力建设。2013年依托中央财政支持项目经费，先期对全疆47个乡镇卫生院、社区卫生服务中心和1680个村卫生室、社区卫生服务站进行了中医民族医药服务能力建设。

做好国家基本公共卫生服务中医药健康管理服务项目工作。根据《国家中医药管理局办公室关于印发国家基本公共卫生服务中医药健康管理服务项目培训指导方案的通知》的要求，积极组织实施基本公共卫生服务中医药健康管理服务项目，组织有关人员参加国家组织的师资培训；制订了项目实施方案和培训指导方案，并利用2013年重大公共卫生服务专项卫生人员培训项目经费，组织自治区开展中医药服务的39个县、市、区及所在地州卫生局共计127人参加了基本公共卫生服务中医药健康管理服务项目师资培训。

三、稳步推进新疆地产中药民族药研究工作

自2010年以来，自治区财政共拨付1.2亿元资金支持地产中药民族药研发工作。经过3年多的努力，地产中药民族药研发工作取得了阶段性成效。2013年复方巴布奇擦剂、消食阿米勒努西达日蜜膏、艾克热甫蜜膏、比那甫西颗粒4个维吾尔药新药进入国家审评阶段。2013年9月，新疆地产中药民族药新药研发项目专家委员会委员、各项目组组长及相关人员共16名专家赴国家药审中心参加了4个品种的新药研发药品审评会。2013年，益心巴迪然吉糖浆、派甫云软膏、排石首若片、开通布祖热颗粒、复诃艾菲提蒙片5个维吾尔药新药取得《药品注册申请受理通知书》。为配合新药研发项目，自治区中医民族医药管理局还组织完成了30味无法定标准的维吾尔药材质量标准研究，并组织专家对质量标准进行审核论证，研究资料提交自治区食品药品监督管理局。

做好第四次全国中药资源普查新疆（试点）普查项目工作。在完成20个试点县90%以上区域的野生中药民族药资源普查工作的基础上，自治区组织完成了19000标本的鉴定，建立了12000标本的数据库，初步撰写了45份报告，包括试点县中药民族药资源普查报告、重点品种调查报告、技术报告和发展规划等。此外，一项计算机软件著作权已被国家知识产权局授权登记，同时在专业期刊杂志上发表数篇学术论文。

为进一步改善研究所工作条件，完善职能，提高中医民族医药专项研究能力。自治区中医民族医药管理局多次与乌鲁木齐市政府协商，协调解决自治区维吾尔医药研究所等3个研究所迁址新用地问题，改善3个研究所工作条件。整合资源建立了新疆中药民族药研发中心。

四、组织开展中医民族医医院评审工作

根据国家中医药管理局总体工作安排，按照《中医医院评审暂行办法》、中医民族医医院评审标准及实施细则等相关文件要求，2013年完成3所三级中医民族医医院评审工作。同时结合实际，研究制订了《自治区二级中医民族医医院评审实施方案》和《关于开展自治区地州级二级中医民族医医院评审工作的通知》，并划拨医院评审专项经费，由各、地、州市卫生局按照二级中医民族医医院评审标准和评审细则，组织专家对辖区内申请参加评审的二级中医民族医医院中医民族医药服务功能部分进行初评，并指导医院对照评审标准进行整改，根据各地、州卫生局上报的初审结果和医院的整改工作情况，自治区中医民族医药管理局组织正式评审。现已完成了45所二级中医民族医医院评审工作，2013年医院评审工作计划基本完成。

为进一步推动综合医院中医药工作，根据国家卫生计生委办公厅、国家中医药管理局办公室、总后卫生部医疗管理局《关于做好2013年综合医院中医药工作示范单位申报评估工作的通知》的要求，自治区中医民族医药管理局在地、州综合医院申报的基础上，组织包括两名外省专家在内的专家组对伊犁州友谊医院、喀什地区第一人民医院、乌鲁木齐市友谊医院、新疆医科大学第五附属医院的中医药工作进行了实地评估，并按照程序将评估资料报送国家中医药管理局。

五、继续组织开展中医民族医药专业技术人员培训

为提高基层中医民族医医院临床技术水平，组织开展了县级中医民族医临床技术骨干培训工作，2013年44名学员分别在自治区维吾尔医医院等4个培训基地参加培训；协助北京中医药大学完成第四批继承人攻读中医师承专业学位的复试工作，8名继承人被录取攻读博士学位、1名继承人攻读硕士学位，录取率达100%。组织完成了2000人次的中医民族医药标准化研究技术骨干专业人员培训、中医民族医药标准实施推广技术培训及药材、饮片鉴定技术培训任务。依托2013年自治区发展中医民族医药事业专项补助经费，委托自治区维吾尔医院研究制定维吾尔医住院医师规范化培训培养标准等相关文件。启动中医类别全科医师培训工作，认定自治区中医医院等3所中医医院为中医类别全科医生规范化培训基地，制订了培训方案、大纲和培训标准等规章，83名学员正在接受基地中医类别全科医生规范化培训。84名全科医师完成为期一年的转岗培训任务。为提高中医民族医医院管理水平，强化科学管理，分别举办了第二期全疆中医民族医医院财务管理骨干培训班和自治区中医医院文化建设经验交流会。

六、加强中医民族医药重点专病专科建设

自国家临床重点专科建设项目启动后，新疆维吾尔自治区中医医院、自治区维吾尔医医院先后各有2个专科获得国家临床重点专科项目支持。在积极争取国家临床重点专科项目的同时，自治区中医民族医药管理局根据国家中医药管理局重点专科建设的思路，研究制订了新疆维吾尔自治区中医民族医临床重点专科建设工作方案。通过推荐、审核、答辩等程序，2013年由自治区财政投资100万元支持了首批12个自治区中医民族医临床重点专科建设项目。2013年自治区获得4个国家临床重点专科建设支持项目和33个国家中医药管理局重点专科建设项目，已开始对照国家专科建设项目的要求加入国家组建的各专科协作组，积极开展特色诊疗方案的梳理、验证等相关研究工作。2013年，阿瓦提县维吾尔医医院妇科等7个专科获得国家农村医疗机构中医特色优势重点专科建设项目支持。

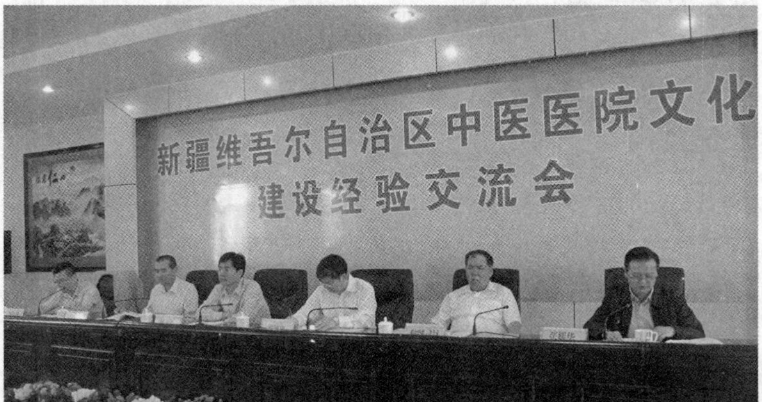

2013年8月26日，新疆维吾尔自治区卫生厅在伊犁州巩留县召开新疆维吾尔自治区中医医院文化建设经验交流会

七、培养中医民族医药科研人才，加强中医民族医药科研工作

按照《新疆维吾尔自治区中医民族医药青年科技人才专项计划实施办法》要求，组织专家对2010年度23项中医民族医药青年科技人才专项课题的进行验收；制订了2013年度自治区中医民族医药青年科技人才专项实施方案，通过遴选审核、现场答辩，14项自治区中医民族医药青年科技人才专项予以立项，自治区财政给予70万元的支持。

加快中医药防治艾滋病研究工作进度，扩大防治覆盖面，逐步开展治疗点建设工作，协调新增了乌鲁木齐市中医医院等7个治疗点，并以此为基础筹建全疆（包括CDC）中医药防治艾滋病网络体系。

继续进行民族医药文献整理及适宜技术筛选推广工作。一是组织实施自治区古籍文献整理、挖掘工作，制订了项目实施方案。组织完成了20本维吾尔、哈萨克、塔塔尔、塔吉克、乌兹别克医药文献的整理工作。二是委托自治区维吾尔医医院等4所医院对自治区疗效较好的民族医适宜技术的操作过程进行整理，现已完成了20项（包括维吾尔医适宜技术19项、哈萨克医适宜技术1项）适宜技术操作规范文本。三是累计完成20项民族医药适宜技术30011例病例观察工作和14项技术的推广应用评价。

为促进中医药学科建设，为各级医疗机构培养学科带头人，2013年4个国家“十一五”重点学科通过国家中医药管理局重点学科中期评估；9个学科被国家中医药管理局确定为“十二五”中医药重点学科建设项目。

八、加强中医民族医药项目监督管理

强化资金监管，加快部门预算执行。为进一步加强中医民族医药项目经费执行情况的管理，结合自治区实际和项目资金管理的相关规定，合理制订了项目实施方案，现已全部完成了2012年度中央转移支付中医药项目。2013年中央补助项目下达任务，为了加快项目的执行力度，自治区中医民族医药管理局多次召开会议研究制订切实可行的项目实施方案，与自治区财政厅合作，于2013年11月将项目资金拨付项目单位，截至2013年11月底预算执行率已达97.1%。

加强重点项目监管。为进一步加强重点项目的监管工作，保障项目完成规定目标和专项资金安全，自治区中医民族医药管理局组织相关人员对项目经费使用情况进行了督导检查。地产中药民族药研发项目由于周期相对较长，工作内容多且由多个单位共同负责研究工作，自治区中医民族医药管理局结合督导过程中发现的问题和经费支出的实际比例，研究拟定了项目经费支出比例及经费检查指标体系，修订了项目总合同书和子合同书的内容，根据各单位项目研究进展，总结撰写了项目研究进展报告。同时针对中医民族医医院基建项目建立了月报制度，以随时掌握项目进展情况，及时解决项目执行过程中出现的问题。2013年10月，国家中医药管理局规划财务司副司长武东和新疆维吾尔自治区中医民族医药管理局副厅长帕尔哈提·克力木专程赴巴州蒙医医院开展了重点中医医院建设项目督导，对巴州蒙医医院经费使用情况、工程进展及存在的主要问题进行了核查和督导。

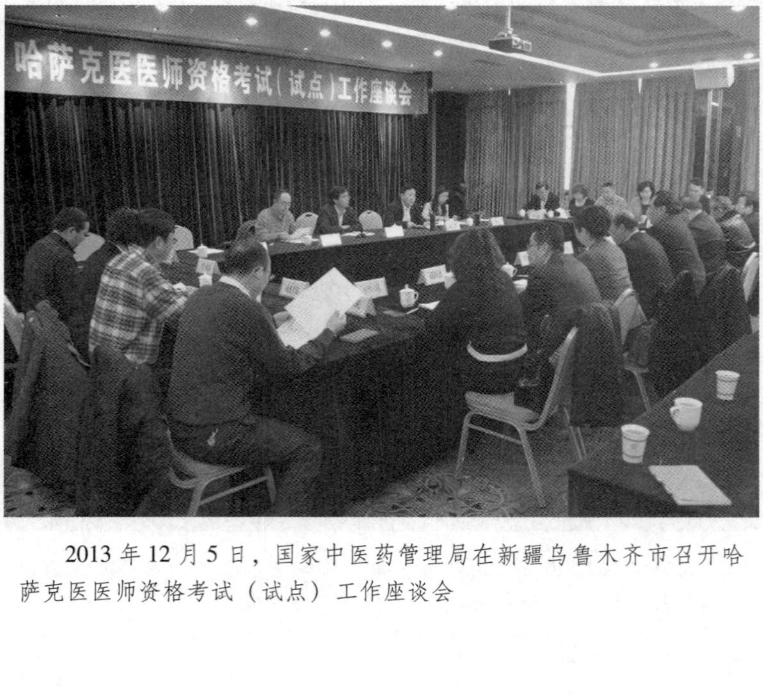

2013年12月5日，国家中医药管理局在新疆乌鲁木齐市召开哈萨克医医师资格考试（试点）工作座谈会

九、做好传统医学师承人员出师考试工作

为规范自治区传统医学师承和确有专长人员医师资格考核考试，根据《中华人民共和国执业医师法》《传统医学师承和确有专长人员医师资格考核考试办法》（中华人民共和国卫生部令第52号）和《传统医学出师考核和确有专长考核实施方案（试行）》，印发《2013年传统医学师承人员出师考试预通知》和《自治区中医民族医药管理局关于实施2013年中医师承人员出师考核考务工作的通知》。2013年，共62名考生报名参加了出师考试（其中中医类别19人，维吾尔医类别43人），考试于2013年11月16～17日完成。

十、哈萨克医医师资格考试纳入国家医师资格考试范围

通过多年积极争取，国家医师资格考试委员会同意将哈萨克医医师资格考试纳入国家医师资格考试范围，并定于2014年在新疆组织实施了哈萨克医医师资格考试试点工作。

十一、组织开展第二届“国医大师”评选活动

2013年，国家组织开展第二届“国医大师”评选活动，给自治区两个推荐名额。为做好推荐工作，自治区中医民族医药管理局与自治区人力资源和社会保障厅、卫生厅联合成立了自治区第二届“国医大师”评选工作领导小组，通过专家评议，领导小组审核，推荐中医金洪元、维吾尔医巴黑·玉素为国医大师候选人。

十二、扎实做好中医民族医药知识宣传普及活动

一是依托中医药知识宣传普及活动项目，积极发挥中医药、民族医药学会的作用，通过各级各类学会组织举办健康知识讲座、下基层义诊数次。扎实有效推进“中医中药中国行——进乡村·进社区·进家庭”活动持续深入开展。2013 年，分别在库尔勒市和焉耆县、吐鲁番市和达坂城区开展义诊扶贫、健康咨询服务科普宣传活动，为基层农牧民咨询义诊1570 余人次，免费赠送药品 710 人次，为当地医院查房并为危重患者会诊22 人次，安排科普健康专题讲座5 场，参加人数450 余人次，发放宣传品310 份，参观科普展板350 人次，产生了较广泛的社会影响。二是加强了中医民族医药文化科普巡讲专家管理工作，自治区现有5 名专家通过培训和考核，入选了国家中医民族医药文化巡讲专家库。三是积极创作中医民族医药文化科普作品，《中成药治疗常见病、多发病手册》《中医传统疗法知识问答》等科普图书已经出版。四是为加强兄弟省市之间民族医药文化交流工作，根据自治区人民政府的指示，自治区卫生厅与自治区经信委等单位合作完成了2013·中国（宁夏）民族医药博览会参展任务。自治区共有 13 家企业的 62 个品种参展。五是各地中医民族医医疗机构文化宣传工作成绩显著。如自治区中医医院微信公众平台获评全国“医院文化载体建设富有特色的典型”。呼图壁县中医医院获得2012 年度中国中医药报优秀通讯员。通过中医民族医药文化宣传普及活动的开展，更多的群众了解、认识了中医民族医药，使广大群众切实感受到了简、便、验、廉的中医民族医药服务，体现了中医民族医药系统关注民生、为民办实事的行业作风。

十三、继续做好对外交流合作工作

为进一步加强与周边国家的友好往来和交流合作，自治区中医民族医药管理局协助自治区外办组织新疆维吾尔医药、中医专家 5 人赴哈萨克斯坦等 3 个国家开展慰侨义诊活动。这是新疆中医民族医药系统首次组团赴周边国家开展义诊。2013 年，新疆维吾尔自治区维吾尔医药研究所与巴基斯坦卡拉奇大学国际化学和生命科学中心签署了开展维吾尔-尤纳尼传统医药研究合作备忘录，达成了 5 项合作协议，标志着自治区维吾尔医药传统医药领域合作进入了一个新的阶段。

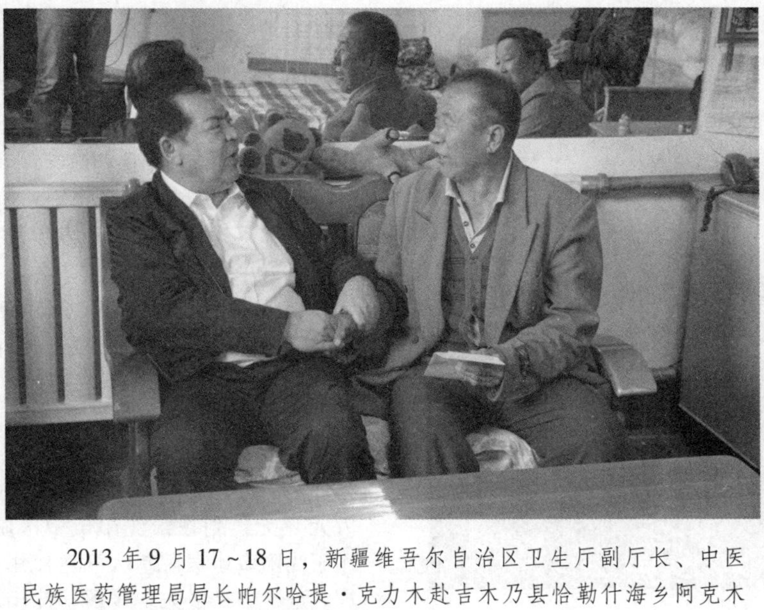

2013 年9 月17 ~18 日，新疆维吾尔自治区卫生厅副厅长、中医民族医药管理局局长帕尔哈提·克力木赴吉木乃县恰勒什海乡阿克木扎村慰问贫困农户

十四、党的群众路线教育实践活动

自治区中藏医药管理局认真贯彻落实中央和自治区关于改进工作作风、密切联系群众的八项规定。按照党的群众路线教育实践活动领导小组的总体工作安排和要求，全局党员、干部积极参加教育实践活动，认真学习国家、自治区和卫生厅各级党的群众路线教育实践活动领导小组规定的学习内容，积极参加各项学习活动，按照活动方案认真完成每个环节的任务。2013 年多次组织人员先后到阿克苏地区、伊犁州、昌吉州等地区调研中医民族医医疗机构基础设施、科室设置、人员结构、服务能力、机构运行和项目建设情况以及基层中医民族医药服务能力情况，为制定自治区基层中医民族医药服务能力提升工程各项目工作目标、组织开展基层中医民族医药服务能力提升工程和其他工作打下的基础。

在开展党的群众路线教育实践活动的同时，自治区中医民族医药管理局组织全区中医民族医医院开展“三好一满意活动”，从服务好、质量好、医德好、群众满意 4 个方面，对中医民族医医院 2013 年“三好一满意”活动具体工作内容和任务进行了分解和量化，以保障医院能够为人民群众提供更加安全、优质的中医民族医药服务。组织开展了“行风建设示范窗口”创建活动和第十五个党风廉政教育月暨第十四个行风整顿月活动，积极参与“新广行风热线·厅局长接待日”活动，处理解答群众反映的各类医疗问题数个，做到有诉必查，有查必果，据实反馈。

（李卫玲）

【新疆生产建设兵团 2013 年中医药工作概况】

一、中医医院建设

继续实施中医医院、中西医结合医院能力建设项目，配合做好国家中医药管理局对二师库尔勒中西医结合医院、六师五家渠市中医院、兵团中医医院等中医医院建设项目单位现场督导检查各项工作。

二、中医中药监督管理

以医疗机构等级医院复审为抓手，兵团卫生局加强医疗卫生机构中医药行业标准和技术规范执行力度。大力开展优质护理服务，提升护理服务质量。认真落实新版国家基本药物目录，开展《国家基本药物目录临床用药指南》和处方集培训，指导基层医务人员合理使用中成药。实施国家基本药物制度，在基层医疗卫生机构实行全部用药"零差价"销售。逐步解决"以药养医"问题，进一步减轻职工群众用药负担。对执行《国家基本药物目录（2012年版）》情况进行现场督查。

三、中医药重点专科建设

兵团卫生局组织石河子大学医学院一附院中医传染病科申报国家临床重点专科；组织十三师红星医院中西医结合肛肠科、二师库尔勒医院妇科和一师阿拉尔医院针灸科申报国家农村医疗机构中医特色专科优势重点专科。开展兵团临床重点专科申报、评审，石河子大学医学院一附院中医心内科被评为国家临床重点专科，认定为兵团临床重点专科。

四、中医药人才培训

认真做好兵团全国第三批优秀中医药临床人才研修项目培养工作。充分利用援疆专家资源，举办对口支援全科医师培训班，对基层医务人员进行中医内科、针灸、推拿等培训。依托石河子大学医学院一附院（兵团中医医院）举办中医全科医师转岗培训班，对在基层医疗卫生机构从事中医（中西医结合）医疗卫生服务工作的专业人员进行培训，各师基层中医人员41人参加培训。其中理论集中培训2个月、二级以上医疗机构临床实践4个月、基层单位实践4个月。

五、兵团名老中医评选

组织开展中医"树名医、建名科、创名院"工作，加快中医药学科带头人和中医技术骨干培养。对申报兵团名老中医的10名中医专家进行评审，授予袁今奇等3名专家为兵团首批名老中医，授予杨百京等6名专家为兵团首批名中医。兵团卫生局联合兵团人力资源和社会保障局组织开展第二届"国医大师"评选推荐工作，推荐袁今奇教授为"国医大师"候选人。

六、中医药适宜技术推广和应用

依托兵团中医医院、二师库尔勒中西医结合医院、兵团奎屯中医医院、十三师哈密红星医院中医药基层常见病、多发病中医药适宜技术推广基地，加强中医药适宜技术的推广与应用，稳步推进兵团、师两级基层常见病、多发病中医药适宜技术推广网络建设，逐步形成基层常见病、多发病中医药适宜技术推广长效机制。

七、中医药科普巡讲活动

认真实施中医药知识宣传普及项目，组织开展中医药科普巡讲活动，组织中医医师在社区、机关组织开展健康知识讲座，2013年共举办讲座42次，受益3000余人，使职工群众进一步认识和了解中医药在维护生命与健康、防治疾病、养身保健与康复等方面的基本理论、方法和作用，为中医药的推广和发展营造了良好氛围。

八、中医药"进团场、进连队、进家庭"工程

以全国服务百姓健康行动全国大型义诊活动为契机，积极组织二级、三级医院和援疆医疗专家赴团场、连队开展医疗巡诊和健康宣讲活动。组织复旦大学附属中山医院国家医疗队完成对兵团为期一个月的巡回医疗。在公共场所组织义诊，发放《基层中医药适宜技术手册》等宣传资料，对团场医院进行教学查房，对农牧团场卫生技术人员进行传、帮、带。

九、中医药在基本公共卫生服务中的作用

兵团将中医药健康管理服务纳入基本公共卫生服务项目范围，开展老年人中医体质辨识和儿童中医调养服务。举办基本公共卫生服务项目培训班5期，加强以中医药健康管理服务规范和技术规范为主要内容的中医药知识和技能培训，强化实践技能，注重培训效果，使基层医疗卫生技术人员基本掌握服务技能，提供规范服务。

（李　鹏）

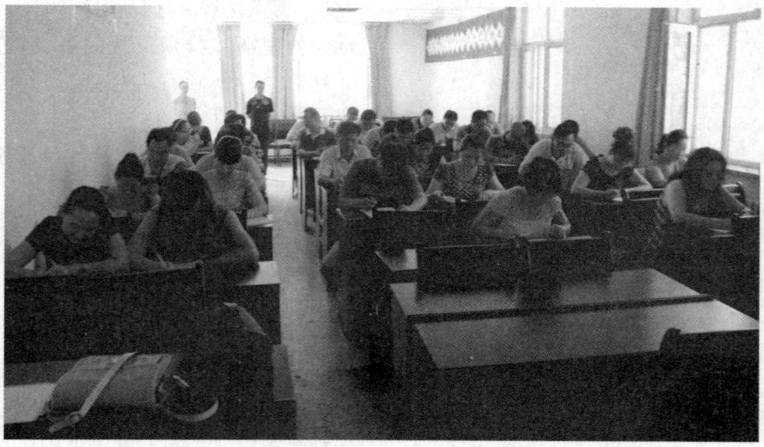

2013年8月，新疆生产建设兵团组织了中医全科医师转岗培训理论考试

【沈阳市2013年中医药工作概况】

一、贯彻落实中医药政策

全力推进《沈阳市人民政府关于扶持和促进中医药事业发展的实施意见》中各项政策落实工作。沈阳市中医院按照每门诊补助15元优惠政策，财政年度拨付专项经费260万元。积极推进沈阳市中医院基础设施建设工作，沈阳市人民政府经研究决定将沈阳市城建局档案馆（建筑面积4000平方米，价值6500万元）无偿划拨给沈阳市中医院，用于沈阳市中医院扩大病房使用面积，这一举措极大地缓解了沈阳市中医院发展空间不足的问题。同时

沈阳卫生局积极参与沈阳市区域卫生规划制定工作，研究并出台了中医药服务网络建设规划，为下一步推动中医药事业可持续发展提供了有力保障。

二、基层中医药工作

以创建全国基层中医药工作先进市为抓手，沈阳市积极推进基层中医药先进单位（先进区、先进县）创建工作。对沈北新区、于洪区、康平县进行创建工作的培训及督导，多次到相关区县召开现场会议，督促、检查、指导项目单位不断完善内涵建设。截至2013年底，康平县通过了辽宁省卫生厅专家评估组的评审，获得辽宁省级中医特色示范县称号。于洪区在2012年通过省级中医特色示范区评审之后，2013年完成了全国社区中医药工作先进区的申报工作。

三、中医药服务网络建设

继续开展“中医适宜技术推广年”活动，目标是达到每个基层卫生服务机构掌握10种以上中医适宜技术。2013年12月，沈阳市卫生局在各区、县（市）自查基础上对全市基层卫生服务机构（社区卫生服务中心和乡镇卫生院）进行了检查验收，对85家中医适宜技术推广达标单位给予奖励。

利用城市中医院对口支援农村中医院的方式，支援薄弱机构。沈阳市卫生局组织城市中医院专家组深入农村，全方位把脉薄弱机构，召开现场会议解决面临的问题，制订了详细的帮扶方案，以参加二级中医医院评审为抓手，比照评审细则，对于重点、难点问题各个击破。特别是采取了以对口部门的人员一对一、手把手帮扶，同时在医疗设备方面也给予了大力支持。

四、中医药服务能力提升工作

沈阳市卫生局联合沈阳市发改委等5个委办局，出台了《关于印发沈阳市贯彻实施基层中医药服务能力提升工程意见的通知》，为下一步提升沈阳市基层中医药服务能力工作指明了方向。

开展市级重点中医专科和特色中医专科的评审工作。通过专家组对各报名单位的专科特色优势、临床服务能力、科研水平与人才培养、人员结构等方面进行全面审核，沈阳市中医院心病科等10个科室被确定为沈阳市“十二五”中医（中西医结合）重点专科；大东区中医院中医骨伤科等25个科室被确定为沈阳市“十二五”中医（中西医结合）特色专科。

辽宁奉天中医院通过了国家中医药管理局三级中医医院等级评审。沈阳市红十字会医院通过了国家中医药管理局全国综合医院中医药工作先进单位的评审。

五、中医药人才培养工作

组织开展第四批沈阳市名中医评选活动。评选由申报材料审核、基础理论考试及专业知识答辩3个阶段组成。沈阳市严格考试纪律，邀请国家级、省级名医担任考官，多人共同审核，做到考试过程公平、公正、公开。共评选出第四批沈阳市名中医36人。举办了基层中医药适宜技术推广培训班，筛选按摩、拔罐等安全、简便、有效的中医适宜技术面向全市各区、县（市）开展培训，全年开展培训10次，参加培训学员1500人次，提高了全市基层卫生医疗机构医生，特别是社区卫生服务机构、乡镇卫生院及村卫生室卫生服务人员的中医药理论和适宜技术水平。

六、中医药文化建设

深入推进中医中药“进乡村·进社区·进家庭”三进工程。开展了“服务百姓健康行动”大型义诊活动周。由沈阳市卫生局主办的2013年沈阳市中医医疗机构“服务百姓健康行动”大型义诊活动在和平区新华购书中心举行，17家各级中医医疗机构、约70余名中医医护人员参加了义诊活动。同时，市内30余名中医专家深入大东区万莲社区、文荟社区等18个社区为群众提供义诊服务。活动周期间，累计33家中医医疗机构出动约200名医护人员，义诊8000余人次，发放宣传资料11000余份。开展以发放健康宣传资料、提供诊疗检查、免费发放药品、提供健康指导咨询等多种形式的宣传活动，切实为群众提供方便实惠的中医药服务。

（张　悦）

【长春市2013年中医药工作概况】

一、中医药政策法规

（一）提高中医药人员法律意识

长春市卫生局党委印发了《长春市卫生局2013年普法依法治理工作要点》，强调2013年是“六五”普法的第三年，也是“六五”普法工作实施的关键一年，要求各中医医疗机构做好2013年的普法依法治理工作。

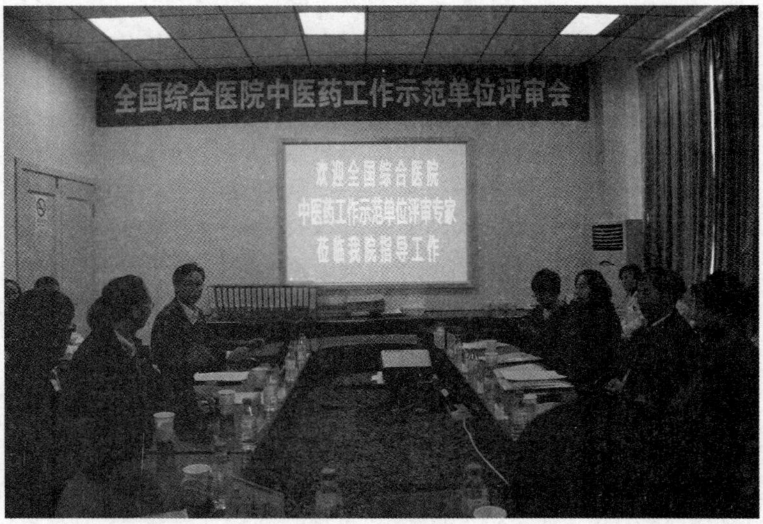

2013年11月14日，长春市第二医院创建全国综合医院中医药示范单位评审会召开

长春市卫生局党委印发了《开展“社会主义法治文化年建设年”活动实施方案》，要求各医疗机构按实施方案要求开展普法依法治理工作，完善法制宣传的阵地建设，为构建和谐社会创造良好的法制环境。

（二）强化中医药行业监管

建设中医药监督管理队伍，理顺中医监督工作机制。长春市注重发挥长春市卫生局卫生监督所和长春市卫生工作者协会的作用，不断加强中医药工作的服务和监管，建立工作机制，保证全方位推进中医药工作有序开展。长春市卫生局卫生监督所完善了内部中医药管理职能，由医疗机构（中医）卫生监督科承担全市中医药服务监管工作，强化了中医药管理干部队伍建设，理顺了中医监管机制。2013年，长春市卫生局卫生监督所开展了长春市中医医疗服务专项检查工作，对监督检查中发现的问题和违法行为进行了立案查处。

长春市中医（中西医结合）医院2013年度校验工作。2013年，长春市中医药管理局协同长春市卫生局卫生监督所、长春市卫生工作者协会对长春市17家中医（中西医结合）医院进行了年度校验现场审核。16家医院通过了年度校验，对一家医院给予了暂缓校验6个月的整改处理。

严厉打击假冒中医名义非法行医、发布虚假违法中医广告等行为。2013年，按照上级的要求，长春市中医药管理局联合长春市公安局、长春市人口和计划生育委员会、长春市食品药品监督管理局印发了《关于进一步做好整顿医疗秩序打击非法行医专项行动落实工作》的通知，2013年主要任务是对非法中医坐堂医行为进行严厉打击，对2013年国家和吉林省中医药管理局监测到的虚假违法中医医疗广告移交长春市卫生局卫生监督所进行了查处。长春市中医药管理局每个季度对虚假违法中医医疗广告监测情况进行通报，并要求被通报的单位和个人上交整改报告。

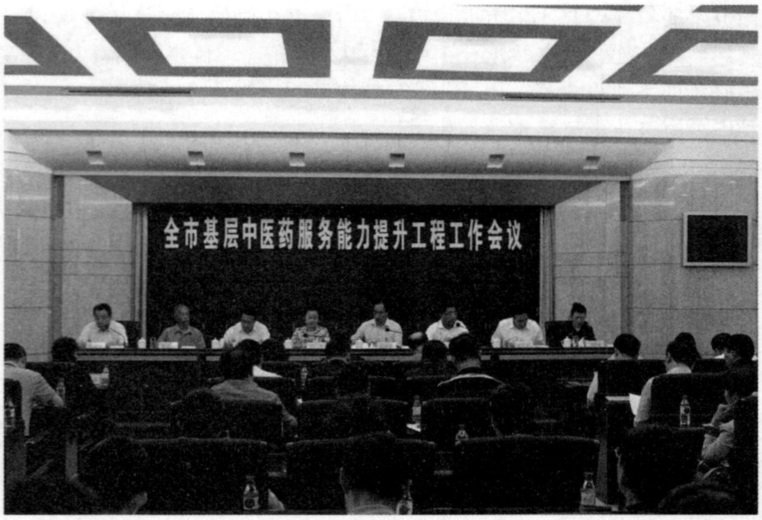

2013年8月30日，长春市召开全市基层中医药服务能力提升工程工作会议

（三）加强民营中医医疗机构规范化管理

长春市中医药管理局按照吉林省中医药管理局要求于2012年在长春市南关区开展了民营中医医疗机构规范化管理试点工作。通过日常监督管理、专项工作检查，长春市中医药管理局于2013年在试点区评选出民营中医医疗机构规范化管理试点工作优秀单位16家。2013年1月，长春市民营中医医疗机构规范化管理试点工作总结表彰会议召开。在南关区取得试点经验的基础上，长春市中医药管理局印发了《长春市民营中医医疗机构规范化管理工作方案》，在长春市全面开展了民营中医医疗机构规范化管理工作。此外，长春市中医药管理局与长春市卫生局按照《2013年长春市基层医疗机构集中整顿工作实施方案》规定，联合对长春市基层医疗机构集中整顿工作进行了督导检查，并对督导检查情况进行了通报，使长春市的民营中医医疗机构管理更加规范。

二、医政工作

中医医院等级评审工作。在评审工作中，长春市中医药管理局严格标准，先后组织召开了一次评审启动会，3次调度会、培训会，8次督导，组织参观学习10余次。长春市10家中医院（包括3家民营中医院）通过了二级甲等中医医院评审，通过率为100%。2013年12月19～20日，长春市中医院通过了国家三级医院等级评审专家组的评审。

中医重点专科（专病）建设工作。长春市地市级中医院“十二五”期间共有10个科室建设成为吉林省中医药管理局首批重点专科。2013年经过遴选，长春市13个专科成为吉林省中医药管理局第二批中医重点专科。在中医药防治常见病、多发病方面形成了特色专科群，提高了中医核心竞争力。

对口支援工作。按照《长春市中医药服务对口支援工作实施方案》，长春市中医管理局继续组织长春市各级中医医院对社区卫生服务中心和乡镇卫生院开展中医药对口支援工作。同时，积极组织长春市中医院参加吉林省万名医师对口支援农村卫生工程活动。2013年，按照吉林省中医药管理局的部署，长春市中医院对口支援大安市中医院，签订了对口支援协议，于2013年4月8日向大安市中医院派出了3名主治医师以上专业技术人员（肛肠科、骨科、妇科）驻院支援，同时接收大安市中医院骨干医师4人到脑病科、内科门诊、妇科、电诊科进修学习。

基层中医药服务能力提升工程。按照国家和吉林省中医药管理局要求，长春市卫生局等六部门制定并出台了长春市基层中医药服务能力提升工程实施方案，并于2013年8月30日召开了长春市基层中医药服务能力提升工程工作会议，与各县（市）区、开发区政府签订了目标责任书。2013年10～11月，对长春市基层中医药服务能力提升工程实施情况进行了督导检查。各地工作有序开展，已完成2013年指标，基层中医药服务能力得到有效提高。为推进基层中医药服务能力的提升，2013年，长春市中医药管理局进一步贯彻执行长春市《关于2012年新型农村合作医疗补偿政策调整的指导意见》《关于提高中医药及中医适宜技术费用新农合补偿标准的通知》及《关于进一步加强社区卫生服务机构中医药发展的通知》，明确了“中医药及中医适宜技术费用是指参合患者在定点医疗机构发生的中药汤剂、中成药和中医推拿、针灸、按摩、理疗等中医诊疗或康复费用全部纳入新农合补偿范围，并实行按比例补偿”；长春市政府拨付的特殊公共卫生经费，每年经费使用不低于5万元，用于招聘中医专家坐诊等。出台了《关于使用特殊公共卫生经费购置中医药诊疗设备相关事宜的通知》，长春市人民政府为了提高基层中医药服务能力，2013年给予每个社区卫生服务中心20万元经费购置中医诊疗设备，已进入招标采购阶段。在长春市卫生局等六部门制订的长春市基层中医药服务能力提升工程实施方案及与各县（市）区、开发区政府签订的目标责任书中均提出了招聘卫生技术人员时，招聘中医药人员要不低于20%的特殊政策。

县级中医药适宜技术推广能力建设项目。为满足广大基层人民群众对中医药服务的需求，提高基层医疗机构服务能力，按照国家、吉林省中医药管理局的统一部署，长春市开展了基层常见病、多发病中医药适宜技术推广能力建设项目。长春市榆树市、农安县、双阳区中医院被确定为县级中医药适宜技术推广基地。按照《国家中医药管理局基层常见病、多发病中医药适宜技术推广基地建设实施方案》和吉林省中医药管理局的要求，长春市3个县（市）区均完成了项目建设工作，并大力开展了基层医疗卫生人员中医药适宜技术的培训，长春市所有县（市）区均设立了中医药适宜技术推广基地，开通了全国中医药适宜技术推广视频网络平台。

全国综合医院中医药工作示范单位创建工作。长春市始终将综合医院中医药工作纳入中医药整体工作中，做到统筹规划。在专科建设、人才培养、课题申报、工作布置等方面做到和中医医疗机构同样要求、同等待遇，支持综合医院开展中医药工作。为进一步推动综合医院中医药工作，长春市在指导完成5家综合医院创建成全国综合医院中医药工作示范单位的基础上，2013年，长春市第二医院经过积极创建申报，通过了国家专家组的实地评估验收。

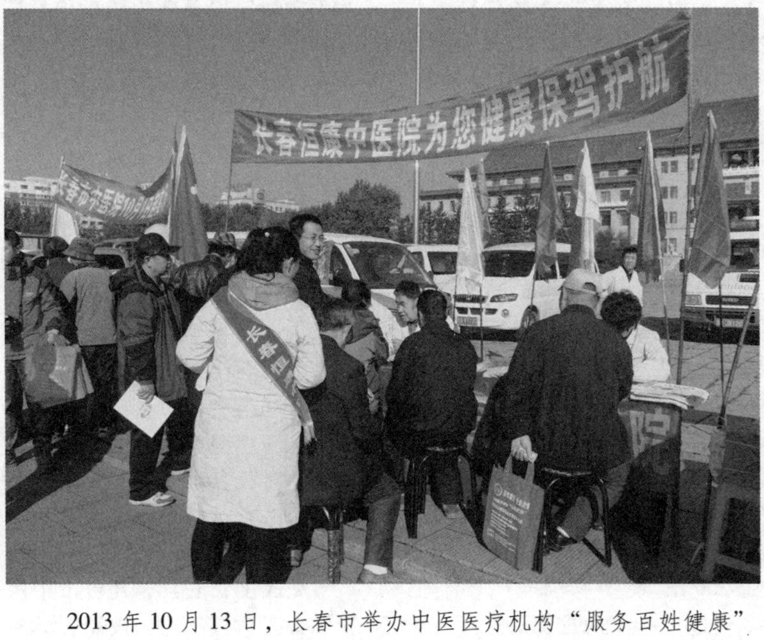

2013年10月13日，长春市举办中医医疗机构“服务百姓健康”义诊活动

中医类别医师资格考试工作。按照国家卫生计生委、国家中医药管理局的要求和部署，长春市顺利完成了2013年全国中医类别执业医师考试工作，对1263名中医类别报考人员进行了资格审查。审核省级通过率达到98.1%，其中1026人参加了实践技能考试，760人顺利通过实践技能考试，通过率为64.9%。

中医医疗机构“三好一满意”活动。2013年，长春市中医药管理局制定并印发了《长春市中医医疗机构“三好一满意”活动2013年工作内容和量化指标》，于2013年10月21～25日对长春市公立中医医院进行了“三好一满意”专项检查，并对检查结果进行了全市通报。

三、科研工作

中医药临床研究室建设及管理。长春市中医院积极按照吉林省要求开展临床研究室建设项目申报工作。长春市中医院共有8个临床科室申报了临床研究室建设项目。经过省级专家组答辩、考评，其中的肛肠科、心病科、脑病科被确定为地市级中医临床研究室建设单位。赵继福被遴选为吉林省首批名老中医药专家传承工作室，并得到支持经费3万元。

中医医疗机构中药制剂研究。长春市中医药管理局积极组织辖区内的中医医疗机构开展中药制剂研究，参加吉林省中医药管理局组织的培训班，九台市中医院的滑膜炎颗粒和催乳颗粒的中药制剂研究被吉林省中医药管理局确定为中药制剂研发项目。

中医药科研能力。长春市中医药管理局举办了中医药科研培训班，为长春市各级各类中医医院中医药人员

50余人在科研方法、科研立项、科研成果等方面进行了培训，收到了良好的效果。鼓励临床医师积极开展中医药科研工作。2013年，长春市中医院共完成了11项科研课题的临床研究，其中有10项课题获得了吉林省科技厅科研成果证书。长春市中医医疗机构发表论文125篇，其中在国家级杂志上发表113篇，省级杂志上发表12篇。

四、教育工作

按照吉林省中医药管理局要求，长春市中医药管理局2013年开展了长春市基层卫生服务人员中医药知识与技能培训项目，制订了培训方案，成立了市级专家组，召开了专题部署会议，下发了培训教材，为5个县（市）区的500名基层卫生服务人员培训中医药知识和技能。5个县（市）区均制订了培训方案、培训计划，确定了参训人员，落实了培训任务。

按照《吉林省卫生厅、吉林省中医药管理局关于印发吉林省中医药一技之长人员纳入乡村医生管理工作实施方案的通知》，长春市中医药管理局制订了《长春市中医药一技之长人员纳入乡村医生管理工作实施方案》，组织各地进行申报。全市共有29人申报，经审核26人合格。2013年9月，申报合格人员进行了考试，有13人考试合格，考核结果已报送吉林省中医药管理局审核，12人公示合格。2013年12月29日，长春市中医药管理局组织公示合格人员参加了吉林省中医药管理局组织的笔试考试，12人全部考试合格。

按照吉林省中医药管理局《关于开展吉林省基层中医药师承教育工作项目的通知》要求，长春市中医管理局在基层中医医疗机构开展了师承教育工作，共遴选出35名指导老师和70名师承人员进行师承教育。

按照《传统医学师承和确有专长人员医师资格考核考试办法》和《吉林省中医药管理局关于做好全省传统医学师承人员跟师学习及出师考核考试工作的通知》要求，长春市中医管理局对无中医药学历师承人员进行了规范管理和登记备案。长春市共有61名师承人员登记备案，有5人经过省级考试合格，取得出师合格证书。

六、中医药文化建设

按照《吉林省中医药管理局中医药服务百姓健康推进工程实施方案》要求，长春市制订了《2013年长春市中医药文化科普宣传周活动方案》，2013年9月22～27日，各地开展了“2013年长春市中医药文化科普宣传周”活动。长春市共计组织100余场次宣传、义诊活动，受益人群万余人次。

2013年10月13日，吉林省卫生厅启动“服务百姓健康行动”大型义诊活动周活动，组织长春中医药大学附属医院、吉林省中研医院、长春市中医院、长春恒康中医院、长春生修堂中医院5家中医院参加义诊，共接诊1100余名患者，并发放了1000余张中医药保健知识宣传单。

长春市各地均组建了文化科普队伍，通过各种形式开展文化科普巡讲活动。通过报纸、广播、电视积极向人民群众宣传中医药的四季养生、健康保健、医疗康复等方面的基本知识和简便方法，增强全民健康保健的理念，提高防病治病的常识。2013年，长春市组织机关、学校、社区、养老院专场中医养生讲座234次、义诊80次。按照《吉林中医药科普惠民走基层活动方案》和《吉林省中医药文化科普宣传周活动方案》的要求，长春市组织各县（市）区及辖区内的中医医疗机构开展了形式多样的宣传活动。组织各中医院参加省局举办的吉林省中医药文化科普巡讲专家培训班。

加强中医药新闻宣传。长春市中医药管理局高度重视中医药新闻宣传工作。2013年，组织各地、各中医院报送吉林省中医药管理局网站信息共计154条，在中国中医药报、吉林日报、长春日报、各级政府网站、电视台等报送并发表新闻报道306条。

经过近5年的挖掘、整理，长春市中医药管理局已经初步完成了《长春中医药志》初稿的编纂工作。下一步，长春市中医药管理局将认真校对并出版印刷。

七、党政廉政建设

长春市中医药管理局积极参加党的群众路线教育实践活动，积极参加长春市组织的各项学习和实践活动，认真梳理查摆对照“四风”存在的问题，认真分析问题产生的根源，提出了下一步的整改措施。

八、其他重点工作

中医医疗机构积极参与公立医院改革工作。在2012年农安县中医院积极参与医改取得较好效果的基础上，2013年长春市中医院、双阳区中医院也全面启动了公立医院改革工作。一是科学确定药品使用目录，实行药品零差率销售；二是推进人事制度改革，实行绩效考核管理；三是建立经费保障机制，实行财政定额补助；四是改革医疗保险支付制度，实行药费预付定额包干管理。五是探索分级诊疗与首诊转诊制度及合理的转诊机制等项工作。

开展中医预防保健及康复服务能力建设项目试点工作。参加了国家中医药管理局组织召开的中医预防保健服务体系建设项目座谈会。在会上，长春市中医药管理局汇报了全市中医预防保健工作开展情况，成为国家中医药管理局中医药预防保健及康复服务能力建设项目试点地区。制订了《长春市中医药预防保健及康复服务能力建设项目实施方案》，长春市中医院为国家中医药管理局确定的项目建设单位。长春市在南关区、双阳区开展了中医药预防保健及康复服务能力建设项目实施工作。

2013年7月，国家中医药管理局全国厅局长中医药座谈会在长春市举办，会议期间国家中医药管理局领导和与会人员参观了长春市两家社区卫生服务中心和一所民营中医院，对长春市基层医疗机构和民营中医医疗机构中医药服务给予了较高的评价。

完成了农安县、九台市中医药资源普查对接工作。按照吉林省中医药管理局制订了《吉林省全国中药资源普查试点工作实施方案》总体部署，2013年长春市九台市、农安县均为吉林省全国中药资源普查第二批试点地区，长春市中医药管理局于2013年6月18日、25日分别前往农安县、九台市完成了吉林省中药资源普查队与当地政府的对接工作，并对有关中医药资源普查的各项工作进行了座谈。

（何勇健）

【哈尔滨市2013年中医药工作概况】

一、基层中医药服务能力提升工程

2013年8月，黑龙江省召开了全省基层中医药服务能力提升启动大会。全省动员大会之后，哈尔滨市人民政府同黑龙江省人民政府签署了责任书，市政府又与八区十县（市）政府签署了责任书，把这项工作纳入了政府责任目标。签订责任书的工作已全部完成，市政府与各区县政府签订的责任书已返回各区县政府办存档，并作为今后3年政府工作目标，进行逐项落实。

首先，通过建设全国基层中医药工作先进单位活动提升服务能力，推动基层中医药服务能力提升。2008年以来，哈尔滨市开展了基层中医药服务示范区县的建设活动，在黑龙江省中医药管理局的支持下，经过各区、县（市）的努力，哈尔滨市先后有7个区、4个县建成了全国基层中医药工作先进单位。2013～2014年，哈尔滨市有延寿、依兰、五常等县被评为全国基层中医工作先进单位。双城、木兰、平房被评为全省中医工作先进单位。第二，通过基层中医药人才培养提升服务能力。组织各区县中医管理人员和业务骨干到北京参加培训；按规定名额完成了社区中医全科医师转岗培训和县级中医临床技术骨干培训工作；开展师承教育，为基层培养中医后备人才；继续开展“读经典，做临床”活动；充分利用各中医医院建立的网络平台，定期开展中医药适宜技术培训。第三，加强监督考核，提升服务能力。为加强对各基层单位提升工程的监督，哈尔滨市卫生局根据国家中医药管理局制定的监测指标体系，结合哈尔滨市实际，向各区县印发了具体考核指标，并纳入2013年末各区县目标考核的重要内容。

二、基本公共卫生服务中医药服务项目

2012年，哈尔滨市卫生局根据全市中医工作发展需要，为在公共卫生服务中充分发挥中医药作用，印发了《哈尔滨市卫生局关于在基本公共卫生服务中开展中医药服务项目的通知》（哈卫中发〔2012〕78号），要求全市各区、县（市）在医改中，在推进公共卫生服务均等化工作中，要充分发挥中医中药特色优势，有选择地进行中医药服务试点。参照国家中医药管理局的相关技术规范，制定了0～6岁儿童、孕产妇、老年人体质辨识、高血压、2型糖尿病中医健康干预、健康教育等6项公共卫生服务中医药服务项目，要求全市每个社区卫生服务中心和乡镇卫生院至少选择两项，每项选择100例人群进行试点，试点工作包括基线调查和干预后调查两套评价表，哈尔滨市的道里区、道外区、香坊区等区工作开展较好，也积累了很好的经验。2011年，哈尔滨市道里区被确定为全国中医药公共卫生服务试点地区，紧接着在第二批试点地区申报工作中，道外、南岗、香坊、阿城、松北5个区确定为全国第二批试点地区。

2013年，在国家卫生计生委和国家中医药管理局印发的基本公共卫生服务2013年工作计划中，第一次将中医药服务列为正式的公共卫生项目，由过去的10项41小项增加到11项43小项，增加的2项中医服务内容是0～36月儿童中医健康指导和老年人中医体质辨识。因为哈尔滨市在公共卫生服务中开展中医药工作已先行了一步，因此要求把国家的规定和哈尔滨市卫生局的78号文件同时认真执行，有能力的地区要扩大在公共卫生服务中中医药服务项目范围，为国家今后的扩项增容提前做好工作，到2015年要与提升工程一并将6项公共卫生服务全部纳入中医药服务范围，实现中医药公共卫生服务全覆盖。在2013年区县目标考核工作中，两项中医药服务均达到30%的覆盖指标。

三、中医药参与医药体制改革

积极鼓励使用中药饮片。一是二级以上中医医院中药饮片使用率达到药品收入的30%以上。二是鼓励乡镇卫生院、社区卫生服务中心利用中药饮片未实行零差率的政策优势，积极利用中医中药，特别是努力提高中药饮片的使用比例。

积极落实医改中鼓励中医药使用的相关政策。哈尔滨市在新农合和城市医疗保险中推出中医药服务报销提高5%的政策，2013年此政策的落实列入年度院长绩效考核和区县目标考核工作之中，90%以上的区县和市直单位能够认真落实，有的地区还增加到10%，有力地促进了中医药服务工作的开展。

加强县级中医医院特色专科建设。2013年，为配合医院等级评审和“三好一满意”等活动的开展，哈尔滨市卫生局把县级中医医院中医特色建设列入医改目标。2013年6月，哈尔滨市卫生局正式下文批准了一批市级重点专科项目，每个县级中医医院平均达到2个以上市级或省级重点专科，有力地推动了专科优势的发挥。

加强中医人才队伍建设。针对中医医院人才不足，中西医人员比例倒挂的现象，多年来哈尔滨市一直把中医药人才培养作为一项长期工作任务。一是根据哈尔滨市名中医管理办法，评选了第三批市级名中医和基层优秀中医。二是54名县级中医药专家学术经验继承人正式出徒。三是举办了第五期中医确有专长人员考核。

加强各级中医医院信息化建设。2013年全市县级以上中医医院全部安装了国家中医药管理局中医药适宜技术网络平台系统，市级中医医院实现了两网合一。各区、县（市）卫生局每周根据国家中医药管理局布置的培训内容，组织所在区域的基层中医药人才参加培训学习，哈尔滨市卫生局根据培训情况在年底按照每人参加培训的次数，一次性发给二类继续教育学分。

公立医院改革同步实施。2013年，哈尔滨市卫生局要求在公立医院改革中，县级中医医院要与综合医院同要求、同实施、同监督、同检查，在医改中认真实施中医临床路径，规范医疗服务行为。开展补偿机制、药事管理、付费方式以及中医医院发展的倾斜政策的研究，在年末目标考核工作中，中医医院同综合医院一并接受了医改工作方面的检查。

四、中医药服务百姓健康推进行动及大型义诊活动

根据《国家中医药管理局中医药服务百姓健康推进行动方案》的要求，本着宣扬中医药知识，服务基层群众的目的，开展了为期一周的中医药大型义诊活动，全市2所三级中医医院、13所二级中医医院、8所二级以下中医医院的400余名医护人员参加了义诊活动。全市共印发中医药宣传品3万多份。还开展了中医药健康知识宣讲，进入社区、养老机构举办中医健康大讲堂等活动，参加大讲堂群众近900人次。活动期间义诊惠及群众8000余人，还为1500多名65岁以上老年人提供了中医体质辨识和中医药健康指导，为800余名儿童的家长提供了中医药健康指导。香坊区开展社区中医药知识大赛，200多名社区医生参加了初赛、复赛，聘请省中医药大学的专家、老师进行了现场点评。

五、三级甲等医院专家支援县中医医院专科建设先锋行动

根据黑龙江省中医药管理局统一部署，哈尔滨市卫生局认真贯彻落实《黑龙江省省级中医专家支援县中医院重点专科建设先锋行动实施方案》的要求，由哈尔滨市中医医院与受援单位签订责任状，派遣专家到各定点县中医院出诊、带教、培训，并邀请县中医院选派临床科室骨干到哈尔滨市中医医院进修学习的方式，争取帮助每个受援县中医医院建成1~2个中医重点专科。同时哈尔滨市卫生局提出工作要求，确保县中医医院受援专科人员每年每人到哈尔滨市中医医院培训两次，同时，哈尔滨市中医医院专家每年到受援单位中医临床科室出诊和带教的时间不少于20个工作日。为了确保工作的顺利实施，哈尔滨市卫生局建立了严格的考评机制，明确具体帮扶任务，实行支援专家责任制。建立支援工作考核3年档案，成立督导组，实行定期考核、常态管理。在对援助单位提出要求的同时，也对受援单位提出要求，要保证培育科室的人员质量，保证进修人员的学习时间，必须按要求每年两次派出人员进修学习，要安排好援助专家的出诊及带教工作，切实保证帮扶先锋行动落到实处，完成3年的帮扶工作后，必须申报1~2个省、市级重点专科。

六、二级中医医院等级评审工作

根据黑龙江省中医药管理局的统一部署，哈尔滨市共有14所中医医院申报了中医医院等级评审，其中呼兰区和阿城区中医医院在2012年通过试评，双城市、方正县、宾县中医医院由于基本建设工程没有完工申请缓评；道外区太平中西医结合医院和黑龙江骨关节病医院由于是中西医结合医院所以还没有评审；延寿、依兰、通河、木兰、巴彦、尚志、五常7所县（市）中医医院均已接受省中医局专家组评审验收。

（刘世斌）

【南京市2013年中医药工作概况】

一、南京市中医药事业发展“十二五”规划

南京市、区卫生行政部门和各医疗机构积极围绕南京市中医药事业发展“十二五”规划的主要指标和重点工作任务，加强部门沟通协调，争取扶持政策，认真组织项目实施。市区中医院基本建设首次获得中央财政项目补助资金，市区财政也加大了对市区中医院基本建设的投入；江宁区中医院积极参与县级公立医院综合改革试点，建立了适合中医院的投入补偿机制，提高传统中医药医疗服务项目价格，保留了中药饮片加成；各区在基层综合改革中明确鼓励使用中医药服务，提高了新农合中医药报销比例；积极推进中医药参与基本公共卫生服务，全面开展了对65岁以上老年人和0~36个月儿童开展中医药健康管理服务；基本完成省政府基层中医药工作2013年“十大重点工作、百项考核指标”。规划确定4个重点任务32项中，已基本完成的有19项，占59.3%；已完成50%以上的有7项，占21.8%。

二、中医药参与医药体制改革

南京市人民政府出台《关于部分区级公立医院综合改革的实施意见》，进一步明确南京市区级医院的功能定位、改革任务。区级中医院认真落实、积极探索，制订了改革方案；落实《南京市区级公立医院医药价格改革综合实施意见》，提高了传统中医医疗服务项目价格，建立了中药饮片、医院制剂的联动机制。各区中医院进一步树立以病人为中心的服务理念，优化服务流程，在病区设立中医综合治疗室、在门诊集中设立中医综合治疗区。

三、中医药服务体系建设

中医院建设进展顺利。南京市中医院整体搬迁开工建设，南京市中西医结合医院病床楼主体工程完工，部分投入使用；江宁区中医院完成异地新建，整体搬入使用；六合区中医院异地新建工程2013年年底封顶，浦口区中医院改扩建工程全面启动。

基层中医药工作得到进一步发展。一是全面启动基层中医药服务能力提升工程，成立了工作小组，南京市卫生局与南京市发改委等五部门印发了《南京市实施基层中医药服务能力提升工程的意见》，从落实基层中医药工作有关政策、加强基层中医药网络建设、加强基层中医药队伍建设、建立中医院对基层指导帮扶机制、开展基层中医预防保健服务、开展中医药文化建设和中医药科普知识宣传、加强基层中医药服务监管等方面促进基层中医药服务能力的提升。二是继续以创建为抓手，推进基层中医药服务量和服务能力的提升。南京市93.9%的社区卫生服务中心（镇街卫生院）

配备了中医药人员、设立了中医科（中药房），能够为广大社区群众提供中医药服务。栖霞区成为省级基层中医药工作先进单位，南京市获得全国社区中医药工作先进单位的称号；3个区（玄武区、秦淮区、鼓楼区）、4个社区卫生服务中心（玄武湖、新街口、朝天宫、小市）被命名为省级中医药特色社区卫生服务中心；2个区（江宁、高淳）、2个镇街卫生院（谷里、古柏）中医科被命名为省乡镇卫生示范中医科；1个镇街卫生院（六合区马集镇卫生院）中医科被确认为省乡镇卫生院示范中医科建设单位。三是进一步加大中医药适宜技术推广和应用，举办中医适宜技术培训95班次，参训人员2246人次。四是积极开展国家基本公共卫生中医药健康管理服务项目，分市区两级组织项目培训，开展对0~3岁儿童中医调养服务，65岁以上老年人体质辨识和健康干预服务。秦淮区朝天宫社区卫生服务中心自主开发了中医药健康管理服务软件，通过社区卫生服务中心网站、门诊大厅触摸屏等媒体向社区群众提供自助中医药健康管理服务，不仅提高了中医药健康管理服务的覆盖率，还极大提高了社区群众接受中医药服务的主动性。

四、中医医院内涵建设

中医医院管理进一步加强。两家市属中医院（国家局组织评审，南京市中医院为三级甲等中医医院、南京市中西医结合医院为三级甲等中西医结合医院）在通过三级中医医院评审的基础上，继续开展“以病人为中心，发挥中医药特色优势，提高中医临床疗效”为主题的持续改进活动，制订了持续改进方案，落实了各项持续改进措施。市区中医院继续实施多专业一体化诊疗服务，建立了中医综合治疗室，积极推广中医综合服务模式。完成区级二级中医院评审工作。原五县中医院（除六合区中医院外）被确认为二级甲等中医医院，秦淮区中医院为二级乙等中医医院。2013年，全市二级以上中医院新增病床235张，总诊疗人次289.3万，出院人次6.6万，同比分别增长5.25%、6.47%。

2013年，新增市中医院临床药学专业入选国家临床重点专科（中医专业）建设项目，肛肠科被确立年江苏省中医（中西医结合）诊疗中心（全省仅4个）；南京市中医院中医脑病学和南京市中西医结合医院中医疮疡病学入选江苏省“十二五”中医药重点学科建设单位。鼓楼医院、妇幼保健院中医科被列为江苏省综合医院示范中医科。启动中医药预防保健及康复与临床服务能力建设项目，南京市中西医结合医院和各医疗机构充分发挥中医药特色优势设立“治未病”科，结合时令开设“冬病夏治”“冬令滋补”“浓煎剂”等中医特色门诊。

南京市卫生局与南京市妇联联合举办南京市首届中医护理知识和技能大赛，并选派南京市中医院代表队参加江苏省首届中医护理知识和技能竞赛，在个人及团体竞赛项目中表现出色，居全省13个市代表队之首。

五、中医药创新能力和人才培养

南京市新增2人入选第四期省“333高层次人才培养工程”、1人入选第七批南京市有突出贡献中青年专家。黄燕等9人顺利通过江苏省老中医药专家学术经验继承工作结业考核。经过3年的培养，江宁区丁煜等19名同志被授予江苏省农村中医药临床人才称号。继续做好中医类别住院医师规范化培训考试考核工作，深入推进“青苗培养工程”。51名年青中医师通过住院医师规范化培训考试（其中第一阶段规范化培训24人，第二阶段规范化培训27人）。南京市中医院和南京市中西医结合医院被确立为南京市中医药转化医学基地。“静安口服液治疗小儿多发性抽动症的临床、药物及机理研究”获江苏省中医药科学技术奖一等奖；“浮针疗法的发明与运用研究”获江苏省中医药科学技术奖二等奖。南京市中西医结合医院成为南京中医药大学附属医院。

六、中医药文化建设

组织开展南京市第三届“中医药就在你身边”中医药文化科普巡讲活动，全市举办中医药文化惠民活动369场次，参与中医药文化惠民活动的中医药医务人员1176人次，受益群众数十万，发放中医药文化宣传资料15万份，设置中医药文化宣传展板858个，出版中医药文化科普读物11种。南京市中西医结合医院入选江苏省首批中医院中医药文化建设示范单位。南京市中医院积极开展对外宣传策划活动，与中央台《中华医药》等国家和省市栏目制作了多期专题节目，受到广大海内外病患的好评。积极推动“丁氏痔科”申报国家级非物质文化遗产的相关工作，已通过省级非物质文化遗产的审核，等待国家级非物质文化遗产的评选。

（陈 霞）

【杭州市2013年中医药工作概况】

一、中医中药发展环境建设

杭州市成立了由市政府分管领导任组长，发改、财政、卫生、人社、物价、食品药品监督等相关部门和辖区政府分管领导为成员的中医药工作协调小组，定期听取工作汇报，协调解决有关问题。同时推动各级政府成立中医药工作领导小组，形成卫生部门牵头、多个部门密切合作的协作机制。

出台有利于发挥中医药特色优势的政策措施，充分发挥中医药作用，促进中医药事业发展，为人民群众提供安全、有效、方便、价廉的中医药医疗保健服务。2013年6月，杭州市卫生局、发改委、财政局、人力资源和社会保障局、食品药品监督管理局联合印发《关于印发杭州市基层中医药服务能力提升工程实施意见的通知》。2013年6月22日，提升工程启动会召开，在启动仪式上陈红英副市长代表市政府与各区、县（市）签订了提升工程实施的目标责任书，在全市范围内开展实施。2013年9月，提升工程推进会召开，制定和下发《杭州市卫生局关于进一步做好适宜技术推广应用的通知》《杭州市基层中医药适宜技术推广应用培训方案》《杭州市基层中医药适宜技术推广应用培训基地建设标准》。一系列文件的出台为加快发展杭州市的中医药工作注入了兴奋剂。

二、基层中医药服务能力建设

根据杭州市基层中医药工作的特点，按照“抓龙头、布网底、促下沉、拓多元”的思路，健全和完善服务网络建设，提高中医药服务覆盖面和可及性。

一抓龙头。以实施中医医院标准化建设项目为抓手，加快县级中医医院建设和发展。全市县级中医医院均为二级以上中医医院，77.8%达到二级甲等及以上水平，其中萧山区、余杭区中医院和富阳市中医骨伤医院达三级以上水平。临安市中医院、桐庐市中医院、富阳市中医院、淳安县中医院、萧山中医骨伤医院通过了国家中医药管理局二级中医医院等级评审验收。建德市中西医结合医院更是以创建为契机，加快医院中医药特色发展，努力争创为二级甲等中医医院。建德市中西医结合医院、余杭区中西医结合医院迁建工程也正在有条不紊推进中。

二布网底。群众从基层医疗卫生机构获得中医药服务是最便捷经济的途径，基层医疗卫生机构也是中医药服务推广普及的主要环节。截至2013年底，全市95%以上的社区卫生服务中心、乡镇卫生院均设置有中医科、中药房，配备中医类别医师及中医诊疗设备，能够提供中药饮片等6种以上中医药技术方法，开展常见病、多发病基本医疗和基本预防保健服务等中医药服务。70%以上的社区卫生服务站和村卫生室达到了能够提供中医药服务的年度目标。所有的社区卫生服务中心和所有中心乡镇卫生院建成了中医临床科室集中设置、多种中医药方法和手段综合使用、中医药文化氛围浓郁并相对独立的中医药综合服务区。社区居民在15分钟内均可享受到优质便捷的中医药服务，有些社区卫生服务中心还通过物流将煎好的汤药送到患者家中，让老年人或行动不便的特需居民在家就可以享受到中医药服务。

三促下沉。根据杭州市人民政府关于深化医药卫生体制改革的有关要求，全市继续深化城乡医院对口支援工作，积极引导优质中医资源下沉。2013年，全市开展了第二轮城乡医院对口支援工作。其中，杭州市中医院与3家县级中医院（建德市中西医结合医院、富阳市中医院、永康中医院）签订了对口支援协议，杭州市红会医院与于潜人民医院签订了对口支援协议。支援医院将坚持“与医院绩效考核、等级评审等相结合，与医师定期考核、职称晋升等相结合，与受援医院的实际情况、当地群众的具体需求等相结合”的支援原则，以人才培养、学科建设、医院管理为重点，围绕受援单位达到二级甲等医院总体水平的工作目标，组织实施工作。此外，全市各县级中医医院均至少与3家乡镇卫生院（社区卫生服务中心）建立了对口支援关系，着力提升基层中医药服务能力。各县级中医院均设置了基层中医指导科，采取接受进修、巡回医疗、下派培训等形式，开展基层医疗卫生机构中医药业务指导工作，全面推进了城市中医院与基层医疗机构的合作办医。

四拓多元。贯彻国家和省关于进一步鼓励和引导社会资本举办医疗机构的实施意见，杭州市起草相关鼓励政策，对社会资本举办中医医疗机构给予优先考虑和重点支持，大力推进非公中医医疗机构发展。2013年，全市新批准设置了26家中医诊所。贯彻国家和省有关精神，鼓励有条件的基层药品连锁企业开办中医坐堂医诊所。

巩固扩大“全国基层中医药工作先进单位”成果。建德市和萧山区通过国家中医药管理局“全国基层中医药工作先进单位”的验收。截至2013年底，全国基层中医药工作先进单位已达到13家，实现了区（市）100%的覆盖率。市一医院通过综合性医院中医药工作示范单位的考评。

三、人才队伍建设

配合浙江省中医药管理局完成杭州市21位全国第五批老中医药专家学术继承者的年度考核工作。继续做好第二期市级名中医学术经验继承工作。这项工作自2010年开始，已历时3年，2013年底组织并完成了49位第二期市级名中医学术经验继承者的结业考核。

开办第12期西学中班，本期学员有500名，设5个教学点。

完成中医类别医师资格考试报名资格复核和终审，最终审核合格695人。完成中医类别医师资格考试实践技能考官推荐和培训工作，并完成杭州市中医类别医师资格考试工作。

配合浙江省中医药管理局做好2013年传统医学师承和确有专长人员考核报名工作。

继续督导入围的全国名老中医药专家传承工作室建设项目1项、省名老中医专家传承工作室建设项目8项和国家中医药管理局中医学术流派传承工作室建设项目两项，以此平台为发展契机，加强内涵建设。

按照国家和省的中医住院医师规范化培训新制度要求，自2012年，全市全面推开中医新模式住院医师规范化培训工作，全市11家二级以上中医医院被认定为浙江省第一批中医住院医师规范化临床（后备）培训基地。两年来，全市共有490余人参加中医新模式培训，其中中医全科人员90人。

四、行业监管能力建设

继续开展中药饮片处方管理督导工作。认真贯彻落实《浙江省卫生厅、浙江省人力资源和社会保障厅关于加强中药饮片使用管理的通知》精神，指导各级各类中医医疗机构开展中药饮片处方的点评，指导区、县（市）卫生行政部门进一步加强中药饮片处方管理，落实每月一次处方点评制度，严格控制均帖费用。首先强化预警管理，要求各级中医医院把好使用关，对一些用量异常，处方不合理的药品要开展调查和处置，早发现、早预防。其次，强化责任追究，2013年8月，杭州市卫生局配合省中管局、医保局实地检查中药饮片使用情况，主要存在以下几方面的问题：部分医疗机构存在聘用未经注册的医师；20家医疗机构帖均费用明显高于规定要求；处方合理性较差，存在大量使用鳖甲片、铁皮石斛、川贝等贵稀药材的情况；部分医疗机构存在拆解处方的现象。据此，杭州市卫生局对管理混乱的10家医疗机构给予通报批评、行政处罚，暂停和取消了4家医机构医保定点单位的资格；对违规违纪的6位医生给予暂停处方权资格。

以“等级医院评审”活动为契机，加强中医医疗质量管理和控制的力度，规范中医医疗服务行为，完善中医医疗服务功能，提升中医医院的综合实力。第一，抓好检查医院中药处方、中医病历和中药饮片质量。2013年，杭州市卫生局中医处组织专家到各中医院进行了3次督导，将关口前移，深入基层，解决实际问题。第二，开展中药饮片和中药处方、病历书写规范大练兵活动，确保医疗质量安全。第三，积极推进全市放心中药房建设，逐步提高中药处方规范化水平及中药饮片质量，加大支持中药特色制剂的研制及应用。第四，强化医疗护理管理。

举办杭州市中药技能大比武。经过激烈角逐，一等奖由杭州市中医院代表队获得，临安市卫生局和淳安县卫生局分获二等奖，下城区卫生局、市一医院和杭州市红会医院获三等奖。

五、中医药文化建设

在全市范围内组织开展了中医药服务百姓、科普宣传活动、膏方节等活动，并组织当地中医医疗机构进行义诊，开展中医药健康讲座等，推动中医“三进”工程深入实施，为加快中医药发展创造良好的舆论氛围、奠定深厚的群众基础。

以推广运用中医药适宜技术为重点内容，积极应用火罐、刮痧、针灸、推拿等中医药适宜技术为居民服务，广泛应用于社区常见病、多发病、慢性病的诊疗服务，受到广大居民的好评。

挖掘中医“治未病”内涵。对0~3岁儿童、65以上老年人、亚健康人群、孕产妇及高血压、糖尿病等慢性病患者，通过接诊治疗、农民体检、家庭巡访等形式，利用体质辨识、养生保健、食疗药膳、运动疗法等特色方法，深入开展中医药保健与健康指导服务。

（王玲华）

【济南市2013年中医药工作概况】

一、基层中医药服务能力建设

济南市卫生局联合市发改委、人社局、食药监局印发《关于实施济南市基层中医药服务能力提升工程的意见》和实施方案，成立了多部门参加的协调小组，对全市村卫生室中医药服务能力进行了摸底调查，并进行动员部署，2013年11月对各县（市）区进行了督导。80%以上的社区卫生服务中心和乡镇卫生院、50%以上的社区卫生服务站和55%以上的村卫生室能够提供中医药服务。一是在乡村卫生室开展中医适宜技术培训，按省厅要求培训516人，争取财政支持15万元，济南市增加了500人的培训任务，章丘市自行增加了510人的培训，共培训1526人，2013年年底前全市一体化管理的村卫生室中60%的人员得到培训。二是调整卫生资源布局，开展基层“国医堂”建设。出台了《济南市的基层医疗机构中医药集中建设的实施方案》及其建设标准，争取市级财政205万元，对部分乡镇卫生院及社区卫生服务中心的中医科室进行集中设置。首批试点建设了10家“国医堂”，提出到2015年底在基层建设一批“国医堂”的目标。

二、中医医院内涵建设

一是顺利完成中医医院等级评审。在济南市卫生局党委、县区政府和卫生局高度重视下，经山东省中医药管理局的指导，各中医院把主要精力投入创建工作中。为提高医院内涵建设，济南市卫生局组织了针对性的优势病种优化方案培训，邀请省级专家开展预评审。长清、平阴、商河、济阳、历城5家中医院通过省卫生厅组织的二级中医院等级评审。济南市所有7家公立中医医院完成了医院等级评审，其中2家达到三级甲等，5家县级中医院通过二级等级评审，在全省率先全部完成中医医院等级评审工作。二是强化重点中医专科管理与扶持。2013年10月，省卫生和财政部门开展了重点专科的督导检查，经建设单位自评，卫生局与财政局初评，每个重点专科都进行了汇报，同时接受了省卫生和财政部门的终评考核。济南市13个中医药服务能力提升工程重点专科建设项目的人员素质、科室规模、中医药特色及科技水平都有了明显提高，省财政扶持经费225万元，市财政局对市20个重点专科扶持经费235万元。

三、中医药传承教育工作

一是努力做好中医药人才培养。开展中医师承和“西学中”工作。开展全省五级名中医药学术经验继承及济南市名中医“薪火传承231工程”的年度考核工作，考核通过后资助53万元。全省第一批五级师承的12位名中医和24位继承人按照《教学协议书》认真开展传承工作，并获省级财政补助，同时济南市财政给予了1：1的补助。济南市又有30位名中医及59位继承人被列入省第二批五级师承项目。开展了第一批69名西医学习中医的培训工作。开展中医一技之长和确有专长的临床技能考核。按照《山东省中医药一技之长人员纳入乡村医生管理工作实施方案》和《山东省2013~2014年传统医学确有专长考核工作通知》，全市一技之长考核有125人报名，确有专长人员考核有38人报名，2013年11月进行了市级临床实践考核，合格者分别为96人和32人。2013年济南市有6人入选山东省名中医药专家。

四、“中医中药中国行”大型宣传活动

按照“山东省2013年中医中药中国行‘进乡村’暨中医药服务基层群众健康行动”要求，济南市中医管理局在历下区、槐荫区开展了活动，在泉城广场义诊近千人次，济南市培训基层医务人员中医适宜技术450人，免费发放教材，赠送了价值140余万元的药品器械。

五、《济南寻“名中医”指南》

深入开展济南地区名中医调查与登记工作，下发通知并严格登记条件和标准，以基层为主，按专业分类，介绍专科特长，经组织专家论证和当地行政部门核实，编印成册，大量免费印发。目的是方便全市百姓看中医。

（郭通道）

【武汉市2013年中医药工作概况】

一、中医药参与医药体制改革

一是在全市基层医疗卫生服务体系建设中，加强了区级中医院和乡镇卫生院、社区卫生服务中心中医科室建设，中医药服务的可及性明显提高。二是在医疗保障制度建设中，更加注重鼓励中医药服务的提供与利用。将在新农合范围内属于国家基本药物和地方增补药品的中药有关费用的报销比例提高5%～10%，将针灸和治疗性推拿等中医非药物诊疗技术和院内中药制剂纳入新农合、城镇职工和居民医保报销范围。三是在实施国家基本药物制度中，注重鼓励中药的使用，增加中成药品种。实行药品零差率销售后，中药饮片使用率上升幅度较快。四是在基本公共卫生服务均等化工作中，积极推进中医药预防保健技术和方法的应用。在原有基本公共卫生服务中医药服务项目试点基础上，在全市推进中医药基本公共卫生服务项目。五是积极推进公立中医院改革试点。黄陂、新洲、江夏、蔡甸4区已将中医医院纳入改革试点范畴。黄陂区中医医院托管该区一半乡镇卫生院，在拓宽中医药服务领域，建立双向转诊的运行机制等方面做了有益的探索。六是采取便民、惠民新措施，全市中医医院全部实行门（急）诊病历“一本通”，实行同级医院检验结果互认“一单通”。全市二级以上中医医院全部开通114电话预约诊疗，积极推行预约门诊、分时段门诊以及开设夜间门诊等便民、惠民措施，开展中医师多点执业试点。

二、中医医院内涵建设

随着国家扩大内需和基层卫生服务体系建设项目的持续开展，各级财政投入不断加大，中医院建设步伐明显加快。国家确定的拉动内需项目有3家。武汉市中西医结合医院新病房综合大楼主体结构已顺利封顶，内外装饰装修工程现已全面开展。全科医生临床培养基地及盘龙院区改扩建项目已经启动。武汉市中医医院新院区建设基本完成，2014年投入使用。黄陂区中医医院新建住院楼工程基本完成，2014年初基本建成。江夏区中医医院规划整体搬迁至江夏区第一人民医院位于兴新街老院址。蔡甸区中医医院已落实增开内二病区，扩大针灸病区，门诊5楼顶修建行政办公室用房。新洲区中医医院拟进行住院楼改扩建工程，已完成规划设计。

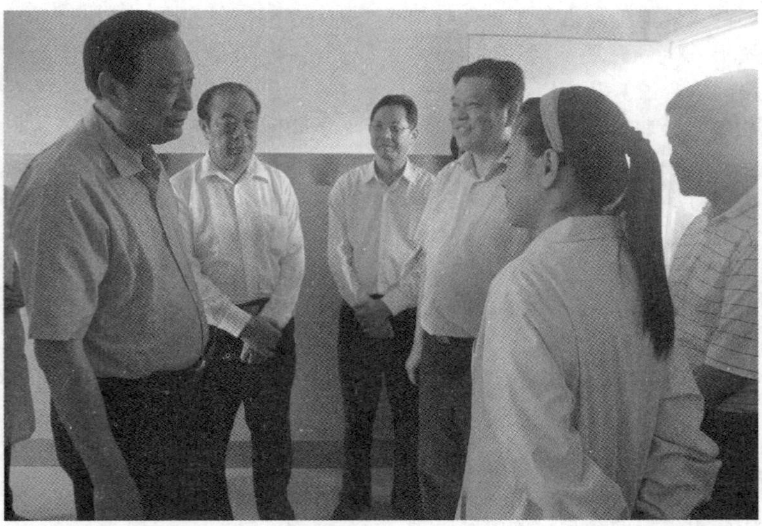

2013年5月22日，国家卫生计生委副主任、国家中医药管理局局长王国强，在湖北省卫生厅厅长杨有旺、副厅长姚云、张俊超，武汉市副市长秦军、副秘书长席丹和武汉市卫生计生委主任李滔等陪同下，深入黄陂区中医院、黄陂区计划生育服务站、黄陂区妇幼保健院儿童保健中心、黄陂区横店中心卫生院等地调研

三、基层中医药服务能力提升工程

一是全面启动基层中医药服务能力提升工程。武汉市卫生计生委、发展和改革委、人力资源和社会保障局、食品药品监管局联合印发了《武汉市基层中医药服务能力提升工程实施方案》（武卫计〔2014〕5号），各区将基层中医药服务能力提升工程纳入卫生工作目标，实行目标管理。全市所有社区卫生服务中心、乡镇卫生院，70%以上的社区卫生服务站、65%以上的村卫生室能够提供相应水平的中医药服务，中医药服务量达到基层医疗机构总服务量的20%以上。

二是“三堂一室”成提升工程主要载体和创新品牌。在基层医疗卫生机构中全面开展中医药“三堂一室”建设，明确要求全市社区卫生服务中心和乡镇卫生院必须分期分批完成“国医堂”的建设，并将此目标列入各区卫生局的绩效考核。一是建设面积达标。全市100%的社区卫生服务中心和乡镇卫生院已经建立了100平方米以上的“国医堂”。二是科室设置达标。100%的社区卫生服务中心和乡镇卫生院的“国医堂”开设了2个以上的中医诊室、中药房、煎药室和针灸、推拿按摩、牵引、熏洗等中医特色治疗区。三是设备配备达标。100%的社区卫生服务中心和乡镇卫生院的“国医堂”配备了火罐、针灸针、神灯等中医药基础设备和三维多功能牵引床、中药蒸汽浴疗床、电针仪等5种以上设备。中药房配置齐全，防护措施到位。四是文化氛围达标。100%的社区卫生服务中心和乡镇卫生院的“国医堂”，采取了中式风格装饰装修，充分展示中医药文化特色。

三是“十县百镇千村”中医药示范单位创建工作稳步推进。按照湖北省中医药管理局的统一部署，各区积极开展创建活动，经过评选考核，黄陂区中医医院被命名为全省中医药工作示范县中医医院，蔡甸区永安街卫生院等8个乡镇卫生院被命名湖北省中医药服务示范乡镇卫生院，汉南区纱帽街东风村卫生室45个村卫生室被命名为湖北省中医药服务示范村卫生室。按照《湖北省农村中医药工作十强县（市、区）评选办法》，黄陂区积极开展农村中医药工作十强县创建活动，较好地促进了基层中医药能力提升工程。

四是大力推广中医药适宜技术。召开了全市基层中医药适宜技术筛选及服务能力建设推进会，组织专家对市级适宜技术项目进行了研究与筛选，对全市区级培训基地的师资人员进行了培训。加强了基层中医药适宜技术推广应用视频网络建设。7家医院加入国家中医药管理局视频网络，定期组织收看专家授课，开展区、乡、村三级中医药适宜技术培训，深受基层和群众欢迎。

四、全国先进单位创建工作

一是国家农村中医药工作先进单位。在2012年武汉市黄陂区、汉南区成功创建为国家农村中医药工作先进单位。新洲区通过国家农村中医药先进单位复核的基础上，全面推动江夏区、蔡甸区、东西湖区创建国家农村中医药工作先进单位。洪山区接受国家社区中医药工作先进单位复核。4个区按照《湖北省农村中医工作先进县创建方案》的要求，政府主导，卫生牵头，部门配合，多方参与，全力创建农村中医工作先进区。江夏区、蔡甸区、东西湖区已通过湖北省中医药管理局评审。

二是全国综合医院中医药工作示范单位。为进一步加强综合医院中医药工作，根据《关于做好2013年全国综合医院中医药工作示范单位申报评估工作的通知》及《省卫生计生委办公室关于做好2013年全国综合医院中医药工作示范单位申报评估工作的通知》(鄂卫生计生办通〔2013〕36号）文件精神，武汉市积极开展综合医院中医药工作示范单位申报工作。

五、专科专病建设

进一步实施“名院、名科、名医”战略，加大中医药重点专科建设力度。通过几年的努力，全市已经建立起了专业齐全、布局合理的中医药重点专科群，许多中医药重点专科已经成为发挥中医药特色优势的重要场所，成为深受群众和患者欢迎的重要品牌，成为打造名院、培养名医的重要平台。已有国家卫生计生委中医类重点专科8个（市属单位3项），国家中医药管理局重点专科33个（市区属单位24项），省中医重点专科32个（市区属单位23项），市中医重点专科33个。

六、中医医院等级评审

根据国家中医药管理局的统一部署，武汉市中医院评审工作于2012年5月全面启动。各区高度重视中医院等级评审工作，黄陂区中医医院通过国家中医药管理局三级甲等中医医院评审，新洲、江夏、蔡甸区中医医院与武汉市第二中西医结合医院及武汉黄浦中西医结合医院5家通过湖北省中医药管理局二级甲等评审，洪山区中医医院通过二级乙等评审。

七、中医药科研工作

一是市级科研课题申报工作。为推动武汉市各医院科研水平，武汉市印发了《武汉市卫计委关于关于申报2013～2014年度中医类医学科研项目的通知》(武卫计办〔2013〕36号)，要求全市各级中医及综合医院、专科医院积极申报。经市医科所查新，组织省级专家对全市2013年度申报的118项课题进行了评审，其中62项确定为2013～2014年度市中医药科研立项项目。

二是省级科研项目。为进一步提高中医药防病治病能力和学术水平，根据国家中医药管理局《中医药科学研究发展纲要（2006～2020)》和《湖北省“十二五”中医药事业发展规划》要求，武汉市转发《湖北省卫生厅办公室关于组织申报2013～2014年度中医药中西医结合科研项目的通知》(鄂卫办〔2013〕220号)，要求市直属单位积极申报省级科研项目，经各医院推荐，按省厅计划数额

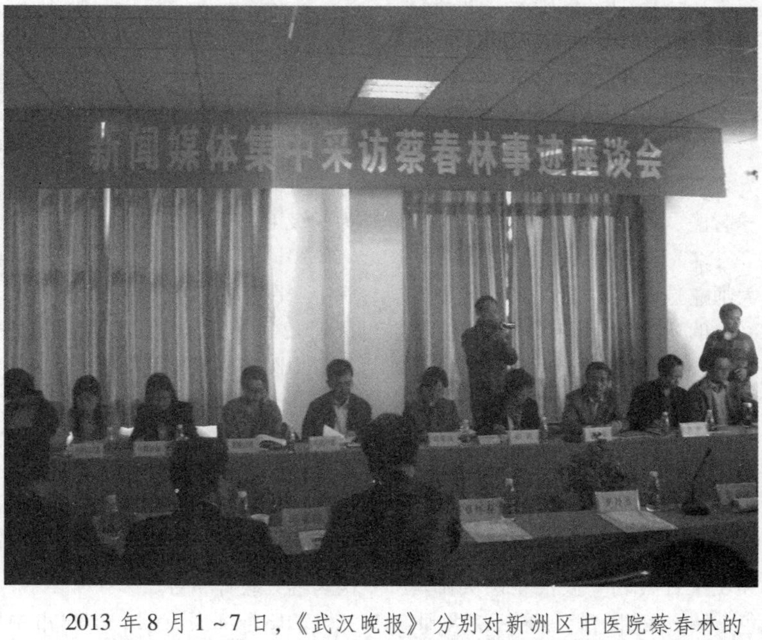

2013年8月1～7日，《武汉晚报》分别对新洲区中医院蔡春林的先进事迹进行了连续深度报道。蔡春林医师低调中见高深、忘我中见大爱和淡定中见操守的精神，引起了社会广泛关注。国家中医药管理局组织中央电视台等10家中央主要新闻媒体专程赴武汉采访。健康报、中国中医药报头版头条分别进行了专题报道

共申报14项科研课题。

三是科研能力建设。武汉市中西医结合医院和武汉市中医医院共有3个实验室被国家中医药管理局确定为国家三级实验室。武汉市中医医院被国家中医药管理局确定为全国中医药标准研究推广基地建设单位、急症研究基地、省级中药膏方培训基地。武汉市医疗救治中心确定为国家中医传染病研究基地。

八、中医药人才培养

一是中医类别全科医师转岗培训班。受湖北省中医药管理局的委托，武汉市中医医院和武汉市中西医结合医院分别举办了全省县级中医院选拔临床技术骨干进修培训班，武汉市中医医院举办全省中医药标准化集中培训班。

二是基本公共卫生服务中医药健康管理服务培训。根据国家卫计委、财政部、国家中医药管理局《关于做好2013年国家基本公共卫生服务项目工作的通知》（卫计发〔2013〕26号）的要求，为实施好中医药健康管理服务项目，提高各区的管理能力和服务能力，2013年8月举办了国家基本公共卫生服务中医药健康管理服务项目省级师资培训班，对全市各区卫计委及基层卫生单位中医药人员进行了师资培训，取得了良好的效果。

三是中医药高级人才培养工程。以开展武汉中医大师遴选为引导，组织实施济南市中医药高层次中医药人才遴选和培养工程，全面落实培养名医、创建名科、建设名院中医“三名”战略。制定了《武汉中医大师遴选及名师名医培养计划实施办法的通知》（武卫计〔2013〕38号），开展武汉中医名师名医师承培养工作（武卫计办〔2013〕151号）。经公示，确定了2013年武汉中医大师10名、中医名师28名、中青年中医名医40名、基层中医名医40名。拟在武汉市卫生计生委官方微博和长江日报刊登武汉中医大师等特色介绍，编辑出版首届武汉大师、中医名师、中青年中医名医和基层中医介绍专著。

九、中医药督导检查

武汉市制定下发了《武汉市卫生局关于2013年第一次二级及以下中医医院医疗质量与安全检查的通知》（武卫办〔2013〕93号）和《武汉市卫计委关于开展2013年中医药工作绩效考核目标完成情况检查的通知》（武卫计办〔2013〕164号），分别于2013年5月、9月及12月对全市2013年申报二级中医医院复评（创建）的部分中医（中西医结合）医院进行督导检查，对全市各区中医药绩效完成情况进行了督导检查，并对全市二级以上的中医医院进行了年终医疗质量与安全检查。

十、中医药文化建设

各级中医院按照《中医医院中医药文化建设指南》的要求，参照《湖北省中医机构中医药文化建设形象设计指南》，普遍加强了中医药文化建设。各中医医院、社区卫生服务中心及乡镇卫生院抓住基础设施建设的契机，以中医药文化建设为主导，在医院整体规划、建筑风格和内部装饰等方面充分体现中医药文化特色，把中医药文化渗透到医疗管理的各个方面，开展多种形式的中医药文化宣传活动，营造良好的中医药文化氛围。

（罗时珍）

【广州市2013年中医药工作概况】

2013年1月21日，经国家中医药管理局审定，批准广州市中医医院、广州市番禺区中医院为三级甲等中医院；广州市中西医结合医院为三级甲等中西医结合医院。

2013年3月28日，广州中医医院中西医脑心疾病诊治新进展学习班等12项中医药继续教育项目被广东省中医药局确定为2013年广东省中医药继续教育项目；2013年4月9日，广州市第一人民医院中西医结合治疗脑血管疾病新进展学习班被国家中医药管理局中医药继续教育项目委员会确定为2013年国家级中医药继续教育项目。

2013年4月9日，广州市中医医院肿瘤一区被国家中医药管理局确定为全国中医医院优质护理服务先进病房。

2013年4月15日，广州市卫生局完成2013年中医药、中西医结合科研课题的申报、评审工作，确定57项市级中医药、中西医结合科研课题立项资助课题；获得广东省中医药局立项资助科研课题26项，立项不资助科研课题14项。

2013年4月25日，越秀区、荔湾区、海珠区、黄埔区、花都区被广州市卫生局确定为广州市中医“治未病”健康促进工程试点区。2013年广州市财政投入140万元，支持试点区及试点单位开展中医“治未病”健康促进工程试点工作。

2013年5月21日，广州市越秀区大新街社区卫生服务中心等10个社区卫生服务中心被国家中医药管理局确定为基层医疗机构“治未病”服务工作协作组成员单位（第一批）。

2013年7～11月，广州市农村中医药知识和技能培训基地共开办常见心脑疾病中西医诊治暨中西医结合诊治老年心脑血管疾病临床新进展等4期中医药适宜技术培训班，培训基层中医药人员约800人次；2013年，广州市财政投入60万元，用于支持广州市农村中医药知识和技能培训基地、黄埔区卫生局、萝岗区卫生局、番禺区卫生局开展中医药适宜技术培训，推广中医药适宜技术。

2013年9月，广州医科大学附属第一医院“从PI3K/Akt通路探讨针刺调控PCOS子宫内膜局部IR促进胚胎着床的机制”等两项科技项目获得国家自然科学基金立项；广州市中医医院科技项目“荔枝核总皂苷改善胰岛素抵抗防治2型糖尿病的作用机制”获得广东省自然科学基金立项；广州医科大学附属第一医院“邱志楠平治肺病学术思想的传承研究”等两项科研项目获得广东省科技厅立项，广州市中医医院“荔枝核逆转胰岛素抵抗防治2型糖尿病的有效成分筛选及作用机理研究”等4项科技项目获得广州市科信局立项。

2013年9～10月，广州医科大学附属第一医院科研项目“从卵巢局部微环境调控探讨络病理论在多囊卵巢综合征防治中的应用”分别获得广东省科学技术奖二等奖和广州市科学技术奖二等奖。

2013年9月24日，根据广东省实施国家基本公共卫生服务中医药服务项目培训方案，广州市卫生局在广州市妇女儿童医疗中心举办中医药健康管理服务规范培训班，对全市所有乡镇卫生院、社区卫生服务中心有关人员开展《中医药健康管理服务规范》培训，培训人次约200人。培训工作完成后，广州市全面实施基本公共卫生服务中医药服务项目。

2013年11月28日，广州市卫生局公布“十二五”中医重点专科（专病）建设项目名单，经过形式审查、书面评审和答辩评审等程序，25个中医药特色和优势突出的专科（专病）被确定为建设项目。各项目分别来自市、区（县）所属中医、中西医结合医院和综合医院，涉及脑血管病、皮肤病、肝病、神志病、肿瘤、小儿骨科等17个专科（专病）领域。“十二五”期间，广州市财政将资助建设单位共750万元，用于各单位开展中医重点专科（专病）建设工作。

2013年12月6日，广州市脑科医院、广州医科大学附属第二医院、广州医科大学附属肿瘤医院被广东省中医药局确定为广东省综合医院中医药工作示范单位。

2013年12月26日，广州市番禺区中医院的广东省“十一五”中医特色专科骨伤科、脑病科被广东省中医药局确定为广东省中医重点专科；“十二五”中医特色专科心血管科被广东省中医药局确定为广东省中医重点专科建设项目。至此，广州市共有省级中医重点专科16项，省级中医重点专科建设项目14项。

（杨克彬、肖 枫）

【成都市2013年中医药工作概况】

一、概况

2013年，成都市有市属中医医疗机构38家，其中等级医院25家，包括三级甲等中西医结合医院一家，三级乙等中医医院（专科医院）6家，二级甲等中医医疗机构15家，二级乙等中医医疗机构3家。中医药从业人员12005人，其中执业（助理）医师10305人，中药师（士）1700人。

2013年，全市中医药工作以医药卫生体制改革为中心，“健康成都”建设为根本，完善中医药医疗、预防、保健服务体系和提升中医药服务能力为重点，注重中医药文化建设、中医药政策争取，进一步加大中医工作推进力度。全市中医药事业取得长足进展，中医药服务能力明显增强。

二、中医药服务政策

2013年3月8日，成都市食药监局、卫生局、中医管理局联合印发《关于公布全市调剂使用医疗机构中药制剂目录的通知》，遴选了176种院内中药制剂在全市范围内调剂使用，并简化了二次申请审批手续，探索在全市调剂使用的市场供应机制。

2013年6月24日，成都市卫生局、中医管理局、发改委联合印发《成都名老中医到基层服务试点工作方案》，在10个区中医医院及50个社区卫生服务中心开展为期一年的试点，明确了退休名老中医到基层服务时诊查费的收取标准，其诊查费按不高于该名老中医在原单位（或退休前所在医院）坐诊时收取的专家诊查费的上限收取，有近40名老中医参与服务试点，切实方便了百姓就诊。

三、基层中医药服务能力提升工程

按照国家五部委《关于实施基层中医药服务能力提升工程的意见》《基层中医药服务能力提升工程实施方案》的部署和要求，2013年3月15日，成都市卫生局、中医管理局、发展和改革委员会、财政局、人力资源和社会保障局、食品药品监督管理局、医院管理局、成都军区联勤部卫生部联合印发《成都市基层中医药服务能力提升工程实施方案》，成都市人民政府与19个区（市）县和高新区政府签订《基层中医药服务能力提升工程目标承诺书（2013～2015年）》，在全市启动了成都市基层中医药服务提升工程。

四、基层医疗机构中医药服务能力

2013年，成都市人民政府投入5800万元实施“成都市基层公益性医疗卫生机构标准化建设设备提升工程”，其中827万元用于218个乡镇卫生院和100个社区卫生服务中心配备颈腰椎牵引、中药熏蒸、中药粉碎（打粉）机、中药煎药机等中医药设备，包括25万元用于狮子山、新华、红阳、郫筒社区卫生服务中心和青城山镇卫生院配备中医药膏方机和水丸机。

全市100%的社区卫生服务中心和99%的乡镇卫生院设置了中医科、中药房，配备了中医、中药药剂人员，配备了中医诊疗设备。能运用中药饮片等6种以上中医药实用技术方法，开展常见病、多发病基本医疗和预防保健服务。85.6%的社区卫生服务站和81.2%的村卫生室配备适宜的中医诊疗设备，并配备一名以上中医类别医师，能够提供中医药服务。全市基层中医药服务量占44%。

全市所有的基层医疗卫生服务机构中医类别医师占医师总数的比例均达到20%以上。全市社区卫生服务中心中医类别医师占医师总数的比例为35.9%，乡镇卫生院中医类别医师占医师总数的比例为33.5%。

五、中医药城乡一体化管理试点工作

2013年，成都市在新都区启动了国家“中医药城乡一体化管理”试点工作，积极探索以区中医医院为龙头、镇（街道）卫生院、社区卫生服务中心为枢纽、村（社区）卫生站为网底的“区、镇、村”三级中医药服务网络，实现城乡中医药一体化帮扶式体系托管管理。全区有一家中医医院、15家镇（街道）卫生院、社区卫生服务中心和30家村（社区）卫生站参与了试点工作。

评估报告显示已取得阶段性的初步成效：一是中医医院中医重点专科建设服务能力进一步加强，正式挂牌成为成都中医药大学教学医院。二是

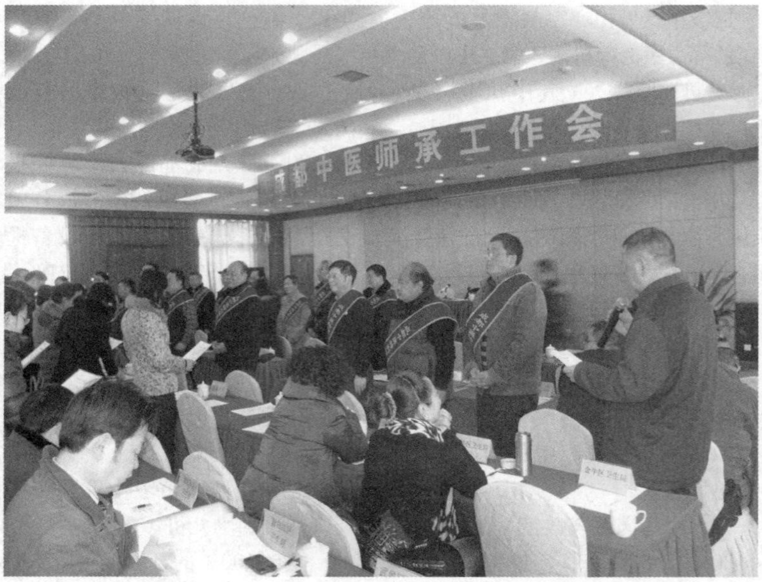

2013 年 1 月 8 日，成都市召开中医师承教育工作会

区、镇、村三级医疗机构有机地结合成为一个整体，城乡中医药一体化网络初步形成。三是区中医医院负责对试点基层医疗单位进行帮扶，严格管理制度，并将考核成绩纳入绩效目标考核，中医药工作监管力度得到进一步加强。四是政府支持和政策扶持，促进了基层中医药服务能力的提升，区委、区政府规划新增用地，打造集中医"治未病"、中医医疗、中医康复、中医药培训指导为一体的"四个中心"。五是接受了中国初级卫生保健基金会捐赠的中医及其他诊疗设备。六是争取各级资金支持，加强了城乡中医药一体化试点工作基础设施、设备、信息化建设。

六、基本公共卫生服务中医药项目在区县试点

积极推进县级综合医院和妇幼保健院要设置中医科、中药房建设。成都市政府拨付 140 万元重点支持了大邑县、崇州市、温江区、新都区、彭州市、新津县、双流县 7 个县级综合医院和 7 个县级妇保院打造中医集中诊疗区。全市共有 18 个县级综合医院、13 个县级妇保院建成中医科、中药房。2013 年 10 月，都江堰人民医院创建"全国综合医院中医药工作示范单位"，接受了国家专家组评审。

青羊区开展国家"基本公共卫生服务中医药服务项目——65 岁以上老年人中医健康管理技术试点项目"，社区卫生服务中心对辖区内老年人每年进行一次中医健康指导，运用中医体质辨识理论进行健康状态评估，根据不同体质和健康状态提供中医养生保健和疾病防治等健康指导。每半年进行一次中医健康随访，并记录在健康档案中。截至 2013 年底，全区共完成 37290 名 65 岁以上老年人的体质辨识和相关信息收集。试点评估显示，在中医体质辨识的基础上进行中医健康调养指导，老年人中偏颇体质有所减少，平和体质不断增加，且主要症状得到一定改善，获得居民、医生以及社会三方的一致满意，进一步提高了居民对中医药保健作用的信任度，推动了基层中医药信息化建设和管理。

双流县开展"基本公共卫生服务中医药服务项目——2 型糖尿病患者中医健康管理试点项目"，每个社区家庭医生团队中配备一名中医师，在 5 个试点乡镇对建立健康档案的 2 型糖尿病患者进行中医健康干预。每季度进行一次随访，综合运用中医技术和方法指导改善临床症状及提高生活质量，防止并发症。严格要求医疗文书书写，规范健康档案记录。评估报告显示，截至 2013 年底，试点单位的 2 型糖尿病患者建档管理 27199 人，中医服务 1182 人。进行中医体质辨识人数 5736 人，试点服务居民血糖控制率为 76.1%，并发症控制率为 59.3%，知晓率为 94.7%，依从性为 74.2%，居民满意度为 91.3%。

七、中医药人才培养工作

2013 年 1 月 8 日，成都市召开中医师承教育工作会议，为期 3 年的全市中医药特别师承教育工作正式启动。成都市聘请了 28 位专家、教授、名中医为成都市中医药师承教育指导老师，在全市遴选出 121 人作为学术继承人。会上举行了拜师仪式，成都市卫生局、成都市中医管理局向导师颁发了聘书，导师和继承人签订了教学协议，全部继承人进岗学习。全年集中上大课 12 次，中药生产基地实习一次。学术继承人按要求完成了跟师临床、独立实践和教学工作月记、心得体会、临床医案、学习总结等学习任务。

2013 年 7 月，依托成都中医药大学开展中医类别全科医师岗位培训，454 名中医类别医师参加学习，于 2014 年 1 月结业。全市中医类别全科医生占基层全科医生的比例达 33.8%。中医类别全科医生占基层中医类别医师的比例达到 55.2%。

在大邑县、崇州市、温江区、新都区、彭州市、新津县、双流县开展乡村医生进行中医药基本知识与技能培训，1300 名乡村医生参加了培训，培训内容包括中医医疗文书书写规范、中药处方书写规范、中医预防保健知识培训、中医适宜技术培训、中药房规范管理、中药饮片管理等。

组织全市 2912 人参加四川省中医药管理局组织的《温病学》考试。

八、中医"治未病"工作

成都市中医管理局印发《关于加强成都市"治未病"科室建设的通知》，提出了具体工作要求，全市、县级中医医疗机构都开展了中医"治未病"工作。26 家市、县级中医医疗机构中，已有 8 家建成"治未病"中心（成都市中西医结合医院、郫县中医医院、彭州市中医医院、都江堰市中医医院、双流县中医医院、龙泉驿区中医医院、大邑县中医医院、青羊区中医医院），另有10家在建“治未病”中心（成都骨科医院、成都肛肠专科医院、成都第一骨科医院及金牛区中医医院、成华区中医医院、温江区中医医院、青白江中医医院、金堂中医医院、新津中医医院、蒲江中医医院），其余中医医疗机构都设置了“治未病”科室。开展了体质辨识、亚健康干预、健康教育与指导、个人健康信息库、跟踪随访等综合保健干预工作，提供具有中医特色的膏方、针刺、灸法、火罐等20余项中医预防、医疗、保健服务。开展国家级中医“治未病”、中医养生保健机构准入、基本公共卫生服务中医药服务、中药普查试点工作，分别在青羊、双流、郫县、都江堰、彭州、崇州、大邑、新都等区县实施，并完成阶段性工作任务。

发挥市中西医结合医院“四川省中医药‘治未病’健康工程建设项目（刮痧治疗中心）”的技术支撑作用。该中心承担了成都市卫生局《中医体质辨识临床应用技术》课题，对《中医体质分类与判定》（包括《老年版中医体质分类与判定》）提出相应的技术规范，促进学术成果转化为临床应用技术，进而将中医“治未病”系统纳入中医健康管理，形成集中医健康评估、健康教育和健康干预体系。该中心除了开展面对面的健康咨询和指导外，还参加了四川省中医适宜技术（中医刮痧、放血）专题培训授课，深入基层医疗机构开展培训，拓展新的服务项目“三九贴”“三伏灸”，开通“QQ中医健康群”，对改善亚健康状态和不良的生活习惯起到了较好的作用。

九、县级中医医院建设工程

在中央、省、地方财政支持下，成都市县级中医医院建设工程顺利实施。2013年，双流县中医医院和蒲江县中医医院于年底完成迁建，大邑县中医医院和郫县中医医院扩建工程已启动。上述工程总投入共计4.5亿元。截至2013年底，14家县级中医医院中，已实施迁建5个（都江堰市、新都区、蒲江县、金堂县、双流县中医医院）、实施扩建2个（彭州市、郫县）、在建1个（大邑县中医医院扩建）。

中央补助资金400万元，支持8家中医医院“县级中医药服务能力建设”（金牛区骨伤医院及龙泉驿区、青白江区、新都区、温江区、蒲江县、新津县、崇州市中医医院）。四川省中医药管理局投入500万元，支持5家中医医疗机构开展“中医院制剂能力建设”（成都肛肠专科医院、成都第一骨科医院、新都区中医医院、都江堰市中医医院、崇州市中医医院）。

十、重点中医专科（专病）建设

2013年，成都市17个县级中医医院的29个专科被四川省中医药管理局批准为省级重点中医专科建设单位；25个成都市重点中医专科（专病）建成。全市中医医疗机构已建成或在建中医重点专科105个（国家级5个、省级43个、市级57个）。成都肛肠病专科医院的“肛肠科”和成都市公共卫生临床医疗中心的“中西医结合传染病科”被列为国家中医药管理局“十二五”中医药重点学科建设单位，成都市传染病院完成“国家级中医药防治传染病重点研究室”建设。

十一、中医药文化建设

积极开展“中医中药中国行——进乡村·进社区·进家庭·进军营”活动，开展群众喜闻乐见、内容丰富、形式多样的中医药文化科普宣传活动。利用报刊、广播、电视、互联网等社会资源，搭建中医药文化传播平台。2013年参与编辑《健康成都》杂志6期，和成都广播电视台联合推出“蓉橙生活帮”名医讲坛栏目，聘请国家、省、市名中医为广大市民宣讲中医药健康知识和中医文化。

2013年，编印“健康成都·中医药文化系列丛书”之《源流与迁变——传统急救》《詹黄张按摩学概论》《吴棹仙医经精义》《祝之友“神农本草经”药物古今临床应用解读》各3000余册，免费发放中医医疗机构和中医药人员。编印《中医“治未病”养生保健手册》第七辑，介绍“雾霾与中医药预防保健”知识。

崇州、邛崃、大邑、新津、金牛等地积极开展中医药进军营的活动，把中医药养生保健资料发放到军营，为部队官兵开展中医义诊，运用推拿理筋、按摩刮痧、针刺拔罐等中医药适宜技术手段为官兵治疗保健，并给出相关的康复理疗建议。

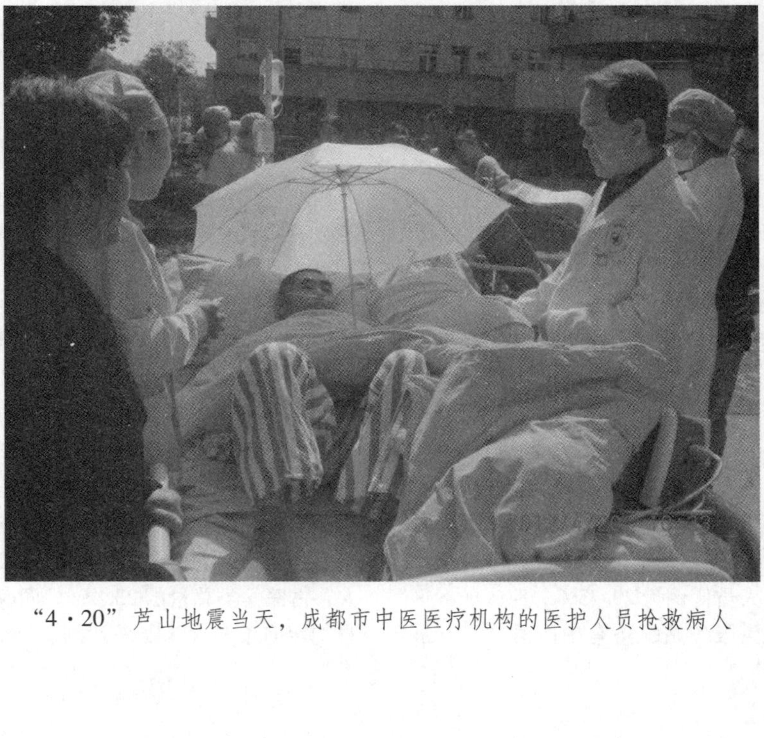

“4·20”芦山地震当天，成都市中医医疗机构的医护人员抢救病人

2013年，全市中医药文化知识普及87.2%的行政村、84.8%的社区和80%以上家庭。

十二、中医药参与抗震救灾

2013年，"4·20"雅安市芦山县地震发生当天，成都市中西医结合医院、邛崃市医疗中心（中医医院）、成都市第一骨科医院、大邑县中医医院、郫县中医医院、新津县中医医院6家中医医疗机构组建了21支医疗队，派出78名医护人员前往灾区进行医疗救治工作。截至2013年4月22日16时，全市共有8家中医医疗机构参与收治地震伤员299人，其中住院96人，重症伤员5人。

中医医疗机构充分发挥中医药特色优势，将中医药技术运用救治工作。对闭合性骨折、腰椎挤压伤或多处骨折、关节脱位、软组织损伤的伤员，运用中医手法复位、小夹板固定等中医技术进行抢救。对住院伤员进行中医辨证施治，运用中医手法、针灸、中药、熏蒸、理疗等传统优势，采用中药内服与外治相结合，临床救治与心理干预相结合，突出中医药灾后救治快捷、高效的优势。

成都市中医管理局、成都中医药学会，根据受灾情况的实地考察，撰写了《"4·20"芦山地震中医药救灾防病资料——地震后的安居与养生防病》，在成都卫生信息网、健康成都网上发布，同时印制一万份小册子送发灾区。都江堰泥石流发生后，编印了《洪灾后的养生防治资料》各一万份，发送至各区（市）县基层医疗机构，使中医药文化进农村、进社区、进家庭活动收到良好效果。

（肖泽国）

【西安市2013年中医药工作概况】

2013年，西安市以实施基层中医药服务能力提升工程为抓手，结合县级公立医院改革，全面推进中医药工作的开展。2013年，有95%的社区卫生服务中心设置了中医科、中药房，社区卫生服务中心的中医药人员比例为29.73%，84%的社区卫生服务站配备有中医医师。开展了市级中医特色专科建设，确定市级中医特色专科建设项目12个、培育项目9个，实现了区县中医医院市级特色专科项目全覆盖。全市9所区县中医医院被确定为二级甲等中医医院。蓝田县通过了全国农村中医药工作先进单位复审。

一、中医药政策

西安市委、市政府把中医药事业纳入全市经济社会发展规划、年度工作目标和卫生事业发展总体规划，出台了《西安市加强基层中医药工作五年规划》，明确将中药汤剂、毫针疗法、艾灸疗法、拔罐疗法、熏洗疗法、刮痧疗法等中医非药物疗法及治疗性推拿等9项康复项目纳入新农合报销范围，将符合条件的中药品种、院内中药制剂纳入城镇基本医疗保险报销范，将中药汤剂、针灸报销比例提高10%等措施，进一步把中医药使用、报销放在优先位置，引导和鼓励城乡居民主动接受中医药服务。

二、中医药服务网络构建

按照"公立为主、民办补充、拉伸骨架、夯实基础、全面提升"的大中医格局发展思路，西安市人民政府投资4.72亿元的中医医院整体迁建项目进展顺利，已进入内装修阶段。全市新增中医床位530张，7个涉农区县中医院重新核定编制1929人。2013年争取中、省、市中医专项资金1041.9万元。建设省级重点学科1个、重点专科3个，国家特色专科3个、省级特色专科3个、市级特色专科12个。

三、中医药人才培养

西安市人民政府连续出台多项优惠政策和措施，吸引和培养人才，鼓励人才留在基层，全市中医类别执业医师占执业医师总数达到了23.7%，基层的占比为30%，中医药人才结构日趋合理。

扩大招聘比例。各级政府对卫生及中医药人才招聘实行倾斜政策，在事业单位公开招聘中加大了招录中医药人才的比例和力度。2013年，全市县及县以下招录中医药人员123人，占医学类总量的23.4%。同时，对"定向本科""振兴计划"招录的人员给予经费补助，确保人才"进得来""留得住"。

开辟"绿色通道"。西安市对符合条件的中高级中医药技术人员不受编制限制直接引进，为全市各级各类医疗机构充实中医药类人才，2013年为县及县以下医疗机构引进的近100名中医类本科及中级以上职称人才已全部到岗到位。

强化继续教育。2013年，培训中医临床技术骨干30人，中医类别全科医师22名，西学中人员188名。

四、基层中医药服务能力提升工程

实施县镇一体化管理。服务链向下延伸，为群众提供便捷的中医药服务。9个涉农区（县）中医医院分别与2~3个乡镇卫生院开展一体化管理，进一步盘活乡镇医疗资源，提高基层医疗机构的中医药服务能力。

开展技术支援。西安市中医医院充分发挥人才培养和技术指导中心的作用，先后派出急诊科、肾病科、眼科、心病科、内分泌科等10个科室、20余名副主任医师以上职称人员，分别对区县中医医院进行为期6个月的技术支援，在医疗技术上开展传帮带。

推广适宜技术。全市13个区（县）均已建成适宜技术推广基地，并开通了视频网络平台，已常态化开展培训工作。

推行全方位服务。《西安市基层中医药服务能力提升工程实施方案》明确鼓励名老中医在基层开设中医诊所，鼓励有条件的药品零售企业在基层开办中医坐堂医诊所。城市社区卫生服务中心的"中医馆"和遍布街道药店的"坐堂医"为群众提供了便捷、优质的中医药服务，赢得了群众的信赖，逐渐成为许多市民看病就医的首选地。

五、中医药参与医药体制改革

建立健全政策保障机制。在推进医改过程中，全市区（县）级中医医院与综合医院同步进行，100%的区（县）落实了公立中医医院全额预算管理，新增政府投入4353万元。100%的中医医院保留中药饮片

25%的加成，并落实了中医药服务价格上调30%政策，区县中医院非药物疗法收入增加46.8%。公立中医医院综合改革正在有序推进，国家、省制定的各项扶持政策正在得到稳步落实。

积极参与公共卫生服务。老年人体质辨识、0～36月龄儿童中医调养服务、高血压、糖尿病患者中医健康管理、中医健康教育等项目已经纳入基本公共卫生服务范围。

开展家庭医师式签约服务。社区服务中心（站）针对老年人、孕产妇、儿童、慢性病人等特殊群体，提供免费健康查体、健康咨询和慢病中医药治疗，进一步发挥中医药在群众健康保健和预防上的特色优势，城乡居民中医药知识知晓率不断提升。

（刘智敏）

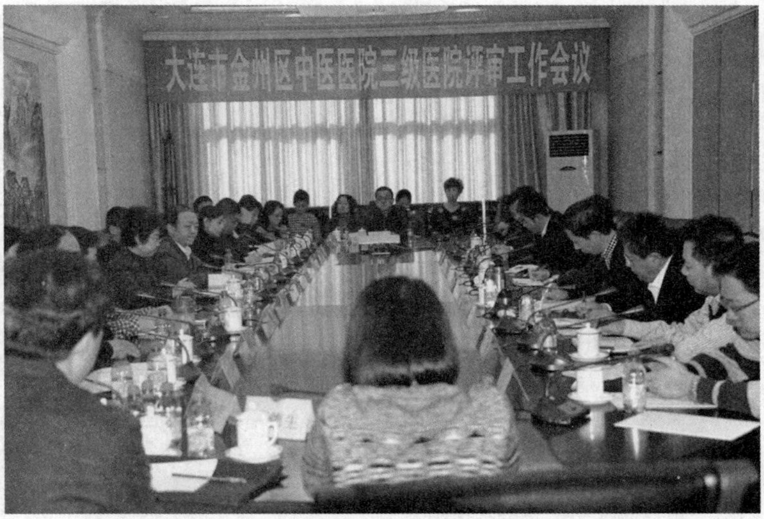

2013年，大连市召开金州区中医医院三级医院评审工作会议

【大连市2013年中医药工作概况】

一、中医医院内涵建设

一是继续开展中医医院等级评审工作。按照国家中医药管理局总体部署及要求，在全市二级中医医院范围内开展二级晋升三级中医医院和二级中医医院等级评审工作，通过评审工作促进全市中医医疗工作整体水平的提高，经过国家三级中医院等级评审专家组的验收评审，金州区中医医院和瓦房店中医医院都达到了三级中医医院的评分标准。旅顺口区中医院、普兰店市中医院和大连开发区黄海路中医院都已向辽宁省中医药管理局递交了审核申请，等待辽宁省二级中医院评审专家组的验收审核。二是巩固等级医院评审成果。已获批准的两所三级甲等中医医疗机构以《中医医院以"以病人为中心，发挥中医药特色优势，提高中医临床疗效"为主题的持续改进活动实施细则》为指导，继续查找不足、持续改进，不断加强医院内涵建设，提高医院管理水平，提升医疗服务质量，规范医疗服务行为，为百姓提供优质的中医医疗服务。三是继续加强中医专科（专病）建设。加强对国家中医药管理局及省级中医重点专科项目建设的日常管理，推进专科病种中医临床路径的推广和应用。

二、基层中医药服务能力提升工程

一是根据《辽宁省基层中医药服务能力提升工程实施方案》制订了《大连市基层中医药服务能力提升工程实施方案》（讨论稿）。二是以开展全国农村中医药工作先进单位创建工作为抓手，推进全市基层中医药工作快速发展。在旅顺口区、普兰店市和瓦房店市开展了全国农村中医药工作先进单位创建工作，经过一年多的建设和准备，已初步达到了国家相关要求，现已通过辽宁省专家组的审核验收，取得了辽宁省农村中医工作达标县的称号，根据国家中医药管理局的统一部署等待国家专家组的验收评审。庄河市已做好全国农村中医药工作先进单位复审准备工作，等待国家专家组的复审验收。

三、中医药人才队伍建设

一是实施了"五批师承"和"二批优才"的日常管理和年度考核工作，加强了名老中医药专家传承工作室的建设工作。二是完成了第一批大连市省名中医学术经验继承的出师考核工作，表彰了优秀继承人和指导老师。组织实施了第二批大连市省名中医学术经验继承的继承人遴选工作。三是继续组织开展针对基层卫生人员的培训工作。组织实施了2013年度大连市基层常见病、多发病中医药适宜技术推广项目。完成了2013年度农村基层人员中医专业成人高等学历教育项目，受理报考学生58人。

四、中医药服务百姓健康推进行动和中医药健康管理服务规范

为进一步贯彻落实辽宁省卫生厅学习党的群众路线教育实践活动精神，根据《国家卫生和计划生育委员会"服务百姓健康行动"全国大型义诊活动周实施方案》和《国家中医药管理局服务百姓健康推进行动方案》的精神和要求，大连市积极配合国家中医药管理局开展中医药"进乡村·进社区·进家庭"大连站活动。2013年10月13～19日，开展了"中医药科普宣传周"活动，在宣传周期间，在大连市内及各区市县开展义诊活动、健康大讲堂、展览展示和发放科普资料等活动，期间共义诊700多人次，健康讲座6次，听课人数500余人。

根据《关于印发中医药健康管理服务规范的通知》的精神和要求，大连市在全市社区卫生服务中心和乡镇卫生院贯彻落实了老年人中医药健康管理服务和0～36个月儿童中医药健康管理服务内容，达到完成目标人群30%的基本公共卫生考核要求。

五、中医药文化建设

参加全省中医药科普巡讲专家培训班，通过培训和巡回讲座，逐步培养建立了大连中医药文化科普专家队伍。通过北国网《健康频道》的"辽宁省中医药文化科普宣传专栏"，宣传大连市名老中医和各中医院的重点专科，展示大连市中医药的特色资源和优势。

六、中医执业医师及机构审核工作

大连市顺利完成了全市2013年全国中医执业医师考试报名、审核、送审、实践技能考核和理论笔试工作，组织实施了大连市确有专长人员考核的报名、审核和考试工作。完成了辖区内中医执业医师和医疗机构中医相关部分的行政审批工作。

（王金玉）

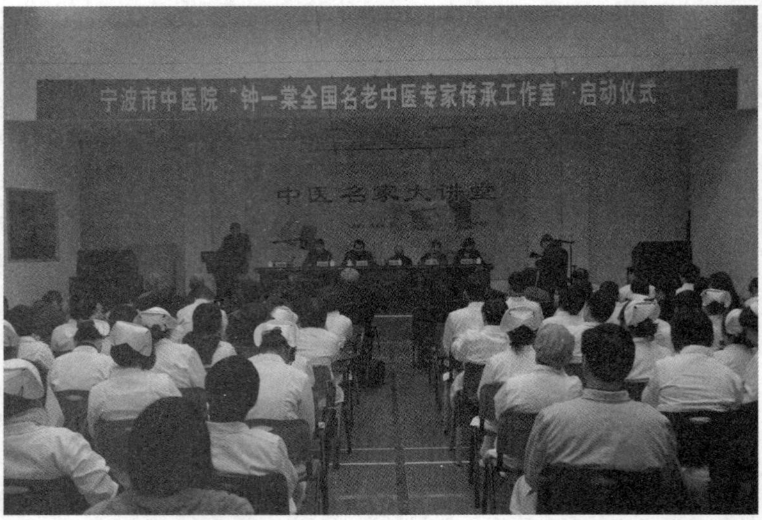

2013年1月16日，宁波市中医院钟一棠全国名老中医药专家传承工作室启动

【宁波市2013年中医药工作概况】

2013年，宁波市中医药工作在市委、市政府的正确领导下，改革创新，真抓实干，紧紧围绕"落实中医药发展政策，促进中医药事业发展"的方针，按照《宁波市"十二五"期间深化医药卫生体制改革实施方案》（以下简称《实施方案》）要求，以贯彻落实市政府《关于扶持和促进中医药事业发展的意见》（以下简称《意见》）为抓手，充分发挥中医药在医改中的重要作用，通过加强以中医"三名"战略为重点的内涵建设，继续推动中医药基层服务能力提升工作，积极发挥中医药特色优势，普及弘扬中医药文化。

2013年，全市继续围绕中医药服务体系、人才培养、特色专科建设和中医药文化推广等内容，紧扣医改、借力医改，以改革促创新、以创新促发展。自2012年12月县级公立医院综合改革全面实施以来，全市各县级中医医院紧紧围绕基本医保制度、基本药物制度建设和公立医院综合改革等医改任务，一方面积极探索如何有效利用中医药资源及合理控制医药费用；另一方面各中医医院积极参与基层中医药服务能力提升工程，充分发挥中医药在常见病和多发病诊治、促进公共卫生服务均等化以及全民健康教育和促进中的优势和作用，巩固和扩大县级中医医院综合改革成果。几家重点中医医院发展势头良好，业务量增幅明显。以奉化市中医院为例，2013年全院门急诊人次达到87.77万人次，业务收入2.1亿元，较2012年分别增长了5.41%、5.02%。其中，中医饮片收入为2156.7万元，占业务收入的10.27%，较2012年增长15.6%。全院中药饮片贴均费用仅为20元左右，远低于省定标准。

截至2013年底，《实施方案》中确定的各项重点任务和项目正扎实推进。从全市总体情况来看，完成了《实施方案》提出的"宁波市中医院达到三级甲等中医院，每个县（市）都有一家政府举办的二级甲等标准建设的中医院"要求。全市100%的社区卫生服务中心和乡镇卫生院设立了中医科、中药房，配备了中医类别医师及中医诊疗设备，能够提供中药饮片等6种以上中医药技术方法，开展常见病、多发病基本医疗和基本预防保健服务等中医药服务。91%的县（市）区达到了"60%以上的社区卫生服务站和村卫生室能够提供中医药服务"的年度目标。

与其同时，2013年全市大力推进市政府《意见》的贯彻落实，加大资金投入。各县（市）区均将《意见》贯彻执行情况特别是对中医类经常性经费补助情况列入政府年度卫生工作目标管理考核内容，并积极开展对《意见》贯彻落实的督导检查，建立绩效评估机制，保证各项措施和资金落到实处。市、县两级财政继续对同级综合医院和中医医院按每中医门诊人次8元、每中医住院床日15元的标准给予补助。据不完全统计，2013年全市此专项补助约4202万元，其中市级财政补助1435.7万元，较2012年同比增长10.4%。余姚、慈溪及北仑等地专项补助经费近500万元。各项保障措施落到实处，极大地推进了中医事业的发展。

一、医政工作

2013年，宁波市各级中医医院总结分析2012年省级中医医院等级评审中发现的问题，积极改进，进一步加强了急诊、院感、透析、麻醉、病理、中药饮片等薄弱环节的监管，提高了医疗质量，推进了医院可持续健康发展。宁波市中医院、奉化市中医院通过了国家中医药管理局的医院等级评审验收，分别被授予三级甲等中医医院和三级乙等中医医院。6家二级中医医院开展了国家二级甲等中医医院等级创建工作，其中北仑区中医院更是以创建二级甲等中医院为契机，加快医院中医药特色发展。此外，余姚市中医院、宁海县中医院及象山县中医院迁建工程也正在有条不紊地推进中。

为更好地发挥中医药在常见病、

多发病诊治中的优势和作用。各级中医医院十分重视中医重点学科的建设。2013年，宁波市中医院内分泌科被国家中医药管理局列为国家临床重点专科建设项目；宁波市中医院内分泌科、肿瘤科被列为国家中医药管理局“十二五”重点专科建设项目；余姚市中医院中医消化内科、慈溪市中医院中西医结合消化内科学、慈溪市第三人民医院中西医结合骨伤科学被浙江省卫生厅确定为辽宁省中医药重点学科基层优势类建设单位；宁波市中医院男性科、奉化市中医院中风病科等8个专科被授予省中医药重点专科称号；宁波市中医院中医科、中西医结合科被列为第一批宁波市临床特色重点专科建设单位。

二、科研工作

2013年，宁波市全年组织申报各级中医科技计划项目87项，获省级以上科技计划项目达13项，较2012年增加3项。各项科研课题经费到位，实施进展顺利。全市获大连省市中医药科学技术奖3项，其中宁波市中医院“固本防惊汤预防小儿高热惊厥复发的疗效观察及机理研究”获浙江省中医药科学技术奖二等奖，宁波市中医院“清化瘀毒方抗酒精性肝纤维化的作用与机理研究”获浙江省中医药科学技术奖三等奖以及宁波市科技进步奖二等奖一项。与其同时，各地加强科技成果管理，实施适宜技术，共举办省级以上中医药继续教育项目14项，其中国家级9项、省级5项。

三、教育工作

一是人才下沉优结构。按照浙江省引导和鼓励医学类大学生到基层工作的总体部署，县级以上公立医院中医住院医师规范化培训合格人员将有序安排到基层服务锻炼，缓解基层中医药人才的短缺问题。同时，增加了中医类卫生技术人员的招录比例。江东、镇海加大了中医药卫技人员的招聘力度，招考计划逐年递增；余姚、北仑明确规定每年招聘中医类别人员比例不少于20%。而各县级中医医院更是要求在新录用临床类卫生技术人员当中，中医类（含中西医结合）人员应达到60%以上。

二是规范培训强基础。按照国家和省中医住院医师规范化培训新制度要求，自2012年，宁波市全面实施中医新模式住院医师规范化培训工作，7家二级以上中医医院被认定为省第一批中医住院医师规范化临床（后备）培训基地，20家社区卫生服务中心被认定为实践基地。2013年，全市共有77人参加中医新模式培训，其中中医全科人员17人。全市另有约350名基层中医类人员将按照“统筹规划、分步实施、确保质量”的原则，在2013~2017年期间分批完成中医全科医生转岗培训任务。同时，各地加强了各类中医药继续教育，不断充实以中医药服务为主要手段、掌握全科医学知识的基层中医药人员，以更好地适应基层中医药服务的需求。

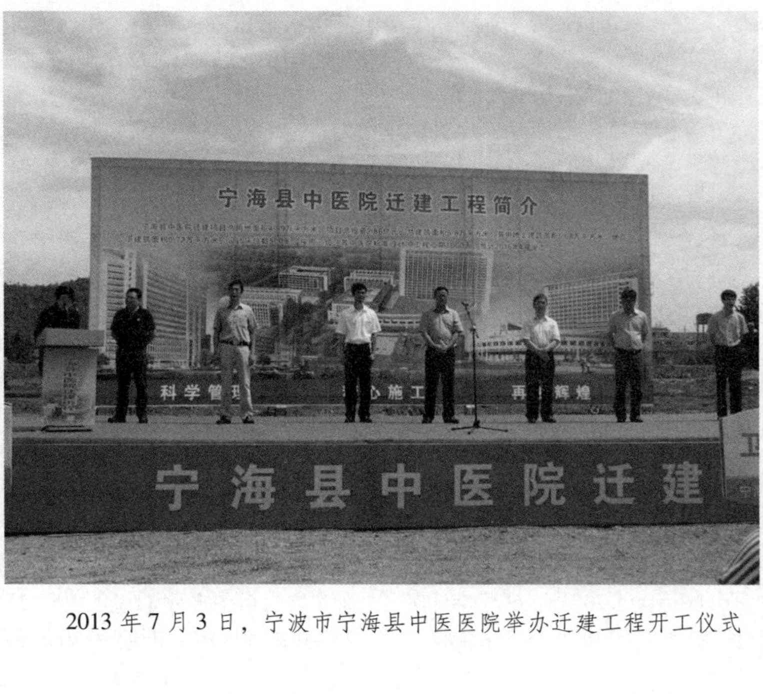

2013年7月3日，宁波市宁海县中医医院举办迁建工程开工仪式

三是特色培养抓骨干。2013年，宁波市启动开展了第二批市名中医及首批市基层名中医评选工作，共评选出市级名中医2名、市级基层名中医3名。探索传承创新中医药人才培养机制，钟一棠、王晖国家名老中医经验传承工作室在宁波市中医院先后投入使用；洪善贻、崔云、董幼祺、沈力、林吉品5个省级名老中医传承工作室也按计划开工建设。同时，开展了宁波名中医药专家学术经验继承工作，确定了首批宁波名中医药专家学术经验继承工作指导老师19名和首批继承人40名，继承人中县级及以下医疗机构卫技人员30名，占总数的75%。

四、文化建设

各地充分利用群众普遍信任中医药的良好基础和有利条件，积极推进中医药“进乡村·进社区·进家庭”活动，多形式、多途径开展中医药科普宣传，普及基本的中医药预防保健技能，满足群众在中医药预防保健以及食疗、药补、健身等养生方面的需求，增强群众自我健康管理能力，提高群众健康水平。全市举办多期中医名家大讲堂、中医药学术培训和科普讲座等各类学术讲座与沙龙，参与群众达一千多人次，取得了积极的社会反响。

为更好地发挥中医药在全民健康教育和促进中的优势和作用，各单位还组织志愿者将中医药文化带进奉化、宁海等结对农村和革命老区，通过讲解中医常用药材，培养群众的自我保健意识，推进中医药健康知识普及和适宜技术推广应用，弘扬中医药文化。例如，鄞州区全区有435支社区责任医师团队，1102名社区责任医师，在免费为辖区居民提供基本社区医疗、卫生保健服务基础上，积极为辖区居民提供适宜的“针灸、拔火罐、推拿、刮痧、穴位注射”等中医药服务。据不完全统计，2013年全区社区责任医师上门开展各种中医药医疗咨询服务共计2.5万余次。

五、基层中医药工作

宁波市各地加大了对基层中医药工作的投入，通过不断推进城乡社区卫生服务机构中医药特色优势建设和完善服务设施及人员配备，加大中医药适宜技术推广应用力度，基层中医药服务能力提升明显。2013年初，镇海、北仑两区同时被授予全国社区中医药工作先进单位。江北区被授予省级中医药特色社区卫生服务示范区。江北、镇海、北仑辖区内的6家社区卫生服务中心成功创建为省级中医药特色示范中心。此外，海曙、江东、北仑、镇海等多地95%以上的社区卫生服务中心和所有中心乡镇卫生院建成了中医临床科室集中设置、多种中医药方法和手段综合使用、中医药文化氛围浓郁并相对独立的中医药综合服务区，其中镇海区招宝山街道卫生服务中心的“中医养生健康馆”面积达2100平方米，中医氛围浓厚，已成为当地知名的中医药文化宣传教育基地。

根据省里统一部署，2013年7月，宁波市卫生局联合市发改局、财政局、人社局、食药监局联合制订下发了《宁波基层中医药服务能力提升工程实施方案》，在全市范围内实施开展基层中医药服务能力提升工程。结合公共卫生服务均等化工作要求，全市在继续做好哮喘病（完成240例）、高血压（完成132例）两病免费中医药防治工作的基础上，各县（市）区纷纷将老年人中医体质辨识和儿童中医调养服务纳入基本公共卫生服务工作中，增强了基层医疗机构发展活力，放大了医改惠民效果。此外，北仑、镇海、江北及慈溪等地的多个社区卫生服务中心更设有“治未病”中心，引进中医体质辨识软件，开展中医体质辨识工作，努力探索多元化的“治未病”模式，促进基层中医预防保健服务体系的建设。

（王　涌）

【厦门市2013年中医药工作概况】

厦门市现有两所公立中医院：厦门市中医院、同安区中医院；各公立综合医院亦设有中医科；另有社会资本在基层办的中医医疗机构如齐安中医院、梧村骨科医院及振元堂、华医馆等10家中医门诊部；82家综合门诊部中亦大部分设有中医科。中医医院总床位共1350张。88%的社区卫生服务中心能够提供中医药服务；92%的乡镇卫生院设有中医科；约40%的乡村医生能采用中医或中西医两种方法为患者治病。全市中医执业医师（含助理医师）及中西医结合执业医师（含助理医师）1538人。

一、医政工作

2013年，厦门市中医院门诊病人达247万人次，住院病人达3.81万人次，业务收入超过7亿元，平均住院日控制在13.21天，成为福建省规模、效益最大的中医医院之一。结合全国重点中医院建设项目，厦门市中医院一期配套工程培训楼已投入使用并发挥了良好的作用，医院制剂楼亦即将竣工，正积极筹建二期工程康复楼项目、推动药剂自动发药机的建设、分子病理实验室的信息系统改造和检验信息系统的建设。同时，厦门市中医院强化医疗质量，推动医院内涵建设，2013年实施了多项举措：如进一步完善和落实各项核心医疗制度；开展抗菌药物专项整治活动；提升医院应急救治水平；加强医院感染监控；加强护理精细化管理；成功开展了DSA等新技术、新项目。

同安区中医院完成新院整体搬迁，并于2012年11月通过福建省卫生厅组织的二级甲等中医医院复评。2013年同安区中医院（截至2013年11月20日），完成门诊人次数250292人次，住院床日50260天，收住院人数5346人次，病床（以实际开放病床150张计算）使用率100.20%，平均住院天数9天，业务收入6111万元。2013年6月4日医院通过妇产科资质的现场评估验收。

二、学科建设

为打造学科品牌，厦门市实施了医学重点专科、医学中心建设项目。先后制订了《实施医疗卫生行业品牌发展战略工作方案》《厦门市医学中心、重点专科发展规划》和《厦门市医学中心、重点专科管理办法》等相关政策，规范医学中心重点专科建设。2013年，厦门市卫生局与厦门市财政局联合出台了《厦门市医学学科建设考核激励办法》，并对《厦门市医学学科建设评审考核标准》进行修订，新增了护理专业评审考核标准，进一步完善了考核标准，明确了学科建设奖励范围、标准等。2013年市财政投入120万元用于中医学科建设经费。

积极组织厦门市中医系统申报国家级、省市重点专科建设项目。厦门市有国家临床重点专科（中医专业）建设项目2个，国家中医药管理局“十二五”重点专科4个、建设单位2个，国家中医药管理局中医学科建设单位1个，全国综合医院示范中医科建设项目1个，福建省中医重点专科专病6个，福建省农村医疗机构重点专科3个。有2个中医重点专科、1个规划专科获厦门市第四周期学科建设项目立项。以上项目3年建设期将获得600多万元国家与厦门市财政资助。2013年，厦门市推荐2个专科申报2013～2014年国家临床重点专科（中医专业）；推荐同安区中医院的骨伤科申报国家农村医疗机构中医特色优势重点专科。

三、人才建设

厦门市有各级学术经验继承项目中，厦门市有全国第五批老中医药专家学术经验继承工作指导老师2名、继承人4名，第三批全国优秀中医临床人才研修项目5名，全国名老中医传承工作室建设项目3个，福建省第三批老中医药专家学术经验继承工作指导老师7名、继承人14名，第三批省级优秀中医临床人才研修项目3人，厦门市第三批优秀中青年中医后备人才项目指导老师7名、后备人才11名。以上项目3年获国家、省、市近90万元的财政资助。

2013年，厦门市还加大高层次中医药人才的引进力度，配合厦门市卫生局“双主任制”的推动，厦门市中医院拟聘2名高层次中医药人才。同时聘任了北京、上海、天津等地专家为客座教授，提升了医院学科发展水平，更带动专科人才的培养。

四、科研工作

推进厦门市中医院国家药理基地建设。2013年1月，厦门市中医院药物临床试验机构获得国家食品药品监督管理局正式公告，6个专业组取得了临床试验资格，2013年共有6个项目进入临床试验阶段。

2013年，厦门市新增4个福建省中医药重点实验室，3家实验室申报中医药二级实验室。厦门市中医院和厦门大学中医药对外培训项目申报商务部与国家中医药管理局共同主持的中医药服务贸易项目。

2013年，厦门市中医系统共获省级16项、市级13项的科研课题立项，投入经费413万元；获得厦门市科技进步奖三等奖一项。

五、基层中医药工作

实施基层中医药服务能力提升工程。厦门市以国家中医药管理局《关于实施基层中医药服务能力提升工程的意见》为指导，本着“服务更可及，能力再提高，群众得实惠”的工作宗旨，制订了《厦门市基层中医药服务能力提升工程实施方案》，以推动全市中医药卫生事业发展。2013年，厦门市对全市基层中医药服务能力进行摸底调查，完成厦门市与省政府签订基层中医药服务能力提升工程目标责任书的起草，同时厦门市卫生局与厦门市发改委等5个部门成立厦门市基层中医药服务能力提升工程领导小组，并已完成市与各区政府签订基层中医药服务能力提升工程目标责任书工作。

积极推进中医“创先”工作。为进一步提升厦门市基层中医药服务能力，充分发挥中医药在社区医疗预防保健体系中的优势作用，促进基层中医药工作的全面发展，厦门市各区近年积极开展“全国社区中医药工作先进单位”创建工作。根据《全国基层中医药工作先进单位建设工作管理办法》，海沧区经自评，已基本达到全国基层中医药工作先进单位建设标准要求，于2013年7月26日向省卫生厅推荐其申报全国社区中医药工作先进单位。2013年11月18～19日，海沧区顺利通过了省卫生厅组织的专家组检查评估。2013年12月27日，福建省卫生计生委正式下文确定海沧区为福建省基层中医药工作先进单位，并推荐申报全国基层中医药工作先进单位。

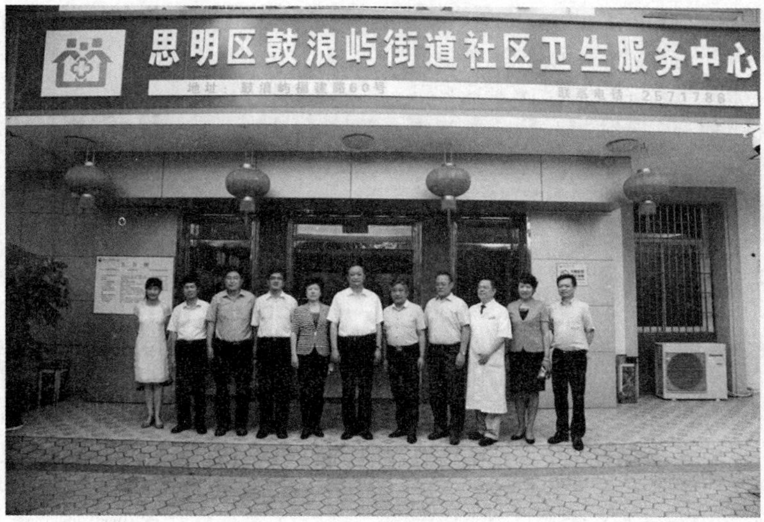

2013年6月16日，国家卫生计生委副主任、国家中医药管理局局长王国强在2013海峡两岸中医药发展与合作研讨会期间视察厦门市思明区鼓浪屿社区卫生服务中心

首推市级医院中医专家进社区试点工作。2013年6月1日，厦门市卫生局启动了市级中医专家进社区试点工作，通过市级中医专家进社区定期坐诊，发挥中医药在社区卫生服务中的作用，同时通过临证指导、举办中医药专题讲座等形式对社区中医临床人员进行传、帮、带，以培养基层中医药人才，推广中医药社区适宜技术，并深入指导社区开展“预防、保健、医疗”工作，为发展厦门市具有中医特色的社区卫生保健服务体系提供经验和模式。中医专家和社区卫生服务中心工作人员凭借认真的工作态度、精湛的诊疗技术、热情周到的服务得到了市民的一致认可和好评。开展试点工作7个月以来，共有7204人次在家门口享受到了中医专家服务。

厦门市卫生局成立厦门市传统医学出师考核及确有专长领导小组，起草考核备案样表，接受并指导区卫生局开展师承人员的备案工作。同时积极开展中医药一技之长人员纳入乡村医生管理工作。

加强基层中医药服务能力建设，每年投入30万元建设乡镇卫生院、社区卫生服务中心的中医科、中药房项目，并定期组织专家对建设项目进行指导、考核与验收。同时对国家中医药管理局、福建省卫生厅的农村中医重点专科（专病）项目进行督查指导，确保项目的建设质量，借力培养基层中医药人才。积极开展乡镇卫生院中医临床技术骨干和乡村医生学历教育，有效地提高了基层中医药人员运用中医方法解决常见病、多发病的能力。全市有农村中医药特色专科（专病）建设项目国家级2个、省级4个、市级3个；乡镇卫生院中医科、中药房建设项目省级4个、市级6个。实现了全市每个社区卫生服务中心和乡镇卫生院均设置中医科和中药房，并配备一名以上的中医执业医师、5种以上基本中医诊疗器具和200种以上的中药饮片或中成药，每个村卫生室有一名以中医为主或能够运用中西医两法开展诊疗服务的乡村医生。

六、“治未病”工作

为充分发挥中医预防保健特色优势，积极推动中医医院和基层医疗卫生机构开展中医预防保健服务，逐步完善城乡中医药预防保健服务体系，厦门市实施慢性病——糖尿病、高血压病一体化管理，强调糖尿病、高血压病防治工作中应用中医特色内容，如中医四诊合参进行证候辨识，指导饮食调养、起居活动，传授四季养生、穴位按摩、足浴等适合居民自行操作的中医技术等。

2013年，厦门市中医院承接了国家中医药管理局下达的《2013年中医药预防保健及康复与临床服务能力建设项目》，按照文件精神，参照中医药管理局发布的《中医医院“治未病”科建设与管理指南（试行)》，医院对中医“治未病”预防保健服务平台进行重新整合，重新规划预防保健“治未病”科服务区域，设置健康状态信息采集与管理区域、健康状态辨识及其风险评估区域、健康咨询与指导区域、健康干预区域、辅助区域等。2013年共完成体质辨识1500多人次，其中为600多人建立了中医体质健康档案。并选取“高血压”“乳腺增生”作为2013年先期开展的常见病健康管理工作。组织专家到社区医疗卫生服务中心开展健康讲座、免费体检、免费饮食运动调理、养生保健指导和健康教育等不同形式的“治未病”服务，受益人数达1.6万多人次。同时继续提供“三伏贴”“三九贴”等中医特色预防保健服务。为更好地开展中医药健康管理服务工作，2013年9月组织中医药健康管理服务的市区师资21人参加省级师资培训，完成了对基层医疗卫生机构管理和卫生技术人员中医药相关培训。

七、文化建设

厦门市积极打造中医药文化品牌——慈济保生文化。在保生大帝的祖宫——海沧青礁慈济宫建设集历史名医长廊、圣德堂（图片展）、保生堂（义诊）、中药百草园为一体的闽台中医药博物馆，并举办一年一度的海沧慈济文化节活动及闽台中医药文化研讨会。2013年5月，“闽台中医药博物园”正式破土动工，该博物馆是大陆规划面积最大的两岸中医药文化博物馆。保生大帝信仰是台湾仅次于妈祖的第二大民间信仰，在台湾有370多座分灵庙、信众500多万人。海沧青礁慈济宫是保生大帝信仰的发源地之一，在对台交流中具有重要的“窗口”作用。如今的保生慈济文化节已从区级文化活动升格为海峡两岸区域性文化节庆，形成了海沧青礁慈济祖宫、龙海白礁慈济祖宫和台湾保生大帝信仰总会合办并轮流承办的机制，保生大帝信俗也成功入选国家级非物质文化遗产保护名录，青礁慈济宫更成为全国六大对台交流示范基地之一。

厦门同安成立了同安之子苏颂纪念馆。它位于同安区科技馆二楼，数百平方米的展厅内，将苏颂在天文、医学、从政、亲民等方面的成就一一呈现，全面而深入地将这位宋代天文学家、天文机械制造家、药物学家介绍给更多的人。2013年11月29日，2013苏颂本草文化论坛在同安举行，来自国内的中医名家学者、海内外苏氏宗亲及同安区中医药届共200余人齐聚一堂，共话《本草图经》的不朽价值。

深入推进“中医中药中国行——进乡村·进社区·进家庭”活动。2013年，开展了中医药文化科普巡讲和健康咨询义诊活动，制作了中医药宣传栏，播放了中医药音像制品等，累计印发健康类刊物15万份，开展中医义诊100余场、中医药健康讲座758场，发放宣传资料8.8万余份，发送中医药宣传短信近50万条、电视讲座2次，受益人数近9万人次。

八、中医药对台交流合作

2013年，厦门市相关单位同台湾中医药界交流更为密切，双方进一步巩固了良好的交流合作基础，各项务实合作项目稳步推进。

中医培训工作继续深化。2013年成功举办了5期对台适宜技术培训班，培训了250名台湾基层从业人员和中医爱好者。

科研合作取得重要成果。海峡（厦门）中医药科技研究场所、仪器设备等硬件投入到位，研究团队进一步优化，各项目组发表一系列高水平论文/论著发表，特别是在产品开发合作方面取得突破；海峡药物临床试验技术平台（中药）通过国家食药监局药物临床试验机构资格认定，并已启动承接具体项目。

产业合作取得新进展。由厦门市食药监局牵头起草了《输台药材集散中心框架方案》及《输台药材质量检测和认证中心建设方案》，根据方案规划，输台药材集散中心将落户厦门海沧区，分3期建设；鹭燕（福建）药业有限公司与台湾明通药业有限公司、港香兰药业有限公司等台湾知名企业签订合作项目。

会议交流平台更为成熟。成功举办第八届海峡两岸中医药发展与合作研讨会，研讨会连续5年被纳入海峡论坛，影响力大，内涵丰富，务实性强。会上签订教育培训、科研及医疗合作协议共5项。

（陈学勤）

【青岛市2013年中医药工作概况】2013年，青岛市中医药服务水平得到了全面提升，万人口中医床位数达6.1张，中医医师（士）数达到3.89人。青岛市中医药工作在参与公共卫生服务项目、实现政策创新、加快专科建设、提升基层服务能力等方面又取得新的突破，得到国家、省中医药管理局领导的充分肯定，先后在国家、省有关会议上做了经验介绍。

一、政策法规

为贯彻落实扶持和促进中医药事业发展的有关政策，青岛市卫生、发改、人社、食药等部门制定了开展基层中医药服务能力提升工程的相关政策。人社、卫生部门在青岛市中医医院等两家单位开展了7个中医优势病种门诊治疗限额结算试点。创造性地建立了名中医执业存案制度，出台了《青岛市卫生局关于开展特聘名中医药专家存案工作的通知》，突破了政策禁锢，柔性引进省级以上名中医16人。修订下发了《青岛市中医（中西医结合）医院医疗质量信誉等级评定方案（修订版）》《青岛市综合（专科）医院中医医疗质量信誉等级评定方案（修订版）》《青岛市综合（专科）医院中医医疗质量监测考评标准（修订版）》，将近年来中医医院管理年活动、等级医院评审等有关要求纳入新修订的标准中，以求体现中医药的特色优势和近年来国家、省、市新的医政法规要求，成为青岛市卫生行业率先出台的3个服务业标准规范。

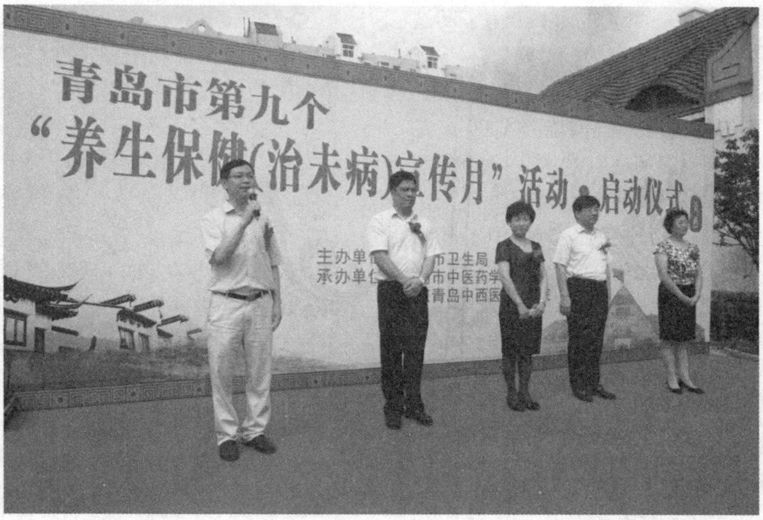

2013年7月11日，由青岛市卫生局主办，山东青岛中西医结合医院、青岛市中医药学会承办的青岛市第九个“养生保健（治未病）宣传月”活动启动仪式在山东青岛中西医结合医院举行

二、医政工作

（一）中医预防保健服务

青岛市在2011～2012年先行试点探索的基础上，制订了《青岛市2013年中医体质量化辨识与调养指导项目工作方案》和《青岛市中医体质量化辨识与调养指导项目方案解读暨培训方案》。针对国家“中医药健康管理服务包”中“中医体质辨识”服务于65岁以上人群的要求，青岛市在既往工作的基础上先行选择58～64岁之间年龄段的常住居民提供服务，既为顺利衔接国家项目积累经验，又扩大了收益面，将绩效更佳的年龄段纳入了服务范围。在定点服务机构的选择上，青岛市以社区卫生服务中心、镇（街道）卫生院为主干，以中医医院和中医工作基础较好的综合（专科）医院和社区卫生服务站为补充，形成了中医预防保健服务网络。截至国家项目实施前，青岛市已经累计服务32万余人次。青岛市自主研发的中医体质量化辨识与调养指导系统软件荣获国家版权局知识产权认证。

李沧区、崂山区、经济技术开发区、即墨市、莱西市5个区（市）获批为国家中医药管理局“治未病”预防保健服务试点区，青岛市中医医院获评国家中医药管理局中医药预防保健及康复服务能力试点单位，获中央财政100万元支持。各试点区（市）、单位开展了包括中医体质量化辨识与调养指导、健康咨询、健康干预在内的中医综合预防保健服务。积极推广太极拳（剑）、五禽戏、八段锦等传统体育保健项目，开展“三伏贴”“保健灸”等特色服务。2013年7月11日至8月10日，在全市范围内组织有关医疗机构举办了以“治未病”与冬病夏治为主题的第九个“养生保健宣传月”活动，服务群众超过30万人次。

（二）基层中医药服务能力提升工程

启动“国医馆”建设项目。青岛市制订下发了《青岛市国医馆建设项目实施方案》，出台了《青岛市国医馆建设标准与评审细则》。召开了现场推进会。3年内将建成100个中医临床科室、中药房集中设置、多种中医药方法和手段综合使用、中医药文化氛围浓郁并相对独立的中医药综合服务区（国医馆）。强化中医药特色基层医疗机构建设，巩固100所卫生院中医科、中药房建设成果，新建成7所中医特色镇（街道）卫生院，市财政对每个验收单位补助8万元。

大力推广使用20项中医药适宜

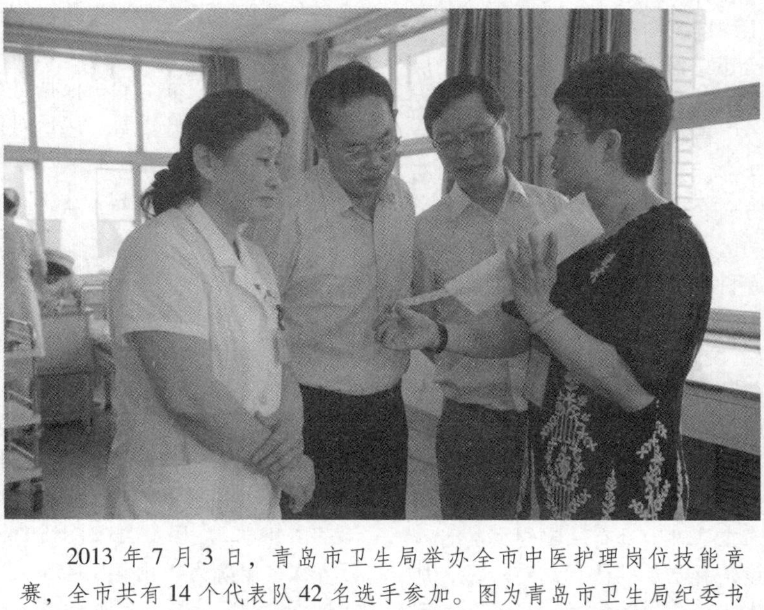

2013年7月3日，青岛市卫生局举办全市中医护理岗位技能竞赛，全市共有14个代表队42名选手参加。图为青岛市卫生局纪委书记李晓方、青岛市卫生局中医处处长赵国磊在观看选手技能操作比赛

技术。在各区市建立11个中医药适宜技术培训基地，培训教学师资22人。启动了重点为不能提供中医药服务的基层医疗机构培养1000名掌握20项中医药适宜技术、10个中药方剂、10个保健穴位基层医务人员以及配备中医特色设备的中医药服务百姓健康“20+20”推进行动。

（三）中医院内涵建设

进一步巩固中医医院管理年活动成果。青岛市组织全市各级中医医院按照国家、省中医药管理局的有关要求，认真开展中医医院等级评审准备工作，突出中医药特色，鼓励开展中药专方传统加工、小锅煎药等特色药事服务项目、中医传统特色疗法继承和创建中医特色护理病房。在3家医院获评三级甲等中医医院的基础上，2013年又有5家中医医院获评二级甲等中医医院。青岛市中医医院儿科传承的“三字经”派小儿推拿被推荐为国家级非物质文化遗产，“陈氏整骨”“崂山点穴”等特色疗法也得到发扬。

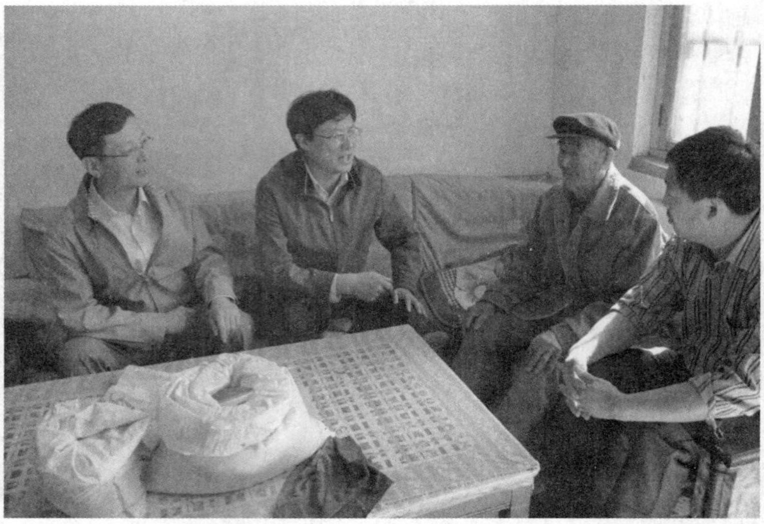

2013年10月20~21日，由山东省卫生厅、山东省中医药管理局主办，青岛市卫生局承办的山东省2013年“中国中药中国行进乡村暨中医药服务百姓健康行动”青岛站活动举行。图为山东省中医药管理局副局长贾青顺和青岛市卫生局中医处处长赵国磊走访慰问生活困难的黄岛区村民

鼓励扶持民营中医医院发展。新批准设置民营中医医院5所（注册登记4家），床位共计598张，增长了77%，使民营中医医院床位数达到中医医院总床位数的28%。全市中医事业步入快速发展的良性轨道。

三、科研工作

在科学制定专科建设规划的基础上，按照专科不同的基础和水平对全市中医专科建设划分为3个层次，给予分类指导和不同的政策支持：一是对于拥有一定规模、技术水平高、人才梯队合理、有稳定研究方向、社会知名度高、创新能力强、已进入可持续发展的专科，引导专科建设以科技为先导，提高创新能力和科技水平，在专科建设中起到“排头兵”的示范作用，指导创建国家级、省级重点专科，安排中医事业专项资金给予重点扶持，每个专科给予约100万元经费支持，由市财政与所在单位按1∶1比例配套。二是对于具有一定规模的专科建设，引导专科认真总结经验，加强人才培养，优化运行机制，制定切实可行的发展规划，提出明确合理的研究方向，指导创建市级重点学科、省级重点专科，在科研立项、人才培养等方面给予经费支持。三是对于专科建设刚刚起步的，引导单位认识专科建设的重要性，引入先进理念，调整思路，整合资源，优化配置，指导创建市级特色专科，原则上由单位自筹资金进行建设。

自2012年起，青岛市对全市在建的市卫生行业中医重点学科（专科）、已验收和在建的省级以上中医重点专科开展了为期3年的“五标（寻标、对标、达标、夺标、创标）”升级创建活动。每个专科根据自身实际情况找准标杆学科，然后对照标杆学科找差距，针对升级要素采取有力措施，尽快赶超、达标，力争局部要素超越标杆学科。2013年新增1个国家临床重点专科、3个省级中医药重点学科。通过连续5年的政策扶持和近两年的升级创建，重点专科（学科）的整体实力显著提升，科室规模、设备配置、临床能力等方面的升级要素显著提升，床位数由964张增长到1561张，门诊量由年32.7万人次增长到86.5万人次，出院人次由年19455人次增长到36908人次，年业务收入由1.62亿元增长到3.7亿元，形成了由两个国家临床重点专科、8个国家重点中医专科、19个省级中医药重点专科（学科）、6个市级重点学科、22个市级特色专科组成的知名中医学科（专科）群，发挥了较好的示范带动作用。

四、教育工作

实施中医药人才培养阶梯计划。积极开展各层级的名中医药专家师带徒工作，培养67名学术继承人；加强国家级（2个）、省级（5个）、市级（4个）名中医传承工作室建设，通过师承方式培养一批“下得去、用得上、留得住”的实用型中医药人才；做好第三批全国优秀中医临床人才研修项目（4人）、山东省第三批高层次优秀中医临床人才培养项目（3人）和“中医学习西医”普及班（240人）、中医护理技术骨干培训班（40人）以及中医药临床技术骨干（54名）、养生保健指导医师（166名）培训工作；保质保量地按时完成了国家级（17个）和省级（5个）中医药继续教育项目。

五、文化建设

加强中医药文化建设，建立了中医药文化建设办公室。以等级评审、国医馆建设为契机，推进中医药文化建设，把中医药文化元素融入院训、院歌、员工手册、室内装潢、庭院设计等固化载体和中医药特色服务的行为载体中，凸显文化张力；组织每所中医（中西医结合）医院建立了一处集中反映中医药文化的场所，鼓励中医（中西医结合）医院加强医院网站、院刊（报）等宣传阵地建设，弘扬中医药文化，加强中医药知识宣传，引导广大患者了解中医药、认识中医药、选择中医药。

加强中医药科普知识宣传。举办中医科普（养生）大讲堂200场。在崂山区、黄岛区开展了2013年中医中药中国行进乡村暨中医药服务百姓健康行动（青岛站）活动，义务开展了12场讲座，培训基层卫生专业技术人员382人，义诊、咨询446人次，发放培训教材和中医药科普宣传资料2197份。

六、党政廉政建设

（一）*党的群众路线教育实践活动*

积极开展“中医药服务百姓健康行动”，主要开展了4项内容：一是为广大基层医疗专业技术人员举办中医药能力提升义务培训讲座；二是为广大患者提供义诊、健康咨询和答疑服务；三是走访看望贫困乡村医生和困难群众代表，并给他们带去了慰问品；四是组织召开基层医疗专业技术人员座谈会，听取了他们对中医药工作的意见建议。

（二）*党风廉政建设工作*

加强行风建设。积极开展养生保健“三进”工程，“零距离”听取群众意见，进一步提高群众满意度。组织局属两家中医（中西医结合）机构负责人参加《院长在线》网谈活动，有效推动医患关系的持续改进。

严格执行中央八项规定。青岛市认真执行中央八项规定和省、市实施办法。改进调查研究，深入基层和一线，认真听取单位和群众对中医药工作的意见和建议，积极帮助其解决面临的实际困难和问题。整治文山会海，从严控制各类文件简报，简化会议程序，切实改进会风。2013年召开会议次数比2012年同期减少27.6%，发文件数减少10.6%。

（范存亮）

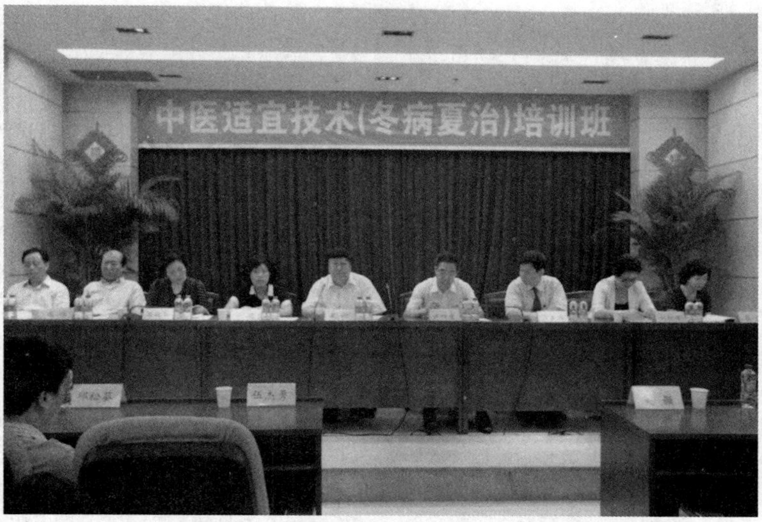

2013年8月3日，国家级中医预防保健服务体系建设中医适宜技术（冬病夏治）培训班在深圳市宝安区中医院举办

【深圳市2013年中医药工作概况】

一、医政工作

服务机构数量大幅上升。截至2013年末，深圳市有中医医疗机构398个，占全市医疗机构（2568个）的15.50%，比2012年（359个）增加10.86%，其中中医、中西医结合医院9个，中医门诊部11个，中医诊所266个，中医馆53个，中医“坐堂医”诊所59个。

中医服务能力提升显著。全市中医执业医师（含中西医结合及助理执业医师）3195人，占全市执业医师（25358人）的12.6%，比2012年（2649人）增长20.61%。全市中医医疗机构床位数1815张，占全市床位数（29230张）的6.2%，比2012年（1764张）增长2.89%。中医医疗机构年总诊疗人次1009.06万人次，占全市总诊疗人次（9112.14万人次）的11.1%，比2012年（918.8万人次）增长9.82%；出院人数59546人次，占全市出院人数（1092137人）的5.5%，比2012年（53854人次）增长10.60%；业务收入23.04亿元，比2012年增长28.6%，综合实力跃上新的台阶。5家中医院（深圳市中医院、罗湖区中医院、福田区中医院、宝安区中医院、龙岗区中医院）2013年门诊诊疗人次数606.26万人次，占全市中医医疗机构2013年总诊疗人次的60.08%；出院人数47415人次，占全市中医医疗机构2012年出院人数的79.63%。5家中医院的门诊工作量年平均增长率为11.4%，住院年平均增长率为16.3%。

二、中医政策

一是制定出台了《深圳市中医药事业发展规划（2013～2020年）》，以规划促进中医事业科学发展。二是组织“发挥中医药特色优势，促进中医药科学发展”专项调研，草拟《深圳市贯彻落实〈关于在县级公立医院综合改革试点工作中充分发挥中医药特色优势的通知〉实施意见》，并征求相关职能部门意见。三是提出施行“医药分开”政策后，中药饮片取消药品加成的财政补偿建议，并报市政府审定。

三、基层中医药服务能力提升工程

一是拟订《深圳市基层中医药服务能力提升工程实施方案》，明确任务目标，切实抓好落实。二是继续开展创建全国社区中医药工作先进单位活动。对福田区、盐田区、南山区、光明新区创建全国社区中医药工作先进单位开展市级检查评估，评估结果良好，已向广东省中医药局申请省级评估；给予宝安区、龙岗区、龙华新区、坪山新区、大鹏新区下拨专项经费共190万元。三是实施“千人培训”计划。以现有的17家中医“治未病”及中医适宜技术培训基地为平台，实施“中医适宜技术千人培训计划”。采用理论与实际相结合的培训方法，举行19期培训班，共有1115人参加培训，经考核917人培训合格。四是开展了为期两个月的全市中医馆及中医坐堂医诊所检查评估活动。

四、中医药标准化建设

一是国际标准获得立项。深圳市积极参与ISO国际标准起草与制定工作，深圳市有5项中医药标准被纳入国际标准的立项阶段，标志着深圳中医药在国内外中医药标准化领域拥有一席之地，为深圳乃至珠江三角洲地区获得了国内、国际话语权，成为走出国门：迈向国际的领头羊。二是国家标准立项。深圳市申报《中药编码规则及编码》《中药方剂的编码规则及其编码》《中药饮片在供应链管理中的编码与表示》3项标准被批准为国家推荐性标准立项。这是深圳卫生计生系统首次担纲国家标准委标准的制定。三是地方标准同意新增。深圳市市场监督管理局发文（深市监〔2013〕224号）同意新增2个推荐性技术规范：《中药材的编码》《中药配方颗粒及超微配方颗粒的编码》；对原有的3个技术规范、指导性技术文件进行修订。四是组织相关专家对2012年制定印发的《深圳市冬病夏治“三伏灸”技术操作规程（试行）》进行了修订，规范深圳市冬病夏治“三伏灸”行为，确保医疗安全，提高医疗质量。五是制定了《深圳市中医产后保健工作规范（试行）》，推动中医药在母婴保健工作中的规范使用。

五、中医“治未病”工作

一是筹建以深圳市中医院为依托的深圳市中医“治未病”预防保健服务中心，指导全市中医“治未病”预防保健工作，相关文件已报市编办，待批准。二是深入宣传中医“治未病”理念。廖利平主编的《让你不生病》荣获中共深圳市委宣传部、深圳市社会科学联合会第五届哲学社会科学优秀成果奖一等奖、第十届深圳关爱行动“百佳市民满意项目”奖。三是根据《关于做好2013年国家基本公共卫生服务项目工作的通知》（卫计生发〔2013〕26号），配合协调有关部门将中医药健康管理服务纳入基本公共卫生服务范围。四是举办12期中医药健康服务项目技术规范培训班，共有1069名来自各级医疗保健单位及各社区健康服务中心儿保医师及中医类别执业医师参加了培训，为中医药健康服务项目的开展打下了扎实的基础。五是开展深圳市中医“治未病”及中医药适宜技术培训基地评估验收工作，确认了龙岗区中医院、盐田区人民医院、大鹏新区南澳人民医院、龙华新区观澜人民医院4家医院为第二批中医“治未病”及中医药适宜技术培训基地。深圳市共有21家中医“治未病”及中医药适宜技术培训基地。

六、中医“名院、名科、名医”建设

名院建设方面，一是推动深圳市中医院龙华分院的立项。已初步选定建院地址，进行了专家论证；以在深圳市中医院挂牌的广州中医药大学临床教学医院为依托，建设深圳传统医药学教育特色学院。二是巩固宝安区中医院三级甲等中医院的创建成果，指导医院加强内涵建设，提高服务水平。三是推动深圳市坪山新区公共事业局和郑州市卫生局共同设置的深圳平乐骨伤科医院（坪山新区中医院）开业运行，推动深圳平乐骨伤科医院罗湖院区三级甲等中医专科医院的创建工作。四是指导福田区中医院、罗湖区中医院积极准备二级甲等中医医院复评；龙岗区中医院开业一年，运营平稳。五是深圳市宝安区福永人民医院成功创建为2013年国家及广东省综合医院中医药工作示范单位。

名科建设方面，一是开展中医特色专科（专病）督导评估。委托深圳市中医药学会对深圳市58个中医特色专科（专病）进行2013年度督导评估工作，并根据评估结果下拨了专项经费760万元，以进一步促进中医特色专科（专病）学科群的发展。二是深圳市中医院肾病科一病区荣获“全国中医医院优质护理服务先进病房”荣誉称号，是全市中医医院唯一获此殊荣的先进集体。三是宝安区中医院康复科被国家中医药管理局确定为国家临床重点专科。宝安区中医院康复科、骨伤科、糖尿病科转为广东省中医重点专科；儿科转为广东省中医重点专科建设单位。截至2013年末，深圳市共有58个各级中医重点、特色专科（专病），其中8个为国家级重点专科（含3个建设项目），27个为省中医重点专科（含9个建设项目），13个为省中医特色专科（含9个建设项目），

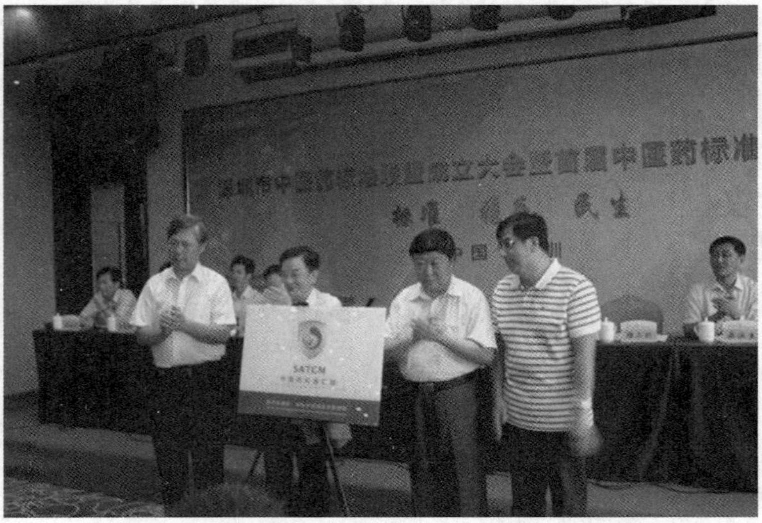

2013年5月15日，深圳市中医药企业标准联盟成立

49个为市级中医特色专科（专病）。

名医建设方面，广东省人民政府授予深圳市中医院李顺民、李惠林、周大桥、李浩、高雪，深圳市第二人民医院刘立昌，深圳市妇幼保健院杨卓欣、王俊玲，深圳市罗湖区中医院曾庆明，深圳市宝安区中医院尹建平，深圳平乐骨伤科医院杨泽晋等11人“广东省名中医”称号；由广东省发展和改革委员会、财政厅、卫生厅、中医药局等18个单位组成的广东省中医药强省建设联席会议办公室授予深圳市中医院黄明河、深圳市第二人民医院曹田梅、深圳市儿童医院万力生、罗湖区人民医院王雄、南山区人民医院黄胜光、龙岗区人民医院谭毅、宝安区人民医院谢增伟等7人“广东省基层优秀中医工作者称号”；授予深圳市卫生计生委廖利平“广东省中医药强省建设先进个人称号”。

七、中医药人才培养和队伍建设

一是继续开展深圳市名中医药专家学术经验继承工作。对三批深圳市名中医药专家学术经验继承工作进行了2013年度考核。考核结果总体情况良好，师承承办单位、指导老师、继承人基本能按照《实施中医药强市人才培训工程暨名中医药专家学术继承经验继承工作实施方案》的要求进行跟师临床教学，能按要求完成跟师日志、临床医案和心得体会。二是举办第三期中医经典与临床高级研修班暨名中医药专家学术经验继承理论课程培训班，共有160人参加培训。三是开展“西学中”专题培训班。以消化、呼吸、妇科、儿科、骨科15个专题为核心，开展15期“西学中”培训班，共1498人参加培训。四是开展中药理论与实践培训班。共举办4期中药理论与实践轮训班、一期中药理论与实践专题提高班，426人参加培训。

八、中医科研和继续教育

2013年，全市中医医疗机构承担科研项目64项，其中国家级4项、省部级3项、厅局级15项、地市级42项；获省级科研项目奖3项（不含学会相关奖项）；2013年公开发表中医药相关论文338篇，其中SCI收录10篇，核心期刊收录328篇。承担各级中医药继续教育项目90项，其中国家级13项、省级21项、市级66项。组织实施中医类别医师资格深圳考点考试和中医住院医师规范化培训理论课程统考，深圳市共有352人参加全国中医类别医师资格考试，67人次参加广东省中医住院医师规范化培训理论课程统考。

（武肇玲）

军队篇

【军队 2013 年中医药工作概况】

一、提高军队中医药卫勤保障能力

遵照国家、军委、总部领导指示精神，总后卫生部医疗管理局认真研究论证中医非药物疗法在战场上的实用价值，会同国家中医药管理局和北京市中医管理局，研究探讨借助国家和地方优质中医药资源，推进中医非药物疗法服务部队、服务战场的途径措施。整合军地科研和临床应用成果，按照技术成熟、疗效确切、安全性高的原则，聚焦基层官兵训练和演习过程中容易发生的疼痛、疲劳、损伤、眩晕等情况，遴选出适用于战场条件、易学易用的中医非药物疗法。编印《军队中医实用技能培训教程》等书籍。

研究探索基层部队中医自助互助保健模式，促进中医药医疗服务体系和预防保健体系的相互交叉融合，建立军队伤病员中医药健康档案，实现中医药预防医疗保健全程服务、全程管理、全程指导。

二、实施中医药人才工程

依托军地中医药教育资源，遴选建立 2 个全军中医药技能培训基地和 16 个培训中心，加大投入力度，用于开展全军卫生人员中医药知识普及培训、基层卫生人员中医药技能培训和部队官兵中医药自助保健等活动。通过中医药人员研修、西学中人员培养、适宜技术培训、全军远程中医药教育、中医药健康大讲堂等多种方式，全面提高中医药的普及率和覆盖面。研究完善符合中医药特点规律的人才选拔、培养和保留办法，努力锻造一支结构优化、布局合理、素质优良、特色突出的中医药人才队伍。进一步深化军队中医师承研究生培养工作。

三、建强中医药重点学科

本着“继承创新、稳步发展、紧贴临床、注重效益”的原则，加强中医药专业全军医学专科（专病）中心、研究所建设，着力建设一批实力较强、水平较高、特色鲜明的中医药医疗、教学、科研、保健基地。在中医药防治肿瘤、风湿病、肝病、心脑血管病、老年病、骨关节病、皮肤病、特殊环境损伤及相关中医药基础理论研究领域形成优势学科群，在临床前药学、中药资源、中药鉴定、中药制剂、中药工艺、中药药理毒理、药代动力学、临床药理等方面形成优势学科链条。沈阳军区第 463 医院和北京军区第 251 医院荣获全国综合医院中医药工作示范单位称号。

四、组织中医药科研攻关

组织中医药医疗、科研机构，集中力量，协作攻关，不断研发中医药新疗法、新技术、新设备、新方案并推广应用，为持续提高部队中医药服务保障效益提供科技支撑。开展中医临床攻关、中医特色技术、中药新药、中医药管理等项目研究，在战创伤救治、军事训练伤防治、部队常见病及多发病防治、特殊环境下卫勤保障、野外生存保健、“治未病”及心脑血管疾病、恶性肿瘤、自身免疫性疾病、传染病、突发公共卫生事件等重大疾病防治和中医药建设发展等方面，努力探索运用中医药、发展中医药的有效途径和办法，力争在技术创新、方案改进、药物研发和管理改革上有所突破。由军事医学科学院放射与辐射医学研究所高月研究员牵头完成的“中药安全性关键技术研究与应用”荣获国家科技进步一等奖，成为军队中医药领域首个获此殊荣的项目，也是 2013 年度全国中医药领域唯一获得国家科技进步一等奖的项目。

（唐　彦）

医疗机构篇

【2013年中医药医疗机构一览表】

机构名称	地址	法人代表（单位负责人）	政府办卫生机构隶属关系	级别	等次	编制床位（张）	实有床位（张）	编制人数	在岗职工数
中国中医科学院广安门医院	北京市宣武区北线阁5号	王　阶	中央属	三级	甲等	609	609	1 020	1 383
中国中医科学院西苑医院	北京市海淀区西苑操场一号	唐旭东	中央属	三级	甲等	525	558	1 011	1 398
中国中医科学院望京医院	北京市朝阳区望京中环南路6号	朱立国	中央属	三级	甲等	1 100	701	580	1 120
中国中医科学院眼科医院	北京市石景山区鲁谷路33号	范吉平	中央属	三级	未评级	800	227	151	291
北京中医药大学东方医院	北京市丰台区方庄小区芳星园一区六号	张允岭	中央属	三级	甲等	600	716	1 173	1 387
北京中医药大学东直门医院	北京市东城区海运仓5号	王耀献	中央属	三级	甲等	574	588	813	1 253
首都医科大学附属北京中医医院	北京市东城区美术馆后街23号	刘清泉	省(自治区、直辖市)属	三级	甲等	565	610	1 300	1 405
北京按摩医院	北京市西城区宝产胡同7号	赖　伟	省(自治区、直辖市)属	二级	未评级	56	44	80	245
天津市中西医结合医院	天津市南开三纬路122号	李　平	省(自治区、直辖市)属	三级	甲等	464	464	983	1 228
天津中医药大学第一附属医院	天津市南开区鞍山西道314号	马　融	省(自治区、直辖市)属	三级	甲等	1 300	1 300	2 865	1 919
天津中医药大学第二附属医院	天津市河北区真理道816号	孙增涛	省(自治区、直辖市)属	三级	甲等	504	504	1 024	928
天津市中医药研究院附属医院	天津市红桥区北马路354号	范玉强	省(自治区、直辖市)属	三级	甲等	600	478	1 218	950
河北省中医院	河北省石家庄市中山东路389号	李佃贵	省(自治区、直辖市)属	三级	甲等	800	800	675	790
山西中医学院第三中医院(山西省针灸研究所)	山西省太原市小店区平阳路北园街2号	雷　鸣	省(自治区、直辖市)属	三级	甲等	300	300	246	352
山西省中医药研究院(山西省中医院)	山西省太原市迎泽区并州西街46号	王晞星	省(自治区、直辖市)属	三级	甲等	1 058	978	1 403	831
山西省活血化瘀研究所(山西省中西医结合妇科医院)	山西省太原市解放南路85号	肖传实	省(自治区、直辖市)属	二级	甲等	40	40	59	48

卫生技术人员	执业医师	其中：中医类别	执业助理医师	其中：中医类别	药师（士）	西药师（士）	中药师（士）	房屋建筑面积（平方米）	万元以上设备总价值（万元）	总收入（千元）	总支出（千元）	总资产（千元）	总诊疗人次数（人次）	入院人数（人次）	出院人数（人次）
1 148	422	366	0	0	173	7	166	70 402	33 894	1 427 792	1 405 044	1 256 073	2 600 882	15 474	15 464
1 050	377	289	0	0	188	34	154	77 730	29 620	1 039 945	977 848	1 186 988	1 786 270	14 003	14 015
860	310	203	0	0	61	24	37	67 705	13 112	687 968	671 554	593 654	1 244 711	14 493	14 378
219	88	60	1	0	20	5	15	18 500	6 379	151 329	139 997	203 158	249 895	4 386	4 364
1 134	472	335	0	0	82	23	59	87 454	21 044	941 114	920 302	773 911	1 682 933	16 807	16 819
1 021	366	265	5	3	83	23	60	77 570	16 635	1 007 490	1 057 364	490 822	1 658 134	16 196	16 190
1 211	394	354	0	0	165	42	123	53 103	23 314	1 130 568	1 051 530	953 749	1 914 232	14 415	14 415
186	123	117	2	0	3	1	2	3 859	1 894	72 090	64 403	86 978	730 758	876	887
979	387	102	0	0	46	31	15	117 921	20 144	602 490	582 704	1 176 585	610 121	20 760	20 721
1 601	586	460	5	3	143	24	119	69 726	15 134	1 452 965	1 262 962	1 718 930	2 516 720	36 645	36 717
801	294	221	0	0	82	13	69	24 860	7 411	572 610	513 782	386 123	1 233 230	12 127	12 151
693	220	138	5	2	130	42	88	75 700	3 693	487 858	471 302	243 383	1 248 172	7 695	7 730
633	333	249	4	2	48	23	25	55 300	594	351 476	327 143	543 031	432 523	14 216	14 053
300	103	68	4	2	19	11	8	12 630	2 800	72 374	59 890	67 201	80 733	5 413	5 343
666	360	257	0	0	81	11	70	49 186	7 168	579 704	603 079	428 526	643 448	17 175	17 155
38	15	5	0	0	3	3	0	1 361	344	4 406	4 246	3 762	8 872	288	288

机构名称	地址	法人代表（单位负责人）	政府办卫生机构隶属关系	级别	等次	编制床位（张）	实有床位（张）	编制人数	在岗职工数
山西职工医学院附属医院（山西省肛肠医院）	山西省太原市双塔寺32号	杨优帅	省（自治区、直辖市）属	二级	甲等	100	56	130	164
山西中医学院中西医结合医院（太原铁路中心医院）	山西省太原市杏花岭区府东街13号	赵建平	省（自治区、直辖市）属	三级	甲等	600	800	1106	1209
山西中医学院附属医院	山西省太原市晋祠路一段75号	李廷荃	省（自治区、直辖市）属	三级	甲等	500	401	638	809
内蒙古自治区中蒙医院	内蒙古自治区呼和浩特市健康街15号	苏根元	省（自治区、直辖市）属	三级	甲等	500	400	668	544
辽宁中医药大学附属第三医院	辽宁省沈阳市和平区十一纬路35号	张 嶷	省（自治区、直辖市）属	三级	未评级	200	200	240	232
辽宁中医药大学附属第二医院	辽宁省沈阳市皇姑区黄河北大街60号	李国信	省（自治区、直辖市）属	三级	甲等	520	520	915	539
辽宁中医药大学附属医院	辽宁省沈阳市皇姑区北陵大街33号	吕晓东	省（自治区、直辖市）属	三级	甲等	1600	1700	1738	2163
辽宁中医药大学附属第四医院	辽宁省沈阳市苏家屯区雪松路9号	许 斌	省（自治区、直辖市）属	二级	甲等	308	392	365	365
吉林省中医中药研究院附属医院	吉林省长春市宽城区团山街89－1号	周建民	省（自治区、直辖市）属	二级	乙等	100	93	56	47
长春中医药大学附属医院	吉林省长春工农大路1478号	宋柏林	省（自治区、直辖市）属	三级	甲等	1200	1635	872	1408
吉林省中西医结合医院	吉林省长春市朝阳区工农大路43号	周建民	省（自治区、直辖市）属	三级	乙等	450	535	495	470
黑龙江中医药大学附属第二医院	黑龙江省哈尔滨市南岗区果戈里大街411号	张晓峰	省（自治区、直辖市）属	三级	甲等	800	961	544	626
黑龙江省中西医结合研究所附属医院	黑龙江省哈尔滨市香坊区赣水路220号	李显筑	省（自治区、直辖市）属	二级	未评级	60	60	95	95
黑龙江中医药大学附属第一医院	黑龙江省哈尔滨市香坊区和平路26号	郭鲁义	省（自治区、直辖市）属	三级	甲等	600	728	1037	1126
黑龙江省中医研究院	黑龙江省哈尔滨市香坊区三辅街142号	王学军	省（自治区、直辖市）属	三级	甲等	1006	1006	509	1249
黑龙江省中医药学校附属医院	黑龙江省兰西县兰西镇	王兰清	省（自治区、直辖市）属	二级	乙等	50	50	57	57

（续表）

卫生技术人员	执业医师	其中：中医类别	执业助理医师	其中：中医类别	药师（士）	西药师（士）	中药师（士）	房屋建筑面积（平方米）	万元以上设备总价值（万元）	总收入（千元）	总支出（千元）	总资产（千元）	总诊疗人次数（人次）	入院人数（人次）	出院人数（人次）
121	48	22	2	0	12	11	1	3 011	243	33 812	31 227	74 747	7 804	1 461	1 465
1 051	370	84	16	7	58	41	17	48 663	2 153	465 984	460 419	362 828	320 511	22 889	22 796
697	256	173	3	1	58	17	41	46 500	6 614	158 081	147 780	294 326	215 290	7 196	7 125
385	189	170	0	0	46	3	43	18 065	6 668	174 108	115 959	188 324	294 572	10 697	10 905
165	62	39	0	0	15	1	14	6 614	376	37 858	42 732	60 107	26 498	3 903	3 927
423	246	197	0	0	36	8	28	39 553	5 672	176 351	159 193	255 424	161 507	12 744	12 652
1 843	638	533	1	0	144	32	112	128 172	18 106	779 212	756 852	1 158 042	1 303 256	37 661	37 460
310	125	65	5	0	26	22	4	19 744	2 329	77 170	87 917	55 386	135 496	8 284	8 310
42	19	3	1	0	4	3	1	2 800	741	15 770	14 758	16 789	58 393	1 810	1 805
1 135	429	392	0	0	92	13	79	102 245	17 109	685 896	651 969	899 143	1 775 751	40 129	40 281
371	144	112	0	0	20	4	16	38 026	4 579	165 916	155 700	225 884	239 604	7 454	7 464
519	187	156	0	0	48	14	34	54 139	1 169	266 961	265 643	432 592	240 484	18 156	18 099
62	33	23	0	0	4	0	4	3 521	99	9 841	9 841	8 530	1 469	1	1
914	472	372	2	2	71	28	43	109 324	1 903	557 286	553 452	692 785	785 822	24 317	24 407
968	326	289	10	7	67	20	47	58 946	8 998	394 250	378 158	536 096	520 923	21 701	21 747
47	21	6	2	1	4	3	1	802	8	3 366	0	598	44 100	1 021	1 018

机构名称	地址	法人代表（单位负责人）	政府办卫生机构隶属关系	级别	等次	编制床位（张）	实有床位（张）	编制人数	在岗职工数
上海中医药大学附属曙光医院	上海市普安路185号	周　华	省(自治区、直辖市)属	三级	甲等	1200	1202	1680	1793
上海中医药大学附属龙华医院	上海市宛平南路725号	肖　臻	省(自治区、直辖市)属	三级	甲等	853	956	1392	1516
上海市中医医院	上海市芷江中路274号	虞坚尔	省(自治区、直辖市)属	三级	甲等	450	505	765	857
上海中医药大学附属岳阳中西医结合医院	上海市甘河路110号	房　敏	省(自治区、直辖市)属	三级	甲等	900	878	1268	1242
江苏省中医院	江苏省南京市汉中路155号	方祝元	省(自治区、直辖市)属	三级	甲等	2500	2312	1450	2452
江苏省第二中医院	江苏省南京市南湖路23号	于　勇	省(自治区、直辖市)属	三级	未评级	600	450	190	519
江苏省中西医结合医院	江苏省南京市迈皋桥十字街	王小宁	省(自治区、直辖市)属	三级	甲等	730	598	810	1076
浙江省中医院	浙江省杭州市上城区邮电路54号	吕　宾	省(自治区、直辖市)属	三级	甲等	1500	1502	1347	1981
浙江省新华医院	浙江省杭州市潮王路318号	蔡宛如	省(自治区、直辖市)属	三级	甲等	1200	909	500	950
浙江省立同德医院	浙江省杭州市西湖区古翠路234号	柴可群	省(自治区、直辖市)属	三级	甲等	1350	1334	866	1434
浙江中医药大学附属第三医院	浙江省杭州市莫干山路219号	姚新苗	省(自治区、直辖市)属	三级	甲等	460	450	273	658
安徽中医学院附属针灸医院	安徽省合肥市寿春路300号	侯　勇	省(自治区、直辖市)属	三级	甲等	300	300	210	442
安徽中医学院第一附属医院	安徽省合肥市梅山路117号	杨　骏	省(自治区、直辖市)属	三级	甲等	1000	1360	1527	1364
福建中医药大学附属第二人民医院	福建省福州市鼓楼区湖东支路13号	卢明忠	省(自治区、直辖市)属	三级	甲等	568	653	777	1486
福建中医药大学附属康复医院	福建省福州市鼓楼区五四路282号	王诗忠	省(自治区、直辖市)属	三级	未评级	750	200	400	329

（续表）

卫生技术人员	执业医师	其中：中医类别	执业助理医师	其中：中医类别	药师（士）	西药师（士）	中药师（士）	房屋建筑面积（平方米）	万元以上设备总价值（万元）	总收入（千元）	总支出（千元）	总资产（千元）	总诊疗人次数（人次）	入院人数（人次）	出院人数（人次）
1 509	476	297	0	0	159	47	112	137 973	26 322	1 574 848	1 501 779	1 040 343	2 830 418	47 960	47 891
1 235	447	338	0	0	195	70	125	96 688	24 192	1 365 246	1 300 437	1 221 713	2 483 979	32 044	32 069
678	285	230	2	2	70	22	48	43 960	14 427	687 808	666 989	334 854	1 756 632	12 921	12 977
1 020	349	226	0	0	121	39	82	63 302	19 338	1 071 812	1 010 607	936 043	2 302 389	27 420	27 454
2 166	728	430	1	0	177	60	117	201 000	50 557	1 741 011	1 753 622	1 998 913	3 667 867	45 595	45 341
432	150	88	0	0	36	12	24	51 338	5 689	156 071	159 900	291 471	386 277	8 607	8 622
885	318	147	1	0	60	17	43	47 560	19 884	472 015	472 458	523 418	764 663	19 431	19 400
1 723	662	332	3	2	164	81	83	107 034	32 378	1 409 064	1 337 162	1 481 267	2 429 380	41 736	41 662
834	337	105	0	0	50	37	13	61 000	11 695	524 302	526 641	443 546	702 167	16 517	16 386
1 231	424	108	2	0	87	60	27	105 008	26 590	858 431	784 272	853 508	1 470 845	26 032	25 896
524	217	133	2	2	65	28	37	37 752	5 463	286 413	258 727	276 492	600 774	3 724	6 681
378	128	122	1	1	21	6	15	13 000	1 333	128 798	120 990	251 657	166 529	5 605	5 577
1 189	417	271	0	0	104	48	56	64 727	14 206	718 064	601 670	771 684	1 038 913	30 612	30 673
1 254	426	275	1	1	149	76	73	54 698	14 093	634 765	621 790	601 109	1 548 490	20 286	20 124
279	111	85	1	1	15	9	6	30 668	4 534	34 500	9 613	38 996	19 950	491	584

机构名称	地址	法人代表（单位负责人）	政府办卫生机构隶属关系	级别	等次	编制床位（张）	实有床位（张）	编制人数	在岗职工数
福建中医药大学附属人民医院	福建省福州市台江区八一七中路602号	刘建忠	省（自治区、直辖市）属	三级	甲等	1200	750	1476	1177
江西省中医学院附属医院	江西省南昌市八一大道445号	陈明人	省（自治区、直辖市）属	三级	甲等	1600	1212	672	1185
山东中医药大学附属医院	山东省济南市历下区文化西路42号	杨传华	省（自治区、直辖市）属	三级	甲等	1600	1161	1492	1207
山东中医药大学第二附属医院	山东省济南市经八路1号	葛　明	省（自治区、直辖市）属	三级	甲等	601	873	1023	1024
湖北省中医医院	湖北省武汉市武昌区花园山4号	邓小川	省（自治区、直辖市）属	三级	甲等	750	645	1450	1119
湖北省中医院（光谷院区）	湖北省武汉市珞瑜路	邓小川	省（自治区、直辖市）属	三级	甲等	500	500	600	598
湖南省中医药研究院附属医院	湖南省长沙市麓山路58号	柏正平	省（自治区、直辖市）属	三级	甲等	455	540	728	559
湖南中医学院第二附属医院	湖南省长沙市蔡锷北路233号	肖四旺	省（自治区、直辖市）属	三级	甲等	600	606	710	447
湖南中医药大学第一附属医院	湖南省长沙市韶山中路95号	谭元生	省（自治区、直辖市）属	三级	甲等	1800	990	1385	1348
广东省第二中医院	广东省广州市恒福路60号	涂瑶生	省（自治区、直辖市）属	三级	未评级	1000	1019	240	984
广东省中医院	广东省广州市大德路111号	陈达灿	省（自治区、直辖市）属	三级	甲等	2631	2397	3815	3721
广州中医药大学附属骨伤科医院	广东省广州市江南西路青竹大街17号	谢华民	省（自治区、直辖市）属	二级	甲等	140	130	320	315
广西中医学院附属瑞康医院	广西南宁市南京路39号	梁　健	省（自治区、直辖市）属	三级	甲等	1200	1338	738	2175
广西骨伤医院	广西南宁市新民路32号	杨　渊	省（自治区、直辖市）属	三级	甲等	182	182	189	285
广西中医学院第一附属医院	广西南宁市东葛路89-9号	黄贵华	省（自治区、直辖市）属	三级	甲等	1100	1347	895	2222

（续表）

卫生技术人员	执业医师	其中：中医类别	执业助理医师	其中：中医类别	药师（士）	西药师（士）	中药师（士）	房屋建筑面积（平方米）	万元以上设备总价值（万元）	总收入（千元）	总支出（千元）	总资产（千元）	总诊疗人次数（人次）	入院人数（人次）	出院人数（人次）
1 051	380	229	2	1	97	44	53	76 805	14 609	533 734	496 758	551 863	1 039 429	23 219	23 293
950	397	282	2	1	73	36	37	34 460	10 454	513 384	484 803	628 875	681 251	24 841	24 743
1 013	522	423	0	0	133	14	119	114 076	12 216	996 865	1 094 198	1 234 843	1 621 995	24 419	24 335
917	435	116	18	1	75	52	23	69 296	3 586	422 724	406 856	500 109	609 232	14 529	14 487
1 021	479	293	2	0	85	38	47	129 099	1 500	580 344	524 176	549 589	748 944	20 688	20 689
482	127	95	1	1	38	17	21	53 750	4 043	300 314	258 026	273 939	445 994	14 825	14 763
446	154	107	0	0	67	10	57	29 000	4 847	204 940	195 937	154 629	245 440	11 210	11 128
336	185	160	0	0	30	3	27	30 336	4 634	218 156	220 597	374 114	356 746	13 538	13 530
1 077	403	283	1	1	98	21	77	124 634	17 200	766 645	729 199	818 855	925 210	33 097	33 094
897	307	221	6	6	64	26	38	30 191	11 666	494 899	461 252	477 551	913 406	21 034	20 978
3 394	1 186	896	0	0	453	215	238	257 842	118 335	2 807 853	2 717 424	3 226 246	6 055 439	74 479	74 506
237	75	60	1	0	23	5	18	5 906	4 541	134 705	134 705	250 422	325 334	3 607	3 634
1 662	608	264	5	2	96	56	40	57 768	30 850	685 528	767 007	947 720	682 069	31 364	31 384
224	66	28	3	2	18	12	6	20 695	4 603	80 440	80 395	74 558	229 235	4 758	4 782
1 865	650	421	14	7	105	48	57	161 920	25 112	868 226	845 979	870 338	1 426 652	38 754	38 820

机构名称	地址	法人代表（单位负责人）	政府办卫生机构隶属关系	级别	等次	编制床位（张）	实有床位（张）	编制人数	在岗职工数
海南省中医院	海南省海口市和平北路47号	陈少仕	省（自治区、直辖市）属	三级	甲等	900	598	424	895
重庆市中医院	重庆市江北区盘溪七支路6号	左国庆	省（自治区、直辖市）属	三级	甲等	1017	1025	1427	1164
成都中医药大学附属医院	四川省成都市十二桥路39－41号	钟　森	省（自治区、直辖市）属	三级	甲等	2000	1424	1200	1805
四川省中西医结合医院	四川省成都市人民南路四段51号	王　超	省（自治区、直辖市）属	三级	乙等	800	403	260	586
四川省骨科医院	四川省成都市武侯区一环路西一段132号	虞亚明	省（自治区、直辖市）属	三级	甲等	600	600	181	528
泸州医学院附属中医医院	四川省泸州市龙马潭区春晖路16号	杨思进	省（自治区、直辖市）属	三级	甲等	1200	960	500	964
贵阳中医学院第一附属医院	贵州省贵阳市宝山北路171号	朱广旗	省（自治区、直辖市）属	三级	甲等	1000	1041	1500	1145
贵阳中医学院第二附属医院	贵州省贵阳市飞山街83号	凌湘柱	省（自治区、直辖市）属	三级	甲等	700	562	1120	956
西藏自治区藏医院	西藏拉萨市娘热路	占　堆	省（自治区、直辖市）属	三级	甲等	300	276	517	530
陕西省中医医院	陕西省西安市莲湖区西华门4号	刘勤社	省（自治区、直辖市）属	三级	甲等	800	500	800	920
甘肃省中医院	青海省兰州市七里河区瓜州路416号	李盛华	省（自治区、直辖市）属	三级	甲等	967	967	960	848
青海省藏医院	青海省西宁市南山路97号	艾措千	省（自治区、直辖市）属	三级	甲等	460	400	223	393
青海省中医院	青海省西宁市七一路338号	陈卫国	省（自治区、直辖市）属	三级	甲等	606	606	539	760
宁夏回族自治区中医医院	宁夏银川市西夏区北京西路114号	黄　涌	省（自治区、直辖市）属	三级	乙等	473	483	232	551
新疆维吾尔自治区维吾尔医医院	新疆乌鲁木齐市延安路776号	斯拉甫艾白	省（自治区、直辖市）属	三级	甲等	500	304	287	570
新疆维吾尔自治区中医医院	新疆乌鲁木齐市黄河路116号	卢　勇	省（自治区、直辖市）属	三级	甲等	1800	1800	1257	1088

（续表）

卫生技术人员	执业医师	其中：中医类别	执业助理医师	其中：中医类别	药师（士）	西药师（士）	中药师（士）	房屋建筑面积（平方米）	万元以上设备总价值（万元）	总收入（千元）	总支出（千元）	总资产（千元）	总诊疗人次数（人次）	入院人数（人次）	出院人数（人次）
782	276	186	5	4	68	35	33	56 662	14 036	299 762	301 285	460 425	363 921	12 869	12 879
932	451	180	0	0	106	23	83	69 904	14 000	838 271	804 761	779 740	1 226 503	33 451	33 290
1 381	401	290	0	0	104	33	71	129 788	29 790	844 693	825 281	944 050	1 199 436	31 809	31 594
508	219	161	1	0	37	15	22	20 168	36 744	160 958	143 463	150 233	255 000	8 364	8 287
408	148	99	3	3	20	7	13	51 440	7 190	266 916	235 786	422 973	321 601	11 668	11 664
791	300	139	0	0	69	43	26	87 710	13 593	515 303	456 277	545 875	512 720	29 574	29 403
948	323	250	1	1	66	10	56	56 063	11 393	316 972	331 243	763 329	467 549	20 140	19 243
779	277	190	4	2	64	32	32	29 548	8 720	326 834	366 039	459 979	390 580	17 080	17 026
365	173	173	34	34	44	7	37	73 130	548	159 183	166 040	189 232	291 993	5 226	5 211
685	230	197	2	1	62	13	49	23 691	3 339	258 177	242 889	336 618	585 045	14 186	14 174
705	348	250	3	3	65	28	37	131 657	10 919	427 335	429 295	709 871	462 473	24 470	24 490
281	133	133	2	2	30	7	23	37 994	243	103 656	107 877	212 135	99 729	8 224	8 726
650	227	152	3	0	80	59	21	44 005	8 817	251 341	214 118	223 645	398 615	15 216	14 963
504	159	87	3	0	52	20	32	28 437	8 465	111 608	139 709	179 449	325 097	8 249	8 217
433	125	62	15	12	93	45	48	27 780	3 330	159 054	158 705	131 366	157 260	5 574	5 571
895	470	462	1	1	73	30	43	121 572	38 405	1 432 741	1 271 747	1 928 607	1 443 982	80 175	80 382

科研机构篇

【2013年中医药科研机构一览表】

机构名称	地址	邮政编码	电话	传真	主管单位	内设国家（重点/工程）实验室个数	内设国家工程（研究/技术研究）中心个数
中国中医科学院(院部)	北京市东城区东直门南小街16号	100700	010－64013948	010－64013948	国家中医药管理局	0	0
中国中医科学院第二临床医药研究所	北京市宣武区北线阁5号	100053	010－88001471	010－63014195	中国中医科学院	0	0
中国中医科学院第一临床医药研究所	北京市海淀区西苑操场1号	100091	010－62879814	010－62879814	中国中医科学院	0	0
中国中医科学院医学实验中心	北京市东城区东直门内南小街16号	100700	010－64014411－3325	010－64020477	中国中医科学院	0	0
中国中医科学院中医临床基础医学研究所	北京市东城区东直门内南小街16号	100700	010－64014411－3307	010－84032881	中国中医科学院	0	0
中国中医科学院中医基础理论研究所	北京市东城区东直门内南小街16号	100700	010－64014411－2578	010－64013896	中国中医科学院	0	0
中国中医科学院针灸研究所	北京市东城区东直门内南小街16号	100700	010－64014411－2911	010－64060868	中国中医科学院	0	0
中国中医科学院中药研究所	北京市东城区东直门内南小街16号	100700	010－64032656	010－64013996	中国中医科学院	0	0
中国医学科学院药用植物研究所	北京市海淀区马连洼北路151号	100193	010－57833020	010－57833020	卫生部	0	1
北京市中医研究所	北京市东城区美术馆后街23号	100010	010－52176951	010－52176849	北京市中医管理局	0	0
张家口市中医研究所	河北省张家口市桥东区滨河北路56号	075000	0313－2089299	0313－2089296	张家口市卫生局	0	0
河北省中医药研究院	河北省石家庄市建华南大街209号	050031	0311－85363980	0311－8505254	河北省教育厅	0	0
山西省医药与生命科学研究院	山西省太原市小店区平阳路61号	030006	0351－7327982	0351－7241446	山西省食品药品监督管理局	0	0
山西省中医药研究院	山西省太原市并州西街46号	030012	0351－4668162	0351－4668200	山西省卫生厅	3	0
山西省活血化瘀研究所	山西省太原市解放南路85号	030001	0351－4639136	0351－4639141	山西省卫生厅	0	0

从业人员（包括招聘人员）	从事科技活动人员	其中：女性	其中：科技管理人员	课题活动人员	科技服务人员	从事生产、经营活动人员	其他人员（医疗、工程设计、教学培训、后勤服务等人员）	外聘的流动学者（编制在其他单位）	招收的非本单位在读研究生	离退休人员总数	从事科技活动人员总数	其中：博士毕业	硕士毕业	本科毕业	大专毕业	其中：高级职称	中级职称	负责人
183	138	76	91	42	5	0	45	0	0	244	138	21	37	39	31	54	49	刘保延
1383	534	334	6	468	60	0	849	0	7	444	534	144	149	139	3	227	215	王　阶
883	258	125	5	167	86	0	625	0	54	474	258	74	71	73	40	50	52	唐旭东
52	52	33	14	38	0	0	0	2	9	0	52	23	16	11	2	20	18	于友华
79	75	45	5	65	5	0	4	6	10	0	75	45	25	5	0	30	25	吕爱平
91	89	46	15	66	8	0	2	0	0	112	89	36	7	30	15	45	38	潘桂娟
166	155	105	10	79	66	0	11	0	0	222	155	35	42	48	28	76	41	朱　兵
204	193	102	8	175	10	0	11	0	63	197	193	67	37	44	19	80	63	陈士林
273	273	133	42	185	46	0	0	0	58	223	273	131	31	47	22	94	117	孙晓波
31	17	14	2	15	0	0	14	0	2	34	17	5	8	4	0	3	6	李　萍
1	1	0	1	0	0	0	0	0	0	12	1	0	0	1	0	1	0	王韶军
73	63	37	10	42	11	0	10	0	1	25	63	1	15	13	19	18	22	王亚利
90	78	31	12	53	13	4	8	0	0	39	78	4	15	36	15	21	33	王建功
131	86	29	14	66	6	27	18	3	11	0	86	3	13	42	20	28	27	王晞星
19	16	10	5	11	0	0	3	0	0	10	16	0	1	9	5	6	4	王智全

机构名称	地址	邮政编码	电话	传真	主管单位	内设国家（重点/工程）实验室个数	内设国家工程（研究/技术研究）中心个数
山西省针灸研究所	山西省太原市平阳路北园街2号	030006	0351－7236352	0351－7236352	山西省卫生厅	0	0
太原市中医医院	山西省太原市杏花岭区坝陵南街2号	030009	15034119068	0351－5678599	太原市卫生局	0	0
内蒙古自治区医药工业研究所有限责任公司	内蒙古呼和浩特市大学东街99号	010010	13948519670	0471－2336777	无	0	0
内蒙古自治区中医研究所	内蒙古呼和浩特市建康街15号	010020	0471－6920987	0471－6929047	内蒙古自治区卫生厅	0	0
内蒙古锡林郭勒盟蒙医研究所	内蒙古锡林郭勒盟锡林浩特市	026000	0479－8272207	0479－8279739	内蒙古锡林郭勒盟卫生局	0	0
内蒙古阿拉善盟蒙医药研究所	内蒙古阿拉善阿左旗巴彦浩特镇	750306	13804735395	/	内蒙古阿拉善盟卫生局	0	0
内蒙古鄂尔多斯市蒙医研究所	内蒙古鄂尔多斯市康巴什新区康惠路乐康街交汇南侧	017000	0477－8332557	0477－833523	内蒙古鄂尔多斯市卫生局	0	0
内蒙古通辽市蒙医研究所	内蒙古通辽市和平路北段	028000	0475－6388624	0475－8835373	内蒙古通辽市卫生局	0	0
内蒙古呼和浩特市中蒙医研究所	内蒙古呼和浩特市回民区文化宫街29号	010030	0471－6672809	0471－6935635	内蒙古呼和浩特市卫生局	0	0
沈阳市中医研究所	辽宁省沈阳市和平区三好街23号	110004	0419－23891067	0419－23893338	沈阳市卫生局	0	0
辽宁省中医药研究院	辽宁省沈阳市皇姑区黄河北大街60号	110034	024－86803001	024－86803005	辽宁省卫生厅	0	0
辽阳市中医中药研究所	辽宁省辽阳市白塔区东六道街40号	111000	0419－3232576	0419－3228134	辽阳市卫生局	0	0
铁岭市中医研究所	辽宁省铁岭市银州区体育馆路23号	112000	024－72818084	024－72882085	铁岭市卫生局	0	0
吉林省中医药科学院	吉林省长春市工农大路1745号	130021	0431－86058605	0431－8595768	吉林省卫生厅	0	0
吉林人参研究院	吉林省通化市龙泉路666号	134001	0435－3269806	0435－3220898	吉林省工业和信息化厅	0	1

（续表）

从业人员（包括招聘人员）	从事科技活动人员	其中：女性	其中：科技管理人员	课题活动人员	科技服务人员	从事生产、经营活动人员	其他人员（医疗、工程设计、教学培训、后勤服务等人员）	外聘的流动学者（编制在其他单位）	招收的非本单位在读研究生	离退休人员总数	从事科技活动人员总数	其中：博士毕业	硕士毕业	本科毕业	大专毕业	其中：高级职称	中级职称	负责人
73	53	33	29	10	14	16	4	0	2	19	53	2	10	4	2	25	20	雷　鸣
257	228	165	20	10	198	0	29	0	0	171	228	0	14	91	65	34	28	裴伟俭
16	10	3	2	4	4	4	2	0	0	0	10	0	2	6	2	4	4	杜瑞林
60	50	25	4	39	7	0	10	0	12	45	50	3	13	29	5	27	22	苏根元
151	120	87	26	73	21	24	7	0	0	66	120	0	1	43	72	40	54	斯琴巴特尔
15	15	5	5	8	2	0	0	0	0	0	15	0	1	14	0	10	5	杨巴嘎纳
193	151	99	22	21	108	0	42	0	0	45	151	1	5	72	38	34	30	布　仁
74	51	32	5	14	32	8	15	0	0	33	51	1	2	28	19	16	18	齐双山
344	239	197	10	102	127	0	105	0	0	85	239	0	50	95	94	36	46	莎仁格日勒
125	120	77	6	59	55	0	5	0	0	0	120	5	19	71	20	54	36	李　丹
152	152	97	10	82	60	0	0	0	0	296	152	5	57	75	15	58	51	李国信
3	3	0	2	1	0	0	0	0	0	9	3	0	0	0	0	1	0	耿　巍
16	16	10	2	0	14	0	0	0	0	4	16	0	0	10	4	4	8	宋友梅
734	403	0	6	120	277	0	331	0	0	239	403	20	80	178	103	130	207	周建民
64	59	16	4	44	11	0	5	0	0	23	59	1	5	31	19	11	21	董树群

机构名称	地址	邮政编码	电话	传真	主管单位	内设国家（重点/工程）实验室个数	内设国家工程（研究/技术研究）中心个数
黑龙江省中西医结合研究所	黑龙江省哈尔滨市香坊区赣水路220号	150090	0451－82316677	0451－82316671	黑龙江省中医管理局	0	0
黑龙江省黑河市医药科学研究所	黑龙江省黑河市海兰街187号	164300	0435－8223306	/	黑河市工信委	0	0
黑龙江省中医研究院	黑龙江省哈尔滨市香坊区三辅街142号	150036	0451－55653086	0451－55654578	黑龙江省中医药管理局	5	0
黑龙江中医药大学中医基本理论研究所	黑龙江省哈尔滨市香坊区和平路24号	150040	0451－87266836	0451－87266988	黑龙江省教育厅	0	0
上海市气功研究所	上海市徐汇区宛平南路650号	200030	021－64394141	021－64383936	上海市卫生局	0	0
上海市针灸经络研究所	上海市徐汇区宛平南路650号	200030	021－64381106	021－64390339	上海市卫生局	0	0
苏州市中医药研究所	江苏省苏州市沧浪新城杨素路18号	215009	0512－67872506	051267872506	苏州市卫生局	0	0
江苏省中医药研究院	江苏省南京市红山路十字街100号	210028	025－85637817	025－85502829	江苏省科技厅	0	0
浙江省中医药研究院	浙江省杭州天目山路132号	310007	0571－89972026	0571－8885319	浙江省卫生厅	0	0
浙江省中药研究所	浙江省杭州市西溪路553号	310023	0571－85241075	057185241901	浙江省科技厅	0	0
安徽省医学科学研究院	安徽省合肥市永红路15号	230061	0551－62836393	0551－2822696	安徽省卫生厅	0	0
黄山市新安医学研究中心	安徽省黄山市屯溪区黄山中路28号	245000	0559－2512249	0559－2512249	黄山市卫生局	0	0
福建省中医药研究院	福建省福州市五四路282号	350003	0591－83570943	0591－8357094	福建中医药大学	0	0
泉州市医药研究所	福建省泉州市鲤城区县后街米仓巷	362000	0595－22783045	0595－2277357	泉州市卫生局	0	0
福建省宁德市医药研究所	福建省宁德市署前路7号	352100	0593－2822452	/	福建省宁德市卫生局	0	0

（续表）

从业人员（包括招聘人员）	从事科技活动人员	其中：女性	其中：科技管理人员	课题活动人员	科技服务人员	从事生产、经营活动人员	其他人员（医疗、工程设计、教学培训、后勤服务等人员）	外聘的流动学者（编制在其他单位）	招收的非本单位在读研究生	离退休人员总数	从事科技活动人员总数	其中：博士毕业	硕士毕业	本科毕业	大专毕业	其中：高级职称	中级职称	负责人
94	74	51	7	65	2	0	20	0	0	35	74	1	14	40	11	33	27	李显筑
17	9	5	3	4	2	0	8	0	0	33	9	0	0	2	7	1	6	孙宇芳
1006	877	791	94	551	232	0	129	5	153	291	877	33	221	356	267	226	209	王　顺
60	54	30	5	45	4	4	2	86	15	32	54	10	15	24	3	32	18	刘树民
50	30	14	6	21	3	0	20	1	6	67	30	4	8	12	6	8	17	李　洁
80	54	54	7	35	12	0	26	17	16	1	54	20	12	8	6	17	24	房　敏
23	23	8	2	21	0	0	0	0	5	0	23	4	3	15	1	19	1	葛惠男
1112	1003	713	56	405	542	0	109	0	117	117	1003	37	207	396	297	210	193	王小宁
105	86	46	6	64	16	0	19	3	13	94	86	6	33	27	10	45	19	柴可群
49	39	16	8	31	0	0	10	1	4	15	39	1	12	25	1	20	8	王志安
59	52	27	14	37	1	0	7	0	0	59	52	2	23	13	5	11	24	李筱青
24	16	0	2	5	9	3	5	0	0	13	16	0	0	7	8	3	6	江国庆
101	68	39	15	37	16	5	28	0	21	104	68	5	25	27	3	12	30	周美兰
11	11	4	2	7	2	0	0	0	0	13	11	0	4	3	2	3	3	苏　齐
14	10	5	2	8	0	0	4	0	0	5	10	0	0	7	3	1	6	章楚缨

机构名称	地址	邮政编码	电话	传真	主管单位	内设国家（重点/工程）实验室个数	内设国家工程（研究/技术研究）中心个数
江西省中医药研究院	江西省南昌市文教路529号	330046	0791－88511741	0791－8851192	江西省卫生厅	0	0
山东省中医药研究院	山东省济南市燕子山西路7号	250014	0531－82949803	0531－8296847	山东省卫生厅	0	0
青岛市中西医结合研究所	山东省青岛市市南区嘉祥路3号	266002	0532－82619172	0532－82612230	青岛市科技局	0	0
青岛市中医研究所	山东省青岛市人民路4号	266033	0532－83777061	0532－83777551	青岛市中医管理局	0	0
南阳市中医中药研究所	河南省南阳市工农南路52号	473000	0377－63229775	0377－63252052	南阳市卫生局	0	0
河南省正骨研究院	河南省洛阳市廛河区启明南路82号	471002	0379－63546536	0379－63552102	河南省中医管理局	0	0
河南省中医药研究院	河南省郑州市城北路7号	450004	0371－66352618	0371－66317058	河南省中医管理局	0	0
湖北省农业科学院中药材研究所	湖北省恩施市学院路253号	445000	0718－8410985	0718－8410985	湖北省农业科学院	0	0
湖南省中医药研究院	湖南省长沙市河西麓山路58号	410006	0731－88854257	0731－8885425	湖南省科技厅	0	0
广东省潮州市医药研究所	广东省潮州市城新西路吉怡路中段	521011	0768－2296231	0768－2296231	潮州市卫生局	0	0
广东省中医研究所	广东省广州市恒福路60号	510095	020－83576735	020－83590979	广东省中医药局	1	0
广东省中药研究所	广东省广州市天河区龙洞北路321号	510520	020－28854859(995	020－37216184	广东省卫生厅	0	0
广西壮族自治区民族医药研究院	广西南宁市明秀东路234号	530001	0771－3137645	0771－3132303	广西壮族自治区卫生厅	0	0
广西壮族自治区药用植物园	广西南宁市长堽路189号	530023	0771－5602461	0771－5602461	广西壮族自治区卫生厅	1	0
广西壮族自治区中医药研究院	广西壮族自治区南宁市东葛路20－1号	530022	0771－5877473	0771－5867737	广西壮族自治区卫生厅	0	0

（续表）

从业人员（包括招聘人员）	从事科技活动人员	其中：女性	其中：科技管理人员	课题活动人员	科技服务人员	从事生产、经营活动人员	其他人员（医疗、工程设计、教学培训、后勤服务等人员）	外聘的流动学者（编制在其他单位）	招收的非本单位在读研究生	离退休人员总数	从事科技活动人员总数	其中：博士毕业	硕士毕业	本科毕业	大专毕业	其中：高级职称	中级职称	负责人
107	87	43	17	44	26	0	20	0	4	45	87	0	10	49	20	33	25	佘　炅
136	75	42	14	54	7	39	22	0	0	60	75	7	27	31	6	28	23	赵渤年
75	68	24	3	62	3	0	7	0	0	2	68	1	20	45	2	15	25	丁文龙
93	93	45	3	80	10	0	0	0	61	21	93	11	50	32	0	29	41	吉中强
14	14	7	1	11	2	0	0	3	0	5	14	0	0	7	6	4	5	包飞建
20	20	4	3	15	2	0	0	0	0	15	20	6	5	9	0	13	7	杜天信
62	57	31	9	38	10	0	5	0	15	101	57	5	7	43	2	34	20	韩颖萍
25	21	5	1	19	1	2	2	0	0	5	21	1	7	7	6	5	8	廖朝林
692	479	292	70	272	137	79	134	0	0	212	479	18	83	206	125	105	113	谭达全
20	20	6	6	4	10	0	0	0	0	17	20	0	0	4	9	0	2	陈　涛
28	28	12	1	24	3	0	0	28	12	4	28	11	10	7	0	15	5	涂瑶生
40	36	18	5	29	2	0	4	0	0	5	36	4	6	23	3	15	12	严　振
229	45	24	15	27	3	164	20	0	0	63	45	1	14	19	6	20	12	钟　鸣
451	206	103	21	107	78	85	160	32	11	228	206	22	53	41	28	19	39	缪剑华
188	142	63	15	110	17	15	31	0	0	152	142	0	21	49	26	24	46	陈小刚

机构名称	地址	邮政编码	电话	传真	主管单位	内设国家（重点/工程）实验室个数	内设国家工程（研究/技术研究）中心个数
广西壮族自治区中医骨伤科研究所	广西南宁市新民路32号	530012	0771－2809369	0771－2809369	广西壮族自治区卫生厅	0	0
南宁市针灸研究所	广西南宁市共和路209号	530012	0771－2621469	0771－2621753	南宁市卫生局	0	0
中国医学科学院药用植物研究所海南分所	海南省万宁市兴隆	571533	0898－62553667	0898－62552046	中国医学科学院药用植物研究所	0	0
重庆市中药研究院	重庆市南岸区黄桷垭南山路34号	400065	023－89029012	023－89029008	重庆市科学技术委员会	0	0
重庆市中医研究院	重庆市江北区盘溪七支路6号	400021	023－67063760	023－67063760	重庆市卫生局	1	0
重庆市药物种植研究所	重庆市南川区三泉镇	408435	023－71480394	023－71480128	重庆市科学技术委员会	0	0
甘孜藏族自治州藏医药研究所	四川省甘孜藏族自治州康定县炉城南路23号	626000	0836－2838633	0836－2838503	甘孜藏族自治州卫生局	0	0
绵阳市中医药研究所	四川省绵阳市涪城路14号	621000	18781643285	0816－2242452	四川省绵阳市卫生局	0	0
成都市中医药研究所	四川省成都市高新南区繁雄大道万象北路18号	610041	028－85315215	028－86667179	成都市中医管理局	0	0
四川省中医药科学院	四川省成都市人民南路四段51号	610041	028－85237056	028－85237056	四川省中医药管理局	0	0
成都市中草药研究所	四川省成都市新都区新繁镇正西街130号	610501	028－82726171	028－82722252	成都市医院管理局	0	0
四川省中医药科学院中医研究所	四川省成都市四道街20号	610031	028－86635874	028－86634673	四川省中医药管理局	0	0
贵阳药用植物园	贵州省贵阳市沙冲南路202号	550007	0851－3804323	0851－3832053	贵阳市科学技术局	0	0
黔东南苗族侗族自治州民族医药研究院	贵州省凯里市金井路6号	556000	0855－8218793	0855－8218898	黔东南苗族侗族自治州卫生局	0	0
楚雄州彝族医药研究所	云南省楚雄市鹿城西路327号	675000	0878－3164436	0878－3164436	楚雄州卫生局	0	0

（续表）

从业人员（包括招聘人员）	从事科技活动人员	其中：女性	其中：科技管理人员	课题活动人员	科技服务人员	从事生产、经营活动人员	其他人员（医疗、工程设计、教学培训、后勤服务等人员）	外聘的流动学者（编制在其他单位）	招收的非本单位在读研究生	离退休人员总数	从事科技活动人员总数	其中：博士毕业	硕士毕业	本科毕业	大专毕业	其中：高级职称	中级职称	负责人
285	157	84	7	138	12	118	10	2	5	115	157	0	17	111	29	40	53	杨　渊
278	28	16	16	4	8	221	29	0	0	93	28	0	7	17	4	13	15	黄　科
46	29	8	0	29	0	4	13	0	0	34	29	4	17	5	3	6	17	魏建和
233	154	78	33	96	25	59	20	3	4	216	154	6	40	77	31	41	65	杨大坚
1817	289	179	16	238	35	0	1528	2	2	962	289	14	80	151	36	119	80	左国庆
145	90	29	12	55	23	36	19	0	0	104	90	0	17	34	26	23	26	钱齐妮
15	15	4	2	10	3	0	0	0	0	1	15	0	0	1	14	7	6	白玛卓嘎
15	13	5	2	8	3	1	1	0	0	5	13	0	2	8	2	6	5	任清良
84	52	45	2	28	22	18	14	0	0	0	52	2	6	40	4	22	28	徐荣华
186	167	80	24	137	6	0	19	0	0	95	167	23	22	94	28	63	59	徐学民
14	7	0	2	2	3	0	7	0	0	16	7	0	0	3	4	0	5	李　丽
347	301	208	5	296	0	0	46	0	0	97	301	2	41	107	77	60	71	邓英均
47	38	11	18	4	16	6	3	3	0	25	38	0	0	17	16	9	13	朱　虹
52	8	6	1	4	3	37	7	1	0	5	8	0	1	4	3	3	2	郭伟伟
31	26	5	1	25	0	0	5	0	0	0	26	0	2	24	0	9	12	杨本雷

机构名称	地址	邮政编码	电话	传真	主管单位	内设国家（重点/工程）实验室个数	内设国家工程（研究/技术研究）中心个数
中国医学科学院药用植物研究所云南分所	云南省景洪市宣慰大道138号	666100	0691－2136981	0691－2122161	中国医学科学院药用植物研究所	0	0
西双版纳傣族自治州民族医药研究所	云南省景洪市曼弄枫菩提大道园丁小区旁	666100	0691－2723109	0691－2723109	西双版纳州卫生局	0	0
普洱市民族传统医药研究所	云南省普洱市思茅区洗马河路55号	665000	0879－2122145	0879－2122145	普洱市卫生局	0	0
云南省中医中药研究院	云南省昆明市五华区莲花池学府路139号	650223	0871－65128102	0871－5111569	云南省卫生厅	0	0
陕西省中医药研究院	陕西省西安市西华门2号	710003	029－87251692	029－87213096	陕西省卫生厅	0	0
陕西中药研究所	陕西省咸阳市毕塬西路16号	712000	029－88316226	029－33213063	陕西省医药控股集团有限责任公司	0	0
甘肃省中医药研究院	甘肃省兰州市七里河区瓜州路418号	730050	15002551535	0931－2687021	甘肃省卫生厅	0	0
天祝藏族自治县藏医药开发研究所	甘肃省天祝县华藏寺镇祝贡北路8号	733200	0935－3124250	0935－3124250	天祝藏族自治县卫生局	0	0
甘南藏族自治州藏医药研究院	甘肃省甘南州合作市人民街44号	747000	0941－8212251	0941－8212431	甘南州卫生局	0	0
宁夏回族自治区中医研究院	宁夏银川市西夏区北京西路114号	750021	0951－5600581	0951－2020247	宁夏卫生厅	0	0
新疆维吾尔医药研究所	新疆乌鲁木齐市延安路776号附1号	830049	0991－2565663	0991－2557730	新疆维吾尔自治区卫生厅	0	0
新疆中药民族药研究所	新疆乌鲁木齐市新民路九号	830002	0991－2633131	0991－8820158	新疆维吾尔自治区卫生厅	0	0
新疆中医药研究院	新疆乌鲁木齐市黄河路116号	830000	0991－5564396	0991－5848747	新疆维吾尔自治区科技厅	0	0

（续表）

从业人员（包括招聘人员）	从事科技活动人员	其中：女性	其中：科技管理人员	课题活动人员	科技服务人员	从事生产、经营活动人员	其他人员（医疗、工程设计、教学培训、后勤服务等人员）	外聘的流动学者（编制在其他单位）	招收的非本单位在读研究生	离退休人员总数	从事科技活动人员总数	其中：博士毕业	硕士毕业	本科毕业	大专毕业	其中：高级职称	中级职称	负责人
41	28	11	6	17	5	8	5	0	0	51	28	0	14	9	5	7	5	马小军
142	131	104	20	15	96	0	11	0	0	46	131	0	2	61	55	14	47	段立纲
29	29	12	3	26	0	0	0	0	0	10	29	0	1	12	9	5	9	付开聪
78	65	44	16	41	8	0	13	0	0	44	65	1	10	43	11	21	37	
920	790	564	98	685	7	8	122	0	0	396	790	12	101	239	347	151	129	刘勤社
141	95	56	26	55	14	11	35	1	0	104	95	0	2	41	47	13	28	同卓斌
72	72	27	12	38	22	0	0	0	0	10	72	8	28	18	7	19	23	李兴勇
28	19	6	3	9	7	6	3	0	0	1	19	0	1	12	6	0	6	朵德廷
126	106	72	8	57	41	7	13	0	0	0	106	0	1	55	50	19	42	杨宏权
620	89	48	2	43	44	0	531	0	8	10	89	1	30	58	0	26	63	黄　涌
30	28	10	9	19	0	0	2	2	0	2	28	0	10	15	3	8	16	伊河山·伊
32	30	15	2	23	5	0	2	57	0	27	30	0	8	20	2	8	14	贾晓光
100	100	43	9	0	91	0	0	0	4	3	100	12	25	43	7	80	11	卢　勇

院校篇

【北京中医药大学】

党委书记：吴建伟
校　　长：徐安龙
党委副书记：徐　孝、靳　琦
副 校 长：谷晓红、乔延江、郐国强、翟双庆、王　伟、陶晓华
纪委书记：徐　孝（兼）
基础医学院院长：刘建平
中药学院院长：林瑞超
针灸推拿学院院长：赵百孝
管理学院院长：赵　静
护理学院院长：郝玉芳
人文学院院长：王梅红
国际学院院长：牛　欣
台港澳中医学部主任：于永杰
第一临床医学院（东直门医院）院长：王耀献
第二临床医学院（东方医院）院长：张允岭
第三附属医院院长：唐启盛
继续教育学院院长：傅延龄
远程教育学院常务副院长：李宇航
地　　址：北京市北四环东路望京中环南路6号（东校区）
北京市北三环东路11号（西校区）
邮　　编：100102（东校区）
100029（西校区）
电　　话：010－84738608（东校区）
010－64286426（西校区）
传　　真：010－84738611（东校区）
010－64213841（西校区）
网　　址：www.bucm.edu.cn
电子信箱：yaoxueyuan2003@126.com

专业统计

2013年，学校职工人数1272人。专任教师602人，其中具有正高职称者161人，副高职称者224人，中级职称者185人，初级职称者32人。

专业设置	学制（年）	2013年毕业生数	2013年招生数	在校生数
中医学	5	420	542	2199
中药学	4	122	259	633
制药工程学	4	121	0	232
针灸推拿学	5	111	91	423
公共事业管理学	5	87	0	119
公共事业管理学	4	0	53	214
工商管理学	4	91	50	180
护理学	4	137	134	464
英语（医学）	5	53	46	235
法学（医药卫生）	4	48	39	169
中医学（留学生本科）	4	157	89	559
护理学（专科）	3	133	117	420
中药学（专科）	3	0	35	69
合计	/	1480	1455	5916

注：以上统计数据为本专科学生数。

研究生教育

在校硕士研究生2693人，2013年招收硕士研究生1052人，毕业803人。其中：留学生在校硕士研究生68人，2013年招收留学生硕士研究生19人，留学生毕业30人。

在校博士研究生654人，2013年招收博士研究生207人，毕业193人。其中：留学生在校博士研究生29人，2013年招收留学生博士研究生6人，留学生毕业2人。

硕士学位专业设置：中医基础理论、中医临床基础、中医医史文献、方剂学、中医诊断学、中医内科学、中医外科学、中医骨伤科学、中医妇科学、中医儿科学、中医五官科学、针灸推拿学、民族医学、中医体质学、中医临床药学、中医皮肤性病学、医药卫生法学、中医药外语、中医药管理学、中医养生康复学、中医文化学、中西医结合基础、中西医结合临床、中西医结合内科学、中西医结合外科学、中西医结合骨科学、中西医结合妇科学、中西医结合五官科学、中西医结合肿瘤学、中西医结合循证医学、中西医结合药理学、中西医结合护理学、药物分析学、微生物与生化药学、中药资源学、中药炮制学、中药鉴定学、中药化学、中药分析学、中药药理学、中药药剂学、临床中药学、民族药学、社会医学与卫生事业管理

博士学位专业设置：中医基础理论、中医临床基础、中医医史文献、方剂学、中医诊断学、中医内科学、中医外科学、中医骨伤科学、中医妇科学、中医儿科学、中医五官科学、针灸推拿学、民族医学、中医体质学、中医临床药学、中医皮肤性病学、医药卫生法学、中医药外语、中医药管理学、中医养生康复学、中医文化学、中西医结合基础、中西医结合临床、中西医结合内科学、中西医结合外科学、中西医结合骨科学、中西医结合妇科学、中西医结合五官科学、中西医结合肿瘤学、中西医结合循证医学、中西医结合药理学、中西医结合护理学、中药资源学、中药炮制学、中药鉴定学、中药化学、中药分析学、中药药理学、中药药剂学、临床中药学、民族药学

重点学科及学科带头人

国家重点学科

中医基础理论：王　琦
中医诊断学：陈家旭
中西医结合基础：牛建昭
方剂学：谢　鸣
中医内科学：姜良铎
中医临床基础：王庆国
中医医史文献（暂缺）
针灸推拿学（暂缺）

中医外科学（暂缺）

中医妇科学（暂缺）

中医骨伤科学（暂缺）

中医儿科学（暂缺）

中医五官科学（暂缺）

民族医药（暂缺）

中药学（暂缺）

国家中医药管理局重点学科

伤寒学：李宇航

中医基础理论：高思华

中医脑病学：高　颖

中西医结合基础：刘建平

中药化学：石任兵

中药分析学：乔延江

临床中药学：张　冰

中医诊断学：陈家旭

中药鉴定学：刘春生

中药药理学：孙建宁

针灸学：赵百孝

中西医结合临床：林　谦

中医肝胆病学：叶永安

中医妇科学：金　哲

中医全科医学：唐启盛

中医肺病学：苏惠萍

中医内分泌病学：赵进喜

中医老年病学：田金洲

中医急诊学：刘清泉

中医骨伤科学：王庆甫

中医血液病学：李冬云

内经学：翟双庆

金匮要略：贾春华

古汉语与医古文：王育林

中医脑病学（东方医院）：张允岭

中医痹病学：朱跃兰

中医肛肠病学：刘仍海

中医乳腺病学：裴晓华

中医周围血管病学：庞　鹤

中医男科学：李海松

中医儿科学：王素梅

中医眼科学：周　剑

中医耳鼻喉科学：刘大新

中医护理学：郝玉芳

推拿学：于天源

中西医结合基础（药理）：王　伟

中西医结合临床：王　显

中医药信息学：乔延江

中医文化学：张其成

中医神志病学：曲　森

中医循证医学：刘建平

中医体质学：王　琦

中医药英语：吴　青

中医国际传播学：张立平

中医药管理学：程　薇

医药卫生法学：王梅红

航天中医药学：郑虎占

航海中医药学：李　峰

北京市重点学科

一级学科北京市重点学科

中西医结合：刘建平

中医护理学：郝玉芳

二级学科北京市重点学科

中医临床基础：王庆国

中医医史文献：严季澜

中医外科学：李曰庆

中医药管理学：房耘耘

中西医结合临床：李乃卿

中医人文学：张其成

中西医结合基础：刘建平

中医护理学：郝玉芳

重点实验室及负责人

教育部工程研究中心

中药制药与新药开发关键技术工程研究中心：乔延江

中药材规范化生产工程研究中心：王文全

教育部重点实验室

中医内科学实验室：李澎涛

中医养生学实验室：刘铜华

证候与方剂基础研究实验室：王庆国

北京市教委重点实验室

中药基础与新药研究实验室：乔延江

中医内科学实验室：王硕仁

北京市科委重点实验室

证候与方剂基础研究实验室：王庆国

中医养生学实验室：刘铜华

北京市教委工程研究中心

中药质量控制技术工程研究中心：石任兵

国家中医药管理局中医药科研三级实验室

细胞生物化学实验室：郭顺根

神经免疫实验室：王天芳

病理学实验室：李澎涛

细胞分子生物学实验室：华　茜

微生物与免疫实验室：顾立刚

中药鉴定实验室：张贵君

中药药理实验室：孙建宁

中药制剂实验室：倪　健

中药分析实验室：马长华

中药化学实验室：石任兵

针灸生物学实验室：张露芬

中药药理学实验室（东直门医院）：王蓬文

神经细胞分子生物学实验室（东直门医院）：高　颖

细胞分子技术实验室（东方医院）：张允岭

科研、教学服务机构及负责人

科研实验中心（原中医药科技发展中心）：卢建秋

教育技术中心：靳振洋

期刊中心：马燕东

图书馆：梁永萱

中医药博物馆：卢　颖

（杨　苏）

【天津中医药大学】

党委书记：李庆和

校　　长：张伯礼

常务副校长：高秀梅

党委副书记：杨清海

副 校 长：于　越、刘红军、周桂桐、孙晓雷、程翼宇

中医学院院长：孟静岩

中药学院院长：张艳军

针灸推拿学院院长：郭　义

护理学院院长：孟繁洁

管理学院院长：何　强

语言文化学院副院长（主持工作）：曹立娅

体育健康学院院长：刘俊荣

研究生院院长：徐宗佩

国际教育学院院长：应森林

继续教育学院院长：王慧生

地　　址：天津市南开区鞍山西道312号

邮　　编：300193

电　　话：022－59596111

传　　真：022－59596110

电子信箱：tcmoffice@163.com

网　　址：www.tjutcm.edu.cn

专业统计

2013年，学校职工人数1195人。专任教师832人，其中教授170人，副教授258人，讲师284人，助教120人。

专业设置	年制（年）	2013 年毕业生数	2013 年招生数	在校生数
社会体育指导与管理	4	0	30	30
汉语言	4	37	31	110
汉语国际教育	4	0	31	116
应用心理学	4	56	58	218
制药工程	4	0	53	145
中医学	5	264	129	697
中医学	7	142	333	1664
针灸推拿学	5	98	51	238
中西医临床医学	5	149	39	191
药学	4	0	50	155
药物制剂	4	54	54	346
临床药学	5	48	52	159
中药学	4	145	53	403
中药资源与开发	4	44	54	227
中药制药	4	0	52	144
康复治疗学	4	0	89	170
护理学类专业	4	247	445	1599
护理学类专业	5	56	0	200
市场营销	4	142	116	464
公共事业管理	4	48	59	211
劳动与社会保障	4	64	55	211
合计	/	1594	1834	7698

注：以上统计数据为本专科学生数。

研究生教育

在校全日制硕士研究生 2118 人，2013 年招收硕士研究生 655 人，毕业 678 人。

在校全日制博士研究生 199 人，2013 年招收博士研究生 71 人，毕业 53 人。

硕士学位专业设置（含自主设置专业）：中医基础理论、中医临床基础、中医医史文献、方剂学、中医诊断学、中医内科学、中医外科学、中医骨伤科学、中医妇科学、中医儿科学、中医五官科学、针灸推拿学、民族医学、中医预防医学、临床评价、病理学与病理生理学、人体解剖与组织胚胎学、免疫学、病原生物学、放射医学、老年病学、神经病学、影像医学与核医学、肿瘤学、中西医结合基础、中西医结合临床、康复医学、中药学、中药制药工程学、生药学、药物分析学、药理学、药物化学、药剂学、微生物学与生化药学、食品药学、护理学、护理教育学、临床护理学、中国古典文献学、管理科学与工程、医疗安全与风险管理、医药产业战略、健康管理、医院管理、生物医学工程、中医工程学、诊疗仪器

博士学位专业设置：中医基础理论、中医临床基础、中医医史文献、方剂学、中医诊断学、中医内科学、中医外科学、中医骨伤科学、中医妇科学、中医儿科学、中医五官科学、针灸推拿学、民族医学、中医预防医学、临床评价、中西医结合基础、中西医结合临床、中医工程学、康复医学、中药学、中药制药工程学

重点学科及学科带头人

教育部重点学科

针灸推拿学：石学敏

中医内科学：张伯礼

国家中医药管理局重点学科

中医妇科学：宋殿荣

针灸学：石学敏

方剂学：高秀梅

中医心病学：毛静远

中医肺病学：孙增涛

中医肾病学：杨洪涛

中医疮疡病学：张朝晖

中医儿科学：马　融

中药药理学：张艳军

中西医结合基础：张军平

中医药工程学：王益民

温病学：王秀莲

中医各家学说：秦玉龙

中医心病学：杜武勋

中医痹病学：刘　维

中医血液病学：史哲新

中医疮疡病学：王　军

中医护理学：王维宁

推拿病学：王金贵

临床中药学：王保和

中医预防学：王泓午

中医“治未病”学：王德惠

中医神志病学：颜　红

天津市重点学科

针灸推拿学：石学敏

中医内科学：张伯礼

中药学：高秀梅

中医基础理论：孟静岩

中西医结合基础：范英昌

重点实验室及负责人

省部共建国家重点实验室培育基地

天津市现代中药实验室：朱　彦

国家级国际联合研究中心

中意中医药联合实验室：张伯礼

教育部重点实验室

方剂学教育部重点实验室:高秀梅

教育部工程研究中心

现代中药发现与制剂技术教育部工程研究中心：高秀梅

教育部创新团队

组分中药基础与应用研究:何　新

针刺治疗脑病：王　舒

中医药防治心血管疾病研究：毛静远

天津市技术工程中心

天津市组分中药技术工程中心：程翼宇

天津市中药外用药技术工程中心：张伯礼

天津市中医工程及医学虚拟技术工程中心：陆小左

国家中医药管理局中医药科研三级实验室

中药药理实验室：王　怡

分子生物学实验室：于建春

细胞生物学实验室：王　虹

病理实验室：范英昌

医用化学传感器实验室：郭　义

呼吸功能实验室：孙增涛

中药制剂实验室：崔元璐

中药毒理实验室：胡利民

中药化学实验室：王　涛

中药制剂实验室：李　进

针刺量效关系实验室：樊小农

认知和运动分析实验室：于　涛

肾脏组织生物学实验室：杨洪涛

推拿手法生物效应实验室:王金贵

国家中医药管理局重点研究室

针刺效应重点研究室：王　舒

方剂配伍重点研究室：高秀梅

天津市重点实验室

中药药理重点实验室：胡利民

针灸学重点实验室：王　舒

中药化学与分析重点实验室：王　涛

天津市卫生局重点研究室

针刺效应重点研究室：王　舒

方剂配伍重点研究室：高秀梅

心系疾病证治重点研究室:张军平

肺科“治未病”重点研究室：孙增涛

中医药儿科脑病重点研究室：马　融

中医药生殖健康重点研究室：宋殿荣

中药药性重点研究室：张德芹

中医药研究方法与应用重点研究室：王泓午

附属机构及负责人

天津中医药大学第一附属医院：马　融

天津中医药大学第二附属医院：孙增涛

天津中医药大学附属保康医院：郭利平

天津中医药大学武清中医院：刁殿军

天津中医药大学附属北辰中医院：陈国华

天津中医药大学附属南开中医院：张金生

（张志国、张　杰）

【河北中医学院】

党委书记：王　洪

党委副书记、院长：孔祥骊

党委副书记：刘超颖

党委常委、纪委书记：赵同安

党委常委、副院长：高维娟、张祥竞

基础医学院院长：董尚朴

中西医结合学院院长：杜惠兰

针灸推拿学院院长：贾春生

药学院院长：楚　立

继续教育学院院长：魏　民

国际教育学院院长：房家毅

研究生学院院长：高维娟

地　　址：河北省石家庄市鹿泉经济开发区杏苑路3号

邮　　编：050200

电　　话：0311－83931111

传　　真：0311－83931111

电子信箱：hbzyxy@hebtcm.edu.cn

网　　址：www.hebtcm.edu.cn

专业统计

2013年，学校职工人数638人。专任教师365人，其中教授75人，副教授101人，讲师113人，助教68人。

专业设置	学制（年）	2013年毕业生数	2013年招生数	在校生数
中医学	5	171	230	965
中医学（中医骨伤方向）	5	50	0	96
针灸推拿学	5	45	104	353
针灸推拿学（康复方向）	5	26	0	93
中药学	4	49	86	204
中西医临床学	5	116	217	814
护理学	4	26	114	222
护理学（专科起点本科）	3	267	0	306
护理	3	781	571	2020
针灸推拿	3	99	183	417
临床医学	3	245	0	493
合计	/	1875	1505	5983

注：以上统计数据为本专科学生数。

研究生教育

在校硕士研究生228人，2013年招收硕士研究生83人，毕业81人。

在校博士研究生27人，2013年招收博士研究生8人，毕业7人。

硕士学位专业设置：中医基础理

论、中医临床基础、中医医史文献、方剂学、中医诊断学、中医内科学、中医外科学、中医骨伤科学、中医妇科学、针灸推拿学、中西医结合基础、中西医结合临床、中药学

博士学位专业设置：中医诊断学、中西医结合基础、中西医结合临床

重点学科及学科带头人

国家重点学科

中西医结合基础：杜惠兰

中西医结合临床：王亚利

国家中医药管理局中医药重点学科建设单位

中医脾胃病学：李佃贵

中医肾病学：陈志强

中西医结合临床：王亚利

中医肛肠病学：李静君

中医急诊学：梅建强

中医护理学：陈秀荣

中医眼科学：白世淼

河北省重点学科

中西医结合临床：杜惠兰

针灸学：贾春生

校级重点学科

中西医结合临床：杜惠兰

中医基础理论：王四平

中医诊断学：周俊琴

重点实验室及负责人

国家中医药管理局重点研究室

慢性胃炎浊毒证重点研究室：李佃贵

河北省重点实验室

中药药理实验室：王鑫国

浊毒证实验室：裴　林

河北省中医药管理局重点研究室

慢性肝病浊毒证重点研究室：王彦刚

溃疡性结肠炎浊毒证重点研究室：刘启泉

附属机构及负责人

河北省中医院：孙士江

河北省中医药研究院：裴　林

（刘锡林）

【山西中医学院】

党委书记：张俊龙

校　　长：周　然

党委副书记、常务副校长（正校级）：马存根

党委副书记：冯　海

党委委员、纪委书记：郭文平

党委委员、副校长：冯前进

副 校 长：周晓明、张永德、冀来喜、王晞星

基础医学院副院长：牛晓军

中医临床学院院长：李廷荃

针灸推拿学院院长：燕　平

中西医结合临床学院院长：门九章

中药学院院长：裴妙荣

护理学院院长：马淑丽

医药管理学院院长：李安平

傅山学院院长：王晞星

人文学院院长：李　俊

继续教育学院（职业技术学院）副院长：张红丽

地　　址：山西省太原市晋祠路一段 89 号（老校区）
山西省高校园区大学街 121 号（新校区）

邮　　编：030024（老校区）
030619（新校区）

电　　话：0351－6528781

传　　真：0351－6528276

电子信箱：zyxyyb@163.com

网　　址：www.sxtcm.com

专业统计

学校职工人数 566 人。专任教师 438 人，其中教授 70 人，副教授 126 人，讲师 159 人，助教 60 人。

专业设置	学制（年）	2013 年毕业生数	2013 年招生数	在校生数
普通专科				
高中起点专科	/	0	0	461
医学营销	3	0	0	29
针灸推拿学	3	0	0	107
中医骨伤	3	0	0	38
护理学	3	0	0	217
中药学	3	0	0	70
对口招生中职生	/	391	207	591
针灸推拿	3	73	103	272
中医骨伤	3	318	40	208
护理学	3	0	34	81
中药学	3	0	30	30
小　计	/	391	207	1052
普通本科				
高中起点本科	/	857	1848	5788
应用心理学	4	0	51	51
制药工程	4	0	93	187
植物保护	4	0	37	37
中医学	5	206	248	1028
针灸推拿学	5	130	147	703
中西医临床医学	5	228	242	1019

（续表）

专业设置	学制（年）	2013年毕业生数	2013年招生数	在校生数
药学	4	0	96	134
中药学	4	105	324	838
康复治疗学	4	0	55	55
护理学	4	188	351	1304
信息管理与信息系统	4	0	92	167
市场营销	4	0	112	265
专科起点本科	/	116	88	274
中医学	/	18	3	59
针灸推拿学	/	19	17	56
中西医临床医学	/	19	1	30
中药学	/	37	32	70
护理学	/	23	35	59
小　计	/	973	1936	6062
成人专科				
函授	/	279	149	564
高中起点专科	/	279	149	564
临床医学类	4	56	39	222
护理学	3	184	96	277
中药学	3	39	14	65
业余	/	64	28	117
高中起点专科	/	64	28	117
临床医学类	4	4	0	0
中医学	3	51	19	86
针灸推拿学	3	9	9	31
小　计	/	343	177	681
成人本科				
函授	/	87	0	71
专科起点本科	/	87	0	71
中药学	3	87	0	71
业余	/	370	705	1741
专科起点本科	/	370	705	1741
中医学	3	72	125	336
针灸推拿学	3	93	43	191
中西医临床医学	3	18	99	163
中药学	3	0	76	120
护理学	3	187	362	931
小　计	/	457	705	1812

注：以上统计数据为本专科学生数。

研究生教育

在校硕士研究生280人，2013年招收硕士研究生123人，毕业43人。

硕士学位专业设置：中医学、中药学

重点学科及学科带头人

国家中医药管理局重点学科

中医文献学：陶功定

方剂学：周　然

针灸学：冀来喜

中西医结合临床：冯前进

中医肾病学：高继宁

中医基础理论：郭　蕾

中医脾胃病学：任顺平

中西医结合基础：关建红

中医儿科学：秦艳虹

中医康复学：郝重耀

中医药信息学：赵建平

中医治疗技术工程学：张俊龙

山西省重点学科

中医学：张俊龙

中西医结合基础：冯前进

中药化学：裴妙荣

中医内科学：赵莉娟

中医肺病学：白　丽

中医脑病学：张　捷

重点实验室及负责人

国家中医药管理局中医药科研三级实验室

中药化学实验室：裴妙荣

针灸针法实验室：燕　平

国家中医药管理局中医药科研二级实验室

中医临床基础实验室：贾丽丽

中医药基因表达调节技术实验

室：冯前进

山西省重点实验室

中医学基础实验室：裴妙荣

针灸学实验室：燕 平

中药分析实验室：王 瑞

中药生物化学实验室：薛慧清

脑脏象学实验室：张俊龙

附属机构及负责人

山西中医学院附属医院（山西中医学院第二中医院）：李廷荃

山西中医学院第三中医院（山西省针灸研究所、山西省针灸医院）：雷 鸣

山西中医学院中西医结合医院（山西省中西医结合医院）：赵建平

（肖亚春、郭宏鹏）

【辽宁中医药大学】

党委书记：贺 伟

校　　长：杨关林

党委副书记：初 杰

副 校 长：苏 杰、石 岩、康廷国、张立德、吕晓东

基础医学院：谷 松

药学院：谢 明

针灸推拿学院：陈以国

护理学院：于 睿

经济管理学院：景 浩

信息工程学院：刘建平

外国语学院：曹玉麟

研究生学院：刘春英

国际教育学院：刘景峰

继续教育学院：李海权

医学检验学院：陈 雷

第一临床学院：吕晓东

第二临床学院：李国信

第三临床学院：张 燚

第四临床学院：许 斌

地　　址：辽宁省沈阳市皇姑区崇山东路79号

邮　　编：110032

电　　话：024－31207108

传　　真：024－31207133

电子信箱：office@ lnutcm. edu. cn

网　　址：www. lnutcm. edu. cn

专业统计

学校职工人数838人。专任教师338人，其中教授85人，副教授134人，讲师138人，助教31人。

研究生教育

在校硕士研究生1536人，2013年招收硕士研究生563人，毕业451人。

在校博士研究生158人，2013年招收博士研究生55人，毕业38人。

专业设置	学制（年）	2013年毕业生数	2013年招生数	在校生数
公共事业管理	4	57	30	119
物流管理	4	0	30	113
市场营销（医药物流方向）	4	27	0	0
市场营销（中药方向）	4	47	0	96
市场营销	4	0	28	78
医学信息工程	4	0	29	77
针灸推拿学（英语班）	6	31	29	227
针灸推拿学（康复医学方向）	5	34	0	88
针灸推拿学（运动医学方向）	5	28	0	91
针灸推拿学	5	27	118	328
康复治疗学	4	0	30	30
中医学（骨伤方向）	5	62	0	118
中医学	5	97	152	583
英语	4	28	28	112
制药工程	4	61	120	474
食品科学与工程	4	30	29	113
护理学（英语班）	4	121	30	365
护理学（日语班）	4	0	30	89
护理学	4	90	119	404
中西医临床医学	5	91	95	521
药物制剂	4	147	91	410
药学	4	85	89	363
信息管理与信息系统	4	0	26	99
中医学七年制	7	28	119	355
中医学七年制（实验班）	7	0	57	117
中医学七年制（英语方向）	7	29	0	59
中医学七年制（中西医结合方向）	7	59	0	275
中医学七年制（针灸推拿方向）	7	25	0	88

（续表）

专业设置	学制（年）	2013年毕业生数	2013年招生数	在校生数
中医学（英语班）	6	57	28	235
中药学（中药分析方向）	4	27	0	57
中药学（英语班）	5	85	29	334
中药学	4	88	145	511
食品质量与安全	4	0	27	27
医学检验技术	4	0	28	28
市场营销（中药方向）	2	30	29	59
中药学（中药制剂）	2	31	30	60
护理学（高级护理）	3	30	29	82
护理学（中专升本科）	4	0	350	446
合计	/	1552	1974	7631

注：以上统计数据为本专科学生数。

硕士学位专业设置：思想政治教育、中医基础理论、中医临床基础、中医医史文献、方剂学、中医诊断学、中医内科学、中医外科学、中医骨伤科学、中医妇科学、中医儿科学、中医五官科学、针灸推拿学、中西医结合基础、中西医结合临床、生药学、药理学、中药学、全科医学、中西医结合护理

博士学位专业设置：中医基础理论、中医临床基础、中医医史文献、方剂学、中医诊断学、中医内科学、中医外科学、中医骨伤科学、中医妇科学、中医儿科学、中医五官科学、针灸推拿学、中西医结合基础、中西医结合临床、生药学、中药学

重点学科及学科带头人

国家重点学科

中医基础理论：郑洪新

国家中医药管理局重点学科

中医基础理论：郑洪新

方剂学：范　颖

伤寒学：谷　松

中医神志病学：任　路

中药鉴定学：康廷国

中药炮制学：贾天柱

中西医结合基础：关洪全

中西医结合临床（附属医院）：杨关林

中医儿科学（附属医院）：王雪峰

中医脾胃病学（附属医院）：王垂杰

中医内分泌病学（附属医院）：于世家

中医心病学（附属医院）：王凤荣

中医肾病学（附属医院）：何学红

中医痹病学（附属医院）：高明利

中医血液病学（附属医院）：刘宝文

中医老年病学(附属医院)：陈　民

中医耳鼻喉科学（附属医院）：孙海波

中医络病学（附属医院）：吕晓东

中医传染病学（附属医院）：卢秉久

中医预防医学（附属医院）：马晓燕

中医临床药理学（附属医院）：王文萍

中医肺病学（附属二院）：乔世举

中医预防医学（附属二院）：董波

临床中药学（附属二院）：李国信

中医肛肠病学（附属三院）：田振国

中医皮肤病学（附属三院）：张燚

辽宁省教育厅重点学科

中医学：石　岩

方剂学：范　颖

中西医结合临床：杨关林

中药学：康廷国

生药学：康廷国

中医基础理论；郑洪新

中医内科学：于世家

针灸推拿学：陈以国

辽宁省中医药管理局重点学科

中医基础理论：郑洪新

方剂学：范　颖

内经学：鞠宝兆

针灸推拿学：陈以国

中药鉴定学：翟延君

中药炮制学：贾天柱

中西医结合基础：关洪全

中西医结合临床（附属医院）：杨关林

中医儿科学（附属医院）：王雪峰

中医心病学（附属医院）：王凤荣

中医脑病学（附属医院）：王　健

中医脾胃病学（附属医院）：王垂杰

中医肺病学（附属医院）：吕晓东

中医内分泌学（附属医院）：于世家

中医肿瘤病学（附属医院）：殷东风

中医疮疡病学（附属医院）：吕延伟

中医骨伤科学（附属医院）：侯德才

中医耳鼻喉科学（附属医院）：孙海波

中医肺病学（附属二院）：乔世举

临床中药学（附属二院）：李国信

中医肛肠病学（附属三院）：田振国

重点实验室及负责人

省部共建教育部重点实验室

中医脏象理论及应用：杨关林

国家中医药管理局中医药科研三级实验室

病毒实验室：王雪峰

中药质量分析实验室：康廷国

针灸电生理实验室：陈以国

中药药理实验室：张　宏

分子生物实验室：才丽平

中药分析实验室：尤献民

中药临床药理实验室：李国信

生理实验室：王德山

临床药代动力学实验室：王文萍

分子免疫实验室：杨关林

中药制剂实验室：贾天柱

国家中医药管理局中医药科研二级实验室

形态学实验室：刘春英

生理实验室：王德山

中药药理实验室：程嘉艺、陈颖平

中药制药实验室：程　岚
中药分析实验室：娄志华、尤献民
分子生物学实验：殷东风、贺动芒
标记免疫实验室：于世家
免疫化学实验室：王垂杰
中药药剂学实验室：王月敏
病理实验室：田振国、朱天义
药理实验室：王学亚
免疫实验室：张　健、关洪全
药物制剂实验室：邓铁宏
中药临床药理：李国信
中药药代动力学实验室：王文萍

辽宁省重点实验室

辽宁中医药现代研究实验室：康廷国

中医分子生物重点实验室：郑洪新

针灸生物学重点实验室：陈以国

病毒重点实验室：王雪峰

辽宁省中药临床药代动力学重点实验室：王文萍

辽宁省现代中药制剂重点实验室：李国信

辽宁省中药鉴定与品质评价重点实验室：康廷国

辽宁省中医分子免疫学重点实验室：杨关林

辽宁省中医临床验方系统评价重点实验室：梁茂新

辽宁省中药活性筛选重点实验室：张　宏

辽宁省中医分子生物学重点实验室：郑洪新

辽宁省中医肺病重点实验室：吕晓东

辽宁省中药炮制重点实验室：贾天柱

辽宁省中药有效复方再评价重点实验室：张立德

辽宁临床中药重点实验室：李国信

辽宁省中医风湿免疫诊断重点实验室：牛广华

沈阳市重点实验室

沈阳市中药复方研究重点实验室：孙科峰

沈阳市中医药分子生物学重点实验室：张立德

附属机构及负责人

辽宁中医药大学附属医院（辽宁省中医院）：吕晓东

辽宁中医药大学附属二院（辽宁省中医药研究院）：李国信

辽宁中医药大学附属三院（辽宁省肛肠医院）：张　燚

辽宁中医药大学附属四院（辽宁省中西医结合医院）：许　斌

（李　睿）

【长春中医药大学】

党委书记：陈海英
校　　长：王之虹
党委副书记：周　立
副 校 长：曲晓波、刘宏岩
纪委书记：周　进
副 校 长：姜彤伟、宋柏林
基础医学院院长：苏　颖
第一临床学院院长：冷向阳
药学院院长：邱智东
针灸推拿学院院长：王富春
护理学院院长：刘兴山
人文管理学院院长：都晓春
研究生学院院长：王洪峰
国际教育学院院长：刘　淼
继续教育学院院长：曹世奎
地　　址：吉林省长春市净月经济开发区博硕路1035号
邮　　编：130117
电　　话：0431－86172513
传　　真：0431－86172345
电子信箱：ccutcm@163.com
网　　址：www.ccucm.edu.cn

专业统计

2013年，学校职工人数932人。专任教师585人，其中教授98人，副教授174人，讲师222人，助教88人。（此数据不包含附属医院）

专业设置	学制（年）	2013年毕业生数	2013年招生数	在校生数
英语	4	44	33	136
日语	4	53	0	102
生物技术	4	52	0	0
生物技术（生物制药）	4	0	0	59
制药工程	4	148	112	472
生物制药	4	0	38	124
临床医学	5	117	102	579
中医学	5	167	311	1240
中医学（中西医结合）	5	150	0	493
中医学（中医骨伤科学）	5	82	0	309
中医学（健康医学）	5	0	0	85
中医学（全科医学）	5	0	0	56
针灸推拿学	5	84	365	1076
针灸推拿学（全科医师）	5	86	0	327
针灸推拿学（英语强化）	5	52	0	177
针灸推拿学（康复治疗）	5	56	0	311
中西医临床医学	5	0	162	162
护理学	4	190	170	699
护理学（英语）	4	134	69	343
药学	4	129	76	330
药学（临床药学）	4	0	36	188

（续表）

专业设置	学制（年）	2013年毕业生数	2013年招生数	在校生数
中药资源与开发	4	0	32	32
中药学	4	148	93	356
中药学（保健食品）	4	0	0	124
药物制剂	4	88	42	226
市场营销（药品营销）	4	134	69	343
药事管理	4	0	33	33
公共事业管理（卫生事业管理）	4	55	33	154
公共事业管理（药事管理）	4	63	0	134
公共事业管理（卫生监督）	4	67	33	173
合计	/	2099	1809	8843

注：以上统计数据为本专科学生数。

研究生教育

在校硕士研究生人，2013年招收硕士研究生405人，毕业307人。

在校博士研究生人，2013年招收博士研究生18人，毕业20人。

硕士学位专业设置：中医基础理论、中医临床基础、中医医史文献、方剂学、中医诊断学、中医内科学、中医外科学、中医骨伤科学、中医妇科学、中医儿科学、中医五官科学、针灸推拿学、中西医结合基础、中西医结合临床、药物化学、药剂学、生药学、药物分析学、微生物与生化药学、药理学、中药学、护理学

博士学位专业设置：中医学（一级学科）、中药学（一级学科）

重点学科及学科带头人

国家中医药管理局重点学科

中医脑病学：赵建军

中医心病学：邓　悦

中医肺病学：宫晓燕、王　檀

中医骨伤科学：赵文海

针灸学：王富春

推拿学：王之虹

药用动物学：张　辉

中药药理学：曲晓波

内经学：苏　颖

中医护理学：刘兴山

中医络病学：朴春丽

中医康复学：宋柏林

中医神志病学：王　健

中医眼病学：魏丽娟

中西医结合临床：王中男

中医全科医学：张守琳

中医预防医学：赵为民

中医耳鼻喉科学：韩　梅

吉林省中医药管理局重点学科

方剂学：王　迪

中药分析学：贡济宇

中医康复学：丛德毓

中西医结合临床：冷向阳

中医儿科学：原晓风

中医内分泌病学：朴春丽

中西医结合基础：张永和

中医肛肠病学：周建华

中医眼科学：魏丽娟

中医护理学：刘兴山

吉林省教育厅“十二五”优势特色学科

中医学：王之虹

中西医结合：王中男

中药学：曲晓波

重点实验室及负责人

科技部重点实验室

国际科技合作基地：高其品

省部共建重点实验室

中药有效成分教育部重点实验室：高其品

国家发改委重点实验室

长白山道地药材产业技术国家地方联合工程研究中心：曲晓波

长春国家生物产业基地医药中试平台：邱智东

国家发改委、国家中医药管理局重点实验室

国家中医临床研究基地：宋柏林

国家食品药品监督管理总局重点实验室

药物临床实验机构：冷向阳

国家中医药管理局重点研究室

药用动物可持续利用重点研究室：张　辉

中风病破血化瘀重点研究室：赵建军

国家中医药管理局中医药科研三级实验室

动物药实验室：张　辉

中药药理实验室：张大方

中药药理实验室：张永和

中药药物分析实验室：贡济宇

中药化学实验室：高其品

国家中医药管理局名老中医药专家传承工作室

国医大师任继学传承工作室：任喜杰

刘柏龄名老中医药专家传承工作室：李成刚

杨宗孟名老中医药专家传承工作室：凌　霞

王烈名老中医药传承工作室：孙丽平

胡永盛名老中医药专家传承工作室：王　檀

黄永生名老中医药专家传承工作室：姜丽红

阎洪臣名老中医药传承工作室：王　健

南征名老中医药传承：朴春丽

邓名鲁教授中药三级资源研究工作室：张　辉

吉林省人民政府重点实验室

吉林省人参科学研究院：刘淑莹

吉林省科技厅重点实验室

吉林省中药生物大分子重点实验室：高其品

中药有效成分研究国际科技合作基地：高其品

中韩传统医药研发国际科技合作基地：陈心智

吉林省现代中药研究院：赵大庆

吉林省教育厅重点实验室

长白山道地药材关键技术工程中心：曲晓波

中药有效成分重点实验室：高其品

药用动物可持续利用重点实验：张　辉

长白山现代中药产业重大需求协同创新中心：曲晓波

吉林省卫生厅重点实验室

中药化学实验室：张　辉

心血管病实验室：黄永生

护理医学实验室：吕淑琴

吉林省中药药理学重点实验室：张大方

中药化学重点实验室单元：刘永强

吉林省中医药管理局中医药科研二级实验室

微生物学与免疫学实验室：罗　晶

生物化学实验室：孙　聪

生理实验室：钱佳利

天然药物先导化合物实验室：王永生

中药动物药实验室：孙佳明

基础部药理实验室：韩　阳

中药炮制实验室：魏秀德

中药药剂实验室：邱智东

中药药理实验室：张大方

中药化学实验室：王继彦

临床（中药）药理实验室：张永和

病理与组织胚胎实验室：于兰英

中药品种质量鉴定实验室：姜大成

医学科研信息处理中心：周　喆

解剖实验室：杨茂有

制药工艺实验室：王　沛

风湿病免疫检测实验室：王成武

鼻功能检测实验室：韩　梅

中医方剂实验室：张文凤

吉林省中医药管理局科学研究室

中医基础理论研究室：苏　颖

针灸研究室：王富春

护理基础研究室：闫　力

中医护理技术研究室：刘兴山

中西医结合护理研究室：梁伍今

推拿研究室：刘明军

中药药剂研究室：邱智东

中药化学研究室：高其品

天然药物开发研究室：张　辉

中药药理毒理研究室：张大方

中医药古籍文献情报研究室：赵宏岩

咳喘病研究室：王　檀

儿科肺系疾病研究室：原晓风

肛肠大肠疾病研究室：周建华

脑病研究室：赵建军

中医糖尿病研究室：朴春丽

中药新药研究室：张永和

中医妇科研究室：李春光

中医肝病研究室：刘铁军

中医骨伤病研究室：李新建

中医内科心血管研究室：邓　悦

中医眼科研究室：魏丽娟

中医急症研究室：闫凤杰

中药动物药重点研究室：张　辉

中医内科脑病重点研究室：赵建军

中医骨伤疾病重点研究室：赵文海

中药资源学重点研究室：林　喆

中医基础理论重点研究室：苏　颖

中医内科心血管病重点研究室：邓　悦

中医药临床药理重点研究室：杨海森

神志病疏肝理气调神重点研究室：王　健

针灸基础重点研究室：王洪峰

虚损性肾病益肾通络研究室：张守琳

内分泌重点研究室：朴春丽

中医治疗腺样体疾病重点研究室：韩　梅

小儿紫癜病重点研究室：冯晓纯

中药制剂与新型给药系统重点研究室：邱智东

中药心脑血管药理重点研究室：张大方

中药品质资源重点研究室：姜大成

中药活性与质量分析重点研究室：贡济宇

长白山道地药材提取物及综合应用开发重点研究室：陈　新

吉林省发改委重点实验室

吉林省北药产业化关键技术工程实验室：林　喆

吉林省中药现代工程研究中心：高其品

吉林省中药生物转化关键技术工程实验室：邱智东

吉林省中药组学工程实验室：赵雨

校级重点实验室

中医基础研究所：刘宏岩

中医临床研究所：宋柏林

中医手法研究所：王之虹

中药研究所：曲晓波

社会科学与卫生发展研究所：陈海英

附属机构及负责人

长春中医药大学第一附属医院：冷向阳

（田　巍）

【黑龙江中医药大学】

地　　址：黑龙江省哈尔滨市香坊区和平路24号

邮　　编：150040

电　　话：0451－82193000

传　　真：0451－82110652

电子信箱：hljucm@ hljucm. net

网　　址：www. hljucm. net

（焦丁宁）

【上海中医药大学】

校　　长：陈凯先

党委书记：张智强

党委副书记、工会主席：何星海

党委副书记、纪委书记：朱惠蓉

副 校 长：刘　平、余小明、施建蓉、胡鸿毅、张　瑾、季　光

基础医学院院长：陈　晓

中药学院院长：徐宏喜

针推学院院长：沈雪勇

护理学院院长：林　勋

医技学院院长：王秀兰

康复（医）学院院长：胡鸿毅（兼）

国际教育学院院长：闫晓天

继续教育学院院长：金卫东

地　　址：上海蔡伦路1200号

邮　　编：201203

电　　话：021－51322222

传　　真：021－51322000

电子信箱：zyd. xb@ 163. com

网　　址：www. shutcm. edu. cn

专业统计

学校职工人数1242人。专任教师701人，其中教授114人，副教

授205人，讲师329人，助教44人。

专业设置	学制（年）	2013年毕业生数	2013年招生数	在校生数
中医学（七年制）	7	166	88	829
中医学	5	56	84	388
中医学（骨伤）	5	32	0	88
中医学（运动医学）	5	19	0	46
针灸推拿学	5	33	26	159
中西医临床医学	5	72	56	342
营养学	4	37	57	162
康复治疗学	4	29	100	330
护理学	4	149	198	696
药学	4	57	67	251
中药学	4	112	123	543
公共事业管理	4	38	25	85
中医学（专升本）	3	11	6	22
针灸推拿学（专升本）	3	4	3	16
营养学（专升本）	2	5	10	26
康复治疗学（专升本）	2	10	14	23
中药学（专升本）	2	18	15	31
中药制药技术	3	46	35	139
护理	3	75	71	199
康复治疗技术	3	41	0	108
医学营养	3	32	0	70
医疗美容技术	3	49	27	115
合计	/	1091	1005	4668

注：以上统计数据为本专科学生数。

研究生教育

在校硕士研究生1600人，2013年招收硕士研究生604人，毕业566人。

在校博士研究生476人，2013年招收博士研究生145人，毕业119人。

硕士学位专业设置：中医基础理论、中医临床基础、中医医史文献、方剂学、中医诊断学、中医内科学、中医外科学、中医骨伤科学、中医妇科学、中医儿科学、中医五官科学、针灸推拿学、中医外语、中医工程、中医伦理学、中西医结合基础、中西医结合临床、中西医结合康复学、中西医结合护理学、药剂学、生药学、药理学、中药学、全科医学

博士学位专业设置：中医基础理论、中医临床基础、中医医史文献、方剂学、中医诊断学、中医内科学、中医外科学、中医骨伤科学、中医妇科学、中医儿科学、中医五官科学、针灸推拿学、中西医结合基础、中西医结合临床、中西医结合康复学、中药学

重点学科及学科带头人

国家级重点学科

中医内科学

中医外科学

中医骨伤科学

中药学

国家级重点学科（培育）

中医医史文献学

针灸推拿学

国家中医药管理局重点学科

中医各家学说：朱邦贤

中医诊断学：王忆勤

药用植物学：王峥涛

中医药工程学：杨华元

中医肝胆病学：胡义扬

中医肾病学：何立群

中医肿瘤病学：许　玲

中医肛肠病学：曹永清

中医骨伤科学：王拥军

针灸学：沈雪勇

推拿学：房　敏

中医传染病学：陈建杰

中西医结合临床：张　腾

中医康复学：张　宏

中西医结合基础：施建蓉

中医基础理论：方肇勤

内经学：陈　晓

中医疮疡病学：阙华发

中西医结合临床：周　嘉

中医血液病学：周永明

中医痹病学：苏　励

中西医结合临床：李　琦

中医急诊学：方邦江

中医皮肤病学：李　斌

中医护理学：张雅丽

中医文献学：张如青

中医史学：陈丽云

中医全科医学：彭　文

古汉语与医古文：刘庆宇

中医护理学：周文琴

中医养生学：周英豪

中医儿科学：虞坚尔

中医神志病学：王翘楚

中医文化学：李其忠

中医复杂科学：苏式兵

中医“治未病”学：张振贤

中医药信息学：周　华

中医乳腺病学：刘　胜

省部级重点学科（上海高校一流学科A类）

中药学

省部级重点学科（上海高校一流学科B类）

中医学

中西医结合

科学技术史

省部级重点学科（上海高校一流学科培育）

药学

护理学

上海市教育重点学科

中西医结合基础：施建蓉

中西医结合临床：徐列明、高月求

中医脾胃病学：季　光

中药药剂学：冯　怡

中药临床药理学：蒋　健

重点实验室及负责人

省部共建教育部重点实验室

中药标准化：王峥涛

肝肾疾病病证：刘　平

筋骨理论与治法：王拥军

教育部工程研究中心

中药现代制剂技术：冯　怡

国家中医药管理局重点研究室

中药新资源与品质评价：王峥涛

传统医药法律保护：宋晓亭

脊柱退变肾骨相关：王拥军

慢性肝病虚损：徐列明

中医医疗服务评估：沈远东

针灸免疫效应：吴焕淦

中医药防治传染病：陈建杰

上海市重点实验室

复方中药重点实验室：王峥涛

中医临床重点实验室：刘成海

健康评估与辨识重点实验室：王忆勤

附属机构及负责人

龙华医院：肖　臻

曙光医院：周　华

岳阳医院：房　敏

中医文献研究所：梁尚华

针灸经络研究所：吴焕淦

气功研究所：李　洁

中医老年医学研究所：陈　川

上海中药标准化研究中心：王峥涛

（张晓馨）

【南京中医药大学】

党委常委、书记：陈涤平

党委常委、副书记、校长：吴勉华

党委常委、副书记、纪委书记：马家忠

党委常委、副书记、副校长：王长青

党委常委、副校长：段金廒、黄桂成、翟天灵、方祝元

党委常委：翟玉祥

党委常委、副校长：程海波

基础医学院院长：马　健

第一临床医学院院长：汪　悦

第二临床医学院院长：顾一煌

药学院院长：吴启南

经贸管理学院院长：田　侃

护理学院院长：徐桂华

外国语学院院长：姚　欣

信息技术学院院长：胡孔法

心理学院院长：李荐中

翰林学院院长：黄桂成

地　　址：江苏省南京市栖霞区仙林大道138号

邮　　编：210023

电　　话：025－85811001

传　　真：025－85811006

电子信箱：xzbox@ njutcm. edu. cn

网　　址：www. njutcm. edu. cn

专业统计

学校职工人数1455人。专任教师824人，其中教授147人，副教授216人，讲师365人，助教96人。

专业设置	学制（年）	2013年毕业生数	2013年招生数	在校生数
国际经济与贸易	4	47	99	362
英语	4	56	90	308
应用心理学	4	72	59	240
应用心理学	5	0	0	3
计算机科学与技术	4	123	71	390
制药工程	4	27	71	271
康复治疗学	4	47	122	316
中医学	5	166	204	1116
中医学	7	172	239	1207
针灸推拿学	5	82	92	367
中西医临床医学	5	349	73	1405
护理学	4	94	373	1225
护理学	5	66	0	216
药学	4	47	59	409
中药学	4	72	117	391
中药学	5	0	1	2
药物制剂	4	60	56	231
中药资源与开发	4	55	65	270
信息管理与信息系统	4	83	54	226
市场营销	4	59	93	318
电子商务	4	217	53	444
公共事业管理	4	126	224	760

（续表）

专业设置	学制（年）	2013 年毕业生数	2013 年招生数	在校学生
食品质量与安全	4	0	57	97
生物制药	4	0	185	483
眼视光学	4	0	0	94
食品卫生与营养学	4	0	60	98
药事管理	4	0	58	107
中药制药	4	0	54	174
合　计	/	2020	2629	11530

注：以上统计数据为本专科学生数。

研究生教育

在校硕士研究生 2260 人，2013 年招收硕士研究生 633 人，毕业 732 人。

在校博士研究生 524 人，2013 年招收博士研究生 108 人，毕业 107 人。

硕士学位专业设置：护理学、康复医学与理疗学、社会医学与卫生事业管理、中医学、中医基础理论、中医临床基础、中医医史文献、方剂学、中医诊断学、中医内科学、中医外科学、中医骨伤科学、中医妇科学、中医儿科学、中医五官科学、针灸推拿学、中医学外语、中医康复学、中西医结合基础、中西医结合临床、中西医结合护理、药剂学、生药学、药理学、药物化学、药物分析学、生物与生化药、中药学、中西医结合内科学、中西医结合外科学

博士学位设置：中医基础理论、中医临床基础、中医医史文献、方剂学、中医诊断学、中医内科学、中医外科学、中医骨伤科学、中医妇科学、中医儿科学、中医五官科学、针灸推拿学、中医康复学、中西医结合基础、中西医结合临床、中药学、中药炮制学、中药药理学、中药药剂学、中药资源与鉴定、中药化学与分析

重点学科及学科带头人

国家重点学科

中药学（一级学科）：蔡宝昌

中医医史文献：王旭东

中医儿科学：汪受传

国家重点（培育）学科

中医学（一级学科）：吴勉华

中医内科学：薛博瑜

江苏高校优势学科建设工程

中医学（一级学科）：吴勉华

中药学（一级学科）：蔡宝昌

中西医结合（一级学科）：刘沈林

护理学（一级学科）：徐桂华

江苏省重点学科

中医学（一级学科）：吴勉华

中医临床基础：马　健

方剂学：孙世发

中医诊断学：吴承玉

中医内科学：薛博瑜

中医外科：潘立群

中医妇科：谈　勇

针灸推拿学：王玲玲

国家中医药管理局“十一五”重点学科

方剂学：樊巧玲

温病学：马　健

中医儿科学：韩新民

中医妇科学：谈　勇

中医肝胆病学：薛博瑜

针灸学：徐　斌

药用植物学：吴启南

中药药理学：陆　茵

中药炮制学：吴　皓

中医医史文献学：王旭东

中医护理学：徐桂华

中医脾胃病学：沈　洪

中医肾病学：孙　伟

中医肛肠病学：金黑鹰

国家中医药管理局“十二五”重点学科

伤寒学：周春祥

中医诊断学：吴承玉

临床中药学：唐德才

中西医结合基础：詹　瑧

中医痹病学：周学平

中医肿瘤学：吴勉华

中医骨伤科学：黄桂成

中医耳鼻喉科学：严道南

中医养生学：陈涤平

推拿学：顾一煌

中药药剂学：狄留庆

中药化学：李　祥

中药资源化学：段金廒

中医药信息学：虞　舜

中医文化学：张宗明

中医药管理学：申俊龙

中医皮肤病学：闵仲生

中西医结合临床：刘沈林

中医心病学：陈晓虎

江苏省中医药局“十二五”重点学科

中医肛肠病学、中医肺病学、中医急诊学、中医眼科学、中医肿瘤病学

针灸学：倪光夏

江苏省中医药局“十二五”重点培育学科

中医全科医学：顾　勤

中药分析学：张　丽

校级重点建设学科

中医眼科学：高卫萍

康复医学与理疗学：王　磊

医学神经生物学：唐宗湘

药学：李　伟

工商管理：汤少梁

医药经济与管理：熊季霞

思想教育政治：张宗明

应用心理学：李荐中

中医教育学：文　庠

计算机科学与技术：胡孔法

校级重点培育学科

中医全科医学：潘　涛

本草学：曹　宜

中医脑病学：盛　蕾

软件工程：王　珍

营养学：施洪飞

外国语言学与应用语言学：姚　欣

重点实验室及带头人

教育部重点实验室

中药炮制规范化及标准化教育部工程研究中心：蔡宝昌

省部级工程研究中心、工程实验室

江苏省理血方剂创新药物工程中心：段金廒

中药高效给药系统工程技术研究中心：狄留庆

江苏省植物药深加工工程研究中心：郭立玮

江苏省中医药健康养生技术工程实验室：陈涤平

江苏省抗肿瘤验方研究与产业化工程实验室：程海波

江苏省重点研究机构

江苏省中医药研究与新药创制中心：吴勉华

江苏省中药资源产业化过程协同创新中心：段金廒

江苏省海洋药物研究开发中心：吴　皓

省部共建重点实验室

针药结合重点实验室：王玲玲

国家中医药管理局重点研究室

中医瘀热病机重点研究室：吴勉华

中药炮制标准重点研究室：蔡宝昌

名医验方评价与转化重点研究室：程海波

江苏省重点实验室

中药炮制重点实验室：蔡宝昌

针灸学重点实验室：王玲玲

方剂研究重点实验室：段金廒

江苏省方剂高技术研究重点实验室：段金廒

中药药效与安全性评价重点实验室：陆　茵

江苏省海洋药用生物资源研究与开发重点实验室：吴　皓

国家中医药管理局中医药科研三级实验室

中药制剂实验室：郭立玮

中药质量标准实验室：吴　皓

针灸生物医学实验室：王中越

分子生物学（温病）实验室：马　健

中药炮制实验室：蔡宝昌

中药化学实验室：丁安伟

分子生物学（儿科）实验室：赵智强

中药药理实验室：陆茵

国家中医药管理局中医药科研二级实验室

中医肝病药效评价实验室：薛博瑜

南京市工程技术研究中心

中药微丸产业化工程技术研究中心：狄留庆

南京市中医药健康养生工程技术研究中心：陈涤平

校级重点实验室

中医脑病研究重点实验室：吴灏昕

中药复方分离重点实验室：郭立玮

附属机构及负责人

研究生院：张　旭

继续教育学院：王普霞

国家教育学院（台港澳教育中心）：王中越

人文与政治教育学院：张宗明

中医药文献研究所：陈仁寿

图书馆：曾　莉

体育部：殷　明

校医院：严　娟

现代教育技术中心网络中心：鲍剑洋

江苏省中医药博物馆：（未定）

（樊广花）

【浙江中医药大学】

党委书记：孙秋华

党委副书记：范永升、黄文秀、熊耀康

纪委书记：茹惠祥

校　　长：范永升

副 校 长：李俊伟、张光霁、方剑乔、陈　忠

副校级巡视员：陈健尔

国际教育学院院长：陈华德

成人教育学院（继续教育学院）院长：戴其舟

滨江学院院长：李俊伟（兼）

基础医学院院长：柴可夫

第一临床医学院院长：吕　宾

第二临床医学院院长：蔡宛如

第三临床医学院院长：姚新苗

药学院院长：李范珠

管理学院院长：王　悦

生命科学学院院长：朱君华

听力与言语科学学院院长：王永华

护理学院院长：马小琴

信息技术学院副院长（主持工作）：王海舜

生物工程学院院长：万海同

外国语学院副院长（主持工作）：顾　晔

口腔医学院院长：谷志远

地　　址：浙江省杭州市滨江区滨文路548号

邮　　编：310053

电　　话：0571－86633177/86613501

传　　真：0571－86613500

电子信箱：xiaoban@ zcmu. edu. cn

网　　址：www. zcmu. edu. cn

专业统计

2013年，学校职工人数1164人。专任教师847人，其中教授170人，副教授245人，讲师350人，助教82人。

专业设置	学制（年）	2013年毕业生数	2013年招生数	在校学生
英语	4	151	117	540
生物科学	4	52	30	183
生物技术	4	48	55	207
计算机科学与技术	4	145	114	488
制药工程	4	65	40	222
食品科学与工程	4	53	30	170
生物工程	4	51	58	247
临床医学	5	151	193	1077

（续表）

专业设置	学制（年）	2013年毕业生数	2013年招生数	在校学生
医学检验	4	0	96	96
医学检验	5	0	0	300
医学检验（卫生检验）	5	0	0	67
康复治疗学	4	49	56	209
听力学	4	61	0	306
听力与言语康复学	4	0	113	113
口腔医学	5	64	88	352
中医学	5	148	160	546
中医学	7	58	90	485
中医学（七年制）（针灸推拿）	7	0	0	55
针灸推拿学	5	144	100	568
中西医临床医学	5	66	0	0
护理学	4	220	278	1091
药学类	4	0	0	0
药学	4	152	146	515
中药学	4	93	87	469
药物制剂	4	23	36	121
市场营销	4	103	114	500
公共事业管理	4	93	76	312
公共事业管理（健康管理）	4	0	0	67
临床医学（医学影像）	5	0	0	116
中草药栽培与鉴定	4	0	31	84
医学信息工程	4	0	30	59
计算机科学与技术（专升本）	2	29	60	90
临床医学（专升本）	3	13	0	34
药学（专升本）	2	61	66	135
市场营销（专升本）	2	76	76	152
合计	/	2172	2432	10068

注：以上统计数据为本专科学术数。

研究生教育

在校硕士研究生1525人，2013年招收硕士研究生506人，毕业453人。

在校博士研究生169人，2013年招收博士研究生52人，毕业51人。

硕士学位专业设置：中医基础理论、中医临床基础、中医医史文献、方剂学、中医诊断学、中医内科学、中医外科学、中医骨伤科学、中医妇科学、中医儿科学、中医五官科学、针灸推拿学、中医药卫生事业管理（目录外）、中医药信息学（目录外）、中西医结合基础、中西医结合临床、中药学、中医药市场营销（目录外）、内科学、儿科学、老年病学、神经病学、精神病与精神卫生学、皮肤病与性病学、影像医学与核医学、临床检验诊断学、外科学、妇产科学、眼科学、耳鼻咽喉科学、肿瘤学、康复医学与理疗学、运动医学、麻醉学、急诊医学、全科医学、听力学（目录外）、口腔修复重建医学（目录外）、药物化学、药剂学、生药学、药物分析学、微生物与生化药学、药理学、中医药生物工程学（目录外）、实验动物与比较药理（目录外）、护理学、生物化工

博士学位专业设置：中医基础理论、中医临床基础、中医医史文献、方剂学、中医诊断学、中医内科学、中医外科学、中医骨伤科学、中医妇科学、中医儿科学、中医五官科学、针灸推拿学、中西医结合临床、中药学

重点学科及学科带头人

国家级重点学科

中医临床基础：范永升

省重中之重一级学科

中医学：范永升

浙江省重中之重学科

中药学：吕圭源

中西医结合：宋　康

部局级重点学科

中医脾胃病学：吕　宾

金匮要略：范永升

中医诊断学：徐　珊

中药药剂学：李范珠

针灸学：方剑乔

中医血液病学：高瑞兰

中医肿瘤病学：郭　勇

中医痹病学：温成平

中医骨伤科学：童培健

中医肺病学：王　真

中医基础理论：张光霁

中医护理学：孙秋华

中药药理学：吕圭源

中医药信息学：江依法

中医药工程学：万海同

中医实验动物学：陈民利

中医药生物技术学：丁志山

中医“治未病”学：沈敏鹤
中医皮肤病学：曹　毅
中医外治学：宣丽华
中西医结合临床：吕　宾
中医预防医学：史晓林
中医全科医学：蔡宛如
中医康复学：姚新苗
推拿学：范炳华

浙江省重点学科B类

中医骨伤科学：肖鲁伟
中西医结合基础：沃兴德
中医诊断学：龚一萍
中药资源学：黄　真

浙江省重点学科

动物学：陈民利
精神病与精神卫生学：陶　明
影像医学与核医学：许茂盛
妇产科学：吕　玲
口腔基础医学：谷志远
微生物和生化药物：丁志山
护理学：孙秋华
省社科“学科共建”
公共管理：王　悦

浙江省医学重点学科

医学实验动物学：陈民利

浙江省中医药重点学科

中西医结合基础医学（心血管）：沃兴德
中医药实验动物学：陈民利
中医诊断学：龚一萍
方剂学：连建伟
中药学：吕圭源
中医临床基础：郑小伟
中西医结合基础医学（脑病）：万海同
中药资源工程学：张如松
针灸学：方剑乔
推拿学：范炳华
中西医结合呼吸病学：宋　康
中西医结合血液病学：周郁鸿
中西医结合内分泌学：黄　琦
中医骨伤科学：童培建
中西医结合肿瘤学：郭　勇
中西医结合神经内科学：陈　眉
中西医结合妇科学：蒋学禄
中西医结合外科学：裘华森
中医儿科学：董　勤
中西医结合消化内科学：吕　宾
中西医结合骨伤科学：吴建民
中西医结合风湿免疫病学：范永升
中药药效毒理学：李昌煜
中药药物代谢动力学：万海同
中西医结合比较心血管病学：毛威
中西医结合整合胃肠病学：孟立娜
中医肿瘤维持治疗学：沈敏鹤
中医代谢病学：倪海祥
中西医结合医学影像学：许茂盛
中西医结合重症医学：江荣林
中西医结合血液免疫学：沈建平
中西医结合急诊内科学：黄小民
中西医结合男科学：吕伯东
中西医结合慢病防治学：黄抒伟
中医老年骨伤学：姚新苗
中西医结合全科医学：李俊伟
中医药信息管理学：熊耀康
中医临床评价方法学：陈　健

重点实验室及负责人

浙江省重点实验室建设单位

浙江省中医风湿免疫病省级重点实验室：范永升
浙江省中药治疗高血压及相关疾病药理研究重点实验室：吕圭源
浙江省骨关节疾病中医药干预技术研究重点实验室：童培建
浙江省消化道疾病病理生理研究重点实验室：吕　宾

国家中医药管理局中医药科研三级实验室

免疫实验室：范永升
脂代谢实验室：沃兴德
血液细胞分子生物学实验室：高瑞兰
骨重建技术实验室：童培建
临床病理实验室：宋　康
中药药理实验室：吕圭源
实验动物实验室：陈民利
中药炮制实验室：葛卫红
中药制剂实验室：李范珠
神经生物学（针灸）实验室：刘喆

省级专项建设实验室（厅局级）

蛋白组学实验室：沃兴德
中药药效毒理实验室：吕圭源
中医免疫风湿病实验室：范永升
中药资源工程学实验室：张如松
血液细胞分子生物学实验室：高瑞兰
中药制剂实验室：李范珠
针灸神经生物学实验室：方剑乔
医学动物实验室：陈民利
中药体外代谢实验室：葛卫红
中药标准化研究实验室建设实验室：尹　华
分析测试中心实验室：葛尔宁
中药材种质资源与评价实验室：黄　真
中医脑病实验室：万海同
新型药物传递系统实验室：石森林
中药炮制实验室：张　云
中医骨伤实验室：肖鲁伟
中医免疫风湿病实验室：范永升
中药药效毒理实验室：吕圭源
针灸神经生物学实验室：方剑乔
中医药实验动物学实验室：陈民利
中医心血管病实验室：沃兴德
血液细胞分子生物学实验室：高瑞兰
呼吸功能实验室：宋　康

附属机构及负责人

附属第一医院院长：吕　宾
附属第二医院院长：蔡宛如
附属第三医院院长：姚新苗

（柴林海）

【安徽中医药大学】

党委书记：王大鹏
党委副书记、校长：王　键
党委副书记：雷广宁
党委委员、副校长：彭代银、李泽庚、张永群
党委委员、纪委书记：曹　玉
中医临床学院：王　茎
针灸骨伤临床学院：胡　玲
药学院：戴　敏
中西医结合临床学院：黄金玲
护理学院：方正清
医药经济管理学院：魏　骅
医药信息工程学院：王卫星
人文学院：周亚东
国际教育交流学院：韩　茹
继续教育学院：李瑞洲
地　　址：安徽省合肥市梅山路103号（梅山路校区）
安徽省合肥市史河路45号（史河路校区）
安徽省合肥市前江路（少荃湖校区）
邮　　编：230038（梅山路校区）
230031（史河路校区）
230011（少荃湖校区）

电 话：0551－65169009
传 真：0551－62819950
电子信箱：ahtcm10369@126. com
网 址：www. ahtcm. edu. cn

专业统计

学校职工人数（不含附属医院）1020人。专任教师720人，其中教授164人，副教授263人，讲师219人，助教74人。

专业设置	学制（年）	2013年毕业生数	2013年招生数	在校生数
中医学	5	237	355	1454
针灸推拿学	5	179	169	837
中西医临床医学	5	297	301	1463
护理学	4	340	410	1529
药学	4	125	57	368
中药学	4	103	57	335
药物制剂	4	58	135	388
制药工程	4	55	57	312
信息管理与信息系统	4	53	50	191
人力资源管理	4	53	58	225
公共事业管理	4	51	57	188
国际经济与贸易	4	54	117	413
应用心理学	4	54	57	225
计算机科学与技术	4	178	201	693
医疗器械工程	4	0	0	57
生物医学工程	4	0	59	59
康复治疗学	4	56	131	374
对外汉语	4	0	35	142
保险学	4	0	57	57
中西医临床（专升本）	3	82	59	228
药学（专升本）	2	136	101	274
医药营销（专）	3	41	52	149
针灸推拿学（专）	3	50	52	145
护理学（专）	3	116	107	327
药学（专）	3	52	51	157
合计	/	2370	2850	10655

注：以上统计为数据为本专科学生数。

研究生教育

在校硕士研究生902人，2013年招收硕士研究生324人，毕业241人。

硕士学位专业设置：中医基础理论、中医临床基础、中医医史文献、方剂学、中医诊断学、中医内科学、中医外科学、中医骨伤科学、医妇科学、中医儿科学、中医五官科学、针灸推拿学、中西医结合基础、中西医结合临床、药物化学、药剂学、生药学、中药学、药物分析、微生物与生化药学、药理学、中医护理学、中医文化学、中医药信息学、药物代谢动力学

重点学科及学科带头人

国家中医药管理局重点学科

中医基础理论：王 键
中医肺病学：李泽庚
中医痹病学：刘 健
中医内分泌病学：方朝晖
针灸学：杨 骏
药用植物学：彭代银
中医文化学：王 键
中医疮疡病学：于庆生
中西医结合临床：杨文明
中医老年病学：张念志
中药化学：王 刚
临床中药学：夏伦祝
中医传染病学：张国梁
中医史学：陆 翔
中医养生学：牛淑平
中医治未病：肖 伟
中医药信息学：阚红星

安徽省重点学科

中医学（A类）：王 键
中医基础理论：王 键
中医内科学：刘 健
中药学：戴 敏
针灸推拿学：胡 玲
中西医结合临床：杨文明
中西医结合基础：申国明
中医妇科学：李伟莉
中医诊断学：李泽庚
中医外科学：于庆生
方剂学：方向明
药剂学：桂双英
中药药理学：汪 宁

重点实验室及负责人

国家中医临床研究基地、国家中药药理临床研究基地、国家中药现代化（安徽）基地、国家药物临床研究基地、国家中医药国际合作基地、国家中医药管理局重点实验室

慢性阻塞性肺疾病肺气虚证重点研究室：李泽庚

细胞分子生物学（脑病）三级实验室：王 键

神经生物学（针灸）三级实验室：胡　玲

免疫学三级实验室：刘　健

中药药剂三级实验室：夏伦祝

数字化影像技术三级实验室：李传富

省部级重点实验室

省部共建教育部新安医学重点实验室：王　键

安徽省中药研究与开发重点实验室：王　键

安徽道地中药材品质提升协同创新中心：彭代银

现代中药安徽省重点实验室：王德群

针灸基础与技术安徽省重点实验室培育基地：胡　玲

现代中药安徽省工程技术研究中心：彭代银

现代中医内科应用基础与开发研究安徽省实验室：刘　健

安徽省中药临床试验研发服务能力建设科技公共服务平台：李泽庚

安徽省中药制剂工程技术研究中心：桂双英

附属机构及负责人

一附院：杨　骏

二附院：侯　勇

新安医学研究中心：王　键

安徽中医学院门诊部（国医堂）：肖殿明

中西医结合医院：何光远

安徽省中医药科学院：

中医基础理论研究所：王　茎

医史文献研究所：陆　翔

中医养生康复研究所：唐　巍

针灸经络研究所：胡　玲

中西医结合研究所：黄金玲

药物化学研究所：李家明

中药药效与安全评价研究所：汪宁

中药资源保护与开发研究所：彭代银

安徽省计算机中医应用研究所：阚红星

中医药糖尿病防治研究所：方朝辉

中医脑病防治研究所：杨文明

神经病学研究所：王　训

药物制剂研究所：桂双英

中医药文化研究所：周亚东

中医呼吸病防治研究所：李泽庚

中医外科研究所：于庆生

中医风湿病防治研究所：刘　健

针灸临床研究所：储浩然

亳州中医药研究所：方成武

（秦　瑜）

【福建中医药大学】

党委书记：黄有霖

校　　长：陈立典

党委副书记：谭卫星、陈兴炎

副 校 长：李灿东、刘献祥、郑健、林　羽

纪委书记：叶　虹

海外教育学院院长：张文光

成人教育学院院长：陈　莘

研究生部主任：林丹红

中医学院院长：纪立金

中西医结合学院院长：施　红

药学院院长：褚克丹

骨伤学院院长：张　俐

针灸学院院长：吴　强

管理学院院长：王建忠

护理学院院长：赵红佳

康复医学院院长：陶　静

地　　址：福建省福州市闽侯上街华佗路1号（旗山校区）
福建省福州市五四路282号（屏山校区）

邮　　编：350003（旗山校区）
350122（屏山校区）

电　　话：0591－22861989

传　　真：0591－22861989

电子信箱：yzbgs@ fjtcm. edu. cn

网　　址：www. fjtcm. edu. cn

专业统计

2013年学校职工人数1307人。专任教师882人，其中教授149人，副教授191人，讲师367人，助教139人。

专业设置	学制（年）	2013年毕业生数	2013年招生数	在校生数
生物医学工程	4	0	0	114
制药工程	4	61	60	172
食品科学与工程	4	55	48	204
临床医学	5	174	660	1476
临床医学（放疗方向）	5	0	0	57
临床医学（骨伤科学方向）	5	0	0	254
临床医学（康复医学方向）	5	0	0	451
临床医学（生物工程方向）	5	0	0	59
医学影像学	4	57	0	165
七年制中医学	7	49	354	850
七年制中医学（修园班）	7	0	33	100
七年制中医学（针灸推拿方向）	7	0	0	114
七年制中医学（中医骨伤方向）	7	29	0	209
中医学（临床心理学方向）	5	0	0	195
中医学（文科）	5	60	0	75
中医学（英语方向）	5	0	0	29
中医学	5	188	266	947
中医学（中医骨伤方向）	5	0	0	121
针灸推拿学	5	53	145	485

（续表）

专业设置	学制（年）	2013年毕业生数	2013年招生数	在校学生
针灸推拿学（康复医学方向）	5	112	0	0
针灸推拿学（中医美容方向）	5	51	0	175
中西医临床医学	5	118	59	353
中西医临床医学（骨伤科学方向）	5	67	0	121
护理学	4	233	306	982
药学	4	114	118	464
中药学	4	54	59	227
药物制剂	4	55	0	164
信息管理与信息系统	4	0	0	76
市场营销（药品营销方向）	4	53	56	204
公共事业管理（健康保险方向）	4	0	25	103
公共事业管理（卫生管理方向）	4	54	40	169
公共事业管理（信息管理方向）	4	53	0	49
公共事业管理（医事法律方向）	5	56	38	239
医学实验技术	4	0	17	17
医学影像技术	4	0	49	48
康复治疗学	4	0	0	111
康复治疗学（物理治疗方向）	4	0	85	175
康复治疗学（作业治疗方向）	4	0	59	117
临床医学（专升本）	3	0	53	298
中西医结合（成人业余）	3	56	0	74
护理（成人业余）	4	297	0	733
药学（成人业余）	3	25	0	46
中药（成人业余）	3	25	0	64
医学影像学（成人业余专升本）	3	0	3	0
临床医学（成人业余专升本）	3	20	15	56
中医学（成人业余专升本）	3	21	35	66
针灸推拿学（成人业余专升本）	3	33	24	77
中西医临床医学（成人业余专升本）	3	36	52	129
护理学（成人业余专升本）	3	136	194	495
药学（成人业余专升本）	3	54	99	239
中药学（成人业余专升本）	3	73	194	389
合计	/	2522	3146	12537

注：以上统计数据为本专科学生数。

研究生教育

在校硕士研究生1231人，2013年招收硕士研究生363人，毕业296人。

在校博士研究生86人，2013年招收博士研究生19人，毕业11人。

硕士学位专业设置：药剂学、生药学、方剂学、药理学、中药学、护理学、内科学、肿瘤学、儿科学、眼科学、麻醉学、外科学、妇产科学、神经病学、急诊医学、老年医学、运动医学、药物化学、药物分析学、中医内科学、中医外科学、中医妇科学、中医儿科学、中医五官科学、针灸推拿学、中医诊断学、中医基础理论、中医临床基础、中医医史文献、中医骨伤科学、耳鼻咽喉科学、中西医结合基础、中西医结合临床、皮肤病与性病学、临床检验诊断学、影像医学与核医学、微生物与生化药学、康复医学与理疗学、病理学与病理生理学、精神病与精神卫生学、中医康复学、临床医学、全科医学

博士学位专业设置：中医基础理论、中医临床基础、中医医史文献、方剂学、中医诊断学、中医内科学、中医外科学、中医骨伤科学、中医妇科学、中医儿科学、中医五官科学、针灸推拿学、中西医结合基础、中西医结合临床、中医康复学

重点学科及学科带头人

国家中医药管理局重点学科

中医诊断学：李灿东

方剂学：阮时宝

伤寒学：张喜奎

中医文献学：肖林榕

中医骨伤科学：张　俐

中医康复学：王诗忠

中医脾胃病学：纪立金

中医护理学：陈锦秀

针灸学：吴　强

中药化学：吴锦忠

中西医结合临床：刘献祥

内经学：纪立金
中医急诊学：文　丹
中医养生学：林慧光
推拿学：苏友新
中药分析学：陈　丹
临床中药学：邱颂平
中西医结合基础：施　红
中医心理学：蔡建鹰
中医预防医学：黄守清

福建省重点学科

中西医结合、护理学、康复医学、临床医学、药学、中药学、中医学（2012 年福建省公布省级重点学科及省特色重点学科名单，名单仅公布一级学科名称，并未涉及具体学科带头人）

福建省特色重点学科

中西医结合、临床医学（康复医学方向）（2012 年福建省公布省级重点学科及省特色重点学科名单，名单仅公布一级学科名称，并未涉及具体学科带头人）

福建省高校优势学科创新平台培育项目

康复技术与药物研发创新平台：陈立典

重点实验室及负责人

国家中医药管理局中医药科研三级实验室

病理生理学实验室：黄秀榕
针灸生理实验室：许金森
骨重建生物力学实验室：张　俐
中医康复技术实验室：洪振丰
分子生物学实验室：施　红
中药药理（细胞结构与功能）实验室：陈文列
中药生药学实验室：吴锦忠
细胞生物学实验室：蔡　晶

教育部省部共建重点实验室

中医骨伤及运动康复实验室：张俐

国家中医药管理局科研中心

中医药文献检索中心：林丹红
中医康复研究中心：陈立典

福建省重点实验室、中心、基地

福建省高校中西医结合基础重点实验室：陈文列
福建省高校中药学重点实验室：褚克丹
福建省闽台中医文化文献研究中心：林端宜
福建省中药研究开发工程实验室：吴水生
闽产中药研发科技平台：褚克丹
福建省中药产业技术开发基地：吴水生
福建省中西医结合老年性疾病重点实验室：刘献祥
福建省兔类实验动物技术服务基地：王训立
福建省运动功能康复重点实验室：陈立典
福建省高校中医证研究重点实验室：李灿东
闽台中医药科研合作基地：陈立典
福建省中药学重点实验室：褚克丹
福建省中医健康辨识重点实验室：李灿东
福建省中西医结合肾脏病重点实验室：郑　健

福建省工程技术研究中心

福建省中药临床前研究与质量控制工程技术研究中心：胡　娟
福建省中药制剂与质量控制工程技术研究中心：陈　丹
福建省康复技术工程研究中心：陈立典

福建省卫生厅中医药科研二级实验室

中药药理毒理实验室：吴符火
舌苔脱落细胞实验室：高碧珍
四诊资料标准化采集实验室：林雪娟
证素辨证与数据挖掘技术实验室：甘慧娟
中西医结合基础综合实验室：何才姑
中药制剂与质量控制实验室：陈丹
方药分析实验室：吴水生

福建省卫生厅中医药科研一级实验室

电生理实验室：纪　峰

附属机构及负责人

福建省中医药研究院：周美兰
福建中医药大学附属人民医院：刘建忠
福建中医药大学附属第二人民医院：卢明忠
福建中医药大学附属第三人民医院：卢明忠（兼）
福建中医药大学附属康复医院：刘建忠（兼）
福建中医药大学附属厦门中医院：陈进春
福建中医药大学附属漳州中医院：曾宏翔
福建中医药大学附属厦门第三医院：叶惠龙
福建中医药大学附属三明第二医院：陈少华
福建中医药大学附属福鼎医院：李桂心
福建中医药大学附属福建省福州神经精神病防治院：张　忠
福建中医药大学附属泉州正骨医院：徐福东
福建中医药大学附属三明中西医结合医院：林从全
福建中医药大学附属宁德中医院：陈闽谨
福建中医药大学附属晋江中医院：庄耀东
福建中医药大学附属南平人民医院：余天泰

（郑新兴）

【江西中医药大学】

党委书记：刘红宁
党委副书记、校长：陈明人
党委副书记：徐兰宾
党委委员、副校长兼附属医院院长：左铮云
副 校 长：杨世林
党委委员、副校长：朱卫丰
党委委员、副校长兼药学院院长：杨明
党委委员、纪委书记：刘　青
临床医学院院长：刁军成
基础医学院院长兼生命科学学院院长：章文春
计算机学院院长：杜建强
经济与管理学院院长：姚东明
人文学院院长：余亚微
护理学院院长：李卫国
针灸学院院长：陈日新
研究生院院长：章新友
继续教育学院院长：游卫平
国际教育学院院长：刘新亚
高等职业技术学院副院长：吴　伟
地　　址：江西省南昌市湾里区兴湾大道 818 号
邮　　编：330004

电　　话：0791－87118800
传　　真：0791－87118800
电子信箱：jzyb@jxtcmi.com
网　　址：www.jxtcmi.com

专业统计

学校职工人数1064人。专任教师789人，其中教授144人，副教授233人，讲师322人，助教48人。

专业设置	学制（年）	2013年毕业生数	2013年招生数	在校生数
中医学（含国际交流方向、骨伤方向、维吾尔医学方向）	5	372	392	2251
中西医临床医学	8	239	234	1419
护理学	4	110	125	411
护理学类（中外合作办学）	4	0	91	260
针灸推拿学（含康复方向）	5	182	200	948
中药学（含国际交流方向、维吾尔药学方向）	4	233	202	715
制药工程	4	100	86	369
生物工程（含生物制药方向）	4	69	70	311
环境科学	4	0	0	66
中药资源与开发	4	33	40	80
药学（含医药营销方向）	4	387	342	1404
药物制剂	4	99	72	327
保险（含健康保险方向）	4	143	62	327
公共事业管理（含法学方向、卫生管理方向）	4	68	59	278
计算机科学与技术（含医药软件开发方向、医药信息方向）	4	50	46	202
生物医学工程（含医疗电子方向）	4	69	121	374
英语	4	33	30	106
应用心理学	4	37	33	141
应用化学	4	37	0	127
音乐学（音乐治疗方向）	4	46	36	136
市场营销	4	0	42	158
中药制药	4	0	89	204
中药（专科）	3	50	33	141
医药营销（专科）	3	42	0	71
护理（专科）	3	88	113	313
药物制剂技术（专科）	3	54	42	165
药学（专科）	3	82	57	206
医疗美容技术（专科）	3	56	40	138
针灸推拿（专科）	3	66	67	189
合计	/	2745	2724	11837

注：以上统计数据为本专科学生数。

研究生教育

在校硕士研究生1005人，2013年招收硕士研究生344人，毕业300人。

硕士学位专业设置：计算机应用技术、中医基础理论、中医临床基础、中医医史文献、方剂学、中医诊断学、中医内科学、中医外科学、中医骨伤科学、中医妇科学、中医儿科学、中医五官科学、针灸推拿学、中医耳鼻喉科学、中医肛肠病学、中西医结合基础、中西医结合临床、药物化学、药剂学、生药学、药物分析学、药理学、中药药剂学、临床中药学、中药炮制学、中药资源学、中药化学、中药药理学、中药分析学、中药鉴定学、药事管理学、社会医学与卫生事业管理、中医药信息学、中医养生学

博士学位专业设置：中医学、中药学

重点学科及学科带头人

国家中医药管理局重点学科

中药炮制学：龚千锋
中药药剂学：罗晓健
中西医结合基础：汪建民
中医肺病学：薛汉荣
中医骨伤科学：万小明
针灸学：康明非
伤寒学：蒋小敏
中医诊断学：丁成华
中医心病学：刘中勇
中医疮疡病学：王万春
中医养生学：蒋力生
中医康复学：余　航
中医全科医学：廖为民

药用植物学：罗光明

中药化学：罗永明

中药分析学：饶　毅

中医药信息学：杜建强

中医心理学：刘红宁

江西省重点学科

中药学：刘红宁

中医学：陈日新

药学：杨世林

公共管理：王素珍

中西医结合：汪建民

重点实验室及负责人

国家级重点实验室

中药固体制剂制造技术国家工程研究中心：杨世林

中蒙药丸剂关键技术及工艺国家地方联合工程研究中心：杨　明

省部级重点实验室

现代中药制剂教育部重点实验室：杨　明

江西省实验清洁级大小鼠生产基地：徐　彭

江西省中药种质资源工程技术研究中心：罗光明

江西省现代中药制剂及质量控制重点实验室：饶　毅

江中国家工程研究中心博士后工作站：杨世林

国家药物临床试验机构：陈明人

江西省制药工程技术产学研合作示范（培育）基地：王跃生

江西现代中药产业技术创新战略联盟：刘红宁

艾灸学重点研究室：陈日新

江西创新药物与高效节能制药设备（江西省2011协同创新中心）：杨世林

江西省中药药理学重点实验室：余日跃

江西省传统中药炮制重点实验室：龚千锋

江西民族传统药现代科技与产业发展协同中心：刘红宁

国家中医药管理局中医药科研三级实验室

中药质量控制实验室：刘荣华

中药制剂实验室：廖正根、罗晓健

中药资源评价实验室：罗光明

腧穴热敏实验室：康明非

中药质量控制中药制剂实验室：饶毅

附属机构及负责人

江西中医药大学附属医院（江西省中医院）：左铮云

江西中医药大学第二附属医院（南钢医院）：甘　淳

江西中医药大学附属中西医结合医院（南昌市中西医结合医院）：魏友平

江西中医药大学附属鹰潭中医院：宋卫国

江西中医药大学附属丰城中医院：胡国龙

江西中医药大学附属宜春中医院：周亚林

江西中医药大学附属九江中医院：徐江祥

江西中医药大学附属玉山中医院：王　设

江西中医药大学附属新余中医院：宋禄林

江西中医药大学附属赣州中医院：马仲华

江西江中医药包装厂：谢伏明

江西江中安可科技有限公司：谢伏明

（寇汗为）

【山东中医药大学】

党委书记：于富华

校　　长：欧阳兵

党委副书记：姜少华

副 校 长：高　毅

纪委书记：毛有高

副 校 长：高树中、田立新、张成博

基础医学院院长：石作荣

药学院院长：田景振

针灸推拿学院院长：韩　涛

护理学院院长：陈莉军

信息管理学院院长：王振国

人文社科学院院长：崔瑞兰

外国语学院院长：杨继国

理工学院院长：曹　慧

体育艺术学院院长：于华荣

第一临床学院院长：杨传华

第二临床学院院长：葛　明

附属眼科医院：毕宏生

地　　址：山东省济南市长清大学科技园

邮　　编：250355

传　　真：0531－89628015

网　　址：www.sdutcm.edu.cn

专业统计

2013年，学校职工人数946人。专任教师701人，其中教授107人，副教授224人，讲师309人，助教61人。

专业设置	学制（年）	2013年毕业生数	2013年招生数	在校生数
法学	4	65	106	371
社会体育	4	78	0	377
运动人体科学	4	30	49	190
英语	4	45	110	361
应用心理学	4	51	113	431
计算机科学与技术	4	90	106	368
生物医学工程	4	58	64	227
制药工程	4	233	256	1171
营养学	4	79	0	179
眼视光学	4	43	55	200
康复治疗学	4	53	122	298
中医学	7	311	411	2014

（续表）

专业设置	学制（年）	2013年毕业生数	2013年招生数	在校学生
中医学	5	129	289	1402
针灸推拿学	5	116	384	1296
中西医临床医学	5	363	382	1896
护理学	5	303	0	1459
护理学	4	0	347	348
药学	4	124	123	498
中药学	4	306	259	1144
中草药栽培与鉴定	4	47	56	183
信息管理与信息系统	4	49	55	212
市场营销	4	117	152	565
公共事业管理	4	0	107	212
合计	/	2690	3546	15402

注：以上统计数据为本专科学生数。

研究生教育

在校硕士研究生2360人，2013年招收硕士研究生889人，毕业814人。

在校博士研究生227人，2013年招收博士研究生72人，毕业73人。

硕士学位专业设置：马克思主义中国化研究、应用心理学、生物医学工程、影像医学与核医学、眼科学、中医基础理论、中医临床基础、中医医史文献、方剂学、中医诊断学、中医内科学、中医外科学、中医骨伤科学、中医妇科学、中医儿科学、中医五官科学、针灸推拿学、中西医结合基础、中西医结合临床、药物化学、药剂学、生药学、药物分析学、微生物与生化药学、药理学、中药学

博士学位专业设置：中医基础理论、中医临床基础、中医医史文献、方剂学、中医诊断学、中医内科学、中医外科学、中医骨伤科学、中医妇科学、中医儿科学、中医五官科学、针灸推拿学、中西医结合基础、中西医结合临床、中药学

重点学科及学科带头人

国家级重点学科

中医基础理论：乔明琦

中医医史文献：王振国

省部级重点学科

中医基础理论：乔明琦

中医文献学：王振国

中医心病学：杨传华

中医脑病学：齐向华

中医肿瘤病学：齐元富

中医妇科学：王东梅

中医儿科学：李燕宁

中医全科医学：姜建国

针灸学：吴富东

中药药剂学：田景振

中西医结合基础：王世军

中西医结合临床：葛　明

中药学：田景振

针灸推拿学：吴富东

中医儿科学：李燕宁

方剂学：王均宁

中医外科学：宋爱莉

生药学：李　峰

眼科学：毕宏生

中医骨伤科学：徐展望

中医全科医学：姜建国

重点实验室及负责人

中医药经典理论实验室：张惠云

中药质量分析实验室：张惠云

微循环实验室：王世军

细胞生物学实验室：赵启韬

中药制剂实验室：杨培民

视觉分析实验室：毕宏生

辅助生殖技术实验室：孙　伟

中西医结合眼病防治技术：毕宏生

中药资源学：张永清

中西医结合肿瘤防治：王世军

中医心血管病：李运伦

天然药物：石俊英

中药制剂：杨培民

中医文献与文化研究中心：王振国

山东省中医经方工程技术研究中心：乔明琦

山东省中药炮制工程技术研究中心：田景振

山东省中药材良种选育工程技术研究中心：张永清

中医药基础研究重点实验室：张惠云

附属机构及负责人

附属医院院长：杨传华

第二附属医院院长：葛　明

附属眼科医院院长：毕宏生

（杨春涛）

【河南中医学院】

党委书记：孙建中

院长、党委副书记：郑玉玲

党委副书记：段荣章、郭海波、张丽霞

副 院 长：李建生、刘文第、郭德欣、许二平、付　强

第一临床医学院（第一附属医院）院长：朱明军

第二临床医学院（第二附属医院）院长：韩丽华

针灸推拿学院（第三附属医院）院长：田　力

基础医学院院长：詹向红

药学院院长：冯卫生

人文学院院长：张丽青

外语学院院长：郭先英

信息技术学院（软件职业技术学院）院长：张佩江

国际教育学院院长：路　玫

继续教育学院院长：翟立武
地　　址：河南省郑州市金水路龙子湖高校园区河南中医学院
邮　　编：450046
电　　话：0371－65945879
传　　真：0371－65944307
网　　址：www.hactcm.edu.cn

专业统计

2013年学院有（校本部，不含附属医院）职工人数1303人。专任教师903人，其中教授175人，副教授379人，讲师425人，助教93人。

专业名称	学制（年）	2013年毕业生数	2013年招生数	在校生数
中医学类专业	5	471	379	2164
中西医结合类专业	5	512	388	3263
药学（注：授予理学学士学位）	4	85	122	472
药物制剂（注：授予理学学士学位）	4	80	81	323
针灸推拿学	5	243	211	1686
应用心理学（注：可授理学或教育学学士学位）	4	0	61	137
计算机科学与技术（注：可授工学或理学学士学位）	4	52	106	393
英语	4	73	107	411
汉语国际教育	4	0	84	144
制药工程	4	141	115	450
生物工程	4	0	65	65
预防医学	5	71	93	351
中药资源与开发（注：授予理学学士学位）	4	0	86	142
中药制药（注：可授理学或工学学士学位）	4	0	117	293
中药学类专业	4	172	55	379
医学检验技术（注：授予理学学士学位）	4	0	60	60
医学影像技术（注：授予理学学士学位）	4	0	62	62
康复治疗学（注：授予理学学士学位）	4	0	75	147
护理学类专业	4	272	263	1748
信息管理与信息系统（注：可授管理学或工学学士学位）	4	58	191	601
市场营销	4	108	183	689
文化产业管理（注：可授管理学或艺术学学士学位）	4	0	81	303
公共管理类专业	4	115	111	895
中药学（注：授予理学学士学位）	2	191	100	282
针灸推拿学	3	126	143	474
中医学	3	120	141	290
计算机科学与技术（注：可授工学或理学学士学位）	2	0	37	74
应用心理学（注：可授理学或教育学学士学位）	2	0	7	7
护理	3	0	136	228
计算机应用技术	2	55	39	39
计算机网络技术	2	0	37	37
计算机信息管理	2	0	37	78
软件技术	2	0	27	27
图形图像制作	2	19	41	41
针灸推拿	3	0	188	389
康复治疗技术	2	45	0	9
中药制药技术	2	94	102	181
药物制剂技术	2	228	135	300
针灸推拿	2	46	145	326
康复治疗技术	2	0	0	13
针灸推拿	2	422	40	92

（续表）

专业名称	学制（年）	2013年毕业生数	2013年招生数	在校生数
普通本专科合计	/	3799	4451	18065
成教本科				
护理学（注：授予理学学士学位）	5	0	28	187
中西医临床医学	5	0	101	454
药学（注：授予理学学士学位）	5	0	15	60
中药学（注：授予理学学士学位）	5	0	26	95
护理学（注：授予理学学士学位）	3	55	90	286
中药学（注：授予理学学士学位）	3	54	63	169
药学（注：授予理学学士学位）	3	18	26	104
中西医临床医学	3	202	233	675
中西医结合类专业	3	24	65	125
中医学	3	116	186	475
针灸推拿学	3	51	124	322
成教专科				
中医学	3	98	55	175
针灸推拿	3	24	34	82
中医骨伤	3	14	23	36
临床医学类专业	3	233	88	432
护理	3	247	65	379
药学	3	31	15	59
中药	3	38	34	115
成教本专科合计	/	1205	1271	4230

注：以上统计数据为本专科与学生数。

研究生教育

在校硕士研究生1292人，2013年招收硕士研究生450人，毕业392人。

硕士学位专业设置：中医诊断学、中医内科学、中医外科学、临床检验诊断学、外科学、医事管理、内科学、中医骨伤科学、康复医学与理疗学、病原生物学、马克思主义中国化研究、马克思主义基本原理、思想政治教育、病理学与病理生理学、影像医学与核医学、中医基础理论、中医临床基础、中医妇科学、中医五官科学、针灸推拿学、中医儿科学、中西医结合临床、药物化学、药剂学、生药学、药物分析学、药事管理、中药学、药理学、中西医结合基础、中医医史文献、方剂学、中药学专业学位、药学专业学位、临床医学专业学位

重点学科及学科带头人

国家中医药管理局重点学科

中医基础理论：司富春
方剂学：许二平
伤寒学：梁华龙
中医各家学说：徐江雁
中医预防医学：申　杰
中药化学：冯卫生
中药鉴定学：陈随清
中医实验动物学：苗明三
中医儿科学：丁　樱
中医肝胆病学：赵文霞
中医肺病学：李建生
临床中药学：李学林
中医传染病学：李　真
中医脑病学：王新志
中医康复学：冯晓东
中医护理学：秦元梅
中医心病学：韩丽华
中医全科医学：孟　毅
中医妇科学：傅金英
中医养生学：侯江红
中医男科学：孙自学
针灸学：高希言
推拿学：王华兰
中医文化学：郭德欣

河南省重点学科（一级）

基础医学：朱艳琴
中药学：冯卫生
药学：苗明三
中医学：李建生
中西医结合：朱明军
临床医学：关怀敏
护理学：秦元梅
公共管理：谢世平

河南省重点学科（二级）

中医基础理论：司富春
中医临床基础：王振亮
中医医史文献：李成文
方剂学：王　付
中医诊断学：谢文英
中西医结合基础：杨丽萍
病理与病理生理学：李瑞琴
人体解剖与组织胚胎学：游言文
病原生物学：张小莉
药剂学：贾永艳
药物分析：白　雁
药理学：苗明三
中药资源学：董诚明
中药鉴定学：陈随清
中药化学：冯卫生
临床中药学：崔　瑛
中药炮制学：张振凌
无机化学：杨怀霞
中医内科学：赵文霞
中医外科学：刘佃温
中医儿科学：丁　樱
中医五官科学：李　莹

中医骨伤科学：李慧英
康复医学与理疗学：冯晓东
中西医结合临床：张　翥
中医内科学：王振涛
中医妇科学：傅金英
中医外科学：席作武
中医五官科学：张凤梅
中医骨伤科学：杨　豪
中医儿科学：侯江红
临床检验诊断学：李永伟
针灸推拿学：高希言
中医内科学：周立华
中医骨伤科学：李　康
社会医学与卫生事业管理：谢世平
高等教育管理：贾成祥
思想政治教育：李　艳
运动医学：翟向阳

校级重点学科

生物化学与分子生物学：郑晓珂
生理学：高剑峰
有机化学：武雪芬
制药工程：王宪龄
数学：崔红新
中药药剂学：贾永艳
临床检验诊断学：卢依平
中医急诊学：崔应麟
西医外科学：王世东
中医护理学：刘　静
工商管理：张丽青
心理学：许振国
中医哲学：张玉清
计算机应用技术：王晓鹏
成人教育学：谢有良
民族传统体育：孙再玲
英语语言文学：刘九茹

重点实验室及负责人

省部级重点实验室

科技部国际科技合作基地——河南中医学院：李　真

国家中医临床研究基地——河南中医学院第一附属医院：李　真

国家中医药管理局中医药国际合作基地——河南中医学院第一附属医院：李　真

国家中医药管理局重点研究室——中医药防治艾滋病研究室：郭会军

国家中医药管理局重点研究室——中医心血管病研究室：郭会军

艾滋病检测实验室：郭会军
中药制剂实验室：王又红
病理（肾脏）实验室：丁　樱
中药药理（呼吸）实验室：李素云
中药质量分析实验室：刘　伟
中药药理实验室：白　明

河南省中医药防治感染病重点实验室：李　真

河南省中药资源与中药化学重点实验室：陈随清

河南省中药材开发工程技术研究中心：冯卫生

河南省中药质量控制与评价工程技术研究中心：白　雁

道地药材深加工河南省工程实验室：苗明三

河南中医学院第一附属医院：李真

中医药与经济社会发展研究中心：徐江雁

河南中医学院第二附属医院：韩丽华

医学基础实验教学中心：司富春
临床技能实验教学中心：宰军华
中药学实验教学中心：冯卫生
计算机实验教学中心：张佩江
护理学实验教学中心：宰军华
药学实验教学中心：陈随清

临床技能虚拟仿真实训中心：张大伟

地厅级重点实验室

河南省高校中医药防治老年病重点实验室培育基地：李建生

教育部重点实验室培育基地中药药效评价与中药深加工重点实验室：苗明三

河南省重点实验室培育基地中医方证信号传导实验室：司富春

河南省高校中医内科学重点学科开放实验室：李建生

河南省高校中药学重点学科开放实验室：冯卫生

河南省高校药效评价开放实验室：苗明三

河南省高校中药材开发工程技术研究中心：冯卫生

河南省高校中药质量控制与评价工程技术研究中心：白　雁

河南省高校药效评价工程技术研究中心：苗明三

河南省非物质文化遗产研究基地——河南中医学院：徐江雁

郑州市组分中药重点实验室：白　明

郑州市针灸临床重点实验室：王民集

郑州市中医药转化医学重点实验室：苗艳艳

校级重点实验室

河南中医学院预防医学研究与评价中心：申　杰

河南中医学院中原医学研究中心：徐江雁

河南中医学院儿科研究所：丁　樱

河南中医学院经方研究所：王　付

河南中医学院针灸基础研究所：王民集

河南中医学院中医诊断研究所：王国斌

河南中医学院中药制药工程研究所：王宪龄

河南中医学院肿瘤研究所：王祥麒

河南中医学院血管病研究所：王新志

河南中医学院互联网应用技术研究所：刘文第

河南中医学院中医药外语研究所：刘　伟

河南中医学院中医外科研究所：刘佃温

河南中医学院中药制剂研究所：刘雅敏

河南中医学院中医生殖医学研究所：刘自学

河南中医学院中西医结合研究所：朱明军

河南中医学院中医药文献研究所：许敬生

河南中医学院名医学术思想传承研究所：张文学

河南中医学院眩晕病研究所：张怀亮

河南中医学院中医药信息化研究所：张佩江

河南中医学院中药饮片炮制研究所：张振凌

河南中医学院糖尿病研究所：李　真

河南中医学院中医骨伤研究所：李　沛

河南中医学院急诊医学研究所：李连章

河南中医学院老年医学研究所：李建生

河南中医学院李振华学术思想研究所：李郑生

河南中医学院呼吸病研究所：李素云

河南中医学院中西医结合心血管病研究所：杜挺海

河南中医学院邵经明学术思想研究所：邵素菊

河南中医学院黄帝内经研究所：周发祥

河南中医学院药物研究所：苗明三

河南中医学院中医治“未病”理论与应用研究所：洪素兰

河南中医学院消化病研究所：赵文霞

河南中医学院中医风湿病研究所：郭会卿

河南中医学院热病研究所：郭选贤

河南中医学院本草研究所：崔瑛

河南中医学院中医理论与临床应用研究所：崔应珉

河南中医学院中医妇科研究所：傅金英

河南中医学院艾滋病研究所：彭　勃

河南中医学院肝病研究所：禄保平

河南中医学院心血管病研究所：韩丽华

河南中医学院红外谱技术应用研究室：白　雁

河南中医学院中药质量标准及药效物质基础研究室：李喜凤

河南中医学院中药质量分析研究室：刘　伟

河南中医学院临床药理研究室：张　宾

河南中医学院医药统计研究室：崔红新

河南中医学院天然药物结构修饰与新药研究室：杨　云

河南中医学院周围血管病研究室：周　涛

河南中医学院肛肠病研究室：刘佃温

河南中医学院皮肤病研究室：孟　丽

河南中医学院脑病研究室：常学辉

河南中医学院针灸临床研究室：邵素梅

河南中医学院心力衰竭研究室：金先红

河南中医学院推拿研究室：王华兰

河南中医学院中西医结合帕金森病研究所：周云枝

河南中医学院中医基础研究所：司富春

河南中医学院张磊学术经验研究所：孙玉信

河南中医学院卫生管理研究所：张丽青

河南中医学院中药研究所：陈随清

河南中医学院中医药民间疗法研究所：侯士良

河南中医学院应用心理学研究所：徐玉芳

附属机构及负责人

河南中医学院第一附属医院：朱明军

河南中医学院第二附属医院：韩丽华

河南中医学院第三附属医院：田　力

（刘　杰）

【湖北中医药大学】

党委书记：汪　华
校　　长：王　华
党委副书记：张良玉、李水清
副 校 长：王　平、黄必胜、陈运中
纪委书记：陈建华
正校级干部：尹　舲
中医临床学院院长：李家庚
管理学院院长：黄明安
临床医学院常务副院长：向　楠
人文学院院长：胡　真
针灸骨伤学院院长：陈邦国
国际教育学院院长：付　萍
药学院院长：郑国华
外国语学院院长：刘殿刚
基础医学院院长：邹小娟
体育部主任：于　勇
检验学院院长：宁　勇
职业技术学院院长：童思雄
护理学院院长：胡　慧
继续教育学院院长：蒋冠斌
信息工程学院院长：赵　臻
地　　址：湖北省武汉市洪山区黄家湖西路 1 号
邮　　编：430065
电　　话：027 - 68890088
传　　真：027 - 68890017
电子信箱：webmaster@ hbtcm. edu. cn
网　　址：www. hbtcm. edu. cn

专业统计

2013 年，学校职工人数 1214 人。专任教师 881 人，其中教授 121 人，副教授 269 人，讲师 391 人，助教 65 人。

专业设置	学制（年）	2013 年毕业生数	2013 年招生数	在校生数
高中起点本科				
英语	4	57	141	455
生物技术	4	75	50	206
应用心理学	4	69	94	311
医学信息工程	4	96	76	405
制药工程	4	93	142	472
卫生检验	4	51	70	218

（续表）

专业名称	学制（年）	2013年毕业生数	2013年招生数	在校生数
医学检验	4	215	185	607
中医学	7	38	28	164
中医学（中西医结合）	7	37	55	228
中医学（针灸推拿学）	7	0	52	165
中医学（中医骨伤方向）	7	33	0	27
中医学	5	168	226	1259
中医学（中医骨伤方向）	5	112	120	624
中医学（美容康复方向）	5	107	83	414
针灸推拿学	5	50	124	697
针灸推拿学（针刀医学方向）	5	68	64	258
针灸推拿学（涉外方向）	5	67	55	455
中西医临床医学	5	474	247	1600
中西医临床医学（全科医学方向）	5	0	60	245
护理学	4	217	334	1072
护理学（涉外方向）	5	103	0	208
药学	4	228	234	947
中药学	4	137	186	757
药物制剂	4	102	96	490
中药资源与开发	4	43	153	421
信息管理与信息系统	4	43	52	270
市场营销	4	85	96	472
市场营销（医药国际贸易方向）	4	0	71	188
市场营销（物流方向）	4	96	0	162
公共事业管理	4	37	148	463
公共事业管理（医疗保险方向）	4	55	67	282
公共事业管理（医事法学方向）	4	63	77	282
食品质量与安全	4	0	39	39
物流管理	4	0	72	72
合计	/	3019	3497	14935
专科起点本科				
医学检验	2	70	76	150
中医学	3	27	37	90
针灸推拿学	3	67	57	183
护理学	2	37	33	59
药学	2	50	73	132
中药学	2	7	12	22
市场营销	2	22	41	65
合计	/	280	329	701
专　　科				
中药制药技术	3	48	29	154
食品营养与检测	3	10	9	50
医药营销	3	121	0	185
针灸推拿	3	99	41	263
护理	3	265	57	417
药学	3	140	64	400
医学检验技术	3	86	33	259
医疗美容技术	3	108	0	127
卫生检验与检疫技术	3	32	0	0
合计	/	909	233	1855
总计	/	4208	4059	17491

注：以上统计数据为本专科学生数。

研究生教育

在校硕士研究生916人，2013年招收硕士研究生271人，毕业412人。

在校博士研究生182人，2013年招收博士研究生48人，毕业29人。

硕士学位专业设置：中医基础理论、中医临床基础、中医医史文献、方剂学、中医诊断学、中医内科学、中医外科学、中医骨伤科学、中医妇科学、中医儿科学、针灸推拿学、中医五官科学、中西医结合基础、中西医结合临床、药物化学、药剂学、生药学、药物分析学、药理学、微生物与生化药学、中药学、临床检验诊断学、管理科学与工程

博士学位专业设置：中医基础理论、中医临床基础、中医医史文献、方剂学、中医诊断学、中医内科学、中医外科学、中医骨伤科学、中医妇科学、中医儿科学、针灸推拿学、中医五官科学、中药学

重点学科及学科带头人

国家中医药管理局重点学科

针灸学：王　华

内经学：王　平

伤寒学：李家庚

中医肝胆病学：盛国光

中医肾病学：王小琴

中医脑病学：董梦久

中医药信息学：赵　臻

中医诊断学：邹小娟

临床中药学：周祯祥

中药炮治学：刘艳菊

药用矿物学：黄必胜

中医文化学：胡　真

中医护理学：胡　慧

中医传染病学：陈盛铎

中医老年病学：甘爱萍

湖北省重点优势学科

中医学：王　华

湖北省重点特色学科

中药学：郑国华

湖北省重点培育学科

护理学：胡　慧

校级重点学科

金匮要略：李云海

温病学：刘　林

中医眼科学：李杜军

中医男科学：高文喜

中医儿科学：向希雄

中西医结合临床：李晓东

中医内分泌病学：向　楠

中医骨伤科学：章汉平

推拿学：齐凤军

中西医结合基础：陈泽斌

方剂学：吴建红

中药化学：干国平

中药鉴定学：张秀桥

临床检验诊断学：宁　勇

中医药管理学：黄明安

临床护理学：王再超

管理科学与工程：赵　臻

马克思主义理论：胡　真

中医国际传播学：刘殿刚

民族传统体育学：于　勇

重点实验室及负责人

教育部重点实验室

中药资源与中药复方重点实验室：方念伯

国家中医药管理局中医药科研三级实验室

中药药理科研实验室：陈　刚

细胞分子生物学实验室：李瀚旻

中药化学实验室：方念伯

国家中医药管理局重点研究室

老年性痴呆醒脑益智重点研究室：王　平

慢性肝病肝肾论治重点研究室：盛国光

湖北省重点实验室及工程技术研究中心

针灸“治未病”湖北省协同创新中心：王　华

老年病中药新产品湖北省协同创新中心：王　平

道地药材与创新中药新产品研发技术创新基地：方念伯

湖北省中药资源与中药化学重点研究室：刘焱文

湖北中小企业共性技术中药工程研发推广中心：刘焱文

湖北省中药标准化工程技术研究中心：方念伯

湖北省人文基地

中医药发展研究中心：黄明安

武汉市科技局重点实验室

武汉市中药创新与规范化工程技术研究中心：刘焱文

武汉市中药现代化共性关键技术中试平台：刘焱文

校企合作实验室

湖北省药用植物校企共建研发中心：卢金清

共建中药新药研究室：刘焱文

（陈　军）

【湖南中医药大学】

党委书记、研究院党委书记：黄惠勇

党委副书记、校长：廖端芳

研究院党委副书记、院长、学校党委委员、副校长、工会主席：谭达全

党委副书记、副校长、研究院副院长：黄政德

党委副书记、研究院党委副书记：秦裕辉

党委委员、副校长、研究院副院长：周小青

党委委员、纪委书记：肖小芹

副 校 长：何清湖

党委委员、副校长：葛金文、谭元生、彭清华、柏正平

正厅级督导员：蒋士生

中医学院书记：刘富林、院长：喻　嵘

中西医结合学院书记：肖子曾、院长：邓奕辉

药学院院长：李顺祥

管理与信息工程学院院长：周良荣

护理学院书记、院长：陈　燕

湘杏学院院长：李木清

针灸推拿学院院长：李铁浪

继续教育学院书记蒋文明、院长陈革新

人文社科学院院长：毛新志

体育艺术部书记、主任：汪利人

研究生教育学院书记、院长：阳仁达

国际教育学院书记、院长：李江山

第一中医临床学院书记郭志华、院长谭元生

第二中医临床学院书记伍一文、院长熊　辉

医学院书记张秋雁、院长邓常青

临床医学院书记龚跃平、院长谭李红

地　　址：湖南长沙市岳麓区含浦科教园学士路300号（含浦校区）

湖南省长沙市韶山中路113号（东塘校区）

邮　　编：410208（含浦校区）
410007（东塘校区）
电　　话：0731－88458000
88458111（传真）
电子信箱：hnutcm@ 163. com
网　　址：www. hnctcm. edu. cn

专业统计

2013 年，学校职工人数 1585 人。专任教师 993 人，其中教授 189 人，副教授 250 人，讲师 331 人，助教 112 人。

专业设置	学制（年）	2013 年毕业生数	2013 年招生数	在校生数
英语	4	4461	79	210
应用心理学	4	73	75	242
计算机科学与技术	4	42	74	187
制药工程	4	60	49	220
食品科学与工程	4	46	53	174
生物工程	4	43	46	178
临床医学	5	196	318	1280
医学影像学	5	69	151	674
口腔医学	5	69	61	413
中医学	7	144	467	1402
中医学	5	293	397	1715
针灸推拿学	5	73	158	714
中西医临床医学	5	190	193	936
药学	4	169	149	715
药物制剂	4	66	53	213
中药学	4	138	90	494
中药资源与开发	4	33	54	168
医学检验技术	4	67	103	286
康复治疗学	4	58	77	225
护理学	4	239	242	965
市场营销	4	84	71	266
公共事业管理	4	45	42	161
针灸推拿（专科）	3	31	45	127
护理（专科）	3	138	97	319
中药（专科）	3	38	46	126
湘杏学院应用心理学	4	26	21	108
湘杏学院制药工程	4	25	19	90
湘杏学院生物工程	4	8	11	39
湘杏学院医学影像学	5	90	0	70
湘杏学院中医学	5	219	167	1280
湘杏学院针灸推拿学	5	55	81	444
湘杏学院中西医临床医学	5	430	140	2067
湘杏学院药学	4	71	95	386
湘杏学院药物制剂	4	9	14	43
湘杏学院中药学	4	11	37	88
湘杏学院康复治疗学	4	0	46	46
湘杏学院护理学	4	258	269	1192
湘杏学院市场营销	4	0	13	31
合计	/	3667	4103	18294

注：以上统计数据为本专科学生数。

研究生教育

在校硕士研究生 1389 人，2013 年招收硕士研究生 552 人，毕业 423 人。

在校博士研究生 198 人，2013 年招收博士研究生 64 人，毕业 44 人。

硕士学位专业设置：中医基础理论、中医临床基础、中医医史文献、方剂学、中医诊断学、中医内科学、中医外科学、中医骨伤科学、中医妇科学、中医儿科学、中医五官科学、针灸推拿学、民族医学、中西医结合基础、中西医结合临床、药理学、药物分析学、药物化学、药剂学、生药学、微生物与生化药学、中药学、全科医学、马克思主义中国化、中医药膳学、中医药信息学、医药经济与管理、中药制药工程、中药生物工程、中西医结合精神病学、中西医结合护理学、中西医结合影像医学、中西医结合康复医学、中药保健食品研究与开发、中医心理学、临床中药学、中医亚健康、中医肿瘤

博士学位专业设置：中医基础理论、中医临床基础、中医医史文献、方剂学、中医诊断学、中医内科学、中医外科学、中医骨伤科学、中医妇科学、中医儿科学、中医五官科学、针灸推拿学、民族医学、中西医结合临床、中医心理学、临床中药学、中医亚健康、中医肿瘤

重点学科及学科带头人

国家重点学科

中医诊断学：周小青

国家中医药管理局重点学科

中医诊断学：周小青

药用植物学：李顺祥

中药药剂学：夏新华

中西医结合临床（心脑疾病）：葛金文

针灸学：常小荣

方剂学：贺又舜

中医肝胆病学：孙克伟

中医妇科学：雷　磊

中医肿瘤病学：蒋益兰

中医皮肤病学：杨志波

中医眼科学：彭清华

各家学说：黄政德

中药炮制学：蒋孟良

中医药信息学：晏峻峰

中医儿科：王孟清

中医耳鼻喉科：朱镇华

中医肛肠病学：何永恒

中医康复学：张　泓

中医男科学：何清湖

推拿学：常小荣

中医肾病学：黄新艳

中医老年病学：卜献春

中医骨伤科学：仇湘中

湖南省重点学科

中医诊断学（优势特色重点学科）：周小青

中医内科学（优势特色重点学科）：蔡光先、黄政德

药学：廖端芳

中西医结合基础：葛金文

中药学：李顺祥、郭建生

针灸推拿学：常小荣

中西医结合临床：何清湖

中医外科学：杨志波

中医五官科学：田道法

方剂学：贺又舜

校级重点学科

人体解剖学与组织胚胎学：陈安

病原生物学：卢芳国

病理学与病理生理学：张　熙

中医基础理论：谭达全

中医临床基础：赵国荣

药物分析学：刘向前

生物工程：鲁耀邦

推拿学：李江山

护理学：陈　燕

马克思主义中国化：叶利军

中医心理学：谢静涛

社会医学与卫生事业管理：宁德斌

中医药信息学：晏峻峰

中医儿科学：王孟清

口腔医学：谭　劲

中西医结合临床（骨伤科学）：卢　敏

中医骨伤科学：肖四旺

肿瘤学：徐基平

中医哲学：毛新志

医药经济与管理：周良荣

重点实验室及负责人

科技部重点实验室

省部共建国家重点实验室培育基地湖南省中药粉体与创新药物重点实验室：蔡光先

国家发改委重点研究室

中药粉体关键技术及装备国家地方联合工程实验室：蔡光先

国家中医（肝病）临床研究基地：谭元生

教育部重点实验室

省部共建中医内科学重点实验室：蔡光先

医药粉体技术工程研究中心：张水寒

国家中医药管理局重点研究室

中药粉体技术重点研究室：张水寒

经穴—脏腑相关重点研究室：常小荣

国家中医药管理局中医药科研三级实验室

中药药性与药效实验室：鲁耀邦

中药鉴定与资源实验室：刘塔斯

中药药理（心血管）实验室：谭元生

肝脏病理实验室：孙克伟

针灸生物信息实验室：岳增辉

皮肤免疫病理实验室：杨志波

分子病理实验室：雷　磊

病理生理实验室：顾　星

血管生物学实验室：严　杰

中药药理实验室：郑　冰

中药制剂实验室：王实强

国家中医药管理局中医药科研二级实验室

显微形态学实验室：熊艾君

分子生物学实验室：刘群良

病原免疫实验室：伍参荣

骨伤治疗技术实验室：田心义

中药化学实验室：王实强

干细胞中药调控与应用实验室：廖端芳

湖南省科技厅重点实验室

中医诊断学重点实验室：周小青

中药新药研究与开发重点实验室：张水寒

湖南省中药有毒有害物质快速检测及脱除工程技术研究中心：廖端芳

中药超微技术工程中心：蔡光先

中西医结合心脑疾病防治重点实验室：葛金文

湖南省中药活性物质筛选工程技术研究中心：李顺祥

湖南省特色中药制剂创新服务平台：谭元生

湖南省发改委重点实验室

中药有毒物质防控技术湖南省工程实验室：廖端芳

湖南省委宣传部研究基地

湖南省中医药文化研究基地：陈弘

湖南省思想政治工作研究基地：陈　弘

湖南省教育厅重点实验室

中医病证实验室：周小青

中药现代化研究实验室：郭建生

中医内科学实验室：蔡光先

针灸生物信息分析实验室：岳增辉

细胞生物学与分子技术实验室：葛金文

数字中医药协同创新中心：周小青

湖南省中医药管理局重点研究室

重型肝炎证治研究室：孙克伟

中医皮肤性病特色疗法研究室：杨志波

肿瘤研究室：蒋益兰

推拿特色技术重点研究室：李铁浪

中医护理特色技术重点研究室：陈　燕

附属机构及负责人

湖南中医药大学第一附属医院（直属）党委书记郭志华、院长谭元生

湖南中医药大学第二附属医院（直属）党委书记伍一文、院长熊辉

湖南中医药大学附属中西医结合医院（直属）党委书记朱克俭、院长柏正平

湖南中医药大学附属（人民）医院（非直属）党委书记龚跃平、院长谭李红

湖南中医药大学附属衡阳医院（非直属）党委书记龙双才、院长王诚喜

湖南中医药大学附属常德医院（非直属）院长邵先舫、党委副书记刘志军

湖南中医药大学附属洛阳正骨医院（非直属）党委书记高书图、院长杜天信

湖南中医药大学附属宁乡人民医院（非直属）党委书记李梅良、院长文大志

湖南中医药大学附属岳阳中医院（非直属）党委书记邓寅风、院长向明波

湖南中医药大学附属第二中西医结合医院（非直属）党委书记盛志新、院长周平

湖南中医药大学附属垫江医院（非直属）党委书记兼院长刘明怀

湖南中医药大学附属福田中医院（非直属）党委书记罗建良、院长张天奉

湖南中医药大学附属长沙市中医医院（非直属）党委书记邓雄飞、院长漆晓坚

（孟　瑛）

【广州中医药大学】

党委书记：黄　斌
校　　长：王省良
党委副书记：王省良、陈英华、张建华
副 校 长：孙晓生、陈蔚文、刘　晟、刘小虹、许能贵、潘华峰
第一临床医学院院长：樊粤光
第二临床医学院（广东省中医院）院长：陈达灿
第三临床医学院院长：谢华民
研究生院院长：邝卫红
国际学院院长：王洪琦
基础医学院院长：郑　洪
中药学院院长：赖小平
针灸康复临床医学院（原针灸推拿学院）院长：李素荷
护理学院院长：李伊为
经济与管理学院院长：邱鸿钟
医学信息工程学院（原信息技术学院）院长：刘东辉（任期至2013年10月）
职业技术学院、继续教育学院院长：黄水清
人文社科学院院长：李悦书
体育健康学院院长：潘华山
脾胃研究所所长：陈蔚文
热带医学研究所所长：符林春
临床药理研究所所长：王　奇
高等教育研究所（中医药发展研究中心）所长、主任：陈建南
中药资源科学与工程研究中心副主任：詹若挺
国际中医药转化医学研究所所长：刘中秋
实验动物中心主任：王　萧
广东中医药博物馆馆长：蓝韶清
图书馆馆长：张　正
地　　址：广东省广州市番禺区广州大学城外环东路232号（主校区）
广东省广州市白云区机场路12号（三元里校区）
邮　　编：510006（主校区）
510405（三元里校区）
电　　话：020－39358190
传　　真：020－39359999
电子信箱：xwgk@gzucm.edu.cn
网　　址：www.gzucm.edu.cn

专业统计

2013年，学校本部职工人数1064人。专任教师645人，其中教授176人，副教授207人，讲师221人，助教29人。

专业设置	学制（年）	2013年毕业生数	2013年招生数	在校生数
保险学（健康保险）	4	0	35	35
国际经济与贸易	4	135	114	719
体育教育	4	87	127	507
英语	4	59	122	480
应用心理学	4	92	92	371
医学信息工程	4	0	51	106
计算机科学与技术	4	93	107	545
制药工程（中药）	4	211	64	535
中医学	5	581	878	3571
中医学（中西医结合方向）	7	132	89	496
中医学	7	73	59	317
中医学（针灸方向）	7	42	60	321

（续表）

专业名称	学制（年）	2013年毕业生数	2013年招生数	在校生数
针灸推拿学	5	109	190	685
中西医临床医学	5	211	150	870
药学	4	108	191	511
药物制剂	4	86	98	360
中药学	4	288	246	1131
中药资源与开发	4	55	58	216
中药制药	4	0	65	161
康复治疗学	4	59	91	265
护理学	4	222	173	733
公共事业管理（卫生）	4	95	93	447
针灸推拿	3	147	99	277
护理	3	138	83	242
中药	3	89	54	154
医疗美容技术	3	53	51	157
合计	/	3165	3440	14212

注：以上统计数据为本专科学生数。

研究生教育

在校硕士研究生3183人，2013年招收硕士研究生1125人，毕业1137人。

在校博士研究生801人，2013年招收博士研究生244人，毕业278人。

硕士学位专业设置：中医基础理论、中医临床基础、中医医史文献、方剂学、中医诊断学、中医内科学、中医外科学、中医骨伤科学、中医妇科学、中医儿科学、中医五官科学、针灸推拿学、中西医结合基础、中西医结合临床、中药学，药物化学、药剂学、生药学、药物分析学、微生物与生化药学、药理学、科学技术哲学、社会医学与卫生事业管理、思想政治教育、内科学、儿科学、老年医学、神经病学、精神病与精神卫生学、皮肤病学与性病学、影像医学与核医学、临床检验诊断学、外科学、妇产科学、眼科学、耳鼻喉科学、肿瘤学、康复医学与理疗学、运动医学、麻醉学、急诊医学、护理学、基础护理学、社区护理学、护理教育学、全科医学

博士学位专业设置：中医基础理论、中医临床基础、中医医史文献、方剂学、中医诊断学、中医内科学、中医外科学、中医骨伤科学、中医妇科学、中医儿科学、中医五官科学、针灸推拿学、中西医结合基础、中西医结合临床、中药学、中医养生学、中医康复学、中医肿瘤学、中医心理学

重点学科及学科带头人

国家级重点学科

中医学（一级学科）：徐志伟

国家中医药管理局重点学科

伤寒学（第一附属医院）：李赛美

中医妇科学（第一附属医院）：罗颂平

中医骨伤科学（第一附属医院）：樊粤光

中医脾胃病学（第一附属医院）：刘凤斌

金匮要略（第一附属医院）：林昌松

温病学（第一附属医院）：吴智兵

中医儿科学（第一附属医院）：许　华

中医预防医学（第一附属医院）：陈瑞芳

中医心病学（省中医院）：阮新民

中医脑病学（省中医院）：黄　燕

中医皮肤病学（省中医院）：范瑞强

中医急诊学（省中医院）：罗　翌

中医肛肠病学（第二附属医院）：罗湛滨

中医耳鼻喉科学（第二附属医院）：李云英

中医传染病学（第二附属医院）：张忠德

中医预防医学（第二附属医院）：林嬿钊

中医神志病学（第二附属医院）：李　艳

中医养生学（第二附属医院）：杨志敏

中药药剂学（校本部）：刘中秋

中药药理学（校本部）：陈蔚文

中医护理学（校本部）：陈佩仪

中医养生学（校本部）：刘焕兰

中医心理学（校本部）：邱鸿钟

临床中药学（校本部）：吴庆光

中医药信息学（校本部）：张洪来

广东省重点学科

中医学（一级学科）：徐志伟

中药学（一级学科）：陈蔚文

中西医结合（一级学科）：祝晨蘋

重点实验室及负责人

国家级重点实验室

国家中药现代化工程技术研究中心（合作）：赖小平

科技部重点实验室

新药（中药）安全评价研究重点实验室：王宁生

国家新药（中药）临床试验研究中心：赖世隆

国家中药材种植栽培示范化研究示范基地（GAP）：徐鸿华

国家中药现代化科技产业（广东）基地：王宁生

教育部重点实验室

教育部现代中成药工程研究中心：陈英华

岭南中药资源教育部重点实验室：陈蔚文

国家中医药管理局中医药科研三级实验室

中药药理实验室：郑广娟

中药药理（消化）实验室：陈蔚文

原虫与病毒实验室：符林春

中药制剂实验室：丘小惠

分子生物学实验室：韩　凌

细胞生物学实验室：方永奇

免疫实验室：王培训

中药化学实验室：赖小平

中药药理（药效评价）实验室：吴清和

中药药代动力学实验室：曾星

国家食品药品监督管理局重点实验室

国家药品临床研究基地（一院）：张惠臣

国家药品临床研究基地（二院）：赖世隆

国家药品临床研究基地（粤海医院）：符林春

国家食品药品监督管理局药品临床研究培训中心：赖世隆

广东省科技厅重点实验室

广东省中医治法与中药创制研究重点实验室：徐志伟

广东省中医针灸重点实验室：许能贵

广东省代谢性疾病中医药防治重点实验室：郭　姣

广东省中医证候临床研究重点实验室：罗云坚

新药非临床安全评价中心：王宁生

新药临床实验研究中心：赖世隆

广东省中医急症研究重点实验室：黄培新

广东省海洋药物重点实验室 GLP 药理毒理实验室（合作）：王宁生

广东省新药筛选重点实验室：赖小平

遗传工程小鼠资源库技术平台（合作）：邹移海

广东省中药新药研发重点实验室（省市共建）：赖小平

广东省教育厅重点实验室

中医疑难病症重点实验室：林培政

岭南中药资源省部共建重点实验室：陈蔚文

中药有效性与安全性研究重点实验室：王宁生

中医病机与治法研究重点实验室：徐志伟

中医女性生殖调节与安全性研究：罗颂平

广州市科技局重点实验室

中药新药研发重点实验室：赖小平

附属机构及负责人

第一附属医院：樊粤光

第二附属医院（广东省中医院）：陈达灿

第三附属医院：谢华民

附属粤海医院：王炳南

附属深圳中医院：李顺民

附属中山中医院：林　棉

附属广州中医院：黄德弘

附属佛山中医院：刘效仿

附属广东第二中医院：涂瑶生

附属南海妇产儿童医院：潘佩光

附属茂名中医院：黎治荣

附属湛江第一中医院：蔡　柏

附属湛江第二中医院：肖　波

附属台山中医院：黄长联

附属广州中西医结合中医院：熊传银

附属东莞中医院：郑志文

附属新会中医院：陈小龙

附属广东中西医结合医院：谢兵

附属汕头中医院：林创坚

附属顺德中医院：吴劲东

附属海南中医院：陈少仕

附属重庆北碚中医院：尹　平

附属清远中医院：冯伟勋

附属三亚中医院：刘德喜

附属深圳宝安中医院：朱美玲

附属海口中医院：方　立

附属深圳平乐骨伤科医院：翟明玉

附属陕西安康中医院：刘玉泉

附属内蒙古国际蒙医医院：乌兰

附属内蒙古中医院：杨广源

（林　辉、任长报）

【广西中医药大学】

党委书记：朱　华
校　　长：唐　农
党委副书记：董塔健
党委副书记、纪委书记：杨连招
副 校 长：罗伟生、吴琪俊、庞宇舟、冷　静、戴　铭
副厅级调研员：项光谋、李培春、邓家刚、陈雪斌
基础医学院：龚名师、林　江
药学院：王　勤、陈　勇
壮医药学院：林　辰
瑶医药学院：李　彤
骨伤学院：周红海
针灸推拿学院：蒋闽义、范郁山
研究生学院：吴　林、姜建萍
人文社科学院：李怀泽、韦兆钧
成人教育学院：韦艾凌、何天富
高等职业技术学院：邓远美
国际合作与交流学院：蒋基昌
护理学院：冼锦华、吴　彬
第一临床医学院：李敏智、黄贵华
瑞康临床医学院：唐友明、梁　健
第三临床医学院（柳州）：蓝宁生、杨建青
桂林临床医学院：陆安权、杨　斌
第五临床医学院（玉林）：李飞鹏、谭　跃
第六临床医学院（梧州）：罗世东、甘秀天
制药工程系：但旭辉、蒋　林
地　　址：广西南宁西乡塘区明秀东路 179 号（明秀校区）
广西南宁青秀区五合大道 13 号（仙葫校区）
邮　　编：530001
电　　话：0771－3137577（校办）
传　　真：0771－3137517（校办）
电子信箱：zyd3137577@163.com（校办）
网　　址：www.gxtcmu.edu.cn

专业统计

2013 年，学校职工数 5285 人（含附属单位）。专任教师 920 人，其中教授 141 人，副教授 418 人，讲师 286 人，助教 53 人。

本科专业名称	学制（年）	2013年毕业生数	2013年招生数	2013年在校生数
普通本科生	/	1133	1784	6545
其中：女	/	762	1159	4352
高中起点本科	/	1133	1784	6545
应用心理学（医学心理学）	5	46	37	61
制药工程	4	0	55	198
食品科学与工程	4	0	28	157
生物医学工程	4	0	0	20
临床医学	5	1	166	476
口腔医学	5	6	43	153
食品卫生与营养学	5	0	35	35
中医学	5	102	274	644
针灸推拿学	5	103	123	437
针灸推拿学(桂派杏林师承班)	5	0	0	68
壮医学	5	0	63	154
中医学（传统中医方向）	5	50	38	172
中医学（对外中医方向）	6	50	0	210
中医学（骨伤科学方向）	5	57	0	181
中医学（壮医学方向）	5	67	0	111
中医学（免费医学定向）	5	0	50	150
中医学（运动医学方向）	5	0	0	83
中医学（桂派杏林师承班）	5	0	0	72
中医学（师承班）	5	0	0	10
中西医临床医学	5	114	110	571
药学	4	92	101	347
药物制剂	4	52	54	161
中药学	4	80	94	333
中药资源与开发	4	0	25	134
医学检验技术	5	0	56	111
医学检验技术（中职升本）	4	0	28	28
康复治疗学	5	0	62	127
护理学	4	107	121	397
护理学（英语方向）	5	87	51	338
护理学（中职升本）	4	0	78	78
信息管理与信息系统	4	0	0	76
市场营销（医药营销方向）	4	71	59	258
公共事业管理（卫生方向）	4	48	33	194
普通专科生	/	1127	1224	3116
其中：女	/	903	968	2473
高中起点专科	/	1127	1012	2904
药学	3	139	153	360
中药	3	72	87	192
医学检验技术	3	0	50	50
康复治疗技术	3	0	37	37
医疗美容技术	3	130	121	328
药物制剂技术	3	0	50	50
医药营销	3	59	75	171
口腔医学	3	162	101	451
针灸推拿	3	224	157	465
中医骨伤	3	0	45	72
护理	3	305	136	683

（续表）

本科专业名称	学制（年）	2013 年毕业生数	2013 年招生数	2013 年在校生数
护理（口腔护理方向）	3	36	0	45
五年制高职转入	0	0	212	212
药学	3	0	40	40
护理	3	0	132	132
针灸推拿	3	0	40	40

注：以上统计数据为本专学生数，数据统计截止时间为 2013 年 11 月 15 日。

研究生教育

在校硕士研究生 1134 人，2013 年招收硕士研究生 401 人，毕业 326 人。

硕士学位专业设置：中医基础理论、中医临床基础、中医医史文献、方剂学、中医诊断学、中医内科学、中医外科学、中医骨伤科学、中医妇科学、中医儿科学、中医五官科学、针灸推拿学、民族医学、中西医结合基础、中西医结合临床、内科学、儿科学、老年病学、神经病学、精神病与精神卫生学、皮肤病与性病学、影像医学与核医学、临床检验诊断学、外科学、妇产科学、眼科学、耳鼻咽喉科学、肿瘤学、康复医学与理疗学、运动医学、麻醉学、急诊医学、全科医学、药物化学、药剂学、生药学、药物分析学、微生物与生化药学、药理学、中药学

重点学科及学科带头人

国家中医药管理局重点学科

中医各家学说：戴　铭

中药药理学：郑作文

临床中药学：秦华珍

推拿学：庞　军

中医骨伤科学：陈　锋

民族医学（壮医学）：庞宇舟

中西医结合临床（第一临床医学院）：唐　农

中西医结合临床（瑞康临床医学院）：梁　健

中医皮肤病学：周　萌

中医儿科学：王力宁

中医耳鼻喉科学：张　勉

中医急诊学：卢健棋

中医老年病学：莫云秋

中医全科医学：张　春

国家中医药管理局重点培育学科

中医传染病学（第一临床医学院）：毛德文

中医传染病学（瑞康临床医学院）：邓　鑫

中医预防医学：农泽宁

海洋中药学：邓家刚

广西优势特色重点学科

中医内科学：唐　农

中药学：邓家刚

壮医学：庞宇舟

中西医结合临床：梁　健

广西重点学科

壮药学：朱　华

中医医史文献：戴　铭

中医骨伤科学：陈　锋

针灸推拿：范郁山

护理学：杨连招

中西医结合基础：罗伟生

校级重点学科

民族医学（壮医药学）：庞宇舟

针灸学：范郁山

中医基础理论：陈贵海

中医诊断学：刘燕平

中药生药学：辛　宁

临床中药学：秦华珍

中医（中西医结合）内科脑病学：刘　泰

中医（中西医结合）内科肝病学：毛德文

中医（中西医结合）内科消化系病学：林寿宁

中医骨伤科学：周红海

中西医结合骨伤科学：陈　锋

校级重点扶持学科

经典中医临床研究学科群：刘力红

中医药（含民族医药）产业化发展研究学科群：林　江

教育管理学：黄贵华

重点实验室及负责人

国家中医药管理局中医药科研三级实验室

中（壮）药化学与质量分析实验室：覃洁萍

中药药理实验室：邓家刚

医学分子生物学实验室：韦艾凌

医学分子生物学实验室：周倍伊

广西中医药科学实验中心：唐农

自治区金源单位

广西中医药大学中药药效筛选研究中心：邓家刚

自治区省级重点实验室

广西中药药效研究重点实验室：邓家刚

广西中医基础研究重点实验室：唐　农

广西高校重点实验室

药学中心实验室：覃洁萍

中药药理学实验室：郑作文

广西高校重点建设实验室

中医临床研究重点实验室：韦艾凌

国家中医药管理局中医药科研二级实验室

神经行为学实验室：陈贵海

分子生物学实验室：王　坤

中药药效筛选研究实验室：邓家刚

中药药理学实验室：郑作文

中药提取纯化与质量分析实验室：覃洁萍

中药生药学实验室：辛　宁

分子生物医学实验室：韦艾凌

肝病分子生物学实验室：毛德文

脑病免疫生化实验室：刘　泰

细胞分子生物医学实验室：梁　健

消化内镜与病理实验室：林寿宁

骨伤生物力学实验室：崔　伟

广西“2011 协同创新中心”

壮瑶药协同创新中心：朱　华

中医药与养老产业发展研究协同创新中心（培育建设单位）：唐　农

农作物废弃物功能成分研究协同

创新中心（培育建设单位）：邓家刚

附属机构及负责人

广西中医药大学第一附属医院：黄贵华、李敏智

广西中医药大学附属骨伤医院：杨渊、韦浩明

广西中医药大学附属瑞康医院：梁健、唐友明

广西中医药大学附属贺州医院：贝光明、张　飚

广西中医药大学第三附属医院：杨建青、蓝宁生

广西中医药大学附属防城港医院：徐　奎

广西中医药大学附属桂林医院：杨斌、陆安权

广西中医药大学附属北海市中医医院：唐继华、徐辉才

广西中医药大学第五附属医院：谭跃、李飞鹏

广西中医药大学制药厂：但旭辉、蒋　林

广西中医药大学第六附属医院：甘秀天、罗世东

广西中医药大学附属中医学校：吴彬、冼锦华

（蓝开宝、刘识文）

【成都中医药大学】

党委书记：马跃荣

校　　长：梁繁荣

党委副书记：傅春华、沈　涛

副 校 长：沈　涛（兼）、安　劬、余曙光、彭　成、刘旭光

纪委书记：延建明

副厅级调研员：焦书勤、徐　廉

临床医学院院长：钟　森

基础医学院院长：高永翔

针灸推拿学院院长：余曙光（兼）

药学院院长：彭　成（兼）

民族医药学院院长：张　艺

第二临床医学院院长：陆　华

医学技术学院院长：罗　萍

公共卫生学院院长：陈大义

管理学院院长：李　胜

护理学院院长：张先庚

医学信息工程学院院长：温川飙

马克思主义学院院长：刘东梅

体育学院院长：邬建卫

外语学院副院长：唐晓云（主持工作）

成人教育学院（高等职业技术学院）院长：祝　捷

国际教育学院院长：姚洪武

经教育部批准，2008年3月31日成都中医药大学葡萄牙宝德分校成立，2013年新招学生45人，该分校现有在校学生191人。

地　　址：四川省成都市温江区柳台大道1166号

邮　　编：611137

电　　话：028－61800000

传　　真：028－61800013

电子信箱：xb@cdutcm.edu.cn

网　　址：www.cdutcm.edu.cn

专业统计

2013年，学校职工人数1704人。专任教师1646人，其中教授235人，副教授396人，讲师495人，助教237人。

专业设置	2013年毕业生数	2013年招生数	在校生数
普通本科生	3389	4033	15807
其中：高中起点本科	3279	3961	15641
公共事业管理	104	104	559
中药学	174	201	739
中药学基地班	40	68	195
中药资源与开发	0	75	276
藏药学	48	55	157
医学检验技术	222	258	878
药物制剂	52	83	138
康复治疗学	79	62	358
卫生检验与检疫	54	112	318
护理学	309	412	2162
工商管理	116	91	366
市场营销	98	67	379
生物科学	53	54	216
生物技术	0	55	150
应用心理学	111	56	322
医学信息工程	0	75	121
日语	0	52	95
英语	56	54	211
汉语国际教育	38	53	210
运动康复	0	53	53
运动人体科学	28	0	0
社会体育指导与管理	97	126	353

（续表）

专业设置	2013 年毕业生数	2013 年招生数	在校生数
体育教育	125	121	538
制药工程	60	63	237
食品质量与安全	53	64	218
植物保护	34	0	0
临床医学	374	283	1296
临床医学（定向）	0	114	356
食品卫生与营养学	0	54	54
中医学	278	439	1886
中医学（定向）	0	97	297
预防医学	0	58	178
针灸推拿学	155	148	768
藏医学	0	38	105
中西医临床医学	391	203	1158
药学	130	113	294
其中：专科起点本科	110	72	166
公共事业管理	2	3	6
市场营销	6	7	8
工商管理	4	3	5
护理学	19	7	22
卫生检验与检疫	6	4	7
康复治疗学	5	4	12
药物制剂	9	0	0
医学检验技术	12	10	22
药学	7	6	17
针灸推拿学	0	8	12
预防医学	0	2	2
中医学	4	0	2
临床医学	13	9	31
食品质量与安全	6	3	7
社会体育指导与管理	5	4	7
英语	5	0	2
应用心理学	5	0	0
生物科学	2	2	4
普通专科生	1832	1107	3782
其中：高中起点专科	1466	671	2900
临床医学	142	0	102
药学	47	0	155
中药制药技术	48	0	50
药物制剂技术	0	0	86
医药营销	137	0	236
中医学（医学美容方向）	63	0	0
针灸推拿	64	0	105
护理	315	300	874
医学检验技术	140	196	491
医学生物技术	45	0	79
康复治疗技术	59	31	58
医学营养	54	0	113
卫生检验与检疫技术	81	65	182

（续表）

专业设置	2013年毕业生数	2013年招生数	在校生数
卫生监督	49	0	42
卫生信息管理	37	0	33
旅游管理	71	58	160
应用日语	44	0	46
心理咨询与心理健康教育	0	21	21
社会体育	70	0	67
其中：对口招收中职生	0	51	105
临床医学	0	51	105
其中：五年制高职转入	366	385	777
中药	57	54	115
护理	271	260	519
医药营销	9	28	55
中药制药技术	29	43	88

注：以上统计数据为本专科学生数。

研究生教育

在校硕士研究生1976人，2013年招收硕士研究生730人，毕业615人。

在校博士研究生307人，2013年招收博士研究生93人，毕业52人。

硕士学位专业设置：中医基础理论、中医临床基础、中医医史文献、方剂学、中医诊断学、中医内科学、中医外科学、中医骨伤科学、中医妇科学、中医儿科学、中医五官科学、针灸推拿学、民族医学、中西医结合基础、中西医结合临床、中药学、药物化学、药剂学、生药学、药理学、药物分析学、微生物与生化药学、人体解剖与组织胚胎学、免疫学、病原生物学、病理学与病理生理学、法医学、放射医学、航空航天与航海医学、内科学、儿科学、老年医学、神经病学、精神病与精神卫生学、皮肤病与性病学、影像医学与核医学、临床检验诊断学、护理学、外科学、妇产科学、眼科学、耳鼻咽喉科学、肿瘤学、康复医学与理疗学、运动医学、麻醉学、急诊医学、社会医学与卫生事业管理学、马克思主义中国化

博士学位专业设置：中医基础理论、中医临床基础、中医医史文献、方剂学、中医诊断学、中西医结合基础、中医内科学、中医外科学、中医骨伤科学、中医妇科学、中医儿科学、中医五官科学、中西医结合临床、针灸推拿学、中药学、民族医学

重点学科及学科带头人

国家级重点学科

中药学、中医五官科学、中医妇科学、针灸推拿学

四川省级一级学科

中医、中西医结合、药学

四川省级二级学科

中医内科学、中西医结合基础、中西医结合临床、中医外科学、方剂学、生药学、民族医学、药理学、药物化学、中医临床基础、中医骨伤科学、中医基础理论、中医医史文献、中医诊断学、中医儿科学、药剂学、药物分析学、微生物与生化药学

国家中医药管理局重点学科

临床中药学：彭　成

中医眼科学：段俊国

中医妇科学：陆　华

方剂学：贾　波

中医肝胆病学：钟　森

中医内分泌病学：谢春光

中医急诊学：张晓云

针灸学：梁繁荣

温病学：杨　宇

推拿学：彭德忠

民族药学：张　艺

中医耳鼻喉科学：田　理

金匮要略：张　琦

中医肛肠病学：黄德铨

中医养生学：马烈光

中医老年病学：王　飞

中医护理学：张先庚

中药炮制学：胡昌江

中药毒理学：彭　成

中西医结合基础：高永翔

中西医结合临床：扈晓宇

中医药信息学：曹小玉

中医神志病学：杨东东

重点实验室及负责人

省部共建国家级重点实验室培育基地

四川省中药资源系统研究与开发利用重点实验室：彭　成

国家发改委工程研究中心

中药饮片炮制国家地方联合工程研究中心：彭　成、吴纯洁

国家级实验教学示范中心

中药学实验教学示范中心：彭　成

中医学实验教学示范中心：田　理

教育部工程研究中心

西部中药材综合开发利用教育部工程研究中心：彭　成

教育部重点实验室

中药材标准化教育部重点实验室：彭　成

财政部、国家中医药管理局重点实验室

国家中药种质资源库（四川）：彭　成

国家中医药管理局重点研究室

中医药视功能保护重点研究室：段俊国

经穴效应临床基础重点研究室：梁繁荣

中药药性与效用重点研究室：彭成

中医药特色养生健康产业发展重点研究室：余曙光

国家中医药管理局中医药科研三级实验室

中药药理学实验室：曾　南

中药药剂学实验室：傅超美

视觉生理实验室：段俊国

中药鉴定实验室：严铸云

时间生物学实验室：刘旭光

病理生理实验室：郭蓉晓

病理学实验室：黄秀深

分子生物学实验室：丁维俊

中药化学实验室：董小萍

中药炮制实验室：吴纯洁

民族药资源评价实验室：张艺

四川省重点实验室

中药资源与综合开发利用四川省重点实验室：彭　成

针灸与时间生物学四川省重点实验室：刘旭光

中医药眼病防治与视功能保护四川省重点实验室：段俊国

财政部中央与地方共建实验室

中药品种质量鉴定实验室：卫莹芳

视听生理实验室：段俊国

中医药与病毒实验室：马　萍

针灸与细胞分子生物学实验室：宋开源

中西医临床模拟实验室：罗才贵

针灸与系统生物学实验室：余曙光

中药学实验室：彭　成

中医眼科与视觉功能保护实验室：段俊国

中医诊断技能实验室：陈　钢

西部民族医药实验室：张　艺

中药炮制制剂实验室：董小萍

针灸推拿技能训练实验室：刘旭光

中药复方与细胞工程实验室：黄秀深

中医临床模拟教学中心实验室：罗才贵

中医证候分子生物学实验室：张天娥

四川省高校实验教学示范中心

形态学实验教学示范中心：黄秀深

中药学教学实验中心：刘友平

中西医临床技能实验教学中心：陆华

针灸学实验教学中心：刘旭光

四川省卫生厅重点实验室

医学分子检测实验室：罗　萍

附属机构及负责人

成都中医药大学附属医院（四川省中医院）院长：钟　森

成都中医药大学第二附属医院院长：陆　华

成都中医药大学第三附属医院院长：余曙光（兼）

成都中医药大学附属绵阳医院（绵阳市中医院）院长：任清良

（李　涛）

【重庆医科大学中医药学院】

党委书记：江扬刚
院　　长：曹文富
副 院 长：李　进、王建伟
地　　址：重庆市沙坪坝区大学城重庆医科大学
邮　　编：401331
电　　话：023－65712061
传　　真：023－65712061
网　　址：www.cqmu.edu.cn

专业统计

2013 年，学院职工人数 54 人。专任教师 48 人，其中教授 10 人，副教授 23 人，讲师 14 人，助教 1 人。

专业设置	学制（年）	2013 年毕业生数	2013 年招生数	在校生数
中医学	5	62	201	681
针灸推拿学	5	55	134	348
中药学	4	35	64	216
中医学（康复治疗方向）	5	0	0	57176
中医学（中医骨伤方向）	5	0	0	38200
中药学（中药制药方向）	4	0	0	2921
合计	/	276	399	1709

注：以上统计数据为本专科学生数。成人教育 563 人未计。

研究生教育

在校硕士研究生 41 人，2013 年招收硕士研究生 18 人，毕业 11 人。

硕士学位专业设置：中医基础理论、中医临床基础、中医医史文献、方剂学、中医诊断学、中医内科学、中医外科学、中医骨伤科学、中医妇科学、中医儿科学、中医五官科学、针灸推拿学、民族医学、中西医结合基础、中西医结合临床

重点学科及学科带头人

重庆市教委重点学科

中医学：曹文富

重庆市教委重点学科

中西医结合：罗　勇

重庆市卫生局中医药重点学科

中医内科学：曹文富

（吴忠练）

【贵阳中医学院】

党委书记：方仕平
党委副书记、院长：杨柱
党委副书记、纪委书记：袁黔华
党委委员、副院长：苏玉水、滕　红
党委副书记：王念屏
党委委员、副院长：刘　文、崔　瑾、于　浩
基础医学院院长：庄田畋
药学院院长：杜　江
第一临床医学院院长：孙　波
第二临床医学院院长：黄礼明
骨伤学院院长：陈久毅

针灸推拿学院院长：杨孝芳
护理学院副院长：肖政华
医学人文学院院长：陈　瑶
职业技术学院院长：何　甦
地　　址：贵州省贵阳市市东路50号（贵阳中医学院）
邮　　编：550002
电　　话：0851－5652678
传　　真：0851－5652789

专业统计

2013年，学院职工人数728人。专任教师433人，其中教授87人，副教授191人，讲师119人，助教36人。

专业设置	学制（年）	2013年毕业生数		2013招生数		在校生数	
		二本/高职	三本	二本/高职	三本	二本/高职	三本
中医学	5	74	0	145	0	536	0
中医学（免费医学生）	5	0	0	70	0	169	0
中医学（英语方向）	5	0	0	35	0	175	0
中医学（英语方向）	6	28	0	0	0	37	0
中医学（全科医学）	5	0	0	100	0	327	0
中医学（中西医结合英语方向）	6	47	0	0	0	44	0
中西医结合临床医学	5	180	422	190	327	941	2068
针灸推拿学	5	66	0	123	235	495	544
针灸推拿学（英语方向）	5	0	0	0	0	0	0
针灸推拿学（康复治疗方向）	5	0	0	57	0	120	0
中医学（骨伤方向）	5	70	68	113	276	487	772
护理学	4	182	204	125	254	570	786
护理学（英语方向）	5	0	0	34	0	164	0
护理学（英语方向）	6	44	0	0	0	44	0
法学	4	63	0	44	0	200	0
劳动与社会保障	4	0	0	44	0	44	0
应用心理学	4	0	0	48	0	48	0
中西医结合临床医学（4.5＋1.5试点班）	7	17	0	0	0	348	0
中药学	4	142	58	75	43	448	118
药学	4	0	0	49	0	49	0
中药学（临床中药学方向）	4	0	0	99	0	99	0
中药学（职教师资方向）	4	0	0	50	0	50	0
中药学（分析方向）	4	0	0	0	0	52	0
中药学（苗药方向）	4	0	0	0	0	0	0
中药学（涉外方向）	4	0	0	0	0	0	0
中药学（营销方向）	4	49	0	72	0	308	0
药物制剂	4	58	0	106	0	292	0
制药工程	4	61	0	104	0	286	0
少数民族预科	1	0	0	118	0	118	0
护理学（高职）	3	86	0	82	0	161	0
中药制药技术（高职）	3	0	0	0	0	41	0
医药营销（高职）	3	0	0	0	0	39	0
合计	/	1222	752	1883	1135	6640	4288

注：以上统计数据为本专科学生数。

研究生教育

在校硕士研究生650人，2013年招收硕士研究生234人，毕业205人。

硕士学位专业设置：中医基础理论、中医临床基础、中医医史文献、方剂学、中医诊断学、中医内科学、中医外科学、中医骨伤科学、中医妇科学、中医儿科学、中医五官科学、针灸推拿学、中医老年医

学、民族医学、中西医结合基础、中西医结合临床、中西医结合心理学、中西医结合护理学、生药学、中医药工程学

重点学科及学科带头人

国家重点培育学科

中药学（民族药学）：梁光义

贵州省特色重点学科

中药学：梁光义

针灸推拿学：崔　瑾

贵州省重点学科

中药学：梁光义

中医基础理论：杨　柱

中医内科学：朱广旗

中医骨伤科学：陈久毅

针灸推拿学：崔　瑾

中西医结合临床：孔德明

国家中医药管理局重点学科

针灸学：崔　瑾

中医内分泌学：孔德明

中医脑病学：朱广旗

中医血液病学：黄礼明

药用植物学：何顺志

中医眼科学：肖家翔

中医耳鼻喉科学：张燕平

中医护理学：段亚平

中药药剂学：张永萍

中医肛肠病学：符中柱

中药化学：梁光义

民族医学：熊芳丽

民族药学：杜　江

中西医结合临床：张　帆

中医络病学：杨孝芳

中医心理学：胡　捷

中医预防医学：欧江琴

中医药英语：林　雅

重点实验室及负责人

贵州省科技厅重点实验室

贵州省中药生药重点实验室：梁光义

贵州省科技厅重点实验室

贵州省中药制剂研究开发中心：张永萍

贵州省中药民族药炮制与制剂工程技术研究中心：张永萍

贵州省中药民族药炮制技术研究中心：王建科

国家中医药管理局重点实验室

苗医苗药治疗慢性疼痛重点研究室：朱广旗

中药分析实验室：靳凤芸

中药制剂实验室：张永萍

贵州省教育厅重点实验室

贵州省现代民族药（苗药）协同创新中心：杨　柱

贵州分子生药学特色重点实验室：周　涛

中医证候实质研究实验室：赵　博

中药、民族药产地加工与炮制技术工程中心：李　炜

贵州省组织部重点实验室

中西医结合高级复合型临床人才基地：孔德明

中药学重点学科人才基地：何顺志

附属机构及负责人

贵阳中医学院第一附属医院党委书记：张培琴

贵阳中医学院第一附属医院院长：孙　波

贵阳中医学院第二附属医院党委书记：王乾宇

贵阳中医学院第二附属医院院长：张　帆

（张敬杰）

【云南中医学院】

党委书记：杨建军

校　　长：李玛琳

党委副书记：王树发 、王翠岗

副 校 长：李　莹、陆炜諠、熊　磊

纪委书记：杨中梁

副 校 长：李世辉

基础医学院院长：淤泽溥

药学院院长：饶高雄

中药学院院长：张庆芝

临床医学院长：秦国政

民族医药学院院长：张　超

护理学院院长：陈祖琨

针灸推拿学院院长：张　运

人文与管理学院院长：熊光旭

国际教育学院院长：周　青

继续教育学院、职业技术学院院长：卞　瑶

思政课教学研究部主任：张　丽

信息技术学院院长：吕　峰

体育部主任：彭利民

地　　址：云南省昆明市呈贡区雨花路1076号

邮　　编：650500

电　　话：0871－65919000/65919009

传　　真：0871－65919000

电子信箱：yzbgs@ ynutcm. edu. cn

网　　址：www. ynutcm. edu. cn

专业统计

2013年，学校职工人数656人。专任教师551人，其中教授64人，副教授139人，讲师259人，助教74人。

专业名称	学制（年）	2013年毕业生数	2013年招生数	在校生数
应用心理学	4	0	42	157
计算机科学与技术	4	0	42	84
制药工程	4	90	57	357
食品科学与工程	4	40	46	138
中医学	5	156	387	1213
针灸推拿学	5	113	276	1066
中西医临床医学	5	155	496	1524
药学	4	48	115	533
药物制剂	4	37	58	259
中药学	4	166	177	735
中药资源与开发	4	0	46	185

（续表）

专业名称	学制（年）	2013年毕业生数	2013年招生数	在校生数
中草药栽培与鉴定	4	0	40	196
医学实验技术	4	0	44	44
康复治疗学	4	0	116	182
护理学	5	95	0	0
护理学	4	147	215	886
市场营销	4	70	55	324
公共事业管理	4	47	47	190
中医学	2	111	71	156
针灸推拿学	2	0	93	93
中医学	3	50	0	120
针灸推拿	3	117	0	67
合计	/	1442	2379	8509

注：以上统计数据为本专科学生数

研究生教育

在校硕士研究生591人，2013年招收硕士研究生235人，毕业138人。

硕士学位专业设置：中医基础理论、中医临床基础、中医医史文献、方剂学、中医诊断学、中医内科学、中医外科学、中医骨伤科学、中医妇科学、中医儿科学、中医五官科学、针灸推拿学、民族医学（含藏医学院 、蒙医学等）、中西医结合基础、中西医结合临床（国家未设二级学科）、药物化学、药剂学、生药学、药物分析学、微生物与生化药学、药理学、中医内科学、中医外科学、中医骨伤科学、中医妇科学、中医儿科学、中医五官科学、针灸推拿学、民族医学（含藏医学、蒙医学等）、中西医结合临床、全科医学（国家未设二级学科）

重点学科及学科带头人

国家中医药管理局重点学科

中医男科学：秦国政

中医痹病学：彭江云

中医肾病学：吉　勤

临床中药学：照日格图

傣医学：张　超

中医老年病学：万启南

中医儿科学：熊　磊

推拿学：王春林

彝药学：李玛琳

中医耳鼻喉科学：周家璇

傣药学：冯德强

中医心理学：秦　竹

中医管理学——中医药对外合作管理学：周　青

中医文化学：王　寅

中西医结合基础：陈文慧

中医人类学：贺　霆

中医预防医学：何渝煦

云南省重点学科

中医学：秦国政

中药学：钱子刚

中西医结合：彭江云、陈文慧

药学：饶高雄

中西医结合基础：袁嘉丽

民族医学：郑　进

针灸学：王建明

中医内科学：彭江云

中医基础理论：王志红

临床中药学：照日格图

实用中药学：钱子刚

校级重点学科

基础医学：郑　梅

食品科学与工程：赵声兰

汉语国际教育：周　青

公共管理：熊官旭

应用心理学：秦　竹

护理学：陈祖琨

临床医学：包　可

医学技术：李　云

体育：彭利民

图书情报：刘　虹

中医外科学：张春和

中药药理学：林　青

中医诊断学：杨　梅

中西医结合基础：袁嘉丽

民族医学：郑　进

思想政治教育：张　丽

重点实验室及负责人

国家中医药管理局中医药科研三级实验室

中药药理实验室：林　青

中药药理（免疫）实验室：包照日格图

云南省高校重点实验室

云南省高校民族药现代研究重点实验室：淤泽溥

云南省高校中医药分子生物学重点实验室：袁嘉丽

云南省高校工程研究中心

云南省高校中药材优良种苗繁育工程研究中心：钱子刚

云南省高校重点实验室

云南省高校天然药物活性成分与功能重点实验室：饶高雄

云南省高校中医药临床科研重点实验室培育基地：秦国政

云南中医学院重点实验室

分子生物学实验室：段为钢

中药材优良种苗繁育中心：杨耀文

附属机构及负责人

云南中医学院第一附属医院：秦国政

（蔡云海）

【西藏藏医学院】

地　　址：西藏自治区拉萨市城关区当热中路10号

邮　　编：850000
电　　话：0891－6387272
传　　真：0891－6389296
电子信箱：zyxymsk123@ sina. com
网　　址：www. ttmc. edu. cn

（西藏藏医学院）

【甘肃中医学院】

党委书记：王海燕
校　　长：李金田
党委副书记、纪委书记：李志魁（2013年1月～2013年8月6日）
党委常委、纪委书记：范　康（2013年12月6日任职）
党委常委、副校长：王安平
党委常委、副校长兼附属医院院长：李应东
党委常委、副校长：郑贵森
党委常委、副校长：史正刚（2013年12月6日任职）
党委常委、校长助理、党委宣传（统战）部部长：吴俏燕（2013年1月～2013年12月6日）
党委常委、校长助理、博士授予单位立项建设办公室主任：史正刚（2013年1月～2013年12月6日）
中医临床学院院长：宋　敏
针灸推拿学院院长：方晓丽（2013年1月～2013年12月19日）
针灸推拿学院院长：李佩清（2013年12月19日任职）
中西医结合学院院长：戴恩来
临床医学院院长：刘　丽
药学院院长：李成义
护理学院院长：武权生（2013年1月～2013年9月11日）
护理学院副院长：李荣科（2013年9月19日任职、主持工作）
经贸与管理学院院长：云立新
公共卫生学院院长：金　华（2013年8月19日任职）
医学技术学院院长：陈　彻（2013年8月19日任职）
信息工程学院院长：张晓河（2013年8月19日任职）
人文与社会科学学院院长：陈利民（2013年8月19日任职）
基础医学院院长：李沛清（2013年1月～2013年12月19日）
理科教学部主任：王世钦（2013年12月19日任职）
外语教学部主任：吴玉泓（2013年12月19日任职）
体育艺术课部副主任：马玉德（2013年12月19日任职、主持工作）
继续教育学院院长：魏东明（2013年1月～2013年9月29日）
继续教育学院院长：万忠兴（2013年9月29日任职）
藏医学院院长：赵苏静
地　　址：甘肃省兰州市定西东路35号
邮　　编：730000
电　　话：0931－8765555
传　　真：0931－8627950
电子信箱：yb@ gszy. edu. cn
网　　址：www. gszy. edu. cn

专业统计

2013年，学校职工人数615人。专任教师430人，其中教授62人，副教授107人，讲师206人，助教55人。

专业设置	学制（年）	2013年毕业生数	2013年招生数	在校生数
中医学（骨伤科学方向）	5	90	118	679
中医学	5	121	166	878
藏医学	5	113	82	400
藏药学	4	0	40	40
针灸推拿学	5	63	112	555
康复治疗学	4	0	44	90
中西医临床医学	5	185	203	1079
临床医学	5	206	409	1640
医学影像学	5	55	104	515
医学检验技术	4	0	52	99
预防医学	5	0	46	141
中药学	4	49	49	226
药物制剂	4	56	55	235
中草药栽培与鉴定	4	41	53	210
中药资源与开发	4	0	47	47
护理学	4	133	195	763
应用心理学	4	0	41	41
公共事业管理	4	46	54	224
国际经济与贸易	4	35	56	203
医学信息工程	4	0	45	83
少数民族预科班	1	0	95	95
合计	/	1193	2066	8243

注：以上统计数据为本专科学生数。

研究生教育

在校硕士研究生 483 人，2013 年招收硕士研究生 193 人，毕业 136 人。

硕士学位专业设置：中医基础理论、中医临床基础、中医医史文献、方剂学、中医诊断学、中医内科学、中医外科学、中医骨伤科学、中医妇科学、中医儿科学、中医五官科学、针灸推拿学、民族医学、中药学、中西医结合临床、中西医结合基础、内科学、影像医学与核医学、妇产科学、外科学、临床检验诊断学

博士研究生培养：2013 年学院中医学、中西医结合及中药学 3 个一级学科获国务院学位办博士学位授权资格，并于 2014 年开始招收博士研究生

重点学科及学科带头人

国家中医药管理局重点学科

伤寒学：李金田

中药鉴定学：李成义

中药化学：郭　玫

中医老年病学：吴红彦

民族医学（敦煌医学）：李应存

中西医结合基础：刘永琦

甘肃省高校省级重点学科

中医学：李金田

中西医结合：李应东

中药学：郭　玫

精神病与精神卫生学：陈林庆

甘肃省医疗卫生重点学科

方剂学：吴红彦

中西医结合基础：刘永琦

中医内科学：金智生

院级重点学科

中药鉴定学：李成义

中药化学：郭　玫

中医骨伤科学：宋　敏

中医儿科学：史正刚

中医临床基础：李金田

中西医结合临床：李应东

中西医结合基础：刘永琦

方剂学：吴红彦

针灸推拿学：何天有

院级重点建设学科

临床医学：刘　丽

基础医学：路权云

护理学：李丹琳

马克思主义理论：郑建辉

外国语言文学：张长江

中药资源学：王引权

中医内科学：金智生

重点实验室及负责人

教育部省部共建实验室

敦煌医学与转化实验室：李金田

甘肃省科技厅重点实验室

甘肃省中药药理与毒理学重点实验室：任　远

甘肃省教育厅高校省级重点实验室

甘肃省高校重大疾病分子医学与中医药防治研究省级重点实验室：刘永琦

甘肃省高校中（藏）药化学与质量研究省级重点实验室：赵　磊

国家中医药管理局中医药科研三级实验室

中药生药实验室：李成义

中药药理实验室：马　骏

中药化学实验室：郭　玫

甘肃省发改委省级工程实验室

甘肃省中药新产品创制工程实验室：吴红彦

甘肃省高校人文社科重点研究基地

敦煌医学文献整理与应用研究中心：李应存

甘肃中医药文化传承发展中心：王海燕

院级重点实验室

中医临床基础实验室：李金田

中医儿科学实验室：史正刚

中医骨伤实验室：宋　敏

方剂学实验室：吴红彦

针灸学实验室：何天有

中药化学实验室：郭　玫

中药鉴定学实验室：李成义

中西医结合临床实验室：李应东

中西医结合基础实验室：刘永琦

附属机构及负责人

附属第一医院（甘肃省中医院）：李盛华

附属第二医院（甘肃中医学院附属医院）：李应东

（林　雪）

【青海大学藏医学院】

副 院 长：李先加

地　　址：青海省西宁市昆仑路 16 号

邮　　编：810001

电　　话：0971－6110932

传　　真：0971－6110932

电子信箱：lxgyal@ yahoo. com. cn

网　　址：www. qhtmc. com

专业统计

2013 年，学校职工人数 22 人。专任教师 19 人，其中教授 5 人，副教授 8 人，讲师 6 人。

专业设置藏西医结合医学、藏药学、藏医护理。2013 年毕业 88 人，招收 170 人，在校生 554 人。

研究生教育

在校硕士研究生 25 人，2013 年招收硕士研究生 9 人，毕业 13 人。

在校博士研究生 10 人，2013 年招收博士研究生 4 人，毕业 4 人。

硕士学位专业设置：民族医学（藏医学）

博士学位专业设置：民族医学（藏医藏药方向）

重点学科及学科带头人

青海省重点学科

藏医学：李先加

重点实验室及负责人

国家级藏医药学实验教学示范中心：李先加

省部共建藏医药学综合实验室：子　巴

（扎西东主）

【宁夏医科大学中医学院】

党总支书记：周建辅

院　　长：王全年

党总支副书记：钱月慧

副 院 长：徐武清、马玉宝、马英锋

地　　址：宁夏银川市兴庆区胜利街 1160 号（宁夏医科大学中医学院）

邮　　编：750004

电　　话：0951－6880501

传　　真：0951－6880501

电子信箱：450657995@ qq. com

网　　址：www. zyxy. nxmu. edu. cn

专业统计

2013 年，学校教职工数 60 人。专任教师 48 人，其中教授 13 人，副教授 20 人，讲师 13 人，助教 2 人。

专业设置	学制（年）	2013年毕业生数	2013年招生数	在校生数
中医学	5	44	43	159
中西医临床医学	5	41	38	168
针灸推拿学	5	43	37	161
中医学（回医方向）	5	0	0	38
中医学（全科定向）	5	0	30	30
合计	/	128	148	556

注：上表统计数据为本专科学生数。

研究生教育

在校硕士研究生75人，2013年招收硕士研究生22人，毕业14人。

硕士学位专业设置：中医学

重点学科及学科带头人

国家中医药管理局中医脾胃病重点学科：朱西杰

国家中医药管理局温病学重点学科：牛　阳

国家中医药管理局中医诊断学重点学科：梁　岩

国家中医药管理局推拿学重点学科：马惠昇

国家中医药管理局回医学重点学科：牛　阳

重点实验室及负责人

回药现代化省部共建教育部重点实验室：牛　阳

附属机构及负责人

宁夏医科大学附属回医中医院：牛　阳

（刘　英）

【新疆医科大学中医学院】

党委书记：毛新民

院　　长：安冬青

党委副书记：胡瓦提·阿提汗诺夫

副 院 长：曾斌芳

挂职副院长：薛晓琳

地　　址：新疆乌鲁木齐市新市区新医路393号

邮　　编：830054

电　　话：0991－4363310

传　　真：0991－4363310

电子信箱：ChineseCollege@mail.xjmu.edu.cn

网　　址：www.xjmu.edu.cn/zyxy/index.asp

专业统计

2013年，学校职工人数74人。专任教师60人，其中教授15人，副教授19人，讲师19人，助教7人。

专业设置	学制（年）	2013年毕业生数	2013年招生数	在校生数
中医学	5	66	60	51
中西医临床医学	5	64	40	57
针灸推拿学	5	56	40	47
中医学（运动康复与健康）	5	48	0	0
中药学	4	63	20	43
中医学（免费医学生）	5	0	51	51
合计	/	297	211	249

注：以上统计数据为本专科学生数。

研究生教育

在校硕士研究生169人，2013年招收硕士研究生75人，毕业74人。

在校博士研究生8人，2013年招收博士研究生4人，毕业7人。

硕士学位专业设置：中医学、中西医结合、中药学

博士学位专业设置：中医内科学、中西医结合临床、中医骨伤科学

重点学科及学科带头人

国家中医药管理局"十二五"中医药重点学科建设单位

各家学说：张星平

自治区高校重点学科项目

中西医结合临床：哈木拉提·吾甫尔

方剂学：薛　洁

大学学科建设项目重点特色学科

中（维）西医结合临床：哈木拉提·吾甫尔

中医内科学：安冬青

大学学科建设项目支撑学科

中药化学：田树革

重点实验室及负责人

自治区级重点实验室新疆名医名方与特色方剂学实验室：安冬青

（高　静）

社会团体篇

一、全国性社会团体

【中华中医药学会】

秘 书 长：曹正逵
副秘书长：谢 钟、洪 净（女）
地 址：北京市朝阳区樱花园东街甲4号
邮 编：100029
电 话：010－64218316
传 真：010－64297983
电子信箱：cacmbgs@163.com
网 址：www.cacm.org.cn
内设机构：办公室（期刊管理办公室）、学术部、继续教育与科学普及部、国际交流部、科技评审部、推广发展部（研究与评价办公室）、信息部、会员服务部和后勤保卫部
机构概况：中华中医药学会现有编制数27人，是我国成立最早、规模最大的中医药学术团体。中华中医药学会接受业务主管部门中国科学技术协会和登记管理机关民政部的业务指导与监督管理。学会秘书处是国家中医药管理局直属单位。

中华中医药学会是全国中医药科学技术工作者和管理工作者及中医药医疗、教育、科研、预防、康复、保健、生产、经营等单位自愿结成并依法登记成立的全国性、学术性、非营利性法人社会团体，是党和政府联系中医药科学技术工作者的纽带，是中国科学技术协会的组成部分，是发展我国中医药科技事业的重要社会力量。

2013年学会工作概况

见直属单位篇。

【中国中西医结合学会】

会 长：陈凯先
常务副会长：陈香美

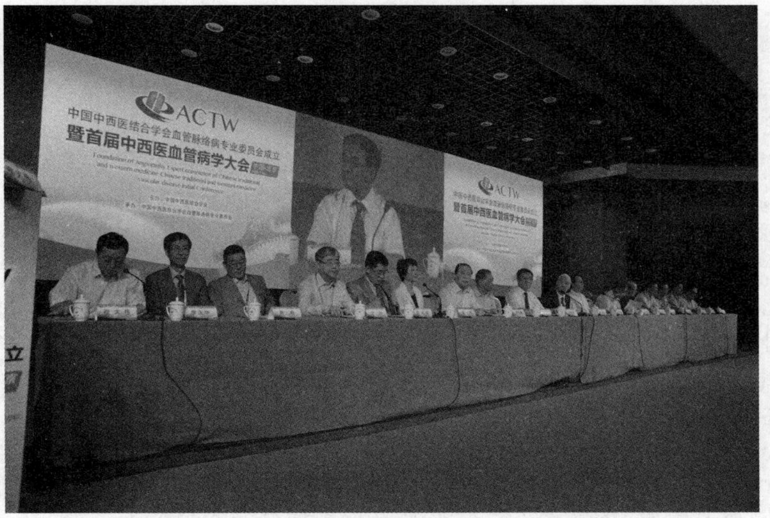

2013年7月14日，中国中西医结合学会血管脉络病专业委员会成立大会暨首届中西医结合血管病学大会在北京召开

副 会 长：王 阶、王文健、吕爱平、许树强、吴 刚、吴以岭、吴伟康、张伯礼、李显筑、凌昌全、高思华、曹洪欣、黄光英
秘 书 长：穆大伟
副秘书长：王文健、马晓昌、张京春、魏日胞
地 址：北京市东城区东直门内南小街16号
邮 编：100700
电 话：010-64010688/64025672
传 真：010-64010688/84035154
网 址：www.caim.org.cn
电子信箱：caim@caim.org.cn
常设机构：中国中西医结合学会秘书处
业务范围：学术交流、科学普及、继续教育、编辑出版、成果推广、咨询服务
期 刊：《中国中西医结合杂志》《中国中西医结合外科杂志》《中国骨伤》《中国中西医结合急救杂志》《中国中西医结合肾病杂志》《中国中西医结合皮肤性病杂志》《中国中西医结合耳鼻咽喉科杂志》《中国中西医结合影像学杂志》《中西医结合心脑血管病杂志》《中国结合医学杂志》(英文)

2013年学会工作概况

一、学术交流

组织开展高质量、高水平的学术交流活动是学术团体的主要任务。2013年度，学会计划举办学术会议50个（其中包括国际学术会议1个），实际举办50个（其中推迟到2014年举办学术会议一个：2013年全国中药学术研讨会；增开学术会议一个：第四届全国中西医结合营养学术会议）。参加会议的代表共计约2.8万人次，编印会议论文集48种，交流学术论文1.2万余篇，印刷1.5万余册。学术活动涉及皮肤性病、围手术期、大肠肛门病、重症医学、周围血管病、灾害医学、消化、信息、活血化瘀、脑心同治、医学影像、普通外科、耳鼻咽喉、变态反应疾病、眼科、骨伤科等多个学科领域。

2013年9月，由学会微循环专业委员会和北京大学医学部中西医结合学系共同举办的微循环国际会议暨第十三次全国中西医结合微循环学术会议在北京大学医学部召开，来自美国南佛罗里达大学、日本庆应义熟大学、瑞士日内瓦大学、英国牛津大学等国外著名学府的学者以及来自我国60余家院校和科研院所的160余名从事中西医结合微循环研究的专家参加了会议。

由学会消化系统疾病专业委员

会主办的第二十五届全国中西医结合消化系统疾病学术会议于2013年6月在江西南昌召开。会议收到学术论文380余篇，参会代表400余人。会议内容涉及中西医结合消化领域的各个方面，反映了近年来我国中西医结合消化领域研究的最新进展。会议还举办了8场卫星会议，对消化系统疾病的有关专题进行了充分讨论。

由学会大肠肛门病专业委员会主办的第十六届中国中西医结合学会大肠肛门病学术会议于2013年8月在广东广州举行。我国肛肠领域的近千名专家、学者参会。会议设立了4个分会场同时进行学术交流。

此外，新成立的血管脉络病专业委员会在2013年7月召开了成立大会暨首届中西医结合血管病学大会。国家中医药管理局副局长马建中，中国科学院院士、学会名誉会长陈可冀，中国科学院院士、学会会长陈凯先，中国工程院院士陈灏珠、高润霖、吴以岭等专家以及来自海内外的1000多位专家学者出席会议。会议在全国近70个分会场进行了同步直播。

另外，已经获得中国科协批准、正在民政部审批的营养学、生殖两个专业委员会的筹备委员会积极开展学术活动，如在2013年举办了全国中西医结合营养学学术会议等活动，为专业委员会的筹备和正式成立奠定了基础。

二、继续教育

经学会第六届十次常务理事会议批准，学会2013年度计划举办的继续教育项目共计40项，经报请国家中医药管理局继续教育委员会审批，有17个项目列入局级继续教育项目，其他23个项目为学会继续教育项目。

按照计划要求，列入局级继续教育项目的17个项目已经全部完成，包括烧伤、围手术期、消化系统疾病、肾病、眼科、活血化瘀、骨伤、脑心同治、灾害医学、周围血管疾病、重症医学等。列入学会2013年度继续教育项目的23个项目如期完成21个，参加学习7600余人次。

骨科微创专业委员会主办的全国中西医结合微创骨科新技术继续教育培训班于2013年9月在四川举办，共有约200余名学员参加了此次培训。

三、组织建设

截至2013年末，学会全国会员总数已经达到82704人。

随着中西医结合队伍的不断发展壮大，需要不断建立、健全学会的分支机构。经中国科协审批、民政部社团局注册登记，学会血管脉络病专业委员会已于2013年7月正式成立。至此，学会所属专业委员会已经达到52个。

根据《中国中西医结合学会专业委员会管理规定》和《关于规范专业委员会换届工作的意见》，2013年学会组织任期届满的周围血管疾病、变态反应、眼科、管理、重症医学、心身医学、疡科、医学美容、精神疾病、大肠肛门病、男科、急救医学、实验医学、神经科、养生学与康复医学等15个专业委员会完成改选换届。

2013年，已经任期届满的中药、农村基层两个专业委员会因故未能进行专业委员会的改选换届工作，拟于2014年组织召开改选换届会议。

学会第六届理事会于2008年成立，已完成任期内大部分工作，即将任期届满。按照有关规定，学会计划2014年在北京召开第七次全国会员代表大会。学会拟订了《中国中西医结合学会第七次全国会员代表大会及理事会换届方案（草案）》，已向国家中医药管理局上报了《关于中国中西医结合学会召开第七次全国会员代表大会及换届方案的请示》。根据国家中医药管理局《关于中国中西医结合学会换届工作的批示》和中国科协《关于同意中国中西医结合学会理事会换届的批复》，会议的各项筹备工作有序进行。

四、科技奖励

2013年4月，学会在上海公开奖励了2012年度评选出的35个科学技术奖获奖项目，并颁发了奖金和奖杯、证书。

2013年度学会科技奖的各项工作按计划完成。科技奖申报项目共计99个。经形式审查，有5个项目因重复申报或已获得同级同类奖励而退出，另外94个项目进入初审。初审会于2013年7月在成都召开，评选出推荐获奖项目47个。经公示，有3个项目自动退出，共有44项进入终审，于2013年11月在北京召开终审会议，最终评选出获奖项目36个，其中一等奖6个，二等奖10个，三等奖20个。

另外，学会经与步长制药公司协商，步长制药公司将继续支持学会科技奖奖励工作，每年赞助35万

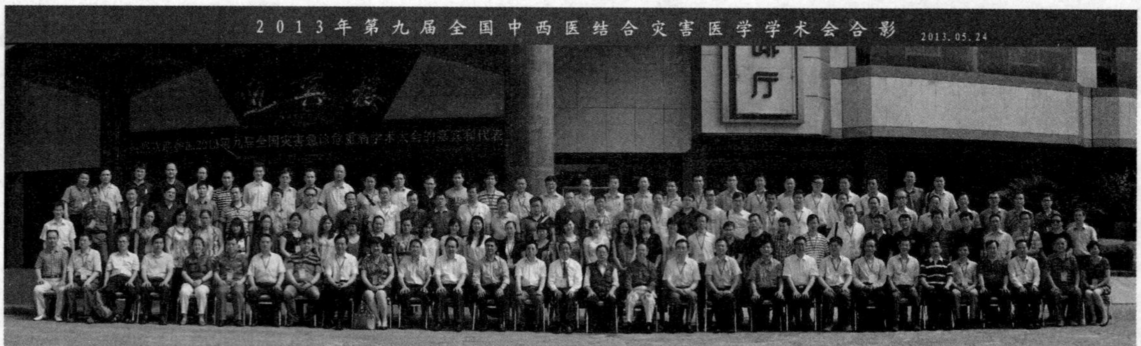

2013年5月24日，第九届全国中西医结合灾害医学学术会议在广东广州召开

元，连续3年。

五、期刊出版

2013年，学会主办的学术期刊坚持正确的办刊方向，充分发挥杂志编委会和审稿专家作用，不断完善审稿制度，逐步提升刊物质量和学术水平。

2013年9月，由学会编辑工作委员会主办、《中西医结合心脑血管病杂志》编辑部承办的第七届编辑工作委员会第五次工作会议在山西太原召开，来自全国12家中西医结合系列期刊的负责人、期刊编辑等共40余人参加了会议。与会人员就编辑部管理、提高期刊质量、数据库管理、英文编辑能力等诸多内容进行了广泛的交流。

中国中西医结合杂志社共编辑出版《中国中西医结合杂志》及《Chinese Journal of Integrative Medicine》两本期刊。其中《中国中西医结合杂志》连续10年获评“中国百种杰出学术期刊”，是国家自然基金资助期刊和中国科协精品项目资助期刊。《Chinese Journal of Integrative Medicine》被SCI收录，2012年影响因子为0.799，2013年上升为1.059。自2013年1月1日起，中国中西医结合杂志社对网站进行了改版升级，升级后具有新闻、会议征文、论坛、专家博客、常用资料下载等功能，并增加了专家博客板块。

六、其他工作

学会积极参加两院院士候选人的推荐工作，在书面征求全体常务理事意见的基础上，2013年度推荐一位优秀专家作为中国工程院院士候选人，并按程序上报。

学会根据《人力资源社会保障部、国家卫生计生委、国家中医药管理局关于评选第二届国医大师的通知》要求，严格按照评选范围和评选条件推荐第二届国医大师候选人，由全国各省、市、自治区推荐候选人，经学会汇总后，从中评选出6位候选人上报。

2013年初，学会2012年度年检顺利通过有关审计。2013年末，学会按照规定进行财务审计。学会遵守相关法律、法规和政策规定，各项活动符合章程规定的宗旨和业务范围，自觉接受有关职能部门的监督检查和社会监督，顺利通过有关审核。

（孔令青）

【中国针灸学会】

会　　长：刘保延
副 会 长：方剑乔、王　华、王麟鹏、王　舒、王之虹、刘智斌、朱　兵、许能贵、吴富东、张　仁、沈志祥、陈立典、梁繁荣
秘 书 长：杨金生
副秘书长：贾晓健、刘炜宏、刘清国、文碧玲
地　　址：北京东直门内南小街16号
邮　　编：100700
电　　话：010－64030959/64030611/64014411 转 2274、3065、3063、3062
网　　址：www. caam. cn
电子信箱：zhenjiuwuda@ sohu. com
常设机构：办公室、学术部、咨询培训部
业务范围：中国针灸学会围绕本学科组织学术交流和研究，编辑出版针灸期刊，进行针灸科普宣传，对在职专业人员进行培训，向有关部门推荐科技人才及学术成果，组织进行有关标准制定、科技咨询、国际交流与合作等工作
期　　刊：《中国针灸》《针刺研究》《世界针灸杂志》

2013年学会工作概况

2013年，中国针灸学会新发展个人会员657人。召开了2次理事会，2次常务理事会，1次全国秘书长工作会。总会及所属分支机构共组织召开全国性和国际性学术交流活动11项，其中国内高端前沿学术会议7次，境内国际会议1次。参会总人数1600人，境外参会代表30人。共编印论文集5册，会议交流学术论文560篇。举行高水平的专题学术报告160人次。组织开展各类培训班和国家级继续教育培训班共37期，培训人员943人次。

完成了针法灸法分会、腧穴分会的换届选举，撤销了手疗法医学专业委员会，印发了《中国针灸学会分支机构管理办法》。

全方位开展科普活动，推进中医针灸知识的普及。总会及所属分支机构共开展科普活动103次，其中科普报告会84次，科普义诊15次，科普展览4次，直接受众人群达万余名。与广播电台、电视台、出版社合作，制作节目13项，播出时长约810分钟；与出版社合作，主编出版科普书籍6册、参编1册；与音像出版社合作，编制针灸技术操作光盘8种。此外，学会在国外

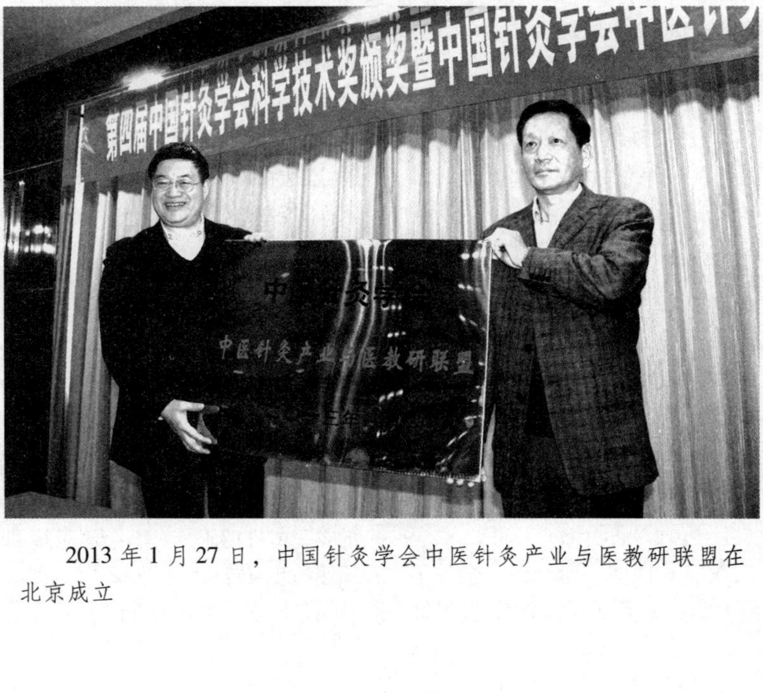

2013年1月27日，中国针灸学会中医针灸产业与医教研联盟在北京成立

举办科普展览3次，科普讲座2次，进行义诊5次，制作电视访谈节目1期，推动了科普工作向国外的发展。

《中国针灸》首次被中国科学引文数据库评为核心期刊。发表9篇F5000论文，其中有1篇论文被评为“中国百篇最具影响优秀国内学术论文”。《针刺研究》评为“RCCSE中国权威学术期刊”，2013年的影响因子为0.907，发表6篇F5000论文。《世界针灸杂志》申请加入世界卫生组织西太平洋地区医学索引（WPRIM）工作进展顺利。

学会网站全年发布各类新闻、继续教育、学术交流信息150余条。组织实施《中国科协综合服务平台》项目，发展中国科协综合服务平台会员220人，发布主题661条，主题点击2208次，年IP访问252049次。

一、民政部社团评估

参加民政部社会组织评估。学会成立了参加民政部社团评估工作领导小组，制订了《中国针灸学会参加民政部社团评估工作方案》，多次召开秘书处工作会议，安排、部署并落实各项参评工作。2013年10月，学会通过了民政部专家组的实地考察评估。专家组对学会的整体工作情况给予高度评价，并提出了意见与建议。评估结果将于2014年公布。

二、国内主要学术会议

2013年9月25～27日，学会在成都召开2013中国针灸学会年会暨第四届中医药现代化国际科技大会针灸研究与国际化分会。大会以“中医药协同创新与产业发展”为主题，重点组织了针灸基础研究、针灸临床应用研究、针灸教育与产业发展三大论坛活动和2011′针灸协同创新与学科学术发展战略研讨会、2013年针灸标准及临床实践指南项目审查会两场专题研讨会，开展了中医针灸产业与医教研联盟展览、中医针灸专家义诊活动等。共有800人参会，收集论文464篇，评选出优秀论文29篇。

三、国际组织任职

2013年11月，学会组织参加了在澳大利亚悉尼召开的2013世界针灸学会联合会第八届会员大会暨世界针灸学术大会。会议实现了学会推荐的代表在国际组织中的任职，刘保延会长当选世针联第八届执委会主席，沈志祥副会长当选执委会副主席并连任秘书长，杨金生秘书长当选执委会司库，常务理事麻颖和黄龙祥当选执委会执委。大会通过了学会提议的在每年11月16～22日设立“世界针灸周”的提案。学会组织了近百位中国代表参加了学术会议，6位专家作主题发言，交流论文57篇，其中36篇论坛发言，21篇通过Poster展示。举办了中医针灸澳洲展，45幅展板在会场展出。

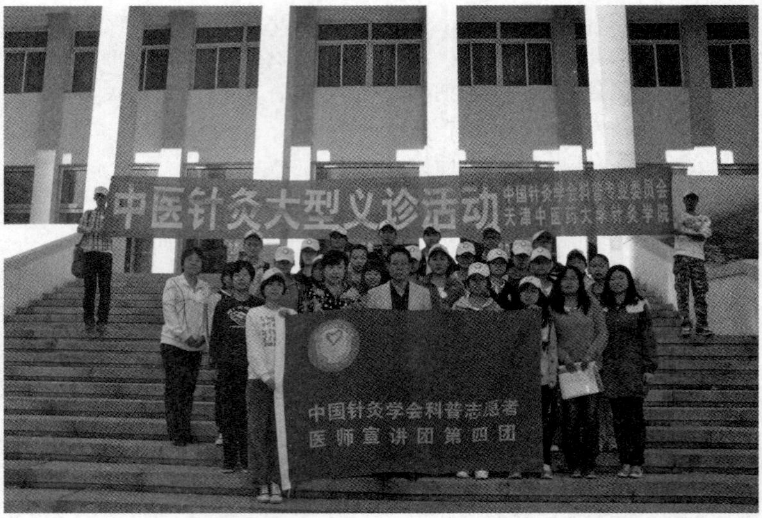

2013年10月15日，中国针灸学会科普志愿者医师宣讲团第四团在天津成立

四、表彰举荐科技人才

学会召开了第四届中国针灸学会科学技术奖颁奖大会暨中国针灸学会中医针灸产业与医教研联盟成立大会，表彰了科技奖获奖单位和个人以及全国优秀科技工作者刘保延、许能贵、吴焕淦，成立了中国针灸学会中医针灸产业与医教研联盟。

推荐中国科协第十届中国青年女科学家奖候选人和第十三届中国青年科技奖候选人，刘慧荣获得第十三届中国青年科技奖。

五、承接政府转移职能

按照中央及中国科协、国家中医药管理局关于学会承接政府转移职能的有关文件要求，对学会已承接和拟承接的政府转移职能进行了认真分析、总结和梳理，向有关部门上报了《中国针灸学会学习贯彻落实李源潮同志重要讲话精神的情况汇报》《中国科协所属全国学会承接政府转移职能情况调查表》和《中国针灸学会承接政府转移职能的现状分析及工作计划》等材料。

六、针灸标准化工作

学会完成了国家行业标准《针灸临床研究管理规范》征求意见稿。组织召开了2013年针灸标准与临床实践指南项目审查会，审议2项针灸国家标准、1项学会标准及15项针灸临床实践指南。启动了《灸用艾绒》项目；审查验收了《针刀基本技术操作规范》项目。复审国家标准13项复审，《针灸技术操作规范 第一部分：艾灸》等8项国家标准继续有效；《针灸技术操作规范 第二部分：头针》等5项国家标准建议修订。国际标准进入ISO，《一次性使用无菌针灸针》进入ISO批准阶段；提出《针灸安全与质量标准体系图》ISO新工作项目提案；完成6位WG3专家的国内注册工作。天津中医药大学郭义教授起草的《针灸技术操作规范 第四部分：三棱针》荣获2013年中国标准创新贡献奖二等奖。

七、科普工作

学会参与“公众喜爱的科普作品”推介活动，向中国科协推荐杨金生等3位专家主编的《中国标准刮痧》《图解中老年穴位保健》《图解针灸美容》《图解针灸减肥》4本针灸科普书籍。在天津成立了中国针灸学会科普志愿者医师宣讲团第四团。起草了中国针灸学会科学传播专家团队建设方案，向各分支机构和省学会发文，以个人申报和组织推荐相结合的方式，进行专家队伍的建设和首席专家的遴选。

根据专家建议，初步拟订了学会科普教育基地建设的条件和要求，并在广泛征求意见的基础上修改完善，报常务理事会批准。

八、“中医针灸”申遗和保护工作

承担了文化部《中医针灸非物质文化遗产保护专项》和国家中医药管理局《中医药非物质文化遗产评审标准研究》项目；组织出版了非物质文化遗产丛书《中医针灸》；开展了中医针灸非物质文化遗产代表性传承人传承资料整理工作；组织开展了中医针灸传承流派研究。

2013年11月1~4日，学会在澳大利亚悉尼世界针灸学术大会期间，举办了“中医针灸展”。通过发展历史、经络腧穴、诊疗技术、养生保健及现代发展5个模块，展出45张展板；向部分参观者赠送了《中医针灸非物质文化遗产丛书》《针灸在世界——世界针灸学会联合会25年图史》。

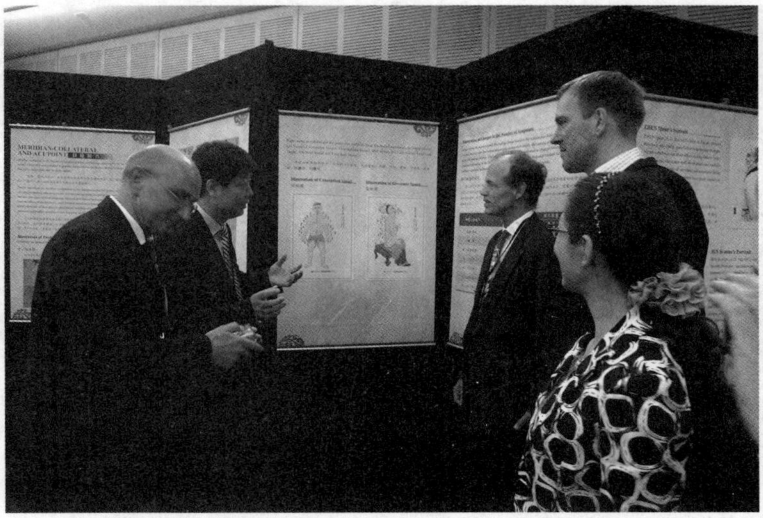

2013年11月1~4日，中医针灸展在澳大利亚悉尼举办

作为国家级非物质文化遗产“针灸”项目和世界级非物质文化遗产“中医针灸”项目的传承保护单位，学会于2013年11月16~22日举办了专家座谈、展览宣传、校园讲座、义诊咨询等系列活动，庆祝“世界针灸周”确立暨纪念中医针灸申遗成功3周年。

（董晓佳）

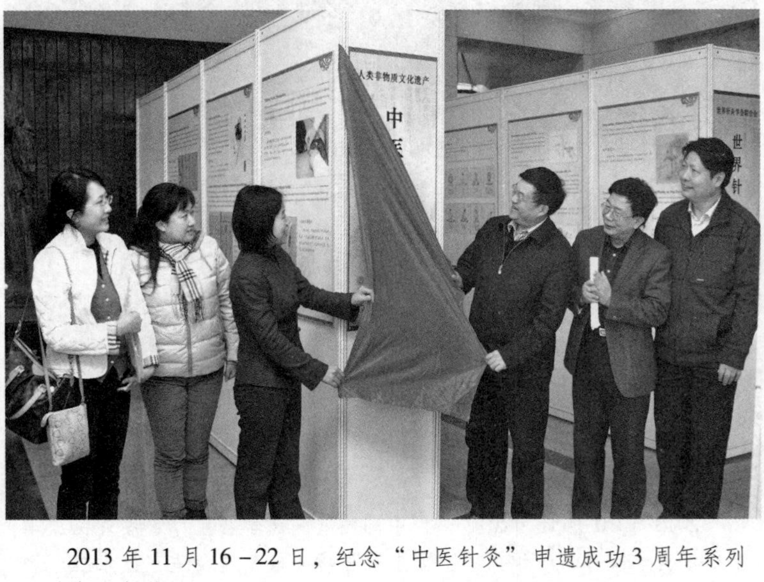

2013年11月16－22日，纪念“中医针灸”申遗成功3周年系列活动在北京举行

【中国中药协会】

会　　长：房书亭

副 会 长：李光甫、王　瑛、李怀荣、梅　群、闫希军、郝非非、李振江、李秀林、修涞贵、刘　巍、陈保华、许锦柏、徐镜人、王守柏、李大鹏、胡季强、冯根生、熊和平、孙耀志、余克建、马兴田、杨荣明、邱华伟、邹节明、石才金、郭家学、雷菊芳

秘 书 长：王桂华

常设机构：办公室、会员部、信息部、政策研究与对外宣传部、科技部、分支机构管理部

地　　址：北京市东城区夕照寺东玖大厦B座3层

邮　　编：100061

（中国中药协会）

【中国民族医药学会】

会　　长：马建中

副 会 长：马志伟、马秀珍、王庆国、乌　兰（蒙）、甘　霖、占　堆（藏）、田丰年（回）、田华咏（土家）、刘凯列、许志仁、杜　江（苗）、杨龙会、汪　洋、阿不力克木·买买提明（维）、陈达彬、陈志宏、昂青才旦（藏）、帕尔哈提·克力木（维）、郑　进（傣）、黄炯、黄汉儒（壮）、曹洪欣、梁峻（常务副会长）、喜　乐、董润生

秘 书 长：梁　峻

副秘书长：赵文华

地　　址：北京市东直门内南小街16号

邮　　编：100700

电　　话：010－52838092/84044361

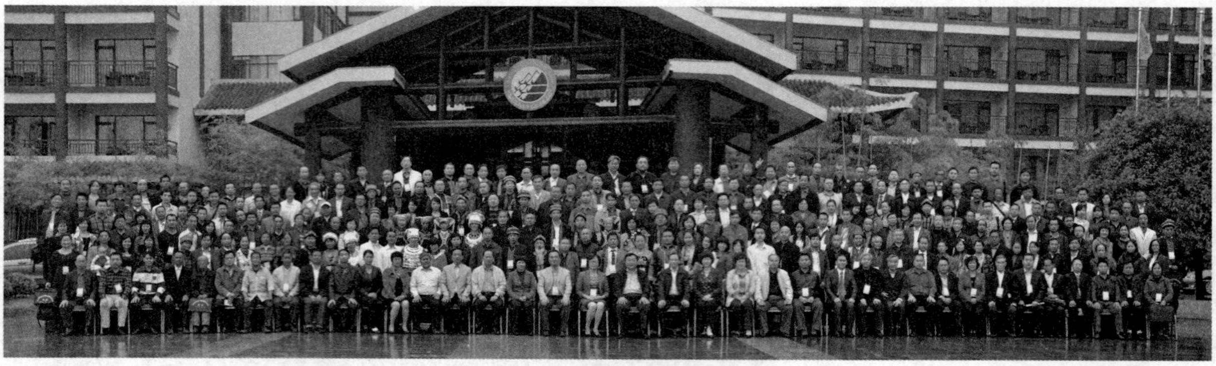

2013年10月17~19日，中国民族医药学会和侗医药专家委员会等单位主办，广西民族医药协会侗医药专业委员会等单位承办的全国第五届侗族医药学术研讨会暨侗医诊疗技术培训班在广西三江侗族自治区举行

网　　址：www. cmam. org. cn
电子信箱：bgs845@163. com
常设机构：学会设办公室（联络部）、学术部、项目部。分支机构有藏医药养生保健分会、教育研究分会、毛发健康专业委员会、疑难病专业委员会、芳香医药委员会、国际交流与合作分会；筹建待审批的分支机构有蒙医药分会、维医药分会、壮医药分会、朝医药分会、瑶医药分会、苗医药分会、土家医药分会、回医药分会、侗医药分会、畲医药分会、医史文化分会、蛇伤医药分会等。正在筹建的有藏医药分会、傣医药分会、彝医药分会、哈萨克医药分会、民营民间医药分会等。
业务范围：组织民族医药相关课题的研究和考察活动；组织开展多种形式和内容的民族医药学术交流；经政府有关部门批准，组织开展民族医药学术评价、成果评审奖励、表彰优秀科技人才和为学会发展作出贡献的管理工作者，协助政府考核、认定民族医药从业人员资质；组织编辑出版发行民族医药期刊、图书资料和音像制品；协助制定行业标准、技术规范和政府决策的咨询论证，向有关部门建言献策，组织开展产品研发、成果转化、适宜技术推广、成就和产品展览；开展民族医药继续教育、专业培训、咨询服务与科普宣传，提高会员学术水平，发现培养人才；密切同国内外相关单位、社团联系，围绕人类生存环境、健康问题搭建双边或多边平台，开展国际性项目合作、科技交流和文化创意等活动；向党和政府如实反映民族医药工作者的意见和诉求，依法维护会员的合法权益，承办政府部门委托的工作任务。
期　　刊：《亚太传统医药杂志》《中国民族医药杂志》《中国民族民间医药杂志》（均正在办理相关手续）

2013年学会工作概况

2013年，在学术活动方面，学会主办召开了壮医、瑶医、苗医、土家医、回医、侗医和仫佬医等民族医药学术会议。作为牵头单位之一，同中国民族医药协会共同主办了中国－东盟传统医药国际交流与合作论坛。在继续教育方面，举办民族医药标准培训班2期，文献整理培训班2期，分支机构或地方单位举办的蒙医药培训班2个，维医药培训班5个，壮医药培训班3个，瑶医药培训班1个，加上以学术会议形式举办的苗、土家、回医药培训班3个，共举办18个培训班，发放继续教育学分证书1907件。

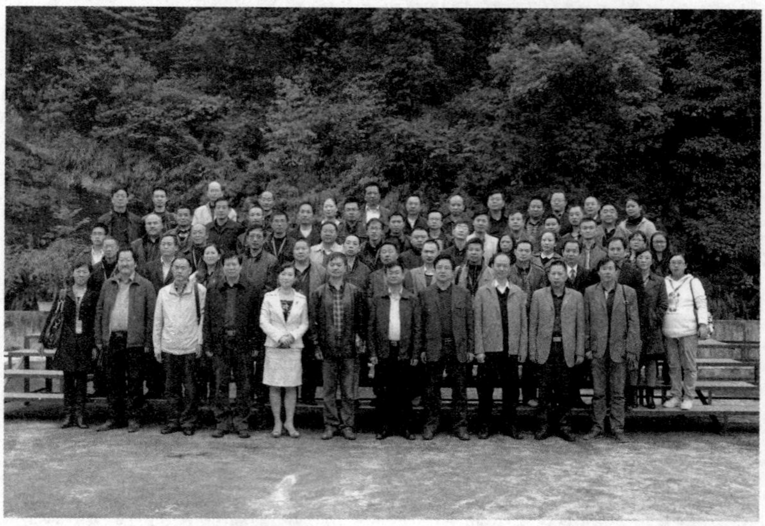

2013年10月18~20日，由中国民族医药学会主办、湖北民族学院中医药学院等单位承办的全国土家医药文献整理及适宜技术推广经验交流会在湖北恩施举行

国家中医药管理局医政司民族医药专项等项目和学会名誉会长诸国本牵头的仫佬、毛南、京族医药考察项目正在实施过程之中。

2013年6月28日，中国民族医药学会召开二届六次常务理事会议。2013年12月8日，在学会二届六次理事会议上，根据国家中医药管理局党组和马建中副局长的建议，马建中不再兼任学会会长，以无记名投票的方式同意许志仁担任中国民族医药学会会长。

会议审议并通过了梁峻秘书长所作的2013年学会工作报告和秘书长述职报告。审议并通过了中国民族医药学会和中国民族医药协会共同主办民族医药成果评奖相关事宜。审议并通过了全国民族医药标准化技术委员会各项资料。审议并通过了发布银屑病等7种优势病种维吾尔医诊疗指南、诊断和疗效标准。审议并通过了发布蒙医病证诊断疗效标准。审议并通过了其他相关事宜。

2013年2月，中国民族医药学会网站在改版的基础上正式运行。

（王建中、李洪晓）

【中国医学气功学会】

会　　长：乔延江
副 会 长：刘天君、刘亚非、陈炳旗、马栩周、李晓明、麻　颖
秘 书 长：刘天君
地　　址：北京市北三环东路11号
邮　　编：100029
电　　话：010－64286906
电子信箱：cmqg99@163.com
网　　址：www.cmqg.cn
常设机构：秘书处、办公室
业务范围：理论研究、学术交流、专业培训、书刊编辑、国际合作、咨询服务

2013年学会工作概况

医疗气功技术规范。经过学会多次组织专家、学者讨论和编写，完成了医疗气功诊疗技术临床工作规范的制定工作，并纳入了医疗新技术。

完成政府任务。按照国家中医药管理局医政司的安排，学会成立了医疗气功技术协作组，并多次组织和敦促各协作组加强合作，积极推动医疗气功的临床应用。

合作开展学术科研。2013年7月，学会参加了国家体育总局健身气功管理中心组织的编创“明目功”的课题，由副会长马栩周为负责人，编创了针对青少年的“明目功”，拟于2014年完成“明目功”的科研并进行推广。

举办医疗气功专业培训班。学会副会长马栩周于2013年7月和8月分别在河南安阳（一期）以及安徽黄山（两期）举办了医疗气功眼病调理班，参加3期学习和调理的新老学员达112人次。

培训基地祈福医院工作。广州中医药大学祈福医院作为学会的培训基地已经3年，副会长兼秘书长刘天君于2013年11月到该院检查工作，听取了培训基地的工作汇报。

（马　琦）

【中国药膳研究会】

会　　长：沙凤桐
副 会 长：高　普、高思华、杨　锐、罗增刚、李　浩
秘 书 长：高　普
副秘书长：李宝华、焦明耀、赵国新、祖绍先、王北婴、赵子鹤
地　　址：北京市海淀区西苑操场1号中国中医科学院西苑医院院内
邮　　编：100091
电　　话：010－62876295
电子信箱：jschen201@sina.com
网　　址：www.chinayaoshan.com.cn
常设机构：中国药膳研究会办公室
业务范围：开展药膳理论研究，组织药膳产品开发，进行药膳国内、外学术交流以及专业展览、咨询服务等。

2013年学会工作概况

一、领导班子建设

2013年，中国药膳研究会对4个二级专业委员会进行了重新组建，基础理论研究工作委员会、膳用药材与食材研究专业委员会完善了组织机构建设并召开了学术交流研讨会议；特别是民族药膳专业委员会，完善了组织机构建设，成立了中国药膳研究会清真药膳专家委员会和中国药膳研究会清真药膳学组，选出了清真药膳专家委员会、清真药膳学组领导成员和组成人员，并对今后的工作进行了部署；药膳技术制作专业委员会设立了专门办公地点，吸纳专业知识好、工作责任心强、热爱药膳事业的中青年同志担任重要工作岗位，进入二级学会的领导班子，提高了工作效率。

二、中医药膳标准化的工作

根据国家中医药管理局《中医药标准化中长期发展规划》的项目要求，结合学会具体工作目标和任务，中国药膳研究会召开会长扩大会议，专题研究落实中医药膳标准化工作的具体措施。

经国家中医药管理局同意，由中国药膳研究会牵头成立了全国药膳标准化技术委员会，并根据《中华人民共和国标准化法》有关规定，组织相关专家，起草制定了《药膳标准化项目书》。2013年11月10日召开了中医药膳标准化启动工作会议。会上沙凤桐会长宣布了《药膳技术标准（第一批）》的8个课题组，分别是：家庭养生保健药膳标准课题组、四季养生保健药膳标准课题组、老年病养生保健药膳标准课题组、肿瘤病养生保健药膳标准课题组、妇科病养生保健药膳标准课题组、眼科病养生保健药膳标准课题组、脾胃病养生保健药膳标准课题组和清真养生保健药膳标准课题组。

三、药膳师职业化发展

2013年，在国家中医药管理局职业技能鉴定指导中心指导下，学会积极与国家人力资源和社会保障部联系，学会主要领导积极主动参加了人社部召开的专业会议，研究探讨关于药膳师职业、职称定性的征求意见方案，方案已报人社部审批。

四、国际药膳烹饪大赛

为更好地促进药膳的普及传播，推动药膳制作技术的发展，2013年9月，中国药膳研究会和韩国（社）世界药膳文化协会在韩国联合举办

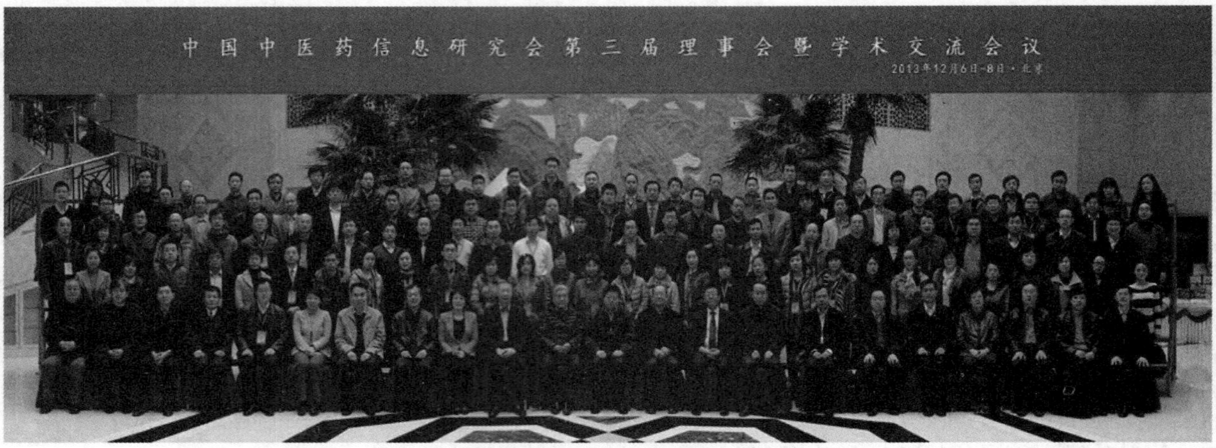

2013年7月8日，中国中医药信息研究会第三届理事会暨学术交流大会在北京召开

了韩国2013首届山清世界药膳烹饪大赛，来自中国、英国和韩国等13个国家的49支参赛代表队的药膳烹饪高手参赛。由中国药膳研究会组团的中国代表团8支参赛队共获得7个奖项。其中南京同仁堂健康酒店代表队根据中医经方精心设计和烹制的黄芪牛肉配石斛岩米雪蛤羹、当归仔鸡拼红花石榴浸雪梨、薯蓣糕等一组药膳作品，一举夺得本次大赛的最高奖项——大赛大奖。中国其他代表队还分别夺得1个大赛特别奖、1个组委会特别奖、2个银奖和2个荣誉奖。在大赛期间，由韩国世界药膳文化协会和中国药膳研究会联合举办的、以“发展药膳文化，贡献人类健康”为理念、以“药膳烹饪技术重新审视和开发课题”为主题的首尔韩中药膳世界研讨会在韩国首尔举行。中国药膳研究会沙凤桐会长致贺词并发表了题为《发展药膳文化　为人类健康服务》的主题演讲。国内《中国中医药报》也对参加此次国际药膳技术制作烹饪大赛的中国药膳代表团及获奖情况进行了报道。

五、药膳学术国际交流

中国药膳研究会在立足国内发展的同时，加强与国外药膳组织的联系，积极开展与日本、韩国、美国及我国港澳台地区的国际学术交流。中日药膳交流始自2000年，通过中日双方药膳工作者的辛勤耕耘，中日药膳事业在药膳理论、药膳制作、学术交流与合作等方面都取得了长足进展，加强了中日药膳专业人才的培养，中日已联合评选出600余名国际药膳师(士)、国际药膳调理师，有力地推动了药膳事业国际市场的发展。

（罗增刚）

【中国中医药研究促进会】

会　　长：张大宁
副 会 长：王　琦、王福根、乌日图、史宇广、许有玲、李佩文、杨世林、张相玉、罗景虹、莫用元、高　翔、黄泰康、董志昌
秘 书 长：岳　路
常设机构：办公室、会员组织部、学术教务部、国际交流部、项目部、医院与特诊部、器药与养生部、院校与研发部
地　　址：北京市东城区安定门外大街55号
邮　　编：100009

（中国中医药研究促进会）

【中国民间中医医药研究开发协会】

会　　长：沈志祥
副 会 长：吴英萍、孙光周、张晓彤、郑伟达、黄克勤、尹远平、陈珞珈、于更生、陈　浩
秘 书 长：李秀媛
常设机构：学术部、培训部、咨询开发部、国际部、会员部、期刊部、标准建设部、继续教育部、网络部、合作部
地　　址：北京市东城区东中街22号西总布胡同9号
邮　　编：100005

（中国民间中医医药研究开发协会）

【中国中医药信息研究会】

会　　长：吴　刚
副 会 长：曹洪欣、孟　群、徐皖生、陈珞珈、杨殿兴、郑　锦、张重刚、吕玉波、李宗友
秘 书 长：陈珞珈（兼）
副秘书长：朱佳卿、陈　伟
地　　址：北京东直门内南小街16号中国中医科学院办公楼805—809室
邮　　编：100700
电　　话：010－64006157/64014411－2376
网　　址：www. Ciatcm. org. cn
电子信箱：xxyjh1996@163. com
业务范围：开展中医药信息理论和技术的研究，推广新成果和新技术；组织开展中医药信息咨询和技术服务；开发中医药信息资源，提高信息利用和服务能力，推进中医药信息化建设；开展中医药行业政务、医疗、教育、科技、管理、中药生产与贸易、计划与统计等信息及网络人员的培训，提高从业人员的理论水平和专业技能；开展国内外中医药信息

的学术交流和研讨；组织学术论文评选活动和专题评审会，编写出版有关的资料和书刊；向有关部门反映中医药信息工作者的意见和要求，维护其合法权益；举办为会员服务的各项事业和活动；评选和奖励优秀的中医药信息方面的科技成果、学术论文和科普作品，宣传、奖励道德高尚、业务精良的中医药信息人员，积极开展中医药信息成果和人才的评价，发现、评选、推荐和培养优秀的中医药信息人才，表彰、奖励在中医药信息工作中成绩优异的会员，以及在学会工作中成绩突出的学会工作人员。接受主管部门委托、交办的各项工作与任务。

（朱佳卿、李　强）

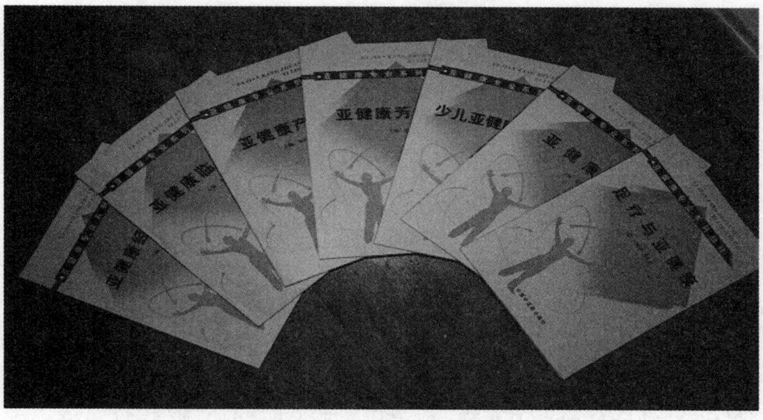

中和亚健康中心编写的亚健康系列教材

【中和亚健康服务中心】

主　　任：孙　涛

常务副主任：朱　嵘

副 主 任：吴浩恺、彭　为

常设机构：办公室、财务室、学术部、培训部、项目部、咨询部、编辑部、会展部、国际部、信息技术部、技术开发部

地　　址：北京市朝阳区三里屯幸福一村55号国家中医药管理局机关服务局402室

邮　　编：100027

电　　话：010-64168672/64132645/64130958

传　　真：010-64130087

电子信箱：zhsh009@126.com

网　　址：www.zhsh.org.cn

业务范围：（1）政策/规范。①在国家中医药管理局等上级主管部门的正确指导下，从事亚健康产业各个环节相关规范的制定。②积极参与并推进亚健康产业管理的规范化进程。③经主管部门同意或授权，进行相关行业统计，收集、分析、发布相关行业信息。（2）学术/标准。①开展各种形式的学术活动，组织重点学术课题的研究和考察活动。②编辑出版有关亚健康方面的学术专著、最新科研成果信息、科普期刊、科普图书及音像制品。③研究并制定亚健康临床干预指南等标准。④建立和推广亚健康检测、干预、管理体系。（3）人才/教育。①开发亚健康咨询师等新的职业。开展亚健康咨询师等的培训、认证、考评、管理等各项工作。②编撰亚健康专业系列教材，构建亚健康学科体系。（4）交流/合作。①联系政府和社会公益资源，展开整合传播与推广。②举办各种学术会议和论坛，普及和宣传亚健康知识。③通过培训、咨询、市场调查、技术推广、展览展示、组织文化艺术交流活动等方式，拓展亚健康产业的宽度和内涵。④通过接受企业或个人捐赠，组织成立基金会组织，为亚健康产业的发展贡献力量。

2013年中心工作概况

一、出台《亚健康专业调理机构星级服务水平评定标准》《星级亚健康专业调理机构建设指导意见》，规范亚健康专业调理机构建设和服务内容

亚健康专业调理机构是基于中医“治未病”及现代健康医学理论的亚健康学科体系为理论基础，通过专业的亚健康检测、干预设备、技术和方法，由亚健康专业人员对亚健康人群进行辨识、分类、评估、调理、咨询和管理的专业机构。

为促进亚健康专业调理机构的规范化建设，提高亚健康专业调理机构的服务水平，打造亚健康专业调理品牌，提高项目建设的决策水平，中心联合中华中医药学会亚健康分会制定了《亚健康专业调理机构星级服务水平评定标准》以及《星级亚健康专业调理机构建设指导意见》。

亚健康专业调理机构服务水平等级标准是按星级进行划分，分为一星级到五星级5个标准。星级以镀金五角星为符号，用一颗五角星表示一星级，两颗五角星表示二星级，三颗五角星表示三星级，四颗五角星表示四星级，五颗五角星表示五星级。最低为一星级，最高为五星级。星级越高，表示机构的服务水平越高。

二、持续开展《百项亚健康中医调理技术推广活动中国行》大型公益活动

为进一步贯彻落实《国务院关于扶持和促进中医药事业发展的若干意见》(国发〔2009〕22号）的文件

要求，充分发挥中医“治未病”的特色优势，积极探索构建“中医特色明显、技术适宜、形式多样、服务规范”的中医药特色预防保健服务体系，进一步提高中医药养生保健技术在亚健康调理上的应用，建设专业化的亚健康调理机构，促进亚健康产业的发展，推动中医药产业的发展和壮大，由中和亚健康服务中心、中华中医药学会亚健康分会主办的“百项亚健康中医调理技术推广活动中国行”大型公益活动暨全国百项亚健康中医调理技术培训班已经分别在深圳、怀化、海口和保定胜利举行。

三、新建和完善网站建设

新建全国亚健康红外检测协作网（远程诊断与技术支持）、全国亚健康干预效果测评中心、全国亚健康易感体质基因检测中心3个工作网站，以及中国失眠网、全国星级亚健康专业调理机构网两个服务网站。增加新的服务功能，完善两个分会和中心的官方网站。

四、开展制定、修订亚健康服务规范工作

完善亚健康服务规范建设，制定亚健康音乐调理、亚健康体质调理两本新的服务规范并及时发布。同时对其他6本亚健康服务规范进行第一次修订工作。

五、构建亚健康培训服务体系

加快全国亚健康培训网络建设速度，在已经建设完成12家的基础上，计划新增15家亚健康培训示范基地。以各省中医药大学建立的培训基地为中心，建设特色培训课程，培训师资，并支持各省培训工作的开展。以各省、市中心为主体，建立当地的培训基地，开展培训工作。在全年开展相关培训工作的基础上，继续完善了教学大纲、教学计划的制订及实施，建立培训部题库等相关工作。加大开发力度进行亚健康各个系列培训的建设。

六、完善亚健康专业系列教材建设

继续完善亚健康系列培训教材的建设，拟编写《亚健康红外测评技术》《亚健康基因检测技术》《亚健康中医儿科学》《亚健康SPA调理》等。

七、完成中和亚健康远程教育学院的建设

在中和亚健康远程教育学院建设方面，需要重点完善中和亚健康远程教育学院教学内容建设工作，打造远程亚健康人才培养模式，为亚健康学历教育、亚健康系列师从业资格教育、国家级继续教育、亚健康中医调理技术短期培训项目等开辟新的教育方式，为亚健康机构人才培养及亚健康人群提供新的远程教育模式，为亚健康人才证书查询、亚健康人才继续教育等方面提供支撑。

八、开展海外合作项目，探索国际合作模式，建立长效机制

为了中医药与亚健康的国际交流与发展，中心在泰国召开第五次国际中医药与亚健康学术大会暨中泰传统医学与亚健康学术会议，来自多个国家和地区的中医药亚健康领域的专家、学者近300多人参会。

九、开展热成像技术在中医临床上应用的科研课题

完成国家中医药管理局《乳腺癌红外热图征象与中医证型关系规律的研究》国家级科研课题，为开展乳腺癌筛查提供理论和临床依据。在此基础上，向国家中医药管理局申报行业科研专项。

十、组建全国亚健康干预效果测评中心，建设亚健康干预效果测评技术支撑平台

全国亚健康干预效果测评中心是中和亚健康服务中心的下属机构，中心得到美国哈佛大学医学院技术研发支持，是一家从事亚健康干预效果测评的机构。研究方向和任务：客观评价中医药与亚健康服务过程中干预方法的有效性和安全性，建立科学的评价方法和可靠的质量保证体系，规划和建设全国亚健康干预效果测评体系。前期开展以下3项服务：睡眠质量分析、人体整体健康度分析、匹配度评测。

（孙　涛、朱　嵘）

【中卫中医药发展研究中心】

地　　址：北京市朝阳区樱花东街甲4号
邮　　编：100029
内设机构：综合业务部、研究开发部、技术推广部、肥胖研究部、药膳研究部、中医美容研究部

（中卫中医药发展研究中心）

【世针针灸交流中心】

主　　任：邓良月、邓爱英
地　　址：北京市东城区夕照寺东玖大厦B座701
邮　　编：100061

（世针针灸交流中心）

【当代中医药发展研究中心】

名誉理事长：顾秀莲
名誉主任：佘　靖
理 事 长：张镜源
副理事长：邓铁涛、路志正、姚振华、徐建中
秘 书 长：徐建中
理　　事：（按姓氏笔画为序）
王　阶、王孝涛、王　琦、邓铁涛、邓耀华、叶永安、孙光荣、朱良春、许润三、刘志明、刘彦龙、张镜源、张代钊、李功韬、李经纬、陆广莘、陈士奎、陈彤云、吴咸中、何伟诚、孟宪民、姚振华、费开扬、施宝华、胡佩珍、郑仁瑞、赵思亮、赵世界、赵　勇、唐由之、徐建中、高思华、郭新志、曹洪欣、谢秉臻、董栋华、路志正
监 事 长：房书亭
监　　事：程培佳、党翔知
主　　任：张镜源
副 主 任：（按姓氏笔画为序）
邓耀华、孙光荣、刘彦龙、李功韬、何伟诚、姚振华、孟宪民、郑仁瑞、赵思亮、高思华、徐建中、谢秉臻、董栋华
地　　址：北京市西城区鼓楼西大街75号
邮　　编：100009
电　　话：010－68427983
传　　真：010－68427893

（当代中医药发展研究中心）

【中域药物经济学发展应用中心】

办 公 室：刘 平

地 址：北京市东城区安定门外大街55号

邮 编：100009

（中域药物经济学发展应用中心）

【现代中药资源动态监测信息和技术服务中心】

主 任：李大宁

副 主 任：龙兴超

地 址：北京市东城区东直门内南小街16号

邮 编：100700

电 话：010－84027175（传真）

电子信箱：zyzypc@126. com

常设机构：信息服务部、技术服务部、办公室

业务范围：信息收集、监测分析、人才培训、宣传推广、技术服务、咨询服务

（张小波）

二、总部设在中国的中医药国际组织

【世界中医药学会联合会】

主 席：佘 靖

副 主 席：李振吉（中国）、房书亭（中国）、邓良月（中国）、林子强（澳大利亚）、董志林（荷兰）、赵英杰（新加坡）、屠英（美国）、田小明（美国）、麦克 Michael Jabbour（美国）、王超群（加拿大）、乔万那尔弟 Carlo（意大利）、蔡宝德 Pedro Choy（葡萄牙）、沈惠军（英国）、卢加宁（俄罗斯）、孙庆涪（南非）、江永生（莫桑比克）

秘 书 长：李振吉

副秘书长：姜再增、黄建银、徐春波、陈立新

地 址：北京市朝阳区小营路19号财富嘉园A座5—3层

邮 编：100101

电 话：58239006/58650036

网 址：www. wfcms. org

电子信箱：wfcms. zhbgs@Gmail. com

常设机构：秘书处

业务范围：制定与中医药有关的国际组织标准，推动中医药在世界各国健康有序发展；开展各类学术活动，促进世界各国和地区中医药团体之间的交流与合作，提高中医药学术水平；构建中医药国际交流平台，促进中医药、保健品和医疗器械的产品交流；组织开展各类、各级中医药从业人员的资格（水平）考试，提高中医药从业人员的素质；开展各类、各级中医药医疗、技能、保健培训，提高中医药医疗、保健人员的业务能力；提供人才交流服务、保障中医药团体的人才需求，促进中医药团体的发展；建立门户网站，开展信息交流，提供咨询服务、远程培训和网上办公；出版发行学术刊物，宣传中医药特色和优势等。

期 刊：《世界中医药》

2013年学会工作概况

一、组织建设

会员发展。截至2013年底，世界中联已拥有61个国家和地区的团体会员234个，经民政部批准注册的专业委员会60个，已成立了54个。

理事会会议。2013年5月11～12日，世界中联在辽宁沈阳召开了第三届第四次理事会与第三次监事会会议，19个国家的60位理事参加了会议。世界中联主席佘靖出席会议并讲话，世界中联副主席兼秘书长李振吉主持会议。会议听取并审议通过了辽宁中医药大学李德新教授所作的关于《中医基本名词术语中英对照国际标准》修订说明，听取了世界中联秘书处综合办公室秦树坤主任所作的关于《世界中联十年发展规划（讨论稿）》报告、陈立新副秘书长所作的关于《国际中医药服务能力提升工程纲要（草案）》报告、国际培训部李鹤白主任所作的关于《国际名师带高徒项目实施方案（征求意见稿）》报告等。代表们围绕会议主题充分发表意见，并就世界中联组织建设、会员发展等提出建议。参会代表还交流了所在国家和地区的中医药发展的情况。

2013年9月21日，世界中联在美国旧金山湾区圣塔克拉拉市召开了世界中联第三届第五次理事会与第四次监事会会议。总结了建会10年的经验，分析了中医药国际发展

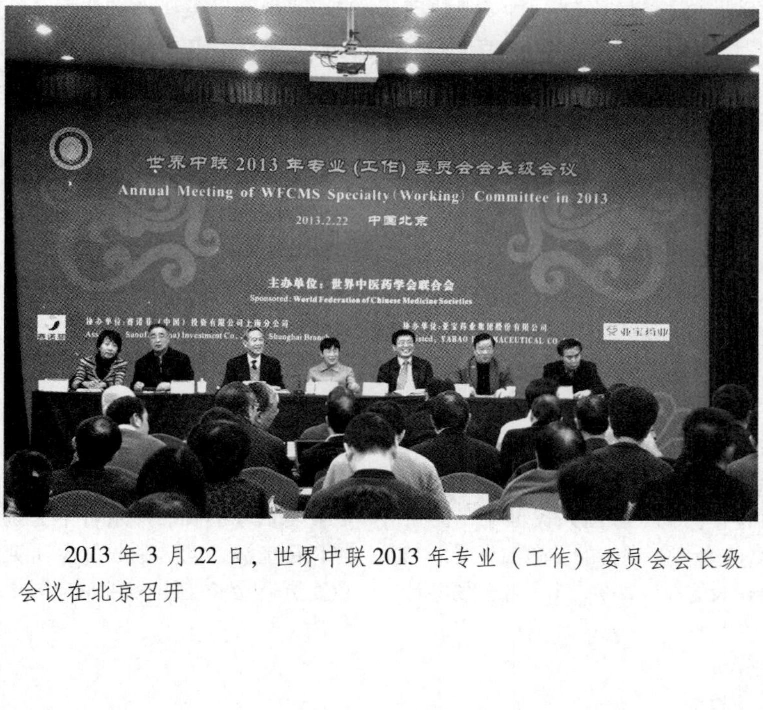
世界中联2013年专业(工作)委员会会长级会议
Annual Meeting of WFCMS Specialty (Working) Committee in 2013
2013.2.22 中国北京
主办单位：世界中医药学会联合会
Sponsored: World Federation of Chinese Medicine Societies

2013年3月22日，世界中联2013年专业（工作）委员会会长级会议在北京召开

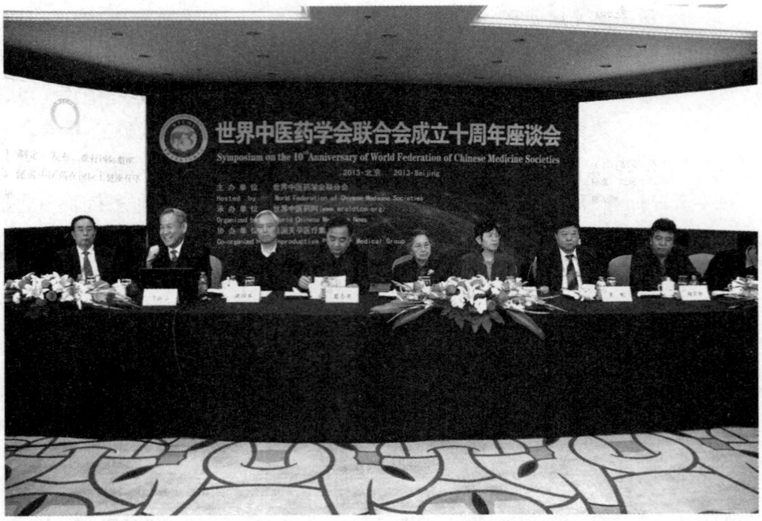

2013年10月30日，世界中医药学会联合会成立十周年座谈会在北京召开

形势，明确了今后10年的发展战略。对世界中联秘书处提出的《世界中联成立10周年回顾》《以“国际中医药服务能力提升工程”为抓手、促进中医药国际传播与发展》《中医药国际发展形势与我们的任务》《世界中联10年发展规划》4份文件讨论稿提出了修改意见和建议。会议还审议通过了《中医药临床研究伦理审查平台评估标准》；听取了俄罗斯代表关于2014年第11届世界中医药大会筹备情况的介绍。佘靖主席出席会议并讲话，对今后理事会、监事会的工作提出了新的要求。

专业（工作）委员会会长级会议。2013年2月22日，世界中联2013年专业（工作）委员会会长级会议在北京召开。来自世界中联秘书处、世界中联各专业（工作）委员会的会长、副会长、秘书长等160余人参加了此次会议。世界中联主席佘靖、国家中医药管理局副局长于文明、世界中联副主席兼秘书长李振吉、中国工程院院士张伯礼、国家中医药管理局人教司司长姜在旸及国际合作司司长王笑频等出席了大会开幕式。佘靖主席、于文明副局长分别讲话。大会由世界中联副主席房书亭和副秘书长陈立新主持。

会上，各专业（工作）委员会进行了工作交流。伦理审查专业委员会副会长胡镜清、中药分析专业委员会会长果德安、儿科专业委员会会长汪受传、教育指导委员会秘书长冯学瑞等作了大会报告。会议还就秘书处提出的专业委员会建设目标为“引领国际学术发展，推动国际学科分化，培养国际知名专家”以及为实现这一目标拟实施的7项工程进行了讨论。李振吉副主席兼秘书长作了大会总结。

二、巩固和扩大三级学术交流平台

1. 举办世界性大型学术会议2个

在美国举办第十届世界中医药大会。2013年9月21～22日，由世界中联主办的第十届世界中医药大会暨世界中联成立10周年庆典在美国旧金山湾区圣塔拉拉市举行。来自世界各地的中医药专家、学者及企事业机构的1000余名代表参加了会议。本届大会主席、世界中联主席佘靖教授，中华人民共和国驻旧金山总领事馆总领事袁南先生，美国加州圣塔克拉拉市市长特别代表、市议员Teresa o' Neill，中国医药物资协会副会长兼秘书长刘忠良等出席大会并致辞。开幕式由本届大会执行主席、世界中联副主席兼秘书长李振吉和世界中联副主席、全美华裔中医药总会屠英主持。大会以“东西方医学合作，服务各国人民健康”为主题，4位专家进行的主题演讲受到与会代表的高度评价。6个分会场共计150余人作了学术报告。大会收到学术论文240余篇。大会还设立了针灸特效疗法示范等6个工作坊，同时还举办了成果及产品展览展示。

在中国南京举办第三届世界中医药教育大会。2013年11月10日，由世界中联主办、世界中联教育指导委员会和南京中医药大学共同承办的第三届世界中医药教育大会在南京召开。本次大会的主题是“教育决定未来”。世界中联主席佘靖，江苏省人民政府副省长曹卫星，国家中医药管理局副局长于文明，世界中联监事会主席、西班牙欧洲中医基金会主席拉蒙，南京中医药大学校长吴勉华分别致辞。中国中医科学院院长、中国工程院院士张伯礼，国家中医药管理局国际合作司副司长吴振斗、人事教育司巡视员洪静，江苏省教育厅副厅长殷翔文，江苏省卫生厅副厅长、中医药管理局局长陈亦江，南京中医药大学党委书记陈涤平等25位中国中医院校校长以及来自美国、德国、瑞士、葡萄牙、西班牙、法国、爱尔兰、澳大利亚、利比里亚、新加坡、日本等30多个国家和地区的海内外代表400余人出席了大会。大会设立了4个分会场，交流学术报告60多篇，其中境外专家的报告超过50%。共收到论文170余篇。

2. 举办国际区域性会议

2013年4月20～21日，首届世界中联中医药交流与合作亚太论坛暨世界中联脉象研究专业委员会第四届学术年会在马来西亚砂拉越诗巫召开，共有来自中国、中国香港、中国澳门、中国台湾、日本、新加坡、马来西亚、澳大利亚、美国、加拿大、印尼等国家和地区近300名专家和代表参加。世界中联副主席兼秘书长李振吉，马来西亚砂拉越高级部长兼第二财长暨地方政府与社区发展部长拿督斯里黄顺舸，马来西亚华人医药总会会长、诗巫药商公会会长丁家骅，世界中联副主席、新加坡卫生部中医管理委员会委员赵英杰，世界中联康复保健专业委员会会长、广东省中医院原院长吕玉波，世界中联脉象研究专业委员会会长、澳大利亚全国中医药针灸学会联合会秘书长刘炽京等出席了大会开幕式。开幕式由赵英杰副主席主持，李振吉副主席兼秘书长、黄顺舸拿督斯里、丁家骅会长致辞。大会进行了专场学术交流，会议还组织了两场义诊活动，共诊治马来西亚诗巫当地民众150余名，得到了当地民众及政府的高度赞扬。

2013年7月19~20日，世界中联中医药合作与发展欧洲论坛（2013慕尼黑）在德国慕尼黑举办。来自中国、德国、挪威、日本和瑞士的100余名专家和学者参加了此次论坛。本次论坛由世界中联和德国慕尼黑工业大学附属医院补充医学和自然疗法研究中心联合主办。世界中联主席佘靖参加了开幕式并致辞。本次论坛的主题是“疼痛性疾病的中医药防治”，包含了疼痛性疾病的中医药防治；针刺镇痛的作用机制与临床研究；中医治疗疼痛性疾病的理论与临床研究；镇痛类中药的研究与开发；中医药临床评价的规范与标准化等相关议题。论坛推荐了21个高水平的学术报告，内容涵盖了针刺、养生、中药治疗、太极、气功、推拿、住院患者疼痛综合征的治疗等方面。论坛期间还召开了中医基本名词术语中德对照国际标准工作组预备会，为中医基本名词术语中德对照国际标准的制定工作打下了坚实的基础。

2013年4月29日，由世界中联和中国医药物资协会共同主办、巴西聪伯针灸中医药学院承办的第二届金砖国家传统医药组织交流合作与发展论坛暨第四届道地药材国际贸易论坛在巴西圣保罗召开。来自中国和巴西的70多位代表参加了此次会议。会议上发布了《道地药材国际贸易联盟倡议书》，倡议书以“传承传统文化，传播生态文明”为主题，针对当今世界面临着种种生态危机，提出如下倡议：①人类需要从世界各大文明和古老的传统文化中去寻找生态文明的精髓，用传统文化智慧之光照亮现代生态文明之路。②传统中医药文化所倡导的思想与生态文明的精髓不谋而合，应当加强传统中医药文化理念的传承，促进生态文明的传播。③以道地药材等药用资源保护与利用作为切入点，促进生态环境和非物质文化遗产保护意识，提升文化伦理道德，传承传统文化理念，传播生态文明精神。

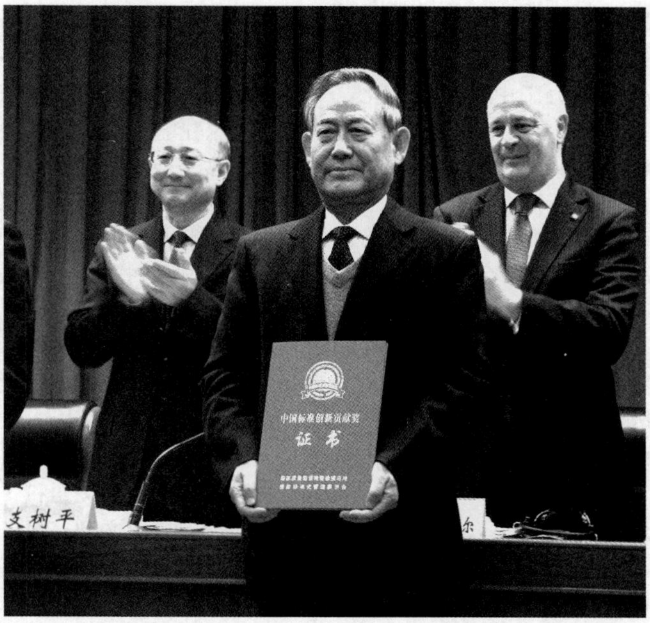

世界中联副主席兼秘书长李振吉教授荣获中国国家质量监督检验检疫总局、国家标准化管理委员会授予的“2013年中国标准创新贡献奖突出贡献奖”

2013年7月12日，在英国伦敦举办了世界中联中欧中医合作与发展伦敦会议。

为推动中医药在波罗的海国家与地区间的交流与合作，2013年10月19~20日，由世界中联主办、空达维尔研究院承办、全欧洲中医药学会联合会协办的世界中联波罗的海中医药合作与发展会议在拉脱维亚首府里加举行。来自俄罗斯、乌克兰、立陶宛以及拉脱维亚等10多个国家的400多人参会。世界中联副主席兼秘书长李振吉率团参加了此次大会，并在会议开幕式上致辞。

3. 专业委员会会议

各专业委员会全年共召开学术会议和学术年会37次，其中在境外召开会议7次。

三、积极推进国际标准化工作

1. 国际标准的研制与发布

出版3部国际组织标准：《世界中医学专业核心课程》《伦理审查体系评估标准》《中医基本名词术语中意对照国际标准》。另有《中医基本名词术语中俄对照国际标准》、《中医基本名词术语中英对照国际标准第2版》和《中医基本名词术语中德对照国际标准》正在研制。

世界中联承担了《国际中医医师水平测试标准》《中医药信息工作组ISO中医药国际标准支撑体系建设》和《基本中药材术语WD草案研制》3项国际标准的研制和培育。

完善机制，健全机构，大力促进专业委员会参与世界中联标准化工作。由世界中联专业委员会申报并承担的11项专业技术标准正在研制。

2. 承担国际标准化组织/中医药技术委员会（ISO/TC249）工作，推进世界中联两项标准提案

认真履行ISO/TC249的A级联络组织职能。2013年5月20~23日，李振吉秘书长率团参加了在南非德班召开的ISO/TC 249第四次全体大会。向大会提交了A级联络组织工作报告，并报告了世界中联提出的“世界中医（含中医）诊所设置与服务标准”的建议，中医基本名词术语第一部分“中药材”通过了立项投票。2013年5月20日召开了世界中联王奎教授担任联合召集人的WG5（中医药信息工作组）会议。

李振吉副主席兼秘书长荣获“2013年中国标准创新贡献奖突出

贡献奖”。为了表彰李振吉副主席兼秘书长在中国政府和世界中联工作期间长期致力于中医药现代化、国际化、标准化研究和组织工作作出的贡献，2013年2月21日，在北京召开的中国标准化工作会议上，中国国家质量监督检验检疫总局、国家标准化管理委员会授予李振吉“2013年中国标准创新贡献奖突出贡献奖”。国际标准化组织（ISO）秘书长罗博·斯蒂尔为其颁发此奖，这是中医药界人士首次在标准化工作领域获中国政府设立的个人奖项。

四、科研工作

承担了国家“十二五”“名老中医临床经验、学术思想经验传承”研究项目，已顺利启动。

五、举办国内、国际培训项目

为西班牙、日本、韩国、法国等国家的中医、针灸学生提供临床见习和培训。完成8项国家一类继续教育培训项目。

六、国际、国内项目合作

世界中联与EGP签署中欧环境保护项目合作协议，项目已正式启动。获批《北京市中医药服务贸易示范基地》。

七、举办第五届中医药国际贡献奖颁奖大会

2013年6月29日，第五届中医药国际贡献奖颁奖大会在北京人民大会堂举行，丁向阳（中国）、阿伦·本树森（澳大利亚）荣获个人奖，中国国家标准化管理委员会国际合作部荣获团体奖。

中国第十届全国人大常委会原副委员长何鲁丽，中国卫生计生委副主任、国家中医药管理局局长、世界中联名誉主席王国强，世界中联主席佘靖，世界中联工作咨询委员会名誉主席、中国保健协会会长张凤楼，中国国家中医药管理局副局长于文明，世界中联副主席兼秘书长李振吉，世界中联副主席、中国中药协会会长房书亭，中国民政部民间组织管理局副局长李勇，中国国家中医药管理局党组成员、中国中医科学院党委书记王志勇，中国科学技术部国际合作司副司长刘志明等出席颁奖大会并向获奖者颁发了奖杯和证书。来自中国国内的社会团体、医疗机构、企事业单位、新闻媒体的专家、学者、记者以及部分国家驻华使馆使节和外宾共180多人出席了会议。世界中联副主席兼秘书长李振吉主持了会议。王国强副主任发表了重要讲话。

八、《世界中医药》杂志实现双月刊改月刊

2013年，《世界中医药》杂志由双月刊改月刊，出版12期正刊和2期增刊。世界中联积极探索创办英文刊的途径，已正式启动创办《世界中医药杂志》英文刊和《世界睡眠医学杂志》中文刊；积极组织申报中国科协等六部委组织实施中国科技期刊国际影响力提升计划项目。

（杨抒宁、赵欣怡）

【世界针灸学会联合会】

名誉主席：王国强

前主席：洪伯荣

主　　席：邓良月

副主席：李科元（澳大利亚）、惠青（巴西）、Cedric Kim Tat Cheung（加拿大）、刘保延（中国）、El Gogary Mohamed Kamal（埃及）、Denis Colin（法国）、Michael Germann（德国）、Juliana Tjandra（印度尼西亚）、李国瑞（意大利）、Tsutani Kiichiro（日本）、申泰镐（韩国）、Paddy McBride（新西兰）、Arne Kausland（挪威）、刘嘉扬（新加坡）、Ramon M Calduch（西班牙）、刘蕴（美国）、Nguyen Tai Thu（越南）、Igor Pisarevskiy（俄罗斯）

秘书长：沈志祥

司　　库：李维衡

执　　委：Tomi Hardjatno（印度尼西亚）、Chu Ke Shin（阿根廷）、孙榕榕（阿根廷）、James Flower（澳大利亚）、Paulo Cesar Barbosa（巴西）、张冬月（加拿大）、吴滨江（加拿大）、麻颖（中国）、陈家泽（中国香港）、黄琼（中国澳门）、黄诚仁（中国台北）、林昭庚（中国台北）、Christian Mouglalis（法国）、Pascal Beaufreton（法国）、Andreas Rinnoessel（德国）、Nils von Below（德国）、Cracolici Franco（意大利）、Filomena Bangrazi Petti（意大利）、Naomi Takasawa（日本）、Wakayama Ikuro（日本）、金容奭（韩国）、廖春华（马来西亚）、Kevin Plaisted（新西兰）、Mitsuharu Tsuchiya（葡萄牙）、Kabba

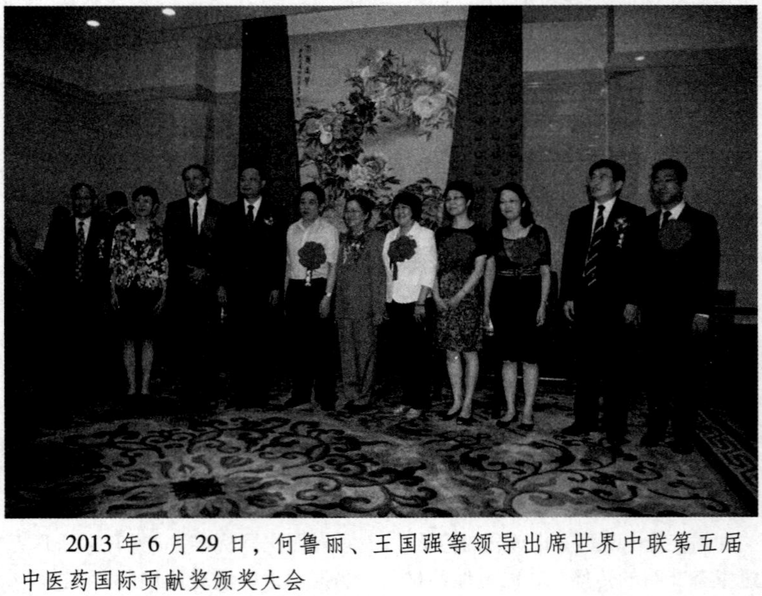

2013年6月29日，何鲁丽、王国强等领导出席世界中联第五届中医药国际贡献奖颁奖大会

Anand（美国）、Lin Rong-sheng（美国）、Nguyen Ba Quang（越南）
地　　址：北京东城区夕照寺街东玖大厦B座七层
邮　　编：100061
电　　话：010－87194950/87194951
电子信箱：wfas2007m@yahoo.com.cn
网　　址：www.wfas.org.cn
常设机构：秘书处
业务范围：理论研究、学术交流、业务培训、书刊编辑、国际合作、咨询服务
期　　刊：《世界针灸杂志》（英文，季刊）

（世界针灸学会联合会）

【世界医学气功学会】

主　　席：高鹤亭
副 主 席：高思华（中国）、龙致贤（中国）、吴道霖（意大利）、带津良一（日本）、王超群（加拿大）、Marcus Bongart 马克思·本卡特（瑞典）、Gaspar Garcia Lopez 加斯伯尔·戈西亚·洛伯兹（西班牙）、王汉鼎（加拿大）、李启端（德国）、黄志伟（美国）、林菁（香港）、杨武财（台湾）、林中鹏（中国）、傅秦增（中国）、林建（中国）、许明堂（美国）、早岛妙听（日本）、罗悠真（中国）、青岛大明（日本）、Allan·Kelson 艾伦·凯尔森（澳大利亚）
秘 书 长：高思华
常务副秘书长：华　源（中国）
副秘书长：植松捷之（日本）、王雷（中国）、万苏建（中国）、Thomas Shanahan 托马斯·沙娜汉（爱尔兰）、钟清（阿根廷）、路世才（中国）、Arpad Romandy 阿尔伯特·洛曼底（奥地利）、西蒙 Simon Blow
地　　址：北京朝阳区北三环东路11号
邮　　编：100029
电　　话：010-64286909/64286908
网　　址：www.bucm.edu.cn/qgxh
电子信箱：wasmq89@163.com
常设机构：秘书处
业务范围：组织各会员国参加世界医学气功学术交流大会和专题讨论会。促进国际医学气功界之间的友好往来和国际合作，协助各会员国开展各种医学气功学术活动。加强理论研究，宣传和推广医学气功科学，增强人民大众的自我保健意识，丰富广大气功爱好者的医学气功科学知识，促进医学气功的进步与发展。进行理论研究和医学气功临床的实验研究。采取多种形式开展医学气功的继续教育，举办培训班，组织会员以及医学气功的从业人员学习中医基础理论和提高会员及医学气功从业人员的理论水平和科学技术技能。提供技术咨询和服务，在现有条件下，办好本会简讯。
期　　刊：世界医学气功学会通讯

2013 年学会工作概况

2013 年，学会接收国内外新入会会员：国内新会员 8 人，国外会员 3 人。完成了民政部 2012 年年检审计工作。

（华　源）

三、地方性社会团体

1. 北京市

【北京中医药学会】

会　　长：赵　静
副 会 长：边宝生、许树强、齐　昉、李俊德、杨明会、陈　誩、周德安、姜在旸、高思华、曹洪欣、梅　群、谢阳谷、王　阶、唐旭东、朱立国、范吉平、王耀献、张允岭、唐启盛、刘清泉、信　彬、潘苏彦、杨晋翔、陈　勇、黄璐琦
秘 书 长：邓　娟
副秘书长：王春生、林　谦、李秀惠、王永清
地　　址：北京市东城区东单三条甲7号
邮　　编：100005
电　　话：010－65223477
网　　址：www.bjacm.org
电子信箱：bjzyyxh@sohu.com

（韩玉洋）

【北京中西医结合学会】

会　　长：王莒生
副 会 长：王　阶、王　辰、王笑民、王晓民、吴红金、张澍田、杨明会、杨晋翔、赵　静、唐旭东、史载祥、李　林
副会长兼秘书长：赵锡银
常务副秘书长：刘　刚
副秘书长：于晓刚、李　萍
地　　址：北京市东城区东单三条甲7号121室
邮　　编：100005
电　　话：010－65250460
网　　址：www.bjatw.com
电子信箱：bjzxyjhxh@126.com

（董彦菊）

【北京中医协会】

会　　长：谢阳谷
副 会 长：马谊平、刘　迎、刘保延、李　宁、李俊德、杨明会、陈　誩、高思华、屠志涛、曹洪欣
秘 书 长：朱桂荣
副秘书长：见国繁、林　谦、金　玫、莫用元、殷　青、黄　毅、康　佳、程治馨
地　　址：北京市朝阳区小关北里218号
邮　　编：100029
电　　话：010－64007339
网　　址：www.bjtcm.gov.cn/bjtcma
电子信箱：czx522@163.com

（程治馨、朱桂荣）

2. 天津市

【天津市中医药学会】

会　　长：张大宁

副 会 长：张伯礼、马　融、孙增涛、范玉强、王生田、陈宝贵、苗福来、郝菲菲
秘 书 长：苗福来
副秘书长：李树茂
地　　址：天津市和平区南京路98号
邮　　编：300040
电　　话：022－23032602
电子信箱：tjszyyxh@126.com

（苗福来）

【天津市中西医结合学会】
会　　长：张伯礼
副 会 长：崔乃强、范玉强、马信龙、张玉环、白仁骁、朱广丽
秘 书 长：葛文华
地　　址：天津市和平区南京路98号
邮　　编：300040
电　　话：022－23032635
电子信箱：zxjhxh@163.com

（葛文华）

【天津市针灸学会】
会　　长：石学敏
副 会 长：李　平、张智龙、张玉莲、韩景献、刁殿军、熊　杰、王　舒
秘 书 长：丁惠玲
副秘书长：边金玲、李　岩
地　　址：天津市和平区南京路98号
邮　　编：300040
电　　话：022－23120580
电子信箱：tjzj0580@163.com

（丁惠玲）

3. 河北省

【河北省中医药学会】
会　　长：孙万珍
副 会 长：马玉琛、王亚利、王彦田、王振邦、田振华、刘玉洁、刘亚娴、刘增祥、张　锐、张书臣、张国恩、张明柱、张树峰、李佃贵、陈振山、周海平、武　智、段云波、耿束华、高社光、董尚朴、解庆凡、裴　林
秘 书 长：武　智（兼）
副秘书长：陈振山（兼）、王彦刚
地　　址：河北省石家庄市槐安东路97号
邮　　编：050021
电　　话：0311－85804846
电子信箱：hbzyyxh@163.com

（于　清）

【河北省中西医结合学会】
会　　长：李佃贵
副 会 长：赵文清、段云波、孔祥骊、郭登洲、王艳君、杜惠兰、李　琦、陈志强、石仲仁、王立新、吕佩源、杨淑莲、李炳茂、贾振华、胡书芬、胡万宁
秘 书 长：武　智
副秘书长：戴明启（常务）、韩同彪、高长玉、赵玉斌
地　　址：河北省石家庄市槐安东路97号
邮　　编：050021
电　　话：0311－85804846
电子信箱：hbzyyxh@163.com

（刘桂香）

【河北省针灸学会】
会　　长：康锁彬
常务副会长：贾春生
副 会 长：于　岩、王艳君、王盛增、白志杰、李永方、李桂林、段云波、袁　军、崔林华
秘 书 长：武　智
副秘书长：张　彬
地　　址：河北省石家庄市市槐安东路97号
邮　　编：050021
电　　话：0311－85804846
电子信箱：hbszjxh9@126.com

（赵欢欢）

4. 山西省

【山西省中医药学会】
地　　址：山西省太原市建设北路99号
邮　　编：030013
电　　话：0351－3580330

（赵红娟）

【山西省中西医结合学会】
地　　址：山西省太原市并州西街46号
邮　　编：030012
电　　话：0351－4091118

（宋明锁）

【山西省针灸学会】
地　　址：山西省太原市并州西街46号
邮　　编：030006
电　　话：0351－7240217

（郝重耀）

5. 内蒙古自治区

【内蒙古自治区蒙医药学会】
会　　长：乌　兰
副 会 长：王玉杰、乌力吉特古斯、毛洪海、巴图得力根、巴根那、巴雅尔、布仁巴图、布仁达来、布仁特古斯、毕力格、毕力格（呼伦贝尔）、伊乐泰、马玲、刘洁晶、刘院君、刘成赋、李少锋、沙丽萍、张黎明、张英军、陈洁、阿古拉、金文忠、金额尔敦朝鲁、宝音图、杭盖巴特尔、胡达来、相林扎布、赵玉莲、黄永明、黄志刚、斯庆格、斯琴巴特尔、斯琴德力格尔、韩巴根那、奥·乌力吉、毅和
秘 书 长：杭盖巴特尔
副秘书长：巴雅尔、布仁达来、
地　　址：内蒙古呼和浩特市新华大街63号8号楼
邮　　编：010055
电　　话：0471－6944929
电子信箱：xinrong0913@sohu.com

（高欣荣）

【内蒙古自治区中医药学会】
会　　长：乌　兰
副 会 长：于连云、王　滨、云文清、毛洪海、白玉昊、马　玲、刘成赋、刘洁晶、刘院君、苏根元、李　林、李少锋、沙丽萍、张黎明、张英军、张景玲、陈玉华、陈　洁、杨广源、周保国、相邻扎

布、黄永明、赵玉莲、赵清树、董秋梅、斯琴德力格尔、赛西娅
秘 书 长：于连云
副秘书长：赵清树、陈玉华
地　　址：内蒙古呼和浩特市新华大街63号8号楼
邮　　编：010055
电　　话：0471－6944929
电子信箱：xinrong0913@sohu.com

（高欣荣）

6. 辽宁省

【辽宁省中医药学会】

会　　长：从丹江
副 会 长：曹建波、吕晓东、赵　午
秘 书 长：曹建波
副秘书长：温家祥
地　　址：辽宁省沈阳市和平区集贤街79号407室
邮　　编：110005
电　　话：024－23397508
网　　址：www.lnzyy.org
电子信箱：LZH23397508@163.com

（王卫祖）

7. 吉林省

【吉林省中医药学会】

会　　长：邱德亮
常务副会长：王之虹
副 会 长：宋柏林、王　龙、周建民、冷向阳、相世和、田洪赋、全弘奎、李　平、程海涛、鲁沿坪、李一奎、高　陆、于江波
秘 书 长：朱桂祯
常务理事：李芳生、罗　庚、孟庆彬、王学东、李　印、王晓娟、徐大鹏、孙立忠、曲晓波、王中男、林　喆、苏　颖、刘宏岩、宫晓燕、黄铁银、赵建军、陈心智、董方言、徐雅娟、李立新、韩一龙、傅警龙、董宇翔、刘　臣、赵树华、刘平夫、王　青、岳士才、娄　磊、黄建鹏、孙良金、车明海、朱耀举、隋志强、郝　远、张斗元、姜哲三、李　欣、郑　光、李景忠、张子奎、辛永洙、周民煜、刘金田、王守永、龚建华、霍明杰、刘玉忠、沈　晗、殷洪伟、李申林、陈　红、苗润昌、王　鹰、常凤琴、陈大勇、李华海、孙志杰、丛福安、迟　华、张大成、陈　鹏、张亚春、苏海东、赵明辉、许漫丽、杨凤文、任林军、李景华、陈立新、韩建海、王清涛、魏春光、于相东、王泽旭
理　　事：李文生、古怀明、孟祥萍、刘鑫宇、李　岩、都晓春、郑伟峰、刘明军、郭忠奎、张大方、贡济宇、张　辉、潘　志、姜大成、张　焱、陈　琦、郝　昕、刘爱东、李新建、王　檀、陈　颖、杨海淼、王秀阁、张守琳、童延清、赵为民、迟　英、魏丽娟、刘　鹏、周建华、王　健、姜丽红、赵文海、牛春风、朴春丽、刘铁军、原晓风、赵德喜、邓　悦、王英奎、项　颗、艾长山、蔡鸿彦、高洪波、塔其一、林　艳、艾　民、朱慧明、薛　霁、薛均来、裴智梅、杨传东、李根培、张春玲、何艳华、顾树红、张海波、韩德胜、姜　波、张玉武、吴忠源、赵　波、李又娟、孔　力、马　东、张　弘、王晓辉、李为中、李净潜、徐丽哲、刘化兴、方　飞、崔海英、全基浩、赵贤俊、崔青松、王炳强、李叙颖、狄彩虹、张国义、金星灿、赵　斌、纪玉堂、桃春辉、周志伟、任玉华、刘景春、朱瑞生、王守星、崔淑红、佟　波、辛红卫、丁来艳、吴　铁、李晓媛、吕春云、韩玉廷、张金铃、孙世文、李春禄、郝　云、丛贺东、任长旭、王艳华、高　明、徐　健、曲保利、赵培刚、韩　凌、张艳秋
地　　址：吉林省长春市净月经济开发区博硕路1035号
邮　　编：130117
电　　话：0431－81703249
网　　址：www.jlzyy.com
电子信箱：jlszyyxh2006@163.com

（朱桂祯）

8. 黑龙江省

【黑龙江省中医药学会】

会　　长：索天仁
秘 书 长：于黎明
地　　址：黑龙江省哈尔滨市香安街72号黑龙江省中医药科学院
电　　话：0451－55651561

【黑龙江省中西医结合学会】

会　　长：李显筑
秘 书 长：靳万庆
地　　址：黑龙江省哈尔滨市哈药路99号
电　　话：0451－84513382

【黑龙江省针灸学会】

会　　长：孙忠人
秘 书 长：王　顺
地　　址：黑龙江省哈尔滨市香安街72号黑龙江省中医药科学院
电　　话：13633635455

【黑龙江省中药协会】

会　　长：吴成信
秘 书 长：杜永祥
地　　址：黑龙江省哈尔滨市南岗区邮政街86－10号
电　　话：0451－53606860

【黑龙江省中药材种植产业协会】

会　　长：马长春
秘 书 长：燕新洪
地　　址：黑龙江省绥化农垦管理局中药办
电　　话：0455－8763111

【黑龙江省足部医疗保健学会】

会　　长：韩广儒
秘 书 长：王　顺
地　　址：黑龙江省哈尔滨市三辅

街142号黑龙江省中医医院
电　　话：13303613069

【黑龙江省龙江医派研究会】
会　　长：姜德友
秘 书 长：太　鑫
地　　址：黑龙江中医药大学基础医学院
电　　话：0451－82196200

【黑龙江省中医药研究促进会】
会　　长：易志宏
秘 书 长：姜志华
地　　址：黑龙江省哈尔滨市香坊区中山路99号1005室
电　　话：0451－85993738

9. 上海市

【上海市中医药学会】
会　　长：谢建群
副 会 长：郑　锦、沈远东、花根才、陆金根、肖　臻、周　华、房　敏、徐　建、彭　文、凌昌全、杨　弘、陈军力
秘 书 长：陆金根
常务副秘书长：谈美蓉
地　　址：上海市静安区北京西路1623号
邮　　编：200040
电　　话：021－62532271
网　　址：www. shatcm. org
电子信箱：shatcm@ sina. cn

（谈美蓉）

【上海市中西医结合学会】
会　　长：王文健
副 会 长：刘　平、朱玉陵、吴佩颖、李永忠、陆金根、周　华、房　敏、郑　锦、凌昌全、虞坚尔
秘 书 长：张友根
副秘书长：李文伟、向延卫
地　　址：上海市静安区北京西路1623号402室
邮　　编：200040
电　　话：021－62581714
网　　址：www. shcim. org
电子信箱：aliceyu3399@ 126. com

（于　芸）

【上海市针灸学会】
会　　长：吴焕淦
副 会 长：丁光宏、沈雪勇、东贵荣、王文清
秘 书 长：刘慧荣
副秘书长：祁妙国
地　　址：上海市静安区北京西路1623号
邮　　编：200040
电　　话：021－62678864/64644238
电子信箱：lhr_ tcm@ 139. com

（刘慧荣）

10. 江苏省

【江苏省中医药学会】
会　　长：陈亦江
副 会 长：吴勉华、刘沈林、黄亚博、曾庆琪、葛惠男、陈延年、王心力、萧　伟
秘 书 长：黄亚博（兼）

（陈　宁）

【江苏省中西医结合学会】
会　　长：陈亦江
副 会 长：张前德、蔡宝昌、黄亚博、王小宁、王　水、赵　伟、张　琪、唐仁茂
秘 书 长：黄亚博（兼）

（陈　宁）

【江苏省针灸学会】
会　　长：陈亦江
副 会 长：夏有兵、黄亚博、于　勇、施振东、孙建华、仲远明
秘 书 长：黄亚博（兼）
地　　址：江苏省南京汉中路282号
邮　　编：210029
电　　话：025－86617283（兼传真）
网　　址：www. jstcm. com
电子信箱：zyxh@ jswst. gov. cn

（陈　宁）

11. 浙江省

【浙江省中医药学会】
会　　长：肖鲁伟
副 会 长：王坤根、王　晖、孙秋华、吕圭源、宋　康、沈敏鹤、杨　勇、范永升、陈学奇、柴可群、程锦国、魏　明
秘 书 长：沈敏鹤
副秘书长：王晓鸣、何琦环
地　　址：浙江省杭州市武林广场8号浙江省科协大楼十楼1006
邮　　编：310003
电　　话：0571－85166805
电子信箱：zjszyyxh@ 126. com
网　　址：www. zjszyyxh. com

（朱泓雨）

【浙江省中西医结合学会】
会　　长：吴章穆
副 会 长：（按姓氏笔画为序）江南艳、何　革、何　超、肖鲁伟、姒健敏、宋　康、沃兴德、陈勇毅、柴可群、曹启峰
秘 书 长：陈勇毅（兼）
副秘书长：江南艳、张文娟
地　　址：浙江省浙江省杭州市古翠路234号
邮　　编：310012
电　　话：0571－88849116
电子信箱：zjszxyxh@ 163. com
网　　址：www. zjtcmwm. com

（张文娟）

【浙江省针灸学会】
会　　长：王坤根
副 会 长：方剑乔
秘 书 长：陈华德
地　　址：浙江省杭州市莫干山路219号
邮　　编：310005
电　　话：0571－87238255
电子信箱：zjszjxh@ 163. com
网　　址：www. zjszjxh. com

（陈　勤）

12. 安徽省

【安徽省中医药学会】
理 事 长：武琼宇
副理事长：王　键（常务）、董明培、张荣生、彭代银、李泽庚、杨　骏、程宜福、齐建华、杨匀保、侯　勇、赵国胜
秘 书 长：董明培（兼）

副秘书长：杨匀保（常务）、徐经凤、李克文、王纪常、刘　健、黄学勇
地　　址：安徽省合肥市马鞍山路509号
邮　　编：230051
电　　话：0551－62998077

（王继学）

【安徽省针灸学会】
理 事 长：杨　骏
副理事长：胡　玲（常务）、储浩然、沈德凯、杜荣昶、彭长林
秘 书 长：储浩然（兼）
副秘书长：彭长林、李鹏飞、沈晓明
地　　址：安徽省合肥市六安路205号（寿春路300号）
邮　　编：230061
电　　话：0551－62665105

（王继学）

13. 福建省

【福建省中医药学会】
会　　长：阮诗玮
副 会 长：杜　建、陈立典、方　群、李灿东、杨叔禹、薛金发、赵向华、陈扬荣、林秀明
秘 书 长：林秀明
副秘书长：吴宽裕
地　　址：福建省福州市鼓屏路61号
邮　　编：350003
电　　话：0591－87818827
电子信箱：fjszyyxh@163.com

（吴宽裕）

【福建省中西医结合学会】
会　　长：吴和木
副 会 长：王和鸣、陈美华、谢金森、陈端生、郑健、徐国兴、杨叔禹
秘 书 长：崔晓榕
副秘书长：郭双燕、林颖欣
地　　址：福建省福州市鼓楼区鼓屏路61号福建省卫生厅内9号楼
邮　　编：350003
电　　话：0591－87824528
电子信箱：zxyjhxh@163.com

（郭双燕）

【福建省针灸学会】
会　　长：陈立典
副 会 长：张　炜、李　沛、吴　强、苏稼夫
秘 书 长：张　炜（兼）
副秘书长：肖钦朗、姚志芳、吴明霞、林巧红
地　　址：福建省福州市鼓楼区鼓屏路61号福建省卫生厅内9号楼
邮　　编：350003
电　　话：0591－87824528
电子信箱：fjszjxh@163.com

（肖钦朗）

【福建省中医药研究促进会】
会　　长：刘献祥
副 会 长：赖应辉（常务）、万文蓉、叶国维、朱　琪、李　晔、吴培增、陈　慧、林贤旺、郑东海、郑美凤、郑振财、郭为汀、郭东宇、黄文渊、黄河清、潘丽贞
秘 书 长：赖应辉（兼）
副秘书长：马天勇、林　强、俞鼎芬、黄国先、黄海
地　　址：福建省福州市鼓楼区湖东路276号同心楼10层
邮　　编：350003
电　　话：0591－88016552
电子信箱：f88016552@126.com

（陈庆禄）

14. 江西省

【江西省中医药学会】
会　　长：曹　麒
副 会 长：熊墨年、刘红宁、陈明人、程兆盛、魏国华、谢建祥
秘 书 长：熊墨年
副秘书长：刘希伟、傅华荣、余　灵
地　　址：江西省南昌市文教路529号
邮　　编：330046
电　　话：0791－88515485
网　　址：www.jxzyyxh.cn
电子信箱：zyxhjx221@21cn.com

（郑林华）

【江西省中西医结合学会】
会　　长：曹　麒
副 会 长：徐炽度、汤益明、龚琼模、程兆盛、李国贤、江长波、陈明人、左铮云、李志刚
秘 书 长：李志刚（兼）
副秘书长：伊　凡、吴跃进
地　　址：江西省南昌市文教路529号
邮　　编：330046
电　　话：0791－88511741
电子信箱：wyjin09@126.com

（郑林华）

【江西省针灸学会】
会　　长：陈日新
副 会 长：康明非、洪恩四、伊　凡、宋南昌、廖道发、涂国卿
秘 书 长：康明非
副秘书长：迟振海
地　　址：江西省南昌市八一大道445号
邮　　编：330006
电　　话：0791－88526872
电子信箱：348916661@qq.com

（郑林华）

15. 山东省

【山东省中医药学会】
会　　长：武继彪
副 会 长：贾青顺、欧阳兵、田景振、杨传华、吉中强、赵渤年、齐元富、毕宏生、司国民、张立祥、耿　杰、刘晓玲
秘 书 长：贾青顺（兼）
副秘书长：韩　莉
地　　址：山东省济南市燕东新路9—1号
邮　　编：250014
电　　话：0531－67873166
网　　址：www.sdtcm.net
电子信箱：sdtcma@126.com

（韩　莉）

【山东省中西医结合学会】
会　　长：王新陆
副 会 长：刘绍绪、曹晓岚、高　毅、李长华、武继彪、赵家军、冯建华、高海青、吉中强
秘 书 长：曹晓岚
地　　址：山东省济南市燕东新路9—1号

邮　　编：250014
电　　话：0531－67873166
网　　址：www. sdtcm. net
电子信箱：sdtcma@126. com

（韩　莉）

【山东省针灸学会】
会　　长：高树中
副 会 长：乞蔚国、谭奇纹、刘立安、陈少宗、马其江、杜广中、马　胜
秘 书 长：陈少宗
地　　址：山东省济南市燕东新路9—1号
邮　　编：250014
电　　话：0531－67873166
网　　址：www. sdtcm. net
电子信箱：sdtcma@126. com

（韩　莉）

16. 河南省

【河南省中医药学会】
会　　长：夏祖昌
副 会 长：张重刚、韩新峰、郑玉玲、孙耀志、张玉新、王　力、方家选
秘 书 长：王端权
副秘书长：田元生
地　　址：河南省郑州市银通路18号
邮　　编：450004
电　　话：0371－66353785
网　　址：www. hnacm. org. cn
电子信箱：hnszyyxh@sina. com

（高　纯）

17. 湖北省

【湖北省中医管理学会】
会　　长：姚　云
副 会 长：刘学安、赵映前、王　华、张荒生、朱宏斌、吕文亮
秘 书 长：刘学安
地　　址：湖北省武汉市洪山区珞瑜路856号（湖北省中医院光谷院区）
邮　　编：430074
电　　话：027－87172165/87172190（传真）
电子信箱：hbzygl@126. com

（陈重阳）

【湖北省中医药学会】
会　　长：王　华
副 会 长：赵映前、刘学安、胡永年、王胜利、金建年、张荒生、朱宏斌
秘 书 长：胡永年
副秘书长：程桃英、费兰波、薛　莎、黄金元
地　　址：湖北省武汉市武昌区昙华林特一号综合楼307室
邮　　编：430061
电　　话：027－68889152（兼传真）
网　　址：www. hbzyy. org. cn

（刘俊峰）

【湖北省针灸学会】
理 事 长：张红星
副理事长：王　华、陈邦国、张　英、周仲瑜、李建武、彭　力
秘 书 长：马　骏
副秘书长：马朝阳、杜艳军
地　　址：湖北省武汉市武昌区昙华林特1号（湖北中医药大学针灸骨伤学院）
邮　　编：430061
电　　话：027-68889116/68889112（传真）
电子信箱：40052958@qq. com

（沈　峰）

【湖北省中西医结合学会】
会　　长：黄光英
副 会 长：王　平、王胜利、沈　霖、李国成、陆付耳、张介眉、金建年、胡思专、赵映前
秘 书 长：王胜利（兼）
电　　话：13507185740

（刘憬慷）

18. 湖南省

【湖南省中医药学会】
会　　长：邵湘宁
副 会 长：蔡光先、郭子华、谭元生、肖四旺、袁长津、廖端芳、郭争鸣、柏正平
秘 书 长：刘祖贞
副秘书长：陈栋材
地　　址：湖南省长沙市湘雅路30号
邮　　编：410008
电　　话：0731－84822174（传真）
网　　址：www. ws120. org
电子信箱：hnzyyxh@126. com

（胡细庭、刘振宇）

【湖南省中西医结合学会】
会　　长：邵湘宁
副 会 长：尤昭玲、卢岳华、李国忠、梁清华、秦裕辉、陈建龙、黄政德、钟飞
秘 书 长：刘祖贞
副秘书长：葛金文
地　　址：湖南省长沙市湘雅路30号
邮　　编：410008
电　　话：0731－84822174（传真）
网　　址：www. ws120. org
电子信箱：hnzyyxh@126. com

（胡细庭、陆　灵）

19. 广东省

【广东省中医药学会】
地　　址：广东省广州市淘金北路77号（麓湖阁南塔）404室
邮　　编：510095
电　　话：020－83600105/83600103
网　　址：www. lngygy. com/xuehui. asp
电子信箱：gdzyyxh@163. com

（金世明）

【广东省中西医结合学会】
地　　址：广东省广州市淘金北路77号（麓湖阁南塔）404室
邮　　编：510095
电　　话：020－83600105/83600103
网　　址：www. lngygy. com
电子信箱：gdzyyxh@163. com

（金世明）

20. 广西壮族自治区

【广西中医药学会】
会　　长：甘　霖
执行会长：唐　农
副 会 长：邓家刚、韦浩明、韦葵葵、刘华钢、许淑清、张　茵、陈　洋、陈小刚、陈宇龄、庞　军、庞宇舟、庞声航、

罗伟生、郑　进、钟　鸣、唐友明、黄岑汉、黄贵华、覃迅云、缪剑华、戴　铭
秘 书 长：黄波夫
常务副秘书长：李　方、吴胜华、梁启成
地　　址：广西南宁市桃源路35号卫生厅内
邮　　编：530021
电　　话：0771－2802519/2804245
电子信箱：lifang8888@163.com

（李　方）

【广西中西医结合学会】
会　　长：王荣慈
常务副会长：梁　健
副 会 长：周元明、方显明、杨　渊、葛宪民、赵劲民、杨　斌、陈良细、毛志红、李荣祝、杨丽莎、黎忠文、李　方
秘 书 长：李　方
副秘书长：唐乾利、林寿宁
地　　址：广西南宁市桃源路35号卫生厅内
邮　　编：530021
电　　话：0771－2802519
电子信箱：lifang8888@163.com

（李　方）

【广西针灸学会】
会　　长：范郁山
副 会 长：庞　勇、岳　进、李　方、唐华生、赵彩娇、杜　艳、吴新贵、郑建宇、陈日兰、唐红珍
秘 书 长：赵彩娇
副秘书长：吴健文、罗　燕、潘小霞、何列涛、王希琳、黄卫强、杨镇升、陈　勇、徐　辉、胡艳影、朱　英、郑友丽、陈　红、李珍娟、汤昌华、黄东挺、刘运珠、乔　赟、伍利民、李扬帆
地　　址：广西南宁市明秀东路179号广西中医药大学针灸推拿学院
邮　　编：530001
电　　话：0771－3137370
电子信箱：gxzjxh2011@126.com

（赵彩娇）

21. 海南省

【海南省中医药学会】
会　　长：陈少仕
副 会 长：张永杰、孙公凯、周文雄、刘德喜、王海安
秘 书 长：蔡　敏
副秘书长：杨少林
地　　址：海南省海口市和平北路47号海南省中医院
邮　　编：570203
电　　话：0898－66110218
电子信箱：69158811@163.com

（蔡　敏）

【海南省中西医结合学会】
会　　长：杨　华
副 会 长：韩　平、武　伟、邢　愚、蔡　毅
秘 书 长：韩　平
地　　址：海口市龙华路海南医学院附属医院中医科（韩平收）
邮　　编：570102
电　　话：13907595311（韩平）
电子信箱：hanping88@126.com

（韩　平）

【海南省针灸学会】
会　　长：辜孔进
副 会 长：孙　畅、罗和平
秘 书 长：李健强
副秘书长：黄健琳
地　　址：海南省海口市龙华路33号海南医学院附属医院针灸科
邮　　编：570102
电　　话：0898－66774471/13006029228

（李健强）

22. 重庆市

【重庆市中医药学会】
会　　长：周天寒
副 会 长：曾定伦、王辉武、张渝生、向明成、杨国汉、叶秀英、曹文富、李延萍、毛得宏、杨隆奎、杨大坚
秘 书 长：杨国汉（兼）
副秘书长：李　进、王　俊、漆　敏、张安富、吴朝华
地　　址：重庆市江北区盘溪七支路6号
邮　　编：400021
电　　话：023－67063895
网　　址：934405879@qq.com
电子信箱：www.cqacm.org

（漆　敏）

【重庆市中西医结合学会】
会　　长：高　丹
副 会 长：罗长坤、史若飞、吴志刚、曹文富、李荣亨
秘 书 长：马　力
副秘书长：徐迪雄、陈永忠、何丽芳、罗勇
地　　址：重庆市渝中区道门口40号
邮　　编：400011
电　　话：023－63815494
网　　址：MaLi8218@126.com

（吴　宽）

【重庆市针灸学会】
会　　长：陈永忠
常务副会长：郭剑华
副 会 长：王毅刚、余朋千、卓廉士、温木生、廖惠萍
秘 书 长：余朋千（兼）
副秘书长：王竹行、何文先、杨进廉
地　　址：重庆市江北区盘溪七支路6号
邮　　编：400021
电　　话：023－67063895
电子信箱：cqzjxh@126.com

（何文先）

【重庆市中医药行业协会】
会　　长：左国庆
副 会 长：尹　平、毛德宏、曹文富、刘明怀、刘建忠、陈苔青、李　洪、钟德宏、徐晓玉、陈　犁、冯　坤、杨金兵、赵　毅、陈　涛、尤　聪、熊世超
秘 书 长：曾定伦
地　　址：重庆市江北区盘溪七支路6号（重庆市中医院综合楼3楼）
邮　　编：400021
电　　话：023－63715737/67064066

传　　真：023－63715737
电子信箱：406048941@qq.com

（龚　亮）

23. 贵州省

【贵州省中医药学会】

名誉会长：贺志光
会　　长：赵　松
副 会 长：董湘玉（常务）、刘尚义、沈冯君、邱德文、凌湘力
秘 书 长：凌湘力
副秘书长：唐仕勇、徐学义、刘学义、周　茜、张光富、庄畋畋
地　　址：贵州省贵阳市贵医街28号贵阳医学院附属医院中医科
邮　　编：550004
电　　话：0851－6750715
电子信箱：gzszyxh@126.com

（凌湘力）

【贵州省中西医结合学会】

会　　长：孔德明
副 会 长：王家辉、田　明、石承先、江　超、张光奇、凌湘力、凌湘柱
秘 书 长：李志伟
副秘书长：李　燕、郑曙光、黄礼明
地　　址：贵阳市市东路50号贵阳中医学院内
邮　　编：550002
网　　址：www.gzaim.com
电子信箱：gzzxy@foxmail.com

（李志伟）

【贵州省针灸学会】

会　　长：朱广旗
副 会 长：崔　瑾、冯玲媚、王光义、李丽红、陈学农、周佐涛、何顺峰、米曙光
秘 书 长：李丽红（兼）
副秘书长：张　军、付有春、吴远华
地　　址：贵州省贵阳市市北路11号
邮　　编：550004
电　　话：0851－6827446
网　　址：www.zgzjxh.cn
电子信箱：gzlilihong@163.com

（李丽红）

【贵州省民族医药学会】

会　　长：杜　江
副 会 长：黄维中、张永萍、黄　炯、姚厂发、文明昌、郭伟伟
秘 书 长：胡成刚
副秘书长：云雪林、李志伟
地　　址：贵阳市市东路50号贵阳中医学院内
邮　　编：550002
电子信箱：hu_chenggang@yeah.net

（胡成刚）

【贵州省中医多学科研究会】

会　　长：杨　柱
副 会 长：吴元黔
秘 书 长：吴元黔（兼）
副秘书长：冯　泳
地　　址：贵阳市市东路50号贵阳中医学院内
邮　　编：550002
电　　话：5652638
电子信箱：gzszydxkyjh@sina.com

（冯　泳）

24. 云南省

【云南省中医药学会】

会　　长：郑　进
副 会 长：秦国政、李世辉、赵　勇、朱兆云、许勇刚、彭江云、陈　钢、葛元靖
秘 书 长：葛元靖（兼）
副秘书长：苏贵强、李兆福
地　　址：云南省昆明市光华街120号
邮　　编：650021
电　　话：0871－63613387
电子信箱：YNSzyyxh@qq.com

（苏贵强）

【云南省中西医结合学会】

会　　长：熊　磊
副 会 长：宁亚功、李树清、倪　昆、韦　嘉、谭　晶、包　可、叶建州、李　雷、周树云
秘 书 长：葛元靖
副秘书长：吕　琳、李帆冰
地　　址：云南省昆明市光华街120号
邮　　编：650021
电　　话：0871－63613387
电子信箱：YNSzyyxh@qq.com

（苏贵强）

【云南省针灸学会】

会　　长：黄禾生
副 会 长：管遵惠、李　琦、柴本福、姜云武、韩励兵、林忆平
秘 书 长：葛元靖
副秘书长：李绍荣、施　静
地　　址：云南省昆明市光华街120号
邮　　编：650021
电　　话：0871－63613387
电子信箱：YNSzyyxh@qq.com

（苏贵强）

25. 陕西省

【陕西省中医药学会】

会　　长：范　兵
副 会 长：唐俊琪、刘华为、周永学、米烈汉、张德兴、刘顺智、田惠民、李联社
秘 书 长：张德兴
副秘书长：袁瑞华、许建秦
地　　址：陕西省西安市西华门2号
邮　　编：710003
电　　话：029－87250672/87275672
电子信箱：sxszyyxh@126.com

（张德兴、张玉茜）

【陕西省中西医结合学会】

会　　长：刘绍国
副 会 长：魏少阳、刘勤社、王静怡、王宗仁、王建华、赵步长、董协良
秘 书 长：张德兴
副秘书长：蒋宏伟
地　　址：陕西省西安市西华门2号
邮　　编：710003
电　　话：029－87250672/87275672
电子信箱：sxszyyxh@126.com

（张德兴、张玉茜）

【陕西省针灸学会】

会　　长：苏荣彪
副 会 长：周志杰、吴锡强、贾成文、王长海、刘智斌、黄琳娜、毕宇峰
秘 书 长：张德兴
副秘书长：张卫华

地　　址：陕西省西安市西华门2号
邮　　编：710003
电　　话：029－87250672/87275672
电子信箱：sxszyyxh@126.com

（张德兴、张玉茜）

26. 甘肃省

【甘肃省中医药学会】

会　　长：侯志民
常务副会长：甘培尚
副 会 长：王自立、张士卿、李金田、李盛华、郑贵森、鄢卫东、崔庆荣、毛春燕、舒　劲、薛开华、潘　文、李顺保、赵　斌、赵文鼎、闵云山、毛照海、张晓刚、许　筠、贡布东智
秘 书 长：崔庆荣
副秘书长：潘　文、史正刚、王　颖、王凤丽、毛　臻
地　　址：甘肃省兰州市定西东路35号
邮　　编：730000
电　　话：15002557335（刘福文）
网　　址：www.gstcm.com
电子信箱：116545026@qq.com

（刘福文）

【甘肃省中西医结合学会】

会　　长：刘延祯
常务副会长：李应东
副 会 长：李　强、郭天康、李盛华、郑贵森、蒲朝晖、刘国安、戴恩来、张有成、余　勤、李妍怡、雷鹏举、李维义、邱玉梅、程卫东、刘保健
秘 书 长：刘保健
副秘书长：刑喜平
地　　址：甘肃省兰州市城关区嘉峪关西路732号
邮　　编：730020
电　　话：13893139305（邢喜平）

（邢喜平）

【甘肃省针灸学会】

会　　长：李　强
常务副会长：何天有
副 会 长：李盛华、杨继良、谢君国、郑　宁、姜德民、杨　兰、张志明、李　军、毛春燕、邱连利、张洪涛、魏玉香、雒成林、方晓丽、孙其斌、魏清琳
秘 书 长：邱连利
副秘书长：肖　红、王海东、王凤丽、陈国廉、李　军、秦晓光、杨才德
常务理事：王海东、金钰钧、杨才德、王瑜琴、杨继若、王建文、付　伟、张元澧
地　　址：甘肃省中医院
邮　　编：730050
电　　话：13893227909（肖　红）

（肖　红）

27. 青海省

【青海省藏医药学会】

会　　长：艾措千
副 会 长：久美多杰、昂青才旦、李先加（学院）、多　杰、李先加（医院）、孙泰俊、端　智
秘 书 长：昂青才旦
副秘书长：李先加、多　杰、华旦诺尔桑
地　　址：青海省西宁市南山东路97号青海省藏医药学会
邮　　编：810007
电　　话：0971－8204657
网　　址：www.tmst.org
电子信箱：qtms010@163.com

（青措吉）

【青海省中医学会】

会　　长：陈卫国
副 会 长：黄立成、赵德跃、韩　文、邓尔禄、李福安、亢泽峰、王晓勤、文绍敦、顾　群、高春江
秘 书 长：燕小霞
副秘书长：杨国利、张玉国、江　华、靳晓红
地　　址：青海省西宁市七一路338号
邮　　编：810000
电　　话：8456222－6690
电子信箱：qhszyxh@126.com

（燕小霞）

28. 宁夏回族自治区

【宁夏中医药学会】

会　　长：王忠和
副 会 长：牛　阳、高如宏、张　武、刘本臣
秘 书 长：高如宏
副秘书长：刘　瑛、钱月慧
地　　址：宁夏银川市西夏区北京西路114号
邮　　编：750021
电　　话：0951－2024646
电子信箱：gaoruhongnx@163.com

（高如宏）

【宁夏中西医结合学会】

会　　长：马秀珍
副 会 长：黄　涌（常务）、俞大鸿、童安荣、王凤莲、谢振华
秘 书 长：童安荣（兼）
副秘书长：李晓龙　赵　军
地　　址：宁夏银川市西夏区北京西路114号
邮　　编：750021
电　　话：0951－2022276
电子信箱：13709575543@163.com

（李晓龙）

【宁夏针灸学会】

会　　长：李遇春
副 会 长：牛　阳、张　武、高如宏、胡雨华
秘 书 长：牛　阳（兼）
副秘书长：杨丽美、王宇国、刘　瑛
地　　址：宁夏银川市兴庆区胜利街1160号（宁夏医科大学中医学院）
邮　　编：750004
电　　话：0951－6880501/6880507
电子信箱：niuyang0227@163.com / yanglm1987@sohu.com

（杨丽美）

29. 新疆维吾尔自治区

【新疆维吾尔自治区中医药学会】

会　　长：周铭心
副 会 长：耿　直、卢　勇、王　杰、张永平、王北疆
秘 书 长：王　杰（兼）
副秘书长：柯　岗、冯　东、孟庆才、

李崇瑞、安冬青
地　　址：新疆乌鲁木齐市天山区龙泉街191号
邮　　编：830004
电　　话：0991－8561035
电子信箱：xjzyybjb@163.com

（柯　岗）

【新疆维吾尔自治区中西医结合学会】
会　　长：李全智
副 会 长：安冬青、孟庆才
秘 书 长：刘　健
副秘书长：庞　彬
地　　址：新疆维吾尔自治区自治区中医医院黄河路116号
邮　　编：830000
电　　话：0991－5817719
网　　址：xjzxyjhh@xinlang.com.cn
电子信箱：xjzyyhkm@xinlang.cn

（庞　彬）

【新疆维吾尔自治区民族医药学会】
会　　长：哈木拉提·吾甫尔
常务副会长：斯拉甫·艾白
秘 书 长：伊河山·伊明
地　　址：新疆乌鲁木齐市延安路36号附1号
邮　　编：830001
电　　话：0991－2565663
传　　真：0991－2557730
学术刊物：《维吾尔医药》

（艾克拜尔·亚森）

30. 青岛市

【青岛市中医药学会】
会　　长：张　华
副 会 长：吉中强、王者令、赵国磊、丁文龙、于俊生、李富玉、赵振爱、谢旭善
秘 书 长：赵国磊（兼）
副秘书长：唐　明、汪运富、朱维平、范存亮、王　莉、毕元兑
地　　址：山东省青岛市闽江路7号
邮　　编：266071
电　　话：0532－85912536
电子信箱：qingdaozhongyichu@163.com

（范存亮）

【青岛市中西医结合学会】
会　　长：吉中强
副 会 长：刘　宏、王者令、赵国磊、丁文龙、王万春、唐明、王晓光
秘 书 长：王　莉
地　　址：山东省青岛市人民路4号（青岛市海慈医疗集团）
邮　　编：266033
电　　话：0532－83777576
电子信箱：wangli70@126.com

（吴桂芝）

【青岛市针灸学会】
会　　长：刘　宏
副 会 长：孙顺昌、刘立安、汪运富、裴海涛、刘红石、祝明浩
秘 书 长：刘立安（兼）
副秘书长：戚其华
地　　址：山东省青岛市人民路4号（青岛市海慈医疗集团）
邮　　编：266033
电　　话：0532－83777576
电子信箱：wangli70@126.com

（吴桂芝）

【青岛市药膳研究会】
会　　长：于俊生
副 会 长：钟进义、赵国磊、程显凯、赵振爱、薄　涛、王国忠
秘 书 长：杨　红
副秘书长：孙金芳、魏陵博
地　　址：山东省青岛市人民路4号（青岛市海慈医疗集团）
邮　　编：266033
电　　话：0532－83777123
电子信箱：yanghong916@163.com

（杨　红）

31. 宁波市

【宁波市中医药学会】
会　　长：王　晖
副 会 长：洪善贻、叶　海、黄志强、陈学达、王明如、沈树恩、王建康、高　巍、沈晓敏、崔　云、董幼祺、项志秋
秘 书 长：沈树恩（兼）
副秘书长：崔　云（兼）、柯春海、沈力、余　静
地　　址：浙江省宁波市丽园北路819号
邮　　编：315010
电　　话：0574－87242750
电子信箱：nbszyy@yahoo.cn

（张可可）

【宁波市中西医结合学会】
会　　长：周文华
副 会 长：陈晓敏、陆传统、徐海东、胡耀仁、叶孟、史尧胜、周江瑾、钟光辉
秘 书 长：陆传统
副秘书长：朱　波
地　　址：浙江省宁波市海曙区西北街42号
邮　　编：315010
电　　话：0574－87345976
电子信箱：chenchen19741@126.com

（朱　波）

【宁波市针灸学会】
会　　长：沈晓敏
副 会 长：曹秀娟、陈　雷、张　奕、张　艺
秘 书 长：陈　雷（兼）
地　　址：浙江省宁波市丽园北路819号
邮　　编：315010
电　　话：0574－87242750

（宁波市针灸学会）

32. 深圳市

【深圳市中医药学会】
会　　长：李顺民
副 会 长：朱美玲、张天奉、李惠林、胡世平、曾庆明、翟明玉、廖利平、周大桥、黄剑虹
秘 书 长：李惠林
副秘书长：彭立生、皮　敏、刘若缨
地　　址：深圳市福华路1号深圳市中医院学会办公室
邮　　编：518033
电　　话：0755－88359666转3336
电子信箱：szzyyxh@126.com
网　　址：www.szzyyxh.cn

（刘若缨）

【深圳市中西医结合学会】
会　　长：蔡志明
副 会 长：王　雄、叶秀峰、孙　伟、刘立昌、杨大国、李佑生、肖　平、吴其恺、吴正治、汪和平、易铁钢、姚吉龙、黄　彬、武肇玲、翟明玉
秘 书 长：刘立昌
副秘书长：朱　炎、邓旭光、张永锋、贾秀琴、金　宇
地　　址：深圳市振华东路“深圳市第二人民医院中西医结合分院”内
邮　　编：518031
电　　话：0755－83243036/13823166819
电子信箱：szzxyfy @163. com
（朱　炎）

【深圳市针灸学会】
会　　长：杨卓欣
副 会 长：孙外主、史鉴欧、骆仲达、金远林、陈少辉、廖澍华、骆钧梵、朱进贵
秘 书 长：于海波
副秘书长：皮　敏、罗燕
地　　址：深圳市福华路 1 号深圳市中医院内
邮　　编：518033
电　　话：0755－88359666-3336
网　　址：www. szzyyxh. cn/ctma
电子信箱：szzjxh@163. com
（皮　敏）

33. 厦门市

【厦门市中医药学会】
会　　长：陈进春
副 会 长：高树彬、陈国良、伍德娜、林钦钦、王彦辉
副秘书长：黄木林、张瑞良、陈少玫
地　　址：福建省厦门市思明区同安路2号B幢401室
邮　　编：361003
电　　话：0592－2058094
电子信箱：y2058094@126. com
（陈学勤、郑惠新）

【厦门市中西医结合学会】
会　　长：杨叔禹
副 会 长：王效民、刘祖国、姜　燕、耿学斯
秘 书 长：陈国源
副秘书长：谢永丹、陈　健、白新胜、黄腾蛟
地　　址：福建省厦门市思明区同安路 2 号 B 幢 401 室
邮　　编：361003
电　　话：0592－2058094
电子信箱：y2058094@126. com
（陈学勤、郑惠新）

【厦门市针灸学会】
会　　长：陆　汎
副 会 长：谢俊杰、赵银龙、周然密
秘 书 长：万文蓉
副秘书长：李　月、钱小燕、程绍鲁
地　　址：福建省厦门市思明区同安路2号B幢401室
邮　　编：361003
电　　话：0592－2058094
电子信箱：y2058094@126. com
（陈学勤、郑惠新）

34. 长春市

【长春市中医学会】
地　　址：吉林省长春市新发路1198号
邮　　编：130051
电　　话：0431－82726476
电子信箱：FUQIANG04551@163. com
（崔文慧）

35. 南京市

【南京市中医药学会】
会　　长：刘玉成
副 会 长：李　俭、张　骠、张钟爱、单兆伟、王旭东、操海明
秘 书 长：黄　洁
副秘书长：赵小寅
地　　址：江苏省南京市金陵路1号
邮　　编：210001
电　　话：025－52276531
网　　址：www. njzyyxh. cn
（黄　洁、赵小寅）

【南京市中西医结合学会】
理 事 长：丁义江
副理事长：杨大锁、申俊龙、王佩娟、彭宇竹、林　建、王连生、龙明智
秘 书 长：冷丽丽
副秘书长：童　华、郑艳辉
地　　址：江苏省南京市孝陵卫179号
邮　　编：210014
电　　话：025－84432495
（杨　蹼）

【南京市针灸学会】
理 事 长：王玲玲
副理事长：李　俭、仲远明、陆　瑾、周华龙
秘 书 长：何青谷
副秘书长：陈朝明
地　　址：江苏省南京市金陵路1号
邮　　编：210001
电　　话：025－52276119
（何青谷）

36. 杭州市

【杭州市中医药协会】
会　　长：杨　勇（兼法人）
副 会 长：李自明、郭怡飚、邵征洋、傅华洲、朱彩凤、张永华、徐　红
秘 书 长：徐　红（兼）
地　　址：浙江省杭州市体育场路453号
邮　　编：310007
电　　话：0571－85827937
电子信箱：hzszyyxh@yahoo. com. cn
（徐　红）

【杭州市中西医结合学会】
名誉理事长：傅学铨
理事长（兼法人）：何　革
副理事长：高　炎、张延祥、杨　勇、邵征洋、张永华、李自明
秘 书 长：虞玉凤
副秘书长：傅志泉、王　峻
地　　址：浙江省杭州市环城东路208号
邮　　编：310003
电子信箱：hzyyf@hz. cn
（虞玉凤）

【杭州市针灸推拿学会】
会　　长：詹　强（兼法人）
副 会 长：朱月伟（常务副会长）、冯

大事记篇

【2013年中医药工作大事记】

1月7日 国家中医药管理局在北京召开了三级中医医院评审工作总结暨持续改进工作部署会，会议对三级中医医院评审工作经验和存在的问题进行了总结，并研究部署了中医医院持续改进工作。卫生部副部长、国家中医药管理局局长王国强和国家中医药管理局副局长马建中出席并讲话。

1月10～11日 2013年全国中医药工作会议在北京召开。会议认真学习贯彻党的十八大、中央经济工作会议和全国卫生工作会议精神，高举中国特色社会主义伟大旗帜，以邓小平理论、“三个代表”重要思想、科学发展观为指导，总结2012年中医药工作，分析面临的形势，部署2013年主要任务，解放思想、改革创新，凝聚共识、振奋精神，改进作风、真抓实干，全力推进中医药事业科学发展。中共中央政治局常委、国务院副总理李克强对会议高度重视并作出重要批示。卫生部党组书记、副部长张茅在会议上作了重要讲话。卫生部副部长、国家中医药管理局局长王国强作了题为《贯彻落实党的十八大精神 全力推进中医药事业科学发展》的工作报告和会议总结讲话。

1月13日 首届中国中医药非物质文化遗产保护与发展论坛在山西太原举行。论坛由国家文化部非遗司、中国中医科学院、中医药文化研究中心、中国医史文献研究所、山西省文化厅、山西省中医药管理局主办，东盛科技协办，山西广誉远国药有限公司与北京广誉远投资管理有限公司共同承办。来自国家文化部、卫生部、中国中医科学院以及山西省有关部门和全国中药企业的300多位嘉宾与会。

1月19日 世界针灸学会联合会庆祝成立25周年暨国际针灸发展研讨会在北京同时举行。卫生部副部长、国家中医药管管理局局长王国强出席并讲话。

1月22日 国家中医药管理局召开大会，传达学习习近平总书记关于厉行勤俭节约反对铺张浪费重要批示和中办通知精神。卫生部副部长、国家中医药管理局局长王国强主持会议并作重要讲话。国家中医药管理局副局长吴刚、李大宁、马建中，党组成员、中国中医科学院党委书记王志勇，局机关全体公务员、直属单位领导班子成员等120余人参加会议。

2月25日 国家中医药管理局召开全国中医医政工作视频会议。卫生部副部长、国家中医药管理局局长王国强和国家中医药管理局副局长马建中出席并讲话。

2月28日 国家中医药管理局在北京召开局直属机关2013年党的工作暨纪检工作会议。卫生部副部长、国家中医药管理局党组书记、局长王国强出席会议并讲话。局党组成员、副局长、局直属机关党委书记马建中主持会议。此次会议的主要任务是深入学习宣传贯彻党的十八大精神，贯彻落实中央国家机关、卫生部直属机关党的工作和纪检工作会议精神，总结2012年党建工作和纪检工作，部署2013年党建、纪检工作。局党组成员、中国中医科学院党委书记王志勇，局直属机关党委、纪委委员，局机关各部门、各直属单位党、纪书记（纪检委员）、行政主要负责人，党办主任、纪监室主任等约80人参会。

4月11日 国家中医药管理局在广西南宁组织召开了中药资源普查试点工作交流会。广西壮族自治区人民政府副主席李康、副秘书长吴建新，22个中药资源普查试点省（区、市）的中医药管理部门负责人和技术负责人，环境保护部生态司、国家中医药管理局中药资源普查试点工作办公室部分成员参加了交流会。国家卫生和计划生育委员会副主任、国家中医药管理局局长、中药资源普查试点工作领导小组组长王国强，国家中医药管理局副局长、中药资源普查试点工作领导小组副组长李大宁出席会议。

4月12日 2013中国-东盟传统医药高峰论坛和第五届中国（玉林）中医药博览会在广西玉林国际会展中心开幕。中国-东盟传统医药高峰论坛同期举办。国家中医药管理局、国家民委、商务部等国家有关部委以及中国中药协会等行业协会，自治区、港澳台地区以及东盟十国、世界卫生组织、东盟秘书处等有关领导、专家、学者、参展商、采购商、新闻媒体记者等共5000多人参会参展。

4月22日 工商总局、中宣部、国务院新闻办、工信部、国家卫生计生委、新闻出版广电总局、食品药品监管总局、国家中医药管理局联合召开电视电话会议，部署开展为期3个月的整治虚假违法医药广告专项行动。

4月30日 由世界中医药学会联合会和中国医药物资协会发起的道地药材国际贸易联盟第四届道地药材国际贸易论坛在巴西圣保罗召开。论坛发布道地药材国际贸易联盟倡议书，倡导传承传统文化，传播生态文明，并以此为论坛主题，对中医药文化与生态文明建设的关系开展研讨。

5月15日 中华中医药学会第五届常务理事会第六次会议在北京召开。国家卫生和计划生育委员会副主任、国家中医药管理局局长、中华中医药学会会长王国强作关于中医药科技创新的讲话。会议通过国家中医药管理局党组对学会秘书长人选的推荐意见，曹正逵当选为学会秘书长。中国科学技术协会学会学术部副部长刘兴平出席会议并讲话，国家中医药管理局副局长、中华中医药学会副会长马建中和中华中医药学会副会长谢阳谷主持会议。

5月15～16日 国家中医药发展论坛（“珠江论坛”）第十届学术研讨会在广东广州举行。国家中医药管理局副局长李大宁及广东省发改委、科技厅和中医药局等相关领导，跨学科专家、企业代表50余人参会。

5月17日 欧盟框架计划中国健康领域国内首个联络点落户湖南中医药大学。

5月17～19日 2013中国国际中药与植物药博览会暨中医药发展论坛在上海举行。国家卫生和计划生育委员会副主任、国家中医药管理局局长王国强出席并讲话。本届博览会由中国中药协会、华侨传媒共同举办，来自中国大陆、港澳台地区以及欧洲、北美洲、大洋洲和东南亚地区的中医药科研、医疗、产业等机构参展。

5月28日　第二届中国（北京）国际服务贸易交易会开幕，中医药服务贸易展区分为特装展区和标装展区两部分。作为整个会展上唯一一个以行业为主的展区，医疗、教育、科研、产业以及政府机关、社会团体等67家中医药机构齐亮相。

6月7日　国家中医药管理局在北京召开全国中医护理工作视频会议，国家卫生和计划生育委员会副主任、国家中医药管理局局长王国强和国家中医药管理局副局长马建中出席并讲话。国家中医药管理局设主会场。

6月8日　国家中医药管理局举办了2013年度全国中医药医改工作厅局长培训班，各省（区、市）和新疆生产建设兵团主管中医药的卫生厅局长（卫生计生委副主任）、中医药管理局局长，省级中医药管理部门医改联系人，副省级城市、省会城市、公立医院改革试点联系城市分管中医药的卫生局长（卫生计生委副主任），国家中医药管理局办公室、人事教育司、规划财务司、政策法规与监督司有关领导参加了本次培训班。国家卫生和计划生育委员会副主任、国家中医药管理局局长王国强和国家卫生和计划生育委员会体制改革司、国家发展改革委社会发展司、人力资源和社会保障部医疗保险司有关领导出席培训班并讲话。

6月9日　国家中医药管理局召开中医药发展战略座谈会。国家卫生与计划生育委员会副主任、国家中医药管理局局长王国强，国家中医药管理局副局长于文明出席座谈会。会议邀请全国人大、全国政协、中国社会科学院、中国中医科学院、中国生产力学会、中国战略研究会、中国中药协会、世界中医药学会联合会、新华社等机构有关负责人和专家、学者与会。会议针对中医药发展面临的机遇和挑战，特别是束缚中医药发展的关键问题进行了讨论。

6月11日　2013年全国职业院校技能大赛中（高）职组“康缘杯”中药传统技能大赛在连云港中医药高等职业技术学校开赛。国家卫生和计划生育委员会副主任、国家中医药管理局局长王国强，教育部职业教育与成人教育司副司长王扬南出席大赛开幕式并讲话。江苏省教育厅、江苏省中医药管理局、连云港市人民政府、江苏康缘药业股份有限公司等相关单位领导出席开幕式。大赛执委会主任、国家中医药管理局人事教育司巡视员、副司长洪净主持开幕式。参赛选手、裁判员、领队、指导教师、观摩人员共计700余人参加了开幕式。

6月14日　由15位科学家组成的第三届“973”计划中医理论专题专家组成立，标志着“973”中医理论专题研究进入新阶段。

6月15日　濒危物种保护与中医药可持续发展座谈会在北京举行。会议由中国野生动物保护协会、国际野生物贸易研究组织主办，世界中医药学会联合会协办。会议邀请来自机关行业和科研机构的代表，共同探讨如何使濒危物种保护与中医药可持续发展共存互利。

6月16～17日　作为第五届海峡论坛配套活动之一，2013海峡两岸中医药发展与合作研讨会在福建厦门召开。会议围绕“搭建交流平台、深化务实合作”主题，就促进两岸中医药医疗、教育、科研、产业、文化等务实合作进行深入探讨。国家卫生和计划生育委员会副主任、国家中医药管理局局长王国强出席开幕式。本届研讨会分为会议交流和中医临床适宜技术、技能展示两部分，设立中医药科研、教育、产业、文化交流和中医美容学术交流2个分会场，并在厦门市中医院举行了中医临床适宜技术、技能展示活动。会议由国家中医药管理局和厦门市人民政府共同主办，邀请海峡两岸中医药界知名专家、学者及企业界共450多名代表参会。

6月24日　中国中医科学院江苏分院在江苏省中医药研究院成立，这是中国中医科学院在全国范围内设立的第一家分院。国家卫生和计划生育委员会副主任、国家中医药管理局局长王国强，江苏省副省长毛伟明共同为分院揭牌。国家中医药管理局党组成员、中国中医科学院党委书记王志勇，中国中医科学院院长张伯礼院士等出席成立大会。

6月30日　以“大中医、大健康、大战略”为主题的首届岐黄论坛在北京举行。国家卫生和计划生育委员会副主任、国家中医药管理局局长、中华中医药学会会长王国强出席并讲话。全国人大常委会副委员长陈竺，中国科协副主席、党组副书记、书记处书记程东红出席论坛并讲话。国家中医药管理局副局长、中华中医药学会副会长马建中主持论坛开幕式，国家中医药管理局党组成员、中国中医科学院党委书记王志勇出席。论坛由中华中医药学会主办，中国中医科学院、北京中医药大学、天津中医药大学协办。

7月4日　国家中医药管理局召开党的群众路线教育实践活动动员大会，部署安排深入开展党的群众路线教育实践活动。国家卫生和计划生育委员会副主任、国家中医药管理局党组书记、局长王国强做重要讲话。中央第二十三督导组组长张玉台、副组长苏泽林和督导组全体成员出席动员会。

7月4日　由全国中医药职业教育教学指导委员会和全国中医药职业技术教育学会主办、湖南中医药高等专科学校承办的首届中医药职业教育中医护理技能大赛在湖南株洲举行。湖南中医药高等专科学校等8支高职院校代表队及甘肃省中医学校等12支中职院校代表队的80位参赛选手参赛。

7月6日　由国家中医药管理局主办，中国中医科学院承办的第一期中医医院职业化管理高级研修班开在北京班，全国78名三级甲等中医医院院长参加研修。国家卫生和计划生育委员会副主任、国家中医药管理局局长王国强，国家中医药管理局副局长马建中，国家中医药管理局党组成员、中国中医科学院党组书记王志勇，中国中医科学院院长张伯礼参加开班仪式。

7月6~7日 国家中医药管理局召开2013年暑期办公会议，总结各局司办和直属单位上半年主要工作，并对下半年工作计划进行讨论。国家卫生和计划生育委员会副主任、国家中医药管理局局长王国强出席并讲话。国家中医药管理局副局长于文明、李大宁、马建中，局党组成员、中国中医科学院党委书记王志勇出席会议。

7月12日 国家中医药管理局中医药高等教育教学改革报告会暨"十二五"中医药高等教育教学改革重点课题中期检查工作会在江苏徐州召开，来自国家中医药管理局、中国教学管理研究会、南京中医药大学、上海中医药大学、北京中医药大学等7所院校共近30位大学校长、专家、学者汇聚一堂，共同探讨中医药人才培养、教育质量保障体系建设、学科体系建设等多个教育教学改革前沿课题。

7月28日 传统医学与国民健康高层论坛北京举行。来自国家食药监管总局、国家卫生计生委、国家中医药管理局、发改革委、科技部、农业部等相关部门、社会团体、科研机构和大专院校、李嘉诚旗下的白云山和记黄埔、港诚国际等企业的数百位领导、院士、专家、企业家出席论坛。他们分别从政府的立场和"产、研、学"的角度共议在全球大健康产业迅速发展的新形势下，我国传统医学的顶层设计思路和发展策略。《财富第五波》的作者、时任美国总统经济顾问的保罗·皮尔泽教授也受邀专程参会，就中医药在世界健康产业中的的地位作用发表了专题演讲。本次论坛由国家公众营养改善项目办公室和中国营养与健康产业联盟（筹）主办，港诚国际贸易有限公司与白云山和记黄埔中药有限公司协办。国家中医药管理局副局长李大宁出席论坛并讲话。

8月8~9日 2013年全国中医药工作厅局长座谈会在吉林长春召开。出席座谈会的有各省、自治区、直辖市及副省级城市卫生厅（局）分管中医药工作的厅（局）长、中医药管理局局长和国家中医药管理局全体局领导、各部门负责同志、各直属单位主要负责同志。国家卫生和计划生育委员会副主任、国家中医药管理局局长王国强主持会议并作了重要讲话。

8月10日 2013全国第五次中医膏方交流大会暨全国膏方师资培训班在上海举行，来自全国350余名中医师进行了膏方处方开具、制备工艺规范的培训和交流。会议由中华中医药学会主办，中华中医药学会膏方分会筹委会、上海中医药大学附属龙华医院、山东东阿阿胶股份有限公司承办。

8月15~16日 由国家中医药管理局办公室主办、青海省卫生与计划生育委员会以及青海藏文化博物院承办的全国中医药（民族医药）文化宣传教育基地工作座谈会在青海西宁举行。国家中医药管理局副局长吴刚、青海省卫生与计划生育委员会副主任颉学辉出席会议。27位基地单位代表与省级中医药管理部门代表就"如何创新展示形式和手段传播各基地中医药文化内涵"等3议题讨论。青海藏文化博物院、西藏藏医药博物馆、内蒙古蒙中医药管理局、新疆中医民族医药管理局代表分别作典型发言，交流了各自在民族医药文化宣传教育基地建设方面的经验与体会。

8月16~17日 由国家卫生和计划生育委员会、国家食品药品监督管理总局、国家中医药管理局共同主办的2013中国卫生论坛在北京举办。全国人大常委会副委员长，中国卫生论坛主席陈竺出席并作主旨演讲，国家卫生计生委副主任、国家中医药管理局局长、论坛副主席王国强主持主论坛，国家卫生计生委副主任、国家食品药品监管总局副局长、论坛副主席尹力出席。

8月20日 国家主席习近平在人民大会堂会见世界卫生组织总干事陈冯富珍时表示，中方重视世界卫生组织的重要作用，愿继续加强双方合作，促进中西医结合及中医药在海外发展，推动更多中国生产的医药产品进入国际市场，共同帮助非洲国家开展疾病防治和卫生体系建设，为促进全球卫生事业、实现联合国千年发展目标作出更大贡献。

8月22日 国家中医药管理局举行践行党的群众路线教育实践典型事迹报告会，介绍了夏桂成、朱立国、乞国艳、王金海、张玉柱5位先进典型的先进事迹和北京市中医管理局推进中医流动医院（"中医大篷车"）工作的典型事迹。国家卫生和计划生育委员会副主任、国家中医药管理局局长王国强出席报告会并讲话。

8月23日 中国卫生信息学会中医药信息化专业委员会成立大会暨中医药信息化工作座谈会在河北石家庄召开。国家中医药管理局规划财务司副司长武东当选为专委会首任主任委员，局办公室副巡视员陈伟当选为专委会秘书长。

9月6~8日 由中华中医药学会主办、藏象集团股份有限公司承办的全国中医药养生产业发展论坛在北京举办。论坛以"植根中医，助推中医药养生产业提升"为宗旨，分为主论坛和分论坛。主论坛以中医药养生产业发展为主题；4个分论坛分别是中医养生美容论坛、中医少儿调养论坛、中医妇幼健康管理论坛、中医预防保健及康复论坛。

9月9日 全国"中医药服务百姓健康推进行动"工作（视频）会议在北京召开。参加主会场会议的有国家中医药管理局机关各部门的负责同志；中国中医科学院、北京中医药大学主管院（校）长、党委办公室主任、医管处处长；局直属（管）医院主管院长、党委办公室主任、医务处处长；北京市中医管理局负责同志，北京市各区县卫生局负责同志、中医医院院长。参加各分会场会议的有各省、自治区、直辖市中医药管理局负责同志、办公室主任、医政处处长；新疆生产建设兵团卫生局主管局长、中医处处长；各市（地）级卫生局负责同志、中医处（科）长；各省、市（地）级中医医院负责同志参会。国家中医药管理局副局长马建中主持会议，国家卫生和计划生育委员会副主任、国家中医药管理局局长王国强出席会议并作了重要讲话。

9月11日　在中国国家主席习近平和吉尔吉斯斯坦总统阿尔马兹别克·沙尔舍诺维奇·阿坦巴耶夫的见证下，国家卫生和计划生育委员会副主任、国家中医药管理局局长王国强与吉尔吉斯斯坦卫生部部长迪娜拉·萨基姆巴耶娃在吉尔吉斯斯坦首都比什凯克签署了《中华人民共和国国家中医药管理局与吉尔吉斯共和国卫生部关于中医药领域合作谅解备忘录》。这是国家中医药管理局与外国政府部门签署的第61个专门的中医药领域合作文本。

9月12~16日　应俄罗斯莫斯科州政府邀请，国家卫生和计划生育委员会副主任、国家中医药管理局局长王国强率团访问俄罗斯。访问期间，王国强与莫斯科州州长沃罗比约夫举行会谈并签署了会谈纪要。

9月16日　由国家中医药管理局主办，上海中医药技术委员会和ISO/TC249国内技术对口单位承办的ISO中医药国际标准战略研讨会暨ISO/TC249第四次年会总结会在上海召开。

9月26日　国家中医药管理局办公室在四川绵阳召开了全国中医医院信息化示范工作座谈会。会议总结了全国中医医院信息化示范单位的经验，研究了卫生计生与中医药信息化建设融合协同工作，讨论并提出了中医药信息化建设“十二五”规划实施方案。国家中医药管理局副局长吴刚出席会议并作了重要讲话。

9月26~27日　由国家中医药管理局、世界卫生组织主办，四川省科技厅、中医药管理局的承办的第四届中医药现代化国际科技大会政府论坛在成都召开。法国科学院终生秘书长卡特琳娜·布雷西尼亚克女士、法国工程院名誉主席弗朗索瓦·基诺先生，以及其他来自WHO、ISO/TC249、澳大利亚、中国、柬埔寨、法国、德国、日本、老挝、缅甸、荷兰、巴基斯坦、波兰、韩国、南非、泰国等16个欧、亚、非国家和国际组织的100多位传统医药和科技界的政府官员、专家、学者和企业界代表出席了会议。

9月27日　由农工党中央、国家中医药管理局共同主办的中医同行计划启动暨捐赠仪式在四川成都举行。全国政协副主席、农工党中央常务副主席刘晓峰出席。农工党中央、国家中医药管理局向四川等9省（市）中医药管理部门代表捐赠了首批价值140万元的《中医药适宜技术手册》。国家卫生和计划生育委员会副主任、国家中医药管理局局长王国强出席会议。农工党各省、自治区、市委有关负责人，部分省（市）中医药管理局有关负责人，以及全国各地基层医疗卫生机构代表等200余人参加会议。

10月12~13日　第二届中医药行业热点问题暨中药战略大品种培育与研究学术研讨会在北京召开。国家中医药管理局副局长、中华中医药学会副会长马建中出席并讲话。会议由中国中药协会和中华中医药学会共同举办，中国中药协会循证药物经济学专业委员会、北京康派特药物研究与临床评价中心承办。

10月13日　由国家卫生和计划生育委员会、国家中医药管理局和总后卫生部联合举办的“服务百姓健康行动”全国大型义诊活动周在北京举行启动仪式。国家卫生计生委主任李斌，副主任王国强、马晓伟，党的群众路线教育实践活动中央第二十三督导组组长张玉台、副组长苏泽林，北京市副市长杨晓超，解放军总后卫生部部长任国荃等参加活动。全国各地卫生计生部门同时在每个地级市（含省会城市）、每个县（县级市）的一个以上公共场所开展一天义诊活动。

10月14日　国务院印发《关于促进健康服务业发展的若干意见》，将“全面发展中医药医疗保健服务”列为第四项主要任务，要求提升中医健康服务能力，推广科学规范的中医保健知识及产品。

10月22日　南阳第十一届张仲景医药文化节在医圣故里河南南阳开幕。国家卫生和计划生育委员会副主任、国家中医药管理局局长、中华中医药学会会长王国强出席开幕式并致辞。首届“医圣仲景南阳论坛”同期开讲。文化节由中华中医药学会、中国中药协会主办，中国中医科学院、中国中医药报社等协办。

10月25日　第十届中医药高等教育校长论坛在湖北武汉举行。国家中医药管理局副局长王志勇，全国中医药高等教育学会理事长洪净，天津中医药大学校长、中国中医科学院院长张伯礼院士出席论坛。论坛由全国中医药高等教育学会主办、湖北中医药大学承办。

10月29日　国家卫生和计划生育委员会副主任、国家中医药管理局局长王国强与香港特区政府食物及卫生局局长高永文会面，并签署更新《关于中医药领域的合作协议》。

10月30日　世界中医药学会联合会成立10周年座谈会在北京召开。全国人大常委会前副委员长何鲁丽、国家中医药管理局副局长吴刚等领导、学者共150人出席座谈会。座谈会由世界中联副秘书长姜再增主持。会议由世界中医药网承办，美国美孕医疗集团协办。

11月2日　世界针灸学会联合会第八届针灸学术大会在澳大利亚悉尼会展中心开幕，主题为“从古典到现代——让针灸和中药促进全球医疗卫生与健康”。国家中医药管理局副局长马建中，世界针联高级顾问、中国中药协会会长房书亭等领导出席。世界针灸学会联合会第八届会员大会也同期召开，33个国家和地区的76名代表被选举成为第八届世界针灸学会联合会执行委员会委员。共有822名代表出席，包括来自世界各地近40个国家和地区、近100个世界针联团体会员组织的各位代表和观察员等。

11月5日　首届中国（贵州）中医药国际研讨会在贵州贵阳开幕。会议由中国人权发展基金会、世界中医药学会联合会、贵州省人民政府联合主办，来自中国、美国、澳大利亚等国家及地区的专家、学者参会。

11月6日 国家中医药发展论坛（“珠江论坛”）第十二届学术研讨会在广东广州召开。论坛以“加快协同创新，推进跨越发展”为主题，围绕“国家中医临床研究基地临床研究和平台建设成果交流、基地和重点企业协同创新机制探讨及大数据协同创新中心建设思路和方法探讨”等4个议题讨论。中国科学院院士陈可冀、广东省中医院名誉院长吕玉波等担任论坛执行主席。论坛由科技部、国家中医药管理局和广东省人民政府主办，广东省科学技术厅、广东省中医药局、广东省中医药科学院和广东省中医院承办。

11月12日 国家中医药管理局在北京举行新闻发布会，宣布第二届“国医大师”评选启动。

11月15日 国家卫生和计划生育委员会、总后勤部卫生部、国家中医药管理局召开了全国综合医院中医药工作经验交流会议。国家卫生和计划生育委员会、总后勤部卫生部、国家中医药管理局，各省（区、市）卫生厅局（卫生计生委）、中医药管理局，新疆生产建设兵团卫生局，各军区联勤部卫生部、军队驻京大单位，国家卫生计生委在京直属直管医院，全国部分综合医院、妇幼保健院、专科医院相关负责同志分别在北京主会场、甘肃省分会场和各省（区、市）卫生厅局（卫生计生委）视频分会场参加了会议。国家卫生和计划生育委员会副主任、国家中医药管理局局长王国强，国家卫生和计划生育委员会副主任马晓伟，总后勤部卫生部副部长方国恩，国家中医药管理局副局长马建中分别在会上讲话。

11月16日 以“新成果、新进展、新突破”为主题的中华中医药学会2013年学术年会在北京举行。国家中医药管理局副局长、中华中医药学会副会长马建中主持会议。国家卫生和计划生育委员会副主任、国家中医药管理局局长、中华中医药学会会长王国强出席并讲话 。全国政协副主席、农工党中央常务副主席刘晓峰，中国科协副主席、党组副书记、书记处书记程东红，中国工程院副院长樊代明院士，国医大师路志正，国家中医药管理局副局长、中国中医科学院党委书记王志勇，中国中医科学院院长、天津中医药大学校长张伯礼院士等出席。

11月16日 以“民间中医药研发与创新”为主题，由中国民间中医医药研究开发协会主办的第二届全国民间中医药开发工程大会暨首届中山中医药博览会在广东中山举行，“中医在民间”全国性公益项目同时启动。国家中医药管理局副局长吴刚、广东省中医药局副局长曹礼忠等出席会议。

11月16~22日 首个“世界针灸周”开幕。本次“世界针灸周”活动由世界针联、中国中医科学院针灸研究所、中国针灸学会、北京中医药大学主办，中国中医科学院针灸医院、北京广安中医门诊部承办。

11月30日 第二届国家中医药改革发展上海论坛在上海举办，主题为“中医药与健康服务业发展”。国家卫生和计划生育委员会副主任、国家中医药管理局局长王国强出席并讲话。论坛由国家中医药管理局、上海市人民政府共同举办。

12月1日 国家中医药管理局在北京召开了中医标准应用评价和中医药标准化培训项目2012年度总结暨2013年度项目启动会，国家中医药管理局副局长于文明出席会议并讲话。

12月5~6日 全国第十六次中医药文化学术研讨会在北京召开，会议选举产生第五届中华中医药学会中医药文化分会委员会成员，中国中医药出版社社长王国辰当选为主任委员。北京中医药大学教授张其成为名誉主任委员，北京中医药大学教授钱超尘等9人为学术顾问。会议由中华中医药学会主办，中医药文化分会承办，中国中医药出版社协办。

12月7日 由教育部高等学校中医学教学指导委员会、国家级实验教学示范中心联席会中医学科组、天津中医药大学主办，天津天堰医教科技开发有限公司承办的2013“天堰挑战杯”第三届全国高等医学院校中医药创意设计竞赛决赛在天津中医药大学举行。来自全国23所医学院校及相关专业高等院校的120余名专家、师生代表参加。

12月7~8日 中国中医药信息研究会第三届理事会换届选举暨学术交流大会召开，国家中医药管理局副局长吴刚新当选会长。会议推选出215名理事，76名常务理事，曹洪欣等9人当选副会长，陈珞珈任秘书长。

12月20~21日 由教育部高等学校中医学教学指导委员会主办、广州中医药大学承办的“天堰杯”首届泛珠三角区域中医大学生临床能力竞赛在广州中医药大学举办。来自广西中医药大学、广州中医药大学、香港中文大学等学校的参赛代表以及专家评委和观摩代表共160人参加了竞赛活动。

12月26日 由国家中医药管理局主办、中国中医科学院承办的全国中医药传承博士后进站启动会召开。134名全国中医药传承博士后正式进站。国家卫生和计划生育委员会副主任、国家中医药管理局局长王国强出席并讲话。

12月29日 中国中医药报社理事会2013年会暨全国中医院发展研讨会在广东广州举办，全国各地中医院的200多位代表参加会议。由中国中医药报社和广东省中医院发起倡议的全国中医医院发展联盟宣布成立。国家中医药管理局副局长吴刚出席会议并讲话。

12月29日 国家中医药管理局在北京召开中医药海外发展国家战略研讨会。国家卫生和计划生育委员会副主任、国家中医药管理局局长王国强和国家中医药管理局副局长于文明出席了会议并讲话。

数据篇

一、中医资源

2013 年全国卫生机构、中医机构的机构、人员情况

	机构数（个）	职工总数（个）	其中：卫生技术人员	内：中医执业医师	中医执业助理医师	中药师（士）	见习中医师
全国卫生机构	**973 546**	**9 780 483**	**7 200 578**	**328 998**	**52 684**	**110 243**	**13 992**
其中：中医机构	41 906	894 690	757 712	144 771	10 686	38 158	6 828
中医机构/全国卫生机构（%）	4.30	9.15	10.52	44.00	20.28	34.61	48.80
卫生部门卫生机构	**142 690**	**6 419 183**	**5 220 584**	**216 746**	**35 423**	**82 803**	**10 731**
其中：中医机构	2 568	734 128	618 352	102 083	5 827	28 522	5 887
中医机构/卫生部门卫生机构（%）	1.80	11.44	11.84	47.10	16.45	34.45	54.86

注：上表中，全国中医药人员总数为 505917 人，占全国卫生技术人员总数的 7.03%；全国中医机构中医药人员总数为 200443 人，占全国中医药人员总数的 39.62%。

2013 年按类别分全国诊所、卫生所、医务室基本情况

	机构数（个）	在岗职工数（人）	其中：中医执业医师	中医执业助理医师
总　计	**195 108**	**555 712**	**34 003**	**3 751**
其中：普通	85 687	196 992	—	—
中医	29 335	54 822	29 481	3 108
中西医结合	7 286	17 971	4 248	602
民族医	424	731	274	41
口腔	22 137	53 624	—	—
其他	39 113	100 239	—	—

2013 年全国村卫生室机构、人员情况

	机构数（个）	执业（助理）医师（人）	乡村医生数（人）：总人数	其中：以中医、中西医结合或民族医为主的人数	卫生员（人）
总　计	**648 226**	**138 299**	**1 004 502**	**83 123**	**76 561**
按行医方式分					
西医为主	432 550	89 334	665 376	29 913	52 107
中医为主	23 545	6 153	28 858	6 719	2 623
中西医结合	192 131	42 812	310 268	46 491	21 831

2013 年全国村卫生室收支、服务情况

	总收入（千元）	总支出（千元）	诊疗人次数（人次）	其中：出诊人次数
总　计	**4 010 774.51**	**3 686 919.70**	**2 012 183 887**	**195 991 439**
按行医方式分				
西医为主	2 660 510.88	2 463 555.47	1 343 653 446	127 815 692
中医为主	105 827.26	95 318.28	56 489 392	6 072 353
中西医结合	1 244 436.37	1 128 045.94	612 041 049	62 103 394

2013 年全国卫生机构中医药人员增减情况

单位：人

	2012 年	2013 年	增减数	增减（%）
全国卫生机构卫技人员数	**6 668 549**	**7 200 578**	**532 029**	**7.98**
其中：中医药人员数	476 882	505 917	29 035	6.09
内：中医执业医师	305 372	328 998	23 626	7.74
中医执业助理医师	51 407	52 684	1 277	2.48
见习中医师	12 473	13 992	1 519	12.18
中药师（士）	107 630	110 243	2 613	2.43

注：此表含诊所、卫生所、医务室、社区卫生服务站的统计数据，P8 页表同。

2013 年全国中医机构中医药人员增减情况

单位：人

	2012 年	2013 年	增减数	增减（%）
全国中医机构卫技人员数	**691 444**	**757 712**	**66 268**	**9.58**
其中：中医药人员数	184 458	200 443	15 985	8.67
内：中医执业医师	132 581	144 771	12 190	9.19
中医执业助理医师	10 149	10 686	537	5.29
见习中医师	5 721	6 828	1 107	19.35
中药师（士）	36 007	38 158	2 151	5.97

全国中医、中药人员历年基本情况

单位：人

	2007 年	2008 年	2009 年	2010 年	2011 年	2012 年	2013 年
全国卫生技术人员数	**4 787 610**	**5 030 038**	**5 396 941**	**5 866 158**	**6 192 858**	**6 668 549**	**7 200 578**
其中：中医执业（助理）医师数	241 933	253 233	272 579	294 104	309 272	356 779	381 682
见习中医师	9 351	10 790	11 958	13 168	10 941	12 473	13 992
中药师（士）	82 494	88 673	93 178	97 100	100 116	107 630	110 243

2013 年全国中医医疗机构的机构、床位、人员数

	机构数（个）	实有床位数（张）	在岗职工数（人）	其中：卫生技术人员数
总计	**41 858**	**687 600**	**891 630**	**756 055**
中医类医院	3 590	686 793	801 408	671 376
中医类门诊部	1 283	807	16 698	13 530
中医类诊所	36 985	0	73 524	71 149

2013 年全国中医医疗机构卫生技术人员数（一）

单位：人

	卫生技术人员	执业医师	其中：中医类别	执业助理医师	其中：中医类别
总计	**756 055**	**272 743**	**144 150**	**28 009**	**10 671**
中医类医院	671 376	225 656	110 147	21 897	6 920
中医类门诊部	13 530	6 812	4 976	590	351
中医类诊所	71 149	40 275	29 027	5 522	3 400

注：执业医师中医类别即为中医执业医师，执业助理医师中医类别就是执业助理中医师，但执业医师中医类别和执业助理医师中医类别是比较规范的说法。

2013年全国中医医疗机构卫生技术人员数（二）

单位：人

	注册护士	其中：助产士	药师（士）	其中：西药师（士）	中药师（士）
总计	**286 083**	**5 621**	**64 224**	**26 208**	**38 016**
中医类医院	270 831	5 494	55 006	24 553	30 453
中医类门诊部	2 800	14	1 672	404	1 268
中医类诊所	12 452	113	7 546	1 251	6 295

2013年全国中医医疗机构卫生技术人员数（三）

单位：人

	检验技师（士）	影像技师（士）	其他卫生技术人员	其中：见习医师	内：中医
总计	**23 745**	**13 532**	**67 719**	**23 961**	**6 828**
中医类医院	23 145	13 330	61 511	22 887	6 441
中医类门诊部	441	139	1 076	214	123
中医类诊所	159	63	5 132	860	264

2013年全国中医医疗机构收入支出情况

	总收入（千元）	总支出（千元）	收入支出差额（千元）	收入收益率（%）
总计	**244 304 447**	**233 679 095**	**10 625 352**	**4.35**
中医类医院	237 122 621	227 393 382	9 729 239	4.10
中医类门诊部	3 501 756	3 199 207	302 549	8.64
中医类诊所	3 680 070	3 086 506	593 564	16.13

2013年分市、县中医类医院机构、床位数

	机构数（个）	编制床位（张）	实有床位（张）	其中：特需服务床位	负压病房床位
总计	**3 590**	**691 188**	**686 793**	**5 001**	**1 474**
市	1 961	432 598	427 491	3 627	772
县	1 629	258 590	259 302	1 374	702

2013年分市、县中医类医院人员数

单位：人

	在岗职工数	其中：卫生技术人员	其他技术人员	管理人员	工勤技能人员
总计	**801 408**	**671 376**	**32 923**	**35 472**	**61 637**
市	527 467	440 468	22 405	24 964	39 630
县	273 941	230 908	10 518	10 508	22 007

2013 年分市、县中医类医院卫生技术人员数（一）

单位：人

	卫生技术人员	执业医师	其中：中医类别	执业助理医师	其中：中医类别
总计	**671 376**	**225 656**	**110 147**	**21 897**	**6 920**
市	440 468	153 558	79 691	9 618	3 300
县	230 908	72 098	30 456	12 279	3 620

2013 年分市、县中医类医院卫生技术人员数（二）

单位：人

	注册护士	其中：助产士	药师（士）	其中：西药师（士）	其中：中药师（士）
总计	**270 831**	**5 494**	**55 006**	**24 553**	**30 453**
市	182 896	3 025	36 461	15 869	20 592
县	87 935	2 469	18 545	8 684	9 861

2013 年分市、县中医类医院卫生技术人员数（三）

单位：人

	检验技师（士）	影像技师（士）	其他卫生技术人员	其中：见习医师	其中：内：中医
总计	**23 145**	**13 330**	**61 511**	**22 887**	**6 441**
市	14 817	7 647	35 471	13 520	4 106
县	8 328	5 683	26 040	9 367	2 335

2013 年分市、县中医类医院年内培训情况

单位：人

	参加政府举办的岗位培训人次数	接受继续医学教育人数	进修半年以上人数
总计	**197 564**	**411 742**	**13 908**
市	143 397	291 735	7 953
县	54 167	120 007	5 955

2013 年分市、县中医类医院机构、床位增减情况

	机构数（个）				床位数（张）			
	2012 年	2013 年	增减数	增减（%）	2012 年	2013 年	增减数	增减（%）
总计	**3 397**	**3 590**	**193**	**5.68**	**612 777**	**686 793**	**74 016**	**12.08**
市	1 816	1 961	145	7.98	382 044	427 491	45 447	11.90
县	1 581	1 629	48	3.04	230 733	259 302	28 569	12.38

2013 年分市、县中医类医院人员增减情况

单位：人

	2012 年	2013 年	增减数	增减（%）
总计	**731 415**	**801 408**	**69 993**	**9.57**
市	479 945	527 467	47 522	9.90
县	251 470	273 941	22 471	8.94

2013 年分市、县中医类医院房屋建筑面积情况

	年末房屋建筑面积（m²）	其中：业务用房面积	业务用房中危房面积（m²）	年末租房面积（m²）	其中：业务用房面积	本年房屋租金（万元）
总计	**46 418 310**	**38 002 199**	**703 464**	**2 428 141**	**1 918 055**	**3 463 601**
市	31 186 360	25 436 104	326 303	1 912 322	1 509 454	1 233 721
县	15 231 950	12 566 095	377 161	515 819	408 601	2 229 880

2013 年分市、县中医类医院年内基本建设投资情况（一）

	本年批准基建项目（个）	批准基建项目建筑面积（m²）	本年完成实际投资额（万元）	其中：财政性投资	单位自有资金	银行贷款
总计	**975**	**9 994 042**	**15 144 048**	**13 762 556**	**560 286**	**509 686**
市	796	6 892 663	1 275 700	278 400	475 183	291 977
县	179	3 101 379	13 868 348	13 484 156	85 103	217 709

2013 年分市、县中医类医院年内基本建设投资情况（二）

	本年房屋竣工面积（m²）	本年新增固定资产（万元）	本年因新扩建增加床位（张）
总计	**2 801 879**	**1 144 466**	**25 321**
市	1 909 390	869 117	15 225
县	892 489	275 349	10 096

2013 年分市、县中医类医院万元以上设备拥有情况

	万元以上设备总价值（万元）	万元以上设备台数（台/套）			
		合计	10 万元～49 万元	50 万元～99 万元	100 万元以上
总计	**6 558 369**	**424 141**	**78 730**	**11 907**	**9 826**
市	4 674 155	303 734	57 388	8 402	7 110
县	1 884 214	120 407	21 342	3 505	2 716

2013 年分市、县中医类医院收入与费用情况

	总收入（千元）	总费用/支出（千元）	收入支出差额（千元）	收入收益率（%）
总 计	**237 122 621**	**227 393 382**	**9 729 239**	**4.10**
市	181 029 252	173 676 631	7 352 621	4.06
县	56 093 369	53 716 751	2 376 618	4.24

2013 年分市、县中医类医院收入情况

单位：千元

	总收入	其中：医疗收入	财政补助收入	科教项目收入	其他收入
总计	**237 122 621**	**211 362 031**	**20 463 032**	**900 969**	**4 113 589**
市	181 029 252	162 239 219	14 524 008	875 409	3 107 616
县	56 093 369	49 122 812	5 939 024	25 560	1 005 973

2013 年分市、县中医类医院总收入中保险补偿情况

单位：千元

	城镇职工基本医疗保险	城镇居民基本医疗保险	新型农村合作医疗补偿收入
总计	**32 940 700**	**7 070 567**	**19 110 413**
市	28 951 566	5 395 223	8 177 426
县	3 989 134	1 675 344	10 932 987

2013 年分市、县中医类医院总费用情况

单位：千元

	总费用/支出	其中：				
		医疗业务成本	财政项目补助支出	科教项目支出	管理费用	其他支出
总计	**227 393 382**	**184 410 726**	**9 040 581**	**770 968**	**28 708 363**	**4 462 744**
市	173 676 631	141 611 094	6 840 236	673 874	21 458 149	3 093 278
县	53 716 751	42 799 632	2 200 345	97 094	7 250 214	1 369 466

2013 年分市、县中医类医院资产情况

单位：千元

	总资产	流动资产	非流动资产	其中：		
				固定资产	在建工程	无形资产
总计	**261 903 846**	**109 527 904**	**152 375 942**	**104 157 641**	**40 935 532**	**3 194 241**
市	197 054 213	84 609 058	112 445 155	74 772 019	32 491 778	2 369 912
县	64 849 633	24 918 846	39 930 787	29 385 622	8 443 754	824 329

2013 年分市、县中医类医院负债与净资产情况

单位：千元

	负债	流动负债	非流动负债	净资产	其中：	
					事业基金	专用基金
总计	**125 637 045**	**92 411 591**	**33 225 454**	**136 266 801**	**74 438 435**	**12 216 701**
市	92 681 757	69 887 888	22 793 869	104 372 456	57 443 915	9 422 895
县	32 955 288	22 523 703	10 431 585	31 894 345	16 994 520	2 793 806

2013 年全国中医类医院机构、床位数

	机构数（个）	编制床位（张）	实有床位（张）	其中：	
				特需服务床位	负压病房床位
总计	**3 590**	**691 188**	**686 793**	**5 001**	**1 474**
中医医院	3 015	616 625	608 843	4 195	1 310
中西医结合医院	358	54 645	58 774	527	80
民族医医院	217	19 918	19 176	279	84

2013 年全国中医类医院人员数

单位：个

	在岗职工数	其中：			
		卫生技术人员	其他技术人员	管理人员	工勤技能人员
总计	**801 408**	**671 376**	**32 923**	**35 472**	**61 637**
中医医院	713 816	599 114	28 980	31 003	54 719
中西医结合医院	70 886	58 465	3 025	3 765	5 631
民族医医院	16 706	13 797	918	704	1 287

2013 年全国中医类医院卫生技术人员数（一）

单位：人

	卫生技术人员	执业医师	其中：中医类别	执业助理医师	其中：中医类别
总计	**671 376**	**225 656**	**110 147**	**21 897**	**6 920**
中医医院	599 114	200 815	100 726	19 333	5 894
中西医结合医院	58 465	19 901	6 186	1 544	411
民族医医院	13 797	4 940	3 235	1 020	615

2013 年全国中医类医院卫生技术人员数（二）

单位：人

	注册护士	其中：助产士	药师（士）	其中：	
				西药师（士）	中药师（士）
总计	**270 831**	**5 494**	**55 006**	**24 553**	**30 453**
中医医院	241 723	4 710	49 665	21 864	27 801
中西医结合医院	25 228	670	3 876	2 286	1 590
民族医医院	3 880	114	1 465	403	1 062

2013 年全国中医类医院卫生技术人员数（三）

单位：人

	检验技师（士）	影像技师（士）	其他卫生技术人员	其中：	
				见习医师	内：中医
总计	**23 145**	**13 330**	**61 511**	**22 887**	**6 441**
中医医院	20 621	11 968	54 989	20 724	5 989
中西医结合医院	2 117	1 090	4 709	1 639	210
民族医医院	407	272	1 813	524	242

2013 年全国中医类医院年内培训情况

单位：人

	参加政府举办的岗位培训人次数	接受继续医学教育人数	进修半年以上人数
总计	**197 564**	**411 742**	**13 908**
中医医院	179 161	363 400	12 442
中西医结合医院	16 203	41 455	928
民族医医院	2 200	6 887	538

2013 年全国中医类医院的机构、床位增减情况

	机构数（个）				床位数（张）			
	2012 年	2013 年	增减数	增减（%）	2012 年	2013 年	增减数	增减（%）
总计	**3 397**	**3 590**	**193**	**5.68**	**612 777**	**686 793**	**74 016**	**12.08**
中医医院	2 886	3 015	129	4.47	547 967	608 843	60 876	11.11
中西医结合医院	312	358	46	14.74	49 844	58 774	8 930	17.92
民族医医院	199	217	18	9.05	14 966	19 176	4 210	28.13

2013 年全国中医类医院人员增减情况

单位：人

	2012 年	2013 年	增减数	增减（%）
总计	**731 415**	**801 408**	**69 993**	**9.57**
中医医院	655 925	713 816	57 891	8.83
中西医结合医院	60 831	70 886	10 055	16.53
民族医医院	14 659	16 706	2 047	13.96

2013 年全国中医类医院房屋建筑面积情况

	年末房屋建筑面积（m^2）	其中：业务用房面积	业务用房中危房面积（m^2）	年末租房面积（m^2）	其中：业务用房面积	本年房屋租金（万元）
总计	**46 418 310**	**38 002 199**	**703 464**	**2 428 141**	**1 918 055**	**3 463 601**
中医医院	41 057 431	33 620 152	656 301	1 799 589	1 401 453	3 437 149
中西医结合医院	4 103 751	3 385 675	18 556	576 183	485 930	15 800
民族医医院	1 257 128	996 372	28 607	52 369	30 672	10 652

2013 年全国中医类医院年内基本建设投资情况（一）

	本年批准基建项目（个）	批准基建项目建筑面积（m^2）	本年实际完成投资额（万元）	其中：		
				财政性投资	单位自有资金	银行贷款
总计	**975**	**9 994 042**	**15 144 048**	**13 762 556**	**560 286**	**509 686**
中医医院	867	9 380 297	15 020 962	13 716 055	543 296	489 578
中西医结合医院	27	397 928	70 917	30 622	15 238	18 388
民族医医院	81	215 817	52 169	15 879	1 752	1 720

2013 年全国中医类医院年内基本建设投资情况（二）

	本年房屋竣工面积（m^2）	本年新增固定资产（万元）	本年因新扩建增加床位（张）
总计	**2 801 879**	**1 144 466**	**25 321**
中医医院	2 490 340	1 006 653	23 560
中西医结合医院	220 171	124 608	1 144
民族医医院	91 368	13 205	617

2013 年全国中医类医院万元以上设备拥有情况

	万元以上设备总价值（万元）	万元以上设备台数（台/套）			
		合计	10 万元～49 万元	50 万元～99 万元	100 万元以上
总计	**6 558 369**	**424 141**	**78 730**	**11 907**	**9 826**
中医医院	5 756 926	378 600	69 703	10 453	8 783
中西医结合医院	671 354	39 318	7 932	1 205	907
民族医医院	130 089	6 223	1 095	249	136

2013 年全国中医类医院收入与费用情况

	总收入（千元）	总费用/支出（千元）	收入支出差额（千元）	收入收益率（%）
总计	**237 122 621**	**227 393 382**	**9 729 239**	**4.10**
中医医院	209 231 384	200 740 319	8 491 065	4.06
中西医结合医院	24 191 828	23 402 608	789 220	3.26
民族医医院	3 699 409	3 250 455	448 954	12.14

2013 年全国中医类医院收入情况

单位：千元

	总收入	其中：			
		医疗收入	财政补助收入	科教项目收入	其他收入
总计	**237 122 621**	**211 362 031**	**20 463 032**	**900 969**	**4 113 589**
中医医院	209 231 384	187 673 838	17 215 444	758 636	3 583 466
中西医结合医院	24 191 828	21 568 696	2 065 314	129 016	428 802
民族医医院	3 699 409	2 119 497	1 182 274	13 317	101 321

2013 年全国中医类医院总收入中保险补偿情况

单位：千元

	城镇职工基本医疗保险	城镇居民基本医疗保险	新型农村合作医疗补偿收入
总计	**32 940 700**	**7 070 567**	**19 110 413**
中医医院	29 324 758	6 497 836	18 199 968
中西医结合医院	3 474 681	534 153	698 986
民族医医院	141 261	38 578	211 459

2013 年全国中医类医院总费用情况

单位：千元

	总费用/支出	其中：				
		医疗业务成本	财政项目补助支出	科教项目支出	管理费用	其他支出
总计	**227 393 382**	**184 410 726**	**9 040 581**	**770 968**	**28 708 363**	**4 462 744**
中医医院	200 740 319	163 695 585	7 486 677	670 243	25 475 310	3 412 504
中西医结合医院	23 402 608	18 618 699	1 214 293	90 710	2 695 864	783 042
民族医医院	3 250 455	2 096 442	339 611	10 015	537 189	267 198

2013 年全国中医类医院资产情况

单位：千元

	总资产	流动资产	非流动资产	其中：		
				固定资产	在建工程	无形资产
总计	**261 903 846**	**109 527 904**	**152 375 942**	**104 157 641**	**40 935 532**	**3 194 241**
中医医院	230 728 097	96 181 805	134 546 292	91 948 961	36 146 647	3 005 862
中西医结合医院	26 257 684	11 531 003	14 726 681	9 943 277	4 259 793	151 276
民族医医院	4 918 065	1 815 096	3 102 969	2 265 403	529 092	37 103

2013 年全国中医类医院负债与净资产情况

单位：千元

	负债	流动负债	非流动负债	净资产	其中：	
					事业基金	专用基金
总计	**125 637 045**	**92 411 591**	**33 225 454**	**136 266 801**	**74 438 435**	**12 216 701**
中医医院	112 636 744	82 043 745	30 592 999	118 091 353	66 568 338	11 026 906
中西医结合医院	11 465 273	9 145 787	2 319 486	14 792 411	6 809 566	926 490
民族医医院	1 535 028	1 222 059	312 969	3 383 037	1 060 531	263 305

2013 年全国中医医院机构、床位数

	机构数（个）	编制床位（张）	实有床位（张）	其中：特需服务床位	负压病房床位
总计	**3 015**	**616 625**	**608 843**	**4 195**	**1 310**
中医综合医院	**2 574**	**584 194**	**576 501**	**3 767**	**1 231**
中医专科医院	**441**	**32 431**	**32 342**	**428**	**79**
肛肠医院	58	3 533	3 199	145	0
骨伤医院	172	16 675	17 529	112	28
针灸医院	14	1 265	1 220	5	0
按摩医院	27	1 627	1 438	23	0
其他中医专科医院	170	9 331	8 956	143	51

2013 年全国中医医院人员数

单位：人

	在岗职工数	其中：卫生技术人员	其他技术人员	管理人员	工勤技能人员
总计	**713 816**	**599 114**	**28 980**	**31 003**	**54 719**
中医综合医院	**681 462**	**573 767**	**27 126**	**28 718**	**51 851**
中医专科医院	**32 354**	**25 347**	**1 854**	**2 285**	**2 868**
肛肠医院	2 985	2 263	226	252	244
骨伤医院	17 129	13 775	847	1 030	1 477
针灸医院	1 552	1 269	55	99	129
按摩医院	1 827	1 160	292	168	207
其他中医专科医院	8 861	6 880	434	736	811

2013 年全国中医医院卫生技术人员数（一）

单位：人

	卫生技术人员	执业医师	其中：中医类别	执业助理医师	其中：中医类别
总计	**599 114**	**200 815**	**100 726**	**19 333**	**5 894**
中医综合医院	**573 767**	**192 673**	**96 281**	**18 082**	**5 355**
中医专科医院	**25 347**	**8 142**	**4 445**	**1 251**	**539**
肛肠医院	2 263	718	280	100	27
骨伤医院	13 775	4 202	2 180	676	266
针灸医院	1 269	482	373	21	20
按摩医院	1 160	439	326	89	49
其他中医专科医院	6 880	2 301	1 286	365	177

2013 年全国中医医院卫生技术人员数（二）

单位：人

	注册护士	其中：助产士	药师（士）	其中：西药师（士）	中药师（士）
总计	**241 723**	**4 710**	**49 665**	**21 864**	**27 801**
中医综合医院	**231 944**	**4 662**	**47 837**	**21 049**	**26 788**
中医专科医院	**9 779**	**48**	**1 828**	**815**	**1 013**
肛肠医院	1 011	0	157	81	76
骨伤医院	5 492	14	941	457	484
针灸医院	528	0	111	32	79
按摩医院	280	9	44	24	20
其他中医专科医院	2 468	25	575	221	354

2013 年全国中医医院卫生技术人员数（三）

单位：人

	检验技师（士）	影像技师（士）	其他卫生技术人员	其中：见习医师	内：中医
总计	**20 621**	**11 968**	**54 989**	**20 724**	**5 989**
中医综合医院	**19 813**	**11 383**	**52 035**	**19 779**	**5 689**
中医专科医院	**808**	**585**	**2 954**	**945**	**300**
肛肠医院	98	43	136	50	18
骨伤医院	387	352	1 725	577	145
针灸医院	28	9	90	55	36
按摩医院	25	21	262	45	37
其他中医专科医院	270	160	741	218	64

2013 年全国中医医院年内培训情况

单位：人

	参加政府举办的岗位培训人次数	接受继续医学教育人数	进修半年以上人数
总计	**179 161**	**363 400**	**12 442**
中医综合医院	**165 126**	**352 755**	**12 114**
中医专科医院	**14 035**	**10 645**	**328**
肛肠医院	147	950	47
骨伤医院	2 460	6 188	93
针灸医院	10 194	1 058	10
按摩医院	266	412	16
其他中医专科医院	968	2 037	162

2013 年全国中医医院的机构、床位增减情况

	机构数（个）				床位数（张）			
	2012 年	2013 年	增减数	增减（%）	2012 年	2013 年	增减数	增减（%）
总计	**2 886**	**3 015**	**129**	**4.47**	**547 967**	**608 843**	**60 876**	**11.11**
中医综合医院	**2 484**	**2 574**	**90**	**3.62**	**520 620**	**576 501**	**55 881**	**10.73**
中医专科医院	**402**	**441**	**39**	**9.70**	**27 347**	**32 342**	**4 995**	**18.27**
肛肠医院	49	58	9	18.37	2 684	3 199	515	19.19
骨伤医院	166	172	6	3.61	16 252	17 529	1 277	7.86
针灸医院	12	14	2	16.67	527	1 220	693	131.50
按摩医院	27	27	0	0.00	1 368	1 438	70	5.12
其他中医专科医院	148	170	22	14.86	6 516	8 956	2 440	37.45

2013 年全国中医医院人员增减情况

单位：人

	2012 年	2013 年	增减数	增减（%）
总计	**655 925**	**713 816**	**57 891**	**8.83**
中医综合医院	**628 332**	**681 462**	**53 130**	**8.46**
中医专科医院	**27 593**	**32 354**	**4 761**	**17.25**
肛肠医院	2 347	2 985	638	27.18
骨伤医院	15 863	17 129	1 266	7.98
针灸医院	659	1 552	893	135.51
按摩医院	1 818	1 827	9	0.50
其他中医专科医院	6 906	8 861	1 955	28.31

2013年全国中医医院房屋建筑面积情况

	年末房屋建筑面积（m^2）	其中：业务用房面积	业务用房中危房面积（m^2）	年末租房面积（m^2）	其中：业务用房面积	本年房屋租金（万元）
总计	**41 057 431**	**33 620 152**	**656 301**	**1 799 589**	**1 401 453**	**3 437 149**
中医综合医院	**38 792 816**	**31 826 917**	**628 204**	**1 459 551**	**1 132 348**	**2 808 396**
中医专科医院	**2 264 615**	**1 793 235**	**28 097**	**340 038**	**269 105**	**628 753**
肛肠医院	159 598	138 420	0	47 322	42 270	601 104
骨伤医院	1 249 621	958 965	27 035	113 966	89 546	12 793
针灸医院	80 708	68 716	0	13 033	10 832	597
按摩医院	141 985	113 686	0	7 626	6 537	156
其他中医专科医院	632 703	513 448	1 062	158 091	119 920	14 103

2013年全国中医医院年内基本建设投资情况（一）

	本年批准基建项目（个）	批准基建项目建筑面积（m^2）	本年实际完成投资额（万元）	其中：		
				财政性投资	单位自有资金	银行贷款
总计	**867**	**9 380 297**	**15 020 962**	**13 716 055**	**543 296**	**489 578**
中医综合医院	**851**	**9 156 976**	**14 985 638**	**13 710 779**	**524 488**	**480 333**
中医专科医院	**16**	**223 321**	**35 324**	**5 276**	**18 808**	**9 245**
肛肠医院	0	0	3 323	0	1 820	800
骨伤医院	9	126 513	10 224	2 546	6 835	385
针灸医院	0	0	9 600	1 900	3 000	4 700
按摩医院	1	500	350	350	0	0
其他中医专科医院	6	96 308	11 827	480	7 153	3 360

2013年全国中医医院年内基本建设投资情况（二）

	本年房屋竣工面积（m^2）	本年新增固定资产（万元）	本年因新扩建增加床位（张）
总计	**2 490 340**	**1 006 653**	**23 560**
中医综合医院	**2 403 949**	**978 706**	**22 652**
中医专科医院	**86 391**	**27 947**	**908**
肛肠医院	0	1 605	68
骨伤医院	24 904	15 207	375
针灸医院	41 227	3 213	300
按摩医院	0	203	0
其他中医专科医院	20 260	7 719	165

2013年全国中医医院万元以上设备拥有情况

	万元以上设备总价值（万元）	万元以上设备台数（台/套）			
		合计	10万元～49万元	50万元～99万元	100万元以上
总计	**5 756 926**	**378 600**	**69 703**	**10 453**	**8 783**
中医综合医院	**5 547 250**	**361 399**	**67 045**	**10 003**	**8 450**
中医专科医院	**209 676**	**17 201**	**2 658**	**450**	**333**
肛肠医院	9 087	1 046	166	10	9
骨伤医院	142 722	11 966	1 738	311	244
针灸医院	10 718	834	113	11	18
按摩医院	3 157	397	63	6	1
其他中医专科医院	43 992	2 958	578	112	61

2013 年全国中医医院收入与费用情况

	总收入（千元）	总费用/支出（千元）	收入支出差额（千元）	收入收益率（%）
总计	**209 231 384**	**200 740 319**	**8 491 065**	**4.06**
中医综合医院	**200 576 812**	**192 642 220**	**7 934 592**	**3.96**
中医专科医院	**8 654 572**	**8 098 099**	**556 473**	**6.43**
肛肠医院	501 221	492 753	8 468	1.69
骨伤医院	5 590 103	5 201 133	388 970	6.96
针灸医院	661 543	637 179	24 364	3.68
按摩医院	344 147	269 391	74 756	21.72
其他中医专科医院	1 557 558	1 497 643	59 915	3.85

2013 年全国中医医院收入情况

单位：千元

	总收入	其中：			
		医疗收入	财政补助收入	科教项目收入	其他收入
总计	**209 231 384**	**187 673 838**	**17 215 444**	**758 636**	**3 583 466**
中医综合医院	**200 576 812**	**179 733 715**	**16 712 414**	**746 762**	**3 383 921**
中医专科医院	**8 654 572**	**7 940 123**	**503 030**	**11 874**	**199 545**
肛肠医院	501 221	445 361	45 818	20	10 022
骨伤医院	5 590 103	5 199 947	235 738	4 281	150 137
针灸医院	661 543	567 986	84 200	1 474	7 883
按摩医院	344 147	262 456	68 963	115	12 613
其他中医专科医院	1 557 558	1 464 373	68 311	5 984	18 890

2013 年全国中医医院总收入中保险补偿情况

单位：千元

	城镇职工基本医疗保险	城镇居民基本医疗保险	新型农村合作医疗补偿收入
总计	**29 324 758**	**6 497 836**	**18 199 968**
中医综合医院	**28 242 131**	**6 351 133**	**17 869 809**
中医专科医院	**1 082 627**	**146 703**	**330 159**
肛肠医院	53 118	8 947	26 309
骨伤医院	494 099	103 823	245 158
针灸医院	347 539	7 955	10
按摩医院	27 985	3 750	1 390
其他中医专科医院	159 886	22 228	57 292

2013 年全国中医医院总费用情况

单位：千元

	总费用/支出	其中：				
		医疗业务成本	财政项目补助支出	科教项目支出	管理费用	其他支出
总计	**200 740 319**	**163 695 585**	**7 486 677**	**670 243**	**25 475 310**	**3 412 504**
中医综合医院	**192 642 220**	**157 530 253**	**7 272 214**	**661 381**	**24 262 050**	**2 916 322**
中医专科医院	**8 098 099**	**6 165 332**	**214 463**	**8 862**	**1 213 260**	**496 182**
肛肠医院	492 753	324 641	24 484	25	94 022	49 581
骨伤医院	5 201 133	4 082 533	94 494	1 807	778 165	244 134
针灸医院	637 179	501 195	37 546	1 208	88 003	9 227
按摩医院	269 391	154 893	23 918	72	50 126	40 382
其他中医专科医院	1 497 643	1 102 070	34 021	5 750	202 944	152 858

2013年全国中医医院资产情况

单位：千元

	总资产	流动资产	非流动资产	其中：		
				固定资产	在建工程	无形资产
总计	**230 728 097**	**96 181 805**	**134 546 292**	**91 948 961**	**36 146 647**	**3 005 862**
中医综合医院	**220 413 902**	**91 637 196**	**128 776 706**	**88 165 291**	**34 872 163**	**2 614 309**
中医专科医院	**10 314 195**	**4 544 609**	**5 769 586**	**3 783 670**	**1 274 484**	**391 553**
肛肠医院	583 214	223 384	359 830	191 124	135 647	2 997
骨伤医院	6 783 443	3 133 669	3 649 774	2 435 954	847 098	139 827
针灸医院	587 467	275 651	311 816	92 946	212 596	2 091
按摩医院	270 842	145 076	125 766	114 324	532	933
其他中医专科医院	2 089 229	766 829	1 322 400	949 322	78 611	245 705

2013年全国中医医院负债与净资产情况

单位：千元

	负债	流动负债	非流动负债	净资产	其中：	
					事业基金	专用基金
总计	**112 636 744**	**82 043 745**	**30 592 999**	**118 091 353**	**66 568 338**	**11 026 906**
中医综合医院	**108 517 751**	**78 896 778**	**29 620 973**	**111 896 151**	**63 820 820**	**10 544 259**
中医专科医院	**4 118 993**	**3 146 967**	**972 026**	**6 195 202**	**2 747 518**	**482 647**
肛肠医院	257 031	203 204	53 827	326 183	114 182	16 679
骨伤医院	2 824 034	2 237 596	586 438	3 959 409	2 192 814	328 680
针灸医院	233 543	135 442	98 101	353 924	151 284	64 717
按摩医院	55 719	41 824	13 895	215 123	56 554	29 929
其他中医专科医院	748 666	528 901	219 765	1 340 563	232 684	42 642

2013年民族医医院机构、床位数

	机构数（个）	编制床位（张）	实有床位（张）	其中：	
				特需服务床位	负压病房床位
总计	**217**	**19 918**	**19 176**	**279**	**84**
蒙医医院	59	6 442	5 671	85	20
藏医医院	79	4 918	4 059	93	15
维医医院	41	5 825	6 813	86	27
傣医医院	1	300	174	0	0
其他民族医医院	37	2 433	2 459	15	22

2013年民族医医院人员数

单位：人

	在岗职工数	其中：			
		卫生技术人员	其他技术人员	管理人员	工勤技能人员
总计	**16 706**	**13 797**	**918**	**704**	**1 287**
蒙医医院	5 193	4 468	228	216	281
藏医医院	4 118	3 226	231	227	434
维医医院	5 004	4 102	347	124	431
傣医医院	5 004	4 102	347	124	431
其他民族医医院	2 230	1 863	104	133	130

2013年民族医医院卫生技术人员数（一）

单位：人

	卫生技术人员	执业医师	其中：中医类别	执业助理医师	其中：中医类别
总计	**13 797**	**4 940**	**3 235**	**1 020**	**372**
蒙医医院	4 468	1 876	1 397	194	67
藏医医院	3 226	1 437	1 070	325	72
维医医院	4 102	1 007	531	392	172
傣医医院	138	48	28	3	1
其他民族医医院	1 863	572	209	106	60

2013年民族医医院卫生技术人员数（二）

单位：人

	注册护士	其中：助产士	药师（士）	其中：	
				西药师（士）	中药师（士）
总计	**3 880**	**114**	**1 465**	**403**	**1 062**
蒙医医院	1 209	16	503	89	414
藏医医院	697	18	240	54	186
维医医院	1 266	46	536	157	379
傣医医院	41	0	13	4	9
其他民族医医院	667	34	173	99	74

2013年民族医医院卫生技术人员数（三）

单位：人

	检验技师（士）	影像技师（士）	其他卫生技术人员	其中：	
				见习医师	内：中医
总计	**407**	**272**	**1 813**	**524**	**242**
蒙医医院	119	77	490	157	104
藏医医院	77	66	384	83	19
维医医院	143	85	673	134	59
傣医医院	3	6	24	17	17
其他民族医医院	65	38	242	133	43

2013年民族医医院年内培训情况

单位：人

	参加政府举办的岗位培训人次数	接受继续医学教育人数	进修半年以上人数
总计	**2 200**	**6 887**	**538**
蒙医医院	797	3 309	144
藏医医院	563	532	159
维医医院	415	1 669	184
傣医医院	146	720	2
其他民族医医院	279	657	49

2013年民族医医院机构、床位增减情况

	机构数（个）				床位数（张）			
	2012年	2013年	增减数	增减（%）	2012年	2013年	增减数	增减（%）
总计	**199**	**217**	**18**	**9.05**	**14 966**	**19 176**	**4 210**	**28.13**
蒙医医院	57	59	2	3.51	3 791	5 671	1 880	49.59
藏医医院	69	79	10	14.49	3 156	4 059	903	28.61
维医医院	42	41	-1	-2.38	6 169	6 813	644	10.44
傣医医院	1	1	0	0	100	174	74	74.00
其他民族医医院	30	37	7	23.33	1 750	2 459	709	40.51

2013年民族医医院人员增减情况

单位：人

	2012年	2013年	增减数	增减（%）
总计	**14 659**	**16 706**	**2 047**	**13.96**
蒙医医院	4 457	5 193	736	16.51
藏医医院	3 642	4 118	476	13.07
维医医院	4 435	5 004	569	12.83
傣医医院	142	161	19	13.38
其他民族医医院	1 983	2 230	247	12.46

2013年民族医医院房屋建筑面积情况

	年末房屋建筑面积（m^2）	其中：业务用房面积	业务用房中危房面积（m^2）	年末租房面积（m^2）	其中：业务用房面积	本年房屋租金（万元）
总计	**1 257 128**	**996 372**	**28 607**	**52 369**	**30 672**	**10 652**
蒙医医院	333 014	293 599	4 057	9 755	6 730	144
藏医医院	462 187	350 239	20 591	11 242	3 838	10 073
维医医院	329 449	235 825	3 369	9 592	3 449	3
傣医医院	4 938	4 938	0	0	0	0
其他民族医医院	127 540	111 771	590	21 780	16 655	432

2013年民族医医院年内基本建设投资情况（一）

	本年批准基建项目（个）	批准基建项目建筑面积（m^2）	本年完成实际投资额（万元）	其中：		
				财政性投资	单位自有资金	银行贷款
总计	**81**	**215 817**	**52 169**	**15 879**	**1 752**	**1 720**
蒙医医院	3	39 806	12 472	11 350	312	810
藏医医院	15	77 282	39 309	4 479	1 112	900
维医医院	63	3 400	246	50	196	0
傣医医院	0	0	0	0	0	0
其他民族医医院	0	95 329	142	0	132	10

2013年民族医医院年内基本建设投资情况（二）

	本年房屋竣工面积（m^2）	本年新增固定资产（万元）	本年因新扩建增加床位（张）
总计	**91 368**	**13 205**	**617**
蒙医医院	6 553	4 883	66
藏医医院	52 415	4 139	220
维医医院	32 400	3 533	316
傣医医院	0	0	0
其他民族医医院	0	650	15

2013年民族医医院万元以上设备拥有情况

单位：台（套）

	万元以上设备总价值（万元）	万元以上设备台数			
		合计	10万元～49万元	50万元～99万元	100万元以上
总计	**130 089**	**6 223**	**1 095**	**249**	**136**
蒙医医院	40 215	2 420	331	75	53
藏医医院	24 220	1 261	305	70	25
维医医院	40 554	1 377	240	73	32
傣医医院	2 036	140	14	2	4
其他民族医医院	23 064	1 025	205	29	22

2013年民族医医院收入与费用情况

	总收入（千元）	总费用/支出（千元）	收入支出差额（千元）	收入收益率（%）
总计	**3 699 409**	**3 250 455**	**448 954**	**12.14**
蒙医医院	1 348 834	1 029 535	319 299	23.67
藏医医院	1 023 712	941 116	82 596	8.07
维医医院	928 365	911 096	17 269	1.86
傣医医院	36 638	31 342	5 296	14.45
其他民族医医院	361 860	337 366	24 494	6.77

2013年民族医医院收入情况

单位：千元

	总收入	其中：			
		医疗收入	财政补助收入	科教项目收入	其他收入
总计	**3 699 409**	**2 119 497**	**1 182 274**	**13 317**	**101 321**
蒙医医院	1 348 834	652 223	383 859	1 078	28 674
藏医医院	1 023 712	540 810	444 566	1 112	37 224
维医医院	928 365	629 045	266 911	3 498	28 911
傣医医院	36 638	25 345	8 102	1 430	1 761
其他民族医医院	361 860	272 074	78 836	6 199	4 751

2013年民族医医院总收入中保险补偿情况

单位：千元

	城镇职工基本医疗保险	城镇居民基本医疗保险	新型农村合作医疗补偿收入
总计	**141 261**	**38 578**	**211 459**
蒙医医院	61 744	7 711	90 919
藏医医院	9 931	6 674	26 568
维医医院	32 790	18 810	62 723
傣医医院	6 407	611	245
其他民族医医院	30 389	4 772	31 004

2013年民族医医院总费用情况

单位：千元

	总费用/支出	其中：				
		医疗业务成本	财政项目补助支出	科教项目支出	管理费用	其他支出
总计	**3 250 455**	**2 096 442**	**339 611**	**10 015**	**537 189**	**267 198**
蒙医医院	1 029 535	711 713	109 775	395	157 876	49 776
藏医医院	941 116	510 682	162 321	2 846	151 188	114 079
维医医院	911 096	636 351	44 508	3 148	158 878	68 211
傣医医院	31 342	23 286	1 375	386	5 718	577
其他民族医医院	337 366	214 410	21 632	3 240	63 529	34 555

2013年民族医医院资产情况

单位：千元

	总资产	流动资产	非流动资产	其中：		
				固定资产	在建工程	无形资产
总计	**4 918 065**	**1 815 096**	**3 102 969**	**2 265 403**	**529 092**	**37 103**
蒙医医院	1 558 563	501 848	1 056 715	695 868	281 564	10 521
藏医医院	1 542 313	664 003	878 310	708 307	115 284	16 716
维医医院	1 326 511	467 187	859 324	634 034	96 916	4 453
傣医医院	34 924	13 496	21 428	21 428	0	0
其他民族医医院	455 754	168 562	287 192	205 766	35 328	5 413

2013年民族医医院负债与净资产情况

单位：千元

	负债	流动负债	非流动负债	净资产	其中：	
					事业基金	专用基金
总计	**1 535 028**	**1 222 059**	**312 969**	**3 383 037**	**1 060 531**	**263 305**
蒙医医院	578 911	462 295	116 616	979 652	261 125	86 538
藏医医院	399 285	289 785	109 500	1 143 028	357 662	118 427
维医医院	342 659	274 293	68 366	983 852	356 061	51 146
傣医医院	12 223	12 223	0	22 701	9 677	1 886
其他民族医医院	201 950	183 463	18 487	253 804	76 006	5 308

2013年各地区中医类医院机构、床位数

	机构数（个）	编制床位（张）	实有床位（张）	其中：	
				特需服务床位	负压病房床位
全国总计	**3 590**	**691 188**	**686 793**	**5 001**	**1 474**
北京市	152	18 624	17 265	166	20
天津市	43	7 039	7 385	146	0
河北省	211	29 257	32 572	60	27
山西省	205	17 445	16 456	300	77
内蒙古自治区	127	16 467	15 254	98	37
辽宁省	113	20 920	21 486	950	353
吉林省	81	13 156	14 060	51	233
黑龙江省	142	18 964	18 167	398	39
上海市	26	8 208	8 675	139	21
江苏省	117	38 308	40 685	165	108
浙江省	150	34 803	32 301	495	7
安徽省	106	25 182	24 450	116	30
福建省	86	17 586	18 284	110	0
江西省	105	22 170	20 955	109	12
山东省	187	46 162	49 381	240	34
河南省	235	55 391	47 864	419	9
湖北省	114	34 914	31 334	42	9
湖南省	152	41 376	40 102	113	339
广东省	153	41 122	37 430	57	53
广西壮族自治区	102	18 662	22 318	76	1
海南省	22	3 827	3 360	0	0
重庆市	54	13 789	16 181	47	0
四川省	227	48 089	47 053	130	0
贵州省	102	16 166	16 938	55	1
云南省	147	19 771	22 178	13	0
西藏自治区	19	1 017	1 109	5	9
陕西省	151	22 018	23 015	123	6
甘肃省	92	19 612	17 625	168	10
青海省	43	4 123	4 052	78	6
宁夏回族自治区	25	3 648	3 893	15	1
新疆维吾尔自治区	101	13 372	14 965	117	32

2013年各地区中医类医院人员数

单位：人

	在岗职工数	其中：			
		卫生技术人员	其他技术人员	管理人员	工勤技能人员
全国总计	**801 408**	**671 376**	**32 923**	**35 472**	**61 637**
北京市	28 535	22 555	1 310	1 853	2 817
天津市	11 925	9 707	394	1 042	782
河北省	37 522	30 961	2 043	1 498	3 020
山西省	17 466	14 691	881	816	1 078
内蒙古自治区	16 018	13 633	888	583	914
辽宁省	22 866	18 790	1 104	1 097	1 875
吉林省	17 597	14 237	767	1 155	1 438
黑龙江省	23 067	18 686	838	1 595	1 948
上海市	13 730	11 478	727	751	774
江苏省	50 759	43 222	1 700	2 029	3 808
浙江省	44 687	38 120	1 947	1 436	3 184
安徽省	27 086	23 073	1 268	884	1 861
福建省	21 927	18 847	890	536	1 654
江西省	23 709	20 657	651	727	1 674
山东省	58 396	50 845	2 959	1 532	3 060
河南省	56 272	45 814	2 920	2 477	5 061
湖北省	34 072	29 187	1 277	1 747	1 861
湖南省	44 927	37 731	1 853	2 142	3 201
广东省	55 881	46 433	1 624	2 492	5 332
广西壮族自治区	31 496	25 962	736	1 429	3 369
海南省	4 668	3 897	128	222	421
重庆市	15 347	12 637	517	811	1 382
四川省	48 786	40 559	1 906	2 244	4 077
贵州省	15 554	13 128	819	637	970
云南省	18 266	15 549	846	635	1 236
西藏自治区	1 300	1 037	27	77	159
陕西省	27 779	23 359	323	2 011	2 086
甘肃省	11 723	10 006	359	304	1 054
青海省	3 509	2 986	186	97	240
宁夏回族自治区	3 606	3 083	195	120	208
新疆维吾尔自治区	12 932	10 506	840	493	1 093

2013年各地区中医类医院卫生技术人员数（一）

单位：人

	卫生技术人员	执业医师	其中：中医类别	执业助理医师	其中：中医类别
全国总计	**671 376**	**225 656**	**110 147**	**21 897**	**6 920**
北京市	22 555	8 798	5 647	336	155
天津市	9 707	3 741	2 135	147	47
河北省	30 961	11 554	5 280	1 811	552
山西省	14 691	5 763	2 788	775	245
内蒙古自治区	13 633	5 185	2 800	608	224
辽宁省	18 790	6 974	3 501	685	187
吉林省	14 237	5 274	2 727	437	120
黑龙江省	18 686	6 706	3 131	718	225
上海市	11 478	4 146	2 078	31	10
江苏省	43 222	15 525	6 584	426	86
浙江省	38 120	13 358	5 600	621	138
安徽省	23 073	7 479	3 756	613	151
福建省	18 847	6 095	3 283	357	120
江西省	20 657	6 851	3 128	529	154
山东省	50 845	18 174	7 076	1 771	489
河南省	45 814	13 932	7 269	3 006	946
湖北省	29 187	9 374	4 357	918	280
湖北省	29 187	9 374	4 357	918	280
湖南省	37 731	11 083	5 765	1 543	531
广东省	46 433	14 530	7 797	1 264	356
广西壮族自治区	25 962	7 578	3 823	586	217
海南省	3 897	1 141	599	85	22
重庆市	12 637	4 100	1 780	391	146
四川省	40 559	13 443	6 518	890	337
贵州省	13 128	3 803	1 904	526	189
云南省	15 549	5 313	2 576	602	203
西藏自治区	1 037	422	382	128	114
陕西省	23 359	5 929	2 532	813	144
甘肃省	10 006	4 042	2 215	473	185
青海省	2 986	1 143	660	104	57
宁夏回族自治区	3 083	1 000	526	117	23
新疆维吾尔自治区	10 506	3 200	1 930	586	267

2013年各地区中医类医院卫生技术人员数（二）

单位：人

	注册护士	其中：助产士	药师（士）	其中：西药师（士）	中药师（士）
全国总计	**270 831**	**5 494**	**55 006**	**24 553**	**30 453**
北京市	8 604	42	2 069	709	1 360
天津市	3 323	20	878	363	515
河北省	10 628	332	2 075	1 005	1 070
山西省	5 094	169	1 153	448	705
内蒙古自治区	4 434	83	1 292	409	883
辽宁省	7 000	109	1 755	637	1 118
吉林省	4 852	25	1 206	484	722
黑龙江省	6 290	49	1 876	759	1 117
上海市	4 971	34	1 117	477	640
江苏省	18 935	261	3 294	1 635	1 659
浙江省	15 789	335	3 359	1 727	1 632
安徽省	10 210	190	1 643	757	886
福建省	8 050	667	1 563	746	817
江西省	8 840	296	1 867	918	949
山东省	20 712	379	3 531	1 566	1 965
河南省	17 857	292	3 471	1 381	2 090
湖北省	12 746	204	2 641	1 081	1 560
湖南省	16 875	323	3 349	1 277	2 072
广东省	19 096	240	4 598	2 313	2 285
广西壮族自治区	11 575	355	1 918	1 097	821
海南省	1 700	102	306	174	132
重庆市	5 418	45	955	461	494
四川省	17 666	202	2 861	1 435	1 426
贵州省	5 492	249	864	387	477
云南省	5 839	111	1 169	577	592
西藏自治区	211	8	123	20	103
陕西省	9 461	143	1 737	764	973
甘肃省	3 347	94	721	320	401
青海省	1 024	30	271	109	162
宁夏回族自治区	1 048	21	316	143	173
新疆维吾尔自治区	3 744	84	1 028	374	654

2013 年各地区中医类医院卫生技术人员数（三）

单位：人

	检验技师（士）	影像技师（士）	其他卫生技术人员	其中：	
				见习医师	内：中医
全国总计	**23 145**	**13 330**	**61 511**	**22 887**	**6 441**
北京市	755	355	1 638	568	354
天津市	347	126	1 145	450	254
河北省	1 095	760	3 038	762	198
山西省	578	349	979	173	71
内蒙古自治区	458	342	1 314	551	263
辽宁省	736	392	1 248	459	131
吉林省	448	351	1 669	325	50
黑龙江省	731	527	1 838	585	134
上海市	463	175	575	58	6
江苏省	1 419	505	3 118	1 760	257
浙江省	1 346	446	3 201	1 381	373
安徽省	767	470	1 891	941	295
福建省	607	362	1 813	591	131
江西省	843	459	1 268	493	135
山东省	1 646	969	4 042	1 302	196
河南省	1 509	1 191	4 848	1 708	441
湖北省	1 064	540	1 904	836	217
湖南省	1 275	999	2 607	783	310
广东省	1 497	701	4 747	1 541	345
广西壮族自治区	868	385	3 052	1 384	442
海南省	132	63	470	198	68
重庆市	428	175	1 170	450	85
四川省	1 350	718	3 631	1 549	546
贵州省	455	312	1 676	886	418
云南省	499	333	1 794	708	235
西藏自治区	20	22	111	35	3
陕西省	879	675	3 865	1 627	170
甘肃省	333	265	825	280	105
青海省	122	90	232	66	31
宁夏回族自治区	92	78	432	136	60
新疆维吾尔自治区	383	195	1 370	301	117

2013 年各地区中医类医院的机构、床位增减情况

	机构数（个）				床位数（张）			
	2012 年	2013 年	增减数	增减（%）	2012 年	2013 年	增减数	增减（%）
全国总计	**3 397**	**3 590**	**193**	**5.68**	**612 777**	**686 793**	**74 016**	**12.08**
北京市	136	152	16	11.76	15 519	17 265	1 746	11.25
天津市	37	43	6	16.22	6 358	7 385	1 027	16.15
河北省	210	211	1	0.48	30 274	32 572	2 298	7.59
山西省	208	205	-3	-1.44	14 614	16 456	1 842	12.60
内蒙古自治区	117	127	10	8.55	11 684	15 254	3 570	30.55
辽宁省	106	113	7	6.60	19 925	21 486	1 561	7.83
吉林省	82	81	-1	-1.22	13 112	14 060	948	7.23
黑龙江省	142	142	0	0.00	16 330	18 167	1 837	11.25
上海市	24	26	2	8.33	7 879	8 675	796	10.10
江苏省	106	117	11	10.38	34 981	40 685	5 704	16.31
浙江省	138	150	12	8.70	28 859	32 301	3 442	11.93
安徽省	104	106	2	1.92	20 878	24 450	3 572	17.11
福建省	85	86	1	1.18	15 997	18 284	2 287	14.30
江西省	105	105	0	0.00	18 984	20 955	1 971	10.38
山东省	168	187	19	11.31	46 265	49 381	3 116	6.74
河南省	210	235	25	11.90	42 809	47 864	5 055	11.81
湖北省	110	114	4	3.64	27 889	31 334	3 445	12.35
湖南省	144	152	8	5.56	36 792	40 102	3 310	9.00
广东省	150	153	3	2.00	34 702	37 430	2 728	7.86
广西壮族自治区	100	102	2	2.00	20 078	22 318	2 240	11.16
海南省	23	22	-1	-4.35	3 047	3 360	313	10.27
重庆市	52	54	2	3.85	12 636	16 181	3 545	28.05
四川省	220	227	7	3.18	42 523	47 053	4 530	10.65
贵州省	82	102	20	24.39	13 294	16 938	3 644	27.41
云南省	129	147	18	13.95	19 458	22 178	2 720	13.98
西藏自治区	10	19	9	90.00	869	1 109	240	27.62
陕西省	146	151	5	3.42	20 668	23 015	2 347	11.36
甘肃省	85	92	7	8.24	15 676	17 625	1 949	12.43
青海省	43	43	0	0.00	3 421	4 052	631	18.44
宁夏回族自治区	24	25	1	4.17	3 261	3 893	632	19.38
新疆维吾尔自治区	101	101	0	0.00	13 995	14 965	970	6.93

2013年各地区中医类医院人员增减情况

单位：人

	2012年	2013年	增减数	增减（%）
全国总计	**731 415**	**801 408**	**69 993**	**9.57**
北京市	25 604	28 535	2 931	11.45
天津市	11 083	11 925	842	7.60
河北省	35 102	37 522	2 420	6.89
山西省	16 875	17 466	591	3.50
内蒙古自治区	14 147	16 018	1 871	13.23
辽宁省	22 512	22 866	354	1.57
吉林省	16 859	17 597	738	4.38
黑龙江省	21 584	23 067	1 483	6.87
上海市	12 103	13 730	1 627	13.44
江苏省	45 326	50 759	5 433	11.99
浙江省	40 661	44 687	4 026	9.90
安徽省	24 896	27 086	2 190	8.80
福建省	19 906	21 927	2 021	10.15
江西省	22 254	23 709	1 455	6.54
山东省	53 028	58 396	5 368	10.12
河南省	50 403	56 272	5 869	11.64
湖北省	30 787	34 072	3 285	10.67
湖南省	41 927	44 927	3 000	7.16
广东省	51 995	55 881	3 886	7.47
广西壮族自治区	29 027	31 496	2 469	8.51
海南省	4 108	4 668	560	13.63
重庆市	13 708	15 347	1 639	11.96
四川省	44 747	48 786	4 039	9.03
贵州省	12 085	15 554	3 469	28.71
云南省	15 372	18 266	2 894	18.83
西藏自治区	1 088	1 300	212	19.49
陕西省	25 697	27 779	2 082	8.10
甘肃省	10 472	11 723	1 251	11.95
青海省	3 092	3 509	417	13.49
宁夏回族自治区	3 231	3 606	375	11.61
新疆维吾尔自治区	11 736	12 932	1 196	10.19

2013年各地区中医医院机构、床位数

	机构数（个）	编制床位（张）	实有床位（张）	其中：	
				特需服务床位	负压病房床位
全国总计	**3 015**	**616 625**	**608 843**	**4 195**	**1 310**
北京市	134	13 437	12 276	136	2
天津市	37	5 199	5 685	146	0
河北省	177	25 372	27 495	60	27
山西省	191	15 922	14 851	290	77
内蒙古自治区	68	9 857	9 295	27	15
辽宁省	106	19 812	20 396	932	353
吉林省	71	11 439	12 272	51	231
黑龙江省	128	18 111	17 331	388	19
上海市	18	4 986	5 356	23	20
江苏省	97	34 480	36 410	151	62
浙江省	129	30 688	29 058	279	1
安徽省	92	23 937	22 994	104	30
福建省	77	15 311	15 621	71	0
江西省	98	21 221	20 037	109	12
山东省	169	44 103	46 411	240	34
河南省	220	54 209	46 479	409	9
湖北省	98	31 644	28 259	42	9
湖南省	133	39 995	38 656	112	339
广东省	142	38 659	35 458	53	52
广西壮族自治区	88	15 624	19 137	53	1
海南省	17	3 447	3 000	0	0
重庆市	46	12 849	15 143	45	0
四川省	184	42 787	41 065	99	0
贵州省	82	14 685	15 145	55	1
云南省	112	17 691	20 101	12	0
西藏自治区	0	0	0	0	0
陕西省	145	21 022	22 062	113	0
甘肃省	73	18 022	15 936	154	10
青海省	13	1 958	2 145	0	0
宁夏回族自治区	19	3 413	3 599	10	1
新疆维吾尔自治区	51	6 745	7 170	31	5

2013年各地区中医医院人员数

单位：人

	在岗职工数	其中：			
		卫生技术人员	其他技术人员	管理人员	工勤技能人员
全国总计	**713 816**	**599 114**	**28 980**	**31 003**	**54 719**
北京市	23 284	18 461	1 024	1 601	2 198
天津市	9 135	7 653	179	780	523
河北省	31 881	26 216	1 789	1 272	2 604
山西省	15 468	13 003	811	699	955
内蒙古自治区	10 510	8 884	657	357	612
辽宁省	22 019	18 107	1 085	1 022	1 805
吉林省	15 505	12 584	665	991	1 265
黑龙江省	22 406	18 147	804	1 554	1 901
上海市	8 651	7 178	507	481	485
江苏省	44 402	37 896	1 449	1 764	3 293
浙江省	40 625	34 656	1 768	1 244	2 957
安徽省	25 629	21 846	1 155	824	1 804
福建省	19 022	16 321	775	462	1 464
江西省	22 299	19 447	598	691	1 563
山东省	55 303	48 249	2 806	1 384	2 864
河南省	54 945	44 719	2 847	2 416	4 963
湖北省	30 304	25 958	1 214	1 438	1 694
湖南省	43 510	36 577	1 753	2 067	3 113
广东省	52 434	43 683	1 479	2 366	4 906
广西壮族自治区	26 187	21 762	614	1 105	2 706
海南省	4 075	3 443	83	183	366
重庆市	14 087	11 697	387	726	1 277
四川省	42 327	35 121	1 711	1 915	3 580
贵州省	14 270	12 047	771	556	896
云南省	16 114	13 863	676	508	1 067
西藏自治区	0	0	0	0	0
陕西省	26 524	22 279	312	1 896	2 037
甘肃省	10 464	8 906	322	246	990
青海省	2 068	1 834	78	41	115
宁夏回族自治区	3 372	2 899	186	108	179
新疆维吾尔自治区	6 996	5 678	475	306	537

2013年各地区中医医院卫生技术人员数（一）

单位：人

	卫生技术人员	执业医师	其中：中医类别	执业助理医师	其中：中医类别
全国总计	**599 114**	**200 815**	**100 726**	**19 333**	**5 894**
北京市	18 461	7 303	5 087	268	132
天津市	7 653	3 042	1 843	115	33
河北省	26 216	9 777	4 625	1 641	494
山西省	13 003	5 198	2 634	733	236
内蒙古自治区	8 884	3 219	1 447	385	107
辽宁省	18 107	6 701	3 388	629	169
吉林省	12 584	4 629	2 401	415	112
黑龙江省	18 147	6 501	3 098	687	218
上海市	7 178	2 646	1 597	19	10
江苏省	37 896	13 630	6 171	370	81
浙江省	34 656	12 145	5 281	543	125
安徽省	21 846	7 002	3 517	581	134
福建省	16 321	5 217	3 065	318	107
江西省	19 447	6 444	2 996	499	149
山东省	48 249	17 307	6 844	1 689	466
河南省	44 719	13 571	7 136	2 818	879
湖北省	25 958	8 227	4 055	871	264
湖南省	36 577	10 774	5 677	1 444	520
广东省	43 683	13 690	7 462	1 211	347
广西壮族自治区	21 762	6 175	3 297	509	182
海南省	3 443	1 029	585	72	21
重庆市	11 697	3 821	1 694	349	127
四川省	35 121	11 616	5 903	772	286
贵州省	12 047	3 531	1 821	447	167
云南省	13 863	4 765	2 446	499	177
西藏自治区	0	0	0	0	0
陕西省	22 279	5 614	2 477	782	143
甘肃省	8 906	3 632	2 048	385	129
青海省	1 834	630	283	39	11
宁夏回族自治区	2 899	946	514	105	22
新疆维吾尔自治区	5 678	2 033	1 334	138	46

2013年各地区中医医院卫生技术人员数（二）

单位：人

	注册护士	其中：助产士	药师（士）	其中：西药师（士）	中药师（士）
全国总计	**241 723**	**4 710**	**49 665**	**21 864**	**27 801**
北京市	6 848	19	1 828	576	1 252
天津市	2 595	20	639	256	383
河北省	8 768	283	1 824	845	979
山西省	4 308	123	1 058	381	677
内蒙古自治区	3 104	54	770	293	477
辽宁省	6 779	103	1 681	601	1 080
吉林省	4 282	23	986	420	566
黑龙江省	6 112	49	1 836	739	1 097
上海市	3 002	14	798	308	490
江苏省	16 482	223	2 962	1 420	1 542
浙江省	14 273	274	3 103	1 550	1 553
安徽省	9 662	173	1 569	709	860
福建省	6 865	590	1 440	670	770
江西省	8 337	258	1 778	852	926
山东省	19 721	353	3 331	1 436	1 895
河南省	17 500	279	3 417	1 352	2 065
湖北省	11 157	177	2 461	975	1 486
湖南省	16 397	314	3 269	1 230	2 039
广东省	17 915	212	4 391	2 190	2 201
广西壮族自治区	9 688	285	1 642	920	722
海南省	1 506	90	275	151	124
重庆市	5 014	44	903	429	474
四川省	15 116	157	2 562	1 276	1 286
贵州省	5 103	226	803	358	445
云南省	5 287	92	1 066	505	561
西藏自治区	0	0	0	0	0
陕西省	8 957	124	1 688	730	958
甘肃省	3 045	72	644	275	369
青海省	719	26	193	89	104
宁夏回族自治区	993	17	300	134	166
新疆维吾尔自治区	2 188	36	448	194	254

2013年各地区中医医院卫生技术人员数（三）

单位：人

	检验技师（士）	影像技师（士）	其他卫生技术人员	其中：见习医师	内：中医
全国总计	**20 621**	**11 968**	**54 989**	**20 724**	**5 989**
北京市	624	297	1 293	427	317
天津市	252	74	936	432	254
河北省	937	615	2 654	651	185
山西省	505	309	892	163	69
内蒙古自治区	329	260	817	391	158
辽宁省	707	380	1 230	459	131
吉林省	394	310	1 568	293	47
黑龙江省	709	508	1 794	582	134
上海市	284	94	335	27	6
江苏省	1 211	427	2 814	1 605	250
浙江省	1 223	407	2 962	1 316	360
安徽省	730	461	1 841	922	295
福建省	548	329	1 604	494	126
江西省	796	439	1 154	493	135
山东省	1 528	948	3 725	1 218	190
河南省	1 477	1 163	4 773	1 687	441
湖北省	942	489	1 811	813	214
湖南省	1 233	969	2 491	731	286
广东省	1 405	650	4 421	1 424	339
广西壮族自治区	716	329	2 703	1 202	399
海南省	113	50	398	161	68
重庆市	394	161	1 055	399	83
四川省	1 176	627	3 252	1 340	518
贵州省	423	282	1 458	791	385
云南省	434	282	1 530	611	214
西藏自治区	0	0	0	0	0
陕西省	839	648	3 751	1 581	166
甘肃省	301	235	664	239	98
青海省	86	65	102	33	21
宁夏回族自治区	84	69	402	127	58
新疆维吾尔自治区	221	91	559	112	42

2013年各地区中医医院的机构、床位增减情况

	机构数（个）				床位数（张）			
	2012年	2013年	增减数	增减（%）	2012年	2013年	增减数	增减（%）
全国总计	**2 886**	**3 015**	**129**	**4.47**	**547 967**	**608 843**	**60 876**	**11.11**
北京市	122	134	12	9.84	11 814	12 276	462	3.91
天津市	31	37	6	19.35	5 196	5 685	489	9.41
河北省	175	177	2	1.14	25 543	27 495	1 952	7.64
山西省	193	191	-2	-1.04	13 378	14 851	1 473	11.01
内蒙古自治区	62	68	6	9.68	7 798	9 295	1 497	19.20
辽宁省	100	106	6	6.00	18 965	20 396	1 431	7.55
吉林省	72	71	-1	-1.39	11 611	12 272	661	5.69
黑龙江省	127	128	1	0.79	15 544	17 331	1 787	11.50
上海市	17	18	1	5.88	5 222	5 356	134	2.57
江苏省	89	97	8	8.99	31 864	36 410	4 546	14.27
浙江省	122	129	7	5.74	26 207	29 058	2 851	10.88
安徽省	91	92	1	1.10	19 460	22 994	3 534	18.16
福建省	75	77	2	2.67	13 329	15 621	2 292	17.20
江西省	98	98	0	0.00	18 082	20 037	1 955	10.81
山东省	158	169	11	6.96	44 407	46 411	2 004	4.51
河南省	201	220	19	9.45	41 806	46 479	4 673	11.18
湖北省	95	98	3	3.16	24 937	28 259	3 322	13.32
湖南省	128	133	5	3.91	35 501	38 656	3 155	8.89
广东省	141	142	1	0.71	33 564	35 458	1 894	5.64
广西壮族自治区	86	88	2	2.33	16 977	19 137	2 160	12.72
海南省	19	17	-2	-10.53	2 917	3 000	83	2.85
重庆市	43	46	3	6.98	11 734	15 143	3 409	29.05
四川省	173	184	11	6.36	36 288	41 065	4 777	13.16
贵州省	70	82	12	17.14	12 205	15 145	2 940	24.09
云南省	106	112	6	5.66	17 792	20 101	2 309	12.98
西藏自治区	0	0	0	—	0	0	0	—
陕西省	140	145	5	3.57	19 380	22 062	2 682	13.84
甘肃省	70	73	3	4.29	14 500	15 936	1 436	9.90
青海省	13	13	0	0.00	1 912	2 145	233	12.19
宁夏回族自治区	19	19	0	0.00	3 124	3 599	475	15.20
新疆维吾尔自治区	50	51	1	2.00	6 910	7 170	260	3.76

2013年各地区中医医院人员增减情况

	2012年	2013年	增减数	增减（%）
全国总计	**655 925**	**713 816**	**57 891**	**8.83**
北京市	21 583	23 284	1 701	7.88
天津市	8 464	9 135	671	7.93
河北省	29 607	31 881	2 274	7.68
山西省	14 955	15 468	513	3.43
内蒙古自治区	9 419	10 510	1 091	11.58
辽宁省	21 750	22 019	269	1.24
吉林省	15 098	15 505	407	2.70
黑龙江省	20 826	22 406	1 580	7.59
上海市	8 281	8 651	370	4.47
江苏省	40 870	44 402	3 532	8.64
浙江省	37 074	40 625	3 551	9.58
安徽省	23 389	25 629	2 240	9.58
福建省	17 197	19 022	1 825	10.61
江西省	20 913	22 299	1 386	6.63
山东省	51 166	55 303	4 137	8.09
河南省	49 271	54 945	5 674	11.52
湖北省	27 349	30 304	2 955	10.80
湖南省	40 724	43 510	2 786	6.84
广东省	49 738	52 434	2 696	5.42
广西壮族自治区	23 951	26 187	2 236	9.34
海南省	3 872	4 075	203	5.24
重庆市	12 734	14 087	1 353	10.63
四川省	38 298	42 327	4 029	10.52
贵州省	11 361	14 270	2 909	25.61
云南省	13 527	16 114	2 587	19.12
西藏自治区	0	0	0	—
陕西省	23 814	26 524	2 710	11.38
甘肃省	9 327	10 464	1 137	12.19
青海省	1 852	2 068	216	11.66
宁夏回族自治区	3 038	3 372	334	10.99
新疆维吾尔自治区	6 477	6 996	519	8.01

2013年各地区中西医结合医院机构、床位数

单位：人

	机构数（个）	编制床位（张）	实有床位（张）	其中：特需服务床位	负压病房床位
全国总计	**358**	**54 645**	**58 774**	**527**	**80**
北京市	15	4 987	4 868	30	18
天津市	6	1 840	1 700	0	0
河北省	34	3 885	5 077	0	0
山西省	14	1 523	1 605	10	0
内蒙古自治区	11	1 160	1 270	6	2
辽宁省	6	808	790	2	0
吉林省	8	1 577	1 706	0	0
黑龙江省	8	476	479	0	0
上海市	8	3 222	3 319	116	1
江苏省	20	3 828	4 275	14	46
浙江省	21	4 115	3 243	216	6
安徽省	14	1 245	1 456	12	0
福建省	7	2 175	2 563	39	0
江西省	7	949	918	0	0
山东省	15	1 875	2 771	0	0
河南省	15	1 182	1 385	10	0
湖北省	13	2 830	2 632	0	0
湖南省	16	1 301	1 373	1	0
广东省	11	2 463	1 972	4	1
广西壮族自治区	10	2 806	2 860	23	0
海南省	5	380	360	0	0
重庆市	8	940	1 038	2	0
四川省	20	3 981	5 412	29	0
贵州省	13	911	1 236	0	0
云南省	32	1 720	1 800	1	0
西藏自治区	0	0	0	0	0
陕西省	6	996	953	10	6
甘肃省	7	890	973	2	0
青海省	1	30	30	0	0
宁夏回族自治区	3	120	168	0	0
新疆维吾尔自治区	4	430	542	0	0

2013年各地区中西医结合医院人员数

单位：人

	在岗职工数	其中：			
		卫生技术人员	其他技术人员	管理人员	工勤技能人员
全国总计	**70 886**	**58 465**	**3 025**	**3 765**	**5 631**
北京市	4 816	3 858	207	218	533
天津市	2 790	2 054	215	262	259
河北省	5 641	4 745	254	226	416
山西省	1 998	1 688	70	117	123
内蒙古自治区	1 023	847	32	74	70
辽宁省	691	570	19	36	66
吉林省	1 937	1 516	102	148	171
黑龙江省	401	344	15	21	21
上海市	5 079	4 300	220	270	289
江苏省	6 357	5 326	251	265	515
浙江省	4 062	3 464	179	192	227
安徽省	1 457	1 227	113	60	57
福建省	2 824	2 451	113	72	188
江西省	1 410	1 210	53	36	111
山东省	2 970	2 501	150	125	194
河南省	1 327	1 095	73	61	98
湖北省	3 299	2 819	40	295	145
湖南省	1 358	1 115	89	71	83
广东省	3 447	2 750	145	126	426
广西壮族自治区	4 819	3 787	99	304	629
海南省	593	454	45	39	55
重庆市	1 260	940	130	85	105
四川省	5 835	4 920	184	283	448
贵州省	928	787	28	62	51
云南省	1 884	1 461	159	120	144
西藏自治区	0	0	0	0	0
陕西省	1 255	1 080	11	115	49
甘肃省	634	552	19	26	37
青海省	33	30	1	1	1
宁夏回族自治区	178	136	7	9	26
新疆维吾尔自治区	580	438	2	46	94

2013 年各地区中西医结合医院卫生技术人员数（一）

单位：人

	卫生技术人员	执业医师	其中：中医类别	执业助理医师	其中：中医类别
全国总计	**58 465**	**19 901**	**6 186**	**1 544**	**411**
北京市	3 858	1 402	519	58	20
天津市	2 054	699	292	32	14
河北省	4 745	1 777	655	170	58
山西省	1 688	565	154	42	9
内蒙古自治区	847	291	91	64	12
辽宁省	570	225	71	50	14
吉林省	1 516	585	282	20	7
黑龙江省	344	137	18	12	3
上海市	4 300	1 500	481	12	0
江苏省	5 326	1 895	413	56	5
浙江省	3 464	1 213	319	78	13
安徽省	1 227	477	239	32	17
福建省	2 451	858	215	33	11
江西省	1 210	407	132	30	5
山东省	2 501	821	225	78	23
河南省	1 095	361	133	188	67
湖北省	2 819	1 020	285	28	13
湖南省	1 115	295	83	97	9
广东省	2 750	840	335	53	9
广西壮族自治区	3 787	1 297	459	40	12
海南省	454	112	14	13	1
重庆市	940	279	86	42	19
四川省	4 920	1 548	435	58	15
贵州省	787	213	58	68	21
云南省	1 461	448	76	92	22
西藏自治区	0	0	0	0	0
陕西省	1 080	315	55	31	1
甘肃省	552	204	36	17	2
青海省	30	9	4	4	1
宁夏回族自治区	136	36	5	11	0
新疆维吾尔自治区	438	72	16	35	8

2013年各地区中西医结合医院卫生技术人员数（二）

单位：人

	注册护士	其中：助产士	药师（士）	其中：西药师（士）	中药师（士）
全国总计	25 228	670	3 876	2 286	1 590
北京市	1 671	23	226	126	100
天津市	728	0	239	107	132
河北省	1 860	49	251	160	91
山西省	786	46	95	67	28
内蒙古自治区	304	15	84	43	41
辽宁省	204	6	44	31	13
吉林省	527	2	198	47	151
黑龙江省	107	0	23	9	14
上海市	1 969	20	319	169	150
江苏省	2 453	38	332	215	117
浙江省	1 516	61	256	177	79
安徽省	548	17	74	48	26
福建省	1 158	72	116	72	44
江西省	503	38	89	66	23
山东省	967	26	187	122	65
河南省	357	13	54	29	25
湖北省	1 397	16	157	98	59
湖南省	470	9	73	45	28
广东省	1 181	28	207	123	84
广西壮族自治区	1 749	63	230	148	82
海南省	194	12	31	23	8
重庆市	404	1	52	32	20
四川省	2 474	45	278	154	124
贵州省	298	21	37	19	18
云南省	489	18	88	66	22
西藏自治区	0	0	0	0	0
陕西省	504	19	49	34	15
甘肃省	192	9	49	31	18
青海省	9	0	4	1	3
宁夏回族自治区	38	3	10	7	3
新疆维吾尔自治区	171	0	24	17	7

2013年各地区中西医结合医院卫生技术人员数（三）

单位：人

	检验技师（士）	影像技师（士）	其他卫生技术人员	其中：见习医师	内：中医
全国总计	**2 117**	**1 090**	**4 709**	**1 639**	**210**
北京市	119	51	331	132	37
天津市	95	52	209	18	0
河北省	158	145	384	111	13
山西省	73	40	87	10	2
内蒙古自治区	36	23	45	12	10
辽宁省	23	9	15	0	0
吉林省	50	41	95	26	1
黑龙江省	12	10	43	2	0
上海市	179	81	240	31	0
江苏省	208	78	304	155	7
浙江省	123	39	239	65	13
安徽省	37	9	50	19	0
福建省	55	31	200	97	5
江西省	47	20	114	0	0
山东省	112	19	317	84	6
河南省	32	28	75	21	0
湖北省	113	42	62	9	3
湖南省	40	29	111	48	24
广东省	92	51	326	117	6
广西壮族自治区	135	49	287	140	28
海南省	19	13	72	37	0
重庆市	34	14	115	51	2
四川省	161	80	321	200	21
贵州省	26	27	118	51	10
云南省	60	44	240	80	4
西藏自治区	0	0	0	0	0
陕西省	40	27	114	46	4
甘肃省	22	19	49	19	4
青海省	1	1	2	2	0
宁夏回族自治区	6	6	29	9	2
新疆维吾尔自治区	9	12	115	47	8

2013年各地区中西医结合医院的机构、床位增减情况

	机构数（个）				床位数（张）			
	2012年	2013年	增减数	增减（%）	2012年	2013年	增减数	增减（%）
全国总计	**312**	**358**	**46**	**14.74**	**49 844**	**58 774**	**8 930**	**17.92**
北京市	11	15	4	36.36	3 585	4 868	1 283	35.79
天津市	6	6	0	0.00	1 162	1 700	538	46.30
河北省	35	34	-1	-2.86	4 731	5 077	346	7.31
山西省	15	14	-1	-6.67	1 236	1 605	369	29.85
内蒙古自治区	9	11	2	22.22	935	1 270	335	35.83
辽宁省	5	6	1	20.00	660	790	130	19.70
吉林省	8	8	0	0.00	1 419	1 706	287	20.23
黑龙江省	9	8	-1	-11.11	519	479	-40	-7.71
上海市	7	8	1	14.29	2 657	3 319	662	24.92
江苏省	17	20	3	17.65	3 117	4 275	1 158	37.15
浙江省	16	21	5	31.25	2 652	3 243	591	22.29
安徽省	13	14	1	7.69	1 418	1 456	38	2.68
福建省	8	7	-1	-12.50	2 598	2 563	-35	-1.35
江西省	7	7	0	0.00	902	918	16	1.77
山东省	9	15	6	66.67	1 793	2 771	978	54.55
河南省	9	15	6	66.67	1 003	1 385	382	38.09
湖北省	13	13	0	0.00	2 636	2 632	-4	-0.15
湖南省	13	16	3	23.08	1 233	1 373	140	11.35
广东省	9	11	2	22.22	1 138	1 972	834	73.29
广西壮族自治区	10	10	0	0.00	2 858	2 860	2	0.07
海南省	4	5	1	25.00	130	360	230	176.92
重庆市	9	8	-1	-11.11	902	1 038	136	15.08
四川省	24	20	-4	-16.67	5 750	5 412	-338	-5.88
贵州省	8	13	5	62.50	743	1 236	493	66.35
云南省	20	32	12	60.00	1 491	1 800	309	20.72
西藏自治区	0	0	0	—	0	0	0	—
陕西省	6	6	0	0.00	1 288	953	-335	-26.01
甘肃省	4	7	3	75.00	630	973	343	54.44
青海省	1	1	0	0.00	30	30	0	0.00
宁夏回族自治区	3	3	0	0.00	86	168	82	95.35
新疆维吾尔自治区	4	4	0	0.00	542	542	0	0.00

2013年各地区中西医结合医院人员增减情况

单位：人

	2012年	2013年	增减数	增减（%）
全国总计	**60 831**	**70 886**	**10 055**	**16.53**
北京市	3 569	4 816	1 247	34.94
天津市	2 619	2 790	171	6.53
河北省	5 495	5 641	146	2.66
山西省	1 920	1 998	78	4.06
内蒙古自治区	912	1 023	111	12.17
辽宁省	621	691	70	11.27
吉林省	1 620	1 937	317	19.57
黑龙江省	466	401	-65	-13.95
上海市	3 822	5 079	1 257	32.89
江苏省	4 456	6 357	1 901	42.66
浙江省	3 587	4 062	475	13.24
安徽省	1 507	1 457	-50	-3.32
福建省	2 606	2 824	218	8.37
江西省	1 341	1 410	69	5.15
山东省	1 763	2 970	1 207	68.46
河南省	1 132	1 327	195	17.23
湖北省	3 087	3 299	212	6.87
湖南省	1 164	1 358	194	16.67
广东省	2 257	3 447	1 190	52.72
广西壮族自治区	4 632	4 819	187	4.04
海南省	236	593	357	151.27
重庆市	974	1 260	286	29.36
四川省	5 860	5 835	-25	-0.43
贵州省	422	928	506	119.91
云南省	1 604	1 884	280	17.46
西藏自治区	0	0	0	—
陕西省	1 883	1 255	-628	-33.35
甘肃省	550	634	84	15.27
青海省	32	33	1	3.13
宁夏回族自治区	171	178	7	4.09
新疆维吾尔自治区	523	580	57	10.90

2013 年各地区民族医医院机构、床位数

	机构数（个）	编制床位（张）	实有床位（张）	其中：	
				特需服务床位	负压病房床位
全国总计	**217**	**19 918**	**19 176**	**279**	**84**
北京市	3	200	121	0	0
内蒙古自治区	48	5 450	4 689	65	20
辽宁省	1	300	300	16	0
吉林省	2	140	82	0	2
黑龙江省	6	377	357	10	20
福建省	2	100	100	0	0
山东省	3	184	199	0	0
湖北省	3	440	443	0	0
湖南省	3	80	73	0	0
广西壮族自治区	4	232	321	0	0
四川省	23	1 321	576	2	0
贵州省	7	570	557	0	0
云南省	3	360	277	0	0
西藏自治区	19	1 017	1 109	5	9
陕西省	0	0	0	0	0
甘肃省	12	700	716	12	0
青海省	29	2 135	1 877	78	6
宁夏回族自治区	3	115	126	5	0
新疆维吾尔自治区	46	6 197	7 253	86	27

2013 年各地区民族医医院人员数

单位：人

	在岗职工数	其中：			
		卫生技术人员	其他技术人员	管理人员	工勤技能人员
全国总计	**16 706**	**13 797**	**918**	**704**	**1 287**
北京市	435	236	79	34	86
内蒙古自治区	4 485	3 902	199	152	232
辽宁省	156	113	0	39	4
吉林省	155	137	0	16	2
黑龙江省	260	195	19	20	26
福建省	81	75	2	2	2
山东省	123	95	3	23	2
湖北省	469	410	23	14	22
湖南省	59	39	11	4	5

（续表）

	在岗职工数	其中：			
		卫生技术人员	其他技术人员	管理人员	工勤技能人员
广西壮族自治区	490	413	23	20	34
四川省	624	518	11	46	49
贵州省	356	294	20	19	23
云南省	268	225	11	7	25
西藏自治区	1 300	1 037	27	77	159
陕西省	0	0	0	0	0
甘肃省	625	548	18	32	27
青海省	1 408	1 122	107	55	124
宁夏回族自治区	56	48	2	3	3
新疆维吾尔自治区	5 356	4 390	363	141	462

2013年各地区民族医医院卫生技术人员数（一）

单位：人

	卫生技术人员	执业医师	其中：中医类别	执业助理医师	其中：中医类别
全国总计	**13 797**	**4 940**	**3 235**	**1 020**	**615**
北京市	236	93	41	10	3
内蒙古自治区	3 902	1 675	1 262	159	105
辽宁省	113	48	42	6	4
吉林省	137	60	44	2	1
黑龙江省	195	68	15	19	4
福建省	75	20	3	6	2
山东省	95	46	7	4	0
湖北省	410	127	17	19	3
湖南省	39	14	5	2	2
广西壮族自治区	413	106	67	37	23
四川省	518	279	180	60	36
贵州省	294	59	25	11	1
云南省	225	100	54	11	4
西藏自治区	1 037	422	382	128	114
陕西省	0	0	0	0	0
甘肃省	548	206	131	71	54
青海省	1 122	504	373	61	45
宁夏回族自治区	48	18	7	1	1
新疆维吾尔自治区	4 390	1 095	580	413	213

2013 年各地区民族医医院卫生技术人员数（二）

单位：人

	注册护士	其中：助产士	药师（士）	其中：西药师（士）	中药师（士）
全国总计	**3 880**	**114**	**1 465**	**403**	**1 062**
北京市	85	0	15	7	8
内蒙古自治区	1 026	14	438	73	365
辽宁省	17	0	30	5	25
吉林省	43	0	22	17	5
黑龙江省	71	0	17	11	6
福建省	27	5	7	4	3
山东省	24	0	13	8	5
湖北省	192	11	23	8	15
湖南省	8	0	7	2	5
广西壮族自治区	138	7	46	29	17
四川省	76	0	21	5	16
贵州省	91	2	24	10	14
云南省	63	1	15	6	9
西藏自治区	211	8	123	20	103
陕西省	0	0	0	0	0
甘肃省	110	13	28	14	14
青海省	296	4	74	19	55
宁夏回族自治区	17	1	6	2	4
新疆维吾尔自治区	1 385	48	556	163	393

2013 年各地区民族医医院卫生技术人员数（三）

单位：人

	检验技师（士）	影像技师（士）	其他卫生技术人员	其中：见习医师	内：中医
全国总计	**407**	**272**	**1 813**	**524**	**242**
北京市	12	7	14	9	0
内蒙古自治区	93	59	452	148	95
辽宁省	6	3	3	0	0
吉林省	4	0	6	6	2
黑龙江省	10	9	1	1	0
福建省	4	2	9	0	0
山东省	6	2	0	0	0
湖北省	9	9	31	14	0
湖南省	2	1	5	4	0

（续表）

	检验技师（士）	影像技师（士）	其他卫生技术人员	其中：	
				见习医师	内：中医
广西壮族自治区	17	7	62	42	15
四川省	13	11	58	9	7
贵州省	6	3	100	44	23
云南省	5	7	24	17	17
西藏自治区	20	22	111	35	3
陕西省	0	0	0	0	0
甘肃省	10	11	112	22	3
青海省	35	24	128	31	10
宁夏回族自治区	2	3	1	0	0
新疆维吾尔自治区	153	92	696	142	67

2013年各地区民族医医院的机构、床位增减情况

	机构数（个）				床位数（张）			
	2012年	2013年	增减数	增减（%）	2012年	2013年	增减数	增减（%）
全国总计	**199**	**217**	**18**	**9.05**	**14 966**	**19 176**	**4 210**	**28.13**
北京市	3	3	0	0.00	120	121	1	0.83
内蒙古自治区	46	48	2	4.35	2 951	4 689	1 738	58.90
辽宁省	1	1	0	0.00	300	300	0	0.00
吉林省	2	2	0	0.00	82	82	0	0.00
黑龙江省	6	6	0	0.00	267	357	90	33.71
福建省	2	2	0	0.00	70	100	30	42.86
山东省	1	3	2	200.00	65	199	134	206.15
湖北省	2	3	1	50.00	316	443	127	40.19
湖南省	3	3	0	0.00	58	73	15	25.86
广西壮族自治区	4	4	0	0.00	243	321	78	32.10
四川省	23	23	0	0.00	485	576	91	18.76
贵州省	4	7	3	75.00	346	557	211	60.98
云南省	3	3	0	0.00	175	277	102	58.29
西藏自治区	10	19	9	90.00	869	1 109	240	27.62
陕西省	0	0	0	—	0	0	0	—
甘肃省	11	12	1	9.09	546	716	170	31.14
青海省	29	29	0	0.00	1 479	1 877	398	26.91
宁夏回族自治区	2	3	1	50.00	51	126	75	147.06
新疆维吾尔自治区	47	46	-1	-2.13	6 543	7 253	710	10.85

2013 年各地区民族医医院人员增减情况

	2012 年	2013 年	增减数	增减（%）
全国总计	**14 659**	**16 706**	**2 047**	**13.96**
北京市	452	435	-17	-3.76
内蒙古自治区	3 816	4 485	669	17.53
辽宁省	141	156	15	10.64
吉林省	141	155	14	9.93
黑龙江省	292	260	-32	-10.96
福建省	103	81	-22	-21.36
山东省	99	123	24	24.24
湖北省	351	469	118	33.62
湖南省	39	59	20	51.28
广西壮族自治区	444	490	46	10.36
四川省	589	624	35	5.94
贵州省	302	356	54	17.88
云南省	241	268	27	11.20
西藏自治区	1 088	1 300	212	19.49
陕西省	0	0	0	—
甘肃省	595	625	30	5.04
青海省	1 208	1 408	200	16.56
宁夏回族自治区	22	56	34	154.55
新疆维吾尔自治区	4 736	5 356	620	13.09

2013 年按床位数分组的中医类医院数情况

单位：个

	总计	0～49 张	50～99 张	100～199 张	200～299 张
总计	**3 590**	**921**	**624**	**845**	**459**
中医医院	3 015	681	490	739	430
中西医结合医院	358	146	83	51	24
民族医医院	217	94	51	55	5

续表

	300～399 张	400～499 张	500～799 张	800 张及以上
总计	**216**	**223**	**201**	**101**
中医医院	198	206	186	85
中西医结合医院	10	15	14	15
民族医医院	8	2	1	1

2013年按等级分组的中医类医院数情况

单位：个

	合计	中医医院	中西医结合医院	民族医医院
总 计	**3 590**	**3 015**	**358**	**217**
三级	**371**	**323**	**41**	**7**
三级甲等	287	248	34	5
三级乙等	75	69	4	2
三级丙等	1	1	0	0
未评等次	8	5	3	0
二级	**1 768**	**1 619**	**63**	**86**
二级甲等	1 074	1 013	28	33
二级乙等	462	415	17	30
二级丙等	11	6	2	3
未评等次	221	185	16	20
一级	**480**	**351**	**93**	**36**
一级甲等	82	61	13	8
一级乙等	35	21	10	4
一级丙等	41	35	4	2
未评等次	322	234	66	22
其他	**971**	**722**	**161**	**88**

2013年中医医院等级情况

单位：人

	合计	中医综合医院	中医专科医院	其中：肛肠医院	骨伤医院	针灸医院	按摩医院	其他中医专科医院
总 计	**3 015**	**2 574**	**441**	**58**	**172**	**14**	**27**	**170**
三级	**323**	**307**	**16**	**4**	**7**	**2**	**0**	**3**
三级甲等	248	235	13	3	6	2	0	2
三级乙等	69	67	2	1	1	0	0	0
三级丙等	1	1	0	0	0	0	0	0
未评等次	5	4	1	0	0	0	0	1
二级	**1 619**	**1 559**	**60**	**10**	**29**	**0**	**5**	**16**
二级甲等	1 013	986	27	4	14	0	2	7
二级乙等	415	399	16	3	9	0	2	2
二级丙等	6	5	1	0	0	0	0	1
未评等次	185	169	16	3	6	0	1	6
一级	**351**	**237**	**114**	**21**	**52**	**3**	**7**	**31**
一级甲等	61	44	17	3	10	0	2	2
一级乙等	21	14	7	2	4	0	1	0
一级丙等	35	27	8	0	6	1	0	1
未评等次	234	152	82	16	32	2	4	28
其他	**722**	**471**	**251**	**23**	**84**	**9**	**15**	**120**

2013年民族医医院等级情况

单位：个

	合计	蒙医医院	藏医医院	维医医院	傣医医院	其他民族医医院
总计	**217**	**59**	**79**	**41**	**1**	**37**
三级	**7**	**3**	**2**	**1**	**1**	**0**
三级甲等	5	2	2	1	0	0
三级乙等	2	1	0	0	1	0
三级丙等	0	0	0	0	0	0
未评等次	0	0	0	0	0	0
二级	**86**	**36**	**23**	**19**	**0**	**8**
二级甲等	33	11	15	3	0	4
二级乙等	30	18	5	5	0	2
二级丙等	3	2	1	0	0	0
未评等次	20	5	2	11	0	2
一级	**36**	**7**	**2**	**17**	**0**	**10**
一级甲等	8	3	1	3	0	1
一级乙等	4	0	0	1	0	3
一级丙等	2	0	0	0	0	2
未评等次	22	4	1	13	0	4
其他	**88**	**13**	**52**	**4**	**0**	**19**

2013年各地区万人口中医类医院床位数及万人口全国中医执业（助理）医师数

地　区	人口（万人）	床位数（张）	床位数/万人口（张）	全国位次	中医执业（助理）医师数（人）	中医执业（助理）医师数/万人口（人）	全国位次
全国总计	**136 072**	**686 793**	**5.05**	**—**	**381 682**	**2.81**	**—**
北京市	2 115	17 265	8.16	1	14 033	6.63	1
天津市	1 472	7 385	5.02	17	5 630	3.82	5
河北省	7 333	32 572	4.44	26	20 333	2.77	13
山西省	3 630	16 456	4.53	25	13 238	3.65	7
内蒙古自治区	2 498	15 254	6.11	6	10 822	4.33	2
辽宁省	4 390	21 486	4.89	18	11 249	2.56	20
吉林省	2 751	14 060	5.11	14	7 876	2.86	12
黑龙江省	3 835	18 167	4.74	21	8 957	2.34	25
上海市	2 415	8 675	3.59	29	6 368	2.64	18
江苏省	7 939	40 685	5.12	13	18 623	2.35	23
浙江省	5 498	32 301	5.88	9	18 277	3.32	10
安徽省	6 030	24 450	4.05	27	10 211	1.69	31
福建省	3 774	18 284	4.84	19	11 484	3.04	11
江西省	4 522	20 955	4.63	24	9 434	2.09	27
山东省	9 733	49 381	5.07	16	26 409	2.71	16

（续表）

地　区	人口（万人）	床位数（张）	床位数/万人口（张）	全国位次	中医执业（助理）医师数（人）	中医执业（助理）医师数/万人口（人）	全国位次
河南省	9 413	47 864	5.08	15	23 962	2.55	21
湖北省	5 799	31 334	5.40	12	13 559	2.34	24
湖南省	6 691	40 102	5.99	7	17 271	2.58	19
广东省	10 644	37 430	3.52	31	29 009	2.73	15
广西壮族自治区	4 719	22 318	4.73	23	10 686	2.26	26
海南省	895	3 360	3.75	28	1 535	1.72	30
重庆市	2 970	16 181	5.45	11	11 082	3.73	6
四川省	8 107	47 053	5.80	10	34 367	4.24	3
贵州省	3 502	16 938	4.84	20	6 824	1.95	29
云南省	4 687	22 178	4.73	22	9 155	1.95	28
西藏自治区	312	1 109	3.55	30	1 126	3.61	8
陕西省	3 764	23 015	6.11	5	10 388	2.76	14
甘肃省	2 582	17 625	6.83	3	10 336	4.00	4
青海省	578	4 052	7.01	2	1 959	3.39	9
宁夏回族自治区	654	3 893	5.95	8	1 771	2.71	17
新疆维吾尔自治区	2 264	14 965	6.61	4	5 708	2.52	22

二、中医医疗机构运营与服务

2013年医疗卫生机构分科床位、门急诊人次及出院人数

科室名称	实有床位（张）	门急诊人次（人次）	出院人数（人）	构成（%）		
				实有床位	门急诊人次	出院人数
总计	**6 181 891**	**4 525 567 133**	**191 199 310**	**100.00**	**100.00**	**100.00**
中医合计	**788 697**	**677 529 907**	**22 651 941**	**12.76**	**14.97**	**11.85**
中医科	695 605	616 892 789	20 262 862	11.25	13.63	10.60
民族医学科	18 067	7 066 257	397 985	0.29	0.16	0.21
中西医结合科	75 025	53 570 861	1 991 094	1.21	1.18	1.04

2013年全国医院、中医类医院门诊服务情况（一）

	机构数（个）	总诊疗人次数（人次）					家庭卫生服务人次数
		总计	其中：门急诊人次数				
			合计	门诊人次数	急诊人次数		
					小计	死亡数	
医院	**24 709**	**2 741 776 872**	**2 679 015 728**	**2 443 588 937**	**235 426 791**	**201 238**	**5 010 128**
中医类医院	**3 590**	**489 524 689**	**476 033 547**	**444 213 468**	**31 820 079**	**18 990**	**1 074 533**
中医医院	3 015	437 262 634	425 573 454	397 670 428	27 903 026	16 350	604 328
中西医结合医院	358	44 660 646	43 216 668	39 584 582	3 632 086	2 564	371 663
民族医医院	217	7 601 409	7 243 425	6 958 458	284 967	76	98 542

2013 年全国医院、中医类医院门诊服务情况（二）

	观察室留观病例		健康检查人次数（人次）	总诊疗人次中：预约诊疗人次数（人次）	急诊死亡率（%）	观察室病死率（%）	预约诊疗人次占总诊疗人次百分比（%）
	例数（例）	死亡人数（人）					
医院	**35 192 911**	**33 908**	**164 107 155**	**172 494 764**	**0.09**	**0.10**	**6.29**
中医类医院	**4 656 064**	**3 722**	**19 594 226**	**26 035 746**	**0.06**	**0.08**	**5.47**
中医医院	4 179 545	3 578	16 625 862	23 217 016	0.06	0.09	5.46
中西医结合医院	448 985	130	2 820 575	2 758 061	0.07	0.03	6.38
民族医医院	27 534	14	147 789	60 669	0.03	0.05	0.84

2013 年全国医院、中医类医院住院服务情况（一）

单位：人

	入院人数	出院人数		转往基层医疗卫生机构
		总计	死亡人数	
医院	**140 074 335**	**139 286 400**	**620 159**	**290 634**
中医类医院	**20 229 636**	**20 100 542**	**76 381**	**40 107**
中医医院	18 266 728	18 157 240	64 878	36 921
中西医结合医院	1 556 275	1 541 344	10 832	2 268
民族医医院	406 633	401 958	671	918

2013 年全国医院、中医类医院住院服务情况（二）

	住院病人手术人次数（人次）	每百门急诊的入院人数（人）	死亡率（%）	医院向基层医疗卫生机构转诊率（%）
医院	**37 329 094**	**5.23**	**0.45**	**0.21**
中医类医院	**4 423 402**	**4.25**	**0.38**	**0.20**
中医医院	3 950 352	4.29	0.36	0.20
中西医结合医院	442 126	3.60	0.70	0.15
民族医医院	30 924	5.61	0.17	0.23

2013 年全国医院、中医类医院处方使用情况

	门诊处方（张）				
	总计	使用抗菌药物处方		中医处方数	
		小计	比例（%）	小计	比例（%）
医院	**—**	**—**	**16.76**	**—**	**18.66**
中医类医院	**439 114 531**	**55 731 555**	**12.69**	**212 759 049**	**48.45**
中医医院	394 299 887	49 784 492	12.63	196 383 900	49.81
中西医结合医院	40 398 686	5 405 836	13.38	13 987 373	34.62
民族医医院	4 415 958	541 227	12.26	2 387 776	54.07

2013 年全国医院、中医类医院病床使用情况（一）

	实有床位数（张）	实际开放总床日数（日）	平均开放病床数（张）	实际占用总床日数（日）	出院者占用总床日数（日）
医院	**4 575 205**	**1 598 950 217**	**4 368 716**	**1 422 918 267**	**1 370 788 257**
中医类医院	**686 582**	**239 629 383**	**654 725**	**210 651 481**	**205 130 175**
中医医院	608 632	213 152 174	582 383	188 816 155	183 866 748
中西医结合医院	58 774	20 147 550	55 048	17 270 690	16 868 115
民族医医院	19 176	6 329 659	17 294	4 564 636	4 395 312

2013年全国医院、中医类医院病床使用情况（二）

	观察床数（张）	全年开设家庭病床总数（张）	病床周转次数（次）	病床工作日（日）	病床使用率（%）	出院者平均住院日（日）
医院	**316 205**	**610 105**	**31.9**	**325.7**	**88.99**	**9.80**
中医类医院	**57 004**	**135 145**	**30.7**	**321.7**	**87.91**	**10.2**
中医医院	53 131	127 591	31.2	324.2	88.58	10.1
中西医结合医院	2 763	6 873	28.0	313.7	85.72	10.9
民族医医院	1 110	681	23.2	263.9	72.12	10.9

2013年全国医院、中医类医院医师工作效率

	医师人均全年担负		医师人均每日担负		医师人均年业务收入（元）
	诊疗人次（人次）	住院床日（日）	诊疗人次（人次）	住院床日（日）	
医院	**1 825.11**	**947.19**	**7.30**	**2.59**	**1 089 701.18**
中医类医院	**1 978.43**	**851.35**	**7.91**	**2.33**	**870 826.71**
中医医院	1 987.20	858.10	7.95	2.34	869 165.70
中西医结合医院	2 083.15	805.57	8.33	2.20	1 026 050.56
民族医医院	1 277.12	766.91	5.11	2.10	373 121.30

2013年分市、县中医类医院门诊服务情况（一）

	机构数（个）	总诊疗人次数（人次）					
		总计	其中：门急诊人次数				家庭卫生服务人次数
			合计	门诊人次数	急诊人次数		
					小计	死亡数	
总计	**3 531**	**489 524 689**	**476 033 547**	**444 213 468**	**31 820 079**	**18 990**	**1 074 533**
市	1 913	354 052 691	344 425 231	321 718 019	22 707 212	14 561	902 145
县	1 618	135 471 998	131 608 316	122 495 449	9 112 867	4 429	172 388

2013年分市、县中医类医院门诊服务情况（二）

	门急诊人次占总诊疗人次（%）	观察室		观察室病死率（%）	健康检查人数（人）	其中：职业健康检查人次数
		留观病例数	死亡人数			
总计	**7.24**	**4 656 064**	**3 722**	**0.08**	**19 594 226**	**26 035 746**
市	97.28	2 980 935	2 902	0.10	13 541 992	24 719 613
县	97.15	1 675 129	820	0.05	6 052 234	1 316 133

2013年分市、县中医类医院住院服务情况

	入院人数（人）	出院人数（人）				住院病人手术人次数（人次）	每百门急诊的入院人数（人）
		总计	转往基层医疗卫生机构	死亡	病死率（%）		
总计	**20 229 636**	**20 100 542**	**40 107**	**76 381**	**0.38**	**4 423 402**	**4.25**
市	11 539 624	11 471 659	20 023	60 671	0.53	2 808 558	3.35
县	8 690 012	8 628 883	20 084	15 710	0.18	1 614 844	6.60

2013 年分市、县中医类医院处方使用情况

	门诊处方（张）				
	总计	使用抗菌药物处方数		中医处方数	
		小计	比例（%）	小计	比例（%）
总计	**439 114 531**	**55 731 555**	**12.69**	**212 759 049**	**48.45**
市	330 425 967	36 747 628	11.12	169 966 250	51.44
县	108 688 564	18 983 927	17.47	42 792 799	39.37

2013 年分市、县中医类医院病床使用情况（一）

	编制床位（张）	实有床位数（张）	其中：特需服务床位	其中：负压病房床位	实际开放总床日数（床日）	平均开放病床数（张）
总计	**690 855**	**686 582**	**4 981**	**1 474**	**239 629 383**	**654 725**
市	432 407	427 410	3 607	772	149 108 881	407 401
县	258 448	259 172	1 374	702	90 520 502	247 324

2013 年分市、县中医类医院病床使用情况（二）

	实际占用总床日数（床日）	出院者占用总床日数（床日）	观察床数（张）	全年开设家庭病床总数（张）
总计	**210 651 481**	**205 130 175**	**57 004**	**135 145**
市	134 917 961	131 765 386	19 866	49 116
县	75 733 520	73 364 789	37 138	86 029

2013 年分市、县中医类医院病床使用情况（三）

	病床周转次数（次）	病床工作日（日）	病床使用率（%）	出院者平均住院日（日）
总计	**30.70**	**321.74**	**87.91**	**10.21**
市	28.16	331.17	90.48	11.49
县	34.89	306.21	83.66	8.50

2013 年分市、县中医类医院医师工作效率

	医师人均全年担负		医师人均每日担负	
	诊疗人次（人次）	住院床日（日）	诊疗人次（人次）	住院床日（日）
总计	**1 978.43**	**851.35**	**7.91**	**2.33**
市	2 170.65	827.16	8.68	2.26
县	1 606.60	898.15	6.43	2.45

2013 年全国卫生部门综合医院、政府办中医综合医院院均总收支情况

	机构数（个）	总收入（千元）	总支出（千元）
综合医院合计	**4 681**	**237 650.77**	**226 524.69**
部属	25	2 994 458.24	2 848 981.60
省属	221	1 141 899.90	1 090 689.20
地级市属	945	399 632.59	380 013.77
县级市属	1 541	141 307.31	135 758.81
县属	1 949	97 390.73	92 241.09
中医综合医院合计	**2 150**	**90 495.16**	**86 961.14**
部属	5	1 187 086.80	1 141 186.60
省属	55	732 137.73	700 023.62
地级市属	300	184 608.56	176 931.30
县级市属	570	75 173.09	72 946.02
县属	1 220	41 090.46	39 426.72

2013年全国卫生部门综合医院、政府办中医综合医院院均总收入情况

单位：千元

	总收入	其中：			
		医疗收入	财政补助收入	科教项目收入	其他收入
综合医院合计	**237 650.77**	**215 864.20**	**16 913.55**	**914.59**	**3 958.41**
部属	2 994 458.24	2 670 569.16	190 232.72	66 075.32	67 581.04
省属	1 141 899.90	1 045 424.87	67 093.01	8 444.17	20 937.85
地级市属	399 632.59	364 472.45	28 758.96	623.87	5 777.32
县级市属	141 307.31	128 172.78	10 397.03	85.89	2 651.62
县属	97 390.73	87 591.84	8 409.41	21.17	1 368.31
中医综合医院合计	**90 495.16**	**80 866.44**	**7 746.50**	**346.75**	**1 535.47**
部属	1 187 086.80	1 057 300.00	76 036.60	38 034.20	15 716.00
省属	732 137.73	654 561.33	58 529.98	7 419.29	11 627.13
地级市属	184 608.56	165 812.58	15 355.57	319.87	3 120.54
县级市属	75 173.09	67 886.46	5 908.26	52.76	1 325.60
县属	41 090.46	36 177.39	4 164.98	17.41	730.69

2013年全国卫生部门综合医院、政府办中医综合医院院均医疗收入情况

单位：千元

	医疗收入	其中：	
		门诊收入	住院收入
综合医院合计	**215 864.20**	**70 407.78**	**145 456.42**
部属	2 670 569.16	961 856.12	1 708 713.04
省属	1 045 424.87	329 121.81	716 303.05
地级市属	364 472.45	116 916.89	247 555.56
县级市属	128 172.78	45 440.89	82 731.88
县属	87 591.84	26 826.89	60 764.95
中医综合医院合计	**80 866.44**	**34 219.90**	**46 646.54**
部属	1 057 300.00	756 328.00	300 972.00
省属	654 561.33	321 391.13	333 170.20
地级市属	165 812.58	70 184.86	95 627.72
县级市属	67 886.46	27 796.47	40 089.99
县属	36 177.39	12 471.46	23 705.93

2013年全国卫生部门综合医院、政府办中医综合医院院均门诊收入情况（一）

单位：千元

	门诊收入	内：			
		挂号收入	诊察收入	检查收入	化验收入
综合医院合计	**70 407.78**	**566.08**	**1 504.48**	**14 732.25**	**7 280.65**
部属	961 856.12	10 807.56	19 315.80	152 875.84	108 664.20
省属	329 121.81	3 261.42	7 484.53	59 386.78	33 456.65
地级市属	116 916.89	768.37	2 074.81	23 995.87	11 752.62
县级市属	45 440.89	309.95	1 138.08	9 967.20	4 901.76
县属	26 826.89	233.51	611.08	7 172.78	2 724.65
中医综合医院合计	**34 219.90**	**379.44**	**699.04**	**4 871.99**	**2 277.47**
部属	756 328.00	9 801.20	12 280.40	50 334.00	38 425.80
省属	321 391.13	5 505.65	5 807.05	28 488.64	20 032.75
地级市属	70 184.86	724.31	1 325.98	9 126.52	4 633.73
县级市属	27 796.47	226.08	663.71	4 598.94	1 941.65
县属	12 471.46	96.57	283.63	2 702.36	906.38

2013 年全国卫生部门综合医院、政府办中医综合医院院均门诊收入情况（二）

单位：千元

	内：				
	治疗收入	手术收入	卫生材料收入	药品收入	药事服务费收入
综合医院合计	**6 502.06**	**1 285.36**	**1 889.17**	**33 727.47**	**66.58**
部属	81 279.24	17 500.16	28 372.00	512 116.88	0.00
省属	29 386.63	7 434.45	8 909.19	166 482.19	245.22
地级市属	11 010.69	1 987.29	3 128.19	57 659.16	25.75
县级市属	4 427.80	778.50	1 230.11	20 534.31	96.72
县属	2 401.93	440.53	673.80	11 365.58	43.14
中医综合医院合计	**3 264.55**	**358.21**	**503.36**	**20 759.78**	**58.58**
部属	39 075.20	2 489.80	9 139.20	589 546.80	0.00
省属	26 408.60	2 039.47	3 468.91	223 315.87	309.67
地级市属	7 494.48	640.32	1 015.85	42 907.56	37.09
县级市属	3 048.04	380.25	488.06	15 165.19	108.09
县属	1 135.42	194.02	215.40	6 464.75	29.66

2013 年全国卫生部门综合医院、政府办中医综合医院院均住院收入情况（一）

单位：千元

	住院收入	内：				
		床位收入	诊察收入	检查收入	化验收入	治疗收入
综合医院合计	**145 456.42**	**5 482.55**	**1 182.39**	**11 824.94**	**14 395.23**	**17 842.13**
部属	1 708 713.04	53 685.52	7 102.60	113 923.08	132 620.80	158 146.32
省属	716 303.05	22 226.94	4 155.73	56 241.34	62 670.02	72 243.22
地级市属	247 555.56	8 918.80	1 609.04	21 684.21	25 292.27	32 002.12
县级市属	82 731.88	3 702.61	910.73	6 719.65	8 990.91	10 707.98
县属	60 764.95	2 706.80	777.23	4 735.04	6 394.21	8 648.85
中医综合医院合计	**46 646.54**	**2 106.58**	**500.90**	**3 425.96**	**4 377.97**	**7 513.04**
部属	300 972.00	8 854.60	1 627.80	26 422.20	33 694.60	43 768.80
省属	333 170.20	13 373.31	1 839.55	26 902.51	33 579.24	53 314.15
地级市属	95 627.72	4 523.42	819.50	7 001.96	9 032.75	16 724.47
县级市属	40 089.99	1 848.50	461.56	2 783.44	3 707.86	6 063.96
县属	23 705.93	1 097.28	375.97	1 694.19	2 109.84	3 711.57

2013 年全国卫生部门综合医院、政府办中医综合医院院均住院收入情况（二）

单位：千元

	内：				
	手术收入	护理收入	卫生材料收入	药品收入	药事服务费收入
综合医院合计	**9 327.76**	**2 984.41**	**22 114.86**	**57 039.60**	**54.25**
部属	120 635.80	18 577.40	450 157.88	632 867.40	0.00
省属	44 352.94	9 535.09	151 502.67	276 167.97	20.85
地级市属	14 744.81	4 592.35	36 746.80	97 168.68	47.08
县级市属	5 730.18	2 045.58	9 122.21	32 764.27	59.41
县属	4 146.38	2 004.27	5 131.13	24 542.54	58.14
中医综合医院合计	**2 753.67**	**1 073.84**	**3 919.99**	**19 855.38**	**63.88**
部属	6 291.20	1 760.40	44 182.60	130 194.20	0.00
省属	12 145.05	4 155.02	33 796.67	147 433.67	175.53
地级市属	4 998.21	1 745.89	9 186.20	39 344.90	75.81
县级市属	2 799.84	1 033.53	3 242.04	17 015.42	90.40
县属	1 742.29	785.69	1 429.85	10 186.06	43.79

2013 年全国卫生部门综合医院、政府办中医综合医院院均药品收入情况（一）

单位：千元

	药品收入合计	门诊收入中的药品收入	其中：		
			西药收入	中草药收入	中成药收入
综合医院合计	**90 767.07**	**33 727.47**	**26 367.37**	**1 532.24**	**5 827.85**
部属	1 144 984.28	512 116.88	405 777.80	22 820.24	83 518.84
省属	442 650.16	166 482.19	130 684.25	4 740.91	31 057.02
地级市属	154 827.85	57 659.16	43 902.28	2 802.32	10 954.57
县级市属	53 298.57	20 534.31	16 589.05	1 094.25	2 851.01
县属	35 908.13	11 365.58	8 901.30	625.83	1 838.45
中医综合医院合计	**40 615.16**	**20 759.78**	**8 151.35**	**6 820.81**	**5 787.62**
部属	719 741.00	589 546.80	153 523.00	217 739.60	218 284.20
省属	370 749.55	223 315.87	70 640.64	84 755.76	67 919.47
地级市属	82 252.45	42 907.56	15 987.89	14 096.06	12 823.60
县级市属	32 180.61	15 165.19	7 307.44	4 237.48	3 620.26
县属	16 650.81	6 464.75	3 205.69	1 860.90	1 398.17

2013 年全国卫生部门综合医院、政府办中医综合医院院均药品收入情况（二）

单位：千元

	住院收入中的药品收入	其中：西药收入	中草药收入	中成药收入	门诊和住院药品收入中：基本药物收入
综合医院合计	**57 039.60**	**53 840.17**	**378.38**	**2 821.05**	**23 423.60**
部属	632 867.40	599 931.76	2 071.92	30 863.72	78 850.04
省属	276 167.97	261 583.91	1 096.45	13 487.61	52 338.29
地级市属	97 168.68	90 890.67	734.14	5 543.86	44 688.90
县级市属	32 764.27	31 056.87	266.82	1 440.58	16 581.46
县属	24 542.54	23 328.47	190.94	1023.13	14 533.01
中医综合医院合计	**19 855.38**	**15 348.88**	**1 550.17**	**2 956.33**	**12 427.11**
部属	130 194.20	99 240.40	10 399.20	20 554.60	153 844.00
省属	147 433.67	112 263.18	13 113.87	22 056.62	54 468.64
地级市属	39 344.90	29 273.76	3 477.03	6 594.10	23 914.18
县级市属	17 015.42	13 549.78	1062.65	2 402.99	10 803.31
县属	10 186.06	8 052.39	746.54	1 387.13	7 886.19

2013 年全国卫生部门综合医院、政府办中医综合医院院均财政补助收入情况

单位：千元

	财政补助收入	其中：基本支出	项目支出	
			小计	基本建设资金
综合医院合计	**16 913.55**	**9 735.18**	**7 178.37**	**2 311.98**
部属	190 232.72	81 685.68	108 547.04	38 427.84
省属	67 093.01	32 583.96	34 509.05	6 637.16
地级市属	28 758.96	15 531.79	13 227.16	4 787.74
县级市属	10 397.03	6 716.25	3 680.78	1 172.35
县属	8 409.41	5 797.79	2 611.61	1 058.93
中医综合医院合计	**7 746.50**	**4 279.97**	**3 466.53**	**828.76**
部属	76 036.60	29 402.20	46 634.40	6 123.80
省属	58 529.98	20 786.78	37 743.20	6 278.58
地级市属	15 355.57	9 186.61	6 168.96	856.19
县级市属	5 908.26	3 849.13	2 059.14	693.09
县属	4 164.98	2 427.60	1 737.37	618.02

2013 年全国卫生部门综合医院、政府办中医综合医院院均总支出情况（一）

单位：千元

	总费用/支出	其中：				
		医疗业务成本	财政项目补助支出	科教项目支出	管理费用	其他支出
综合医院合计	**226 524.69**	**189 439.10**	**7 022.56**	**694.29**	**27 135.40**	**2 233.34**
部属	2 848 981.60	2 417 667.08	101 675.76	47 429.48	257 133.76	25 075.52
省属	1 090 689.20	931 248.99	35 631.28	5 747.37	108 295.29	9 766.27
地级市属	380 013.77	317 919.64	12 088.60	534.80	46 564.78	2 905.94
县级市属	135 758.81	113 022.42	3 634.34	122.92	17 565.54	1 413.58
县属	92 241.09	74 866.65	2 787.04	50.94	13 128.27	1 408.20
中医综合医院合计	**86 961.14**	**71 346.28**	**3 376.52**	**304.61**	**10 860.15**	**1 073.57**
部属	1 141 186.60	968 498.00	55 112.80	31 465.20	82 516.60	3 594.00
省属	700 023.62	574 962.87	39 447.22	5 586.33	71 892.51	8 134.69
地级市属	176 931.30	146 483.57	5 496.41	274.68	23 362.17	1 314.46
县级市属	72 946.02	60 326.27	2 072.59	36.88	9 570.85	939.43
县属	39 426.72	31 637.71	1 626.28	71.24	5 343.14	748.34

2013 年全国卫生部门综合医院、政府办中医综合医院院均总支出情况（二）

单位：千元

	总费用/支出	总费用/支出中：			
		人员经费	卫生材料费	药品费	
				小计	基本药物支出
综合医院合计	**226 524.69**	**62 407.12**	**35 463.63**	**79 264.02**	**14 066.63**
部属	2 848 981.60	707 957.48	565 500.36	1 013 499.56	69 909.32
省属	1 090 689.20	278 384.06	207 169.30	386 037.86	46 310.12
地级市属	380 013.77	105 136.98	60 535.76	132 885.12	23 938.76
县级市属	135 758.81	40 274.72	18 081.89	47 588.26	9 394.79
县属	92 241.09	26 417.72	10 781.34	31 540.84	8 601.39
中医综合医院合计	**86 961.14**	**24 784.84**	**8 577.26**	**34 005.47**	**7 390.56**
部属	1 141 186.60	224 200.20	111 547.60	612 780.20	197 396.00
省属	700 023.62	178 340.15	69 906.73	306 616.95	43 188.47
地级市属	176 931.30	51 566.59	18 668.21	68 413.36	11 232.02
县级市属	72 946.02	22 054.33	7 580.28	27 209.42	6 294.56
县属	39 426.72	11 735.04	3 374.81	14 057.84	4 565.45

2013年全国卫生部门综合医院、政府办中医综合医院门诊患者负担情况

单位：元

	平均每诊疗人次医疗费	内：挂号费	药费	检查费	治疗费
综合医院合计	**211.52**	**1.70**	**101.33**	**44.26**	**19.53**
部属	384.09	4.32	204.50	61.05	32.46
省属	302.17	2.99	152.85	54.52	26.98
地级市属	221.11	1.45	109.04	45.38	20.82
县级市属	170.69	1.16	77.13	37.44	16.63
县属	151.61	1.32	64.23	40.54	13.57
中医综合医院合计	**182.10**	**2.02**	**110.47**	**25.93**	**17.37**
部属	376.23	4.88	293.26	25.04	19.44
省属	271.64	4.65	188.75	24.08	22.32
地级市属	193.00	1.99	117.99	25.10	20.61
县级市属	159.69	1.30	87.12	26.42	17.51
县属	126.18	0.98	65.41	27.34	11.49

2013年全国卫生部门综合医院、政府办中医综合医院住院患者负担情况

单位：元

	出院者人均医疗费	内：床位费	药费	检查费	治疗费	手术费	出院者平均每日住院医疗费
综合医院合计	**7 968.25**	**300.34**	**3 124.69**	**647.78**	**977.41**	**510.98**	**870.24**
部属	19 539.31	613.90	7 236.91	1 302.72	1 808.42	1 379.48	2 039.61
省属	15 246.31	473.09	5 878.16	1 197.08	1 537.68	944.04	1 458.40
地级市属	9 924.78	357.56	3 895.60	869.34	1 283.00	591.14	934.77
县级市属	6 054.92	270.98	2 397.93	491.79	783.69	419.38	692.13
县属	4 191.78	186.72	1 693.03	326.64	596.63	286.03	542.15
中医综合医院合计	**5 917.16**	**267.22**	**2 518.67**	**434.59**	**953.04**	**349.31**	**586.86**
部属	18 478.14	543.63	7 993.26	1 622.19	2 687.18	386.25	1 320.83
省属	12 497.05	501.63	5 530.16	1 009.10	1 999.79	455.55	921.30
地级市属	8 080.76	382.24	3 324.73	591.68	1 413.26	422.36	640.14
县级市属	5 481.70	252.75	2 326.60	380.59	829.16	382.84	570.84
县属	3 764.59	174.25	1 617.58	269.04	589.41	276.68	444.83

2013年全国卫生部门综合医院、政府办中医综合医院医师工作效率

	医师人均全年担负		医师人均每日担负		医师人均年业务收入（元）
	诊疗人次（人次）	住院床日（日）	诊疗人次（人次）	住院床日（日）	
综合医院合计	**1 932.25**	**989.01**	**7.73**	**2.71**	**1 253 092.97**
部属	2 709.49	936.10	10.84	2.56	2 889 475.85
省属	2 140.50	981.31	8.56	2.69	2 054 482.61
地级市属	1 925.72	982.58	7.70	2.69	1 327 331.00
县级市属	1 986.00	908.21	7.94	2.49	956 193.75
县属	1 684.22	1 088.90	6.74	2.98	833 739.48
中医综合医院合计	**2 006.08**	**868.93**	**8.02**	**2.37**	**863 249.88**
部属	5 133.57	588.46	20.53	1.61	2 699 948.93
省属	3 070.75	946.55	12.28	2.59	1 698 875.61
地级市属	2 162.16	912.64	8.65	2.49	985 884.24
县级市属	1 867.59	767.43	7.47	2.10	728 368.07
县属	1 614.96	896.95	6.46	2.45	591 054.61

2013年中医类医院分科床位、门急诊人次、出院人数

科室名称	实有床位（张）	门急诊人次（人次）	出院人数（人）	构成（%）		
				实有床位	门急诊人次	出院人数
总计	**686 793**	**476 033 547**	**20 100 542**	**100.00**	**100.00**	**100.00**
预防保健科	620	4 555 372	16 324	0.09	0.96	0.08
内科	226 205	151 072 117	6 848 660	32.94	31.74	34.07
外科	107 416	33 039 465	3 089 502	15.64	6.94	15.37
儿科	31 089	34 729 663	1 411 553	4.53	7.30	7.02
妇产科	58 014	42 081 589	2 288 540	8.45	8.84	11.39
眼科	8 468	9 925 140	307 039	1.23	2.08	1.53
耳鼻咽喉科	7 579	11 447 347	261 290	1.10	2.40	1.30
口腔科	1 196	9 918 185	21 077	0.17	2.08	0.10
皮肤科	4 950	19 102 824	109 650	0.72	4.01	0.55
肿瘤科	18 358	4 466 840	421 399	2.67	0.94	2.10
急诊医学科	8 871	25 578 825	280 116	1.29	5.37	1.39
康复医学科	19 702	6 635 898	371 910	2.87	1.39	1.85

（续表）

科室名称	实有床位（张）	门急诊人次（人次）	出院人数（人）	构成（%）		
				实有床位	门急诊人次	出院人数
骨伤科	96 974	34 691 671	2 420 427	14.12	7.29	12.04
肛肠科	22 367	5 583 364	579 132	3.26	1.17	2.88
针灸科	28 680	22 190 974	676 963	4.18	4.66	3.37
推拿科	8 468	9 323 523	196 577	1.23	1.96	0.98
蒙医学科	747	498 740	16 238	0.11	0.10	0.08
藏医学科	873	517 981	12 671	0.13	0.11	0.06
维吾尔医学科	1 015	160 747	16 497	0.15	0.03	0.08
傣医学科	35	4 474	658	0.01	0.00	0.00
彝医学科	10	8 308	0	0.00	0.00	0.00
其他民族医学科	1 906	1 205 050	33 757	0.28	0.25	0.17
中西医结合科	10 915	11 865 301	261 445	1.59	2.49	1.30
老年病科	7 010	2 640 173	153 939	1.02	0.55	0.77
其他	15 325	34 789 976	305 178	2.23	7.31	1.52

2013年中医医院分科床位、门急诊人次、出院人数

科室名称	实有床位（张）	门急诊人次（人次）	出院人数（人）	构成（%）		
				实有床位	门急诊人次	出院人数
总计	**608 843**	**425 573 454**	**18 157 240**	**100.00**	**100.00**	**100.00**
预防保健科	368	3 915 369	12 883	0.06	0.92	0.07
内科	200 132	136 613 683	6 184 338	32.87	32.10	34.06
外科	94 055	28 862 538	2 754 371	15.45	6.78	15.17
儿科	28 752	31 524 780	1 318 070	4.72	7.41	7.26
妇产科	50 690	37 856 861	2 043 996	8.33	8.90	11.26
眼科	7 599	8 770 160	273 379	1.25	2.06	1.51
耳鼻咽喉科	6 775	10 399 651	236 710	1.11	2.44	1.30
口腔科	1 033	8 689 235	18 426	0.17	2.04	0.10
皮肤科	3 726	16 440 391	80 810	0.61	3.86	0.45
肿瘤科	16 254	4 209 588	380 456	2.67	0.99	2.10
急诊医学科	8 072	23 712 361	258 505	1.33	5.57	1.42
康复医学科	17 323	5 849 230	334 556	2.85	1.37	1.84

（续表）

科室名称	实有床位（张）	门急诊人次（人次）	出院人数（人）	构成（%）		
				实有床位	门急诊人次	出院人数
骨伤科	91 085	32 684 679	2 276 021	14.96	7.68	12.54
肛肠科	20 867	5 140 363	534 530	3.43	1.21	2.94
针灸科	27 459	21 070 311	655 565	4.51	4.95	3.61
推拿科	7 989	8 848 322	189 490	1.31	2.08	1.04
蒙医学科	202	92 718	3 121	0.03	0.02	0.02
藏医学科	12	2 162	0	0.00	0.00	0.00
维吾尔医学科	50	16 113	1 119	0.01	0.00	0.01
傣医学科	10	100	0	0.00	0.00	0.00
彝医学科	10	8 308	0	0.00	0.00	0.00
其他民族医学科	963	593 577	21 046	0.16	0.14	0.12
中西医结合科	8 649	8 984 504	214 909	1.42	2.11	1.18
老年病科	6 183	2 328 421	143 264	1.02	0.55	0.79
其他	10 585	28 960 029	221 675	1.74	6.80	1.22

2013年中西医结合医院分科床位、门急诊人次、出院人数

科室名称	实有床位（张）	门急诊人次（人次）	出院人数（人）	构成（%）		
				实有床位	门急诊人次	出院人数
总计	**58 774**	**43 216 668**	**1 541 344**	**100.00**	**100.00**	**100.00**
预防保健科	159	553 859	2 896	0.27	1.28	0.19
内科	19 611	11 784 339	523 243	33.37	27.27	33.95
外科	10 825	3 635 684	279 642	18.42	8.41	18.14
儿科	2 051	3 018 326	87 523	3.49	6.98	5.68
妇产科	5 114	3 767 828	186 776	8.70	8.72	12.12
眼科	816	1 092 385	32 313	1.39	2.53	2.10
耳鼻咽喉科	786	1 007 694	24 369	1.34	2.33	1.58
口腔科	144	1 124 967	2 489	0.25	2.60	0.16
皮肤科	414	2 477 937	10 869	0.70	5.73	0.71
肿瘤科	2 010	237 934	39 919	3.42	0.55	2.59
急诊医学科	518	1 679 145	12 739	0.88	3.89	0.83
康复医学科	1 828	686 914	23 887	3.11	1.59	1.55

（续表）

科室名称	实有床位（张）	门急诊人次（人次）	出院人数（人）	构成（%）		
				实有床位	门急诊人次	出院人数
骨伤科	5 073	1 818 744	127 970	8.63	4.21	8.30
肛肠科	1 280	405 805	40 678	2.18	0.94	2.64
针灸科	812	912 648	13 499	1.38	2.11	0.88
推拿科	294	392 125	5 459	0.50	0.91	0.35
蒙医学科	6	9 930	232	0.01	0.02	0.02
藏医学科	0	1 258	0	0.00	0.00	0.00
维吾尔医学科	0	0	0	0.00	0.00	0.00
傣医学科	0	0	0	0.00	0.00	0.00
彝医学科	0	0	0	0.00	0.00	0.00
其他民族医学科	10	139 488	78	0.02	0.32	0.01
中西医结合科	1 974	2 684 205	42 162	3.36	6.21	2.74
老年病科	802	293 074	10 057	1.36	0.68	0.65
其他	4 247	5 492 379	74 544	7.23	12.71	4.84

2013 年民族医医院分科床位、门急诊人次、出院人数

科室名称	实有床位（张）	门急诊人次（人次）	出院人数（人）	构成（%）		
				实有床位	门急诊人次	出院人数
总计	**19 176**	**7 243 425**	**401 958**	**100.00**	**100.00**	**100.00**
预防保健科	93	86 144	545	0.06	0.92	0.07
内科	6 462	2 674 095	141 079	32.87	32.10	34.06
外科	2 536	541 243	55 489	15.45	6.78	15.17
儿科	286	186 557	5 960	4.72	7.41	7.26
妇产科	2 210	456 900	57 768	8.33	8.90	11.26
眼科	53	62 595	1 347	1.25	2.06	1.51
耳鼻咽喉科	18	40 002	211	1.11	2.44	1.30
口腔科	19	103 983	162	0.17	2.04	0.10
皮肤科	810	184 496	17 971	0.61	3.86	0.45
肿瘤科	94	19 318	1 024	2.67	0.99	2.10
急诊医学科	281	187 319	8 872	1.33	5.57	1.42
康复医学科	551	99 754	13 467	2.85	1.37	1.084

（续表）

科室名称	实有床位（张）	门急诊人次（人次）	出院人数（人）	构成（%）		
				实有床位	门急诊人次	出院人数
骨伤科	816	188 248	16 436	4.26	2.60	4.09
肛肠科	220	37 196	3 924	1.15	0.51	0.98
针灸科	409	208 015	7 899	2.13	2.87	1.97
推拿科	185	83 076	1 628	0.96	1.15	0.41
蒙医学科	539	396 092	12 885	2.81	5.47	3.21
藏医学科	861	514 561	12 671	4.49	7.10	3.15
维吾尔医学科	965	144 634	15 378	5.03	2.00	3.83
傣医学科	25	4 374	658	0.13	0.06	0.16
彝医学科	0	0	0	0.00	0.00	0.00
其他民族医学科	933	471 985	12 633	4.87	6.52	3.14
中西医结合科	292	196 592	4 374	1.52	2.71	1.09
老年病科	25	18 678	618	0.13	0.26	0.15
其他	493	337 568	8 959	2.57	4.66	2.23

2013年政府办中医类医院按地区分院均总收支情况

地　区	机构数（个）	总收入（千元）	总支出（千元）
全　国　总　计	**2 516**	**89 125.64**	**85 700.12**
北　京　市	31	452 457.71	431 573.23
天　津　市	19	286 838.11	283 833.05
河　北　省	149	50 376.30	49 078.17
山　西　省	124	26 955.02	25 611.40
内蒙古自治区	104	32 831.66	32 180.95
辽　宁　省	75	65 309.04	64 670.08
吉　林　省	64	55 851.88	54 736.00
黑龙江省	92	50 404.97	49 299.45
上　海　市	22	432 289.00	430 089.05
江　苏　省	83	233 433.82	229 396.65
浙　江　省	89	200 456.70	193 681.76
安　徽　省	82	74 479.05	71 472.62
福　建　省	69	91 116.03	87 356.80
江　西　省	96	57 977.01	55 162.85
山　东　省	122	111 998.71	109 327.48

（续表）

地　区	机构数（个）	总收入（千元）	总支出（千元）
河南省	151	69 333.52	65 376.61
湖北省	86	97 129.28	89 997.74
湖南省	118	84 123.53	81 775.23
广东省	121	169 156.30	163 955.87
广西壮族自治区	90	82 328.79	79 607.67
海南省	17	66 440.41	64 744.18
重庆市	44	118 912.75	111 671.14
四川省	171	78 664.19	73 277.74
贵州省	70	53 791.01	50 211.77
云南省	97	48 197.06	44 736.57
西藏自治区	16	23 615.00	20 063.38
陕西省	112	44 155.94	42 658.46
甘肃省	78	40 971.12	36 831.14
青海省	41	23 916.90	22 335.61
宁夏回族自治区	18	48 983.39	46 289.06
新疆维吾尔自治区	65	58 146.37	53 541.58

2013年政府办中医类医院按地区分院均总收入情况（一）

地　区	总收入（千元）	其中：			
		医疗收入	财政补助收入	科教项目收入	其他收入
全国总计	**89 125.64**	**79 160.51**	**8 047.50**	**352.47**	**1 565.16**
北京市	452 457.71	389 752.03	50 223.19	7 167.48	5 315.00
天津市	286 838.11	262 820.89	16 836.42	2 617.89	4 562.89
河北省	50 376.30	45 873.92	3 504.97	126.48	870.93
山西省	26 955.02	21 998.67	4 676.48	34.23	245.64
内蒙古自治区	32 831.66	24 012.04	8 037.42	28.52	753.68
辽宁省	65 309.04	60 586.67	3 650.47	597.99	473.92
吉林省	55 851.88	41 920.98	12 698.83	528.42	703.64
黑龙江省	50 404.97	43 912.42	5 864.75	155.80	471.99
上海市	432 289.00	361 254.05	42 456.73	11 601.77	16 976.45
江苏省	233 433.82	216 640.29	11 509.39	326.39	4 957.76

（续表）

地　　区	总收入（千元）	其中：			
		医疗收入	财政补助收入	科教项目收入	其他收入
浙　江　省	200 456.70	180 134.70	15 145.19	218.42	4 958.39
安　徽　省	74 479.05	66 140.30	6 644.20	98.73	1 595.82
福　建　省	91 116.03	81 901.68	7 882.80	167.17	1 164.38
江　西　省	57 977.01	53 009.48	4 309.97	38.74	618.82
山　东　省	111 998.71	103 660.40	6 211.90	59.76	2 066.65
河　南　省	69 333.52	63 548.88	4 399.46	139.53	1 245.64
湖　北　省	97 129.28	88 289.14	7 229.41	20.03	1 590.70
湖　南　省	84 123.53	78 186.16	4 334.78	215.39	1 387.20
广　东　省	169 156.30	154 967.17	11 732.41	494.30	1 962.41
广西壮族自治区	82 328.79	74 312.92	6 497.67	83.58	1 434.62
海　南　省	66 440.41	53 924.24	11 918.94	38.18	559.06
重　庆　市	118 912.75	106 312.73	10 330.57	13.95	2 255.50
四　川　省	78 664.19	69 811.94	7 558.87	83.42	1 209.96
贵　州　省	53 791.01	46 051.03	6 781.91	42.86	915.21
云　南　省	48 197.06	39 995.48	7 322.28	36.80	842.49
西藏自治区	23 615.00	10 469.50	12 127.38	6.25	1 011.88
陕　西　省	44 155.94	36 942.72	6 361.77	156.50	694.95
甘　肃　省	40 971.12	33 992.78	6 126.63	36.33	815.37
青　海　省	23 916.90	16 883.98	6 322.93	18.93	691.07
宁夏回族自治区	48 983.39	37 591.33	10 859.61	0.00	532.44
新疆维吾尔自治区	58 146.37	48 908.57	8 202.80	70.05	964.95

2013年政府办中医类医院按地区分院均总收入情况（二）

地　　区	总收入（千元）	总收入中：		
		城镇职工基本医疗保险	城镇居民基本医疗保险	新型农村合作医疗补偿收入
全　国　总　计	**89 125.64**	**12 612.91**	**2 703.27**	**7 339.33**
北　京　市	452 457.71	152 354.77	6 491.71	10 432.13
天　津　市	286 838.11	40 965.32	6 465.42	0.00
河　北　省	50 376.30	1 967.94	207.42	4 317.32
山　西　省	26 955.02	1 079.57	224.71	1 443.27
内蒙古自治区	32 831.66	2 073.44	457.87	2 028.17

（续表）

地区	总收入（千元）	总收入中：城镇职工基本医疗保险	城镇居民基本医疗保险	新型农村合作医疗补偿收入
辽宁省	65 309.04	15 129.01	1 457.31	5 826.44
吉林省	55 851.88	4 231.22	2 360.80	4 521.83
黑龙江省	50 404.97	7 454.16	887.74	3 377.28
上海市	432 289.00	119 532.18	7 116.45	3 562.73
江苏省	233 433.82	44 462.93	9 908.92	13 763.61
浙江省	200 456.70	31 301.37	6 826.08	10 193.83
安徽省	74 479.05	8 139.26	2 924.49	14 052.94
福建省	91 116.03	14 394.39	2 121.52	5 814.70
江西省	57 977.01	4 076.43	1 194.45	5 686.96
山东省	111 998.71	12 048.79	2 339.02	14 780.28
河南省	69 333.52	6 589.05	1 481.87	11 054.71
湖北省	97 129.28	9 254.30	2 846.85	10 814.79
湖南省	84 123.53	8 805.39	2 102.19	10 093.41
广东省	169 156.30	16 989.33	10 199.30	5 036.45
广西壮族自治区	82 328.79	5 081.34	1 117.36	8 213.44
海南省	66 440.41	3 562.88	1 106.94	3 448.76
重庆市	118 912.75	27 641.34	9 369.23	7 319.20
四川省	78 664.19	11 151.77	4 002.16	10 656.40
贵州省	53 791.01	3 795.94	692.96	8 013.14
云南省	48 197.06	5 577.45	1 195.22	8 711.51
西藏自治区	23 615.00	0.00	0.00	701.44
陕西省	44 155.94	2 897.80	905.29	5 886.30
甘肃省	40 971.12	2 288.69	824.06	4 512.67
青海省	23 916.90	3 691.39	737.41	3 028.88
宁夏回族自治区	48 983.39	4 508.61	4 739.83	995.94
新疆维吾尔自治区	58 146.37	12 337.94	672.82	1 983.95

2013年政府办中医类医院按地区分院均医疗收入情况

地区	医疗收入（千元）	其中：门诊收入	其中：住院收入	门诊和住院药品收入中：基本药物收入（千元）
全国总计	**79 160.51**	**33 369.31**	**45 791.20**	**11 876.62**
北京市	389 752.03	278 782.77	110 969.26	74 170.10
天津市	262 820.89	159 631.32	103 189.58	38 404.05
河北省	45 873.92	16 300.34	29 573.58	10 143.07
山西省	21 998.67	8 421.74	13 576.93	1 898.99
内蒙古自治区	24 012.04	10 546.84	13 465.20	4 272.38
辽宁省	60 586.67	25 786.08	34 800.59	10 272.75
吉林省	41 920.98	19 597.30	22 323.69	5 033.16
黑龙江省	43 912.42	20 648.52	23 263.90	6 388.02
上海市	361 254.05	228 440.27	132 813.77	53 850.86
江苏省	216 640.29	94 853.10	121 787.19	33 507.90
浙江省	180 134.70	94 686.36	85 448.34	24 890.11
安徽省	66 140.30	21 679.00	44 461.30	14 112.83
福建省	81 901.68	36 163.43	45 738.25	6 800.54
江西省	53 009.48	17 462.29	35 547.19	8 143.93
山东省	103 660.40	34 411.39	69 249.02	14 945.66
河南省	63 548.88	20 924.74	42 624.14	10 337.58
湖北省	88 289.14	32 172.38	56 116.76	11 821.50
湖南省	78 186.16	21 063.01	57 123.15	12 995.28
广东省	154 967.17	71 525.04	83 442.13	23 888.10
广西壮族自治区	74 312.92	23 835.41	50 477.51	7 352.01
海南省	53 924.24	19 777.59	34 146.65	4 345.47
重庆市	106 312.73	39 074.45	67 238.27	18 162.52
四川省	69 811.94	21 947.65	47 864.29	9 830.17
贵州省	46 051.03	14 127.71	31 923.31	3 929.31
云南省	39 995.48	13 716.33	26 279.15	5 258.90
西藏自治区	10 469.50	4 815.25	5 654.25	2 555.56
陕西省	36 942.72	12 651.05	24 291.67	5 297.62
甘肃省	33 992.78	9 628.41	24 364.37	6 057.46
青海省	16 883.98	5 775.34	11 108.63	1 586.44
宁夏回族自治区	37 591.33	17 066.89	20 524.44	7 164.17
新疆维吾尔自治区	48 908.57	15 730.74	33 177.83	4 083.22

2013年政府办中医类医院按地区分院均财政补助收入情况

地区	财政补助收入（千元）	其中：基本支出	项目支出 小计	其中：基本建设资金
全国总计	**8 047.50**	**4 486.29**	**3 561.21**	**886.16**
北京市	50 223.19	24 438.90	25 784.29	2 089.45
天津市	16 836.42	10 404.05	6 432.37	2 631.58
河北省	3 504.97	1 209.48	2 295.48	206.81
山西省	4 676.48	3 200.36	1 476.12	376.14
内蒙古自治区	8 037.42	5 933.56	2 103.87	1 260.24
辽宁省	3 650.47	2 034.19	1 616.28	361.43
吉林省	12 698.83	8 546.52	4 152.31	465.88
黑龙江省	5 864.75	4 499.08	1 365.67	170.50
上海市	42 456.73	22 380.86	20 075.86	7 157.86
江苏省	11 509.39	5 390.98	6 118.41	1 221.22
浙江省	15 145.19	7 069.60	8 075.60	3 270.26
安徽省	6 644.20	3 401.21	3 242.99	1 661.09
福建省	7 882.80	3 472.68	4 410.12	836.09
江西省	4 309.97	2 842.00	1 467.97	391.33
山东省	6 211.90	4 246.50	1 965.40	300.89
河南省	4 399.46	2 107.59	2 291.87	1 017.86
湖北省	7 229.41	4 381.35	2 848.06	347.05
湖南省	4 334.78	2 117.73	2 217.05	957.08
广东省	11 732.41	4 994.19	6 738.22	1 301.68
广西壮族自治区	6 497.67	3 320.06	3 177.61	356.18
海南省	11 918.94	3 821.71	8 097.24	1 496.82
重庆市	10 330.57	4 355.91	5 974.66	1 560.16
四川省	7 558.87	3 146.53	4 412.35	1 156.93
贵州省	6 781.91	4 863.10	1 918.81	14.33
云南省	7 322.28	4 589.95	2 732.33	563.85
西藏自治区	12 127.38	7 687.38	4 440.00	0.00
陕西省	6 361.77	4 640.71	1 721.05	546.98
甘肃省	6 126.63	4 426.00	1 700.63	616.87
青海省	6 322.93	4 940.80	1 382.12	473.17
宁夏回族自治区	10 859.61	6 296.33	4 563.28	694.44
新疆维吾尔自治区	8 202.80	6 368.15	1 834.65	625.74

2013年政府办中医类医院按地区分院均门诊收入情况

地　区	门诊收入（千元）	内：检查收入	化验收入	药品收入	药事服务费收入
全国总计	**33 369.31**	**4 701.33**	**2 213.36**	**20 141.64**	**55.86**
北京市	278 782.77	19 504.52	14 942.94	208 774.97	0.00
天津市	159 631.32	8 368.47	6 903.63	115 942.16	190.89
河北省	16 300.34	3 587.43	1 227.25	8 777.65	14.73
山西省	8 421.74	1 243.39	552.48	5 153.56	14.83
内蒙古自治区	10 546.84	1 822.53	776.93	6 123.64	15.27
辽宁省	25 786.08	3 755.24	1 359.89	16 522.15	60.33
吉林省	19 597.30	3 671.31	1 155.55	10 613.25	18.72
黑龙江省	20 648.52	3 194.97	1 164.60	12 709.97	70.57
上海市	228 440.27	14 081.91	16 659.86	154 299.77	0.00
江苏省	94 853.10	12 365.80	6 585.31	55 376.17	359.01
浙江省	94 686.36	8 752.03	7 188.47	60 705.38	88.27
安徽省	21 679.00	4 497.23	1 469.00	11 502.89	6.29
福建省	36 163.43	7 172.48	3 880.75	18 510.51	11.58
江西省	17 462.29	3 765.76	1 149.80	9 816.17	7.70
山东省	34 411.39	6 897.92	2 410.16	19 168.40	69.69
河南省	20 924.74	4 283.62	1 404.84	11 512.87	32.98
湖北省	32 172.38	4 453.00	1 965.47	18 966.71	16.23
湖南省	21 063.01	4 342.64	1 203.69	11 271.39	21.65
广东省	71 525.04	9 778.08	5 190.21	40 940.60	23.46
广西壮族自治区	23 835.41	3 960.08	1 704.68	12 953.10	19.18
海南省	19 777.59	3 520.35	1 487.24	11 206.94	86.29
重庆市	39 074.45	6 162.43	1 845.57	22 864.50	114.20
四川省	21 947.65	4 446.09	1 496.85	10 948.50	132.14
贵州省	14 127.71	2 751.86	748.13	6 387.53	251.03
云南省	13 716.33	2 127.54	788.13	8 287.33	9.31
西藏自治区	4 815.25	292.94	91.56	3 630.44	0.00
陕西省	12 651.05	2 359.43	767.09	6 925.88	30.53
甘肃省	9 628.41	1 801.01	622.33	5 193.17	24.14
青海省	5 775.34	737.20	281.27	3 783.05	48.05
宁夏回族自治区	17 066.89	2 020.50	805.78	10 964.06	120.44
新疆维吾尔自治区	15 730.74	2 249.71	857.97	10 841.91	5.60

2013年政府办中医类医院按地区分院均住院收入情况

地区	住院收入（千元）	内：床位收入	检查收入	化验收入	手术收入	药品收入	药事服务费收入
全国总计	**45 791.20**	**2 062.58**	**3 349.17**	**4 289.48**	**2 688.51**	**19 247.22**	**56.25**
北京市	110 969.26	3 961.23	9 650.19	13 228.74	2 204.03	45 515.77	0.00
天津市	103 189.58	4 768.00	4 587.74	11 100.95	2 337.21	48 289.37	0.26
河北省	29 573.58	1 289.57	2 228.74	2 519.87	1 581.83	14 732.01	2.03
山西省	13 576.93	455.71	1 132.80	1 310.34	693.91	6 223.38	5.74
内蒙古自治区	13 465.20	758.14	896.11	967.72	492.52	7 223.56	8.03
辽宁省	34 800.59	1 643.55	2 956.72	3 755.92	1 824.56	16 396.37	32.87
吉林省	22 323.69	1 233.91	1 361.22	1 617.14	1 116.33	10 784.36	13.28
黑龙江省	23 263.90	1 111.77	1 246.07	1 540.90	728.04	12 956.51	25.47
上海市	132 813.77	6 955.14	7 648.18	19 490.59	7 863.36	58 959.86	0.00
江苏省	121 787.19	5 269.75	8 036.47	11 629.24	5 950.34	56 720.45	482.39
浙江省	85 448.34	4 352.53	4 117.11	8 916.20	5 470.00	38 025.29	16.45
安徽省	44 461.30	2 244.79	3 036.10	3 741.91	2 945.43	18 516.22	14.13
福建省	45 738.25	2 052.71	3 778.59	4 414.17	3 263.78	17 361.09	2.74
江西省	35 547.19	1 443.17	2 284.76	2 854.27	3 397.78	16 937.67	1.68
山东省	69 249.02	3 303.66	4 290.70	4 693.25	4 981.91	31 539.69	185.57
河南省	42 624.14	1 729.97	3 171.52	3 259.04	2 972.42	17 614.06	20.80
湖北省	56 116.76	2 547.07	4 114.66	5 722.58	3 982.62	21 490.23	3.59
湖南省	57 123.15	2 359.20	4 231.45	5 370.26	3 454.28	24 535.23	12.87
广东省	83 442.13	4 367.55	7 637.69	8 318.30	5 897.81	26 086.07	15.01
广西壮族自治区	50 477.51	1 462.74	3 912.23	5 990.17	2 279.93	18 631.97	23.10
海南省	34 146.65	1 654.76	2 498.71	3 736.24	1 449.94	14 055.18	120.94
重庆市	67 238.27	2 907.91	5 091.09	5 557.55	3 468.66	30 171.11	36.77
四川省	47 864.29	2 176.90	4 016.21	4 275.50	2 706.72	17 603.15	47.09
贵州省	31 923.31	1 242.06	2 396.56	2 589.73	1 807.57	10 517.11	479.19
云南省	26 279.15	1 332.43	2 162.41	2 401.60	1 200.73	10 228.45	13.11
西藏自治区	5 654.25	829.50	554.69	201.06	209.44	2 378.94	0.31
陕西省	24 291.67	1 325.61	1 883.20	1 990.29	1 842.14	10 337.75	28.35
甘肃省	24 364.37	932.40	1 891.47	2 197.95	1 727.77	10 221.82	25.68
青海省	11 108.63	448.10	673.22	1 441.15	359.68	5 718.39	74.88
宁夏回族自治区	20 524.44	898.33	1 416.83	1 793.94	707.44	9 813.67	197.94
新疆维吾尔自治区	33 177.83	1 025.65	3 649.29	3 912.25	1 171.11	11 426.55	17.69

2013年政府办中医类医院按地区分院均药品收入情况（一）

地　区	门诊收入中的药品收入(千元)	其中：西药收入	中草药收入	中成药收入
全国总计	**20 141.64**	**8 164.79**	**6 303.88**	**5 672.97**
北京市	208 774.97	63 923.23	66 536.71	78 315.03
天津市	115 942.16	48 367.21	34 133.58	33 441.37
河北省	8 777.65	3 775.35	2 772.54	2 229.76
山西省	5 153.56	1 660.44	2 328.18	1 164.95
内蒙古自治区	6 123.64	2 911.04	1 746.27	1 466.34
辽宁省	16 522.15	4 769.01	5 213.95	6 539.19
吉林省	10 613.25	3 111.86	5 138.45	2 362.94
黑龙江省	12 709.97	3 080.87	6 413.01	3 216.09
上海市	154 299.77	52 300.27	60 042.91	41 956.59
江苏省	55 376.17	25 582.60	14 916.06	14 877.51
浙江省	60 705.38	27 691.43	19 912.60	13 101.36
安徽省	11 502.89	5 272.59	3 310.35	2 919.95
福建省	18 510.51	11 221.43	3 414.41	3 874.67
江西省	9 816.17	4 340.30	2 912.81	2 563.05
山东省	19 168.40	8 790.87	5 353.18	5 024.35
河南省	11 512.87	3 739.20	4 006.93	3 766.75
湖北省	18 966.71	7 918.58	5 806.86	5 241.27
湖南省	11 271.39	4 123.66	3 909.29	3 238.44
广东省	40 940.60	18 479.05	9 979.28	12 482.26
广西壮族自治区	12 953.10	5 875.70	3 608.66	3 468.74
海南省	11 206.94	5 410.00	2 936.59	2 860.35
重庆市	22 864.50	11 154.93	6 900.73	4 808.84
四川省	10 948.50	4 370.26	3 760.81	2 817.42
贵州省	6 387.53	3 157.90	2 044.63	1 185.00
云南省	8 287.33	3 888.47	2 653.04	1 745.81
西藏自治区	3 630.44	182.19	192.69	3 255.56
陕西省	6 925.88	2 773.10	2 467.71	1 685.08
甘肃省	5 193.17	2 358.94	1 614.71	1 219.53
青海省	3 783.05	1 232.98	1 277.00	1 273.07
宁夏回族自治区	10 964.06	3 805.22	4 174.06	2 984.78
新疆维吾尔自治区	10 841.91	3 914.09	2 416.60	4 511.22

2013年政府中医类医院按地区分院均药品收入情况（二）

地　区	住院收入中的药品收入(千元)	其中：西药收入	中草药收入	中成药收入
全国总计	**19 247.22**	**14 931.26**	**1 427.62**	**2 888.34**
北京市	45 515.77	34 525.35	3 721.68	7 268.74
天津市	48 289.37	39 297.63	2 840.95	6 150.79
河北省	14 732.01	12 111.36	833.52	1 787.12
山西省	6 223.38	4 519.41	538.01	1 165.96
内蒙古自治区	7 223.56	5 224.54	516.98	1 482.04
辽宁省	16 396.37	11 434.05	1 677.95	3 284.37
吉林省	10 784.36	7 386.33	787.64	2 610.39
黑龙江省	12 956.51	9 597.59	1 072.88	2 286.04
上海市	58 959.86	45 224.86	2 063.09	11 671.91
江苏省	56 720.45	47 190.61	2 481.98	7 047.86
浙江省	38 025.29	33 449.85	1 927.79	2 647.65
安徽省	18 516.22	14 532.56	1 578.63	2 405.02
福建省	17 361.09	15 041.68	1 000.16	1 319.25
江西省	16 937.67	12 951.66	1 268.19	2 717.82
山东省	31 539.69	25 594.77	2 204.11	3 740.80
河南省	17 614.06	12 340.95	1 936.39	3 336.72
湖北省	21 490.23	17 080.62	1 697.07	2 712.55
湖南省	24 535.23	18 262.92	2 926.03	3 346.27
广东省	26 086.07	19 464.44	1 767.02	4 854.62
广西壮族自治区	18 631.97	13 248.09	1 768.09	3 615.79
海南省	14 055.18	10 499.71	996.59	2 558.88
重庆市	30 171.11	24 833.50	1 410.52	3 927.09
四川省	17 603.15	12 698.82	1 502.49	3 401.83
贵州省	10 517.11	8 657.50	865.30	994.31
云南省	10 228.45	7 970.93	788.32	1 469.21
西藏自治区	2 378.94	1 522.50	92.75	763.69
陕西省	10 337.75	8 787.88	428.18	1 121.70
甘肃省	10 221.82	7 391.42	738.06	2 092.33
青海省	5 718.39	3 987.10	461.41	1 269.88
宁夏回族自治区	9 813.67	6 422.67	790.22	2 600.78
新疆维吾尔自治区	11 426.55	6 510.49	1 863.94	3 052.12

2013年政府办中医类医院按地区分院均总支出情况（一）

地区	总费用/支出（千元）	其中：医疗业务成本	财政项目补助支出	科教项目支出	管理费用	其他支出
全国总计	**85 700.12**	**70 053.60**	**3 548.68**	**298.69**	**10 679.23**	**1 119.91**
北京市	431 573.23	353 928.00	26 269.94	5 927.03	42 745.68	2 702.58
天津市	283 833.05	234 993.95	21 139.74	1 903.05	22 487.89	3 308.42
河北省	49 078.17	40 026.59	2 264.81	42.81	5 729.07	1 014.89
山西省	25 611.40	20 280.19	1 765.27	31.17	3 189.29	345.48
内蒙古自治区	32 180.95	24 430.92	1 900.47	27.12	4 601.18	1 221.26
辽宁省	64 670.08	54 449.03	1 782.68	154.81	7 724.79	558.77
吉林省	54 736.00	39 450.41	3 267.28	639.67	10 945.36	433.28
黑龙江省	49 299.45	39 377.89	1 654.45	67.12	7 697.38	502.61
上海市	430 089.05	357 467.36	21 271.18	7 590.27	34 359.82	9 400.41
江苏省	229 396.65	194 733.99	6 081.33	235.18	26 487.02	1 859.13
浙江省	193 681.76	165 573.75	7 097.18	401.25	19 049.12	1 560.46
安徽省	71 472.62	58 517.77	3 008.44	872.67	7 703.60	1 370.15
福建省	87 356.80	73 574.54	4 740.74	113.81	7 751.48	1 176.23
江西省	55 162.85	45 054.82	1 656.77	111.76	7 704.90	634.60
山东省	109 327.48	90 682.96	2 690.56	69.02	14 904.54	980.41
河南省	65 376.61	54 579.91	1 642.61	155.25	7 754.78	1 244.06
湖北省	89 997.74	72 224.05	3 266.79	137.10	13 464.66	905.14
湖南省	81 775.23	64 376.88	1 553.42	140.49	14 602.39	1 102.05
广东省	163 955.87	136 595.60	5 604.75	376.36	19 882.55	1 496.60
广西壮族自治区	79 607.67	63 339.40	3 538.94	13.39	12 065.09	650.84
海南省	64 744.18	49 642.76	7 601.65	33.53	6 868.76	597.47
重庆市	111 671.14	90 343.36	5 530.57	156.86	15 023.11	617.23
四川省	73 277.74	58 680.66	4 000.36	63.51	9 217.70	1 315.51
贵州省	50 211.77	39 380.49	1 405.30	24.09	8 413.89	988.01
云南省	44 736.57	35 669.67	2 159.61	15.84	6 473.24	418.22
西藏自治区	20 063.38	9 407.19	3 844.38	7.69	5 135.06	1 669.06
陕西省	42 658.46	33 722.84	1 829.66	78.63	6 363.99	663.33
甘肃省	36 831.14	28 567.56	2 503.24	16.46	4 456.26	1 287.62
青海省	22 335.61	16 963.07	1 382.05	64.32	2 525.24	1 400.93
宁夏回族自治区	46 289.06	35 342.00	3 876.83	0.00	6 820.00	250.22
新疆维吾尔自治区	53 541.58	41 617.65	2 098.49	93.46	8 358.11	1 373.88

2013年政府办中医类医院按地区分院均总支出情况（二）

地区	总费用/支出（千元）	总费用/支出中：			
		人员经费	卫生材料费	药品费	
				小计	基本药物支出
全国总计	**85 700.12**	**24 340.40**	**8 763.24**	**32 933.30**	**6 992.33**
北京市	431 573.23	94 298.23	39 654.61	215 345.61	65 747.81
天津市	283 833.05	67 796.58	19 507.42	138 571.79	9 516.58
河北省	49 078.17	11 448.21	3 791.45	18 802.68	4 059.59
山西省	25 611.40	5 971.83	1 498.00	7 718.93	977.41
内蒙古自治区	32 180.95	10 383.56	1 739.02	10 524.46	1 894.91
辽宁省	64 670.08	17 700.13	5 676.09	26 808.21	5 022.40
吉林省	54 736.00	17 766.23	3 454.27	17 667.34	1 531.39
黑龙江省	49 299.45	12 619.75	3 044.72	21 489.04	3 481.43
上海市	430 089.05	127 412.18	39 908.00	180 803.95	12 366.82
江苏省	229 396.65	65 169.76	28 563.59	92 400.77	22 291.20
浙江省	193 681.76	57 938.67	22 301.02	82 135.22	15 119.22
安徽省	71 472.62	19 262.93	6 753.96	26 810.85	10 752.56
福建省	87 356.80	24 897.48	12 259.39	30 924.48	3 291.09
江西省	55 162.85	14 459.29	6 185.80	21 965.86	3 544.88
山东省	109 327.48	28 923.66	12 295.94	41 062.75	10 809.59
河南省	65 376.61	17 712.66	6 947.62	25 099.78	7 800.11
湖北省	89 997.74	26 700.99	8 081.85	33 959.63	5 257.08
湖南省	81 775.23	24 191.14	8 275.15	27 005.46	4 222.31
广东省	163 955.87	51 708.40	19 804.29	59 392.50	16 072.50
广西壮族自治区	79 607.67	24 112.93	8 973.70	27 158.49	4 814.74
海南省	64 744.18	17 827.12	4 832.29	21 070.82	1 720.29
重庆市	111 671.14	33 030.11	9 540.52	45 197.86	10 592.14
四川省	73 277.74	22 191.44	8 975.07	24 632.20	7 025.72
贵州省	50 211.77	16 187.24	5 003.41	14 640.54	1 433.00
云南省	44 736.57	13 787.79	3 623.89	16 307.19	4 254.48
西藏自治区	20 063.38	8 503.81	471.38	2 370.31	247.81
陕西省	42 658.46	13 391.52	3 681.59	15 333.31	2 601.00
甘肃省	36 831.14	11 073.03	2 960.04	12 785.96	3 347.00
青海省	22 335.61	6 446.44	1 727.80	5 435.51	1 027.76
宁夏回族自治区	46 289.06	13 216.22	2 754.72	17 466.94	3 152.78
新疆维吾尔自治区	53 541.58	15 670.43	6 593.58	18 290.68	748.80

2013年政府办中医类医院按地区分院均总支出情况（三）

地区	人员经费(千元)	其中：			
		基本工资	津贴补贴	奖金	绩效工资
全 国 总 计	**24 340.40**	**3 830.37**	**2 349.87**	**3 659.96**	**5 610.80**
北 京 市	94 298.23	7 185.58	8 608.16	10 668.16	35 185.19
天 津 市	67 796.58	7 324.11	9 232.16	19 851.58	2 521.00
河 北 省	11 448.21	3 296.90	984.34	1 382.92	2 027.92
山 西 省	5 971.83	1 601.30	378.01	612.46	1 608.75
内蒙古自治区	10 383.56	2 463.19	2 140.22	937.45	1 660.22
辽 宁 省	17 700.13	4 069.43	3 513.92	400.79	2 838.47
吉 林 省	17 766.23	4 577.92	1 849.36	552.34	3 970.05
黑龙江省	12 619.75	3 810.38	2 537.14	750.75	1 590.59
上 海 市	127 412.18	12 929.23	8 580.64	61 401.14	867.36
江 苏 省	65 169.76	6 748.89	3 664.17	8 315.06	21 481.34
浙 江 省	57 938.67	4 678.01	388.84	3 662.48	25 400.57
安 徽 省	19 262.93	4 489.93	2 878.57	3 691.46	1 960.94
福 建 省	24 897.48	3 048.68	3 486.26	6 475.20	1 633.62
江 西 省	14 459.29	2 903.46	1 052.31	1 879.05	3 634.17
山 东 省	28 923.66	5 328.97	4 863.78	1 698.75	3 808.13
河 南 省	17 712.66	6 029.86	1 292.72	1 950.98	3 896.60
湖 北 省	26 700.99	5 321.85	1 706.37	2 214.86	9 522.20
湖 南 省	24 191.14	4 387.37	2 438.19	5 792.08	3 719.09
广 东 省	51 708.40	4 821.67	6 309.51	10 840.17	7 122.88
广西壮族自治区	24 112.93	3 462.71	2 489.71	4 809.13	3 307.91
海 南 省	17 827.12	3 430.82	2 327.06	2 448.35	3 993.47
重 庆 市	33 030.11	3 139.39	874.66	8 305.80	9 468.82
四 川 省	22 191.44	2 873.89	1 136.35	3 780.31	7 738.78
贵 州 省	16 187.24	2 404.11	1 187.89	2 249.36	3 364.29
云 南 省	13 787.79	1 849.60	874.31	416.34	5 027.48
西藏自治区	8 503.81	1 592.94	2 582.44	110.00	41.38
陕 西 省	13 391.52	3 014.20	1 449.64	1 135.69	4 330.93
甘 肃 省	11 073.03	2 287.33	2 539.62	470.64	2 271.19
青 海 省	6 446.44	1 469.66	1 980.37	487.24	387.20
宁夏回族自治区	13 216.22	2 001.89	2 596.56	1 433.39	2 196.11
新疆维吾尔自治区	15 670.43	2 429.28	2 351.72	1 641.85	4 397.35

2013年政府办中医类医院按地区分院均医疗业务成本及管理费用情况（一）

地区	医疗业务成本（千元）	其中：			管理费用（千元）	
		临床服务成本	医疗技术成本	医疗辅助成本	小计	离退休费
全国总计	**70 053.60**	**34 544.78**	**14 308.17**	**5 567.56**	**10 679.23**	**1 720.80**
北京市	353 928.00	203 871.65	67 837.71	46 397.68	42 745.68	10 263.52
天津市	234 993.95	122 369.37	49 463.74	7 003.74	22 487.89	6 852.68
河北省	40 026.59	18 959.75	4 804.46	2 993.04	5 729.07	140.59
山西省	20 280.19	3 952.15	1 611.84	969.09	3 189.29	551.03
内蒙古自治区	24 430.92	10 571.09	2 734.92	1 307.61	4 601.18	887.15
辽宁省	54 449.03	27 654.91	5 948.47	1 989.60	7 724.79	1 502.67
吉林省	39 450.41	13 993.91	4 977.67	3 081.06	10 945.36	3 113.36
黑龙江省	39 377.89	19 218.62	9 974.24	3 418.46	7 697.38	1 255.02
上海市	357 467.36	175 176.09	133 891.18	28 448.91	34 359.82	5 016.95
江苏省	194 733.99	92 783.12	48 732.72	8 827.77	26 487.02	3 095.88
浙江省	165 573.75	85 971.61	47 111.78	7 367.04	19 049.12	2 871.64
安徽省	58 517.77	32 975.13	8 592.24	4 195.02	7 703.60	1 442.00
福建省	73 574.54	34 081.26	31 194.04	3 387.54	7 751.48	925.17
江西省	45 054.82	22 106.43	6 693.66	3 925.78	7 704.90	1 296.06
山东省	90 682.96	49 452.75	15 557.25	7 759.71	14 904.54	1 236.40
河南省	54 579.91	20 930.77	9 674.07	5 725.46	7 754.78	1 127.36
湖北省	72 224.05	43 000.26	14 273.99	7 636.79	13 464.66	2 596.41
湖南省	64 376.88	32 297.73	13 109.01	6 219.04	14 602.39	1 722.06
广东省	136 595.60	66 600.21	18 181.72	9 685.32	19 882.55	3 271.95
广西壮族自治区	63 339.40	35 771.07	10 425.99	4 756.60	12 065.09	2 282.04
海南省	49 642.76	27 028.76	5 262.76	1 610.76	6 868.76	137.29
重庆市	90 343.36	53 928.45	14 193.07	17 982.23	15 023.11	2 625.55
四川省	58 680.66	28 597.63	14 584.81	6 312.73	9 217.70	1 708.19
贵州省	39 380.49	13 516.10	5 709.10	4 498.10	8 413.89	1 498.40
云南省	35 669.67	17 874.59	4 471.51	2 363.31	6 473.24	1 176.21
西藏自治区	9 407.19	2 783.63	2 853.31	559.25	5 135.06	392.00
陕西省	33 722.84	16 392.72	6 516.96	2 932.34	6 363.99	1 043.93
甘肃省	28 567.56	13 435.53	3 356.73	2 366.15	4 456.26	927.21
青海省	16 963.07	8 630.49	2 321.44	2 104.41	2 525.24	742.56
宁夏回族自治区	35 342.00	14 556.61	8 908.50	2 075.11	6 820.00	1 574.50
新疆维吾尔自治区	41 617.65	12 390.25	12 083.06	3 309.31	8 358.11	1 703.11

2013年政府办中医类医院按地区分门诊患者负担情况

地　区	门诊病人次诊疗费（元）	内：挂号费	药费	检查费	治疗费
全国总计	**182.95**	**2.10**	**110.43**	**25.78**	**18.00**
北京市	324.21	2.80	242.79	22.68	24.98
天津市	267.63	3.53	194.38	14.03	19.78
河北省	160.86	0.92	86.62	35.40	13.00
山西省	181.77	0.97	111.23	26.84	15.76
内蒙古自治区	154.12	1.14	89.49	26.63	13.23
辽宁省	213.80	0.99	136.99	31.14	20.32
吉林省	165.50	3.30	89.63	31.00	21.68
黑龙江省	217.22	1.36	133.70	33.61	22.30
上海市	247.92	13.97	167.45	15.28	17.15
江苏省	209.17	1.31	122.12	27.27	19.43
浙江省	186.72	1.85	119.71	17.26	13.66
安徽省	151.86	1.94	80.58	31.50	12.45
福建省	153.57	0.84	78.61	30.46	14.84
江西省	143.58	2.11	80.71	30.96	12.04
山东省	176.26	0.98	98.19	35.33	16.75
河南省	132.81	0.65	73.07	27.19	15.20
湖北省	168.02	1.06	99.05	23.26	22.33
湖南省	172.35	1.64	92.23	35.53	16.28
广东省	173.45	1.64	99.28	23.71	24.36
广西壮族自治区	136.18	0.51	74.00	22.62	18.25
海南省	155.43	2.72	88.08	27.67	15.55
重庆市	204.67	1.34	119.76	32.28	23.54
四川省	147.06	2.07	73.36	29.79	17.55
贵州省	170.83	1.06	77.24	33.28	26.89
云南省	111.31	0.37	67.25	17.27	12.76
西藏自治区	96.45	4.81	72.72	5.87	7.75
陕西省	155.87	2.02	85.33	29.07	18.93
甘肃省	103.39	2.27	55.77	19.34	9.49
青海省	143.29	1.55	93.86	18.29	11.84
宁夏回族自治区	113.77	0.86	73.09	13.47	13.10
新疆维吾尔自治区	188.36	0.99	129.82	26.94	12.66

2013年政府办中医类医院按地区分住院患者负担情况

地区	住院病人人均住院费用（元）	内：					出院者日均住院费用（元）
		床位费	药费	检查费	治疗费	手术费	
全国总计	**6 142.79**	**276.69**	**2 581.97**	**449.28**	**974.04**	**360.66**	**599.07**
北京市	14 263.93	509.17	5 850.57	1 240.43	2 503.27	283.31	838.46
天津市	11 790.54	544.80	5 517.59	524.20	1 620.41	267.05	999.90
河北省	4 792.21	208.97	2 387.23	361.15	631.51	256.33	541.86
山西省	6 103.45	204.86	2 797.69	509.24	1 056.23	311.94	514.84
内蒙古自治区	4 712.09	265.31	2 527.85	313.59	560.89	172.35	465.94
辽宁省	6 108.92	288.51	2 878.23	519.03	949.11	320.28	512.71
吉林省	4 982.88	275.42	2 407.18	303.84	907.34	249.18	449.22
黑龙江省	5 492.08	262.46	3 058.74	294.17	858.20	171.87	481.06
上海市	10 952.69	573.57	4 862.21	630.72	671.58	648.46	977.68
江苏省	8 719.07	377.28	4 060.77	575.35	891.25	426.00	850.32
浙江省	9 113.71	464.23	4 055.69	439.12	834.23	583.42	829.39
安徽省	4 955.06	250.17	2 063.57	338.36	759.17	328.26	531.33
福建省	5 745.85	257.87	2 180.98	474.68	678.35	410.01	613.25
江西省	4 772.54	193.76	2 274.04	306.75	676.94	456.18	522.54
山东省	6 121.70	292.05	2 788.15	379.30	932.00	440.41	620.83
河南省	5 248.81	213.03	2 169.02	390.55	912.66	366.03	482.57
湖北省	4 981.18	226.09	1 907.57	365.24	990.04	353.52	502.38
湖南省	5 130.08	211.87	2 203.44	380.02	756.55	310.22	535.18
广东省	9 065.48	474.51	2 834.09	829.79	1 919.28	640.76	909.82
广西壮族自治区	5 941.47	172.17	2 193.08	460.49	1 275.55	268.36	618.26
海南省	6 895.61	334.16	2 838.32	504.59	1 263.87	292.80	698.00
重庆市	6 161.20	266.46	2 764.65	466.51	1 112.20	317.84	583.37
四川省	5 838.89	265.56	2 147.38	489.93	1 093.99	330.19	549.90
贵州省	4 518.43	175.80	1 488.59	339.21	1 125.46	255.84	476.05
云南省	4 491.12	227.71	1 748.05	369.56	903.21	205.21	434.05
西藏自治区	5 095.64	747.55	2 143.91	499.89	580.49	188.75	335.50
陕西省	4 581.00	249.99	1 949.52	355.14	685.74	347.40	431.99
甘肃省	3 897.17	149.14	1 635.02	302.55	654.06	276.36	403.55
青海省	4 670.27	188.39	2 404.11	283.03	498.30	151.22	459.08
宁夏回族自治区	3 925.49	171.81	1 876.96	270.98	777.76	135.31	365.85
新疆维吾尔自治区	5 331.22	164.81	1 836.09	586.39	1 136.70	188.18	499.72

2013年政府办中医类医院按地区分医院医师工作效率

地区	医师人均担负年诊疗人次（人次）	医师人均担负年住院床日（日）	医师人均每日担负诊疗人次（人次）	医师人均每日担负住院床日（日）
全 国 总 计	**2 024.51**	**868.47**	**8.10**	**2.37**
北 京 市	4 227.20	611.82	16.91	1.67
天 津 市	3 357.87	587.11	13.43	1.60
河 北 省	1 248.03	711.36	4.99	1.94
山 西 省	1 009.16	587.96	4.04	1.61
内蒙古自治区	1 371.78	621.06	5.49	1.70
辽 宁 省	1 339.09	773.95	5.36	2.11
吉 林 省	1 390.27	602.30	5.56	1.65
黑龙江省	1 305.69	673.67	5.22	1.84
上 海 市	4 928.70	728.27	19.71	1.99
江 苏 省	2 541.36	810.33	10.17	2.21
浙 江 省	3 515.83	721.38	14.06	1.97
安 徽 省	1 551.05	931.97	6.20	2.55
福 建 省	2 647.15	845.03	10.59	2.31
江 西 省	1 622.54	922.94	6.49	2.52
山 东 省	1 288.63	757.40	5.15	2.07
河 南 省	1 599.96	938.34	6.40	2.56
湖 北 省	1 682.24	1 016.55	6.73	2.78
湖 南 省	1 188.97	1 082.97	4.76	2.96
广 东 省	3 386.90	758.25	13.55	2.07
广西壮族自治区	1 966.42	932.49	7.87	2.55
海 南 省	1 837.80	731.80	7.35	2.00
重 庆 市	1 898.34	1 191.16	7.59	3.25
四 川 省	1 919.07	1 131.53	7.68	3.09
贵 州 省	1 425.13	1 185.56	5.70	3.24
云 南 省	2 333.66	1 164.17	9.33	3.18
西藏自治区	1 504.26	520.21	6.02	1.42
陕 西 省	1 518.36	1 071.83	6.07	2.93
甘 肃 省	1 699.90	1 144.01	6.80	3.13
青 海 省	1 344.59	851.99	5.38	2.33
宁夏回族自治区	2 601.46	1 009.41	10.41	2.76
新疆维吾尔自治区	1 640.48	1 325.05	6.56	3.62

2013 年全国中医类医院中医特色指标

	年内中医"治未病"服务人次数（人次）	年末开展中医医疗技术总数（个）	年末中药制剂室面积（m^2）	年末中药制剂品种数（种）	年末5000元以上中医诊疗设备台数（台）
中医类医院	**19 701 219**	**2 075 163**	**744 303**	**77 232**	**113 594**
中医医院	18 108 451	1 817 847	571 985	60 947	103 691
中西医结合医院	1 021 020	24 477	39 793	6 572	6 119
民族医医院	571 748	232 839	132 525	9 713	3 784

2013 年全国中医类医院中医诊疗设备统计

单位：台/套

	电针治疗设备台数	中药熏洗设备台数	中医电疗设备台数	中医磁疗设备台数	中医康复训练设备台数	煎药机台（套）数
中医类医院	**13 113**	**8 758**	**20 787**	**8 701**	**16 331**	**11 023**
中医医院	11 947	7 625	18 721	7 936	14 803	10 090
中西医结合医院	594	582	1448	503	1037	612
民族医医院	572	551	618	262	491	321

2013 年全国中医医院中医特色指标

	年内中医"治未病"服务人次数（人次）	年末开展中医医疗技术总数（个）	年末中药制剂室面积（m^2）	年末中药制剂品种数（种）	年末5000元以上中医诊疗设备台数（台）
总计	**18 108 451**	**1 817 847**	**571 985**	**60 947**	**103 691**
中医综合医院	**17 033 952**	**1 756 581**	**530 867**	**58 048**	**98 951**
中医专科医院	**1 074 499**	**61 266**	**41 118**	**2 899**	**4 740**
肛肠医院	41 118	173	1 494	253	368
骨伤医院	579 760	57 763	31 138	787	2 453
针灸医院	140 760	160	320	55	384
按摩医院	72 825	1 492	0	1	303
其他中医专科医院	240 036	1 678	8 166	1 803	1 232

2013 年全国中医医院中医诊疗设备统计

单位：台/套

	电针治疗设备台数	中药熏洗设备台数	中医电疗设备台数	中医磁疗设备台数	中医康复训练设备台数	煎药机台（套）数
总　计	**11 947**	**7 625**	**18 721**	**7 936**	**14 803**	**10 090**
中医综合医院	**11 569**	**7 016**	**17 751**	**7 575**	**13 954**	**9 606**
中医专科医院	**378**	**609**	**970**	**361**	**849**	**484**
肛肠医院	14	131	11	19	2	32
骨伤医院	164	270	535	172	443	161
针灸医院	8	14	77	36	67	34
按摩医院	24	27	75	24	96	7
其他中医专科医院	168	167	272	110	241	250

2013年全国民族医医院中医特色指标

	年内中医"治未病"服务人次数（人次）	年末开展中医医疗技术总数（个）	年末中药制剂室面积（m^2）	年末中药制剂品种数（种）	年末5000元以上中医诊疗设备台数（台）
总　计	**571 748**	**232 839**	**132 525**	**9 713**	**3 784**
蒙医医院	248 494	37 793	26 090	3 415	1 145
藏医医院	70 675	177 908	75 404	4 448	1 006
维医医院	212 076	1 672	29 424	1 474	1 119
傣医医院	0	40	753	34	114
其他民族医医院	40 503	15 426	854	342	400

2013年全国民族医医院中医诊疗设备统计

单位：台/套

	电针治疗设备台数	中药熏洗设备台数	中医电疗设备台数	中医磁疗设备台数	中医康复训练设备台数	煎药机台（套）数
总　计	**572**	**551**	**618**	**262**	**491**	**321**
蒙医医院	233	135	186	85	199	104
藏医医院	136	149	133	45	72	56
维医医院	111	222	215	58	164	109
傣医医院	9	5	20	1	0	1
其他民族医医院	83	40	64	73	56	51

2013年全国中医类门诊部、所服务提供情况

	机构数（个）	本年诊疗人次数（人次）	其中：出诊人次数	年末床位数（张）	本年出院人数（人）
合计	**38 029**	**124 928 912**	**3 946 086**	**807**	**27 800**
中医类门诊部	**1 190**	**14 336 184**	**1 940 055**	**807**	**27 800**
中医门诊部	924	12 216 436	1 763 962	490	9 387
中西医结合门诊部	253	2 079 146	175 721	289	16 589
民族医门诊部	13	40 602	372	28	1 824
中医类诊所	**36 839**	**110 592 728**	**2 006 031**	**0**	**0**
中医诊所	29 177	86 167 099	1 337 524	0	0
中西医结合诊所	7 238	23 414 709	653 506	0	0
民族医诊所	424	1 010 920	15 001	0	0

2013年全国中医类门诊部、所收入支出情况

	总收入（千元）			总支出（千元）		
	总额	其中：医疗收入	其中：药品收入	总额	其中：人员经费	药品支出
合计	**7 181 826**	**6 315 053**	**4 527 236**	**6 285 713**	**2 219 122**	**3 303 337**
中医类门诊部	**3 501 756**	**3 287 141**	**2 645 129**	**3 199 207**	**794 334**	**1 924 089**
中医门诊部	3 275 158	3 100 882	2 530 906	2 988 282	708 072	1 833 278
中西医结合门诊部	218 640	178 586	107 889	203 673	84 570	85 611
民族医门诊部	7 958	7 673	6 334	7 252	1 692	5 200
中医类诊所	**3 680 070**	**3 027 912**	**1 882 107**	**3 086 506**	**1 424 788**	**1 379 248**
中医诊所	2 845 990	2 363 870	1 472 303	2 392 954	1 109 588	1 067 859
中西医结合诊所	796 579	634 356	389 390	665 858	304 190	297 101
民族医诊所	37 501	29 686	20 414	27 694	11 010	14 288

三、中医教育

2013 年全国高等中医药院校数及开设中医药专业的高等西医药院校、高等非医药院校机构数

单位：所

	高等中医药院校	设置中医药专业的高等西医药院校	设置中医药专业的高等非医药院校、研究院所
总　计	**45**	**93**	**122**
普通高等学校	**45**	**93**	**122**
其中：大学	17	21	73
学院	9	20	18
独立学院	9	5	4
高等专科学校	9	25	1
高等职业学校	1	22	26

2013 年全国高等中医药院校统招研究生、本科、专科毕业、招生、在校学生数

	院校数（所）	毕业生数（人）	招生数（人）	在校学生数（人）	预计毕业生数（人）
高等中医药院校总计	**—**	**134 796**	**183 078**	**586 090**	**148 484**
博士生	16	1 133	1 281	4 317	1 714
硕士生	25	10 389	11 716	33 118	11 257
普通本科、专科生	45	84 585	98 236	384 476	91 708
成人本科、专科生	34	34 769	67 473	148 471	43 805
网络本科、专科生	1	3 920	4 372	15 708	—
其中：民族医院校	**—**	**7 639**	**9 988**	**34 560**	**7 804**
博士生	1	3	4	15	6
硕士生	1	15	30	69	18
普通本科、专科生	5	5 973	7 283	26 221	5 727
成人本科、专科生	4	1 648	2 671	8 255	2 053

2013 年全国高等中医药院校在职人员攻读硕士学位分专业（领域）学生数

单位：人

专业名称	授予学位数	招生数	在校学生数			
			合计	一年级	二年级	三年级及以上
攻读硕士学位人员	**404**	**845**	**2 470**	**942**	**654**	**874**
学术型学位	**364**	**665**	**2 185**	**756**	**623**	**806**
应用心理学	0	3	3	3	0	0
生物医学工程学科	0	0	2	0	1	1
免疫学	0	1	1	1	0	0
病理学与病理生理学	0	1	1	1	0	0
老年医学	0	1	1	1	0	0
影像医学与核医学	1	14	22	14	5	3
外科学	1	0	0	0	0	0
康复医学与理疗学	3	0	0	0	0	0

（续表）

专业名称	授予学位数	招生数	在校学生数			
			合计	一年级	二年级	三年级及以上
临床医学学科	0	1	73	1	46	26
口腔临床医学	0	2	3	2	1	0
公共卫生与预防医学学科	3	8	70	8	21	41
中医基础理论	10	11	26	11	2	13
中医临床基础	1	9	47	9	9	29
中医医史文献	6	8	18	7	7	4
方剂学	1	7	10	7	0	3
中医诊断学	0	2	12	2	4	6
中医内科学	37	53	202	59	71	72
中医外科学	10	8	41	9	10	22
中医骨伤科学	19	23	71	27	17	27
中医妇科学	9	13	28	17	2	9
中医儿科学	1	2	15	2	10	3
中医五官科学	2	0	6	0	3	3
针灸推拿学	44	90	244	88	61	95
民族医学（含：藏医学、蒙医学等）	1	2	12	2	3	7
中医学学科	4	56	157	61	54	42
中西医结合基础	15	9	29	9	12	8
中西医结合临床	121	174	566	233	143	190
管理科学与工程学科	0	1	2	1	1	0
中西医结合学科	2	37	71	37	22	12
药物化学	5	0	8	0	3	5
药剂学	13	5	28	16	7	5
生药学	2	2	4	2	1	1
药物分析学	2	7	17	7	6	4
药理学	1	12	29	15	6	8
药学学科	0	0	3	0	3	0
中药学学科	45	78	321	79	77	165
护理学学科	3	19	35	19	14	2
社会医学与卫生事业管理	2	6	7	6	1	0
专业型学位	**40**	**180**	**285**	**186**	**31**	**68**
临床医学	40	180	285	186	31	68

2013年全国高等中医药院校其他学生情况

	院校数（所）	结业生数（人）	注册学生数（人）
高等中医药院校总计	—	**11 073**	**12 077**
自考助学班	4	142	1 337
普通预科生	4	0	386
研究生课程进修班	8	817	1512
进修及培训	13	10 114	8 842
其中：资格证书培训	7	1 976	2051
岗位证书培训	7	6 156	5 978
其中：民族医院校	—	**278**	**244**
进修及培训	2	278	244

2013年全国高等西医药院校中医药专业研究生、本科、专科毕业、招生、在校学生数

	机构数（所）	毕业生数（人）	招生数（人）	在校学生数（人）	预计毕业生数（人）
设置中医药专业的高等西医药院校总计	—	**15 805**	**18 867**	**62 842**	**16 082**
博士生	9	67	82	262	104
硕士生	32	561	838	2 194	582
普通本科、专科生	83	12 541	14 518	51 696	12 989
成人本专科生	35	2 636	3 429	8 690	2 407

2013年全国高等非医药院校中医药专业研究生、本科、专科毕业、招生、在校学生数

	机构数（所）	毕业生数（人）	招生数（人）	在校学生数（人）	预计毕业生数（人）
设置中医药专业的高等非医药院校总计	—	**8 967**	**11 662**	**38 060**	**11 199**
博士生	15	47	88	280	109
硕士生	45	462	507	1 449	513
普通本科、专科生	95	6 267	7 931	2 810	7 088
成人本专科生	30	2 191	3 136	8 210	3 489

2013年全国高等中医药院校攻读博士学位分专业毕业、招生、在校学生数

单位：人

专业名称	毕业生数		招生数	在校学生数	预计毕业生数
	小计	其中：授学位			
攻读博士学位人员总计	**1 133**	**1 142**	**1 281**	**4 317**	**1 714**
学术型学位	**947**	**958**	**1 090**	**3 752**	**1 534**
中医基础理论	56	58	54	195	86
中医临床基础	67	65	62	212	93
中医医史文献	39	40	37	134	56
方剂学	27	27	34	107	37
中医诊断学	21	20	21	68	27
中医内科学	169	176	154	573	241
中医外科学	21	23	22	72	28
中医骨伤科学	31	26	26	101	53

（续表）

专业名称	毕业生数		招生数	在校学生数	预计毕业生数
	小计	其中：授学位			
中医妇科学	42	39	41	135	58
中医儿科学	8	5	11	32	10
中医五官科学	6	7	8	27	14
针灸推拿学	112	116	147	473	148
民族医学（含：藏医学、蒙医学等）	6	6	13	53	24
中医学学科	32	37	38	98	40
中西医结合基础	43	46	70	242	96
中西医结合临床	104	108	146	526	217
中西医结合学科	0	0	3	4	1
生药学	6	6	5	17	6
药物分析学	0	0	2	4	0
药理学	0	0	1	4	1
中药学学科	157	153	195	675	278
专业型学位	**186**	**184**	**191**	**565**	**180**
临床医学	186	184	191	564	179
中药学	0	0	0	1	1

2013年全国高等中医药院校攻读硕士学位分专业毕业、招生、在校学生数

单位：人

专业名称	毕业生数		招生数	在校学生数	预计毕业生数
	小计	其中：授学位			
攻读硕士学位人员总计	**10 389**	**10 236**	**11 716**	**33 118**	**11 257**
学术型学位	**6 027**	**5 959**	**5 586**	**16 498**	**6 025**
科学技术哲学	5	5	5	17	6
马克思主义基本原理	0	0	1	1	0
马克思主义中国化研究	10	9	10	28	7
思想政治教育	15	15	19	62	18
发展与教育心理学	0	0	2	2	0
应用心理学	5	5	0	8	5
中国古典文献学	0	0	9	16	1
计算机应用技术	0	0	1	3	0
生物化工	8	6	7	22	7
生物医学工程学科	7	7	7	26	11
人体解剖与组织胚胎学	3	3	4	8	1
免疫学	2	2	5	13	2
病原生物学	0	0	3	3	0
病理学与病理生理学	2	2	6	16	7
基础医学学科	0	0	1	4	0
内科学	26	25	27	86	36
儿科学	0	0	2	3	0
老年医学	1	1	2	6	1
神经病学	1	1	7	26	5
精神病与精神卫生学	0	0	1	2	0
皮肤病与性病学	0	0	2	4	0

（续表）

专业名称	毕业生数		招生数	在校学生数	预计毕业生数
	小计	其中：授学位			
影像医学与核医学	14	12	16	42	5
临床检验诊断学	2	2	21	33	1
外科学	5	5	30	63	5
妇产科学	0	0	19	33	0
眼科学	10	10	2	16	3
耳鼻咽喉科学	0	0	2	3	0
肿瘤学	4	4	4	11	2
康复医学与理疗学	24	24	34	93	27
运动医学	0	0	4	5	0
麻醉学	3	3	4	17	1
急诊医学	0	0	3	5	0
临床医学学科	8	8	12	29	8
口腔临床医学	0	0	0	1	1
中医基础理论	104	105	157	445	139
中医临床基础	182	186	229	702	237
中医医史文献	60	61	91	278	96
方剂学	92	91	95	272	86
中医诊断学	40	41	84	217	61
中医内科学	574	567	354	1 407	617
中医外科学	146	136	63	301	175
中医骨伤科学	175	173	82	352	165
中医妇科学	153	141	76	305	129
中医儿科学	78	69	45	164	77
微生物与生化药学	41	41	55	114	9
临床医学学科	38	39	27	99	46
针灸推拿学	525	525	454	1 607	655
民族医学（含：藏医学、蒙医学等）	21	21	37	89	25
中医学学科	789	777	771	1 673	800
中西医结合基础	170	170	218	565	156
中西医结合临床	404	389	319	1 033	423
中西医结合学科	42	42	80	166	72
药物化学	97	99	125	344	108
药剂学	283	283	307	855	257
生药学	143	145	127	368	129
药物分析学	209	208	178	489	146
药理学	151	156	144	382	112
药学学科	0	0	18	29	0
中药学学科	1 185	1 173	901	2 846	979
护理学学科	76	75	132	309	65
管理科学与工程学科	0	0	23	33	0
社会医学与卫生事业管理	94	97	122	347	101
专业学位硕士	**4 362**	**4 277**	**6 130**	**16 620**	**5 232**
临床医学	4 215	4 130	5 671	15 401	4 913
口腔医学	0	0	0	1	0
护理	8	8	0	0	0
药学	0	0	23	52	11
中药学	139	139	434	1 164	308
工程管理	0	0	2	2	0

2013年全国高等中医药院校普通本科分专业毕业、招生、在校学生数

单位：人

专业名称	年制	毕业生数		招生数	在校学生数	预计毕业生数
		小计	其中：授学位			
本科总计	—	**54 902**	**53 885**	**70 256**	**296 203**	**61 273**
保险学	4	191	184	225	667	155
国际经济与贸易	2	62	61	0	65	32
	4	331	326	481	2 033	459
法学	4	178	178	244	985	195
社会工作	4	0	0	35	35	0
体育教育	4	212	212	248	1 045	243
社会体育指导与管理	2	5	5	0	7	3
	4	175	175	275	879	224
运动人体科学	4	58	58	49	190	48
运动康复	4	0	0	53	53	0
汉语言文学	4	54	54	56	313	58
汉语言	4	37	37	31	110	27
汉语国际教育	4	38	36	203	612	120
古典文献学	4	29	29	0	25	0
英语	2	2	5	5	0	2
	4	738	729	997	3 891	875
	5	104	102	178	711	147
日语	4	53	50	52	197	43
应用化学	4	36	33	0	127	51
生物科学	2	2	2	2	0	4
	4	105	101	83	398	117
生物技术	4	305	299	309	1 311	334
应用心理学	2	22	21	36	66	30
	4	748	739	988	3 487	860
	5	60	60	130	439	66
心理学类专业	5	46	46	37	61	0
医学信息工程	4	96	96	305	850	118

（续表）

专业名称	年制	毕业生数		招生数	在校学生数	预计毕业生数
		小计	其中：授学位			
计算机科学与技术	2	29	29	0	163	67
	4	791	754	864	3 383	791
制药工程	2	2	2	0	2	1
	4	1 646	1 603	1 752	7 536	1 978
环境科学	4	0	0	0	66	29
生物医学工程	4	152	143	275	972	220
食品科学与工程	4	264	262	267	1 095	245
电子商务	4	217	213	53	444	216
食品质量与安全	2	6	6	0	7	4
	4	53	53	187	381	56
生物工程	4	205	202	250	906	225
生物制药	4	0	0	223	607	59
生物工程类专业	4	60	59	109	305	57
植物保护	4	34	34	37	37	0
临床医学	2	66	66	0	93	38
	3	26	26	0	363	162
	5	2 394	2 358	3 658	16 389	2 683
麻醉学	4	0	0	71	292	20
医学影像学	4	57	57	57	452	89
	5	202	202	313	1 267	221
壮医学	5	0	0	63	154	0
口腔医学	3	6	6	0	6	3
	4	0	0	67	312	51
	5	188	188	246	1 174	199
预防医学	0	2	0	0	0	2
	4	0	0	58	178	0
	5	117	117	402	1 204	154
食品卫生与营养学	2	5	5	0	26	16
	4	116	116	243	565	92
	5	0	0	35	35	0
公共卫生与预防医学类专业	4	51	51	70	218	48
临床药学	5	48	48	52	159	55

（续表）

专业名称	年制	毕业生数		招生数	在校学生数	预计毕业生数
		小计	其中：授学位			
藏医学	4	0	0	38	105	11
	5	188	185	238	929	154
中医学	2	234	232	0	371	200
	3	211	210	0	732	168
	4	74	74	223	701	88
	5	8 094	7 930	12 490	55 139	9 051
	6	59	59	28	236	56
	7	1 058	1 052	1 869	8 508	1 419
针灸推拿学	2	65	65	0	210	67
	3	277	256	0	941	349
	5	3 338	3 275	5 011	22 448	3 808
	6	31	31	29	228	57
中医学类专业	5	645	644	467	2 943	595
	6	50	45	0	210	51
酒店管理	4	0	0	23	23	0
中西医临床医学	2	27	27	0	0	0
	3	213	151	0	611	269
	5	5 997	5 865	6 147	30 223	6 157
	6	0	0	0	262	65
中西医结合类专业	5	512	510	388	3 263	1 013
药学	2	286	286	0	610	344
	4	2 581	2 520	3 043	11 850	2 746
药物制剂	2	14	14	0	7	6
	4	1 582	1 553	1 471	6 072	1 551
公共管理类专业	4	163	160	144	1 089	288
药事管理	4	0	0	143	192	0
药物分析	4	0	0	65	65	0
音乐学	4	46	44	36	136	33
中药学	397	2	451	422	0	712
	4	3 482	3 412	3 815	14 773	3 721
	5	84	84	30	338	85

（续表）

专业名称	年制	毕业生数		招生数	在校学生数	预计毕业生数
		小计	其中：授学位			
中药资源与开发	4	308	303	832	2 504	518
藏药学	4	48	48	95	197	33
	5	32	32	66	317	39
中药制药	4	59	58	726	1 664	110
中草药栽培与鉴定	4	89	87	180	675	103
中药学类专业	4	293	288	55	611	184
医学检验技术	93	2	87	87	0	192
	4	544	545	1 112	2 663	506
	5	58	58	170	673	112
医学实验技术	4	0	0	61	61	0
医学影像技术	4	0	0	111	110	0
	5	113	112	226	1078	157
眼视光学	4	43	43	55	294	87
康复治疗学	2	19	18	0	68	34
	3	5	5	0	56	23
	4	420	411	1 499	3 456	417
	5	129	129	181	593	105
卫生检验与检疫	2	6	6	0	7	3
	4	54	54	187	393	76
听力与言语康复学	4	61	55	113	419	68
管理科学	4	0	0	0	76	25
医学技术类专业	2	0	0	0	1	1
	3	15	15	0	29	8
	4	55	55	55	189	43
	5	48	48	0	456	48
护理学	2	368	337	0	722	335
	3	316	315	0	410	212
	4	5 460	5 408	8 249	28 732	6 444
	5	689	687	478	3 119	794
护理学类专业	4	519	518	877	3 685	705
	5	446	445	51	1 997	426

（续表）

专业名称	年制	毕业生数		招生数	在校学生数	预计毕业生数
		小计	其中：授学位			
工商管理	2	4	4	0	5	2
	4	573	568	297	1 486	401
信息管理与信息系统	4	325	316	565	2 140	483
市场营销	2	164	166	0	355	166
	4	1 450	1 429	1 681	6 684	1 643
人力资源管理	4	53	52	58	225	50
物业管理	4	0	0	30	85	0
文化产业管理	4	0	0	81	303	0
公共事业管理	3	2	2	2	0	6
	4	1 653	1 630	1 891	7 499	1 858
	5	143	143	38	358	172
劳动与社会保障	4	64	64	99	255	49
物流管理	4	0	0	72	72	0

2013年全国高等中医药院校普通专科分专业毕业、招生、在校学生数

单位：人

专业名称	年制	毕业生数	招生数	在校学生数	预计毕业生数
专科总计	**—**	**29 683**	**27 980**	**88 273**	**30 435**
中草药栽培技术	3	18	81	113	0
生物制药技术	3	68	0	136	82
中药制药技术	2	135	102	269	124
	3	669	451	1 706	623
药物制剂技术	2	228	135	300	165
	3	222	381	1 161	318
食品药品监督管理	3	0	27	27	0
药品质量检测技术	3	161	120	405	159
药品经营与管理	3	106	216	630	260
食品药品管理类专业	3	0	0	39	0
药剂设备制造与维护	3	14	0	29	21
社会体育	3	70	0	67	67
医用电子仪器与维护	3	26	20	60	19

（续表）

专业名称	年制	毕业生数	招生数	在校学生数	预计毕业生数
计算机应用技术	2	55	39	39	0
计算机网络技术	2	0	37	37	0
计算机信息管理	2	0	37	78	41
	3	48	49	158	52
软件技术	2	0	27	27	0
图形图像制作	2	19	41	41	0
食品营养与检测	3	10	9	50	41
营养与食品卫生	3	59	0	111	77
医疗保险实务	3	13	12	19	7
体育保健	3	31	16	37	21
医药营销	2	9	0	78	50
	3	520	214	1 006	404
市场营销	3	76	131	389	113
临床医学	2	93	0	420	126
	3	2 056	1 961	6 026	1 971
口腔医学	3	308	329	1 014	354
中医学	2	72	0	574	282
	3	2 914	3 232	8 993	2 910
藏医学	3	109	35	219	147
维医学	3	252	205	944	267
针灸推拿	2	537	145	970	454
	3	2 579	3 137	8 962	3 026
中医骨伤	3	698	530	1 412	344
临床医学类专业	3	671	374	1 428	548
助产	3	557	746	2 077	704
护理	2	1 060	0	2 787	1 510
	3	9 126	8 522	26 033	8 783
涉外护理	3	0	53	102	0
药学	2	0	0	56	0
	3	1 169	1 132	3 580	1 192

（续表）

专业名称	年制	毕业生数	招生数	在校学生数	预计毕业生数
中药	2	134	0	339	186
	3	1 243	1 271	3 831	1 380
维药学	3	72	162	366	79
医学检验技术	3	758	985	2 832	813
医学生物技术	3	45	0	79	42
医学影像技术	3	316	595	1 525	408
眼视光技术	3	0	26	54	0
口腔医学技术	3	0	243	336	23
康复治疗技术	2	45	0	22	22
	3	613	874	2 257	682
医学营养	3	184	44	323	133
医疗美容技术	3	1 159	977	3 021	1 147
卫生检验与检疫技术	3	113	115	274	61
卫生监督	3	49	0	42	42
卫生信息管理	3	37	46	79	33
公共卫生管理	3	18	17	41	14
旅游管理	3	95	58	160	46
老年服务与管理	3	0	0	16	16
社区康复	3	0	0	0	0
应用日语	3	44	0	46	46
心理咨询与心理健康教育	3	0	21	21	0

2013年全国高等西医药院校攻读中医类博士学位分专业毕业、招生、在校学生数

单位：人

专业名称	毕业生数		招生数	在校学生数	预计毕业生数
	小计	其中：授学位			
攻读博士学位人员总计	**67**	**59**	**82**	**262**	**104**
学术型学位	**67**	**59**	**82**	**262**	**104**
中医诊断学	2	1	4	10	3
中西医结合基础	8	7	21	52	17
中西医结合临床	33	27	19	86	42
中西医结合学科	4	4	9	23	10
中药学学科	20	20	29	91	32

2013 年全国高等西医药院校攻读中医类硕士学位分专业毕业、招生、在校学生数

单位：人

专业名称	毕业生数		招生数	在校学生数	预计毕业生数
	小计	其中：授学位			
攻读硕士学位人员总计	**561**	**544**	**838**	**2 194**	**582**
学术型学位	**523**	**506**	**517**	**1 436**	**457**
方剂学	8	8	6	18	9
民族医学（含：藏医学、蒙医学等）	30	19	44	93	25
针灸推拿学	24	24	32	86	28
中西医结合基础	25	25	39	96	22
中西医结合临床	144	143	111	331	122
中药学学科	223	220	200	577	185
中医妇科学	0	0	1	2	0
中医骨伤科学	1	1	3	8	1
中医基础理论	1	1	3	7	1
中医临床基础	29	30	16	77	29
中医内科学	34	31	53	115	28
中医外科学	1	1	1	4	1
中医五官科学	0	0	1	1	0
中医医史文献	0	0	3	9	3
中医诊断学	3	3	4	12	3
专业型学位	**38**	**38**	**321**	**758**	**125**
临床医学	28	28	41	148	39
中药学	10	10	280	610	86

2013 年全国高等西医药院校普通本科中医药专业毕业、招生、在校学生数

单位：人

专业名称	年制	毕业生数		招生数	在校学生数	预计毕业生数
		小计	其中：授学位			
本科总计	**—**	**5 632**	**5 514**	**6 328**	**27 954**	**5 536**
国际经济与贸易	4	189	189	0	0	0
临床医学	5	28	28	0	66	66
临床医学类专业	5	94	92	0	394	82
中医学	2	2	0	0	10	0
	3	0	0	0	46	7
	5	1 326	1 294	1 689	8 056	1 427

（续表）

专业名称	年制	毕业生数		招生数	在校学生数	预计毕业生数
		小计	其中：授学位			
针灸推拿学	2	0	0	0	15	5
	3	0	0	0	25	4
	5	510	489	665	2 958	500
蒙医学	3	0	0	0	6	2
	5	120	120	192	796	77
哈医学	5	0	0	29	57	0
维医学	2	0	0	0	16	6
	5	44	43	79	389	73
中西医临床医学	3	27	26	0	96	40
	5	1 080	1 056	1 285	5 833	1 069
中药学	2	53	53	0	109	58
	4	1 741	1 715	1 793	7 059	1 833
	5	28	27	62	306	60
中药资源与开发	4	180	176	224	749	128
蒙药学	4	37	37	38	152	38
中药制药	4	29	29	212	584	21
中草药栽培与鉴定	4	65	65	0	0	0
护理学	4	79	75	60	232	40

2013年全国高等西医药院校普通专科中医药分专业毕业、招生、在校学生数

单位：人

专业名称	年制	毕业生数	招生数	在校学生数	预计毕业生数
专科总计	**—**	**6 909**	**8 190**	**23 742**	**7 453**
中药制药技术	2	143	76	270	194
	3	733	682	1 730	501
中医学	2	242	0	557	279
	3	1 888	2 059	5 932	1 892
蒙医学	2	0	0	2	0
	3	99	97	294	101
针灸推拿	2	24	0	62	46
	3	1 180	1 597	4 266	1 255
中医骨伤	2	31	0	90	36
	3	286	365	989	317

（续表）

专业名称	年制	毕业生数	招生数	在校学生数	预计毕业生数
中药	2	162	0	571	201
	3	1 784	2 845	7 718	2 317
中药鉴定与质量检测技术	3	97	47	126	30
现代中药技术	3	95	161	510	136
医疗美容技术	3	145	174	511	148
中医保健康复技术	3	0	87	114	0

2013 年全国高等非医药类院校攻读博士学位分专业毕业、招生、在校学生数

单位：人

专业名称	毕业生数		招生数	在校学生数	预计毕业生数
	小计	其中：授学位			
攻读博士学位人员总计	**47**	**45**	**88**	**280**	**109**
学术型学位	**46**	**44**	**85**	**268**	**107**
民族医学（含：藏医学、蒙医学等）	4	2	4	10	5
中西医结合基础	5	8	8	20	7
中西医结合临床	26	22	36	137	61
中西医结合学科	4	5	7	23	10
中药学学科	7	7	30	78	24
专业型学位	**1**	**1**	**3**	**12**	**2**
临床医学	1	1	3	12	2

2013 年全国高等非医药类院校攻读硕士学位分专业毕业、招生、在校学生数

单位：人

专业名称	毕业生数		招生数	在校学生数	预计毕业生数
	小计	其中：授学位			
攻读硕士学位人员总计	**462**	**451**	**507**	**1 449**	**513**
学术型学位	**396**	**385**	**371**	**1 171**	**425**
中医基础理论	5	5	16	42	19
中医临床基础	0	0	2	3	0
方剂学	0	0	1	1	0
中医内科学	29	28	22	86	33
中医骨伤科学	0	0	9	13	1
中医妇科学	0	0	0	1	0
针灸推拿学	0	0	11	15	0
民族医学（含：藏医学、蒙医学等）	36	31	18	65	31
中医学学科	0	0	1	1	0
中西医结合基础	12	11	15	38	9

（续表）

专业名称	毕业生数		招生数	在校学生数	预计毕业生数
	小计	其中：授学位			
中西医结合临床	100	101	80	255	93
中西医结合学科	6	6	0	3	3
中药学学科	208	203	196	648	236
专业型学位	**66**	**66**	**136**	**278**	**88**
临床医学	7	7	27	72	16
中药学	59	59	109	206	72

2013 年全国高等非医药院校普通本科中医药专业毕业、招生、在校学生数

单位：人

专业名称	年制	毕业生数		招生数	在校学生数	预计毕业生数
		小计	其中：授学位			
本科总计	**—**	**3 243**	**3 190**	**4 357**	**17 785**	**3 864**
中医学	3	168	163	0	270	146
	5	617	615	1 087	4 565	760
针灸推拿学	3	14	14	0	79	13
	5	209	206	287	1 164	230
藏医学	5	39	39	119	414	51
蒙医学	3	0	0	0	3	0
	5	111	109	112	783	187
药学	4	40	40	0	69	33
中药资源与开发	4	236	230	425	1 487	304
蒙药学	4	19	19	57	186	30
中西医临床医学	2	0	0	0	9	0
	3	7	7	0	15	5
	4	0	0	35	134	0
	5	208	205	392	1 454	216
中药学	14	2	6	6	0	61
	4	1 280	1 255	1 398	5 626	1 510
	5	0	0	43	80	0
藏药学	4	46	41	85	139	56
中草药栽培与鉴定	4	243	241	278	1 147	283
护理学	4	0	0	0	61	26
护理学类专业	4	0	0	39	39	0

2013年全国高等非医药院校普通专科中医药分专业毕业、招生、在校学生数

单位：人

专业名称	年制	毕业生数	招生数	在校学生数	预计毕业生数
专科总计	**—**	**3 024**	**3 574**	**10 336**	**3 224**
中医学	2	5	0	10	10
	3	891	1 180	3 007	848
蒙医学	2	0	0	23	23
	3	23	10	31	4
针灸推拿	2	5	0	333	195
	3	542	532	1 520	528
药学类专业	3	0	16	39	0
中医保健康复技术	2	0	0	12	0
中医骨伤	3	79	109	275	71
傣医学	3	52	25	87	31
临床医学类专业	3	1	0	0	0
护理	3	44	34	122	66
药学	3	0	38	38	0
中药鉴定与质量检测技术	3	0	52	52	0
蒙药学	3	0	18	29	0
中药	2	165	23	337	160
	3	1 217	1 537	4 421	1 288

2013年全国高等中医药院校留学生基本情况

单位：人

项目	毕（结）业生数	授予学位数	招生数	在校学生数
总计	**2 175**	**977**	**1 608**	**5 823**
其中：女	1 150	439	912	2 593
分层次统计：				
博士	85	85	97	385
硕士	232	234	257	821
本科	665	658	728	4 165
专科	6	0	1	10
培训	1 187	0	525	442
分大洲统计：				
亚洲	1 369	792	1 174	4 813
非洲	40	24	96	190
欧洲	227	85	161	339
北美洲	448	30	81	294
南美洲	42	2	30	55
大洋洲	49	44	66	132
分资助类型统计：				
国际组织资助	0	0	0	0
中国政府资助	90	79	179	375
本国政府资助	1	1	0	9
学校间交换	4	0	3	3
自费	2 080	897	1 426	5 436

2013 年全国高等中医药院校教职工数

单位：人

	教职工数									另有其他人员				
	合计	校本部教职工					科研机构人员	校办企业职工	其他附设机构人员	合计	其中：			
		小计	专任教师	行政人员	教辅人员	工勤人员					聘请校外教师	离退休人员	附属中小学幼儿园教职工	集体所有制人员
总计	**41 885**	**36 811**	**26 609**	**4 789**	**3 155**	**2 258**	**436**	**516**	**4 122**	**22 894**	**8 660**	**14 213**	**2**	**19**
其中：女	21 948	18 743	14 082	2 252	1 838	571	218	212	2 775	11 714	3 900	7 806	2	6
聘任制	8 788	6 688	5 030	778	522	358	1	159	1 940	0	0	0	0	0
其中：女	4 983	3 450	2 606	426	322	96	0	85	1 448	0	0	0	0	0

2013 年全国高等中医药院校教职工数（分职称）

单位：人

	教职工数								
	合计	校本部教职工					科研机构人员	校办企业职工	其他附设机构人员
		小计	专任教师	行政人员	教辅人员	工勤人员			
总　计	**41 885**	**36 811**	**26 609**	**4 789**	**3 155**	**2 258**	**436**	**516**	**4 122**
正高级	4 874	4 630	4 379	169	60	22	60	9	175
副高级	9 812	9 255	8 081	544	492	138	109	27	421
中级	13 760	12 346	9 300	1 601	1 319	126	145	89	1 180
初级	7 625	5 790	3 706	1 164	805	115	74	65	1 696
无职称	5 814	4 790	1 143	1 311	479	1 857	48	326	650

2013 年全国高等中医药院校聘任制教职工数（分职称）

单位：人

	教职工数								
	合计	校本部教职工					科研机构人员	校办企业职工	其他附设机构人员
		小计	专任教师	行政人员	教辅人员	工勤人员			
总　计	**8 788**	**6 688**	**5 030**	**778**	**522**	**358**	**1**	**159**	**1 940**
正高级	813	813	779	22	12	0	0	0	0
副高级	1 411	1 410	1 321	49	36	4	0	0	1
中级	2 192	2 020	1 723	155	133	9	1	16	155
初级	2 775	1 367	953	207	197	10	0	26	1 382
无职称	1 597	1 078	254	345	144	335	0	117	402

2013 年全国高等中医药院校授课专任、聘请校外教师岗位分类情况

单位：人

	本年授课专任教师				本学年授课聘请校外教师			
	合计	公共课基础课	专业课		合计	公共课基础课	专业课	
			小计	其中：双师型			小计	其中：双师型
总　计	**26 068**	**7 496**	**18 572**	**2 592**	**8 660**	**1 209**	**7 451**	**995**
其中：女	13 791	4 154	9 637	1 403	3 900	647	3 253	430
正高级	4 331	771	3 560	594	2 477	221	2 256	373
副高级	8 019	1 971	6 048	975	3 070	332	2 738	368
中级	9 175	3 088	6 087	1 023	2 439	388	2 051	254
初级	3 614	1 330	2 284	0	524	178	346	0
无职称	929	336	593	0	150	90	60	0

2013 年全国高等中医药院校未授课专任教师情况

单位：人

	合计	进修	科研	病休	其他
总　计	**541**	**278**	**0**	**6**	**257**
其中：女	291	152	0	6	133
正高级	48	25	0	0	23
副高级	62	51	0	1	10
中级	125	104	0	1	20
初级	92	57	0	2	33
无职称	214	41	0	2	171

2013 年全国高等中医药院校专任教师学历情况

单位：人

	总计	博士研究生	硕士研究生	本科	专科及以下
专任教师	**26 609**	**4 809**	**10 189**	**11 000**	**611**
其中：女	14 082	2 394	5 609	5 726	353
正高级	4 379	1 235	928	2 136	80
副高级	8 081	1 801	2 066	4 063	151
中级	9 300	1 541	4 423	3 120	216
初级	3 706	77	2 123	1 399	107
未定职级	1 143	155	649	282	57

2013 年全国高等中医药院校聘请校外教师学历情况

单位：人

	总计	博士研究生	硕士研究生	本科	专科及以下
聘请校外教师总计	**8 660**	**1 157**	**2 658**	**4 180**	**665**
其中：女	3 900	468	1 123	1 877	432
正高级	2 477	463	799	1 190	25
副高级	3 070	406	818	1 563	283
中级	2 439	255	688	1 189	307
初级	524	22	253	201	48
未定职级	150	11	100	37	2
聘请校外教师中：外教	54	8	20	26	0
其他高校	1 160	204	426	500	30

2013 年全国高等中医药院校专任教师按职称分年龄情况

单位：人

	合　计	29 岁及以下	30～39 岁	40～49 岁	50～59 岁	60 岁及以上
总　计	**26 609**	**3 517**	**10 962**	**7 727**	**3 989**	**414**
其中：女	14 082	2 263	6 296	3 650	1 729	144
正高级	4 379	0	65	1 848	2 136	330
副高级	8 081	5	2 167	4 306	1 523	80
中级	9 300	809	6 755	1 448	284	4
初级	3 706	1 919	1 669	90	28	0
未定职级	1 143	784	306	35	18	0

2013 年全国高等中医药院校专任教师按学历分年龄情况

单位：人

	合　计	29 岁及以下	30～39 岁	40～49 岁	50～59 岁	60 岁及以上
总　计	**26 609**	**3 517**	**10 962**	**7 727**	**3 989**	**414**
博士研究生	4 809	220	2 268	1 791	509	21
硕士研究生	10 189	2 166	5 425	1 839	681	78
本科	11 000	1 095	3 166	3 886	2 570	283
专科及以下	611	36	103	211	229	32

2013 年全国高等中医药院校专任教师所教专业情况

单位：人

	总计	哲学	经济学	法学	教育学	文学	历史学	理学	工学	农学	医学	管理学	艺术学
总　计	**26 609**	**651**	**238**	**475**	**1 338**	**1 541**	**98**	**1 475**	**969**	**48**	**18 985**	**753**	**38**
正高级	4 379	55	18	30	62	71	13	177	56	9	3 818	70	0
副高级	8 081	192	68	98	299	360	26	420	226	14	6 214	160	4
中级	9 300	262	103	221	547	708	39	591	463	9	5 995	343	19
初级	3 706	101	36	87	327	302	18	225	157	13	2 308	121	11
无职称	1 143	41	13	39	103	100	2	62	67	3	650	59	4

2013 年全国高等中医药院校专任教师变动情况（一）

单位：人

	上学年初报表专任教师数	本学年初报表专任教师数	减少教师数			
			合计	自然减员	调离教师岗位	其他
专任教师总计	**24 448**	**26 609**	**817**	**339**	**102**	**376**
其中：女	12 637	14 082	343	166	51	126

2013 年全国高等中医药院校专任教师变动情况（二）

单位：人

	增加教师数							
	合计	录用毕业生			外单位教师调入		校内外非教师调入	
		小计	其中：研究生		小计	其中：高校调入	小计	其中：本校调整
			小计	本校毕业				
专任教师总计	**2 978**	**1 054**	**944**	**210**	**831**	**613**	**1093**	**407**
其中：女	1 788	657	588	138	522	401	609	216

2013 年全国高等中医药院校研究生指导教师情况（一）

单位：人

		合计	29 岁及以下	30～34 岁	35～39 岁	40～44 岁
总计		**10 863**	**1**	**225**	**1 044**	**1 996**
其中：女		4 270	1	85	488	858
分职称	正高级	6 122	0	56	121	569
	副高级	4 633	1	162	912	1 404
	中级	108	0	7	11	23
分指导关系	博士导师	879	0	1	7	48
	硕士导师	8 938	1	219	1 019	1 886
	博士、硕士导师	1046	0	5	18	62

2013 年全国高等中医药院校研究生指导教师情况（二）

单位：人

		合计	45～49 岁	50～54 岁	55～59 岁	60 岁以上
总计		**3 218**	**2 300**	**1 404**	**433**	**242**
其中：女		1 246	924	492	126	50
分职称	正高级	1 958	1 741	1 124	377	176
	副高级	1 242	549	263	40	60
	中级	18	10	17	16	6
分指导关系	博士导师	222	193	191	110	107
	硕士导师	2 676	1 873	999	204	61
	博士、硕士导师	320	234	214	119	74

2013 年全国高等中医药院校资产情况（一）

	占地面积（平方米）			图书（万册）		计算机数（台）	
	合计	其中：绿化用地面积	其中：运动场地面积	合计	当年新增	合计	教学用计算机数
学校产权	25 951 356	7 425 840	1 826 798	3 166. 60	226. 79	95 149	70 136
非学校产权	4 235 596	840 545	122 446	110. 7	8. 36	2 320	2 297
1. 独立使用	2 823 325	417 073	76 559	83. 3	7. 96	160	150
2. 共同使用	1 412 271	423 472	45 887	27. 4	0. 4	2 160	2 147

2013年全国高等中医药院校资产情况（二）

	教室（间）		固定资产总值（万元）				
	合计	其中：网络多媒体教室	合计	其中：教学、科研仪器设备资产		其中：信息化设备资产	
				小计	当年新增	小计	其中软件
学校产权	5 759	3 908	1 923 525.00	488 986.40	86 872.30	106 214.90	11 220.70
非学校产权	465	339	86 329.10	5 560.50	0.00	0.00	0.00
1. 独立使用	292	185	76 243.80	4 225.50	0.00	0.00	0.00
2. 共同使用	173	154	10 085.30	1 335.00	0.00	0.00	0.00

2013年全国高等中医药院校信息化建设情况

	网络信息点数（个）		上网课程数（门）	电子邮件系统数（个）
	合计	其中：无线接入		
合计	251 468	16 436	5 847	49 495

续表

管理信息系统数据总量（GB）	数字资源量（GB）		信息化培训人次（人次）	信息化工作人员数（人）
	小计	其中：电子图书		
23 120.90	943 346.50	362 757.30	17 914	513

2013年全国高等中医药院校房屋面积情况

单位：平方米

	学校产权建筑面积				正在施工面积	非学校产权建筑面积		
	合计	其中：危房	当年新增	被外单位借用		小计	独立使用	共同使用
总　　计	**12 173 014**	**31 550**	**792 760**	**27 499**	**1 258 867**	**1 845 597**	**1 127 044**	**718 553**
一、教学及辅助用房	5 562 089	22 007	334 465	0	690 546	1 156 058	569 886	586 172
其中：教室	1 846 484	7 377	120 152	0	183 370	228 794	206 270	22 524
图书馆	710 812	0	54 052	0	263 627	44 317	36 317	8 000
实验室、实习场所	2 170 742	13 228	113 530	0	164 270	845 676	295 828	549 848
专用科研用房	328 083	0	26 390	0	26 124	5 102	2 102	3 000
体育馆	343 000	0	16 098	0	18 223	21 796	19 596	2 200
会堂	162 968	1 402	4 243	0	34 932	10 373	9 773	600
二、行政办公用房	805 409	7 564	17 355	0	66 212	56 658	54 658	2 000
三、生活用房	4 133 846	1 979	342 859	27 499	374 542	632 881	502 500	130 381
其中：学生宿舍（公寓）	3 181 142	0	237 344	9 983	290 052	568 838	447 257	121 581
学生食堂	402 004	0	34 774	0	55 043	44 700	36 900	7 800
教工单身宿舍	151 406	0	70 422	0	8 522	4 863	4 863	0
教工食堂	22 059	0	204	0	0	677	677	0
生活福利及其他用房	377 235	1 979	115	17 516	20 925	13 803	12 803	1 000
四、教工住宅	1 323 810	0	66 662	0	109 276	0	0	0
五、其他用房	347 860	0	31 419	0	18 291	0	0	0

2013 年全国中等中医药院校数及开设中医药专业的中等西医药院校、中等非医药院校机构数

单位：所

	中等中医药院校	设置中医药专业的中等西医药院校	设置中医药专业的中等非医药院校
总　计	**50**	**119**	**149**
其中：调整后中等职业学校	4	26	19
中等技术学校	25	66	33
成人中等专业学校	2	5	7
职业高中学校	6	7	58
附设中职班	11	15	28
其他机构	2	0	4

2013 年全国中等中医药学校按学生类别分毕业、招生、在校学生数

	学校数（所）	毕业生数(人)	招生数（人）	在校学生数（人）	预计毕业生数(人)
中等中医药学校总计	—	**41 885**	**45 894**	**127 166**	**38 233**
其中：民族医学校	4	1 777	725	3 559	1 709
调整后中职全日制学生	4	2 257	3 641	10 121	2 677
调整后中职非全日制学生	0	0	0	0	0
普通中专学生	36	33 941	40 353	112 508	34 053
成人中专全日制学生	4	4 882	780	1 899	607
成人中专非全日制学生	0	0	0	0	0
职业高中学生	8	805	1 120	2 638	896

2013 年全国中等中医药学校分专业毕业、招生、在校学生数

单位：人

专业名称	毕业生数	招生数	在校学生数					预计毕业生数
			小计	一年级	二年级	三年级	四年级及以上	
总　计	**41 885**	**45 894**	**127 166**	**45 894**	**41 478**	**36 664**	**3 130**	**38 233**
果蔬花卉生产技术	47	0	0	0	0	0	0	0
中草药种植	43	0	0	0	0	0	0	0
建筑装饰	129	0	0	0	0	0	0	0
数控技术应用	183	273	686	273	254	159	0	159
焊接技术应用	11	0	7	0	3	4	0	4
电子电器应用与维修	9	0	31	0	0	31	0	31
化学工艺	7	0	2	0	0	2	0	2
服装制作与生产管理	0	0	18	0	0	18	0	18
汽车运用与维修	69	0	108	0	41	67	0	67
计算机应用	144	301	761	301	282	178	0	178

专业名称	毕业生数	招生数	在校学生数					预计毕业生数
			小计	一年级	二年级	三年级	四年级及以上	
计算机网络技术	41	0	0	0	0	0	0	0
软件与信息服务	27	0	0	0	0	0	0	0
计算机与数码产品维修	57	0	82	0	50	32	0	32
电子技术应用	33	0	35	0	0	35	0	35
护理	18 000	19 703	56 378	19 703	17 909	16 609	2 157	17 402
助产	1 429	1 743	4 690	1 743	1 491	1 410	46	1 414
农村医学	2 666	1 632	4 174	1 632	1 262	1 280	0	1 336
营养与保健	12	1 335	1 335	1 335	0	0	0	0
康复技术	258	422	1 729	422	250	441	616	737
眼视光与配镜	14	18	38	18	12	8	0	8
医学检验技术	539	557	1 327	557	413	357	0	412
医学影像技术	215	439	887	439	244	204	0	216
口腔修复工艺	122	83	242	83	85	74	0	77
药剂	2 799	3 885	10 921	3 885	3 700	3 336	0	3 337
中医护理	3 603	3 952	12 717	3 952	5 282	3 483	0	3 483
中医	3 866	5 398	14 839	5 398	4 750	4 417	274	4 544
藏医医疗与藏药	53	87	193	87	60	46	0	46
维医医疗与维药	200	150	550	150	200	200	0	200
蒙医医疗与蒙药	0	24	60	24	0	36	0	36
中医康复保健	1 287	1 275	3 231	1 275	1 060	896	0	961
中药	1 619	1 642	4 058	1 642	1 274	1 105	37	1 176
中药制药	411	382	1 287	382	518	387	0	387
制药技术	0	69	201	69	93	39	0	39
生物技术制药	0	9	45	9	25	11	0	11
药品食品检验	16	67	166	67	57	42	0	42
制药设备维修	0	0	18	0	0	18	0	18
医药卫生类专业	338	786	1 644	786	584	274	0	274
美容美体	181	259	643	259	256	128	0	214
会计	823	725	2 046	725	663	658	0	658
市场营销	79	37	115	37	43	35	0	35
电子商务	34	0	0	0	0	0	0	0
财经商贸类专业	25	0	0	0	0	0	0	0
工艺美术	12	30	70	30	20	20	0	20
学前教育	284	402	1 191	402	369	420	0	420
其他类专业	2 200	209	641	209	228	204	0	204

2013 年全国中等西医药学校中医药专业按学生类别分毕业、招生、在校学生数

	学校数（所）	毕业生数(人)	招生数（人）	在校学生数（人）	预计毕业生数(人)
设置中医药专业的中等西医药学校总计	**—**	**11 009**	**10 329**	**29 952**	**9 665**
调整后中职全日制学生	27	2 582	2 901	8 022	2 613
调整后中职非全日制学生	4	209	15	208	121
普通中专学生	81	7 529	5 466	16 767	5 454
成人中专全日制学生	4	94	811	2 318	786
成人中专非全日制学生	2	60	348	348	170
职业高中学生	6	535	788	2 289	521

2013 年全国中等西医药学校中医药专业分专业毕业、招生、在校学生数

单位：人

专业名称	毕业生数	招生数	在校学生数					预计毕业生数
			小计	一年级	二年级	三年级	四年级及以上	
总　　计	**11 009**	**10 329**	**29 952**	**10 371**	**9 427**	**9 504**	**650**	**9 665**
药剂	147	0	10	0	0	10	0	10
中医护理	443	1 165	2 942	1 165	1 055	678	44	689
中医	3 934	1 861	5 182	1 861	1 533	1 703	85	1 721
藏医医疗与藏药	82	41	276	41	86	93	56	95
蒙医医疗与蒙药	23	22	59	22	17	20	0	20
中医康复保健	1 423	1 846	4 980	1 846	1 363	1 720	51	1 532
中药	3 622	4 298	12 599	4 340	3 889	3 981	389	4 134
中药制药	1 018	1 040	3 429	1 040	1 272	1 117	0	1 266
医药卫生类专业	317	56	475	56	212	182	25	198

2013 年全国中等非医药学校中医药专业按学生类别分毕业、招生、在校学生数

	学校数（所）	毕业生数(人)	招生数（人）	在校学生数（人）	预计毕业生数(人)
设置中医药专业的中等非医药学校总计	**—**	**9 682**	**7 859**	**24 168**	**7 558**
调整后中职全日制学生	22	820	805	2 844	1 152
调整后中职非全日制学生	2	93	0	166	165
普通中专学生	55	2 846	3 107	8 413	2 299
成人中专全日制学生	9	712	493	1 257	355
成人中专非全日制学生	5	427	161	207	42
职业高中学生	63	4 784	3 293	11 281	3 545

2013 年全国中等非医药学校中医药专业分专业毕业、招生、在校学生数

单位：人

专业名称	毕业生数	招生数	在校学生数					预计毕业生数
			小计	一年级	二年级	三年级	四年级及以上	
总　计	**9 682**	**7 859**	**24 168**	**7 862**	**8 864**	**7 393**	**49**	**7 558**
康复技术	2	0	6	0	2	4	0	4
中医护理	286	615	1 780	615	856	309	0	310
中医	2 633	1 085	3 370	1 085	1 164	1 121	0	1 121
藏医医疗与藏药	1 506	956	3 576	956	1 298	1 273	49	1 276
蒙医医疗与蒙药	50	11	75	11	15	49	0	49
中医康复保健	1 211	1 341	3 133	1 341	990	802	0	955
中药	1 914	1 484	4 767	1 487	1 725	1 555	0	1 568
中药制药	1 946	2 070	6 949	2 070	2 663	2 216	0	2 211
医药卫生类专业	134	297	512	297	151	64	0	64

2013 年全国中等中医药学校培训学生情况

单位：人

	总计	其中：少数民族	一周至一个月以下	一个月至半年以下	半年以上	总计中：		总计中：		
						资格证书培训	岗位证书培训	第一产业培训	第二产业培训	第三产业培训
结业生数	15 366	466	2 313	10 291	2 762	6 558	8 405	4 681	4 295	6 390
注册学生数	21 271	1 247	4 542	16 729	0	12 441	6 032	4 630	4 295	12 346

2013 年全国中等中医药学校教职工数

单位：人

	教职工数								聘请校外教师
	合计	校本部教职工					校办企业职工	其他附设机构人员	
		小计	专任教师	行政人员	教辅人员	工勤人员			
总　计	**4 199**	**4 103**	**2 968**	**496**	**252**	**387**	**26**	**70**	**1 123**
其中：女	2 112	2 047	1 584	200	123	140	15	50	585
聘任制	1 016	1 002	890	43	31	38	14	0	0
其中：女	598	588	543	17	11	17	10	0	0

2013 年全国中等中医药学校教职工数（分职称）

单位：人

	教职工数								聘请校外教师
	合计	校本部教职工					校办企业职工	其他附设机构人员	
		小计	专任教师	行政人员	教辅人员	工勤人员			
总　计	**4 199**	**4 103**	**2 968**	**496**	**252**	**387**	**26**	**70**	**1 123**
正高级	70	70	52	17	1	0	0	0	186
副高级	852	850	752	82	16	0	0	2	215
中级	1 378	1 377	1 087	175	107	8	1	0	468
初级	1 162	1 158	911	140	91	16	4	0	247
无职称	737	648	166	82	37	363	21	68	7

2013 年全国中等中医药学校聘任制教职工数（分职称）

单位：人

	教职工数								聘请校外教师
	合计	校本部教职工					校办企业职工	其他附设机构人员	
		小计	专任教师	行政人员	教辅人员	工勤人员			
总　计	**1 016**	**1 002**	**890**	**43**	**31**	**38**	**14**	**0**	**0**
正高级	4	4	3	1	0	0	0	0	0
副高级	237	237	232	5	0	0	0	0	0
中级	310	310	293	7	10	0	0	0	0
初级	317	315	283	13	19	0	2	0	0
无职称	148	136	79	17	2	38	12	0	0

2013 年全国中等中医药学校不同职称专任教师的学历构成

单位:%

	合计	博士	硕士	本科	专科及以下
总　计	**100.00**	**0.30**	**9.40**	**79.62**	**10.68**
正高级	100.00	5.77	9.62	76.92	7.69
副高级	100.00	0.40	11.44	83.64	4.52
中级	100.00	0.28	9.38	77.00	13.34
初级	100.00	0.00	5.05	82.77	12.18
无职称	100.00	0.00	24.10	62.05	13.86
其中：实习指导课教师	100.00	0.00	6.67	86.67	6.67

2013 年全国中等中医药学校不同职称专任教师的年龄构成

单位:%

	合　计	30 岁及以下	31～40 岁	41～50 岁	51～60 岁	61 岁及以上
总计	**100.00**	**20.65**	**45.18**	**26.15**	**7.82**	**0.20**
正高级	100.00	0.00	1.92	40.38	51.92	5.77
副高级	100.00	0.00	19.95	60.77	19.02	0.27
中级	100.00	9.02	61.36	24.29	5.24	0.09
初级	100.00	40.50	55.21	3.73	0.55	0.00
无职称	100.00	87.95	12.05	0.00	0.00	0.00

2013 年全国中等中医药学校资产情况（一）

	占地面积（平方米）			图书（册）	
	合计	其中：绿化用地面积	其中：运动场地面积	合计	当年新增
学校产权	2 122 778	492 400	332 501	2 466 129	136 202
非学校产权	868 729	116 574	52 769	208 300	5 050
1. 独立使用	167 520	73 969	23 170	15 600	5 050
2. 共同使用	701 209	42 605	29 599	192 700	0

2013 年全国中等中医药学校资产情况（二）

	计算机数（台）		固定资产总值（万元）		
	合计	教学用	合计	其中：教学、实习仪器设备资产值小计	
				小计	当年新增
学校产权	11 700	9 588	173 498.19	27 523.42	2 501.30
非学校产权	340	326	10 544.40	1 220.33	352.00
1. 独立使用	130	116	4 454.40	426.00	352.00
2. 共同使用	210	210	6 090.00	794.33	0.00

2013 年全国中等中医药学校资产情况（三）

	网络信息点数（个）		上网课程数（门）	数字资源量（GB）		受过信息技术相关培训的专任教师（人次）	信息化工作人员数（人）
	合计	其中：无线接入		小计	其中：电子图书		
合计	11 127	1 187	80	4 568	2 810	772	142

2013 年全国中等中医药学校房屋面积情况

单位：平方米

	学校产权建筑面积				正在施工面积	非学校产权建筑面积		
	合计	其中：				小计	独立使用	共同使用
		危房	当年新增	被外单位借用				
总计	**1 312 225**	**2 489**	**1 730**	**0**	**13 287**	**242 698**	**115 577**	**127 121**
一、教学及辅助用房	659 660	1 356	1482	0	12 482	126 166	51 765	74 401
其中：教室	363 341	1 356	0	0	6 000	58 326	22 047	36 279
图书馆	67 578	0	0	0	0	22 523	11 070	11 453
实验室、实习场所	191 273	0	1 089	0	6 089	23 935	13 576	10 359
体育馆	23 771	0	0	0	0	14 831	4 652	10 179
会堂	13 697	0	393	0	393	6 551	420	6 131
二、行政办公用房	77 532	0	0	0	0	5 654	3 952	1 702
三、生活用房	495 513	1 133	0	0	805	103 473	52 455	51 018
其中：学生宿舍（公寓）	347 577	752	0	0	805	74 177	41 477	32 700
学生食堂	69 639	241	0	0	0	25 498	8 071	17 427
教工单身宿舍	30 622	0	0	0	0	1 248	1 048	200
教工食堂	5 650	0	0	0	0	1 173	1 063	110
生活福利及其他用房	42 025	140	0	0	0	1 377	796	581
四、教工住宅	78 592	0	0	0	0	0	0	0
五、其他用房	928	0	248	0	0	7 405	7 405	0

四、中医药科研

1. 科学研究与技术开发机构

2013 年科学研究与技术开发机构人员情况

单位：人

	机构数（个）	从业人员	从业人员按工作性质分类			外聘的流动学者	招收的非本单位在读研究生	离退休人员总数
			从事科技活动人员	从事生产、经营活动人员	其他人员			
全国	**86**	**17 961**	**10 673**	**985**	**6 303**	**186**	**855**	**7 569**
其中：								
中医部委属科研机构	11	3 406	1 927	12	1 467	8	215	2 114
中医省属科研机构	44	11 861	6 938	586	4 337	168	563	4 716
中医地、市属科研机构	31	2 694	1 808	387	499	10	77	739

2013 年科学研究与技术开发机构从事科技活动人员情况

单位：人

	从事科技活动人员	其中：女性	其中：		
			科技管理人员	课题活动人员	科技服务人员
全国	**10 673**	**5 603**	**1 202**	**7 080**	**2 391**
其中：					
中医部委属科研机构	1 927	1 065	197	1 419	311
中医省属科研机构	6 938	3 428	777	4 816	1 345
中医地、市属科研机构	1 808	1 110	228	845	735

2013 年科学研究与技术开发机构从事科技活动人员按学历统计

单位：人

	合计	其中：			
		博士毕业	硕士毕业	本科毕业	大专毕业
全国	**10 673**	**1 013**	**2 420**	**4 575**	2 036
其中：					
中医部委属科研机构	1 927	626	532	432	252
中医省属科研机构	6 938	358	1 661	3 295	1 220
中医地、市属科研机构	1 808	29	227	848	564

2013 年科学研究与技术开发机构从事科技活动人员按职称统计

单位：人

	合计	其中：			
		高级职称	中级职称	初级职称	其他
全国	**10 673**	**3 143**	**3 133**	**3 547**	**850**
其中：					
中医部委属科研机构	1 927	772	640	239	276
专业技术人员分类比重（%）	100.00	40.06	33.21	12.40	14.32
中医省属科研机构	6 938	1 922	1 932	2 601	483
专业技术人员分类比重（%）	100.00	27.70	27.85	37.49	6.96
中医地、市属科研机构	1 808	449	561	707	91
专业技术人员分类比重（%）	100.00	24.83	31.03	39.10	5.03

2013年科学研究与技术开发机构人员流动情况（一）

单位：人

	本年新增人员	应届高校毕业生	招聘的其他人员	招聘的其他人员主要来源						其他新增人员
				其中：						
				来自研究院所	来自企业		来自高等学校	来自国外	来自政府部门	
					人数	其中：外资或合资企业				
全国	**1 260**	**698**	**403**	**94**	**46**	**2**	**79**	**9**	**15**	**159**
其中：										
中医部委属科研机构	175	118	51	14	0	0	13	4	0	6
中医省属科研机构	865	417	325	80	46	2	59	5	3	123
中医地、市属科研机构	220	163	27	0	0	0	7	0	12	30

2013年科学研究与技术开发机构人员流动情况（二）

单位：人

	本年减少人员	离退休人员	离开本单位的人员	离开本单位的人员中：						其他减少人员	本年不在岗人员
				流向研究院所	流向企业		流向高等学校	出国	流向政府部门		
					人数	其中：外资或合资企业					
全国	**604**	**387**	**193**	**40**	**11**	**0**	**11**	**3**	**12**	**24**	**133**
其中：											
中医部委属科研机构	172	105	65	33	3	0	3	0	4	2	33
中医省属科研机构	364	232	119	5	8	0	8	3	7	13	52
中医地、市属科研机构	68	50	9	2	0	0	0	0	1	9	48

2013年科学研究与技术开发机构经常费收入情况（一）

单位：千元

	本年收入总额＊	科技活动收入			生产、经营活动收入	其他收入		用于科技活动的借贷款
		合计	其中：			合计	其中：用于离退休人员的政府拨款	
			政府资金	非政府资金				
全国	**8 262 607**	**2 169 780**	**1 642 878**	**526 902**	**488 931**	**5 603 896**	**218 398**	**2 850**
其中：								
中医部委属科研机构	3 451 406	675 330	591 723	83 607	1 908	2 774 168	72 213	0
中医省属科研机构	4 258 317	1 327 150	891 114	436 036	362 676	2 568 491	123 541	2 850
中医地、市属科研机构	552 884	167 300	160 041	7 259	124 347	261 237	22 644	0

注：不含代管经费和转拨外单位经费。

2013年科学研究与技术开发机构经常费收入情况（二）

单位：千元

	政府资金					非政府资金合计			
	合计	其中：财政拨款	承担政府科研项目收入	其他	全部政府资金中：来自地方政府的资金	合计	其中：技术性收入 合计	其中：来自企业	国外资金
全国	**1 642 878**	**1 255 021**	**376 806**	**11 051**	**345 352**	**526 902**	**461 641**	**78 858**	**97**
其中：									
中医部委属科研机构	591 723	402 256	188 769	698	7 661	83 607	73 098	32 738	0
中医省属科研机构	891 114	703 022	180 471	7 621	234 561	436 036	381 784	46 120	97
中医地、市属科研机构	160 041	149 743	7 566	2 732	103 130	7 259	6 759	0	0

2013年科学研究与技术开发机构经常费支出情况（一）

单位：千元

	本年内部支出	内部支出按支出的活动性质分						
		科技活动支出 合计	其中：人员劳务费	设备购置费	其他日常支出	生产经营活动支出 合计	其中经营税金	其他支出*
全国	**7 668 180**	**2 227 432**	**876 151**	**280 165**	**1 071 116**	**274 282**	**1 238**	**5 166 466**
其中：								
中医部委属科研机构	3 294 997	748 309	295 343	70 584	382 382	11 929	0	2 534 759
中医省属科研机构	3 855 352	1 246 947	443 539	187 753	615 655	201 035	211	2 407 370
中医地、市属科研机构	517 831	232 176	137 269	21 828	73 079	61 318	1 027	224 337

注：其他支出含医疗、工程设计、教学培训等活动支出。

2013年科学研究与技术开发机构经常费支出情况（二）

单位：千元

	本年内部支出	内部支出按支出的经济性质和具体用途分				本年外部支出总额	
		工资福利支出	对个人和家庭补助	商品和服务支出	其他	合计	其中：科技活动经费外部支出
全国	**7 668 180**	**1 713 192**	**546 572**	**3 677 542**	**1 722 021**	**48 145**	**48 105**
其中：							
中医部委属科研机构	3 294 997	553 167	179 933	1 245 203	1 316 694	14 792	14 792
中医省属科研机构	3 855 352	966 239	322 428	2 259 459	298 373	32 555	32 555
中医地、市属科研机构	517 831	193 786	44 211	172 880	106 954	798	758

2013 年科学研究与技术开发机构基本建设情况（一）

单位：千元

	基本建设投资实际完成额				
	合计	按用途分			
		科研仪器设备	科研土建工程	生产经营土建与设备	生活土建与设备
全国	**597 638**	**91 313**	**255 100**	**250 258**	**967**
其中：					
中医部委属科研机构	266 395	22 720	200 147	43 528	0
中医省属科研机构	327 558	68 042	52 759	205 970	787
中医地、市属科研机构	3 685	551	2 194	760	180

2013 年科学研究与技术开发机构基本建设情况（二）

单位：千元

	科研基建				
	合计	按来源分			
		政府资金	企业资金	事业单位资金	其他资金
全国	**346 413**	**264 674**	**0**	**81 729**	**10**
其中：					
中医部委属科研机构	222 867	222 867	0	0	0
中医省属科研机构	120 801	39 772	0	81 029	0
中医地、市属科研机构	2 745	2 035	0	700	10

2013 年科学研究与技术开发机构固定资产情况

单位：千元

	年末固定资产原价	其中：		
		科研房屋建筑物	科研仪器设备	
			合计	其中：进口
全国	**6 691 716**	**912 865**	**1 718 096**	**551 849**
其中：				
中医部委属科研机构	3 563 285	97 799	677 117	425 625
中医省属科研机构	2 291 188	681 588	776 959	117 081
中医地、市属科研机构	837 243	133 478	264 020	9 143

2013 年科学研究与技术开发机构在研课题情况（一）

单位：个

	课题数合计	其中：		基础研究	其中：		应用研究	其中：	
		当年开题	当年完成		当年开题	当年完成		当年开题	当年完成
全国	**2 511**	**1 011**	**713**	**438**	**201**	**96**	**1 128**	**426**	**290**
其中：									
中医部委属科研机构	741	289	204	195	87	49	313	103	88
中医省属科研机构	1 633	661	463	240	114	44	784	308	194
中医地、市属科研机构	137	61	46	3	0	3	31	15	8

2013 年科学研究与技术开发机构在研课题情况（二）

单位：个

	试验发展	其中：当年开题	其中：当年完成	研究与发展成果应用	其中：当年开题	其中：当年完成	科技服务	其中：当年开题	其中：当年完成
全国	**685**	**265**	**226**	**136**	**56**	**55**	**124**	**63**	**46**
其中：									
中医部委属科研机构	170	68	46	27	12	13	36	19	8
中医省属科研机构	448	166	158	88	33	35	73	40	32
中医地、市属科研机构	67	31	22	21	11	7	15	4	6

2013 年科学研究与技术开发机构课题经费内部支出情况

单位：千元

	合计	基础研究	应用研究	试验发展	研究与试验发展成果应用	科技服务
全国	**657 966**	**100 149**	**210 009**	**258 268**	**61 000**	**28 541**
其中：						
中医部委属科研机构	338 284	67 865	96 674	130 786	26 008	16 951
中医省属科研机构	271 795	32 074	110 391	93 279	26 645	9 406
中医地、市属科研机构	47 887	210	2 944	34 203	8 346	2 184

2013 年科学研究与技术开发机构课题折合工作量统计

单位：人年

	合计	基础研究	应用研究	试验发展	研究与试验发展成果应用	科技服务
全国	**4 813**	**771**	**1 765**	**1 651**	**351**	**276**
其中：						
中医部委属科研机构	1 216	300	411	366	54	85
中医省属科研机构	3 040	468	1 314	948	202	108
中医地、市属科研机构	558	3	40	337	94	84

2013 年科学研究与技术开发机构 R&D 课题来源

单位：个

	合计	国家科技项目	地方科技项目	企业委托科技项目	自选科技项目	国际合作科技项目	其他科技项目
全国	**2 251**	**657**	**1 238**	**25**	**158**	**13**	**160**
其中：							
中医部委属科研机构	678	447	93	0	85	9	44
中医省属科研机构	1 472	203	1 078	25	53	4	109
中医地、市属科研机构	101	7	67	0	20	0	7

2013年科学研究与技术开发机构R&D人员情况

单位：个

	R&D人员合计	其中：女性	按学历分				按工作量分	
			博士毕业	硕士毕业	本科毕业	其他	R&D全时人员	R&D非全时人员
全国	**6 428**	**3 362**	**830**	**1 950**	**2 743**	**905**	**3 791**	**2 637**
其中：								
中医部委属科研机构	1 520	782	486	412	443	179	1 180	340
中医省属科研机构	4 138	2 174	321	1 381	1 848	588	2 193	1 945
中医地、市属科研机构	770	406	23	157	452	138	418	352

2013年科学研究与技术开发机构R&D工作量情况

单位：人年

	R&D人员折合全时工作量	R&D人员折合全时工作量按人员工作岗位性质分		
		研究人员	技术人员	其他辅助人员
全国	**5 204**	**2 782**	**1 658**	**764**
其中：				
中医部委属科研机构	1 312	735	393	184
中医省属科研机构	3 308	1 754	1 087	467
中医地、市属科研机构	584	293	178	113

2013年科学研究与技术开发机构R&D经费

单位：千元

	R&D经费内部支出			R&D经费外部支出				
	合计	R&D经常费支出	R&D基本建设费	合计	其中：对国内科研机构支出	对国内高等学校支出	对国内企业支出	对境外机构支出
全国	**1 199 459**	**1 000 487**	**198 972**	**32 675**	**18 753**	**2 267**	**11 115**	**0**
其中：								
中医部委属科研机构	577 822	459 846	117 976	14 792	14 549	243	0	0
中医省属科研机构	552 553	471 965	80 588	17 883	4 204	2 024	11 115	0
中医地、市属科研机构	69 084	68 676	408	0	0	0	0	0

2013年科学研究与技术开发机构R&D经常费支出明细（一）

单位：千元

	合计	按费用类别分			按活动类型分		
		人员费用（含工资）	设备购置费	其他	基础研究	应用研究	试验发展
全国	**1 000 487**	**466 887**	**123 056**	**410 544**	**173 345**	**334 404**	**492 738**
其中：							
中医部委属科研机构	459 846	173 581	47 573	238 692	89 680	132 612	237 554
中医省属科研机构	471 965	248 406	70 109	153 450	82 548	193 778	195 639
中医地、市属科研机构	68 676	44 900	5 374	18 402	1 117	8 014	59 545

2013 年科学研究与技术开发机构 R&D 经常费支出明细（二）

单位：千元

	按经费来源分				
	政府资金	企业资金	事业单位资金	国外资金	其他资金
全国	**797 623**	**38 878**	**137 514**	**335**	**26 137**
其中：					
中医部委属科研机构	390 604	0	59 956	0	9 286
中医省属科研机构	367 942	38 878	53 600	335	11 210
中医地、市属科研机构	39 077	0	23 958	0	5 641

2013 年科学研究与技术开发机构 R&D 基本建设费明细

单位：千元

	合计	按费用类别分		按经费来源分				
		仪器设备费	土建费	政府资金	企业资金	事业单位资金	国外资金	其他资金
全国	**198 972**	**76 288**	**122 684**	**128 293**	**0**	**70 679**	**0**	**0**
其中：								
中医部委属科研机构	117 976	13 272	104 704	117 976	0	0	0	0
中医省属科研机构	80 588	62 710	17 878	10 309	0	70 279	0	0
中医地、市属科研机构	408	306	102	8	0	400	0	0

2013 年科学研究与技术开发机构科技成果情况（一）

	科技论文与科技著作		
	发表科技论文（篇）		出版科技著作（种）
	合计	其中：国外发表	
全国	**6 081**	**617**	**261**
其中：			
中医部委属科研机构	2 579	489	78
中医省属科研机构	3 054	121	148
中医地、市属科研机构	448	7	35

2013 年科学研究与技术开发机构科技成果情况（二）

	专利							
	专利申请受理数（件）		专利授权数（件）			有效发明专利数（件）	专利所有权转让及许可数（件）	专利所有权转让与许可收入（千元）
	件数	其中：发明专利	件数	其中：发明专利	其中：国外授权			
全国	**298**	**220**	**161**	**139**	**1**	**533**	**12**	**2 460**
其中：								
中医部委属科研机构	109	76	45	40	1	153	11	2 000
中医省属科研机构	180	143	111	98	0	379	1	460
中医地、市属科研机构	9	1	5	1	0	1	0	0

2013年科学研究与技术开发机构科技成果情况（三）

	其他产出				
	形成国家或行业标准数（项）	集成电路布图设计登记数（件）	植物新品种权授予数（项）	软件著作权数（件）	新药证书数（件）
全国	**0**	**0**	**0**	**5**	**0**
其中：					
中医部委属科研机构	0	0	0	3	0
中医省属科研机构	0	0	0	2	0
中医地、市属科研机构	0	0	0	0	0

2013年科学研究与技术开发机构对外科技服务活动情况

单位：人年

	参加对外科技服务活动工作量合计	科技成果的示范性推广工作	为用户提供可行性报告、技术方案、建议及进行技术论证等技术咨询工作	为社会和公众提供的测试、标准化、计量、计算、质量和专利服务	科技信息文献服务	其他科技服务活动	科技培训工作
全国	**1 320**	**181**	**115**	**116**	**146**	**465**	**297**
其中：							
中医部委属科研机构	400	24	28	34	55	83	176
中医省属科研机构	897	152	84	81	91	373	116
中医地、市属科研机构	23	5	3	1	0	9	5

2013年科学研究与技术开发机构重点发展学科情况

单位：个

	重点学科数合计	其中：						
		基础医学其他学科	内科学	药物化学	中医学	中西医结合学	中药学	中医学与中药学其他学科
全国	**195**	**1**	**2**	**2**	**48**	**6**	**67**	**7**
其中：								
中医部委属科研机构	45	1	0	0	21	1	16	0
中医省属科研机构	115	0	2	2	21	5	51	7
中医地、市属科研机构	35	0	0	0	6	0	0	0

2. 科学技术信息和文献机构

2013年科学技术信息和文献机构人员情况

单位：人

机构数	从业人员	从业人员按工作性质分类			外聘的流动学者	招收的非本单位在读研究生	离退休人员总数
		从事科技活动人员	从事生产、经营活动人员	其他人员			
2	133	132	0	1	10	34	124

2013年科学技术信息和文献机构从事科技活动人员情况

单位：人

从事科技活动人员	其中：女性	其中：		
		科技管理人员	课题活动人员	科技服务人员
132	90	9	122	1

2013年科学技术信息和文献机构从事科技活动人员按学历统计

单位：人

合计	博士毕业	硕士毕业	本科毕业	大专毕业
132	43	55	24	8

2013年科学技术信息和文献机构从事科技活动人员

单位：人

合计	高级职称	中级职称	初级职称	其他
132	56	55	11	10

2013年科学技术信息和文献机构人员流动情况（一）

单位：人

本年新增人员	应届高校毕业生	招聘的其他人员	招聘的其他人员主要来源						其他新增人员
			其中：						
			来自研究院所	来自企业		来自高等学校	来自国外	来自政府部门	
				人数	其中：外资或合资企业				
11	8	2	2	0	0	0	0	0	1

2013年科学技术信息和文献机构人员流动情况（二）

单位：人

本年减少人员	离退休人员	离开本单位的人员	离开本单位的人员						其他减少人员	本年不在岗人员
			其中：							
			流向研究院所	流向企业		流向高等学校	出国	流向政府部门		
				人数	其中：外资或合资企业					
8	6	2	0	1	1	0	0	1	0	0

2013年科学技术信息和文献机构经常费收入情况（一）

单位：千元

本年收入总额	科技活动收入			生产、经营活动收入	其他收入		用于科技活动的借贷款
	合计	其中：			合计	其中：	
		政府资金	非政府资金			用于离退休人员的政府拨款	
70 873	64 072	59 538	4 534	0	6 801	6 439	0

2013 年科学技术信息和文献机构经常费收入情况（二）

单位：千元

政府资金					非政府资金			
合计	其中：财政拨款	其中：承担政府科研项目收入	其中：其他	政府资金中：来自地方政府的资金	合计	其中：技术性收入：合计	其中：技术性收入：其中：来自企业	其中：国外资金
59 538	49 559	9 979	0	0	4 534	724	0	0

2013 年科学技术信息和文献机构经常费支出情况（一）

单位：千元

本年内部支出	内部支出按支出的活动性质分						
	科技活动支出：合计	科技活动支出：其中：人员费用	科技活动支出：其中：设备购置费	科技活动支出：其中：其他日常支出	经营活动支出：合计	经营活动支出：其中：经营税金	其他活动支出
69 843	63 404	9 203	427	53 774	0	0	6 439

2013 年科学技术信息和文献机构经常费支出情况（二）

单位：千元

本年内部支出	内部支出按支出的经济性质和具体用途分				本年外部支出总额	
	工资福利支出	对个人和家庭补助	商品和服务支出	其他	合计	其中：科技活动经费外部支出
69 843	9 203	8 707	37 728	14 205	0	0

2013 年科学技术信息和文献机构基本建设情况

单位：千元

基本建设投资实际完成额					科研基建				
合计	按用途分：科研仪器设备	按用途分：科研土建工程	按用途分：生产经营土建与设备	按用途分：生活土建与设备	合计	按来源分：政府资金	按来源分：企业资金	按来源分：事业单位资金	按来源分：其他资金
25 400	0	25 400	0	0	25 400	25 400	0	0	0

2013 年科学技术信息和文献机构固定资产情况

单位：千元

年末固定资产原价			
合计	其中：科研房屋建筑物	其中：科研仪器设备：合计	其中：科研仪器设备：其中：进口
68 570	29 087	38 764	0

2013年科学技术信息和文献机构在研课题情况（一）

单位：个

课题数合计	其中：		基础研究	其中：		应用研究	其中：	
	当年开题	当年完成		当年开题	当年完成		当年开题	当年完成
93	45	41	5	3	3	12	7	3

2013年科学技术信息和文献机构在研课题情况（二）

单位：个

试验发展	其中：		研究与试验发展成果应用	其中：		科技服务	其中：	
	当年开题	当年完成		当年开题	当年完成		当年开题	当年完成
34	20	12	8	0	7	34	15	16

2013年科学技术信息和文献机构课题经费内部支出情况

单位：千元

合计	基础研究	应用研究	试验发展	研究与试验发展成果应用	科技服务
18 095.80	423.00	1 003.50	12 788.10	891.00	2 990.20

2013年科学技术信息和文献机构课题折合工作量统计

单位：人年

合计	基础研究	应用研究	试验发展	研究与试验发展成果应用	科技服务
114.00	5.00	12.00	37.00	8.60	51.40

2013年科学技术信息和文献机构R&D课题来源

单位：个

合计	国家科技项目	地方科技项目	企业委托科技项目	自选科技项目	国际合作科技项目	其他科技项目
51	15	2	0	0	0	34

2013年科学技术信息和文献机构R&D人员情况

单位：人

R&D人员合计	其中：女性	按工作量分				按学历分	
		R&D非全时人员	博士毕业	硕士毕业	本科毕业	其他	R&D全时人员
77	53	24	32	14	7	54	23

2013年科学技术信息和文献机构R&D工作量情况

单位：人年

R&D人员折合全时工作量	按工作性质分		
	研究人员	技术人员	其他辅助人员
62	52	8	2

注：R&D为research and devecopment，指研究与开发。

2013年科学技术信息和文献机构R&D经费

单位：千元

R&D经费内部支出			R&D经费外部支出				
				其中：			
合计	R&D经常费支出	R&D基本建设费	合计	对国内科研机构支出	对国内高等学校支出	对国内企业支出	对境外机构支出
40 279	26 693	13 586	0	0	0	0	0

2013年科学技术信息和文献机构R&D经常费支出明细

单位：千元

R&D经常费支出											
合计	按费用类别分			按经费来源分					按活动类型分		
	人员费用	设备购置费	其他	政府资金	企业资金	事业单位资金	国外资金	其他资金	基础研究	应用研究	试验发展
26 693	3 676	306	22 711	26 693	0	0	0	0	431	1 353	24 909

2013年科学技术信息和文献机构R&D基本建设费明细

单位：千元

R&D基本建设费							
合计	按费用类别分		按经费来源分				
	仪器设备费	土建费	政府资金	企业资金	事业单位资金	国外资金	其他资金
13 586	0	13 586	13 586	0	0	0	0

2013年科学技术信息和文献机构科技成果情况（一）

科技论文与科技著作		
发表科技论文（篇）		出版科技著作（种）
篇数	其中：国外发表（篇）	
121	1	19

2013年科学技术信息和文献机构科技成果情况（二）

专利							
专利申请受理数（件）		专利授权数（件）			有效发明专利数（件）	专利所有权转让及许可数（件）	专利所有权转让与许可收入（千元）
件数	其中：发明专利	件数	其中：发明专利	其中：国外授权			
2	2	1	1	0	1	0	0

2013年科学技术信息和文献机构科技成果情况（三）

其他产出				
形成国家或行业标准数（项）	集成电路布图设计登记数	植物新品种权授予数（项）	软件著作权数（件）	新药证书数（件）
0	0	0	7	0

2013 年科学技术信息和文献机构对外科技服务活动情况

单位：人年

科技成果的示范性推广工作	为用户提供可行性报告、技术方案、建议及进行技术论证等技术咨询工作	地形、地质和水文考察、天文、气象和地震的日常观察	为社会和公众提供的测试、标准化、计量、计算、质量和专利服务	科技信息文献服务	其他科技服务活动	科技培训工作
0	0	0	0	2	2	1

2013 年科学技术信息和文献机构馆藏累计情况

图书、资料（册）	其中：		期刊（种）	其中：	缩微制品（张）	音像制品（张）	电子期刊（种）
	外文会议记录	外文科技报告		外文原版期刊			
331 625	0	0	2 550	1 000	0	0	0

2013 年科学技术信息和文献机构引进国外数据库情况

书目文摘型			全文文献型			数值型			多媒体型		
数量（个）	数据记录量总量（万条）	数据记录量当年更新量（万条）	数量（个）	数据记录量总量（万条）	数据记录量当年更新量（万条）	数量（个）	数据记录量总量（万条）	数据记录量当年更新量（万条）	数量（个）	数据记录量总量（万条）	数据记录量当年更新量（万条）
3	0	0	4	0	0	6	0	0	0	0	0

2013 年科学技术信息和文献机构引进国内数据库情况

书目文摘型			全文文献型			数值型			多媒体型		
数量（个）	数据记录量总量（万条）	数据记录量当年更新量（万条）	数量（个）	数据记录量总量（万条）	数据记录量当年更新量（万条）	数量（个）	数据记录量总量（万条）	数据记录量当年更新量（万条）	数量（个）	数据记录量总量（万条）	数据记录量当年更新量（万条）
8	0	0	23	0	0	0	0	0	0	0	0

2013 年科学技术信息和文献机构自建数据库情况

书目文摘型			全文文献型			数值型			多媒体型		
数量（个）	数据记录量总量（万条）	数据记录量当年更新量（万条）	数量（个）	数据记录量总量（万条）	数据记录量当年更新量（万条）	数量（个）	数据记录量总量（万条）	数据记录量当年更新量（万条）	数量（个）	数据记录量总量（万条）	数据记录量当年更新量（万条）
2	180	16	3	624	112	0	0	0	1	24	4

2013 年科学技术信息和文献机构计算机有关设备情况

单位：台

计算机有关设备	其中：					复印机	摄、录像机	印刷设备
	大、中型机	小型机	微机	终端	扫描设备			
551	0	17	278	167	71	11	7	0

2013 年科学技术信息和文献机构网络情况

自建网络（个）		对外联网网上用户数（个）			
网络数	网上用户数	DIALOG	STN	OCLC	INTERNET
1	2 032	0	0	200	211

2013 年科学技术信息和文献机构信息服务情况

阅览（人次）	外借		资料复制（千页）	读者咨询（人次）	缩微制作（张）	课题检索（个）	查新（项）	专题咨询服务（次）	信息分析研究报告（篇）
	人次	册次							
1 000	1 000	1 000	1	50	4	18	185	0	5

2013 年科学技术信息和文献机构文献服务情况

文献信息加工		声像制作（部）	翻译（万字）		出版印刷			
文摘（篇）	数据库数据加工(条)		中译外	外译中	图书、资料（万字）	连续出版物（万字）	其中：电子版（种）	科技报告（种）
0	0	20	2	7	0	686	1	1

2013 年科学技术信息和文献机构电子信息利用情况

数据库检索			网络信息检索			电子期刊利用			从网上获得信息			向网上发布信息		
次数（次）	机时（小时）	信息量(兆字节)	次数（次）	机时（小时）	信息量(兆字节)	次数（次）	机时（小时）	信息量(兆字节)	次数（次）	机时（小时）	信息量(兆字节)	次数（次）	机时（小时）	信息量(兆字节)
464 000	22 032	15 064	0	0	0	0	0	0	0	0	0	0	0	0

3. R&D 活动单位

2013 年 R&D 活动单位人员概况（一）

单位：人

机构数（个）	年末从业人员数	从事科技活动人员					
		合计	其中：女性	其中：			
				博士毕业	硕士毕业	本科毕业	其他学历
29	2 329	1 019	518	163	321	402	133

2013 年 R&D 活动单位人员概况（二）

单位：人

从事科技活动人员	其中：		从事生产、经营活动人员	其他人员
	高级职称	中级职称		
1 019	345	340	70	1 240

2013 年 R&D 活动单位经费情况（一）

单位：千元

本年总收入	其中：			用于科技活动的借贷款
	科技活动收入	生产、经营活动收入	其他收入	
1 222 637	153 126	14 298	1 055 213	830

2013 年 R&D 活动单位经费情况（二）

单位：千元

科技活动收入	其中：					其他收入	其中：
	政府资金	内：承担政府科研项目收入	企业资金	国外资金	其他资金		用于离退休人员的政府拨款
153 126	82 019	33 955	45 524	601	24 982	1 055 213	11 503

2012 年 R&D 活动单位经费支出与固定资产（一）

单位：千元

本年内部支出总额	其中人员劳动费	其中：			本年外部支出	其中:科技经费外部支出	年末固定资产原价	其中:科研仪器设备
		科技经费内部支出	生产、经营活动支出	其他支出				
1 113 907	230 630	162 424	18 480	933 003	2 378	2 184	981 435	203 749

2013 年 R&D 活动单位经费支出与固定资产（二）

单位：千元

科技经费内部支出	其中：科技活动经常费支出	内：		
		人员劳务费	设备购置费	其他日常支出
162 424	154 794	86 577	15 516	52 701

2013 年 R&D 活动单位经费支出与固定资产（三）

单位：千元

科技活动基本建设费	其中 1：	其中 2：			
	科研土建费	政府资金	企业资金	国外资金	其他资金
7 630	568	2 621	3 118	0	1 891

2013年R&D活动单位R&D活动情况（一）

单位：人

R&D人员合计	其中1：女性	其中2：高中级职称	按学历分				按工作量分	
			博士毕业	硕士毕业	本科毕业	其他	R&D全时人员	R&D非全时人员
546	291	280	94	161	236	55	355	191

2013年R&D活动单位R&D活动情况（二）

R&D人员折合全时工作量（人年）	按人员工作岗位性质分（人年）			R&D经费内部支出（千元）	其中：R&D基本建设费（千元）	其中：土建费（千元）
	研究人员	技术人员	其他辅助人员			
474	327	110	37	89 259	6 734	556

2013年R&D活动单位R&D活动情况（三）

单位：千元

R&D经费内部支出按来源分					R&D经费外部支出	其中：			
政府资金	企业资金	事业单位资金	国外资金	其他资金		对国外科研机构支出	对国内高等学校支出	对国内企业支出	对境外机构支出
39 147	30 598	14 811	673	4 030	1 681	180	330	871	160

2013年R&D活动单位论文与专利情况（一）

科技论文与科技著作		
发表科技论文（篇）		出版科技著作（种）
篇数	其中：国外发表	
509	32	64

2013年R&D活动单位论文与专利情况（二）

专利							
专利申请受理数（件）		专利授权数（件）			有效发明专利数（件）	专利所有权转让及许可数（件）	专利所有权转让与许可收入（千元）
件数	其中：发明专利	件数	其中：发明专利	其中：国外授权			
16	13	26	19	0	69	1	50

2013年R&D活动单位论文与专利情况（三）

其他产出				
形成国家或行业标准数（项）	集成电路布图设计登记数（件）	植物新品种权授予数（项）	软件著作权数（件）	新药证书数（件）
15	0	0	2	1

4. 县属研究与开发机构

2013 年县属研究与开发机构组织工作及人员情况（一）

机构数（个）	当年举办各类技术培训班		已创办各类农村科技协作组织个数	从业人员（人）	其中：专业技术人员（人）	按工作性质分			
	班次	人次				从事科技活动人员	其中1：科技管理人员	课题活动人员	科技服务人员
17	85	4 972	6	783	672	316	50	184	82

2013 年县属研究与开发机构组织工作及人员情况（二）

单位：人

按工作性质分								离退休人员总数
其中2：				其中3：		从事生产、经营活动人员	其他人员（生活、后勤服务等）	
博士毕业	硕士毕业	本科毕业	大专毕业	高级职称	中级职称			
4	21	98	101	29	135	378	89	219

2013 年县属研究与开发机构经费收入情况（一）

单位：千元

本年总收入	科技活动收入	生产经营收入	其他收入	
			合计	其中：用于离退休人员的政府拨款
146 481	17 926	123 889	4 666	1 620

2013 年县属研究与开发机构经费收入情况（二）

单位：千元

科技活动收入	科技活动收入来源							用于科技活动的借贷款
	政府资金			技术性收入		国外资金	其他资金	
	合计	其中：财政拨款	其中：承担政府科研项目收入	合计	其中：来自企业			
17 926	14 210	9 531	509	3 175	2 430	0	541	0

2013 年县属研究与开发机构经费支出与固定资产情况（一）

单位：千元

本年内部支出总额	内部支出按支出的活动性质分						
	科技活动支出				经营活动支出		其他支出
	合计	其中：人员费用	设备购置费	其他日常支出	合计	其中：经营税金	
164 477	22 446	13 237	3 357	5 852	108 563	0	33 468

2013 年县属研究与开发机构经费支出与固定资产情况（二）

单位：千元

本年内部支出总额*	按支出的经济性质和具体用途分				本年外部支出总额		固定资产情况	
							年末固定资产原价	
	工资福利支出	对个人和家庭补助	商品和服务支出	其他	合计	其中：科技活动经费外部支出	合计	其中：科研仪器设备
164 477	52 411	6 182	85 846	20 038	50	50	86 814	24 325

2013 年县属研究与开发机构基本建设情况

单位：千元

基本建设投资实际完成额	按用途分				科研基建	按来源分			
	科研仪器设备	科研土建工程	生产经营土建与设备	生活土建与设备		政府拨款	企业资金	事业单位资金	其他资金
13 063	38	25	13 000	0	63	8	0	35	20

2013 年县属研究与开发机构课题综合情况

课题类型	课题数合计（个）	经费内部支出（千元）		课题人员折合全时工作量合计（人年）	
		合计	其中：政府资金	合计	其中：研究人员
合计	**32.00**	**7 462.10**	**2 108.70**	**138.50**	**47.50**
试验发展	28.00	4 947.10	1 703.70	112.00	37.00
研究与试验发展成果应用	3.00	744.00	275.00	20.50	8.50
科技服务	1.00	1 771.00	130.00	6.00	2.00

五、中医财政拨款

2013 年国家财政支出及卫生部门医疗卫生财政拨款情况

单位：亿元

项　　目	绝对数	占国家财政支出比重（%）
国家财政支出	**139 744.30**	**100.00**
其中：医疗卫生	8 208.70	5.87
卫生部门财政拨款	3 902.90	2.79
其中：医疗卫生	3 468.12	2.48
中医机构财政拨款	227.36	0.16
其中：医疗卫生	192.08	0.14

2013 年卫生部门财政拨款按功能分类情况

单位：万元

项目	医疗卫生机构财政拨款	中医机构财政拨款	中医机构所占比例（%）
合计	**39 028 985.76**	**2 273 598.42**	**5.83**
一般公共服务	71 821.99	3 804.18	5.30
公共安全	2 391.23	175.61	7.34
教育	549 222.61	36 560.11	6.66
科学技术	582 030.45	57 887.33	9.95
文化体育与传媒	2 568.31	1 000.00	38.94
社会保障和就业	1 896 367.72	167 628.50	8.84
社会保险基金支出	113 308.16	394.37	0.35
医疗卫生	34 681 190.73	1 920 819.12	5.54
城乡社区事务	292 341.97	49 597.71	16.97
其他支出	238 621.27	3 518.85	1.47

2013 年卫生部门医疗卫生财政拨款按功能分类情况

单位：万元

项目	医疗卫生机构财政拨款	中医机构财政拨款	中医机构所占比例（%）
医疗卫生	**34 681 190.73**	**1 920 819.12**	**5.54**
医疗卫生管理事务	2 190 582.39	7 287.69	0.33
公立医院	10 637 814.55	1 627 786.76	15.30
基层医疗卫生机构	9 032 587.73	28 731.93	0.32
公共卫生	9 066 591.67	91 084.60	1.00
医疗保障	2 191 837.75	29 471.37	1.34
中医药	146 752.21	97 003.11	66.10
食品和药品监督管理事务	55 569.14	6.32	0.01
其他医疗卫生支出	1 359 455.30	39 447.35	2.90

2013 年卫生部门医疗卫生财政拨款分省一览表

单位：万元

地区	医疗卫生机构财政拨款	中医机构财政拨款	中医机构所占比例（%）
卫生部汇总	**39 028 985.76**	**2 273 598.42**	**5.83**
北京市	1 855 681.62	105 917.17	5.71
天津市	651 944.37	41 334.35	6.34
河北省	1 467 189.44	61 086.36	4.16
山西省	1 208 701.16	81 021.98	6.70
内蒙古自治区	1 150 196.20	101 658.07	8.84
辽宁省	885 817.30	36 783.27	4.15
吉林省	911 392.53	89 230.67	9.79
黑龙江省	908 324.67	60 224.14	6.63
上海市	1 605 864.11	63 662.48	3.96
江苏省	2 276 730.11	99 875.66	4.39
浙江省	2 176 461.00	146 209.79	6.72
安徽省	1 005 521.53	56 231.54	5.59
福建省	1 132 284.44	60 110.29	5.31
江西省	904 050.13	51 511.41	5.70
山东省	1 728 188.51	88 876.97	5.14
河南省	1 702 712.86	79 182.82	4.65

（续表）

地　　区	医疗卫生机构财政拨款	中医机构财政拨款	中医机构所占比例（%）
湖北省	1 071 774.64	67 904.89	6.34
湖南省	1 193 621.38	56 881.58	4.77
广东省	2 477 236.88	153 821.41	6.21
广西壮族自治区	1 266 547.29	69 499.82	5.49
海南省	403 213.06	23 930.98	5.94
重庆市	776 739.66	44 772.14	5.76
四川省	2 329 204.66	161 454.97	6.93
贵州省	1 092 498.12	47 333.18	4.33
云南省	1 425 295.36	77 842.21	5.46
西藏自治区	243 122.00	21 490.94	8.84
陕西省	1 164 654.47	79 856.72	6.86
甘肃省	844 568.65	61 559.02	7.29
青海省	349 533.84	30 714.89	8.79
宁夏回族自治区	301 988.14	17 012.25	5.63
新疆维吾尔自治区	1 000 138.70	58 370.43	5.84
新疆生产建设兵团	183 679.11	463.83	0.25
卫生部直属单位	1 244 884.97	0.00	0.00
国家中医药管理局	89 224.86	77 772.19	87.16

2013年中医机构医疗卫生财政拨款按功能分类分省一览表（一）

单位：万元

地　　区	医疗卫生合计	医疗卫生管理事务	公立医院	基层医疗卫生机构	公共卫生
卫生部汇总	**1 920 819.12**	**7 287.69**	**1 627 786.76**	**28 731.93**	**91 084.60**
北京市	74 821.99	227.11	64 188.89	203.78	1 051.25
天津市	38 186.69	131.82	30 627.12	2 195.67	2 824.97
河北省	58 192.73	253.94	41 914.73	64.59	3 027.30
山西省	55 466.41	107.18	45 051.18	424.11	3 223.66
内蒙古自治区	88 455.20	0.00	83 658.28	562.21	1 430.50
辽宁省	31 736.67	109.13	26 297.48	346.08	759.95
吉林省	82 831.83	311.08	71 531.42	1 074.34	6 141.48
黑龙江省	53 145.74	2.00	48 346.17	560.87	1 548.36
上海市	57 317.35	69.92	53 522.25	0.00	349.00
江苏省	94 833.98	235.00	64 015.00	6 617.95	6 793.44
浙江省	131 677.48	933.19	108 010.35	3 310.88	6 477.22
安徽省	49 773.82	20.00	42 491.28	58.83	2 926.92
福建省	56 021.90	198.37	49 704.77	1 275.40	481.78
江西省	41 820.74	213.28	35 383.53	487.88	2 198.17
山东省	77 268.44	252.89	68 516.04	349.83	4 148.82
河南省	74 884.65	770.75	67 388.41	66.24	3 523.64
湖北省	57 527.19	251.02	51 130.31	158.88	1 965.91
湖南省	50 772.73	1 456.97	44 211.89	610.42	2 477.13
广东省	126 734.15	585.50	101 004.57	2 031.09	2 551.52
广西壮族自治区	60 581.94	7.37	46 932.03	1 144.14	6 676.66
海南省	19 745.63	6.00	18 307.70	19.80	76.27
重庆市	32 206.28	109.81	21 353.75	2 452.79	4 013.69

（续表）

地　　区	医疗卫生合计	医疗卫生管理事务	公立医院	基层医疗卫生机构	公共卫生
四川省	124 045.84	336.79	101 906.63	1 243.05	8 244.01
贵州省	45 006.71	0.00	42 854.74	0.00	1 544.53
云南省	59 770.29	36.30	49 225.65	2 068.82	4 370.07
西藏自治区	21 299.40	0.00	15 491.09	0.00	2 181.89
陕西省	77 423.90	205.76	71 483.19	663.30	1 957.73
甘肃省	54 481.85	125.75	48 952.54	593.87	2 231.75
青海省	26 614.76	269.91	23 124.49	57.75	1 163.54
宁夏回族自治区	14 618.86	60.84	12 429.59	36.20	1 282.68
新疆维吾尔自治区	54 304.37	0.00	50 146.71	53.16	3 440.76
新疆生产建设兵团	463.83	0.00	463.83	0.00	0.00
国家中医药管理局	28 785.80	0.00	28 121.15	0.00	0.00

2013年中医机构医疗卫生财政拨款按功能分类分省一览表（二）

单位：万元

地　　区	医疗保障	中医药	其中：中医（民族医）药专项	其中：其他中医药支出	食品和药品监督管理事务	其他医疗卫生支出
卫生部汇总	**29 471.37**	**97 003.11**	**69 055.77**	**27 947.33**	**6.32**	**39 447.35**
北京市	2 701.15	1 573.32	1 185.07	388.25	0.00	4 876.49
天津市	1 922.04	409.94	328.00	81.94	1.00	74.13
河北省	547.33	11 366.68	906.16	10 460.52	0.00	1 018.15
山西省	5 120.03	903.06	813.85	89.21	0.00	637.20
内蒙古自治区	1 184.49	1 343.08	627.00	716.08	0.00	276.64
辽宁省	176.00	940.42	834.99	105.43	0.00	3 107.61
吉林省	1 845.76	1 383.51	1 333.00	50.51	0.00	544.23
黑龙江省	697.28	1 991.05	1 991.05	0.00	0.00	0.00
上海市	551.49	2 573.70	0.00	2 573.70	0.00	250.99
江苏省	743.74	9 844.68	9 600.90	243.78	0.00	6 584.18
浙江省	2 830.93	8 110.63	7 807.82	302.81	5.32	1 998.97
安徽省	275.97	748.52	601.47	147.05	0.00	3 252.30
福建省	885.19	1 341.00	1 341.00	0.00	0.00	2 135.39
江西省	532.49	2 029.11	1 286.85	742.26	0.00	976.28
山东省	1 364.43	1 717.49	1 587.49	130.00	0.00	918.94
河南省	349.95	2 109.54	2 065.54	44.00	0.00	676.11
湖北省	561.00	3 132.82	550.39	2 582.43	0.00	327.26
湖南省	77.29	1 728.45	1 157.93	570.52	0.00	210.59
广东省	1 284.33	13 827.76	12 717.54	1 110.23	0.00	5 449.38
广西壮族自治区	762.02	4 869.83	3 049.17	1 820.67	0.00	189.88
海南省	122.00	0.00	0.00	0.00	0.00	1 213.86
重庆市	971.90	3 174.15	2 874.15	300.00	0.00	130.20
四川省	1 159.68	8 111.70	7 483.66	628.04	0.00	3 043.98
贵州省	402.43	90.00	90.00	0.00	0.00	115.00
云南省	1 774.56	2 116.99	411.99	1 705.00	0.00	177.90
西藏自治区	0.00	3 626.42	3 626.42	0.00	0.00	0.00
陕西省	121.34	2 262.15	1 080.04	1 182.11	0.00	730.43
甘肃省	34.18	2 459.90	1 215.50	1 244.40	0.00	83.86
青海省	46.97	1 519.79	1 519.79	0.00	0.00	432.31
宁夏回族自治区	101.68	695.76	578.00	117.76	0.00	12.11
新疆维吾尔自治区	323.74	337.00	337.00	0.00	0.00	3.00
新疆生产建设兵团	0.00	0.00	0.00	0.00	0.00	0.00
国家中医药管理局	0.00	664.65	54.00	610.65	0.00	0.00

六、中医药期刊

【中医药期刊一览表】

名称	主管单位	主办单位	编委会主任	主编/副主编	编辑部主任/社长	创刊时间	出刊周期	刊号	
								ISSN	CN
中华中医药杂志	中国科学技术协会	中华中医药学会		佘　靖	闫志安	1986－7	月刊	1673－1727	11－5334/R
中医杂志	国家中医药管理局	中华中医药学会、中国中医科学院	胡熙明	曹洪欣	李春梅	1955－1	半月刊	1001－1668	11－2166/R
世界中西医结合杂志	中国科学技术协会	中华中医药学会		路志正	刘润兰	2006－7	月刊	1673－6613	11－5511/R
中国中西医结合杂志	中国科学技术协会	中国中西医结合学会、中国中医科学院	陈可冀	陈可冀	李焕荣	1981－7	月刊	1003－5370	11－2787/R
中国结合医学杂志（英文版）	国家中医药管理局	中国中西医结合学会、中国中医科学院	陈可冀	陈可冀	徐　浩	1995	月刊	1672－0415	11－4928/R
中华医史杂志	中国科学技术协会	中华医学会		李经纬	王振瑞	1947－3	双月	0255－7053	11－2155/R
中国中药杂志	中国科学技术协会	中国药学会	李　禾	王永炎	李　禾	1955－7	半月刊	1001－5302	11－2272/R
中国实验方剂学杂志	国家中医药管理局	中国中医科学院中药研究所、中国中西医结合学会中药专业委员会	黄璐琦	姜廷良	蔡仲德	1995－10	半月刊	1005－9903	11－3495/R
中国针灸	中国科学技术协会	中国针灸学会、中国中医科学院针灸研究所	刘保延	刘炜宏	齐淑兰	1981－1	月刊	0255－2930	11－2024/R
国外医学·中医中药分册	卫生部	中国中医科学院中医药信息研究所		张志军	樊红雨	1978	双月	1001－1145	11－2382/R
中医教育	教育部	北京中医药大学		乔旺忠	李　岩	1982－11	双月	1003－305X	11－1349/R
中国骨伤	国家中医药管理局	中国中医科学院、中国中西医结合学会	李为农	董福慧	李为农	1987－11	月刊	1003－0034	11－2483/R
中国中医眼科杂志	国家中医药管理局	中国中医科学院	唐由之	唐由之	杨　薇	1991－11	双月	1002－4379	11－2849/R
北京中医药大学学报	教育部	北京中医药大学		王永炎	梁吉春	1959	月刊	1006－2157	11－3574/R
北京中医药	北京市中医管理局	北京中医药学会、北京中西医结合学会		谢阳谷	高丹枫	2009	月刊	1674－1307	11－5635/R

单价(元)	开本	页数	地址	邮编	E-mail	电话	传真	核心期刊
30.0	大16开	208	北京市朝阳区和平街北口樱花路甲4号	100029	64216650@vip.163.com	010-64216650	010-64216650	是
9.8	大16开	96	北京市东直门内南小街16号	100700	jtcmcn@188.com	010-64035632	010-64050205	是
10.0	大16开	96	北京市北四环东路115号院6号楼109室	100101	sjzxyjh@126.com	010-64822253	010-64822253	是
20.0	大16开	144	北京市海淀区西苑操场1号	100091	cjim@cjim.cn	010-62886827	010-62874291	是
40.0	大16开	80	北京市海淀区西苑操场1号	100091	cjim@cjim.cn	010-62886827	010-62874291	是
10.0	大16开	64	北京市东直门内南小街16号	100700	zhonghuayishi@yahoo.com.cn	010-64014411-3217	010-84015484	/
30.0	大16开	4378全年	北京市东直门内南小街16号中国中药杂志社	100700	cjcmm2006@188.com	010-64045830	010-84022522	是
35.0	大16开	208	北京市东直门内南小街16号	100700	czd@vip.sina.com	010-84076882	010-84076882	是
13.0	大16开	104	北京市东直门内南小街16号	100700	zhenjiubj@vip.sina.com	010-84014607	010-84046331	是
12.0	大16开	64	北京市东直门内南小街16号	100700	guowaiyixue@yahoo.com.cn	010-64014411-3225	无	/
10.0	大16开	88	北京市北三环东路11号《中医教育》编辑部	100029	ecm1982@sina.com.cn	010-64286602	010-64286848	否
25.0	大16开	90	北京市东直门内南小街甲16号	100700	zggszz@sina.com	010-84020925	010-84036581	是
12.0	大16开	64	北京市石景山区鲁谷路33号	100040	zyophthal@163.com	010-68668940	010-68684148	是
10.0	大16开	72	北京市北三环东路11号	100029	无	010-64287405	010-64286469	是
8.0	大16开	80	北京市东单三条甲7号	100005	bjzy1589@126.com	010-65231589	010-65251589	是

名称	主管单位	主办单位	编委会主任	主编/副主编	编辑部主任/社长	创刊时间	出刊周期	刊号	
								ISSN	CN
中医药管理杂志	国家中医药管理局	国家中医药管理局		佘　靖	苏庆明	1991－2	双月	1007－9203	11－3070/R
中国中医基础医学杂志	国家中医药管理局	中国中医科学院基础理论研究所		孟庆云	马晓彤	1995－1	月刊	1006－3250	11－3554/R
中国民间疗法	国家中医药管理局	中国中医药出版社、中国民间中医药研究开发协会		王国辰	芮立新	1993	月刊	1007－5798	11－3555/R
光明中医	国家中医药管理局	中华中医药学会	邓铁涛	杨建宇	范竹雯	1985－5	月刊	1003－8914	11－1592/R
中国医学文摘·中医	国家中医药管理局	中国中医科学院中医药信息研究所		崔　蒙	魏　民	1977	双月	0254－9042	11－2371/R
国际中医中药杂志	国家卫生和计划生育委员会	中华医学会、中共中医科学院中医药信息研究所	崔　蒙	曹洪欣	樊红雨	2009	双月	1673－4246	11－5398/R
家庭中医药	国家中医药管理局	中国中医科学院中药研究所	王振勤	张瑞贤	李国坤	1993－11	月刊	1005－3743	11－3379/R
中国中医药信息杂志	国家中医药管理局	中国中医科学院中医药信息研究所		叶祖光	蔡德英	1994－6	月刊	1005－5304	11－3519/R
针刺研究	国家中医药管理局	中国中医科学院针灸研究所、中国针灸学会		朱　兵	韩焱晶	1976－10	双月	1000－0607	11－2274/R
世界针灸杂志（英文版）	国家中医药管理局	世界针灸学会联合会、中国中医科学院针灸研究所、中国针灸学会		黄龙祥	韩焱晶	1991－8	季刊	1003－5257	11－2892/R
中华养生保健	国家中医药管理局	中华中医药学会		郑守曾	龙志贤	1983	月刊	1009－8011	11－4536/R
中国中西医结合外科杂志	中国科学技术协会	中国中西医结合学会、天津市中西医结合急腹症研究所	吴咸中	吴咸中	屈振亮	1994－12	双月	1007－6948	12－1249/R
中国现代中药	国家中医药管理局	中国中药协会、中国医药集团总公司、中国药材集团公司	李光甫	张敏国		2006	月刊	1673－4890	11－5442/R
中国中西医结合急救杂志	中国科学技术协会	中国中西医结合学会		王今达	李银平	1994－11	双月	1008－9691	12－1312/R

（续表）

单价（元）	开本	页数	地址	邮编	E-mail	电话	传真	核心期刊
8.0	大16开	80	北京市东直门内南小街16号	100700	zhongyijichu@126.com	010-64013896		是
6.8	大16开	64	北京市北三环东路28号易亨大厦	100013	zgmjlf@periodicals.net.cn	010-64405732	010-64405731	/
10.0	大16开	180	北京西城区三里河南一巷11号院2号楼401室（北京105信箱）	100036	gmzyzy@sina.com	010-68580939	010-68580939	否
20.0	大16开	88	北京市东直门内南小街16号	100700	lwz@mail.cintcm.ac.cn	010-64014411-3212	010-64013995	/
12.0	大16开	96	北京市东直门内南小街17号	100700	guowaiyixue@yahoo.com.cn	010-64014411-3225	010-64014411-3225	是
6.5	大16开	80	北京市东直门内南小街16号	100700	jtzyy@126.com	010-64052170	010-64014411-2985	否
10.0	大16开	112	北京市东直门内南小街16号	100700	lxx@mail.cintcm.ac.cn	010-64058131	010-64058131	/
20.0	大16开	88	北京市东直门内南小街16号	100700	zcyj2468@sina.com	010-84014607	010-84046331	是
20.0	大16开	72	北京市东直门内南小街16号	100700	sjyj2468@sina.com	010-84014607	010-84046331	否
4.6	大16开	56	北京市朝阳区北三环东路11号科研楼116号	100029	globalfanshion@163.com	010-64286904	010-64220034	/
10.0	大16开	64	北京市宣武区广安门外大街248号机械大厦12层	100055	zybjb@163.com	010-63314605	010-63314278	/
10.0	大16开	196	北京市复兴门南大街甲2号知医堂101室	100031	tougao@zyyycjy.com	010-57289308	010-87363190	否
6.9	大16开	64	天津市和平区睦南道122号	300050	cccm@em120.com	022-23306917	022-23306917	/
16.0	大16开	104	天津市南开区三纬路122号	300100	zxyjhwk@hotmail.com	022-27420471	022-27420471	是

名称	主管单位	主办单位	编委会主任	主编/副主编	编辑部主任/社长	创刊时间	出刊周期	刊号	
								ISSN	CN
中国中医药现代远程教育	国家中医药管理局	世中联(北京)远程教育科技发展中心	佘 靖	杨建宇	郭明明	2003－5	月刊	1672－2779	11－5024/R
中草药	国家食品药品监督管理总局	天津药物研究院、中国药学会	汤立达	汤立达	刘东博	1970－1	月刊	0253－2670	12－1108/R
中草药英文版(Chinese Herbal Medcine)	国家食品药品监督管理总局	天津药物研究院、中国医学科学院药用植物研究所	汤立达	刘易孝	陈常青	2009	季刊	1674－6384	12－1410/R
药物评价研究	国家食品药品监督管理总局	天津药物研究院、中国药学会	刘昌孝	汤立达	汤立达	2009	双月	1674－6376	12－1409/R
现代药物与临床	国家食品药品监督管理总局	天津药物研究院、中国药学会	汤立达	邹美香	解学星	2009	月刊	1674－5515	12－1407/R
天津中医药大学学报	天津市教委	天津中医药大学	张伯礼	张伯礼	于春泉	1982－12	季刊	1673－9043	12－1391/R
天津中医药	天津市卫生局	天津中医药大学、天津中医药学会、天津中西医结合学会	张伯礼	张伯礼	于春泉	1984－10	月刊	1672－1519	12－1349/R
河北中医	河北省卫生厅、河北省中医药管理局	河北省医学情报研究所、河北省中医药学会	孙万珍	李 立	李 立	1979－10	月刊	1002－2619	13－1067/R
现代中西医结合杂志	河北省科学技术协会	中国中西医结合学会、中华中医药学会	吴咸中	戴砚田	高亚非	1992－10	旬刊	1008－8849	13－1283/R
河北中医药学报	河北省教育厅	河北中医学院	王亚利	王亚利	王文智	1986－9	季刊	1007－5615	13－1214/R
现代养生	河北省卫生和计划生育委员会	河北省医疗气功医院		施永筠	徐大年	2001	月刊	1671－0223	13－1305/R
中西医结合心脑血管病杂志	山西省卫生和计划生育委员会	山西省卫生和计划生育委员	陈可冀	王斌全 吕吉元	韩世范	2003	月刊	1672－1349	14－1312/R
中医外治杂志	山西省卫生和计划生育委员会	山西省中医药学会		赵尚华	朱庆文	1991－7	双月	1006－978X	14－1195/R
山西中医	山西省卫生和计划生育委员会	山西省中医药学会、山西省中医药研究院	赵震寰	王晞星		1985－1	月刊	1000－7156	14－1110/R

（续表）

单价（元）	开本	页数	地址	邮编	E-mail	电话	传真	核心期刊
30.0	大16开	120	天津市南开区鞍山西道308号	300193	zcy@tiprpress.com	022－27474913	022－23006821	是
30.0	大16开	80	天津市南开区鞍山西道308号	3000193	chm@tipepress.com	022－23006901	022－23006821	是
15.0	大16开	80	天津市南开区鞍山西道308号	3000193	der@tiprpress.com	022－23006822	022－23006822	否
20.0	大16开	80	天津市南开区鞍山西道308号	3000193	dc@tipepress.com	022－23006823	022－23006823	是
6.0	大16开	64	天津市南开区鞍山西道312号	300193	xuebaotxd@126.com	022－59596310	022－59596595	是
6.0	大16开	64	天津市南开区鞍山西道312号	300193	xuebaobj@126.com	022－59596310	022－59596595	是
10.0	大16开	160	河北省石家庄市和平西路299号412室	050071	hbzhy18@126.com	031－85989628	0311－85989628	是
10.0	大16开	112	河北省石家庄市北城路35号D8－1－201	050061	lwz@87738668.com	0311－87738668	0311－87738668	是
5.0	大16开	48	河北省石家庄市新石南路326号中医学院内	050091	zyxb407@hebmu.edu.cn	0311－86265053	无	是
8.0	大16开	64	河北省北戴河海滨东经路198号	066100	xdyszzs@sina.com	0335－4041257	0335－4034209	/
7.0	大16开	96	山西省太原市解放南路85号	030001	zxyjhxnxgbzz@vip.163.com	0351－4639124	0351－4032852	/
6.0	大16开	64	山西省晋城市南大街周元巷	048000	zywzzz@163.net	0356－2630030	0356－2630030	/
5.0	大16开	64	山西省太原市并州西街16号	030012	sxzyj@163.com	0351－4668082	0351－4150230	是
8.0	大16开	80	内蒙古自治区呼和浩特市健康路11号	010020	zgmzyyzz@126.com	0471－6920167	0471－6933673	否

名称	主管单位	主办单位	编委会主任	主编/副主编	编辑部主任/社长	创刊时间	出刊周期	刊号	
								ISSN	CN
中国民族医药杂志	国家中医药管理局	全国中医药图书情报工作委员会、内蒙古中蒙医研究所	乌　兰	苏根元	陈玉华	1995－5	月刊	1006－6810	15－1175/R
内蒙古中医药	内蒙古自治区卫生厅	内蒙古自治区中医药学会、内蒙古自治区中蒙医研究所	郝　富	苏根元 塞西娅	陈玉华	1982－2	旬刊	1006－0979	15－1101/R
中华中医药学刊	国家中医药管理局	中华中医药学会、辽宁中医药大学	李俊德	杨关林	覃　芳	1982－9	月刊	1673－7717	21－1546/R
辽宁中医杂志	辽宁省卫生和计划生育委员会	辽宁中医药大学、辽宁省中医药学会	杨关林	杨关林	覃　芳	1958－10	月刊	1000－1719	21－1128/R
辽宁中医药大学学报	辽宁省教育厅	辽宁中医药大学	杨关林	杨关林	覃　芳	1984	月刊	1673－842X	21－1543/R
吉林中医药	吉林省教育厅	长春中医药大学	王之虹	曲晓波	阎　琪	1979	月刊	1003－5699	22－1119/R
长春中医药大学学报	吉林省教育厅	长春中医药大学		曲晓波	阎　琪	1985	双月	1007－4813	22－1375/R
中国中医药科技杂志	国家中医药管理局	中华中医药学会	陈可冀	陈可冀		1994－1	双月	1005－7072	23－1353/R
中医药学报	黑龙江省教育厅	黑龙江中医药大学、中国中医药学会中医编辑学会		匡海学		1973－1	双月	1002－2392	23－1193/R
中医药信息	黑龙江省教育厅	黑龙江中医药大学、中国科学技术情报学会		匡海学		1984－4	双月	1002－2406	23－1194/R
针灸临床杂志	黑龙江省中医管理局	黑龙江中医药大学、中国针灸学会临床分会		孙申田		1984	月刊	1005－0779	23－1354/R
黑龙江中医药	黑龙江省中医管理局	黑龙江省中医研究院		王学军	王学军	1958－1	双月	1000－9906	23－1221/R
中成药	国家科委、国家新闻出版署	国家药品监督管理总局信息中心中成药信息站	任德权	朱立中 陈勇隽		1978	月刊	1001－1528	31－1368/R
中医文献杂志	上海市卫生和计划生育委员会	上海市中医文献馆、中华中医药学会		方松春	杨悦娅	1983	双月	1006－4737	31－1682/R

（续表）

单价（元）	开本	页数	地址	邮编	E-mail	电话	传真	核心期刊
6.0	大16开	180	内蒙古自治区呼和浩特市健康路11号	010020	nmgzyyhhh@126.com	0471－6920167	0471－6933673	否
10.0	大16开	224	辽宁省沈阳市皇姑区崇山东路79号	110032	zhzyyxk@vip.163.com	024－31207045	024－31207045	是
10.0	大16开	192	辽宁省沈阳市皇姑区崇山东路79号	110032	lnzy@vip.163.com	024－31207233	024－31207045	是
10.0	大16开	224	辽宁省沈阳市皇姑区崇山东路79号	110847	zyxb@vip.163.com	024－31207232	024－31207231	是
8.0	大16开	96	吉林省长春市净月开发区博硕路1035号	130117	jlzyybjb@126.com	0431－86172606	0431－86172606	是
10.0	大16开	160	吉林省长春市净月开发区博硕路1035号	130117	jlzyybjb@126.com	0431－86172608	0431－86172606	/
10.0	大16开	80	黑龙江省哈尔滨市南岗区阿什河街122号	150001	jtcmst@163.com	0451－53671501	0451－85971128	是
3.0	大16开	58	黑龙江省哈尔滨市和平路24号	150040	zyyxbhl@sina.com	0451－82117809	0451－82117809	/
3.0	大16开	66	黑龙江省哈尔滨市和平路24号	150040	zyyxxbjb@sina.com	0451－82117809	0451－82117809	/
3.6	大16开	54	黑龙江省哈尔滨市和平路24号	150040	zjlczz@sina.com	0451－82117809	0451－82117809	/
5.0	大16开	64	黑龙江省哈尔滨市香坊区三辅街142号	150036	hljzyy@163.com	0451－55643615	0451－55643615	/
15.0	大16开	128	上海市汉口路239号131室	200002	med@stn.sh.cn	021－36213275	021－63213363	/
8.0	大16开	56	上海市瑞金二路156号	200020	shtcmliter@yahoo.com.cn	021－54669083－8012	021－54669086－8012	否
6.0	大16开	62	上海市宛平南路650号	200030	SHZJ@chinajournal.net.cn	021－64382181	021－64382181	是

名称	主管单位	主办单位	编委会主任	主编/副主编	编辑部主任/社长	创刊时间	出刊周期	刊号	
								ISSN	CN
上海针灸杂志	上海市卫生和计划生育委员会	上海市针灸经络研究所	陈汉平	黄琴峰	马晓芃	1982－1	月刊	1005－0957	31－1317/R
针灸推拿医学(英文版)	上海市卫生和计划生育委员会	上海市针灸经络研究所	陈汉平	陈汉平	马晓芃	2003	双月	1672－3597	31－1908/R
中医药文化	上海市教育委员会	上海中医药大学、中华中医药学会	段逸山	张智强	华卫国	2005	双月	1673－6281	31－1971/R
上海中医药杂志	上海市教育委员会	上海中医药大学、上海市中医药学会	陈凯先	谢建群	华卫国	1955－6	月刊	1007－1334	31－1276/R
上海中医药大学学报	上海市教育委员会	上海中医药大学	陈凯先	谢建群	华卫国	1987－6	月刊	1008－861X	31－1788/R
江苏中医药	江苏省卫生厅	江苏省中医药学会、江苏省中西医结合学会、江苏省针灸学会	张继泽	黄亚博	黄亚博	1956－10	月刊	1672－397X	32－1630/R
南京中医药大学学报	江苏省教育厅	南京中医药大学	项　平	范欣生	范欣生	1959－6	月刊	1000－5005	32－1247/R
养生月刊	浙江省中医药管理局	浙江省中医药研究院	吴章穆	柴可群	陈永灿	1980－12	月刊	1671－1734	33－1265/R
浙江中医杂志	浙江省中医药管理局	浙江省中医药研究院	吴章穆	柴可群	陈永灿	1956－12	月刊	0411－8421	33－1083/R
浙江中医药大学学报	浙江省教育厅	浙江中医药大学	肖鲁伟	肖鲁伟	朱君华	1977	双月	1005－5509	33－1077/R
浙江中西医结合杂志	浙江省卫生厅	浙江省中西医结合学会、浙江省中西医结合医院	何　革	何　革	李晓玲	1991	月刊	1005－4561	33－1177/R
现代中药研究与实践	安徽省卫生厅	安徽中医药高等专科学校、中华中医药学会中药鉴定委员会	赵国胜	赵国胜	王道玉	1987－1	双月	1673－6427	34－1267/R
安徽中医学院学报	安徽省教育厅	安徽中医学院	王　键	马宗华	姚实林	1981	双月	1000－2219	34－1066/R
中医药临床杂志	安徽省卫生厅	中华中医药学会	武琼宇	王　键	黄　辉	1988－12	月刊	1672－7134	34－1268/R
中国中西医结合耳鼻咽喉科杂志	中国科学技术协会	中国中西医结合学会	唐有法	唐有法 迟放鲁	唐有法	1993－11	双月	1007－4856	34－1159/R

（续表）

单价（元）	开本	页数	地址	邮编	E-mail	电话	传真	核心期刊
80.0	大16开	64	上海市宛平南路650号	200030	zjtnyx@163.com	021－64382181	021－64382181	/
6.8	大16开	56	上海市浦东新区蔡伦路1200号	201203	zyywh@126.com	021－51323038	021－51322541	是
8.0	大16开	80	上海市浦东新区蔡伦路1200号	201203	shzyyzz@126.com	021－51322541	021－51322541	是
8.0	大16开	92	上海市浦东新区蔡伦路1200号	201203	shzyyxb@126.com	021－51322540	021－51322541	是
8.0	大16开	80	江苏省南京市汉中路282号	210029	jstcm@vip.163.com	025－86617285	025－86556817	是
5.0	大16开	66	江苏省南京市汉中路282号	210029	xb@njutcm.edu.cn	025－86798051	025－86798051	/
4.5	大32开	96	浙江省杭州市天目山路132号	310007	ysyk1980@163.com	0571－88849074	0571－88845196	否
8.0	大16开	80	浙江省杭州市天目山路132号	310007	zjzyzz1956@163.com	0571－88849074	0571－88845196	是
5.0	大16开	140	浙江省杭州市滨江区滨文路548号	310053	zjzyxb@163.com	0571－86613692	0571－86613717	/
8.0	大16开	74	浙江省杭州市环城东路208号	310003	zj85186890@126.com	0571－85186890	0571－85186890	否
10.0	大16开	88	安徽省芜湖市乌霞山西路18号	241002	jzzy@chinajournal.net.cn	0553－4836136	0553－4836136	是
6.0	大16开	80	安徽省合肥市梅山路103号安徽中医学院内	230038	ahxbbjb@163.com	0551－5169048	0551－5169046	是
6.0	大16开	96	安徽省合肥市永红路15号	230061	cjtcm@163.com	0551－62821750	0551－62821570	是
12.0	大16开	80	安徽省安庆市孝肃路42号	246004	ent93@163.com	0556－5519852	0556－5545966	是
4.5	大16开	64	福建省福州市闽侯上街华佗路1号	350122	xbbjb@fjtcm.edu.cn	0591－22861612	0591－22861612	否

名称	主管单位	主办单位	编委会主任	主编/副主编	编辑部主任/社长	创刊时间	出刊周期	刊号	
								ISSN	CN
福建中医药	福建中医药大学	福建中医药大学	陈立典	李灿东	陈成东	1956－7	双月	1000－338X	35－1073/R
福建中医药大学学报	福建中医药大学	福建中医药大学	陈立典	陈立典	陈成东	1991－11	双月	1004－5627	35－1308/R
江西中医药	江西省新闻出版局	江西中医学院、江西省中医药学会	刘红宁	刘红宁	蒋力生	1951－4	月刊	0411－9584	36－1095/R
江西中医学院学报	江西省新闻出版局	江西中医学院	刘红宁	刘红宁	蒋力生	1988－10	双月	1005－9431	36－1192/R
山东中医药大学学报	山东省教育厅	山东中医药大学	邹枳隆	皋永利	皋永利	1977－2	双月	1007－659X	37－1279/R
山东中医杂志	山东省卫生厅	山东中医药学会、山东中医药大学	王新陆	皋永利	皋永利	1981－10	月刊	0257－358X	37－1164/R
中医研究	河南省卫生厅	中华中医药学会、河南省中医药研究院		石鹤峰	宋红湘	1988－1	月刊	1001－6910	41－1124/R
国医论坛	河南省中医管理局	中华中医药学会、南阳医学高等专科学校	夏祖昌	方家选	赵体浩	1986－2	双月	1002－1078	41－1110/R
中医正骨	国家中医药管理局	河南省正骨研究院、中华中医药学会	郭维淮	郭维淮	王智勇	1989－12	月刊	1001－6015	41－1162/R
河南中医	河南中医学院	中华中医药学会河南分会、河南中医学院	李振华	郑玉玲	蒋士卿	1976－6	月刊	1003－5028	41－1114/R
中医学报	中国科学技术协会	中华中医药学会、河南中医学院	李俊德	郑玉玲	蒋士卿	1985	月刊	1674－8999	41－1411/R
中西医结合肝病杂志	湖北省教育厅	中国中西医结合学会、湖北中医药大学	王伯祥	王伯祥	彭　萌	1991－6	双月	1005－0264	42－1322/R
中国中西医结合消化杂志	教育部	华中科技大学同济医学院	陈泽民	陈泽民	李道本	1993－10	双月	1671－038X	42－1612/R
时珍国医国药	湖北省黄石市卫生局	时珍国医国药杂志社	肖培根 梅全喜	朱保华	尚　璜	1990	月刊	1008－0805	42－1436/R
中国中医骨伤科杂志	中国科学技术协会	中华中医药学会、湖北中医药研究院	孙树椿	李同生	方苏亭	1993－2	月刊	1005－0205	42－1340/R

（续表）

单价（元）	开本	页数	地址	邮编	E-mail	电话	传真	核心期刊
5.0	大16开	72	福建省福州市闽侯上街华佗路1号	350122	xbbjb@ fjtcm. edu. cn	0591－22861612	0591－22861612	否
4.8	大16开	80	江西省南昌市阳明路56号	330006	jxzybjb@ vip. sina. com	0791－7119831	0791－7119829	/
5.0	大16开	104	江西省南昌市阳明路56号	330006	jxzybjb@ vip. sina. com	0791－7119831	0791－7119829	/
5.0	大16开	80	山东省济南市长清大学科技园山东中医药大学	250355	xuebao@ sdutcm. edu. cn	0531－89628059	0531－89628060	是
4.5	大16开	72	山东省济南市长清大学科技园山东中医药大学	250355	zazhi@ sdutcm. edu. cn	0531－89628059	0531－89628060	是
6.0	大16开	80	河南省郑州市城北路7号	450004	zgzyyj@ yahoo. com. cn	0371－66322705	0371－66331608	/
6.0	大16开	72	河南省南阳市卧龙路1439号（南阳医专院内）	473061	gylt1986@ 126. com	0377－63529058	0377－63529598	否
8.0	大16开	80	河南省洛阳市启明南路82号	471002	zyzg1989@ 126. com	0379－63551943	0379－63552102	是
6.0	大16开	128	河南省郑州市金水路1号	450008	hnzy@ hactcm. edu. cn	0371－65676805 0371－65676877	0371－65962977	是
10.0	大16开	128	河南省郑州市金水路1号	450008	ctcm@ hactcm. edu. cn	0371－65676818	0371－65962977	是
8.0	大16开	64	湖北省武汉市花园山4号	430061	zxygbzz@ 163. com	027－88854726	027－88854726	是
6.8	大16开	72	湖北省武汉市解放大道1277号协和医院内	430022	zxyxh@ whuh. com	027－85726835	无	/
15.0	大16开	256	湖北省黄石市黄石大道874号	435000	shizhenchina@ 163. com	0714－6247076	0714－6224836	是
12.0	大16开	72	湖北省武汉市洪山区珞瑜路856号	430074	zgzygszz@ 163. com	027－87409653	027－87409641	是
6.0	大16开	64	湖北省恩施市	445000	e3myxbbjb@ public. es. hb. cn、fbmz@ chinajournal. net. cn	0718－8430535	0718－8431581	/

名称	主管单位	主办单位	编委会主任	主编/副主编	编辑部主任/社长	创刊时间	出刊周期	刊号	
								ISSN	CN
湖北民族学院学报·医学版	湖北省教委	湖北民族学院		谭志松	雷　翔	1982	季刊	1008－8164	42－1590/R
湖北中医杂志	湖北省教育厅	湖北中医药大学	王　华	冀振华	任　婕	1979－7	月刊	1000－0704	42－1189/R
湖北中医药大学学报	湖北省教育厅	湖北中医药大学	王　华	冀振华	熊　斌	1979－7	双月	1008－987X	42－1844R
湖南中医杂志	湖南省卫生厅	湖南省中医药研究院	蔡光先	蔡光先	姚　勤	1985－5	双月	1003－7705	43－1105/R
中医药导报	湖南省卫生厅	湖南省中医药学会、湖南中医管理局	周绍明	袁长津	郭子华	1994－4	月刊	1672－951X	43－1446/R
湖南中医药大学学报	湖南省教育厅	湖南中医药大学	黄惠勇	黄惠勇	蒋俊和	1994－4	月刊	1674－070X	43－1472/R
东方药膳	湖南中医药大学	湖南中医药大学	黄惠勇	谭兴贵	周小青	2013	月刊	1671－3591	43－1461/R
新中医	国家中医药管理局	广州中医药大学、中华中医药学会	王省良	郭桃美	郭桃美	1969－12	月刊	0256－7415	44－1231/R
中药新药与临床药理	国家食品药品监督管理总局	广州中医药大学	王宁生	王宁生	邓响潮	1990－6	双月	1003－9783	44－1308/R
广州中医药大学学报	广东省教育厅	广州中医药大学	徐志伟	陈蔚文	陈彩英	1984	双月	1007－3213	44－1425/R
中药材	国家食品药品监督管理总局	国家食品药品监督管理总局中药材信息中心站	任德全	元四辉		1978－1	月刊	1001－4454	44－1286/R
按摩与导引	广东省中医药局	广东省中医研究院	罗　凛	邝日建		1985－4	月刊	1008－1879	44－1214/R
深圳中西医结合杂志	深圳市卫生和计划生育委员会	深圳市中西医结合临床研究所	王成友	吴正治	李晓萍	1991	双月	1007－0893	44－1419/R
广西中医药	广西中医药大学	中华中医药学会广西分会、广西中医学院	朱　华	朱　华	林　江	1977－8	双月	1003－0719	45－1123/R
广西中医药大学学报	广西中医药大学	广西中医药大学	朱　华	唐　农	蓝毓营	2009－7	季刊	2095－4441	45－13915/R

（续表）

单价（元）	开本	页数	地址	邮编	E-mail	电话	传真	核心期刊
8.0	大16开	80	湖北省武汉市洪山区黄家湖西路1号	430065	hbtcm@ vip. 163. com	027－68890234	无	否
10.0	大16开	128	湖北省武汉市洪山区黄家湖西路1号	430065	hbzy@ vip. 163. com	027－68890234	无	是
4.0	大16开	80	湖南省长沙市麓山路58号	410006	hnzy188@ sohu. com	0731－8888572	0731－8888572	/
6.0	大16开	114	湖南省长沙市湘雅路30号	410008	hnzyydb@ 163. net	0731－4365506	0731－4828502	/
10.0	大16开	112	湖南省长沙市韶山中路113号	410007	xuebaotcm@ 126. com	0731－88458947	/	是
6.0	大16开	72	湖南省长沙市韶山中路113号	410007	dfx0845@ 163. com	0731－85546807	0731－85540052	否
18.0	大16开	200	广东省广州市机场路12号大院广州中医药大学三元里期刊楼	510405	139002863@ qq. com	020－36585485	020－36586831	否
10.0	大16开	80	广东省广州市机场路12号大院	510405	zz@ adr. com. cn	020－36585613	020－36590367	/
8.0	大16开	99	广东省广州市机场路12号大院	510405	gzzyxb@ gzhtcm. edu. cn	020－36585268	020－36585697	是
25.0	大16开	180	广东省广州市中山二路24号中粤大厦10楼	510080	gdzycn@ pub. guangzhou. gd. cn	020－87665465	020－87665465	是
5.0	大16开	48	广东省广州市恒福路60号	510095	wrht2319@ sina. com	020－88546498	020－83592829	/
8.0	大16开	64	深圳市笋岗西路深圳市第二人民医院内	518035	szzxyjhzz@ yahoo. com. cn	0755－83228956	0755－83228956	是
4.5	大16开	62	广西壮族自治区南宁市明秀东路179号广西中医药大学内	530001	Gxzy@ chinajournal. net. cn	0771－3137545	无	否
6.0	大16开	128	广西壮族自治区南宁市明秀东路179号广西中医药大学内	530001	gszb@ chinajournal. net. cn	0771－3137545	无	否
10.0	大16开	184	重庆市江北区盘溪七支路6号	400021	zgzyjz@ yahoo. com. cn	023－67064128	023－63521390	是

名称	主管单位	主办单位	编委会主任	主编/副主编	编辑部主任/社长	创刊时间	出刊周期	刊号	
								ISSN	CN
中国中医急症	国家中医药管理局	中华中医药学会		晁恩祥	江　洪	1977－8	月刊	1004－745X	50－1102/R
实用中医药杂志	重庆市教育委员会	重庆医科大学中医药学院	刘路明	吴昌培	罗荣汉	1978－3	月刊	1004－2814	50－1056/R
中药药理与临床	四川省中医药管理局	中国药理学会	王建华	邓文龙	邓文龙	1985－10	双月	1001－859X	51－1188/R
成都中医药大学学报	四川省教育厅	成都中医药大学	梁繁荣	梁繁荣	陈　钢	1958－10	季刊	1004－0668	51－1162/R
四川中医	四川省卫生厅	四川省中医学会		方连举	方连举	1982－10	月刊	1000－3649	51－1186/R
贵阳中医学院学报	贵阳中医学院	贵阳中医学院	梁光义	梁光义	李良栋	1979－7	双月	1002－1108	52－5011/G2
中国民族民间医药	云南省科协技术协会	云南省民族民间医药研究会	郑　进 黄传贵	郑　进 黄传贵	黄传贵	1992－8	半月	1007－8517	53－1102/R
云南中医学院学报	云南省教育厅	云南中医学院	郑　进	毕　云	岳胜难	1978－3	双月	1000－2723	53－1048/R
云南中医中药杂志	云南省卫生厅	云南省中医药研究所、云南省中医药学会、云南省针灸学会、云南省中西医结合学会		詹文涛	曹惠芬	1980－2	双月	1007－2349	53－1120/R
陕西中医学院学报	陕西省教育厅	陕西中医学院	周永学	张喜德	邢玉瑞	1978－1	双月	1002－168X	61－1083/R
现代中医药	陕西省教育厅	陕西中医学院	周永学	张喜德	邢玉瑞	2002－3	双月	1672－0571	61－1397/R
陕西中医	陕西省中医管理局	陕西省中医药学会	杨世兴	杨世兴	张德兴	1980	月刊	1000－7369	61－1105/R
中医儿科杂志	甘肃省教育厅	甘肃中医学院、中华中医药学会	李金田	张士卿	高慧琴	2005－8	双月	1673－4297	61－1176/R
甘肃中医学院学报	甘肃省教育厅	甘肃中医学院	李金田	李金田	高慧琴	1984－7	双月	1003－8450	62－1062/R
甘肃中医	甘肃省卫生厅	甘肃省中医药研究院	王自立	潘　文	潘　文	1988	月刊	1004－6852	62－1089/R
新疆中医药	新疆维吾尔自治区卫生厅	新疆维吾尔自治区中医药学会	牟全胜	牟全胜	柯　岗	1981－1	双月	1009－3931	65－1067/R

（续表）

单价（元）	开本	页数	地址	邮编	E-mail	电话	传真	核心期刊
4.0	大16开	64	重庆市渝中区山城巷82号	400010	ZYAO@ chinajournal. net. cn	023－63846413	023－63846413	/
8.0	大16开	64	四川省成都市人民南路四段51号	610041	zyyl707@ 163. com	028－85234707	028－85234707	/
5.0	大16开	96	四川省成都市十二桥路37号	610075	CDZY－xb@ 163. net	028－87779907	028－87763471	是
5.0	大16开	112	四川省成都市文庙西街80号	610041	schzhy@ sina. com	028－86159421	028－86159421	/
5.0	大16开	120	贵州省贵阳市市东路50号	550002	gyzyxyxb@ 126. com	0851－5652096	0851－5652096	是
16.0	大16开	168/198	云南省昆明市关通路57号黄家医大楼5号	650200	zgyy1992@ 163. com	0871－5349183	0871－5339255	/
6.0	大16开	72	云南省昆明市关上双桥路201号	650200	ynzyxyxb@ yahoo. com. cn	0871－7150987	0871－7150987	/
5.0	大16开	64	云南省昆明市学府路139号	650223	yzyy@ chinajournal. net. cn	0871－5183005	0871－5183005	/
5.0	大16开	80	陕西省咸阳市世纪大道中段	712046	shxzhzs@ 163. com	029－38185250	029－38185238	否
5.0	大16开	80	陕西省咸阳市世纪大道中段	712046	shxzhzs@ 163. com	029－38185250	029－38185238	否
7.0	大16开	128	陕西省西安市西华门2号	710003	shanxizi@ sohu. com	029－87257807	029－87250672	/
5.0	大16开	64	甘肃省兰州市定西东路35号	730000	zyekzz@ 163. com	0931－8765573	0931－8765520	否
5.0	大16开	80	甘肃省兰州市定西东路35号	730000	gszyxyxb@ 163. com	0931－8765458	0931－8765458	否
4.5	大16开	80	甘肃省兰州市七里河区安西路518号	730050	gszyyk@ 126. com	0931－2337364	0931－2337364	/
6.0	大16开	86	新疆维吾尔自治区乌鲁木齐市天山区龙泉街191号	830004	xjkegang@ 163. com	0991－8561035	0991－8551838	/

荣誉篇

【8 个中医药项目获国家科技奖】 2014 年 1 月 10 日，2013 年度国家科学技术奖励大会在北京举行。由军事医学科学院高月研究员领衔的"中药安全性关键技术研究与应用"项目荣获国家科技进步奖一等奖。这是继"血瘀证与活血化瘀研究""低纬高原地区天然药物资源野外调查与研究开发"后，中医药项目第三次荣获该奖项。

另外，中医药项目还荣获国家科技进步二等奖 4 项，国家自然科学二等奖 1 项，国家技术发明二等奖 2 项。

中药安全性研究揭示了中药毒性的分子生物学机制，为中药的合理应用和国际化提供了科学依据。实证了中药配伍禁忌的经典理论。首次从毒性成分和药物代谢酶角度揭示了中药配伍"反"与"不反"的科学本质；揭示了中药寒热配伍及其减毒增效的科学内涵，促进了中药配伍理论的创新发展。

该研究在国家多个重大项目的资助下，最早创建了中药安全性研究关键技术平台，并成功用于中药的毒性成分确认、致毒机制解析、经典理论实证、创新药物研发，促进了中药毒理学的学科发展。

该研究建立了包括中药早期毒性发现的基于药物毒理基因组学及代谢组学相融合技术；中药量毒关系研究的毒性评价方法，中药相互作用研究的基于药物代谢酶与受体通路的快速筛选等多种集成技术，特别是建立了适合中药配伍禁忌、质量控制、致敏物质发现的中药分子毒理学研究新技术，形成了中药安全性评价的新技术体系。

系统揭示了常见不良反应中药产生毒性的物质基础、代谢特征、配伍禁忌和毒性机制；5 味有毒中药外用功能被 2010 版《中国药典》采纳；发现了 10 种中药注射剂的过敏性特点，促进了中药分子毒理学学科的发展。

该项科研历时 10 余年，曾获 2012 年度中华中医药学会科技奖一等奖。

（黄　心）

【第四批全国老中医药专家学术经验继承工作、第二批全国优秀中医临床人才研修项目先进单位和优秀个人】

第四批全国老中医药专家学术经验继承工作优秀指导老师名单

郭维琴　肖承悰　钱　英　温振英
石学敏　陈宝贵　李士懋　李佃贵
王晞星　高天爱　苏荣扎布　张静生
郭振武　郭恩绵　王　烈　王　玉
段富津　张　琪　施　杞　王霞芳
刘永年　张志坚　孙　浩　俞景茂
陈　意　陈颖异　张道宗　吕绍光
陈民藩　张小萍　傅淑清　尹常健
丁书文　单秋华　郑启仲　李发枝
唐　宋　刘云鹏　张介眉　刘绍贵
潘敏求　刘伟胜　劳绍贤　陈志维
蓝青强　李成光　陈学忠　黄淑芬
王辉武　张西俭　刘尚义　赵　淳
班丹旦增　沈舒文　杨　震　王自立
桑　杰　李遇春　沈宝藩　周文泉
路志正　米逸颖

第四批全国老中医药专家学术经验继承工作优秀继承人名单

王亚红　路广林　刘雁峰　黄　莉
杨华升　张秋云　史成和　李　敏
王耀光　徐　英　杜宇征　汪　涛
杜艳茹　曹丽静　徐江红　王　强
郭　霞　王世荣　郝重耀　刘萨仁
周铁宝　于雪峰　乔文军　吕　静
廉治军　鞠庆波　海　英　张为民
陈　颖　庄玲伶　江柏华　姜家康
李晓宁　杨素清　沈　琳　张　焱
黄　纲　何东仪　陈四清　陆　敏
魏慧渊　张志刚　刘　钧　黄晨昕
李　岚　陈　华　刘云霞　季卫锋
童舜华　李学军　黄传兵　郑玉金
李　红　梁瑞文　林家坤　王　力
王茂泓　邓棋卫　樊　冰　华　愫
李莉莎　田丽莉　于秀梅　武继涛
刘蔚霞　范红玲　张明利　刘静生
周仲瑜　曾祥法　王　非　潘　博
刘建和　刘　翔　胡　玲　靳利利
李逸群　林国华　林嫦钊　韩景波
黄健琳　谢　慧　潘　洪　毛　红
李群堂　马善治　文洪宇　许　滔
姜丽娟　田春洪　普穷次仁　次　仁
王捷虹　任晓芳　郝阳泉　王　煜
吕晓武　格桑扎西　梁　岩　李　鹏
刘　静　魏军平　高景华　张　红
范学顺

第四批全国老中医药专家学术经验继承工作先进管理单位名单

首都医科大学附属北京中医医院
天津中医药大学第一附属医院
河北省沧州中西医结合医院
山西省中医院
内蒙古民族大学附属医院
辽宁中医药大学附属医院
长春中医药大学附属医院
黑龙江中医药大学附属第一医院
上海市中医药师承教育办公室
江苏省中医院
浙江省中医院
安徽省六安市中医医院
福建中医药大学附属人民医院
江西中医学院附属医院
山东中医药大学附属医院组织人事处
河南中医学院第一附属医院
湖北中医药大学
湖南中医药大学第一附属医院
广州中医药大学第一附属医院
广西中医药大学第一附属医院
海南省中医院
泸州医学院附属中医医院
重庆市中医院
贵州省中医药管理局
云南省中医管理局
西藏山南地区藏医医院
陕西中医学院
甘肃中医学院附属医院
青海省藏医院
宁夏回族自治区银川市中医医院
新疆维吾尔自治区喀什地区维吾尔医医院
中国中医科学院西苑医院
中日友好医院

第四批全国老中医药专家学术经验继承工作优秀管理干部名单

刘　娟　常景华　陈子震　郭翰林
王　莉　郝旭亮　伊乐泰　张宏邈
王金玉　辛　国　李立新　韩雪燕
李丽娅　陈　计　李　屹　毕　磊
韩　旭　江南艳　金万里　高建英
钟维荣　范云晖　陆顺意　郑　甦
李跃兵　王友晓　马　婷　姬淅伟
田元生　黄攀攀　王　斐　苏　健
李　平　李梓廉　潘华峰　刘　畅

卢健棋　张爱建　张大鸣　杨思进
张贵菊　黄　慧　杨坤荣　杨　镔
肖　泓　才　多　孔　群　王晓燕
李　军　宋晓丽　昂青才旦　刘建平
艾合买提·买买提　刘龙涛　贾存波

第四批全国老中医药专家学术经验继承工作优秀结业论文获奖者名单

朱培一　黄玉华　李志红　姜　敏
刘慧林　李晓林　李　敏　史成和
林　燕　王耀光　王　涛　赵菁莉
唐晓亮　吴中秋　吕淑静　郭　媛
李聚林　王　红　陈筱云　董秋梅
乌云斯日古楞　鞠庆波　海　英
李文杰　于　睿　于雪峰　张雅凤
黎明全　王　慧　刘新瑞　王　顺
吕瑞民　王东岩　陈宝忠　崔　松
叶秀兰　周　敏　张婷婷　魏学东
金黑鹰　周恩超　郭立中　艾炳蔚
吴崑岚　赵宏利　李夏玉　裘　涛
夏永良　范军芬　李崇慧　王　颖
陈水金　魏开建　刘雪娜　林家坤
王　力　王茂泓　邓棋卫　刘　英
刘　政　袁　泉　孙建光　李秀荣
宋群先　都修波　周　萍　续海卿
张中旭　曹继刚　黄　缨　谢沛霖
刘建和　李　点　潘　博　胡　玲
张　伦　李逸群　杨洪涌　钟志国
韩景波　谢　芸　苏　凯　刁灿阳
张　琼　邓福忠　张文涛　路　瑜
罗　雄　郭利华　赵志勇　达　娃
拉巴次仁　李引刚　刘艳巧　吕富荣
金　华　秦晓光　李　平　齐玉珍
买合木提江·阿不力孜　高　蕊
姜　泉　刘燊仡　杨　薇　李求兵

第二批全国优秀中医临床人才研修项目优秀学员名单

刘文华　李　浩　董　波　李福海
高天舒　刘喜明　马秀文　毛宇湘
江柏华　徐宗佩　高红勤　刘　维
沈敏鹤　张　红　陈永灿　檀金川
韩书明　马丽佳　蔡鸿彦　张　艳
胡　燕　张　洁　杨秀炜　杨洪涛
孙天福　王振涛　朱　莹　马晓燕
刘建军　张　军

第二批全国优秀中医临床人才研修项目优秀策论获奖者名单

李　浩　张　红　孙　冰　冯学功
董　波　王邦才　司国民　刘文华
白彦萍　冯兴中　王云川　高如宏
孙天福　刘建军　陈　锋　章浩军
刘　维　李福海　李亚平　沈敏鹤
刘喜明　朱　莹　张　艳　顾　耘
刘　汶　王振涛　杨洪涛　陈　超
田在泉　梁文旺

第二批全国优秀中医临床人才研修项目优秀中医临床医案获奖者名单

冯学功　秦淑芳　毛宇湘　胡　梅
董　波　刘　梅　王云川　韩书明
沈敏鹤　贾建伟　田军彪　张　洁
邵冬珊　刘　维　马秀文　杨洪涛
马丽佳　江柏华　高红勤　周　洁
李福海　高天舒　李小娟　杨秀炜
何　华　刘　汶　刘建军　牟大鹏
陈宝玲　常德贵

第二批全国优秀中医临床人才研修项目优秀中医临床科研设计方案获奖者名单

白彦萍　刘喜明　王　健　盛梅笑
王培民　朱　佳　胡元会　王成祥
刘金星　秦淑芳　檀金川　张成铭
高红勤　高祥福　刘中勇　徐凤芹
杨洪涛　周　洁　杜武勋　李福海
曲妮妮　饶克瑯　张　军　韩书明
刘文华　史仁杰　董桂英　黄　蜀
杨　俐　李　翔

第二批优秀中医临床人才研修项目优秀结业论文获奖者名单

冯兴中　刘　维　李福海　韩书明
刘丽坤　张慧娟　曲妮妮　王　健
王有鹏　陈红风　叶　柏　史仁杰
沈敏鹤　高祥福　尚莉丽　潘丽贞
刘中勇　司国民　孙　冰　孙玉信
刘　玲　朱　莹　于天启　陈　锋
徐比萍　黄　蜀　徐建众　詹继红
姜莉芸　王晓玲　殷银霞　郑秋惠
高如宏　白玉盛　李　浩

第二批全国优秀中医临床人才研修项目先进管理单位名单

中日友好医院
天津中医药大学第二附属医院
河北省石家庄市中医院
山西中医学院附属医院
内蒙古自治区人民医院
辽宁省中医药管理局
吉林省中医药管理局
黑龙江省中医药管理局
上海中医药大学附属岳阳中西医结合医院
江苏省南通市卫生局
浙江中医药大学成教学院
安徽中医学院第一附属医院
福建省南平市人民医院
江西省新余市中医院
山东省中医药管理局综合处
河南省中医管理局
湖北省中医院
湖南中医药大学第二附属医院
广东省中医院
广西中医药大学附属瑞康医院
海南省中医院
四川省第二中医医院
重庆市开县中医院
贵阳中医学院第二附属医院
云南省昆明市中医医院
陕西省中医医院
甘肃中医学院附属医院
青海省中医院
宁夏中医医院
新疆维吾尔自治区中医医院
中国中医科学院广安门医院

第二批优秀中医临床人才研修项目优秀管理干部名单

李占平　郭翰林　李　玲　李变花
扎拉嘎呼　李　鹏　宋秀英　赵海滨
毕丽娟　戴运良　施　翔　彭良春
林颖欣　罗佩蓉　周风云　翟照永
李　昊　汤雪飞　杨玉梅　吕　琳
张爱建　张　灵　吴　燕　毛　峰
任建国　闫小青　崔庆荣　张爱宁
王孟妍　刘红霞　姚魁武

（高　欣）

【全国中医医院优质护理服务先进单位、先进病房和先进个人】

全国中医医院优质护理服务先进单位名单

北京市
首都医科大学附属北京中医医院
顺义区中医医院
天津市
天津市南开医院
天津中医药大学第一附属医院
天津市中医药研究院附属医院
河北省
河北省中医院
山西省
山西省中医院
内蒙古自治区

内蒙古国际蒙医医院
辽宁省
辽宁中医药大学附属医院
吉林省
长春中医药大学附属医院
黑龙江省
黑龙江中医药大学附属第一医院
上海市
上海中医药大学附属龙华医院
上海中医药大学附属曙光医院
上海中医药大学附属岳阳中西医结合医院
上海市中医医院
江苏省
江苏省中医院
无锡市中医医院
徐州市中医院
浙江省
浙江省中医院
宁波市中医医院
安徽省
安徽省中医院
福建省
福建中医药大学附属人民医院
江西省
靖安县中医院
山东省
山东中医药大学附属医院
青岛市中医医院
泰安市中医医院
河南省
河南中医学院第一附属医院
河南省中医院
洛阳正骨医院
湖北省
湖北省中医院
武汉市中西医结合医院
襄阳市中医医院
湖南省
湖南中医药大学第一附属医院
邵阳市中医医院
广东省
广东省中医院
广东省第二中医院
广州中医药大学第一附属医院
广西壮族自治区
广西中医药大学第一附属医院
海南省
海南省中医院
四川省
成都中医药大学附属医院
成都市中西医结合医院
自贡市中医医院
重庆市
重庆市中医院
贵州省
贵阳中医学院第二附属医院
云南省
云南省中医医院
西藏自治区
西藏自治区藏医医院
陕西省
陕西省中医医院
西安市中医医院
甘肃省
甘肃省中医院
青海省
青海省藏医院
宁夏回族自治区
宁夏回族自治区中医医院
新疆维吾尔自治区
喀什地区维吾尔医医院
中国中医科学院
中国中医科学院广安门医院
北京中医药大学
北京中医药大学东方医院

全国中医医院优质护理服务先进病房名单

北京市
首都医科大学附属北京中医医院皮肤科病房
昌平区中医医院特需病房
怀柔区中医医院中风病房
北京市中西医结合医院针灸科
丰盛中医骨伤专科医院骨伤科二病区
天津市
天津市中医药研究院附属医院针灸科
天津中医药大学第一附属医院推拿科
天津市南开医院胆胰外科
天津中医药大学第二附属医院妇科
南开区中医医院糖尿病科
红桥区中医医院内科
武清区中医医院心内科
宝坻区中医医院心病科
河北省
石家庄市中医院脑病科病区
沧州中西医结合医院脑病科一病区
承德市中医院康复科病区
衡水市中医院内二科病区
邯郸市中医院骨伤科病区
秦皇岛市中医院肛肠科病区
迁安市中医院心血管病科病区
山西省
山西中医学院附属医院心病科病房
山西省中西医结合医院肾病科病房
山西中医学院第三中医院脑病二科病房
山西医科大学第一医院中医科病房
长治市中医院脑病科病房
太原市中医院心脑病科病房
内蒙古自治区
内蒙古国际蒙医医院急诊科
内蒙古中蒙医医院骨伤科
呼伦贝尔市中蒙医院肝胆脾胃病科
兴安盟扎赉特旗蒙医医院内一科
通辽市库伦旗蒙医医院脑病科疗区
鄂尔多斯市准格尔旗中蒙医院内一科病房
辽宁省
辽宁中医药大学附属医院骨伤二科
辽宁中医药大学附属第二医院脑病一科
沈阳市中西医结合医院皮肤病四病房
大连市中医医院内分泌病房
大连市中西医结合医院脑病病房
本溪市中医医院心血管科
朝阳北票市中医医院外二科
吉林省
吉林省中医药科学院脑病康复科
长春市中医院脑病疗区
吉林中西医结合医院心血管内科
延边中医医院脑病疗区
四平市中医医院脑病疗区
辽源市中医院脑病一疗区
松原市中医院肝病疗区
黑龙江省

黑龙江省中医研究院肾科二病房
黑龙江省中医研究院针灸科四病房
黑龙江中医药大学附属第二医院推拿二病房
黑龙江中医药大学附属第二医院妇科一病房
鸡西市中医医院心病科
齐齐哈尔市中医医院内分泌科
上海市
上海中医药大学附属龙华医院东十一病区（血液科病房）
上海中医药大学附属曙光医院3B病区（普外科、肝胆外科）
上海中医药大学附属岳阳中西医结合医院老年科病房
上海市中医医院脑病科病房
上海市中西医结合医院肛肠科病房
浦东新区中医医院肛肠与针灸科病区
宝山区中西医结合医院妇产科病区
上海市第七人民医院呼吸内科病房
光华中西医结合医院风湿病科病房
奉贤区中医医院内三病区
江苏省
江苏省中西医结合医院骨伤科
江苏省第二中医院肺病科
无锡市中西医结合医院烧伤科
常州市中医院康复科
扬州市中医院肿瘤科
昆山市中医院脾胃肝胆科
连云港市中医院脑病科二区
盐城市中医院心血管病科
丹阳市中医院心脑血管病科
浙江省
浙江省立同德医院十三病区
浙江中医药大学附属第二医院风湿病科
浙江中医药大学附属第三医院推拿科病房
杭州市红十字会医院不孕不育科
慈溪市中医医院四病区
绍兴市中医院内科十二病区
衢州市中医院南四病区
温岭市中医院妇科病房
安徽省
安徽中医学院附属针灸医院四病区
六安市中医院骨伤二科
芜湖市中医院急诊内科
太和县中医院心内科
滁州市中西医结合医院脑病科
铜陵市中医院康复科
福建省
福建中医药大学附属第二人民医院肾病科
福州市中西医结合医院骨伤科二区
厦门市中医院干部病房
三明市中西医结合医院骨伤科
龙岩市中医院内科二病区
晋江市中医院七病区（骨伤一区）
江西省
江西中医学院附属医院外一科
江西中西学院第二附属医院妇产科
南昌市洪都中医院骨创伤一科
九江市中医医院肾二科
萍乡市中医院老年病房
弋阳县中医院内科
山东省
山东中医药大学附属医院保健十六病区
山东中医药大学第二附属医院心血管病科
济南市中医医院二病区
青岛市黄岛区中医医院外一科
淄博市中医医院内二科
烟台市中医医院肿瘤一科
潍坊市中医院脑病三科
泰安市中医二院骨伤科病房
临沂市中医医院脑病科病房
聊城市中医医院骨三科病房
河南省
河南省中医院干部病房
河南中医学院第三附属医院骨伤科
郑州市中医院妇产科
洛阳市第二中医院心病科
平顶山市中医院脑病科
武陟县中医院糖尿病科
睢县中医院外一科（泌尿）
南阳医学高等专科学校附属中医院脑病科
项城市中医院康复科
禹州市中医院中风科
河南省中医药研究院附属医院肿瘤科
湖北省
十堰市中医医院心病科
宜昌市中医医院烧伤科
远安县中医医院骨伤科
随州市中医医院内四科
黄石市中医医院针灸科
荆州市中医医院脾胃病科
红安县中医医院内一科
湖南省
湖南中医药大学第二附属医院脑病二科
岳阳市中医医院内分泌科
常德市第一中医医院肛肠科
湘西土家族苗族自治州民族中医院脑病肺病科
耒阳市中医医院心病科
宜章县中医医院中风专科
广东省
广东省中西医结合医院康复科
广州中医药大学附属骨伤科医院骨伤一科
广州市中医医院肿瘤一区
深圳市中医院肾病科一病区
汕头市中医医院骨四科
佛山市中医院肿瘤科
东莞市中医院脑病科
中山市中医院内二科
江门市五邑中医院重症医学科
茂名市中医院妇产科
广西壮族自治区
广西中医药大学第一附属医院骨三科
广西中医药大学附属瑞康医院脾胃病科
广西骨伤医院骨四科
南宁市中医医院内科四病区
柳州市中医医院脾胃病科
桂林市中医医院骨二科
海南省
海南省中医院妇产科
海南省中医院内分泌专科
琼海市中医院中风科
四川省
成都中医药大学附属医院重症医学科
四川省骨科医院老年骨科
自贡市中医医院针灸二科

泸州医学院附属中医医院心脑病科

四川省中西医结合医院老年病区

成都市中西医结合医院呼吸内科一病区

绵阳市中医医院针灸一病区

广元市中医医院内四科

遂宁市中医医院针灸科

资阳市安岳县中医医院脾胃病科

重庆市

垫江县中医院妇产科

九龙坡区第一中医院骨伤科四病区

北碚区中医院针灸科

渝北区中医院内一科

贵州省

贵阳中医学院第一附属医院肛肠科

黔南州中医医院外三科

毕节市中医院外科病房

锦屏县民族中医院内科病房

云南省

昆明市中医医院重症医学科

大理州中医医院妇产科

普洱市中医医院内二科

文山州中医医院康复科

昭通市中医医院眼科

西藏自治区

西藏自治区藏医院内一科

昌都地区藏医医院重点专科病房

山南藏医医院心脑血管科

陕西省

陕西省中医医院内分泌病区

陕西中医学院附属医院脑病科

西安市中医医院肛肠科一病区

宝鸡市中医医院脊柱骨病一科

榆林市中医医院骨伤一科

安康市中医医院骨伤一科

西安中医脑病医院脑病六科

甘肃省

武威市中医医院肛肠科

庆阳市中医医院骨伤科

武威市凉州区中医医院糖尿病科

甘肃中医学院附属医院九病区（针灸脑卒中科、风湿骨病科）

天水市中西医结合医院老年病科

天水市中医医院糖尿病科

青海省

海南州藏医院药浴科

平安县中医医院骨科

宁夏回族自治区

银川市中医医院肛肠科病房

中宁县中医医院针灸推拿专科病房

隆德县中医医院骨伤推拿科病房

新疆维吾尔自治区

新疆维吾尔自治区中医医院心血管一科

莎车县维吾尔医医院内科

和田地区维吾尔医医院骨关节科

霍城县中医医院内科病区

阜康市中医医院针灸理疗康复科

新疆生产建设兵团

新疆生产建设兵团医院中医科

中国中医科学院

中国中医科学院广安门医院南区内分泌科

中国中医科学院西苑医院综合内科病房

中国中医科学院望京医院脊柱一科病房

北京中医药大学

北京中医药大学东直门医院骨伤一科

北京中医药大学第三附属医院骨伤科

全国中医医院优质护理服务先进个人名单

北京市

邵京华　首都医科大学附属北京中医医院

高小平　房山区中医医院

杨红艳　北京市中西医结合医院

李玉芹　平谷区中医医院

王艳飞　延庆县中医医院

李艳苹　顺义区中医医院

王海霞　密云县中医医院

白丽红　护国寺中医医院

天津市

胡　洋　天津中医药大学第一附属医院

王玉玲　天津中医药大学第二附属医院

熊晓霞　天津市中医药研究院附属医院

李金亭　天津市南开医院

赵术云　武清区中医医院

程惠霞　南开区中医医院

王会杰　北辰区中医医院

刘淑艳　蓟县中医医院

王友静　滨海新区塘沽中医医院

杨芝建　静海县中医医院

河北省

刘彩云　唐山市中医院

武秀珍　邢台市中医院

高晓玲　石家庄市中医院

段连凤　廊坊市中医院

孟华凤　沙河市中医院

宋伟青　唐县中医院

薛凌霞　故城县中医院

刘全红　怀来县中医院

宋邦华　香河县中医院

黄　彬　馆陶县中医院

山西省

武清霞　山西省中医院

皇菊莲　山西中医学院附属医院

杨莉红　山西省中西医结合医院

攸晓晓　山西中医学院第三中医院

杜雪峰　长治市中医研究所附属医院

崔　颉　晋中市中医院

范少华　忻州市中医院

姚淑琴　运城市中医院

范桂花　大同市中医院

内蒙古自治区

董连蓉　内蒙古国际蒙医医院

姜双枣　内蒙古中蒙医医院

高玉燕　呼和浩特市中蒙医院

乌兰其其格　包头市中蒙医医院

白萨如拉　呼伦贝尔市蒙医医院

富秀珍　兴安盟科右中旗蒙医医院

池晓燕　赤峰市巴林左旗蒙医中医医院

韩红梅　锡林郭勒盟蒙医医院

寇锦奇　乌海市蒙中医院

辽宁省

侯秀欣　辽宁中医药大学附属医院

刘姿瑶　辽宁中医药大学附属医院

周淑梅　辽宁中医药大学附属第二医院

陈丽荣　辽宁中医药大学附属第三医院

刘　锋　沈阳市第二中医医院

沈　桐　大连市中医医院

邹晓峰　抚顺市中医医院

董永利　丹东市中医医院

苑　敏　丹东东港市中医医院
姜　晶　鞍山市岫岩县中医医院

吉林省

张　浩　长春中医药大学附属医院
刘丽岩　吉林省中医药科学院
沙　菲　长春市中医院
李又娟　吉林中西医结合医院
尹秋菊　敦化市中医院
王平艳　通化市中医院
陈　超　白城市中医院
杨艳春　辽源市中医院
尤　丽　抚松县中医院

黑龙江省

路　勇　哈尔滨市中医医院
宋伟丽　黑龙江省中医研究院
盖　慧　牡丹江市中医医院
关　萍　佳木斯市中医医院
宋晓玲　大庆市中医医院
胡采云　鸡西市中医医院
刘晓松　黑龙江中医药大学附属二院
穆　欣　黑龙江中医药大学附属第一医院
郝淑娟　齐齐哈尔市中医院

上海市

曹　琦　上海中医药大学附属龙华医院
张　莉　上海中医药大学附属曙光医院
林　敏　上海中医药大学附属岳阳中西医结合医院
王　娴　上海市中医医院
周　瑾　上海市中医医院
徐　晖　长宁区天山中医医院
陆静奕　闸北区中医医院
仝　玲　杨浦区中医医院
甘　薇　嘉定区中医医院
周　翔　松江区方塔中医医院
张　峰　奉贤区中医医院
姚丽安　青浦区中医医院
金卫红　浦东新区光明中医医院
陈雅芳　宝山区中西医结合医院
周晓珏　黄浦区中西医结合医院

江苏省

杜　媛　南京市中医院
陈学玲　徐州市中医院
李彩明　苏州市中医院
陈桂兰　南通市中医院
莫淑红　淮安市中医院
李　珲　镇江市中医院
许粉年　泰州市中医院
许小方　宿迁市中医院
朱春萍　金坛市中医院
邓筱娟　如皋市中医院
朱建萍　靖江市中医院
张金利　江阴市中医院
廖　薇　南京市中西医结合医院
李翠芬　大丰市中医院

浙江省

方　红　浙江中医药大学附属第三医院
徐晓春　杭州市中医院
刘蓉蓉　余姚市中医院
李若和　温州市中西医结合医院
沈丽芬　湖州市中医院
陈娟红　嘉兴市中医院
胡伟利　诸暨市中医医院
程卫珍　金华市中医院
李雪飞　衢州市中医院
孙淑贤　舟山市中医骨伤联合医院
陈雪芬　玉环县中医院
丁世玲　丽水市中医院

安徽省

周　琼　安徽省中医院
王媛媛　广德县中医院
施　琴　天长市中医院
郑　玲　宣城市中医院
韩　梅　马鞍山市中医院
宋　冰　宿州市中医院
沈同星　五河县中医院
何素芹　濉溪县中医院
洪　艳　亳州市华佗中医院

福建省

兰碧玉　福建中医药大学附属人民医院
陈一峰　福建中医药大学附属第二人民医院
苏亮珍　福建中医药大学附属康复医院
张雅秀　福州市中医院
徐晓青　漳州市中医院
蔡月虹　泉州市中医院
毛勇敏　南平市人民医院
叶丽英　宁德市中医院
魏彩虹　泉州市正骨医院

江西省

游小菊　江西中医学院附属医院
芦盛贞　南昌市中西医结合医院
郑丽琴　景德镇市中医院
付桂莲　新余市中医院
王素玲　鹰潭市中医院
廖　华　南康市中医院
章　娟　高安市中医院
金静珍　婺源县中医院
肖　蔚　金溪县中医院

山东省

刘淑娟　山东中医药大学附属医院
吴培香　山东中医药大学第二附属医院
孟冠群　济南市中医医院
李　捷　青岛市中医医院
张　芳　枣庄市中医医院
张　琪　广饶县中医院
李　娟　高密市中医院
戴淑香　济宁市中医院
孔冬云　肥城市中医医院
邵海燕　文登整骨医院
李菲菲　日照市中医医院
张　红　莱芜市中医医院
王　慧　宁津县中医院
陈秀霞　滨州市中医医院
许素芹　菏泽市中医医院

河南省

杨丽霞　河南中医学院第一附属医院
魏润玲　洛阳正骨医院
冯慧娟　河南省中医药研究院附属医院
舒　燕　郑州市骨科医院
杜　婧　开封市中医院
郝星彩　汝阳县中医院
张　岚　安阳市中医院
张红梅　周口市中医院
张春霞　南阳市中医院
赵曙光　漯河市中医院
胡光玉　信阳市中医院
王红梅　济源市中医院
董青英　濮阳市中医院
马　勤　驻马店市中医院
刘庆华　三门峡市中医院

湖北省

彭淑芬　武汉市中医医院
秦亚玲　黄石市中医医院
王　蕊　襄阳市中医医院
陈继辉　利川市民族中医院
郭琼娥　天门市中医医院
杨　晶　湖北省中医院

齐慧贞　咸宁市中医医院
王会菊　洪湖市中医医院
桂光琼　黄梅县中医医院
兰方美　宜都市中医医院
湖南省
谭文娟　湖南省中医药研究院附属医院
李兵娇　湖南中医药高等专科学校附属第一医院
段　葵　长沙市中医医院
王挽恒　湘潭县中医医院
唐令军　益阳市第一中医医院
田　萍　张家界市中医医院
杨满英　冷水江市中医医院
陈　明　永州市中医医院
胡先银　怀化市中医医院
广东省
胡杏平　广东省中医院
全小明　广州中医药大学第一附属医院
朱佩华　韶关市中医医院
张　慧　河源市中医医院
谭秋玲　梅州市中医医院
李碧娟　惠州市中医医院
陈　曦　海丰县中医医院
梁冰莲　阳江市中医医院
冯桂芳　湛江市第一中医医院
钱冬霞　湛江市第二中医医院
阮柳红　肇庆市中医院
邱春燕　清远市中医院
舒健英　潮州市中医院
林正爱　揭阳市中医院
江金萍　云浮市中医院
广西壮族自治区
韦衡秋　广西中医药大学第一附属医院
张雪兰　广西中医药大学附属瑞康医院
雷　宾　广西骨伤医院
许　娇　南宁市中医医院
曾湘宜　柳州市中医医院
何　璨　桂林市中医医院
敖存芳　钦州市中医医院
郑　平　玉林市中医医院
于玉秀　贺州市中医医院
海南省
邢叶红　海南省中医院
陈兴桂　海南省中医院
邓海燕　海口市中医医院
王身芳　三亚市中医院

黄丽亚　琼海市中医院
四川省
陈凤鸣　成都中医药大学附属医院
黄　莉　四川省骨科医院
邹学敏　自贡市中医医院
陶　英　泸州医学院附属中医医院
张梨林　四川省第二中医医院
刘素蓉　成都市中西医结合医院
陈广玲　绵阳市中医医院
赵桂华　广元市中医医院
陈　锦　成都市彭州市中医医院
罗　琼　遂宁市射洪县中医医院
蒋　琴　资阳市安岳县中医医院
马　婧　资阳市简阳市中医医院
文　雯　攀枝花市中西医结合医院
杨　梅　内江市中医医院
刘　敏　凉山州中西医结合医院
重庆市
杨　丽　铜梁县中医院
万小琴　永川区中医院
杨晓云　奉节县中医院
张　霞　万州区中医院
张伶俐　巫山县中医院
刘中敏　江津区中医院
贵州省
涂富春　黔西南州中医院
张林莉　仁怀市中医院
岳　萍　铜仁市碧江区中医院
黎　瑶　开阳县中西医结合医院
任琼花　盘县中医院
田　梅　普定县中医医院
云南省
欧　岚　楚雄州南华县中医医院
马玉仙　大理州永平县中医医院
马　燕　保山市中医医院
杨庆梅　腾冲县中医医院
李小倩　普洱市景东县中医医院
玉应叫　西双版纳州傣医院
陈绍惠　云南省中西医结合医院
刘　美　曲靖市中医医院
西藏自治区
白玛石荣　阿里地区藏医医院
白玛仓决　山南藏医院
巴　琼　西藏自治区藏医院
扎西杰布　昌都地区藏医医院
米　吉　日喀则地区藏医院
陕西省

陈鸿芳　陕西省中医医院
韩　琳　陕西中医学院附属医院
喻　霞　陕西中医学院第二附属医院
张巧娟　陕西省中西医结合医院
盖海云　西安市中医医院
高婷婷　宝鸡市中医医院
孙海雁　榆林市中医医院
曾　霞　安康市中医医院
王亚莉　商洛市中医医院
冯　琴　西安中医脑病医院
甘肃省
胡志钟　会宁县中医医院
吴　琼　庄浪县中医医院
陈秀花　酒泉市中医院
丁晓静　陇西县中医医院
王红莲　临夏州中医医院
贾　锟　高台县中医医院
来瑞娟　甘南州藏医药研究院附属医院
侯文佳　成县中医院
青海省
花什姐　海北州藏医院
李文梅　门源县中医院
张清枝　民和回族土族自治县中医院
才项吉　海西州蒙藏医医院
李世梅　青海省中医院
宁夏回族自治区
王彦红　宁夏医科大学附属回医中医医院
葛群英　石嘴山市中医医院
高　洁　中卫市中医医院
杨　英　灵武市中医医院
杨　娟　平罗县中医医院
新疆维吾尔自治区
张晓蓉　新疆维吾尔自治区中医医院
东·吾仁其米格　博尔塔拉州蒙医医院
沙吾莲·阿衣提看　阿勒泰地区哈萨克医医院
帕提古丽·哈习木　哈密地区维吾尔医医院
米克拉依·阿不来提　阿克苏地区维吾尔医医院
孙　燕　乌鲁木齐市米东区中医医院
朱媛丽　乌苏市中医院
新疆生产建设兵团

肖红艳　新疆生产建设兵团奎屯中医院

王淑秀　石河子大学医学院第一附属医院

中国中医科学院

石福霞　中国中医科学院广安门医院

李　静　中国中医科学院西苑医院

王璐霞　中国中医科学院眼科医院

北京中医药大学

刘谷一　北京中医药大学东直门医院

张春花　北京中医药大学东直门医院东区

胡海荣　北京中医药大学东方医院

闫秋雁　北京中医药大学第三附属医院

【2013 年度全国教科文卫体系统模范职工之家、先进工会组织、优秀工会工作者（中医药系统）】

全国教科文卫体系统模范职工之家名单

北京中医药大学东直门医院工会

江苏省中医院工会委员会

中国教育工会安徽中医药大学委员会

长沙市中医医院（长沙市第八医院）工会委员会

重庆市中药研究院工会委员会

全国教科文卫体系统先进工会组织名单

山东中医药高等专科学校工会委员会

甘肃中医学院附属医院工会委员会

全国教科文卫体系统优秀工会工作者名单

刘玉珍（女）　天津中医药大学第一附属医院党委副书记、纪委书记、工会主席

毛莉萍（女）　上海中医药大学附属岳阳中西医结合医院工会常务副主席

朱　琛　山东中医药大学附属医院党委副书记、工会主席

焉英杰　山东中医药高等专科学校党委委员、工会主席

（高　欣）

【2013 年国家中医药管理局党群及五办工作受表彰情况】 2013 年 1 月 15 日，中华全国总工会经费审查委员会决定（工审会字〔2013〕2 号文件），授予国家中医药管理局直属机关工会主席、中央国家机关工会联合会经费审查委员会副主任杨锐“全国工会经审工作优秀干部”称号。

2013 年 4 月 9 日，中央国家机关工委办公室颁发荣誉证书，授予国家中医药管理局直属机关党委“2012 年度中央国家机关党建信息工作先进单位”；授予局信息员、局直属机关党委办公室刘灿同志“2012 年度中央国家机关党建信息工作优秀信息员”称号。

2013 年 9 月 4 日，中央国家机关工委统战（群工）部、《紫光阁》杂志社联合通报，在工委统战（群工）部、《紫光阁》杂志社共同组织的“群众工作典型案例”征集活动中，国家中医药管理局妇工委的《心连心　面对面　手拉手》案例获“群众工作优秀案例”。

2013 年 9 月 5 日，中央国家机关工委办公室通报（国工办发〔2013〕104 号文件），在中央国家机关工委宣传部开展的“我与十八大”主题征文活动中，国家中医药管理局杨锐同志获二等奖，黄珂、李洪晓两名同志获三等奖，苏春燕、苏敏、刘文娟、冯春梅、苏航、丁福郁、尚文玲 7 名同志获优秀奖。

2013 年 11 月 1 日，中央国家机关工会联合会决定，给予国家中医药管理局直属机关工会 2012 年度财务工作优秀奖。

2013 年 11 月 7 日，中央国家机关妇女工作委员会通报（国妇工发〔2013〕20 号文件），在中央国家机关妇工委与人民网、红旗出版社、中国妇女报社联合开展的书香“三八”征文活动中，国家中医药管理局中国中医科学院广安门医院吕娜同志获一等奖；广安门医院刘晓宁、眼科医院张晓闪、中药研究所程立平、望京医院李荔 4 名同志获二等奖，广安门医院李惠杰，西苑医院温雪、刘文娟，中国中医药出版社李卫红 4 名同志获三等奖。国家中医药管理局直属机关妇工委获优秀组织奖。

（刘　灿）

【第五届中医药国际贡献奖】 2013 年 6 月 29 日，第五届中医药国际贡献奖在北京揭晓。国务院副秘书长丁向阳、澳大利亚西悉尼大学教授阿伦·本树森荣获个人奖，中国国家标准化管理委员会国际合作部荣获团体奖。

全国人大常委会原副委员长何鲁丽，国家卫生和计划生育委员会副主任、国家中医药管理局局长王国强，世界中医药学会联合会主席佘靖，国家中医药管理局副局长于文明，国家中医药管理局党组成员、中国中医科学院党委书记王志勇等出席颁奖典礼。

第五届中医药国际贡献奖评选工作自 2012 年 1 月启动后，经推荐、初审、终审、公示等程序，获奖者最终从参评的 10 个国家 8 个团体和 18 位个人候选者中脱颖而出。

中医药国际贡献奖是世界范围内中医药领域唯一的国际奖项，得到科技部、国家科学技术奖励工作办公室的支持，由世界中医药学会联合会设立。

（魏　敏）

【3 项中医药成果获中华医学科技奖】 由中华医学会主办，扬子江药业集团协办的中华医学科技奖 2013 年获奖项目在北京揭晓，共有 86 项医学科研成果获奖，其中，中医药科研成果获二等奖 2 项、三等奖 1 项。全国人大常委会副委员长、中华医学会会长陈竺，中国科学技术协会党组书记、常务副主席申维辰，国家卫生与计划生育委员会副主任刘谦以及扬子江药业集团董事长徐镜人等出席颁奖仪式。

86 项获奖成果中，一等奖 8 项，二等奖 25 项，三等奖 47 项，卫生管理奖 2 项，医学科普奖 2 项，另

有2人获卫生政策奖。上海中医药大学王拥军、施杞等的“骨代谢的细胞生物学基础与补肾中药的综合调控作用”、中国医学科学院药物研究所庾石山等的“中草药活性物质快速识别与获取新型技术体系的建立及其在微量活性物质研究中的应用”分获二等奖。北京大学韩济生等的“经皮穴位电刺激治疗阿片成因的疗效及其神经机制”获三等奖。

中华医学科技奖是2001年经卫生部、科技部批准，由中华医学会设立的我国医药卫生行业最具权威的科技奖项，并由扬子江药业独家资助，13年来共评选出1029项医学科技成果奖项。

（任 壮、庄义春、刘良鸣）

【2013年度中华中医药学会科技奖】 2013年11月16日，在中华中医药学会2013年学术年会上，2013年度中华中医药学会科学技术奖暨2013年度李时珍医药创新奖颁出。

2013年度中华中医药学会科学技术奖获奖项目名单

一等奖8项

1. 201301-01 ZY-25 中药复方指征药效物质基础的研究
中国中医科学院西苑医院
刘建勋 林 力 张 颖 任钧国
林成仁 韩 笑 李 磊 侯金才
宋文婷 徐 立 付建华 张 鹏
孟红旭 李 澎 姚明江

2. 201301-02 ZY-24 消渴丸的现代研究与应用
广州白云山中一药业有限公司
北京大学人民医院
张春波 吴长海 纪立农 苏碧茹
刘菊妍 石 猛 周 杰 耿春贤
邓慧敏 任伟航 叶 彬 程艳阳
邹 琦 郑晓晴 杨龙飞

3. 201301-03 ZY-15 基于“三要素”的中药药性构成及实质研究
北京中医药大学
张 冰 黄建梅 刘小青 林志健
孙建宁 金 锐 马长华 薛春苗
卢建秋 钟赣生 王春梅 刘 欣
吴嘉瑞 闫永红 李 仝

4. 201301-04 ZY-28 基于传统中药复方——大川芎方的系列产品研发及临床应用
江苏康缘药业股份有限公司
南京中医药大学
萧 伟 王振中 毕宇安 丁 岗
柳于介 章晨峰 钱大玮 郭建明
孙永成 秦建平 曹 亮 吴 云
王团结

5. 201301-05 ZY-22 有效恢复中药材生产立地条件与土壤微生态环境修复技术研究
中国中医科学院中药资源中心
云南农科院药用植物研究所
广东药学院
贵阳中医学院
山东省分析测试中心
郭兰萍 黄璐琦 刘大会 杨 全
周 涛 杨 光 张 燕 郝庆秀
周 洁 金 航 张小波 陈美兰
曾 燕 吴志刚 格小光

6. 201301-06 JC-12 基于新安医学特色理论的继承与创新研究
安徽中医学院
安徽省中医院
王 键 李泽庚 刘 健 方朝晖
胡建鹏 杨文明 牛淑萍 马宗华
郜 峦

7. 201301-07 ZY-06 方药物质基础组分结构、多维结构质控体系及在丹参制剂等的应用
江苏省中医药研究院
安徽天洋药业有限公司
常州市盛辉药业有限公司
贾晓斌 陈 彦 王桂有 封 亮
朱春霞 朱粉霞 刘 丹 孙 娥
杨保欣 王恒斌 陆学山 谭晓斌
赵自育 韦英杰 陈 斌

8. 201301-08 LC-06 基于目标成就评量中医老年病个体化评价方法学
天津中医药大学
商洪才 任 明 陈 静 王 辉
张伯礼 李幼平 卞兆祥 刘 智
曹红波 张俊华 郑文科 张 莉
翟静波

二等奖26项

1. 201302-01 ZY-16 中药知识产权保护研究与应用
北京中医药大学
肖诗鹰 刘铜华 吴 萍 王智民
杨 智 杨 静 赵 霞 樊红雨
贺 莹 杨旭杰

2. 201302-02 LC-23 小儿反复呼吸道感染证候规律及中医药治疗方案规范研究
天津中医药大学第一附属医院
马 融 李新民 于 越 张喜莲
杨常泉 戎 萍 胡思源 杜春雁
魏小维 施畅人

3. 201302-03 ZY-19 海水药用无核珍珠产业化养殖关键技术及珍珠水解新工艺的研究与应用
广西中医药大学
北海市宝珠林海洋科技有限公司
北海宝珠林珍珠保健品有限公司
林 江 林 湧 邓家刚 林其溪
甘 霖 单 华 刘 强 王 勤
岑妍慧 黄愈雄

4. 201302-04 ZY-09 中药复方释药系统优化关键技术与应用
江西中医学院
上海中医药大学
成都中医药大学
杨 明 冯 怡 郑 琴 廖正根
唐 斌 岳鹏飞 谢兴亮 陈丽华
胡鹏翼 伍振峰

5. 201302-05 JC-23 马继兴新世纪学术成果与传承研究
中国中医科学院中国医史文献研究所
马继兴 万 芳 李 琴 杨 峰
董树平 侯酉娟 黄齐霞 杨向真
李 楠

6. 201302-06 JC-10 痰浊致生殖障碍的病机研究痰浊致生殖障碍的病机研究
黑龙江中医药大学附属第一医院
张跃辉 吴效科 胡 敏 李 威
韩亚光

7. 201302-07 LC-60 中医药诊疗小儿过敏性紫癜的临床研究
长春中医药大学
冯晓纯 孙丽平 周秀玲 段晓征
张 凌 张 晔 李香玉 原晓风
马 琳 朱浩宇

8. 201302-08 LC-58 中医药治疗艾滋病关键技术及应用
广西中医药大学附属瑞康医院
邓 鑫 梁 健 姜 枫 苏齐鉴
张亚萍 刘振威 李 璇 吴卫群
李益忠 艾 军

9. 201302-09 LC-72 老年肺部感染（风温肺热病）中医证候学研究
北京中医药大学
史利卿 席 宁 马建岭 李扭扭
孙 静 许晓琳 张 蕊

10. 201302-10 JC-08 亚健康状态中医证候分类标准及综合评价指标体系的研究
北京中医药大学
中国人民大学
陈家旭 赵 歆 王利敏 易丹辉
赵 晖 李 扬 寇美静 崔华廷
姜幼明 白明华

11. 201302-11 LC-36 从痰湿瘀虚论治非酒精性脂肪性肝病的作用机理、方案构建与应用
河南中医学院第一附属医院
中山大学附属第五医院
湖北省中医院
陕西中医学院附属医院
赵文霞 段荣章 苗明三 刘晓彦
马素平 刘君颖 刘全忠 夏瑾瑜
盛国光 常占杰

12. 201302-12 LC-02 扶正清热解毒辨证治疗单纯疱疹病毒性角膜炎
中国中医科学院望京医院
中国中医科学院中医临床基础医学研究所
中国中医科学院中药研究所
首都医科大学附属同仁医院
中国中医科学院广安门医院
刘 静 蔡静怡 何丽云 崔晓兰
支 楠 李越虹 吴 烈 王 颖
胡爱华 马小丽

13. 201302-13 ZY-05 中药药性理论研究模式的构建及应用
黑龙江中医药大学
匡海学 杨炳友 王秋红 夏永刚
王艳宏 孟永海 王艳艳 李振宇
杨志欣 吕邵娃

14. 201302-14 ZY-18 中药胎毒的研究——黄连和小檗碱对新生儿溶血性黄疸的影响和机制
中国中医科学院中药研究所
林 娜 刘春芳 徐 颖 高晓山
杨守业 刘 源 王荣田 杨 滨

15. 201302-15 LC-76 散结乳癖膏新药研制及创新临床研究
北京中医药大学第三附属医院
黑龙江鹤翔制药有限责任公司
裴晓华 周 金 樊英怡 夏仲元
刘 多 宋阿凤 张董晓 邓卫芳

16. 201302-16 ZY-21"交通心肾胶囊"相关研发与应用
吉林省中医药科学院
毋英杰 刘建璇 王黎君 陈 颖
回 春 李会影 谷伟玲 艾 英
孙丽红 于映霞

17. 201302-17 LC-79 补肾活血方对POF模型大小鼠卵巢相关差异基因表达影响的分子机制研究
湖南中医药大学
刘丹卓 赵新广 尤昭玲 肖彭莹
李长艳

18. 201302-18 LC-63 抗纤灵方治疗慢性肾脏病3期临床多中心疗效评价及组方和有效组分体内外抑制肾纤维化的作用
上海中医药大学附属曙光医院
上海中医药大学附属普陀医院
上海市中医医院
上海中医药大学附属岳阳医院
上海中医药大学附属龙华医院
上海中医药大学
何立群 彭 文 张长明 黄 迪
周家俊 王 怡 邓跃毅 王云满
张 悦 王 东

19. 201302-19 LC-16 祛风宣痹法对支气管哮喘的临床应用及机理研究
江苏省中医院
南京市中医院
苏州市中医院
兴化市中医院
史锁芳 刘志辉 王学东 魏 瑜
刘 丽 王德钧 徐 静 梁 栋
孙 钢 孔祥文

20. 201302-20 LC-59 脾肾相关学说的创立与发展及临床应用研究
深圳市中医院
李顺民 易铁钢 祁爱蓉 杨曙东
孙惠力 熊国良 郑义侯 易无庸
傅 博 曾又佳

21. 201302-21 ZY-27 基于直接试验设计技术的中药复方优化研究体系的建立及应用
中国中医科学院眼科医院
中国中医科学院西苑医院
中国中医科学院中药研究所
中国中医科学院广安门医院
北京中医药大学东直门医院
荆 鲁 王 停 沈 欣 何庆勇
刘光宇 刘尚建 段文慧 高铸烨

22. 201302-22 LC-25 中药治疗宫颈高危型HPV感染及其相关病变的作用机制与应用研究
北京中医药大学
金 哲 于妍妍 楼姣英 黄文玲
徐 翠 佟 庆 曹 颖 刘艳霞
任 映

23. 201302-23 LC-51 张琪学术思想及临证经验研究
黑龙江省中医研究院
张佩青 迟继铭 王今朝 李淑菊
黄 迪 王立范 王慧超 徐 鹏
刘 娜 乔会秀

24. 201302-24 JC-26 复方五味子醇提液对糖尿病肾脏疾病纤维化的保护作用及机制研究
天津市公安医院
天津市中医药研究院
南开大学
张勉之 张大宁 谭小月 刘 苗
张艳秋 袁沙沙 宋宇明 程向阳

25. 201302-25 ZY-02 水红花子质量标准规范化研究
辽宁中医药大学
翟延君 康廷国 贾天柱 张 慧
初正云 王添敏 英锡项 孟宪生
王 冰 赵 敏

26. 201302-26KP-09《中医药科普创作大系》
吉林省中医药管理局
中华中医药学会
吉林省中医药学会
邱德亮 李俊德 朱桂祯 王 奕
宋柏林 李春艳 胡志海 倪 达
李景华 刘铁军

三等奖36项

1. 201303-01 LC-61 羌活地黄汤治疗类风湿关节炎的临床及实验研究
上海市中医医院
沈丕安 陈永强 苏 晓 杨旭鸣
姚重华 陈朝蔚 饶 武 谢 芳

2. 201303-02 ZY-10 卷柏属药用植物抗氧化作用及其物质基础研究
湖北中医药大学（湖北中医学院）

中南民族大学

陈科力 万定荣 朱田密 黎 莉

雷 湘

3. 201303-03 ZY-17 缩泉丸“补肾缩尿”作用的系列研究

广州中医药大学

黄 萍 吴清和 操红缨 谈 博

李淑雯 谭 莹 吴 君 鲁湘鄂

4. 201303-04 LC-73 基于壮医毒论的解毒法临床应用

广西中医药大学

广西中医药大学附属瑞康医院

庞宇舟 林 辰 卢汝梅 方 刚

温海成 陈晓丽 覃兆伟 覃斌宁

5. 201303-05 JC-17 河南省HIV/AIDS中医证候流行病学研究与中医证候Web数据库系统的建立

河南中医学院

谢世平 许前磊 潘万旗 施学忠

时松和 梁慕华 张 淼 程五中

6. 201303-06 ZY-14 郭维淮经验方“通经活利汤”的研究

河南省洛阳正骨医院

杜志谦 杜天信 王战朝 郭艳幸

夏华玲 郭继锋 王庆丰 谢 文

7. 201303-07 LC-64 基于经穴-脏腑相关的针刺治疗膀胱过度活动症适宜技术开发与应用

上海中医药大学

上海中医药大学附属岳阳中西医结合医院

陈跃来 侯文光 邢 曼 陈 超

林志威 冯琦钒 尹 平 王晔静

8. 201303-08 LC-77 肝癌瘀毒理论及化瘀解毒法治疗肝癌的临床和实验研究

北京伟达中医肿瘤医院

中国人民解放军第二军医大学东方肝胆外科医院

中国医学科学院肿瘤医院

郑伟达 吴孟超 郑东海 吴健雄

郑伟鸿 郑东梁 郑东英 董文杰

9. 201303-09 LC-75 新型复方血竭灌肠液治疗溃疡性结肠炎的基础与临床研究

中国人民解放军第309医院

李 楠 王雪明 翟俊山 雷 晋

吴 凯 石玉玲 李 娜 王 欣

10. 201303-10 LC-32 社区糖尿病前期（IGT）中医药干预及推广应用研究

安徽中医学院第一附属医院

方朝晖 王学林 赵进东 石国斌

周 进 许成群 李家云 王建和

11. 201303-11 ZY-08 制萎扶胃浓缩丸防治慢性萎缩性胃炎的机制研究

甘肃省中医院

甘肃中医学院

甘肃省中医药研究院

舒 劲 李喜香 吴国泰 李生财

任 远

12. 201303-12 JC-24 中药降乳散对大鼠催乳素瘤的疗效及其作用机制

武警总医院

梁立武 徐 春 张韶峰 刘晓军

杨雪梅 邱文娟 付淑云

13. 201303-13 LC-27 扶土抑木法治疗小儿多发性抽动症的临床与实验研究

北京中医药大学

中国中医科学院广安门医院

王素梅 吴力群 卫 利 郝宏文

崔 霞 陈自佳 张润顺

14. 201303-14 LC-31 舒心饮加祛风药治疗冠心病的作用及机制研究

上海中医药大学附属龙华医院

何 燕 林钟香 汤 诺 孙丽华

沈 琳 张金福 许洁睿 刘 杰

15. 201303-15 LC-18 加味补肝汤治疗糖尿病周围神经病变的临床及机理研究

中南大学湘雅医院

陈泽奇 叶仁群 邱新建 熊丽丽

黄 娟 谢 桂 程富香 李玉红

16. 201303-16 LC-53 基于“骨错缝筋出槽”病机认识的颈椎病诊治技术

上海中医药大学附属曙光医院

詹红生 程英武 张明才 元唯安

陈 博 孔令军 詹松华 张清龙

17. 201303-17 JC-04 补阳还五汤诱导大鼠骨髓间充质干细胞向神经细胞分化的研究

河南中医学院

河南省医药科学研究院

张运克 张振强 高 峰 杨友军

杨俊红 王 亮 张俊红 于月娟

18. 201303-18 JC-18 颈椎推拿的作用机理及优化研究

江门市五邑中医院

南方医科大学基础医学院

李宇明 邬黎平 赵卫东 谭金华

翁凤泉 钟世镇

19. 201303-19 JC-21 基于多种动物模型防治认知功能障碍的中药小复方的应用基础研究

中国中医科学院西苑医院

李 浩 刘剑刚 刘龙涛 刘美霞

韩淑花 官 杰 蔡琳琳 姚明江

20. 201303-20 LC-39 亮菌防治顺铂所致胃肠道反应的基础与转化研究

安徽省立医院

合肥诚志生物制药有限公司

李 平 张 梅 杜 静 王 清

沈业寿 季俊虬 邓晓娟 陈振东

21. 201303-21 ZY-12 基于整合还原与生物热力学表达的中药物质基础筛选模式与方法的构建

北京中医药大学东直门医院

曹俊岭 李国辉 王伽伯 鄢 丹

马 莉 付 强 马永刚 薛春苗

22. 201303-22 LC-57 补肾活血法辨治肾性骨病的临床方案应用与证候实质探究

中国中医科学院望京医院

北京中医药大学东方医院

北京中医药大学东直门医院

张 宁 刘世巍 李同侠 任 可

曹 钋 罗燕楠 石 玥 李 宁

23. 201303-23 JC-03 电针对急性颅脑损伤大鼠信息转导及基因差异表达作用的研究

北京中医药大学

李志刚 田贵华 黄长军 时素华

宋 萌 李多多 莫雨平

24. 201303-24 LC-50 中医技术理论和方法在临床护理中的应用

上海中医药大学附属龙华医院

周文琴 沈麒云 钱玉华 张华春

周黎敏 姚 旭 陆 巍 武振红

25. 201303-25 LC-54 旋牵手法治疗椎动脉型颈椎病手法标准操作规程（SOP）的研究

甘肃省中医院

鄢卫平 高 辉 柳 直 戴玉景

温剑涛 陈国栋

26. 201303-26 ZY-26 蓝芩口服液治疗急性咽炎作用机制、临床疗

效及产业化应用研究
扬子江药业集团有限公司
郑　璐　沙　琦　石晶萍　刘克羊
李　银　胡　征　相　婷　吴　斌

27. 201303-27　LC-09 疏利少阳标本兼治法对 IgA 肾病相关作用机理的研究
天津中医药大学第一附属医院
黄文政　何永生　曹式丽　林　燕
赵菁莉

28. 201303-28　LC-17 滋阴降火法干预激光视网膜损伤的作用评价
山东中医药大学附属医院
郭承伟　吕　璐　张　勇　刘　玲
朱晓林　田丽珍

29. 201303-29　LC-38 中医药防治节制生育措施所致相关疾病的研究
贵阳中医学院第一附属医院
丁丽仙　翟婷婷　孟昱琼　李　琼
胡　春　张　睿　刘　葵

30. 201303-30　LC-20 针刺对原发性痛经患者止痛作用时效规律的研究
山东省中医药研究院
陈少宗　卜彦青　陈红梅　郭珊珊
丛　茜

31. 201303-31　LC-71 新药丹益片的研制与治疗慢性前列腺炎疗效评价
重庆巨琪诺美制药有限公司
中日友好医院
上海交通大学医学院附属仁济医院
北京中医药大学东直门医院
魏　锐　李兰群　戴继灿　李海松
李　倩

32. 201303-32　LC-81 中医社区心理预防研究
深圳市中医院
虢周科　李惠林　薛　红　孔繁鑫
刘红敏　薛　耀　林松俊　刘　璇

33. 201303-33　LC-48 胃食管反流病中医诊疗与作用机制
上海中医药大学附属岳阳中西医结合医院
朱生樑　程艳梅　孙永顺　王宏伟
李　黎　王晓素　方盛泉　汤　瑾

34. 201303-34　KP-08《常见病的中医预防调护》系列丛书
甘肃省中医院
李盛华　陈春丽　郑访江

35. 201303-35　KP-07《新疆常用药用植物科普丛书》
新疆维吾尔自治区中药民族药研究所
贾晓光　李晓瑾　杨卫星　倪　慧
凯撒·苏来曼　贾新岳　王国福
石明辉

36. 201303-36　KP-02《口眼干燥不是小事——干燥综合征》
深圳市中医院
深圳市福田区人民医院香蜜湖分院
深圳市人民医院
张剑勇　高建华　邱　侠　钟　力
孙保东　何伟珍　刘若缨　李　娟

2013年度李时珍医药创新奖获奖人选（项目）名单

1. LSZ201301 北京中医药大学　乔延江

完成项目：中药药性理论系统观及其应用

完成单位：北京中医药大学

完成人员：
乔延江　王　耘　张燕玲　史新元
郑虎占　颜素容　艾　路　姚美村
卢建秋　顾　浩　王　星　周　密
张　培　肖　斌　颜　静

2. LSZ201302　中国中医科学院望京医院　朱立国

完成项目：中医综合疗法治疗神经根型颈椎病的临床和基础研究及推广应用

完成单位：中国中医科学院望京医院、中国康复研究中心、广东省中医院、上海中医药大学附属岳阳中西医结合医院、北京电力医院、天津中医学院第一附属医院

完成人员：
朱立国　于　杰　冯敏山　高景华
李金学　洪　毅　林定坤　房　敏
李俊杰　王　平　高　云　蔡静怡
王尚全　孙武权　王红东

3. LSZ201303　北京中医药大学　王　琦

完成项目：过敏体质的理论构建与实证研究

完成单位：北京中医药大学

完成人员：
王　琦　王前飞　钱会南　李英帅
王　济　骆庆峰　吴宏东　王睿林
赵厚薇　杨　寅

4. LSZ201304　天津中医药大学第二附属医院　孙增涛

完成项目：基于慢病防治的 COPD 中医临床关键问题研究

完成单位：天津中医药大学第二附属医院、天津中新药业集团股份有限公司达仁堂制药厂

完成人员：
孙增涛　刘恩顺　封继宏　李燕钰
魏葆琳　任　明　付　敏　刘　伟
郭思佳　王　强　李小娟　刘　彤
苏景深　来　薛　廉　富

（中华中医药学会）

【2013年度中国中西医结合学会科学技术奖】

一等奖：6项

项目编号	项目名称
2013100B	肾纤维化的发病机制及黄芪干预的转化应用 牟　姗　倪兆慧　王　琴　顾乐怡　王　玲　戴慧莉　张敏芳　车霞静　曹励欧　严玉澄　钱家麒　吴青伟　邵兴华　施蓓莉 上海交通大学医学院附属仁济医院
20133701A	补肾药淫羊藿组分延长健康寿命的基础研究 沈自尹　张新民　黄建华　蔡外娇　张素琴　陈　洋　刘小雨　吴　斌　胡作为　宁　友　陈伟华 复旦大学附属华山医院
20133702B	"同病类证"理论指导下的代谢综合征组分疾病防治研究 王文健　张　腾　傅晓东　刘　毅　何燕铭　陈　瑜　薛红丽　杨宏杰　符德玉　王　怡　徐艳秋　汪天湛　陈　煜　冯晓桃 复旦大学附属华山医院　上海中医药大学附属岳阳中西医结合医院
20138402A	心血管疾病心气虚证的基础研究 廖家桢　王硕仁　林　谦　赵明镜　农一兵　吴爱明　李　岩　郭书文　孙娅楠　郭自强　朱陵群　苏敬泽　柴松波　姜　浩　娄利霞　于　研　万　洁　秦　英　吕晞莹　温志浩　于成瑶　武　乾　邢雁伟　倪　量　崔晓云　张冬梅　逯金金　王晓才　王振涛　李　敏 北京中医药大学
20138603B	糖尿病微血管病变病证结合靶点治疗方案的建立与应用 呼永河　谢春光　叶河江　沈　毅　李　静　刘爱琴　杨　彦　杜　联　周龙甫　马双陶　由凤鸣　侯　君　郝新忠　戎　健　何　次　孙　蕙　刘德芳　冯怀志　罗　勇　王文春　王魁英　匡　红　杨　敏 中国人民解放军成都军区总医院　成都中医药大学　中国人民解放军452医院
20138901A	心脑血管疾病"异病同治（脑心同治）"的现代研究 赵步长　伍海勤　唐仕欢　王跃飞　孙爱军　康立源　卢　明　张方博　杨洪军　王　涛　王益民　南景一　薛仁珲 陕西步长制药有限公司　中国中医科学院中药研究所　天津中医药大学　复旦大学附屠中山医院

二等奖：10项

项目编号	项目名称
20130604B	阳明腑实证的发病机制及通里攻下法防治作用的系列研究 陈海龙　董德刚　张桂信　尚　东　贺雪梅　任双义　王　钢　张雪梅　闻庆平　关凤林 大连医科大学附属第一医院
20130801B	补肾调肝强脊法治疗脊柱侧凸症基础与临床研究 陈庆贺　李乃民　王　仑　马　琳　左旺孟　屈金良　芦　森　刘　巍　高吉昌　张承敏　柳思羽　晁　民　贾全章　姜洪和 哈尔滨市解放军第211医院
20131501B	乙肝肝衰竭临床治疗优化方案及发病机制的研究 潘　晨　林明华　李　芹　高海兵　甘巧蓉 福建医科大学附属传染病医院（福州市传染病医院）
20132301B	鼻-鼻窦炎中西医结合基础与临床研究 熊大经　张勤修　谢　慧　齐鲁光　何　苗　杨　慧　陈新野　夏纪严　赵　宇　马兆鑫　陈龙辉　蒋路云 成都中医药大学　成都中医药大学附属医院　中山大学附属第五医院　广东省中医院　四川大学附属华西医院　同济大学附属东方医院　泸州医学院附雇中医院

（续表）

项目编号	项目名称
20133501A	中医舌苔微观辨证的分子基础及其变化规律系列研究 吴正治　周小青　秦　鉴　曹美群　张晓丽　张　杰　李新华　孙珂焕　吴安民　王济国　李映红　贾秀琴　张永锋　段丽红　李路军 深圳大学　湖南中医药大学　中山大学第一附属医院　深圳市老年医学研究所　首都医科大学附属北京中医医院　天津中医药大学第一附属医院
20133801B	益气活血、化瘀降浊法防治冠心病的机制及临床研究 刘　萍　童怡祎　唐靖一　张　娜　邱少波　毛美娇　陈富荣　周　端　胡俊萍　王佑华　梁　燕　汤　诺 上海中医药大学附属龙华医院
20135001A	脑卒中后炎症损伤机制研究及中西医结合治疗新策略的临床应用 张祥建　李俐涛　崔丽丽　王力娜　祝春华　苗江永　刘玲玲　刘　莹　季　辉　乔会敏　杨晨辉　范宏光　杜媛媛　陈林玉 河北医科大学第二医院
20138101B	加味五子衍宗方治疗阿尔茨海默病作用机制研究 王学美　黎巍威　曾克武　李　娌　褚松龄　富　宏　张　泰　刘庚信　杨金霞　王　斌　李敏芳 北京大学第一医院
20136002B	雄附方治疗类风湿关节炎间质性肺病研究 马玉琛　王　勇　杨永滨　张　哲　王志丹　曹海涛　张　媛　刘娟娟　刘久红　马广信 中国人民解放军第252医院　河北大学　河北省中医药研究院　保定市第一中医院　中国人民解放军第322医院
20138604A	新型蟾酥纳米制剂的制备及其抗肿瘤作用研究 苏永华　张慧卿　辛海量　杨延龙　殷子斐 第二军医大学长海医院

三等奖：20项

项目编号	项目名称
20130203B	妊娠期应用中药安全性评价的关键技术研究 宋殿荣　王跃飞　张　崴　郭　洁　王雅楠　李沛霖　王玉华　马红梅　王建玲　杜文欣　黄宇虹 天津中医药大学第二附属医院
20130102A	针刺改善血管性痴呆认知功能相关机制的临床和基础研究 刘存志　石广霞　韩景献　李倩倩　王麟鹏　刘慧林　郭　静　赵　因 首都医科大学附属北京中医医院　天津中医药大学第一附属医院
20130303B	补肾调经法改善卵巢功能的临床与基础研究 杜惠兰　宋翠森　马惠荣　段彦苍　白凤楼　常秀峰　杨秀芳　杨宏敏　刘智慧　曹　刚　李国明 河北医科大学　石家庄市妇产医院　中国人民解放军白求恩国际和平医院
20130804C	道地药材刺五加GAP研究及系列产品开发研究 刘树民　李绍铭　卢　芳　王喜军　孟祥才　崔玉海　于栋华　闫广利　白　云　安丽凤　李煦照　柳长凤 黑龙江中医药大学　哈尔滨仁皇药业股份有限公司
20131001A	升清胶囊防治胆固醇结石的基础研究 张静喆　章学林　顾宏刚　梁晓强　朱培庭　马恩伟　李　炯　孙　逊　林天碧　杨吉勇 上海中医药大学附属龙华医院
20131005B	针刺（复合）麻醉在心肺外科手术中的应用研究 周　嘉　沈卫东　傅国强　陈彤宇　池　浩　马　文　袁　岚　李一婧　朱余明　周　红 上海中医药大学附属曙光医院　同济大学附属上海市肺科医院

（续表）

项目编号	项目名称
20131303B	大肠癌患者中医证候规范化及动态演变规律 郭　勇　杨维泓　谷建钟　姚庆华　周华妙　黄　挺　卢丽琴 浙江省中医院
20131502B	慢性肾衰的分子病理机制及益肾降浊中药的干预研究 许艳芳　阮诗玮　丘余良　万建新　吴小南　郑　京　郑敏麟　张喜奎　林久茂　张　政 福建医科大学附属第一医院　福建中医药大学附属人民医院　福建中医药大学
20131503B	清、消、汗、下四法解毒内外合治毒蛇咬伤的系列临床研究 文　丹　黄小宾　何卫东　王华新　杨　旭　王世军　施婉玲　李文豪　何少华　江　山 吴　晖　邵　丹　刘丽特 福建中医药大学附属人民医院
20131604B	清肺培元法对 HIV/AIDS 肺部感染的作用研究 徐立然　杨小平　杨克勤　崔伟峰　王东旭　孟鹏飞　雷　颀 河南中医学院
20131701B	复明片治疗视网膜脱离术后的临床及相关基础研究 彭清华　朱志容　范艳华　刘　娉　彭　俊　欧阳云　姚小磊　吴权龙　陈　吉　李建超 李晓静　李文娟　陈艳芳　张波涛 湖南中医药大学
20131703B	益气解毒复方制剂在鼻咽疾病临床治疗中的应用与疗效机理研究 何迎春　田道法　卢芳国　曹建雄　唐发清　王大海　周小军　王贤文　刘红萍　戴　娜 湖南中医药大学
20132201B	中西医结合急性胰腺炎的系列研究 石承先　汤可立　张　莹　李　杨　李克跃　黄建钊　范　伟　方传发　剧永乐　王　行 李俊华　李红灵　倪平志　徐贤刚　张帅民 贵州省人民医院
20134301B	慢性丙型肝炎的中医证候规律及中西医结合治疗方案干预的临床研究 陈建杰　聂红明　龚启明　盛国光　尹常健　王成宝　王立福　江宇泳　毛德文　吴其恺 周胜生　扈晓宇　汪晓军　池晓玲　邱源旺　薛博瑜　谭善忠　林国贤　赵文霞　陈晓蓉 凌琪华　吕　桦　陈逸云　董慧琳　李运东　张　斌 上海中医药大学附属曙光医院
20136602C	粗叶悬钩子抗肝损伤的作用及其机制研究 洪振丰　赵锦燕　林久茂　周建衡　李天骄　郑海音　徐　伟　胡　娟　陈艳华　陈文列 福建中医药大学
20137901A	流感的病毒溯源、传变模式与个体化诊疗 周伯平　张国良　刘映霞　段　炼　杨桂林　聂　广 广东省深圳市第三人民医院
20138401C	基于数据库信息挖掘的中药注射剂不良反应系统分析研究 吴嘉瑞　张　冰　周超凡　马长华　王丽霞　颜正华　樊红雨 北京中医药大学　中国中医科学院中医基础理论研究所　中国中医科学院广安门医院　中国中医科学院中医药信息研究所
20138404B	复方浙贝颗粒辅助化疗提高难治性白血病疗效及其作用机制研究 陈信义　李冬云　侯　丽　杨淑莲　杨文华　周郁鸿　董　青　杨洪涌　刘　锋　孙伟正 许亚梅　白　桦　芦殿荣　郑　智　何丽云 北京中医药大学　河北省廊坊市中医医院　天津中医药大学第一附属医院　浙江省中医院 广州中医药大学第一附属医院　中国中医科学院西苑医院　黑龙江中医药大学附属第一医院

（续表）

项目编号	项目名称
20138701A	中医药知识密集型数据利用模式及应用 崔　蒙　吴朝晖　李海燕　陈华钧　张毕敏　雷　蕾　李园白　胡雪琴　刘　静　姜晓红　贾李蓉　尹爱宁　施　毅　林丹红　田文敬 中国中医科学院中医药信息研究所　浙江大学　上海中医药大学　福建中医药大学　河南省中医药研究院
20138801B	中西医结合综合骨科微创技术临床研究 李盛华　谢兴文　赵继荣　邓　强　赵道洲　樊成虎　柳海平　李卫平　周明旺　周　君　柴喜平　张彦军 甘肃省中医院

【“三棱针”技术规范获中国标准创新贡献奖】　由天津中医药大学针灸学院完成的“国家标准·针灸技术操作规范第四部分三棱针”获得中国标准创新贡献奖二等奖。

三棱针古称锋针，是古代九针之一，主要用来刺络放血。天津中医药大学针灸学院2006年承担了“国家标准·针灸技术操作规范第四部分三棱针”的制定任务，课题组采用文献研究、临床调研、专家咨询、会议研讨、信函调研等形式，建立三棱针相关文献数据库和临床研究资料库，经过全国三棱针技术操作的相关专家、标准化专家、语言文字专家等反复研讨修改，最终形成了国家标准《针灸技术操作规范第四部分：三棱针》。该标准在2006年被中国针灸学会作为针灸技术操作规范系列国家标准制定的样本参考。2008年7月由国家标准化管理委员会组织发布实施。这项三棱针技术操作规范，对确保针灸操作安全、提高针灸疗效、临床推广应用以及促进国际间推广交流具有重要意义。

（任　壮）

【中医药防治HPV感染项目获金桥奖】　2013年，在陕西杨凌举行的第六届“金桥奖”颁奖大会上，北京派特博恩生物技术开发有限公司申报的“派特灵应用HPV感染防治技术项目”获金桥奖优秀项目奖。

HPV（人乳头瘤病毒）是宫颈癌致病元凶，派特灵根据中医药理论，经科学配伍，以白花蛇舌草、大青叶、蛇床子等中药为主要成分，采用萃取工艺技术制成。在安全有效清除HPV感染，预防宫颈癌前病变方面积累了临床实践经验。宫颈癌有一系列的前驱病变，称为宫颈上皮内瘤变（CIN），派特博恩联合北京大学第一医院进行派特灵对宫颈高危型HPV感染等疗效的临床观察显示，派特灵应用组的宫颈上皮内瘤变（CIN）痊愈率超过八成。

金桥奖是原国家科委设立的“全国技术市场金桥奖”的延续，旨在解决科技与经济结合问题，推动企业成为技术创新主体，增强企业创新能力。

（黄　心）

【中药注射剂热毒宁获中国专利奖】　由国家知识产权局和世界知识产权组织主办的第十五届中国专利奖颁会奖在北京举行。由江苏省知识产权局推荐的康缘药业的发明专利“一种用于清热解毒的药物及其制备方法”获中国专利奖金奖，这也是中药注射剂专利首次获奖。

康缘药业的热毒宁注射液成果2005年上市，是2005版《药品注册管理办法》实施后获批的。研究表明，热毒宁注射液能够对抗H7N9等多种病毒，临床总有效率达99%以上。已被列入《国家流感防治应急储备药品》、《国家医保目录》、卫生部《手足口病诊疗指南》、《甲型H1N1流感诊疗方案》等指导用药，对甲流、手足口病、禽流感等流行性疾病的防治作出了贡献。

（张东风、陈凤龙）

【上海中医药大学成果获工博会创新金奖】　2013年，以“制造：数字与绿色”为主题的2013第十五届中国国际工业博览会在上海新国际博览中心开幕。上海中医药大学展出的王峥涛教授领衔课题组进行的“中药质量控制综合评价技术创新及其应用”研究成果，从25个国家和地区1979家企业带来的各种展品中脱颖而出，荣获本届工博会创新金奖，也是历届工博会中上海地方高校参展以来获得的最高荣誉。

“中药质量控制综合评价技术创新及其应用”是针对中药药效物质不明确、指标成分含量与药效不相关、专属性差、对照品短缺、质量标准体系不健全等制约中医药发展的瓶颈问题，以国家中药标准提升为目标，以指标成分确立的科学性（与药效/毒性的相关性、真伪鉴别的专属性）为突破口，将多元现代分析技术有机整合，构建符合中医药特点的现代中药质量控制与综合评价技术创新体系。

研究制定的反映中药内在质量的新质量标准、新的分析技术方法、新的化学对照品等，不仅发表论文212篇（SCI 91篇），获专利授权6项，在国家、地方、企业标准中得到充分体现和应用，本项目建立的34种药材、25种饮片、2种制剂的标准、31种化学对照品被《中华人民共和国药典》(2005、2010年版）采用，高效液相色谱-质谱联用、薄层色谱-生物自显影技术首次为《中华人民共和国药典》采用；33种药材薄层色谱鉴别收入《中华人民共和国药典中药材薄层色谱彩色图集》。通过联动、合作、辐射，该项目形成质量标准研究与技术开发网络，为海内外125家大中型制药企业和研究机构提供质量标准技术服务，提供对照品421种，覆盖30个省、市、区（含港、澳、台）。该项目促进了中药产业链发展和国际化进程，体现了“科技为民生服务”的研究理念。

（刘 青）

【中国代表团获世界药膳烹饪赛大奖】 韩国2013年山清世界传统医药博览会山清世界药膳烹饪大赛在韩国山清郡东医宝鉴村举行。中国药膳研究会会长沙凤桐率中国代表团参赛。中国代表团的8支参赛队在比赛中共获7个奖项。其中南京同仁堂健康酒店代表队根据中医经方精心设计和烹制的黄芪牛肉配石斛岩米雪蛤羹、当归仔鸡拼红花石榴浸雪梨、薯蓣糕等一组药膳作品，夺得本次大赛的最高奖项——大赛大奖。中国其他代表队还分别夺得一个大赛特别奖、一个组委会特别奖、两个银奖和两个荣誉奖。

来自韩国、中国、英国等13个国家的49支参赛代表队的药膳烹饪高手云集一堂、一展身手，现场创作了形色气味各具特色的参赛作品。活动吸引了各方官员、专家、民众3000多人参加。

在博览会期间，由韩国世界药膳文化协会和中国药膳研究会联合举办的、以“发展药膳文化，贡献人类健康”为理念、以“药膳烹饪技术重新审视和开发课题”为主题的首尔韩中药膳世界研讨会在韩国首都首尔举行。沙凤桐会长致贺词并发表了题为《发展药膳文化 为人类健康服务》的主题演讲。

（杨 锐）

【东阿阿胶获首届中国质量奖提名奖】 2013年12月16日，首届中国质量奖颁奖仪式在北京举行，山东东阿阿胶股份有限公司获中国质量奖提名奖。这是东阿阿胶继三获国家质量金奖、首届山东省省长质量奖之后，在质量领域所获的又一大奖。中国质量奖是我国质量领域的最高荣誉奖，由国家质检总局负责组织实施，下设质量奖和提名奖。

（杨志云）

【东阿获评中医药国际化推进十强领军企业】 2013年，由中国医药保健品进出口商会和商务部外贸发展局共同主办的第四届中国国际健康产品展览会在上海国际展览中心举行。会上评选东阿阿胶集团为2011～2012年度“中医药国际化推进十强领军企业”。

中国国际健康产品展览会创办于2006年，现已成为中外健康行业广泛交流与合作的高端平台，成为引领产业发展、促进健康消费的重要载体。本届展会主题为“大健康”，共有130余家海内外专业健康产品公司参展，东阿阿胶等大健康领域的优秀企业共展示了上千种新产品。展会还邀请了美国、日本、韩国、欧盟等国家和地区的专业采购团到会洽谈。

（田洪顺）

【李振吉获2013年中国标准创新贡献奖突出贡献奖】 2013年2月21日，全国标准化工作会议召开，国家质量监督检验检疫总局、国家标准化管理委员会对2013年“中国标准创新贡献奖”获奖单位（组织）和个人进行了表彰。世界中医药学会联合会副主席兼秘书长李振吉荣获“突出贡献奖”，这是中医药界人士首次在标准化工作领域获政府设立的个人奖项。应邀出席会议的国际标准化组织ISO秘书长罗博·斯蒂尔为李振吉颁奖。全国政协副主席、科技部部长万钢，国家质量监督检验检疫总局局长支树平等出席颁奖仪式。

李振吉在世界中联工作期间长期致力于中医药现代化、国际化、标准化研究和组织工作，还担任国家中医药管理局中医药标准化国际咨询委员会主任委员，先后主持完成“中医药标准体系构建研究”“中医药国际标准化战略研究”，推动建立ISO/TC249，组织策划世界中联10项标准的发布，在国内外产生了较大影响。经推荐评审，成为4名个人“突出贡献奖”获得者之一。

本次“中国标准创新贡献奖”分设项目奖、组织和个人奖，分别对技术水平和编写质量高，实施后经济社会效益突出的标准化项目的主要完成者给予奖励，对国际、国内标准化工作中贡献突出、成效显著的组织和个人进行表彰。共58个项目获项目奖，5个单位获组织奖，李春田获终身成就奖，另有3人获优秀青年奖。

（任 壮）

【果德安获美国植物药委员会最高荣誉奖】 2013年，美国植物药委员会在美国加州隆重举行一年一度的庆典活动及颁奖仪式，委员会主席Mark Blumenthal博士致开幕词并宣布中国科学院上海药物研究所果德安教授荣获美国植物药委员会2012年度Norman R. Farnworth卓越研究奖，表彰他在中草药化学和分析研究领域所作出的具有重要意义的研究工作和发表的大量论文。果德安是获得该奖的唯一亚洲和华人学者。

该奖是美国植物药委员会设立的最高荣誉，遴选委员会每年在全球范围内遴选一位在植物药或传统药物研究领域作出杰出成就的专家学者授予该奖。2006年设立该项奖励，前7届获奖者包括4位美国科学奖和3位欧洲科学家。

果德安主要从事中药质量控制和标准研究，致力于中药现代化和中药标准国际化研究，制定的10个中药标准被收入《中国药典》，中药丹参标准被《美国药典》采纳，是中国学者制定、第一个进入《美国药典》的中药标准。果德安创新性地构建了中药复杂体系“化学分析-体内代谢分析-生物学分析”三位一体的系统分析方法学体系，提出了“深入研究，浅出标准”制定中药质量标准的指导思想，建立了中药整体质量控制模式，解决了中药质量整体控制的方法学问题。2012年获国家自然科学二等奖，是中医药领域的第一个国家自然科学奖；2012年获第11届国际植物药科学大会（美国）首届杰出贡献奖（每年全球奖一人)。他发表SCI论文290余篇，被SCI引用3731次，Hirsh指数达32。

美国植物药委员会是一个独立的非盈利研究和教育机构，2006年，委员会以奠基人之一、已故美国著名生药学家Norman R. Farnsworth教授之名命名设立该项卓越研究奖。

（马　骏）

【中医药系统欧阳恒入选全国道德模范候选人】　2013年4月，中央宣传部等六部门部署启动了第四届全国道德模范评选表彰活动。全国卫生计生系统共有18人入选正式候选人名单。中医药系统欧阳恒入选全国敬业奉献模范候选人。

欧阳恒是湖南中医药大学第二附属医院退休医生，担任国家中医药管理局重点学科皮肤科、湖南省教育厅重点学科外科学术带头人，是全国老中医药专家学术继承指导老师，并兼任中华中医药学会皮肤科学会、中国中西医结合学会疡科分会顾问。近年来，欧阳恒主持的项目“发扬中医特色　抢救危重病人”获湖南省人民政府记功证书；紫铜消白方治疗白癜风的临床应用研究获国家中医药管理局科技进步奖三等奖。他还获得了多项厅级成果奖，发表学术论文56篇、科普短文70篇，主编专业著作11部，参编著作5部。

国家卫生计生委号召全国卫生计生系统学习第四届道德模范候选人事迹，从群众最需要的地方做起，从群众不满意的地方改起，用仁心仁术践行党的群众路线，为群众身心健康、家庭幸福恪尽职守、全心服务。

（柴　玉）

【王琦获2013年何梁何利奖】　2013年10月30日，何梁何利奖基金2013年度颁奖大会在北京举行，46位国内科技界的杰出人才获得2013年何梁何利奖。北京中医药大学终身教授、博士生导师王琦获科学与技术进步奖。

王琦为全国老中医药专家学术经验继承工作指导老师、世界中医药学会联合会体质医学专业委员会会长、“973”计划首席科学家。

何梁何利基金是由香港爱国金融实业家何善衡、梁铼琚、何添、利国伟于1994年3月创立。每年评奖一次，奖励中国的杰出科技工作者。至今获奖科学家已达1048人。2013年设“科学与技术成就奖”1名、“科学与技术进步奖”32名和“科学与技术创新奖”13名。

（任　民）

【王振宇获选全国“人民满意的公务员”】　2013年12月17日，北京人民大会堂召开的表彰大会上，国家中医药管理局规划财务司预算财务处副处长王振宇获中共中央组织部、中共中央宣传部、人力资源和社会保障部、国家公务员局联合授予的第八届全国“人民满意的公务员”荣誉称号，这是国家中医药管理局及所属单位干部职工首次获得此项荣誉。国家中医药管理局人事教育司受邀出席表彰大会。

全国“人民满意的公务员”荣誉称号是我国公务员的最高荣誉。自1996年起，评选表彰工作共开展过8届，前7届累计评选出179名全国人民满意的公务员。本届评选出99名全国“人民满意的公务员”。评选工作主要面向基层机关，本届评选分配给中央和国家机关（含垂直管理的地方机关）的名额仅为11名。

王振宇自参加工作以来，围绕中医药中心工作，立足于本职工作，强化服务能力。他设计运行了“预算财务三级审核制度”，推动建立了财政资金预算管理、执行监管、检查和服务机制，创建了国家中医药管理局中央转移支付中医药项目经费预算执行动态监控平台。

他负责国家中医药管理局系统中央部门决算（行政事业类、企业类）工作，连续12年（2001～2012年）被财政部评为年度部门决算报表工作先进、企业财务会计决算报表工作先进。他荣获2009～2010年度全国卫生系统青年岗位能手，2012年度被财政部评为预算绩效管理一等奖。

（马　骏）

【林子强获选“中华之光年度人物”】　澳洲中医立法推动者、世界中医药学会联合会副主席、澳洲全国中医药针灸学会联合会会长林子强荣获“2013中华之光——传播中华文化年度人物”。

林子强出生于中医世家，为中医在澳大利亚的发展作出了巨大的贡献。当维多利亚州拟立法取缔中医时他挺身而出。他组织力量，据理力争，终于成功地化解了这次取缔危机。随后他推动墨尔本皇家理工大学设立“中医发展委员会”，并请人开始翻译中医教学大纲。1994年在该校生物医学系正式开设了中医本科及硕士课程。他也以此向维州政府做了大量中医立法的游说工作。2000年5月，维多利亚州正式通过了《维多利亚州中医注册法》，成为西方国家第一部中医立法。2012年澳大利亚对中医、中药师进行全国注册管理，这使得澳大利亚成为第一个以立法方式承认中医合法地位的西方国家。2003年，林子强参与成立世界中医药学会联合会。2006年，因其在澳大利亚积极推动中医药立法与重大贡献，被授予首届“中医药国际贡献奖”。

《中华之光》由中央电视台与文化部、国务院新闻办公室、国务院侨务办公室、中国人民对外友好协会、孔子学院总部/国家汉办共同主办，CCTV-4承办，是中国国内最高规格的文化盛事之一，也是一场汇集了全球华人文化精英的文化盛典。《中华之光》奖项分为“传播中华文化年度人物”个人奖和集体奖，评选活动每年举办一次。

（魏　敏）

【林超岱荣获“身边雷锋·最美北京人”光荣称号】　2013年3月，首都精神文明建设委员会开展了“身边雷锋·最美北京人”评选活动，学习时代楷模，宣传树立身边雷锋。中国中医药出版社副社长林超岱获得“身边雷锋·最美北京人”荣誉称号。

此次“身边雷锋·最美北京人”评选活动在北京市全市范围内共评选表彰了500名“身边雷锋”、50名“身边雷锋”标兵、100个“身边雷锋”团队和10个“身边雷锋”标兵团队。活动以雷锋为榜样，旨在弘扬雷锋热爱党、热爱祖国、热爱社会主义的崇高理想和坚定信念，服务人民、助人为乐的奉献精神和干一行爱一行、专一行精一行的敬业精神，激励首都市民锐意进取、自强不息，自觉自愿为首都发展作出贡献。

林超岱，广西壮族人，出生于中医世家。1986年毕业于广州中医学院（现为广州中医药大学），毕业后在卫生部中医司科技处工作；1986年国家中医药管理局成立后转到局里主要从事中医药科技管理工作，先后担任局科技教育司中医科技处副处长、中药科技处处长，局政策法规与监督司监督处处长等职务；2008年9月调任中国中医药出版社副社长。1998年，他拜薄智云教授为师，开始系统学习腹针疗法。两年后，在薄智云教授手把手的言传身教下，开始了腹针临床治疗工作。13年来，他几乎每天都在坚持利用休息时间运用腹针和中药处方为患者义诊，治疗患者已逾5000人，免费宣讲中医养生知识，奉献独创的保健操，直接受众逾3万人次。

（高　欣）

【王耀献获评“首都十大健康卫士”称号】　2013年，在由北京市卫生局、首都卫生系统精神文明建设协调委员会组织开展的第四届“首都十大健康卫士”评选活动中，经过基层单位、业内专家评选推荐、网民参与投票多个环节，北京中医药大学东直门医院院长王耀献获第四届“首都十大健康卫士”荣誉称号。同时也是本次活动中医系统唯一获此称号的专家。

王耀献入医门30余年，勤求博采，潜心研究传统医学，提出经济有效的肾病中医一体化治疗模式，创新了以肾络癥瘕聚散消长为基础的中医肾炎防衰理论，为数万肾病患者缓解病痛，节省医药费。作为院长，他深入农村，走进牧区，足迹踏遍20多个省市，组建中医医院战略联盟，为40多家基层医院传经送宝。

（安　然）

管理干部篇

管野平略論

【国家中医药管理局局领导】

国家卫生计生委党组成员、副主任，国家中医药管理局党组书记、局长：王国强

党组成员、副局长：吴　刚

副局长：于文明

党组成员、副局长：李大宁（2013 年 9 月免职退休）

党组成员、副局长：马建中

党组成员、副局长，中国中医科学院党委书记、副院长：王志勇（2013 年 9 月任国家中医药管理局副局长）

【国家中医药管理局内设机构正、副司级干部】

◆办公室

主　任：王　炼

巡视员、副主任：徐皖生

副主任：赵　明

副主任：吴厚新

副巡视员、综合处处长：陈　伟

◆人事教育司

司　长：姜在旸（2013 年 6 月免职，2013 年 12 月退休）

司　长：卢国慧（2013 年 6 月任职）

巡视员、副司长、中华中医药学会副秘书长：洪　净（2013 年 5 月免去人事教育司副司长职务，兼任中华中医药学会副秘书长）

副巡视员、中国中医科学院党委副书记：张为佳

副巡视员、离退休干部办公室主任：马继红

◆规划财务司

司　长：曹洪欣

副司长：武　东

◆政策法规与监督司

司　长：查德忠（2012 年 8 月挂职安徽省亳州市副市长，2013 年 7 月挂职期满）

巡视员、副司长：桑滨生（2013 年 6 月免职）

副司长（副局级）：麻　颖

◆医政司（中西医结合与民族医药司）

司　长：许志仁（2013 年 6 月免职，2013 年 12 月退休）

司　长：蒋　健（2013 年 6 月任职）

副司长：杨龙会

副司长：金二澄

◆科技司

司　长：苏钢强（2012 年 3 月挂职江苏省泰州市副市长，2013 年 2 月挂职期满）

副司长：李　昱

副司长：黄璐琦（挂职，时间为 2013 年 3 月 ~2014 年 2 月）

◆国际合作司（港澳台办公室）

司　长：王笑频（2013 年 7 月挂职河北省保定市副市长，挂职期一年）

副司长：吴振斗

◆直属机关党委

常务副书记：杨　锐（2013 年 6 月免职，2013 年 12 月退休）

常务副书记：桑滨生（2013 年 6 月任职）

【国家中医药管理局直属单位正、副职领导】

◆中国中医科学院

党委书记、副院长：王志勇

院长、研究生院院长：张伯礼

常务副院长（正局级）：刘保延（2013 年 5 月提任正局级）

常务副书记、纪委书记：仇芙林（2013 年 12 月免职退休）

副院长：黄璐琦（2013 年 3 月 ~2014 年 2 月挂职国家中医药管理局科技司副司长）

副院长、中国中医科学院眼科医院院长：范吉平

注：国家中医药管理局机关及直属单位管理干部只收载职务、姓名等内容。

国家中医药管理局人事教育司副巡视员、中国中医科学院党委副书记：张为佳

副院长：杨友群

◆**中华中医药学会**
秘书长：曹正逵（2013年4月任职）

副秘书长：谢　钟

国家中医药管理局人事教育司巡视员、中华中医药学会副秘书长：洪　净（2013年5月任职）

◆**中国中医药报社**
社长、总编辑：王淑军（2013年4月任职）

常务副社长（正局级）、副总编辑：濮传文（2013年4月任职）

副总编辑：胡京京

副社长：陆　静

◆**中国中医药出版社**
社　长：王国辰

副社长：林超岱

副社长：李秀明

◆**中国中医药科技开发交流中心**
主　任：黄　晖

副主任：杨德昌

◆**国家中医药管理局传统医药国际交流中心**
主　任：黄振辉（2013年4月任职）

◆**国家中医药管理局对台港澳中医药交流合作中心**
主　任：杨金生（2013年4月任职）

◆**国家中医药管理局中医师资格认证中心**
主　任：王北婴（2013年7月免职退休）

副主任：李亚宁

◆**国家中医药管理局机关服务中心**
主　任：孙　涛（2013年12月免职退休）

副主任（副局级）：张秀英

副主任（副局级）：刘伯尧

副主任：关树华

【地方卫生厅局分管中医药工作厅局长、中医药局（处）长】

◆**北京市中医管理局**
局　长：赵　静（女）

副局长：屠志涛

◆**天津市卫生局中医处**
党委副书记、副局长（主管中医工作）：林立军

中医处处长：陈子震

中医副处长：程　森

◆**河北省中医药管理局**
河北省卫生计生委巡视员：于素伟（女）

局长（副厅级）：段云波

副局长：韩同彪

副局长：王培芝

调研员：郭军民

副调研员：梁国文

副调研员：徐卫华

副调研员：孙庆臣

◆**山西省中医药管理局**
副主任：李书凯

局　长：张　波

副局长：刘　浚

◆**内蒙古自治区蒙中医药管理局**
副厅长、局长：乌　兰（女）

副局长：于连云（女）

副局长：苏根元

副局长：扎拉嘎呼（女）

◆辽宁省中医药管理局

副主任兼局长：董德刚

副主任兼局长：陈金玉（女）（2013年10月任辽宁省卫生计生委副主任，同年11月兼任辽宁省中医药管理局局长）

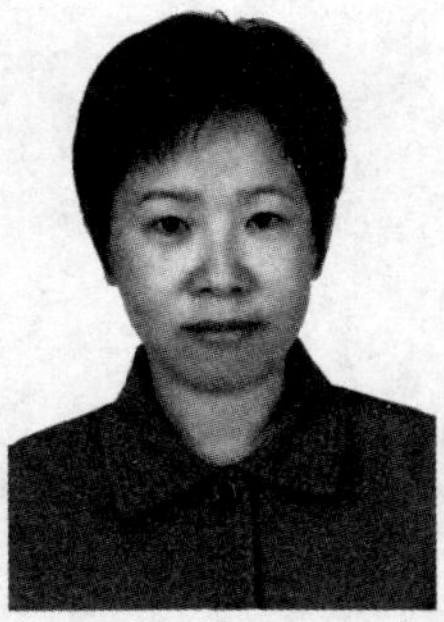

陈金玉，女，朝鲜族，籍贯吉林磐石，1963年7月出生，研究生学历，理学博士。现任辽宁省卫生计生委副主任、中医药管理局局长，九三学社中央医药卫生委员会副主任，辽宁省第十一届政协常委。1980年考入辽宁师范大学物理系；1987年辽宁师范大学物理系，硕士研究生毕业后分配到沈阳师范学院物理系任教；1996年北京师范大学低能核物理研究所全日制博士研究生毕业（其间1994年9～12月，赴意大利国际理论物理中心做访问学者）；1996～1998年，在中国科学院金属研究所从事博士后研究工作；1999～2004年，在沈阳师范学院（沈阳师范大学物理科学与技术学院）先后担任物理系副主任（副院长）、教授、首席教授（其间分别于1999年11月至2000年9月和2002年1～5月两次赴英国布鲁内尔大学进行科技合作）。2004年3月至2012年2月，任锦州市人民政府副市长（其间2005年7～12月在国家劳动和社会保障部劳动工资司挂职副司长）；2012年3～4月，任辽宁省人民政府教育督导团副厅级督学；2012年5月至2013年10月，任辽宁省卫生厅副厅长；2013年10月，任辽宁省卫生计生委副主任，同年11月兼任辽宁省中医药管理局局长至今。

副局长：曹建波

◆吉林省中医药管理局

副厅长兼局长：邱德亮

副局长：李芳生

副局长：罗　庚

◆黑龙江省中医药管理局

副厅长、局长：王学军

◆上海市中医药发展办公室

上海市卫生和计划生育委员会副主任、上海市中医药发展办公室主任：郑　锦（女）

◆江苏省中医药局

副厅长兼局长：陈亦江

◆浙江省中医药管理局

副厅长：张　平

局　长：徐伟伟

副局长：陈学奇

副局长：江南艳（女）

◆安徽省中医药管理局

局　长：董明培

副局长：肖　锋

◆福建省卫生厅中医药管理处（福建省中医药管理局）

副厅长：阮诗玮

◆江西省中医药管理局

副主任：程关华

局　长：钟玉祥

副局长：刘希伟

◆山东省中医药管理局

局　长：武继彪

副局长：刘绍绪

副局长：贾青顺

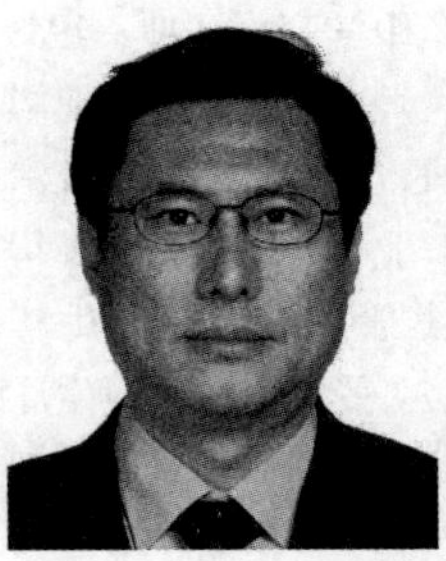

贾青顺，男，汉族，籍贯山东青岛，1963年12月生，山东省委党校硕士研究生，中国共产党党员。历任山东省中医药管理局副主任科员、主任科员、科技教育与国际合作处副处长、妇幼保健与社区卫生处调研员。2013年4月至今任山东省中医药管理局副局长、山东省卫生厅中医药综合处处长。

◆河南省中医药管理局

副厅长兼局长：张重刚

副局长：韩新峰

◆湖北省中医药管理局

副厅长：姚　云

局　长：刘学安

副局长：李　平

◆湖南省中医药管理局

局　长：邵湘宁

副局长：李国忠

副局长：毛泽禾

◆广东省中医药局

副主任：彭　炜（女，2013年10月离任）

副主任：江效东（2013年12月任职）

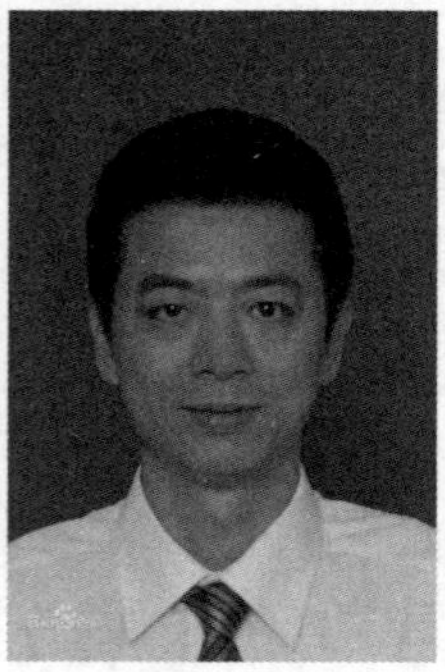

江效东，男，1964年2月生，中国共产党党员，研究生，现任广东省卫生计生委副主任、党组成员，分管中医药工作。1984年7月从汕头大学医学院临床医疗专业毕业后，先后在揭阳县计生委、县委办公室和县委组织部工作；1990年1月到广东省计生委工作后，先后任政法处和宣教处副处长、办公室主任；2006年6月任广东省人口计生委副主任；2013年12月任省卫生计生委副主任。

局长：彭　炜（女，2013年10月离任）

局长：徐庆锋（2013年12月任职）

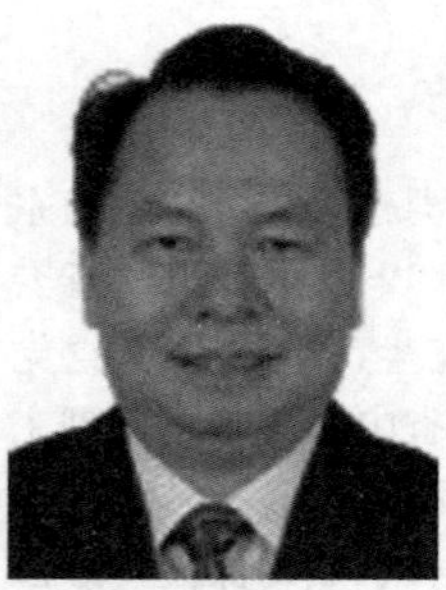

徐庆锋，男，1965年7月生，籍贯广东惠东，中国共产党党员，现任广东省中医药局局长。1982年7月，惠东县惠东中学高中毕业；1988年7月，汕头大学医学院医疗专业毕业；2003年7月，广东省委党校政治经济学研究生毕业；2012年6月，华南理工大学公共管理专业研究生毕业，获硕士学位。受原广东省卫生厅领导委派，先后参加原卫生部在瑞士举办的医学伦理学培训班和广东省人社厅举办的广东省公务员公共管理芬兰研究班的学习；1988年7月，大学毕业分配到广东省人民医院外科任住院医师；1989年12月至1990年12月，下乡到紫金县蓝塘中心卫生院工作，任住院医师；1991年1月至2005年11月，在原广东省卫生厅医政处工作，先后任原广东省卫生厅医政处科员、副主任科员、主任科员、助理调研员、调研员、副处长（其间于1998年6月至2001年7月任西藏林芝地区卫生局党组副书记、副局长）；2005年11月至2013年6月，任原广东省卫生厅科教处处长；2013年6月至10月，任原广东省卫生厅医政处处长；2013年10月至12月，任广东省卫生计生委医政处处长。2013年12月，任广东省中医药局局长。

副局长：曹礼忠

副局长：李梓廉

副巡视员：张英哲

副巡视员：华　建

◆广西壮族自治区中医管理局

副厅长兼局长：甘　霖

常务副局长：庞　军

副局长：吕　琳（女）

◆海南省卫生厅中医处

副厅长：吴　明

◆重庆市中医药管理局

局　长：屈　谦

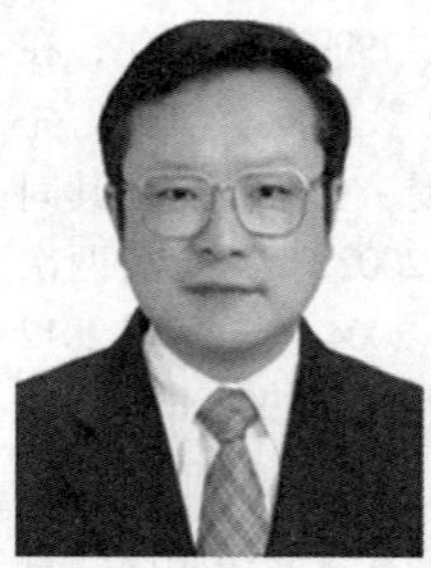

屈谦，男，汉族，1960年4月出生，籍贯四川华阳，研究生学历（地方），管理经济学硕士，主任医师。1983年8月参加工作。1992年加入九三学社，现任重庆市卫生计生委（重庆市中医管理局）主任、局长。1983年毕业于重庆医学院；1983年至1998年3月，历任重庆医科大学附属第二医院肺科助教、医务科二系办公室副主任、肺科教研室副主任、副院长；1998年3月至2004年9月，任重庆市渝中区副区长，其间获新加坡南洋理工大学管理经济学硕士学位；2004年9月至2013年12月，任重庆市卫生局局长；2013年12月至今，任重庆市卫生和计划生育委员会（重庆市中医管理局）主任、局长，主持行政全面工作。

副局长：方明金

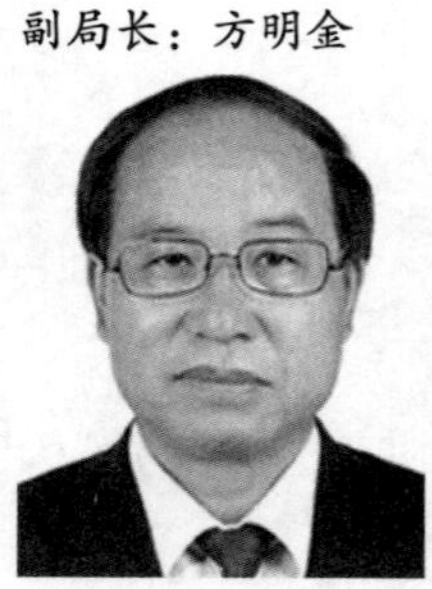

方明金，男，土家族，1958年11月出生，籍贯湖南吉首。1983年毕业于辽宁中医学院，医学学士、管理学学士。1976年1月参加工作，1978年3月加入中国共产党。现任重庆市卫生计生委（重庆市中医管理局）党委委员、副主任、副局长。1983年7月至1984年7月，任湖南湘西自治州人民医院医师。1985年12月至1995年12月，先后任湖南省湘西自治州卫生局人事科副科长、医教科科长和副局长，期间获湘潭大学管理学学士学位。1995年12月至2000年12月，任湖南省湘西自治州民族中医院院长、党委书记。2000年12月至2013年12月，任重庆市卫生局党组成员、副局长。2014年1月至今，任重庆市卫生计生委（重庆市中医管理局）副主任、副局长，分管中医和体制改革工作。

◆四川省中医药管理局
局党组书记、局长：杨殿兴

副巡视员、副局长：冯兴奎
局党组成员、副局长：田兴军

局党组成员、直属机关党委书记兼纪委书记：罗　建

◆贵州省
副厅长兼局长：杨　洪

◆云南省中医管理局（云南省卫生厅中医处）
副厅长兼局长：郑　进

常务副局长：赵　勇

副局长：李克林

副局长：柴本福

◆西藏自治区藏医药管理局
副厅长：王寿碧

局　长：白玛央珍

副局长：德　吉

◆陕西省中医管理局
副主任：黄立勋

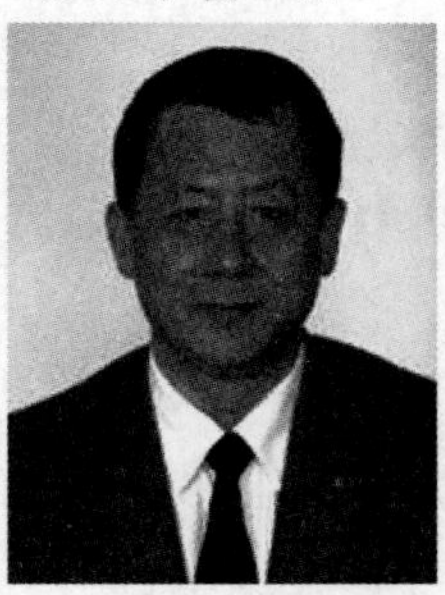

黄立勋，男，汉族，1955年9月出生，籍贯陕西榆林。1974年3月参加工作，中国共产党党员，本科学历，副主任医师。历任陕西省结核病院副院长、陕西省肿瘤医院院长。现任陕西省卫生和计划生育委员会党组成员、副书记、副主任，分管中医药管理局、政策法规处、医政与医疗服务监管处、科教处、外事处、陕西省医学会、陕西省医鉴办。

副局长：苏荣彪

◆甘肃省中医药管理局
局　长：甘培尚

副局长：崔庆荣

◆青海省中藏医药管理局
副厅长：王晓勤

局　长：江　华

◆宁夏回族自治区中医药（回医药）管理局
副主任兼局长：田丰年
副局长：俞大鸿

◆新疆维吾尔自治区中医民族医药管理局
副厅长兼局长：帕尔哈提·克力木

副局长：庞爱民

副局长：赵新建

◆沈阳市卫生和计划生育委员会
副主任：赵　午

局　长：赵　锋

◆长春市中医药管理局
局　长：赵福玉

◆哈尔滨市卫生局
局　长：李若奇

副局长：刘　楠

◆南京市卫生局
局　长：孙家兴

副局长：潘淮宁

◆杭州市卫生局
局　长：滕建荣

副局长：孙雍容（女）

◆济南市中医管理局
局　长：齐光文

◆武汉市卫生和计划生育委员会
副主任：张红星

◆广州市卫生局
局　长：陈怡霓（女）

◆成都市卫生局
局　长：杨小广

副局长：赵　文

◆西安市卫生局

局　长：王艳红（女）

副局长：刘　英（女）

◆大连市卫生局

副局长：梁英政

◆宁波市卫生局

局　长：王仁元

副巡视员：高　巍

◆厦门市卫生局

局　长：杨叔禹

副局长：王艳青（女）

◆青岛市卫生局

副局长：张　华（女）

◆深圳市卫生和计划生育委员会

副主任：许四虎

机构名录篇

【国家中医药管理局】

行政编制 98 名。其中，两委人员编制 1 名，援派机动编制 2 名，离退休干部工作人员编制 3 名。

◆办公室

行政编制 15 名，其中：正副司长职数 3 名，综合处 3 名，秘书处 4 名，信访办公室 2 名，新闻办公室（文化建设处）3 名。

◆人事教育司

行政编制 13 名，其中：正副司长职数 3 名，干部处 3 名，人事处 2 名，师承继教处 3 名，综合协调处 2 名。

◆规划财务司

行政编制 9 名，其中：正副司长职数 2 名，规划投资处 4 名，预算财务处 3 名。

◆政策法规与监督司

行政编制 11 名，其中：正副司长职数 2 名，政策研究室 2 名，法规与标准处（行政复议办公室）4 名，监督处 3 名。

◆医政司（中西医结合与民族医药司）

行政编制 13 名，其中：正副司长职数 3 名，综合处 2 名，医疗管理处 4 名，基层服务管理处 2 名，中西医结合与民族医药处 2 名。

◆科技司

行政编制 10 名，其中：正副司长职数 2 名，中医科技处 4 名，中药科技处 4 名。

◆国际合作司（港澳台办公室）

行政编制 11 名，其中：正副司长职数 2 名，亚美多边处 3 名，欧大非洲处 4 名，港澳台处 2 名。

◆机关党委

行政编制 5 名，其中：机关党委专职副书记 1 名，机关党委办公室（纪检监察室）4 名。

另，离退休干部办公室由人事教育司代管，行政编制 3 名。

【国家中医药管理局直属单位】

◆中国中医科学院（中国中医药国际合作中心）

地　　址：北京市东城区东直门内南小街 16 号
邮　　编：100700
电　　话：010-64014356
传　　真：010-64007743
电子信箱：yzbgs@ mail. cacms. ac. cn
网　　址：www. cacms. ac. cn
内设机构及机构概况：院本部职能处室及内设中心事业编制 361 人；西苑医院事业编制 911 人；广安门医院事业编制 1035 人；望京医院事业编制 360 人；眼科医院事业编制 190 人；中药研究所事业编制 320 人；针灸研究所事业编制 350 人；中医基础理论基础所事业编制 222 人；中医药信息研究所事业编制 150 人；中国医史文献研究所所事业编制 60 人；中医临床基础医学研究所事业编制 90 人；医学实验中心事业编制 100 人；研究生院事业编制 45 人；中医药资源中心编制 60 人；产业单位：杂志社、实验药厂、科技合作中心等事业编制 152 人。

◆中华中医药学会

地　　址：北京市朝阳区樱花园东街甲 4 号
邮　　编：100029
电　　话：010-64218316
传　　真：010-64297983
电子信箱：cacmbgs@ 163. com
网　　址：www. cacm. org. cn
内设机构：办公室（期刊管理办公室）、学术部、继续教育与科学普及部、国际交流部、科技评审部、推广发展部（研究与评价办公室）、信息部、会员服务部和后勤保卫部。
机构概况：中华中医药学会现有编制数 27 人，是我国成立最早、规模最大的中医药学术团体。中华中医药学会接受业务主管部门中国科学技术协会和登记管理机关民政部的业务指导与监督管理。学会办事机构是国家中医药管理局直属事业单位。

中华中医药学会是全国中医药科学技术工作者和管理工作者及中医药医疗、教育、科研、预防、康复、保健、生产、经营等单位自愿结成并依法登记成立的全国性、学术性、非营利性法人社会团体，是党和政府联系中医药科学技术工作者的纽带，是中国科学技术协会的组成部分，是发展我国中医药科技事业的重要社会力量。

◆中国中医药报社

地　　址：北京市朝阳区北沙滩甲 4 号
邮　　编：100192
电　　话：010-64854537
传　　真：010-64854537
电子信箱：cntcm@ 263. net. cn
网　　址：www. cntcm. com. cn
机构概况：内设党总支办公室、办公室、财务部、通联发行部、国际部、新闻编辑部、专刊编辑部、记者部、影像网络部。党总支办公室设党办主任 1 人；办公室设主任 1 人，职员 5 人；财务部设主任 1 人，职员 1 人；通联发行部设主任、副主任各 1 人，职员 4 人；国际部设主任、副主任各 1 人，职员 2 人；新闻编辑部设主任 1 人，职员 5 人；专刊编辑部设主任 1 人，职员 5 人；记者部设主任 1 人，职员 6 人；影像网络部设主任 1 人，职员 8 人。

◆中国中医药出版社

地　　址：北京市北三环东路 28 号易亨大厦 16 层

邮　　编：100013
电　　话：010-64405719
传　　真：010-64405719
机构概况：内设办公室（党办、人事处），计财处，总编室，第一、二、三、四编辑部，中国民间疗法杂志编辑部，中国中医药年鉴编辑部，出版部，发行部，市场部。有非常设机构：国家中医药管理局中医药文化建设与科学普及专家委员会办公室、国家中医药管理局教材办公室、全国中医药高等教育学会教材建设研究会秘书处。拥有职工108人，其中局管干部3人，中层干部13人，具有高级职称24人、中级职称28人，中医药专业编辑48人（其中博士7人，硕士34人，本科7人）。

◆中国中医药科技开发交流中心
地　　址：北京市朝阳区幸福一村55号
邮　　编：100027
电　　话：010-64176178
传　　真：010-64176178
网　　址：www. tcm. cn
机构概况：内设办公室、交流推广部、新药开发部、民族医药部、战略研究部、医药发展部、网络资讯部、医学工程部、实验工程部。

◆国家中医药管理局传统医药国际交流中心（国家中医药管理局人才交流中心）
地　　址：北京市朝阳区幸福一村55号
邮　　编：100027
电　　话：010-64175335
传　　真：010-64175247
电子信箱：ciectcm@ vip. sina. com
网　　址：www. ciectcm. com
内设机构：综合人事处、项目合作处、项目联络处、项目推广处、项目管理处。

◆国家中医药管理局对台港澳中医药交流合作中心
地　　址：北京市朝阳区幸福一村55号
邮　　编：100027
电　　话：010-64160440
传　　真：010-64176014
电子信箱：tgazx@ 126. com
机构概况：中心正式员工15人，其中博士2人、硕士1人、本科生6人，具有正高职称2人、副高职称2人、中级职称2人，以中医药专业为主。

◆国家中医药管理局中医师资格认证中心（国家中医药管理局职业技能鉴定指导中心）
地　　址：北京市西城区北三环中路3号1幢2层
邮　　编：100029
电　　话：010-62062243
传　　真：010-62062877
电子信箱：tcmtest@ sina. com
网　　址：www. tcmtest. com. cn
机构概况：国家中医药管理局中医师资格认证中于2000年12月19日，经中央编制委员会办公室批准成立，编制13人。2007年3月16日，经中央编制委员会办公室批准，加挂国家中医药管理局职业技能鉴定指导中心牌子。内设综合处、信息统计处、医师资格考试一处、医师资格考试二处、技术资格考试处、职业技能鉴定一处、职业技能鉴定二处。

◆国家中医药管理局机关服务中心
地　　址：北京市东城区工体西路1号
邮　　编：100027
电　　话：010-59957742
传　　真：010-59957745
内设机构：办公室、财务处、物业处、外事项目处、监测与信息处、节能处、科技开发处、科技项目处。
机构概况：中心现有职工45人，在编22人，聘用人员23人。局管干部4人，中层管理干部8人，其中硕士研究生5人。

【地方中医药管理局】

◆北京市中医管理局
地　　址：北京市西城区枣林前街70号
邮　　编：100053
电　　话：010-83970023
传　　真：010-83970022
网　　址：www. bjtcm. gov. cn
内设机构：医政处（基层卫生处）、科教处、办公室、规划财务处。
机构概况：医政处（基层卫生处）编制8人，科教处编制6人，办公室编制5人，规划财务处编制6人。

◆天津市卫生局中医处
地　　址：天津市和平区贵州路94号
电　　话：022-23337688/23337686
传　　真：022-23337688
电子信箱：tianjinzhongyichu@ 163. com
网　　址：www. tjwsj. gov. cn
内设机构：中医一处、中医二处。
机构概况：现有处长1人，副处长1人，副调研员1人，主任科员1人，科员3人。

◆河北省中医药管理局
地　　址：河北省石家庄市合作路42号
邮　　编：050051
电　　话：0311-85989760

传　　真：0311-85989760
电子信箱：zhongyijuzonghe@ hebwst. gov. cn
网　　址：www. hebwst. gov. cn
内设机构：综合科、医政科、科教科。
机构概况：行政编制 10 人。

◆山西省中医药管理局

地　　址：山西省太原市建设北路 99 号
邮　　编：030013
电　　话：0351-3580207/3580330
传　　真：0351-3580330
机构概况：行政编制 5 人，其中局长 1 人，副局长 1 人。

◆内蒙古自治区蒙中医药管理局

地　　址：内蒙古自治区呼和浩特市新华大街 63 号 8 号楼
邮　　编：010055
电　　话：0471-6944929
传　　真：0471-6944929
电子信箱：yuehj1001@ sohu. com
网　　址：www. nmwst. gov. cn
内设机构：蒙中医药管理局一处、蒙中医药管理局二处。

◆辽宁省中医药管理局

地　　址：辽宁省沈阳市和平区和平南大街 82 号
邮　　编：110005
电　　话：024-23391315
传　　真：024-23391315
电子信箱：lnzhongyiju@ 163. com
机构概况：正式编制 10 人，局长由辽宁省卫生计生委主管副主任担任。2013 年，内设处室 2 个，设有副厅级局长 1 人，正处级 3 人，副处级 2 人，主任科员 2 人，副主任科员 1 人。

◆吉林省中医药管理局

地　　址：吉林省长春市人民大街 1551A 号省政府 6 号办公楼
邮　　编：130051
电　　话：0431-88904063
传　　真：0431-88904093
电子信箱：jltcmbgs@ 163. com
网　　址：www. jltcm. gov. cn
内设机构：办公室（规划财务处）、法监处（行政审批办公室）、医政处（中西医结合与民族医药处）、科技处、机关党委（人事教育处）。
机构概况：行政编制 24 个，机关工勤编制 3 个。

◆黑龙江省中医药管理局

地　　址：黑龙江省哈尔滨市南岗区赣水路 36 号
邮　　编：150009
电　　话：0451-85971106
传　　真：0451-859771106
内设机构：内设计财处、科教处、医政处。

◆上海市中医药发展办公室

地　　址：上海市浦东新区世博村路 300 号 4 号楼
邮　　编：200125
电　　话：021-23111111
传　　真：021-883090073
电子信箱：shzyyglc@ 163. com
内设机构：中医药服务监管处、中医药传承发展处（综合协调处）。
机构概况：行政编制 13 人。

◆江苏省中医药局

地　　址：江苏省南京市中央路 42 号
邮　　编：210008
电　　话：025-83620532
网　　址：www. jstcm. gov. cn
内设机构：中医综合业务处、中医医政科教处。
机构概况：行政编制 11 人，在职在编 8 人。

◆浙江省中医药管理局

地　　址：浙江省杭州市庆春路 216 号
邮　　编：310006
电　　话：0571-87709076
传　　真：0571-87709166
电子信箱：wstzyyj@ zjwst. gov. cn
网　　址：www. zjtcm. gov. cn
机构概况：浙江省中医药管理局由省卫生厅领导和管理，局长高配副厅级。行政编制 8 人，在编 6 人，有局长 1 人、副局长 2 人。

◆安徽省中医药管理局

地　　址：安徽省合肥市马鞍山路 509 号
邮　　编：230051
电　　话：0551-62998076
传　　真：0551-62998136
电子信箱：ahtcm2242903@ 126. com
网　　址：www. ahwst. gov. cn
机构概况：处级建制，局长高配副厅级，行政编制 7 人。

◆福建省卫生厅中医药管理处（福建省中医药管理局）

地　　址：福建省福州市鼓楼区鼓屏路 61 号
邮　　编：350003
电　　话：0591-87833674/87824293/87851001/87274537
传　　真：0591-87859750
电子信箱：fjswstzyc@ 126. com
网　　址：www. fjpjhb. gov. cn
机构概况：分管副厅长 1 人，处室编制 5 人。

◆江西省中医药管理局
地　　址：江西省南昌市省政府大院西二路6号
邮　　编：330046
电　　话：0791-86207827
传　　真：0791-86266281
电子信箱：jxzgj2012@163. com
网　　址：www. jxwst. gov. cn
机构概况：江西省卫生计生委处室（正处级），同时挂江西省中医药管理局牌子，分管副主任1人，处室编制数5人，实有5人。

◆山东省中医药管理局
地　　址：山东省济南市燕东新路9号
邮　　编：250014
电　　话：0531-67876296
传　　真：0531-67876216
电子信箱：wstzyyzhc@163. com
网　　址：www. sdws. gov. cn
内设机构：中医药综合处、中医药业务处。
机构概况：行政编制9名，实有人员10名，其中局长1名，副局长（处长）2名，副处长2名，副调研员1名，科级干部4名。

◆河南省中医管理局
地　　址：河南省郑州市黄河路19号省医科教大厦
邮　　编：450003
电　　话：0371-65897817
传　　真：0371-65897817
电子信箱：zyjzhc@126. com
网　　址：www. tcm. gov. cn
内设机构：综合处、业务处。
机构概况：1988年河南省省委、省政府批准成立河南省中医管理局，为副厅级规格，编制10人。内设副处级办公室，计划财务单列，人事、党务、后勤归省卫生厅管理。1996年河南省政府机构改革，在河南省中医管理局的原办公室的基础上，分设为正处级的综合处和业务处，编制增加到12人。

◆湖北省中医药管理局
地　　址：湖北省武汉市洪山区卓刀泉北路2号
邮　　编：430079
电　　话：027-87824786
传　　真：027-87366423
电子信箱：wstzyc@163. com
网　　址：www. hbws. gov. cn
机构概况：行政编制6人，在职人员7人，全部公务员编制。

◆湖南省中医药管理局
地　　址：湖南省长沙市湘雅路30号
邮　　编：410008
电　　话：0731-84828512
传　　真：0731-84822038
电子信箱：hnszyygljzhc@126. com
网　　址：www. hnws. cn/zygl/pass. asp
内设机构：综合处、医政处、科技教育处
机构概况：行政编制15名。其中局长（副厅级）1名，副局长（正处级）2名；副处级领导职数3名。湖南省中医药管理局机关党群、纪检监察、干部人事和行政后勤等工作，由湖南省卫生厅统一管理。

◆广西壮族自治区中医药管理局
地　　址：广西南宁市桃源路35号
邮　　编：530021
电　　话：0771-2801309
传　　真：0771-2825931
电子信箱：gxwstzyc@163. com
网　　址：www. gxnews. com. cn
机构概况：行政编制5人，实际工作人数6人。

◆重庆市卫生和计划生育委员会
地　　址：重庆市渝北区旗龙路6号
邮　　编：401147
电　　话：023-67706807
传　　真：023-67706809
电子信箱：67706807@163. com
网　　址：www. cqwsj. gov. cn
内设机构：中医综合处、中医医政处。
机构概况：中医综合处，行政编制5人：负责拟订全市中医发展规划、科技教育专项规划、综合性工作计划和政策措施；负责中医科技创新体制建设，组织实施中医科技项目评审验收及成果推广；组织对传统中医药理论、医术、秘方、验方的整理、总结和推广；负责中医药人才培训、毕业后教育、继续教育、师承教育。

中医医政处，行政编制6人：负责拟订中医（中西医结合、民族医）机构的设置规划；负责中医医疗机构、人员、技术、中医广告的监督管理；负责中医医疗护理质量管理，组织协调医疗事故的技术鉴定，负责医疗纠纷的处理；负责中医机构药事监管工作；负责协调中医服务体系建设工作。

◆四川省中医药管理局
地　　址：四川省成都市永兴巷15号
邮　　编：610012

电　　话：028-86623427
传　　真：028-86625761
机构概况：内设办公室、规划财务处、医政处（民族医药与基层中医处）、科技处、人事教育处（国际合作处）。机关党委（负责机关和直属单位的党群和纪检监察工作。行政编制31名，军转编制3人，机关工勤编制3人。

◆贵州省中医管理局

地　　址：贵州省政府大院5号楼10楼贵州省中医药管理局
邮　　编：550004
电　　话：0851-6815561
传　　真：0851-6815561

◆云南省中医管理局（云南省卫生厅中医处）

地　　址：云南省昆明市关上国贸路85号政通大厦
邮　　编：650200
电　　话：0871-67195136
传　　真：0871-67195137
电子信箱：ynwstzyc@126.com
网　　址：www.pbh.yn.gov.cn
机构概况：由云南省卫生厅分管副厅长兼任局长，行政编制8人（不含局长）。

◆西藏自治区藏医药管理局

地　　址：西藏拉萨市北京西路25号
邮　　编：850001
电　　话：0891-6289581
传　　真：0891-6289582
电子邮箱：ZYYGLJ@163.com
机构概况：行政编制5人。

◆陕西省中医管理局

地　　址：陕西省西安市莲湖路112号
邮　　编：710003
电　　话：029-87325317
传　　真：029-87345442
内设机构：综合处、医疗科教处。
机构概况：陕西省中医药管理局成立前身为陕西省卫生厅中医处，2005年改设为省卫生厅下属事业机构，授权承担全省中医行政管理工作，下设综合处、医疗科教处，局长由省卫生厅1名副厅长兼任。2009年，省政府办公厅下发《陕西省卫生厅主要职责内设机构和人员编制规定》，陕西省中医管理局更名为陕西省中医药管理局，副厅级建制，主要职责、内设机构和人员编制维持不变，由陕西省卫生厅管理。

◆甘肃省中医药管理局

地　　址：甘肃省兰州市城关区白银路220号
邮　　编：730030
电　　话：0931-4818125
传　　真：0931-4818135
网　　址：www.gsws.gov.cn
机构概况：行政编制11人。

◆青海省中藏医药管理局

地　　址：青海省西宁市西大街12号
邮　　编：810000
电　　话：0971-8244247
传　　真：0971-8239212
电子信箱：qhszzyyglj@126.com
网　　址：www.qhwst.gov.cn
机构概况：行政编制5人。

◆宁夏回族自治区中医药（回医药）管理局

地　　址：宁夏银川市解放西街101号
邮　　编：750001
电　　话：0951-5022124
传　　真：0951-5022124
电子信箱：nx_zyyj@sina.com
机构概况：2012年经自治区编办同意，成立宁夏回族自治区中医药管理局，兼挂自治区回医药管理局牌子，局长由原自治区卫生厅副厅长兼任，内设参公事业编制10人。

◆新疆维吾尔自治区中医民族医药管理局

地　　址：新疆乌鲁木齐市龙泉街191号
邮　　编：830004
电　　话：0991-8565132
传　　真：0991-8565132
网　　址：www.xjwst.gov.cn
内设机构：办公室、医政处、科教处（自治区中药民族药产业化促进办公室）。
机构概况：行政编制20人，其中局长1人（副厅级），副局长2人，内设机构领导职数6人。

◆新疆生产建设兵团卫生局

地　　址：新疆维吾尔自治区乌鲁木齐市光明路196号
邮　　编：830002
电　　话：0991-2890326
传　　真：0991-2890326
电子信箱：xjbtyzc@163.com
网　　址：wsj.xjbt.gov.cn
内设机构：办公室（科技教育处、规划财务处、监察处）、食品安全与卫生监督处、医政处（药物政策与基本药物制度处、中医药管理处）、疾病预防控制处（兵团爱国卫生运动委员会办公室、兵团卫生应急办公室）、妇幼保健与社区卫生处（基层卫生处）、兵团保健委员会办公室。

机构概况：行政编制26人。

◆沈阳市中医管理局

地　　址：辽宁省沈阳市和平区北七马路13号

邮　　编：110001

电　　话：024-23412357

传　　真：024-23412357

电子信箱：syzyglj@126.com

◆长春市中医药管理局

地　　址：吉林省长春市东南湖大路1281号

邮　　编：130033

电　　话：0431-84692058

传　　真：0431-84692058

电子信箱：ccswsjzyc@163.com

内设机构：中医处。

机构概况：行政编制3人，实际工作人员4人。

◆哈尔滨市卫生局中医处

地　　址：黑龙江省哈尔滨市松北区世纪大道1号（市政府832室）

电　　话：0451-84664507

邮　　编：150021

电子信箱：hrbzhongyichu@126.com

机构概况：中医处行政编制2人。

◆南京市卫生局

地　　址：江苏省南京市双龙巷22号

邮　　编：210008

电　　话：025-57714771

传　　真：025-57714771

网　　址：www.njh.gov.cn

内设机构：中医处。

◆杭州市卫生局中医处

地　　址：浙江省杭州市孝女路2号

邮　　编：310006

电　　话：0571-87014860

传　　真：0571-87014860

电子信箱：hzwsjzyc@163.com

机构概况：中医处行政编制3人，处长1人。

◆济南市中医管理局

地　　址：山东省济南市历下区龙洞路龙奥大厦A1133

邮　　编：250099

电　　话：0531-66601663

◆武汉市卫生和计划生育委员会中医处

地　　址：湖北省武汉市江岸区江汉北路20号

邮　　编：430014

电　　话：027-85697941/85697910

传　　真：027-82770119

电子信箱：whswsjzyc@126.com

网　　址：www.whwsj.gov.cn

机构概况：行政编制3人，实配2人。

◆广州市卫生局

地　　址：广东省广州市东风西路182号

邮　　编：510180

电　　话：020-81084504

传　　真：020-81085166

电子信箱：xiaofeng@gzmed.gov.cn

网　　址：www.gzmed.gov.cn

内设机构：内设办公室、政策法规处、规划财务处、公共卫生与监督处、疾病预防控制处、农村卫生管理处、妇幼保健与社区卫生处、医政处、药物政策与基本药物制度处、中医药管理处、卫生应急办公室、科技教育处、组织人事处、干部保健局（挂市委保健委员会办公室牌子）、审计处、保卫处（与武装部合署）、离退休干部工作处（与机关党委办公室合署）。

◆西安市中医药管理局

地　　址：陕西省西安市北郊凤城八路109号

邮　　编：710007

电　　话：029-86787685

传　　真：029-86787684

电子信箱：xawsjzyc@126.com

◆大连市卫生局

地　　址：辽宁省大连市西岗区新开路82号越秀大厦4楼

邮　　编：116012

电　　话：83632606

传　　真：83632606

电子信箱：dlzhongyichu@163.com

◆宁波市卫生局

地　　址：浙江省宁波市永丰路237号

邮　　编：315010

电　　话：0574-87363585

传　　真：0574-87363936

电子信箱：nbws@nbws.gov.cn

网　　址：www.nbws.gov.cn

内设机构：医政与中医处。

◆厦门市卫生局

地　　址：福建省厦门市同安路12号天鹭大厦B幢

邮　　编：361003
电　　话：0592-2057611
传　　真：0592-2051535（中医处）/2022293（局办）
电子信箱：xmkjzyc@126.com
网　　址：www.xmbealth.gov.cn
内设机构：科教中医处。

◆青岛市中医管理局

地　　址：山东省青岛市闽江路7号
邮　　编：266071
传　　真：0532-85912356
电子信箱：qingdaozhongyichu@163.com
网　　址：http://qdzyy.qingdao.gov.cn/
内设机构：青岛市中医管理局学会办公室。
机构概况：行政编制4人，有主管副局长1人，处长1人，副处长1人。

◆深圳市卫生和计划生育委员会

地　　址：深圳市罗湖区田贝一路21号大院
邮　　编：518020
电　　话：0755-25621859
传　　真：0755-25600980
电子信箱：szwsj@szhealth.gov.cn
网　　址：www.szhealth.gov.cn
内设机构：秘书处（与党工委办合署办公）、政策法规处、人事处、规划和财务处、医疗服务监督管理处、食品安全和卫生监督处、医政处、中医处、疾病预防控制处、妇幼保健和社区卫生处、计划生育宣传教育处、计划生育监督考核处、流动人口计划生育管理处、深圳市突发公共卫生事件应急处理办公室。
机构概况：中医处行政编制5人，实际工作人数5人。

港澳台地区篇

【香港探索中药规管】 香港回归16年以来，中医药发展一直都受到相当的关注。政府立法推行《中医药条例》，规管中医注册、中药商生产、中药材批发和销售及中成药的注册等措施均已落实，由香港卫生署主持制定的《香港中药材标准》，亦使中医药的安全使用有了进一步的保障。中医药教育发展方面，香港每年都有约80名年轻的中医毕业生走入社会，为中医药行业注入了新的血液。香港大学专业进修学院自1991年起，开始提供中药学相关的专业培训课程，并为学成期满的学员发放相应的中药配剂文凭、中医药学高级文凭、中药药剂学学士学位及中药深造证书等。

一、中药师规管尚不完善

与西药药剂师注册制度相比，香港对中药师的规管尚不完善。

香港中毒咨询中心于2012年1月公布共接获中毒查询4413宗，其中严重个案188宗，死亡个案38宗，而中药及健康食品类中毒死亡个案即占4宗，占死亡个案的11%。2013年2月,《香港医学杂志》刊登了一篇文章，回顾2004年至2012年3月期间因服用中药导致抗胆碱性中毒的32宗案例，其中最常见的中毒原因是将有毒的洋金花与无毒的凌霄花混淆而误服，共涉及10名病人。此外，香港中医药管理委员会网站公布，2012年共发生超过40宗与中药及相关的质量问题，包括误服有毒中药、误服混淆中药、受西药污染的中成药及受重金属污染的中草药等，危及市民的生命及健康，情况令人关注。可见，中药安全性问题严重，加强规管刻不容缓。

二、专业水准影响用药安全

根据《中医药条例》规定，如要从事配发中药材业务，在场负责监督配发的人员及其副手在知识和经验方面的资历须符合下列各项的其中一项：持有中医药学士学位及有半年在港配发中药材的经验；或持有中药文凭及有一年在港配发中药材的经验；或为注册药剂师并持有香港任何一所大学颁发的中药深造证书及有一年在港配发中药材的经验等。但《条例》并未具体将中药学学士学位的资历写入其中，而中药配剂员的资历亦未明确要求。2003年4月由香港中医药管理委员会发出的《中药材零售商执业指引》相关条款中，对配剂员应具备的知识只要求对药材饮片、调配药材饮片、炮制工艺、鉴定方法及附表1中的饮片有“基本知识”，亦并未列出具体需要的资历要求。可见，现今香港对中药药剂执业的要求较低，且专业水准设定不够，亦可能是导致用药安全问题的潜在因素之一。

为了配合政府的施政方针，香港医院管理局（下称“医管局”）已在全港18个区各设立一间中医药教研中心。据医管局中医服务网站介绍，各中医诊所的中药房由医管局总药剂师办事处中央统筹，并参照医管局西医药剂服务的工作流程，采用统一实务标准及工作制度，以保证中药的质量和安全。药房提供中草药和颗粒剂，由中药药剂师统一管理，以监察中药产品的质量和管理运作程序的进行。在医管局的努力下，该制度的建立加强了市民对使用中医药服务的信心。

（中国中医药报）

【国际现代化中医药产品展览会在香港举行】 由香港贸易发展局和现代化中医药国际协会主办的2013年第十二届国际现代化中医药及健康产品展览会暨会议在香港开幕。国家中医药管理局副局长李大宁出席。

本届展会吸引了139家参展商。展会分6个展馆，得到黑龙江、贵州、吉林等省政府大力支持，展示各种道地中药材及中药产品，人参、鹿茸、当归、天麻、冬虫夏草等独具特色天然药材受到参展企业和公众欢迎。展会还向公众开展中医药保健方面科普宣传，举办了夏日中医药保健知识论坛、中药食疗养生之道论坛、中医保健公开论坛，尤其“中药面面观”视频，生动地展示了食疗、药材、推拿、导引等中医药保健简便易行的方法。

香港国际现代化中医药及健康产品展览会暨会议已经连续举办了12届，旨在促进内地与香港中医药企业与世界各国医药界的经贸交流与合作。除中医药展会活动外，主办方还举办了中医药防治肿瘤研究最新进展研讨会及香港第九届国际研究生中医药研讨会。同期举行了香港贸发局美食博览和香港贸发局香港国际茶展等活动，3项展览云集了1520家参展商。

（廖　宁）

【台湾中医师训练改革】 为使中医师具备急重症基本处理能力，并建立转诊概念，台湾中医师训练将有重大变革。据台湾《联合报》报道，台湾“卫生署中医药委员会主委”黄林煌表示，2013年元月起，所有中医系毕业生取得中医师执照后，必须到西医教学医院接受1个月急诊及3个月西医专科训练，才能自行开业。

台湾自2011年已全面停止中医特考，“中国医药大学”、长庚医学院、慈济医学院和义守大学4所院校培育中医专业人才，每年约有250名毕业生。据规定，现行中医系毕业生取得中医师执照后，须在当局主管机关指定的医院诊所接受2年以上训练，才能开业。

相对西医住院医师训练制度，新进的中医师培训明显不足，恐影响民众权益。台湾“卫生署”决定从2013年起，所有刚出校门的中医师，须先在西医教学医院接受4个月西医训练。

（夏　涵）

国外篇

国外篇

【马来西亚将整合8院校成立中医药大学】 马来西亚华人医药总会将整合现有8间院校，成立一间中医药大学，以推动传统中医药学术教育发展。

马来西亚华人医药总会在会长陈凯希带领下，与传统辅助医药局深入讨论面对的种种问题和困境，取得共识，决定成立中医药大学。

马来西亚华人医药总会发表文告指出："第二项，在过渡时期，提升现有院校，向教育部申请让院校继续招生授课，避免培训中医师工作中断。"

第三项是目前教育法令的条规限定，只有中学理科生可选修中医药学位。这限制了中医药学院的学生来源。"如果传统及辅助医药法令执行后，高中时不修读理科的中医师都将不被注册，不可再行医。华人医药总会将向教育部要求去除此条规，让招生情况跟中医药发源地中国接轨。"该会指出，在传统及辅助医药法令下，马来西亚的传统及辅助医药活动将受到规范。

马来西亚医药总会辖下8间中医药院校严重受影响，4年在训令下不允许招收新生。大马传统中医院校及关心传统中医中药发展的华人社会，表达担忧，中医师来源将急速下降，未来本地中医药文化也将灭亡。

马来西亚华人医药总会将号召全体爱护传统中医药文化者、华团组织、基金会及地产商积极参与和支持。

（《南洋商报》）

【英国将全面禁售未注册的草药制品】 据《英国侨报》报道，2013年，英国药品和健康产品管理局发布新闻称，为了进一步帮助人们购买和使用安全的草药制品，从2014年4月30日起将全面禁售未注册的草药制品。目前尚无一个中成药成功注册，这也意味着2014年4月30日以后，现英国市场上的中成药存货将全部下架，消费者将无法通过正当渠道在英国市场上购买到中成药。

2004年欧盟颁布《传统植物药注册程序指令》，规定药企若能够在申请日之前提供至少30年的药用历史，其中包括在欧盟地区至少15年的使用历史的，就可以通过简易注册后以药品身份正式登陆欧盟市场。

英国从2011年开始实施欧盟规定，中成药产品必须要拿到产品的注册执照才能上市，没有注册执照的中成药库存销完、保质期结束后不能再进货。

根据MHRA官网列出的登记注册表格，300多种草药制品已注册并获得了销售许可，然而还未有任何一个中成药能够成功注册。

英国中医师学会会长马伯英称并不是中医界不愿意申请中成药的注册，而是中药公司根本花不起成本去申请中成药注册。以六味地黄丸为例，要通过6种成分的分别鉴定和厂家GMP等的认证，交上申请费，总计不少于100万英镑，才有可能通过批准。而在英国六味地黄丸的一年的销售连一万英镑都不到，离注册成本相去甚远。在英国销售的中成药约有100～200种，假使每种都注册将需要非常高昂的一笔注册费，远非普通的中医药企业所能承受。

（中　新）

【匈牙利新卫生法案对中医开绿灯】 2013年12月17日，匈牙利国会通过一揽子卫生法案，其中有关中医的部分条款将成为中医医生在匈牙利行医的法律依据，也意味着中医医生在匈牙利取得行医执照将更为容易。

该卫生法案对于中医医生在该国获得行医资格做了如下几个方面的规定。首先，中医医生要取得行医执照，至少要接受5年高等教育培训并获得相关文凭；其次，行医执照的取得不需认证文凭；第三点，申请行医的中医医生要能证明，在其最后一个长期行医所在的国家或地区没有被禁止或限制行医；法案还对中医医生的行医地点和时间期限进行了规范。行医执照将由匈牙利卫生科学委员会颁发。

（韩新忠）

附录篇

一、2013年国家中医药管理局部分工作文件

【2013年国家中医药管理局部分工作文件一览表】

文件号	文件名	印发时间
国中医药医政发〔2013〕1号	国家中医药管理局关于同意公布第一批三级中医医院评审结论的通知	1月5日
国中医药医政函〔2013〕2号	国家中医药管理局关于确定中医诊疗设备生产示范基地建设单位的通知	1月5日
国中医药科技函〔2013〕3号	国家中医药管理局关于同意将浙江铁枫铁皮石斛生物科技有限公司作为我局铁皮石斛品种选育及生态栽培重点研究室建设单位的通知	1月5日
国中医药科技函〔2013〕4号	国家中医药管理局关于同意将四川新荷花中药饮片股份有限公司作为我局中药炮制技术重点研究室建设单位的通知	1月5日
国中医药人教函〔2013〕5号	国家中医药管理局关于增补李辅仁等为第五批全国老中医药专家学术经验继承工作指导老师的通知	1月6日
国中医药人教发〔2013〕2号	国家中医药管理局关于表彰第四批全国老中医药专家学术经验继承工作、第二批全国优秀中医临床人才研修项目先进单位和优秀个人等的决定	1月7日
国中医药办医政发〔2013〕1号	国家中医药管理局办公室关于印发直乃（痫风）等14个病种民族医临床路径（试行）的通知	1月8日
国中医药办信发〔2013〕2号	国家中医药管理局办公室关于表彰2012年“两会”办理答复工作优秀复文、优秀个人和优秀集体的决定	1月8日
国中医药科技函〔2013〕11号	关于同意在福建中医药大学建立国家中医药管理局中医康复研究中心的批复	1月16日
国中医药人教函〔2013〕12号	国家中医药管理局关于公布第一批中医药传承博士后合作导师名单的通知	1月16日
国中医药办医政发〔2013〕3号	国家中医药管理局办公室关于印发健忘等13个病种中医临床路径（试行）的通知	1月17日
国中医药法监函〔2013〕14号	国家中医药管理局关于对《中华人民共和国商标法修正案（草案）》修改意见的复函	1月17日
国中医药医政发〔2013〕3号	国家中医药管理局关于印发二级中医医院、中西医结合医院、民族医医院和中医专科医院分等标准和评审核心指标的通知	1月18日
国中医药医政发〔2013〕4号	国家中医药管理局关于印发二级中医医院、中西医结合医院、民族医医院和中医专科医院评审标准的通知	1月21日
国中医药医政函〔2013〕16号	国家中医药管理局关于同意朝医出师考核和确有专长考核实施方案（试行）和朝医出师考核和确有专长考核大纲（试行）的批复	1月21日
国中医药办医政发〔2013〕4号	国家中医药管理局办公室关于印发二级中医医院、中西医结合医院、民族医医院和中医专科医院评审标准实施细则的通知	1月21日
国中医药办医政函〔2013〕7号	国家中医药管理局关于开展二级中医医院评审工作的通知	1月21日
国中医药医政函〔2013〕17号	国家中医药管理局关于推荐中国中医科学院中医药防治艾滋病研究中心为全国艾滋病防治工作先进集体的函	1月23日
国中医药办医政发〔2013〕5号	国家中医药管理局办公室关于统一规范中医医院等级标牌的通知	1月25日
国中医药办科技函〔2013〕10号	国家中医药管理局办公室关于同意将甘肃省作为国家中医药管理局科技成果转化基地的函	1月25日
国中医药办科技函〔2013〕11号	国家中医药管理局办公室关于同意将宁夏回族自治区作为国家中医药管理局科技成果转化基地的函	1月25日
国中医药医政发〔2013〕5号	国家中医药管理局关于印发中医医院以“以病人为中心，发挥中医药特色优势提高中医临床疗效”为主题的持续改进活动方案的通知	1月30日

（续表）

文件号	文件名	印发时间
国中医药办发〔2013〕7号	国家中医药管理局关于印发《国家中医药管理局贯彻落实〈十八届中央政治局关于改进工作作风、密切联系群众的八项规定〉实施办法》的通知	1月31日
国中医药办规财函〔2013〕15号	国家中医药管理局办公室关于对六省市对口支援青海省藏区经济社会发展规划意见的函	2月1日
国中医药办医政发〔2013〕7号	国家中医药管理局办公室关于印发梅核气（瘿球症）等51个病种中医临床路径（试行）的通知	2月6日
国中医药办科技发〔2013〕6号	国家中医药管理局办公室关于印发2013年中药资源普查试点工作要点的通知	2月16日
国中医药办科技函〔2013〕21号	国家中医药管理局办公室关于同意将上海浦东新区作为国家中医药管理局科技成果转化基地的函	2月16日
国中医药办医政函〔2013〕23号	国家中医药管理局办公室关于规范国家中医重点专科标牌的通知	2月17日
国中医药国际函〔2013〕25号	国家中医药管理局关于同意共同举办2013中国－东盟传统医药高峰论坛的函	2月26日
国中医药医政函〔2013〕26号	国家中医药管理局关于公布“十一五”重点专科评审验收合格项目（第二批）名单的通知	2月27日
国中医药人教函〔2013〕28号	国家中医药管理局关于增补许彭龄为第一批中医药传承博士后合作导师的通知	2月28日
国中医药医政发〔2013〕10号	国家中医药管理局关于同意公布第二批三级中医医院评审结论的通知	3月4日
国中医药办规财函〔2013〕29号	国家中医药管理局办公室关于成立贯彻落实《国家基本公共服务体系“十二五”规划重点工作分工方案》领导小组和工作小组的通知	3月8日
国中医药科技函〔2013〕31号	国家中医药管理局关于国家基本药物及重大疾病原料药广西基地建设项目规划的复函	3月13日
国中医药科技发〔2013〕11号	国家中医药管理局关于下达2013年度中医药行业科研专项立项计划的通知	3月18日
国中医药办医政发〔2013〕9号	国家中医药管理局办公室关于印发三级中医医院以“以病人为中心，发挥中医药特色优势提高中医临床疗效”为主题的持续改进活动方案实施细则的通知	3月19日
国中医药科技发〔2013〕12号	国家中医药管理局关于印发《中医预防保健（治未病）服务科技创新纲要（2013～2020年）》的通知	3月25日
国中医药医政发〔2013〕14号	国家中医药管理局关于加强对医疗机构膏方推广应用管理的通知	4月1日
国中医药办新函〔2013〕40号	关于公布国家中医药管理局中医药文化科普巡讲团成员名单的通知	4月3日
国中医药医政发〔2013〕15号	国家中医药管理局关于成立人感染H7N9禽流感疫情中医药防控工作领导小组的通知	4月9日
国中医药医政发〔2013〕16号	国家中医药管理局关于确定全国中医医院优质护理服务先进单位、先进病房和先进个人的通知	4月9日
国中医药办科技发〔2013〕11号	国家中医药管理局办公室关于第一批中医药防治人感染H7N9禽流感应急科研专项计划的通知	4月17日
国中医药科技发〔2013〕18号	国家中医药管理局关于成立中医药传统知识保护研究中心的通知	4月22日
国中医药医政发〔2013〕27号	国家中医药管理局关于在人感染H7N9禽流感疫情防控工作中充分发挥中医药作用的通知	4月23日
国中医药医政函〔2013〕45号	国家中医药管理局关于在四川芦山地震抗震救灾工作中充分发挥中医药作用的通知	4月24日

（续表）

文件号	文件名	印发时间
国中医药办医政函〔2013〕59号	国家中医药管理局办公室关于印发《人感染H7N9禽流感中医医疗救治专家共识》的通知	5月2日
国中医药医政发〔2013〕29号	国家中医药管理局关于同意公布第三批三级中医医院评审结论的通知	5月9日
国中医药办规财发〔2013〕13号	国家中医药管理局办公室关于印发“十二五”规划《纲要》中医药中期评估工作方案的通知	5月9日
国中医药人教函〔2013〕62号	关于同意成立国家中医药管理局中医学术流派传承推广基地的函	5月10日
国中医药科技发〔2013〕30号	关于下达国家中医药管理局科技项目中药领域2013年度课题立项计划的通知	5月21日
国中医药办科技发〔2013〕15号	国家中医药管理局办公室关于印发中药材种子种苗繁育示范基地建设指南的通知	5月21日
国中医药办医政发〔2013〕16号	国家中医药管理局办公室关于印发《中医诊疗设备生产示范基地建设要求》的通知	5月21日
国中医药医政函〔2013〕90号	国家中医药管理局关于开展哈萨克医医师资格考试试点工作的请示	5月22日
国中医药办医政发〔2013〕17号	国家中医药管理局办公室关于深入开展2013年全国中医药系统“三好一满意”活动的通知	5月28日
国中医药办法监发〔2013〕18号	国家中医药管理局办公室关于印发2013年中医药工作综合调研督导方案的通知	6月9日
国中医药人教发〔2013〕34号	国家中医药管理局关于对成立中国中医科学院江苏分院的批复	6月13日
国中医药办医政发〔2013〕19号	国家中医药管理局办公室关于印发三级中西医结合医院、民族医医院和中医专科医院以“以病人为中心，发挥中医药特色优势提高中医临床疗效”为主题的持续改进活动方案实施细则的通知	6月19日
国中医药办科技发〔2013〕20号	国家中医药管理局办公室关于成立基本药物中药原料资源动态监测和信息服务体系技术专家委员会的通知	6月20日
国中医药规财发〔2013〕35号	国家中医药管理局关于2013年度中医药行业科研专项经费项目的通知	6月21日
国中医药国际函〔2013〕126号	关于设立中国－东盟传统医药交流合作中心（广西）的复函	6月23日
国中医药办医政发〔2013〕21号	国家中医药管理局办公室关于印发二级中医医院以“以病人为中心，发挥中医药特色优势提高中医临床疗效”为主题的持续改进活动方案实施细则的通知	6月27日
国中医药办科技发〔2013〕22号	国家中药管理局办公室关于印发《中医药科技成果登记办法》的通知	6月28日
国中医药法监函〔2013〕139号	关于增补调整国家中医药管理局中医药标准化管理协调委员会和专家技术委员会部分委员的通知	7月3日
国中医药医政发〔2013〕36号	国家中医药管理局关于加强对冬病夏治穴位贴敷技术应用管理的通知	7月4日
国中医药人教函〔2013〕142号	关于公布国家中医药管理局中医学术流派传承推广基地理事会及办公室人员组成的通知	7月5日
国中医药办医政发〔2013〕23号	国家中医药管理局办公室关于建立省级中医药医改工作联系人制度的通知	7月8日
国中医药医政发〔2013〕37号	国家中医药管理局关于中医医院加强中医综合治疗的通知	7月10日
国中医药办函〔2013〕148号	国家中医药管理局关于同意重庆市垫江县作为国家中医药发展综合改革试验县的函	7月12日

（续表）

文件号	文件名	印发时间
国中医药办发〔2013〕38号	国家中医药管理局关于印发权利运行监控机制建设单位《权力明晰表》的通知	7月12日
国中医药法监发〔2013〕39号	国家中医药管理局关于中医药标准项目享有科研课题待遇的通知	7月16日
国中医药医政发〔2013〕40号	国家中医药管理局关于印发乡村医生（中医药一技之长人员）中等中医学专业水平考试基本要求的通知	7月16日
国中医药办发〔2013〕41号	国家中医药管理局关于印发《中医药信息标准体系表（试行）》的通知	7月19日
国中医药人教函〔2013〕143号	国家中医药管理局关于同意作为中药资源动态监测信息和技术服务中心（筹）业务主管单位的函	7月21日
国中医药医政发〔2013〕42号	国家中医药管理局关于加强中医护理工作的意见	7月22日
国中医药国际函〔2013〕155号	关于在援外医疗队工作中充分发挥中医药作用意见的函	7月24日
国中医药机党发〔2013〕43号	关于印发《国家中医药管理局学习型、服务型、创新型、和谐型、节约型机关创建活动方案》和《国家中医药管理局中医药服务百姓健康推进行动方案》的通知	7月29日
国中医药医政发〔2013〕44号	国家中医药管理局办公室关于印发深化医药卫生体制改革2013年主要工作安排司办任务分工的通知	7月30日
国中医药办医政发〔2013〕25号	国家中医药管理局办公室关于印发国家基本公共卫生服务中医药服务项目培训指导方案的通知	7月30日
国中医药国际发〔2013〕45号	商务部、国家中医药管理局关于开展中医药服务贸易重点项目、骨干企业（机构）和重点区域建设工作的通知	8月6日
国中医药办医政发〔2013〕26号	国家中医药管理局办公室关于共同做好基层医疗机构集中整顿工作督导检查的通知	8月6日
国中医药办医政发〔2013〕29号	国家中医药管理局办公室关于开展第一批县乡中医药一体化管理试点工作的通知	8月15日
国中医药办医政发〔2013〕30号	国家中医药管理局办公室关于印发二级中西医结合医院、民族医医院和中医专科医院以"以病人为中心，发挥中医药特色优势提高中医临床疗效"为主题的持续改进活动方案实施细则的通知	8月15日
国中医药办医政发〔2013〕31号	国家中医药管理局办公室关于印发《国家中医重点专科建设要求（2013版）的通知》	8月15日
国中医药办秘发〔2013〕32号	国家中医药管理局办公室关于印发《国家中医药管理局值班工作制度》的通知	8月19日
国中医药科技函〔2013〕171号	国家中医药管理局关于下达名医验方评价与转化重点研究室建设项目计划的通知	8月30日
国中医药办人教函〔2013〕113号	国家中医药管理局办公室关于同意将甘肃"岐伯圣景"和"皇甫谧文化园"确定为国家中医师承基地的函	8月30日
国中医药办函〔2013〕173号	国家中医药管理局关于在全国爱国卫生运动委员会各委员部门职责分工中增加中医药局职责内容的函	9月3日
国中医药医政函〔2013〕180号	国家中医药管理局关于共同开展基层中医药适宜技术推广专项活动的函	9月4日
国中医药办法监发〔2013〕37号	国家中医药管理局办公室关于组织开展全国中医药行业"六五"普法中期检查督导的通知	9月12日
国中医药法监函〔2013〕190号	国家中医药管理局关于对国务院各部门行政审批事项汇总目录意见的函	9月17日
国中医药办新发〔2013〕38号	国家中医药管理局办公室关于进一步加强中医药科普巡讲团巡讲专家管理工作的通知	9月18日

（续表）

文件号	文件名	印发时间
国中医药办医政发〔2013〕39号	国家中医药管理局办公室关于做好中医药健康管理服务项目实施工作的通知	9月22日
国中医药医政发〔2013〕46号	国家中医药管理局关于印发中医药健康管理服务技术规范的通知	9月22日
国中医药办医政函〔2013〕128号	国家中医药管理局办公室关于印发《区域中医预防保健服务工作指南（试用稿）》的通知	9月24日
国中医药办医政发〔2013〕40号	国家中医药管理局办公室关于印发金尼萨枯（2型糖尿病）等27个病种民族医临床路径（试行）的通知	9月26日
国中医药人教发〔2013〕47号	国家中医药管理局关于确定2013年全国名老中医药专家传承工作室建设项目专家名单的通知	9月29日
国中医药办发〔2013〕48号	国家中医药管理局关于印发《国家中医药管理局工作规则》的通知	9月29日
国中医药医政发〔2013〕49号	国家中医药管理局关于印发全国基层中医药工作先进单位评审命名管理办法和建设标准的通知	9月29日
国中医药办规财发〔2013〕41号	国家中医药管理局办公室关于印发2013年中医药部门公共卫生专项资金项目工作任务方案的通知	10月12日
国中医药办人教发〔2013〕42号	关于启用国家中医药管理局学术流派传承推广基地及国家中医药管理局中医学术流派传承推广基地办公室印章的通知	10月17日
国中医药办函〔2013〕208号	国家中医药管理局关于报送全国政协十二届一次会议委员提案办理工作总结的函	10月17日
国中医药办医政发〔2013〕43号	国家中医药管理局办公室关于印发瘟黄（慢加亚急性肝衰竭）等7个病种中医临床路径（试行）的通知	10月18日
国中医药人教发〔2013〕50号	关于国家中医药管理局医政司（中西医结合与民族医药司）处室调整的通知	10月21日
国中医药办法监函〔2013〕149号	关于启用"国家中医药管理局中医药标准化工作办公室"印章的通知	10月23日
国中医药法监函〔2013〕210号	国家中医药管理局关于对《医疗器械监督管理条例（修改草案）》修改意见的复函	11月1日
国中医药规财发〔2013〕51号	国家中医药管理局关于印发2013~2014年五寨县定点扶贫工作计划的通知	11月4日
国中医药医政发〔2013〕52号	国家中医药管理局关于执行全国中医医疗管理统计报表制度的通知	11月12日
国中医药办医政发〔2013〕44号	国家中医药管理局办公室关于印发《基层医疗机构"治未病"服务工作指南（试用稿）》的通知	11月12日
国中医药办医政发〔2013〕45号	国家中医药管理局办公室关于确定膏方人员培训机构（第一批）的通知	11月14日
国中医药规财函〔2013〕219号	国家中医药管理局关于实施全国中医药行业会计领军后备人才培养工程试点工作的通知	11月15日
国中医药科技函〔2013〕221号	国家中医药管理局关于报送中医药行业科研专项项目优化整合情况的函	11月19日
国中医药规财函〔2013〕226号	国家中医药管理局关于中国中医科学院综合管网可视化职能管控建设项目初步设计方案和投资概算的批复	11月25日
国中医药医政发〔2013〕54号	国家中医药管理局关于同意公布第四批三级中医医院评审结论的通知	12月2日
国中医药医政发〔2013〕55号	关于开展中医同行计划的通知	12月2日

（续表）

文件号	文件名	印发时间
国中医药办新发〔2013〕46号	关于公布第四批国家中医药管理局中医药文化科普巡讲团成员名单的通知	12月2日
国中医药科技函〔2013〕228号	国家中医药管理局关于成立中药安全性评价与风险管理重点研究室的通知	12月3日
国中医药办发〔2013〕56号	国家中医药管理局关于印发《国家中医药管理局新闻宣传工作制度》的通知	12月5日
国中医药办秘发〔2013〕47号	国家中医药管理局办公室关于印发《国家中医药管理局督促检查工作制度》的通知	12月9日
国中医药办人教发〔2013〕48号	关于成立国家中医药管理局全国高等中医药教育质量检测中心（筹）的通知	12月9日
国中医药法监函〔2013〕234号	关于调整国家中医药管理局中医药标准化工作办公室组成人员的通知	12月17日
国中医药机党函〔2013〕238号	关于印发《关于对国家中医药管理局机关和直属（直管）单位惩治和预防腐败体系建设情况进行检查的实施方案》的通知	12月20日
国中医药人教函〔2013〕240号	国家中医药管理局关于公布第一批中医药传承博士后人员名单的通知	12月25日
国中医药办函〔2013〕241号	国家中医药管理局关于印发权力运行监控机制建设单位《权力运行流程图》的通知	12月26日
国中医药规财函〔2013〕247号	国家中医药管理局关于报送北京中医药大学东直门医院住院楼工程可行性研究报告（代项目建议书）的函	12月27日
国中医药人教函〔2013〕250号	关于将国家中医药管理局对台港澳中医药交流合作中心名称变更为国家中医药管理局港澳台中医药交流中心的请示	12月30日
国中医药医政发〔2013〕57号	国家中医药管理局关于同意公布第五批三级中医医院评审结论的通知	12月30日
国中医药办秘发〔2013〕49号	国家中医药管理局办公室关于印发《国家中医药管理局机关调查研究工作管理方法》的通知	12月30日
国中医药办人教发〔2013〕50号	国家中医药管理局办公室关于进一步加强领导干部因私出国（境）管理工作的通知	12月31日
国中医药办函〔2013〕253号	国家中医药管理局关于确定内蒙古自治区内蒙古国际蒙医医院为全国民族医药文化宣传教育基地的通知	12月31日
国中医药办函〔2013〕254号	国家中医药管理局关于确定河北省安国市药王庙文化景区为全国民族医药文化宣传教育基地的通知	12月31日

二、2013年国家中医药管理局部分联合印发文件

【2013年国家中医药管理局部分联合印发文件一览表】

文件号	文件名	印发时间
人社厅发〔2013〕5号	人力资源社会保障部办公厅、国家中医药管理局办公室关于印发中药购销员国家职业技能标准的通知	1月7日
国中医药人教发〔2013〕9号	关于印发《中医类别全科医生规范化培训标准（试行）》的通知	2月7日
国中医药医政发〔2013〕17号	关于做好中医药一技之长人员纳入乡村医生管理工作的通知	4月9日
卫计生发〔2013〕21号	关于在县级公立医院综合改革试点工作中充分发挥中医药特色优势的通知	4月19日

（续表）

文件号	文件名	印发时间
国中医药医政发〔2013〕28号	关于进一步贯彻落实《传统医药师承和确有专长人员医师资格考试办法》的通知	4月24日
国中医药国际发〔2013〕45号	商务部、国家中医药管理局关于中医药服务贸易重点项目、骨干企业（机构）和重点区域建设工作的通知	8月6日
国中医药办国际发〔2013〕34号	国家中医药管理局办公室、商务部办公厅关于印发首批中医药服务贸易重点项目、骨干企业（机构）重点区域申报指南的通知	8月23日
国中医药办国际发〔2013〕33号	国家中医药管理局办公室、商务部办公厅关于成立中医药服务贸易专家咨询委员会和工作办公室的通知	8月23日
国中医药人教发〔2013〕53号	关于印发《中医类别助理全科医生规范化培训标准（试行）》的通知	11月19日
国卫医〔2013〕31号	关于印发《医疗机构病例管理规定（2013年版）》的通知	11月20日
国卫医〔2013〕42号	国家卫生计生委等3部门关于印发《国家临床重点专科建设项目管理暂行办法》的通知	12月10日
国卫办医〔2013〕42号	关于调整全国创建“平安医院”活动工作小组及办公室成员的通知	12月19日
国卫医〔2013〕43号	关于印发维护医疗秩序打击涉医违法犯罪专项行动方案的通知	12月20日
国卫体改发〔2013〕54号	关于加快发展社会办医若干意见	12月30日

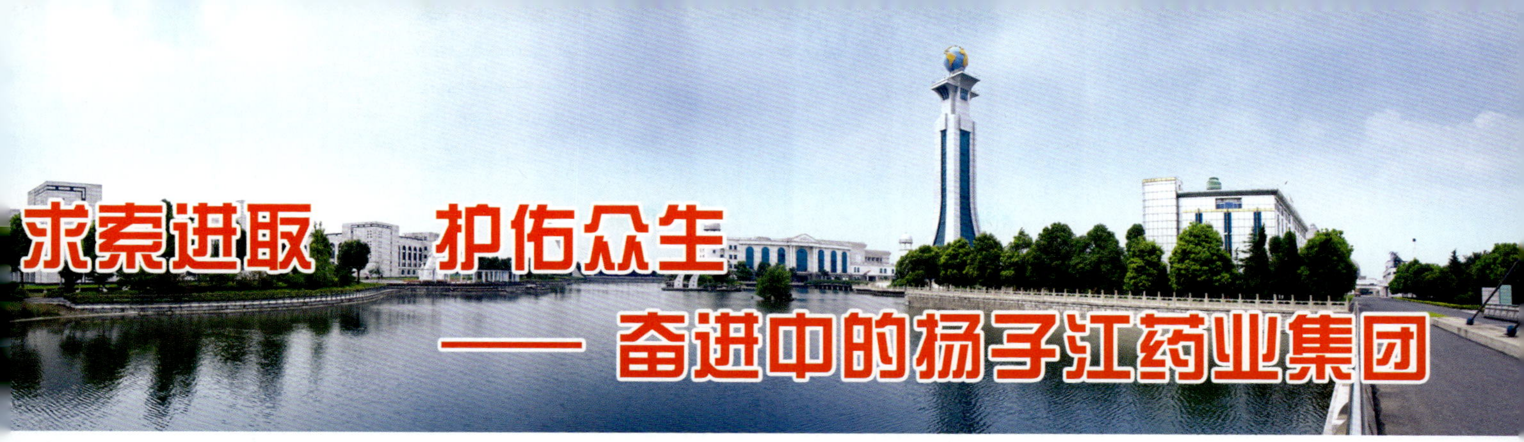

求索进取 护佑众生

—— 奋进中的扬子江药业集团

扬子江药业集团始建于1971年，是一家跨地区、产学研相结合、科工贸一体化的大型民营医药企业集团，也是科技部命名的全国首批创新型企业。集团总部位于江苏省泰州市，旗下20多家成员公司分布泰州、北京、上海、南京、广州、成都、常州、苏州等地，营销网络覆盖全国。

集团坚持以创新引领发展，把研发创新作为企业发展战略基点，依托江苏省（扬子江）新药研究院，拥有药物制剂新技术国家重点实验室、中药国家工程研究中心等创新研发平台，经过多年的持续积累和创新，产品体系中西药并举，覆盖10多个领域、20多种剂型、200多个品规。

集团视质量为企业的生命，持续加大科技创新投入，不断完善质量保证体系。集团现有11个产品获“中国名优产品”，7个产品被列入“国家中药保护品种”，2个产品获国家科技进步二等奖；另有20多个产品质量达到欧美药典标准，3个车间已通过欧盟GMP认证，产品奥美拉唑肠溶胶囊成功出口德国市场。截至2013年底，集团37个生产车间全部通过国家新版GMP认证，比国家规定的时间提前了两年。

作为中国民族医药工业的一面旗帜，扬子江药业综合经济指标已连续5年稳居全国药企前三甲，连续18年排名江苏医药行业第一名。2014年2月中旬，省政府正式公布了2013年江苏省质量奖获奖名单，扬子江药业位列“江苏省质量奖”5家获奖企业第一名，成为全省制药行业唯一入选者。把国家和省级药检“判官”请进厂，全程跟踪药品生产、仓储、质检的全过程，成为扬子江人加强质量管理的又一创举。2008年，中国食品药品检定研究院就把实训基地的牌子挂到扬子江药业，现已累计派出11批、88人次的检验技术人员前来实训。几年下来，这些药检“判官”直接指导企业解决了100多个问题，还深入车间、化验室开展面对面培训，让扬子江人学到好多质量检测的新方法、新技能。在2014年7月举行的全国医药行业QC小组成果发表会上，扬子江药业以荣获92项QC成果一等奖、89项最佳发表奖的骄人业绩，蝉联全国同行业QC成果一等奖“十连冠”，被誉为中国制药行业质量管理的“梦之队”。

扬子江药业集团的发展与中药有着不解之缘。最初以“板蓝根大王”而闻名全国。上个世纪90年代初，扬子江药业以极大的热忱和振兴民族医药的担当，赢得名医董建华老先生的验方，成功开发出纯中药制剂胃苏颗粒，企业发展从此插上腾飞的翅膀。近年来，集团大力引进专业人才，完善中药研发体系，加快新品研发，相继推出苏黄止咳胶囊、双花百合片、香芍颗粒等独家产品，柴芩清宁胶囊、青乳消颗粒、正元胶囊等品种也精彩亮相。目前，集团共有胃苏颗粒、百乐眠胶囊、蓝芩口服液等十余个疗效独特的中药独家产品。新建成具国内领先水平的中药提取生产线，提高蓝芩口服液、苏黄止咳胶囊等特色中药品种的产量，使集团中药发展迈上一个新台阶。

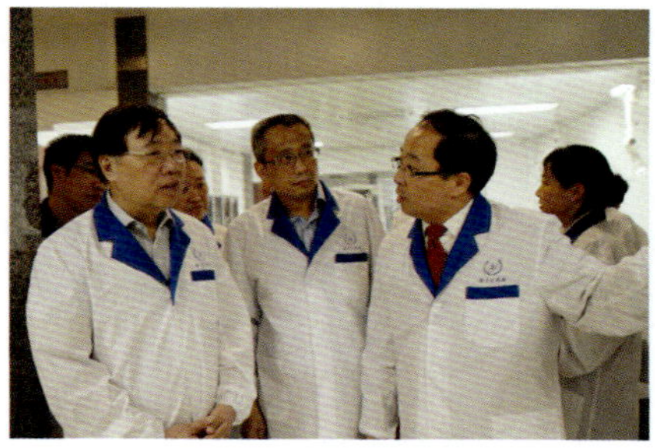

2013年10月，江苏省质量奖专家组一行莅临扬子江药业现场检查

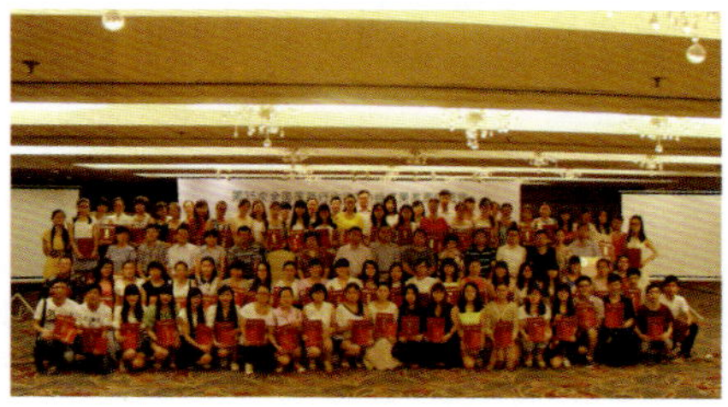

2014年7月，扬子江蝉联全国同行业QC成果一等奖“十连冠”

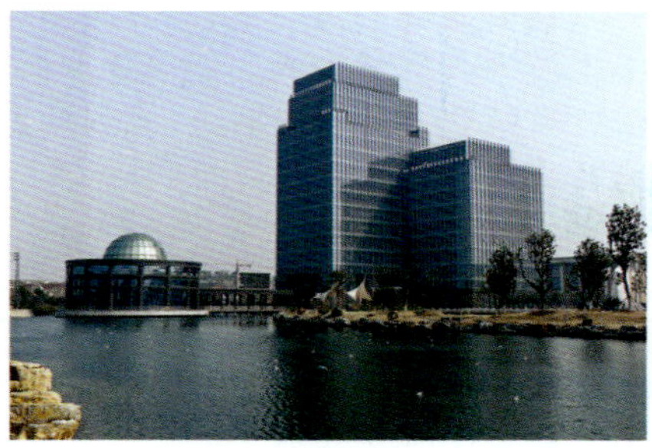

扬子江新药研究院全景

2014年，计划投资20亿元的扬子江药业“龙凤堂”中医药高科技产业园项目，已在泰州高港沿江全面开工，将分期建设国际植物药生产基地、中药产业基地、中药保健品基地等，预计年内投产。同时，集团积极响应国家号召，努力将中药推向全球。集团相继与欧盟药典委员会、荷兰等国开展合作，承担中药出口标准化平台建设工作，探索中药品种进入欧盟市场的路径。“十二五”期间，集团将大力推进中药现代化、国际化进程，肩负振兴民族医药产业的重任，向国际一流制药企业的目标奋进。

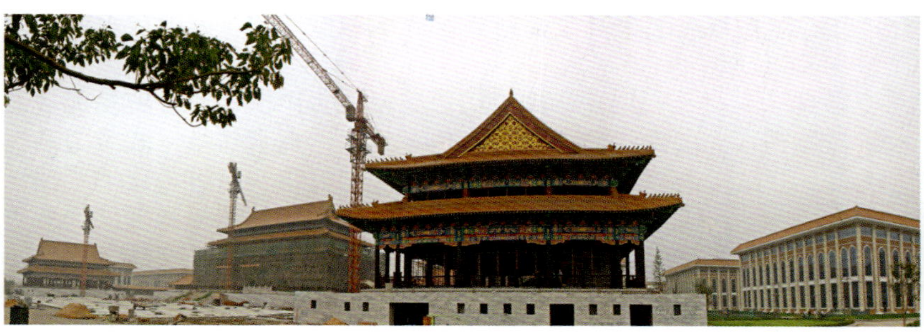

在建中的龙凤堂中药展示馆

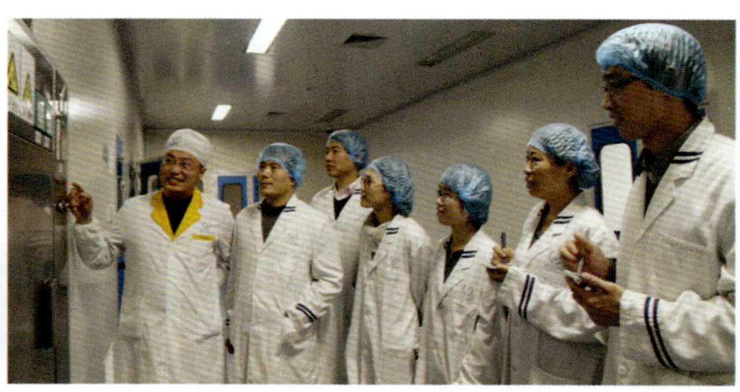

江苏省药监局实训人员在车间学习

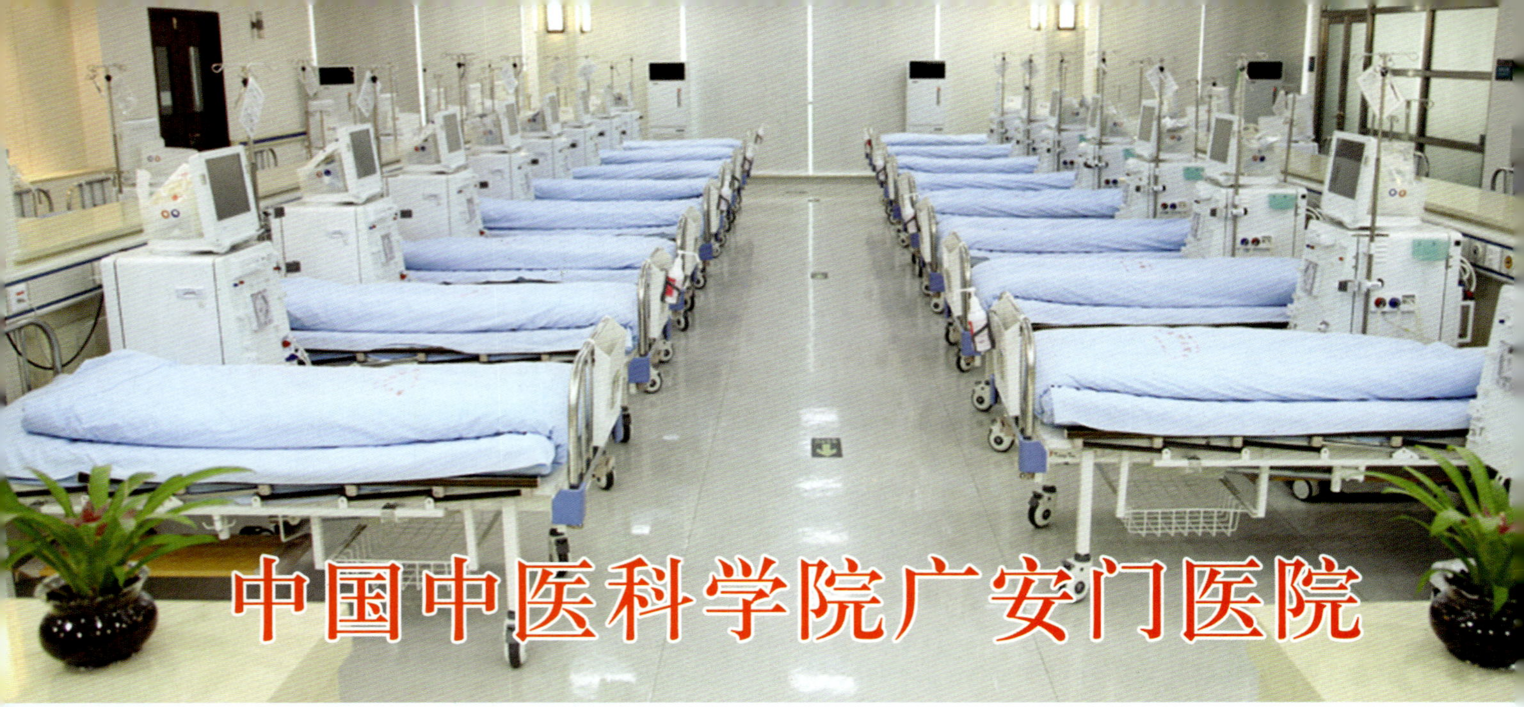

中国中医科学院广安门医院

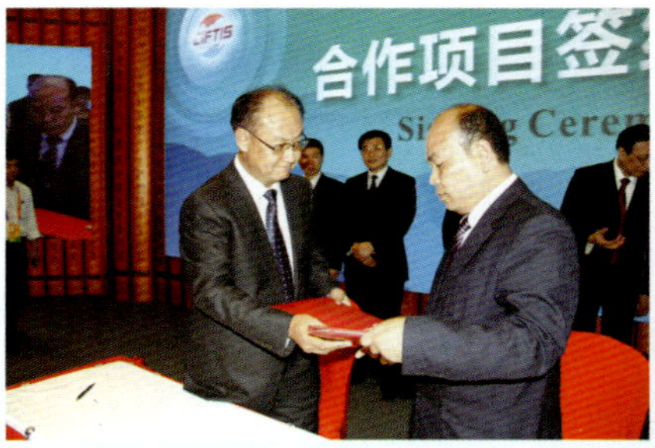

与柬埔寨签合作备忘录

中国中医科学院广安门医院（暨中国中医科学院第二临床医药研究所）始建于1955年，是国家中医药管理局直属的集医疗、教学、科研和预防保健为一体的三级甲等中医医院、中央干部保健基地、2008年北京奥运会和残奥会定点医院、北京市医疗保险A类定点医院，是ISO9001质量管理认证单位。医院始终以服务患者为中心，坚持“人才强业、科技兴院”、实施“十大发展战略”、创建“四满意一和谐”活动，服务水平越来越高，服务半径越来越广。目前，医院开放病床650张，年门诊量（含南区）400余万人次，日均门（急）诊量（含南区）15855人次，其中医院本部全年门（急）诊总量290余万人次，日均门（急）诊总量11608人次。年出院16575人次；获得了全国文明单位、中央国家机关“五一”劳动集体奖、首都卫生系统文明单位标兵等荣誉，已成为北京市业务量最大、知名度最高、口碑最好的三级甲等中医院之一。

医院本部占地面积35907平方米，建筑面积71329.1平方米，业务用房面积69079.5平方米。全院现有职工1413人，卫生技术人员1182人。有国医大师1名，首都国医名师7名，正副主任医师、研究员279人，有博士、硕士427名，有4位专家荣获“阿尔伯特 · 爱因斯坦”世界科学荣誉证书，2位专家被评为国家级有突出贡献的专家，46位专家享受政府特殊津贴。医院设有29个临床科室，9个医技科室，4个基础研究室，11个临床研究室，1个清洁级实验动物中心；拥有5个国家中医药管理局中医药科研三级实验室。医院有硕士生导师78名，博士生导师39名；全国老中医药专家学术经验继承导师23名，北京市老中医药专家学术经验继承导师8名，国家中医药管理局全国名老中医传承工作室10个，北京市“3+3”传承工作室站6个。

医院注重发挥6个卫生部重点专科、16个国家中医药管理局重点专科和12个国家中医药管理局重点学科的带动作用，建立了完备的临床诊疗、临床教学及临床科研体系。承担各级科研课题254项，其中国家级课题100项，省部级课题34项，地市级课题27项，院、所级课题93项；承担各类横向合作课题300余项；已获科研成果奖184项，其中获国家科技进步奖13项、省部级奖74项、科学院级奖97项；科研成果转让38项，获新药证书9项，获专利近20项；具有19个临床专业药品临床试验资格，每年为大量新药研制单位提供优质的药品临床试验服务；近6年发表SCI文章共计205篇，总影响因子450分，单篇最高影响因子15.202；荣获“十一五”国家科技计划执行优秀团队奖。

2013年，广安门医院血液净化中心在南区正式投入使用，是北京南部地区规模最大、设备最先进、信息管理系统最完备的血液净化中心。中心建筑面积1300多平方米，开设48个透析单元，能够为患者提供标准化、规范化、高质量的透析治疗。同时，医院运用艾灶灸、耳穴贴敷等中医药特色手段，配合特色中药汤剂、院内制剂、中药注射诊治透析患者，在控制患者并发症、改善患者生活治疗以及延长生存率等方面具有突出优势。该血液净化中心的投入使用将带动医院南区业务量以及医疗技术水平的整体提升，并在一定程度上提高了北京南部地区的整体肾脏病治疗水平，满足了患者的医疗需求。

自2012年参加首届中国（北京）国际服务贸易交易会（京交会）以来，广安门医院已成为中医药服务贸易板块及“中医药主题日活动”的重要参与者。2012年，医院与美国最大的保险公司之一的信诺集团达成合作意，成为招商信诺人寿保险有限公司在北京签订意向的第一家中医医院，并被授予“优秀参与单位”奖；2013年，医院与柬埔寨绿色王国联盟有限公司共同签署了有效期为5年的合作备忘录，旨在以中医旅游这一境外消费形式为柬埔寨患者提供优质的中医药服务；在2013年京交会上，为中共中央政治局委员、国务院副总理汪洋展示医院自主研发的多功能睡眠仪；2014年，该院举办了京交会倒计时100天活动，并在中医药主题日期间与中国国际旅行社总社有限公司出入境部签署了合作备忘录，希望通过配合中医药对外服务贸易，充分利用各自优势，探索有中国特色的中医医疗旅游，为国际客户、患者提供优质的中医药服务、咨询和培训。

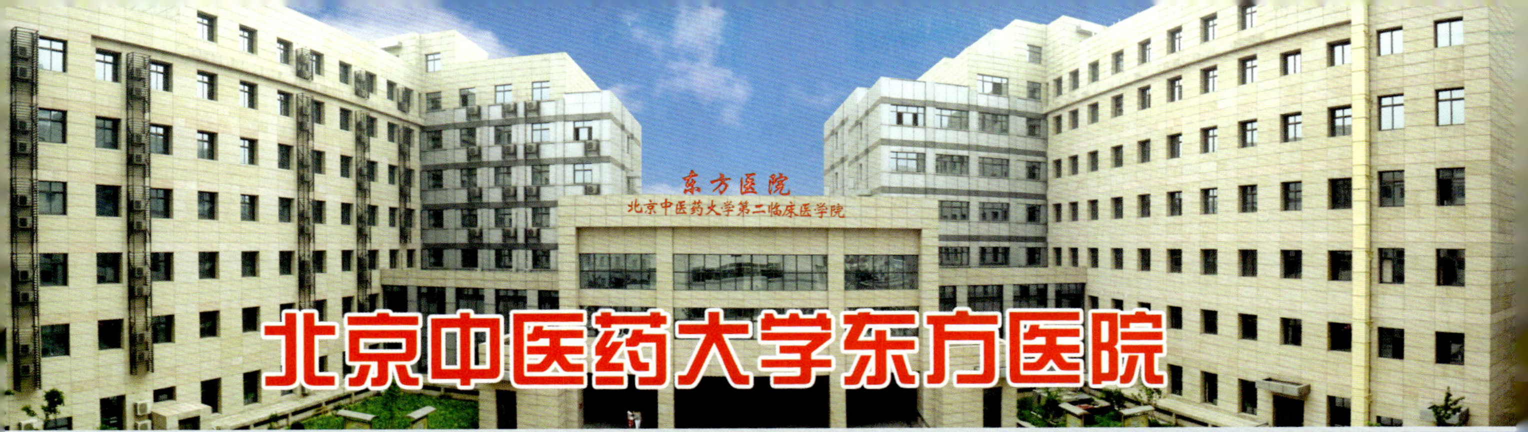

北京中医药大学东方医院

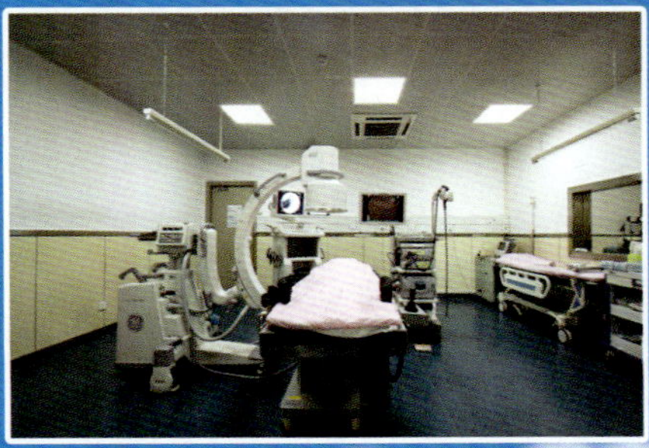

新落成的内镜中心

东方医院是北京中医药大学第二临床医学院，国家中医药管理局直管单位，是一所集医疗、教学、科研、预防和健康咨询为一体的三级甲等中医医院，是教育部211工程建设的北京中医药大学附属医院，北京市医疗保险定点医院。

东方医院现开放床位715张，“十二五”末计划开放床位1200张。目前，医院日均门诊量达到7000多人次。设有临床科室39个，诊疗方法以中医为主、中西医结合。现有高级职称218名；有博硕士生导师92名；4名专家享受政府特殊津贴；8名专家被国家确定为师承制教育导师；2名专家被授予“首都国医大师”称号；9名专家被确定为北京市老中医药专家学术经验继承工作指导老师。

东方医院现有国家卫计委临床重点专科中医建设项目6个，分别是中医脑病科、心血管科、中医妇科、肺病科、脾胃病科、中医护理学；有国家中医药管理局重点专科项目14个，分别是脑病科、肾病科、周围血管科、心血管科、妇科、眼科、肺病科、脾胃病科、儿科、皮肤科、耳鼻喉科、肿瘤科、护理学、预防保健科（治未病中心）；有北京市中医特色诊疗中心和北京市重点专科10个，分别是北京市呼吸病中医特色诊疗中心、北京市中医脑病中医诊疗中心、北京市中医儿科诊疗中心、北京市中医推拿科诊疗中心、北京市中医肛肠科诊疗中心、北京市中医耳鼻喉科诊疗中心、北京市中医妇科诊疗中心、北京市中医“治未病”中心、北京中医管理局重点专科针灸科和北京中医管理局重点专科骨科。同时，卫生部国家脑卒中筛查与防治基地、北京中医类别全科医生规范化培训基地、北京市中医住院医师规范化培训基地、北京市中医病案质控中心、北京市中医技术质控中心落户该院。

东方医院拥有中医内科学等6个教育部重点三级学科，1个国家中医药管理局细胞分子技术三级实验室。全国名老中医专家刘弼臣、王沛、周平安名医传承工作室，全国中医学术流派燕京韦氏眼科流派传承工作室，北京市“薪火工程”名老中医杨甲三教授、刘弼臣教授、廖家桢教授、王永炎教授、韦玉英教授、王沛教授、周平安教授学术传承研究及工作室站的建设单位设在东方医院。截至2013年底，医院共承担国家“973”计划课题、国家科技攻关计划课题、国家自然科学基金课题及部局级课题239项，获各级科技成果奖61项。

作为北京中医药大学第二临床医学院，医院现设有中医内科专业等11个研究生招生专业，建有中医学、中西医结合博士后流动站，现有博士学位授权点6个、硕士学位授权点11个，还承担北京中医药大学五年制、七年制科研方向班和北京中医药大学—新加坡南洋理工大学中医—生物双学位项目班临床课课堂授课、毕业实习等教学任务。

医院将以“大医精诚、救死扶伤、患者至上”为宗旨，以“精益求精、诚信为本、弘扬国粹、传承创新”为理念，竭诚为广大患者服务。

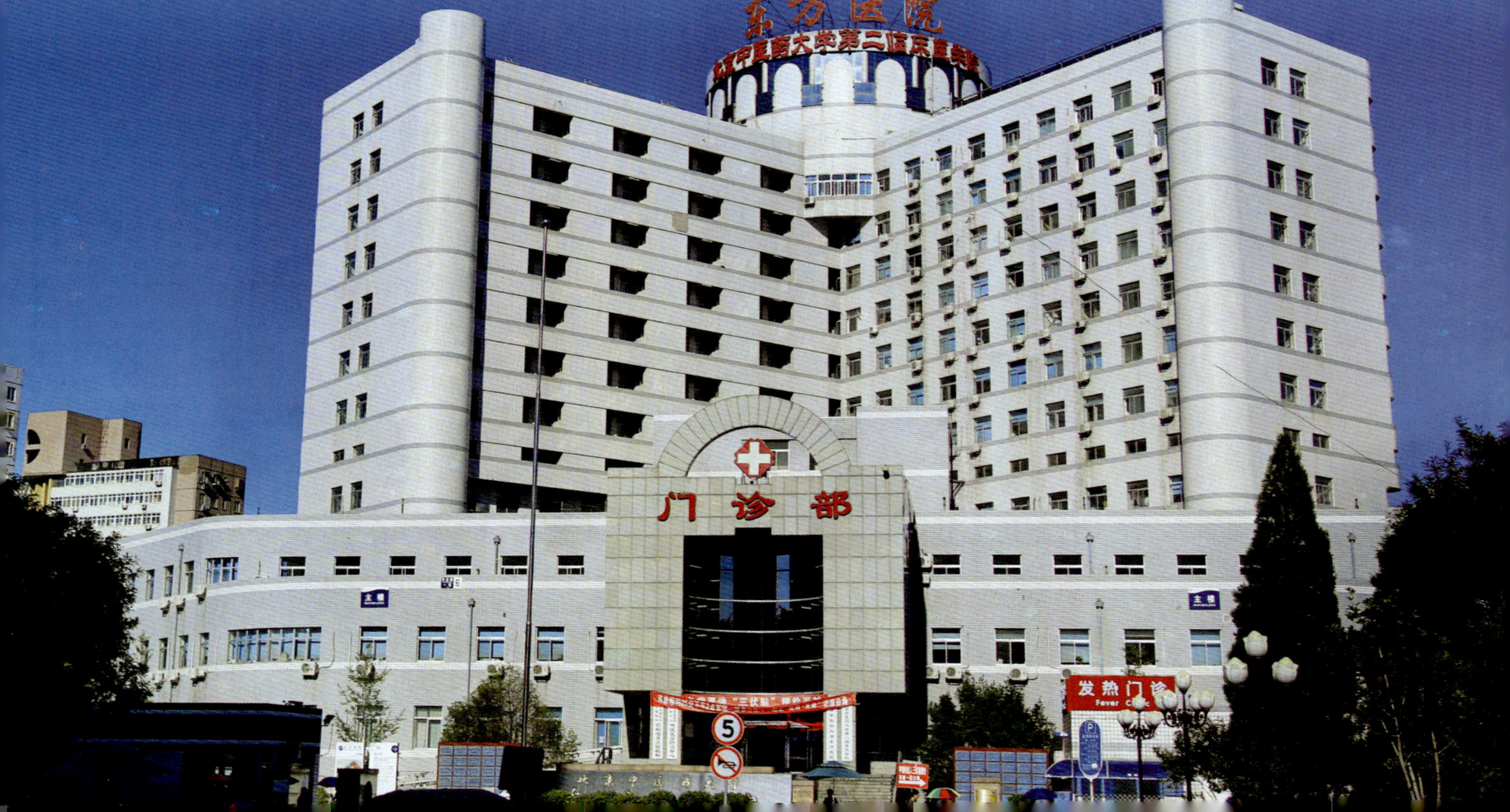

山东省文登整骨医院

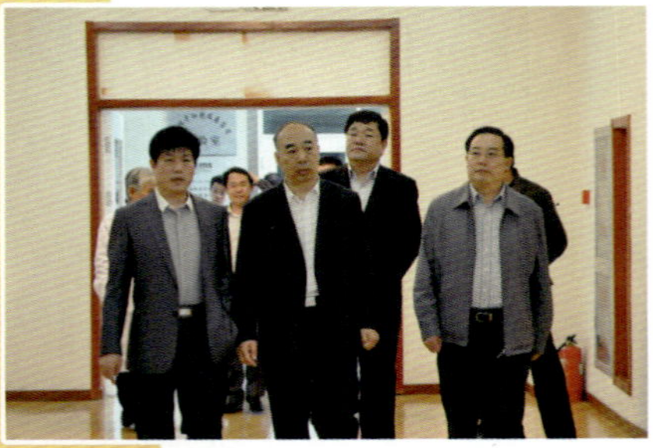

2012年4月24日，山东省卫生厅厅长刘奇视察指导工作

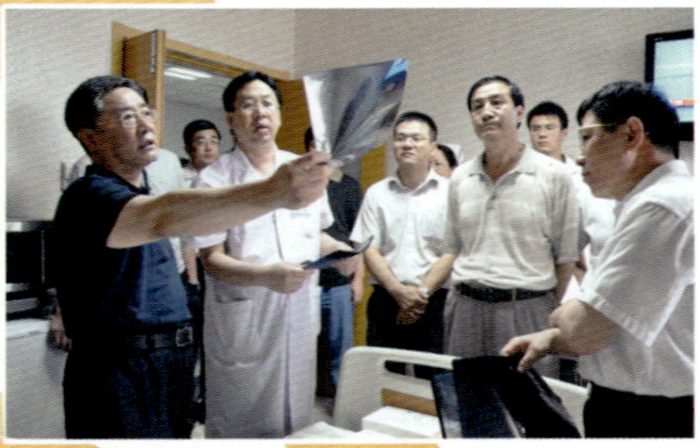

2012年8月12日，国家中医药管理局副局长马建中视察山东省文登整骨医院

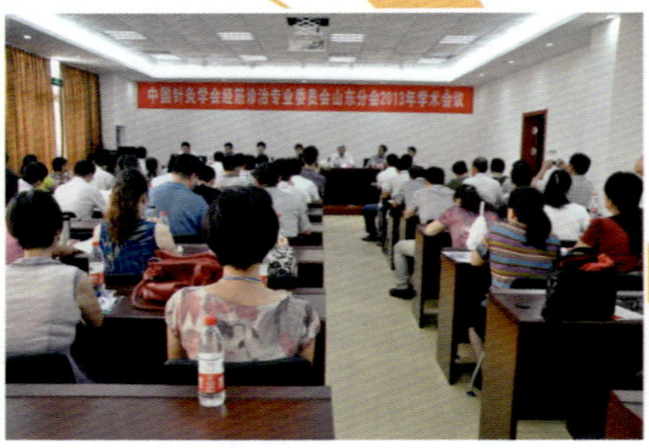

2013年8月17日，召开中国针灸学会经筋诊治专业委员会山东分会2013年学术会议

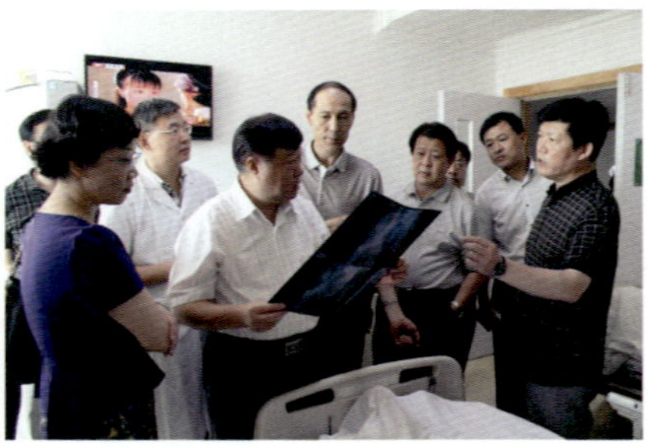

2013年9月15日，国家中医药管理局副局长吴刚参观指导山东省文登整骨医院

山东省文登整骨院创建于1958年，是三级甲等中医骨伤专科医院，目前拥有职工1000余人，年门诊量30万人次，住院病人1.7万人次；被卫生部确定为“十二五”国家临床重点专科建设单位；被国家中医药管理局确定为全国骨伤医疗中心，“十五”“十一五”“十二五”全国重点专科建设单位、全国重点学科建设单位、骨伤组织工程三级实验室、骨伤整复重点研究室、国家中医药管理局3个优势病种牵头单位；被山东省政府确定为泰山学者岗位（骨外科）、山东省特色专科A级。医院是山东中医药大学附属医院，福建中医药大学、安徽中医药大学、辽宁中医药大学、泰山医学院、沈阳医学院等院校的教学医院和博士、硕士研究生培养基地，治疗范围辐射全国20多个省市和地区。

医院现拥有专业技术人员917人，中高级以上职称人员357人，高级职称94人；博士生、硕士生导师18人；全国先进工作者1人，全国五一劳动奖章获得者2人，山东省先进工作者5人；享受国务院特殊津贴专家9人，国家突出贡献中青年专家2人，泰山学者岗位特聘专家1人，山东省突出贡献中青年专家4人，山东省有突出贡献的名老中医药专家1人，山东省名中医药专家4人，威海市有突出贡献的中青年专家4人。

临床骨伤科设有四肢创伤科、骨关节科、脊柱脊髓科、创伤整复科、骨手显微科、小儿骨伤科、重症创伤科、筋伤科、康复科9个专业二级分科和26个临床专业病区。拥有核磁共振、进口800毫安平板数字X光机、CR机、DR机、DSA、C臂X光机、G型臂X光机、美国原装进口骨密度仪、西门子生化免疫流水线、进口血细胞分析仪、尿沉渣分析仪、法国梅里埃细菌鉴定仪、BD流式细胞仪、进口彩色

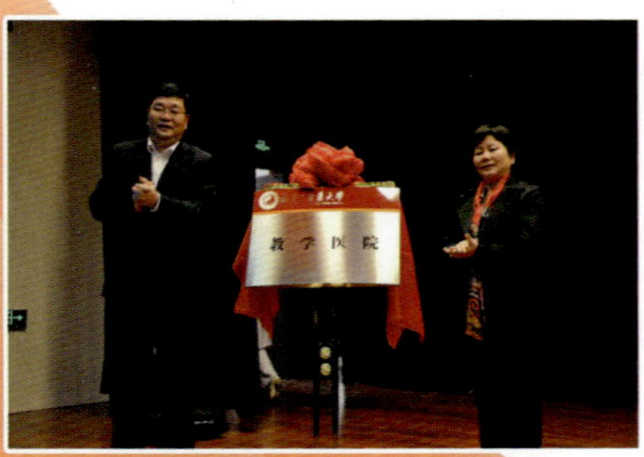

2014年4月3日，举办福建中医药大学山东省文登整骨医院教学医院揭牌仪式

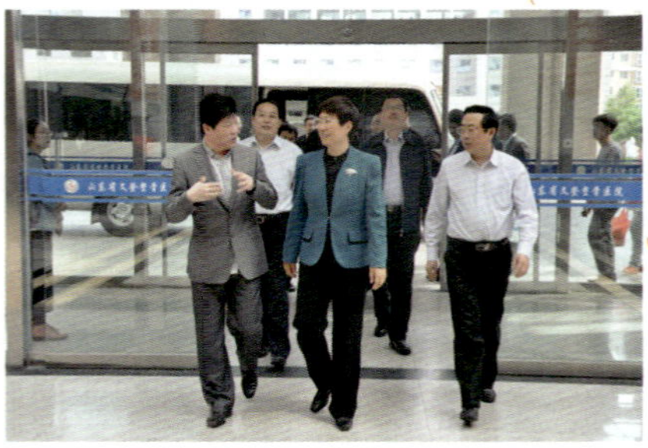

2014年5月14日，山东省副省长王随莲调研山东省文登整骨医院

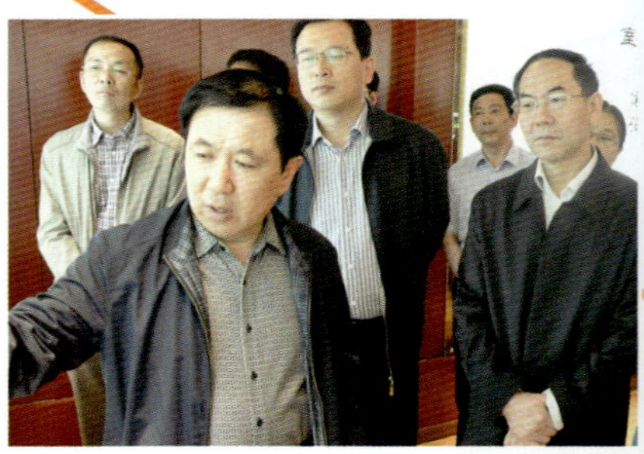

2014年5月14日，山东省中医药管理局局长武继彪调研山东省文登整骨医院

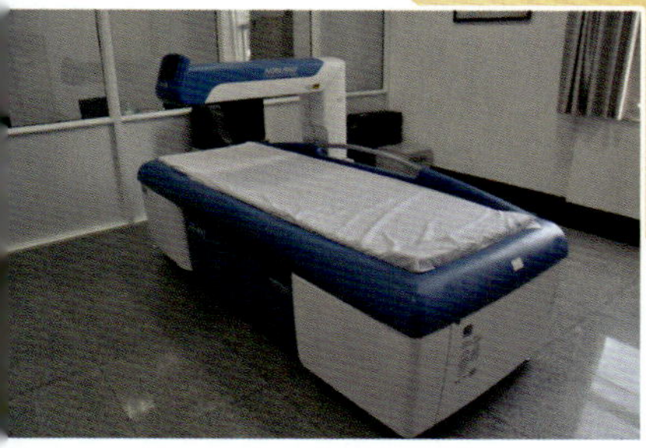

美国原装NORLAND骨密度仪

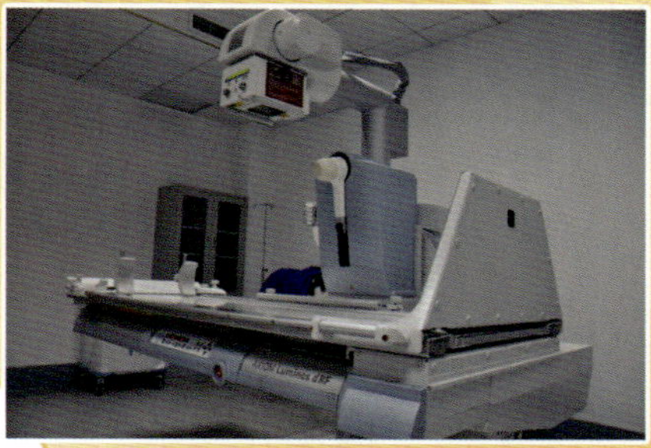

数字胃肠机

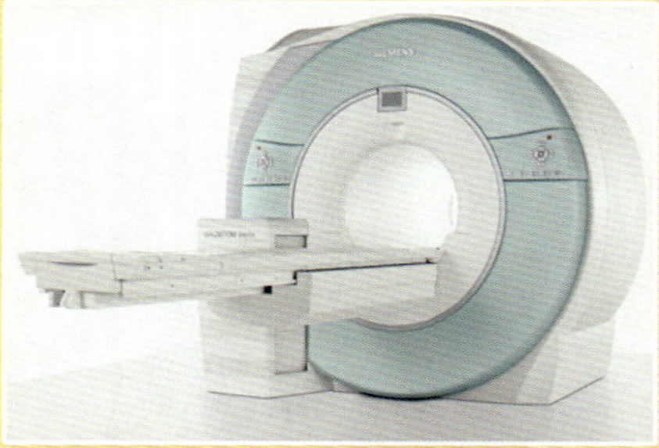

德国西门子3.0TVerio临床应用型磁共振机

多普勒仪、丹麦进口肌电图、美国肺功能仪、美国stryke膝关节镜以及莱卡手术显微镜、腹腔镜等万元以上大型设备共计1000多台件，总价值2亿多元，为临床诊疗提供了良好的服务和技术支撑。

医院先后取得省级以上科研成果48项次，其中国家科技发明三等奖、国家科技进步二等奖、三等奖各1项；国家中医药管理局科技进步一等奖1项、二等奖6项、三等奖3项；中国中西医结合协会科学技术一等奖1项；山东省科技进步一等奖3项、二等奖20项、三等奖11项。主编或副主编专著40多部，每年在国内外公开刊物发表专业论文300余篇。

医院编制床位1000张，开放床位1200张，是威海市一家实行全省医保联网的医院，山东省范围内基本医疗保险参保人员的住院医疗费用（其中威海市范围内职工和居民基本医疗保险含新农合参保人员到医院治疗骨伤类疾病不需转诊）实行即时结算，出院时只需要交纳本人负担部分。医院先后被卫生部、人事部等部门授予全国卫生系统先进集体、全国首批人民满意医院、全国首批百姓放心医院、全国医疗优质高效示范医院等荣誉称号。

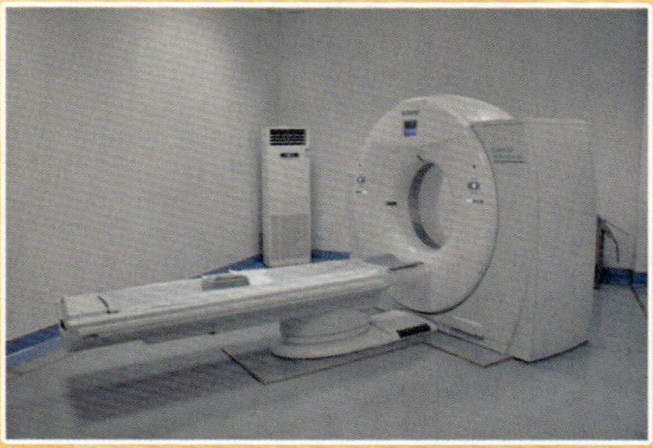

德国西门子Definition AS 128层螺旋CT

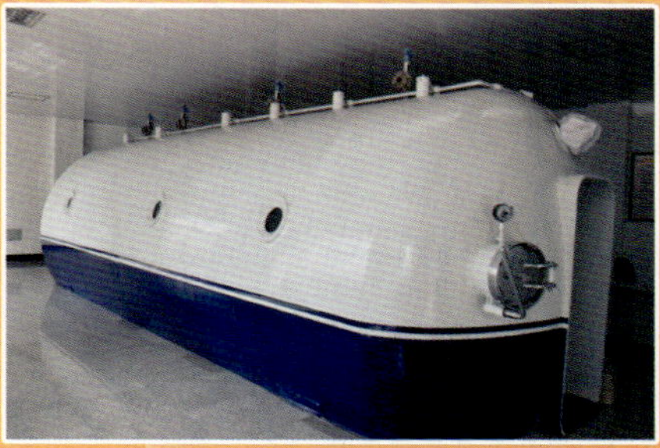

高压氧舱

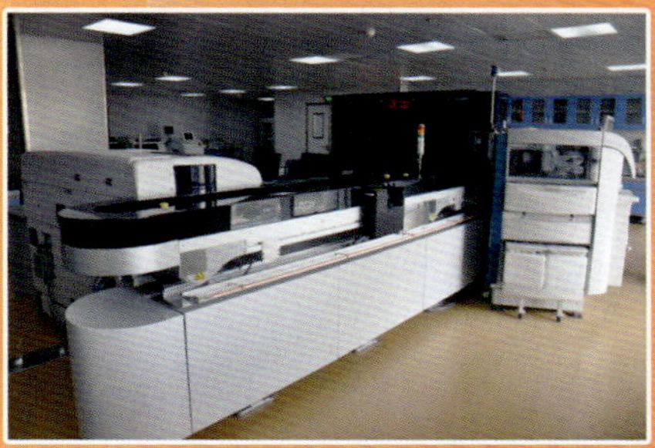

西门子免疫生化流水线

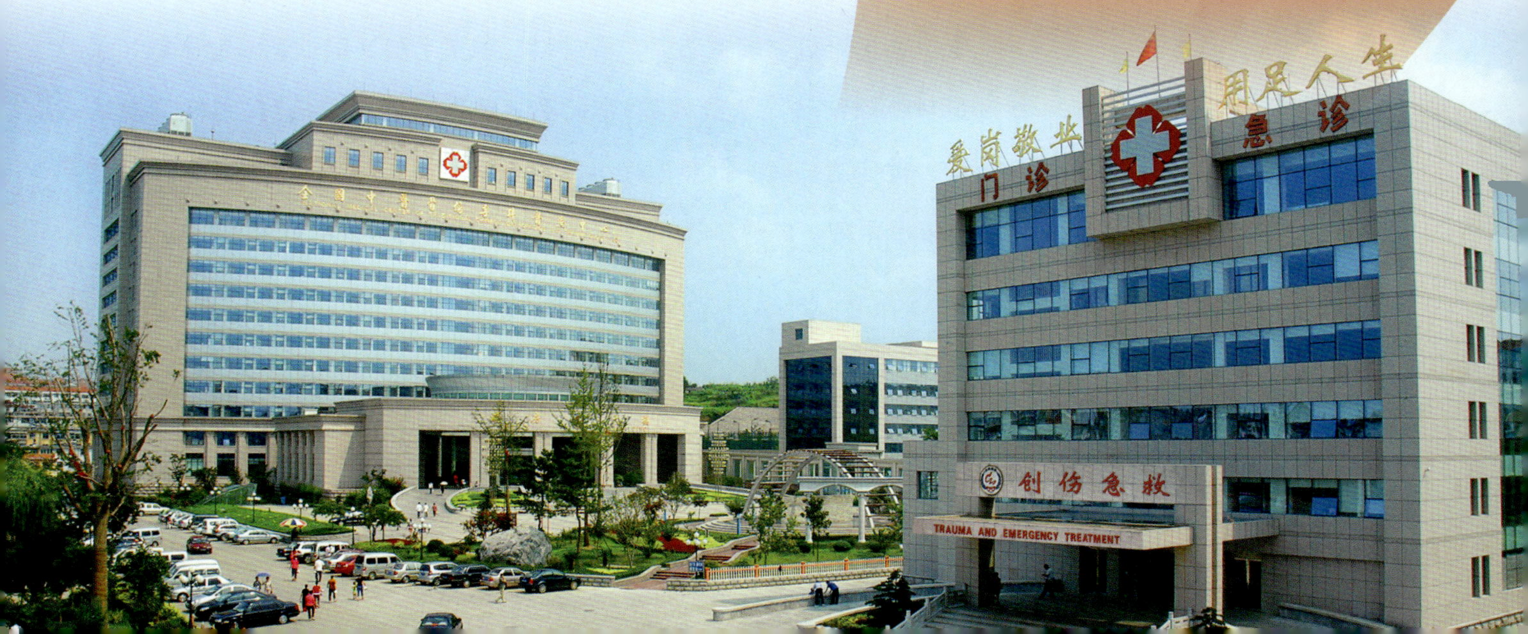

株洲市中医伤科医院

ZHU ZHOU SHI ZHONG YI SHANG KE YI YUAN

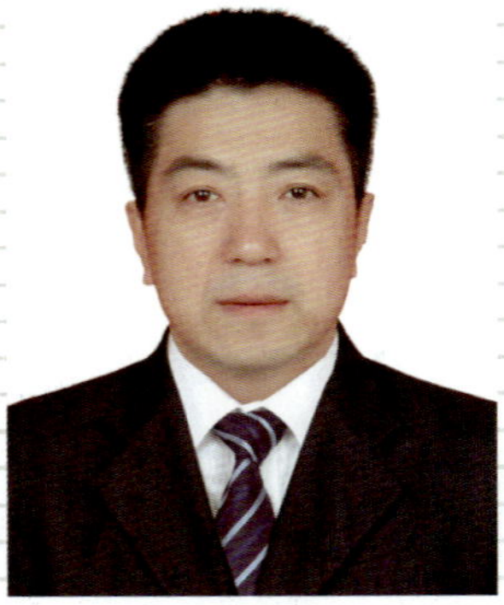

袁仕炜

袁仕炜，主任医师，株洲市中医伤科医院院长，株洲市骨科专业委员会主任委员，株洲市骨科专业学术技术带头人，湖南省司法鉴定协会常务理事，湖南省康复医学会骨质疏松专业委员会副主委，湖南省医学会手外科专业委员会、骨科专业委员会及关节外科、关节镜、创伤学组委员，湖南省康复医学会修复与重建外科和关节外科治疗与康复专业委员会委员；株洲市政协委员，农工党株洲市副主委。曾任株洲市一医院创伤骨科主任，株洲市中心医院业务院长。

擅长显微外科、手外科、关节外科技术及骨病和严重创伤的治疗，并相继成功开展了株洲市首例第二足趾游离移植及残指转位移植拇指再造术，双髋双膝关节置换，恶性肿瘤切除，肩关节、肘关节及半骨盆置换，颈枕CD融合术和骨延长术等。对复杂创伤的救治有一定的心得。发表论文十余篇，有多项成果获奖。

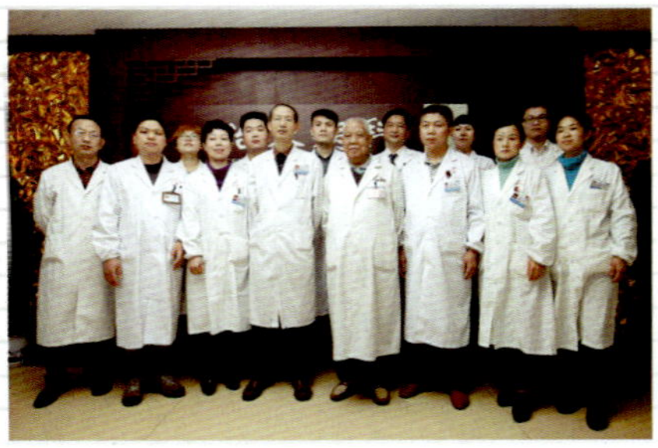

医生风采

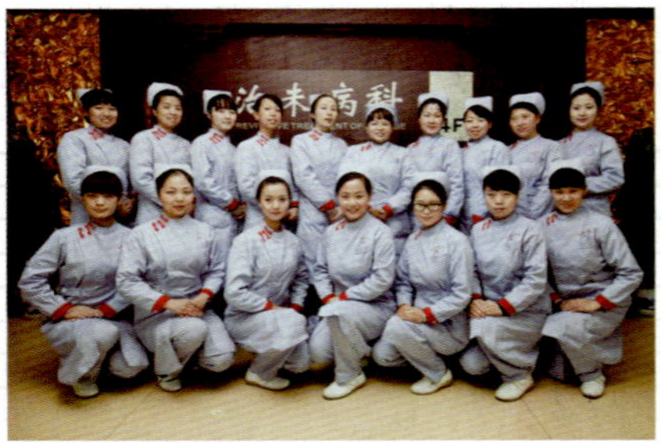

护士风采

株洲市中医伤科医院是湖南省一所集医疗、科研、教学、预防保健与康复于一体的国家三级甲等中医骨伤专科医院，是国家中医药管理局"十二五"重点专科项目建设单位，国家中医药管理局重点专科优势病种协作组牵头单位，中医药预防保健及康复服务能力项目建设单位，同时还是湖南中医药高等专科学校附属中医骨伤医院、湖南省校企合作骨伤人才培训示范基地。骨伤科被列为国家重点专科，针灸理疗科被列为湖南省特色专科。医院是株洲市急救网络中心隶属医院。

医院始建于1958年，拥有近60年的中医正骨经验，骨伤科优势突出，蜚声于省内外。医院专科技术力量雄厚，专业技术人才齐备，医院现有职工492人，拥有传统中医名老专家6人，高级专业技术人员41人，中级技术职称113人。医院实际开放床位435张。按照“大专科小综合”发展理念，医院共开设27个临床医技科室，其中骨伤专科有正骨科、髋关节科、脊柱科、膝关节科、肩肘科、胫踝科、手足科、筋伤科、康复科等9个科室，还开设外科、内科、120门急诊科、重症监护室、针灸理疗科、治未病科、牙科、妇科和设备一流的层流手术室、麻醉科等10个临床科室，以及检验科、药剂科、放射科、

地址：湖南省株洲市中医伤科医院天元区圆方路117号　邮编：412000
急救电话：0731-28839191　咨询电话：400-8014-120　传真：0731-28828929
株洲市中医伤科医院网址：www.hnzz120.com

CT室、核磁共振室、心电图B超室、供应室、高压氧等8个医技科室。医院以传统的中医经络辨证为基础，利用中医体质辨识对慢性疾病等融入传统的针灸、火罐、放血疗法、耳针疗法、穴位贴敷治疗、推拿按摩治疗等手段提高治疗效果，形成完整的中医预防保健服务体系，应用推广适宜技术，为老百姓健康保驾护航。医院设立了株洲市“中医正骨专家组”和“正骨研究室”，全面继承和发扬了传统中医正骨术，独特的诊疗达到安全简便、合并症少、功能恢复好的良好疗效，可治疗各种骨与关节损伤及骨科疾患。医院坚持发挥中医骨伤科特色与优势，并紧跟学科发展，结合现代骨科技术，为患者提供更多的治疗选择和服务，开展的骨折内外固定、肢体矫形术、骨科微创内固定术、关节镜、椎间盘镜、脊柱矫形手术、人工关节置换术、显微外科断肢（指）再植及再造、大面积骨软组织缺损修补等手术达到区域内领先水平。同时，还配备有核磁共振、16排螺旋CT和数字化影像系统CR、DR、C型臂X光机、关节镜、椎间孔镜、双能X线骨密度检测仪等株洲地区最先进的专科设备。医院拥有功能完善的中药制剂室，不断发掘整理临床经验方，开发研制出伤科外敷散、黄柏芩连散等骨伤系列特色制剂30余种，临床应用疗效显著，深受患者的欢迎。医院坚持以科研推动临床发展。近3年来，医院承担并完成科研立项14项，获部省级、市级科技进步奖3项，获发明专利9项。本着“少花钱、看大病、治好病”的方针，秉承“弘扬中医正骨，造福黎民百姓”办院宗旨，致力于打造让老百姓放心的医院。

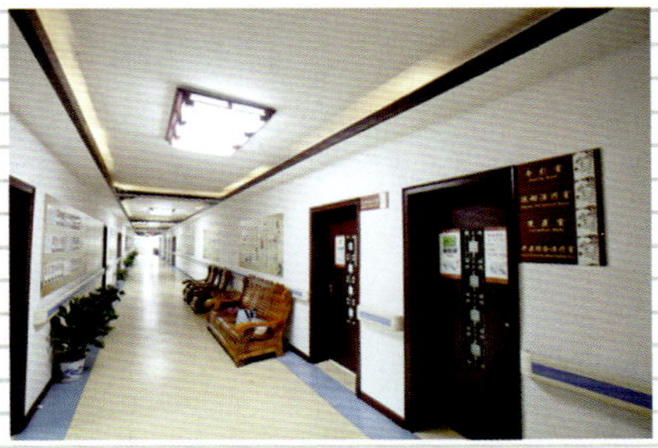
病房

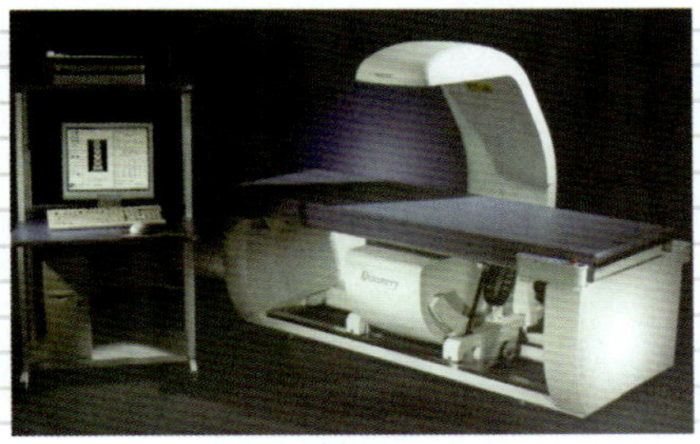
骨密度仪

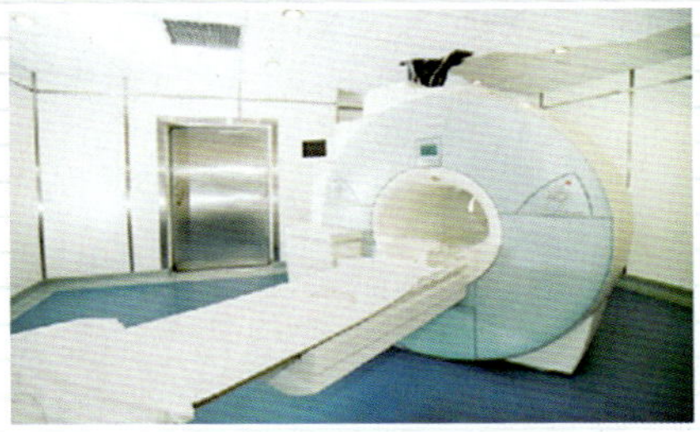
核磁设备

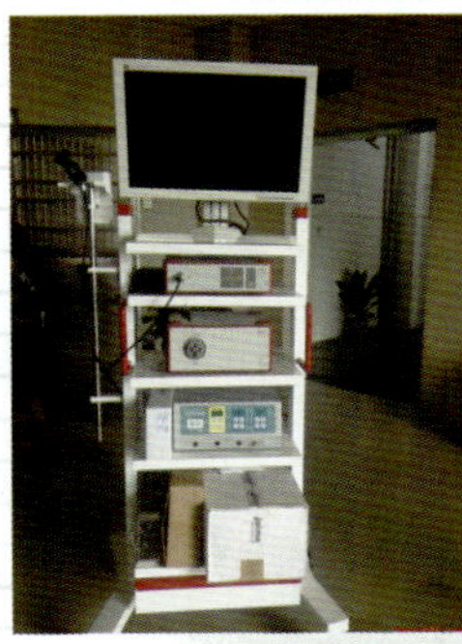
德国Joimax椎间孔镜

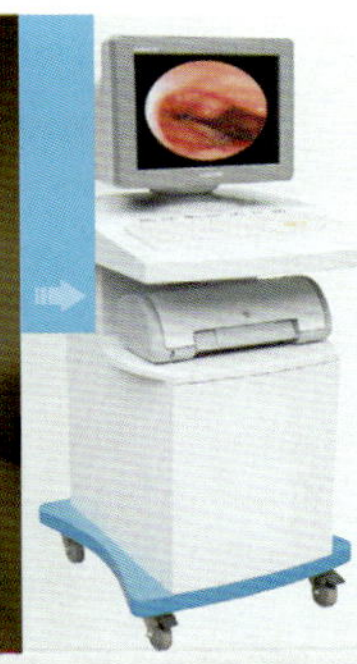
关节镜设备

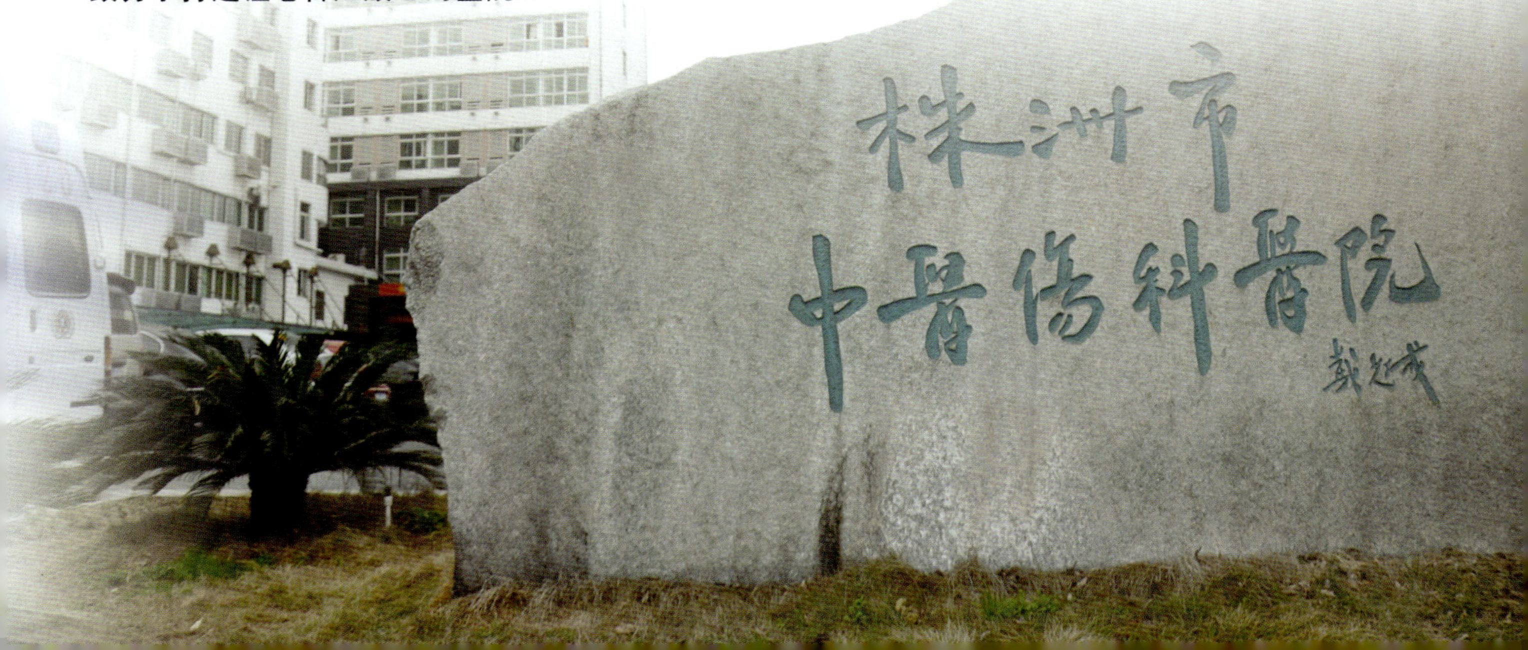

天津中医药大学第一附属医院

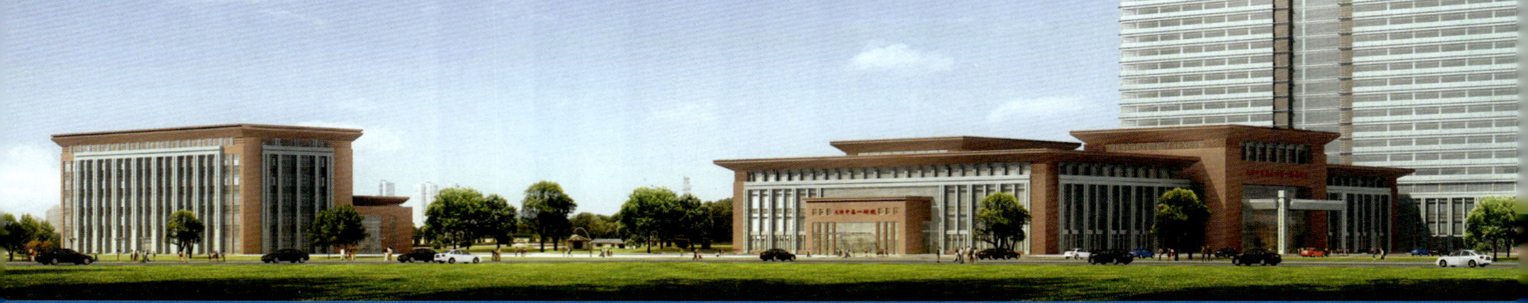

【概况】

2013年，医院深入贯彻落实党的十八大精神，紧紧围绕国家“十二五”时期中医药发展战略，以深化医药体制改革为中心，全面落实“三个转变”的发展战略，围绕“服务、质量、安全”工作主题，在医、护、技、药、科研、教学、管理等方面各项指标较去年同比又取得了新的增长，继续高居全市前列，新院区建设按工期进展顺利。医院综合实力和行业竞争力不断提高。全年门诊量完成267.3万人次，同比增长6.2%；收住院患者40552人，同比增加9.7%；实际平均开放床1471张，同比增加59.6张；平均住院日13天，同比缩短0.9天。

【医院管理】

2013年2月26日，该院召开2013年工作会议，就积极贯彻落实党的十八大精神和实施2013年工作规划进行了部署，提出2013年医院工作的关键词是“服务、质量、安全”，以“三个转变”（由追求数量向追求质量转变、由临床型医院向研究型医院转变、由经验管理向科学化管理转变）为着力点，大力加强内涵建设。

2013年，该院中风病、冠心病两个国家中医临床研究基地经过5年建设顺利完成第一阶段任务，该院在全国基地建设评估中排名第一。

2013年9月，人社部、全国博士后管理委员会下发通知，该院获批博士后科研工作站，开展博士后工作。

【新院建设】

2013年1月24日，天津市副市长张俊芳携市发改委、教委、卫生局相关领导到该院新院区建设工地检查指导工作，天津中医药大学党委书记张金钟、副校长刘红军，该院院长马融、党委书记吴宝新等领导陪同，并就新院建设进展情况作了汇报。

【党建工作】

2013年7月13日，该院召开党的群众路线教育实践活动动员会。2013年10月22日，该院领导班子召开党的群众路线教育实践活动专题民主生活会。2014年2月27日，该院召开了党的群众路线教育实践活动总结会。

【医疗工作】

2013年4月，该院疑难病会诊中心成立，为国内外疑难病患者提供专家联合会诊服务，形成早诊断、早治疗、早康复“一体化”诊疗康复途径。2013年5月，该院小儿癫痫病会诊中心正式开诊，充分发挥中医治疗小儿难治性癫痫的优势，为难治性癫痫患儿开辟绿色通道。

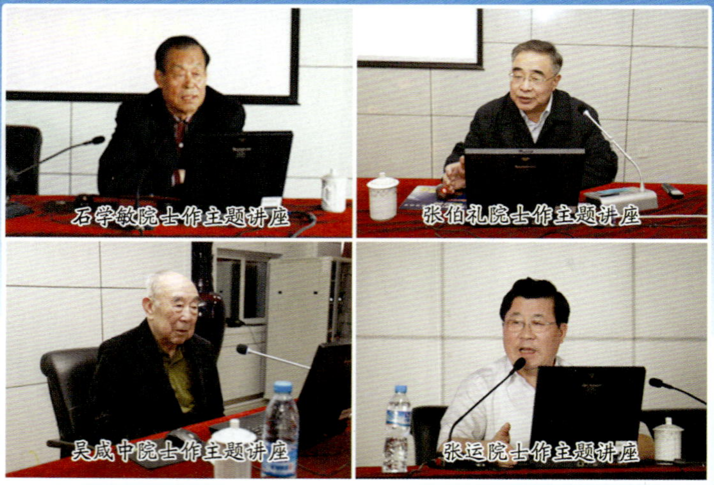

石学敏院士作主题讲座　张伯礼院士作主题讲座　吴咸中院士作主题讲座　张运院士作主题讲座

【学科建设】

2013年，该院成立学科建设指导委员会，由马融院长、吴宝新书记任委员会主任，聘请石学敏院士、张伯礼院士、王永炎院士、张运院士担任学科建设指导专家，并开展了“学科建设与发展论坛”系列院士讲座。

2013年1月，以该院为主导的天津中医药大学“中医药防治心血管疾病研究”入选教育部2012年度“创新团队发展计划”。

【科研学术】

2013年6月29～30日，由中华中医药学会主办的首届岐黄论坛在北京会议中心举行，该院承办了儿童中医药发展热点问题与临床评价学术研讨会。

2013年9月14日，由该院主办的中国•天津第十二届国际针灸学术研讨会在津召开。国家中医药管理局副局长于文明，天津市卫生局副局长、天津市中医管理局局长林立军，天津中医药大学党委书记张金钟，该院名誉院长石学敏院士，北京大学韩济生院士及国际著名专家、学者出席会议，来自美国、德国等30多个国家和地区的400名代表参会。

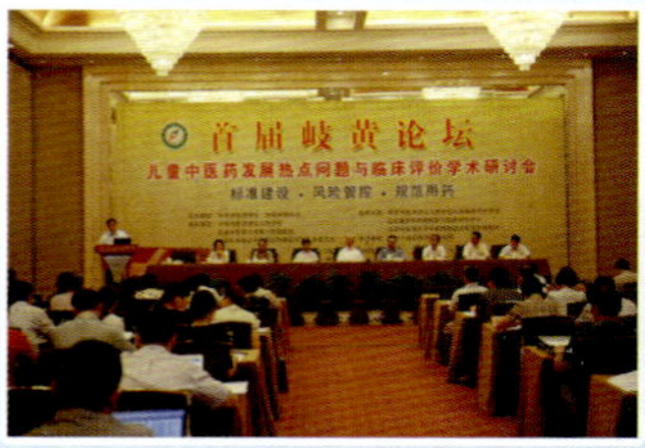

2013年6月29～30日，在北京会议中心举行的首届岐黄论坛上，该院马融院长主持儿童中医药发展热点问题与临床评价学术研讨会

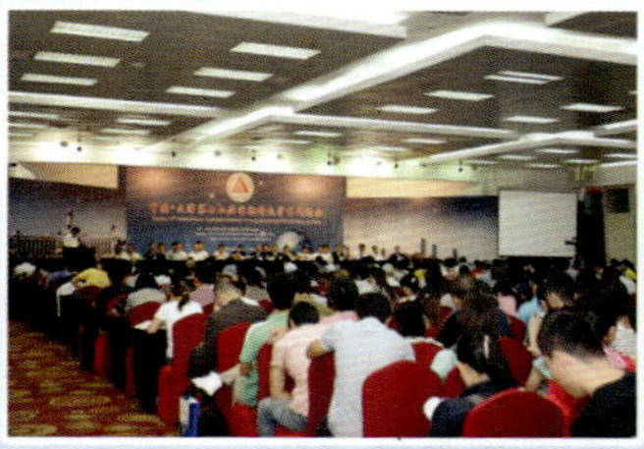

2013年9月14日，中国•天津第十二届国际针灸学术研讨会在天津召开

2013年9月，该院韩景献教授发表在《中医杂志》（2008年第49卷第3期）上的论文《“三焦气化失常-衰老”相关论》入选2012年度“中国精品科技期刊顶尖学术论文——领跑者5000”（简称F5000），并被评为“2012年中国百篇最具影响国内论文”。

【对外交流】

2013年8月，来自德国慕尼黑工业大学教学医院——KH Landshut-Achdorf医院心血管病专家Zrener教授应邀到该院进行学术访问，马融院长为Zrener教授颁发了客座教授聘书并签署了合作意向书。

2013年10月31日，应马融院长邀请，阿曼苏丹国驻华大使阿卜杜拉•萨阿迪先生一行3人来该院访问交流。

【荣誉】

2013年，该院荣获“全国中医医院优质护理服务先进单位”称号；该院护理分会荣获“全国模范职工之家”称号。

2013年，该院荣获由新华社《瞭望东方周刊》、《今晚报》、今晚网联合颁发的“践行天津精神贡献奖”和“2013津门爱心好医院”称号。

成都中医药大学附属医院（四川省中医院）

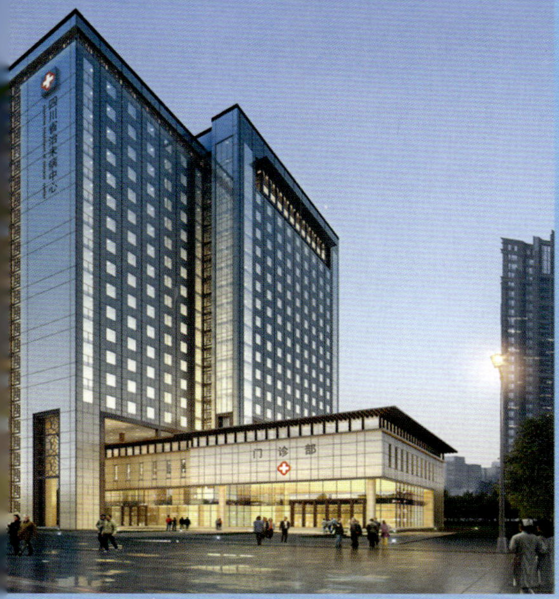

成都中医药大学附属医院（四川省中医院）创建于1957年，是中国最早成立的4所中医药高等院校附属医院之一。现已建设成为集医疗、教学、科研、养生、保健、康复“六位一体”的三级甲等中医院，全国示范中医院，国家中医临床研究基地，中医药国际合作交流基地，国家中药临床试验研究（GCP）中心，国家药物临床试验机构，全国中医眼病医疗中心，全国中医急症医疗中心，国家中医药管理局中医、中西医结合急诊临床基地和感染病临床基地；是西南地区临床学科门类最全、综合服务水平最高的区域中医医疗中心、科教中心和“治未病”中心。

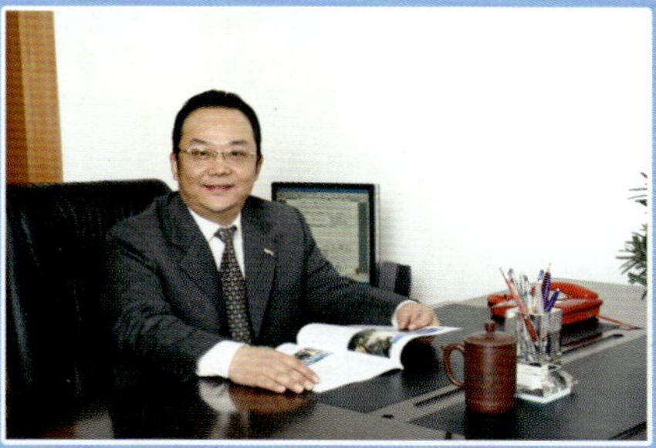

钟森

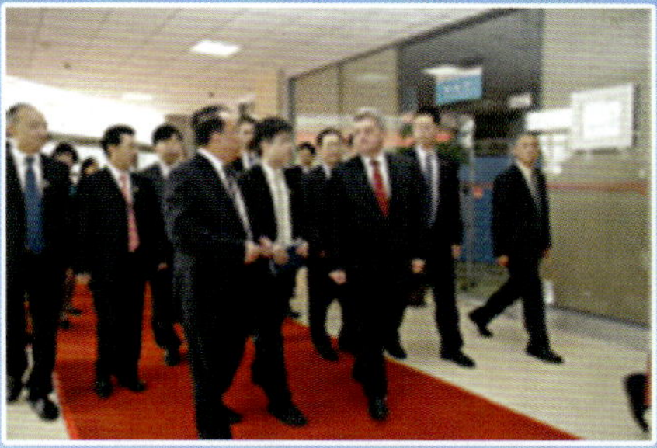

2013年10月23日，马其顿总统伊万诺夫一行到医院参访并体验传统中医药

医院占地面积8万余平方米，建筑面积20万余平方米，编制病床2000张，现有临床科室35个，医技科室9个，中医特色病区8个，医院固定资产总值8.05亿元。2008年，医院被国家发改委与国家中医药管理局确定为国家中医临床研究基地建设单位，主要承担糖尿病的研究。医院拥有3个国家级重点学科（中医五官科学、中医妇科学、针灸推拿学），2个卫生部重点学科（中医眼科学、中医急诊学），13个国家中医药管理局重点学科，6个卫生部临床重点专科（中医专业）建设项目，8个国家中医重点专科项目，3个国家中医重点专科建设项目，2个国家中医重点专科培育项目，2个国家中医药管理局中医、中西医结合临床基地，5个四川省重点学科，4个四川省医学重点学科，5个省级重大疾病防治中心，1个省级“治未病”中心，12个省级重点专科。医院现有专科门诊30个，专病门诊35个，常年有300余名专家、教授在门诊为病员服务。为了充分发挥名医名师的作用，更好地为患者服务，医院设有名医馆，常年有名中医60多人在名医馆为病员服务。

医院作为成都中医药大学临床医学院，现有7个博士授位点、8个硕士授位点、13个教研室、1个模拟医院、2个国家级特色专业，培养了全国第一个中医妇科学博士和中医五官科学博士。在校博士研究生90多名，硕士研究生740余名，七年制和本科生近3000名。同时医院还附设一所省级中医中专学校——针灸学校，在校学生3000多人。

医院作为西部唯一的国家中药GCP中心，现有国家药物临床试验机构专业15个、国家中医药管理局重点研究室1个、三级科研实验室2个、二级实验室1个、财政部中央与地方共建实验室3个、省级科普基地1个。近5年来，医院承担国家重大专项、攻关计划、支撑计划、“863”、国家自然科学基金等国家级、省部级、厅局级科研项目300多项，30余项成果获省、市以上科技进步奖，获专利21项；发表学术论文1093篇，其中SCI收录期刊及核心期刊论文313篇；在国家级、省级学会担任理事、专委会委员239人。现有中药小包装饮片470种、免煎颗粒380种、直服饮片30种、中成药380余种。拥有医院制剂15种剂型、100个品种，其中中药特色制剂90个。

医院现有医疗设备总值3.26亿元，有MRI、X线C型臂数字化血管造影系统、准分子激光系统（鹰视酷眼）、全身CT、CR、DR、彩色超声波诊断仪、CCU、ICU、TTM、全自动细菌分析仪、全自动生化分析仪、尿沉渣定量分析仪、血细胞分析仪、全自动特定蛋白分析仪、流式细胞仪、全能手术系统、腹腔镜、宫腔镜、电子肠镜、电子胃镜、超声外科吸引刀、支气管内窥镜、全自动数字X线机、人工肾、体外循环机、共焦激光等万元以上医疗设备1730余台件。

医院有副高职称以上288人，中级职称337人，博士生导师53人，硕士生导师121人，享受国务院政府特殊津贴专家37人，国务院学位委员会中医中药学科评议组成员1人，国家百千万人才工程国家级人选1人，国家新药评审专家9人，国家有突出贡献中青年专家2人，四川省学术技术带头人14人，国医大师1人，四川省首届十大名中医3人，四川省第二届十大名中医5人，四川省名中医48人，四川省有突出贡献的优秀专家20人，四川省有突出贡献卫生人才1人，四川省卫生厅有突出贡献中青年专家6人，造就了一支技术力量雄厚、实力强大的医教研人才队伍。

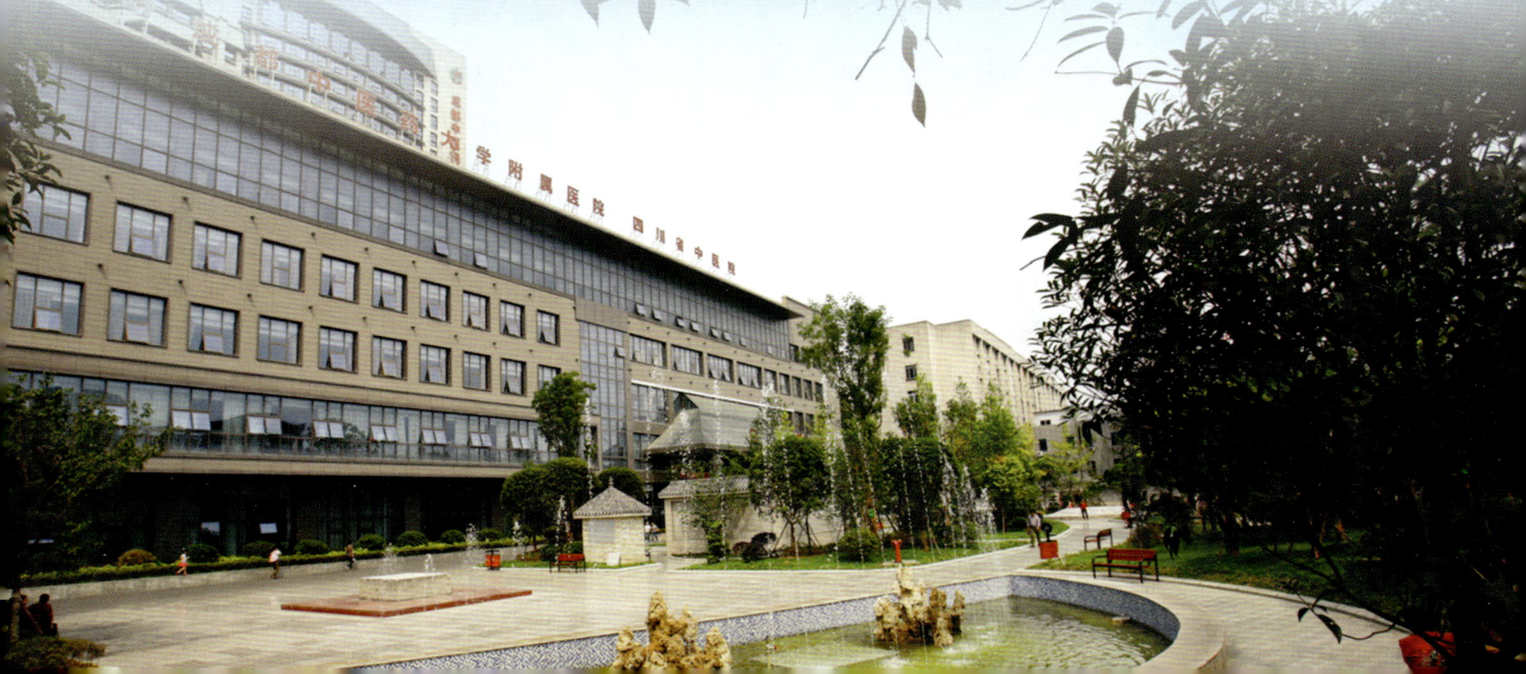

湖北省中医院（湖北省中医药研究院，湖北中医药大学附属医院）

湖北省中医院位于长江之滨黄鹤楼畔的花园山下，始建于1868年（清同治七年），前身是美国传教士开办的圣约瑟教会医院。经过140余年的建设与发展，成为学科齐全、技术力量雄厚、诊疗设备先进、中医特色突出的集医疗、教学、科研为一体的大型综合性教学医院。1994年医院被国家中医药管理局命名为首批全国示范中医院、三级甲等中医院、国家中医临床研究基地建设单位。2012年，医院顺利通过三级甲等中医院复评；2013年，医院顺利通过国家中医药管理局专家组对基地建设的阶段性评估。2013年医院被评为湖北省省级最佳文明单位称号。

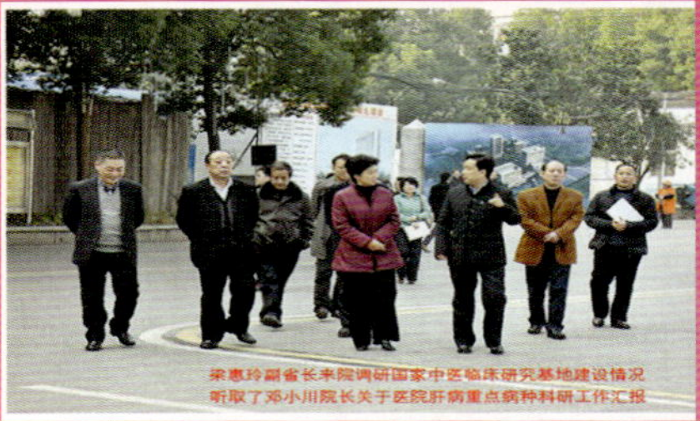
梁惠玲副省长来院调研国家中医临床研究基地建设情况
听取了邓小川院长关于医院肝病重点病种科研工作汇报

2013年2月22日，湖北省副省长梁惠玲在省政府副秘书长李元江、省卫生厅厅长杨有旺及副厅长姚云的陪同下，来院调研国家中医临床研究基地

医院“一院三址”，即花园山院区、光谷院区和凤凰门诊，占地17余万平方米，业务用房10.5万平方米，编制床位2000张。现有在职职工2025人，副高以上职称专业技术人员376人；有博士生导师18人，硕士生导师120人，设有12个博士点、23个硕士点；拥有国家级名老中医27名，湖北中医大师3名，湖北中医名师9名，全国优秀中医临床研修人才21名，湖北省首届医学领军人才培养对象1名。

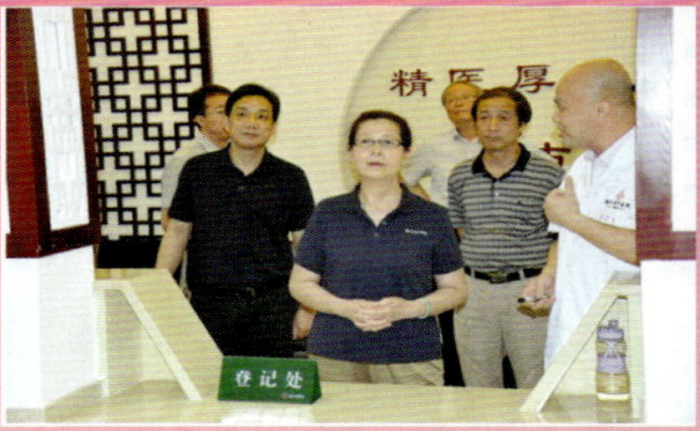
登记处

2013年7月20日，国家中医药管理局科技司司长苏钢强、中医科技处副处长王思成，国家中医临床研究基地业务建设督导组组长孙塑伦教授来院调研基地建设情况

医院形成了肝病、肾病、脑病、针灸等重点学科群和一批重点病种特色诊疗规范。医院拥有5个卫生部重点专科（肝病科、肾病科、脑病科、针灸科、临床药学）、9个国家中医药管理局重点专科（肝病科、肾病科、脑病科、针灸科、临床药学、骨伤科、妇科、推拿科、护理），6个国家中医药管理局重点学科（肝胆病学、肾病学、脑病学、针灸学、中医老年病学、中医传染病学），12个省级重点专科（心血管病科、推拿康复科、内分泌内科、骨伤科、脾胃病科、肿瘤科、妇产科、泌尿外科、儿科、眼科、皮肤科、老年病科），6个省级重点学科（肝胆病学、肾病学、脑病学、针灸学、中医老年病学、中医传染病学），国家级名老中医药专家传承工作室7个，国家级中医学术流派传承工作室1个。医院拥有国家中医药重点研究室和国家中医药管理局中医药科研三级实验室各1个、二级实验室14个，现为国家药物临床试验机构。医院先后主持或参加了国家“六五”至“十五”重大科技攻关项目、“973”及国家自然科学基金项目等部省级科研课题400余项。先后与美国、加拿大、德国、新加坡等25个国家和地区进行了广泛交流与合作。

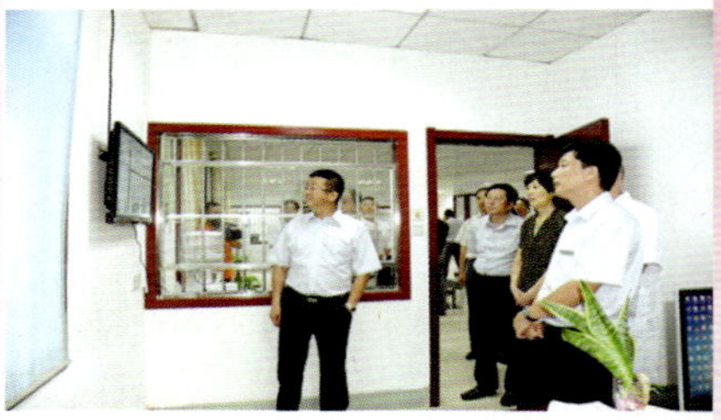

2013年9月23日，国家中医临床研究基地专家组一行来院现场评估

医院在全国率先开展“冬病夏治”“膏方节”等中医特色服务；开设有“体质辨识”特色门诊和具有浓厚传统中医特色的“康复医疗部”，为亚健康人群提供医疗保健服务。

2013年，医院医疗、教学和科研发展呈良好态势，全年完成门急诊154万人次，出院4.1万人次，床位使用率102.60%。医学检验中心获得中国合格评定国家认可委员会授予的ISO15189实验室认可证书。肾病血液净化中心被确定为湖北省血液净化临床培训基地。医院完成中医药大学课堂教学2万余学时，接受临床实习生500余人，培养博士生、硕士生100余人，完成国家级和省级继续教育项目11项。5个名老中医药专家传承工作室被湖北省卫生厅第一批命名为“湖北省知名中医工作室”，名老专家门诊被命名为“湖北省名医堂”。国家自然科学基金成功立项1项，国家药物试验机构GCP专业达19个，中药制剂品种达105个。

2013年，医院社会服务能力明显提高。通过举办大型义诊、援疆援藏、防治艾滋病等多种活动形式，医院强化卫生支农，落实中央和省级对口支援项目。2013年，医院对口支援工作受到国家卫生计生委和国家中医药管理局的充分肯定。

精诚铸名院，腾飞正当时。医院秉承“传承中医文化，服务大众健康”的服务宗旨，恪守“精医厚德，博古创新”的院训，实施“特色立院、科教兴院、人才强院、管理治院”的发展战略，力争以鲜明的中医特色跻身全国一流中医院前列。

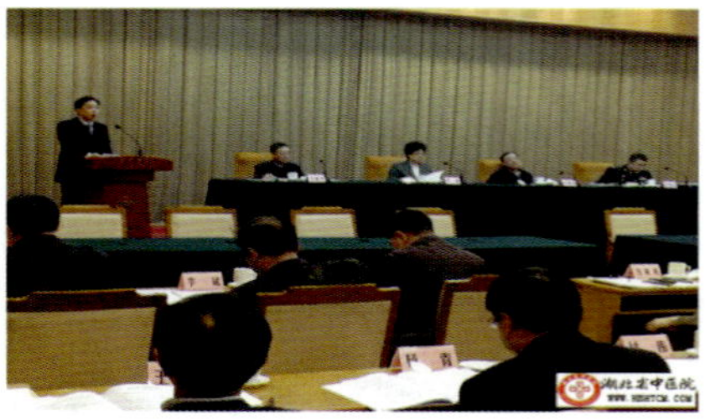

2014年2月11日，邓小川院长在北京召开的全国卫生计生系统对口支援工作会议上发言

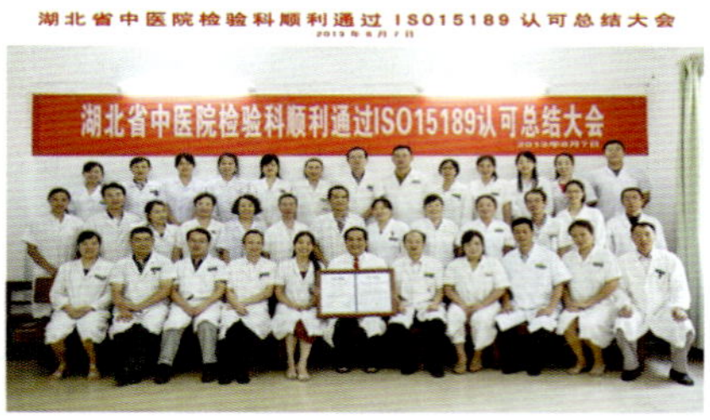
湖北省中医院检验科顺利通过ISO15189认可总结大会

湖北省中医院检验科全体工作人员

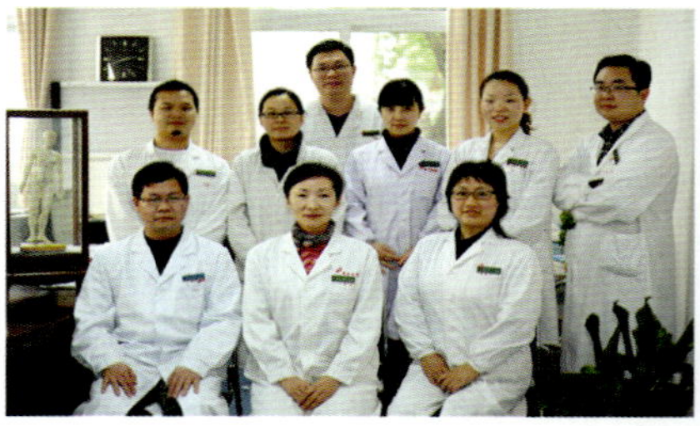

2013年，针灸科新增为国家卫生计生委临床重点专科

重庆市中医院

重庆市中医院是集医疗、教学、科研和预防保健为一体的大型三级甲等中医院，占地163亩，建筑面积近11万平方米，在建面积1.24万平方米，三期工程规划建筑面积7.5万平方米。现编制床位1800张，年门诊量150万人次，年出院病人约4.3万人次。2013年，医院总收入首次突破10亿元。

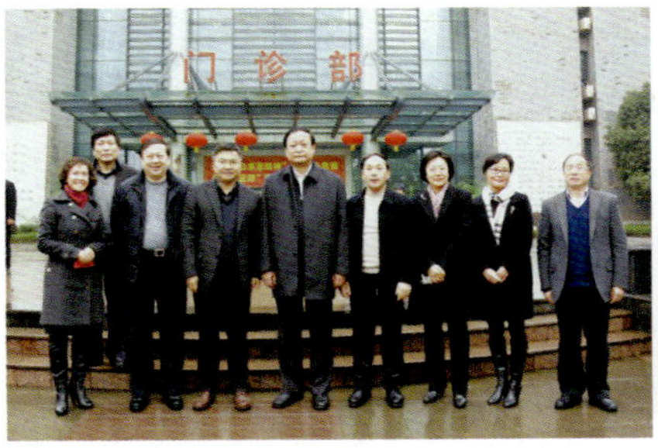

国家卫生计生委副主任、国家中医药管理局局长王国强来院视察指导工作

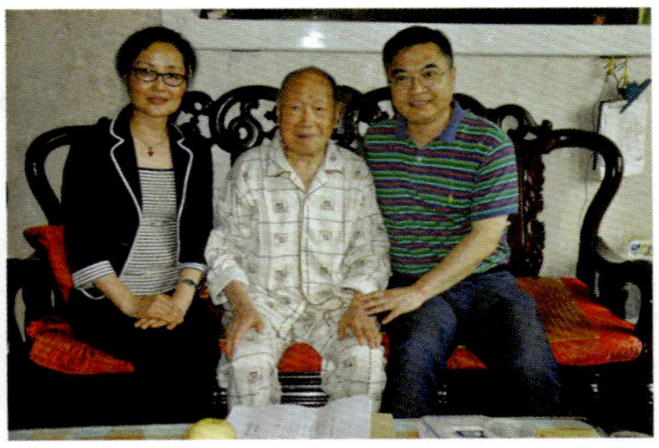

院长左国庆慰问郑新国医大师

2013年，医院成为重庆市中医特色诊疗工程技术中心、重庆市中医护理临床技术指导中心、重庆市博士后科研工作站、重庆市院士专家工作站，有国家中医药管理局名老中医传承工作室7个，新增国家临床重点专科（中医专业）建设项目4个（针灸科、肿瘤科、肾病科、护理学）。2014年，医院名老中医郑新成功当选第二届国医大师。

一年来，中医院建设成效显著，医院“六个氛围”正在全面形成。一是干部履职履责、积极服务临床一线的氛围；二是重视人才、使用人才和优化人才的氛围；三是医疗服务质量持续改进的氛围；四是重视发挥中医特色优势的氛围；五是重视科研和学（专）科建设的氛围；六是建立学习型医院、学习型科室的氛围。2013年，医院荣获全国五一劳动奖状、全国中医医院优质护理先进单位、国家卫计委雅安芦山抗震救灾工作突出单位、全国第一批节约型公共机构示范单位等多项荣誉称号。院长左国庆获重庆五一劳动奖章。

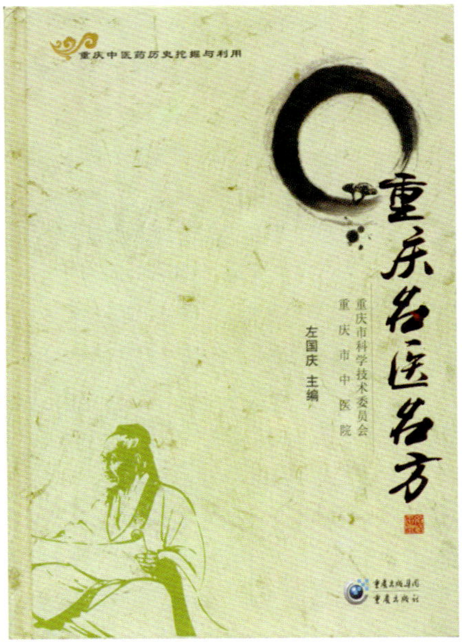

由医院编辑出版的《重庆名医名方》汇集中医名家125人，汇方183首

国家临床重点专科（中医专业）建设项目介绍：

皮肤科：床位120张，医护及科研技术人员146人，设备总价值约900万元；为国家中医药管理局重点学科、国家临床药物试验机构（皮肤病专业）、卫生部化妆品不良反应监测机构、重庆市皮肤科医疗质量控制中心，有国家中医药管理局中医药科研二级实验室和重点研究室各1个；年门诊量37万余人次，出院病人2500多人次。

针灸科：床位96张床，医护人员46人，其中全国师带徒老师1人，重庆市针灸学术技术带头人2名，重庆市名中医2名；为国家中医药管理局传承博士后工作站、重庆市院士专家工作站、重庆市中医特色诊疗工程技术中心；有国家中医药管理全国名老中医药专家传承工作室1个。

肿瘤科：床位140张，医护人员84名，其中重庆市名中医2人；为国家临床药物试验机构（肿瘤专业），有国家名中医工作室2个。

肾病科：床位85张，医护人员65人，有国医大师1名，国家级师带徒指导老师1名，为重庆市卫生局中医药重点学科。血液净化中心有血液透析机46台。

护理学：为国家中医药管理局“十二五”重点专科培育项目，是重庆市中医护理临床技术指导中心、重庆市中医护士培训基地、重庆市护士规范化培训基地；有护理专业硕士研究生导师2名；被评为国家中医药管理局“全国中医院优质护理服务先进单位”。

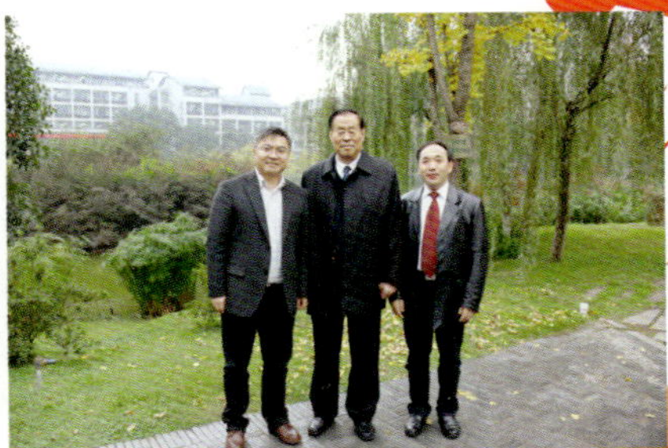

石学敏院士来院参加院士专家工作站进站仪式

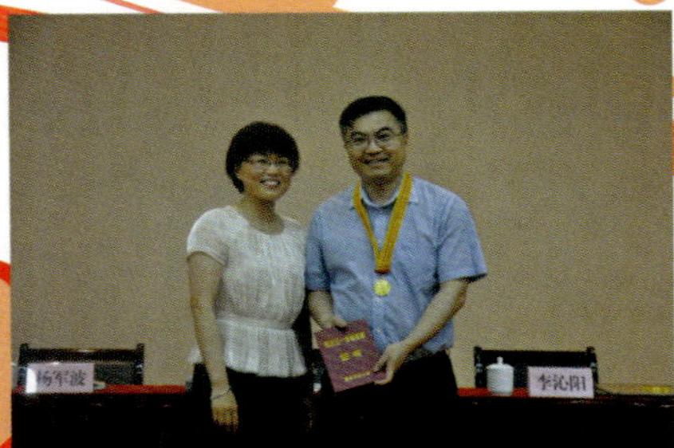

院长左国庆荣获重庆市五一劳动奖章

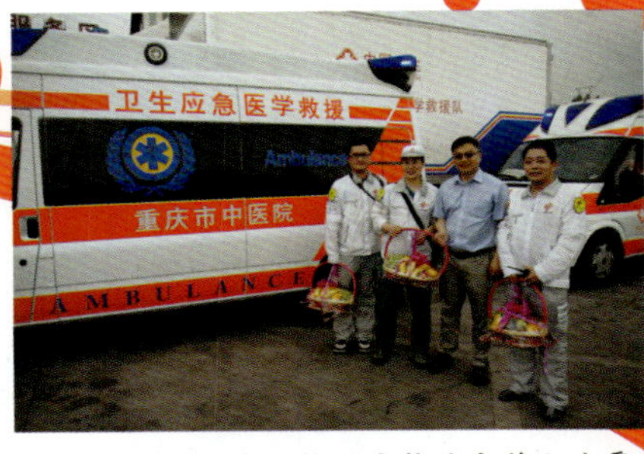

院长左国庆迎接医院赴雅安芦山地震急救医疗队队员返渝

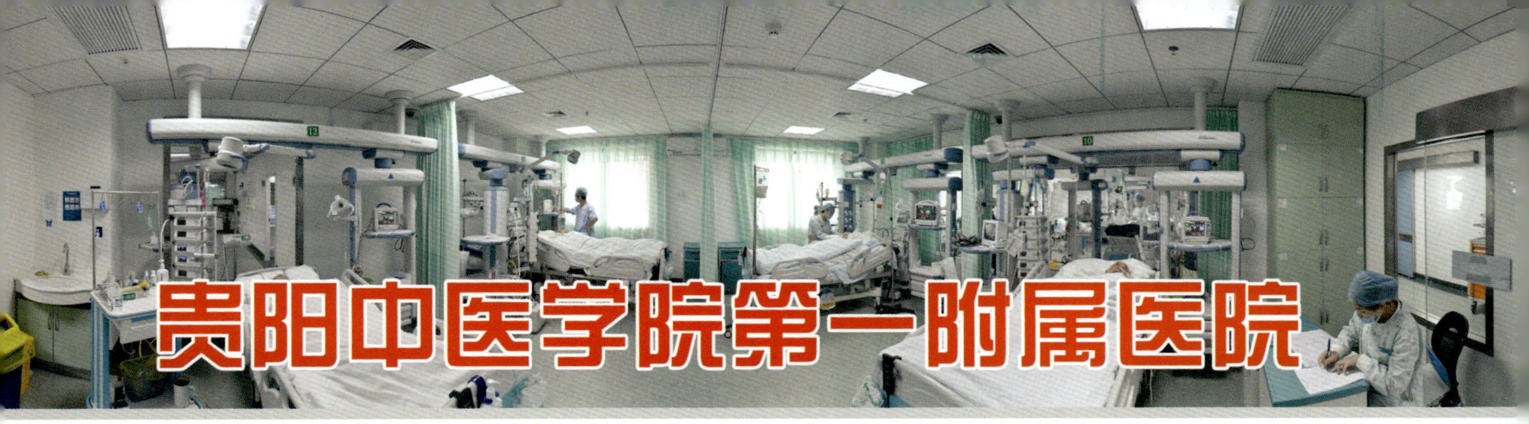

贵阳中医学院第一附属医院

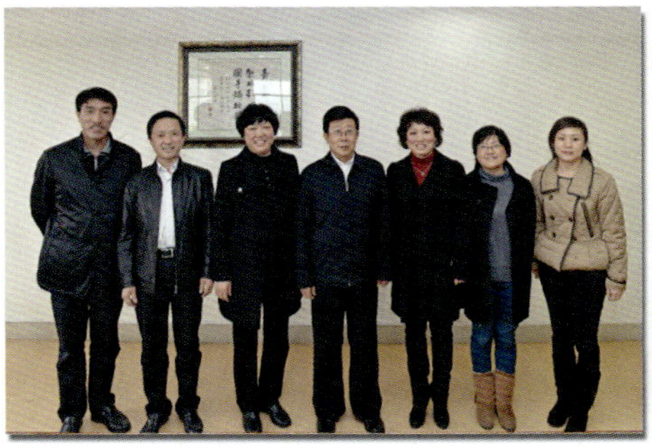

贵州省委书记赵克志亲临医院视察中医药工作

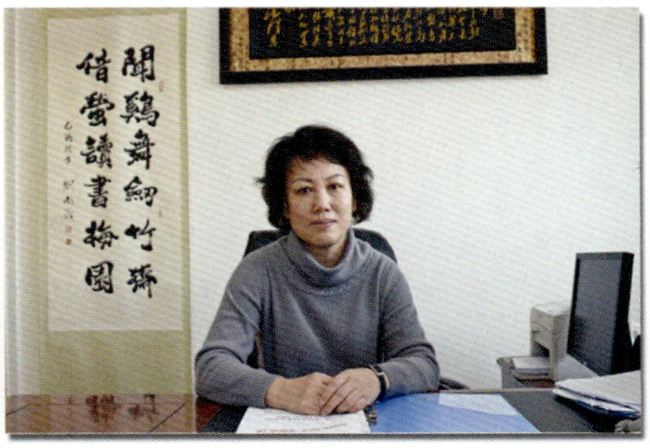

院长风采

贵阳中医学院第一附属医院成立于1956年，经过50多年的发展，现已成为贵州省规模较大的集医疗、教学、科研为一体的三级甲等中医医院。医院曾荣获全国卫生系统先进集体、全国医院文化建设先进单位、全国中医药文化建设工作先进单位、贵州省五好基层党组织、贵州省医德医风示范医院、贵州省高等教育优秀实习基地、贵州省中医药文化宣传教育基地等荣誉称号。

2008年，经国家发改委、国家中医药管理局批准，医院成为全国重点中医院项目建设单位;2010年，被省卫生厅、省人力资源和社会保障厅记集体二等功;2011年，作为省级龙头医院纳入贵州省“十二五”发展规划纲要;2012年,省卫生厅将“贵州省中医医院”牌子授予该院。

医院占地面积26000平方米，总建筑面积近56000平方米；全院在岗职工1153人，其中专业技术人员1008人（正高职称56人、副高职称86人、中级职称160人）；拥有“全国老中医药专家学术经验继承工作指导老师”5批共20人，“贵州省名中医”23名，全国名老中医工作室11个，博士后导师1人，博士生导师6人，硕士生导师50余人，博士16人，硕士174人；拥有核磁共振、DSA血管造影机、多层双螺旋CT、CR数字成像系统、彩超、检验流水线、全自动生化分析仪、麻醉机、ICU中央监护站等大型仪器设备；医院编制床位1000张，有临床、医技科室32个，年门诊55余万人次，年出院3万余人次，年手术8000余人次。

医院学科门类齐全，中医特色优势突出，现拥有省级专科医院4个（贵州省肛肠病医院、贵州省针推医院、贵州省脑病医院、贵州省骨伤医院）；省级诊疗中心2个（贵州省中医眼底病诊疗中心、贵州省中西医结合内分泌诊疗中心）；卫生部临床重点专科4个（内分泌、脑病、肛肠、肝病脾胃病内科）；国家中医药管理局重点学科9个（中医内分泌病学、中医脑病学、针灸学、中医肛肠病学、中医眼科学、中医护理学、民族医学——苗医学、中医心理学、中医预防医学），“十一五”重点专病项目3个（糖尿病、脑卒中、眼底病），“十一五”重点专科（专病）强化项目1个（甲状腺专病），“十二五”重点专科建设项目3个（脾胃病科、肛肠科、急诊科），“十二五”重点专科培育项目1个（护理学）；贵州省第一批中医药民族医药临床重点学科3个（中医肛肠病学、中医皮肤病学、中医肺病学），贵州省中医药管理局重点专科建设项目10个（骨伤科、肺病科、脾胃病内科、肛肠科、妇科、皮肤科、肾病内科、急诊科、肝胆外科、心内科）。

医院是国家食品药品监督管理局临床药物试验机构，国家中医药管理局苗医苗药治疗慢性疼痛重点研究室、第三批“治未病”预防保健服务试点单位、第一批中医药标准研究推广基地（试点）建设单位和第一批全国中医学术流派传承工作室建设单位，贵州省中医师执业医师考试技能操作考点、贵州省全科医师及中医全科医师培训基地、贵州省中医医疗监测分中心也设在该院。

面对中医药事业发展新的机遇和挑战，医院秉诚“穷医道精髓，献仁术爱心”院训，以病人为中心，不断提高医疗服务质量，以建设中医药特色鲜明的现代化大型综合性中医医院为发展目标，致力于为全省人民群众提供优质、高效、安全的中医药医疗卫生服务。

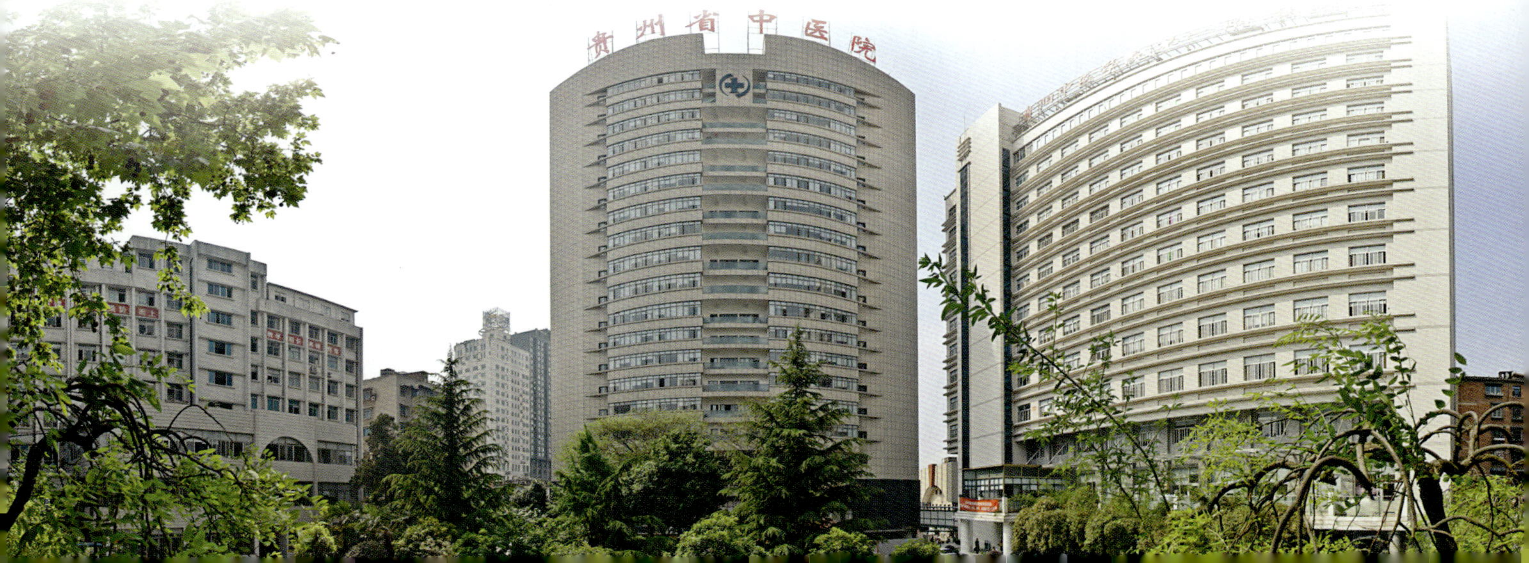

中国中医科学院江苏分院
江苏省中医药研究院
江苏省中西医结合医院

中国中医科学院江苏分院、江苏省中医药研究院暨江苏省中西医结合医院，是省属从事中医药研究的专业研究机构，是综合性的三级甲等中西医结合医院、南京中医药大学附属医院、全国重点中西医结合医院、国家药物临床试验机构和国家住院医师规范化培训基地、江苏省文明单位，2006年通过ISO9001质量管理体系认证。

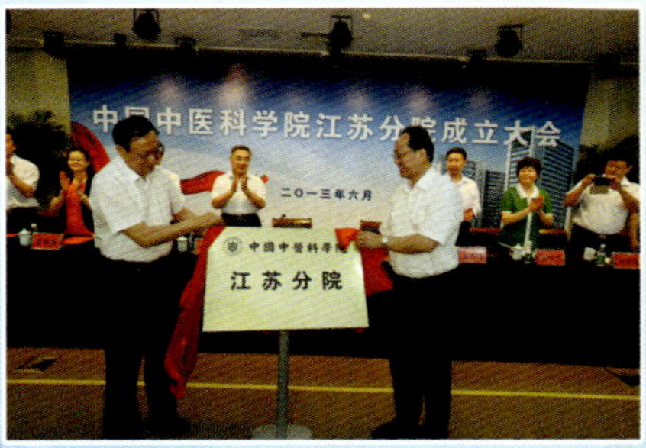

2013年6月24日，国家卫计委副主任、国家中医药管理局局长王国强和江苏省人民政府副省长毛伟明为中国中医科学院江苏分院揭牌

医院始建于1958年，前身为江苏省中医药研究所，首任所长为著名中医药学家叶桔泉院士。医院先后研制出中药新药30余个，如脉络宁注射液、月月舒（痛经宝）冲剂等。全院占地面积78亩，建筑面积87500平方米；拥有职工1218人，其中正副教授、主任医师、研究员237名，博士生、硕士生导师34名，全国名老中医、省名中医、省名中西医结合专家26名，12位专家享受国务院及省政府特殊津贴；拥有3个国家名老中医工作室、2个省名老中医工作室；有江苏省杰出青年基金获得者1名，省“333工程”、省“135工程”重点人才及省“领军人才”等30余名；拥有全国五一劳动奖章、全国医德标兵、全国巾帼岗位明星、省勤廉标兵、省市我最喜爱的健康卫士、十佳健康卫士、省市级巾帼示范岗、青年文明号、行风建设先进单位等一批先进集体和模范人物。

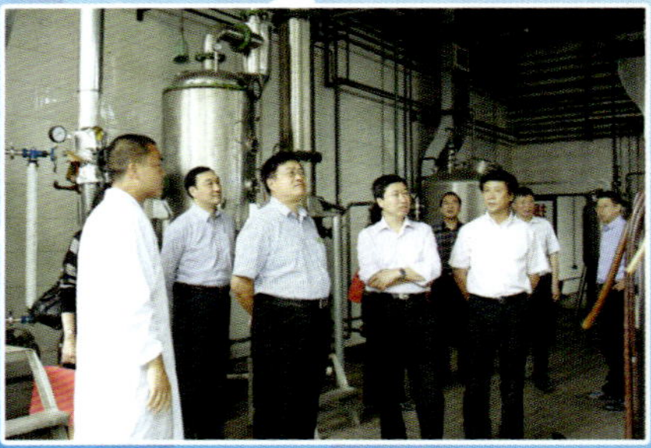

国家中医药管理局副局长、中国中医科学院党委书记王志勇来院视察

医院核定床位730张，规划床位1500张。医院临床学科较为齐全，设有内科、外科、妇产科、儿科、急诊科等16个一级学科，肾科、心胸外科等32个二级学科。其中，消化科、骨伤科、心血管科、重症医学科为国家级重点专科，妇产科、呼吸科、肿瘤科、内分泌科、普外科等8个专科为江苏省重点专科。

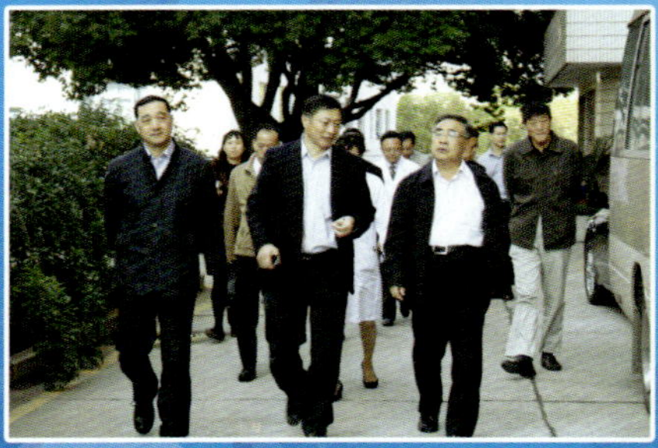

中国中医科学院张伯礼院士在江苏省卫计委副主任陈亦江等领导陪同下来院视察

医院现有专业设备总值2.5亿，拥有一批先进的进口设备，如核磁共振、DSA、64排CT、数字化胃肠机、电子内窥镜、彩色超声波诊断仪、液质联用仪、高效液相色谱仪、超细胃镜、双能X线骨密度仪、骨关节镜、腹腔镜等。常规开展各种断层摄片与造影、细菌培养、免疫组化、基因扩增、微创介入、冠心病介入诊疗、血液净化、ERCP、四级腔镜手术、颈椎前路/后路椎间孔镜技术微创治疗颈椎病、经输尿管气压弹道碎石术、保胆取石术、甲状腺弹性超声等先进的诊疗项目。检验科2009年通过ISO15189认证，为中医药临床和研究提供了相应的质量保障。

研究院拥有一批较为成熟的科研工作平台，包括中药口服制剂释药系统、瘿病证治2个国家重点研究室，江苏省现代中药制剂工程技术研究中心及中试放大平台、省天然药物研究与创制实验室和国家专利产业化江苏中医药试点基地，细胞与分子生物学实验室、消化病研究室、中医药抗动脉粥样硬化实验室、辅助生殖实验室、肺动力实验室、肿瘤免疫药理实验室及传统中药资源、化学、制剂、分析、药理毒理、临床药学与代谢实验室和一个SPF级动物实验中心。近5年来，医院中标科研项目162项，获厅局级以上科技进步奖19项，获发明专利37项，取得新药证书、临床批件等4个，发表论文1547篇，其中SCI/ISTP收载169篇。

医院本着“仁心 仁术 前沿 前驱”的院训精神，以“中西医结合、医药教研相融”为特点，以“中西合璧，德艺双馨”为核心价值观，以“演绎医学的艺术与非凡、呵护患者的健康与尊严”为使命，目前已形成了中西医结合特色突出、医药相长优势显著，集医、药、教、研为一体的大型医疗、研究、教学机构。

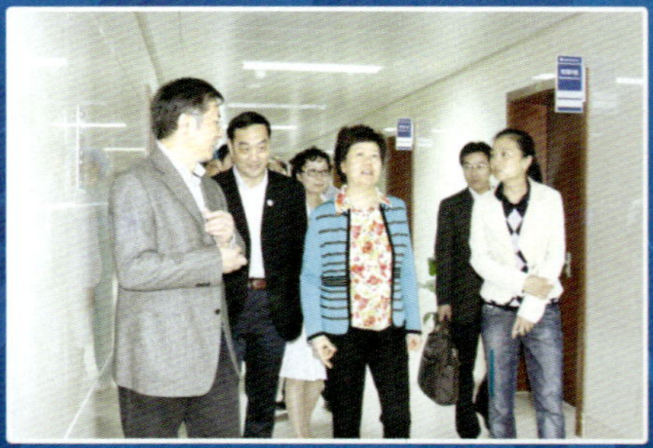

江苏省卫计委主任王咏红、副主任陈亦江来院视察

陕西中医学院第二附属医院

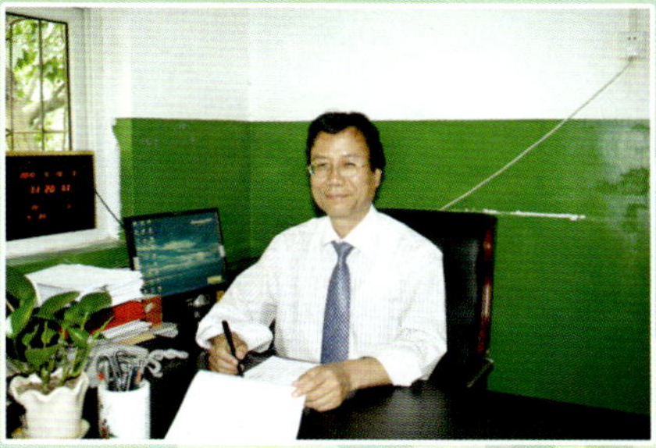

院长、党委书记董昌虎

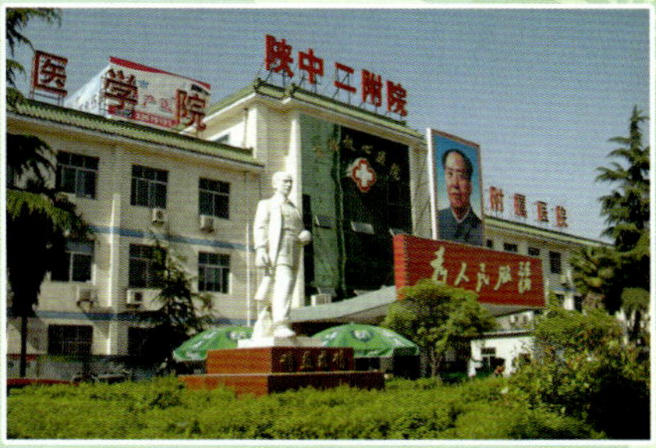

医院景观

陕西中医学院第二附属医院（陕西中医学院第二临床医学院）位于古都咸阳，始建于1973年，原名“陕西省第二纺织医院”， 是国家中医药管理局三级甲等中西医结合医院、第三批重点中西医结合医院建设单位，也是目前陕西省规模最大的中西医结合医院和陕西省中医药文化建设示范单位。

医院由总院、西安分院和西咸新区新院3部分组成，其中总院占地面积44.07亩，西安分院为一级甲等社区医院，西咸新区新院占地约218亩。医院设置行政职能部门、医疗、医技科室60余个，从业人员1000余人，其中专业技术人员800人，高级职称201人，硕博士80余人，年门诊量40万余人次，住院患者3万余人次。

医院现有国家级、省级重点建设专科（学科）14个，其中国家中医药管理局重点学科2个[中西医结合临床（心血管方向）和中医血液病学]，重点专科4个（心血管科、重症医学科、治未病科/预防保健科）；陕西省中医药重点学科2个（中医康复学、中医脾胃病学），重点专科6个（心脑血管病科、针灸康复科、血液病科、糖尿病科、妇科、肿瘤科）。

医院妇产科专业力量雄厚，技术过硬，年新生儿出生近万人，居陕西省第二，被称为咸阳地区“母婴健康的保护神”；颈动脉内膜剥脱技术（CEA）治疗重度颈动脉狭窄及防治缺血性脑中风、非体外循环心脏不停跳下冠状动脉架桥术等心脏外科技术、骨髓活检术、面肌痉挛及三叉神经痛微创手术、超声乳化人工晶体5分钟治疗白内障等填补了西北地区空白；心脑血管介入诊断和治疗手术、内镜逆行胰胆管造影（ERCP）、妇产科腹腔镜、脑肿瘤根治术以及血液病、老年病等疑难病诊断治疗技术使医院的技术水平始终处于本地区前列；以腔镜为龙头的普外科、骨科、泌尿外科等微创技术，以及眼科、儿科、新生儿科、口腔科、消化肾病科、呼吸科等诊治水平、临床检验、病理诊断、超声、影像诊断技术也在本市处于领先地位。

国医堂、名老中医工作室是医院的亮点，包括国医大师张学文，针灸传人郭诚杰，国家级名老中医、有突出贡献的专家殷克敬、陶根鱼、沈舒文，陕西省名老中医马居里、杨鉴冰、李治牢，博士生导师王瑞辉等在内的中医药专家、教授60多人参与名老中医工作室和临床科室的坐诊和查房，手把手带教，参与会诊和抢救病人，为广大患者享受名老中医的医疗服务提供了良好的平台。

医院现有妇产科学、心脑血管病学临床研究所2个，中西医结合血证实验室（省级二级实验室）1个，有生殖内分泌、血液病、心电生理、心脑同治、血管疾病、临床药学、肝胆胰运动机能障碍临床研究室7个，有与北京301医院建立的远程会诊及远程教育中心，成立了4个中西医结合创新团队。近年来，医院共获得各类省市级科研成果80余项，目前有各级科研立项70余项，其中国家自然科学基金2项，陕西省“13115”科技创新工程1项，参与“十一五”国家科技支撑计划1项、全国多中心临床试验1项。近年来，利用中美脑中风协作组、中日友好医院等平台，医院先后举办国际性的学术交流活动20余次，特别是连续5年举办的美国耶鲁大学医学院妇产科、病理科、麻醉科、心血管病科的学术交流，实现了医院相关医学专业与国际先进技术的直接接轨。与中美脑中风协作组联合开展的脑中风筛查与防控工程，以及在省科协平台上建立的脑中风筛查网，为心脑血管疾病的防治工作提供了新思路和新方法，全省22家三级医院参加了协作，为陕西省降低心脑中风的发病率、改善患者的预后起到积极的促进作用。

2013年，陕西中医学院第二临床医院成立后，有临床教师119名，年接收在校学生近1800名、各类研究生200余名、各专业实习学生1000余名。近年来，医院把学生临床技能的培养和提高作为提高临床教学水平的重点和衡量标准。2014年5月，医院临床医学系在首次参加的第五届全国临床技能西南西北赛区的竞赛中，一举荣获二等奖，为医院临床教学工作奠定了扎实的基础。

陕西中医学院第二附属医院将以建设国家重点中西医结合医院及陕西省最大最好的三级甲等中西医结合医院为契机，充分利用陕西中医学院特色的中医医疗项目及各学科专业人才优势，继承和发扬我国优秀的中医药文化知识，为陕西省乃至全国人民的生命安全和健康事业作出更大的贡献。

贵阳中医学院第二附属医院

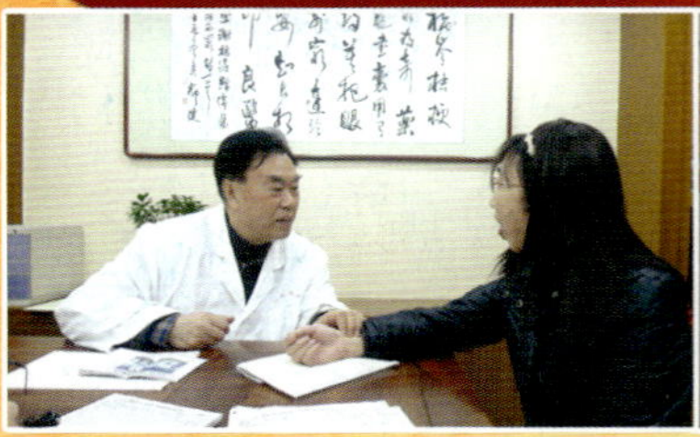

国医大师刘尚义主任医师坐诊

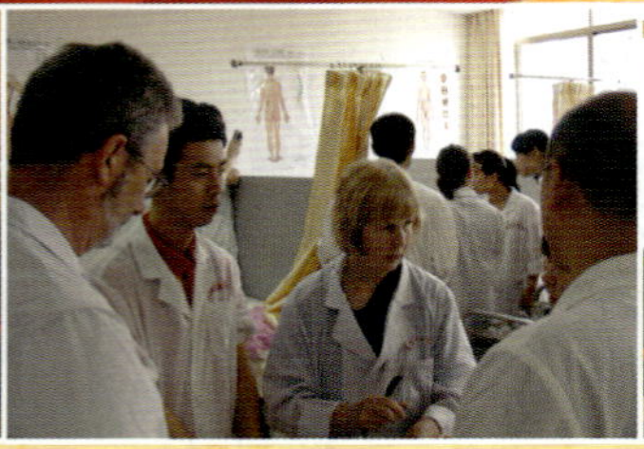

医院的国际交流工作

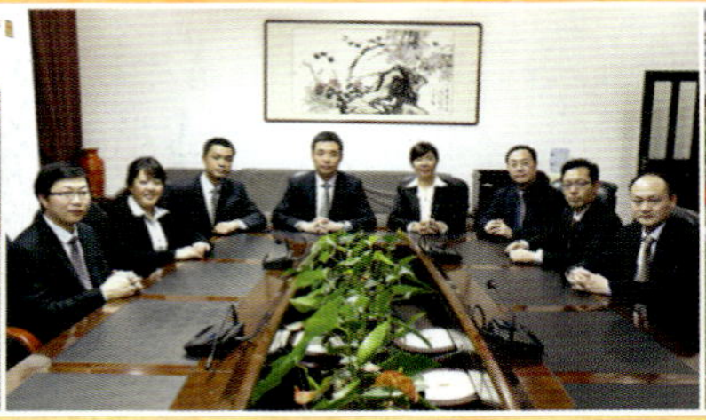

新一届领导班子

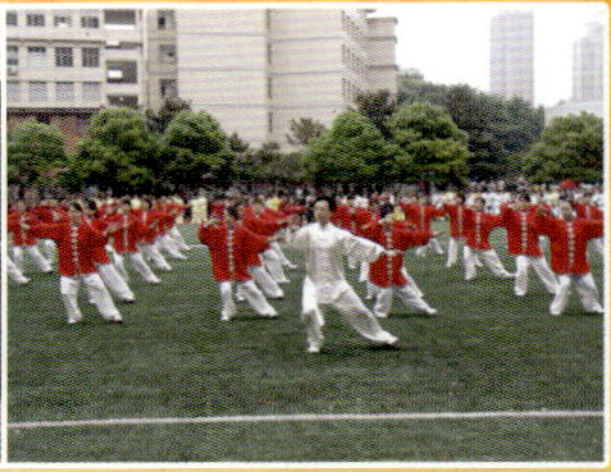

丰富多彩的文化生活

贵阳中医学院第二附属医院建于1981年，位于贵阳市中心区域，交通便利，是贵州省培养中西医结合高级医疗人才的基地，直属贵州省卫生厅。医院以“科学发展观”为指导，深刻理解并深入贯彻落实党的十八大精神实质以及党的教育方针。经过30多年的不懈努力，现已发展成为学科门类齐全、力量雄厚、设备先进，融医疗、教学、科研、预防和康复为一体的三级甲等中西医结合医院。医院占地面积1.3万平方米，建筑面积5万平方米，编制床位1200张，设置临床科室24个，医技科室9个。在岗职工1169人，专业技术人员991人，其中卫技人员917人（高级职称148人）；博士24人，硕士170人，硕士生导师63人；拥有国务院特殊津贴专家1人，省管专家2人，国家级名中医 9人，省级名中医15人，省级教学名师2人。

一、学科、专科建设成效显著凸显综合实力

学科建设是医院发展、提高自身综合实力的重要动力。因此，医院结合实际，推进重点学科建设。近5年来，医院确立一批重点学科和扶持学科，坚持中西医结合方向，充分发挥自身的优势特色。现有国家中医药管理局重点学科建设单位4个（中医血液病学、中西医结合临床、中医络病学、中医耳鼻咽喉学），国家临床重点专科2个（呼吸科、风湿免疫科），国家中医药管理局重点专科6个[肺病专科、耳鼻咽喉科、糖尿病专科、风湿病科、妇（产）科、重症医学科]，国家级重点专科培育项目1个（护理学），国家级名老中医传承工作室建设项目4个（李声岳、黄建业、凌湘力、何成瑶名老中医传承工作室）。省级重点学科4个（中医妇科学、中医脑病学、中医风湿免疫病学、中医血液病学），省级重点专科11个（针灸科、消化内科、中医妇科、心血管内科、神经内科、肾内科、血液专科、骨伤专科、泌尿外科、风湿免疫科、儿科），省级科技创新团队1个（风湿免疫中西医结合），省级教学团队1个（中西医结合临床教学团队）。

二、医疗特色广泛运用促进中西医结合发展

中西医结合深刻而广泛地影响了我国的医学事业，在人民医疗卫生保健中发挥着重要作用。医院结合实际，优化资源配置，吸收现代科技新知的同时汲取中医精华，致力于中西医兼容、互补的探索和实践，成效突出。

中医药是中华民族的宝贵财富，它蕴含着深厚的科学内涵，医院坚持不懈地深挖中医药底蕴，同时，在继承发扬中医药优势特色的基础上，继续加大中医药特色创新力度，结合大量临床实践积累的经验，研发了经贵州省食品药品监督管理局审批的通脉糖眼明胶囊、吉贝咳喘胶囊、补肺胶囊、小清咽颗粒和运脾颗粒等30余种制剂。温肺背心、穴位注射、中药雾化、三伏（三九）贴灸等特色疗法，临床疗效显著、操作简便安全且收费低廉，得到了患者的广泛认可和好评。

医院“治未病”中心通过传统中医的望、闻、问、切，并结合现代计算机辨识系统进行中医体质的辨识。同时，运用针刺、艾灸、火罐、中药熏蒸、腹针、足疗、推拿、药膳等中医传统疗法进行经络调养、亚健康调理，其中西合璧、各取所长的健康养生指导备受广大患者青睐。

三、教学、科研齐头并进再谱新乐章

医院坚持以改革为动力推动教学、科研工作不断深入发展，成为贵州省高等医学院校中西医结合医院临床教学基地及教育部特色专业建设点。作为教学医院，在完成医疗工作的同时，还承担了贵阳中医学院每年13000余学时的理论教学任务以及研究生110人和本科医疗及护理实习生380余人的临床轮训工作，每年承担县级中医院骨干学员100余人的培训工作，为国家培养了大批中西医结合复合型人才。

医院在强化学科内涵建设的同时，加大科研工作力度，取得了显著的成果。近5年来，共获立项374项，其中国家课题立项15项，省部级课题113项，厅局级180项，年立项经费近1000万元。发表学术论文753 篇，核心期刊收录202篇，发表教改论文42篇，主编参编专著教材30部，出版专著5部，获省级科技成果奖5项，省医学会科技成果奖1项，省级、院级教学成果奖14项，专利2项。

四、硕果累累彰显核心竞争力

自1995年以来，医院通过国家级爱婴医院、三级甲等中医院的评审；通过贵州省高等医学院校中西医结合医院临床教学基地的评估；挂牌成立贵州省中西医结合医院；通过国家中医药管理局三级甲等中西医结合医院评估；成为国家中医药管理局全国重点中西医结合医院；获批贵州省全科医师规范化培训基地；成为贵州省省级新农合定点医疗机构；获批国家级名老中医工作室建设项目4个。由于工作突出，成绩显著，医院被人事部、卫生部、国家中医药管理局评为全国卫生系统先进集体，医院内涵建设和质量建设得到进一步提高。

五、中医药文化建设体现内涵营造浓厚氛围

文化建设是医院精神财富，为营造浓厚的文化氛围，医院确定了“以人为本、患者至上”的宗旨和文化核心，并紧紧围绕这一核心，设计、创作并确定了具有浓厚中医药文化特色的院徽、院训（传承融汇、厚德济民）和院歌，图文并茂刊载中医典故、中药知识、古代文学作品中的中医趣闻等，不断丰富中医药文化内涵的表现形式，使医院文化建设血肉丰满，自成体系。

贵阳中医学院第二附属医院在实践中勇于开拓、大胆创新，把建设大型现代化中西医结合综合医院作为奋斗目标，以一流的质量、一流的人才、一流的管理，为广大患者保驾护航，为中西医结合卫生事业发展作出突出贡献。

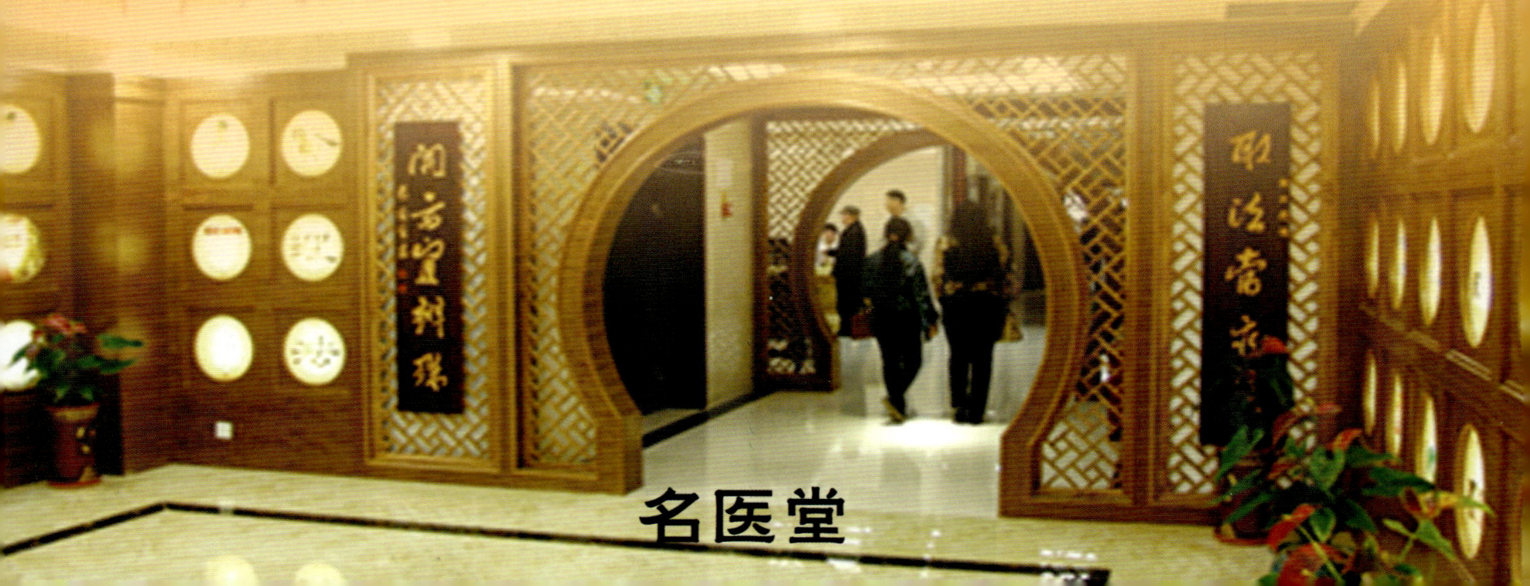

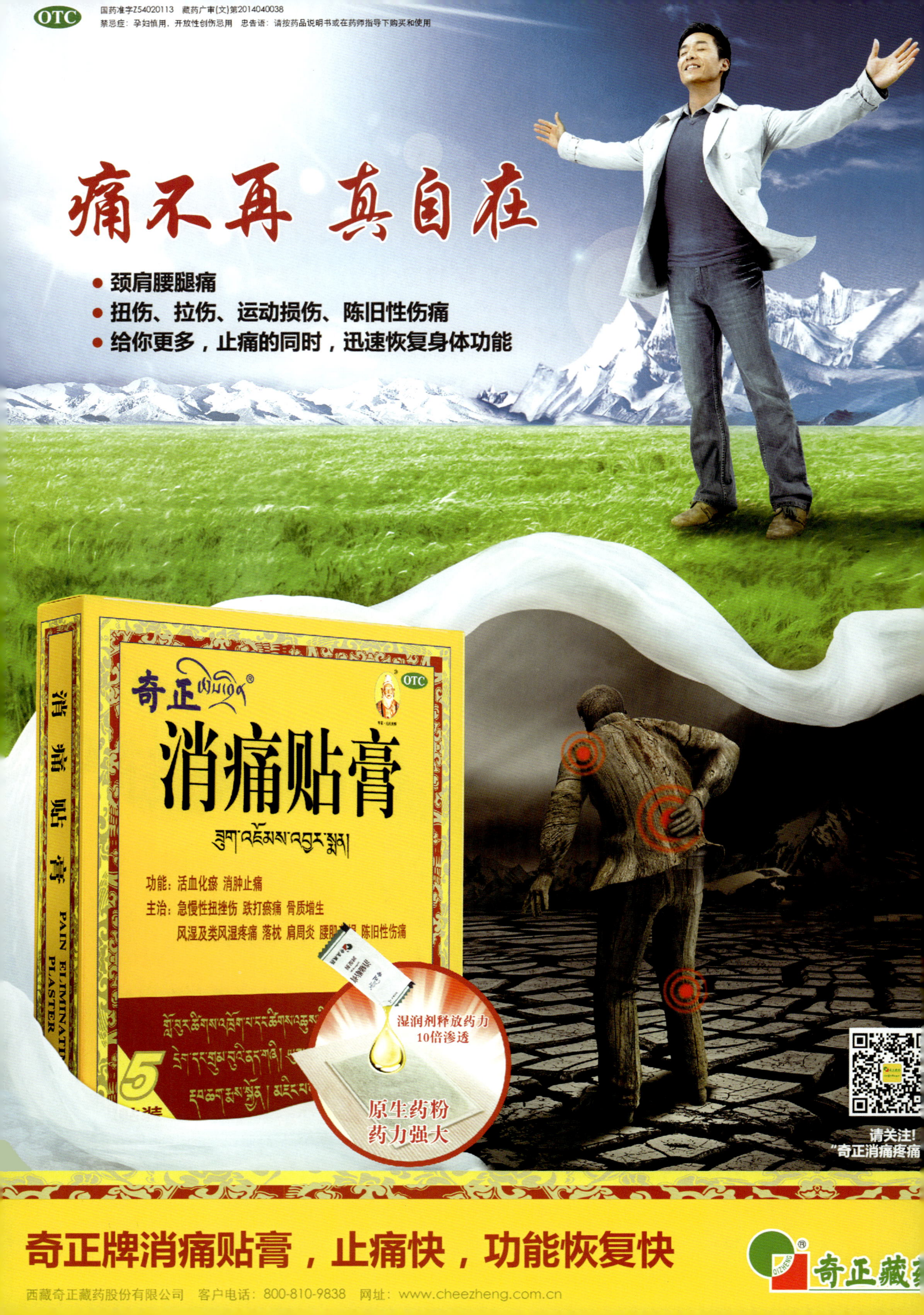
OTC
国药准字Z54020113　藏药广审(文)第2014040038
禁忌症：孕妇慎用，开放性创伤忌用　忠告语：请按药品说明书或在药师指导下购买和使用
痛不再 真自在
● 颈肩腰腿痛
● 扭伤、拉伤、运动损伤、陈旧性伤痛
● 给你更多，止痛的同时，迅速恢复身体功能
奇正®
OTC
消痛贴膏
功能：活血化瘀 消肿止痛
主治：急慢性扭挫伤 跌打瘀痛 骨质增生
风湿及类风湿疼痛 落枕 肩周炎 腰腿痛 陈旧性伤痛
消痛贴膏
PAIN ELIMINATING PLASTER
5
湿润剂释放药力
10倍渗透
原生药粉
药力强大
请关注！
"奇正消痛疼痛
奇正牌消痛贴膏，止痛快，功能恢复快
QIZHENG®
奇正藏药
西藏奇正藏药股份有限公司　客户电话：800-810-9838　网址：www.cheezheng.com.cn

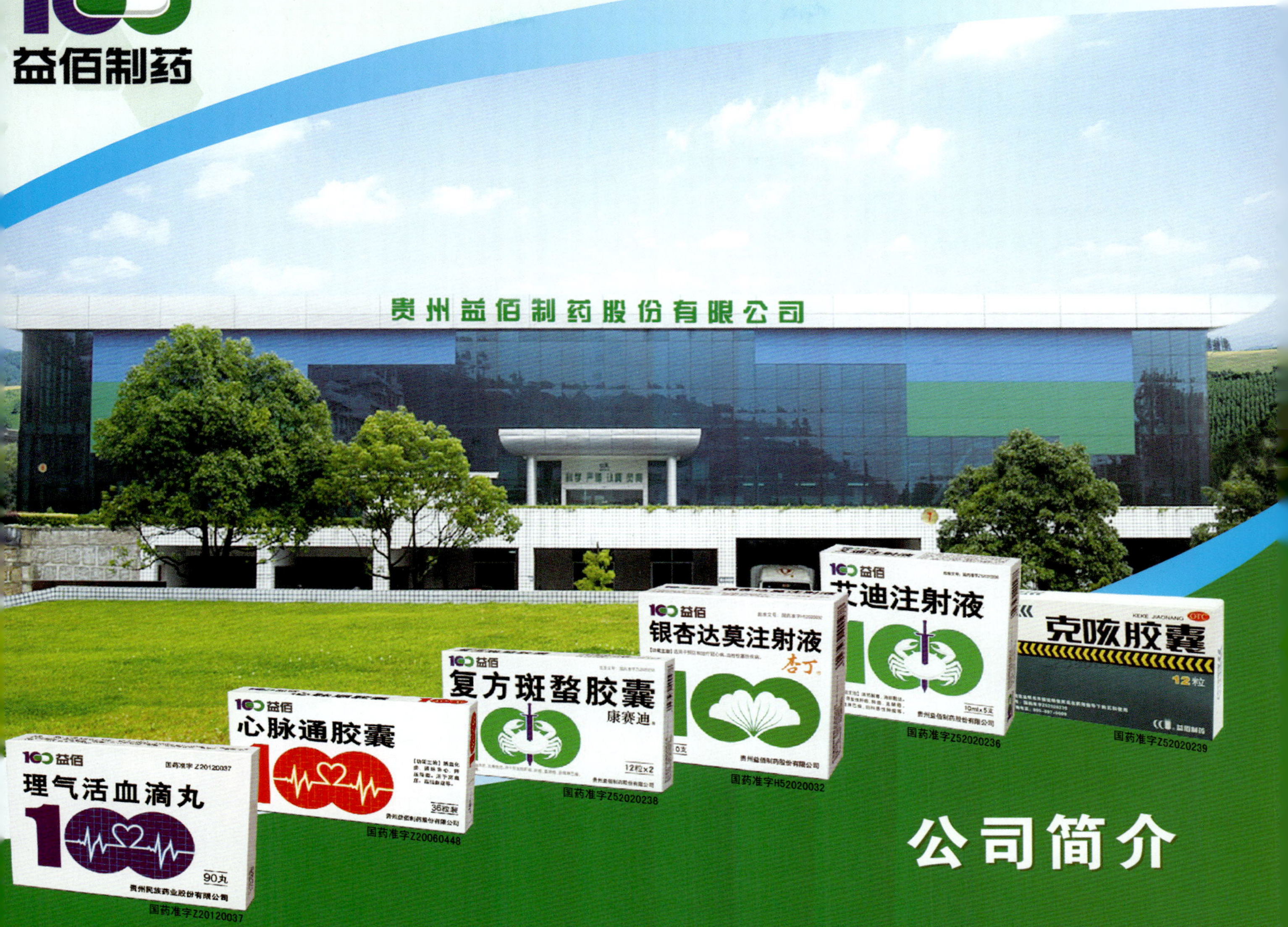
贵州益佰制药股份有限公司
理气活血滴丸
心脉通胶囊
复方斑蝥胶囊
银杏达莫注射液
艾迪注射液
克咳胶囊
国药准字Z20120037
国药准字Z20060448
国药准字Z52020238
国药准字H52020032
国药准字Z52020236
国药准字Z52020239

成都国际商贸城荷花池中药材专业市场

成都国际商贸城荷花池中药材专业市场简介

成都国际商贸城荷花池中药材专业市场是成都国际商贸城的首推项目，占地面积142亩，建筑面积20万平方米，市场内设4000多个展位，是全国设施最先进、单位面积最大的中药材专业市场。

成都国际商贸城荷花池中药材专业市场自2009年试运营以来，已有2000多个经营户入驻，市场人流量达2万人/天，年交易额上百亿元。成都国际商贸城荷花池中药材专业市场内陈列中药材4500多种，云集了来自四川、西藏、云南、贵州、广州、安徽等地的多种特色中药材，是中西部地区中药材的集散中心。

成都荷花池中药材专业市场采用现代化的商铺设计理念，拥有中央空调、专业的通风采光设备和自动关合玻璃顶棚等现代化设施，使市场成为“会呼吸的中药材市场”。市场采用地下、地面和屋面3种停车方式，紧贴市场两侧各设置了一条直跑式车道，可直达市场每层。同时电子商务平台的搭建真正实现了市场的现代化交易。

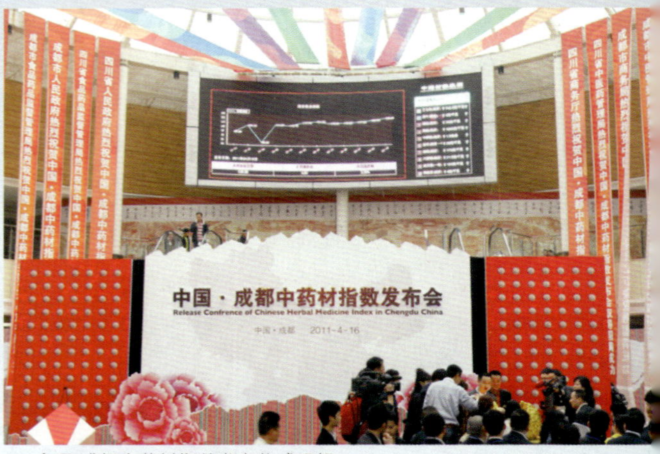

▲ 中国·成都中药材指数发布仪式现场

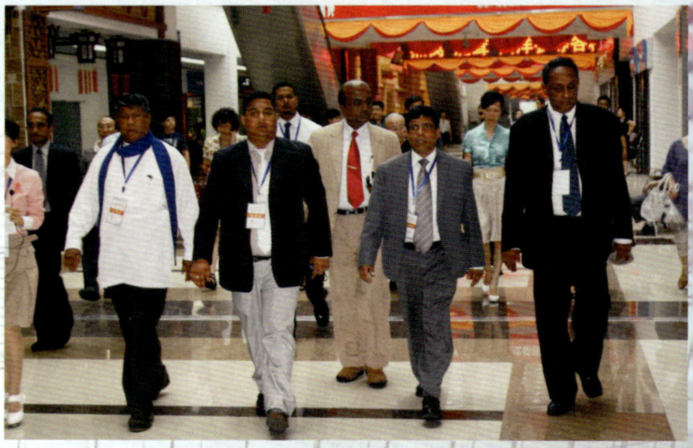

▲ 2011年6月16日，中国（成都）南亚经贸合作促进会组织巴基斯坦、斯里兰卡等国大使、参赞考察成都国际商贸城荷花池中药材专业市场

成都国际商贸城成都荷花池中药材专业市场努力创建“三大中心”

中药材市场培育中心

巩固四川中药材市场龙头地位，建立跨区域市场经营网络，构建完善商品配送、信息传输体系，建设全球最大的中药材集散中心、贸易中心、信息中心和出口基地。

中药材价格形成中心

依托成都中药材市场强劲的销售和辐射功能，以市场为导向，邀请专家教授组织开展中药材质量标准化的研究和中药材采收、加工、包装、运输、贮藏技术的攻关，制定中药材生产的规范化标准、分类标准和质量控制标准。

中药材标准制定中心

定期举办专业展会，编制发布中药材指数，及时发布市场价格变化趋势和景气程度，提供权威、准确的商情信息，建设全球最大的商品交易、信息发布、产品创新、价格形成的综合性平台。

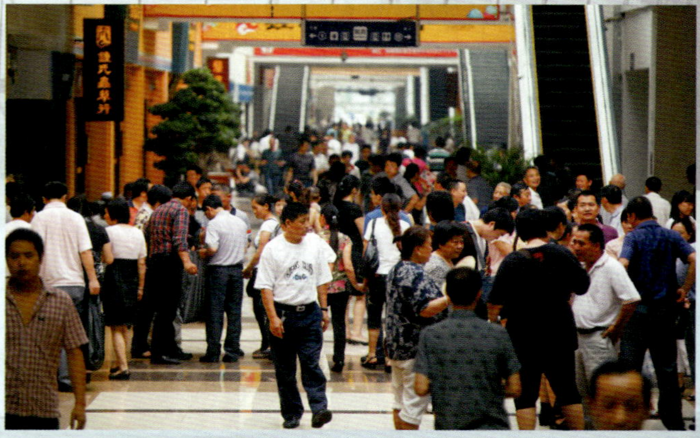

成都荷花池中药材专业市场人潮涌动 ▶

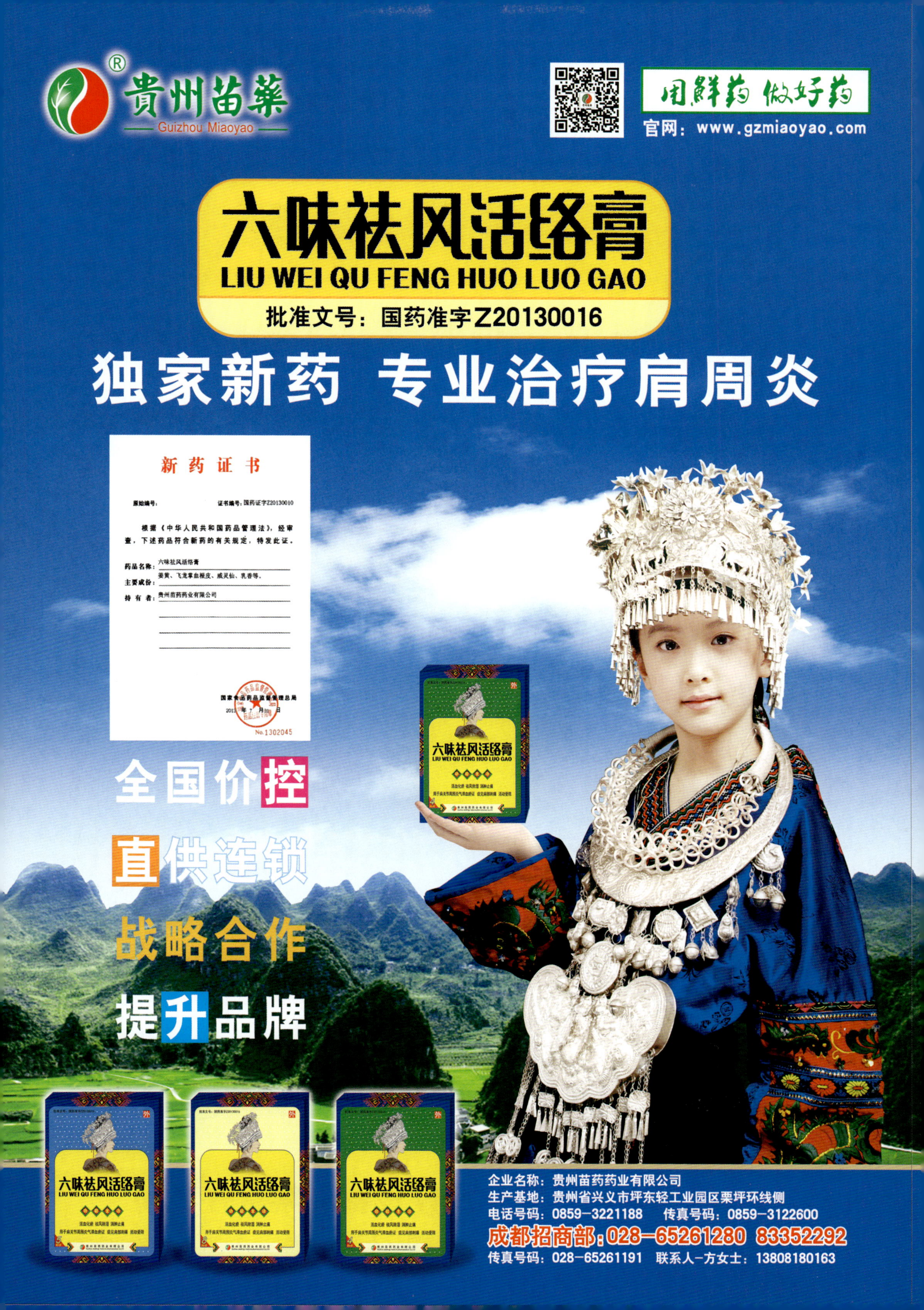

贵州苗藥®
Guizhou Miaoyao
用鲜药 做好药
官网：www.gzmiaoyao.com
六味祛风活络膏
LIU WEI QU FENG HUO LUO GAO
批准文号：国药准字Z20130016
独家新药 专业治疗肩周炎
新药证书
全国价控
直供连锁
战略合作
提升品牌
企业名称：贵州苗药药业有限公司
生产基地：贵州省兴义市坪东轻工业园区栗坪环线侧
电话号码：0859-3221188 传真号码：0859-3122600
成都招商部：028-65261280 83352292
传真号码：028-65261191 联系人-方女士：13808180163

安徽中医药大学

ANHUI UNIVERSITY OF CHINESE MEDICINE

安徽中医药大学创建于1959年，坐落于安徽省合肥市。学校是国家中医临床研究基地、国家中药现代化科技产业（安徽）基地、国家中医药国际合作基地、国家药品临床研究基地、硕士研究生推荐免试单位。2005年学校以良好成绩通过教育部本科教学工作水平评估，2009年以优异成绩通过教育部中医学专业试点认证。2011年，省政府批准在安徽中医学院的基础上组建成立安徽省中医药科学院。2013年，教育部同意安徽中医学院更名为安徽中医药大学。

学校现占地总面积1171亩，有梅山路、史河路、少荃湖3个校区。学校教学科研仪器设备总值10202万元。图书馆藏书171万册（其中纸质图书90.23万册），古籍部珍藏古籍线装书3.3万册，是“全国古籍重点保护单位”。中药标本中心储藏了11万份药用植物蜡叶标本，是全国医药院校珍藏标本最丰富的标本馆。新安医学文化中心是安徽省中医药文化宣传教育基地。

学校现有全日制在校生11557人（其中硕士生902人）。现有13个二级学院（部）、2所直属附属医院、4所非直属附属医院。现有教职工2400多人（含两所附院），其中副高以上职称人员500余人，皖江学者讲席教授2人，博士生导师22人，硕士生导师335人；享受国务院特殊津贴36人，享受省政府特殊津贴6人；有安徽省学术与技术带头人、后备人才24人；有国家名老中医学术经验项目指导老师26人；有来自国内外的58名知名专家、学者担任学校客座教授。

学校现有29个本科专业（方向）(其中教育部高等学校特色专业5个，均已列入一本招生），有2个一级学科博士学位授予点、4个一级学科硕士学位授予点、25个二级学科硕士学位授予点、2个硕士专业学位授权点、5个博士生联合培养基地。有 17个国家中医药管理局重点建设学科、1个省级重中之重学科、12个省级重点建设学科、6个卫生部国家临床重点专科、21个国家中医药管理局重点建设专科、23个安徽省中医药重点专科。

学校现有2个国家级教学团队、3个省级教学团队，1门国家级精品课程、16门省级精品课程。近5年来，学校先后获国家级、省级质量工程项目100余项，国家级教学成果奖1项、省级教学成果特等奖1项、一等奖4项。2008年以来，学校毕业生平均就业率在94%以上，连续获得安徽省普通高校就业工作“先进集体”或“标兵单位”称号。

近5年来，学校共承担各级各类科研项目1400余项，其中承担国家“973”计划、国家“863”计划、国家科技支撑计划、国家自然科学基金等国家级项目90项，获科研经费2亿余元；取得研究成果300余项，获得省部级以上科技奖励27项（其中国家科技进步奖2项）。学校现有4个省级科技创新团队，24个省级以上重点实验室及工程（技术）研究中心，建立了安徽省中药材科技产业战略联盟。学校被科学技术部授予“全国科技特派员工作先进集体”称号，被国家中医药管理局授予“中医药科技管理工作先进集体”称号。学校与黄山、亳州、绩溪、舒城、金寨等市、县人民政府签订了全面合作协议，与河南宛西、江苏康缘、深圳三九等国内知名中医药企业签订了战略合作协议，建有亳州济人药业等22个产、学、研、合作基地，开展50多项技术服务，服务地方经济社会发展的能力不断提升。第一附属医院是全省最大的三级甲等综合性中医医院；第二附属医院是全国首家三级甲等针灸专科医院；中西医结合医院是国家第三批重点建设的中西医结合医院；神经病学研究所附属医院是一所国内外有影响的以“肝豆状核变性诊治”为优势的专科医院；国医堂是一所为广大患者提供以纯中医方式为主要医疗手段的医疗单位，其都成为开展社会服务的重要力量。

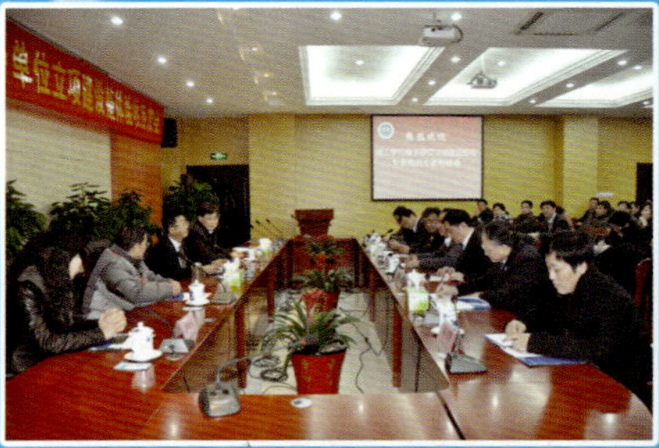

2013年2月，学校博士学位授予单位立项建设工作以优异成绩通过国务院学位办组织的整体验收

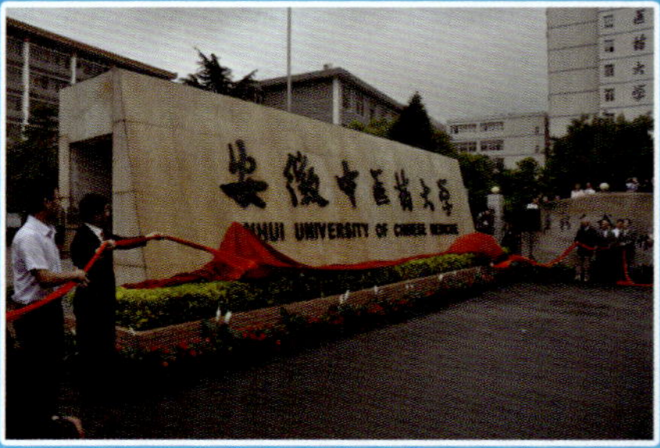

2013年5月18日，学校举行更名安徽中医药大学揭牌仪式

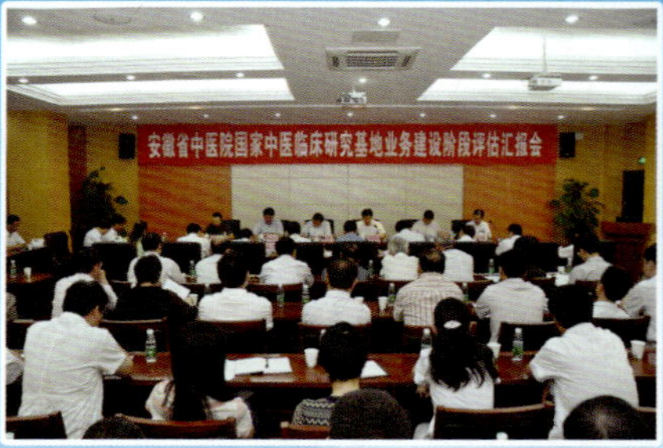

2013年9月，学校国家中医临床研究基地业务建设工作顺利通过国家中医药管理局专家组阶段评估

学校与美国、澳大利亚等20多个国家和地区的41个医疗和教育机构建立了友好合作关系。1994年学校获准招收国外留学生，先后有20多个国家和地区的学员来校攻读硕士、学士学位以及临床研修。学校与美国、瑞典、新加坡、日本、韩国及我国港、澳、台地区的院校开展学者互访和学生交流活动。

“十二五”期间，学校将继续秉承“至精至诚、惟是惟新”的校训理念，实施“质量立校、人才兴校、科技强校、特色弘校、文化塑校、和谐融校”的办学方略，围绕特色，强化优势，提升质量，着力培育“精诚是新”中医药人才，构筑安徽中医药协同创新高地，弘扬“北华佗南新安”中医药文化，引领安徽中医药事业产业发展，建成富有特色、卓有贡献、高水平有影响的安徽中医药大学，为建设美好安徽、服务人民大众健康作出更大贡献。

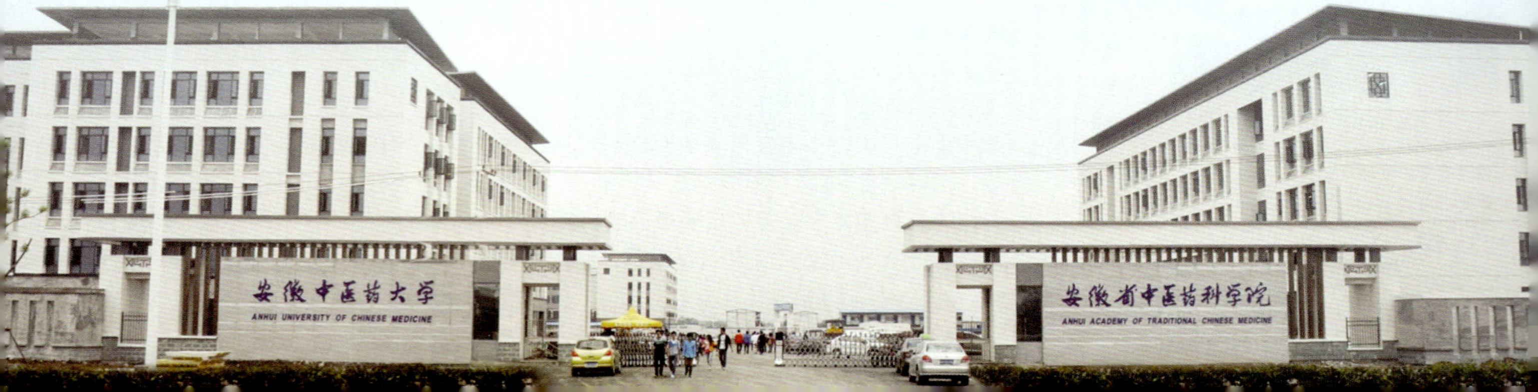

河北中医学院

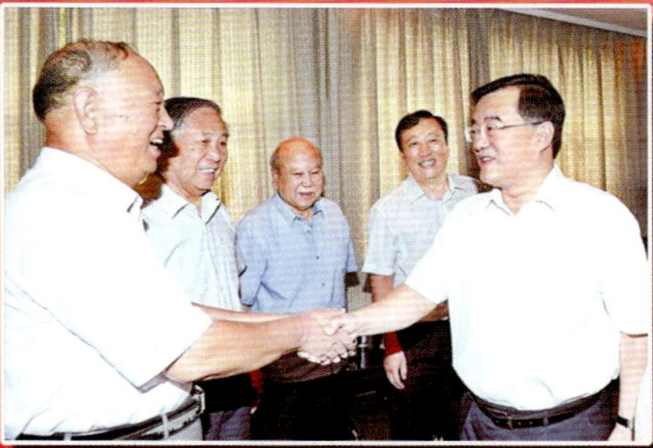

2013年9月10日，张庆伟省长到河北中医学院慰问教师

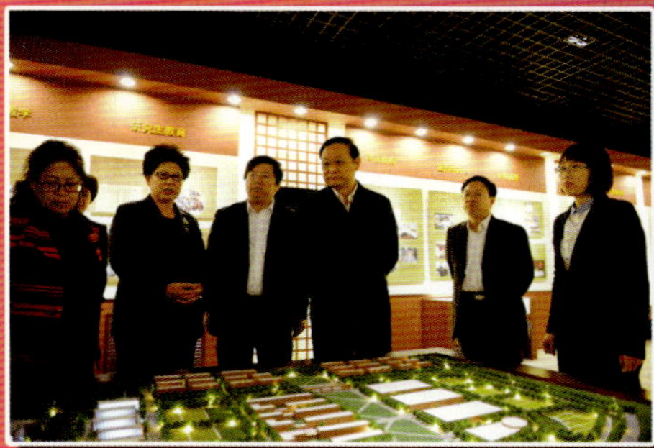

国家卫生计生委副主任、国家中医药管理局局长王国强到河北中医学院调研指导工作

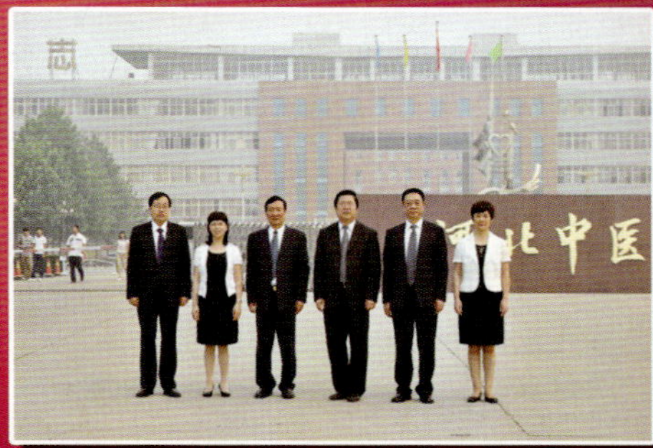

团结奋进的河北中医学院领导班子

河北中医学院始建于1958年，是全国成立较早的中医药高等院校之一。历经分合，2013年8月根据教育部批复恢复独立建制。

面对百端待举的形势，河北中医学院在上级领导与社会各界的关怀支持下，顺利完成了组建整合，学科专业建设和教学科研工作加快推进，办学条件进一步改善。目前，学校有杏苑和橘泉两个校区，总占地面积37.06万平方米，建筑面积16.8万平方米。在编教职工677人，其中具有正高级职称91人，副高级职称171人。专任教师384人，其中博士生导师9人，硕士生导师120人。师资队伍中有“国医大师”1人，享受政府特殊津贴专家12人，全国老中医药专家学术经验继承工作指导老师13人、优秀中医临床人才8人，省教学名师1人、优秀教师6人，省管优秀专家3人，河北省首届“十二大名中医”6人，河北省有突出贡献的中青年专家11人，河北省“三三三人才工程”人选6人。学校在校生规模6300余人。专业设置由2013年教育部批准的5个本科专业和2个专科专业增加到8个本科专业、5个专科专业。其中，中医学为国家级特色专业、河北省本科教育创新高地，中西医结合是国家级重点学科，中西医临床医学为河北省本科教育创新高地及品牌特色专业。学校拥有直属附属医院、中医药科学院各1所。

站在新的历史起点，河北中医学院明确了“建设高水平有特色中医药高等院校、加快推进中医药大学建设步伐”的奋斗目标，全校教职员工倍加珍视发展机遇，团结奋进、真抓实干，努力为中医药事业振兴、为河北经济社会发展贡献力量。

广东省茂名市中医院

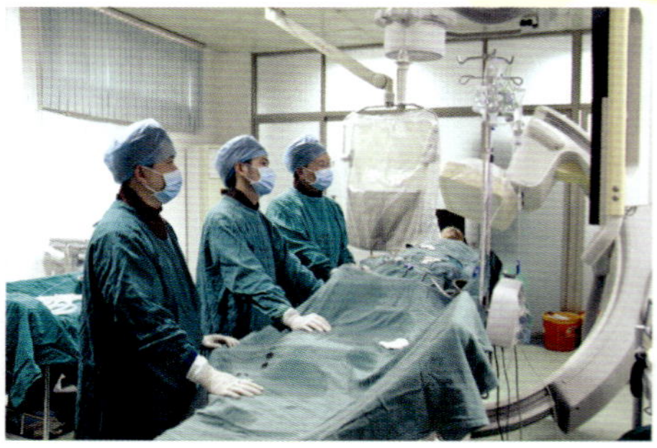

专家施行介入手术

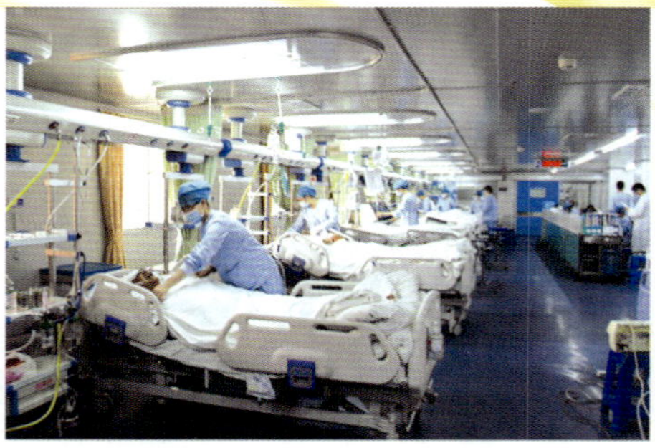

先进的ICU现代化设备

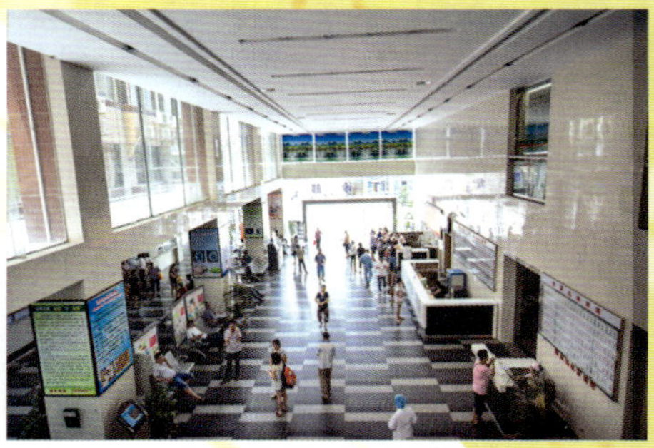

宽敞明亮的门诊大厅

茂名市中医院创建于1976年，是一所以中医中药为主，中西医结合，集医疗、教学、科研、保健、康复于一体的综合性现代化国家三级甲等中医院，是广州中医药大学附属医院、全国地级市中医院十强、全国中医医疗技术协作单位、全国高等医学院校临床教学医院。

医院现有职工1100人，其中正高职称30多名，副高职称50名，硕士研究生导师20名，硕士20名。医院有享受市政府特殊津贴专家2人、省名中医1名。医院开放床位1100多张，年门诊量50多万人次，年收治出院病人3万多人次，年手术例数1万多人次；设有28个临床科室，52个专科门诊，3个门诊部，2间分院，一间附属医院；有国家级重点专科1个，省级重点专科6个；拥有进口最新型血管造影机、SPECT、CT、MRI、西门子直线加速器、全自动生化仪、四维彩超、腹腔镜等一大批世界先进的医疗设备。

医院坚持走中西医并进的道路，开拓创新，目前已成熟开展各项心导管介入手术，射频消融术，心脏起搏器安装，冠状动脉搭桥术，腹腔镜微创手术，膝、全髋关节置换术，脊柱微创手术，脑血管介入术，脑动脉瘤夹闭术，脑室镜系列手术等数十种高尖端手术，其疗效达省内乃至国内先进水平，数十项技术填补了粤西地区的空白。医院利用中医中药优势，积极开展术后中医康复治疗，其中以中西医结合诊治不孕不育疗效显著，给众多家庭带来了幸福。

医院坚持科教兴院，人才强院战略，不断提升科教水平。近年来，医院人员发表国家级、省市级学术论文2000多篇，获得市科技进步奖55项，承担省中医药局建设中医药强省项目23项。医院每年接收广州中医药大学、广西中医药大学等10多所高等院校的硕士研究生及本科实习生进修学习，为国家培养了大批合格、高质量的医、护、药、检专业人才。

万里征蓬竞，青山路更遥。茂名市中医院在祖国这块生生不息的土地上，正以它崭新的姿态演绎它的中医梦、中国梦，以飞速的发展步伐走向更加辉煌与灿烂的明天。

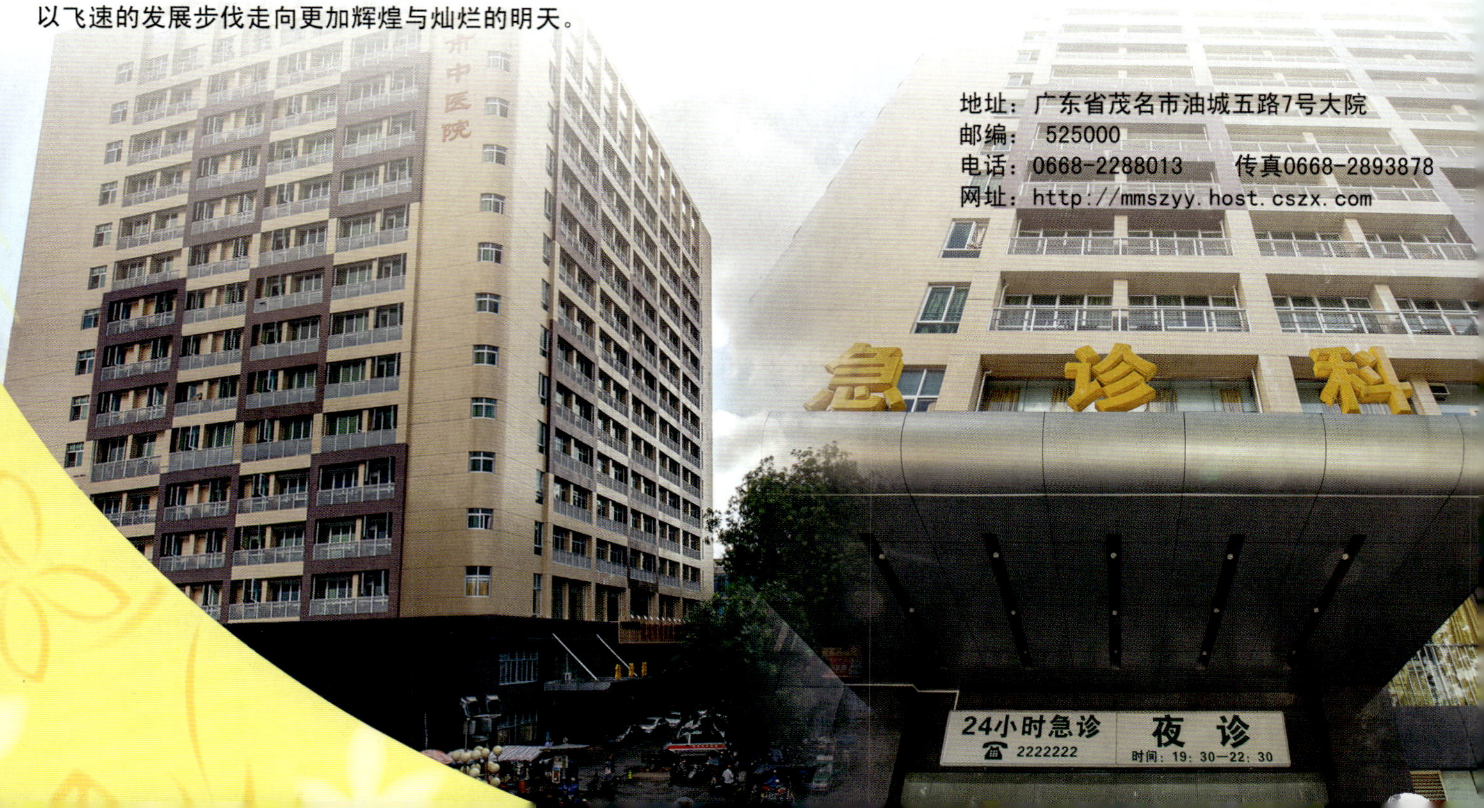

地址：广东省茂名市油城五路7号大院
邮编： 525000
电话：0668-2288013　　传真0668-2893878
网址：http://mmszyy.host.cszx.com

深圳平乐骨伤科医院

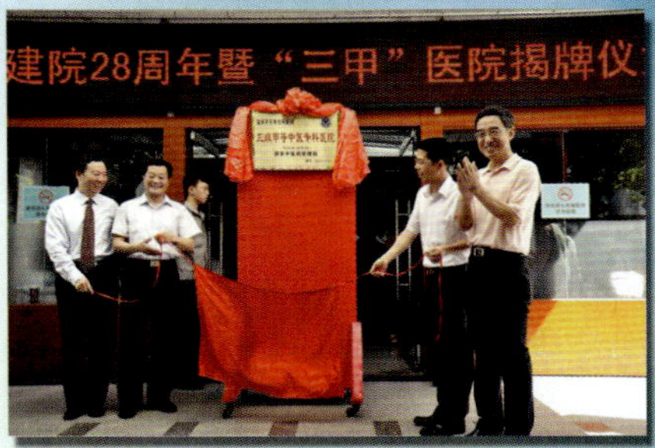

2014年9月27日，深圳平乐骨伤科医院举行三甲医院揭牌仪式

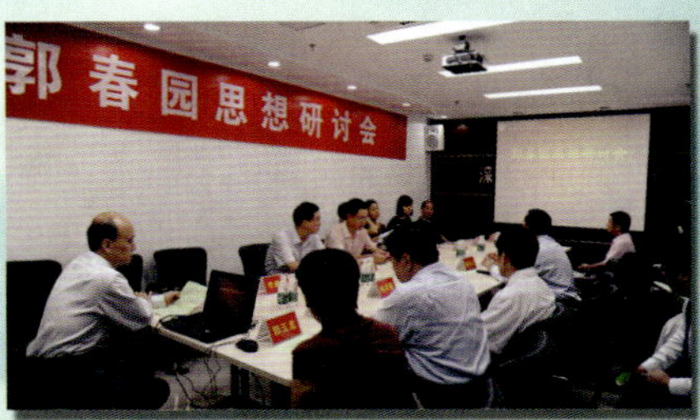

2014年9月27日，医院组织召开郭春园思想研讨会

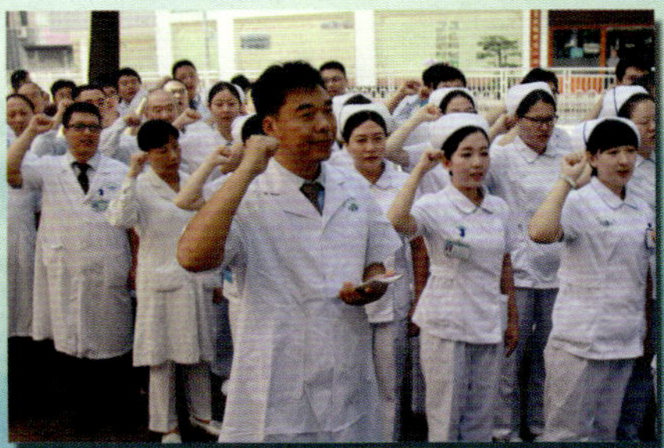

医护人员在郭春园老院长的雕像前宣誓

深圳平乐骨伤科医院正式成立于1986年9月28日。医院是郑州市驻深的国有事业单位，行政隶属于郑州市卫生局，业务隶属于深圳市卫计委。28年前，深圳市正处于大开发时期，缺医少药，郑州市卫生局了解这一情况后，医院创始人之一——郭春园（平乐郭氏正骨医术第五代传人），开始组建骨伤专科医院。

目前，医院罗湖院区核定床位400张，开放床位303张，拥有1个国家级重点专科、5个省级重点专科、2个省级重点专科建设单位、6个市级特色专科。医院的主要技术"平乐郭氏正骨法"是我国中医正骨四大流派之一，因其疗效显著、患者痛苦小且愈后复发率低而蜚声国中外，具有极高的学术、文化价值。该项目于2008年6月被列入第一批国家级非物质文化遗产扩展项目名录。除此之外，医院还是中华中医药学会软组织疼痛治疗临床技术继续教育基地、中国中西医结合学会颈肩腰腿痛专业继续教育基地、中华医学会疼痛学分会临床培训定点医院、广州中医药大学非直属附属医院、广东省非物质文化遗产（"平乐郭氏正骨法"）传承基地。2014年3月27日，医院通过国家中医药管理局专家评审组验收；同年6月，国家中医药管理局发文同意医院为国家三级甲等中医骨伤专科医院。

作为一家中医骨伤专科医院，医院设有骨伤科（脊柱科、骨关节科、小儿骨科、上肢科、创伤科、老年骨科、筋伤科）、内科、急诊科、重症医学科、康复科、麻醉科、治未病科、针灸科、感染性疾病科等临床科室及适合医疗市场定位、发展、服务的职能科室，拥有进口核磁共振成像系统、螺旋CT、数字减影X光机、全自动生化分析仪等大型医疗设备。拥有一支由研究生导师、博士、硕士等组成的技术力量雄厚、阶梯层次分明的医疗、教学和科研队伍。截至2014年7月，医院有职工630人，其中副高以上职称人员77人，硕士以上学位人员60人。2013年，医院年门急诊总诊疗人次217.1万人次，年住院人次8981人次，年手术量6430台。

为了进一步推进医疗卫生事业的发展，郑州市卫生局与深圳市坪山新区政府在深圳携手合作，共建深圳平乐骨伤科医院（深圳市坪山新区中医院）（以下简称"坪山院区"），为非营利性国有卫生事业单位。坪山院区共分3期建设，一期工程占地面积约1.2万平方米，已于2013年12月28日正式开业。坪山院区是以骨伤科为主，覆盖内、外、妇、儿、五官、康复、针灸、骨伤等专业的综合性中医院。目前，开设病床100张，拥有职工130多人，其中副高以上职称人员25名，硕士以上学位人员13名。医院二、三期建设完成后，病床设置将达到800～1000张，建成以骨伤科为主的集医疗、教学、科研和康复保健及中草药研发为一体的强专科、大综合的三级甲等综合性中医院。

医院欢乐海岸中医诊所的开诊诠释出平乐医院西突战略的成功，为平乐"一体两翼"腾飞梦再添翅膀。

医院始终把医疗质量视为医院的生命，以"一切以病人为中心"为服务宗旨，坚持"能吃药的不打针，能保守治疗的不开刀，能开小口的不开大口"的治疗理念，以最小的损伤为患者争取最大的疗效，充分发挥专家、专科、专病、专药的特点。医院独具特色之处还在于，用已故名誉院长郭春园捐献出的治疗各种骨科疾病的13种祖传秘方制成的中药煎剂，能有效地促进骨折愈合，"治疗各种骨科疾病见效快、疗效好、安全可靠"。在继承和发扬平乐郭氏正骨医术的同时，医院积极引进现代骨科医学新理念，学习国内外先进技术，在手术治疗骨伤科疾病方面积累了丰富经验，形成了传统医学与现代医学相辅相成的学科体系。

"大医郭春园"这面精神旗帜始终在医院高高飘扬，他的高风亮节引导着平乐人，他的崇高医德感召着平乐人，他对事业无限追求的精神激励着平乐人。在这面精神旗帜的引领下，全体平乐人为让平乐郭氏正骨医术造福更多的患者而不懈地努力着！

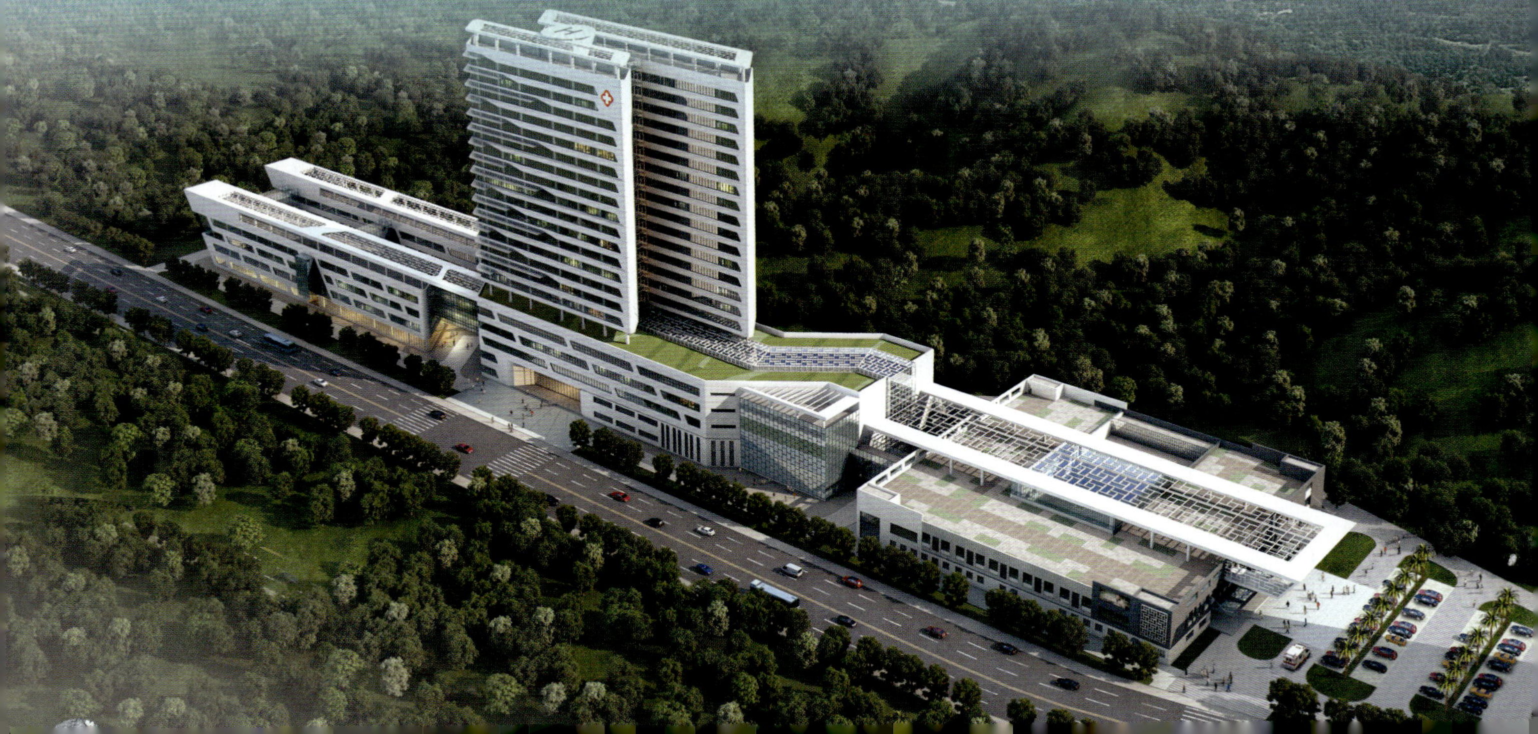

用中医中药为人民健康服务

——长治市中医研究所附属医院

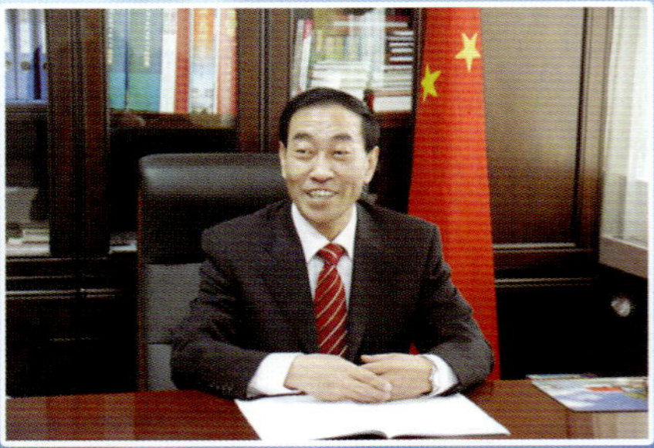

院长、书记王学信

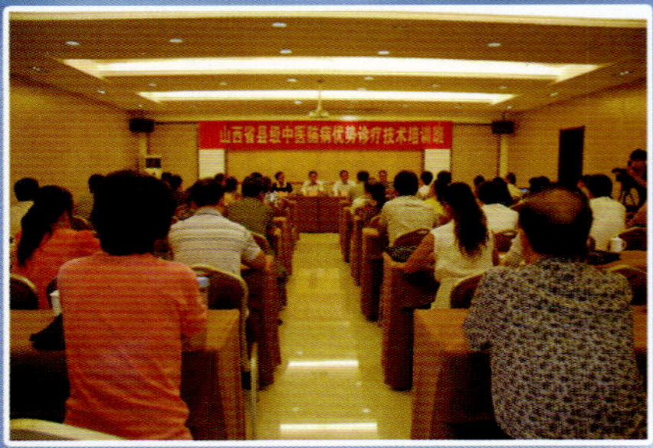

医院承办山西省县级中医脑病优势诊疗技术培训班

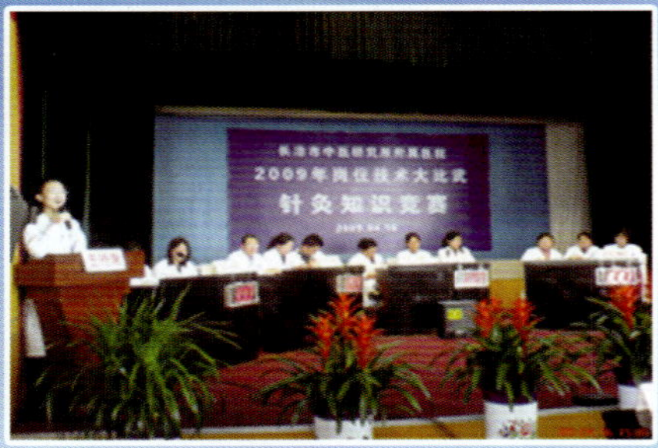

针灸知识竞赛

长治市中医研究所附属医院于1978年成立，是山西省首批成立的地市级中医医院之一。医院位于长治市英雄南路紫坊巷2号，是一所集医疗、教学、科研、康复、预防、保健于一体的综合性三级乙等中医医院。

医院编制床位400张，现有职工368人，其中高级职称人员29人，中级职称人员58人，硕士研究生学历28人，本科学历183人。医院设有脑病科、心病科、肾病科、脾胃病科、肺病科、糖尿病科、风湿病科、外科、急诊科、推拿科、康复科等临床科室，有功能检验科、医学检验科、影像科、药学部、供应科等医技科室。

医院中医特色浓郁，专科优势突出。脑病科以针灸为主、中西医结合治疗各种急、慢性中风病疗效显著，与之配套的康复训练中心对加快中风病的康复进程发挥了重要作用。脑病科科研项目曾先后获山西省科技进步三等奖与一等奖。脑病科1998年被省卫生厅命名为“山西省中医特色专科”，2012年被国家中医药管理局列入国家“十二五”重点专科培育项目。该科现有5个病区、245张床位，是省内规模较大的中医特色专科。

心病科、肾病科发挥中医中药优势，中西医结合治疗心血管疾病、肾系统疾病疗效突出，被山西省卫生厅中医药管理局命名为“山西省重点中医专科”。脾胃病科、肺病科、风湿病科被列入省级第二批中医药重点专科建设项目。2011年，脑病科、心病科、肾病科、肺病科、风湿病科、推拿科、康复理疗科被评为长治市“特色医疗专科”。

医院药剂科多年来以“中药药材地道，炮制精良，品种齐全，价格合理”著称，在长治地区享有崇高声誉。

医院配备有飞利浦1.5T医用磁共振成像系统、西门子16排螺旋CT机、数字胃肠系统、数字摄影系统、彩超、动态心电、动态血压系统、电子胃镜、高压氧舱、全自动血流变检测仪、全自动生化分析仪、全自动血凝仪、费森尤斯血液透析仪，还有完善的康复设备、中医诊疗设备。

医院连续多年被山西省卫生厅、长治市人民政府评为先进集体。2004年，人事部、卫生部、国家中医药管理局联合授予医院“全国卫生系统先进集体”称号。

医院在技术上追求精益求精，在服务上追求至善至美，在信誉上追求诚信可靠。在以王学信院长为首的领导班子带领下，医院认真落实“三好一满意”服务理念，坚持以精湛的祖国传统医学为上党老区人民提供廉、便、灵、验的中医药服务。

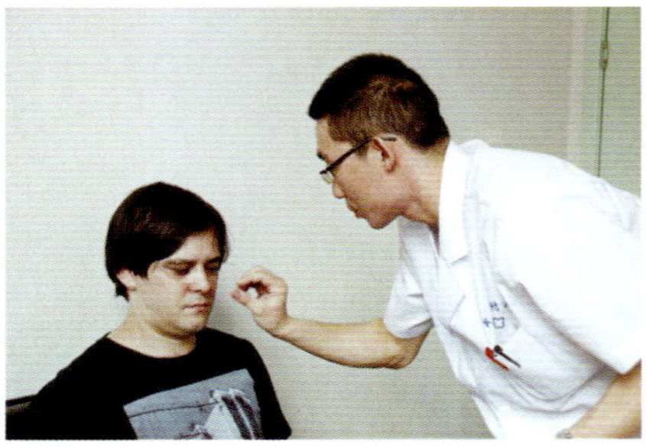

外国患者接受针灸治疗

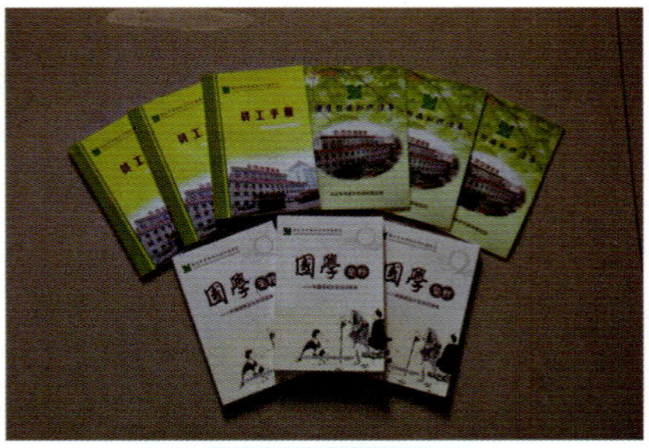

医院文化

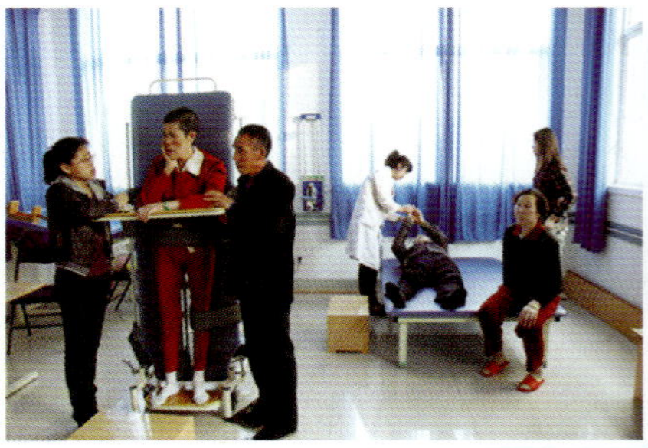

康复训练

建始县中医院

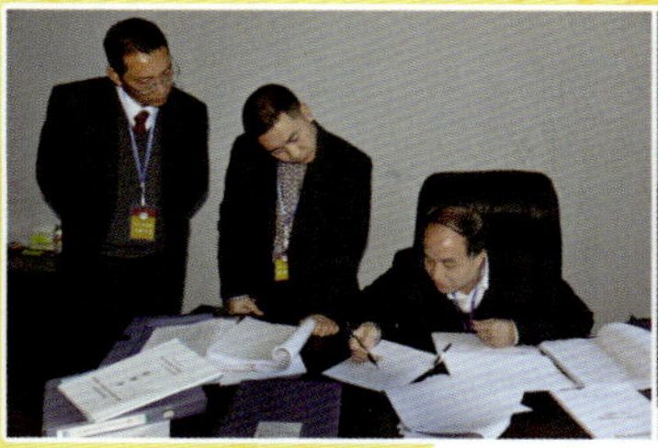

三级甲等医院评审组组长方明金在认真查看资料

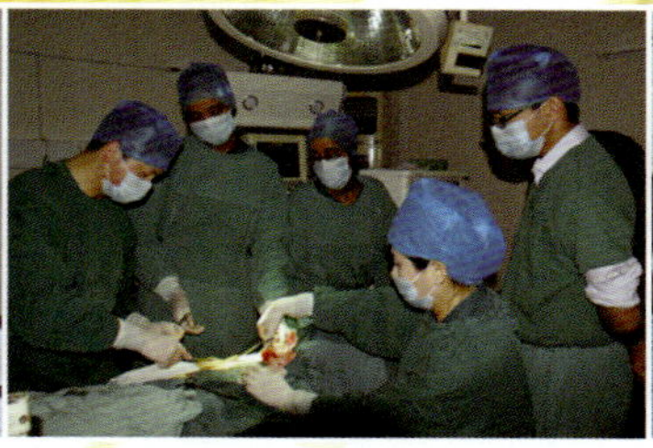

索马里医学专家来院进行学术交流

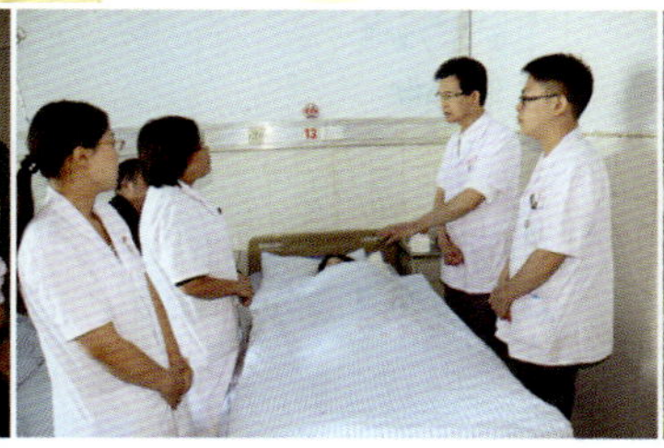

湖北民族学院硕士生导师向大安带教研究生

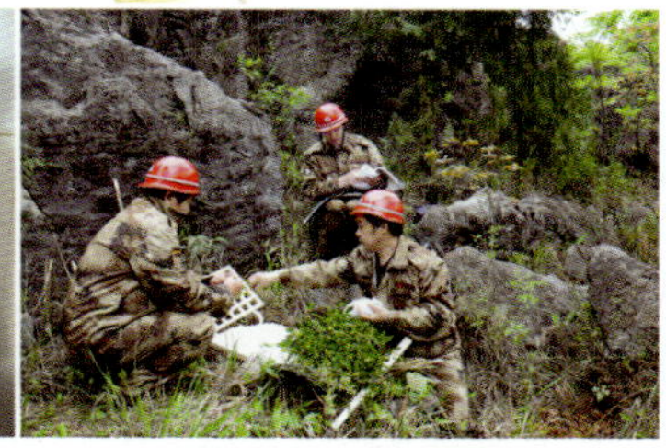

医院承担国家中药资源普查项目

建始县中医院始建于1982年，是一所中医特色突出，集医、教、研、预防保健为一体的国家三级甲等中医院。医院有业务科室20多个，在职职工500多人，核定病床800张，年门诊20多万人次，年住院病人20000多人次，年手术5000多台次，业务收入1亿多元，有固定资产1亿元；是湖北省文明单位、湖北省示范中医院、省级卫生先进集体；医院党组织连续19年被恩施州委、建始县委授予“先进基层党组织”称号。医院是警医联动122急救中心、湖北民院教学医院、北京中医药大学东直门医院、东方医院技术协作医院。

医院有德国西门子核磁共振仪、日本东芝螺旋CT等一系列总价值4000多万元的高端设备百余台件；拥有覆盖全院的从医疗、服务到管理的集成医院信息网络系统；建有宾馆式住院大楼，配备有中心供氧、中心吸引、全空调病房。医院科室设置齐全，专科特色突出；拥有2个国家级重点专科（骨伤科、针灸理疗科），有5个省级重点专科，8个州级重点专科。有以诊治呼吸、糖尿病、肾病闻名的省级重点专科内一科；以脾胃病、老年病、脑病、风湿病为特色的省级重点专科内二科；以诊治心血管疾病为主的内三科；以脑外、泌外、肛肠深得患者信赖的外一科；以肝胆、胸外、烧伤和享誉州内外腹腔镜技术著称的外二科；以妇科肿瘤、不孕不育检查、阴式微创手术、宫颈疾病筛查和享誉武陵地区的腹（宫）腔镜技术著称的妇产科；以白内障摘除加人工晶体植入术、功能性鼻内镜术治疗各种慢性鼻炎等深得患者赞许的五官科；以24小时应诊的急诊科；以中西医结合治疗各种皮肤顽疾的皮肤科；以万例麻醉手术无事故的手麻科；以及高标准的重症医学科(ICU)和腔镜微创中心和“未病先防、既病防变”的“治未病”中心等一批重点科室。功能科、检验科、放射科、核磁室、CT室、病理科、输血科、内窥镜室等医技科室一应俱全。

医院现有硕士生导师1名，恩施州知名中医5人，恩施州首届中医大师1人、中医名师2人，湖北民院兼职教授、副教授15人，高级职称专家30多人，三级正高专家1人。近几年，医院研制和开发了三参四黄降糖胶囊、胃安宁颗粒、三七活血降脂胶囊等中草药自制制剂30余种，先后完成州级科研项目2个、县级科研项目10个，均已通过成果鉴定，分别达到省内先进和州内领先水平，并获得州、县政府相关奖励，一个国家级项目正在研究中。

多年来，建始县中医院在县委、县政府及各级卫生主管部门的领导和亲切关怀下，全面落实科学发展观，医院团结务实的领导班子、荣辱与共的职工队伍弘扬“精于医术、重于诚信、贵于和谐”的核心价值观，致力于“以病人为中心”和“以质量为核心”的两大服务理念，强力打造“良好的医疗质量、人性化的服务、低廉的价格”三大服务品牌，鲜明的中医特色和现代医学有机结合的诊疗优势，为医院插上了腾飞的翅膀，医院综合实力跻身于湖北省同类医院前列。

地址：建始县业州大道172号

健康服务热线：0718-3222110

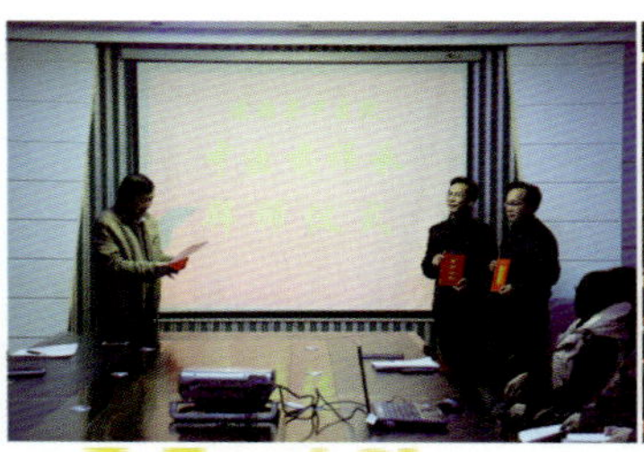

医院中医药师承教育拜师仪式

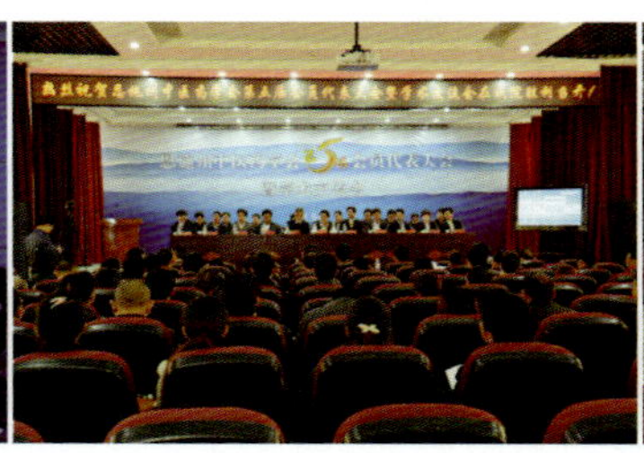

恩施州中医药学会学术交流会在医院召开

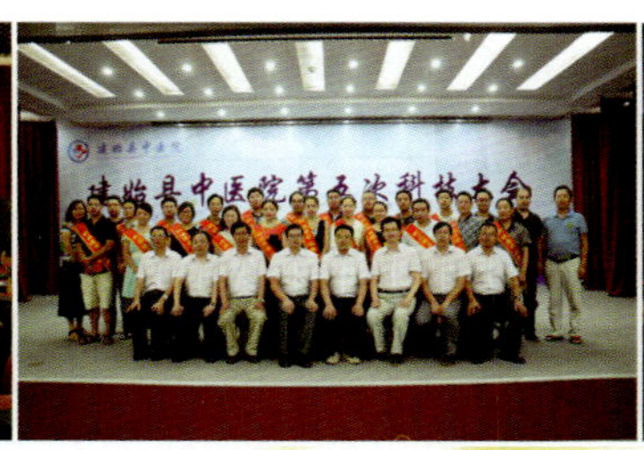

医院两年一度的科技大会

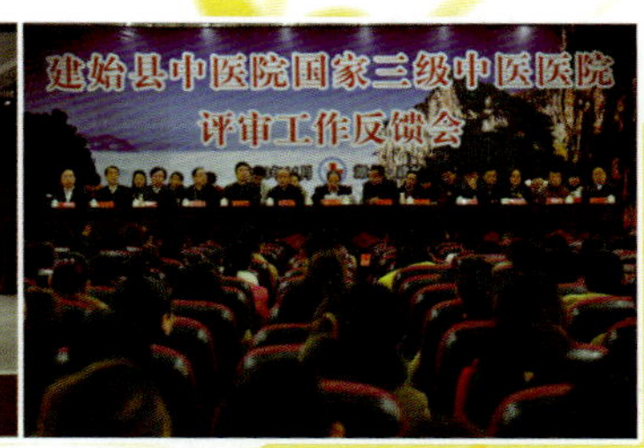

三级甲等医院评审工作反馈会

发展中的北碚区中医院

重庆市北碚区中医院是一所集中医医疗、教学、科研、预防保健和康复于一体的三级甲等中医医院；是广州中医药大学附属医院，成都中医药大学、重庆医科大学、西南大学药学院等多家高校的教学医院，中国中医科学院望京医院的合作指导医院，广东省中医院协作医院；是全国中医药继续教育基地、教育部“本科教学工程”国家级大学生校外实践教育基地和重庆市中医住院医师规范化培训基地。医院先后荣获全国医药卫生系统先进集体、全国中医药文化建设先进单位等殊荣。

医院占地60亩，业务用房面积4.8万平方米；有固定资产总值2.88亿元；编制床位470张，开放床位710张；开设临床科室29个和医技科室10个；年门诊35万人次，出院2.2万人次。

医院技术力量雄厚。全院在岗职工869人，本科及以上学历348人，专业技术人员697人，其中高级专业技术人员67人，中级专业技术人员139人，全国师带徒导师2名、继承人8名，市级师带徒导师2名、继承人4名，区级师带徒导师21人、继承人34人，广州中医药大学硕士生导师6名，全国优秀基层中医1名，西部之光访问学者1名，跨世纪学科带头人1名，重庆市高级中医药人才2名，重庆市高级中医药人才培养对象4名，重庆市名老中医1名，重庆市优秀青年中医1名，北碚区名中医15名。

医院专科特色突出。拥有国家临床重点专科建设项目2个、国家中医药管理局“十二五”重点专科建设项目1个、国家中医药管理局“十一五”重点专病1个、国家级中医药特色专科4个、重庆市中医重点专科6个、市级中医药特色专科1个、区级重点专科1个。“治未病”中心是全国第四批“治未病”预防保健服务建设试点单位。中药制剂室是重庆市中医药科研二级实验室，拥有制剂批文品种60个、自主知识产权品种19个。

医院科研成效显著。作为国家“十一五”科技支撑计划重大项目课题分中心，建有国家中医药管理局中医药科研二级实验室1个；近3年立项科研课题21项，结题13项；获科研成果9项、国家专利3项，研制的“冰莲清咽喷雾剂”获得三类新药；发表论文134篇，主编专著1部，参编专著2部。

医院中医药文化氛围浓厚。全院职工牢固树立大医精诚的核心价值观，悬挂院徽统一形象，高唱院歌凝聚精神，奉行院训规范行为，被誉为“重庆中医的一张名片”。

医院医疗设备先进。拥有美国通用GE Signa HDe 1.5T超导磁共振（MRI）、日本东芝64排128层螺旋CT、日本日立彩超和中医经络检测仪等一大批先进诊疗设备。

面向未来，医院始终坚持“文化铸魂、品牌立院、发挥特色、群众满意”的办院宗旨，秉承“病人至上、优质服务”的办院理念和“弘扬国粹、自强不息”的医院精神，努力打造“管理规范化、人才精英化、科室特色化、设备现代化、服务人性化、环境园林化”的现代化综合性三级甲等中医医院，为人民的健康事业播撒杏林春晖！

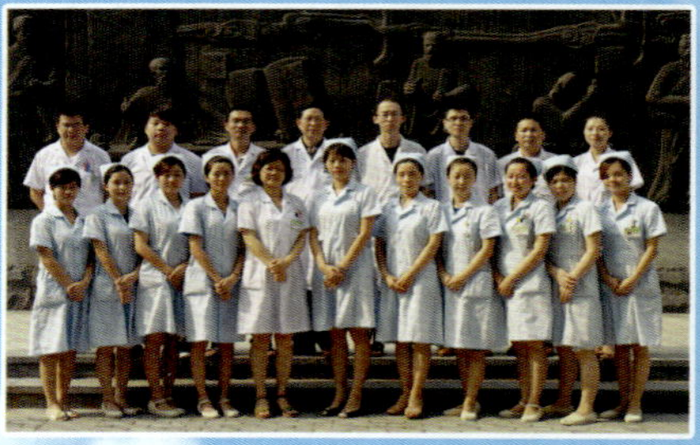
脑病科——国家临床重点专科建设项目科室

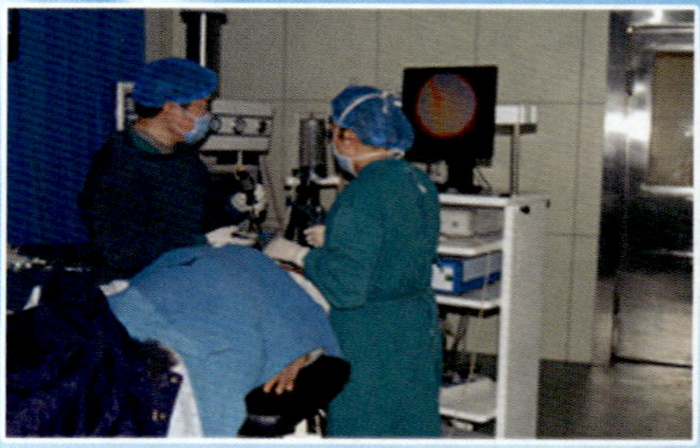
耳鼻咽喉科——国家临床重点专科建设项目科室、国家中医药管理局“十二五”重点专科建设科室

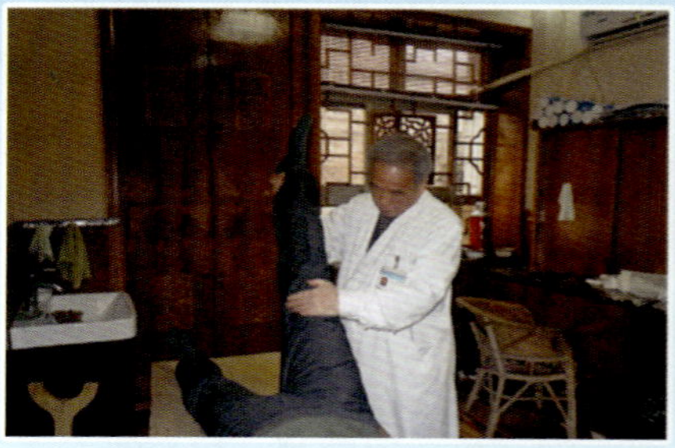
骨伤科——国家中医药管理局特色专科、重庆市重点专科

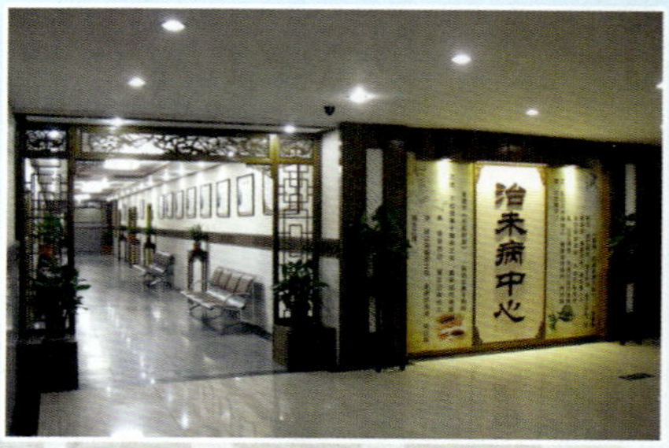

治未病科——全国第四批“治未病”预防保健服务试点单位

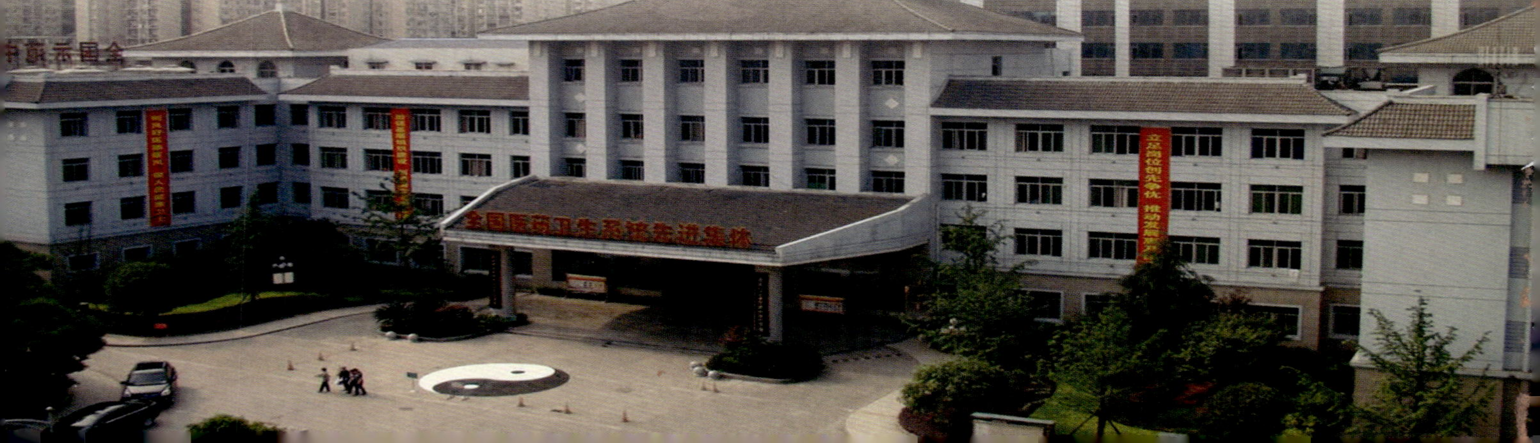